内科危重病学

第3版

名誉主编 李兆申

主　　编 杨志寅　任　涛　马　骏

副 主 编 潘　慧　杨　震　朱文青　杨位霞　郁金泰　邱朝晖
张　琴　甘立军　苏中华　程　刚　王春晓　宋国红
单广振　王锦权　吴世政

编　　委（以姓氏笔画为序）

于世鹏　马　骏　王　东　王　倩　王　鹏　王西富　王传升　王兴德
王凯玲　王春晓　王晓艳　王雪婷　王登芹　王锦权　尹红燕　孔令斌
甘立军　石洪成　叶茂松　申　程　田　力　宁冬平　边　巍　毕　超
朱文青　仲伟喜　任　涛　任淑敏　刘　杨　刘　荣　刘　晓　刘　璇
齐华林　汤正好　孙　冰　孙　兵　孙　艳　苏中华　苏振中　杜　敏
李　刚　李　伟　李亚荣　李传宝　李兆申　李军辉　李惠萍　杨　鹏
杨　震　杨丹榕　杨文兰　杨志寅　杨位芳　杨位霞　杨琤瑜　杨晓婷
杨菊贤　肖志坚　吴凤英　吴世政　吴坚炯　吴学杰　邱朝晖　余永胜
况　利　汪　鹏　汪年松　沈彩云　沈寅胤　宋元林　宋国红　宋国建
张　伟　张　坤　张　怡　张　捷　张　琴　张　路　张　磊　张文俊
张秀峰　张金国　张学军　张建华　张瑞岭　陈　适　陈　彦　陈廷芳
陈海涛　郁金泰　金美玲　周　丹　周　翔　郑振东　单广振　孟广平
封启明　赵鹏程　胡丽娟　胡春梅　段志军　班　博　袁仙仙　贾　林
顾　霞　顾宇彤　顾晓花　徐　峰　徐　凌　徐金富　徐泽锋　凌云龙
高　鹏　郭　放　郭晓云　郭惠芳　唐　艳　黄耀星　戚厚兴　崔少华
揭志军　蒋进军　程　刚　程蕾蕾　傅承宏　曾彦博　湛先保　雷玲彦
简易成　鲍宏达　臧国庆　熊号峰　熊伍军　熊旭东　潘　杰　潘　雪
潘　慧

人民卫生出版社

图书在版编目（CIP）数据

内科危重病学/杨志寅，任涛，马骏主编．—3版．—北京：人民卫生出版社，2019

ISBN 978-7-117-28167-6

Ⅰ．①内…　Ⅱ．①杨…②任…③马…　Ⅲ．①内科-险症-诊疗　Ⅳ．①R505.97

中国版本图书馆CIP数据核字(2019)第030439号

内科危重病学

第3版

主　　编：杨志寅　任　涛　马　骏
出版发行：人民卫生出版社（中继线 010-59780011）
地　　址：北京市朝阳区潘家园南里19号
邮　　编：100021
E - mail：pmph @ pmph.com
购书热线：010-59787592　010-59787584　010-65264830
印　　刷：北京汇林印务有限公司
经　　销：新华书店
开　　本：787×1092　1/16　　印张：84　　插页：4
字　　数：2097千字
版　　次：2000年1月第1版　　2019年5月第3版
　　　　　2019年5月第3版第1次印刷（总第5次印刷）
标准书号：ISBN 978-7-117-28167-6
定　　价：229.00元

前　言

危重病医学是现代医学的一门新兴学科，更是医学进步的重要标志之一。在世界范围内经历了从无到有的历程，虽然还是一门比较年轻的学科，但随着医学的发展、科技水平的提高和临床医学的迫切需求，危重病医学正在显示出旺盛的生命力。内科危重病学虽是其中一个分支，但独特的专业特点不仅促使其快速发展，其重要价值不言而喻。该书自 2000 年第 1 版问世以来，不少专家和同仁给予热情鼓励和赞誉。为此，我们从临床实际需要出发，调整和增减了第 2 版的题目和内容。根据专业特长，邀请了国内数十家高等医学院校及附属医院，如北京协和医院、复旦大学附属中山医院、复旦大学附属华山医院、上海交通大学医学院附属第六人民医院、上海交通大学医学院附属仁济医院、海军军医大学附属长海医院、上海交通大学医学院附属同仁医院、上海交通大学医学院附属第一人民医院、济宁医学院、浙江大学医学院附属第二医院、中国医学科学院血液病医院、河北医科大学第二医院、吉林大学第二医院、重庆医科大学第一附属医院、上海中医药大学曙光医院、江苏省人民医院、安徽省立医院、同济大学附属东方医院、同济大学附属肺科医院、中南大学附属湘雅三医院、青海省人民医院、广州医科大学第一附属医院、新乡医学院、广西医科大学附属医院、广州市第一人民医院、大连医科大学附属医院、海南医学院第二附属医院、北京地坛医院、新乡医学院、北部战区总医院等院校的一批实力型专家、教授，编撰了《内科危重病学》第 3 版。

多数内科危重病病情重笃，来势凶猛，治疗过程更是瞬息万变，能否迅速做出准确的判断和及时给予妥善的处置尤为重要。临床医生如何才能明察秋毫，应付自如，不仅要具有坚实的理论基础和丰富的临床经验，而且要善于洞察和辩证分析，把每个突发情况争取解决在萌芽状态。针对临床上的实际问题，该书将内科领域的急危重症、部分疑难问题、常用的急救技术等，按系统分类编写。不仅系统地阐述了病因和发病机制，而且从抢救工作的实际出发，诊断要点力求言简意赅；对于病情判断、治疗及常见误区则尽可能的详细介绍，如用药时机、方法和可能产生的疗效及副作用，病情评判及误区。对疾病可能出现的问题及预后，亦从临床医生的实用角度，也分别做了较为详细的叙述。本书的编写宗旨是：从临床实际需要和医生的实用出发。改变只谈原则，不注重实用的编撰方法，突出“急、危、重”，重在实用。该书以国内外经典专著及教材为依据和基础；以临床实践能力为重点，特别侧重于理论和实践的联系。各章节内容有各专业的专家执笔。因此，可以说本书是临床医学专家抢救内科危重病的经验和睿智的结晶，尤其适用于内科、ICU、急诊科医生及医学院校师生和医学研究工作者。

全书分十五篇。虽反复琢磨，竭力推敲，然内容繁多，众笔合撰，加之编者占有资料和水平所限，难免有不妥、错误之处。恳请同仁和读者批评雅正。

主编　杨志寅　任涛　马骏

于 2018 年 11 月

目　录

第一篇　总　论

第一章　休克 …… 2
　第一节　感染性休克 …… 3
　第二节　心源性休克 …… 12
　第三节　低血容量性休克 …… 21
　第四节　过敏性休克 …… 28
　第五节　神经源性休克 …… 32
　第六节　内分泌性休克 …… 34
　第七节　中毒性休克综合征 …… 37
　第八节　创伤性休克 …… 39

第二章　心力衰竭 …… 44
　第一节　急性心力衰竭 …… 46
　第二节　慢性心力衰竭 …… 53
　第三节　单纯舒张性心力衰竭 …… 60
　第四节　难治性心力衰竭 …… 61
　附：中国心力衰竭诊断和治疗指南 2014 …… 63

第三章　心搏骤停与心脏性猝死 …… 98
　附：肺复苏在心肺复苏中的价值 …… 106

第四章　多器官功能障碍综合征及功能支持 …… 109

第五章　水、电解质与酸碱平衡失调及监测 …… 116
　第一节　水和钠代谢紊乱 …… 116
　　一、等渗性脱水 …… 117
　　二、低渗性脱水 …… 118
　　三、高渗性脱水 …… 121
　　四、水过多 …… 124
　第二节　钾代谢紊乱 …… 126
　　一、低钾血症 …… 127
　　二、高钾血症 …… 131
　第三节　钙代谢紊乱 …… 133

一、低钙血症 …… 133
二、高钙血症 …… 136
第四节 镁代谢紊乱 …… 140
一、低镁血症 …… 140
二、高镁血症 …… 143
第五节 酸碱平衡失调 …… 144
一、代谢性酸中毒 …… 145
二、代谢性碱中毒 …… 149
三、呼吸性酸中毒 …… 152
四、呼吸性碱中毒 …… 155
五、混合型酸碱失衡 …… 158

第六章 危重病监测 …… 162
第一节 体循环血压监测 …… 162
第二节 中心静脉压监测 …… 164
第三节 心排血量监测 …… 166
第四节 脉搏血氧饱和度与呼气末二氧化碳监测 …… 169
一、脉搏血氧饱和度 …… 169
二、呼气末二氧化碳监测 …… 171
第五节 脑神经功能监测 …… 175
一、脑电图监测 …… 175
二、脑电双频谱指数 …… 178
三、颅内压监测 …… 179
四、经颅多普勒超声 …… 184
五、颈内静脉血氧饱和度 …… 188
六、脑组织氧监测 …… 189
七、脑氧饱和度测定 …… 190
第六节 肝脏功能监测 …… 192
附：常用检测项目的临床意义 …… 195
第七节 肾脏功能监测 …… 198
附：临床常用监测指标 …… 200
第八节 呼吸功能监护 …… 206
第九节 有创血流动力学监测 …… 211
第十节 体温监测 …… 216

第七章 营养支持治疗 …… 219

第二篇 呼 吸 系 统

第一章 急性呼吸衰竭 …… 226
第一节 急性呼吸衰竭 …… 226

第二节 妊娠期急性呼吸衰竭 …… 228

第二章 急性呼吸窘迫综合征 …… 230

第三章 重症哮喘 …… 234

第四章 慢性阻塞性肺疾病急性加重 …… 240

第五章 重症肺炎 …… 245

第六章 间质性肺疾病 …… 251

附：特发性肺纤维化 …… 255

第七章 肺血栓栓塞症 …… 263

第八章 咯血 …… 270

第九章 急性上气道阻塞 …… 275

第十章 难治性气胸 …… 281

第十一章 恶性胸腔积液 …… 290

第十二章 肺脓肿 …… 292

第十三章 呼吸道烧伤和吸入性损伤 …… 295

第十四章 肺水肿 …… 300

第十五章 肺动脉高压 …… 304

第一节 肺动脉高压总论 …… 304

第二节 特发性肺动脉高压 …… 306

第十六章 肺部肿瘤患者呼吸危重症 …… 312

第一节 上腔静脉综合征 …… 312

第二节 颅内压增高症 …… 313

第三节 急性肿瘤溶解综合征 …… 314

第四节 高钙血症 …… 315

第五节 脊髓压迫症 …… 316

第六节 心包积液 …… 318

第十七章 床旁检查和临床评价 …… 319

第十八章 肺功能检查 …… 322

第一节 肺功能检查的质量要求 …… 322

第二节 肺容量测定 …… 323

第三节 肺通气功能测定 …… 325

第四节 支气管激发试验 …… 331

第五节 支气管舒张试验 …… 336

第六节　弥散功能测定 …… 338
第七节　气道阻力测定 …… 341
第八节　运动心肺试验测定 …… 344
第九节　呼吸肌功能测定 …… 346

第十九章　氧气疗法 …… 350

第二十章　气道湿化疗法 …… 353

第二十一章　雾化吸入疗法 …… 356

第二十二章　支气管镜在呼吸监护室的应用 …… 359

第二十三章　人工气道的建立与管理 …… 362

第二十四章　机械通气 …… 373
第一节　机械通气 …… 373
第二节　保护性机械通气策略 …… 379

第二十五章　气道异物 …… 383

第二十六章　支气管热成形术 …… 386

第三篇　心血管系统

第一章　高血压 …… 390
第一节　高血压危象 …… 391
第二节　高血压脑病 …… 398

第二章　不稳定型心绞痛和非 ST 段抬高型心肌梗死 …… 404

第三章　急性 ST 段抬高型心肌梗死 …… 417
附：急性 ST 段抬高型心肌梗死诊断和治疗指南(2015) …… 434

第四章　主动脉夹层 …… 447

第五章　重症心肌炎 …… 455

第六章　急性心包炎 …… 460

第七章　感染性心内膜炎 …… 465

第八章　妊娠晚期心脏病 …… 474

第九章　危重型心律失常 …… 485
第一节　恶性室性期前收缩 …… 485
第二节　心房扑动 …… 487
第三节　心房颤动 …… 489
第四节　阵发性室上性心动过速 …… 493

第五节 阵发性室性心动过速 …… 495
第六节 预激综合征 …… 499
第七节 心室扑动与颤动 …… 502
第八节 心脏停搏 …… 503
第九节 病态窦房结综合征 …… 505
第十节 房室传导阻滞 …… 507
第十一节 洋地黄中毒性心律失常 …… 510
第十二节 二尖瓣脱垂与心律失常 …… 512
第十三节 心理应激与心律失常 …… 513
第十四节 Q-T 间期延长综合征 …… 517

第十章 焦虑症、焦虑综合征及其躯体症状 …… 520

第十一章 抗心律失常药物的临床应用 …… 524
一、快速型心律失常的药物治疗 …… 524
二、缓慢型心律失常的药物治疗 …… 531

第十二章 心脏起搏器置入技术 …… 534
一、临时起搏器置入术 …… 534
二、永久起搏器置入术 …… 537

第十三章 心血管病的介入治疗 …… 540
第一节 冠状动脉介入治疗 …… 540
一、经皮冠状动脉腔内成形术 …… 540
二、冠状动脉内支架置入术 …… 541
三、冠状动脉内旋切术 …… 542
第二节 电生理检查与导管消融技术 …… 542
一、电生理标测 …… 542
二、射频消融术 …… 543
三、冷冻消融术 …… 546
第三节 结构性心脏病介入治疗 …… 546
一、经皮球囊瓣膜成形术 …… 546
二、经导管瓣膜修复和置换术 …… 547
三、封堵术 …… 548
四、化学消融术 …… 549

第四篇 消化系统

第一章 急性胃黏膜病变 …… 552

第二章 急性胃扩张 …… 555

第三章 难治性消化性溃疡 …… 558

第四章　急性出血性坏死性肠炎 …… 561
第五章　重症溃疡性结肠炎 …… 564
第六章　缺血性肠病 …… 568
第七章　急性梗阻性化脓性胆管炎 …… 572
第八章　门静脉高压症 …… 575
第九章　顽固性腹水 …… 584
第十章　肝性脑病 …… 591
第十一章　肝肾综合征 …… 601
第十二章　妊娠急性脂肪肝 …… 608
第十三章　重症急性胰腺炎 …… 613
第十四章　急性上消化道出血 …… 624
第十五章　急性下消化道出血 …… 646
第十六章　消化内镜在临床急救中的应用 …… 650
第一节　消化道出血的内镜诊疗 …… 650
第二节　消化道异物的内镜诊疗 …… 652
第三节　急性化脓性胆管炎的内镜诊疗 …… 654
第四节　急性胆源性胰腺炎的内镜诊疗 …… 655

第五篇　泌尿系统

第一章　急进性肾小球肾炎 …… 658
第二章　急性肾损伤 …… 662
第三章　慢性肾衰竭 …… 666
第四章　肾病综合征 …… 672
第五章　血液净化 …… 680
第一节　血液透析 …… 680
一、原理 …… 680
二、血液透析方法学 …… 681
三、血液透析指征 …… 683
四、透析充分性评估和透析剂量、处方 …… 684
五、并发症及处理 …… 685
第二节　血液灌流 …… 685
一、吸附剂种类及原理 …… 686
二、血液灌流方法学 …… 686
三、并发症 …… 688
四、HP 临床应用 …… 688

第六篇 血 液 系 统

第一章 肝炎相关再生障碍性贫血 …… 694
第二章 难治性贫血 …… 698
第三章 免疫性血小板减少症 …… 704
第四章 血栓性血小板减少性紫癜 …… 707
第五章 急性粒细胞缺乏症 …… 709
第六章 白血病急症 …… 712
第七章 恶性组织细胞病 …… 720
第八章 血友病 …… 723
第九章 急性溶血危象 …… 726
第十章 弥散性血管内凝血 …… 732
第十一章 误输异型血 …… 735
第十二章 造血干细胞移植 …… 738

第七篇 内分泌系统

第一章 甲状腺危象 …… 742
第二章 甲状旁腺功能亢进症危象 …… 746
第三章 低血钾危象 …… 749
第四章 重症高钾血症 …… 752
第五章 高钙危象 …… 754
第六章 低钙血症 …… 757
第七章 垂体危象 …… 760
第八章 肾上腺皮质功能减退危象 …… 764
第九章 糖尿病酮症酸中毒及昏迷 …… 767
第十章 高渗性高血糖状态 …… 771
第十一章 乳酸性酸中毒 …… 775
第十二章 甲状腺功能减退危象 …… 779
第十三章 低血糖危象 …… 782

第八篇 结缔组织及神经系统

第一章 重症系统性红斑狼疮 …… 786

第二章 重症多发性肌炎和皮肌炎 …… 794

第三章 晕厥 …… 798

第四章 头痛 …… 804
第一节 总论 …… 804
第二节 偏头痛 …… 805
第三节 紧张型头痛 …… 811
第四节 丛集性头痛 …… 813
第五节 药物滥用性头痛 …… 816
第六节 低颅压性头痛 …… 818

第五章 昏迷与昏睡 …… 820

第六章 急性癫痫发作和癫痫持续状态 …… 825
第一节 急性癫痫发作 …… 826
第二节 癫痫持续状态 …… 836

第七章 急性脑卒中 …… 842
第一节 短暂性脑缺血发作 …… 842
第二节 缺血性脑卒中 …… 846
第三节 脑出血 …… 854
第四节 蛛网膜下腔出血 …… 858

第八章 中枢神经系统感染 …… 863
第一节 病毒感染性疾病 …… 863
一、单纯疱疹病毒性脑炎 …… 863
二、病毒性脑膜炎 …… 865
第二节 细菌感染性疾病 …… 866
一、化脓性脑膜炎 …… 866
二、结核性脑膜炎 …… 868
第三节 真菌感染性疾病 …… 871

第九章 脊髓压迫症 …… 874

第十章 颅内压增高和急性脑疝 …… 879
第一节 概述 …… 879
第二节 颅内压增高 …… 880
第三节 急性脑疝 …… 885

第十一章 神经肌肉性呼吸衰竭 …… 887
第一节 重症肌无力 …… 890
第二节 吉兰-巴雷综合征 …… 894

第十二章　脑死亡 …… 896

第十三章　神经科介入治疗 …… 900
　第一节　缺血性脑血管病介入治疗 …… 900
　第二节　颈内动脉海绵窦动静脉瘘的介入治疗 …… 906
　第三节　颅内动静脉畸形的介入治疗 …… 908
　第四节　颅内动脉瘤血管内介入治疗 …… 912
　第五节　颅内肿瘤的介入治疗 …… 918

第九篇　感染性疾病

第一章　重型病毒性肝炎 …… 922

第二章　肾综合征出血热 …… 927

第三章　狂犬病 …… 931

第四章　中毒性细菌性痢疾 …… 933

第五章　葡萄球菌败血症 …… 937

第六章　革兰阴性杆菌败血症 …… 940

第七章　暴发型流行性脑脊髓膜炎 …… 943

第八章　流行性乙型脑炎 …… 946

第九章　艾滋病 …… 949

第十章　疟疾 …… 954

第十一章　急性血吸虫病 …… 957

第十二章　钩端螺旋体病 …… 960

第十三章　伤寒 …… 963

第十四章　重型霍乱 …… 967

第十五章　埃博拉病毒病 …… 971

第十六章　严重急性呼吸综合征 …… 974

第十七章　高热 …… 980

第十篇　心理行为及精神科

第一章　常见紧急精神病理状态 …… 984
　第一节　昏迷状态 …… 984
　第二节　谵妄状态 …… 985
　第三节　兴奋状态 …… 986
　第四节　抑郁状态 …… 988
　第五节　木僵状态 …… 989

第六节　急性幻觉与妄想状态 …… 990
第七节　惊恐发作 …… 991
第八节　急性痴呆 …… 992
第九节　抽动与抽搐 …… 993
第十节　自伤与自杀 …… 995
第十一节　冲动与暴力行为 …… 997

第二章　常见精神药物不良反应 …… 999
第一节　急性肌张力障碍 …… 999
第二节　静坐不能 …… 1000
第三节　药源性震颤麻痹综合征 …… 1001
第四节　迟发性运动障碍 …… 1001
第五节　恶性综合征 …… 1002
第六节　5-羟色胺综合征 …… 1003
第七节　粒细胞缺乏症 …… 1003
第八节　麻痹性肠梗阻 …… 1004
第九节　尿潴留 …… 1005
第十节　直立性低血压 …… 1006
第十一节　高血压危象 …… 1006
第十二节　剥脱性皮炎 …… 1007

第三章　精神药物急性中毒 …… 1009
第一节　抗精神病药物急性中毒 …… 1009
第二节　三环抗抑郁药急性中毒 …… 1010
第三节　锂盐急性中毒 …… 1011
第四节　镇静催眠药急性中毒 …… 1013

第四章　精神活性物质使用相关急诊 …… 1015
第一节　酒精使用相关急诊 …… 1015
一、急性酒精中毒 …… 1015
二、酒精戒断综合征 …… 1016
三、酒精中毒性韦尼克脑病 …… 1017
第二节　阿片类物质使用相关急诊 …… 1018
一、阿片类物质中毒 …… 1019
二、阿片类物质戒断综合征 …… 1019
第三节　苯丙胺类物质中毒 …… 1021
第四节　氯胺酮中毒 …… 1022

第五章　常见精神障碍患者危急情况 …… 1024
第一节　噎食窒息 …… 1024

第二节　出走行为 …… 1024
第三节　吞食异物 …… 1025
第四节　自缢 …… 1026

第六章　常见脑器质性精神障碍 …… 1027
第一节　脑器质性精神障碍常见综合征 …… 1027
第二节　急性病毒性脑炎所致精神障碍 …… 1028
第三节　多发性梗死性痴呆 …… 1029

第七章　躯体疾病所致精神障碍 …… 1031

第八章　心理危机及干预 …… 1033
一、影响心理危机发生的因素 …… 1033
二、心理危机的一般过程 …… 1033
三、心理危机干预模式 …… 1034
四、心理危机干预的步骤 …… 1034
五、心理危机干预中的评估 …… 1034
六、心理危机干预中的常见误区 …… 1035

第九章　急会诊 …… 1037
一、急会诊涉及精神障碍的常见问题 …… 1037
二、精神科急会诊的目标 …… 1037
三、精神科急会诊的评估诊断 …… 1037
四、精神科急会诊的处理 …… 1038
五、精神科急会诊中的常见误区 …… 1039

第十章　精神障碍患者就诊问题及接待要点 …… 1040
一、精神障碍患者就诊问题 …… 1040
二、精神障碍患者的接待要点 …… 1040
三、精神障碍患者的接待误区 …… 1042

第十一篇　物理化学因素所致疾病

第一章　中暑 …… 1044

第二章　淹溺 …… 1049

第三章　触电 …… 1052

第四章　冻僵 …… 1058

第五章　减压病 …… 1062

第六章　重症高原病 …… 1067
第一节　高原肺水肿 …… 1067

第二节　高原脑水肿 …… 1074

第十二篇　急性中毒

第一章　细菌性食物中毒 …… 1080
第一节　胃肠型细菌性食物中毒 …… 1080
第二节　神经型细菌性食物中毒（肉毒中毒） …… 1082
第二章　急性有机磷农药中毒 …… 1084
第三章　拟除虫菊酯类杀虫药中毒 …… 1089
第四章　杀虫脒中毒 …… 1091
第五章　有机氯农药中毒 …… 1093
第六章　百草枯中毒 …… 1095
第七章　敌鼠中毒 …… 1097
第八章　毒鼠强中毒 …… 1099
第九章　氟乙酰胺中毒 …… 1100
第十章　急性一氧化碳中毒 …… 1102
第十一章　铅中毒 …… 1105
第十二章　汞中毒 …… 1108
第十三章　急性砷中毒 …… 1110
第十四章　锰中毒 …… 1112
第十五章　急性氰化物中毒 …… 1114
第十六章　急性巴比妥类药物中毒 …… 1116
第十七章　苯二氮䓬类药物中毒 …… 1118
第十八章　河豚毒素中毒 …… 1120
第十九章　毒蕈中毒 …… 1122
第二十章　亚硝酸盐中毒 …… 1124
第二十一章　硫化氢中毒 …… 1126
第二十二章　阿片类药物中毒 …… 1128
第二十三章　氯丙嗪类药物中毒 …… 1130
第二十四章　抗胆碱类药物中毒 …… 1132
第二十五章　水杨酸类药物中毒 …… 1134
第二十六章　苯中毒 …… 1136

第二十七章　汽油中毒 …… 1138
第二十八章　甲醇中毒 …… 1140
第二十九章　乙醇中毒 …… 1142
第三十章　氯气中毒 …… 1145
第三十一章　氨中毒 …… 1147
第三十二章　毒蛇咬伤 …… 1149
第三十三章　蜈蚣咬伤 …… 1152
第三十四章　蟾蜍中毒 …… 1153
第三十五章　发芽马铃薯中毒 …… 1154
第三十六章　砷化氢中毒 …… 1155

第十三篇　危重病诊疗技术

第一章　皮内注射术 …… 1158
附1：青霉素皮内试验 …… 1158
附2：链霉素皮内试验 …… 1159

第二章　皮下注射术 …… 1160
第三章　肌内注射术 …… 1161
第四章　静脉穿刺及静脉输液 …… 1162
附1：股静脉穿刺术 …… 1162
附2：颈内静脉穿刺术 …… 1163
附3：锁骨下静脉穿刺术 …… 1163

第五章　股动脉穿刺术 …… 1165
第六章　静脉切开术 …… 1166
第七章　动脉切开术 …… 1167
第八章　中心静脉压测定法 …… 1168
第九章　洗胃术 …… 1169
第十章　鼻饲术 …… 1171
第十一章　食管及胃底气囊压迫术 …… 1172
第十二章　气管插管术 …… 1173
第十三章　气管切开术 …… 1175
第十四章　给氧 …… 1177

第十五章　导尿术 …… 1179
第十六章　灌肠术 …… 1180
第十七章　胸腔穿刺术 …… 1181
第十八章　心包穿刺术 …… 1183
第十九章　腹腔穿刺术 …… 1185
第二十章　肝脏穿刺术 …… 1186
第二十一章　骨髓穿刺术 …… 1187
第二十二章　腰椎穿刺术 …… 1188
第二十三章　脑脊液动力学检查 …… 1189
第二十四章　侧脑室穿刺术 …… 1191
第二十五章　脑室碘油造影术 …… 1192
第二十六章　脑室碘水造影 …… 1193
第二十七章　脑室气体造影 …… 1194
第二十八章　颈动脉造影 …… 1195
第二十九章　椎动脉造影 …… 1196
第三十章　全脑血管造影术 …… 1197
第三十一章　脊髓碘油造影 …… 1198
第三十二章　膀胱穿刺术 …… 1199
第三十三章　后穹隆穿刺 …… 1200
第三十四章　关节腔穿刺术 …… 1201
第三十五章　封闭疗法 …… 1202
第三十六章　止血带应用技术 …… 1203
第三十七章　骨折外固定技术 …… 1204
　一、小夹板固定技术 …… 1204
　二、石膏绷带固定技术 …… 1205

第三十八章　临床护理要求 …… 1207
　一、一般内科护理常规 …… 1207
　二、特殊护理 …… 1208
　三、儿科护理常规 …… 1211
　四、一般外科护理常规 …… 1211
　五、一般产科护理常规 …… 1212
　六、一般妇科护理常规 …… 1212

附 1：美国国家压疮咨询委员会(NPUAP)2007 年压疮分期 …… 1213
附 2：Waterlow 压疮危险因素评估表(2005 年) …… 1213
附 3：Norton 压疮危险因素评估表 …… 1214
附 4：Braden 压疮危险因素评估表 …… 1214

第三十九章 住院患者膳食 …… 1215
一、基本饮食 …… 1215
二、治疗饮食 …… 1215
三、小儿饮食 …… 1217

第十四篇 特殊诊疗技术及其他

第一章 核医学在内科危重病中的应用 …… 1220
第一节 核医学在急性冠状动脉综合征中的应用 …… 1220
第二节 肺通气灌注显像在急性肺栓塞中的应用 …… 1223
第三节 核医学在急性脑血管病变中的应用 …… 1224
第四节 放射性核素显像在脑死亡诊断中的应用 …… 1226
第五节 放射性核素显像在急性消化道出血中的应用 …… 1226
第六节 核医学在急性胆囊炎诊断中的应用 …… 1228

第二章 部分急危重病的心电图特点及识别 …… 1230
第一节 急性非外伤性胸部疾病 …… 1230
一、食管痉挛 …… 1230
二、非冠脉梗阻性缺血性心脏病 …… 1230
三、早复极与早复极综合征 …… 1231
四、心脏神经官能症 …… 1234
五、食管自发性破裂 …… 1234
六、糖尿病性心脏病 …… 1234
七、心肌病 …… 1235
八、冠状动脉心肌桥 …… 1237
第二节 急性非外伤性腹部疾病 …… 1238
第三节 脑源性疾病引起的心电图改变 …… 1238
一、急性脑血管病的心电图改变 …… 1238
二、急性颅脑损伤的心电图表现 …… 1240
三、Niagara 瀑布样 T 波改变 …… 1240
第四节 电解质紊乱及其危象 …… 1241
一、低钾血症 …… 1241
二、高钾血症 …… 1242
三、低钙血症 …… 1243
四、高钙血症 …… 1243
五、低镁血症 …… 1243

六、高镁血症 …… 1244
七、低钠血症 …… 1244
八、高钠血症 …… 1244
第五节　晕厥及猝死相关疾病 …… 1245
一、心动过缓性心律失常 …… 1245
二、心动过速性心律失常 …… 1246
三、长 QT 综合征 …… 1252
四、短 QT 综合征 …… 1255
五、Brugada 波与 Brugada 综合征 …… 1257
第六节　起搏器介导性快速心律失常 …… 1259
一、起搏器介导性心动过速 …… 1259
二、起搏器心室快速跟踪起搏 …… 1259
三、起搏器频率奔放 …… 1260

第三章　超声在内科危重病中的应用 …… 1261
第一节　心包积液与心脏压塞 …… 1261
第二节　急性心肌梗死 …… 1262
第三节　主动脉夹层动脉瘤 …… 1264
第四节　感染性心内膜炎 …… 1265
第五节　梗阻性肥厚型心肌病 …… 1266
第六节　肺动脉栓塞 …… 1267
第七节　扩张型心肌病 …… 1268

第四章　内科危重病的眼部表现 …… 1270
第一节　瞳孔 …… 1270
第二节　高血压性视网膜病变 …… 1272
第三节　糖尿病视网膜病变 …… 1272
第四节　贫血相关的眼病 …… 1275
第五节　白血病眼部表现 …… 1275
第六节　感染性心内膜炎相关的眼病 …… 1276
第七节　败血症 …… 1276
第八节　肝豆状核变性 …… 1276
第九节　脑动脉阻塞 …… 1277
第十节　脑出血 …… 1277
第十一节　颈动脉-海绵窦瘘 …… 1277
第十二节　多发性硬化 …… 1278
第十三节　颅内肿瘤 …… 1278
第十四节　妊娠高血压疾病 …… 1279
第十五节　眼缺血综合征 …… 1279

第五章 癌症疼痛的相关治疗 …… 1280

第十五篇 中成药在急危重症中的应用

参考文献 …… 1300

附录 内科危重病常用评估表 …… 1314

第一篇

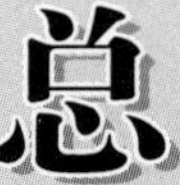
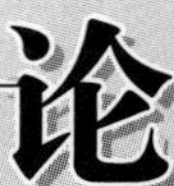

总　论

第一章

休　克

休克(shock)是各种强烈致病因子(如感染、出血、脱水、心泵衰竭、过敏和严重创伤等)作用于机体引起的急性循环衰竭,其特点是微循环障碍、重要生命器官血液灌流不足和细胞氧利用障碍导致循环衰竭的临床表现,是重症患者最常见的临床综合征之一。临床上主要表现为低血压,心动过速,脉搏细弱,皮肤湿冷,苍白或发绀,尿量减少,头晕,乏力,神志淡漠或烦躁不安,昏迷以及代谢性酸中毒。实践证明:若在休克早期,及时采取措施恢复有效的组织灌注,可限制细胞损害的程度和范围;相反,若已发生的代谢紊乱无限制地加重,细胞损害广泛扩散时,可导致多器官功能不全综合征(MODS)或衰竭(MOF),发展成不可逆性休克。因此,休克是一个从亚临床阶段的组织灌注不足向 MODS 或 MOF 发展的连续过程。

根据血流动力学和微循环变化规律,休克的发展过程一般分为三期。

(一) 休克早期

又称缺血性缺氧期。此期实际上是机体的代偿期。微循环受休克的刺激使儿茶酚胺、血管紧张素、加压素、TXA2 等体液因子大量释放,导致末梢小动脉、微动脉、毛细血管前括约肌、微静脉持续痉挛,使毛细血管前阻力增加,大量真毛细血管关闭,故循环中港湾流量急剧减少。上述变化使血液重新分布,以保证心脑肾等重要脏器的血供,故具有代偿意义。

(二) 休克期

又称淤血缺氧期或失代偿期。此期系小血管持续收缩,组织明显缺氧,经无氧代谢后大量乳酸堆积,毛细血管前括约肌开放,大量血液进入毛细血管网,造成微循环淤血,血管浸透性增加,大量血浆外渗。此外,白细胞在微血管上黏附,微血栓形成,使回心血量明显减少,故血压下降,组织细胞缺氧及器官受损加重。

(三) 休克晚期

又称 DIC 期。此期指在毛细血管淤血的基础上细胞缺氧更甚,血管内皮损伤后胶原暴露,血小板聚集,促发内凝及外凝系统,在微血管形成广泛的微血栓,细胞经持久缺氧后胞膜损伤,溶酶体释放,细胞坏死自溶,并因凝血因子的消耗而播散性出血。同时因胰腺、肝、肠缺血后分别产生心肌抑制因子(MDF)、血管抑制物质(VDM)及肠因子等有害物质,最终导致重要脏器发生严重损害、功能衰竭,此为休克的不可逆阶段。

休克的分类方法很多,目前尚无一致意见。临床上依据病因和病理生理机制将休克大致分为感染性、低血容量性、心源性、过敏性、神经源性、内分泌性和创伤性休克,上述各型亦可同时并存。

1982 年 2 月全国急性“三衰”会议制定的休克诊断试行标准仍有重要实用价值:①有诱发休克的病因;②意识异常;③脉细速>100 次/分或不能触及;④四肢湿冷,胸骨部位皮肤指压阳性（压后再充盈时间>2 秒），皮肤花纹，黏膜苍白或发绀，尿量<30ml/h 或尿闭；⑤收缩压<80mmHg；⑥脉压<20mmHg；⑦原有高血压者，收缩压较原水平下降 30%以上。凡符合上述①，以及②、③、④中的两项和⑤、⑥、⑦中的一项者，可诊断为休克。

休克治疗中最关键的是早期诊断、明确休克的类型以及动态监测循环血流动力学信息反馈治疗。

第一节　感染性休克

脓毒症（sepsis）是宿主对感染的反应失控导致的危及生命的器官功能障碍。感染性休克（septic shock），亦称脓毒性休克，指严重感染导致的低血压持续存在，经充分液体复苏仍难以纠正的急性循环衰竭；需要使用升压药物维持平均动脉压（mean artery pressure，MAP）在 65mmHg 以上，血乳酸达 2mmol/L 以上。感染性休克可迅速导致严重组织器官功能损伤，病死率高，主要死因为多器官功能衰竭（multiple organ failure，MOF），早期正确诊断和处理与临床预后密切相关。感染性休克是病原微生物与宿主之间复杂的、变化的相互作用过程，从病原体感染、到早期的全身炎症反应综合征（systemic inflammatory response syndrome，SIRS）、代偿性抗炎反应综合征（compensatory anti-inflammatory response syndrome，CARS），具有高度的异质性，治疗上需要按照不同阶段个体化、同一个体阶段化，根据机体所处的功能状态积极调整，并采取有效的干预措施；因此，感染性休克的治疗也是一个“边诊断、边治疗”的过程。

【病因和发病机制】

（一）病因

1. 病原菌　感染性休克的常见致病菌为革兰阴性细菌，如肠杆菌科细菌（大肠埃希菌、克雷伯杆菌、肠杆菌等），非发酵杆菌（假单胞菌属、不动杆菌属等），脑膜炎球菌，类杆菌等；革兰阳性菌，如葡萄球菌，链球菌，肺炎链球菌，梭状芽胞杆菌等。某些病毒性疾病，如肾综合征出血热（又称流行性出血热），其病程中也易发生休克；也可见于其他病原体感染。

2. 宿主因素　感染性休克的危险因素，包括年龄、身体状态等一般因素，还包括基础疾病、解剖结构的破坏、相关实验室指标和药物因素等。原有慢性基础疾病，如烧伤、肝硬化、糖尿病、恶性肿瘤、白血病、器官移植的患者，以及长期使用免疫抑制剂、抗代谢药物、细胞毒类药物和放射治疗的患者，留置导尿管或静脉导管者可易发生感染性休克，因此本病多见于医院内感染患者、老年人、婴幼儿、分娩妇女等，大手术后体质差者尤易发生。

3. 特殊类型的感染性休克　中毒性休克综合征（toxic shock syndrome，TSS）TSS 是由细菌毒素引起的严重症候群，最初报道的 TSS 是由金黄色葡萄球菌所致，近年来发现类似症候群也可由链球菌引起。详见本章“第七节中毒性休克综合征”。

（二）发病机制

感染性休克的致病原因为病原微生物感染，临床上表现为以早期 SIRS、CARS 为特征的一系列病理生理学变化，最终导致微循环改变和器官功能障碍。感染性休克的发病机制极为复杂，微生物及其毒素和胞壁组分（如脂多糖）激活机体的各种应答细胞（包括单核-巨噬细胞、中性粒细胞和内皮细胞等）以及体液系统（如补体、激肽、凝血和纤溶等系统）产生各种内源性介质和细胞因子等，在发病中起重要作用。感染性休克是多种因素互相作用、互为因果的产物。

1. 感染、炎症反应与免疫　当病原微生物入侵时，机体免疫系统被激活，固有免疫发挥效应，同时启动获得性免疫反应，最大限度地清除病原微生物；当感染在可控制的情况下，机体的免疫系统能够有效发挥防御作用，保护机体的内环境稳定。但是，如果免疫反应过度，也将会对机体造成严重伤害。感染性休克时，致病微生物作用于机体，激活免疫细胞并释放、分泌细胞因子或炎性介质，启动凝血级联反应，导致 SIRS 发生；炎症反应加重的同时，抗炎反应也随之加强，机体启动 CARS，部分患者呈现出免疫麻痹或免疫无应答；也可以两种状态同时存在，出现混合拮抗反应综合征（mixed antagonist response syndrome，MARS）。

感染性休克可以不依赖细菌和毒素的持续存在而发生和发展，细菌和毒素仅起到触发 SIRS 的作用，其发展及轻重程度完全取决于机体的反应性。SIRS/CARS 的发生发展过程存在个体差异，不完全遵循免疫激活到免疫抑制的先后顺序，且机体的促炎反应和抗炎反应在疾病早期即可同时存在。部分患者在感染早期就表现出 SIRS，炎症介质过量产生，在清除异物抗原及组织碎片的同时，造成正常脏器组织的损伤，从而导致器官功能障碍，甚至衰竭；也有一些患者在疾病初期即可表现为明显的 CARS，出现免疫细胞大量凋亡和免疫器官功能障碍，形成免疫麻痹状态，导致继发感染，最终造成组织器官损伤。患者的免疫反应状态受多种因素影响，包括病原菌的毒力、病原菌的数量、合并的其他疾病、营养状态、年龄，以及细胞因子的基因多态性或其他免疫调节因子及其受体状态等。

2. 重要脏器功能和结构的改变　感染往往起源于局部累及全身，炎症介质对多个靶器官造成损伤，往往以某个器官/系统功能障碍表现为主，并同时出现多个器官/系统功能损伤表现，甚至发生多器官功能障碍综合征（multiple organ dysfunction syndrome，MODS）。

（1）肾脏：感染性休克初期，肾血流量正常甚至增加，然而肾皮质和髓质血流分布异常，肾血流量增加的同时肾小球滤过率（glomerular filtration rate，GFR）反而降低。肾血管阻力增加、毛细血管渗漏以及微循环功能障碍等因素，导致肾皮质血管痉挛，而近髓质微循环短路大量开放，致皮质血流大幅度下降，髓质血流相对充足；如休克持续，则肾小管将因缺血缺氧而发生坏死，肾间质水肿，而发生急性肾衰竭（acute renal failure，ARF）；并发弥散性血管内凝血（disseminated intravascular coagulation，DIC）时，肾小球毛细血管丛有广泛血栓形成，造成肾皮质坏死，加重肾损伤。

（2）肺：感染性休克时可导致急性呼吸窘迫综合征（acute respiratory distress syndrome，ARDS），临床上表现为肺容积减少，肺顺应性降低，严重的通气/血流比例失调，进行性低氧血症和呼吸窘迫；肺部影像学表现为非均一性的渗出性改变，大部分患者需要呼吸支持。休克时，肺循环的改变主要为肺微血管收缩，阻力增加，动-静脉（A-V）短路大量开放，肺毛细血管灌注不足，肺动脉血未经肺泡气体交换即进入肺静脉，造成通气与灌流比例失调和氧弥散功能障碍，动脉血氧分压（PaO_2）下降，而致全身性缺氧，出现 ARDS。中性粒细胞被认为是 ARDS 发病的重要因素，补体激活产物 C5a 吸引中性粒细胞聚集于肺循环，并黏附于肺毛细血管内皮表面，释放多种损伤性介质，如蛋白溶解酶、弹性蛋白酶、胶原酶、花生四烯酸代谢产物（前列腺素、血栓烷 A_2、白三烯等）、氧自由基等，这些炎症介质损伤肺实质细胞、内皮细胞、成纤维细胞等，使肺泡毛细血管通透性增加，血浆外渗而致肺间质水肿，肿瘤坏死因子（TNF），白细胞介素（IL）-1 等细胞因子的释放，也导致中性粒细胞趋化和肺内淤滞，并增加其与内皮细胞的黏附力。在缺血缺氧情况下，肺泡表面活性物质分泌减少，肺顺应性降低，易引起肺不张；亦可使肺泡上皮与毛细血管内皮肿胀，加重肺泡通气/血流比例失调。休克时，血浆纤维连结素（fibronectin，Fn）常因合成减少、降解加速以及消耗增多而降低，可引起肺泡毛细血管膜结构缺陷，以及细菌、毒素及纤维蛋白降解产物难以清除，亦有利于 ARDS 的产生。

（3）心脏：感染性休克状态下，心肌耗氧量增大；冠状血管血流量对心肌功能影响甚大，患者舒张压降至 40mmHg（5.3kPa）以下时，冠状动脉血流量大为减少，心肌缺血缺氧；将会导致心肌细胞亚细胞结构发生明显改变，肌质网摄钙能力减弱，肌膜上 Na^+-K^+-ATP 酶和腺苷酸环化酶活性降低；加之机体的代谢紊乱、酸中毒和高钾血症等均可影响心肌功能，心肌抑制因子以及来自脑垂体的 β-内啡肽等对心血管系统具有抑制作用；心肌缺血再灌注时产生的氧自由基亦可引起心肌抑制与心肌损伤，尽管休克时心搏出量可以正常，但由于心室功能失调，引起心脏射血分数降低，心肌纤维发生变性、坏死和断裂，心肌间质水肿；并发 DIC 时，心肌血管内有微血栓形成。研究发现，在感染性休克发生后 6 小时内约有 20%的患者会出现左心室功能障碍；发病后 1～3 天，该发生率可增加至 60%。由感染性休克引发的心肌功能抑制可造成心脏泵功能降低，心排血量减少，以致不能满足机体代谢的需求，甚至引起心源性休克而危及生命。

（4）肝脏：肝脏门脉系统的血管平滑肌对儿茶酚胺类物质非常敏感，且血流压差梯度小，流速相对缓慢，故感染性休克时肝脏易发生缺血，血液淤滞；持久的缺血缺氧后肝功能受损，易引起全身性代谢紊乱和乳酸盐积聚，屏障功能减弱和 DIC 形成，肝小叶中央区肝细胞变性、坏死，中央静脉内有微血栓形成。肝功能障碍可发生在感染性休克的早期，与肝脾低灌注有关，导致肝损伤标志物如转氨酶、乳酸脱氢酶、胆红素升高，通常经充分的支持治疗后可恢复；晚期的肝功能障碍比较隐蔽，表现为结构和功能的异常，与细菌、内毒素和炎症因子有关。

（5）脑：脑组织需氧量很高，其糖原储备量甚低，主要依靠血流不断供给，当血压下降至 60mmHg（8kPa）以下时，脑血流量即出现不足。脑缺氧时，星形细胞首先发生肿胀而压迫血管，血管内皮细胞亦肿胀，造成微循环障碍和血流异常而加重脑缺氧，ATP 贮存量耗尽后其钠泵作用消失而引起脑水肿，如短期内不能使脑循环恢复，脑水肿继续发展，则脑细胞功能较难逆转。脑功能障碍是感染性休克患者的严重并发症，与病死率增加和长期认知功能损害有关。临床上表现为急性意识改变，包括神志改变和昏迷，以及少见的癫痫和局部神经体征；影像学可见缺血性脑损伤和脑白质病变。

（6）胃肠道功能障碍：肠道交感神经分布丰富，在休克时，内脏血管选择性收缩以保证重要生命器官的血液供应，造成胃肠道缺血缺氧，肠黏膜缺血，上皮细胞坏死、脱落，继而肠壁水肿、出血，细菌入侵，内毒素进入血循环使休克加重。此外，组氨酸脱羧酶活化释放组胺，导致腹腔内脏和门脉血管床淤血，血浆渗漏而加重休克，严重缺血缺氧时胰腺溶酶体释出蛋白溶解酶而造成严重后果。

（7）血液系统功能障碍：感染性休克患者的血液系统功能障碍可表现为凝血酶原时间（prothrombin time，PT）、国际标准化比值或活化部分凝血活酶时间（activated partial thromboplastin time，APTT）延长，血小板计数降低，血浆纤溶蛋白水平降低。

（8）内分泌系统功能紊乱：感染性休克早期内分泌系统出现应激性变化，炎症介质和细菌产物导致部分激素分泌量绝对或相对减少，如血管加压素水平降低、甲状腺功能异常症候群、肾上腺对促肾上腺皮质激素的反应性降低、胰岛素抵抗和高血糖等。

【诊断要点】

感染性休克临床诊断标准：疑似或证实有感染存在，低动脉压（收缩压≤90mmHg 或

MAP≤65mmHg)，有组织低灌注证据。机体不同部位感染有相应的临床表现，如呼吸道感染出现咳嗽、咳痰；泌尿系统感染出现尿频、尿急、尿痛等；胆道感染出现查科三联征或五联征等。感染性休克的诊断是一个综合评估的过程，包括基础生命体征的监测、感染的病原学证据以及对心血管、呼吸、消化、肝、肾等器官/系统功能的评估；此外，还需要对微循环功能状态进行评估。在感染性休克诊断时，因病情危重，治疗和诊断措施同步进行，如在开通静脉通路的同时，留取血样本，进行一般实验室检查；再次，边观察治疗反应边调整治疗方案；根据实验室和影像学检查结果，决定进一步处理措施。在不显著延迟使用抗菌药物治疗的前提下，对怀疑脓毒症或感染性休克的患者，常规使用抗菌药物之前，进行微生物培养。休克的不同时期，临床表现各不相同。

（一）休克代偿期

休克代偿期血压往往正常或略低于正常，在代偿机制的作用下，有时甚至轻度升高，但脉压降低。此期，由于血流再分布，患者外周组织灌注减少，引起肢端和面色苍白、发绀、肢端湿冷。多数患者有交感神经兴奋症状：患者神志尚清，但烦躁、焦虑、神情紧张，可有恶心、呕吐，尿量减少，心率增快，呼吸深而快，血压正常或偏低，脉压小，眼底和甲皱微循环检查可见动脉痉挛。部分高排低阻型休克（暖休克）患者早期可表现为肢端温暖、皮肤干燥、面色潮红，但有组织灌注不良存在，容易漏诊。

（二）休克失代偿期

休克失代偿期的患者，由于代偿作用消失，心、脑血供下降，表现为烦躁加剧或萎靡、嗜睡，甚至出现神志不清。血压进行性下降，组织缺血缺氧加剧，尿量进一步减少或无尿，皮肤湿冷、可出现花斑，实验室检查提示存在血乳酸升高、酸中毒等表现。随着休克发展，患者出现呼吸浅速，心音低钝，脉搏细速，按压稍重脉搏即消失，表浅静脉萎陷，血压下降，收缩压降低至 80mmHg(10.6kPa)以下；原有高血压者，血压较基础水平降低 20%~30%，脉压小。

（三）休克难治期

休克难治期的突出表现为循环衰竭、DIC 及 MODS：①循环衰竭表现为血压持续下降至难以测出，对血管活性药物反应性差；②凝血功能异常，DIC 表现，如出血、皮下瘀斑、贫血等；③各器官功能障碍或衰竭的临床表现，如肾衰竭的少尿或无尿；心功能不全患者常有呼吸增快、发绀，心率加快、心律失常、心音低钝、可闻及奔马律，也可表现心率不快或相对缓脉，面色灰暗；ARDS 患者表现为进行性呼吸困难和发绀，吸氧不能缓解，无节律不整，肺底可闻及细湿啰音或呼吸音减低，X 线胸片示散在小片状浸润影，逐渐扩展、融合，血气分析示：PaO_2<70mmHg(9.33kPa)，重者<50mmHg(6.65kPa)等。

【鉴别诊断】

感染性休克应与低血容量性休克、心源性休克、过敏性休克、神经源性休克等鉴别：①低血容量性休克多因大量出血、脱水、血浆丢失（如大面积烧伤等）等因素使血容量突然减少所致；②心源性休克系心脏泵血功能低下所致，常继发于急性心肌梗死，急性心脏压塞，严重心律失常，各种心肌炎和心肌病，急性肺源性心脏病等；③过敏性休克常因机体对某些药物（如青霉素等）或生物制品发生过敏反应所致；④神经源性休克可由外伤，剧痛，脑、脊髓损伤，麻醉意外等引起，因神经作用使外周血管扩张，有效血容量相对减少所致。

【病情判断】

依据以下检查结果和指标，可协助感染性休克的诊治、病情判断及预后。

（一）血常规

白细胞计数多增高，在 15×10^9 ~ 30×10^9/L 之间，中性粒细胞增多伴核左移，血细胞比容和血红蛋白增高为血液浓缩的标志，并发 DIC 时血小板进行性下降。

（二）病原学检查

在抗菌药物治疗前，应常规留取疑似感染部位分泌物、或进行血（或体液，渗出物等）、脓液（包括需氧和厌氧菌）培养，分离致病菌后作药敏试验。

（三）尿常规和肾功能

发生肾衰竭时，尿比重由初期的偏高转为低而固定（1.010 左右），血尿素氮和肌酐值升高，尿/血肌酐之比<20；尿渗透压降低，尿/血渗之比<1.1；尿 Na（mmol/L）排泄量>40，Na 排泄分数（%）>1，以上检查结果可用以与肾前性肾功能不全相鉴别。

（四）酸碱平衡的相关检查

行血气分析测定血 pH、动脉血 $PaCO_2$、标准 HCO_3^- 和实际 HCO_3^-、缓冲碱与碱剩余等，血乳酸检测对感染性休克诊断意义较大，血乳酸清除率测定结果对疗效及预后判定也有重要意义。

（五）血清酶的测定

血清 ALT、CPK、LDH 及其同工酶和肌钙蛋白可反映肝、心等脏器的损害情况。

（六）DIC 指标检测

DIC 的检查包括消耗性凝血障碍和纤溶亢进两方面：前者有血小板计数、凝血酶原时间、纤维蛋白原、白陶土部分凝血活酶时间等；后者包括凝血酶时间、纤维蛋白降解产物（FDP）、D-二聚体等。

（七）预后评价（下述评价量表及评分标准见附录）

1. 6 小时乳酸清除率　用于判断抗休克治疗效果，6 小时乳酸清除率<50%，以及 PCT>10ng/ml，认为患者预后不佳。

2. 急性生理与慢性健康状况评估（acute physiology and chronic health evaluation，APACHE）Ⅱ用于预测病死率，变量包括体温、MAP、心率、呼吸、氧合程度、电解质、重要器官功能等。

3. MODS 评分　评估重要器官功能障碍的严重程度，变量包括：呼吸、循环、肾、肝、神经、凝血系统功能等。

4. 简化急性生理评分（simplified acute physiology score，SAPS）Ⅱ作用和变量均与 APACHE Ⅱ类似。

5. 序贯脏器衰竭评价评分（sequential organ failure assessment，SOFA）　用于评估器官功能障碍的严重程度，是脓毒症诊断的条件之一，变量包括：心血管、神经、肾、肝、呼吸、凝血功能。

6. 急诊感染病死率评分（mortality in emergency department sepsis score，MEDS）　评估急性非手术全身性感染的高危患者，对于符合 SIRS、脓毒症及重症脓毒症的急诊患者 28 天病死率有很好的预测作用，并且可预测急诊感染患者 1 年的远期病死率。

7. 快速急性生理评分（rapid acute physiology score，RAPS）　用于重症患者治疗前、中、后的死亡预测。

8. 快速急诊内科评分（rapid emergency medicine score，REMS）　RAPS 加上年龄和外周血氧饱和度数据，预测价值优于 RAPS，与 APACHE Ⅱ相似。

【治疗】

感染性休克的治疗关键是纠正血流动力学紊乱;治疗的主要目标是改善组织器官的血流灌注,恢复细胞的功能与代谢;并基于对患者病理生理状态的分析以及器官功能状态的评估,改善机体的炎症状态和器官功能,防止感染性休克向 MODS 发展。

（一）治疗原则

首先应快速评估并稳定患者的生命体征,尽早经验性使用抗菌药物。治疗包括初始治疗、抗微生物治疗、组织器官功能支持等。治疗过程中应注重个体化因素,且不可固守于程序化的标准治疗。

（二）初始治疗

1. 早期液体复苏　快速扩容以增加心排血量和运输氧的能力,保证脑组织及各器官组织氧的供给,迅速恢复循环血容量,减少器官血流灌注不足的时间,防止发生 MOF。对脓毒症引起的低灌注,在开始的 3 小时内,给予至少 30ml/kg 的晶体液;在完成初始液体复苏后,需要反复进行血流动力学状态评估指导进一步的液体使用。如果临床检查无法得出明确的诊断,需要进行血流动力学评估(如评估心功能),判断休克类型,尽可能使用动态指标预测液体反应性。对于感染性休克需要血管活性药物的患者,初始治疗目标是维持 MAP 为 65mmHg。对于血乳酸水平升高、组织低灌注的患者,可根据血乳酸清除率来指导复苏,并将血乳酸恢复到正常水平。

2. 控制感染源　控制感染是感染性休克的基础治疗措施。需要紧急控制感染灶(如坏死性筋膜炎、腹膜炎、胆管炎、肠梗死)时,及时做出诊断和鉴别诊断;如果可行的话,对于可控制的感染灶,考虑尽早采取措施控制感染源(12 小时内);任何控制感染源的干预措施,都需要与药物以及其他措施一起尽早实施。重症感染需控制感染源时,应采取对生理损伤最小的有效干预措施(如经皮穿刺引流脓肿而非手术引流),必要时可选择手术治疗。如果血管内植入设备是可能的感染源时,应在建立其他血管通路的前提下,尽早拔除可疑感染源。

3. 抗感染治疗　①抗菌药物选择:在诊断感染性休克后 1 小时内尽快静脉使用抗菌药物,经验性使用一种或几种广谱抗菌药物,以期覆盖所有可能的病原体(包括细菌以及潜在的真菌或者病毒)。经验性治疗应根据患者现有疾病和当地病原菌分布特点,尽可能针对最有可能的病原菌使用抗菌药物;目的是快速控制 SIRS 反应,遏制感染性休克的病理生理学进展。一旦可以确认病原微生物,同时药敏结果已经明确,结合临床症状体征改善情况,需要将经验性抗菌药物治疗转化为窄谱抗菌药物治疗。对于严重的炎症状态,但是无感染源,不提倡持续全身性使用抗菌药物预防感染(例如重症急性胰腺炎、烧伤等)。在感染性休克患者中,抗菌药物的使用剂量应该基于药效学/药代动力学原则,以及每种药物的特性进行优化治疗;在早期处理中,应经验性联合使用至少两种抗菌药物,针对最可能的病原菌。如果临床症状好转或感染症状减轻,可进行降阶梯治疗。②抗菌药物的疗程:抗菌药物治疗疗程为 7~10 天,对于大多数感染性休克已足够,但对于以下情况,应使用长时程抗菌药物治疗:临床症状改善缓慢,感染源难以控制,金黄色葡萄球菌相关血流感染,一些存在真菌以及病毒感染、免疫缺陷及中性粒细胞减少症的患者。对于以下情况,使用短时程治疗是合理的:有效感染源控制后,临床症状快速缓解的腹腔或者尿路感染相关的脓毒症以及解剖上非复杂性肾盂肾炎等。对于脓毒性休克患者,应每日评估及时给予降阶梯使用抗菌药物治疗。PCT 监测指导治疗,可以缩短脓毒症患者使用抗菌药物的疗程。对于初始怀疑脓毒症,但是感染证据不足的患者,PCT 的血浓度可以用于支持暂停经验性抗菌药物的使用。

（三）器官和系统功能支持

1. 循环功能支持

（1）液体治疗：感染性休克早期，患者均有血容量不足，根据血细胞比容、中心静脉压和血流动力学监测选用补液的种类，掌握输液的速度。对于感染性休克患者，在早期液体复苏以及随后的容量置换中，首选晶体液，可以使用平衡液或生理盐水进行液体复苏；当需要大量的晶体液时，加用人血白蛋白；不建议使用羟乙基淀粉进行血容量的扩充，明胶也不优于晶体液。患者在没有组织低灌注的情况下，可采用保守的而不是激进的液体治疗策略。在液体治疗过程中，需要进行容量反应性评估。容量反应性评估应根据条件，推荐从无创到微创再到有创的原则进行监测。机械通气、自主呼吸或心律失常时，可选用被动抬腿试验预测患者的液体反应性。对无自主呼吸和心律失常、非小潮气量通气的患者，可选用脉压变异度（pulse pressure variation，PPV）、每搏输出量变异（stroke volume variation，SVV）等作为患者液体反应性的判断指标。常用的容量反应评估方法有：①中心静脉压（central venous pressure，CVP）指导的容量负荷试验，在 10～15 分钟内快速静脉输注 100～250ml，如 CVP 升高<2cmH_2O（1cmH_2O=0.098kPa），提示容量不足，可再次补液试验或大量输液；如 CVP 升高>5cmH_2O，提示容量过多，心脏负荷过重，须限制补液；如 CVP 升高 2～5cmH_2O，提示容量可能在允许范围内，也可等待 15 分钟，再次测定 CVP，重新开始容量负荷试验，直至得到容量过多或不足的信息。但对于心功能不全及老年患者，慎用补液试验。②功能性血流动力学参数：包括 SVV、PPV、收缩压变异（systolic pressure variation，SPV）、腔静脉直径变异度等。③被动抬腿试验：将患者摇升至 45°的半卧位，保持患者处于这一体位 2 分钟以上测基础值，然后将患者置于平卧位，医护人员将患者双腿抬高 45°，保持这一体位 2 分钟以上测定数值。比较体位变化前后容量指标的变化，用超声心排血量监测仪监测每搏量（stroke volume，SV）、心输出量（cardiac output，CO）、外周血管阻力（peripheral vascular resistance，PVR）等血流动力学指标，评估患者的容量状态。④肺动脉楔压（pulmonary artery wedge pressure，PAWP）导向的容量负荷试验：PAWP 升高<3mmHg 提示容量不足，可再次补液试验或大量输液；PAWP 升高>7mmHg，提示容量过多，须限制补液；PAWP 升高 3～7mmHg 之间，提示容量可能在允许范围内，也可等待 15 分钟，再次测定 PAWP，重新开始容量负荷试验，增加幅度<3mmHg，可重复补液试验，增加幅度在 3～7mmHg，可输液，但应减慢输液速度。

（2）血管活性药物的应用：合理使用血管活性药是抗休克治疗的基础，经过充分液体复苏，血压仍不达标，为了使 MAP≥65mmHg（8.67kPa），需要加用血管活性药物，以多巴胺和去甲肾上腺素较为常用，首选去甲肾上腺素；只有当患者心律失常发生风险较低、且低心输出量（cardiac output，CO）时，才考虑使用多巴胺。多巴胺属于儿茶酚胺类药物，是去甲肾上腺素前体，既可激动 α 受体和 β 受体，还可激动多巴胺受体，呈剂量依赖性；多巴胺静脉内应用，常用剂量 2～20μg/（kg·min）。去甲肾上腺素主要作用于 α 受体，而刺激心脏 β_1 受体的作用轻微，对 β_2 受体几无作用，其血管收缩效应突出，正性肌力效应较弱，并反射性地引起心率减慢；主要用其升压作用，对心排血量的影响取决于血管阻力的大小、左心室功能状态以及各种反射的强弱；静脉输注常用剂量为 0.1～1μg/（kg·min）。为将 MAP 提升至目标值，选用去甲肾上腺素也可以加用血管加压素（最大剂量 0.03U/min）或者肾上腺素以达到目标 MAP；为了减少去甲肾上腺素的使用剂量也可加用血管加压素。应用血管加压素不能改善患者的病死率，但可以减少去甲肾上腺素的用量并且是安全的。不推荐将低剂量多巴胺用于肾脏保护。在经过充分的液体负荷以及使用血管活性药物之后，仍然存在持续的低灌注,可使用多巴酚丁胺。所有需要血管活性药物治疗的患者,应尽快进行动脉置管实施连续性血压监测,指导治疗;但不建议过早进行有创血压监测,因为相当一部分患者可以从早期液体复苏中血压得以恢复。在休克早期,由于交感神经兴奋,儿茶酚胺释放过多,可以造成血压“假性”升高,此时不应使用降压药物。临床上,宜严密细致地监测血压变化,同时观察患者的皮肤颜色、温度、指压恢复时间等。对低灌注导致的 pH≥7.15 的乳酸血症患者,不提倡使用碳酸氢钠来达到改善血流动力学或减少血管加压药物使用的目的。

(3) 正性肌力药物治疗:建议出现以下情况时,试验性应用多巴酚丁胺,如心脏充盈压增高和心排血量低,提示心功能不全;尽管循环容量充足和 MAP 达标,仍然持续存在低灌注征象;以 2μg/(kg·min)开始,最大剂量 20μg/(kg·min),或在升压药基础上加用多巴酚丁胺。不需要提高心排血指数(cardiac index,CI)超过预计的正常水平。左西孟旦作为一种钙增敏剂,可使 SV、CO 和 CI 增加,而心率和心肌耗氧量无明显变化;如果经充足的液体复苏和获得足够的 MAP 后,CO 仍低,可考虑使用左西孟旦。

2. 呼吸功能支持 感染性休克患者应给予吸氧,必要时可使用面罩给氧;出现 ARDS 的患者经仔细评估无创面罩通气的益处大于风险时,建议使用无创机械通气辅助呼吸。如氧饱和度不稳定,或存在难以纠正的酸碱平衡紊乱,应立即给予气管插管机械通气治疗,保证全身各组织器官的氧供给。感染性休克出现 ARDS 时,设定患者目标潮气量为 6ml/kg;监测呼吸机平台压,使肺被动充气的初始平台压目标上限为≤30cmH_2O;使用呼气末正压(positive end expiratory pressure,PEEP)以避免呼气末的肺泡塌陷(萎陷伤),对中度或重度 ARDS 患者,建议使用高水平 PEEP 的通气策略;对有严重难治性低氧血症的患者建议使用肺复张疗法。对于 PaO_2/FiO_2≤150mmHg 的患者,需要变换体位,必要时采用俯卧位通气;对于呼吸频率过快或人机对抗明显的患者,可使用神经肌肉阻滞剂,但应用持续时间≤48 小时。感染性休克患者机械通气时保持床头抬高 30°~45°,以降低误吸风险并预防呼吸机相关性肺炎的发生。机械通气治疗过程中,常规进行自主呼吸试验评估,在可以耐受脱机的情况下,制定脱机方案。当满足下列标准时应终止机械通气治疗:①可唤醒;②血流动力学稳定(未使用血管活性药物);③没有新的潜在的严重情况;④对通气和呼气末正压的需求较低;⑤FiO_2 的需求较低,能够通过导管安全供氧等,应考虑拔除气管导管。无特殊指征时(如支气管痉挛等),不推荐使用 $β_2$ 受体激动剂治疗;对于需机械通气的患者,尽量采用最小化连续性或者间断性镇静,达到一个特定的目标镇静状态;同时应注意一些抗生素如氨基苷类可导致神经肌肉功能抑制。由于神经肌肉阻滞剂(neuromuscular blocking agents,NMBAs)有停药后延迟作用的风险,对无 ARDS 的感染性休克患者尽量避免使用 NMBAs;当 PaO_2/FiO_2 < 150mmHg 时,建议短期使用 NMBAs(≤48 小时)。

3. 肾功能支持 充分容量复苏的前提下,患者尿量仍没有增加、内环境不稳定时,应及早给予肾功能支持。连续性肾脏替代治疗(continuous renal replacement therapy,CRRT)和间断血液透析对感染性休克导致的 ARF 患者的效果相当,但鉴于 CRRT 能连续、缓慢、等渗地清除水分及溶质,容量波动小,更适合感染性休克血流动力学不稳定的患者,故建议使用 CRRT 辅助管理血流动力学不稳定的患者的液体平衡。但对于感染性休克出现 AKI 的患者,虽有肌酐升高或少尿,但无其他明确的透析指征,不建议血液净化治疗。

4. 消化系统功能支持 对感染性休克患者,如果存在消化道出血的危险因素,应预防应激性溃疡;推荐使用 H_2 受体阻滞剂或质子泵抑制剂,可减少上消化道出血发生率;没有危险因素的患者不建议进行预防治疗。

5. 内分泌功能调节

（1）血糖管理：对于感染性休克患者，使用基于规范流程的血糖管理方案，目标血糖上限≤10.0mmol/L（180mg/dl），而不是≤6.1mmol/L（110mg/dl）。应该在有营养支持情况下控制血糖，以防止低血糖发生。当连续2次血糖水平>10.0mmol/L（180mg/dl）时，开始使用胰岛素治疗，应每1~2小时监测血糖1次，直到血糖值和胰岛素用量稳定后改为每4小时监测1次。对于床旁获得的毛细血液血糖解释需要谨慎，因为这种测量方法可能无法准确地估计动脉血或血浆血糖水平；如果患者有动脉置管，应采集动脉血，而不是毛细血管血检测。

（2）糖皮质激素替代治疗：感染性休克患者发生相对肾上腺皮质功能不全的发生率高达50%~70%；因此，需使用应激剂量的糖皮质激素替代治疗，能够减少升压药的使用，患者的病死率能降低10%。对成人感染性休克，如充分的液体复苏和血管活性药能恢复血流动力学稳定，不建议使用静脉注射糖皮质激素；如未达目标，在排除存在持续免疫抑制的情况下建议静脉应用糖皮质激素，多用氢化可的松，剂量为每天200mg；应用氢化可的松时，采用持续滴注而非间断静脉推注。需要注意的是，发生严重感染时，由于低皮质醇水平的出现，下丘脑-垂体-肾上腺轴激活，同时，受体对激素的敏感程度升高，这都有助于改善机体代谢和微循环状况，从而对器官起到保护作用；但是，若过量给予外源性糖皮质激素，会引起下丘脑-垂体-肾上腺轴负反馈抑制。

6. 血液系统功能支持

（1）血液制品：①红细胞，一旦组织低灌注得到改善且无下列情况者，如心肌缺血、严重低氧血症或急性出血，应在血红蛋白<70g/L时输注红细胞，使成人血红蛋白浓度达到目标值70~90g/L。为避免高钾血症，尽量减少库存血输入量。不推荐使用促红细胞生成素作为严重感染相关性贫血的特殊治疗。②血小板，感染性休克患者无明显出血时，建议血小板计数$<10\times10^9/L$时预防性输注血小板；如患者有明显出血风险，建议血小板计数$<20\times10^9/L$时预防性输注血小板。当有活动性出血、手术、侵入性操作时，应维持血小板计数$>50\times10^9/L$。③感染性休克的成人患者，如果无出血或无侵入性操作计划，不建议使用新鲜冷冻血浆纠正实验室凝血异常；也不推荐使用抗凝血酶治疗感染性休克。

（2）深静脉血栓的预防：感染性休克患者可用药物预防静脉血栓栓塞（venous thrombo embolism，VTE），每日皮下注射低分子肝素。当内生肌酐清除率（endogenous creatinine clearance rate，Ccr）<30ml/min时，使用达肝素钠或另一种肾脏代谢率低的低分子肝素或普通肝素。药物和间歇充气加压装置联合应用对感染性休克患者进行预防，当药物预防存在禁忌证时，建议使用机械性VTE预防。

7. 免疫调节及炎性控制治疗　免疫调节及炎性控制在感染性休克的治疗中可发挥重要作用。病原体作用于机体的早期引起各种炎症介质过量释放和炎症细胞过度激活产生一系列病理生理状态，调控机体的免疫反应，及时有效地阻断病情向MODS发展是感染性休克治疗的关键环节之一。胸腺肽α_1作为免疫调节剂可刺激T淋巴细胞分化、增殖、成熟，还可抑制淋巴细胞凋亡，调节细胞因子分泌，对于部分T细胞免疫功能缺陷的感染性休克患者纠正免疫功能紊乱有一定的价值。不建议常规静脉使用免疫球蛋白。

8. 营养支持　经胃肠道途径容量复苏以及早期肠道营养支持需要在维持血流动力学稳定、肠道功能较好或恢复的状态下，适量给予，循序渐进。在感染性休克最初的48小时内，可以耐受肠内营养的情况下，不推荐早期使用肠外营养或者联合使用肠内肠外营养，而是早期启动肠内营养。如果早期肠内营养不可行，在前7天静脉使用葡萄糖结合可耐受的肠内营养，避免强制给予全热量营养；建议低剂量喂养，如每日最高 2092kJ(500kcal)；早期启动滋养/低热量肠内营养，则随后需要根据患者的耐受性，增加肠内营养量，不建议使用含特殊免疫调节添加剂(如 omega-3 脂肪酸)的营养制剂。对有营养风险的感染性休克患者，接受肠内营养 3~5 天仍不能达到 50%目标量，建议添加补充性肠外营养。在肠内营养治疗过程中，不需要常规检测胃残余量；但是对于喂养不耐受或者存在反流误吸高风险，仍需监测胃残余量。如果喂养不耐受，可使用促进胃肠动力药物；对于喂养不耐受或者存在反流误吸高风险，需留置幽门后喂养管。不推荐使用静脉补硒、使用精氨酸、谷氨酰胺等；是否需要使用肉毒碱，目前尚无定论。

【常见误区】

(一) 液体复苏终点

心率、血压、尿量、神志、脉搏氧血氧饱和度、毛细血管充盈时间等临床指标明显改善，血乳酸恢复正常；如有条件可进行血流动力学、组织氧饱和度、胃黏膜 pH 及心血管超声检查等将有助于对液体复苏有效性的评估，决定何时结束液体复苏转为常规液体治疗。液体复苏终点的最佳指标：CI>4.5ml/(min·m^2)、氧输送>670ml/(min·m^2)、氧耗>166ml/(min·m^2)、酸碱平衡恢复正常。

(二) 糖皮质激素

肾上腺皮质功能低下的患者，可小剂量使用糖皮质激素；在 SIRS 反应初期，对患者具有积极的作用；但对于免疫抑制的患者应谨慎使用。应用氢化可的松时应重视与头孢哌酮类抗菌药物的配伍禁忌，以免发生双硫仑样反应。

第二节 心源性休克

心源性休克系指由于心功能障碍导致器官组织低灌注的临床综合征，是心泵衰竭最严重的临床表现。由于心脏排血功能衰竭，不能维持其最低限度的 CO，导致血压下降，重要器官和组织供血严重不足，引起全身性微循环功能障碍，从而出现一系列以缺血、缺氧、代谢障碍及重要器官损害为特征的病理生理过程。心源性休克两个主要特征是低血压和全身低灌注，单纯的低血压而无低灌注，则不应诊断为心源性休克。急性心肌梗死(AMI)、心肌炎、心肌病、心脏压塞、严重心律失常或慢性心力衰竭终末期等均可导致心源性休克，而 AMI 最为常见。AMI 所致心源性休克的发生率 7%~10%，其病死率高达 50%。AMI 合并心源性休克的病人中 80%有广泛心肌损害，梗死面积超过 40%，其余病人可能有机械性缺损，如室间隔缺损、乳头肌断裂或严重的右室心肌梗死等。心源性休克病人的预后取决于早期确诊，维持血流动力学稳定，积极有效的治疗。

【病因和发病机制】

(一) 病因

心源性休克包括左室泵衰竭、右室泵衰竭、急性瓣膜反流及心脏破裂，左室衰竭占到了心源性休克病因的 78.5%，平均左心室射血分数<30%。AMI 及其所致的泵衰竭引起的心源性休克发生率高(占 75%)，因而对心源性休克患者应该常规判断是否是冠状动脉病变引起；同样在 AMI 患者中，应该重视有无进展为休克的早期征象，尤其是心率>75 次/分，以及有无心力衰竭的体征。AMI 者，入院时 10%~15%发生心源性休克，50%的心源性休克发生在 AMI 后 6 小时内，25%发生在 AMI 的 1 天后。心源性休克病因可分为 4 类：

1. 心肌收缩力减低 心肌收缩力的大小取决于其结构完整性、能量供给和利用及兴奋收缩-偶联正常与否。

(1) 心肌能量代谢障碍:心脏要保持其正常的泵功能,必须有充足的 ATP 供应;ATP 主要依赖于底物的有氧氧化。见于:①能量生成障碍,如重度贫血、冠心病、维生素 B_1 缺乏等;②能量利用障碍,如肌球蛋白头部 ATP 酶活性降低。

(2) 心肌结构的破坏:由于心肌结构的完整性遭到破坏,损害了心肌收缩的物质基础,故心肌的收缩性减弱;如:急性严重的二尖瓣反流、室间隔穿孔和心脏游离壁破裂/心脏压塞等。见于:急性暴发性心肌炎、原发性及继发性心肌病和大面积心肌梗死等。AMI 病程中,心排血量降低程度与梗死范围直接相关,当梗死面积超过左心室肌 40%时,极易发生休克,若梗死面积<30%,则较少发生休克。

(3) 心肌兴奋-收缩偶联障碍-钙离子运转失常:心肌兴奋、收缩偶联的过程即是心肌细胞的电活动转变为机械活动的过程,Ca^{2+}起着至关重要的中介作用。任何影响 Ca^{2+}转运、分布、结合的因素均可引发心肌兴奋-收缩偶联障碍。包括①心肌去极化时细胞质内钙离子浓度降低;②细胞外液的 H^+和 K^+浓度升高,从而影响 Ca^{2+}转运;③心肌内去甲肾上腺素含量减少、作用减弱。

2. 心室射血障碍 由心脏负荷过度引起,如:急性肺梗死、乳头肌或腱索断裂、瓣膜穿孔所致严重的心瓣膜关闭不全、严重的主动脉口或肺动脉口狭窄。

3. 心室充盈障碍 包括急性心脏压塞、严重瓣膜狭窄、心房肿瘤或球形血栓嵌顿在房室口、心室内占位性病变、限制型心肌病等。心室舒张功能障碍,心室得不到足够血液充盈,CO 下降导致心力衰竭。

4. 心脏直视手术后低排综合征 主要原因包括:心功能差、手术造成心肌的损伤、心内膜下出血,心脏手术纠正不完善,心律失常,手术造成的某些解剖学改变,如人造球形主动脉瓣置换术后引起左室流出道梗阻,以及低血容量等导致心排血量锐减而休克。

患者可同时存在多种病因,如急性心肌梗死并发室间隔穿孔或乳头肌断裂,其心源性休克既有心肌收缩力减低,又有室间隔穿孔或乳头肌断裂引起的血流动力学紊乱因素共存,在寻找病因时不可以偏概全。

(二) 发病机制

心源性休克发生时,机体调动一系列代偿性机制来维持正常循环状态。皮肤、骨骼肌、肾及内脏血管明显收缩,以保持冠状动脉和脑血管充分的血流供应。由于交感神经张力增加而使得心率与心肌收缩力增加,CO 也相应增加;血容量的增加是通过激活肾素-血管紧张素-醛固酮(renin-angiotensin-aldosterone,RAA)系统来实现。休克早期这些代偿机制可以维持临界性血压和 CO。然而,随着代偿功效丧失将出现心力衰竭和休克的临床症候群。左心舒张期末压力(left ventricular end diastolic pressure,LVEDP)的增加可导致急性肺淤血,产生左心衰竭的临床表现:呼吸困难,肺部啰音,心音呈现奔马律,末梢循环障碍,急性肺水肿。动脉血气分析表现低氧血症。血流动力学监测显示 CI 减低。

泵功能衰竭是产生心源性休克的关键因素。泵功能衰竭时,要维持正常排血量,最大限度地利用 Frank-Starling 原理,必须适当提高 LVEDP,一般认为最适宜的 LVEDP 是 14~18mmHg,少数可达 20mmHg;LVEDP 过度增高,超过 25mmHg 时,则会产生肺淤血;LVEDP 超过 30mmHg 时,可产生急性肺水肿。当机体提高 LVEDP 也不能维持足够的心排出量,CI<2.0L/(min·m^2)时,将出现器官和组织灌注不足的临床表现。AMI 时,坏死及严重损伤的

心肌，在心室收缩时，不参与收缩，还可引起运动不协调，甚至反而向外膨出，产生所谓矛盾运动现象，进一步加剧心脏血流动力学障碍。

【诊断要点】

心源性休克的主要特征：①持续低血压，收缩压<90mmHg（12.0kPa）或 MAP 自基线下降≥30mmHg（4kPa），持续时间>30 分钟；②CI 显著降低，无循环支持情况下<1.8L/（min·m^2），有循环支持情况下在 2.0～2.2L/（min·m^2）之间；存在肺淤血或左心室充盈压升高；③器官灌注受损体征（至少一项），精神状态改变，皮肤湿冷，少尿，血清乳酸水平升高。

（一）诊断依据

1. 病史　有 AMI、急性心肌炎、原发或继发性心肌病、恶性心律失常、具有心肌毒性的药物中毒、急性心脏压塞以及心脏手术等。

2. 神志　早期病人烦躁不安、面色苍白，诉口干、出汗，但神志尚清；后逐渐表情淡漠、意识模糊、神志不清直至昏迷。

3. 体检　心率逐渐增快，常>120 次/分；收缩压<80mmHg（10.64kPa），脉压<20mmHg（2.67kPa），后逐渐降低，严重时血压测不出；脉搏细弱，四肢厥冷，肢端发绀，皮肤出现花斑样改变。心音低钝，严重者呈单音律。尿量<17ml/h，甚至无尿。休克晚期出现广泛性皮肤、黏膜及内脏出血，即 DIC 表现，以及 MOF。

4. 血流动力学　CI 降低、LVEDP 升高等血流动力学异常。

（二）重症监护

1. 无创监测　生命体征、皮肤温度与色泽、尿量和脉氧饱和度等。监护导联的心电图，不能取代标准导联心电图。

2. 实验室检查　血气分析，动态评估器官功能，反复测定血乳酸含量（无肾上腺素治疗的情况下），来评估治疗过程中休克是持续存在还是发生了好转。

3. DIC　血小板计数及功能检测，出凝血时间、凝血酶原时间、各种凝血因子和纤维蛋白降解产物等检测。

4. 有创监测　置于上腔静脉的中心静脉导管应该间断或持续监测中心静脉氧饱和度（central venous oxygen saturation，$ScvO_2$），而无需测量 CVP；有创动脉血压监测；对于常规治疗不能纠正的顽固性休克患者，CO 以及混和静脉氧饱和度等需要进行连续性监测；对于顽固性休克以及右心衰竭的患者，置肺动脉导管进行监测。CO 与肺毛细血管楔压（pulmonary capillary wedge pressure，PCWP），分别反映了心功能与左室舒张末压。临床上皮肤低温预示着 CO 下降，肺部湿啰音、颈静脉充盈、肺血管充盈（胸片）预示着 PCWP 增高。LVEDP 在无肺血管病变（如肺动脉高压）和二尖瓣病变（如二尖瓣狭窄）等情况下，PCWP≈左房压≈LVEDP，因而 PCWP 能较好地反映左室的功能状态。若不能测得 PCWP，可将肺动脉舒张末压（PAEDP）-1.69mmHg 或肺动脉平均压-5.96mmHg≈PCWP。测定 PCWP 目的在于给左室选择最适宜的前负荷，以便充分发挥 Frank-Staling 定律，增加心排出量。PCWP 正常值为 6～12mmHg，LVEDP 为 0～10mmHg。不过，多数学者认为无论是 PCWP 还是 LVEDP 只要不超过 15mmHg，均应视为正常。当 LVEDP 维持在 15～20mmHg 时，能最大限度利用 Frank-Starling 定律，但最高不宜超过 24mmHg。PCWP<18mmHg 罕有肺充血；18～20mmHg 时开始出现；2l～25mmHg 时发生轻到中度肺充血；26～30mmHg 时中到重度肺充血；>30mmHg 时发生肺水肿。CI<2.2L/（min·m^2），通常会出现心衰症状；CI<2.0L/（min·m^2），则可出现休克，应采取措施提高心输出量。若 PCWP 正常，CI>3.5L/（min·m^2）者宜采用镇静药和 β 受体阻滞药,降低其心脏指数。监测时牢记一个公式:$DO_2=CO \times CaO_2$(DO_2:氧供给,CO:心输出量,CaO_2:含氧量)。

5. 影像学检查　胸部X片或肺部CT;条件允许时,行床旁超声心动图检查,采用非创伤的手段评价心脏功能,也可为后续血流动力学评估及并发症诊断和治疗提供依据;特别对心脏组织病理结构发生改变的情况下,如急性二尖瓣反流、室间隔穿孔、乳头肌断裂和主动脉夹层的诊断更有意义。

6. 微循环灌注情况的检查　临床上常用的指标有:

(1) 皮肤与肛门的温差:测定皮肤和肛门的温度,正常情况下前者比后者低0.5℃左右,休克时由于皮肤血管收缩,皮肤温度明显降低,而肛门温度不下降甚至增高,使两者温差增大,当温差>1.5℃,则往往表示休克严重;当其大于3℃时,表示微循环已处于严重衰竭状态。

(2) 眼底及甲皱检查:眼底检查可见小动脉痉挛和小静脉扩张,严重时可出现视网膜水肿。甲皱检查通常在无名指甲皱部位,用特种冷光源照射的光学显微镜下,用肉眼观察皮下组织微血管的排列、形态及对刺激和加压后反应等。休克病人由于血管收缩,甲皱微血管的管袢数目显著减少,排列紊乱,血流缓慢,可有微血栓形成,血细胞常聚集成小颗粒状,甚至聚集成絮状物。在指甲上加压后放松时可见毛细血管内血流充盈时间延长等。

(3) 血细胞比容(hematocrit,Hct)检查:当周围末梢血的Hct比中心静脉血Hct高出3%时,则表明有外周血管明显收缩。

微循环的上述指标测定,对判定休克时微循环障碍严重程度,以及合理选择血管活性药物等均有重要的参考价值。

【病情判断】

心力衰竭的严重程度可以根据临床表现,无创伤或有创伤检查进行分类。Killip和Cedar-Sinai分类依据AMI临床表现,并为临床治疗提供一个有价值的根据(表1-1-1)。

表1-1-1　急性心肌梗死心功能的临床分级

分级	临床表现	发病率	死亡率(%)
Killip分级			
Ⅰ	无异常发现	40~50	6
Ⅱ	S3、奔马律、肺底湿啰音	30~40	17
Ⅲ	肺水肿	10~15	38
Ⅳ	心源性休克	5~10	81
Cedar-Sinai分级			
Ⅰ	无心衰、血压正常	25	3
Ⅱ	心衰、血压正常	25	9
Ⅲ	无心衰、血压降低	15	23
Ⅳ	心衰、血压降低	35	51

由于临床肺淤血的表现往往较血流动力学变化更缓慢,而在有右心功能不全时肺淤血表现则不明显,所以在指导临床尽早采取妥善治疗的意义则不相同。

血流动力学监测在心源性休克患者治疗中起着重要的作用，根据患者的血流动力学及临床表现可分为三个亚型（表 1-1-2）。

表 1-1-2　AMI 伴心源性休克血流动力学分级与治疗

分级（Cedar-Sinai）	血流动力学	临床表现	常见病症	治疗方案
Ⅱ	PCWP>18mmHg 血压正常>80mmHg 心排量降低 CI<2.2	组织低灌注 肺水肿	前壁 AMI 伴二尖瓣反流	降低前负荷 血管扩张剂 正性肌力药
Ⅲ	PCWP<18mmHg 低血压<80mmHg 心排量降低 CI<2.2	休克 体循环淤血 肺部清晰	右室梗死 肺栓塞	大量补液 抗凝 溶栓/PTCA
Ⅳ	PCWP>18mmHg 低血压<80mmHg 心排量降低 CI<2.2	休克 肺水肿 低血压	AMI 左心室心肌丧失>30%	正性肌力药 尽早 IABP 溶栓/PTCA

AMI 并发心源性休克时，左心室心肌梗死（一般>40%）和收缩功能减低，导致血压下降，使冠状动脉灌注压下降，非梗死相关冠状动脉狭窄、远端心肌缺血和收缩功能减退，左心室总体泵血功能下降（射血分数<30%），这些变化又使血压进一步下降，形成心源性休克时的致死性恶性循环。AMI 中，由于及时发现致命性心律失常并给予有效的治疗，死于心律失常者大大减少，泵衰竭已成为最重要的死亡原因。

【治疗】

心源性休克一经诊断应尽早给予血流动力学（有创和无创）以及水、电解质、酸碱平衡的监测，在处理病因和诱因的同时应用血管活性药物（升压药物和血管扩张药物）以及正性肌力药物稳定血流动力学状况。药物治疗不能迅速改善血压的患者应当考虑主动脉内球囊反搏（intraaortic balloon counterpulsation，IABP）治疗，合并急性呼吸衰竭患者应行气管插管和机械通气治疗。AMI 并心源性休克治疗的目的在于提高心排血量及灌注压，支持心功能，防止梗死面积扩大，并尽可能缩小缺血、坏死范围，阻断恶性循环；其处理原则包括：及时纠正影响休克的心外因素，适当合理使用血管活性药物，联合使用机械辅助装置，争取早期开通血管；必要时行外科治疗。

（一）病因治疗

对于 AMI 后继发的心源性休克，无论胸痛发生后的间隔时间是多久，都应该进行冠脉造影检查，进行冠状动脉重建术，包括应用血管成形术或特殊情况进行心脏搭桥术。急性心脏压塞者应立即心包穿刺减压，乳头肌断裂或室间隔穿孔者应尽早进行外科修补等。

（二）一般治疗

1. 镇静止痛　绝对卧床休息，采用休克卧位；积极给予镇痛、镇静治疗对 AMI 所致心源性休克更有效，对血流动力学不稳定或肾功能不全的患者，可考虑选择芬太尼或瑞芬太尼镇痛；同时给地西泮、咪达唑仑或丙泊酚等镇静治疗。

2. 静脉通路和生命体征监测　建立有效的静脉通道，必要时行深静脉插管。留置导尿管监测尿量。持续心电、血压、脉搏血氧饱和度（pulse oxygen saturation，SpO_2）监测，建立必要的血流动力学监测。

3. 氧疗及对症治疗 持续吸氧,氧流量一般为 4~6L/min,必要时气管插管,机械通气辅助呼吸。积极对症治疗和加强支持疗法。

(三) 补充有效循环血量

心源性休克患者存在血容量不足(包括绝对或相对不足),约 20%的 AMI 患者在休克状态下,由于呕吐、出汗、发热、使用利尿药和进食少等原因,可导致血容量绝对不足。也可以根据血流动力学的结果,决定是否补液以及补液量。若 PCWP ≤ 14mmHg,30 分钟补液 250ml,如果血压回升,尿量增加,肺内无湿啰音或湿啰音无增加,测 PCWP<14mmHg,心脏指数(CI)<2. 2L/(min · m^2),可 1 小时继续补液 250~500ml,直至低血压纠正,或 PCWP 升至 15~18mmHg 为止。在 PCWP≥18mmHg 时,应停止扩容治疗,必要时加用利尿剂或(和)血管活性药物。补液首选 0. 9%氯化钠液或平衡液 500ml 静滴,进行补液实验;最好在血流动力学监测下补液,前 20 分钟快速补液 100ml,如 CVP 上升不超过 1. 5mmHg(0. 2kPa),可继续补液直至休克改善,或输液总量达 500~750ml。无血流动力学监护条件者可参照以下指标进行判断:诉口渴,外周静脉充盈不良,尿量<30ml/h,尿比重>1. 020,中心静脉压<6mmHg(0. 8kPa),则表明血容量不足。在右室梗死、大的肺梗死时有效循环血量不足表现更为突出。尽管右房、室充盈已显著升高,扩容却可通过增加右室舒末压和右房、室的收缩力,使血液被动通过肺血管,从而增加左室充盈和 CO。在有明显液体丧失时,出现 PCWP 显著降低者可输生理盐水或血浆白蛋白等。通常输入 1000ml 晶体溶液后仅增加血容量 200ml,而输 25%白蛋白 100ml,则增加血容量 450ml。

循环血容量是否补足可参考以下指标判断:若病人口渴感解除,颈静脉充盈良好,脉搏有力而不快,四肢转暖,收缩压>90mmHg(12. 0kPa),脉压>30mmHg(4. 0kPa),休克指数≤0. 8,尿量>30ml/h 且比重<1. 020,CVP 升至 8~12cmH_2O(0. 79~1. 18kPa),则表明血容量已基本补足。

(四) 血管活性药物

补足血容量后,若休克仍未解除,应考虑使用血管活性药物。如果持续性低血压和低心排,应该考虑使用交感神经兴奋剂,最常用的药物是:多巴胺、多巴酚丁胺和去甲肾上腺素。推荐心源性休克患者应用去甲肾上腺素来维持有效灌注压,通过血管活性药物将 MAP 升至 65mmHg 以上,高血压患者允许更高。多巴酚丁胺用于心源性休克时低心排量的治疗,肾上腺素作为多巴酚丁胺及去甲肾上腺素的替代治疗。原无高血压的患者,收缩压维持在 90~100mmHg(12. 0~13. 3kPa)、高血压患者维持在 100~120mmHg(13. 3~16. 0kPa)为好,脉压维持在 20~30mmHg(2. 67~4. 0kPa)为宜,切忌盲目加大剂量,导致血压过度升高。

在心室收缩力明显减弱的情况下,减轻前、后负荷对增加 CO 起着决定性作用。血管扩张剂主要通过减轻心脏负荷,减少心肌耗量而使心排血量增加。减轻后负荷也能改善二尖瓣或主动脉瓣反流,可减少室间隔穿孔的发生。使用血管扩张剂应注意出现严重的低血压,特别是心源性休克患者的低血压会进一步加重组织低灌注,这类患者使用血管扩张剂时需监测血流动力学的变化。血管扩张剂可以直接快速减轻心脏负荷,常用药物有:硝普钠、静脉用硝酸甘油和压宁定等。

1. 肺充血而心输出量正常 PCWP>18mmHg(2. 4kPa),而 CI>2. 2L/(min · m^2)时,宜选用静脉扩张剂,如硝酸甘油 15~30μg/min 静滴或泵入,并可适当使用利尿剂。

2. 心输出量低且周围灌注不足但无肺充血 即 CI<2. 2L/(min · m^2),PCWP<18mmHg(2. 4kPa),而肢端湿冷时,宜选用动脉扩张剂,如酚妥拉明 100~300μg/min 静滴或泵入,必

要时增至1000~2000μg/min。

3. 心输出量低且有肺充血及外周血管痉挛 即CI<2.2L/(min·m^2),肺毛细血管嵌顿压<2.4kPa(18mmHg)而肢端湿冷时,宜选用硝普钠,10μg/min开始,每5min增加5~10μg/min,常用量为40~160μg/min,也有高达430μg/min才有效。若无硝普钠也可用硝酸甘油与酚妥拉明合用。

(五) 正性肌力药物

1. 洋地黄 一般在AMI急性期(24小时内),尤其是6h内应尽量避免使用洋地黄制剂,在经上述处理休克无改善时可酌情使用毛花苷丙0.2~0.4mg,静注。

2. 拟交感胺类药物 对CO低,PCWP不高,体循环阻力正常或低下,合并低血压时选用多巴胺;而CO低,PCWP高,体循环血管阻力和动脉压在正常范围者,宜选用多巴酚丁胺5~10μg/(kg·min),亦可选用多培沙明0.25~1.0μg/(kg·min)。

3. 磷酸二酯酶抑制剂 氨力农0.5~2mg/kg,稀释后静注或静滴;米力农2~8mg,静滴。磷酸二酯酶抑制剂或钙增敏剂左西孟旦不作为一线用药。

(六) 其他治疗

1. 纠正酸中毒 纠正酸中毒可增强心肌收缩力、恢复血管对血管活性药物的反应性,并防止DIC的发生。常用5%碳酸氢钠或克分子乳酸钠,根据血气分析结果计算补碱量,维持pH>7.3;因为一切血管活性药物在酸性环境下(pH<7.3)均不能发挥应有的作用。应用血管扩张药后,由于淤积在毛细血管床内的酸性代谢产物可较大量地进入体循环,加重机体酸中毒,因此必须及时补碱,一般可先静滴5%碳酸氢钠200~300ml,或根据动脉血气分析和二氧化碳结合力等数值,酌情补充。

2. 利尿剂 静脉注射利尿剂可以最快捷和有效地减轻心脏前负荷,并减轻肺毛细血管压力,有利于改善肺淤血。对表现为心室舒张功能不全的患者,减轻左心前负荷对缓解心力衰竭,增加CO更为重要。

3. 抗心律失常 及时纠正各种心律失常对心功能的保护十分有益。缓慢性心律失常处理最常使用阿托品,通过降低迷走神经张力,增加心率,使CO增高。如果药物治疗无效,应考虑安装临时心脏起搏器。出现快速心律失常要求立即使用抗心律失常药物,发生室速、室颤要立即行电转复。心房颤动时即使心率正常,心排血量也会受到影响,在已有心功能不全的患者心排血量可下降15%。心源性休克时,对伴有左束支传导阻滞合并QRS波形畸形的患者,实行心室再同步化可能有益;对合并心律失常(心房颤动)的患者,恢复窦性心律或者控制心室率有利于增加CO。

4. 糖皮质激素应用 AMI合并心源性休克应使用糖皮质激素,早期(休克4~6小时内)可尽早使用糖皮质激素,若休克已超过9小时,糖皮质激素往往无效。如地塞米松(氟美松)10~20mg或氢化可的松100~200mg,必要时每4~6小时重复1次,共使用1~3天,病情改善后迅速停药。

5. 血液净化治疗 CRRT是所有连续、缓慢清除水分和溶质的治疗方式的总称,具有下列特点:①稳定血流动力学;②持续稳定地控制氮质血症、电解质和水代谢,改善内环境;③不断清除循环中存在的毒素或中分子物质;④按需要提供营养补充及药物治疗。CRRT可迅速恢复液体平衡,用于各种液体超载的治疗,如急性心力衰竭伴严重水肿、急性肺水肿、肝功能衰竭或肾病综合征具有无法控制的水肿等。CRRT技术用于治疗顽固性心力衰竭常用的治疗技术有:连续性静-静脉血液滤过(CVVH),连续性静-静脉血液透析滤过(CVVHDF),

缓慢连续性超滤(SCUF)。

6. 外科治疗 心源性休克患者存在严重主动脉瓣狭窄、主动脉瓣或者二尖瓣关闭不全时,应该立即进行置换,必要时在体外膜肺氧合(extracorporeal membrane oxygenation,ECMO)技术的辅助下进行;瓣膜的修复和置换不要使用经导管瓣膜植入术。对于二尖瓣关闭不全的患者,可以使用IABP、血管活性药物和强心药,病情稳定后再进行手术,但是要及时(12小时内)。米力农和左西孟旦可以作为替代多巴酚丁胺的二线药物用于接受外科手术的心源性休克患者,左西孟旦可以作为接受冠脉搭桥术患者的一线药物;右室衰竭导致的心源性休克,可使用米力农作为一线药物改善心肌收缩力。

(七)机械循环辅助装置

1. 主动脉内球囊反搏术 IABP是一种有效改善心肌灌注同时又降低心肌耗氧和增加CO的治疗手段。导管经皮下穿刺,按时相搏动与心电图同步化,主动脉瓣关闭时,使气囊充气;在心室收缩开始前,气囊放气。舒张时,增高的冠状动脉灌注压可增加冠状动脉血流量,因为在舒张期冠脉血管阻力较小。在整个收缩期气囊是塌陷的,左室射血阻力不增加。应用气囊反搏后血流动力学变化通常使CO增加10%~20%,收缩压降低,舒张压增加,平均动脉压几乎无影响,尿量增加,心率减慢。IABP是AMI致心源性休克治疗最常用的辅助循环装置,它能有效逆转心肌组织低灌注;但需联合冠状动脉血运重建治疗,迅速开通梗死相关动脉,恢复心肌再灌注,以降低死亡率。IABP植入指征:①AMI或严重心肌缺血并发心源性休克,且不能由药物治疗纠正;②伴血流动力学障碍的严重冠心病(如AMI伴机械并发症);③心肌缺血伴顽固性肺水肿。对于接受直接经皮冠状动脉介入治疗(percutaneous coronary intervention,PCI)的心源性休克患者而言,IABP植入时间的选择直接影响到患者的预后,PCI前植入IABP组的患者心肺复苏、心室颤动/室性心动过速及其他不良事件发生率明显低于PCI后应用IABP组。IABP的局限性在于对血压及冠状动脉血流的影响依赖于左心室功能状态,对血流动力学改善往往是暂时性的,常出现"气囊依赖性",对血流动力学完全崩溃的患者,仅能提供很小的循环支持。

2. 心室辅助装置(ventricular assist device,VAD) 常分为可置入型和非置入型,又根据血流搏出方式分为搏动泵和非搏动泵,实际应用时还有短期辅助(数天至数周)、中期辅助(数周至数月)和长期辅助(数月至数年)之分。非置入型装置主要用于短期心脏辅助,可置入型装置多用于长时间心脏辅助治疗。VAD治疗不只是向心脏移植的过渡桥梁,也是通向心肌恢复的桥梁,VAD治疗越来越多的用于围术期急性心力衰竭的治疗,VAD在救治急性或暴发性心肌炎方面可发挥决定性作用。左心室辅助装置(left ventricular assist device,LVAD)的原理是通过设备把氧合的血液从左心系统抽出,通过子脉冲和恒流体式管道泵入动脉灌注重要脏器和外周组织。经皮左室辅助装置(percutaneous left ventricular assist device,PLVAD),通过辅助泵将左心房或左心室的氧合血液引流至泵内,然后再注入主动脉系统,部分或完全替代心脏的泵血功能,从而减轻左心室负担,保证全身组织、器官的血液供应。AMI致心源性休克时,LVAD的应用可暂时稳定血流动力学,促进心肌功能的改善,作为成功血运重建术的紧急有效的"桥梁"。AMI患者在血运重建成功后,受损心肌(顿抑心肌、冬眠心肌)的功能并不能立即恢复,这也就使得部分患者在心肌恢复期内持续受低CO状态的影响。LVAD的应用则可帮助此类患者度过血运重建后危险期,能恢复顿抑和冬眠心肌并能逆转神经激素的紊乱,增加患者的存活率,但LVAD的合并症和不可逆的器官衰竭限制了其应用。VAD在辅助循环逆转休克的血流动力学和代谢参数方面优于IABP治疗,但未能改善患者的早期病死率。因此不推荐 VAD 作为心源性休克患者治疗的首选策略。PLVAD 应用于临床，其创伤小且无需体外循环，可由超声心动图掌控，无需依靠 X 线透视检查，操作简易，不良反应少，可作为心脏移植前的过渡治疗，但右心衰竭或严重周围血管疾病患者禁用。

3. 体外膜肺氧合　ECMO 将血液从体内引流到体外，经膜式氧合器（膜肺）氧合后再用泵将血液注入体内，可以暂时代替心脏的泵功能和肺的氧合功能，保证机体有充分的循环灌注与氧供，使得心肺获得休息，功能得以恢复；为心源性休克患者短期内提供心肺功能支持，早期应用可尽快达到血流动力学的稳定。它能有效地改善低氧血症，有效进行循环支持，并且避免长期高浓度氧吸入所致的氧中毒以及机械通气所致的气道损伤，对水电解质进行可控性调节，为心功能恢复赢得时间。ECMO 多用于暴发性心肌炎或心脏外科术后支持，重症心力衰竭患者等待进行心脏移植的过渡治疗及围术期的循环支持，对于心源性休克的患者，使用 ECMO 存活者的长期预后较好。对于心脏毒性药物所致心源性休克患者，在休克状态下仍处于心脏毒性（尤其是与钠通道阻断剂、钙离子拮抗剂和 β 受体阻滞剂）的作用下，尤其是超声心动图显示有运动功能减退时，患者应迅速接受 ECMO 治疗；在出现其他器官衰竭（肝、肾、ARDS 等）以及心搏骤停之前给予 ECMO 支持疗效更好。单纯血管麻痹性休克不是 ECMO 适应证；ECMO 也可作为进展性或难治性休克［顽固乳酸性酸中毒、低 CO、需大剂量儿茶酚胺药物治疗、肾和（或）肝功能衰竭］以及心搏骤停合并晚期慢性心脏病且无心脏移植禁忌证患者的一线治疗。

（八）防治并发症

1. 呼吸衰竭　机械通气通过正压通气可改善患者的通气状况，减轻肺水肿，纠正缺氧和二氧化碳潴留，从而缓解呼吸衰竭。无创性机械通气方式在心源性休克时不宜选用。

2. 急性肾衰竭　纠正水、电解质紊乱及酸碱失衡，及时补充血容量，酌情使用利尿剂如呋塞米 20~40mg 静注。必要时可进行 CRRT 或腹膜透析等治疗。

3. 脑功能保护　酌情使用脱水剂及糖皮质激素，合理使用兴奋剂及镇静剂。

4. 弥散性血管内凝血（DIC）防治　休克早期应积极应用抗血小板及改善微循环药物，有 DIC 早期指征时应尽早使用肝素或低分子肝素抗凝，监测凝血功能调整抗凝剂用量，后期适当补充消耗的凝血因子。

【常见误区】

（一）继发于 AMI 的心源性休克

无论距开始胸痛的时间多长，均需要进行冠脉造影，然后通过血管成形术或者冠状动脉搭桥术恢复缺血心肌的再灌注。

（二）明确原因

立即判断是否存在血容量不足、血管舒张/收缩功能改变等情况，明确病因或诱因对正确治疗非常重要，必须行床旁超声心动图检查。血管活性药物需要在补充有效血容量基础上，血压仍不能提升或休克症状未见缓解时使用。对于血压急剧下降的严重休克，一时又难以补充足够血容量，可先使用收缩血管药物暂时提升血压，保证重要脏器供血，一旦症状改善迅速减量至停用。

（三）液体治疗

心源性休克状态下，应给予患者适度液体复苏，最好在血流动力学监测下进行；液体治疗过程中，对患者进行液体反应性评估以指导靶向液体最小化治疗。不宜进行大剂量液体快速输入(20~30ml/kg),这可能造成严重的容量过负荷;推荐使用小剂量液体快速输入(200~500ml)的治疗方案。被动直腿抬高试验(PLR)和补液试验联合实时血流动力学监测,用来监测患者对补液实验的反应性。

第三节 低血容量性休克

低血容量性休克(hypovolemic shock)指各种原因引起的外源性和(或)内源性容量丢失而导致的有效循环血量减少、组织灌注不足、细胞代谢紊乱和功能受损的病理生理过程。常见原因有严重腹泻、剧烈呕吐、大量排尿或广泛烧伤时大量体液丢失等;消化道大出血;肌肉挫伤、骨折、肝脾破裂引起的大量失血等。低血容量性休克的严重程度不仅取决于容量丢失的多少、丢失速度的快慢,还与患者的年龄和基础疾病有关。低血容量休克的主要死因是低灌注以及大出血、感染和再灌注损伤等原因导致的MODS。

【病因和发病机制】

(一)病因

低血容量休克的循环容量丢失包括外源性和内源性丢失。外源性丢失是指循环容量丢失至体外,失血是典型的外源性丢失;如创伤、外科大手术的失血、消化道大出血、动脉瘤破裂、宫外孕及产后大出血等疾病引起的急性大失血等,外源性丢失也可以由呕吐、腹泻、脱水、利尿等原因所致。内源性容量丢失是指循环容量丢失到循环系统之外,但仍然在体内,其原因主要为血管通透性增高,循环容量的血管外渗出或循环容量进入体腔内,微循环淤血等。

(二)发病机制

低血容量性休克是由于有效循环血容量的骤降,导致血压下降,CO减少,中心静脉压降低,外周血管阻力增高等。主要病理生理改变是组织低灌注,无氧代谢增加、乳酸性酸中毒,再灌注损伤,以及内毒素移位,细胞损伤,最终导致MODS。低血容量休克的预后与组织灌注密切相关。

1. 代偿反应有效循环血容量减少触发机体各系统/器官产生一系列病理生理反应,以保存体液,维持灌注压,保证心、脑等重要器官的血液灌流。

(1)交感神经-肾上腺轴兴奋:低血容量导致交感神经-肾上腺轴兴奋,儿茶酚胺类激素释放增加并选择性地收缩皮肤、肌肉及内脏血管。其中动脉系统收缩使外周血管总阻力升高以提升血压;毛细血管前括约肌收缩导致毛细血管静水压降低,从而促进组织间液回流;静脉系统收缩使血液驱向中心循环,增加回心血量。儿茶酚胺类激素使心肌收缩力加强,心率增快,CO增加。

(2)肾素-血管紧张素Ⅱ-醛固酮系统兴奋:低血容量兴奋RAA系统,使醛固酮分泌增加,同时刺激压力感受器促使神经垂体分泌抗利尿激素增加,从而加强肾小管对钠和水的重吸收,减少尿液,保存体液。

(3)代偿反应的不利影响:上述代偿反应在维持循环系统功能相对稳定、保证心脑等重要生命器官的血液灌注的同时,也具有潜在的风险。代偿机制使血压下降在休克病程中表现相对迟钝和不敏感;对心、脑血供的保护是以牺牲其他脏器血供为代价,持续肾脏缺血可以导致急性肾损伤,胃肠道黏膜缺血可以诱发细菌、毒素移位,内毒素血症与缺血-再灌注损伤诱发大量炎性介质释放入血,促使休克向不可逆发展;机体对低血容量休克的反应还涉及代谢、免疫、凝血等系统，同样也存在对后续病程的不利影响；肾上腺皮质激素和前列腺素分泌增加与泌乳素分泌减少可以造成免疫功能抑制，患者易受到感染侵袭；缺血缺氧、再灌注损伤等病理过程导致凝血功能紊乱并可发展为 DIC。

2. 组织氧输送与氧消耗组织细胞缺氧是休克的本质。休克时微循环严重障碍，组织低灌注和细胞缺氧，糖无氧酵解增强，ATP 生成减少，乳酸生成增多，导致乳酸性酸中毒，进而造成组织细胞和重要生命器官发生不可逆性损害，直至发生 MODS。低血容量性休克时，由于有效循环血容量下降，导致 CO 下降，因而氧输送（oxygen delivery，DO_2）下降。对失血性休克而言，DO_2 下降程度不仅取决于心输出量，同时受血红蛋白下降程度影响。由于组织器官的氧摄取增加表现为氧摄取率（oxygen extraction，O_2ER）和动静脉氧分压差（$a\text{-}vDO_2$）的增加，当 DO_2 未下降到一定阈值前，组织器官的氧消耗（oxygen consumption，VO_2）能基本保持不变。DO_2 下降到一定阈值时，即使氧摄取明显增加，也不能满足组织氧耗。血红蛋白下降时，PaO_2 对血氧含量的影响增加，进而影响 DO_2。因此，通过氧疗增加血氧分压对提高氧输送有效。可由如下公式计算：

$$CaO_2 = 1.34 \times Hb \times SaO_2 + (0.0031 \times PaO_2)$$

$$DO_2 = CaO_2 \times CO \times 10$$

$$VO_2 = C(a\text{-}v)O_2 \times CO \times 10$$

$$O_2EXT = VO_2 / DO_2$$

式中：CaO_2 代表动脉氧含量（单位 ml/dl），Hb 代表血红蛋白浓度（单位 g/dl），SaO_2 代表动脉氧合血红蛋白浓度（%），PaO_2 代表动脉血氧分压（mmHg），CO 代表心输出量（单位 L/min），$C(a\text{-}v)O_2$ 代表动静脉氧含量差（单位 ml/dl），DO_2、VO_2 单位 ml/min。

公式表明氧输送取决于循环中的氧含量和心输出量。当低血容量性休克心排血量下降时，氧输送也随之下降，其下降程度不仅取决于心排血量，还取决于血红蛋白下降程度。氧供下降时，大多数器官都增加其从动脉血中的摄氧能力，因此静脉血的氧饱和度相对降低。$C(a\text{-}v)O_2$ 和 O_2ER 增加是低血容量性休克的代谢特征。

组织摄氧能力的差异很大。摄氧率一般在 0.3 左右。在正常情况下，心脏和大脑都最大限度地摄取氧。低血容量达到一定的低阈值前，VO_2 基本保持恒定不变。当达到这个阈值时，即使增加摄氧也不能满足对组织细胞的氧供。

3. 对器官功能的影响

（1）对肾功能影响：低血容量性休克时肾脏血流量迅速减少，导致 GFR 下降。肾脏的代谢率高，要维持这一较高的代谢率，肾脏又需要更大的血流量。因此，长时间低血压，肾脏血流持续不足可导致急性肾小管坏死。

（2）对代谢影响：低血容量性休克时由于微循环功能障碍，组织细胞摄氧量减少，糖的无氧酵解增加，ATP 合成减少，组织细胞代谢受损，同时乳酸生成增多，出现代谢性酸中毒。

（3）对中枢神经系统影响：低血容量性休克早期，由于血液重新分布和脑循环的自身调节，交感神经兴奋并不引起脑血管明显收缩，保证了脑的血液供应。随着休克的进一步发展，当平均动脉压<50mmHg 时，中枢神经系统血流失去自我调控能力，脑组织缺血缺氧，意识很快丧失。

（4）对胃肠道影响：低血容量性休克早期腹腔内脏血管收缩，胃肠道血流量大为减少。胃肠道缺血、缺氧、淤血，导致胃肠黏膜变性、坏死、黏膜糜烂，形成应激性溃疡。

（5）对血液系统影响：呕吐、腹泻、烧伤或低蛋白血症产生大量腹水等原因引起的体液丢失所导致的低容量性休克时，血管内血液浓缩，黏滞度增加，易导致微血管内微血栓形成，远端血管床缺血。低血容量性休克早期，由于“自身输液”作用，血液稀释，Hct降低，血液黏滞度下降。当“自身输液”停止后，血浆外渗到组织间隙，且由于炎症介质或细胞因子的作用，血管内皮损伤，毛细血管通透性增加，加上组织间液亲水性增加，大量血浆和体液组分被封闭和分隔在组织间隙，引起血液浓缩，Hct上升，血液黏滞度升高，促进了红细胞聚集，呈现高凝状态，启动DIC的发病过程。

【诊断要点】

（一）诊断

诊断要点包括：①体内外急性大量失血或体液丢失，或有水摄入严重不足史；②口渴、兴奋、烦躁不安，进而出现神情淡漠，神志模糊甚至昏迷等；③表浅静脉萎陷，肤色苍白至发绀，呼吸浅快；④脉搏细速，皮肤湿冷，体温下降；⑤收缩压低于90mmHg（12.0kPa），或高血压者血压下降20%以上，脉压在20mmHg（2.6kPa）以内，毛细血管充盈时间延长，尿量<0.5ml/（kg·h）；⑥中心静脉压和血流动力学监测有助于休克程度评估。

低血容量性休克的早期诊断，对预后至关重要。氧代谢与组织灌注指标对低血容量性休克早期诊断具有重要价值，血乳酸（>2mmol/L）、碱缺失（<-5mmol/L）是低血容量休克早期诊断的重要参考指标。

（二）鉴别诊断

低容量性休克需要与其他原因引起的休克相鉴别（表1-1-3）。

表1-1-3　不同种类休克的相关临床表现

观察指标	心源性休克	低血容量性休克或创伤性休克			低排性感染性休克	高排性感染性休克	神经源性休克
		轻度	中度	重度			
皮肤灌注	苍白	苍白	苍白	苍白	苍白	粉红	粉红
尿量	少	正常	少	少	少	少	少
脉搏	快	正常	正常	快	快	快	慢
神志	焦虑	正常	口渴	焦虑	焦虑	焦虑	焦虑
颈静脉	扩张	塌陷	塌陷	塌陷	塌陷	塌陷	塌陷
氧耗	低	低	低	低	低	低	低
心脏指数	低	低	低	低	低	高	低
心充盈压	高	低	低	低	低	低	低
外周阻力	高	高	高	高	高	低	低

1. 创伤或脊髓损伤所致休克　创伤或脊髓损伤可导致外周血管扩张所致的休克对液体治疗反应性较差。低血容量是创伤后休克的首要因素。

2. 乙醇中毒常使低血容量难以诊断。血中乙醇浓度升高使表浅血管扩张，导致皮肤温暖、潮红、干燥，患者尿液比重低。直立性低血压更为明显。

3. 低血糖性休克重症患者常因需要控制应激性高血糖而静脉应用胰岛素。如果胰岛素输注过多、过快，将可能出现低血糖性休克，患者表现为心慌、心悸、多汗、皮肤苍白湿冷，甚至出现脑功能障碍，应与低血容量休克鉴别。检测血糖明确诊断后，静脉注射50%葡萄糖溶液或停用胰岛素后可迅速改善症状。

（三）重症监测

1. 血常规动态观察红细胞计数、血红蛋白（hemoglobin，Hb）及 Hct 的数值变化，可了解血液有无浓缩或稀释，对低血容量休克的诊断和判断是否存在继续失血有参考价值。Hb<70g/L，应给予输血治疗；Hct 在 4 小时内下降 10%，提示有活动性出血。

2. 凝血功能监测在休克早期即进行凝血功能监测，对选择适当的容量复苏方案及液体种类有重要的临床意义。血栓弹力描记图（thrombelastography，TEG）结果和创伤程度评分（injury severity score，ISS）与血小板计数、PT、APTT 以及受伤原因相比，更能提示伤后第一个 24 小时内血液输注的危险性高低。TEG 是一种新型简易的监测创伤患者凝血功能的参数之一。

3. CVP 和 PAWP 监测用于监测容量状态并指导补液，有助于了解机体对液体复苏的反应性，及时调整治疗方案，并有助于已知或怀疑存在心力衰竭的休克患者的液体治疗，防止过多输液导致的肺水肿。受多种因素的影响，CVP 和 PAWP 与心脏前负荷的相关性不够准确。

4. CO 和 SV 监测休克时，CO 与 SV 可有不同程度降低。连续监测 CO 与 SV，有助于动态判断容量复苏的临床效果与心功能状态。通过监测 SPV、SVV、PPV、血管外肺水（extravascular lung water，EVLW）、胸腔内血容量（intrathoracic blood volume，ITBV）等，进行失血性休克时患者的液体管理可能比传统方法更为可靠和有效。而对于机械通气的患者，应用 SPV、SVV 与 PPV 则可能具有更好的容量状态评价作用。单一指标的数值有时并不能正确反映血流动力学状态，必须重视血流动力学的综合评估。在实施综合评估时，应注意以下三点：①结合症状、体征综合判断；②分析数值的动态变化；③多项指标的综合评估。

5. SpO_2 监测　SpO_2 主要反映氧合状态，可在一定程度上表现组织灌注状态。低血容量休克的患者常存在低血压、四肢远端灌注不足、氧输送能力下降或者给予血管活性药物的情况下，影响 SpO_2 的精确性。

6. 动脉血气分析除判断患者有无低氧血症和高碳酸血症外，根据动脉血气分析结果，可鉴别体液酸碱紊乱性质，及时纠正酸碱平衡，调节呼吸机参数。碱剩余（base excess，BE）与血乳酸结合是判断休克组织灌注较好的方法。碱缺失可反映全身组织酸中毒的程度，可分为三度：轻度（-2～-5mmol/L），中度（-6～-14mmol/L），重度（≤-15mmol/L）。碱缺失加重与进行性出血大多有关，碱缺失的值越低，MODS 发生率、死亡率和凝血障碍的概率越高，住院时间越长。

7. 氧代谢监测休克的氧代谢障碍概念是对休克认识的重大进展，氧代谢的监测发展改变了休克的评估方式，同时使休克的治疗由以往狭义的血流动力学指标调整转向氧代谢状态的调控；经过治疗干预后的心率、血压等临床指标的变化也可在组织灌注与氧合未改善前趋于稳定。因此，应同时监测和评估一些全身灌注指标（DO_2、VO_2、血乳酸、SvO_2 或 $ScvO_2$ 等）以及局部组织灌注指标（胃黏膜 pHi 或消化道黏膜 PCO_2 等）。DO_2、SvO_2 可作为低血容量休克早期复苏效果评估的良好指标，动态监测有较大意义。$ScvO_2$ 与 SvO_2 有一定的相关性，前者是指导严重感染和感染性休克液体复苏的良好指标；但是，对低血容量休克的液体复苏的指导价值缺少有力的循证医学证据。

8. 动脉血乳酸监测动脉血乳酸浓度是反映组织缺氧的高度敏感的指标之一，动脉血乳酸增高常较其他的休克征象先出现。持续动态的动脉血乳酸监测对休克的早期诊断、判定组织缺氧情况、指导液体复苏及预后评估有重要意义。以血乳酸清除率正常化作为复苏终点优于 MAP 和尿量，也优于以 DO_2、VO_2 和 CI 作为复苏终点。以达到血乳酸浓度正常（≤2mmol/L）为标准，有人称复苏的第一个 24 小时为“银天”（silver day），在此时间内患者的血乳酸降至正常，患者的存活率为 100%。血乳酸水平与低血容量性休克患者的预后密切相关，持续高血乳酸（>4mmol/L）水平的患者预后不佳。血乳酸清除率比单纯的血乳酸值能更好地反映患者的病情及预后。但是，仅以血乳酸浓度尚不能充分反映组织的氧合状态，如合并肝功能不全的患者。在创伤后失血性休克的患者，血乳酸水平及高乳酸持续时间与器官功能障碍的程度及死亡率相关。

9. 胃肠黏膜内 pHi 和 $PgCO_2$ 的监测 pHi 和 $PgCO_2$ 能够反映胃肠道组织的血流灌注情况和病理损害，同时能够反映出全身组织的氧合状态，对评价胃肠道黏膜内的代谢情况和复苏效果的评估有一定价值。

【病情判断】

（一）生命体征变化

血压、尿量、体温的变化需要严密动态监测。休克初期由于代偿性血管收缩，血压可能保持或接近正常。对未控制出血的失血性休克维持“可允许性低血压”。一般要求维持 MAP 在 60～80mmHg 比较恰当。尿量是反映肾灌注的良好指标，可间接反映循环状态。当尿量<0.5ml/（kg · h）时，应继续液体复苏。需注意临床上出现休克而无少尿的情况，如高血糖和造影剂等有渗透活性的物质造成的渗透性利尿。低体温是有害的，可引起心肌功能障碍和心律失常，当中心体温低于 34℃时，可产生严重的凝血功能障碍。

（二）失血量的评估

低血容量性休克的发生及其程度，取决于机体血容量丢失的量和速度。以失血性休克为例，评估血容量的丢失（表 1-1-4）。成人的平均血容量约占体重的 7%（或 70ml/kg）。一个 70kg 体重的患者约有 5L 的血液。血容量随着年龄和生理状况而改变。以占体重的百分比为参考指数时，高龄人的血容量较少（占体重的 6%左右），而儿童的血容量占体重的 8%～9%，新生儿估计血容量占体重的 9%～10%。可根据失血量等指标将失血程度分成四级。

表 1-1-4 失血量评估表

参数	Ⅰ	Ⅱ	Ⅲ	Ⅳ
失血量（ml）	<750	750～1500	1500～2000	>2000
失血量（%）	<15%	15%～30%	30%～40%	>40%
心率（次/分）	<100	>100	>120	>140
血压	正常	下降	下降	下降
呼吸频率（次/分）	14～20	20～30	30～40	>40
尿量（ml/h）	>30	20～30	5～15	无尿
神经系统	轻度焦虑	中度焦虑	萎靡	昏睡

【治疗】

（一）治疗原则

①低血容量性休克的治疗首要措施是迅速补充血容量，短期内快速输入生理盐水、平衡液、全血或血浆、白蛋白以维持有效循环血量；②补足血容量后血压仍低时，可使用升压药

物，如多巴胺等；③迅速查明原因，止血或防止体液继续丢失；④药物止血或纠正体液丢失无效时，应在补充血容量的同时尽快手术治疗；⑤补充电解质和维生素等。

（二）病因治疗

低血容量性休克所导致的组织器官损害的程度与体液丢失量和持续时间直接相关，尽快纠正引起体液丢失的病因是治疗低血容量性休克的基本措施。创伤或失血性休克的患者，应尽可能缩短创伤至止血的时间能够改善患者预后，提高存活率。对于出血部位明确的失血性休克患者，早期进行手术或介入止血非常必要，早期手术止血可以提高患者的生存率。只有早期发现、早期诊断才能早期进行处理，对于多发伤和以躯干伤为主的失血性休克患者，床边超声可以早期明确出血部位从而早期提示手术的指征；CT 检查有更好的特异性和敏感性。

（三）液体复苏

液体复苏治疗时可以选择两种液体：晶体溶液（如生理盐水和等张平衡盐溶液）和胶体溶液（如白蛋白和人工胶体）。由于 5%葡萄糖溶液可以很快分布到细胞内和间隙，因此不推荐用于复苏治疗。

1. 晶体液液体复苏治疗常用的晶体液为生理盐水、乳酸林格液和醋酸电解质平衡液。在理想情况下，输注晶体液后会进行血管内外再分布，约有 25%存留在血管内，而其余 75%则分布于血管外间隙。因此低血容量性休克时若以大量晶体液进行复苏，可以引起血浆蛋白的稀释以及胶体渗透压的下降，同时出现组织水肿。生理盐水优点是等渗，但含氯高，大量输注可引起高氯性代谢性酸中毒；乳酸林格液优点在于电解质组成接近生理，为轻度低渗，同时含有少量的乳酸，一般情况下，其所含乳酸可在肝脏迅速代谢，大量输注乳酸林格液应该考虑到其对血乳酸水平的影响。高张盐溶液通过使细胞内水进入循环而扩充容量，在出血情况下，应用高张盐溶液可以改善心肌收缩力和扩张毛细血管前小动脉；对存在颅脑损伤的患者，由于可以很快升高平均动脉压而不加剧脑水肿，因此高张盐溶液可能有很好的前景。高张盐溶液主要的危险在于医源性高渗状态及高钠血症，甚至因此而引起的脱髓鞘病变，但并发症发生率低；目前，还没有足够证据证明高张盐水作为复苏液体有利于低血容量性休克治疗。

2. 胶体液包括血浆、白蛋白、明胶、右旋糖酐和羟乙基淀粉。羟乙基淀粉是人工合成的胶体溶液，主要由高分子量的支链淀粉组成，最常用其 6%生理盐水溶液，其渗透压约为 300mOsm/L；输注 1L 羟乙基淀粉能够使循环容量增加 700～1000ml，扩容效应能维持 4～8 小时；羟乙基淀粉在体内主要经肾清除，分子质量越小，肾清除越快；平均分子质量越大，取代程度越高，在血管内的停留时间越长扩容强度越高，但是其对肾功能及凝血系统的影响也就越大；在使用安全性方面，包括对肾功能的影响、对凝血的影响以及可能的过敏反应并且具有一定的剂量相关性。临床应用的人工胶体还包括：明胶和右旋糖酐，也可以达到容量复苏的目的。白蛋白是一种天然的血浆蛋白质，在正常人构成了血浆胶体渗透压的 75%～80%，正常血清蛋白含 96%的白蛋白，分子量约 66 000～69 000D；每克白蛋白在血管内可与 18ml 液体结合，输入 2 小时后只有不到 10%的白蛋白移出血管，但是外源性白蛋白半衰期仅不到 8 小时。

3. 输血治疗输血及输注血制品在低血容量性休克中应用广泛，输血也可能带来一些不良反应甚至严重并发症。失血性休克时，丧失的主要是血液，但是，补充血容量时，并不需要全部补充血液，关键是应抓紧时机及时进行容量复苏；患者 Hb<70g/L，应考虑输血；重度失

血性休克治疗的早期应注意积极纠正凝血功能的异常，复苏时红细胞与新鲜冷冻血浆的输注比例应为 1:1。

4. 液体的选择胶体溶液和晶体溶液的主要区别在于两者分布容积不同。对于创伤、烧伤和手术后的患者，各种胶体溶液和晶体溶液复苏治疗并未显示对患者病死率有不同的影响。晶体液复苏所需的容量明显高于胶体液，两者在肺水肿发生率、住院时间和 28 天病死率等方面均无明显差异。应用人血白蛋白对于低白蛋白血症患者有益，可以降低患者病死率；用人血白蛋白进行容量复苏是安全的，对于合并颅脑创伤的患者，病死率明显降低。分子质量大的人工胶体溶液在血管内的停留时间长，扩容效应可能优于白蛋白，但尚缺乏大规模临床研究给予证实。

5. 输液速度进行液体复苏刻不容缓，输液速度应快到足以迅速补充丢失的液体，以维持组织灌注。因此，必须迅速建立至少两条大内径的快速外周静脉通路，肺动脉导管和中心静脉三腔导管的内径不足以进行容量复苏。在复苏前可进行容量负荷试验以对输液速度及容量进行指导。容量负荷试验的目的在于量化输液时的心血管反应，快速纠正容量缺失，尽可能减少容量过负荷的风险和可能发生的不良反应，尤其是肺水肿，应该积极用于血流动力学不稳定的危重症患者。

（四）血管活性药物

低血容量性休克患者，一般不常规使用血管活性药，该类药物可以加重器官灌注不足和器官缺血缺氧；仅在足够的液体复苏后仍存在低血压，或者输液还未开始的严重低血压患者，才使用血管活性药。

（五）纠正酸中毒

低容量性休克时，有效循环血量减少，导致组织灌注不足，产生代谢性酸中毒，其严重程度与血容量缺失程度及持续时间有关。研究发现，BE 增加与低血压、凝血时间、高创伤评分相关，BE 的变化可以提示早期干预治疗的效果；约有 80% 的患者有碱缺失，当 BE < −15mmol/L 时，患者死亡率可达到 25%。血乳酸水平在 24~48 小时恢复正常的患者病死率为 25%，48 小时后仍未恢复正常的患者病死率可达 86%，早期持续高乳酸水平与创伤后发生 MODS 明显相关。快速发生的代谢性酸中毒还可能引起严重的低血压、心律失常和死亡。临床常用碳酸氢钠能短暂改善休克时的酸中毒，但是，不主张常规使用；代谢性酸中毒的处理应着眼于病因处理、容量复苏等干预治疗，在组织灌注恢复过程中酸中毒状态可逐步纠正，过度的血液碱化使氧解离曲线左移，不利于组织供氧。因此失血性休克的治疗中碳酸氢钠只用于紧急情况或 pH<7.15。

（六）肠黏膜屏障功能的保护

低容量性休克时，肠道低灌注、缺血缺氧发生早且严重。肠黏膜屏障功能迅速减弱，肠腔内细菌或内毒素向肠腔外转移，即细菌移位或内毒素移位，该过程在复苏后仍可持续存在。近年来，人们认为肠道是外科应激的中心器官，肠道的缺血再灌注损伤是休克、创伤病理生理发展的共同通路。保护肠黏膜屏障功能，减少细菌与内毒素移位，已成为低血容量性休克治疗和研究的热点。

（七）体温控制

严重低血容量性休克常伴有顽固性低体温、严重酸中毒和凝血障碍。失血性休克合并低体温是疾病危重的临床征象之一，低体温（<35℃）往往伴随更多的血液丢失和更高的病死率。低体温还可影响血小板功能、降低凝血因子活性、影响纤维蛋白形成；因此，低体温是

出血和病死率增加的独立危险因素。但是，在合并颅脑损伤的患者控制性降温和正常体温相比显示出一定的积极效果，可降低患者的病死率，促进神经功能恢复。严重低血容量性休克伴低体温的患者应维持正常体温。入院时 GCS 评分在 4~7 分的低血容量性休克患者 3 小时内开始控制性降温。

（八）限制性液体复苏

未控制出血的失血性休克是低血容量性休克的一种特殊类型，常见于严重创伤（贯通伤、血管伤、实质性脏器损伤、长骨和骨盆骨折、胸部创伤、腹膜后血肿等）、消化道出血、妇产科出血等。未控制出血的失血性休克患者死亡的原因主要是大量出血导致严重持续的低血容量性休克甚至心搏骤停。在早期积极复苏可引起稀释性凝血功能障碍；血液过度稀释，血红蛋白降低，减少组织氧供；血压升高后，血管内已形成的栓塞凝血块脱落，造成再出血。因此，应进行限制性液体复苏，即在活动性出血控制前应给予小容量液体复苏，在短期允许的低血压范围内维持重要脏器的灌注和氧供，避免早期积极复苏带来的副作用。另外，大量的晶体液复苏还增加继发性腹腔间隔综合征的发病率。对于非创伤性未控制出血的失血性休克，如：消化道出血的失血性休克患者，早期输血组再出血率明显增加。但早期限制性液体复苏是否适合各类失血性休克，需维持多高的血压，可持续多长时间尚未有明确的结论。对于颅脑损伤患者，合适的灌注压是保证中枢神经组织氧供的关键；颅脑损伤后颅内压增高，此时若机体血压降低，则会因脑血流灌注不足而引起脑组织缺血性损害，加重颅脑损伤。因此，对于合并颅脑损伤的严重失血性休克患者，宜早期输液以维持血压正常，必要时应使用血管活性药物，将收缩压维持在正常水平，以保证颅内灌注压，而不宜延迟复苏。允许性低血压在老年患者应谨慎使用，有高血压病史的患者也应视为禁忌。

【常见误区】

常见误区包括：①低血容量性休克时，由于外周血管阻力增加，无创血压测量误差较大，不能准确反映出患者的真实血压，应尽早采用有创动脉压监测和中心静脉压监测；有创动脉血压较无创动脉血压高 5~20mmHg。②液体治疗不能取代病因治疗，积极寻找病因并加以治疗，是治疗的关键。③低血容量性休克主要由于大量失血或体液丢失而引起有效血容量急剧减少所致血压下降和微循环障碍，因而治疗的首要措施是迅速止血和纠正体液丢失，以免延误病情。

第四节　过敏性休克

过敏性休克（anaphylactic shock）是由特异性过敏原作用于致敏机体而引起的主要经 IgE 介导的Ⅰ型变态反应，在短时间内发生的一种强烈的累及多器官的临床症状群。过敏性休克的临床表现与程度因机体反应性、抗原进入量及途径等而有很大差别，通常突然发生，而且剧烈，难以预见，若不及时处理，常可危及生命。过敏性休克通常是人体对某些食物、毒液或药品过敏而产生，往往因循环衰竭而迅速进入休克状态。过敏性休克还将出现急性喉头水肿、气管痉挛、气管卡他样分泌、肺泡内出血、非心源性高渗出性的肺水肿等一系列可迅速导致呼吸系统功能障碍的严重病变，可以在 5~10 分钟内死亡。

【病因和发病机制】

（一）过敏原

1. 异种（性）蛋白内泌素（胰岛素、加压素），酶（糜蛋白酶、青霉素酶），花粉浸液（猪草、树、草),食物(蛋清、牛奶、坚果、海味、巧克力),抗血清(抗淋巴细胞血清或抗淋巴细胞丙种球蛋白),职业性接触的蛋白质(橡胶产品)等。

2. 多糖类如葡聚糖铁。

3. 药物如抗菌药物(青霉素、头孢霉素、两性霉素 B、硝基呋喃妥因),局部麻醉药(普鲁卡因、利多卡因),维生素(硫胺素、叶酸),诊断性制剂(碘化 X 线造影剂,碘溴酞),职业性接触的化学制剂(乙烯氧化物)等。

4. 昆虫叮咬昆虫以膜翅目的昆虫最为常见,蜂类毒素也是原因之一,如蜜蜂、黄蜂、虎头蜂等。

(二) 发病机制

过敏原初次进人体诱发机体产生抗体(IgE),结合到肥大细胞(结缔组织)和嗜碱性粒细胞(血液)表面后机体处于致敏状态,相应的过敏原再次进入机体,与被 IgE 致敏的肥大细胞和嗜碱性粒细胞结合,同时与靶细胞表面的 IgE 结合,激活的靶细胞、肥大细胞和嗜碱性粒细胞迅速脱颗粒释放大量的组胺,导致体循环血管扩张,血管通透性增加,低血压,血管性水肿,气管痉挛,皮肤瘙痒及黏液分泌增多。青霉素引起的过敏性休克就属于典型的 I 型变态反应,阿片类药物及碘显影剂经血管进入体内,直接刺激肥大细胞脱颗粒变化释放组胺。阿司匹林等非甾体抗炎药(non-steroidal antiinflammatory drugs, NSAIDs)通过抑制环氧化酶途径,有利于花生四烯酸逆转进入脂质氧化途径而生成磷脂化炎性介质,造成机体致敏。组胺进一步引起细胞膜磷脂的分解代谢,导致多种重要的炎性介质的释放,如白三烯类化合物、前列腺素、血栓素 A_2 及缓激肽等,共同参与致炎作用。白三烯 C_4、D_4 及 E_4 又称为慢反应物质,具有增加血管通透性及气管痉挛,白三烯 B_4 增强嗜酸性粒细胞及白细胞的趋化作用。前列腺素 D_2 造成气管痉挛,而血栓素及缓激肽具有激活补体、凝血及纤溶系统的作用。

引起的原因以药物注射为最多,口服药物亦可引起,但较少。另外,在输全血、血浆或免疫球蛋白的过程中,偶然也可见到速发型的过敏性休克。病因有:①供血者的特异性 IgE 与受者正在接受治疗的药物(如青霉素 G)起反应。②选择性 IgA 缺乏者多次输注含 IgA 血制品后,可产生抗 IgA 的 IgG 类抗体;当再次输注含 IgA 的制品时,有可能发生 IgA-抗 IgA 抗体免疫复合物,发生Ⅲ型变态反应引起的过敏性休克。③静脉滴注的丙种球蛋白(丙球)制剂中含有高分子量的丙球聚合物,可激活补体,产生 C3a、C4a、C5a 等过敏毒素;继而活化肥大细胞,产生过敏性休克。少数病人在应用药物如鸦片酊、右旋糖酐、电离度高的 X 线造影剂或抗生素(如多粘菌素 B)后,主要通过致肥大细胞脱颗粒作用,发生过敏性休克的临床表现。有些药物如"碘显影剂"、阿片类药物、NSAIDs 等并不产生 IgE 抗体,不存在过敏原与抗体反应,即通过非免疫机制而发生的过敏性休克症状与体征称之为过敏样反应(anaphylactoid reaction)。

(三) 病理改变

由于毛细血管扩张、通透性增加、血浆外渗,可以表现为急性肺部淤血与过度充气、喉头水肿(最重要的致死原因),同时可伴有内脏充血、肺间质水肿和出血;显微镜下可见气道黏膜下极度水肿,小气道内分泌物增加,支气管黏膜充血、黏液堵塞及上皮细胞脱落,肺间质内血管充血伴嗜酸性粒细胞浸润;约 80%死亡病例合并有心肌灶性坏死或病变,可见嗜酸性粒细胞和肥大细胞浸润。脾、肝与肠系膜血管也多充血伴嗜酸性粒细胞浸润,少数病例还可有消化道出血等。还可出现点状出血(眼周、结膜和心肌)、脑水肿、皮肤血管水肿性红斑,脾、肾和肠系膜动脉分布区域的低灌注也是过敏性休克的典型标志。

【诊断要点】

（一）临床表现

起病、临床表现和过程都与致敏原的强度、患者的健康状况和遗传因素等有关。机体经呼吸系统吸入、皮肤接触或消化系统摄入，以及注射等途径致过敏原进入体内 0.5 小时内出现的休克，为急发型过敏性休克，占 80%～90%；0.5～24 小时发作者为缓发型过敏性休克，占 10%～20%。有三个重要临床标志：①血压急剧下降到休克水平（80/50mmHg 以下）；②出现意识障碍；③出现各种各样的过敏相关症状。

1. 皮肤黏膜常是过敏性休克最早出现的征兆，包括皮肤潮红、瘙痒，继以广泛的荨麻疹和（或）血管神经性水肿；还可出现喷嚏、水样鼻涕、音哑、甚而影响呼吸。瘙痒特别多见于手、足和腹股沟。

2. 呼吸系统是本症最多见的表现，也是最主要的死因。患者出现喉头堵塞感、胸闷、气急、喘鸣、憋气、发绀、以致因窒息而死亡。喉水肿从声音嘶哑、失语到窒息轻重不一。下呼吸道症状有胸部约束感、刺激性咳嗽、哮喘、呼吸停止等。

3. 循环系统先有心悸、出汗、面色苍白、脉速而弱；然后发展为肢冷、发绀、血压迅速下降，脉搏消失，乃至测不到血压，最终导致心跳停止。少数原有冠状动脉硬化的患者可并发心肌梗死。

4. 神经系统先出现恐惧感，烦躁不安和头晕；随着脑缺氧和脑水肿加剧，可出现意识不清或完全丧失；抽搐、肢体强直等。

5. 血液系统血液浓缩，DIC。

6. 其他　刺激性咳嗽，连续打嚏、恶心、呕吐、腹痛、腹泻，腹痛常是本病的早期表现，亦可出现大小便失禁。

（二）诊断

过敏性休克是临床诊断，需立即采取治疗措施，治疗前没有实验室检查以帮助确诊。当机体短暂暴露于某一致敏因素，迅速出现典型的多器官损伤，尤其是皮肤、心血管及呼吸系统功能障碍的症状及体征，就应考虑为过敏性休克。特点是发病前有接受（尤其是注射）某种药物治疗史或有蜂类叮咬病史。起病急，很快发生全身反应，又难以药品本身的药理作用解释时。

【鉴别诊断】

应与以下疾病相鉴别：严重哮喘、异物吸入、迷走血管性昏厥、遗传性血管性水肿症和药物过量等。

（1）迷走血管性昏厥（或称迷走血管性虚脱，vasovagal collapse）：多发生在药物注射后，尤其是病人有发热、失水或低血糖倾向时。患者常呈面色苍白、恶心、出冷汗，继而昏厥，很易被误诊为过敏性休克。但无瘙痒或皮疹，昏厥经平卧后立即好转，血压虽低但脉搏缓慢。迷走血管性昏厥可用阿托品类药物治疗。

（2）遗传性血管性水肿症（hereditary angioedema）：是一种由常染色体遗传的缺乏补体 C_1 酯酶抑制物的疾病。患者可在一些非特异性因素（如感染、创伤等）刺激下突然发病，表现为皮肤和呼吸道黏膜的血管性水肿。由于气道的阻塞，患者也常有喘鸣、气急和极度呼吸困难等，与过敏性休克颇为相似。但本症起病较慢，不少病人有家族史或自幼发作史，发病时多无血压下降、荨麻疹等，据此可与过敏性休克鉴别。

【病情判断】

病情判断有以下要点：①在休克出现同时或者休克出现之前，有一些过敏相关症状，一且出现血压迅速下降，多会出现循环衰竭，意识障碍，抽搐等；②通常接触抗原后出现过敏症状越迟者，预后越好。某些高度过敏而发生"闪电样"过敏性休克者，预后多较差；③冠心病者发生本症时由于血浆的浓缩和血压的下降，常易伴发心肌梗死；④神经系统症状明显者恢复后易残留脑缺氧后的各种并发症。

【治疗】

治疗的关键是脱离过敏原，维持呼吸道通畅和保持有效血液循环和血流动力学稳定。对病情进行连续评估，稳定循环及呼吸功能。循环及呼吸功能障碍是过敏性休克致死的主因。主要措施：给予肾上腺素，紧急气管插管、气管切开，以保持气道的通畅，充分供氧。建立静脉通道，快速液体复苏等。

（一）一般处理

确定并消除致敏因素，立刻脱离或停止接触可疑过敏物质，结扎虫咬部位以上的肢体以减缓吸收，亦可在局部以1∶2000肾上腺素2~5ml封闭注射；对消化道摄入的致敏原，可考虑放置胃管洗胃，以及灌注活性炭；立刻停止可疑物质摄入或药品输注，迅速开通静脉通路。若是正在输液病人，立刻停止所有药物输注，改用生理盐水维持通路；同时，吸氧、心电监护、监测血压变化。患者双脚抬高，确保气道开放，给氧。如果出现威胁生命的气道阻塞，立即气管插管；因为喉头水肿，气管插管往往难以成功，做气管切开或环甲膜穿刺，快速解除气道梗阻。有些患者呈双向性表现形式，最少要观察24小时。哮喘明显时，可以使用沙丁胺醇扩张支气管，或吸入肾上腺素治疗喘鸣。

（二）补充血容量

由于全身血管扩张和通透性增加，血浆外渗，有效循环血量减少，出现休克；所以，过敏性休克患者血压下降，心率加快，必须马上补充血容量，首剂补液500ml快速静脉滴注，观察患者血压、心率变化。对有心力衰竭的患者，快速输液要小心；依据患者对输液的反应性决定液体输注的速度及输液量。

（三）肾上腺素

肾上腺素的α受体兴奋作用，可以使外周的小血管收缩，从而恢复血管张力和有效血容量；肾上腺素还可以兴奋β受体，缓解支气管痉挛；能通过增加细胞内AMP的浓度而对抗部分Ⅰ型变态反应的炎性介质释放，是救治本症的首选药物。当患者出现休克、气道水肿，或是明确的呼吸困难，就应快速给予肾上腺素；使用0.1%的肾上腺素0.3~0.5ml，皮下注射；必要时在15~30分钟后，重复使用。如果出现低血压或对起始的肾上腺素剂量无反应，静脉推注肾上腺素0.01mg/kg；如果低血压持续存在，继以5%葡萄糖液250ml+肾上腺素1mg滴注，给予肾上腺素2~4μg/（kg·min）或多巴胺2~10μg/（kg·min）持续静脉输注，以维持血压在正常范围。

（四）糖皮质激素

若休克持续不见好转，应及早静脉注射糖皮质激素。常用地塞米松和氢化可的松，对速发反应效果不佳；但是，可以阻止迟发过敏反应的发生。静脉注射地塞米松10~20mg，琥珀酸氢化可的松200~400mg，或甲泼尼龙120~240mg静脉滴注，每6小时一次。一般用量为：地塞米松5~10mg；甲泼尼龙琥珀酸钠80~120mg（也可用1~2mg/kg），静脉注射，最大量125mg，每4~6小时一次；或泼尼松1~2mg/kg口服，最大量80mg。

（五）抗过敏药物

使用组胺受体拮抗剂，如：氨苯那敏10mg或异丙嗪25~50mg，肌内注射；也可静脉注射

10%葡萄糖酸钙10~20ml。

【常见误区】

（一）误区一

过敏性休克的风险性非常高，病情进展迅速，随时可能出现喉头水肿，导致呼吸衰竭而死亡。患者往往从相对平稳状态，迅速进展到随时可能死亡的状态，病人家属接受程度较差。

（二）误区二

处于过敏性休克时，病人的过敏阈值甚低，可能使一些原来不过敏的药物转为过敏原；故治疗用药切忌过多过滥。

（三）误区三

大约25%的患者存在双相发作，即在初期成功救治后8小时内可再发生危及生命的过敏症状，即发作-缓解-再发作。尽管采取适宜的治疗，仍可再次发作；较迟的再发作可出现在首次发作后8~12小时。所以，在患者发病首个24小时内需要严密观察病情变化，做好随时抢救准备。

（四）误区四

过敏性休克的特异性病因诊断，对本症的防治具有重要意义。进行过敏原检测应该做到：①休克解除后；②在停用抗休克及抗过敏药物后；③如作皮肤试验，备好必要的抗休克药物。少数皮试阴性患者仍有发生本症的可能。

（五）误区五

由于本症绝大多数为特异性IgE中介的变态反应。每次由相应的过敏原引起的IgE产量递次增多，即再次接触时发生剧烈反应的可能性更大。为此，应警告患者永远不再接受类似致敏原，并将禁忌药物登记在病历卡首页。

第五节　神经源性休克

神经源性休克（neurogenic shock）是动脉阻力调节功能严重障碍，血管张力丧失，引起血管扩张，导致外周血管阻力降低、有效循环血容量减少所致的休克。多见于严重创伤、剧烈疼痛（胸腔、腹腔或心包穿刺等）刺激，高位脊髓麻醉或损伤；起病急，及时诊断、治疗预后良好；疗效欠佳或病死者可发生于未及时接受治疗、病情危重或伴有合并症、并发症（如气胸、心脏压塞等）等情况下。单纯由于神经因素引起的休克较为少见，见于外伤剧痛、脑脊髓损伤、药物麻醉、静脉注射巴比妥类药物、神经节阻滞剂或其他降压药物以及精神创伤等。

【病因和发病机制】

正常情况下，血管运动中枢不断发放冲动沿传出的交感缩血管纤维到达全身小血管，使其维持一定的紧张性。当血管运动中枢发生抑制或传出的交感缩血管纤维被阻断时，小血管就将因紧张性的丧失而发生扩张，结果是外周血管阻力降低，大量血液淤积在微循环中，回心血量急剧减少，血压下降，引起神经源性休克。此类休克也可发生于深度麻醉或强烈疼痛刺激后（由于血管运动中枢被抑制），或在脊髓高位麻醉或损伤时（交感神经传出径路被阻断）。此类休克的病理生理变化和发病机制比较简单，预后也较好，有时不经治疗即可自愈，有的则在应用缩血管药物后迅速好转。有人认为这种情况只能算是低血压状态（hypotensive state），而不能算是休克，因为从休克的概念来看，这种患者的微循环灌流并无急剧减少。

【诊断要点】

（一）临床表现

1. 休克早期面色苍白，烦躁不安，四肢湿冷、出冷汗，疼痛、恶心、呕吐；心率快、脉搏有力，血压不稳定、忽高忽低、脉压小；口渴，尿少。

2. 休克期表情淡漠，反应迟钝，意识模糊，脉搏细速；收缩压≤80mmHg（10.64kPa），脉压<20mmHg（2.66kPa）；表浅静脉血管萎陷，尿量<20ml/h。严重的休克病人呼吸急促，甚至昏迷，收缩压<60mmHg（7.98kPa），甚至测不出，无尿等。

3. 休克晚期皮肤黏膜内脏出血，常见有消化道出血和血尿，发生心力衰竭、急性呼吸衰竭，急性肾衰竭、急性肝衰竭等。

（二）诊断依据

诊断依据包括：①有强烈的神经刺激，如创伤、剧烈疼痛；②头晕、面色苍白、出汗、疼痛、恶心；③胸闷、心悸、呼吸困难；④脉搏细速、血压下降。

【病情判断】

依据对原发病的病情评估；对休克严重程度的评估；对多器官功能损害的评估；多能对患者病情作出综合判定。

【治疗】

（一）治疗原则

治疗原则包括：①去除神经刺激因素、立即平卧；②迅速皮下或肌内注射肾上腺素；③快速补充有效血容量；④应用肾上腺皮质激素；⑤维持正常血压；⑥病因治疗。

（二）用药原则

用药原则包括：①发生神经源性休克时，立即应用肾上腺素，迅速液体复苏；②病情较重者可应用地塞米松；③收缩压低于80mmHg（10.64kPa），应用血管活性药物，如多巴胺或间羟胺等；④酌情使用镇痛、镇静药物。

（三）急救措施

1. 体位　平卧位，下肢应略抬高，以利于静脉血回流，如有呼吸困难可将头部和躯干抬高15°～30°，以利于呼吸。

2. 呼吸道　保持呼吸道通畅，尤其是休克伴昏迷者。方法是将病人颈部垫高，下颌抬起，使头部最大限度后仰，并偏向一侧，以防呕吐物和分泌物误吸入呼吸道。

3. 体温控制　给体温过低的病人保暖，但对伴高度发热的病人应给予降温。

4. 镇痛镇静　必要的初步治疗，因创伤骨折所致的休克给予镇痛及骨折固定，烦躁不安者可给予适当的镇静剂等。

5. 病人运送尽快送往有条件的医院抢救，对休克患者搬运越轻越少越好；运送途中应有专人护理，随时观察病情变化，给予吸氧及静脉输液等急救措施。

【常见误区】

（一）误区一

局限于抗休克治疗，而忽视原发病治疗。

（二）误区二

顾虑会影响病情观察或是镇静镇痛药物对血压的影响，而不敢使用镇痛镇静治疗。

（三）误区三

顾忌脑、脊髓的损伤需要脱水治疗，而造成液体复苏不足。

第六节 内分泌性休克

内分泌性休克是内分泌系统的急症，可表现为低血压，心动过速，脉搏细弱，皮肤湿冷、苍白或发绀，呼吸浅促，烦躁不安，反应迟钝，神志模糊，昏迷等，及时地激素替代治疗对此类患者的抢救成功率及预后具有决定性作用。

【病因和发病机制】

常见的内分泌性休克可发生于以下几种疾病。

（一）肾上腺危象

多在慢性肾上腺功能不全的基础上发生，也可由于肾上腺出血或栓塞，以及各种应激，如感染、外伤、手术等所引起。

（二）甲状腺功能亢进危象

本病是甲状腺功能亢进（简称甲亢）的最严重并发症，多发生于甲亢未经治疗或甲亢控制不良的患者，在感染、手术、创伤、或突然停药后发病。该病病情凶险，死亡率在20%～30%。常见诱因为感染，其次为精神创伤、手术及^{131}I治疗等。甲亢危象引起的休克，在死亡之前心律紊乱很难控制，可并发心源性休克。

（三）甲状旁腺危象

甲状旁腺危象主要是高钙血症，血清钙>4mol/L（17mg/dl）以上所致。多急性、险恶，最终导致MOF而死亡。

（四）脑腺垂体功能减退症

多在应激情况下发生，如感染、外伤、手术、注射胰岛素、水中毒及服过量镇静剂等。本病的病死率高，但早期诊治亦可转危为安。

（五）低血糖休克

血糖<2.2mmol/L（40mg/dl）时，可发生低血糖休克。常见原因：药物所致，如胰岛素、磺脲类及酒精等；其他器官病变，如腺垂体功能减退症、肾上腺皮质功能不全、肾病、肝病等，均可诱发低血糖休克。低血糖休克多发生在清晨空腹和深夜时分血糖逐渐降低，出现脑细胞血糖减少，表现为表情淡漠或抽搐、神志障碍、昏迷、休克等。

（六）黏液性水肿昏迷休克

甲状腺功能减退症是由各种不同原因造成甲状腺激素产生和分泌障碍，晚期可发生黏液性水肿昏迷休克。常见原因有先天性甲状腺缺陷、甲状腺炎、甲状腺手术及^{131}I治疗后等。

（七）糖尿病昏迷休克

见于糖尿病急性并发症，如糖尿病酮症酸中毒、糖尿病高渗性酮症昏迷、糖尿病乳酸性酸中毒等，均可出现脱水、酸中毒、低血容量性休克。由于糖代谢紊乱，脂肪不能完全代谢，酮体增加而致高酮血症、高血糖或并发缺氧性疾病，可发生休克。

【诊断要点】

不明原因休克或初诊休克治疗效果不佳，甚至伴意识障碍，用常见病因无法解释者往往伴有内分泌因素。诊疗时，在迅速收集病史、详细、全面体格检查的基础上，仔细询问病史，女性患者应关注月经及生育史，体检需注意性别体征。及时行内分泌功能筛查（抢救患者同时留取随机血液标本），但内分泌激素水平受年龄、性别、营养状况、有无用药或是否处于应激状态等因素影响，故需结合临床判断。临床工作中因实验室检查结果相对滞后，以抢救生命为原则，可先行补充糖皮质激素，在诊断与治疗的同时观察治疗效果。

（一）肾上腺危象

初期表现头痛、腹痛、恶心、呕吐、腹泻等，随着病情加重，出现高热、中枢神经系统症状，如意识障碍、抽搐、昏睡等，呼吸急促，最终发生 DIC，体温及血压下降、休克甚至死亡。若由其他因素出现应激所致者，初期为激惹现象、烦躁、频繁呕吐、腹泻等；因丢失大量的钠和氯，出现低钠血症，表现为：表情淡漠、衰竭，体温与血压下降，昏迷及抽搐等。重症脓毒症者合并相对肾上腺皮质功能不全的临床诊断主要是随机血清总皮质醇浓度测定和促肾上腺皮质激素（adreno-cortico-tropic-hormone，ACTH）刺激试验。

（二）甲状腺功能亢进危象

患者在感染、手术、创伤、或突然停药后，在甲亢症状加重的基础上伴高热、谵妄、大汗淋漓、恶心、呕吐、腹泻、心动过速、烦躁不安、休克、昏迷。主要表现：①发热：体温多在 39～42℃；②心动过速：心率可达 140～240 次/分，部分表现为心房纤颤，脉压增大，部分患者发生心力衰竭及休克；③中枢神经系统：焦虑不安，激动，定向力异常，烦躁，幻觉，谵妄，昏迷；④消化系统：食欲减退、腹痛、腹泻、恶心呕吐，可出现严重脱水，部分可有黄疸。查体：注意有无突眼症、甲状腺肿大等体征。

淡漠型甲亢以上症状与体征不明显，可以缓慢起病，虚弱表现，反应迟钝，表情淡漠，嗜睡，恶病质，肌肉萎缩，体温轻度升高，皮肤干燥、冰冷，心率增快不明显，最后陷入昏迷。

（三）甲状旁腺危象

病情险恶，表现为进行性头痛及顽固性恶心、呕吐、厌食、腹泻、腹痛，以及由于尿浓缩功能不全而致多尿、夜尿、烦渴、嗜睡、木僵、精神失常，甚至昏迷、休克，最终导致多器官功能衰竭而死亡。

（四）脑腺垂体功能减退症危象

多在应激情况下发生，临床表现为低血糖昏迷、低温昏迷、感染性昏迷、水中毒昏迷等。病死率高，但早期诊治亦可转危为安。

（五）低血糖休克

低血糖休克多发生在凌晨，首先表现为交感神经过度释放肾上腺素的反应，如：心慌、心悸，出冷汗等；以后血糖逐渐降低，晚期可出现脑细胞内血糖减少，表现为表情淡漠或抽搐、意识障碍、昏迷、休克等。

（六）黏液性水肿昏迷休克

甲状腺功能减退症的临床特点为，早期倦怠，表情及动作少而且慢，声音低沉嘶哑，畏寒，毛发干枯、无光泽易脱落，皮肤粗糙、脱屑、汗少，皮肤血管收缩，呈非凹陷性水肿，皮肤变得蜡黄、苍白、臃肿，并伴有胡萝卜素血症性皮肤改变。晚期心、肺、脑、消化道及骨骼肌均可发生黏液性水肿，最终导致多器官功能衰竭、低温、水中毒昏迷、休克。

（七）糖尿病昏迷休克

糖尿病急性并发症，如糖尿病酮症酸中毒、糖尿病高渗性酮症昏迷、糖尿病乳酸酸中毒昏迷等，均可出现脱水、酸中毒、低血容量性休克。口服大量胍类药物等，可致高乳酸血症，此时脉搏渐变细弱，可因血压低而发生休克。临床特点：在昏迷前期，先有糖尿病症状加重，伴恶心、呕吐，随着脱水和酸中毒加重，血 pH 下降，出现脑水肿、昏迷、休克。

【病情判断】

根据患者的原发病、日常对疾病控制状况、本次起病的原因能否尽快去除、有无其他伴发病症、各器官系统的受累情况、基础营养状况及年龄等，可以对疾病的预后作出判断；结合危重病评分，可以对患者的整体状况作出定量评估。

小剂量（即1μg促皮质素）快速ACTH刺激试验，既可发现早期轻度的肾上腺皮质功能不全，又可减轻大量促皮质素产生的不良反应。

【治疗】

维持生命体征平稳和激素替代治疗是最主要的治疗措施。激素替代治疗遵循个体化原则，同时监测电解质、血糖、中心静脉压，维持内环境及血压稳定。应用小剂量糖皮质激素能显著降低合并相对性肾上腺皮质功能不全的感染性休克患者的病死率及血管活性药物的使用时间，对于此类患者免疫系统和血流动力学的影响是有益的，尚未发现有不良反应；故应反复多次调整糖皮质激素剂量满足患者生理代谢与应激需要。

（一）肾上腺危象

关键是早期诊断及治疗，经过补充肾上腺皮质激素及抗凝治疗等，多数患者预后较好。首先采用肾上腺皮质激素以可的松或氢化可的松为首选；氢化可的松琥珀酸钠具有水溶性、直接生理活性，起效快，半衰期短，适用于急危重症患者的抢救治疗。盐皮质激素，9a-氟氢可的松0.1mg，每天1次；配合原发病的治疗及抗凝治疗等。

（二）甲状腺功能亢进危象

一旦危象发生，应分秒必争地进行抢救；可采用大剂量抗甲状腺药物及碘化物，必要时配合透析疗法，同时可选用利血平和胍乙啶，亦可采用较大剂量的β-肾上腺素能受体阻断剂，如普萘洛尔，静脉注射5～15mg/d，或口服60～240mg/d。甲亢危象休克，尤其在死亡之前心律紊乱很难控制，应用普萘洛尔对伴有室性心律紊乱者也有效。甲亢危象也可并发心源性休克，可在用普萘洛尔的同时，应用洋地黄类药物。应用糖皮质激素降温、纠正水电解质紊乱等。

（三）甲状旁腺危象

尽早对病因进行治疗，争取早日手术。对症治疗也很重要，降钙疗法可采用肾上腺皮质激素、降钙素及钙的螯合剂如依地酸钠、植酸钠，利尿剂如依他尼酸钠、利尿磺胺。禁用噻嗪类利尿剂。同时，纠正水、电解质紊乱，必要时可考虑血液透析及腹膜透析等。

（四）脑腺垂体功能减退症危象

本病患者病死率高，但早期诊治亦可转危为安。除激素替代治疗外，还需对症处理。

（五）低血糖休克

低血糖休克抢救措施：①立即给50%葡萄糖60ml静脉注射，继之10%葡萄糖液静脉滴注，必要时加用肾上腺皮质激素。②治疗原发病。③对症治疗，如抗休克等。

（六）黏液性水肿昏迷休克

主要是补充甲状腺激素，昏迷者鼻饲或静脉滴注三碘甲状腺原氨酸及肾上腺皮质激素，同时配合维持生命体征平稳及对症治疗。

（七）糖尿病昏迷休克

应根据患者心肺功能状态，给以足量的补液，扩充血容量。小剂量胰岛素静脉滴注，可纠正酸中毒。重度酸中毒，pH小于7.1时，可酌情补充等渗碳酸氢钠，配合抗休克及对症治疗等。

【常见误区】

（一）误区一

内分泌性休克具有一定的隐匿性，易漏诊及误诊。

（二）误区二

及时给予激素替代治疗对此类患者的抢救成功率及预后具有决定性作用。

（三）误区三

继发性肾上腺皮质功能减退患者多数是因长期或近期接受过皮质醇治疗和重症脓毒症患者。对于有服用糖皮质激素药物史的重症患者，应激后下丘脑-垂体-肾上腺轴被激活，皮质醇分泌的昼夜节律和峰值消失；而因各种应激均可使正常的肾上腺分泌皮质醇增多，约较平时增高2~7倍以适应机体的需要，故凭随机皮质醇浓度不可做出肾上腺皮质功能不全初步诊断。

第七节　中毒性休克综合征

中毒性休克综合征（toxic shock syndrome，TSS）是一种严重的、可威胁生命的临床症候群，以发热，皮疹、晕厥，低血压或休克和MOF为特征的综合征，它是由细菌（主要是金黄色葡萄球菌和链球菌）所释放的毒素而引起。本病的死亡率为8%~15%。

【病因和发病机制】

（一）病因

确切原因不明，但几乎所有病例均与金黄色葡萄球菌产外毒素菌株相关，这种细菌能产生中毒性休克综合征毒素-1或有关外毒素，已在黏膜（鼻咽部、阴道、气管）或坏死部位（积脓、脓肿）以及行经妇女的阴道发现此种细菌；由此推测，在阴道内已存在菌落并使用阴道塞的妇女最有患中毒性休克综合征的危险，与阴道塞有关的机械或化学因素导致细菌外毒素的产生增加，而外毒素可通过破损的黏膜或子宫进入血流。A组β-溶血性链球菌偶尔引起本病。风险因素包括：月经行经期，使用屏障避孕器（如避孕隔膜，女用避孕套和长效阴道塞），皮肤刀割伤及感染，分娩，与病死猪有密切接触史，近期手术或有金黄色葡萄球菌及链球菌感染史。

（二）发病机制

TSS被认为是一种超抗原介导的疾病，这种超抗原是一组能够激活免疫系统的蛋白质。在递呈给T细胞之前，它们不能在抗原递呈细胞中接受处理，而是直接与主要组织相容性复合物Ⅱ分子相结合，触发大量T细胞的激活；整个T细胞群约5%~30%将被激活，常规抗原只能激活0.01%~0.1%。超级抗原导致大量的细胞因子的释放，特别是肿瘤坏死因子α，白细胞介素（interleukin，IL）-1和IL-6；这些细胞因子与毛细血管渗漏以及TSS的临床表现有关。

【诊断要点】

（一）症状体征

起病突然，伴持续高热（39.0~40.5℃），头痛，咽喉痛，非化脓性结膜炎，深度嗜睡，间歇性神志模糊而无局灶性神经系统体征，呕吐，大量水泻和弥漫性日晒样红皮病，该综合征可在48小时内进展到直立性低血压，昏厥，休克和死亡，在起病后3~7天，可发生皮肤落屑并导致表皮剥脱，尤见于手掌和足底皮肤。

皮疹可发生于第1天，常见表现为广泛的红斑，在3天内消退，也可发生猩红热样皮疹和丘脓疱疹，手足明显肿胀，可有广泛的黏膜红斑，结膜下出血，口腔、食管、阴道和膀胱黏膜溃疡，多伴有瘙痒，有时可发生水疱和大疱、斑丘疹、紫癜，脱屑具有高度特征性，发生于起病后10~21天，可局限于指端或累及整个掌跖皮肤，可逆性斑状脱发或休止期脱发，甲横嵴和甲部分脱失是晚期非特异性表现。

其他器官也常受累，可引起轻度非溶血性贫血，以未成熟粒细胞为主的中等度白细胞增多以及早期的血小板减少和随后的血小板增多，虽然临床上有重要意义的出血现象罕有发生，但凝血酶原时间和部分凝血时间却有延长倾向，在疾病的第1周，可见肝功能异常（肝炎）和横纹肌溶解，心肺受累也可发生，表现为周围水肿和肺水肿（CVP异常低），尤其在儿童可发生严重低血压和肢体血灌流量不足，出现肾功能损害，其特征为尿量减少以及血尿素氮和肌酐增高。胃肠系统损害有呕吐，腹泻；出现中枢神经系统损害时有定向障碍或意识改变等。

链球菌TSS，亦称链球菌TSS样综合征，起病急骤，有畏寒、发热、头痛，咽痛（40%），咽部充血，呕吐（60%），腹泻（30%）；发热第2天出现猩红热样皮疹，恢复期脱屑，脱皮，全身中毒症状严重，近半数有不同程度低血压，甚至出现昏迷，少数有多器官功能损害。

（二）诊断标准

诊断标准包括：①突发高热；②皮疹常为弥漫性红色斑疹；③发病后1~2周出现皮肤脱屑；④低血压或直立性晕厥；⑤全身至少有≥3个器官受损；⑥血、咽拭子、脑脊液细菌培养阴性，亦可阳性。

以上各点均符合，可以确诊，缺某一项则视为可疑病例。

（三）检查方法

1. 血、鼻、咽及阴道分泌物培养可分离到凝固酶阴性的金黄色葡萄球菌（噬菌体Ⅰ群）或链球菌，病原菌培养和血清学试验是本病诊断的关键。

2. 血液检查可发现白细胞增多，核相左移，部分患者血小板减少，凝血酶原时间延长，可有肝、肾功能异常。

3. 无特征性组织学表现真皮可有血管周围单个核细胞浸润和乳头层水肿，在有水疱形成的病例，裂隙发生于表皮下。

【鉴别诊断】

TSS类似Kawasaki综合征（黏膜皮肤淋巴结综合征），但可根据临床表现予以鉴别，Kawasaki综合征一般发生于5岁以下的儿童，不引起休克，氮质血症或血小板减少，皮疹为斑丘疹。其他还应考虑鉴别的有猩红热，Reye综合征，葡萄球菌性烫伤皮肤综合征，脑膜炎球菌菌血症，钩端螺旋体病和病毒性出疹性疾病，这些疾病可根据特异性的临床表现，培养和血清学试验加以排除。

【病情判断】

病情要点包括：①TSS确诊后立即进行多器官功能评估，尽早进行预防干预，减轻多器官功能损伤；②利用APACHEⅡ、SAPSⅡ及SOFA评分等，对病情进行量化评估；③动态观察患者血乳酸的变化，以便对休克程度及组织器官的氧供与氧耗的平衡状况作出评估；④TSS患者死亡多由顽固性休克或ARDS所致，抗休克和肺功能保护尤其值得关注；⑤50%的TSS患者病后4~6个月可再发，但不如开始严重，不过仍要认真对待并住院治疗。

【治疗】

在急性期用抗生素治疗可消灭葡萄球菌病灶，防止复发。疑诊为TSS的病人应立即住院并强化治疗，必须进行液体复苏和补充电解质，治疗低血容量、低血压或休克，纠正酸中毒。应从黏膜表面和血液取标本作革兰染色和细菌培养，留取标本后立即开始有效的、抗阳性球菌为主的抗感染治疗，在得到血液培养和药敏结果后再调整抗菌药物治疗方案。必要时短期应用肾上腺皮质激素。

去除感染源：检查体内有无异物，并清除异物（如卫生棉条、女用避孕套、引流条或鼻腔填塞物等）；查找感染灶（如手术切口或皮肤感染等），手术清除已感染的皮肤和坏死的组织。

【常见误区】

（一）误区一

对TSS认识不清，延误诊断，错失最佳治疗时间。

（二）误区二

对病情迅猛的进展认识不足，在查找病原体及感染灶的过程中，未能尽早给予患者有效的抗感染治疗。

（三）误区三

对多器官功能损害认识不足，尤其是对心功能的保护与液体复苏的矛盾难以获得最佳平衡点。

第八节　创伤性休克

创伤性休克（traumatic shock）是由于机体遭受剧烈暴力打击，导致重要脏器损伤、大出血，使有效循环血量锐减，微循环灌注不足；以及创伤后剧烈疼痛、恐惧等多种因素形成的机体代偿失调综合征。创伤性休克可见于严重创伤引起大出血，损伤处炎性肿胀或体液渗出，以微循环障碍为特征的急性循环衰竭，引起组织缺血、缺氧和内脏损害的临床综合征。其基本特征是心排血量降低、血管内有效循环血容量不足、小动脉痉挛、微循环灌注不足与血液淤积，导致组织、细胞缺血缺氧，发生组织坏死、细胞因子释放、代谢紊乱与脏器损伤。

【病因和发病机制】

（一）创伤性休克的常见病因

常见病因包括：①交通事故伤，约占65%；②机器损伤，约占12%；③坠落伤，约占12%；④其他伤，约占11%。

（二）休克分类

常表现为低血容量性休克，但与失血性休克有所不同，创伤性休克伴有大量的体液丢失，并在血管外间隙有大量的体液被隔离开，更多的炎性介质被激活，将发展成为SIRS。创伤性休克可表现为失血性、神经源性、心源性休克，后期又可表现为感染性休克。

（三）循环血量减少

血浆或全血丧失至体外，加上损伤部位的出血、水肿和渗出到组织间隙的液体不能参与循环，可使循环血量大减；受伤组织逐渐坏死或分解，产生具有血管抑制作用的蛋白分解产物，如组胺、蛋白酶等，引起微血管扩张和管壁通透性增加；有效循环血量进一步减少，组织缺血更加明显。其基本变化是存在体液分布不均，周围血管扩张，心脏排血功能正常或代偿性增高，但组织灌注压血流不足。

（四）多器官功能损害

休克发展到严重阶段，由于肠毒素的吸收及肝脏解毒功能低下等因素的影响，再加上微循环衰竭，局部酸质血症，创伤溶血、红细胞释放出凝血物质以及创伤时组织破碎的碎块等，故可发生DIC，使微循环衰竭加重。延髓生命中枢长时间缺氧发生损害，肾脏亦因长期缺血而出现ARF；心、肺因缺血、缺氧造成严重损伤，此类患者预后差。

（五）急性创伤性凝血病

是指由于大出血及组织损伤后激活凝血、纤溶、抗凝途径，在创伤早期出现的急性凝血功能紊乱。创伤患者急性创伤性凝血病发病率较高,并且与预后密切相关。

【诊断要点】

（一）创伤性休克的诊断主要依据

病史、症状、临床特点以及脉压等方面均需考虑。创伤性休克患者均有较严重的外伤或出血史,有“5P”征表现,即皮肤苍白(pallor)、冷汗(perspiration)、神志淡漠(prostation)、脉搏微弱(pulselessness)、呼吸急促(pulmonary deficiency);收缩压在100mmHg(13.3kPa)以下;脉压一般小于30mmHg(4kPa)。凡遇到严重创伤患者,均应考虑到发生休克的可能,如发现患者精神兴奋,烦躁不安,出冷汗,心率快,脉压缩小,尿量减少等,即应认为已处于休克早期,如患者口渴,神志淡漠,反应迟钝,皮肤苍白,出冷汗,四肢发凉,呼吸浅而快,脉搏细速,收缩压降至90mmHg(12kPa)以下和尿量少等,患者已进入休克抑制期。

（二）急性创伤性凝血病的诊断

创伤引起血小板和凝血因子丢失、低体温和酸中毒等,导致血小板数量减少和功能障碍,凝血因子消耗且活性降低,大量输液导致血液稀释等,都将加重凝血功能障碍,表现为PT、APTT延长,甚至出现DIC。创伤性凝血病缺乏特异性症状和体征,临床上可以根据创面、浆膜表面、皮肤切缘、血管穿刺处等部位的广泛渗血来进行初步判断,同时观察凝血、纤溶等相关指标。1994年美国病理学家学会推荐APTT>60秒、PT>18秒及凝血酶时间(thrombin time,TT)>15秒即可诊断为创伤性凝血病。2010年欧洲创伤出血高级处理特别工作组(task force for advanced bleeding care in trauma)发布的“严重创伤出血及凝血病管理指南”进行了更新,推荐动态监测创伤性凝血病相关的指标APTT、PT、TT、INR等,同时应测定血栓弹力图(thromboelastometry,TEG)辅助诊断凝血病并指导治疗。

（三）临床监测

通过对休克病人的监测,既可以进一步确诊,又可以较好地判断病情并指导治疗。

1. 一般监测

(1) 精神状态:能够反映脑组织灌流的情况,病人神志清楚,反应良好,表示循环稳定,神志淡漠或烦躁,头晕,眼花,或从卧位改为坐位时出现晕厥,常表示循环血量不足,休克依然存在。

(2) 肢体温度,色泽:反映体表灌流的情况,四肢温暖,皮肤干燥,轻压指甲或口唇时,局部暂时缺血呈苍白,松压后迅速转红润,表明休克好转;四肢皮肤苍白、湿冷,轻压指甲或口唇时颜色变苍白,松压后恢复红润缓慢,仍处于休克状态。

(3) 血压:休克代偿期时,血压保持或接近正常,应定期测血压并进行比较;血压逐渐下降,收缩压低于90mmHg(12kPa),脉压小于20mmHg(2.67kPa),提示为休克状态;血压回升,脉压增大,表明休克好转。

(4) 脉率:脉搏细速常出现于血压下降前,有时血压虽然仍低,但脉搏有力,手足温暖,多表示休克趋于好转。休克指数=脉率/收缩血(mmHg),可以帮助判定有无休克及其程度,休克指数为0.5,一般表示无休克;在1.0~1.5,表示存在休克;在2.0以上,表示休克严重。

(5) 尿量:是反映肾血流灌注状况的指标,借此也可反映重要器官的血流灌注的情况。留置导尿管,观察每小时尿量,尿量<25ml/h,比重增加,表明肾动脉痉挛或血容量不足;血压正常,但尿量仍少,比重降低,则可能已发生ARF,尿量>30ml/h,表示休克纠正。

2. 复苏指标监测

(1) 动脉血乳酸:可直接反映患者休克、低灌注以及无氧代谢严重程度,且对组织缺氧具有较高灵敏度,乳酸清除率可预测创伤性休克患者的预后。

（2）中心静脉血氧饱和度：$ScvO_2$ 可用于评估组织氧利用程度，与血乳酸相比，其对评估患者病情严重程度具有更高的灵敏度，是一项早期监测指标，$ScvO_2$ 达到 70%可作为创伤性休克患者限制性液体复苏终点。

（3）组织血氧饱和度：组织血氧饱和度是一项有效的休克严重程度评估指标，而其预测 MODS 的发生或患者预后、评估严重躯干创伤患者组织灌注状况的价值较高；具有连续性和无创等优点。

（4）血流动力学监测：监测指标可用于液体管理，如：SPV、PPV、SVV、EVLW、ITBV 等指标，较传统方法更加可靠，具有更好的容量状态评估作用。

（5）肠黏膜酸碱度值：机体处于缺血及缺氧状态时，胃肠黏膜受损概率较高。相对于血乳酸，肠黏膜酸碱度在评估组织灌注方面灵敏度更高。小肠黏膜酸碱度监测可早期发现，患者全身监测指标完全恢复正常但胃肠组织灌注不足的“隐性代偿性休克”；可有效评估创伤失血性休克患者复苏是否完全。

【病情判断】

（一）快速进行伤情的评估

医护人员立即进行生命体征、SpO_2 监测、意识状态评估等。伤情严重度在创伤患者整个抢救过程中非常重要，对生命威胁最大的创伤要优先予以处理，还可用于评判伤员的预后。

（二）创伤严重度评分（injury severity scale，ISS）

多发伤严重度评估运用最广泛的是 ISS，是针对 6 个损伤部位（头颈、胸部、腹部、脊柱、四肢和体表）分为 1～5 分，然后对三个损伤最重的脏器评分进行平方，其平方之和即为 ISS 分值，分值范围 0～75 分，分值越高损伤越重。ISS>16 分确定为严重创伤；严重创伤危及生命定为极重度创伤，ISS>25 分。ISS 评分不能充分反映胸腹部脏器损伤情况，也不能反映出年龄和患者伤前健康状况对预后的影响。

（三）改良早期预警评分（modified early warning score，MEWS）

MEWS 是对患者心率、收缩压、呼吸频率、体温和意识状态进行评分。一旦分值达到一定标准即“触发”水平，必须尽快进行更积极的医疗处置。MEWS 评分 4～5 分是病情严重程度变化的一个最佳截断点；一般认为，MEWS 评分在 4 分以下，患者病情较轻；而达 4 分以上则病情严重。MEWS 评分分值与急性创伤患者伤情及病死率呈正相关。

（四）休克的监测

出现下列情况多表示抗休克治疗有效：①神志清楚，安静不烦渴，对答切题，无缺氧症状；②血压基本稳定，收缩压>100mmHg，不需升压药物维持，脉压 30～50mmHg，CVP 6～12cmH_2O；③脉搏有力，脉率 70～90 次/分，恢复到或接近伤前水平，呼吸平稳，12～18 次/分；④Hb≥100g/L，Hct≥35%，四肢末梢温暖，皮肤无潮湿粗糙；⑤尿量≥60ml/h，尿色和尿比重正常。

【治疗】

及时去除休克原因，尽可能缩短受伤与手术治疗的时间间隔，补足丢失的血容量，纠正酸中毒，血压恢复正常，循环衰竭即可得到纠正，对尚未查明出血部位的休克伤员应立即完善相关检查，如胸、腹、骨盆等部位的超声和 CT 检查。严重创伤对患者的生命产生极大的威胁，必须及时给予有效生命支持。

（一）创伤性休克的治疗原则

具体原则包括：①处理危及生命的伤情，如伤口失血过多，可立即处理伤口、止血；②液体复苏、补充血容量、纠正酸中毒；③给予强心利尿、抗感染；④吸氧、镇痛、镇静治疗等；⑤其他原因，可先给予紧急抢救，同时准备手术治疗。

（二）维持生命体征平稳，处理创伤

迅速果断地处理威胁患者生命的伤情，包括开放气道、建立静脉通路、包扎、止血、有效止痛等。对创伤给予紧急处置，诸如：固定骨折、填塞伤口暂时止血，在休克控制后再进一步处理创伤。对盆腔骨折导致的失血性休克，应立即进行骨盆闭合和稳定手术；对于接受了骨盆稳定处理后血流动力学仍进行性恶化者，早期进行血管栓塞术，或进行手术填塞止血。

（三）液体复苏

复苏恢复组织器官的血流灌注，又不至于过多地扰乱机体的代偿机制和内环境是复苏的平衡点。出血尚未控制的伤员不再进行复苏，而是争取时间紧急运送，直至具备进行止血手术条件时开始液体复苏。相对轻的出血，不予复苏或延迟复苏，较立即复苏为好。严重出血性休克，应是边复苏边运送，但复苏应该是"有限地低度干预"，即只给予少量的液体，使血压维持在较低水平，即允许性低血压，一般是 SBP：70～90mmHg（9.33～12.27kPa）。

1. 复苏原则　①对有休克表现的患者，可用晶体液或人工胶体溶液维持 MAP 在 70mmHg 左右；②第一阶段，活动性出血期，从受伤到手术止血约 8 小时，用晶体液和浓缩红细胞复苏，不主张用过多的胶体液，以免引起过多的血管外液扣押，对后期复苏不利；③第二阶段，强制性血管外液体扣押期，伤后 1～3 天，在保证心、肺功能的前提下积极复苏，维持足够有效的循环血量，但不主张过多输注胶体液，特别是白蛋白，也不主张用大量利尿剂，尿量控制在 20～40ml/h；④第三阶段，血管再充盈期，此期功能逐渐恢复，大量组织间液回流入血管，应减慢输液速度和减少输液量，酌情使用利尿剂。

2. 复苏措施　①保持呼吸道通畅，给氧或机械通气；心电监护，维护心泵功能。②控制出血，进行紧急生命救治，可采取暂时性控制出血，如填塞止血、出血点压迫止血，快速简便血管修复止血法，侧壁修补、结扎；主要任务是恢复有效血容量，维持血流动力学稳定，迅速输入晶体液、全血、红细胞，使 Hct>35%；纠正代谢性酸中毒，提高碱贮备，补充碳酸氢钠，使动脉血 pH 恢复正常；提高 PaO_2，使 CI>3.5L/min，SpO_2>94%；广谱抗菌药物预防和控制感染，加强器官功能支持。③采用复温设施恢复机体热平衡，覆盖加热到 40℃ 的空气对流毯；输液导管均需接有精确加热控制装置，使输入液体保持在 40℃。

3. 复苏程序　创伤性休克复苏程序的重点是保持呼吸道通畅及充分供氧，早期快速、足量扩容，迅速止血；急救复苏对于提高外伤性患者的生存率具有重要的作用和意义。急救复苏原则是：①尽早去除引起休克的原因；②尽快恢复有效循环血量，将前心脏负荷调整至最佳水平；③纠正微循环障碍；④增强心脏功能；⑤恢复人体的正常代谢。

（四）限制性液体复苏

针对有活动性出血的创伤性休克患者，建议采用损伤控制限制性液体复苏，通过控制液体输注的速度，使机体血压维持在一个较低水平的范围内，直至彻底止血。

1. 作用机制　过量补液会造成：①血压升高，加重出血；②血液过度稀释，不易形成新的凝血块，降低机体的凝血功能，或使已形成的凝血块脱落，引发再出血；③导致 Hb 降低，不利于氧的携带和运送；④引起肺水肿，不利于氧的弥散等。

2. 注意事项　①限制性液体复苏的适用范围是在彻底止血前，有活动性出血的休克患者，特别是胸部和心脏外伤者；对于严重的脑外伤患者要慎用，因为合并颅脑损伤的严重多发伤患者，大多伴有休克和低血压情况，当务之急是手术清创，彻底止血；②MAP 的选定要注意个体化差异，重视伤情的特殊性；MAP 太高时，大量补液扩容会加重脑水肿和出血，MAP 降太低会影响脑部的血流灌注；一般以 MAP 50～60mmHg 为标准指导补液量和速度，有高血压史的患者 MAP 最好能维持于伤前的 2/3；③掌握好限制性液体复苏的时限；采取限

制性液体复苏是把创伤后失血性休克引起对机体的损害降低到最小程度的权宜之计，而不是限制性液体复苏的时间越长越好；④限制性液体复苏过程中仍应强调，必须尽快查明活动性出血情况，尽快处理；⑤持续顽固性严重创伤失血性休克患者的抗休克治疗，要进行持续的液体复苏，同时注意纠正凝血功能、酸中毒，维持患者体温正常；⑥建议液体复苏开始就以一定比例输注浓缩红细胞、冷冻血浆和新鲜浓缩血小板；⑦监测复苏效果，观察患者的血压和心率、碱剩余、血乳酸、组织血红蛋白氧饱和度等指标来评估机体的代谢状态。

（五）损伤控制性复苏（damage control resuscitation，DCR）

对于创伤性休克引起大量失血、失液者，止血比紧急复苏更紧迫。DCR 整合了止血性复苏、允许性低血压和损伤控制性外科（damage control surgery，DCS）的相关理念，旨在有效抗休克和预防“致死三联征”的发生。DCR 的理念来源于 DCS，DCS 是指有效地避免创伤患者发生低体温、酸中毒和凝血功能障碍等危及生命的生理功能紊乱的外科原则，其核心思想是提高患者的生存率。DCR 策略是控制严重创伤和出血，降低病死率，包括 DCS、允许性低血压、止血复苏、识别和预防低体温、纠正酸中毒及纠正凝血病等。

（六）合理输注血液及血制品

对大出血或凝血病有明显出血者，如 PT、APTT>正常对照 1.5 倍，可使用新鲜冷冻血浆（fresh frozen plasma，FFP），初始剂量为 10～15ml/kg，随后可能需要追加。对于接受大量输血治疗的患者，按照输血治疗方案进行分层研究发现，接受高 FFP∶红细胞（red blood cell，RBC）比值（中位数为 1∶1.4）输血的患者生存率为 81%，采用中等比值（中位数为 1∶2.5）的患者生存率为 66%，而接受低比值（中位数为 1∶8）治疗的患者生存率为 35%。虽然血浆、血小板及 RBC 补充治疗一般不应该基于任何固定公式，但许多观察性研究的结果提示重度创伤、大量血液补充及凝血异常患者在以接近 1∶1∶1的比例输注 FFP（单位）、血小板（单位）和 RBC（单位）的情况下（即损伤控制方法）生存率获得提高。

（七）急性创伤性凝血病

创伤凝血病在创伤的极早期、接受大量液体治疗之前就可能发生，并且和预后密切相关。防治措施包括：①防治低体温；②合理选择用于复苏的液体；③纠正酸中毒；④允许性低血压复苏；⑤早期积极补充凝血因子，恰当使用止血药物；⑥损伤控制外科的实施；⑦适当补充钙剂；⑧警惕后期的血液高凝状态和血栓形成，预防脓毒症的发生。

（八）血管活性药物

创伤性休克治疗的关键不是升血压，而是改善微循环血流。临床上合理应用血管活性药物可以通过解除微循环血管痉挛，使血管内径恢复，血流重新变得畅通，阻断休克的恶性循环，保证治疗的成功。在抗休克治疗时，如果扩容治疗难以恢复组织灌注，那么血管活性药物就成为提升血压，增加组织灌流等血流动力学处理的主要措施。临床常用的血管活性药物有：肾上腺素、多巴胺、去甲肾上腺素、血管加压素、山莨菪碱、酚妥拉明等。小剂量联合应用、缓慢增加、逐渐减量是临床应用血管活性药物的原则。

【常见误区】

（1）误区一：创伤性休克对全身各系统功能都产生严重损害，患者处于生理功能耗竭状态，可表现出生理功能耗竭的“死亡三角”，也称“创伤三联征”，极易导致进行性代谢功能衰竭和死亡，临床上需要高度关注。

（2）误区二：不能应用 Hct 评估出血的严重程度。

（3）误区三：有条件时，尽早对患者全身损伤情况进行全面检查与评估。

（王锦权）

第二章

心力衰竭

心力衰竭（heart failure）简称心衰，是指由于心脏结构或功能性疾病所致心室充盈和（或）射血能力受损，心排血量无法满足机体组织代谢需要，循环淤血，组织器官灌注不足的一组复杂临床综合征，其主要临床表现为呼吸困难、乏力（体力活动受限）及体液潴留。由于心力衰竭时通常伴有肺循环和（或）体循环的被动性充血，故又称之为充血性心力衰竭。心衰为各种心脏疾病的严重和终末阶段，发病率高，是当今最重要的心血管病之一。而临床上常提及的心功能不全（cardiac dysfunction）则是一个更广泛的概念。

【心力衰竭的类型】

根据心力衰竭的发生部位、发生的时间及速度、发生机制、临床表现等，可分为：

（一）左心衰竭、右心衰竭和全心衰竭

左心衰竭系由左心室代偿功能不全所致，以肺循环淤血为主要特征，临床上较常见。而单纯的右心衰竭则主要见于肺源性心脏病及某些先天性心脏病，以体循环淤血为主要表现。左心衰竭后肺循环淤血、肺动脉压力增高，使右心负荷加重，继而发生右心衰竭。右心衰竭时一方面体循环淤血，压力增高，另一方面右心输出量减少也可影响左室功能，导致左心衰竭。心肌炎、心肌病患者左、右心可同时受累，左、右心衰可同时出现而表现为全心衰竭。

单纯二尖瓣狭窄引起的是一种特殊类型的心衰，它不影响左心室的收缩功能，而是直接因左心房压力升高导致肺循环高压，有明显的肺淤血以及相继出现的右心功能不全。

（二）急性和慢性心力衰竭

急性心衰因急性的严重心肌损害、心律失常或突然加重的心脏负荷，使心功能正常或处于代偿期的心脏在短时间内发生衰竭或慢性心衰急剧恶化。临床上以急性左心衰常见，表现为急性肺水肿或心源性休克。

慢性心衰有一个缓慢的发展过程，一般均有代偿性心脏扩大或肥厚及其他代偿机制的参与。一般要经过代偿期和失代偿期两个阶段。代偿期是机体通过各种代偿机制使心输出量尚能满足机体代谢的需要。失代偿期是经过各种代偿机制后，心输出量仍不能满足机体代谢的需要，从而出现一系列心力衰竭的临床表现。慢性心衰症状、体征稳定 1 个月以上则称为稳定性心衰。

（三）收缩性和舒张性心力衰竭

心脏以收缩泵血为主要功能。收缩功能障碍，心排血量下降并有循环淤血的表现即为收缩性心力衰竭，临床上常见。心脏正常的舒张功能是为了保证收缩期的有效泵血，心脏的收缩功能不全常同时合并有舒张功能障碍。舒张性心力衰竭是由心室主动舒张功能障碍或心室肌顺应性减退及充盈障碍所致，单纯的舒张性心衰多可见于冠心病和高血压心脏病心

功能不全早期，收缩期射血功能尚未明显降低，但因舒张功能障碍而致左心室充盈压增高，肺循环淤血。严重的舒张性心衰见于限制型心肌病、肥厚型心肌病等。

（四）HFrEF、HFmrEF 和 HFpEF（表 1-2-1）

表 1-2-1　HFrEF、HFmrEF 和 HFpEF 的定义

心衰类型		HFrEF	HFmrEF	HFpEF
	1	症状±体征[a]	症状±体征[a]	症状±体征[a]
	2	LVEF<40%	LVEF 40%～49%	LVEF≥50%
	3	-	1. 利钠肽水平升高[b] 2. 至少符合以下一项附加标准 a 相关结构性心脏病［LVH 和（或）LAE］ b 舒张功能不全	1. 利钠肽水平升高[b] 2. 至少符合以下一项附加标准 a 相关结构性心脏病［LVH 和（或）LAE］ b 舒张功能不全

注：LVEF（left ventricular ejection fraction）＝左室射血分数；LVH（left ventricular hypertrophy）＝左心室肥厚；LAE（left atrial enlargement）＝左心房扩大；a. 心衰早期（尤其是 HFpEF）和利尿治疗的患者可能没有体征；b. BNP>35ng/L 和（或）NT-proBNP>125ng/L；HFpEF 诊断中的 LVEF 界值为 50%是主观划定的，临床试验中通常将 LVEF 40%～49%归类为 HFpEF。2016 ESC 急慢性心力衰竭的诊断与治疗指南将 HFpEF 定义为 LVEF≥50%，并将 LVEF 在 40%～49%之间的患者看成一种灰区，表示为 HFmrEF

根据欧洲心脏病学会（ESC）急慢性心力衰竭的诊断与治疗指南，心衰还可分为 LVEF 降低的心衰（heart failure with reduced left ventricular ejection fraction，HFrEF）、LVEF 保留的心衰（heart failure with preserved left ventricu］ar ejection fraction，HFpEF）及 HFmrEF（heart failure with mid-range left ventricular ejection fraction，LVEF 在 40%～49%范围）。

一般来说，HFrEF 指传统概念上的收缩性心衰，而 HFpEF 指舒张性心衰。LVEF 保留或正常的情况下收缩功能仍可能是异常的，部分心衰患者收缩功能异常和舒张功能异常可以共存。

（五）心力衰竭的分期与分级

1. 心衰分期

（1）A 前心衰阶段（pre-heart failure）：患者为心衰的高危人群，但目前尚无心脏结构或功能异常，也从未出现心衰的症状和（或）体征。这部分人群常有高血压、冠状动脉疾病、糖尿病、有使用心脏毒性药物治疗史或酒精滥用史、风湿热病史、心肌病家族史等。

（2）B 前临床心衰阶段（pre-clinical heart failure）：患者虽从未出现心力衰竭症状或体征，但已发展成结构性心脏病。例如：左室肥厚或纤维化、左室扩张或收缩力减弱、无症状的瓣膜疾病、既往有心肌梗死病史等。

（3）C 临床心衰阶段（clinical heart failure）：患者已有基础的结构性心脏病，既往或目前有心衰的症状和（或）体征。例如：左室收缩功能障碍所致的呼吸困难或乏力、曾经出现心力衰竭症状而经治疗症状消失的患者等。

（4）D 难治性终末期心衰阶段（refractory end-stage heart failure）：患者虽经严格优化内科治疗，但休息时仍有症状，常伴心源性恶病质，须反复长期住院，特殊干预。例如：因心力衰竭反复住院并且不能安全出院的患者，住院等待心脏移植的患者，在家持续接受静脉输液治疗以缓解症状或使用机械循环辅助设备，接受心力衰竭临终关怀的患者等。

心衰是一种慢性自发进展性疾病，很难根治，但可预防。心衰分期不仅全面评估病情进

展，同时也体现了重在预防这一概念。预防从前心衰阶段进展（A）至前临床心衰阶段（B），即是防止发生结构性心脏病；预防从前临床心衰阶段（B）进展至临床心衰阶段（C），也是防止出现心衰的症状和体征，这两点尤为重要。

2. 心衰分级　目前通用的是美国纽约心脏病学会（NYHA）1928 年提出的分级方案。实际上 NYHA 分级是对临床心衰阶段（C）和难治性终末期心衰阶段（D）患者症状严重程度的分级。根据患者能胜任体力活动的能力将心功能分为四级：

（1）Ⅰ级：心脏病患者日常活动量不受限制，一般活动不引起呼吸困难、乏力等心衰症状。

（2）Ⅱ级：心脏病患者体力活动轻度受限，休息时无自觉症状，一般活动下可出现心衰症状。

（3）Ⅲ级：心脏病患者体力活动明显受限，休息时可无症状，低于平时一般活动即出现心衰症状。

（4）Ⅳ级：心脏病患者不能从事任何体力活动，休息状态下也出现心衰症状，体力活动后加重。无需静脉给药，可在室内或床边活动者为Ⅳa 级；不能下床并需静脉给药支持者为Ⅳb 级。

这一心衰分级方法的优点在于简便易行，但其缺点在于仅凭患者主观陈述，有时症状和与客观检查有很大的差距，同时患者个体之间的差异也较大。

1994 年美国心脏病学会（AHA）对 NYHA 心功能分级方案再次进行修订补充，采用并行的两种分级方案。第一种即上述的四级方案，第二种是客观的评估，即根据客观检查手段如心电图、运动负荷试验、X 线、超声心动图等来评估心脏病变的严重程度，分为 A、B、C、D 四级：

A 级：无心血管疾病的客观证据。

B 级：客观检查示有轻度心血管疾病。

C 级：有中度心血管疾病的客观证据。

D 级：有严重心血管病的表现。

3. 6 分钟步行试验（表 1-2-2）

表 1-2-2　6 分钟步行试验

6 分钟步行距离	心衰程度
<150m	重度
150~450m	中度
>450m	轻度

6 分钟步行试验实际上是运动量较小的次极量运动试验，用于评定患者的运动耐力，评估慢性心力衰竭患者的心功能，其最大优势在于无需特殊设备，方法简单易行、重复性及安全性好，易为广大患者所接受。与临床常用的 NYHA 分级呈显著正相关。特别对较难客观区分的心功能Ⅱ、Ⅲ级有辅助判断价值。

值得注意的是近 1 个月内出现不稳定型心绞痛或心肌梗死的患者严禁行该项试验，而静息心率>120 次/分，收缩压>180mmHg 和舒张压>100mmHg 的患者需慎重考虑是否行该项试验。

第一节　急性心力衰竭

急性心力衰竭（acute heart failure，AHF）是指心力衰竭急性发作和（或）加重的一种临床综合征，可表现为急性新发或慢性心衰急性失代偿。

急性左心衰是指由于急性发作或加重的心肌收缩力明显减弱，心排血量急骤降低，心脏负荷加重，肺循环压力突然升高、周围循环阻力增加，导致急性肺淤血、肺水肿并可伴组织器官灌注不足和心源性休克的临床综合征。急性左心衰多以急性肺水肿和心源性休克为主要临床表现。急性右心衰是右心室心肌收缩力急剧下降或右心室的前后负荷突然加重，引起右心排血量急剧减低的临床综合征，常由右心室梗死，急性大面积肺栓塞、右心瓣膜病所致。临床上以急性左心衰竭最为常见，急性右心衰竭则相对较少见。

【病因和诱因】

（一）常见病因

常见病因包括：①慢性心力衰竭急性加重；②急性心肌坏死和（或）损伤，如急性冠脉综合征、急性重症心肌炎、围生期心肌病、药物所致的心肌损伤与坏死等；③急性血流动力学障碍，如急性瓣膜反流或原有瓣膜反流加重、高血压危象、重度主动脉瓣或二尖瓣狭窄、主动脉夹层、心脏压塞等。

（二）常见诱因

常见诱因包括：①感染：如呼吸道感染；②心律失常：快速性心律失常以及严重缓慢性心律失常均可诱发心衰；③血容量增加：如钠盐摄入过多，静脉输液量过多过快；④过度体力消耗或情绪激动精神紧张；⑤慢性心衰治疗不当：患者依从性差，不恰当使用或停用利尿剂、降压药等。

【诊断要点】

心力衰竭须综合病史、症状、体征及辅助检查作出诊断。主要诊断依据为原有基础心脏病的证据及循环淤血的表现。症状、体征是早期发现心衰的关键，完整的病史采集及详尽的体格检查非常重要。左心衰竭的不同程度呼吸困难、肺部啰音，右心衰竭的颈静脉征、肝大、水肿以及心衰的心脏奔马律、瓣膜区杂音等是诊断心衰的重要依据。但症状的严重程度与心功能不全程度无明确相关性，需行客观检查并评价心功能。BNP 测定也可作为诊断依据，并能帮助鉴别呼吸困难的病因。

（一）急性左心衰竭

根据既往心脏病史，突发严重呼吸困难、剧烈咳嗽和咯粉红色泡沫样痰，典型心源性肺水肿的诊断并不困难。心脏杂音、舒张期奔马律、肺部湿啰音和发绀等体征，以及胸部 X 线检查对确诊肺水肿可提供重要佐证。

左心衰竭常出现夜间阵发性呼吸困难，可伴喘息，需与支气管哮喘相鉴别。心源性哮喘者，多有明确的冠心病、高血压或瓣膜病等既往史，发作时患者可咯泡沫血痰，除心脏体征外，双肺底可闻湿啰音；胸部 X 线检查可发现肺水肿征。

（二）急性右心衰竭

多见于急性肺栓塞，发病突然、剧烈胸痛、呼吸困难等急性表现，结合心电图呈急性肺源性心脏病改变，胸部 X 线呈肺动脉高压表现，不难确诊。严重肺梗死常须与急性心肌梗死相鉴别，但急性心肌梗死心电图多出现特异性动态改变，且血清肌酸磷酸激酶、谷草转氨酶和乳酸脱氢酶均升高，此有别于急性肺梗死。

【病情判断】

病情判断及评估时应尽快明确以下三点：①容量状态；②循环灌注是否不足；③是否存在急性心衰的诱因和（或）合并症。

（一）基础监测

持续监测患者心率、呼吸频率、血压、血氧饱和度等，监测患者体温，密切关注患者心电图动态变化,必要时行动脉血气分析。

(二) 血流动力学监测

1. 适应证 适用于血流动力学状态不稳定,病情严重且治疗效果不理想的患者。

2. 主要方法(表 1-2-3)

表 1-2-3 血流动力学监测主要方法

监测主要方法	
右心导管	①患者存在呼吸窘迫或灌注异常,但临床上不能判断心内充盈压力情况 ②急性心衰患者在标准治疗的情况下仍持续有症状伴有以下情况之一者:容量状态、灌注或肺血管阻力情况不明,收缩压持续低下,肾功能进行性恶化,需静脉血管活性药物维持,考虑机械辅助循环或心脏移植
外周动脉插管	可持续监测动脉血压,还可抽取动脉血样标本检查
肺动脉插管	不常规应用

(三) 生物学标志物检测

1. 利钠肽 临床上常用 BNP/NT-proBNP 协助急性心衰的诊断和鉴别诊断以及评估心衰严重程度和预后。在急性心衰中 BNP/NT-proBNP 采用排除截点和诊断截点的双截点诊断策略,排除截点比诊断截点更为可靠。排除截点:BNP<100ng/L、NT-proBNP<300ng/L,即如果 BNP/NT-proBNP 小于排除截点,其急性心衰的可能性是很小的。诊断截点:BNP≥300ng/L,NT-proBNP 水平根据年龄和肾功能不全分层:50 岁以下的成人血浆 NT-proBNP 浓度>450ng/L,50 岁以上血浆浓度>900ng/L,75 岁以上应>1800ng/L,肾功能不全(肾小球滤过率<60ml/min)时应>1200ng/L。NT-proBNP>5000ng/L 提示心衰患者短期死亡风险较高,>1000ng/L 提示长期死亡风险较高。

评估灰区值(介于"排除"和按年龄调整的"纳入"值之间)的临床意义需综合考虑临床状况,排除其他原因,因为急性冠状动脉综合征、慢性肺部疾病、肺动脉高压、高血压、房颤等均会引起测定值升高。故而推荐使用利钠肽来排除心衰,但不用来确诊(表 1-2-4)。

表 1-2-4 利钠肽浓度升高的原因

心脏	心力衰竭 急性冠脉综合征 肺栓塞 心肌炎 左室肥厚 肥厚型或限制型心肌病 瓣膜性心脏病 先天性心脏病 房性和室性快速型心律失常 心脏挫伤 心脏复律、ICD 电击 累及心脏的外科手术 肺动脉高压
非心脏	高龄 缺血性卒中 蛛网膜下腔出血 肾功能不全 肝功能不全(主要是肝硬化伴腹水) 副肿瘤综合征 慢性阻塞性肺疾病 严重感染(包括肺炎和败血症) 重度烧伤 贫血 严重代谢和激素异常 (如甲状腺功能亢进、DM 酮症酸中毒)

2. 心肌坏死标志物及其他生物学标志物测定 cTnT 或 cTnI 等心肌坏死标志物用于评价是否存在心肌损伤、坏死及其严重程度和预后。近几年一些新的标志物也显示在心衰危险分层和预后评价中的作用,如中段心房利钠肽前体(MR-proANP,分界值为

120pmol/L)等。

(四) 急性左心衰竭严重程度分级

目前临床常用的有 Killip 法、Forrester 法和临床程度床边分级 3 种。

1. Killip 法主要用于急性心肌梗死所致急性心衰患者。

Ⅰ级:尚无明显心衰征象,但 PCWP 可升高,病死率 0~5%。

Ⅱ级:有心衰,肺啰音<50%肺野,可出现第三心音奔马律、持续性窦性心动过速或其他心律失常,病死率 10%~20%。

Ⅲ级:严重心衰,出现急性肺水肿,全肺大小干湿啰音,病死率 35%~40%。

Ⅳ级:出现心源性休克,病死率 85%~95%。

2. Forrester 法适用于监护病房,及有血流动力学监测条件的病房、手术室。

Ⅰ类:无肺淤血和组织灌注不良,PCWP(肺毛细血管楔压)和 CI(心脏指数)正常,病死率 2.2%。

Ⅱ类:单有肺淤血,PCWP 增高(>18mmHg),CI 正常[>2.2L/(min·m^2)],病死率 10.1%。

Ⅲ类:单有组织灌注不良,PCWP 正常(≤18mmHg),CI 降低[≤2.2L/(min·m^2)],主要与血容量不足或心动过缓有关,病死率 22.4%。

Ⅳ类:合并有肺淤血和组织灌注不足,PCWP 增高(>18mmHg),CI 降低[≤2.2L/(min·m^2)],病死率 55.5%。

3. 临床程度床边分级根据 Forrester 法修改而来,主要根据末梢循环的观察和肺部听诊,无需特殊的监测条件,适用于一般的门诊和住院患者(表 1-2-5)。

表 1-2-5　急性心衰的临床程度床边分级

分级	皮肤	肺部啰音
Ⅰ	温暖	无
Ⅱ	温暖	有
Ⅲ	寒冷	无或有
Ⅳ	寒冷	有

【治疗】

(一) 临床评估和处理流程(图 1-2-1)

临床评估:根据上述检查方法及病情变化作出临床评估,包括:基础心血管疾病;急性心衰发生诱因;病情严重程度、分级及预后。动态多次进行评估以及时调整治疗方案,进行个体化治疗。

(二) 一般处理

1. 体位　患者取半卧位或端坐位,双腿下垂,以减少回心血量,降低心脏前负荷。

2. 吸氧　适用于低氧血症和呼吸困难明显,尤其 SaO_2<90%的患者。立即鼻导管给氧,低氧流量(1~2L/min)开始,再根据动脉血气分析结果调整氧流量。伴呼吸性碱中毒患者可采用面罩吸氧。严重者采用无创呼吸机持续加压(CPAP)或双水平气道正压(BiPAP)给氧,增加肺泡内压,既可加强气体交换,又可对抗组织液向肺泡内渗透。必要时(指征为心肺复苏时、严重呼吸衰竭经常规治疗不能改善者,尤其是出现明显的呼吸性和代谢性酸中毒并影

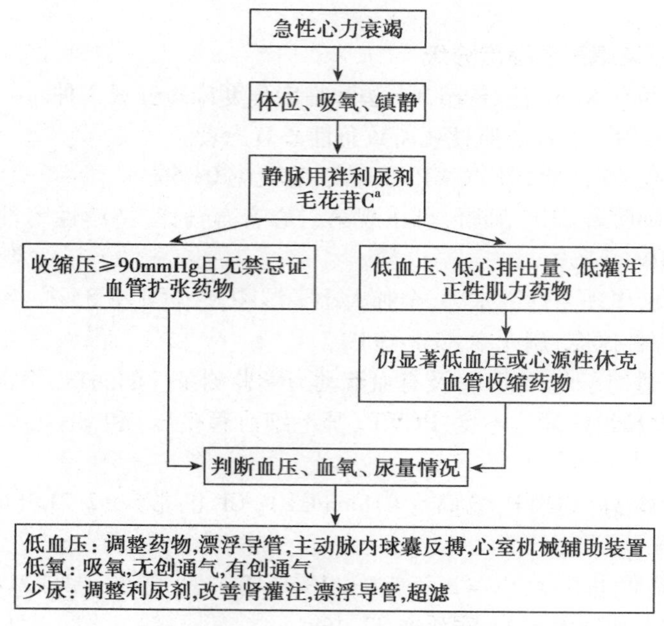

图 1-2-1 急性心衰处理流程

[a]:适用于房颤患者伴快速心室率者、严重收缩功能不全者

响到意识状态的患者）行气道插管和人工机械通气。

3. 抢救准备 开放静脉通道，必要时留置导尿管，予心电监护等监测。

（三）药物治疗

1. 基础治疗

（1）吗啡：吗啡 3~5mg 静脉注射可使患者镇静，减轻焦虑，消除烦躁不安情绪，亦可降低代谢率，减少氧消耗，降低呼吸中枢敏感性，中断反射性换气过度。还可使肌肉松弛，迅速扩张体静脉，减少回心静脉血量，从而降低静脉压，减轻心脏负荷。必要时每隔 15 分钟重复 1 次，共 2~3 次，老年患者可减量或改为肌内注射。应用吗啡须密切观察疗效和呼吸抑制的不良反应。伴明显和持续低血压、休克、意识障碍、COPD 等患者禁用。

（2）洋地黄类药物：能轻度增加心输出量、降低左心室充盈压和改善症状。毛花苷 C 最适用于有快速心室率的房颤并心室扩大伴左心室收缩功能不全者，可用 5%葡萄糖注射液稀释后缓慢注射，首剂 0.4~0.6mg，以后每 2~4 小时可再给 0.2~0.4mg，总量 1~1.6mg。

2. 利尿剂

（1）袢利尿剂：适用于急性心衰伴循环明显淤血及容量负荷过重的患者。可在短时间里迅速降低容量负荷，应首选并及早应用。常用呋塞米，宜先静脉注射 20~40mg，继以静脉滴注 5~40mg/h，其总剂量在起初 6 小时不超过 80mg，起初 24 小时不超过 160mg。如果平时使用袢利尿剂治疗，最初静脉剂量应等于或超过长期每日所用剂量。用药过程中要防止低血容量状态的出现。

（2）托伐普坦：选择性的血管加压素 V_2 受体拮抗剂，推荐用于充血性心衰、常规利尿剂治疗效果不佳、有低钠血症或有肾功能损害倾向患者，对心衰伴低钠的患者能降低心血管病所致病死率。建议剂量为 7.5~15.0mg/d 开始，疗效欠佳者逐渐加量至 30mg/d。

3. 血管扩张药物 急性肺水肿时，交感神经系统兴奋性增高，周围血管收缩，以致心脏后负荷增大，心肌收缩时氧耗增加，使心搏量进一步下降，左室舒张终末压与 PCWP 升高，肺水肿加剧。血管扩张可降低心脏排血阻力及心室舒张终末压，使心搏量增加，心脏功能得到改善。血管扩张药还可降低静脉的张力，使回心血量减少，左室舒张期末容量及 PCWP 降低，以利纠正心衰。

此类药可用于急性心衰早期阶段。收缩压>110mmHg 的患者通常可安全使用；收缩压在 90~110mmHg，应谨慎使用；收缩压<90mmHg，或持续低血压伴症状，严重阻塞性心瓣膜疾病，禁用。此外，HFpEF 患者因对容量更加敏感，使用血管扩张剂应小心。

（1）硝酸酯类药物：扩张小静脉，降低回心血量，使 LVEDP 及肺血管压降低。在不减少每搏输出量和不增加心肌耗氧下能减轻肺淤血，特别适用于急性冠状动脉综合征伴心衰的患者。硝酸甘油静脉滴注起始剂量 5~10μg/min，每 5~10 分钟递增 5~10μg/min，最大剂量为 200μg/min；亦可每 10~15 分钟喷雾 1 次（400μg），或舌下含服 0.3~0.6mg/次。硝酸异山梨酯静脉滴注剂量 5~10mg/h。硝酸甘油及其他硝酸酯类药物长期应用均可能发生耐药。

（2）硝普钠：动、静脉血管扩张剂，适用于严重心衰、原有后负荷增加以及伴肺淤血或肺水肿患者。临床应用宜从小剂量 0.3μg/（kg·min）开始，可酌情逐渐增加剂量至 5μg/（kg·min），静脉滴注，通常疗程不要超过 72 小时。由于具强效降压作用，应用过程中要密切监测血压，根据血压调整合适的维持剂量，使收缩压维持在 100mmHg 左右，对原有高血压者血压降低幅度（绝对值）以不超过 80mmHg 为宜。停药应逐渐减量，并加用口服血管扩张剂，以避免反跳现象。

（3）萘西立肽（重组人 BNP）：兼具多重药理作用，包括扩张静脉和动脉（包括冠状动脉），降低前后负荷；一定的排钠和利尿作用；抑制 RAAS 和交感神经系统。可先予负荷剂量 1.5~2μg/kg 静脉缓慢推注，继以 0.01μg/（kg·min）静脉滴注；也可不用负荷剂量而直接静脉滴注。疗程一般 3 天。

4. 正性肌力药物　适用于低心排血量综合征，可缓解组织低灌注所致的症状，保证重要脏器血液供应。

（1）多巴胺：去甲肾上腺素前体。小剂量时［0.5~2μg/（kg·min）］主要作用于多巴胺受体，有选择性扩张肾动脉、促进利尿的作用；小到中等剂量时［2~10μg/（kg·min）］直接激动 β_1 受体及间接促使去甲肾上腺素自储藏部位释放，对心肌产生正性应力作用，使心肌收缩力及心搏量增加，最终使心排血量增加、收缩压升高、脉压可能增大，舒张压无变化或有轻度升高，外周总阻力常无改变，冠脉血流及耗氧改善；大剂量［>10μg/（kg·min）］激动 α 受体，导致周围血管阻力增加，肾血管收缩，肾血流量及尿量反而减少。由于心排血量及周围血管阻力增加，致使收缩压及舒张压均增高。一般从小剂量起始，逐渐增加剂量，短期应用。可引起低氧血症，应监测 SaO_2，必要时给氧。

（2）多巴酚丁胺：多巴胺衍生物。具有强的兴奋 β_1 受体作用，对 β_2 受体作用小，对 α 受体作用微弱。与多巴胺比较，增强心肌收缩力作用更强，而对心率、血压影响较小。短期应用可增加心输出量，改善外周灌注，缓解症状。对于重症心衰患者，连续静脉应用可增加死亡风险。予 2~20μg/（kg·min）静脉滴注。使用时监测血压。正在应用 β 受体阻滞剂的患者不推荐应用多巴酚丁胺和多巴胺。

（3）磷酸二酯酶抑制剂：适用于对洋地黄、利尿剂、血管扩张剂治疗无效或效果欠佳的各种原因引起的急性顽固性充血性心力衰竭。米力农兼有正性肌力及降低外周血管阻力的作用，静脉注射：负荷量 25~75μg/kg，5~10 分钟缓慢静注，以后每分钟 0.25~1.0μg/kg 维持。每日最大剂量不超过 1.13mg/kg。常见不良反应有低血压和心律失常。

（4）左西孟旦：适用于传统治疗疗效不佳，并且需要增加心肌收缩力的急性失代偿心力衰竭的短期治疗。为钙增敏剂，以钙离子浓度依赖的方式与心肌肌钙蛋白 C 结合而产生正性肌力作用，增强心肌收缩力，但并不影响心室舒张；同时可通过使 ATP 敏感的钾通道（KATP）开放而产生血管舒张作用，使得冠状动脉阻力血管和静脉容量血管舒张，从而改善冠脉的血流供应，另外还可抑制磷酸二酯酶Ⅲ。在心衰患者中，左西孟旦的正性肌力和扩血管作用可以使心肌收缩力增强，降低前后负荷，而不影响其舒张功能。其正性肌力作用独立于 β 肾上腺素能刺激，可用于正接受 β 受体阻滞剂治疗的患者。该药在缓解临床症状、改善预后等方面不劣于多巴酚丁胺，且使患者的 BNP 水平明显下降。冠心病患者应用不增加病死率。首剂予 12μg/kg 静脉注射（>10 分钟），继以 0.1μg/（kg·min）静脉滴注，可酌情减半或加倍。对于收缩压<100mmHg 的患者，不需负荷剂量，可直接用维持剂量，防止发生低血压。应用时需监测血压和心电图，避免血压过低和心律失常的发生。

5. 血管收缩药物　如去甲肾上腺素、肾上腺素等，用于尽管已经应用正性肌力药物仍出现心源性休克，或合并显著低血压状态。

6. 抗凝治疗　抗凝治疗建议用于深静脉血栓和肺栓塞发生风险较高，且无抗凝治疗禁忌证的患者。

7. 改善预后的药物　HFrEF 患者出现失代偿和心衰恶化，如无血流动力学不稳定或禁忌证，可继续原有的优化药物治疗方案。

（四）非药物治疗

1. 主动脉内球囊反搏（IABP）　可有效改善心肌灌注，降低心肌耗氧量和增加心输出量。适用于①急性心肌梗死或严重心肌缺血并发心源性休克，且不能由药物纠正；②伴血流动力学障碍的严重冠心病；③心肌缺血或急性重症心肌炎伴顽固性肺水肿；④作为左心室辅助装置（LVAD）或心脏移植前的过渡治疗。

2. 血液净化治疗对急性心衰有益，但并非常规手段。出现下列情况之一时可考虑采用血液净化治疗：①高容量负荷且对利尿剂抵抗；低钠血症（血钠<110mmol/L）且有相应的临床症状；②肾功能进行性减退，血肌酐>500μmol/L 或符合急性血液透析指征的其他情况可行血液透析治疗。

3. 心室机械辅助装置　急性心衰经常规药物治疗无明显改善时，可考虑选择应用心室辅助装置，短期辅助心脏功能，也可作为心脏移植或心肺移植的过渡。如 ECMO（体外膜肺氧合）将体内的静脉血引出体外，经过特殊材质人工心肺旁路氧合后注入患者动脉或静脉系统，起到部分心肺替代作用，维持人体脏器组织氧合血供。

【常见误区】

（一）不能根据双肺听诊来鉴别哮喘急性发作和左心衰

当病情难以鉴别且病情严重时，可先雾化吸入速效 β_2 受体激动剂、静脉注射氨茶碱等缓解喘息后再进一步鉴别。若考虑哮喘急性发作，首选雾化吸入支气管扩张剂、糖皮质激素，病情严重时需静脉使用糖皮质激素，大多数哮喘急性发作患者通过药物治疗可明显缓解，少部分病情严重者可能需要机械通气。若考虑左心衰，可给予利尿剂、扩血管甚至强心等药物治疗。但要注意：在没能满意鉴别时，不要轻易用肾上腺素或吗啡！如果诊断未明确，给左心衰患者用肾上腺素可增加心肌耗氧、增加心脏后负荷而加剧病情，给哮喘患者用吗啡则可能抑制呼吸。

临床上遇到呼吸困难患者，不仅要鉴别急性左心衰与支气管哮喘（表 1-2-6），还要考虑慢阻肺急性加重、急性肺栓塞、重症肺炎、急性呼吸窘迫综合征等危急重症。

表 1-2-6　急性左心衰与支气管哮喘的鉴别

	心源性哮喘	支气管哮喘
病史	有引起急性肺淤血的基础心脏病（高血压、冠心病、风湿性心脏病等）	有哮喘病史，或者有哮喘家族史或个人过敏史
年龄	多见于中老年患者	多从青少年起病
症状	突发气急，端坐呼吸，阵发性咳嗽，常咳出粉红色泡沫痰	咳出白色黏痰后呼吸困难常可缓解
体征	两肺可闻及广泛的湿啰音和哮鸣音，左心界扩大，心率增快，心尖部可闻及奔马律，无肺气肿体征（若同时合并哮喘或慢阻肺时可有）	通常无心脏病体征（但可同时合并），双肺可闻及广泛的哮鸣音，呼气音延长，可有肺气肿体征
胸片	左心增大，肺淤血，急性心肌梗死时心脏可无明显增大	未见明显异常，可有肺气肿征
心电图	心肌缺血或心肌梗死	正常
心肌酶	升高	正常
利钠肽	BNP 升高	BNP<100ng/L
治疗	利尿、扩血管、强心、吗啡等	氨茶碱、雾化抗炎平喘、静脉激素等

（二）出入量管理相关问题

循环淤血及体液潴留明显者须严格限制饮水量、静脉输液量和速度及钠盐摄入量。要根据患者具体情况确定水负平衡量，注意防止发生低血容量、低钾血症和低血钠等。无明显低血容量因素（大出血、严重脱水、大汗淋漓等）者，每天入量宜在 1500ml 以内，不要超过 2000ml，并保持每天水负平衡约 500ml；严重肺水肿者水负平衡为 1000～2000ml/d，甚至可达 3000～5000ml/d，以减少水钠潴留，缓解症状。3～5 天后，如循环淤血及体液潴留症状改善后，应及时减少水负平衡量并逐渐过渡到出入量大体平衡。同时限制钠摄入<2g/d。

第二节　慢性心力衰竭

慢性心力衰竭（chronic heart failure，CHF）是心血管疾病的终末期表现和最主要的死因。

【病因】

冠心病、高血压已成为慢性心力衰竭的最主要病因。风湿性心脏病虽在病因构成中的比例已趋下降，但瓣膜性心脏病仍不可忽视。同时，慢性肺心病和高原性心脏病在我国也具有一定的地域高发性。

【诊断要点】

临床上左心衰竭较为常见，尤其是左心衰竭后继发右心衰竭而致的全心衰竭，由于严重广泛的心肌疾病同时波及左、右心而发生全心衰竭者在住院患者中更为多见。

（一）左心衰竭

以肺循环淤血及心排出量降低为主要表现。

1. 症状

（1）不同程度的呼吸困难：①劳力性呼吸困难：是左心衰竭最早出现的症状。因运动使回心血量增加，左心房压力升高，加重肺淤血。引起呼吸困难的运动量随心衰程度加重而减少；②端坐呼吸：肺淤血达到一定程度时，患者不能平卧，因平卧时回心血量增多且横膈上抬，呼吸更为困难。高枕卧位、半卧位甚至端坐时方可好转；③夜间阵发性呼吸困难：患者入睡后突然因憋气而惊醒，被迫取坐位，重者可有哮鸣音，称为"心源性哮喘"。多于端坐休息后缓解；④急性肺水肿：是"心源性哮喘"的进一步发展，是左心衰呼吸困难最严重的形式。

（2）咳嗽、咳痰、咯血：咳痰是肺泡和支气管黏膜淤血所致，开始常于夜间发生，坐位或立位时咳嗽可减轻，白色浆液性泡沫痰为其特点，偶可见痰中带血丝。长期慢性肺淤血肺静脉压力升高，导致肺循环和支气管血液循环之间在支气管黏膜下形成侧支。此种血管一旦破裂可引起大咯血。

（3）代谢症状：乏力、疲倦、运动耐量降低、头晕、心慌等器官、组织灌注不足及代偿性心率加快所致的症状。

（4）少尿及肾功能损害症状：严重的左心衰竭血液进行再分配时，肾血流量首先减少，可出现少尿。长期慢性的肾血流量减少可出现血尿素氮、肌酐升高并可有肾功能不全的相应症状。

2. 体征

（1）肺部湿性啰音：由于肺毛细血管压增高，液体渗出到肺泡而出现湿性啰音。随着病情的加重，肺部啰音可从局限于肺底部直至全肺。侧卧位时下垂的一侧啰音较多。

（2）心脏体征：除基础心脏病的固有体征外，一般均有心脏扩大（单纯舒张性心衰除外）及相对性二尖瓣关闭不全的反流性杂音、肺动脉瓣区第二心音亢进及舒张期奔马律。

（二）右心衰竭

以体循环淤血为主要表现。

1. 症状

（1）消化道症状：胃肠道及肝淤血引起腹胀、食欲不振、恶心、呕吐等是右心衰最常见的症状。

（2）劳力性呼吸困难：继发于左心衰的右心衰呼吸困难已存在。单纯性右心衰为分流性先天性心脏病或肺部疾患所致，也均有明显的呼吸困难。

2. 体征

（1）水肿：体静脉压力升高使软组织出现水肿，表现为始于身体低垂部位的对称性凹陷性水肿。也可表现为胸腔积液，以双侧多见，单侧者以右侧多见，可能与右膈下肝淤血有关。因胸膜静脉部分回流到肺静脉，故胸腔积液更多见于全心衰竭。

（2）颈静脉征：颈静脉搏动增强、充盈、怒张是右心衰时的主要体征，肝颈静脉反流征阳性则更具特征性。

（3）肝脏肿大：肝淤血肿大常伴压痛，持续慢性右心衰可致心源性肝硬化。

（4）心脏体征：除基础心脏病的相应体征外，可因右心室显著扩大而出现三尖瓣关闭不全的反流性杂音。

（三）全心衰竭

右心衰竭继发于左心衰竭而形成全心衰竭。右心衰竭时右心排血量减少，因此阵发性呼吸困难等肺淤血症状反而有所减轻。扩张型心肌病等表现为左、右心室衰竭者，肺淤血症状往往不严重，左心衰竭的表现主要为心排血量减少的相关症状和体征（表 1-2-7）。

表 1-2-7 心力衰竭的症状和体征

症状	体征
典型的	较特异的
气促 端坐呼吸 阵发性夜间呼吸困难 运动耐力降低 乏力、疲倦、运动后恢复时间延长 踝部水肿	颈静脉压升高 肝颈静脉反流征 第三心音（奔马律） 心尖搏动向左侧移位
不太典型的	不太特异的
夜间咳嗽 喘息 肿胀感 食欲不振 精神不振（尤其是老年人） 抑郁 心悸 头晕 昏厥 俯身呼吸困难	体重增加（>2kg/w） 体重减轻（在严重心衰） 组织消耗（恶病质） 心脏杂音 外周水肿（踝部、骶部、阴囊） 肺部啰音 肺底空气进入减少，叩诊浊音（胸腔积液） 心跳加快 脉搏不规则 呼吸加快 潮式呼吸 肝大 腹水 四肢冷 尿少 脉压小

【病情判断】

（一）判断心脏病的性质及程度

1. 病史、症状及体征评估容量状态及生命体征，监测体质量，估测颈静脉压，了解有无水肿、夜间阵发性呼吸困难以及端坐呼吸。特别关注液体潴留征象：短时间内体质量增加是液体潴留的可靠征象。其他征象还包括颈静脉充盈、肝颈静脉回流征阳性、肺淤血（肺部湿啰音）和肝淤血（肝脏肿大、腹胀、食纳不佳），以及水肿。

2. 辅助检查

（1）超声检查：二维超声心动图及多普勒超声。

（2）心电图：有心律失常或怀疑存在无症状性心肌缺血时应作 24 小时动态心电图。

（3）实验室检查：全血细胞计数、尿液分析、血生化、空腹血糖和糖化血红蛋白、血脂及甲状腺功能等应列为常规。对某些特定心衰患者应进行血色病或 HIV 的筛查，在相关人群中进行风湿性疾病、淀粉样变性、嗜铬细胞瘤的诊断性检查。

（4）生物学标志物：①BNP/NT-proBNP 测定：可用于因呼吸困难而疑为心衰患者的诊断和鉴别诊断，评估慢性心衰的严重程度和预后。BNP<35ng/L，NT-proBNP<125ng/L 时不支持慢性心衰诊断，其诊断敏感性和特异性较急性心衰时低；②心肌损伤标志物：心脏肌钙蛋白（cTn）可用于诊断原发病如急性心肌梗死，也可以对心衰患者作进一步的危险分层。

（5）X 线胸片。

（6）心脏磁共振（CMR）：准确性和可重复性较好，为评价心室容积、肿瘤、室壁运动的金标准。经超声心动图检查不能做出诊断时，CMR 是最好的替代影像检查。疑诊心肌病、心脏肿瘤（或肿瘤累及心脏）或心包疾病时，CMR 有助于明确诊断，对复杂性先天性心脏病患者则是首选检查。

（7）冠状动脉造影：对拟诊冠心病或有心肌缺血症状，心电图或负荷试验有心肌缺血表现者，可行冠脉造影。

（8）核素心室造影及核素心肌灌注和（或）代谢显像：前者可准确测定左心室容量、LVEF 及室壁运动。后者可诊断心肌缺血和心肌存活情况，并对鉴别扩张型心肌病或缺血性心肌病有一定帮助。

（9）负荷超声心动图：运动或药物负荷试验可检出是否存在可诱发的心肌缺血及其程度，并确定心肌是否存活。对于疑为 HFpEF、静息舒张功能参数无法作结论的患者，也可采用舒张性心功能负荷试验，有一定辅助诊断价值。

（10）经食管超声心动图：适用于经胸超声窗不够而 CMR 不可用或有禁忌证时，还可用于检查左心耳血栓，但有症状的心衰患者宜慎用该检查。

（11）心肌活检：对不明原因的心肌病诊断价值有限，但有助于区分心肌炎症性或浸润性病变。

3. 心衰严重程度采用 NYHA 心功能分级，6 分钟步行试验等判断心衰严重程度。

（二）其他生理功能评价

1. 有创性血流动力学检查　主要用于严重威胁生命，对治疗反应差的泵衰竭患者，或需对呼吸困难和低血压休克作鉴别诊断的患者。

2. 心脏不同步检查　心脏不同步可严重影响左心室收缩功能。通常用超声心动图来判断心脏不同步。

【治疗】

（一）慢性 HFrEF 的治疗

1. 一般治疗

（1）生活方式调整与管理

1）患者教育：教育内容包括健康的生活方式、平稳的情绪及平和的心态、适当的诱因规避、规范合理用药、定期的随访计划等。

2）营养和饮食调整与管理：限钠，心衰急性发作伴有容量负荷过重的患者，要限制钠摄入<2g/d。一般不主张严格限制钠摄入和将限钠扩大到轻度或稳定期心衰患者。值得注意的是在使用强效排钠利尿剂时过分严格限盐可致低钠血症。限水，严重低钠血症（血钠<130mmol/L）患者液体摄入量应<2L/d。严重心衰患者液量限制在 1.5~2.0L/d 有助于减轻症状和充血。轻中度症状患者常规限制液体并无益处。戒烟。肥胖患者应减轻体质量。严重心衰伴明显消瘦应给予营养支持。

3）体质量管理：监测体质量能简便直观反映患者液体潴留情况及当前利尿剂疗效，为临床调整用药方案及剂量提供参考。如在3天内体质量突然增加2kg以上，应考虑患者已有钠、水潴留（隐性水肿），需要利尿或加大利尿剂的剂量。部分严重心衰患者存在营养不良，若出现大量体脂丢失或干重减轻称为心源性恶病质，往往提示预后不良。

4）休息和适度运动：失代偿期需卧床休息，多做被动运动以预防深部静脉血栓形成。临床情况改善后在不引起症状的情况下，鼓励体力活动，以防止肌肉失用性萎缩。NYHA Ⅱ~Ⅲ级患者可在康复专业人员指导下进行运动训练，改善症状、提高生活质量。

5）心理和精神调整与管理：抑郁、焦虑和孤独在心衰恶化中发挥重要作用，也是心衰患者死亡的重要预后因素。综合性情感干预包括心理疏导可改善心功能，必要时酌情应用药物干预治疗。

（2）去除诱发因素：及时处理或纠正各种诱因。如各种感染特别是呼吸道感染、心律失常特别是房颤、电解质紊乱和酸碱失衡、贫血、肾功能损害、过量摄盐、过度静脉补液以及应用损害心肌或心功能的药物等均可引起心衰恶化。

2. 药物治疗

（1）利尿剂：有液体潴留证据的所有心衰患者均应给予利尿剂。从小剂量开始，逐渐增加剂量直至尿量增加，体质量每天减轻0.5~1.0kg为宜。一旦症状缓解、病情控制，即以最小有效剂量长期维持，并根据液体潴留的情况随时调整剂量。每天体质量的变化是最可靠的监测利尿剂效果和调整利尿剂剂量的指标。①袢利尿剂：强效利尿剂，作用于髓袢升支粗段，排钠排钾，特别适用于有明显液体潴留或伴有肾功能受损的患者。呋塞米静注后5~20分钟生效，0.5~1.5小时作用达高峰，持续4~6小时，每次20~40mg，每日1~2次；口服后20~30分钟生效，1~2小时作用达高峰，持续6~8小时，每次20~40mg，每日1~2次。②噻嗪类利尿剂：作用于肾远曲小管近端和髓袢升支远端，仅适用于有轻度液体潴留、伴有高血压而肾功能正常的心衰患者。③血管加压素 V_2 受体拮抗剂托伐普坦具有仅排水不利钠的作用，伴顽固性水肿或低钠血症者疗效更显著。④不良反应：电解质紊乱（如低钾血症、低钠血症、低氯血症、高钾血症）是利尿剂长期使用最常见的不良反应，特别是低钾血症和高钾血症可导致严重后果，使用利尿剂时应注意监测电解质水平，并根据结果及时调整用药方案和剂量。对于低钠血症要仔细区别缺钠性低钠血症（容量减少性）和稀释性低钠血症（难治性水肿）。缺钠性低钠血症者尿少而比重高，可予高渗盐水补充钠盐；稀释性低钠血症见于心衰进行性恶化患者，尿少而比重低，应严格限水，并按利尿剂抵抗处理，此时可尝试以下方法：静脉推注联合持续静脉滴注；2种及以上利尿剂联合使用；考虑应用增加肾血流的药物，如小剂量多巴胺或萘西立肽。如出现低血压和肾功能恶化，应区别是利尿剂不良反应，还是心衰恶化或低血容量的表现。

（2）ACEI（血管紧张素转化酶抑制剂）：ACEI通过抑制血管紧张素转化酶减少血管紧张素Ⅱ（AngⅡ）生成而抑制RAAS；并通过抑制缓激肽降解而增强缓激肽活性及缓激肽介导的前列腺素生成，发挥扩血管作用，改善血流动力学；通过降低神经-体液代偿机制的不利影响，改善心室重塑。是公认的治疗心衰的基石和首选药物。所有LVEF下降的心衰患者必须且终身使用，除非有禁忌证或不能耐受。阶段A为心衰高发危险人群，应考虑使用ACEI预防心衰。以小剂量起始，如能耐受则逐渐加量，开始用药后1~2周内监测肾功能与血钾，后定期复查，长期维持用药。必须注意的是出现血管性水肿、严重肾衰竭、ACEI过敏史者及妊娠妇女禁用；双侧肾动脉狭窄，血肌酐>265μmol/L，血钾>5.5mmol/L，伴症状性低血压，左心室流出道梗阻等慎用。①卡托普利:初始量 6.25mg,每日 3 次,可逐渐增量至 50mg,每日 3 次;②依那普利:初始量 2.5mg,如无副作用,逐渐增量至 10mg,每日 1~2 次;③培哚普利:初始剂量 2mg,常规用量 4mg,每日 1 次;④贝那普利:初始剂量 2.5mg,由于会出现首剂后血压急剧下降的危险,当患者第一次服用时需严密监视,常规用量 5mg,每日 1 次;⑤不良反应:与血管紧张素Ⅱ(AngⅡ)抑制相关:如低血压、肾功能恶化、高钾血症;与缓激肽积聚相关:如咳嗽和血管性水肿。

(3) β 受体阻滞剂:β 受体阻滞剂可抑制交感神经激活对心衰代偿的不利作用,长期应用可减轻症状,改善预后,降低死亡率和住院率。适用于结构性心脏病,伴 LVEF 下降的无症状心衰患者。若无禁忌证或无法耐受,NYHA Ⅱ~Ⅲ级、LVEF 下降、病情稳定的慢性心衰患者必须终身应用。NYHA Ⅳa 级心衰患者在严密监护和专科医师指导下也可应用。需要注意的是支气管痉挛性疾病(如 COPD、支气管哮喘)、严重心动过缓、二度及以上房室传导阻滞、严重周围血管病和重度急性心衰禁用。

选择性 β_1 受体阻滞剂琥珀酸美托洛尔、比索洛尔及非选择性肾上腺素能 α_1、β_1 和 β_2 受体拮抗剂卡维地洛均能改善患者预后。LVEF 下降的心衰患者一经诊断,症状较轻或得到改善后应尽快以小剂量起始应用 β 受体阻滞剂,一般为目标剂量的 1/8,每隔 2~4 周剂量递增 1 次,滴定的剂量及过程需个体化。静息心率是评估心脏 β 受体有效阻滞的指标之一,通常心率降至 55~60 次/分的剂量为 β 受体阻滞剂应用的目标剂量或最大可耐受剂量。如应用早期出现某些不严重的不良反应一般不需停药,可延迟加量直至不良反应消失。起始治疗时如引起液体潴留,应加大利尿剂用量,直至恢复治疗前体质量,再继续加量。另外,突然停用 β 受体阻滞剂可致临床症状恶化,应予避免。

(4) 醛固酮受体拮抗剂:螺内酯等抗醛固酮制剂作为保钾利尿剂能阻断醛固酮效应,抑制心血管重塑,改善预后。但必须注意血钾监测,近期有肾功能不全、血肌酐升高或高钾血症者不宜使用。宜从小剂量起始,逐渐加量,尤其螺内酯不推荐用大剂量。螺内酯初始剂量 10~20mg qd,目标剂量 20mg qd;依普利酮初始剂量 12.5mg qd,目标剂量 25~50mg qd。

(5) ARB(血管紧张素受体拮抗剂):ARB 可阻断 ATⅡ与 AT_1 受体结合,阻断 RAS 的效应,但无抑制缓激肽降解作用,因此干咳及血管性水肿较少见。当 ACEI 不能耐受时可改用 ARB。宜从小剂量起用,逐步将剂量增至目标推荐剂量或可耐受的最大剂量。

(6) 地高辛:通过抑制 Na^+-K^+-ATP 酶发挥药理作用:正性肌力作用、电生理作用、迷走神经兴奋作用及作用于肾小管细胞减少钠的重吸收并抑制肾素分泌。适用于慢性 HFrEF 已应用利尿剂、ACEI/ARB、β 受体阻滞剂和醛固酮受体拮抗剂,LVEF≤45%,仍持续有症状的患者,伴有快速心室率的房颤患者尤为适合。常以 0.125~0.25mg/d 起始并维持,老年或肾功能受损者剂量减半。控制房颤的快速心室率,剂量可增加至 0.375~0.50mg/d。应严格监测地高辛中毒等不良反应及药物浓度。

下列情况疗效差或不宜应用:①继发于甲亢、严重贫血和维生素 B_1 缺乏症的高输出量心力衰竭;②肺源性心脏病、活动性心肌炎或严重的心肌损伤引起的心力衰竭;③重度二尖瓣狭窄、缩窄性心包炎或大量心包积液所致的心力衰竭,应用洋地黄无效甚或加重病情;④肥厚型心肌病引起的心力衰竭主要是心肌舒张功能障碍,禁用洋地黄,因其正性肌力作用可加重左室流出道的狭窄。

洋地黄中毒及处理:①中毒表现:洋地黄中毒最重要的表现为各类心律失常,快速房性心律失常伴传导阻滞是洋地黄中毒的特征性表现。胃肠道表现及神经系统症状则较少见。②中毒处理：中毒后应立即停药。单发性室性期前收缩、一度房室传导阻滞等停药后常自行消失；对于快速性心律失常者，如血钾浓度低则可用静脉补钾，如血钾不低可用利多卡因或苯妥英钠。有传导阻滞及缓慢性心律失常者可予阿托品静脉注射。

（7）伊伐布雷定：伊伐布雷定是心脏窦房结起搏电流（I_f）的一种选择性特异性抑制剂，以剂量依赖性方式抑制 I_f 电流，降低窦房结发放冲动的频率，从而减慢心率。适用于窦性心律的 HFrEF 患者。使用 ACEI/ARB、β 受体阻滞剂、醛固酮受体拮抗剂，已达到推荐剂量或最大耐受剂量，心率仍然≥70 次/分，并持续有症状（NYHA Ⅱ～Ⅳ级）或不能耐受 β 受体阻滞剂、心率≥70 次/分的有症状患者。起始剂量 2.5mg bid，根据心率调整用量，最大剂量 7.5mg bid，患者静息心率宜控制在 60 次/分左右，不宜低于 55 次/分。

（8）神经内分泌抑制剂的联合应用：①ACEI 与 β 受体阻滞剂联用：两药联用可产生相加或协同效应，俗称"黄金搭档"。为避免低血压，β 受体阻滞剂与 ACEI 可在 1 天中不同时间段服用；②ACEI 与醛固酮受体拮抗剂联用：两药联合可进一步降低慢性心衰患者的病死率，需严密监测血钾水平，通常与排钾利尿剂合用以避免发生高钾血症；③ACEI、β 受体阻滞剂与醛固酮受体拮抗剂联用：为慢性 HFrEF 的基本治疗方案，俗称"金三角"；④ARB 与 β 受体阻滞剂或醛固酮受体拮抗剂联用：不能耐受 ACEI 患者，改用 ARB 代替。ARB 与 β 受体阻滞剂联用，类似于"黄金搭档"，在此基础上再加用醛固酮受体拮抗剂，则类似于"金三角"。

3. 非药物治疗（图 1-2-2）

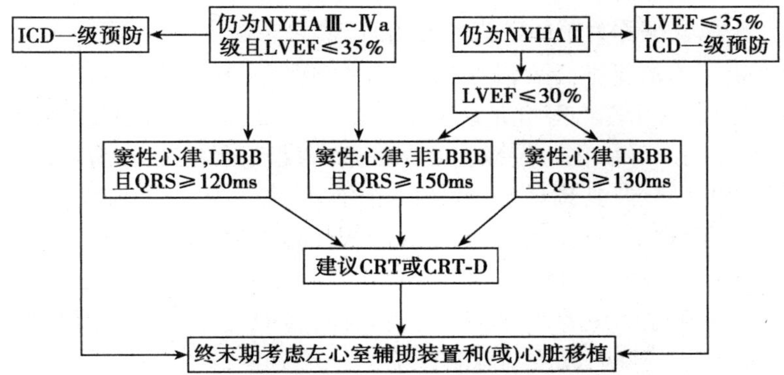

图 1-2-2　有症状的慢性 HFrEF（NYHA Ⅱ～Ⅳ级）非药物治疗流程

（1）CRT（心脏再同步化治疗）：通过改善房室、室间和（或）室内收缩同步性增加心排量，改善症状，提高生活质量，降低住院率、死亡率。

（2）ICD（埋藏式心律转复除颤器）。

（3）LVAD（左心室辅助装置）：适用于严重心脏事件后或准备行心脏移植患者的短期过渡治疗。

（4）心脏移植：治疗顽固性心衰的最终治疗方法。

（二）慢性 HFpEF 的治疗

针对 HFpEF 的症状、并存疾病及危险因素，采用综合性治疗。详见本章第三节单纯舒张性心力衰竭。

【常见误区】

（一）相信患者遵医嘱服药

患者用药依从性通常约为50%，可要求患者在就诊时带上所有药瓶，逐一检查。此举有助于提高患者用药依从性，督促其养成遵医嘱服药的习惯。选择合理服药方案（包括服药时间）也很重要。呋噻米等利尿剂不能在晚上应用，尤其是老年人，用药后干扰睡眠休息是一个大问题。ACEI或ARB、β受体阻滞剂则较适合早晨服用。

（二）对应用CRT心存疑虑

如果在应用优化药物治疗后心衰未见显著改善，则应考虑行心脏再同步化治疗（CRT）。目前已证实，CRT可显著改善患者生活质量、降低病死率。

（三）不恰当应用钙拮抗剂

钙拮抗剂可加重外周水肿，激活RASS和交感神经系统，使心衰的病理生理机制进一步失衡。通常心衰患者不宜应用钙拮抗剂。对于有严重高血压或心绞痛的患者，且其他药物疗效较差而必须应用钙拮抗剂时，宜选择氨氯地平或非洛地平。

（四）认为水肿即心衰

水肿可由其他疾病所致，需考虑患者有无肾脏损害、是否服用某些药物（如糖皮质激素等），有无肝硬化、淋巴管阻塞、静脉反流等。

第三节 单纯舒张性心力衰竭

在心室收缩功能正常的情况下，由于心室充盈异常和充盈压的升高而导致的肺循环或体循环淤血的临床综合征称为单纯舒张性心力衰竭。

HFpEF通常被称为舒张性心衰，约占心衰总数50%（40%~71%），其病理生理机制尚不明确，目前认为本病是由于左心室舒张期主动松弛能力受损和心肌顺应性降低，即僵硬度增加（心肌细胞肥大伴间质纤维化），导致左心室在舒张期充盈受损，心搏量减少，左心室舒张末期压增高而发生的心衰。其预后与HFrEF相仿或稍好。本病可与收缩功能障碍同时出现，也可单独存在。HFpEF单独存在即为单纯舒张性心力衰竭。

【病因】

舒张性心衰常见于老年患者，女性多见。病因包括：①冠心病；②肥厚型心肌病；③限制型心肌病；④高血压性心脏病；⑤主动脉瓣狭窄。

【诊断要点】

舒张性心衰的诊断包括临床表现和辅助检查。心导管检查是诊断舒张功能不全最有价值的方法，但在临床实践中常用无创的超声检查，当超声检查存在技术困难时，可应用核素或心室造影等方法。

诊断可出现的表现包括：①有心衰症状和体征；②左室收缩功能正常或接近正常，LVEF正常或轻度下降；③具有左室舒张功能不全的证据，即有创评价显示LVEDP>16mmHg或PCWP>12mmHg或无创组织多普勒显示E/E'>15。当E/E'为8~15时，则需要另一个无创性左室舒张功能不全的诊断证据，如DT（E峰减速时间）、二尖瓣或肺静脉血流频谱、左室质量指数等。

【病情判断】

需结合临床表现、体征及相关辅助检查。上一节已述及。

【治疗】

（一）积极寻找并治疗基础病因

1. 治疗冠心病或主动脉瓣狭窄　冠心病患者如有症状或证实存在心肌缺血，应行 PCI 术或 CABG 术。

2. 有效控制血压　目标血压宜低于单纯高血压患者的标准，即血压<130/80mmHg。5 大类降压药均可应用，优选 β 受体阻滞剂、ACEI 或 ARB。

（二）降低肺静脉压

1. 限钠并应用利尿剂消除液体潴留和水肿十分重要，可缓解肺淤血，改善心功能。但不宜过度利尿，以免前负荷过度降低而致低血压。

2. 静脉扩张剂　小剂量应用静脉扩张剂减少静脉回流，但应避免过量致左心室充盈量和心排血量明显下降。

（三）β 受体阻滞剂

β 受体阻滞剂主要通过减慢心率使舒张期相对延长而改善舒张功能，同时降低高血压，减轻心肌肥厚，改善心肌顺应性。

（四）CCB（钙通道阻滞剂）

CCB 降低心肌细胞内钙浓度，改善心肌主动舒张功能；降低血压，改善左心室早期充盈，减轻心肌肥厚，主要用于肥厚型心肌病。

（五）ACEI/ARB

最适用于高血压性心脏病及冠心病。

（六）维持窦性心律

控制慢性房颤的心室率，可使用 β 受体阻滞剂或非二氢吡啶类 CCB。如有可能，转复并维持窦性心律，对患者有益。

【常见误区】

舒张性心力衰竭的治疗与收缩性心力衰竭有所差别，需注意。在无收缩功能障碍的情况下，禁用正性肌力药物。

第四节　难治性心力衰竭

难治性心力衰竭（refractory heart failure，RHF）亦称顽固性心力衰竭。是临床上颇为棘手的问题。难治性心力衰竭可能是心脏病终末期的表现，而真正 RHF 仅见于少数情况，如终末期扩张型心肌病、无法进行手术治疗的冠心病并发心力衰竭者。但临床上遇到的所谓难治性心力衰竭，大多数并未达到不可逆转的程度，其所以难治，多数是因为心衰的病因和（或）诱因未去除之故。若能针对原因采取相应的处理措施，常能迅速获效。

【病因和诱因】

1. 甲亢或甲减
2. 心肌缺血或心肌损伤
3. 风湿活动
4. 严重的电解质紊乱
5. 肺栓塞
6. 感染

7. 严重的心律失常

8. 贫血

9. 心脏机械性障碍 心脏瓣膜严重狭窄和(或)关闭不全,瓣膜撕裂,乳头肌或腱索断裂,心室间隔穿孔,心内和心肌肿瘤,心脏压塞,限制型心肌病,心室壁瘤等合并心力衰竭时单靠药物治疗难以奏效,若不予手术治疗,常使心力衰竭进行性加重并成为难治性。

10. 严重低氧血症 低氧可致交感神经-肾上腺素能系统兴奋,儿茶酚胺释放增多,易引起心律失常和影响强心药物的疗效,使心力衰竭难治。

【诊断要点】

虽经优化内科治疗,休息时仍有症状、极度无力,常有心源性恶病质,且需反复长期住院,这一阶段即为难治性心衰的终末阶段。诊断难治性终末期心衰应谨慎,应考虑是否有了其他参与因素,以及是否已经恰当应用了各种治疗措施等。

【病情判断】

有人在观察重症心力衰竭的预后与血钠的关系时指出,重症心力衰竭合并低钠的死亡率94%(32/34),未合并低钠的死亡率仅23.5%(8/34),死亡的主要原因是:重度心力衰竭合并肺水肿、水中毒脑病、低血压、休克,而持续性低血钠症是细胞濒于死亡的一种表现,多示预后严重(一周内死亡率高达87%)。重度心力衰竭合并出现的稀释性低血钠,多示心力衰竭晚期,特别在利尿剂应用不当时,更易促发,此时应高度重视。

【治疗】

除心力衰竭的常规治疗外,关键在于找出难治的原因,给予针对性的治疗。

(一)去除难治性心力衰竭的各种病因和诱因

尽早采取相应的治疗措施,控制或消除这些诱因多能使患者心功能明显改善,针对病因给予相应治疗,在防治心力衰竭中也具有重要价值。

(二)休息

休息是减轻心脏负荷的有效措施之一,但往往被忽视。此时的休息不仅仅局限于让病人卧床休息(体力上的休息),更重要的是让患者在身、心(精神上)两方面都得到休息,其后者尤为重要,必要时可给予小剂量镇静剂,如地西泮、水合氯醛等。

(三)控制液体潴留

患者的症状常与钠、水潴留有关,因此,控制液体潴留是治疗成功的关键。

(四)神经内分泌抑制剂的应用

此类患者对ACEI和β受体阻滞剂耐受性差,宜从极小剂量开始。ACEI易致低血压和肾功能不全,β受体阻滞剂易引起心衰恶化。

(五)静脉应用正性肌力药或血管扩张剂

静脉滴注正性肌力药(如多巴酚丁胺、米力农)和血管扩张剂(如硝酸甘油、硝普钠),可作为姑息疗法,短期(3~5天)应用以缓解症状。一旦情况稳定,即应改换为口服方案。能中断应用静脉正性肌力药者,不推荐常规间歇静脉滴注正性肌力药。若患者无法中断静脉治疗,可持续静脉输注多巴酚丁胺、米力农,静脉治疗通常应用于等待心脏移植的患者。

(六)心脏机械辅助和外科治疗

1. 心脏移植可作为终末期心衰的一种治疗方式,主要适用于严重心功能损害或依赖静脉正性肌力药物,而无其他可选择治疗方法的重度心衰患者。可显著增加患者的生存率、改善其运动耐量和生活质量。

2. LVAD/BiVAD(左心室辅助装置/双室辅助装置)对使用优化的药物和器械治疗后仍处于终末期心衰的患者,如适合心脏移植,等待心脏移植过程中可置入 LVAD 或 BiVAD 以改善症状,降低因心衰恶化住院和过早死亡的风险。如不适合心脏移植,但能以良好的心功能状态预期生存大于 1 年者,可置入 LVAD。

【常见误区】

(一)误区一

长期限盐及大量利尿后导致缺钠性低钠血症,在这种情况下,水的摄入未予及时控制,反而继续限盐,结果发生稀释性低钠血症,出现顽固性水肿出现且对强利尿剂无效。临床上应予重点关注。其主要治疗方法是严格限水(500~1000ml/24h);短期内应用泼尼松 10mg,tid,或地塞米松 10~20mg,qd;或采取综合治疗。有必要指出,本症除在并发水中毒性脑病时用高渗盐水治疗有效外,一般不宜用高渗盐水。

(二)误区二

心力衰竭患者静脉淤血,长期卧床,大量服用利尿剂,使血液浓缩,易形成血栓。当下床活动、用力排便或咳嗽使静脉压升高时,栓子易脱落到肺动脉,导致肺栓塞。对于长期卧床心衰患者应重点关注,不可忽视。

(毕超 陈彦)

附:中国心力衰竭诊断和治疗指南2014

中华医学会心血管病学分会 中华心血管病杂志编辑委员会

心力衰竭(简称心衰)是由于任何心脏结构或功能异常导致心室充盈或射血能力受损的一组复杂临床综合征,其主要临床表现为呼吸困难和乏力(活动耐量受限),以及液体潴留(肺淤血和外周水肿)。心衰为各种心脏疾病的严重和终末阶段,发病率高,是当今最重要的心血管病之一。

据我国部分地区 42 家医院,对 10 714 例心衰住院病例回顾性调查发现,其病因以冠心病居首,其次为高血压,而风湿性心脏瓣膜病比例则下降;各年龄段心衰病死率均高于同期其他心血管病,其主要死亡原因依次为左心功能衰竭(59%)、心律失常(13%)和猝死(13%)。

依据左心室射血分数(LVEF),心衰可分为 LVEF 降低的心衰(heart failure with reduced left ventricular ejection fraction,HF-REF)和 LVEF 保留的心衰(heart failure with preserved left ventricular ejection fraction,HF-PEF)。一般来说,HF-REF 指传统概念上的收缩性心衰,而 HF-PEF 指舒张性心衰。LVEF 保留或正常的情况下收缩功能仍可能是异常的,部分心衰患者收缩功能异常和舒张功能异常可以共存。LVEF 是心衰患者分类的重要指标,也与预后及治疗反应相关。根据心衰发生的时间、速度、严重程度可分为慢性心衰和急性心衰。在原有慢性心脏疾病基础上逐渐出现心衰症状、体征的为慢性心衰。慢性心衰症状、体征稳定 1 个月以上称为稳定性心衰。慢性稳定性心衰恶化称为失代偿性心衰,如失代偿突然发生则称为急性心衰。急性心衰的另一种形式为心脏急性病变导致的新发心衰。

心衰的主要发病机制之一为心肌病理性重构,导致心衰进展的两个关键过程,一是心肌死亡(坏死、凋亡、自噬等)的发生,如急性心肌梗死(AMI)、重症心肌炎等,二是神经内分泌系统过度激活所致的系统反应,其中肾素-血管紧张素-醛固酮系统(RAAS)和交感神经系统过度兴奋起着主要作用。切断这两个关键过程是心衰有效预防和治疗的基础。

根据心衰发生发展的过程，从心衰的危险因素进展成结构性心脏病，出现心衰症状，直至难治性终末期心衰，可分成前心衰（A）、前临床心衰（B）、临床心衰（C）和难治性终末期心衰（D）4 个阶段（表 1-2-8）。这 4 个阶段不同于纽约心脏协会（NYHA）的心功能分级。心衰是一种慢性、自发进展性疾病，很难根治，但可预防。心衰的阶段划分正是体现了重在预防的概念，其中预防患者从阶段 A 进展至阶段 B，即防止发生结构性心脏病，以及预防从阶段 B 进展至阶段 C，即防止出现心衰的症状和体征，尤为重要。

表 1-2-8 心衰发生发展的各阶段

阶段	定义	患病人群
A 前心衰阶段	患者为心衰的高发危险人群，尚无心脏结构或功能异常，也无心衰的症状和（或）体征	高血压、冠心病、糖尿病患者；肥胖、代谢综合征患者；有应用心脏毒性药物史、酗酒史、风湿热史，或心肌病家族史者等
B 前临床心衰阶段	患者从无心衰的症状和（或）体征，但已发展成结构性心脏病	左心室肥厚、无症状性心脏瓣膜病、以往有心肌梗死史的患者等
C 临床心衰阶段	患者已有基础的结构性心脏病，以往或目前有心衰的症状和（或）体征	有结构性心脏病伴气短、乏力、运动耐量下降者等
D 难治性终末期心衰阶段	患者有进行性结构性心脏病，虽经积极的内科治疗，休息时仍有症状，且需特殊干预	因心衰需反复住院，且不能安全出院者；需长期静脉用药者；等待心脏移植者；应用心脏机械辅助装置者

慢性心衰的治疗自 20 世纪 90 年代以来已有重大的转变：从旨在改善短期血流动力学状态转变为长期的修复性策略，以改变衰竭心脏的生物学性质；从采用强心、利尿、扩血管药物转变为神经内分泌抑制剂，并积极应用非药物的器械治疗。心衰的治疗目标不仅是改善症状、提高生活质量，更重要的是针对心肌重构的机制，防止和延缓心肌重构的发展，从而降低心衰的病死率和住院率。

本指南包括成人慢性心衰和急性心衰的诊断和治疗，涵盖心衰的药物及非药物治疗。

本指南在 2007 年“慢性心力衰竭诊断治疗指南”和 2010 年“急性心力衰竭诊断和治疗指南”的基础上，参考近年来发布的新药物和新技术应用的临床证据，进行了内容更新，为心衰的诊治提供依据和原则，帮助临床医师做出医疗决策。该指南提供的仅是治疗原则，临床医师在临床实践中面对每一个具体患者时，应该根据个体化原则制定诊疗措施。

本指南采用国际通用方式，对每种诊疗措施均标明了推荐类别和证据水平分级，以利于在临床实践中正确选择。

第一节 慢性心衰患者的临床评估

一、临床状况评估

（一）判断心脏病的性质及程度

1. 病史、症状及体征 详细的病史采集及体格检查可提供各种心脏疾病的病因线索。

心衰患者多因下列3种原因之一就诊：运动耐量降低、液体潴留以及其他心源性或非心源性疾病，均会有相应症状和体征。接诊时要评估容量状态及生命体征，监测体质量，估测颈静脉压，了解有无水肿、夜间阵发性呼吸困难以及端坐呼吸。

2. 心衰的常规检查　是每位心衰患者都应当做的检查，包括以下几方面。

（1）二维超声心动图及多普勒超声（Ⅰ类，C级）：可用于：①诊断心包、心肌或心瓣膜疾病。②定量分析心脏结构及功能各指标。③区别舒张功能不全和收缩功能不全。④估测肺动脉压。⑤为评价治疗效果提供客观指标。LVEF可反映左心室功能，初始评估心衰或有可疑心衰症状患者均应测量，如临床情况发生变化或评估治疗效果、考虑器械治疗时，应重复测量（Ⅰ类，C级）。不推荐常规反复监测。推荐采用改良Simpson法，其测量的左心室容量及LVEF，与造影或尸检结果比较相关性较好。

（2）心电图（Ⅰ类，C级）：可提供既往心肌梗死（MI）、左心室肥厚、广泛心肌损害及心律失常等信息。可判断是否存在心脏不同步，包括房室、室间和（或）室内运动不同步。有心律失常或怀疑存在无症状性心肌缺血时应作24小时动态心电图。

（3）实验室检查：全血细胞计数、尿液分析、血生化（包括钠、钾、钙、血尿素氮、肌酐、肝酶和胆红素、血清铁/总铁结合力）、空腹血糖和糖化血红蛋白、血脂及甲状腺功能等（Ⅰ类，C级），应列为常规。对某些特定心衰患者应进行血色病或HIV的筛查，在相关人群中进行风湿性疾病、淀粉样变性、嗜铬细胞瘤的诊断性检查。

（4）生物学标志物：①血浆利钠肽［B型利钠肽（BNP）或N末端B型利钠肽原（NT-proBNP）］测定（Ⅰ类，A级）：可用于因呼吸困难而疑为心衰患者的诊断和鉴别诊断，BNP<35ng/L，NT-proBNP<125ng/L时不支持慢性心衰诊断，其诊断敏感性和特异性低于急性心衰时。利钠肽可用来评估慢性心衰的严重程度和预后（Ⅰ类，A级）。②心肌损伤标志物：心脏肌钙蛋白（cTn）可用于诊断原发病如AMI，也可以对心衰患者作进一步的危险分层（Ⅰ类，A级）。③其他生物学标志物：纤维化、炎症、氧化应激、神经激素紊乱及心肌和基质重构的标记物已广泛应用于评价心衰的预后，如反映心肌纤维化的可溶性ST2（Ⅱa类，B级）及半乳糖凝集素-3（Ⅱb类，B级）等指标在慢性心衰的危险分层中可能提供额外信息。

（5）X线胸片（Ⅱa类，C级）：可提供心脏增大、肺淤血、肺水肿及原有肺部疾病的信息。

3. 心衰的特殊检查　用于部分需要进一步明确病因的患者，包括：①心脏磁共振（CMR）：CMR检测心腔容量、心肌质量和室壁运动准确性和可重复性较好。经超声心动图检查不能做出诊断时，CMR是最好的替代影像检查。疑诊心肌病、心脏肿瘤（或肿瘤累及心脏）或心包疾病时，CMR有助于明确诊断，对复杂性先天性心脏病患者则是首选检查。②冠状动脉造影：适用于有心绞痛、MI或心脏停搏史的患者，也可鉴别缺血性或非缺血性心肌病。③核素心室造影及核素心肌灌注和（或）代谢显像：前者可准确测定左心室容量、LVEF及室壁运动。后者可诊断心肌缺血和心肌存活情况，并对鉴别扩张型心肌病或缺血性心肌病有一定帮助。④负荷超声心动图：运动或药物负荷试验可检出是否存在可诱发的心肌缺血及其程度，并确定心肌是否存活。对于疑为HF-PEF、静息舒张功能参数无法作结论的患者，也可采用舒张性心功能负荷试验，有一定辅助诊断价值。⑤经食管超声心动图：适用于经胸超声窗不够而CMR不可用或有禁忌证时，还可用于检查左心耳血栓，但有症状心衰患者宜慎用该检查。⑥心肌活检（Ⅱa类，C级）：对不明原因的心肌病诊断价值有限，但有助于区分心肌炎症性或浸润性病变。

（二）判断心衰的程度

1. NYHA 心功能分级（表 1-2-9） 心衰症状严重程度与心室功能的相关性较差，但与生存率明确相关，而轻度症状的患者仍可能有较高的住院和死亡的绝对风险。

表 1-2-9 NYHA 心功能分级

分级	症 状
Ⅰ	活动不受限。日常体力活动不引起明显的气促、疲乏或心悸
Ⅱ	活动轻度受限。休息时无症状，日常活动可引起明显的气促、疲乏或心悸
Ⅲ	活动明显受限。休息时可无症状，轻于日常活动即引起显著气促、疲乏或心悸
Ⅳ	休息时也有症状，稍有体力活动症状即加重。任何体力活动均会引起不适 无需静脉给药，可在室内或床边活动者为Ⅳa 级 不能下床并需静脉给药支持者为Ⅳb 级

2. 6 分钟步行试验用于评定患者的运动耐力。6 分钟步行距离<150m 为重度心衰，150~450m 为中度心衰，>450m 为轻度心衰。

（三）判断液体潴留及其严重程度

对应用和调整利尿剂治疗十分重要。短时间内体质量增加是液体潴留的可靠指标。其他征象包括颈静脉充盈、肝颈静脉回流征阳性、肺和肝脏充血（肺部啰音、肝脏肿大），以及水肿如下肢和骶部水肿、胸腔积液和腹水。

（四）其他生理功能评价

1. 有创性血流动力学检查 主要用于严重威胁生命，对治疗反应差的泵衰竭患者，或需对呼吸困难和低血压休克作鉴别诊断的患者。

2. 心脏不同步检查 心衰常并发心脏传导异常，导致房室、室间和（或）室内运动不同步，心脏不同步可严重影响左心室收缩功能。通常用超声心动图来判断心脏不同步。

二、心衰治疗评估

（一）治疗效果的评估

1. NYHA 心功能分级可用来评价心衰治疗后症状的变化。

2. 6 分钟步行试验可作为评估运动耐力和劳力性症状的客观指标，或评价药物治疗效果。

3. 超声心动图 LVEF 和各心腔大小改变可为评价治疗效果提供客观指标。

4. 利钠肽测定动态测定能否用来指导心衰治疗，尚有争论，临床研究的结果也不一致。中等质量证据显示利钠肽指导治疗可以降低<75 岁患者的病死率，降低中期（9~15 个月）心衰住院风险，故可作为评价治疗效果的一种辅助方法（Ⅱa 类，B 级）。虽然利钠肽在治疗过程中下降则病死率和住院率风险均下降，但需注意，某些晚期心衰患者利钠肽水平可能正常，或因肥胖及 HF-PEF 存在假性正常的利钠肽水平。联合多项生物指标检测的策略可能对指导心衰治疗有益。

5. 生活质量评估心衰患者的治疗目标之一为改善生活质量（QOL）。QOL 评分对住院或非住院心衰患者的生存率有预测价值。QOL 量表分为普适性量表和疾病特异性量表。最常用的普适性量表为 36 条简明健康问卷（SF-36）。疾病特异性量表中较常用的有明尼苏达心衰生活质量量表（MLHFQ）和堪萨斯城心肌病患者生活质量量表（KCCQ）。哪种类型量表更适用于慢性心衰患者尚无定论。有研究显示 SF-36 联合 MLHFQ 可预测心衰患者的短期及长期病死率。

（二）疾病进展的评估

综合评价疾病进展包括：①症状恶化（NYHA 分级加重）；②因心衰加重需要增加药物剂量或增加新的药物；③因心衰或其他原因需住院治疗；④死亡。病死率尤其全因死亡率是评估预后的主要指标，大型临床试验设计均以生存率来评价治疗效果，已对临床实践产生重要影响。住院事件在临床和经济效益方面最有意义，故晚近的临床研究中均已将住院率列为评估疾病进展及预后的又一个主要指标。

（三）预后的评定

以下临床参数有助于判断心衰的预后和存活：LVEF 下降、NYHA 分级恶化、低钠血症及其程度、运动峰耗氧量减少、血细胞比容降低、心电图 QRS 增宽、慢性低血压、静息心动过速、肾功能不全[血肌酐升高、估算的肾小球滤过率（eGFR）降低]、不能耐受常规治疗，以及难治性容量超负荷。此外，心衰住院期间 BNP 和（或）NT-proBNP 水平显著升高或居高不降，或降幅<30%，均预示再住院和死亡风险增加。其他标志物如可溶性 ST2 和半乳糖凝集素-3 对利钠肽的预后评估作用有一定的补充价值。

第二节　慢性 HF-REF 的治疗

一、一般治疗

（一）去除诱发因素

各种感染（尤其上呼吸道和肺部感染）、肺梗死、心律失常[尤其伴快速心室率的心房颤动（房颤）]、电解质紊乱和酸碱失衡、贫血、肾功能损害、过量摄盐、过度静脉补液以及应用损害心肌或心功能的药物等均可引起心衰恶化，应及时处理或纠正。

（二）监测体质量

每日测定体质量以早期发现液体潴留非常重要。如在 3 天内体质量突然增加 2kg 以上，应考虑患者已有钠、水潴留（隐性水肿），需要利尿或加大利尿剂的剂量。

（三）调整生活方式

1. 限钠对控制 NYHA Ⅲ～Ⅳ级心衰患者的充血症状和体征有帮助。心衰急性发作伴有容量负荷过重的患者，要限制钠摄入<2g/d。一般不主张严格限制钠摄入和将限钠扩大到轻度或稳定期心衰患者，因其对肾功能和神经体液机制具有不利作用，并可能与慢性代偿性心衰患者预后较差相关。关于每日摄钠量及钠的摄入是否应随心衰严重程度等做适当变动，尚不确定。

2. 限水严重低钠血症（血钠<130mmol/L）患者液体摄入量应<2L/d。严重心衰患者液量限制在 1.5～2.0L/d 有助于减轻症状和充血。轻中度症状患者常规限制液体并无益处。

3. 营养和饮食宜低脂饮食，戒烟，肥胖患者应减轻体质量。严重心衰伴明显消瘦（心脏恶病质）者，应给予营养支持。

4. 休息和适度运动失代偿期需卧床休息，多做被动运动以预防深部静脉血栓形成。临床情况改善后在不引起症状的情况下，鼓励体力活动，以防止肌肉“去适应状态”（失用性萎缩）。NYHA Ⅱ～Ⅲ级患者可在康复专业人员指导下进行运动训练（Ⅰ类，B 级），能改善症状、提高生活质量。

(四) 心理和精神治疗

抑郁、焦虑和孤独在心衰恶化中发挥重要作用,也是心衰患者死亡的重要预后因素。综合性情感干预包括心理疏导可改善心功能,必要时酌情应用抗焦虑或抗抑郁药物。

(五) 氧气治疗

氧气治疗可用于急性心衰,对慢性心衰并无指征。无肺水肿的心衰患者,给氧可导致血流动力学恶化,但对心衰伴睡眠呼吸障碍者,无创通气加低流量给氧可改善睡眠时低氧血症。

二、药物治疗

(一) 利尿剂

利尿剂通过抑制肾小管特定部位钠或氯的重吸收,消除心衰时的水钠潴留。在利尿剂开始治疗后数天内就可降低颈静脉压,减轻肺淤血、腹水、外周水肿和体质量,并改善心功能和运动耐量。心衰干预试验均同时应用利尿剂作为基础治疗。试图用血管紧张素转换酶抑制剂(ACEI)替代利尿剂的试验均导致肺和外周淤血。这些观察表明,对于有液体潴留的心衰患者,利尿剂是唯一能充分控制和有效消除液体潴留的药物,是心衰标准治疗中必不可少的组成部分,但单用利尿剂治疗并不能维持长期的临床稳定。

合理使用利尿剂是其他治疗心衰药物取得成功的关键因素之一。如利尿剂用量不足造成液体潴留,会降低对 ACEI 的反应,增加使用 β 受体阻滞剂的风险。另一方面,不恰当的大剂量使用利尿剂则会导致血容量不足,增加发生低血压、肾功能不全和电解质紊乱的风险。上述均充分说明,恰当使用利尿剂是各种有效治疗心衰措施的基础。

1. 适应证 有液体潴留证据的所有心衰患者均应给予利尿剂(Ⅰ类,C 级)。

2. 应用方法 从小剂量开始,逐渐增加剂量直至尿量增加,体质量每天减轻 0.5~1.0kg 为宜。一旦症状缓解、病情控制,即以最小有效剂量长期维持,并根据液体潴留的情况随时调整剂量(表 1-2-10)。每天体质量的变化是最可靠的监测利尿剂效果和调整利尿剂剂量的指标。

表 1-2-10 慢性 HF-REF 常用利尿剂及其剂量

药物	起始剂量	每天最大剂量	每天常用剂量
袢利尿剂			
呋塞米	20~40mg,1 次/天	120~160mg	20~80mg
布美他尼	0.5~1.0mg,1 次/天	6~8mg	1~4mg
托拉塞米	10mg,1 次/天	100mg	10~40mg
噻嗪类利尿剂			
氢氯噻嗪	12.5~25.0mg,1~2 次/天	100mg	25~50mg
美托拉宗	2.5mg,1 次/天	20mg	2.5~10.0mg
吲达帕胺[a]	2.5mg,1 次/天	5mg	2.5~5.0mg
保钾利尿剂			
阿米洛利	2.5mg[b]/5.0mg[c],1 次/天	20mg	5~10mg[b]/10~20mg[c]
氨苯蝶啶	25mg[b]/50mg[c],1 次/天	200mg	100mg[b]/200mg[c]
血管加压素 V_2 受体拮抗剂			
托伐普坦	7.5~15.0mg,1 次/天	60mg	7.5~30.0mg

注:[a] 吲达帕胺是非噻嗪类磺胺类药物,[b] 与血管紧张素转换酶抑制剂(ACEI)或血管紧张素受体拮抗剂(ARB)合用时的剂量,[c] 不与 ACEI 或 ARB 合用时的剂量

制剂的选择：常用的利尿剂有袢利尿剂和噻嗪类利尿剂。首选袢利尿剂如呋塞米或托拉塞米，特别适用于有明显液体潴留或伴有肾功能受损的患者。呋塞米的剂量与效应呈线性关系，剂量不受限制，但临床上也不推荐很大剂量。噻嗪类仅适用于有轻度液体潴留、伴有高血压而肾功能正常的心衰患者。氢氯噻嗪 100mg/d 已达最大效应（剂量-效应曲线已达平台期），再增量也无效。新型利尿剂托伐普坦是血管加压素 V_2 受体拮抗剂，具有仅排水不利钠的作用，伴顽固性水肿或低钠血症者疗效更显著。

3. 不良反应　电解质丢失较常见，如低钾血症、低镁血症、低钠血症。低钠血症时应注意区别缺钠性低钠血症和稀释性低钠血症，后者按利尿剂抵抗处理。利尿剂的使用可激活内源性神经内分泌系统，特别是 RAAS 系统和交感神经系统，故应与 ACEI 或血管紧张素受体拮抗剂（ARB）以及 β 受体阻滞剂联用。出现低血压和肾功能恶化，应区分是利尿剂不良反应，还是心衰恶化或低血容量的表现。

（二）ACEI

ACEI 是被证实能降低心衰患者病死率的第一类药物，也是循证医学证据积累最多的药物，是公认的治疗心衰的基石和首选药物。

1. 适应证　所有 LVEF 下降的心衰患者必须且终身使用，除非有禁忌证或不能耐受（Ⅰ类，A 级）。阶段 A 为心衰高发危险人群，应考虑用 ACEI 预防心衰（Ⅱa 类，A 级）。

2. 禁忌证　曾发生致命性不良反应如喉头水肿，严重肾衰竭和妊娠妇女。以下情况慎用：双侧肾动脉狭窄，血肌酐>265.2μmol/L（3mg/dl），血钾>5.5mmol/L，伴症状性低血压（收缩压<90mmHg，1mmHg=0.133kPa），左心室流出道梗阻（如主动脉瓣狭窄，肥厚型梗阻性心肌病）等。

3. 制剂和剂量参见表 1-2-11。

表 1-2-11　慢性 HF-REF 常用的 ACEI 及其剂量

药物	起始剂量	目标剂量
卡托普利	6.25mg，3 次/天	50mg，3 次/天
依那普利	2.5mg，2 次/天	10mg，2 次/天
福辛普利	5mg，1 次/天	20~30mg，1 次/天
赖诺普利	5mg，1 次/天	20~30mg，1 次/天
培哚普利	2mg，1 次/天	4~8mg，1 次/天
雷米普利	2.5mg，1 次/天	10mg，1 次/天
贝那普利	2.5mg，1 次/天	10~20mg，1 次/天

4. 应用方法　从小剂量开始，逐渐递增，直至达到目标剂量，一般每隔 1~2 周剂量倍增 1 次。滴定剂量及过程需个体化。调整到合适剂量应终生维持使用，避免突然撤药。应监测血压、血钾和肾功能，如果肌酐增高>30%，应减量，如仍继续升高，应停用。

5. 不良反应　常见有两类：①与血管紧张素Ⅱ（AngⅡ）抑制有关的，如低血压、肾功能恶化、高钾血症；②与缓激肽积聚有关的，如咳嗽和血管性水肿。

（三）β 受体阻滞剂

由于长期持续性交感神经系统的过度激活和刺激，慢性心衰患者的心肌 $β_1$ 受体下调和功能受损，β 受体阻滞剂治疗可恢复 β_1 受体的正常功能，使之上调。研究表明，长期应用（>3 个月时）可改善心功能，提高 LVEF；治疗 4~12 个月，还能降低心室肌重量和容量、改善心室形状，提示心肌重构延缓或逆转。这是由于 β 受体阻滞剂发挥了改善内源性心肌功能的“生物学效应”。这种有益的生物学效应与此类药的急性药理作用截然不同。3 个经典的、针对慢性收缩性心衰的大型临床试验（CIBIS-Ⅱ、MERIT-HF 和 COPERNICUS）分别应用选择性 β_1，受体阻滞剂比索洛尔、琥珀酸美托洛尔和非选择性 β_1/β_2、α_1 受体阻滞剂卡维地洛，病死率相对危险分别降低 34%、34%和 35%，同时降低心衰再住院率 28%~36%。β 受体阻滞剂治疗心衰的独特之处就是能显著降低猝死率 41%~44%。

1. 适应证 结构性心脏病，伴 LVEF 下降的无症状心衰患者，无论有无 MI，均可应用。有症状或曾经有症状的 NYHA Ⅱ~Ⅲ级、LVEF 下降、病情稳定的慢性心衰患者必须终生应用，除非有禁忌证或不能耐受。NYHA Ⅳa 级心衰患者在严密监护和专科医师指导下也可应用。伴二度及以上房室传导阻滞、活动性哮喘和反应性呼吸道疾病患者禁用。

2. 应用方法 推荐用琥珀酸美托洛尔、比索洛尔或卡维地洛，均能改善患者预后。LVEF 下降的心衰患者一经诊断，症状较轻或得到改善后应尽快使用 β 受体阻滞剂，除非症状反复或进展。绝大多数临床研究均采用美托洛尔缓释片（琥珀酸美托洛尔），比酒石酸美托洛尔证据更充分，但部分患者治疗开始时可用酒石酸美托洛尔过渡。

β 受体阻滞剂治疗心衰要达到目标剂量或最大可耐受剂量。目标剂量是在既往临床试验中采用，并证实有效的剂量。起始剂量宜小，一般为目标剂量的 1/8（表 1-2-12），每隔 2~4 周剂量递增 1 次，滴定的剂量及过程需个体化。这样的用药方法是由 β 受体阻滞剂治疗心衰发挥独特的生物学效应所决定的。这种生物学效应往往需持续用药 2~3 个月才逐渐产生，而初始用药主要产生的药理作用是抑制心肌收缩力，可能诱发和加重心衰，为避免这种不良影响，起始剂量须小，递加剂量须慢。静息心率是评估心脏 β 受体有效阻滞的指标之一，通常心率降至 55~60 次/分的剂量为 β 受体阻滞剂应用的目标剂量或最大可耐受剂量。

表 1-2-12 慢性 HF-REF 常用的 β 受体阻滞剂及其剂量

药物	初始剂量	目标剂量
琥珀酸美托洛尔	11.875~23.750mg，1 次/天	142.5~190.0mg，1 次/天
比索洛尔	1.25mg，1 次/天	10mg，1 次/天
卡维地洛	3.125~6.250mg，2 次/天	25~50mg，2 次/天
酒石酸美托洛尔	6.25mg，2~3 次/天	50mg，2~3 次/天

3. 不良反应 应用早期如出现某些不严重的不良反应一般不需停药，可延迟加量直至不良反应消失。起始治疗时如引起液体潴留，应加大利尿剂用量，直至恢复治疗前体质量，再继续加量。

（1）低血压：一般出现于首剂或加量的 24~48 小时内，通常无症状，可自动消失。首先考虑停用可影响血压的药物如血管扩张剂，减少利尿剂剂量，也可考虑暂时将 ACEI 减量。如低血压伴有低灌注的症状，则应将 β 受体阻滞剂减量或停用，并重新评定患者的临床情况。

（2）液体潴留和心衰恶化：用药期间如心衰有轻或中度加重，应加大利尿剂用量。如病情恶化，且与 β 受体阻滞剂应用或加量相关，宜暂时减量或退回至前一个剂量。如病情恶化

与 β 受体阻滞剂应用无关，则无需停用，应积极控制使心衰加重的诱因，并加强各种治疗措施。

（3）心动过缓和房室传导阻滞：如心率低于 55 次/分，或伴有眩晕等症状，或出现二度或三度房室传导阻滞，应减量甚至停药。

（四）醛固酮受体拮抗剂

醛固酮对心肌重构，特别是对心肌细胞外基质促进纤维增生的不良影响独立和叠加于 AngⅡ的作用。衰竭心脏心室醛固酮生成及活化增加，且与心衰严重程度成正比。长期应用 ACEI 或 ARB 时，起初醛固酮降低，随后即出现“逃逸现象”。因此，加用醛固酮受体拮抗剂，可抑制醛固酮的有害作用，对心衰患者有益。

RALES 和 EPHESUS 研究初步证实，螺内酯和依普利酮可使 NYHA Ⅲ～Ⅳ级心衰患者和梗死后心衰患者显著获益。晚近公布的 EMPHASIS-HF 试验结果不仅进一步证实依普利酮改善心衰预后的良好效果，而且还清楚表明 NYHA Ⅱ级患者也同样获益。此类药还可能与 β 受体阻滞剂一样，可降低心衰患者心脏性猝死率。

1. 适应证　LVEF≤35%、NYHA Ⅱ～Ⅳ级的患者；已使用 ACEI（或 ARB）和 β 受体阻滞剂治疗，仍持续有症状的患者（Ⅰ类，A 级）；AMI 后、LVEF≤40%，有心衰症状或既往有糖尿病史者（Ⅰ类，B 级）。

2. 应用方法　从小剂量起始，逐渐加量，尤其螺内酯不推荐用大剂量：依普利酮，初始剂量 12.5mg、1 次/天，目标剂量 25～50mg、1 次/天；螺内酯，初始剂量 10～20mg、1 次/天，目标剂量 20mg、1 次/天。

3. 注意事项　血钾>5.0mmol/L、肾功能受损者[肌酐>221μmol/L（2.5mg/dl），或 eGFR <30ml/（min·1.73m^2）]不宜应用。使用后定期监测血钾和肾功能，如血钾>5.5mmol/L，应减量或停用。避免使用非甾体类抗炎药物和环氧化酶-2 抑制剂，尤其是老年人。螺内酯可引起男性乳房增生症，为可逆性，停药后消失。依普利酮不良反应少见。

（五）ARB

ARB 可阻断 AngⅡ与 AngⅡ的 1 型受体（AT1R）结合，从而阻断或改善因 AT1R 过度兴奋导致的不良作用，如血管收缩、水钠潴留、组织增生、胶原沉积、促进细胞坏死和凋亡等，这些都在心衰发生发展中起作用。ARB 还可能通过加强 AngⅡ与 AngⅡ的 2 型受体结合发挥有益效应。

既往应用 ARB 治疗慢性心衰的临床试验，如 ELITE Ⅱ、OPTIMAL、CHARM-替代试验、Val-HeFT 及 CHARM-Added 试验等，证实此类药物有效。晚近的 HEAAL 研究显示氯沙坦大剂量（150mg）降低住院危险性的作用优于小剂量（50mg）。临床试验表明，ACEI 加醛固酮受体拮抗剂能显著降低心衰患者总病死率，而 ACEI 加 ARB 则不能。

1. 适应证　基本与 ACEI 相同，推荐用于不能耐受 ACEI 的患者（Ⅰ类，A 级）。也可用于经利尿剂、ACEI 和 β 受体阻滞剂治疗后临床状况改善仍不满意，又不能耐受醛固酮受体拮抗剂的有症状心衰患者（Ⅱb 类，A 级）。

2. 应用方法　小剂量起用，逐步将剂量增至目标推荐剂量或可耐受的最大剂量（表 1-2-13）。

3. 注意事项　与 ACEI 相似，如可能引起低血压、肾功能不全和高钾血症等；开始应用及改变剂量的 1～2 周内，应监测血压（包括不同体位血压）、肾功能和血钾。此类药物与 ACEI 相比，不良反应（如干咳）少，极少数患者也会发生血管性水肿。

表 1-2-13　慢性 HF-REF 常用的 ARB 及其剂量

药物	起始剂量	目标剂量
坎地沙坦	4mg，1 次/天	32mg，1 次/天
缬沙坦	20~40mg，1 次/天	80~160mg，2 次/天
氯沙坦	25mg，1 次/天	100~150mg，1 次/天
厄贝沙坦	75mg，1 次/天	300mg，1 次/天
替米沙坦	40mg，1 次/天	80mg，1 次/天
奥美沙坦	10mg，1 次/天	20~40mg，1 次/天

注：所列药物中坎地沙坦、缬沙坦和氯沙坦已有临床试验证实可降低心衰患者病死率

（六）地高辛

洋地黄类药物通过抑制衰竭心肌细胞膜 Na^+/K^+-ATP 酶，使细胞内 Na^+ 水平升高，促进 Na^+-Ca^{2+} 交换，提高细胞内 Ca^{2+} 水平，发挥正性肌力作用。目前认为其有益作用可能是通过降低神经内分泌系统活性，发挥治疗心衰的作用。

一些早期临床试验（PROVED 和 RADIANCE 试验）结果显示，轻、中度心衰患者均能从地高辛治疗中获益，停用地高辛可导致血流动力学和临床症状恶化。但地高辛对心衰患者总病死率的影响为中性。心衰伴快速心室率房颤患者，地高辛可减慢心室率。

1. 适应证　适用于慢性 HF-REF 已应用利尿剂、ACEI（或 ARB）、β 受体阻滞剂和醛固酮受体拮抗剂，LVEF≤45%，仍持续有症状的患者，伴有快速心室率的房颤患者尤为适合（Ⅱa 类，B 级）。已应用地高辛者不宜轻易停用。心功能 NYHA Ⅰ级患者不宜应用地高辛。

2. 应用方法　用维持量 0.125~0.25mg/d，老年或肾功能受损者剂量减半。控制房颤的快速心室率，剂量可增加至 0.375~0.50mg/d。应严格监测地高辛中毒等不良反应及药物浓度。

（七）伊伐布雷定

该药是心脏窦房结起搏电流（If）的一种选择性特异性抑制剂，以剂量依赖性方式抑制 If 电流，降低窦房结发放冲动的频率，从而减慢心率。由于心率减缓，舒张期延长，冠状动脉血流量增加，可产生抗心绞痛和改善心肌缺血的作用。晚近的 SHIFT 研究纳入 6588 例 NYHA Ⅱ~Ⅳ级、窦性心律≥70 次/分、LVEF≤35% 的心衰患者，基础治疗为利尿剂、地高辛、ACEI 或 ARB、β 受体阻滞剂和醛固酮受体拮抗剂。伊伐布雷定组（逐步加量至最大剂量 7.5mg、2 次/天）较安慰剂组，主要复合终点（心血管死亡或心衰住院）相对风险下降 18%。此外，患者左心室功能和生活质量均显著改善。

1. 适应证　适用于窦性心律的 HF-REF 患者。使用 ACEI 或 ARB、β 受体阻滞剂、醛固酮受体拮抗剂，已达到推荐剂量或最大耐受剂量，心率仍然≥70 次/分，并持续有症状（NYHA Ⅱ~Ⅳ级），可加用伊伐布雷定（Ⅱa 类，B 级）。不能耐受 β 受体阻滞剂、心率≥70 次/分的有症状患者，也可使用伊伐布雷定（Ⅱb 类，C 级）。

2. 应用方法　起始剂量 2.5mg、2 次/天，根据心率调整用量，最大剂量 7.5mg、2 次/天，患者静息心率宜控制在 60 次/分左右，不宜低于 55 次/分。

3. 不良反应　心动过缓、光幻症、视力模糊、心悸、胃肠道反应等，均少见。

（八）神经内分泌抑制剂的联合应用

1. ACEI 和 β 受体阻滞剂的联用两药合用称之为“黄金搭档”，可产生相加或协同的有

益效应，使死亡危险性进一步下降。CIBISⅢ研究提示，先用β受体阻滞剂组较之先用ACEI组，临床结局并无差异，还可降低早期心脏性猝死发生率。因此，两药孰先孰后并不重要，关键是尽早合用，才能发挥最大的益处。β受体阻滞剂治疗前，不应使用较大剂量的ACEI。在一种药低剂量基础上，加用另一种药，比单纯加量获益更多。两药合用后可交替和逐步递加剂量，分别达到各自的目标剂量或最大耐受剂量。为避免低血压，β受体阻滞剂与ACEI可在1天中不同时间段服用。

2. ACEI与醛固酮受体拮抗剂联用临床研究证实，两者联合进一步降低慢性心衰患者的病死率（Ⅰ类，A级），又较为安全，但要严密监测血钾水平，通常与排钾利尿剂合用以避免发生高钾血症。在上述ACEI和β受体阻滞剂黄金搭档基础上加用醛固酮受体拮抗剂，三药合用可称之为“金三角”，应成为慢性HF-REF的基本治疗方案。

3. ACEI与ARB联用现有临床试验的结论不一致，两者能否合用治疗心衰，仍有争论。两者联合使用时，不良反应如低血压、高钾血症、血肌酐水平升高，甚至肾功能损害发生率增高（NTARGET试验），应慎用。AMI后并发心衰的患者亦不宜合用。随着晚近的临床试验结果颁布，醛固酮受体拮抗剂的应用获得积极推荐，在ACEI和β受体阻滞剂黄金搭档之后优先考虑加用，故一般情况下ARB不再考虑加用，尤其禁忌将ACEI、ARB和醛固酮受体拮抗剂三者合用。

4. ARB与β受体阻滞剂或醛固酮受体拮抗剂联用不能耐受ACEI的患者，ARB可代替应用，，此时，ARB和β受体阻滞剂的合用，以及在此基础上再加用醛固酮受体拮抗剂，类似于“黄金搭档”和“金三角”。

（九）有争议、正在研究或疗效尚不能肯定的药物

1. 血管扩张剂　在慢性心衰的治疗中无证据支持应用直接作用的血管扩张剂或α受体阻滞剂。常合用硝酸酯类以缓解心绞痛或呼吸困难的症状，对治疗心衰则缺乏证据。硝酸酯类和肼屈嗪合用可能对非洲裔美国人有益（A-HeFT试验），这2种药物在中国心衰患者中应用是否同样获益，尚无研究证据。

2. 中药治疗　我国各地应用中药治疗心衰已有一些研究和报道，一项以生物标记物为替代终点的多中心、随机、安慰剂对照的研究表明在标准和优化抗心衰治疗基础上联合应用该中药，可显著降低慢性心衰患者NT-proBNP水平。未来中药还需要开展以病死率为主要终点的研究，以提供令人更加信服的临床证据。

3. n-3多不饱和脂肪酸（n-3 PUFA）　GISSI-HF PUFA以及GISSI-Prevenzione研究表明1g/d的n-3 PUFA可降低心血管死亡率，但不降低心衰住院率。但OMEGA研究表明n-3 PUFA对AMI后患者的作用不明确。

4. 能量代谢药物　心衰患者特别是长期应用利尿剂时会导致维生素和微量元素的缺乏。心肌细胞能量代谢障碍在心衰的发生和发展中可能发挥一定作用。部分改善心肌能量代谢的药物如曲美他嗪、辅酶Q10和左卡尼汀在心衰治疗方面进行了有益的探索性研究，但总体证据不强，缺少大样本前瞻性研究。曲美他嗪在近几年国内外更新的冠心病指南中获得推荐，故心衰伴冠心病可考虑应用。

5. 肾素抑制剂阿利吉仑　该药是直接肾素抑制剂，最新临床试验（ASTRONAUT）显示慢性失代偿性心衰患者使用阿利吉仑治疗后心血管病死率及心衰住院率与安慰剂对照组相比无显著改善，且增加高钾血症、低血压、肾衰竭的风险，尤其不推荐在伴糖尿病患者中使用。

6. 他汀类药物　2项最近的试验（CORONA和GISSI-HF试验）评估他汀类治疗慢性心

衰的疗效,均为中性结果。目前不推荐此类药用于治疗心衰。但如慢性心衰患者的病因或基础疾病为冠心病,或伴其他状况而需要常规和长期应用他汀类药物,仍是可以的。

7. 钙通道阻滞剂(CCB)慢性 HF-REF 患者应避免使用大多数 CCB,尤其是短效的二氢吡啶类以及具有负性肌力作用的非二氢吡啶类(如维拉帕米和地尔硫䓬),因为其不能改善患者的症状或提高运动耐量,短期治疗可导致肺水肿和心源性休克,长期应用使心功能恶化,死亡危险增加。但心衰患者如伴有严重的高血压或心绞痛,其他药物不能控制而须应用 CCB,可选择氨氯地平或非洛地平,二者长期使用安全性较好(PRAISE Ⅰ、Ⅱ和 V-HeFT Ⅲ试验),虽不能提高生存率,但对预后并无不利影响。

8. 抗凝和抗血小板药物慢性心衰出现血栓栓塞事件发生率较低,每年 1%~3%,一般无需常规抗凝或抗血小板治疗。单纯扩张型心肌病患者伴心衰,如无其他适应证,不需应用阿司匹林。如心衰患者伴其他基础疾病,或伴各种血栓栓塞的高危因素,视具体情况应用抗血小板和(或)抗凝药物,应用方法参见相关指南。

9. 不推荐的药物治疗噻唑烷二酮类(格列酮类)降糖药可引起心衰加重并增加心衰住院的风险,非甾体类抗炎药和环氧化酶-2 抑制剂可引起水钠潴留、肾功能恶化和心衰加重,均应避免使用。

所有 NYHA Ⅱ~Ⅳ级慢性 HF-REF 患者明确适用的药物见表 1-2-14,慢性 HF-REF 药物治疗流程见图 1-2-3。

表 1-2-14 NYHA Ⅱ~Ⅳ级慢性 HF-REF 患者明确适用的药物

药物	推荐	推荐类别	证据水平
ACEI	所有慢性 HF-REF 患者均必须使用,且需终生使用,除非有禁忌证或不能耐受	Ⅰ	A
β 受体阻滞剂	所有慢性 HF-REF,病情相对稳定,以及结构性心脏病且 LVEF≤40%者,均必须使用,且需终生应用,除非有禁忌证或不能耐受	Ⅰ	A
醛固酮受体拮抗剂	所有已用 ACEI(或 ARB)和 β 受体阻滞剂治疗,仍持续有症状(NYHA Ⅱ~Ⅳ级)且 LVEF≤35%的患者,推荐使用	Ⅰ	A
	AMI 后 LVEF≤40%,有心衰症状或既往有糖尿病史者,推荐使用	Ⅰ	B
ARB	LVEF≤40%,不能耐受 ACEI 的患者,推荐使用	Ⅰ	A
	LVEF≤40%,尽管用了 ACEI 和 β 受体阻滞剂仍有症状的患者,如不能耐受醛固酮受体拮抗剂,可改用 ARB	Ⅱb	A
利尿剂	有液体潴留证据的心衰患者均应给予利尿剂,且应在出现水钠潴留的早期应用	Ⅰ	C
地高辛	适用于已应用 ACEI(或 ARB)、β 受体阻滞剂、醛固酮受体拮抗剂和利尿剂治疗,仍持续有症状、LVEF≤45%的患者。尤其适用于心衰合并心室率快的房颤者	Ⅱa	B

续表

药物	推荐	推荐类别	证据水平
地高辛	适用于窦性心律、LVEF≤45%、不能耐受β受体阻滞剂患者	Ⅱb	B
伊伐布雷定	窦性心律，LVEF≤35%，已使用ACEI（或ARB）和醛固酮受体拮抗剂（或ARB）治疗的心衰患者，如果β受体阻滞剂已达到指南推荐剂量或最大耐受剂量，心率仍然≥70次/分，且持续有症状（NYHA Ⅱ～Ⅳ级），应考虑使用	Ⅱa	B
	如不能耐受β受体阻滞剂、心率≥70次/分，也可考虑使用	Ⅱb	C

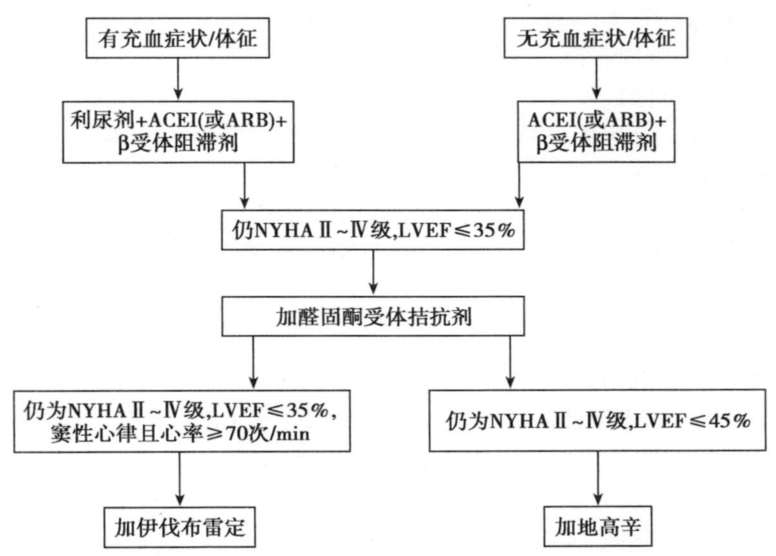

图1-2-3　慢性HF-REF（NYHAn～Ⅳ级）药物治疗流程

ACEI：血管紧张素转换酶抑制剂，ARB：血管紧张素受体拮抗剂，LVEF：左心室射血分数

三、非药物治疗

（一）心脏再同步化治疗（CRT）

心衰患者心电图上有QRS波时限延长>120毫秒提示可能存在心室收缩不同步。对于存在左右心室显著不同步的心衰患者，CRT治疗可恢复正常的左右心室及心室内的同步激动，减轻二尖瓣反流，增加心输出量，改善心功能。

中到重度心衰（NYHA Ⅲ～Ⅳ级）患者应用CRT，或兼具CRT和置入式心脏转复除颤器（ICD）两者功能的心脏再同步化治疗除颤器（CRT-D）的临床研究，均证实可降低全因死亡率和因心衰恶化住院的风险，改善症状、提高生活质量和心室功能（CARE-HF和COMPANION试验）。晚近对轻到中度（主要为NYHA Ⅱ级）心衰患者所做的研究（MADIT-CRT、REVERSE和RAFT试验）及对这3项研究所做的荟萃分析表明，CRT或CRT-D可使此类轻度心衰患者获益,可延缓心室重构和病情进展。所有这些研究都是在药物治疗基础上进行的,提示这一器械治疗可在常规、标准和优化的药物治疗后进一步改善慢性心衰的预后。

对于房颤伴心衰的患者,目前尚无确实证据评估 CRT 的疗效。其他情况,如单纯右束支传导阻滞、右心室起搏伴心室不同步等,是否可从 CRT 获益,目前不明确,最近的 BLOCK-HF 研究证实 LVEF 降低、NYHA Ⅰ~Ⅲ级的心衰患者,如果有永久起搏器治疗指征,但无 CRT 指征,仍应首选双心室起搏治疗。EchoCRT 研究提示 LVEF 下降、NYHA Ⅲ~Ⅳ级合并左心室收缩不同步的心衰患者,如果 QRS 不增宽(≤130 毫秒),CRT 治疗不但不能减少病死率及心衰住院率,反而增加病死率。

1. 适应证　适用于窦性心律,经标准和优化的药物治疗至少 3~6 个月仍持续有症状、LVEF 降低,根据临床状况评估预期生存超过 1 年,且状态良好,并符合以下条件的患者。

NYHA Ⅲ或Ⅳa 级患者:①LVEF≤35%,且伴 LBBB 及 QRS≥150 毫秒,推荐置入 CRT 或 CRT-D(Ⅰ类,A 级)。②LVEF≤35%,并伴以下情况之一:伴 LBBB 且 120 毫秒≤QRS<150 毫秒,可置入 CRT 或 CRT-D(Ⅱa 类,B 级);非 LBBB 但 QRS≥150 毫秒,可置入 CRT/CRT-D(Ⅱa 类,A 级)。③有常规起搏治疗但无 CRT 适应证的患者,如 LVEF≤35%,预计心室起搏比例>40%,无论 QRS 时限,预期生存超过 1 年,且状态良好,可置入 CRT(Ⅱa 类,C 级)。

NYHA Ⅱ级患者:①LVEF≤30%,伴 LBBB 及 QRS≥150 毫秒,推荐置入 CRT,最好是 CRT-D(Ⅰ类,A 级)。②LVEF≤30%,伴 LBBB 且 130 毫秒≤QRS<150 毫秒,可置入 CRT 或 CRT-D(Ⅱa 类,B 级)。③LVEF≤30%,非 LBBB 但 QRS≥150 毫秒,可置入 CRT 或 CRT-D(Ⅱb 类,B 级)。非 LBBB 且 QRS<150 毫秒,不推荐(Ⅲ类,B 级)。

NYHA Ⅰ级患者:LVEF≤30%,伴 LBBB 及 QRS≥150 毫秒,缺血性心肌病,推荐置入 CRT 或 CRT-D(Ⅲb 类,C 级)。

永久性房颤、NYHA Ⅲ或Ⅳa 级,QRS≥120 毫秒、LVEF≤35%,能以良好的功能状态预期生存大于 1 年的患者,以下 3 种情况可以考虑置入 CRT 或 CRT-D:固有心室率缓慢需要起搏治疗(Ⅱb 类,C 级);房室结消融后起搏器依赖(Ⅱb 类,B 级);静息心室率≤60 次/分、运动时心率≤90 次/分(Ⅱb 类,B 级)。但需尽可能保证双心室起搏,否则可考虑房室结消融。

2. 处理要点　应严格掌握适应证,选择适当治疗人群,特别是有效药物治疗后仍有症状的患者。要选择理想的左心室电极导线置入部位,通常为左心室侧后壁。术后优化起搏参数,包括 AV 间期和 VV 间期的优化。尽量维持窦性心律及降低心率,尽可能实现 100%双心室起搏。术后继续规范化药物治疗。

(二) ICD

中度心衰患者逾半数以上死于严重室性心律失常所致的心脏性猝死(MADIT-Ⅱ试验),ICD 能降低猝死率,可用于心衰患者猝死的一级预防,也可降低心脏停搏存活者和有症状的持续性室性心律失常患者的病死率,即用作心衰患者猝死的二级预防。

SCD-HeFT 试验表明 ICD 可使中度心衰(NYHA Ⅱ~Ⅲ级)患者病死率较未置入的对照组降低 23%,而胺碘酮不能改善生存率。MADIT-Ⅱ试验入选 AMI 后 1 个月、LVEF≤30%的患者,与常规药物治疗相比,ICD 减少 31%的死亡危险。而另外 2 项研究入选 AMI 后早期(≤40 天)患者,ICD 治疗未获益,因而推荐 ICD 仅用于 AMI 后 40 天以上患者。对于非缺血性心衰,ICD 的临床证据不如缺血性心衰充足。

1. 适应证　①二级预防:慢性心衰伴低 LVEF,曾有心脏停搏、心室颤动(室颤)或室性心动过速(室速)伴血流动力学不稳定(Ⅰ类,A 级)。②一级预防:LVEF≤35%,长期优化药物治疗后(至少3个月以上)NYHA Ⅱ或Ⅲ级,预期生存期>1年,且状态良好。③对于缺血性心衰,MI后至少40天,ICD可减少心脏性猝死和总死亡率(Ⅰ类,A级);对于非缺血性心衰,ICD可减少心脏性猝死和总死亡率(Ⅰ类,B级)。

2. 处理要点和注意事项 适应证的掌握主要根据心脏性猝死的危险分层、患者的整体状况和预后,要因人而异。猝死的高危人群,尤其为MI后或缺血性心肌病患者,符合CRT适应证,应尽量置入CRT-D。所有接受ICD治疗的低LVEF患者,应密切注意置入的细节、程序设计和起搏功能。非药物治疗流程见图1-2-4。

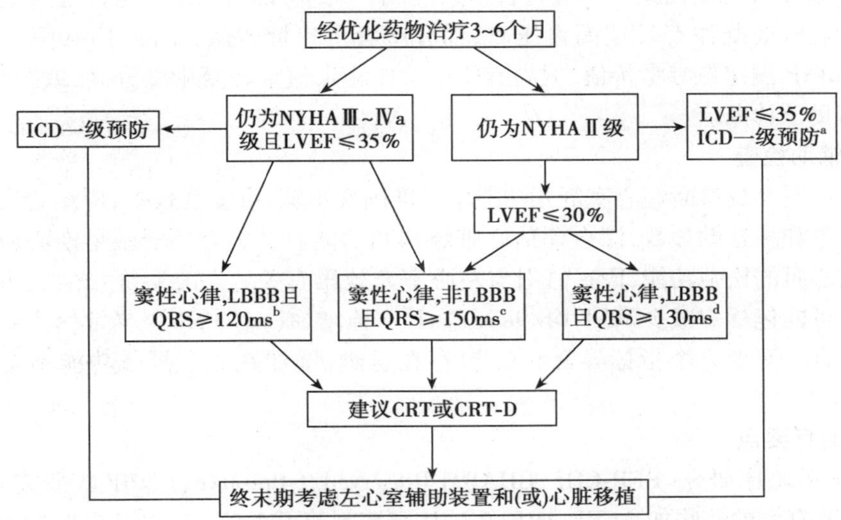

图1-2-4 有症状的慢性HF-REF(NYHA Ⅱ-Ⅳ级)非药物治疗流程

[a]:NYHA Ⅳa级不是适应证;对缺血性心衰,仅用于AMI大于40d的患者,推荐级别为Ⅰ类A级,对于非缺血性心衰推荐级别为Ⅰ类B级;

[b]:QRS≥150ms时推荐级别为Ⅰ类A级,120ms≤QRS<150ms时推荐级别为Ⅱa类B级;

[c]:NYHA Ⅱ级时推荐级别为Ⅱb类B级,NYHA Ⅲ级或非卧床的Ⅳ级时推荐级别为Ⅱa类A级;

[d]:QRS≥150ms时推荐级别为Ⅰ类A级,130ms≤QRS<150ms时推荐级别为Ⅱa类B级

ICD:埋藏式心脏复律除颤器,LBBB:左束支传导阻滞,CRT:心脏再同步化治疗,CRT-D:心脏再同步化治疗除颤器

四、慢性HF-PEF的诊断和治疗

HF-PEF通常被称为舒张性心衰,其病理生理机制尚不明确,目前认为本病是由于左心室舒张期主动松弛能力受损和心肌顺应性降低,即僵硬度增加(心肌细胞肥大伴间质纤维化),导致左心室在舒张期充盈受损,心搏量减少,左心室舒张末期压增高而发生的心衰。本病可与收缩功能障碍同时出现,也可单独存在。HF-PEF约占心衰总数50%(40%~71%),其预后与HF-REF相仿或稍好。无症状左心室舒张功能异常与心衰发生率及病死率相关,来自美国的一项流行病学调查发现社区人群中无症状轻度左心室舒张功能异常占21%,中重度左心室舒张功能不全占7%。

(一) HF-PEF的诊断标准

对本病的诊断应充分考虑下列两方面的情况。

1. 主要临床表现 ①有典型心衰的症状和体征;②LVEF 正常或轻度下降(≥45%),且左心室不大;③有相关结构性心脏病存在的证据(如左心室肥厚、左心房扩大)和(或)舒张功能不全;④超声心动图检查无心瓣膜病,并可排除心包疾病、肥厚型心肌病、限制型(浸润性)心肌病等。本病的 LVEF 标准尚未统一。LVEF 在 41%~49%被称为临界 HF-PEF,其人群特征、治疗及预后均与 HF-REF 类似,这提示将 LVEF>50%作为临床诊断标准可能更好。此外,有的患者既往出现过 LVEF 下降至≤40%,其临床预后与 LVEF 持续性保留的患者可能也不同。

2. 其他需要考虑的因素 ①应符合本病的流行病学特征:大多为老年患者、女性,心衰的病因为高血压或既往有长期高血压史,部分患者可伴糖尿病、肥胖、房颤等。②BNP 和(或)NT-proBNP 测定有参考价值,但尚有争论。如测定值呈轻至中度升高,或至少在"灰区值"之间,有助于诊断。

(二) 辅助检查

超声心动图参数诊断左心室舒张功能不全准确性不够、重复性较差,应结合所有相关的二维超声参数和多普勒参数,综合评估心脏结构和功能。二尖瓣环舒张早期心肌速度(e')可用于评估心肌的松弛功能,E/e'值则与左心室充盈压有关。左心室舒张功能不全的超声心动图证据可能包括 e'减少(e'平均<9cm/s),E/e'值增加(>15),E/A 异常(>2 或<1),或这些参数的组合。至少 2 个指标异常和(或)存在房颤,增加左心室舒张功能不全诊断的可能性。

(三) 治疗要点

HF-PEF 的临床研究(PEP-CHF、CHARM-Preserved、I-Preserve、J-DHF 等研究)均未能证实对 HF-REF 有效的药物如 ACEI、ARB、β 受体阻滞剂等可改善 HF-PEF 患者的预后和降低病死率。VALIDD 试验提示对伴有高血压的心衰患者降压治疗有益。针对 HF-PEF 的症状、并存疾病及危险因素,采用综合性治疗。

1. 积极控制血压目标血压宜低于单纯高血压患者的标准,即收缩压<130/80mmHg(Ⅰ类,A 级)。5 大类降压药均可应用,优选 β 受体阻滞剂、ACEI 或 ARB。

2. 应用利尿剂消除液体潴留和水肿十分重要,可缓解肺淤血,改善心功能。但不宜过度利尿,以免前负荷过度降低而致低血压(Ⅰ类,C 级)。

3. 控制和治疗其他基础疾病和合并症控制慢性房颤的心室率(Ⅰ类,C 级),可使用 β 受体阻滞剂或非二氢吡啶类 CCB(地尔硫䓬或维拉帕米)。如有可能,转复并维持窦性心律,对患者有益(Ⅱb 类,C 级)。积极治疗糖尿病和控制血糖。肥胖者要减轻体质量。伴左心室肥厚者,为逆转左心室肥厚和改善左心室舒张功能,可用 ACEI、ARB、β 受体阻滞剂等(Ⅱb 类,C 级)。地高辛不能增加心肌的松弛性,不推荐使用。

4. 血运重建治疗由于心肌缺血可以损害心室的舒张功能,冠心病患者如有症状或证实存在心肌缺血,应作冠状动脉血运重建术(Ⅱa 类,C 级)。

5. HF-REF 如同时有 HF-REF,以治疗后者为主。

五、急性心衰

急性心衰是指心衰症状和体征迅速发生或恶化。临床上以急性左心衰最为常见,急性右心衰较少见。急性左心衰是指急性发作或加重的左心功能异常所致的心肌收缩力明显降低、心脏负荷加重,造成急性心排血量骤降、肺循环压力突然升高、周围循环阻力增加,从而引起肺循环充血而出现急性肺淤血、肺水肿,以及伴组织器官灌注不足的心源性休克的一种临床综合征。近10余年,急性心衰治疗的循证证据匮乏,尤其大样本前瞻性随机对照试验很少,使得目前各国指南中推荐的治疗大多基于经验或专家意见,缺少充分证据支持。

(一)急性心衰的流行病学

急性心衰已成为年龄>65岁患者住院的主要原因,又称急性心衰综合征,其中约15%~20%为新发心衰,大部分则为原有慢性心衰的急性加重,即急性失代偿性心衰。急性心衰预后很差,住院病死率为3%,6个月的再住院率约50%,5年病死率高达60%。

(二)急性心衰的病因和诱因

1. 急性心衰的常见病因 ①慢性心衰急性加重;②急性心肌坏死和(或)损伤,如广泛AMI、重症心肌炎;③急性血流动力学障碍。

2. 急性心衰的诱发因素 ①可能导致心衰迅速恶化的诱因:快速心律失常,或严重心动过缓如各种类型的房室传导阻滞;急性冠状动脉综合征及其机械并发症,如室间隔穿孔、二尖瓣腱索断裂、右心室梗死等;急性肺栓塞;高血压危象;心脏压塞;主动脉夹层;手术的围术期;感染;围产期心肌病。②可能导致慢性心衰急性失代偿的诱因:感染,包括感染性心内膜炎;慢性阻塞性肺疾病(COPD)或支气管哮喘急性加重;贫血;肾功能不全(心肾综合征);药物治疗和生活管理缺乏依从性;医源性因素如应用了非甾体类抗炎剂、皮质激素、抗肿瘤治疗(化疗或放疗),以及药物相互作用等;心律失常;未控制的高血压;甲状腺功能亢进或减退;酒精或药物滥用。

(三)临床表现

急性心衰发作迅速,可以在几分钟到几小时(如AMI引起的急性心衰),或数天至数周内恶化。患者的症状也可有所不同,从呼吸困难、外周水肿加重到威胁生命的肺水肿或心源性休克,均可出现。急性心衰症状也可因不同病因和伴随临床情况而不同。

1. 基础心血管疾病的病史和表现 大多数患者有各种心脏疾病史,存在引起急性心衰的各种病因。老年人中主要病因为冠心病、高血压和老年性退行性心瓣膜病,年轻人中多由风湿性心瓣膜病、扩张型心肌病、急性重症心肌炎等所致。

2. 早期表现 原来心功能正常的患者出现原因不明的疲乏或运动耐力明显减低,以及心率增加15~20次/分,可能是左心功能降低的最早期征兆。继续发展可出现劳力性呼吸困难、夜间阵发性呼吸困难、不能平卧等;检查可发现左心室增大、舒张早期或中期奔马律、P2亢进、两肺尤其肺底部有湿性啰音,还可有干啰音和哮鸣音,提示已有左心功能障碍。

3. 急性肺水肿起病急骤,病情可迅速发展至危重状态。突发严重呼吸困难、端坐呼吸、喘息不止、烦躁不安,并有恐惧感,呼吸频率可达30~50次/分;频繁咳嗽并咯出大量粉红色泡沫样血痰;听诊心率快,心尖部常可闻及奔马律;两肺满布湿啰音和哮鸣音。

4. 心源性休克主要表现为 ①持续性低血压,收缩压降至90mmHg以下,且持续30分钟以上,需要循环支持。②血流动力学障碍:肺毛细血管楔压(PCWP)≥18mmHg,心脏指数≤2.2L/(min·m^2)(有循环支持时)或1.8L/(min·m^2)(无循环支持时)。③组织低灌注状态,可有皮肤湿冷、苍白和发绀;尿量显著减少(<30ml/h),甚至无尿;意识障碍;代谢性酸中毒。

(四)急性心衰的临床评估及监测

评估时应尽快明确:①容量状态;②循环灌注是否不足;③是否存在急性心衰的诱因和(或)合并症。

1. 无创性监测(Ⅰ类,B 级) 每个患者均需应用床边监护仪,持续测量心率、呼吸频率、血压、血氧饱和度等。监测体温、动脉血气、心电图等。

2. 血流动力学监测

(1) 适应证:适用于血流动力学状态不稳定,病情严重且治疗效果不理想的患者,如伴肺水肿(或)心源性休克患者。

(2) 主要方法:①右心导管适用于:患者存在呼吸窘迫或灌注异常,但临床上不能判断心内充盈压力情况(Ⅰ类,C 级)。急性心衰患者在标准治疗的情况下仍持续有症状伴有以下情况之一者:容量状态、灌注或肺血管阻力情况不明,收缩压持续低下,肾功能进行性恶化,需静脉血管活性药物维持,考虑机械辅助循环或心脏移植(Ⅱa 类,C 级)。②外周动脉插管(Ⅱa 类,B 级):可持续监测动脉血压,还可抽取动脉血样标本检查。③肺动脉插管(Ⅱa 类,B 级):不常规应用。

(3) 注意事项:①在二尖瓣狭窄、主动脉瓣反流、肺动脉闭塞病变,以及左心室顺应性不良等情况下,肺毛细血管楔压往往不能准确反映左心室舒张末压。对于伴严重三尖瓣反流的患者,热稀释法测定心输出量不可靠。②避免插入导管的各种并发症如感染等。

3. 生物学标志物检测

(1) 利钠肽:①有助于急性心衰诊断和鉴别诊断(Ⅰ类,A 级):BNP<100ng/L、NT-proBNP<300ng/L 为排除急性心衰的切点。应注意测定值与年龄、性别和体质量等有关,老龄、女性、肾功能不全时升高,肥胖者降低。诊断急性心衰时 NT-proBNP 水平应根据年龄和肾功能不全分层:50 岁以下的成人血浆 NT-proBNP 浓度>450ng/L,50 岁以上血浆浓度>900ng/L,75 岁以上应>1800ng/L,肾功能不全(肾小球滤过率<60ml/min)时应>1200ng/L。②有助于评估严重程度和预后(Ⅰ类,A 级):NT-proBNP>5000ng/L 提示心衰患者短期死亡风险较高;>1000ng/L 提示长期死亡风险较高。③灰区值:定义为介于"排除"和按年龄调整的"纳入"值之间,评估其临床意义需综合考虑临床状况,排除其他原因,因为急性冠状动脉综合征、慢性肺部疾病、肺动脉高压、高血压、房颤等均会引起测定值升高。

(2) 心肌坏死标志物:测定 cTnT 或 cTnl 旨在评价是否存在心肌损伤、坏死及其严重程度,其特异性和敏感性均较高,AMI 时可升高 3~5 倍以上。重症有症状心衰往往存在心肌细胞坏死、肌原纤维崩解,血清中 cTn 水平可持续升高,为急性心衰的危险分层提供信息,有助于评估其严重程度和预后(Ⅰ类,A 级)。

(3) 其他生物学标志物:近几年一些新的标志物也显示在心衰危险分层和预后评价中的作用,其中中段心房利钠肽前体(MR-proANP,分界值为 120pmol/L)在一些研究中证实,用于诊断急性心衰,不劣于 BNP 或 NT-proBNP。反映心肌纤维化的可溶性 ST2 及半乳糖凝集素-3 等指标在急性心衰的危险分层中可能提供额外信息(Ⅱb 类,A 级),此外,反映肾功能损害的指标也可增加额外预测价值。

(五) 急性左心衰竭严重程度分级

主要有 Killip 法(表 1-2-15)、Forrester 法(表 1-2-16)和临床程度床边分级(表 1-2-17)3种。KilHp 法主要用于 AMI 患者,根据临床和血流动力学状态分级。Forrester 法适用于监护病房,及有血流动力学监测条件的病房、手术室。临床程度床边分级根据 Forrester 法修改而来,主要根据末梢循环的观察和肺部听诊,无需特殊的监测条件,适用于一般的门诊和住院患者。以 Forrester 法和临床程度床边分级为例,自Ⅰ~Ⅳ级的急性期病死率分别为 2.2%、10.1%、22.4%和 55.5%。

表 1-2-15　AMI 的 Killip 法分级

分级	症状与体征
Ⅰ	无心衰,无肺部啰音,无 S3
Ⅱ	有心衰,两肺中下部有湿啰音,占肺野下 1/2,可闻及 S3
Ⅲ	严重心衰,有肺水肿,细湿啰音遍布两肺(超过肺野下 1/2)
Ⅳ	心源性休克

表 1-2-16　急性心衰的 Forrester 分级

分级	PCWP(mmHg)	心脏指数[L/(min・m^2)]	组织灌注状态
Ⅰ	≤18	>2.2	无肺淤血,无组织灌注不良
Ⅱ	>18	>2.2	有肺淤血
Ⅲ	≤18	≤2.2	无肺淤血,有组织灌注不良
Ⅳ	>18	≤2.2	有肺淤血,有组织灌注不良

1mmHg=0.133kPa,PCWP:肺毛细血管楔压

表 1-2-17　急性心衰的临床程度床边分级

分级	皮肤	肺部啰音
Ⅰ	温暖	无
Ⅱ	温暖	有
Ⅲ	寒冷	无或有
Ⅳ	寒冷	有

(六) 急性心衰的治疗

1. 临床评估和处理流程(图 1-2-5)

(1) 临床评估:对患者应根据上述检查方法以及病情变化作出临床评估,包括:基础心血管疾病;急性心衰发生的诱因;病情的严重程度和分级,并估计预后;治疗的效果。评估应多次和动态进行,以调整治疗方案,且应强调个体化治疗。

(2) 治疗目标:改善急性心衰症状,稳定血流动力学状态,维护重要脏器功能,避免急性心衰复发,改善远期预后。

2. 一般处理

(1) 体位:静息时明显呼吸困难者应半卧位或端坐位,双腿下垂以减少回心血量,降低心脏前负荷。

(2) 吸氧:适用于低氧血症和呼吸困难明显,尤其指端血氧饱和度<90%的患者。无低氧血症的患者不应常规应用,这可能导致血管收缩和心输出量下降。如需吸氧,应尽早采用,使患者 SaO_2≥95%(伴 COPD 者 SaO_2>90%)。可采用不同方式:①鼻导管吸氧:低氧流量(1~2L/min)开始,根据动脉血气分析结果调整氧流量。②面罩吸氧:适用于伴呼吸性碱中毒患者。必要时还可采用无创性或气管插管呼吸机辅助通气治疗。

(3) 出入量管理:肺淤血、体循环淤血及水肿明显者应严格限制饮水量和静脉输液速度:无明显低血容量因素(大出血、严重脱水、大汗淋漓等)者,每天摄入液体量一般宜在

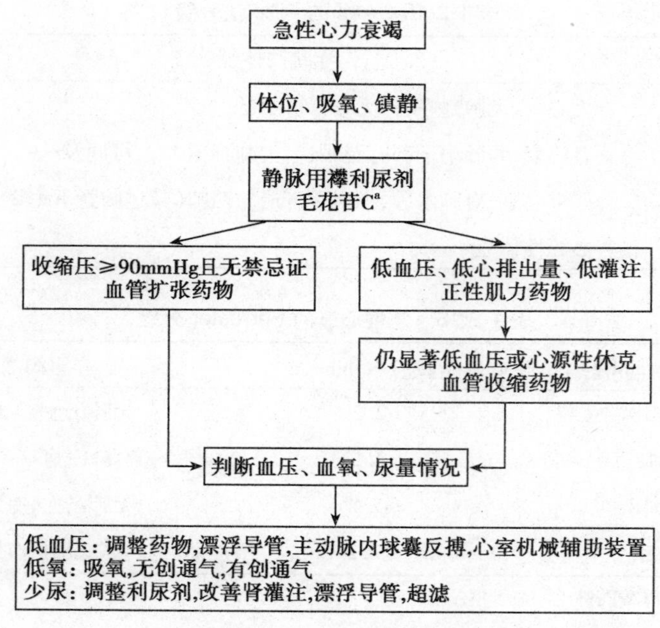

图 1-2-5 急性心衰处理流程

[a]:适用于房颤患者伴快速心室率者、严重收缩功能不全者

1500ml 以内,不要超过 2000ml。保持每天出入量负平衡约 500ml,严重肺水肿者水负平衡为 1000~2000ml/d,甚至可达 3000~5000ml/d,以减少水钠潴留,缓解症状。3~5 天后,如肺淤血、水肿明显消退,应减少水负平衡量,逐渐过渡到出入量大体平衡。在负平衡下应注意防止发生低血容量、低钾血症和低血钠等。同时限制钠摄入<2g/d。

3. 药物治疗

(1) 基础治疗:阿片类药物如吗啡可减少急性肺水肿患者焦虑和呼吸困难引起的痛苦。此类药物也被认为是血管扩张剂,降低前负荷,也可减少交感兴奋。主要应用吗啡(Ⅱa 类,C 级)。应密切观察疗效和呼吸抑制的不良反应。伴明显和持续低血压、休克、意识障碍、COPD 等患者禁忌使用。洋地黄类能轻度增加心输出量、降低左心室充盈压和改善症状(Ⅱa 类,C 级)。伴快速心室率房颤患者可应用毛花苷 C 0.2~0.4mg 缓慢静脉注射,2~4 小时后可再用 0.2mg。

(2) 利尿剂(Ⅰ类,B 级)

1) 袢利尿剂应用指征和作用机制:适用于急性心衰伴肺循环和(或)体循环明显淤血以及容量负荷过重的患者。袢利尿剂如呋塞米、托拉塞米、布美他尼静脉应用可在短时间里迅速降低容量负荷,应首选,及早应用。临床上利尿剂应用十分普遍,但尚无评估疗效的大样本随机对照试验。

2) 袢利尿剂种类和用法:常用呋塞米,宜先静脉注射 20~40mg,继以静脉滴注 5~40mg/h,其总剂量在起初 6 小时不超过 80mg,起初 24 小时不超过 160mg。亦可应用托拉塞米 10~20mg 静脉注射。如果平时使用袢利尿剂治疗,最初静脉剂量应等于或超过长期每日所用剂量。近期 DOSE 研究发现,利尿剂每 12 小时推注或持续静脉输注,低剂量(与之前口服剂量相等)或高剂量(口服剂量的 2.5 倍)之间主要复合终点(患者的症状评价和血清肌酐变化)无明显差异;高剂量组可更好改善包括呼吸困难等一些次要终点,但同时会出现更多的一过性肾功能不全。

3）托伐普坦：推荐用于充血性心衰、常规利尿剂治疗效果不佳、有低钠血症或有肾功能损害倾向患者，可显著改善充血相关症状，且无明显短期和长期不良反应。EVEREST 结果显示，该药可快速有效降低体质量，并在整个研究期维持肾功能正常，对长期病死率和心衰相关患病率无不良影响。对心衰伴低钠的患者能降低心血管病所致病死率（Ⅱb 类，B 级）。建议剂量为 7.5～15.0mg/d 开始，疗效欠佳者逐渐加量至 30mg/d。

4）利尿剂反应不佳或利尿剂抵抗：轻度心衰患者小剂量利尿剂即反应良好，随着心衰的进展，利尿剂反应逐渐不佳。心衰进展和恶化时常需加大利尿剂剂量，最终大剂量也无反应，即出现利尿剂抵抗。此时，可尝试以下方法：①增加利尿剂剂量：可在严密监测肾功能和电解质的情况下根据临床情况增加剂量，应用过程中应监测尿量，并根据尿量和症状的改善状况调整剂量。②静脉推注联合持续静脉滴注：静脉持续和多次应用可避免因为利尿剂浓度下降引起的钠水重吸收。③2 种及以上利尿剂联合使用：临床研究表明低剂量联合应用，其疗效优于单一利尿剂的大剂量，且不良反应更少。联合应用利尿剂仅适合短期应用，并需更严密监测，以避免低钾血症、肾功能不全和低血容量。也可加用托伐普坦。④应用增加肾血流的药物，如小剂量多巴胺或萘西立肽，改善利尿效果和肾功能、提高肾灌注，但益处不明确（Ⅱb 类，B 级）。⑤纠正低氧，酸中毒，低钠、低钾等，尤其注意纠正低血容量。

（3）血管扩张药物

1）应用指征：此类药可用于急性心衰早期阶段。收缩压水平是评估此类药是否适宜的重要指标。收缩压>110mmHg 的患者通常可安全使用；收缩压在 90～110mmHg，应谨慎使用；收缩压<90mmHg，禁忌使用，因可能增加急性心衰患者的病死率。此外，HF-PEF 患者因对容量更加敏感，使用血管扩张剂应小心。

2）主要作用机制：可降低左、右心室充盈压和全身血管阻力，也降低收缩压，从而减轻心脏负荷，但没有证据表明血管扩张剂可改善预后。

3）药物种类和用法：主要有硝酸酯类、硝普钠及萘西立肽（重组人 BNP）等，不推荐应用 CCB。血管扩张剂应用过程中要密切监测血压，根据血压调整合适的维持剂量。

硝酸酯类药物（Ⅱa 类，B 级）：在不减少每搏输出量和不增加心肌耗氧下能减轻肺淤血，特别适用于急性冠状动脉综合征伴心衰的患者。硝酸甘油静脉滴注起始剂量 5～10μg/min，每 5～10 分钟递增 5～10μg/min，最大剂量为 200μg/min；亦可每 10～15 分钟喷雾 1 次（400μg），或舌下含服 0.3～0.6mg/次。硝酸异山梨酯静脉滴注剂量 5～10mg/h。硝酸甘油及其他硝酸酯类药物长期应用均可能发生耐药。

硝普钠（Ⅱb 类，B 级）：适用于严重心衰、原有后负荷增加以及伴肺淤血或肺水肿患者。临床应用宜从小剂量 0.3μg/（kg·min）开始，可酌情逐渐增加剂量至 5μg/（kg·min），静脉滴注，通常疗程不要超过 72 小时。由于具强效降压作用，应用过程中要密切监测血压，根据血压调整合适的维持剂量。停药应逐渐减量，并加用口服血管扩张剂，以避免反跳现象。

萘西立肽（重组人 BNP）（Ⅱa 类，B 级）：其主要药理作用是扩张静脉和动脉（包括冠状动脉），从而降低前、后负荷，故将其归类为血管扩张剂。实际上该药并非单纯的血管扩张剂，而是一种兼具多重作用的药物，有一定的促进钠排泄和利尿作用；还可抑制 RAAS 和交感神经系统。VMAC、PROACTION 以及国内的一项Ⅱ期临床研究表明，该药的应用可以带来临床和血流动力学的改善，推荐用于急性失代偿性心衰。ASCEND-HF 研究表明，该药在急性心衰患者中应用安全，但不改善预后。应用方法：先给予负荷剂量 1.5～2μg/kg 静脉缓慢推注,继以 0.01μg/(kg · min)静脉滴注;也可不用负荷剂量而直接静脉滴注。疗程一般 3 天。

ACEI:该药在急性心衰中的应用仍有诸多争议。急性期、病情尚未稳定的患者不宜应用(Ⅱb 类,C 级)。AMI 后的急性心衰可试用(Ⅱa 类,C 级),但起始剂量宜小。在急性期病情稳定 48 小时后逐渐加量(Ⅰ类,A 级),不能耐受 ACEI 者可应用 ARB。

正在研究的药物:重组人松弛素-2(Serelaxin)是一种血管活性肽激素,具有多种生物学和血流动力学效应。RELAX-AHF 研究表明,该药治疗急性心衰可缓解患者呼吸困难,降低心衰恶化病死率,耐受性和安全性良好,且对 HF-REF 或 HF-PEF 效果相仿,但对心衰再住院率无影响。

4)注意事项:下列情况下禁用血管扩张药物:收缩压<90mmHg,或持续低血压伴症状,尤其有肾功能不全的患者,以避免重要脏器灌注减少;严重阻塞性心瓣膜疾病,如主动脉瓣狭窄或肥厚型梗阻性心肌病,有可能出现显著低血压;二尖瓣狭窄患者也不宜应用,有可能造成心输出量明显降低。

(4)正性肌力药物

1)应用指征和作用机制:适用于低心排血量综合征,如伴症状性低血压(≤85mmHg)或 CO 降低伴循环淤血患者,可缓解组织低灌注所致的症状,保证重要脏器血液供应。

2)药物种类和用法:多巴胺(Ⅱa 类,C 级):小剂量[<3μg/(kg · min)]应用有选择性扩张肾动脉、促进利尿的作用;大剂量[>5μg/(kg · min)]应用有正性肌力作用和血管收缩作用。个体差异较大,一般从小剂量起始,逐渐增加剂量,短期应用。可引起低氧血症,应监测 SaO_2,必要时给氧。

多巴酚丁胺(Ⅱa 类,C 级):短期应用可增加心输出量,改善外周灌注,缓解症状。对于重症心衰患者,连续静脉应用会增加死亡风险。用法:2~20μg/(kg · min)静脉滴注。使用时监测血压,常见不良反应有心律失常、心动过速,偶尔可因加重心肌缺血而出现胸痛,正在应用β受体阻滞剂的患者不推荐应用多巴酚丁胺和多巴胺。

磷酸二酯酶抑制剂(Ⅱb 类,C 级):主要应用米力农,首剂 25~75μg/kg 静脉注射(>10 分钟),继以 0.375~0.750μg/(kg · min)静脉滴注。常见不良反应有低血压和心律失常。OPTIME-CHF 研究表明米力农可能增加不良反应事件和病死率。

左西孟旦(Ⅱa 类,B 级):一种钙增敏剂,通过结合于心肌细胞上的 TnC 促进心肌收缩,还通过介导 ATP 敏感的钾通道而发挥血管舒张作用和轻度抑制磷酸二酯酶的效应。其正性肌力作用独立于β肾上腺素能刺激,可用于正接受β受体阻滞剂治疗的患者。该药在缓解临床症状、改善预后等方面不劣于多巴酚丁胺,且使患者的 BNP 水平明显下降。冠心病患者应用不增加病死率。用法:首剂 12μg/kg 静脉注射(>10 分钟),继以 0.1μg/(kg · min)静脉滴注,可酌情减半或加倍。对于收缩压<100mmHg 的患者,不需负荷剂量,可直接用维持剂量,防止发生低血压。应用时需监测血压和心电图,避免血压过低和心律失常的发生。

3)注意事项:急性心衰患者应用此类药需全面权衡:①是否用药不能仅依赖 1、2 次血压测量值,必须综合评价临床状况,如是否伴组织低灌注的表现;②血压降低伴低心输出或低灌注时应尽早使用,而当器官灌注恢复和(或)循环淤血减轻时则应尽快停用;③药物的剂量和静脉滴注速度应根据患者的临床反应作调整,强调个体化治疗;④此类药可即刻改善急性心衰患者的血流动力学和临床状态,但也可能促进和诱发一些不良的病理生理反应,甚至导致心肌损伤和靶器官损害,必须警惕;⑤用药期间应持续心电、血压监测,因正性肌力药物可能导致心律失常,心肌缺血等情况;⑥血压正常又无器官和组织灌注不足的急性心衰患者不宜使用。

(5) 血管收缩药物:对外周动脉有显著缩血管作用的药物,如去甲肾上腺素、肾上腺素等,多用于尽管应用了正性肌力药物仍出现心源性休克,或合并显著低血压状态时。这些药物可以使血液重新分配至重要脏器,收缩外周血管并提高血压,但以增加左心室后负荷为代价。这些药物具有正性肌力活性,也有类似于正性肌力药的不良反应。

(6) 抗凝治疗:抗凝治疗(如低分子肝素)建议用于深静脉血栓和肺栓塞发生风险较高,且无抗凝治疗禁忌证的患者。

(7) 改善预后的药物:HF-REF 患者出现失代偿和心衰恶化,如无血流动力学不稳定或禁忌证,可继续原有的优化药物治疗方案。

4. 非药物治疗

(1) 主动脉内球囊反搏(IABP):可有效改善心肌灌注,又降低心肌耗氧量和增加心输出量。适应证(Ⅰ类,B 级):①AMI 或严重心肌缺血并发心源性休克,且不能由药物纠正;②伴血流动力学障碍的严重冠心病(如 AMI 伴机械并发症);③心肌缺血或急性重症心肌炎伴顽固性肺水肿;④作为左心室辅助装置(LVAD)或心脏移植前的过渡治疗。对其他原因的心源性休克是否有益尚无证据。

(2) 机械通气:指征为心搏呼吸骤停而进行心肺复苏及合并Ⅰ型或Ⅱ型呼吸衰竭。有下列 2 种方式:①无创呼吸机辅助通气(Ⅱa 类,B 级):分为持续气道正压通气和双相间歇气道正压通气 2 种模式。推荐用于经常规吸氧和药物治疗仍不能纠正的肺水肿合并呼吸衰竭,呼吸频率>20 次/分,能配合呼吸机通气的患者,但不建议用于收缩压<85mmHg 的患者。近期一项研究表明,无论哪种模式,都不能降低患者的死亡风险或气管内插管的概率。②气道插管和人工机械通气:应用指征为心肺复苏时、严重呼吸衰竭经常规治疗不能改善者,尤其是出现明显的呼吸性和代谢性酸中毒并影响到意识状态的患者。

(3) 血液净化治疗:①适应证:出现下列情况之一时可考虑采用超滤治疗(Ⅱa 类,B 级):高容量负荷如肺水肿或严重的外周组织水肿,且对利尿剂抵抗;低钠血症(血钠<110mmol/L)且有相应的临床症状如神志障碍、肌张力减退、腱反射减弱或消失、呕吐以及肺水肿等。肾功能进行性减退,血肌酐>500μmol/L 或符合急性血液透析指征的其他情况可行血液透析治疗。超滤对急性心衰有益,但并非常规手段。UNLOAD 研究证实,对于心衰患者,超滤治疗和静脉连续应用利尿剂相比,排水量无明显差异,但超滤治疗能更有效地移除体内过剩的钠,并可降低因心衰再住院率。但 CARRESS-HF 研究表明在急性失代偿性心衰合并持续淤血和肾功能恶化的患者中,在保护 96 小时肾功能方面,阶梯式药物治疗方案优于超滤治疗,2 种治疗体质量减轻类似,超滤治疗不良反应较高。②不良反应和处理:存在与体外循环相关的不良反应如生物不相容、出血、凝血,血管通路相关并发症、感染、机器相关并发症等。应避免出现新的内环境紊乱,连续血液净化治疗时应注意热量及蛋白的丢失。

(4) 心室机械辅助装置(Ⅱa 类,B 级):急性心衰经常规药物治疗无明显改善时,有条件的可应用该技术。此类装置有体外模式人工肺氧合器(ECMO)、心室辅助泵(如可置入式电动左心辅助泵、全人工心脏)。根据急性心衰的不同类型,可选择应用心室辅助装置,在积极纠治基础心脏疾病的前提下,短期辅助心脏功能,也可作为心脏移植或心肺移植的过渡。ECMO 可以部分或全部代替心肺功能。临床研究表明,短期循环呼吸支持(如应用 ECMO)可明显改善预后。

（七）急性心衰稳定后的后续处理

1. 病情稳定后监测入院后至少第 1 个 24 小时要连续监测心率、心律、血压和 SaO_2，之后也要经常监测。至少每天评估心衰相关症状（如呼吸困难），治疗的不良反应，以及评估容量超负荷相关症状。

2. 病情稳定后治疗　①无基础疾病的急性心衰：在消除诱因后，并不需要继续心衰的相关治疗，应避免诱发急性心衰，如出现各种诱因要及早、积极控制；②伴基础疾病的急性心衰：应针对原发疾病进行积极有效的治疗、康复和预防；③原有慢性心衰类型：处理方案与慢性心衰相同。

六、难治性终末期心衰的治疗

虽经优化内科治疗，休息时仍有症状、极度无力，常有心源性恶病质，且需反复长期住院，这一阶段即为难治性心衰的终末阶段。诊断难治性终末期心衰应谨慎，应考虑是否有其他参与因素，以及是否已经恰当应用了各种治疗措施等。

难治性终末期心衰的治疗应注意以下 4 点。

（一）控制液体潴留

患者的症状常与钠、水潴留有关，因此，控制液体潴留是治疗成功的关键（Ⅰ类，B 级）。

（二）神经内分泌抑制剂的应用

此类患者对 ACEI 和 β 受体阻滞剂耐受性差，宜从极小剂量开始。ACEI 易致低血压和肾功能不全，β 受体阻滞剂易引起心衰恶化。

（三）静脉应用正性肌力药或血管扩张剂

静脉滴注正性肌力药（如多巴酚丁胺、米力农）和血管扩张剂（如硝酸甘油、硝普钠），可作为姑息疗法，短期（3~5 天）应用以缓解症状（Ⅱb 类，C 级）。一旦情况稳定，即应改换为口服方案。能中断应用静脉正性肌力药者，不推荐常规间歇静脉滴注正性肌力药（Ⅲ类，B 级）。若患者无法中断静脉治疗，可持续静脉输注多巴酚丁胺、米力农，静脉治疗通常应用于等待心脏移植的患者。

（四）心脏机械辅助和外科治疗

1. 心脏移植可作为终末期心衰的一种治疗方式，主要适用于严重心功能损害或依赖静脉正性肌力药物，而无其他可选择治疗方法的重度心衰患者（Ⅰ类，B 级）。对于有适应证的患者，其可显著增加患者的生存率、改善其运动耐量和生活质量。除了供体心脏短缺外，心脏移植的主要问题是移植排斥，是术后 1 年死亡的主要原因，长期预后主要受免疫抑制剂并发症影响。晚近的研究显示，联合应用 3 种免疫抑制剂可显著提高患者术后 5 年生存率，可达 70%~80%。

2. LVAD 由于终末期心衰患者数量的增多、器官供体受限以及技术进步，LVAD 或双室辅助装置（BiVAD）可作为心脏移植的过渡或替代。在接受最新连续血流装置的患者中，2~3 年的生存率优于仅用药物治疗的患者。然而，尽管技术有了改善，但出血、血栓栓塞（两者都可引起卒中）、感染和装置失效仍是显著问题，加之装置和置入费用昂贵，使其应用受限。对双室功能衰竭或可能发生右心室衰竭的患者，应考虑 BiVAD。

对使用优化的药物和器械治疗后仍处于终末期心衰的患者，如适合心脏移植，等待心脏移植过程中可置入 LVAD 或 BiVAD（Ⅰ类，B 级）以改善症状，降低因心衰恶化住院和过早死亡的风险。如不适合心脏移植，但能以良好的心功能状态预期生存大于 1 年者，可置入

LVAD(Ⅱa类,B级)。

适应证:使用优化的药物和器械治疗后仍有严重症状>2个月,且至少包括以下一项者适合置入LVAD:①LVEF<25%和峰值摄氧量<12ml/(kg·min);②近12个月内无明显诱因,因心衰住院次数≥3次;③依赖静脉正性肌力药物治疗;④因灌注下降而非左心室充盈压不足(PCWP>20mmHg,且收缩压≤80~90mmHg或心脏指数≤2L/(min·m^2)导致的进行性终末器官功能不全[肾功能和(或)肝功能恶化];⑤右心室功能恶化等。

七、心衰病因及合并临床情况的处理

(一) 心血管疾病

1. 心衰并发心律失常　心衰患者可并发各种类型的心律失常。室上性心律失常中以房颤最为多见,且与预后密切相关。室性心律失常包括频发室性期前收缩、非持续性及持续性室性心动过速及室颤。心律失常处理首先要治疗基础疾病,改善心功能,纠正神经内分泌过度激活,如应用β受体阻滞剂、ACEI及醛固酮受体拮抗剂等。同时应积极纠正伴随或诱发因素,如感染、电解质紊乱(低钾血症、低血镁、高钾血症)、心肌缺血、高血压、甲状腺功能亢进或减退症等。不推荐使用决奈达隆及ⅠA、ⅠC及口服ⅠB类抗心律失常药物(Ⅲ类,A级)。

(1) 慢性心衰合并房颤:房颤是心衰患者中最常见的心律失常,10%~30%的慢性心衰患者可并发房颤,房颤使心功能进一步恶化,并与心衰互为因果,脑栓塞年发生率达16%。对心衰合并房颤的患者,除寻找可纠正的诱因,积极治疗原发病外,要加强房颤的治疗,主要包括以下3个方面。

1) 心室率控制:AF-CHF研究表明,心室率控制策略与节律控制策略预后相似。心衰患者合并房颤的最佳心室率控制目标尚不明确,建议休息状态时低于80次/分,中度运动时低110次/分。首选β受体阻滞剂,因其能更好控制运动时的心室率,也可改善HF-REF的预后。对HF-PEF患者,具有降低心率作用的非二氢吡啶类CCB(如维拉帕米和地尔硫䓬)亦可应用。

慢性心衰合并房颤控制心室率的具体建议如下:①慢性HF-REF、无急性失代偿、症状性心衰患者合并持续性或永久性房颤:单药治疗,首选β受体阻滞剂(Ⅰ类,A级);不能耐受者,推荐地高辛(Ⅰ类,B级);以上两者均不耐受者,可以考虑胺碘酮(Ⅱb类,C级)。联合2种药物治疗,如β受体阻滞剂反应欠佳,加用地高辛(Ⅰ类,B级);β受体阻滞剂和地高辛联合治疗后反应仍欠佳且不能耐受,应在β受体阻滞剂或地高辛的基础上加用胺碘酮(Ⅱb类,C级);β受体阻滞剂、地高辛和胺碘酮中的任何2种联合治疗后反应欠佳或不能耐受其中任何一种药物,可以行房室结消融和起搏器或CRT治疗(Ⅱb类,C级)。②急性心衰患者:如无抗凝禁忌证,一旦发现房颤应充分抗凝(如静脉用肝素)(Ⅰ类,A级)。为迅速控制心室率应考虑静脉应用强心苷类药物(Ⅰ类,C级)。无论急性或慢性心衰,不推荐使用决奈达隆和Ⅰ类抗心律失常药,特别是LVEF≤40%的患者(Ⅲ类,A级)。

2) 节律控制:与心室率控制相比,节律控制并不能减少慢性心衰患者的病死率和发病率。节律控制策略用于具有复律指征,如有可逆的继发原因或明显诱因的房颤患者,以及在得到最佳心室率控制和心衰治疗后仍不能耐受房颤的患者。如果房颤持续时间超过48小时,在节律控制前应予抗凝,或行食管超声检查除外心房内血栓之后才能复律。胺碘酮是唯一可应用于HF-REF患者转复房颤心律的抗心律失常药。导管消融对心衰患者的作用尚不明确。

慢性心衰合并房颤节律控制的具体建议如下：①慢性 HF-REF、无急性失代偿、症状性心衰患者合并房颤：经优化药物治疗并充分控制心室率后，仍持续有心衰症状和(或)体征的患者，可以电复律或胺碘酮药物复律(Ⅱb 类，C 级)。胺碘酮可用于电复律前及成功后，以维持窦性心律(Ⅱb 类，C 级)。②急性心衰患者：如出现血流动力学异常，需要紧急恢复窦性心律，首选电复律(Ⅰ类，C 级)。如不需紧急恢复窦性心律，且房颤首次发作、持续时间<48 小时或经食管超声心动图没有左心房血栓证据，应电复律或药物复律(Ⅰ类，C 级)。无论急性或慢性心衰，不推荐使用决奈达隆和Ⅰ类抗心律失常药(Ⅲ类，A 级)。

3) 预防血栓栓塞：心衰合并房颤时血栓栓塞风险显著增加，推荐口服华法林，调整剂量，使国际标准化比值(INR)在 2.0~3.0。亦可考虑使用新型口服抗凝剂Ⅱ因子抑制剂和Ⅹa 因子抑制剂，如达比加群、阿哌沙班和利伐沙班。抗凝药物的选择及服用华法林时 INR 的调整均应遵循个体化原则。

(2) 急性心衰合并房颤：如无抗凝治疗禁忌证，应充分抗凝(如普通肝素或低分子肝素)，以降低系统动脉栓塞和卒中危险(Ⅰ类，A 级)。房颤使血流动力学不稳定而需紧急恢复窦性心律时，推荐电复律以迅速改善患者的临床情况(Ⅰ类，C 级)。对于非紧急需恢复窦性心律的患者，如房颤首次发作、持续时间<48 小时或经食管超声心动图没有左心房血栓证据，应考虑电复律或药物复律(Ⅰ类，C 级)。急性心衰中慢性房颤治疗以控制心室率为主，首选地高辛或毛花苷 C 静脉注射(Ⅰ类，C 级)；如心室率控制不满意，也可静脉缓慢注射胺碘酮，10~20 分钟内给予 150~300mg(Ⅰ类，B 级)。一般不选用 β 受体阻滞剂减慢心室率。

(3) 室性心律失常：①慢性心衰患者室性心律失常的治疗：有症状性或持续性室速、室颤，如患者具有较好的功能状态，治疗目标是改善生存率，推荐 ICD(Ⅰ类，A 级)。已置入 ICD 的患者，经优化治疗和程控后仍然有症状或反复放电，推荐给予胺碘酮治疗(Ⅰ类，C 级)。已置入 ICD，仍然出现引起反复放电的室性心律失常，经优化治疗、程控和胺碘酮治疗不能预防者，推荐导管消融术(Ⅰ类，C 级)。不适合置入 ICD、已经优化药物治疗的患者，可以考虑胺碘酮治疗，以预防持续的症状性室性心律失常复发(Ⅱb 类，C 级)。②急性心衰患者室性心律失常的治疗：对于血流动力学不稳定的持续性室速或室颤患者，应首选电复律或电除颤，复律或除颤后可加静脉胺碘酮预防复发(Ⅰ类，C 级)。

胺碘酮静脉注射负荷量 150mg(10 分钟)，然后静脉滴注 1mg/min×6 小时，继以 0.5mg/min×18 小时。还可以加用 β 受体阻滞剂。这两种药联合尤其适用于“交感风暴”的患者。利多卡因应用于心衰患者(Ⅱb 类，C 级)，但静脉剂量不宜过大，75~150mg 在 3~5 分钟内静脉注射，继以静脉滴注 2~4mg/min，维持时间不宜过长，在 24~30 小时。

发作中止后，按个体化原则治疗。要寻找并纠正心衰恶化和发生严重心律失常的潜在诱因(如电解质紊乱、致心律失常药物的使用、心肌缺血)(Ⅰ类，C 级)；要优化心衰的药物治疗，如 ACEI(或 ARB)、β 受体阻滞剂、醛固酮受体拮抗剂等(Ⅰ类，A 级)。对于非持续性、无症状的室性心律失常除了 β 受体阻滞剂，不建议应用其他抗心律失常药物。合并冠心病患者如有适应证，可行冠状动脉血运重建术(Ⅰ类，C 级)。

(4) 症状性心动过缓及房室传导阻滞：心衰患者起搏治疗的适应证与其他患者相同。不同的是，在常规置入起搏器之前，应考虑是否有置入 ICD 或 CRT/CRT-D 的适应证。

2. 心衰合并心脏瓣膜病由于心脏瓣膜本身有器质性损害，任何内科治疗或药物均不能使其消除或缓解。因此，所有有症状的心脏瓣膜病伴慢性心衰(NYHAⅡ级及以上)、心脏瓣膜病伴急性心衰以及重度主动脉瓣病变伴晕厥或心绞痛的患者,均需手术置换或修补瓣膜。有充分证据表明,手术治疗有效和有益,可提高患者长期生存率。应用神经内分泌抑制剂,如 ACEI、β 受体阻滞剂、醛固酮受体拮抗剂治疗慢性心衰的临床试验,均未入选心脏瓣膜病伴心衰的患者,无证据表明药物治疗可提高此类患者的生存率,更不能替代手术治疗。

(1) 二尖瓣狭窄(MS):MS 患者左心室并无压力负荷或容量负荷过重,因此没有特殊的内科治疗,重点是针对房颤和防止血栓栓塞并发症。β 受体阻滞剂仅适用于房颤并发快速心室率,或窦性心动过速时。MS 主要的治疗措施是手术:

1) 经皮二尖瓣球囊成形术(PMBV)适用于:①中、重度 MS(二尖瓣瓣口面积<1.5cm^2)患者,瓣膜形态和结构适于 PMBV,无左心房血栓和(或)中、重度二尖瓣关闭不全(MR),有症状(NYHA Ⅱ~Ⅳ级)(Ⅰ类,A 级)。②无症状但临床及瓣膜解剖情况适合的患者,房颤栓塞风险高或血流动力学失代偿风险高,如静息肺动脉收缩压>50mmHg,需要行大型非心脏手术或拟妊娠(Ⅱa 类,C 级)。③中、重度 MS 患者,瓣膜不柔韧且轻、中度钙化;NYHA Ⅲ~Ⅳ级;不适于手术或手术高危患者(Ⅱa 类,C 级)。

2) 二尖瓣外科治疗的指征:①二尖瓣显著钙化、纤维化;瓣下结构融合,不宜作 PMBV;因左心房血栓,PMBV 禁忌;中、重度 MR。②重度 MS(二尖瓣瓣口面积<1.0cm^2)、重度肺动脉高压(肺动脉收缩压>60mmHg)、NYHA Ⅰ~Ⅱ级,不能作 PMBV 或手术修补的患者,需行二尖瓣瓣膜置换术(Ⅱa 类,C 级)。

(2) 二尖瓣脱垂:不伴有二尖瓣关闭不全时,内科治疗主要是预防心内膜炎和防止栓塞。β 受体阻滞剂可用于伴有心悸、心动过速或伴交感神经兴奋增加的症状,以及有胸痛、忧虑的患者。

(3) 二尖瓣关闭不全:分为原发性和继发性,是否推荐手术治疗,应当考虑症状、年龄、并存的房颤、左心室收缩功能、药物治疗的反应、肺动脉高压和瓣膜修复的可行性等因素。

继发性二尖瓣关闭不全:功能性二尖瓣关闭不全应首先给予优化药物治疗。缺血性二尖瓣关闭不全可能更适合手术修复。对有症状、左心室收缩功能不全、冠状动脉适合血运重建且有存活心肌的患者,应当考虑进行联合瓣膜和冠状动脉手术。如存在房颤,二尖瓣手术时可同时行心房消融和左心耳闭合术。重度功能性二尖瓣关闭不全伴重度左心室收缩功能不全,不能行血运重建或非缺血性心肌病患者,单纯二尖瓣手术的作用不确定,大多数患者首选常规药物和器械治疗,某些特定患者可考虑手术修复。有瓣膜修复指征但不能手术或手术风险过高的患者,可考虑行经皮缘对缘的二尖瓣修复术以改善症状。

急性二尖瓣关闭不全应尽早手术。心衰合并慢性、重度二尖瓣关闭不全手术指征如下:①连枷状瓣叶所致的原发性二尖瓣关闭不全,当 LVEF<30%时,瓣膜修复可改善心衰症状,但对生存率的影响不明。②有症状(NYHA Ⅱ~Ⅳ级),但无重度左心室功能不全(即 LVEF ≥30%)和(或)左心室收缩末径>55mm(Ⅰ类,B 级)。③无症状,轻、中度左心室功能不全(LVEF 30%~60%),和(或)左心室收缩末径≥40mm(Ⅰ类,B 级)。对于大多数需手术的患者而言,二尖瓣修补术优于二尖瓣置换术(Ⅰ类,C 级)。

(4) 主动脉瓣狭窄(AS):无症状患者并无特殊内科治疗。有症状患者必须手术。应慎用血管扩张剂,以免前负荷过度降低使心输出量减少,引起低血压、晕厥等。亦应避免应用 β 受体阻滞剂等负性肌力药物。重度 AS 的手术治疗指征:

1) 有症状的 AS 患者:有症状的重度 AS(瓣膜面积<1cm^2)患者(Ⅰ类,B 级)。有症状的 AS 患者伴低血流速、低跨瓣压力阶差(<40mmHg)、LVEF 正常或 LVEF 降低但有血流储

备证据,可考虑行主动脉瓣置换术(Ⅱa 类,C 级)。

2) 无症状的重度 AS 患者伴以下情况:①需行冠状动脉旁路移植术(CABG)、升主动脉或其他瓣膜手术者(Ⅰ类,C 级)。②LVEF<50%(Ⅰ类,C 级)。③仍在积极从事体力活动、运动试验中出现症状(Ⅰ类,C 级),或出现血压降低者(Ⅱa 类,C 级)。④无症状的 AS,瓣膜显著钙化、主动脉射血流速峰值每年增加≥0.3m/s(Ⅱa 类,C 级)。

重度 AS 应选瓣膜置换术。不适合手术(如严重肺病)的患者可考虑经导管主动脉瓣置换术(TAVI),可降低其病死率和住院率,也可持续改善症状及瓣膜血流动力学。如存在严重合并症 TAVI 改善生存率的获益将减少。

(5) 主动脉瓣关闭不全(AR):对于有症状的患者必须予以手术治疗,不宜长期内科治疗。血管扩张剂包括 ACEI 的应用,旨在减轻后负荷,增加前向心输出量而减少反流,但能否有效降低左心室舒张末容量、增加 LVEF 尚不肯定。重度 AR 的手术指征:

1) 有症状的 AR 患者(呼吸困难、NYHA Ⅱ~Ⅳ级或心绞痛)(Ⅰ类,B 级)。

2) 无症状重度 AR 伴以下情况:①静息 LVEF≤50%(Ⅰ类,B 级)。②拟行 CABG、升主动脉或其他瓣膜手术(Ⅰ类,C 级)。③静息 LVEF>50%,但伴重度左心室扩大(舒张末径>70mm 或收缩末径>50mm)(Ⅱa 类,C 级)。④不论 AR 的严重性如何,只要升主动脉明显扩张,且直径≥45mm(马方综合征)(Ⅰ类,C 级),或≥50mm(二叶主动脉瓣)(Ⅱa 类,C 级),或≥55mm(其他患者)(Ⅱa 类,C 级)。

(6) 三尖瓣狭窄(TS):病因几乎均是风湿性心脏病,且多伴有左心瓣膜病。平均压力阶差>5mmHg 者有临床意义。内科治疗可用利尿剂,但作用有限。经皮球囊成形术报道不多,常引起严重三尖瓣关闭不全。应同时检查瓣周与瓣下结构以及有无反流,以判断能否进行修补。对瓣膜活动严重障碍者应置换瓣膜,宜选用生物瓣。

(7) 三尖瓣关闭不全(TR):大多为功能性,继发于右心室压力或容量负荷过重所引起的瓣环扩大。内科治疗可用利尿剂。无症状 TR、肺动脉压力<60mmHg、二尖瓣正常时,不需外科治疗。三尖瓣修补术适用于重度 TR 伴二尖瓣病变需手术治疗的患者(Ⅰ类,B 级)。三尖瓣置换术适用于重度 TR 伴三尖瓣结构异常,不能作瓣环成形术或修补的患者(Ⅱa 类,C 级)。三尖瓣置换术或瓣环成形术,适用于有症状的重度原发性 TR(Ⅱa 类,C 级)。

3. 冠心病　冠心病是心衰最常见的病因,可因心绞痛而限制运动耐量,也可因发生 MI 而导致进一步的心肌损伤,故应根据相应的指南治疗基础冠心病,改善其预后。

(1) 慢性心衰合并冠心病

1) 药物治疗:应进行规范的冠心病治疗,具体参见相关指南。他汀类药物并不能改善心衰患者的预后,但仍可使用,作为冠心病的二级预防。心衰伴心绞痛的患者,缓解心绞痛的药物首选 β 受体阻滞剂(Ⅰ类,A 级),如不能耐受,可用伊伐布雷定(窦性心律者)、硝酸酯或氨氯地平(Ⅱa 类,A 级),或尼可地尔(Ⅱb 类,C 级)。如使用 β 受体阻滞剂(或其替代药物)治疗后仍有心绞痛,可加用伊伐布雷定、硝酸酯、氨氯地平(Ⅰ类,A 级)或尼可地尔(Ⅱb 类,C 级)中的 1 种。如使用 2 种抗心绞痛药物治疗后仍有心绞痛,应行冠状动脉血运重建(Ⅰ类,A 级),也可以考虑从上面列出的药物中选择加用第 3 种抗心绞痛药物(Ⅱb 类,C 级)。伊伐布雷定是有效的抗心绞痛药物且对心衰患者是安全的。有 MI 病史但无心绞痛的心衰患者,ACEI 和 β 受体阻滞剂同样可减少再梗死和死亡的危险。建议应用阿司匹林等抗血小板药物以减少冠状动脉事件。

2) 冠状动脉血运重建:CABG 和经皮冠状动脉介入治疗(PCI)均适用于伴有心衰的心

绞痛患者，其中严重冠状动脉病变特别是三支病变或左主干狭窄的患者，可以通过 CABG 改善预后。有二支冠状动脉血管病变（包括左前降支狭窄）的缺血性心衰患者，CABG 虽未减少全因死亡率，但是心血管疾病病死率及住院率减少（STICH 试验）。无心绞痛或心肌缺血，或缺血区无存活心肌组织的患者，能否从 CABG 中获益仍不明确。存活心肌>10%的患者行血运重建治疗可能获益更多，但尚缺乏证据。对于具体病例，临床上选择经皮冠状动脉介入治疗（PCI）还是 CABG 治疗，需综合考虑冠状动脉病变的程度、血运重建的完全程度、相关的瓣膜病及其并存疾病。

适应证：①慢性 HF-REF，LVEF≤35%，有显著心绞痛症状，伴以下情况之一者推荐行 CABG（Ⅰ类，B 级）：左主干显著狭窄、左主干等同病变（前降支及回旋支双支近端狭窄）、前降支近端狭窄伴双支或三支病变。如有存活心肌，冠状动脉解剖状况适合，可考虑 PCI 治疗（Ⅱb 类，C 级）。②慢性 HF-REF，LVEF≤35%，有心衰症状，无心绞痛症状或症状轻微，无论左心室收缩末容积大小，如有存活心肌可考虑行 CABG（Ⅱa 类，B 级）。如存在巨大左心室室壁瘤，行 CABG 时应行左心室室壁瘤切除术（Ⅰ类，C 级）。如有存活心肌，冠状动脉解剖状况适合，可以考虑 PCI 治疗（Ⅱb 类，C 级）。无存活心肌证据，不推荐 CABG 和 PCI 治疗（Ⅲ类，B 级）。

3）心室重建术：方法是切除左心室室壁瘢痕组织以恢复更符合生理的左心室容量和形状，但其价值尚不明确，不推荐常规应用（STICH 研究）。难治性心衰伴室性心律失常患者是心室重建和室壁瘤切除术的候选者，但需严格评估和筛选。

（2）急性心衰合并冠心病

1）因心肌缺血而诱发和加重的急性心衰：其主要表现有胸痛、胸闷等症状，心电图有动态的缺血性 ST-T 改变。如果患者血压偏高、心率增快，可在积极控制心衰的基础治疗上应用 β 受体阻滞剂，有利于减慢心率和降低血压，从而减少心肌耗氧量，改善心肌缺血和心功能。

2）ST 段抬高型 AMI 患者：若有溶栓和直接 PCI 的指征，在治疗时间窗内，评价病情和治疗风险后，如在技术上能够迅速完成，且患者家属理解，可行急诊 PCI 或静脉溶栓治疗（Ⅰ类，A 级）。在 IABP 支持下更安全。及早开通梗死相关冠状动脉可挽救濒死心肌，缩小梗死范围，有利于急性心衰的控制。已出现急性肺水肿和明确的Ⅰ或Ⅱ型呼吸衰竭患者，应首先纠正肺水肿和呼吸衰竭。AMI 后无明显心衰或低血压的患者，β 受体阻滞剂可缩小梗死范围、降低致死性心律失常的风险，适用于反复缺血发作、伴高血压、心动过速或心律失常的患者。

3）非 ST 段抬高型急性冠状动脉综合征：建议早期行血运重建治疗（PCI 或 CABG），如果血流动力学不稳定，可行紧急血运重建术（Ⅰ类，A 级）。

4）不稳定型心绞痛或 MI 并发心源性休克：经冠状动脉造影证实为严重左主干或多支血管病变，并在确认 PCI 和溶栓治疗无效的前提下，可考虑在积极地抗急性心衰药物治疗、机械通气、IABP 等辅助下，甚至在体外循环支持下立即行急症 CABG 术，有可能挽救生命，改善心衰。

5）MI 后机械合并症：①心室游离壁破裂：发生率为 0.8%～6.2%，可导致心脏压塞和电机械分离，数分钟内即可猝死。亚急性破裂并发心源性休克则为手术提供了机会，确诊后经心包穿刺减压、补液和应用药物维持下，宜立即手术。②室间隔穿孔：发生率为 1%～2%，多在 1～5 天内。院内病死率可达 87%（SHOCK 研究）。确诊后若经药物治疗可使病情稳定，尽量争取4周后手术治疗;若药物治疗(包括IABP)不能使病情稳定,应早期手术修补,同期进行CABG术。未合并休克的患者,血管扩张剂(如硝酸甘油或硝普钠)可改善病情;合并心源性休克的患者,IABP可对造影和手术准备提供最有效的血流动力学支持。急诊手术适用于大的室间隔穿孔合并心源性休克的患者,但手术病死率很高。经皮室间隔缺损封堵术可用于部分经选择的患者。③重度二尖瓣关闭不全:本病在AMI伴心源性休克的患者中约占10%,多出现在2~7天。完全性乳头肌断裂者多在24小时内死亡,而乳头肌功能不全者较为多见,预后较好。应在IABP支持下行冠状动脉造影。出现肺水肿者应立即行瓣膜修补术或瓣膜置换术,并同期行CABG术。

4. 高血压 高血压是心衰的主要危险因素,大约2/3的心衰患者有高血压病史。

(1) 慢性心衰合并高血压的处理:有效降压可减少心衰的发生率达50%。首先推荐ACEI(或AHB),β受体阻滞剂和醛固酮受体拮抗剂中的至少1种或多种联合(Ⅰ类,A级);如血压仍高,可加用噻嗪类利尿剂(Ⅰ类,C级);如仍控制不佳,可再加用氨氯地平(Ⅰ类,A级),或非洛地平(Ⅱa类,B级)。避免使用具有心脏抑制作用的大多数CCB(仅对HF-REF)、有钠潴留作用的强效血管扩张剂(如α受体阻滞剂)(Ⅲ类,A级)。

(2) 急性心衰合并高血压的处理:临床特点是血压高,心衰发展迅速,主要是HF-PEF。可静脉给予硝酸甘油或硝普钠。静脉给予呋塞米等袢利尿剂能辅助降压。应把握适当的降压速度,快速降压会加重脏器缺血。如病情较轻,可在24~48小时内逐渐降压;对于病情重伴肺水肿的患者,应在1小时内将平均动脉压较治疗前降低≤25%,2~6小时降至160/100~110mmHg,24~48小时内使血压逐渐降至正常。

5. 糖尿病心衰患者中约1/3有糖尿病病史,糖尿病可使心衰治疗效果和预后较差。ACEI(或ARB)和β受体阻滞剂可防止心衰发展。β受体阻滞剂不是禁忌,在改善预后方面与非糖尿病患者一样有效。应积极控制血糖水平,但需避免应用噻唑烷二酮类药物,伴严重肾或肝功能损害的患者不推荐使用二甲双胍。新型降糖药物对心衰患者的安全性尚不明确。

6. 急性重症心肌炎 急性重症心肌炎又称为暴发性心肌炎,多由病毒所致,因广泛性心肌损害引起泵衰竭,可出现急性肺水肿、心源性休克和恶性心律失常并致死。心肌损伤标志物和心衰生物学标志物的升高有助于确诊。临床处理要点如下。

(1) 积极治疗急性心衰:SaO_2过低的患者应予以氧气疗法和人工辅助呼吸。对于伴严重肺水肿和心源性休克的患者,应在血流动力学监测下应用血管活性药物、IABP以及机械辅助装置等。

(2) 药物应用:糖皮质激素适用于有严重心律失常(主要为高度或三度房室传导阻滞)、心源性休克、心脏扩大伴急性心衰的患者,短期应用。由于细菌感染是病毒性心肌炎的条件因子,治疗初期可使用青霉素静脉滴注,但疗效并不确定。其他药物,如α干扰素、黄芪注射液、维生素C及改善心肌能量代谢的药物等,可酌情使用,但疗效均不确定。

(3) 非药物治疗:对于严重的缓慢性心律失常伴血流动力学改变的患者,应安置临时心脏起搏器;严重泵衰竭患者可采用LVAD;血液净化疗法有助于清除血液中大量的炎症因子、细胞毒性产物以及急性肝肾功能损害后产生的代谢产物,避免心肌继续损伤。

7. 非心脏手术围术期发生的急性心衰 这是一种较为常见的急性心衰类型,也是引起围术期患者死亡的原因之一。应采取以下举措加以预防:

(1) 术前评估风险:根据患者发生急性心衰的风险,作出危险分层。还需评估手术类型的风险，不同类型的手术对心脏的危险不同。高危者应推迟或取消手术。

（2）控制和治疗基础疾病。

（3）药物治疗：应用 β 受体阻滞剂、ACEI（或 ARB）、他汀类药物和阿司匹林等，有可能减少围术期的心肌缺血、MI 和心衰的发生率。发生急性心衰后的处理与前述相同。

8. 成人先天性心脏病　首先要寻找残余或新发的血流动力学损害，并评估能否手术矫治。患有肺动脉高压的患者，肺动脉扩张剂可能有效。心脏移植也是一种选择，但需根据心血管解剖、肝肾功能等确定是否有适应证。ACEI、ARB 和 β 受体阻滞剂应用有争议，且对某些患者可能有害。

（二）非心血管疾病

1. 肾功能不全慢性心衰尤其病程较长的患者常伴轻至中度肾功能不全，也是患者预后不良的预测因素之一。血尿素氮和血肌酐的轻度改变通常无临床意义，不需停用改善心衰预后的药物。血肌酐增至 265. 2μmol/L（3mg/dl）以上，现有治疗的效果将受到严重影响，且其毒性增加。血肌酐>442. 0μmol/L（5mg/dl），可出现难治性水肿。约 1/3 的患者急性心衰引起急性肾损伤，称为 I 型心肾综合征。早期识别可检测肾功能损伤标志物，eGFR 较可靠。要及时处理相关的其他疾病，如低钾或高钾血症、低镁或高镁血症、低钠血症以及代谢性酸中毒，均可能诱发心律失常，应尽快纠正。严重的肾衰如应用多种及大剂量利尿剂并加多巴胺治疗仍无效时，应作血液透析，尤其是伴低钠血症、酸中毒和难治性水肿的患者。

2. 肺部疾病心衰和肺部疾病尤其 COPD 两者并发很常见。COPD 和哮喘还与较差的功能状态和不良预后相关，可加重急性心衰或使之难治。某些治疗心衰的药物可引起或加重肺部症状，如 ACEI 可引起持续性干咳，β 受体阻滞剂可加重哮喘患者的支气管痉挛症状。但慢性心衰伴 COPD 而无支气管哮喘者，仍会从 β 受体阻滞剂治疗中获益，建议使用高度选择性 β_1 受体阻滞剂，如比索洛尔、美托洛尔。

3. 其他疾病

（1）癌症：很多化疗药物特别是蒽环类抗生素、环磷酰胺和曲妥单抗具有心脏毒性，可使癌症患者发生心衰。化疗前应仔细评估心脏功能，对于有基础心血管疾病、结构性心脏病变、心功能降低的患者以及老年人，宜调整化疗方案，减少剂量和延长疗程，防止和减少心衰发生。接受化疗的患者应密切监测心功能。患者一旦出现左心室收缩功能不全或心衰的早期表现，应停止化疗，需进行规范的抗心衰治疗。大多数蒽环类抗生素所致的心肌病有显著的心动过速，β 受体阻滞剂可能有益。

（2）恶病质：10%～15%的心衰患者可出现全身组织（如肌肉、脂肪、骨骼）耗竭，导致症状恶化、功能降低、住院频繁、生存率下降。恶病质原因不明。有效的治疗包括增强食欲、体育训练、使用促进合成代谢的物质（胰岛素、合成性激素），以及联合补充营养成分。但上述治疗均未被证实有益，安全性也不清楚。

（3）甲状腺疾病：甲状腺功能亢进症和减退症均可引起心肌病，并进展至心衰。已有心衰的患者，在规范应用抗心衰药物同时，需积极进行病因治疗。有些甲状腺功能异常患者，心律失常（如房颤）可以是首发临床表现。

（4）缺铁和贫血：缺铁可导致心衰患者肌肉功能异常，并引起贫血。无基础心脏疾病时贫血很少引起心衰，但重度贫血（如血红蛋白<50g/L）可引起高输出量心衰。另一方面，心衰患者常存在贫血，加重心衰，影响预后。应用促红细胞生成素（Ⅱb 类，C 级）和铁剂的益处尚未明确，RED-HF 试验显示长效促红细胞生成素不能减少 HF-REF 伴轻中度贫血患者的

主要临床结局(即全因死亡率或心衰恶化住院率)及次要临床结局,且增加了卒中及血栓栓塞事件。

(5) 抑郁症:合并抑郁的心衰患者常见,导致患者依从性差、孤立,使临床状态更差,预后不良。心理社会干预及药物治疗有一定帮助。选择性5-羟色胺再摄取抑制剂较安全,也有一定疗效,而三环类抗抑郁药则可能引起低血压、心衰恶化和心律失常。

(6) 睡眠障碍及睡眠呼吸障碍:心衰患者通常有睡眠障碍,改善睡眠是综合治疗的一部分。高达1/3的心衰患者有睡眠呼吸障碍,可导致间歇性低氧血症、高碳酸血症和交感兴奋,称为睡眠呼吸暂停综合征。心衰患者中枢性睡眠呼吸暂停(包括陈-施呼吸)的发生率尚不确定。对于心衰伴睡眠呼吸暂停的患者,持续性正压气道通气对改善LVEF及功能状态有益,也可考虑匹配伺服通气或双水平气道正压通气。

(7) 痛风:高尿酸血症和痛风在心衰患者中常见,利尿(特别噻嗪类利尿剂)治疗可诱发或加重。高尿酸血症与HF-REF预后不良相关。别嘌醇和苯溴马隆均可用于预防痛风。秋水仙碱或非甾体类抗炎剂可用来治疗痛风发作,但前者禁用于严重肾功能不全患者,后者对心衰不利。这些药物在心衰患者中安全性均尚不确定,长期使用需谨慎。

(8) 勃起功能障碍:磷酸二酯酶-5抑制剂可用于治疗勃起功能障碍,且其对HF-REF患者血流动力学有益,但不宜用于肥厚型心肌病患者,因其可加重左心室流出道梗阻。

(9) 肥胖:肥胖也是心衰的危险因素,但体质量与病死率呈U形曲线关系,病死率在恶病质或严重肥胖患者中增高,体质量正常、超重和轻度肥胖患者中则较低。西布曲明(一种减体质量的药物)可引起心肌病,在心衰患者中禁用。

(10) 前列腺梗阻:前列腺梗阻在老年心衰患者中较为常见。α-肾上腺素受体阻断剂有一定疗效,适用于伴高血压的患者,但可导致低血压、水钠潴留,通常更倾向于选用5-α还原酶抑制剂。对于肾功能恶化的男性患者应该除外本病。

八、右心衰竭

(一) 右心衰竭的定义和病因

右心衰竭是指任何原因引起的右心室收缩和(或)舒张功能障碍,不足以提供机体所需要的心输出量时所出现的临床综合征。右心衰竭的诊断至少具备2个特征:与右心衰竭一致的症状与体征;右侧心脏结构和(或)功能异常,或有右侧心内压增加的客观依据。各种心血管疾病引起的左心衰竭均可发生右心衰竭。右心衰竭是左心衰竭不良预后的独立预测因素。右心衰竭病因不同、个体遗传背景不同,预后存在差异。

(二) 右心衰竭的诊断

右心衰竭诊断标准如下:①存在可能导致右心衰竭的病因。其中最重要的是存在左心衰竭、肺动脉高压(包括COPD所致)、右室心肌病变[包括右心室梗死,限制性病变和致心律失常性右室心肌病(ARVC)等]、右侧瓣膜病变,以及某些先天性心脏病。②存在右心衰竭的症状和体征。主要由于体循环静脉淤血和右心排血量减少。症状主要有活动耐量下降,乏力以及呼吸困难。体征主要包括颈静脉压增高的征象,肝脏增大,中心性水肿(如胸腔积液、腹水、心包积液)和外周水肿,以及这些体征的组合。③存在右心结构和(或)功能异常和心腔内压力增高的客观证据。主要来自影像学检查,包括超声心动图、核素、磁共振等。右心导管可提供心腔内压力增高和功能异常的证据。

（三）右心衰竭的治疗

1. 治疗原则首先应考虑积极治疗导致右心衰竭的原发疾病，减轻右心的前、后负荷及增强心肌收缩力，维持窦性节律、房室正常顺序和间期，以及左、右心室收缩同步。

2. 一般治疗去除诱发因素：常见诱因有感染、发热、劳累、情绪激动、妊娠或分娩、长时间乘飞机或高原旅行等。氧疗：可以改善全身重要脏器的缺氧，降低肺动脉阻力，减轻心脏负荷。血氧饱和度低90%的患者建议常规氧疗。肺心病患者动脉血氧分压小于60mmHg时，每天要持续15小时以上的低流量氧疗，维持动脉血氧分压在60mmHg以上。其他包括调整生活方式、心理与精神治疗、康复和健康教育。

3. 左心衰竭合并右心衰竭大多为慢性病程，即先有左心衰竭，随后出现右心衰竭，但也有部分情况是左、右心同时受损。右心衰竭加重时呼吸困难会减轻，血压易偏低。基本治疗原则可以遵循左心衰竭治疗的相关指南，但需要更加重视容量的平衡管理，保持恰当的前负荷是必要的。磷酸二酯酶-5抑制剂可能有益，但缺少充分的临床证据，仅适用于平均动脉压（MAP）>25mmHg，肺动脉舒张压-PCWP>5mmHg的反应性肺动脉高压患者。避免应用内皮素受体拮抗剂和类前列环素。一旦发生右心衰竭，单独的左心辅助可能加重右心的负荷，此时建议使用双心室辅助来挽救患者的生命。

4. 肺动脉高压伴发右心衰竭的治疗 ①对利尿效果不佳的患者，可以考虑短期应用正性肌力药物，如多巴酚丁胺2～5μg/（kg·min），或磷酸二酯酶抑制剂米力农。②避免应用非选择性血管扩张剂，如硝普钠、硝酸酯类、肼苯达嗪、酚妥拉明。③选择性肺血管扩张剂的应用：肺动脉高压的靶向治疗药物可以降低肺动脉压力，但缺乏大样本临床试验评估。

5. 急性肺血栓栓塞症高危肺血栓栓塞症所致急性右心衰竭和低心排量是死亡的主要原因，因此呼吸和循环支持治疗尤其重要。①出现低氧血症（PaO_2<60～65mmHg），尤其有心排血量降低者，应予持续吸氧。②溶栓和（或）抗凝治疗：心源性休克和（或）持续低血压的高危肺栓塞患者，如无绝对禁忌证，首选溶栓治疗。伴有急性右心衰竭的中危患者不推荐常规溶栓治疗。③急性肺血栓栓塞症伴心源性休克患者不推荐大量补液，低心排血量伴血压正常时可谨慎补液。

6. 肺部疾病各种类型的肺部疾病随着病情的进展均可通过缺氧、内皮损伤、局部血栓形成以及炎症机制导致肺动脉高压，最后导致右心衰竭，即慢性肺源性心脏病。治疗包括：①积极治疗原发病。②改善右心功能：使用利尿剂要谨慎，快速和大剂量弊多利少。强心苷易发生心律失常和其他毒副作用，需在积极抗感染和利尿治疗的基础上考虑。此外，可采用合理的抗凝治疗。

7. 右心瓣膜病常见引起右心衰竭的右心瓣膜病变类型为三尖瓣关闭不全、肺动脉瓣关闭不全和肺动脉瓣狭窄。治疗包括，基础疾病的治疗；防止过度利尿造成的心排血量减少；器质性瓣膜疾病的治疗应遵循相关指南。

8. 急性右心室MI 右心室MI导致右心衰竭典型的临床表现为低血压、颈静脉显著充盈、双肺呼吸音清晰的三联征。治疗原则包括：积极行冠状动脉血运重建；慎用或避免使用利尿剂、血管扩张剂、吗啡；优化右心室前、后负荷；没有左心衰竭和肺水肿，首先扩容治疗，快速补液直至右心房压升高而心输出量不增加，或PCWP≥18mmHg；扩容后仍有低血压者，建议使用正性肌力药物；对顽固性低血压者，IABP可增加右冠状动脉灌注和改善右心室收缩功能。

9. 心肌病与右心衰竭常见可累及右心系统并导致右心衰竭的心肌病主要包括ARVC

和限制型心肌病(RCM)。ARVC治疗的主要目的是减少心律失常猝死的风险,其次是治疗心律失常和右心衰竭。ARVC发生右心衰竭时应该遵循右心衰竭的一般治疗原则,如存在难治性心衰和室性快速性心律失常,应考虑心脏移植。

10. 器械治疗与右心衰竭主要见于心脏起搏器和ICD置入。机制为:①右心室心尖部起搏导致异常的激动顺序,心脏运动不同步。②由于右心室导线造成三尖瓣损伤,引起严重三尖瓣关闭不全,从而导致右心衰竭。右室心尖部起搏导致激动异常发生的右心衰竭,如药物治疗效果不佳,可行起搏器升级治疗,即CRT。导线所致三尖瓣关闭不全的右心衰竭,其临床治疗目前尚无统一建议,应个体化。

九、心衰的整体治疗

(一) 运动训练

心衰患者应规律的进行有氧运动,以改善心功能和症状(Ⅰ类,A级)。一些研究和荟萃分析显示,运动训练和体育锻炼可改善运动耐力、提高健康相关的生活质量和降低心衰住院率。HF-ACTION试验表明,运动训练对相对年轻、NYHA Ⅱ~Ⅲ级、LVEF≤35%的稳定性心衰患者是有益和安全的,但病死率未见显著降低。

临床稳定的心衰患者进行心脏康复治疗是有益的(Ⅱa类,B级)。心脏康复治疗包括专门为心衰患者设计的以运动为基础的康复治疗计划,要有仔细的监察,以保证患者病情稳定,安全进行,预防和及时处理可能发生的情况,如未控制的高血压、伴快速心室率的房颤等。

(二) 多学科管理方案

多学科治疗计划是将心脏专科医师、心理、营养、运动、康复师、基层医生(城市社区和农村基层医疗机构)、护士、患者及其家人的共同努力结合在一起,对患者进行整体(包括身心、运动、营养、社会和精神方面)治疗,以显著提高防治效果,改善预后,应建立这样的项目并鼓励心衰患者加入,以降低心衰住院风险(Ⅰ类,A级)。

(三) 姑息治疗

需采取姑息性治疗的患者包括:①频繁住院或经优化治疗后仍有严重失代偿发作,又不能进行心脏移植和机械循环辅助支持的患者;②NYHA Ⅳb级,心衰症状导致长期生活质量下降的患者;③有心源性恶病质或低白蛋白血症,日常生活大部分活动无法独立完成的患者;④临床判断已接近生命终点的患者。

姑息治疗内容包括:经常评估患者生理、心理以及精神方面的需要,着重于缓解心衰和其他并存疾病的症状,进一步的治疗计划包括适时停止ICD功能,考虑死亡和复苏处理取向,旨在让患者充分得到临终关怀,有尊严地、无痛苦和安详地走向生命的终点。

十、心衰的随访管理

随访监测便于对患者及其护理人员进行继续教育,加强患者与心衰团队之间的沟通,从而早期发现并发症,包括焦虑和抑郁,早期干预以减少再住院率,便于根据患者临床情况变化及时调整药物治疗,提高患者的生活质量。

(一) 一般性随访

每1~2个月1次,内容包括:①了解患者的基本状况:日常生活和运动能力(Ⅰ类,C级),容量负荷及体质量变化(Ⅰ类,C级),饮酒、膳食和钠摄入状况(Ⅰ类,C级),以及药物应用的剂量、依从性和不良反应。②体检：评估肺部啰音、水肿程度、心率和节律等。

（二）重点随访

每3~6个月1次，除一般性随访中的内容外，应做心电图、生化检查、BNP/NT-proBNP检测，必要时做胸部X线和超声心动图检查。对于临床状况发生变化、经历了临床事件、接受可能显著影响心功能的其他治疗者，宜重复检查LVEF，评估心脏重构的严重程度（Ⅱa类，C级）。

（三）动态监测

主要包括临床评估和利钠肽检测。临床评估除上述各种常规方法外，国外还推出了远程监测（如置入装置监测胸内阻抗反应）和电话支持系统等，但还缺乏患者获益的可靠证据。

利钠肽监测和指导治疗：利钠肽的动态监测在降低心衰患者住院率和病死率中的意义尚不明确。急性心衰患者治疗后较基线值降幅≥30%，提示治疗可能有效。病情已稳定的患者，如利钠肽仍然明显增高，应继续随访和加强治疗。应指出的是，不应单纯依靠利钠肽，临床评估还是主要的，根据病情作出综合性评价最为重要。

（四）患者及家庭成员教育

住院期间或出院前应对患者及其家庭成员进行心衰相关教育，使其出院后顺利过渡到家庭护理。主要内容应涵盖：运动量、饮食及液体摄入量、出院用药、随访安排、体质量监测、出现心衰恶化的应对措施、心衰风险评估及预后、生活质量评估、家庭成员进行心肺复苏训练，寻求社会支持、心衰的护理等。强调坚持服用有临床研究证据、能改善预后药物的重要性，依从医嘱及加强随访可使患者获益。①让患者了解心衰的基本症状和体征，知晓心衰加重的临床表现，如疲乏加重、运动耐力降低、静息心率增加≥15~20次/分、活动后气急加重、水肿（尤其下肢）再现或加重、体质量增加等。②掌握自我调整基本治疗药物的方法：出现心衰加重征兆，应增加利尿剂剂量；根据心率和血压调整β受体阻滞剂、ACEI和（或）ARB、利尿剂等的剂量。③知晓应避免的情况：过度劳累和体力活动、情绪激动和精神紧张等应激状态；感冒、呼吸道及其他各种感染；不依从医嘱，擅自停药、减量；饮食不当，如食物偏咸等；未经专科医生同意，擅自加用其他药物，如非甾体类抗炎药、激素、抗心律失常药物等。④知道需要就诊的病情变化等。

第三章

心搏骤停与心脏性猝死

心搏骤停(sudden cardiac arrest,SCA)又称循环骤停,是指各种原因导致的心脏突然停止跳动,使有效循环功能骤然停止,随即出现呼吸停止,意识丧失,瞳孔散大等。SCA是临床上一种极其凶险的病症,死亡率极高,在发生SCA的第一时间,及时有效的救治,将大大降低患者的死亡率。

猝死(sudden death)是指一种突然发生、出乎意料、病因不明、短时间内进展至死亡的结局。大多数猝死为心脏性猝死,明确原因往往需要尸体解剖。

心脏性猝死(sudden cardiac death,SCD)通常是指由心脏原因导致的,在急性症状发生后1小时内的自然死亡。

资料显示,在发达国家中,SCD是最常见的死亡原因之一。美国每年约有25万~40万人死于SCD。北美和欧洲地区,普通人群每年SCD的发生率为50~100/10万。我国SCD年发病率大约为41.84/10万,我国猝死的总人数约为54.4万人/年,是全世界发生SCD人数最多的国家。院外发生的SCD占80%,目击者及时参与现场心肺复苏和就近获得自动体外除颤器(AED)是影响救治成功率的关键因素。

【病因】

心搏骤停的原因分为心源性和非心源性。

(一) 心源性

心脏性猝死中约80%由冠心病及其并发症引起,各种心肌病引起的SCD约占5%~15%,是35岁以下SCD的主要原因。SCD也见于心律失常、风湿性心脏病、先天性心脏病、心肌炎、阿-斯综合征、Q-T间期延长等。

(二) 非心源性

1. 药物中毒及变态反应如地卡因、洋地黄、酒石酸锑钾、依米丁、有机磷杀虫剂、安眠药、大量输血所致的枸橼酸中毒;青霉素及某些血清制剂等,引起变态反应时,亦可发生心搏骤停。

2. 电解质紊乱严重的低钾血症、高钾血症、酸中毒等均可导致心搏骤停。

3. 手术及麻醉意外心脏导管检查,置放心脏起搏器电极,心血管造影,气管插管,麻醉诱导以及心脏手术等过程中,由于机械性刺激与迷走神经过度兴奋而致心搏骤停。

4. 其他触电、溺水、肺功能不全、急性肺栓塞等均可引起心搏骤停。

【电生理机制】

心搏骤停的主要病理生理机制是致命性心律失常,包括室颤或无脉性室速、无脉电活动(pulseless electrical activity,PEA)(又称电-机械分离)和心室静止(心电呈直线)。心搏骤停发生后，由于脑血流的突然中断，10 秒左右患者即可出现意识丧失，经及时救治可获存活，否则将发生生物学死亡，罕见自发逆转者。其室颤、心室静止等心电图特点参见第十四篇部分急危重病的心电图特点及识别一节。

【诊断要点】

心脏性猝死多无典型前驱症状和体征，回顾性统计提示，在发生心搏骤停前数小时或数日，部分患者可出现胸痛、气促、乏力、软弱、持续性心绞痛、心律失常、心衰等症状，亦可无前驱症状，瞬即发生心搏骤停。临床判断心搏骤停的指标有：①突然丧失意识并伴全身抽搐；②大动脉搏动消失；③心音消失；④无呼吸或仅有濒死样喘息；⑤瞳孔散大；⑥皮肤及黏膜发绀；⑦血压测不到；⑧手术视野出血停止。

其中突发意识丧失、大动脉搏动消失、无呼吸或仅有濒死样喘息，被称为"心搏骤停三联征"。心搏骤停发生后，全脑血流急剧减少，表现为突发意识丧失，可伴有"癫痫样"全身抽搐，部分患者有一过性濒死样喘息，这是一种张口、叹息样呼吸，时间间隔越来越长，持续数秒到数十秒，随后呼吸完全停止。

【心搏骤停的急救】

院外心搏骤停大多表现为室颤，其生存率高低，取决于心肺复苏与电除颤的时效性。心搏骤停急救生存链分为院外心搏骤停（out-of-hospital cardiac arrest，OHCA）与院内心搏骤停（in-of-hospital cardiac arrest，IHCA）两条生存链（美国心脏协会 American Heart Association，AHA《2015 心肺复苏和心血管急救指南更新》）。

院内心搏骤停生存链（图 1-3-1，见文末彩图）：包括监测与预防；识别与呼叫；高质量 CPR；早除颤；高级生命支持与骤停后治疗。

院外心搏骤停生存链：包括识别和启动应急反应系统、即时高质量心肺复苏、快速除颤、基础及高级医疗服务、高级生命维持和骤停后治疗。

心肺复苏（cardiopulmonary resuscitation，CPR）是指对心搏骤停的患者给予循环和呼吸支持，CPR 又分为基础生命支持（basic life support，BLS）和高级生命支持（advanced cardiovascular life support，ACLS）。BLS 包括心搏骤停识别、启动应急反应系统、早期心肺复苏（胸外按压、开放气道口对口或者球囊辅助人工呼吸）、使用自动体外除颤器（automated external defibrillator，AED）等内容（图 1-3-2，见文末彩图）。ACLS 包括复苏药物使用、气管插管、手动除颤设备使用及其他院内生命支持手段。

（一）基础生命支持（BLS）

1. 心搏骤停识别当患者突发意识丧失，需即刻判断其是否心搏骤停。在判断周边环境安全之后，靠近患者，拍其双肩，并大声呼叫"你还好吗?"，如果其没有任何反应，医护人员应即刻判断其呼吸和脉搏，俯身观察其胸腹部是否有呼吸运动起伏，同时用中指和示指触摸患者颈动脉搏动（一般选取施救者同侧颈动脉，喉结旁开 2cm 左右，位于气管与胸锁乳突肌前缘的凹陷处），判断的时间为 5～10 秒。注意医护人员可以同时判断呼吸和脉搏，所用时间不短于 5 秒，不超过 10 秒，如果 10 秒钟都没有呼吸和脉搏，应即刻开始心肺复苏。而对于非医护人员，仅需要判断反应和呼吸两个步骤，确认没有反应且没有呼吸或仅有濒死样喘息，即为心搏骤停。

2. 启动应急反应系统（emergency medical system，EMS）　一旦确认心搏骤停，应及时启动当地急救医疗服务系统，拨打 120 急救电话（院外）或呼叫所在科室急救团队（院内）。

3. 心肺复苏（CPR）　早期高质量 CPR 是心搏骤停急救的关键。施救者应迅速将患者仰卧,置于坚实的平面上,以利于心肺复苏的实施。心肺复苏应遵循 CAB 顺序:从胸外按压(compression)开始,然后开放气道(airway)、给予人工呼吸(breath)。

(1)胸外按压:胸外按压的目的是建立人工循环,其血流产生的原理包括胸泵机制和心泵机制。通过胸外按压可以使胸内压力升高和直接按压心脏而维持一定的血液流动,配合人工呼吸可为心脏和脑等重要器官提供一定的含氧的血流。研究表明,高质量的胸外按压可以产生生理状态下血流量的25%~30%。

1)按压位置:胸骨下半部分(定位:乳头连线中点或剑突上两横指)。

2)按压姿势:跪于患者一侧,双膝分开与自身肩膀同宽,患者乳头连线正对施救者正中线,双臂伸直,用一只手掌根部放在胸部正中双乳头之间的胸骨上,另一手叠压在手背上,掌跟叠加,下方手指上翘,上方手指紧扣,身体往前倾斜,将上半身的重心放在患者胸部的正上方,双臂垂直于患者胸部,以髋关节为支点,腰部用力,并借助上半身的重量,匀速按压。如果患者在病床上,应在其背部垫硬背板,施救者站立位,可踩矮凳。

3)按压深度:成人按压深度至少 5cm,不超过 6cm(注意:该数据来源于欧美人群,与亚洲人群可能存在差异)。建议在实际急救过程中,应在患者胸廓能够承受的压力范围内,尽量用力按压。

4)按压速度:推荐的最佳按压速度为 100~120 次/分。在胸外按压和人工呼吸以 30∶2 的配合施救时,完成 30 次胸外按压所用的时间大约为 15~18 秒。过快或过慢的胸外按压速度,都会导致复苏效果下降。

5)保证胸廓充分回弹:胸外按压时,应让胸廓充分回弹,确保更多的外周血流回流到心脏,以使下次的按压能泵出更多的血液。施救者应在每次按压之后,迅速放松,释放手掌所有压力,使胸廓恢复到原来位置,但掌跟不离开胸壁,按压和放松的时间大致相等。

6)减少按压中断:持续的胸外按压是产生血流的保障,按压一旦停止,血液就迅速停止流动。因此,在胸外按压中应尽量减少中断,尽量控制在 10 秒以内。常见的按压中断包括人工呼吸、交换按压者、气管插管、电除颤等。

胸外按压的并发症主要包括:胸骨或肋骨骨折、血气胸、肺挫伤、肝脾损伤和脂肪栓塞等。应遵循正确的操作方法,尽量避免并发症发生。

(2)开放气道:心搏骤停患者,其舌根后坠,堵塞气道(图 1-3-3a),此时应使用徒手气道开放手法,使其舌根前移,保持气道开放状态,有利于人工呼吸。常用的徒手开放气道手法有仰头举颏法和推举下颌法,如有颈椎损伤只能用后者。

仰头举颏法:术者将一手压住患者前额,另一手的示指和中指两指抬起下颏,使头后仰,提起下颏开放气道,使口角和耳垂连线与地面垂直,并清除口腔异物和义齿(图 1-3-3b)。

推举下颌法:施救者将手掌放置在伤病员头部两侧,四指抵住伤病员下颌角,用力向上托下颌。此法适用于怀疑颈椎损伤的患者,其气道开放的程度有限。

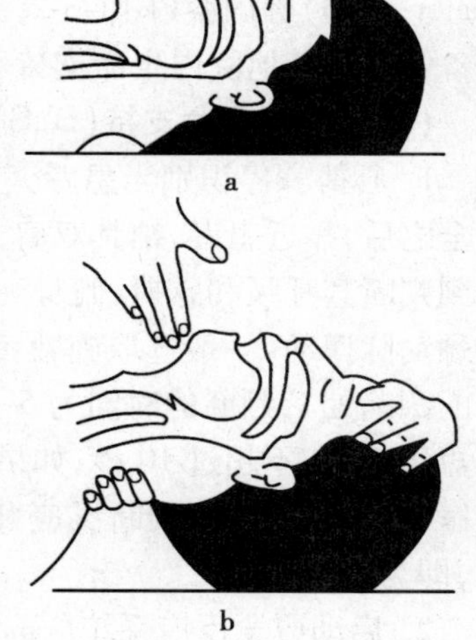

图 1-3-3 开放气道
a:气道闭塞 b:开放气道

(3)人工呼吸:人工呼吸目的是给予血流一定的氧合。正常空气中的氧含量为21%,施救者呼出气氧含量约有16%。单人施救时，通常采用口对口人工呼吸或者口对袖珍面罩人工呼吸。医护人员在双人施救时，通常使用球囊面罩人工通气。推荐的通气量大约为500~600ml。

口对口人工呼吸（图1-3-4）：施救者压额抬颏，保持气道开放，同时双指捏住鼻翼，平静呼吸（无须深吸气），嘴巴包住患者的嘴，吹气时间应大于1秒，避免过多过快吹气，以可见胸廓起伏为通气有效。过多过快通气，一则影响按压效果和血液回流，二则导致胃胀气，增加反流风险。

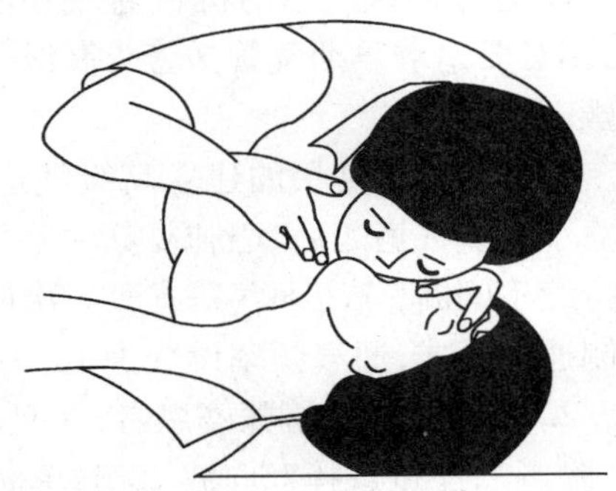

图1-3-4 口对口人工呼吸

口对袖珍面罩人工呼吸：施救者压额抬颏，保持气道开放，双手固定面罩，通过一单向阀滤嘴给予吹气。此装置能很好地起到隔离保护作用。

球囊面罩通气：适用于双人心肺复苏时。负责通气者位于患者头端，以患者鼻梁为参照，一手将面罩放置在面部，使用"EC"手法（中指、无名指、小指呈"E"字形，托住患者下颌，大拇指和示指呈"C"字形，按住面罩的两端）固定面罩，并保持气道开放，另一手挤压球囊，每次通气都应看到胸廓隆起。

成人的单人或双人心肺复苏，按压和通气的比例均为30∶2，两者交替进行，按压时不通气，通气时不按压（图1-3-5）。

单纯CPR：单纯CPR（hands-only CPR）是指不采取人工呼吸的CPR，特别是对未经培训的施救者或不愿做传统CPR者更有意义。

4. 自动体外除颤器（AED） 使用院外心搏骤停大部分表现为室颤，及时电除颤是最有效的急救手段，每延迟除颤1分钟，抢救成功率下降7%~10%。

电除颤也称为非同步电击，是利用除颤仪在瞬间释放高压电流经胸壁到心脏，使得心肌细胞在瞬间同时除极，终止导致心律失常的异常折返或异位兴奋灶，从而恢复窦性心律。电除颤仅适用于室颤和无脉性室速患者。对于无脉电活动和心室静止，无需使用电除颤。

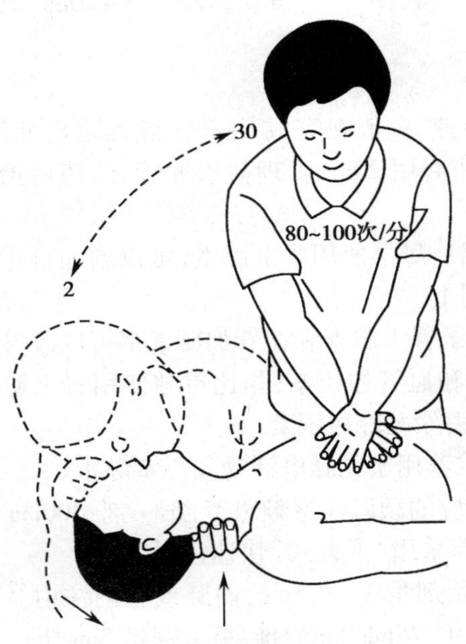

图1-3-5 单人或双人心肺复苏

AED是专门设计用于公共场所使用的急救设备，体积小、重量轻、操作简单（有语音提示操作步骤），在专业急救人员到达前，可供现场施救者使用。

AED的使用：施救者打开机器电源，AED会语音指示将电击片贴在右侧的上胸部（锁骨下、胸骨旁）和左侧的下胸部（心尖部位）（如图示），然后自动分析患者心律，若为室颤，AED会自动充电，并提示施救者确认无人接触患者、按下闪烁的放电按钮，完成一次除颤。随后施救者应即刻开始胸外按压，开始下一轮心肺复苏。不要取下电击片，AED会在约2分钟后再次提示停止按压、分析心律，以决定是否再次除颤。

（二）高级生命支持（advanced cardiovascular life support，ACLS）

高级生命支持是基础生命支持的基础上，应

用辅助设备,特殊技术等建立更为有效地通气和血运循环,主要措施包括建立高级气道、机械通气、手动除颤、建立给药通路并应用必要的药物,以及心电、血压、血氧、呼末二氧化碳监测及有创血流动力学监测等手段。

1. 建立高级气道与机械通气 在心脏性猝死心肺复苏早期阶段,如果球囊面罩通气良好,不必要追求早期气管插管等高级气道手段,应将精力放在早期高质量心肺复苏与及时电除颤上。

心肺复苏中常用的建立高级气道的方法包括气管插管、喉罩、食管-气管联合导管。在建立了高级气道之后,心肺复苏中胸外按压和人工呼吸就不再采用 30∶2比例,而是胸外按压持续不间断,人工通气每6秒一次(10次/分)。如果使用呼吸机通气,应将呼吸机设置为控制通气模式,通气频率设置为10次/分。

2. 手动除颤 心搏骤停患者,一旦心电监测到室颤或无脉性室速,应即刻给予非同步电击(除颤),能量选择双向波200J,单向波360J,一次除颤后即刻开始按压,5个周期的CPR,约每2分钟后再次评估一次心律,若为室颤首先给予除颤。只要是室颤存在,电击可1次/2分钟。除颤没有次数限制。

在除颤时,为减少按压中断时间,可以在充电完毕后再安放电极板给予除颤。除颤放电时务必确认没有人接触患者身体。

3. 建立给药通路 心肺复苏时的常用给药通路包括静脉通路、骨内通路和气管内给药。其中首选静脉和骨内通路,这两种途径能提供更可靠的药物输送和药理作用。

(1) 静脉注射(IV):通常选用外周肘部静脉或已建立的深静脉通路。在给予复苏药物之后,应静脉注射20ml生理盐水,以使药物更快进入中心循环。

(2) 骨内注射(IO):能通过静脉使用的复苏药物,都可以经骨内通路给予。目前市场上有专门建立骨内通路的装置,快捷方便。

(3) 气管内给药:若不能建立静脉或骨内通路,气管内给药也是一种替代途径。例如肾上腺素在通过气管给药时,应是经静脉给药的2~2.5倍,即2~2.5mg稀释至5~10ml,滴入气管内之后,再连续快速提供几次正压通气。

4. 常用复苏药物

(1) 肾上腺素:肾上腺素可用于室颤、无脉性室速,一般在完成1~2次除颤之后使用,可通过静脉或骨内通路注射,1mg/3~5min,每次给药后用20ml生理盐水冲管,给药后抬高注射部位手臂10~20秒。

对于无脉电活动和心室静止,应在建立给药通路后尽早使用肾上腺素,可以增加自主循环恢复、存活出院率和神经功能完好存活率。用法同上。

(2) 血管加压素:目前证据表明,心搏骤停时给予肾上腺素和血管加压素都可以改善自主循环恢复,两者药物效果类似,联合使用肾上腺素和血管加压素,相比单独使用肾上腺素没有优势,为了简单起见,已从成人心搏骤停流程中去除血管加压素。

(3) 阿托品:可用于有症状的心动过缓。不再推荐用于无脉电活动和心室静止。

(4) 胺碘酮:用于对CPR、除颤和肾上腺素无反应的顽固性室颤患者,第一剂:300mg静脉或骨内推注;第二剂:150mg静脉或骨内推注。推荐采用"弹丸式"快速注射。

(5) 利多卡因:可作为胺碘酮的替代药物。初始剂量1~1.5mg,静脉或骨内注射。若室颤或无脉室速持续存在,间隔5~10分钟增加0.5~0.75mg/kg静推,最大剂量3mg/kg。

(6) 碳酸氢钠:在心搏骤停和心肺复苏中,由于无或较少血流,产生代谢性酸中毒。碳酸氢钠会引起冠脉灌注压下降、氧解离曲线右移，氧释放减少，也无证据表明碳酸氢钠能够提高自主循环恢复以及改善神经功能完好患者的预后。因此不推荐将碳酸氢钠常规用于心搏骤停患者。

在建立了高级气道、提供了有效通气的长时间心肺复苏患者或者自主循环后仍存在明显酸中毒的患者，以及在患者有预先存在的高钾血症、糖尿病酮症酸中毒、三环类抗抑郁药或阿司匹林药物过量等情况下，推荐 1mEq/kg，静脉推注。

心搏骤停急救流程见图 1-3-6。

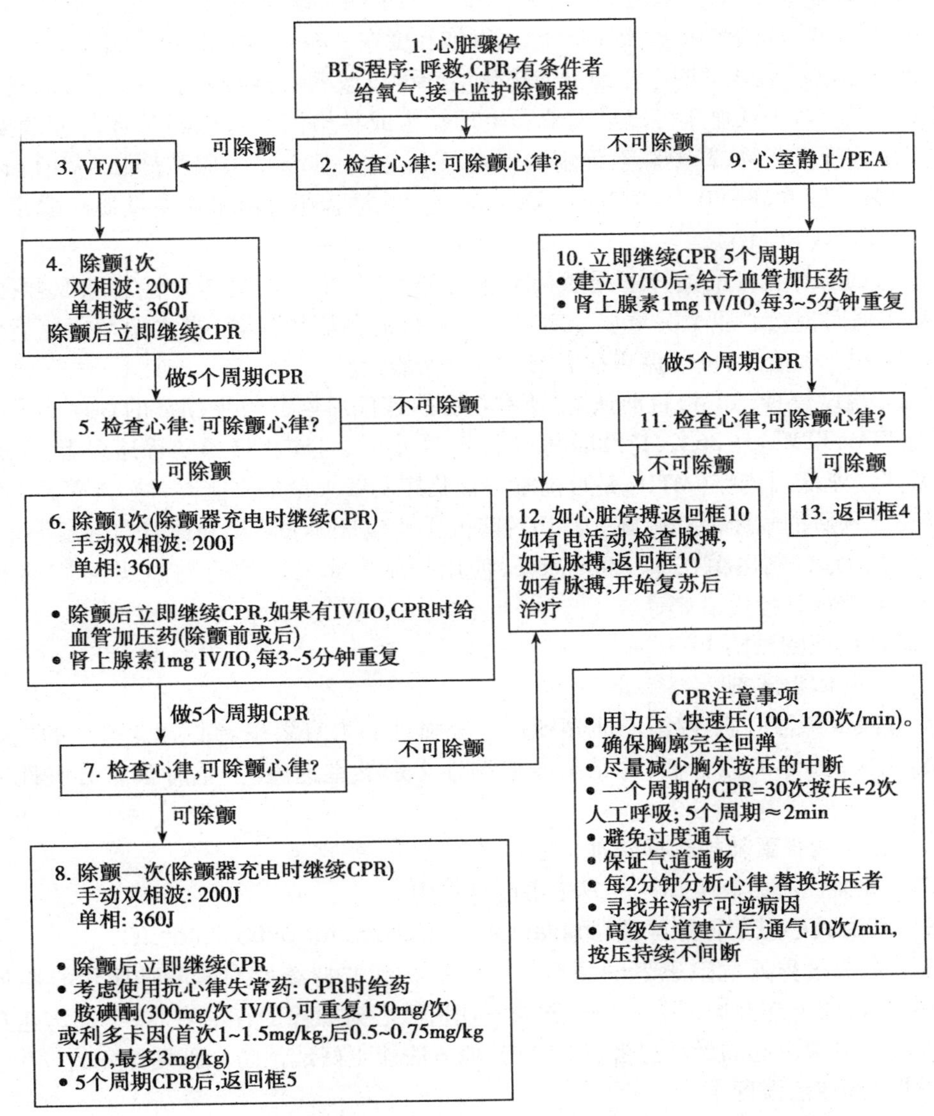

图 1-3-6 心脏骤停急救流程

（三）心搏骤停后综合治疗

对于心搏骤停复苏后的患者，其自主循环的恢复并不是高级生命支持的终止，而需要后续多学科的合作治疗。

心搏骤停后综合征（PCAS）为心搏骤停患者自助循环恢复后较长时间严重的全身缺血-再灌注综合征，涉及一系列复杂的病理生理改变，包括脑缺血缺氧损伤、心肌功能异常、全身脏器缺血-再灌注损伤等，积极处理心搏骤停后综合征，成为心搏骤停生存链的最后一环。

1. 一般措施心搏骤停患者自主循环恢复后，应收入重症监护室，针对血流动力学、神经系统及器官功能等密切监测，包括生命体征、血氧、心电、中心静脉压、血气分析、血乳酸、电解质、尿量、持续的脑电图监测等。

2. 优化通气和氧合心肺复苏期间通常给氧浓度为100%，但在自主循环恢复后不应继续给予纯氧，有证据显示，血氧过高在组织再灌注的早期对缺血后的神经元是有害的。自主循环恢复后立即降低给氧浓度，维持动脉血氧饱和度在94%～96%，以减少神经损害。

3. 改善血流动力学早期血流动力学优化治疗可以改善心搏骤停患者预后，恢复和维持全身氧供平衡。对于低血压可以早期给予生理盐水或林格液1～2L，经液体复苏效果不佳，可以使用血管升压药物，肾上腺素静滴0.1～0.5μg/（kg·min）；多巴胺静滴5～10μg/（kg·min）；去甲肾上腺素静滴0.1～0.5μg/（kg·min）。严重者还可以采用主动脉球囊反搏甚至体外膜氧合技术（ECMO）。

4. 急性冠脉综合征的治疗心搏骤停多为心源性，其中大部分为急性冠脉综合征，早期冠脉血流再通对挽救心肌至关重要。对可疑心源性心搏骤停患者，自主循环恢复后应迅速行冠脉造影和介入治疗，可以提高存活率和神经功能预后。

5. 目标温度管理（TTM）目前认为，所有在心搏骤停后恢复自主循环的昏迷的成年患者都应采用TTM，TTM 33～36℃，持续时间不小于24小时，且应积极预防昏迷患者TTM 24小时后的发热。亚低温治疗（MTH）是目前唯一被临床实践大量证实能改善心搏骤停患者存活率、神经功能预后的临床治疗措施。常用的降温方法包括体表降温和血管内降温等。

6. 其他治疗控制血糖在8～10mmol/L；使用控制癫痫发作的药物如地西泮、丙戊酸钠等；防治感染及肾脏替代治疗等。

【心脏性猝死的预防】

（一）β-受体阻滞剂

能明显减少急性心肌梗死、心肌梗死后及充血性心力衰竭患者心脏性猝死的发生。对扩张型心肌病、长Q-T综合征、儿茶酚胺依赖性多形性室速患者，也有预防心脏性猝死的作用。

（二）血管紧张素转换酶抑制剂

对减少充血性心力衰竭猝死的发生可能有作用。

（三）埋藏式心脏复律除颤器（implantable cardioverter defibrillator，ICD）

能改善有高度猝死危险患者的预后。伴无症状性非持续性室速的陈旧性心肌梗死患者，及非一过性或可逆性原因引起的室颤或室速所致心搏骤停的存活者、持续性室速及明确为快速性心律失常引起的晕厥患者，ICD较其他方法能更好地预防心脏性猝死的发生。

【心搏骤停救治误区】

心肺复苏（CPR）是一项用来维持心搏骤停患者血液循环的急救技术，是世界公认的能挽救生命且可于第一救助到达前稳定患者状态的手段，是每个医护人员的必备的临床最重要、最基本的抢救技术。在心肺复苏的各个环节中，常见的问题有：

（一）心搏骤停识别

非专业目击者判断心搏骤停仅需要判断反应和呼吸。而医护人员则需要判断反应、呼吸和脉搏,明确判断患者失去反应且没有呼吸和脉搏后,即应开始心肺复苏。

在实际急救工作时,有些医护人员习惯使用听诊器听诊呼吸音、使用血压计测量血压、甚至用心电图机描记心电图之后,才做出心搏骤停的判断,开始心肺复苏急救。这些“专业”的识别心搏骤停的方法,实际上大大延迟了心肺复苏启动的时间。

无论在任何场所、任何资质的急救人员,判断心搏骤停(反应、呼吸、脉搏),从而快速启动心肺复苏,都不需要特殊辅助设备。

(二) 心肺复苏顺序

2010 年美国心肺复苏指南推荐心肺复苏应遵循 CAB 流程,意即从胸外按压开始,再开放气道、人工呼吸。实际上,这一推荐更多是针对心源性心搏骤停患者,而对于窒息性心搏骤停,溺水或新生儿急救,仍推荐传统的 ABC 顺序,意即首先清理气道,给予人工呼吸。医护人员应根据心搏骤停的病因机制,采取恰当的急救策略。

(三) 心肺复苏时胸外按压与人工呼吸的比例

心肺复苏时胸外按压和人工呼吸的比例应为 30∶2。在实际心肺复苏急救时,部分医护人员未严格遵循按压呼吸 30∶2,而是按压一直不停顿,球囊通气也是自顾自地实施,完全没有配合。

在建立高级气道之前,成人心肺复苏急救,胸外按压与人工呼吸比例为 30∶2. 只有在建立了高级气道如气管插管之后,才是按压持续不间断,人工呼吸 10 次/分。

(四) 电除颤

电除颤是心搏骤停急救中的关键步骤。电除颤仅适用于室颤和无脉性室速。对病患无脉电活动或心室静止时给予除颤,是错误的。不但无助于急救,还因为电击本身对于心脏的伤害和电击时造成的胸外按压中断,降低心肺复苏抢救成功率。

(五) 气管插管

有医护人员认为,心搏骤停急救,越早实施气管插管,保障通气,急救的成功率越高。实际对于心源性心搏骤停,早期如果球囊通气时胸廓起伏良好,不需要马上气管插管,应抓住早期急救的黄金时间,专注于高质量的 CPR 和早期电除颤。而气管插管操作过程,可能造成胸外按压长时间中断,不利于复苏成功。一般来说,对于心源性心搏骤停,在实施心肺复苏 6~10 分钟后,再考虑气管插管,是恰当的。

(六) 呼吸兴奋剂

在心搏骤停心肺复苏急救过程中,使用呼吸兴奋剂如尼可刹米、洛贝林等药物。这类药物并不在复苏指南的急救流程推荐中。心肺复苏过程中,我们使用球囊面罩辅助通气或呼吸机支持通气,并不需要这类呼吸兴奋剂,也没有证据表明这类药物能提高心搏骤停患者的自助循环恢复或改善病人呼吸。

(七) 递增剂量的肾上腺素

在急救过程中使用递增剂量的肾上腺素。实际上肾上腺素是一把“双刃剑”,大剂量使用,弊大于利。目前复苏指南推荐标准剂量的肾上腺素使用,即 1mg 静脉推注,每 3~5 分钟重复给予。

(八) 多巴胺

将多巴胺静脉滴注应用于心搏骤停阶段、自主循环并未恢复时的病患。目前在心肺复苏急救流程中,推荐的血管加压药物只有肾上腺素。多巴胺使用的指征是在病人自主循环恢复之后,经液体复苏仍处于低血压状态的患者。

（九）胺碘酮的使用

胺碘酮在心肺复苏过程中经常被错误使用，很多医护人员使用的方法是，150mg 稀释后静脉推注 10 分钟。这一用法实际上是用于非心搏骤停的病患出现快速心律失常时。这一错误在既往多个版本的医学生统编教材《内科学》里存在多年，给医护人员造成误导。

再次强调：胺碘酮用于对 CPR、除颤和肾上腺素无反应的顽固性室颤患者，第一剂：300mg 静脉或骨内推注；第二剂：150mg 静脉或骨内推注。推荐采用“弹丸式”快速注射。

在心肺复苏急救的临床实践中，我们仍存在知识结构不完整、没有及时更新、理论和临床实践脱节等问题，这需要我们在急救医学教育、模拟医学训练和急救实践中不断总结经验，让心搏骤停急救更加科学高效，最终转化为患者生存率的提高。

另外，关于小儿心肺复苏，请注意以下特点：小儿心率及呼吸较快。呼吸时死腔量大于成人，潮气量成人大于小儿，其呼吸效率较低。小儿年龄越小，心率越快，血流速度也愈快。小儿心脏输出量相对较成人大，在新生儿期 400～500ml/(kg · min)，婴儿约 180～240ml/(kg · min)。一般认为年长儿心率≤30 次/分，新生儿心率<80 次/分，房产初生儿<100 次/分，应考虑做胸外心脏按压或增快心率的一些措施。因此，在不同年龄的小儿心肺复苏中，应注意其特点，如心率与呼吸的比例、药物剂量等。

【终止复苏的指征】

（一）心脏死亡证据

正确施行复苏包括电除颤及电起搏等治疗，而心电图上没有心室收缩波达 10 分钟以上。

（二）脑死亡标准

美国国立疾病(NIR)及卒中研究所(NINDS)制定的标准：①昏迷伴反射消失；②15 分钟无呼吸；③瞳孔极度散大；④脑反射活动消失；⑤静止型脑电图。

（三）其他指征

心搏停止 12 分钟以上，而没有进行任何复苏措施治疗者，几乎无一存活。但是在低温环境下（如冰库、雪地、冷水中的淹溺者）及年轻的创伤患者，虽停跳超过 12 分钟，仍应积极抢救。

【中枢神经功能恢复过程】

心搏骤停恢复过程的规律大致如下：心跳恢复→呼吸恢复（30 分钟左右）→瞳孔对光反应出现→睫反射出现→流泪、吞咽、咳嗽反射出现→痛觉出现→角膜反射出现→转头→眼球转动→听觉出现（呼唤反应）→四肢活动→清醒（能讲话或能听懂）→腹壁及提睾反射出现→视觉恢复。

（王西富　程刚　王鹏　杨志寅）

附：肺复苏在心肺复苏中的价值

现代心肺复苏技术的创立源于 20 世纪 50 年代。从复苏的步骤“ABC”（气道，呼吸，循环）的排序中，可以看出通气在整个心肺复苏的重要地位。心脏停搏患者肺通气的建立一直被认为是复苏成功与否的关键。

然而这种观点在近 20 年来受到了越来越多的挑战，心肺复苏中早期通气是否有益复苏的成功？在 2002 年的心肺复苏指南中强调要用循证学方法检验心肺复苏时肺通气的科学性。此后一些实验室和临床的研究的证据表明，通气对于心律失常所致的心脏停搏（指原发于心血管事件的心脏停搏）的复苏中并非关键。于2010年美国心脏协会和国际心肺复苏联盟（ILCOR）首次将心肺复苏基础生命支持中“ABC”的顺序更改为“CAB”，强调尽早启动胸外按压的重要性；2015年继续这一原则，并细化了胸外按压的质量标准，并提出在基础生命支持阶段避免过度通气。

那么，如何理解心肺复苏中肺通气的作用？本文重点阐述心肺复苏创立以来有关肺通气与心肺复苏的基础及临床研究，旨在充分认识肺复苏在心肺复苏中的价值。

（一）肺通气在心肺复苏基础生命支持作用中的病理生理机制

1. 通气对酸碱平衡和氧合的影响首先在心搏骤停时，患者的动脉血气并不能反映组织环境的真实情况，在心搏骤停的10分钟内动脉血气中的氧分压仍然属于正常。混合静脉血气与组织内环境相关更密切，能更好反应酸碱和组织灌注情况。人和动物复苏的研究已经证实，心肺复苏时，血pH极大程度上由CO_2的浓度决定。此时动静脉血PCO_2压差增大，可能是由于肺血流量下降，肺CO_2的清除减少，循环系统静脉端CO_2蓄积，动脉血过度换气所引起。更重要的研究显示：即使在血流量降低到正常的12%时，通气改变仍能影响CO_2的排出。说明低血流状态时通气的潜在重要性。

2. 通气对室颤和除颤的影响数据调查显示：低通气，低氧血症，高碳酸血症，代谢性酸中毒可降低室颤阈值，并增加发生室性心律失常的趋势。无低氧血症的高碳酸血症可降低室颤阈值，呼吸性碱中毒则提高室颤阈值，增加室颤的自主回复率。心跳停搏时高碳酸血症通过减弱心肌收缩力而显著降低复苏成功率。此外高碳酸血症还与顽固性室颤相关。而有关通气对除颤阈值的影响，即转服室颤所需的最小电能，尚无直接资料。

3. 通气对心肌收缩力的影响动物模型证实，CO_2是独立于pH、PO_2、血管张力、神经内分泌和炎症介质之外，对心肌收缩力发挥快速、复杂的作用。CO_2是非极性脂溶性分子，可透过细胞膜快速扩散到细胞内，一旦CO_2进入细胞，可迅速分解为氢离子和碳酸氢盐，降低细胞内pH，细胞内pH的下降，影响钙离子的释放，并最终影响兴奋偶联和心肌收缩力。然而组织细胞中CO_2的清除依赖于血流灌注，冠脉血流是影响心肌CO_2水平的重要因素。由于组织缺血导致O_2输送下降及CO_2清除减少，所以缺血比低氧血症或高碳酸血症对心脏的损伤更大。

4. 低氧血症、高碳酸血症对儿茶酚胺类升压作用的影响心肺复苏时儿茶酚胺类药物的使用是逆转猝死的重要因素。研究显示，动物模型和人外周血PCO_2增加，导致肾上腺素和去甲肾上腺素的升压效应下降超过50%。血压不能升高的机制是PCO_2升高带来的外周血的扩张和血管阻力下降。

5. 通气对血流动力学的影响心肺复苏胸外按压时的血流生理学提示：在按压放松时相，胸腔压力减低，血流从右心进入肺，而按压时相随胸腔内压力增加，前向血流自肺进入左心，然后到达体循环。胸外按压同时给予高气道压力通气，按压时胸腔内压明显升高，静动脉和脑灌注增加，放松时给予气道负压，增加静脉回流，进一步改善颈动脉血流。如果按压和放松时相都给予持续正压通气（CPAP，PEEP）可影响静脉回流，减少灌注。总之，虽然CPAP通气抑制静脉回流，但减少肺不张，而气道负压可使静脉回流增加。机械通气和循环之间关系复杂而重要。

（二）肺通气在心肺复苏基础生命支持中的作用

口对口呼吸整合了头部后倾和抬举下颌来开放上气道的动作，能使88%~98%的患者气道完全开放，预防了上气道的梗阻，潮气量可增加到520ml。类似的方式是气囊面罩通气，两者共同的风险是胃胀气和误吸。口对口通气时，48%的患者出现胃反流，可能的原因是胃扩张。因此目前吹气的要求是每次吹气量不宜过大（500~600ml），吹气1秒以上，避免大潮气量和强力及过度通气。

胸外按压引发的肺通气：徒手或机械装置的胸外按压使胸腔内压增加，当超过大气压时，肺内气体被呼出，当按压放松时，胸廓被动回弹，产生胸腔负压，气体被吸回肺内。尽管胸外按压产生的潮气量通常低于无效腔，然而在按压频率足够高时，仍能维持有效气体交换。Pernat A 等通过研究猪的室颤模型检测其胸外按压时呼气末 CO_2 可以准确测量胸外按压时心输出量，说明在胸外按压的同时也可以保证一定的通气。然而与常规通气比较，胸外按压通气的 CO_2 排出量较低，从而更易导致呼吸性酸中毒的发生。

（三）肺通气在高级生命支持中的意义

随着心肺复苏基础生命支持的完成，专业的高级生命支持应尽快建立。气管插管可以预防胃食管反流和误吸；更重要的是随着自主循环的逐渐建立，心输出量增大，氧合和 CO_2 的排出需要更充分的通气支持。研究表明，动脉氧分压高可以供给脑细胞更多的氧，低氧血症与心肺复苏后较差的预后有关。

（四）通气对心肺复苏效果的影响

自现代心肺复苏建立以后，通气一直被认为其基本内容，但通气对心脏停搏结果的影响，几乎没有相关的研究和直接的证据。在心肺复苏时，为获得满意的结果和满足通气需要选择何时通气仍无定论。实际上，在心肺复苏时，心排血量和肺血流量仅仅是正常时的25%~33%，所以依靠血流输送进行氧的摄取和 CO_2 的释放减少，较低的分钟通气量就可以维持有效的氧合和通气。虽然有较多的试验研究，但由于试验条件差异很大，动物模型和人生理结构不同，结论需要充分考虑。总体来说：心脏停搏后立即开始胸腔按压时，通气可以被延后，但是胸外按压被延迟时，通气对于存活很重要。人类研究的数据也说明，心脏停搏后即刻性胸外按压能促进脑和心脏的灌注以及提高除颤的成功率。Rea TD 的研究显示单纯胸外按压与胸外按压联合通气复苏比较，存活和出院的比例分别为12.0%和11%，P 值0.31；而亚组分析中在存活的病人中具有更佳的脑复苏的比例分别为14.4%和11.5%，P 值0.13；虽然未得出有统计学意义的结论，但有一个很明显的趋势单纯胸外按压优于胸外按压联合通气复苏。从逻辑上讲，通气应该与体循环灌注相匹配，血流为零时，通气是不必要的，它不能影响组织氧合和 CO_2 的排出。应用心肺复苏设备，胸外按压辅助设备，组织灌注有所改善，可能会需要更多的通气。

总之，对于成人因心脏原因导致的心脏停搏中，基础生命支持方面传统的初始肺通气方式被胸外按压在保证血液循环的同时兼顾到的肺通气所替代，这种“高频通气”匹配早期较低的血流，有助于心肺复苏、特别是脑复苏的成功。然而在一些延长的CPR及高级生命支持中，通气的作用是毋庸置疑的。在成人因窒息所致的心脏停搏以及婴幼儿的心肺复苏中气道开放和通气仍然是第一位的基本措施。

（杨丹榕）

第四章

多器官功能障碍综合征及功能支持

多器官功能障碍综合征(multiple organ dysfunction syndrome,MODS),是指机体遭受严重创伤、大面积烧伤、大手术、中毒、感染、休克及病理产科等急性损伤24小时后,同时或序贯发生两个或两个以上器官或系统功能障碍或衰竭,即急性起病多个器官或系统功能障碍已不能维持内环境稳定的临床综合征。MODS发病的特点是继发性、顺序性、进行性,一般肺先受累,其次为肾、肝、心血管、中枢系统、胃肠、免疫系统和凝血系统功能障碍。患者在发生MODS后如经恰当治疗,功能损伤多是可逆的;若不能及时有效地进行早期防治,一旦组织细胞、微循环发生损伤,临床治疗将更困难,可发展为病死率更高、且功能损伤不可逆的多器官功能衰竭(multiple organ failure,MOF),采取有效的预防措施比损伤反应被激活后的治疗更为重要。

【病因和发病机制】

(一) 病因

1. 组织损伤创伤、大手术、大面积深部烧伤及病理产科,救治过程中大量输血、输液、用过多药物或机械通气等;外科大手术是MODS的常见原因之一。

2. 感染为主要病因,尤以全身性感染、腹腔脓肿、急性坏死性胰腺炎、肠道功能紊乱、肠道感染、肺部感染及导管相关性感染等较为常见。严重感染及其引起的脓毒症是MODS的主要原因,约70%的MODS系由感染所致,但在临床上约半数的MODS患者并无明确的感染灶。

3. 休克和心肺复苏后尤其是创伤、失血性休克和感染性休克;凡导致组织灌注不良,缺血、缺氧和酸中毒等,以及心搏、呼吸骤停复苏后易引起MODS。

4. 中毒农药、工业性毒物、化学性毒物、药物、食物等急性中毒。

5. 缺血-再灌注损伤各种原因导致的肢体、组织或器官缺血-再灌注损伤。

6. 医源性损伤如心源性休克患者在救治时使用高浓度氧持续吸入;糖尿病高渗性非酮性昏迷误按照脑水肿处理;在应用血液透析和连续肾脏替代治疗中造成不均衡综合征,引起血小板减少和出血;在抗休克过程中使用大剂量缩血管药物,造成组织灌注不良,缺血、缺氧;因输入大量库存血出现微循环中细小凝集块,凝血因子消耗,微循环障碍等均可引起MODS。

(二) 病理生理

1. MODS分型

(1) 原发型(单相速发型,rapid single-phase):指由原始病因直接引起两个以上器官功能障碍的MODS。如,患者在休克复苏后12~36小时内发生呼吸衰竭,继之发生肝、肾或凝血等器官或系统的功能障碍，病变的进程只有一个时相，故又称为单相速发型 MODS。

（2）继发型（双相迟发型，delayed two-phase）：患者在原始病因作用后，经治疗病情得到缓解，并相对稳定，但在数天后继发严重感染，即遭受“第二次打击”（double hit），在此基础上发生 MODS。发病过程有两个时相，故又称为双相迟发型（delayed two-phase）MODS。临床上典型的 MODS 多属此型。

2. 发生 MODS 的假说

（1）炎症反应（失控）学说：该学说是 MODS 发生机制的基石，MODS 起源于持续的、难以控制的炎症反应和免疫紊乱。尽管原发疾病各不相同，但其发生、发展的机制基本相同。MODS 是一种失控的全身自我破坏性极强的炎症反应过程，即 SIRS。无论是促炎性因子过度表达的 SIRS，还是抗炎因子过度表达的 CARS 或 MARS，均是机体严重失衡的表现，并造成全身组织器官的损伤，最终导致 MODS 的发生。当机体遭受感染，病原体和毒素及创伤打击时，迅速启动全身炎症反应，可引起组织坏死和氧自由基产生，促进炎性细胞因子和趋化性细胞因子分泌，如 IL-1、TNF-β 释放可触发一系列炎性级联反应，而导致 SIRS。当机体发生 SIRS 时，由于大量的炎症介质释放导致机体炎症因子水平增高，机体免疫失衡，促使全身炎症反应瀑布式放大。在 MODS 的发生发展中，免疫病理损伤贯穿始终。当炎症反应占主导时，则发生组织细胞损伤、器官功能障碍；当抗炎性反应过强时，则出现免疫功能抑制。MODS 最初表现为炎症反应，产生大量的 TNF-α，随后产生 IL-6、IL-10 等抗炎因子，出现免疫抑制反应；且单核细胞参与每一个过程，能够充分反映机体的免疫状态。前列腺素 E_2、糖皮质激素、儿茶酚胺等有利于增强 CARS，对于 CARS 占主导地位的 MODS，糖皮质激素不可能获得积极疗效。

（2）微循环障碍学说：微血管的白细胞黏附造成广泛微血栓形成，出现微循环障碍，导致组织缺血、缺氧，细胞线粒体功能损害，组织能量代谢障碍，溶酶体酶活性升高，造成细胞坏死，器官功能恶化。

（3）肠道细菌移位学说：肠道是机体最大细菌和毒素库，由于禁食、制酸剂应用和肠黏膜缺血等原因，肠道屏障功能破坏，肠内革兰阴性细菌和内毒素溢出，引起内毒素血症和全身性感染。MODS 时最先出现变化的是肠道细菌数量的改变，该类患者血培养的细菌往往与肠道菌群相一致。研究证实：①约 1/3 菌血症患者死于 MODS 而机体未发现明确感染灶。②肠道对缺血再灌注损伤最为敏感，易发生功能障碍。③应用肠道营养、益生菌、微生态制剂等，保持肠黏膜完整性可降低血流感染发生率。在感染、创伤或休克时，即使没有细菌移位，肠道毒素移位也能激活肠道及相关的免疫炎症细胞，导致大量炎症介质释放，诱发 MODS。因此，肠道是炎症细胞激活、炎症介质释放的重要场所之一，也是炎症反应的策源地之一。从这一点来看，肠道细菌移位学说实际上是炎症反应学说的一部分。

另外，还有二次打击学说；组织缺血-再灌注损伤和自由基学说；基因诱导学说等。事实上有关 MODS 的许多学说均是重叠在初始损伤或一系列损伤后，巨噬细胞激活，肠屏障功能障碍和微循环损伤导致全身多个系统被激活。尽管严重感染、创伤和休克是导致 MODS 的常见原因，但在 MODS 的病理生理过程中，最大的威胁来自于免疫功能紊乱。

【诊断要点】

MODS 强调的是过程，是一个器官功能损伤的持续过程，而不是一个全有或全无的事件。其中，肺、心血管系统、肾脏、肝脏、凝血系统和中枢神经系统等六个不同的器官或系统被视为“关键器官”。MOF 是 ICU 患者的主要死亡原因，其病死率随功能障碍的器官数目增加而显著升高。

（一）肺

肺是受影响的最主要器官，引起SIRS的因素可以激活机体的体液反应，从而使大量的炎症细胞、细菌毒素及其刺激产生的炎症介质聚集在肺血管内，引起充血，出现ARDS，表现为难以纠正的低氧血症。

（二）循环系统

宿主全身炎症反应严重影响心脏功能，临床上表现为心室SV严重减低，充盈压升高。循环系统不是一个单独的器官，围绕全身运输氧气、营养物质和代谢废物，以维持细胞生存和最佳内环境。在MODS的发展过程中，循环系统对维持所有脏器的正常功能至关重要。如果循环功能衰竭，所有器官都将受到影响。典型的循环衰竭的临床表现与休克是一致的，最初的特征和生理改变可因始动因素的不同而不同，但是，当休克一旦发生，均表现为低血压和组织灌注压不良。

（三）肾

外伤、缺血、感染等炎症反应可引起ARF，临床表现为少尿、无尿、血清肌酐升高、电解质紊乱等。ARF是以血清肌酐浓度评价的，但血清肌酐浓度与氮质血症的关联并不显著，Ccr受多种因素影响，如体质量、肌酐等，因此，采用血清肌酐作为评价肾功能具有局限性。血清和尿液中的中性粒细胞明胶酶相关脂质运载蛋白（neutrophil gelatinase associated lipocalin，NGAL）水平的增加在急性肾损伤的早期诊断中具有重要意义。

（四）肝

无论是由外伤还是由脓毒症引起的急性肝损伤，胆红素水平改变在早期并不明显。利多卡因代谢实验—单乙基甘氨酰二甲苯（monoethylglycinexylidide，MEGX）的检测，是测定利多卡因代谢的方法，对于判断肝功能障碍的预后具有一定作用。

（五）神经系统

神经功能障碍通常用格拉斯哥昏迷评分（Glasgow coma scale，GCS）量化，这种评分方式被广为应用。

目前，国内外缺乏统一的MODS诊断标准、病情严重度评分及预后评估系统。1985年Knaus提出的APACHE Ⅱ修正诊断标准；1994年感染相关器官功能衰竭评分系统（SOFA）评分；1997年修正的Fry-MODS诊断标准；Marshall于1995年提出，Richard 2001年改良的MODS评分（表1-4-1）；但Marshall评分中未包含胃肠功能障碍评分。

表1-4-1　Marshall多器官功能障碍评分

变量	0分	1分	2分	3分	4分
呼吸 PaO_2/FiO_2（mmHg）	>300	226~300	151~225	76~150	≤75
心血管（HR×CVP/MAP）	≤10	10.1~15.0	15.0~20.0	20.1~30.0	>30
血小板计数（$\times10^9$/L）	>120	81~120	51~80	21~50	≤20
肝（胆红素）（μmol/L）	≤20	21~60	61~120	121~240	>240
肾（肌酐）（μmol/L）	≤100	101~200	201~350	351~500	>500
格拉斯哥评分	15	13~14	10~12	7~9	≤6

【病情判断】

影响 MODS 患者病死率的危险因素：①病情危重（APACHE Ⅱ>20；APACHE Ⅲ>30）；②严重创伤（急性损伤评分>25）；③年龄>65 岁（>55 岁的创伤患者）；④明确有感染或炎症的 ICU 患者；⑤全身性感染；⑥转入 ICU 后低血压超过 24 小时；⑦休克复苏后仍然存在氧债-血乳酸水平持续升高；⑧重大手术；⑨体外循环中主动脉阻断时间>1.5 小时；⑩具有肝功能不全病史及长期酗酒。

北京市科委重大项目“MODS 中西医结合诊治/降低病死率的研究”课题组于 2004 年建立了 MODS 病情严重度评分系统（草案），并于 2007 年进行重新修订（表 1-4-2）。各脏器指标分值之和为 MODS 得分，最高分值 24 分。在验证 MODS 病死率与 MODS 评分间关系的研究中发现，0～5 分组、6～10 分组、11～15 分组、≥16 分组的病死率分别是：31.2%、56.4%、80.0%、96.8%，MODS 病死率随 MODS 分值升高而升高，因而按照 MODS 评分判断病情严重程度是可行的。

表 1-4-2 MODS 病情严重度评分系统

器官/系统	指标	0 分	1 分	2 分	3 分	4 分
心血管	收缩压（mmHg）	≥90	75～90	65～74	≤64	
肺	PaO_2/FiO_2（mmHg）	≥300	260～300	190～259	90～189	≤89
脑	意识状态	清楚	躁动或淡漠	嗜睡或浅昏迷	深昏迷	
凝血	PLT（$\times10^9$/L）	≥100	81～99	61～80	≤60	
肝脏	TBil（μmol/L）	≤22.2	22.3～34.1	34.2～102.5	102.6～203.4	≥203.5
肾脏	Cr（μmol/L）	≤124	125～177	178～265	266～486	≥487
胃肠	症状/体征	肠鸣音无减弱，便潜血试验阴性、无黑便或呕血	肠鸣音减弱或消失或便潜血试验阳性	肠鸣音减弱或消失，便潜血试验阳性	肠鸣音减弱或消失，有黑便或呕血	

【治疗】

快速足够的扩容补液、恰当的营养支持、适当的抗菌药物的应用和积极的呼吸管理，对逆转 MODS 过程非常重要；针对 MODS 病理生理过程的治疗措施以及有效地防止并发症是阻断 MODS 进展的希望所在。

（一）治疗原则

具体原则包括：①积极治疗原发病，处理时要有全身的整体观念；②提高复苏质量，不但要纠正显性失代偿性休克，而且要纠正隐性代偿性休克；③明确的感染灶必须及时引流，对坏死组织也要彻底清除；④避免缺血时间过长和持续低灌注；⑤维持循环稳定，满足机体的氧需求；⑥加强呼吸功能支持，纠正低氧血症；⑦加强全身支持治疗，尽可能采用经口摄食；⑧免疫调理治疗；⑨及早治疗任何一个首先发生的器官功能不全，阻断连锁反应。

（二）器官功能障碍的预防

1. 原发病的治疗控制原发病是 MODS 治疗的关键。由于 MODS 有发生、发展和结局的过程，故当那些高危原发性损害发生时，尽管早期临床尚无任何器官功能不全的迹象，但其发生机制和发展过程业已产生、存在并呈进行性发展；因此，最初针对原发病的治疗实质上也就是 MODS 治疗的开始，治疗原发病是从源头阻断 MODS 的病理机制，是防治策略的根本所在。病因治疗及抗休克、改善心功能，对休克患者实施早期液体复苏，给予晶体液与胶体液扩容，合理使用血管活性药物，改善微循环。对于创伤和休克患者要尽早、充分、有效地实施复苏，大面积烧伤要早期切痂封闭创面，长骨骨折及骨盆骨折应早期正确地固定；加强对原发病损器官的保护，及时、彻底清除无血液灌流和坏死的组织，充分引流；对于严重感染患者，及时应用有效抗菌药物，积极引流感染灶；这些都是预防 MODS 的关键。

2. 改善机体氧代谢，纠正组织缺氧主要包括提高 DO_2、降低 VO_2，提高组织细胞利用氧的能力。提高 DO_2 是改善组织缺氧最可行的手段，需具备三个条件：正常的血红蛋白含量，正常的心功能和有效循环血容量，通过氧疗使 $SaO_2>90\%$。另外可根据病情适当使用血管活性药物保证组织灌注。降低 VO_2 易被忽视，可通过镇痛镇静、降低体温等手段实现。即使在进行液体复苏，低血容量还没有纠正；在出现威胁生命的低血压时，也需要使用升压药以维持组织、器官灌流。

3. 预防及控制感染源脓毒症仍是发生 MODS 的最主要原因。防治院内感染至关重要，检查和处理重症患者前后必须做好手卫生、加强操作时的无菌观念、对免疫力功能低下的患者进行适当的保护性隔离，强调术前规范使用预防性的抗菌药物以降低手术部位感染的发生率。控制感染源，对每个感染患者的治疗成败都是关键，治疗应该以患者能够耐受、快速、简捷、姑息为原则。

4. 合理使用抗菌药物及时正确地收集感染灶标本，作病原菌培养及药物敏感试验，对于指导抗菌药物的应用非常重要。在正确处理感染源的基础上，尽早开始经验性抗感染治疗。根据经验首先选用可覆盖病原微生物（细菌或真菌）的高效、广谱抗菌药物，同时要求抗菌药物对感染部位具有良好的组织穿透力；根据病原学检查结果选择敏感的抗菌药物。由于 MODS 患者存在肝、肾功能障碍，要考虑药效动力学与药代动力学的改变。

5. 加强系统或器官功能监测监测与护理的目的是为了早期发现患者器官功能损伤及指导 MODS 的治疗。①应常规监测患者血流动力学、呼吸功能及体温；②监测胃肠黏膜 pH，可及时发现胃肠道功能状态和组织氧利用的变化；③监测脑、肝、肾、凝血及免疫功能变化；④积极完善病原学检查。

6. 针对 SIRS 及炎性介质的治疗炎症反应是一种生理性保护机制，反应过度或失控则可发生 SIRS。它不是由致病菌引起，任何严重创伤、烧伤、自身免疫性疾病、肝硬化和胰腺炎等均可引起炎性细胞活化，伴随着血管内皮和细胞组织损伤产生 SIRS。这些炎性介质的失控，导致器官功能障碍，表现为 MODS；所以有效治疗 SIRS，也就是防治 MODS。临床上对炎症反应的治疗主要是对阻断炎症的激活、抑制炎症反应、增强机体抗炎反应能力、免疫调节治疗。

（三）器官功能支持治疗

MODS 的治疗策略仍然以器官功能支持治疗为主，主要是纠正器官功能障碍所造成的生理紊乱，防止器官功能进一步损害，通过延长治疗时间窗、消除致病因素，促进器官功能恢复。治疗中应树立整体的观念，分清主次。

1. 维持内环境稳定，代谢支持与调理维持水、电解质和酸碱平衡，消除患者的紧张焦虑或抑郁情绪等。MODS 患者处于高度应激状态，导致机体出现以高分解代谢为特征的代谢紊乱，在治疗初期血糖水平并不稳定，高血糖加重炎症反应，引发免疫抑制。因此，血糖控制对于 MODS 患者很重要，建议对 ICU 患者进行程序化的血糖管理，血糖控制在 10mmol/L（180mg/dl）以下，比严格控制在 6.1mmol/L（110mg/dl）以下能够减少低血糖的发生。不论采用肠内或肠外营养，胰岛素治疗都是有益的；但必须注意避免血糖过低对机体的伤害，因此，持续监控血糖水平非常重要，早期每 30 分钟测一次血糖，血糖稳定后每 4 小时测定一次。肠内营养是最好的选择，如果患者不适合肠内营养，肠外营养也是重要的保证热量摄取和解除负氮平衡的选择。

2. 呼吸支持呼吸支持是提高 DO_2 和降低 VO_2 的重要手段之一。MODS 首发器官往往是肺，ARDS 是 MODS 的前奏和重要组成部分；因此，积极治疗 ARDS 也就是对 MODS 的防治。治疗重点是纠正低氧血症，鼻导管和面罩给氧对纠正缺氧疗效有限，机械通气宜及早使用。但临床观察发现机械通气治疗 ARDS 的患者很少直接死于呼吸衰竭，而主要是死于 MODS。PEEP 是治疗 ARDS 较为理想的模式，这是由于 PEEP 通过增加功能残气量、开通萎陷肺泡、提高肺顺应性、使肺泡内水肿液重新分布并变薄等机制，有效地恢复一部分肺泡的通气功能，从而使分流获得改善，增加了氧合指数。当 $FiO_2<60\%$ 时，保证 $PO_2>60mmHg$、$SaO_2>90\%$时的最低 PEEP 即为最佳 PEEP；使用高 PEEP 时，必须注意对血流动力学的负性影响，并且 PEEP 的压力应渐升和缓降。同时要注意防止氧中毒和对肺部感染的不利影响。同时，要防止机械通气引起的生物创伤，肺过度充气会增加炎症反应，因此临床通常采用肺保护通气策略，ARDS 应采用低潮气量（不超过 6ml/kg），使吸气末平台压不超过 $30cmH_2O$，以防止气压伤；必要时可采取保护性允许性高碳酸血症的通气策略，$PaCO_2$ 在 70~80mmHg。以上措施无效时，可用俯卧位通气，或采用肺复张手法促进塌陷的肺泡复张；对肺部感染及肺不张，也可在支气管镜下吸痰或肺泡灌洗治疗，既是治疗措施，又可以获取有价值的标本作病原菌培养。ECMO 和体外二氧化碳清除（extracorporeal CO_2removal，$ECCO_2R$）有助于肺组织修复，并减少呼吸机相关性肺损伤的影响，对于原发病可以有效控制的患者，体外气体交换可能是未来的趋势。

3. 血液净化血液净化技术在 MODS 治疗中主要达到两个目的：①去除循环中的细胞因子，达到治疗 SIRS 的目的；②由于 MODS 导致的 ARF 不能从尿中排除的有毒物质排出体外。ARF 伴血流动力学不稳定的 MODS 患者，使用 CRRT 更有利于体液平衡的管理。急性肾损伤（acute kidney injury，AKI）患者血清肌酐>354μmol/L，尿量<0.3ml/（kg·h），持续 24 小时以上，或无尿达 12 小时；重症 AKI 患者血清肌酐增至基线水平 2~3 倍，或尿量<0.5ml/（kg·h），持续 6~12 小时以上，应给予 CRRT 治疗。对于非少尿型的 AKI 患者，并不急于行 CRRT 治疗。经治疗后尿量增多>1500ml/d、血肌酐值下降至 354μmol/L 以下、Ccr>20ml/min 时可停止 CRRT 治疗。脓毒症、重症急性胰腺炎、ARDS、休克、急性心力衰竭等危重病患者出现 MODS 时应及早开始 CRRT 治疗，疾病晚期行 CRRT 治疗者疗效差。

4. 人工肝支持系统（artificial liver support system，ALSS）肝脏肩负着机体代谢、解毒、激素灭活、凝血物质合成等多方面的功能。ALSS 是采用血液灌流、血浆置换、血液透析滤过、分子免疫吸附等多种方法组成的清除胆红素、内毒素，维持糖、脂肪、蛋白质等代谢平衡，稳定人体内环境的复杂治疗系统。ALSS 只能代替肝脏部分功能。

5. 脑细胞保护神经系统的直接或间接损伤，以及其他器官功能障碍均可影响脑细胞功能，其细胞内钙离子浓度过高，兴奋性氨基酸及蛋白酶大量释放，自由基、再灌流损伤等“继发性损伤瀑布”的形成，使脑细胞不仅出现凋亡，同时也可发生坏死。除低温脑保护、高压氧等治疗方法外，各类药物疗效在临床上多数未获肯定，保护的中心目标是保证脑的 DO_2、减少

VO_2、防治脑水肿及阻断继发性损害。“隆德概念”在脑损伤治疗中的价值备受关注，它是以控制脑容量为目标，进而达到控制颅内高压的治疗方法；治疗要点有：①控制脑容量，包括降低毛细血管的静水压、降低机体的应激水平及脑的能量代谢和直接降低脑血容量；②增加经毛细血管的水吸收，包括维持正常血容量，适度的液体负平衡，以及维持血浆胶体渗透压水平。

6. 胃肠功能保护和肠内营养使用质子泵抑制剂或 H_2 受体阻滞剂防治应激性溃疡，但不宜使胃液过度碱化，胃液 pH 控制在 4~5 为宜。其治疗主要目的在于：①应用血管活性药物改善全身血液循环稳定的同时，改善胃肠道血流灌注；②应用氧自由基清除剂减轻胃肠道缺血-再灌流损伤；③早期进行肠内营养，使用肠道营养素补充谷氨酰胺，起到保护胃肠黏膜并促进胃肠黏膜细胞再生；④微生态制剂恢复肠道微生态平衡；⑤中药大黄对 MODS 时胃肠功能衰竭治疗有明显的疗效。

营养支持为一种非常重要的治疗手段，既要考虑机体代谢的需求，又要避免因底物供给过多加重器官的负担。根据患者的病情，特别是肠功能状态，采用肠内营养或肠外营养；原则上应首选肠内营养，但如患者有肠功能障碍、腹腔内有严重感染，循环状态不稳定，则选用肠外营养加肠内营养可能是一种较为切实可行的模式，并应争取尽早开始肠内营养，其所占比例应达总能量的 25%以上。也可采用分阶段营养支持治疗腹部外科疾病并发 MODS，其方法为：第一阶段患者的胃肠功能仍处在明显障碍时，应采用肠外营养支持；第二阶段病情缓解时，可同时进行肠内、肠外营养；第三阶段病情完全控制、胃肠道功能完全恢复时，逐步过渡至全部应用肠内营养。

7. 抗凝治疗炎性介质可以抑制抗凝物质并激活外源性凝血系统，使机体处于高凝状态，易发生纤维蛋白沉积，导致 DIC。DIC 防治措施：在机体的高凝期尽早使用小剂量肝素，使 APTT 维持在正常值的 1.5~2.0 倍；纤溶期禁用肝素，可用 6-氨基己酸或氨甲苯酸；低凝期可采用补充新鲜冷冻血浆 10~15ml/kg 或凝血酶原复合物 10~15U/kg。如 PT>正常值 1.5 倍，或 APTT>正常值 15 秒时，仍可酌情输新鲜冷冻血浆或(和)凝血因子。血纤维蛋白原(Fg)<1.0g/L 时可输注冷沉淀 0.1~0.15U/kg，或人纤维蛋白原 2~4g/次静滴，使 Fg 达 1.5g/L 以上。血小板 $<25\times10^9/L$ 时，且伴有颅内出血或内脏、皮肤明显出血者，输注血小板悬液 10~12U，行外科治疗或有创性操作时，要求血小板 $\geq50\times10^9/L$；如 Hb<60g/L 时，应输注红细胞悬液，使 Hb 达到 70~90g/L。

8. 基因治疗基因治疗有望能够通过干预炎性刺激讯号传递及基因表达来改变全身炎症反应和 MODS 的病程发展。炎性讯号在免疫细胞内的传递过程十分复杂，其中关键的控制机关可能位于胞质内的核因子(nuclear factor，NF)κB。NF-κB 犹如核内炎性介质基因转录的启动开关，多种致炎物质均可解除其抑制而被活化。尽管 MODS 发病机制的研究已深入到后基因组学时代，针对内毒素信号转导环节的治疗措施正在进行研究。

【常见误区】

(1) 误区一：由于患者病情危重，一些临床医师分不清主次，而无从下手，最终只能是“杂乱无章”。对 MODS 患者，临床医师应对病情有个初步分析，首先处理危及生命的病变。

(2) 误区二：重视重要器官功能支持，而忽视了原发性疾病的处理。原发病持续存在，机体在致病因素的不断刺激下，生命体征很难长时间维持稳定。

(3) 误区三：患者病情危重，无法处理原发病；情况好转时，未能及时把握住治疗时间窗；后因原发病再度加重，患者生命体征又处于不平稳状态，而错失治疗时机。

（王锦权）

第五章

水、电解质与酸碱平衡失调及监测

水是人体最重要的组成成分之一，约占体重的60%，其中细胞内液约占40%，细胞外液约占20%（包括血浆约占体重的5%和组织间液约占15%）。体内的水分称为体液，体液由水及溶解在其中的电解质、低分子有机化合物和蛋白质等组成。细胞内外各种生命活动都是在体液中进行的。机体体液容量、各种离子浓度、渗透压和酸碱度的相对恒定，是维持细胞新陈代谢和生理功能的基本保证。水和电解质平衡是通过神经-内分泌系统及相关器官的调节得以实现的。

机体各组织或细胞中体液有以下特点：①任何部位的体液，其阴离子和阳离子所带的电荷总数相等，使体液保持电中性。②细胞内、外液电解质含量的差异显著。细胞外液的阳离子以 Na^+ 为主，阴离子以 Cl^- 和 HCO_3^- 为主；细胞内液的阳离子以 K^+ 为主，阴离子以 HPO_4^{2-} 和蛋白质为主。③细胞内、外液的电解质总量不等，以细胞内液为多；由于细胞内液中蛋白质阴离子和二价离子的含量较多，其产生的渗透压相对一价离子为小，因此细胞内、外液的渗透压基本相等。④血浆和细胞间液的电解质组成与含量非常接近，仅蛋白质含量有较大差别。血浆蛋白质含量为60~80g/L，细胞间液蛋白质含量则极低，仅为0.5~3.5g/L。这种差别是由毛细血管壁的通透性决定的，对维持血容量恒定、保证血液与组织间液之间水分的正常交换具有重要生理意义。电解质的主要功能为：①参与新陈代谢和生理活动；②维持体液渗透压和酸碱平衡；③参与肌肉、心肌细胞的动作电位形成，并维持它们的静息电位。

当体内水、电解质的变化超出机体的调节能力和（或）调节系统本身功能障碍时，都可导致水、电解质代谢紊乱。水、电解质代谢紊乱往往是疾病的一种后果或疾病伴随的病理变化，有时也可由医治不当所引起。严重的水、电解质代谢紊乱又是使疾病复杂化的重要原因，甚至可对生命造成严重的威胁。

第一节　水和钠代谢紊乱

水钠代谢紊乱是临床常见的病理过程，有脱水和水中毒两种。在细胞外液中，水和钠的关系非常密切，故一旦发生代谢紊乱，缺水和失钠常同时存在。脱水（dehydration）是指体液容量减少，并出现一系列功能、代谢紊乱的病理过程。由于机体水的丢失主要是细胞外液的丢失，而钠离子是细胞外液中最主要的阳离子，因此脱水常伴有钠的丧失。不同原因引起的水和钠的代谢紊乱，在缺水和失钠的程度上会有所不同，既可水和钠按比例丧失，也可缺水少于缺钠，或多于缺钠，这些不同缺失的形式所引起的病理生理变化以及临床表现也就不同。根据水和钠丢失的比例及体液渗透压的改变，可将脱水分成低渗性脱水、高渗性脱水和等渗性脱水三类。

一、等渗性脱水

等渗性脱水(isotonic dehydration)又称混合性脱水或血钠浓度正常的细胞外液减少,其特征是血容量减少,失水等于失钠,或失液后经机体调节血浆渗透压仍在正常范围,血清钠浓度为135~145mmol/L,血浆渗透压为280~310mOsm/L。等渗性缺水可造成细胞外液量(包括循环血量)的迅速减少。由于丧失的液体为等渗,细胞外液的渗透压基本不变,细胞内液并不会代偿性向细胞外间隙转移。因此细胞内液的量一般不发生变化。但如果这种体液丧失持续时间较久,细胞内液也将逐渐外移,随同细胞外液一起丧失,以致引起细胞缺水。

【病因和发病机制】

(一)病因

1. 消化液的急性丢失如肠外瘘、大量呕吐等;从十二指肠到回盲部的所有小肠分泌液以及胆汁和胰液的钠浓度都在120~140mmol/L之间,小肠炎症所致的腹泻、小肠瘘、小肠梗阻等可引起等渗体液的丧失。

2. 体液丧失在感染区或软组织内 如腹腔内或腹膜后感染、肠梗阻、烧伤,大量胸水和腹水形成等。

(二)病理生理变化

1. 尿量变化 有效循环血量减少使醛固酮和抗利尿激素(antidiuretic hormone,ADH)分泌增加,肾小管对钠、水重吸收增多,细胞外液得到一定的补充,同时尿量减少,尿比重增高。

2. 休克 严重患者血容量减少迅速而明显,可伴发休克。

3. 脱水 若未及时处理,可通过不感蒸发不断丢失水分而转变为高渗性脱水;若仅补水而未补钠,又可转变为低渗性脱水。

【诊断要点】

(一)临床表现

1. 轻症以失钠的表现为主,如厌食、恶心、乏力、口渴、尿少、口腔黏膜干燥、眼球下陷和皮肤弹性下降等,也可存在体温升高。

2. 重症体液丧失达体重的5%以上(即丧失细胞外液的25%)时,病人出现脉搏细速、肢端湿冷、血压不稳定或下降等血容量不足的症状。体液继续丧失达体重的6%~7%(相当于丧失细胞外液的30%~35%)时,休克已表现非常严重;常伴有代谢性酸中毒。如病人丧失的体液主要为胃液,因有氯的大量丧失,可伴有代谢性碱中毒,出现碱中毒的一系列临床表现。

(二)诊断

根据病史和临床表现,血清钠浓度为135~145mmol/L,血清氯多无明显降低,血浆渗透压为280~310mOsm/L。尿钠含量减少,尿比重增高;血液中红细胞计数、Hb和Hct有明显增高,表示血液浓缩。必要时可作血气分析测定,以判定有无酸碱平衡失调。

【病情判断】

根据病史、临床表现、体液丧失量的评估和生命体征状况,全面分析病情。

【治疗】

(一)防治原则

治疗原发病,去除病因;输注渗透压偏低渗的氯化钠溶液,其渗透压以等渗溶液渗透压的 1/2~2/3 为宜。

（二）治疗原发病并补液

原则如下：①首先尽可能处理引起等渗性失水的原因，以减少水和钠的继续丧失。②针对细胞外液量的减少，一般可用等渗氯化钠溶液或平衡盐液尽快补充血容量，如果输注不含钠的葡萄糖溶液则会导致低钠血症。根据脉搏细速和血压下降等症状来估计体液丧失量，已达体重的 5%者，可快速输注上述液体约 3000ml（按体重 60kg 计算），以恢复血容量。③按 Hct 来计算需补液量：补等渗盐水量（L）= Hct 上升值×体重（kg）×0. 25Hct 正常值。此外，还应补给当日需要量，一般为水 2000ml 和钠 4. 5g。

（三）液体选择

等渗盐水含钠和氯各 154mmol/L，而血清钠和氯的含量分别为 142mmol/L 和 103mmol/L；两者相比，等渗盐水的氯含量比血清的氯含量高 50mmol/L；在重度缺水或休克的状态下，肾血流量减少，影响排氯功能，若从静脉大量输给等渗盐水，有导致血氯过高，引起高氯性酸中毒的危险。因此，应用等渗氯化钠溶液治疗缺水尚有一些不足之处。平衡盐溶液的电解质含量和血浆内含量相仿，用来治疗缺水更加符合生理，可以避免输入过多的氯，并对纠正酸中毒有一定帮助。

【常见误区】

（一）误区一

静脉快速输注液体时必须监测患者心脏功能，包括心率、CVP、CO 或 EVLW 等。

（二）误区二

在纠正缺水后，钾的排泄将有所增加，钾浓度也会因细胞外液量增加被稀释而降低，故应注意低钾血症的发生；一般应在尿量达 40ml/h 后补充氯化钾。同时，需要检测血清其他电解质浓度，以便及时处理。

二、低渗性脱水

低渗性脱水（hypotonic dehydration），又称继发性脱水或低容量性低钠血症，特征是失钠多于失水，血清钠浓度<135mmol/L，血浆渗透压<280mOsm/L；细胞外液量减少，呈低渗状态。机体减少 ADH 的分泌，使水在肾小管内的再吸收减少，尿量排出增多，以提高细胞外液的渗透压，但细胞外液量反而更少。组织间液进入血液循环，虽能部分地补偿血容量，但使组织间液的减少超过血浆的减少。为避免循环血量的再减少，机体将不再顾及渗透压的维持，而尽量保证血容量；肾素-醛固酮系统兴奋，使肾减少排钠，氯和水的再吸收增加，故尿中氯化钠含量明显降低。血容量下降又会刺激神经垂体，使 ADH 分泌增多，水再吸收增加，导致少尿；如血容量继续减少，上述代偿功能不再能够维持有效血容量时，将出现休克，这种因大量失钠而致的休克，又称低钠性休克。

【病因和发病机制】

（一）病因

1. 肾外性原因主要见于下列情况：①经消化道失液，如呕吐、长期胃肠减压引流、慢性肠梗阻和腹泻导致大量钠随消化液丢失；②经皮肤失液，见于大汗、大创面的慢性渗液和大面积烧伤；③体腔内大量液体潴留，如大量胸腔积液或腹水形成。

2. 肾性原因：①水肿患者往往需限制钠盐摄入，在长期、大量使用排钠利尿药（如氯噻嗪、呋塞米等）时，利尿的同时抑制了髓袢升支对氯化钠的重吸收，使钠随尿液排出过多；

②肾脏疾病，如慢性间质性疾病，当髓质结构破坏和髓袢升支功能障碍，钠随尿丢失增多；ARF多尿期，GFR开始增加而肾小管功能未恢复，水、钠排出增多；所谓失盐性肾炎（sodium losing nephritis），因肾小管上皮细胞病变，对醛固酮反应性降低，钠的重吸收减少，肾排钠过多；③肾上腺皮质功能不全，如艾迪生（Addison）病，因醛固酮不足，使肾小管钠重吸收减少；④过度渗透性利尿，如严重糖尿病或大量使用高渗葡萄糖、甘露醇、山梨醇等，水、钠经肾丢失过多。

3. 肾内"自由水"（肾小管腔内形成的相对无溶质水）产生减少和重吸收增多，进一步促使失钠多于失水。

（二）病理生理变化

1. 口渴　细胞外液渗透压降低，患者早期无渴感；但晚期或严重脱水病人，血容量明显减少使血管紧张素Ⅱ浓度升高，可直接刺激口渴中枢引起渴感。

2. 尿量　细胞外液渗透压降低，抑制下丘脑视上核渗透压感受器，ADH分泌减少，使肾小管对水重吸收减少，所以早期病人尿量一般不减少，常出现低比重尿。但晚期或严重脱水病人，血容量明显减少，ADH释放增多，肾小管对"自由水"重吸收增加。加之，肾血流减少，GFR下降，原尿减少，"自由水"产生减少，尿量减少，尿比重升高。

3. 休克　细胞外液渗透压降低，可使水分从细胞外液移向渗透压相对较高的细胞内液，一方面引起细胞水肿（如脑细胞水肿）；另一方面造成细胞外液进一步减少，低血容量进一步加重。低渗性脱水时细胞内液并未丢失，甚至有增加，主要是以细胞外液明显减少为主；致血容量降低和周围循环衰竭，患者易发生休克，这是本型脱水的主要特点。

4. 钠代谢　由于血钠浓度低，致密斑（位于远曲小管起始部）的钠负荷减轻。故RAA系统的活性增强，醛固酮分泌增多，因而可使肾小管上皮细胞对钠的重吸收增强，尿中钠或氯排出减少。

5. 其他表现由于细胞外液减少，血浆容量也减少，血液浓缩，血浆胶体渗透压升高，导致组织间液进入血管，组织间液减少更为明显，故病人皮肤弹性丧失、眼窝及婴儿囟门凹陷，出现明显的脱水貌。

【诊断要点】

（一）临床表现

低渗性缺水的临床表现随缺钠程度而不同。一般均无口渴感，常见症状有恶心、呕吐、头晕、视觉模糊、软弱无力、起立时容易晕倒等。当循环血量明显下降时，肾小球滤过量减少，以致体内代谢产物蓄积；患者可出现神志淡漠、肌痉挛性疼痛、腱反射减弱和昏迷等。

（二）诊断

1. 体液丢失病史。

2. 临床表现疲乏，手足麻木，站立性晕倒，尿量少而不口渴；病人皮肤弹性减退、眼窝凹陷；中度缺钠即可出现休克，重度时出现神志不清，甚至昏迷，腱反射减弱或消失。

3. 实验室检查血清钠低于135mmol/L，血液浓缩，血尿素氮增高，血浆渗透压降低；尿钠、氯含量明显减少，尿比重低于1.010；经肾失钠的低钠血症患者，尿钠含量增多。

如患者有上述特点，可初步诊断为低渗性脱水。

【病情判断】

根据缺钠程度，临床将低渗性脱水分为三度：

（一）轻度

患者有疲乏感，头晕，手足麻木，口渴不明显，血清钠在 130~135mmol/L，尿钠减少；每千克体重缺失氯化钠约 0.5g。

（二）中度

除上述症状外，常有恶心，呕吐，脉搏细速，血压不稳定，站立性晕倒，视物模糊，尿量少，血清钠在 120~130mmol/L；每千克体重缺氯化钠约 0.5~0.75g。

（三）重度

病人神志不清，肌腱反射减弱或消失，出现木僵，甚至昏迷，常发生休克，血清钠在 120mmol/L 以下；每千克体重缺氯化钠约 0.75~1.25g。

【治疗】

（一）防治原则

去除原因（如停用利尿药）、防治原发疾病，应用等渗氯化钠溶液及时补足血管内容量；严重者可输注高渗氯化钠溶液（3%~5%）。如发生休克，及时积极抢救治疗。

（二）轻度和中度缺钠

根据临床缺钠程度估算需要补给液体量。可按下列公式计算：需补充的钠盐量（mmol）=［血钠正常值（mmol/L）-血钠测得值（mmol/L）］×体重（kg）×0.6（女性为 0.5）。按照估算补钠量一般当天可先补给一半，余下一半的钠，可在第二日补给。

（三）重度缺钠

对出现休克者，应先补足血容量，以改善微循环和组织器官的灌流。晶体液补充用量也要多，可先给 5%氯化钠溶液 200~300ml，尽快纠正血钠过低，恢复细胞外液量和渗透压，使水从水肿的细胞内外移。以后再根据病情继续给高渗盐水或等渗盐水。重度缺钠引起休克者，应先补足血容量，以改善微循环和组织器官的灌注。晶体液（复方乳酸氯化钠溶液、等渗盐水）和胶体溶液（羟乙基淀粉、右旋糖酐和血浆）都可应用。但晶体液的用量一般要比胶体液用量大 2~3 倍。然后可静脉滴注高渗氯化钠溶液（一般为 5%氯化钠溶液）200~300ml，尽快纠正血钠过低，以进一步恢复细胞外液量和渗透压，使水从水肿的细胞中外移。但输注高渗盐水时应严格控制滴速，每小时不应超过 100~150ml。以后根据病情及血钠浓度再调整治疗方案。

（四）缺钠伴有酸中毒

在补充血容量和钠盐后，由于机体的代偿调节功能，合并存在的酸中毒常可同时得到纠正，所以不需在一开始就用碱性药物治疗。如酸中毒仍未完全纠正时，可静脉滴注 5%碳酸氢钠溶液 100~200ml，以后视情况再决定是否继续补充。在尿量达到 40ml/h 后，应补充钾盐。

（五）静脉输液原则

输注速度应先快后慢，总输入量应分次完成。每 8~12 小时根据临床表现及检测资料，包括血钠、氯浓度、动脉血气分析和中心静脉压等，随时调整输液计划。必须强调，绝对依靠任何公式决定补钠量是不可取的，公式仅作为补钠安全剂量的估算。一般总是先补充缺钠量的一部分，以解除急性症状，使血容量有所纠正，肾功能亦有望得到改善，为进一步的纠正创造条件。如果将计算的补钠总量全部快速输入，可能造成血容量过高，对心功能不全者将非常危险，应分次纠正，并监测临床表现及血钠浓度。

【常见误区】

（一）误区一

低渗性脱水的发生，往往与处置措施不当（失钠后只补水而不补充钠）有关，这一点应当引起充分的注意。

（二）误区二

治疗过程中必须注意以下问题，①休克者，晶体液与胶体液同时并用，以补足血容量；②重度缺钠者，补钠量中2/3宜用5%氯化钠溶液，其余量以等渗盐水补给；③治疗慢性严重低钠血症时，快速纠正血钠水平可能出现渗透性神经脱髓鞘综合征；限制纠钠速度24小时内上升不超过10mmol/L，48小时内上升不超过18mmol/L。一般控制在24小时提升8mmol/L以下，通常可以避免渗透性神经脱髓鞘综合征的发生。

三、高渗性脱水

高渗性脱水（hypertonic dehydration），伴有细胞外液减少的高钠血症又称低容量性高钠血症，特征是失水多于失钠，血清钠浓度>150mmol/L，血浆渗透压>310mOsm/L。细胞内外液均减少，因细胞外液渗透压升高，细胞内液减少明显。

【病因和发病机制】

（一）病因

机体失水或丢失低渗体液是引起高渗性脱水的主要原因。常见的原因如下：

1. 水摄入量减少多见于水源断绝、下丘脑病变可损害口渴中枢引起渴感障碍、进食或饮水困难等情况，如口腔、咽及食管疾患，食管癌致吞咽困难，危重患者给水不足，经鼻胃管或空肠造口管给予高浓度肠内营养液等。

2. 水分丢失过多经肾、皮肤、胃肠道、呼吸道等过多丢失水分，如下：①经呼吸道失水，见于各种原因引起的过度通气；②经皮肤失水，见于发热大量出汗（汗中含氯化钠0.25%）或甲状腺功能亢进时，皮肤不感蒸发水分增多，大面积烧伤暴露疗法等；③经肾失水，见于中枢性尿崩症（ADH产生和释放不足）及肾性尿崩症（肾远曲小管和集合管对ADH缺乏反应），反复使用甘露醇或高渗葡萄糖引起渗透性利尿，糖尿病未控制致大量尿液排出等；④经胃肠道丢失低渗液体，见于呕吐大量丢失胃液或婴幼儿慢性腹泻排出大量钠浓度低的水样便。

（二）病理生理变化

失水多于失钠导致细胞外液渗透压增高，机体对高渗性缺水的代偿机制是：高渗状态刺激位于视丘下部的口渴中枢，患者感到口渴而饮水，使体内水分增加，以降低细胞外液渗透压。另外，细胞外液的高渗状态可引起抗利尿激素分泌增多，使肾小管对水的再吸收增加，尿量减少，也可使细胞外液的渗透压降低和恢复其容量。如缺水加重致循环血量显著减少，又将引起醛固酮分泌增加，加强对钠和水的再吸收，以维持血容量。

1. 口渴求饮（渴感障碍者除外）　渴感发生是由于血浆渗透压增高；血容量减少使RAA系统激活，血管紧张素Ⅱ刺激口渴中枢；脱水使唾液分泌减少，口腔咽喉部干燥使产生口渴。

2. 尿液　细胞外液渗透压增高刺激下，丘脑视上核渗透压感受器，ADH释放增多使肾小管重吸收水增多，从而引起尿量减少而尿比重升高。

3. 休克　细胞外液渗透压增高，可使渗透压相对较低的细胞内液水分向细胞外转移。可见，高渗性脱水时，以细胞内液减少为主，并出现细胞脱水，而细胞外液则能从以上代偿机制中得到补充,故细胞外液和血容量的减少不如低渗性脱水明显,不易发生休克。另外,慢性高渗性脱水时,机体可能发生代偿适应反应,脑细胞内大分子物质分解,与之结合的钾、镁离子解离,使细胞内渗透压高于正常。

4. 其他表现脱水严重的病例,由于皮肤及汗腺细胞脱水,汗腺分泌汗液及皮肤蒸发水减少,散热受到影响导致体温升高,因而可以发生脱水热。这在体温调节能力较差的婴幼儿较常见。

【诊断要点】

(一)临床表现

1. 轻度高渗性脱水(早期)患者除口渴外,无其他症状,尿钠浓度偏高。

2. 中度高渗性脱水患者有极度口渴;常有乏力、烦躁不安,唇舌干燥,皮肤失去弹性,眼窝下陷;尿量少和尿比重增高。

3. 重度高渗性脱水患者除上述症状外,出现躁狂、幻觉、谵妄、甚至昏迷。当严重高渗性脱水使脑细胞脱水和脑压降低,脑组织因牵拉作用,可引起脑静脉破裂出血及蛛网膜下腔出血,检查可有血性脑脊液。血容量降低使皮肤血管收缩,细胞内液减少也使汗腺分泌减少,机体散热功能降低。严重高渗性脱水使血容量明显降低则可引起循环功能障碍,血压降低,发生休克症状。晚期发生肾衰竭。

(二)诊断

1. 患者存在发病原因及病史。

2. 临床表现口渴求饮及组织细胞脱水的体征,有助于高渗性脱水的诊断。

3. 实验室检查①尿渗透压通常>600mOsm/L,尿比重>1.020;②红细胞计数、Hb、Hct 轻度升高;③血钠浓度在 150mmol/L 以上,血浆渗透压>310mOsm/L。

三种脱水的鉴别见表 1-5-1。

表 1-5-1 三种脱水的鉴别

	高渗性脱水	低渗性脱水	等渗性脱水
定义	又称低容量性高钠血症	又称低容量性低钠血症	
血清钠浓度(mmol/L)	>150	轻度<135,中度<130,重度<120	正常范围波动
血浆渗透压(mOsm/L)	>310	<290	
病因	进水量不足,排出量过多,如长期禁食、出大汗、气管切开等	①胃肠道消化液持续性丧失,如慢性肠梗阻 ②大创面慢性渗液 ③肾脏排出水和钠过多	体液急性丢失如大面积烧伤、肠梗阻、腹膜炎等
病理生理	失水大于缺钠,细胞外液低渗,早期 ADH 分泌减少,尿量多,血容量不足;后期醛固酮分泌增加,尿量减少	失水小于缺钠,细胞外液高渗。细胞内脱水,ADH 分泌增多,尿量减少	失水与缺钠比例相当,以细胞外液丢失为主,如不补液,可转变为高渗性脱水;如补水不补盐,则转变为低渗性脱水

续表

		高渗性脱水	低渗性脱水	等渗性脱水
临床表现与分度	轻度	明显口渴，失水占体重2%~3%	无口渴，乏力、头晕、尿量不减、比重低，失钠0.5g/kg	①尿少、乏力、舌干、眼球下陷、皮肤干燥、松弛，但不口渴 ②丧失体液达体重5%时，脉搏细数、血压偏低等血容量不足的症状，达6%~7%时出现明显休克 ③常伴有代酸中毒 ④血液浓缩，血钠和氯一般正常，尿相对密度增高
	中度	严重口渴，乏力、尿少、比重高，皮肤弹性减弱，眼窝凹陷，烦躁，失水占体重4%~6%	除上述症状外，皮肤弹性差，恶心、呕吐，脉搏细速、血压偏低，尿少、比重低，失钠0.5~0.75g/kg	
	重度	上述症状加重，高热、昏迷、抽搐，失水占体重的7%以上	上述症状加重，出现休克，失钠0.75~1.25g/kg	
治疗原则		以0.45%氯化钠溶液或5%葡萄糖液补充之	输含盐溶液或高渗盐水，以纠正低渗状态和补充血容量	①应用平衡盐溶液或等渗盐水尽快补充血容量 ②注意低钾血症发生，尿量达40ml/h后补充氯化钾
注意事项		①补低渗盐溶液 ②血钠虽高，但因缺水，血液浓缩，体内总钠量仍有减少，应适时补钠 ③当天仅补计算量的一半加以正常日需用量，以免发生水中毒 ④注意纠正酸中毒 ⑤如有缺钾，应待尿量到40ml/h后再补钾	①休克者，晶体液与胶体液同时并用，以补足血容量 ②重度缺钠者，补钠量中用2/3宜用5%氯化钠溶液，其余量以等渗盐水补给 ③注意纠正酸中毒 ④尿量达40ml/h后，应补钾 ⑤测血清钠、钾、氯和血气分析，作为进一步治疗的参考	①肾功不好时，输大量等渗溶液，注意防止高氯性酸中毒 ②多用平衡盐溶液 ③先用盐水，后用糖水 ④及早纠正酸中毒 ⑤纠正缺水后，注意低钾血症的发生并及时补钾

【病情判断】

根据脱水程度可将高渗性脱水分为轻度、中度和重度。

（一）轻度

失水量相当于体重的2%~5%；患者黏膜干燥，汗少，皮肤弹性减低，口渴，尿量少，通常尿渗透压>600mOsm/L，尿比重>1.020（肾脏浓缩功能障碍者如尿崩症患者等除外），可出现酸中毒，但不发生休克。

（二）中度

失水量相当于体重的5%~10%；严重口渴，恶心，腋窝和腹股沟干燥，皮肤弹性缺乏，血液浓缩，心动过速，直立性低血压，CVP下降，表情淡漠，少尿，血肌酐和尿素氮水平增高，尿渗透压>800mOsm/L，尿比重>1.025（肾脏浓缩功能障碍者如尿崩症患者等除外），酸中毒。

（三）重度

失水量相当于体重的10%~15%；患者可发生休克，血压下降，脉搏快而弱，少尿或无尿。血肌酐和尿素氮进一步升高；血钾浓度升高，代谢性酸中毒。重度脱水常可导致死亡。

【治疗】

（一）防治原则

积极治疗原发病，去除病因。单纯失水者，口服温水或输注5%葡萄糖液；失水多于失钠者，在主要补水的同时，也要适当补钠。原则上先补水后补钠，一般是5%葡萄糖溶液：生理盐水=2∶1。

（二）补水为主、适当补钠和钾

解除病因。无法口服的患者，可静脉滴注5%葡萄糖溶液或0.45%氯化钠溶液，补充液体。所需补充液体量可先根据临床表现，估计丧失水量占体重的百分比。然后按每丧失体重的1%补液400~500ml计算。为避免液体输入过量而致血容量过分增多及水中毒，计算所得的补水量，一般可分在2天内补给。治疗一天后应监测全身情况及血钠浓度，必要时可酌情调整次日的补给量。此外，补液量中还应包括每天正常需要量2000ml。在纠正脱水时，只补给水分，不补适当的钠，将可能反过来出现低钠血症。如需纠正同时存在的缺钾，可在尿量超过40ml/h后补钾。经上述补液治疗后若仍存在酸中毒，可酌情补给碳酸氢钠溶液。

【常见误区】

（一）误区一

高渗性脱水患者实际上也有缺钠，治疗过程中应补充一定量的含钠溶液，以免发生细胞外液低渗。

（二）误区二

慢性高渗性脱水时，机体可能发生代偿适应反应，脑细胞内大分子物质分解，与之结合的钾、镁离子解离，使细胞内渗透压高于正常。治疗时应注意不能大量、快速输入等渗葡萄糖液，避免引起脑水肿。

四、水 过 多

水过多，又称水中毒（water intoxication）或高容量性低钠血症，是指机体摄入水总量超过神经-内分泌系统调节和肾脏的排水能力时，过多的水分在体内潴留，导致细胞内、外液容量扩大，并出现包括稀释性低钠血症在内的一系列病理生理改变，表现出血浆渗透压下降和循环血量增多的临床症状和体征。特点：血清钠浓度小于130mmol/L，血浆渗透压小于280mOsm/L，体内钠总量正常或增多，水潴留使体液量明显增多。根据水中毒发生的快慢，有急性和慢性水中毒的区分。

【病因和发病机制】

（一）病因

1. 摄入或输入过多不含电解质的液体由于肾脏具有强大的调节水平衡能力，因此，正常人摄入较多水时，一般不会发生水潴留，更不会引起水中毒。然而，口渴中枢受刺激所致饮水过多或精神性饮水过多，超过肾脏排水能力的最大极限时（1200ml/h），也可能发生水中毒。尤其是婴幼儿，由于其水、电解质的调节功能尚未成熟，过多给予不含电解质的液体更易发生水中毒。

2. 急、慢性肾功能不全肾功能不全时，肾脏的排水能力降低，容易发生水中毒，特别是急性肾衰竭少尿期或慢性肾衰竭（chronic renal failure，CRF）晚期对水的摄入未加控制者。在这种情况下，肾脏不能排出每日的水负荷，即使摄入正常水量也可引起水中毒的发生。通常在急、CRF 患者，其 GFR 显著减少，致排水功能大为降低，这种患者水负荷稍有增加，就可能很快发生严重的水中毒，称为急性水中毒。

3. ADH 分泌过多 ADH 分泌过多使肾远曲小管和集合管重吸收水增强，肾排水能力降低，若一旦摄入水稍多，就会引起明显的水中毒症状。ADH 分泌过多是指在某些病理条件下发生的 ADH 异常分泌。

（1）ADH 分泌异常增多综合征（SIADH）：常见于：①引起下丘脑 ADH 分泌增加的疾病，如脑炎、脑肿瘤、脑脓肿、脑血栓、脑出血等；急性精神病；肺部疾病如肺炎、肺结核、肺脓肿、肺不张等；②ADH 异位分泌，见于多种肿瘤如肺燕麦细胞癌、胰腺癌、霍奇金病以及淋巴肉瘤等。

（2）其他原因：主要有：①疼痛、手术、恶心和情绪应激。②肾上腺皮质功能低下，糖皮质激素不足，对下丘脑分泌 ADH 的抑制功能减弱。③某些药物如异丙肾上腺素、吗啡、氯磺丙脲、阿米替林（amitriptyline）、氟奋乃静、环磷酰胺、长春新碱等的作用。上述因素也通过与渗透压和血容量无关的刺激使 ADH 分泌增加，氯磺丙脲在刺激 ADH 分泌的同时，又能增强肾小管对 ADH 的敏感性。④有效循环血容量减少，从左心房传至下丘脑抑制 ADH 释放的冲动减少，故 ADH 分泌增多；如果此时输液过快过多可导致水中毒。⑤外源性 ADH，如血管加压素、缩宫素等药物使用。

4. 特殊病理状态心力衰竭、肝性腹水等可引起有效循环血量减少，使 GFR 下降、肾排水减少，这时如果增加水负荷，易引起水中毒；使用抗利尿激素、口渴中枢受刺激所致饮水过多等，也是水中毒的常见原因。

5. 水中毒 低渗性脱水时机体处在水缺失的状态，但是由于存在细胞内液增多，此时如大量补充不含电解质的液体，则可能在增加细胞外液的基础上导致更大量的水进入细胞内，从而引起水中毒。

（二）病理生理变化

病理生理变化包括：①细胞外液量增加，血液稀释；②细胞内液容量增大（即细胞水肿）是水中毒的突出表现；由于细胞外液量明显增多，且处于低渗状态，促使大量的水进入细胞内，细胞内液容量两倍于细胞外液，此时有 2/3 水进入细胞内，因此轻度水中毒时细胞内、外液量增加可不明显，轻度和慢性水中毒时患者临床症状不明显；③急性重度水中毒（血钠<120mmol/L，血浆渗透压<250mmol/L）主要引起脑细胞水肿和颅内压增高，可危及患者的生命。临床症状与血钠下降速度有关，重度水中毒的患者可突然发生脑疝导致心搏、呼吸骤停；④因循环血量增加使心血管系统负荷增大而引起肺水肿或心力衰竭。

【诊断要点】

（一）临床表现

急性水中毒者发病急骤。水过多所致的脑细胞肿胀可造成颅内压增高，引起一系列神经、精神症状，如头痛、嗜睡、躁动、精神紊乱、定向能力失常、谵妄，甚至昏迷。若发生脑疝则出现出相应的表现。慢性水中毒的症状往往被原发疾病的症状所掩盖，可有软弱无力、恶心、呕吐、嗜睡等。体重明显增加，皮肤苍白而湿润和凹陷性水肿等。

（二）实验室检查

血清钠浓度小于 130mmol/L，血浆渗透压小于 280mOsm/L，红细胞计数、Hb、Hct 和血浆蛋白量均降低;早期尿量增加,尿比重下降。

【病情判断】

（一）轻度

血清钠 130~135mmol/L;疲乏、头晕、尿量正常或略多,尿比重减低。

（二）中度

血清钠 120~129mmol/L;食欲不振、恶心呕吐、表情淡漠,血压降至 90mmHg 以下,皮肤弹性减低,眼窝、囟门凹陷,尿量减少、尿比重减低。

（三）重度

血清钠<120mmol/L;以上症状加重,并有休克、昏迷、少尿。

【治疗】

治疗注意事项包括:①防治原发疾患,水中毒一经诊断,应立即停止水分摄入;②严格控制进水量,轻症患者在暂停给水后即可自行恢复;③促进体内水分排出,减轻脑细胞水肿。对急性重症水中毒患者,应立即静脉内输入甘露醇、山梨醇等渗透性利尿剂或呋塞米等强利尿剂,如 20%甘露醇或 25%山梨醇 200ml 静脉内快速滴注(20 分钟内滴完),可减轻脑细胞水肿和增加水分排出。也可给 3%~5%氯化钠溶液,迅速缓解体液的低渗状态。

【常见误区】

（一）误区一

高渗氯化钠溶液静脉滴注,可迅速缓解体液的低渗状态,但须密切注意,因钠离子过多可使细胞外液容量增大,而加重心脏负荷。

（二）误区二

治疗慢性严重低钠血症时,快速提升血钠水平可能出现渗透性神经脱髓鞘综合征(osmotic demyelination syndrome,ODS);纠正慢性低钠血症时,限制纠钠速度 24 小时内上升不超过 10mmol/L,48 小时内上升不超过 18mmol/L。一般控制在提升 8mmol/(L·24h)以下,通常可以避免 ODS 的发生。

第二节 钾代谢紊乱

钾代谢紊乱主要是指细胞外液中钾浓度的异常变化,尤其是指血清钾浓度的变化。它包括低钾血症(hypokalemia)和高钾血症(hyperkalemia),是水、电解质代谢紊乱中的一种常见临床表现。

正常成人体内的含钾量为 50~55mmol/kg 体重,其中 98%存在于细胞内,在细胞内液(intracellular fluid,ICF)中浓度为 140~160mmol/L。2%分布在细胞外,在细胞外液(extracellular fluid,ECF)中浓度约为 4. 2mmol/L,而在血清中的浓度为 3. 5~5. 5mmol/L。钾是 ICF 中最主要的阳离子,细胞内、外钾浓度梯度是依靠细胞膜上的 Na^+-K^+-ATP 酶,通过耗能的主动转运过程来维持的;两者的浓度比)和细胞膜对钾的通透性是可兴奋组织(心肌、骨骼肌)细胞膜电位的主要决定因素。因此,钾具有维持细胞新陈代谢、保持细胞膜静息电位和调节细胞内外渗透压与酸碱平衡等生理功能。

【钾平衡及其调节】

（一）钾的摄入与排出

机体由食物如肉类和蔬菜每天可获得钾 40~120mmol(2~4g),主要由小肠吸收。钾的排泄主要依靠肾脏，机体每天经尿液排出总排钾量的90%，其余10%随粪便排出，随汗液排出钾极少。即使机体无钾摄入，肾脏每天也能排出20~40mmol的钾，故临床上以低钾血症更为多见。

（二）细胞内、外液之间的钾平衡

细胞内、外液的钾平衡依靠两种机制实现，其中最重要的是通过细胞膜上钠钾泵（Na^+-K^+-ATP酶）的作用，使细胞内钾维持高浓度；另一机制是细胞内外钾-氢交换。细胞内、外钾的平衡过程比较缓慢，约需15小时（水只需2小时）；据估计，血液pH每升高或降低0.1，血钾浓度可降低或升高0.6mmol/L。

（三）肾脏的排钾作用及其影响因素

1. 醛固酮的作用 醛固酮分泌除了因RAA系统激活外，还有血钠降低和（或）血钾增高；当血钾增高时，醛固酮分泌增加，远曲小管和集合管重吸收钠和排钾增多；相反，血钾降低则排钾减少。

2. 肾小管远端流速 肾小管上皮细胞分泌钾的多少与钾的跨膜浓度差有关；肾小管内的钾增高到一定程度，限制钾进一步排泌。但是，当肾小管远端流速增加，肾小管内钾降低而促进肾小管上皮细胞钾的排泌。低血容量时醛固酮分泌增多，使肾小管重吸收钠、水增加，远端流速减慢，钾的排泌减少。大量使用甘露醇等渗透性利尿剂可增加远端流速，不管醛固酮分泌是否减少，随尿排出钾也增多。

3. 肾小管上皮细胞内外跨膜电位差 肾远曲小管和集合管腔内的电位为负值，这通常是由于钠的主动重吸收所致，是肾小管被动排泌钾的动力，也被称为钾分泌的“Na^+-K^+电偶联作用”。使肾小管腔内电位负值增加的因素可以促进钾随尿排出，如机体钠负荷增加，肾小管对Na^+重吸收增多；肾远曲小管液内不易随钠一起被重吸收的负离子（SO_4^{2-}、HPO_4^{2-}、HCO_3^-或酮体、乳酸及其他有机酸根离子）增加，都可使跨膜电位差负值增加而促进钾的排出。

4. 细胞外液酸碱度 由于远曲小管和集合管上皮细胞对Na^+-H^+和Na^+-K^+交换有竞争作用，因此，酸中毒时肾小管上皮细胞代偿性泌氢、重吸收$NaHCO_3$增多，同时泌钾减少，易引起血钾增高；相反，碱中毒时则泌氢减少，泌钾增多，易引起血钾降低。

一、低钾血症

血清钾浓度低于3.5mmol/L，称为低钾血症（hypokalemia）。血清钾浓度降低，除了由体内钾分布异常引起者外，往往伴有体内钾总量的减少。缺钾指细胞内钾的缺失。低钾血症和缺钾常同时发生，但也可分别出现。

【病因和发病机制】

（一）病因

低钾血症的发生包括钾摄入不足、钾丢失过多和体内钾分布异常（钾进入细胞内过多）三方面原因。

1. 钾摄入不足 主要见于不能进食（食管、胃肠道梗阻，昏迷等）、禁食（胃肠道手术后）及长期输液未予补钾者。由于钾补充不足，肾脏又不断排钾，则可引起低钾血症。

2. 钾丢失过多 钾可以通过消化道、随尿液或汗液丢失。通过消化道和肾脏丢失是临床上最常见和最重要的钾丢失原因。

（1）经消化道丢失钾：在严重呕吐、腹泻、肠瘘或行胃肠减压等情况下，由于大量消化液丢失,可引起失钾。同时,失液又可引起血容量降低和醛固酮分泌增加,故也可能使肾排钾增多(注意:如果肾小管远端流速减低,肾排钾不一定增多)。对于呕吐、腹泻患者,虽然有钾的丢失,但由于血容量减少,血液浓缩,血钾短时间内仍有可在正常范围或低钾血症的程度尚不严重;当补液后由于血液被“稀释”,则可出现明显的低钾血症临床表现,这也被称为“稀释性低钾血症”。

(2) 经肾失钾:①肾小管远端流速增大引起的肾失钾过多:利尿药的大量使用,如渗透性利尿剂甘露醇,使肾小管远端流速增加;能抑制近曲小管碳酸酐酶活性的利尿药乙酰唑胺,使肾小管上皮细胞生成和排泌氢减少,近曲小管对钠的重吸收也减少,导致流至远曲小管的钠量增多和 Na^+-K^+交换增强;抑制髓袢升支粗段和远曲小管起始部对氯和钠重吸收的排钠性利尿剂,如呋塞米或氯噻嗪类利尿药,既增加了远端流速,也使远端肾单位 Na^+-K^+交换增强。急性肾衰竭多尿期排出尿素增多,引起渗透性利尿和远端流速加快;间质性肾疾患如慢性肾炎或肾盂肾炎,因近曲小管和髓袢对钠、水重吸收障碍,使远端流速加快和 Na^+-K^+交换增强。②醛固酮增多:醛固酮是主要的盐皮质激素,能促进钠的重吸收和钾、氢的分泌,所以原发性或继发性醛固酮增多症,其他有相似作用的皮质激素分泌增多,如库欣综合征、先天性肾上腺增生症或长期大量使用皮质激素患者,也可发生低钾血症。③肾小管内跨膜电位负值增大引起的钾丢失,大量使用某些抗生素(庆大霉素、羧苄西林等)使远曲小管内不易吸收的负离子增加,促进钾的排泌;Ⅱ型肾小管性酸中毒时,近曲小管对 HCO_3^-重吸收障碍,远曲小管内负离子(HCO_3^-)增加,促进钾的排泌。④低镁血症引起的失钾,机体缺镁时,髓袢升支粗段上皮细胞的 Na^+-K^+-ATP 酶失活,引起钾重吸收障碍和钾丢失。也有认为低镁血症能促进醛固酮分泌而排钾。⑤其他:Ⅰ型肾小管性酸中毒时,远端肾小管泌氢障碍,使 Na^+-K^+交换增强,肾排钾增强。

(3) 经皮肤失钾:汗液的钾浓度约为 5~10mmol/L,大量出汗时亦能丢失较多的钾,若未及时补充可引发低钾血症。

3. 钾向细胞内转移

(1) 碱中毒:碱中毒时,作为酸碱平衡紊乱的一种代偿机制,氢从细胞内转移至细胞外,钾进入细胞内,使血钾降低;此时,肾小管 Na^+-H^+交换减弱而 Na^+-K^+交换增强,故肾排钾增加。

(2) 胰岛素的使用:糖尿病时,细胞对葡萄糖利用障碍,糖原合成减少和糖原异生加强,细胞内高分子物质分解使钾转移至细胞外液,并通过糖尿病性利尿使钾丢失增多,机体处在钾总量减少的状态,用胰岛素治疗,可使细胞利用葡萄糖合成糖原,使细胞外钾进入细胞内;同时,胰岛素又有加强 Na^+-K^+-ATP 酶活性的作用,促进钾进入细胞内。如果不注意补钾,可引起低钾血症。

(3) 低钾血症型周期性麻痹症:钾向细胞内转移被认为是本症的发生机制,患者可出现一时性肢体瘫痪,发作时血钾降低,尿钾减少。促进钾进入细胞内的因素(如运动后、高糖饮食、应激状态等)均可诱发周期性麻痹。

(4) 钡中毒:如氯化钡、碳酸钡、氢氧化钡等中毒。钡中毒时,Na^+-K^+-ATP 酶活性增强,钾不断进入细胞内,加之阻断细胞膜上由细胞内通向细胞外的钾通道,故使血清钾降低。

(5) 其他:β-肾上腺素能受体活性增强和某些毒物中毒(棉籽油中毒等);甲状腺功能亢进时,甲状腺素能过度激活 Na^+-K^+-ATP 酶,引起细胞摄 K^+过多而引发低钾血症。

（二）病理生理改变

血清钾降低的速度、程度和持续时间决定着低钾血症对机体的影响程度。血清钾降低速度越快，或血清钾浓度越低，则对机体的影响越大；但不包括慢性失钾者。当急性低钾血症时，$[K^+]_e$（细胞外液钾浓度）迅速降低，$[K^+]_i$（细胞内液钾浓度）因细胞内钾来不及外逸，细胞内、外钾浓度差增大，$[K^+]_i/[K^+]_e$ 比值增高，细胞内钾外流增多，静息膜电位绝对值增大，与阈电位的距离（Em-Et）加大以致神经-肌肉细胞兴奋性降低，逐步处于超极化阻滞状态。慢性低钾血症时则因$[K^+]_e$ 降低较慢，并可不断得到从细胞内逸出的钾补充，故$[K^+]_i/[K^+]_e$ 比值变化不大，对神经-肌肉兴奋性影响较小。

1. 对神经、肌肉兴奋性的影响神经肌肉兴奋性下降，表现为：中枢神经系统萎靡、倦怠、嗜睡、昏迷；肌张力降低，腱反射减弱或消失，四肢无力软瘫，以下肢肌肉为甚；呼吸肌麻痹；食欲不振、腹胀、肠蠕动减弱，肠鸣音减少，麻痹性肠梗阻；甚至呼吸肌麻痹而致死等。

2. 对心脏的影响　①心肌兴奋性升高，可引发窦性心动过速、阵发性心动过速等，严重时甚至发生心室纤颤；②心肌传导性下降，可出现房室传导阻滞；③心肌自律性升高，易引发期前收缩；④心肌收缩性升高，轻度低钾血症时，心肌细胞复极 2 期 K^+外流减少，Ca^{2+}内流加速，$[Ca^{2+}]_i$ 升高较快，通过兴奋-收缩偶联使心肌收缩性增强。重度低钾血症时，心肌细胞内缺钾，其组织结构因代谢活动障碍而被破坏，以致心肌收缩性降低。

3. 对血管的影响血钾降低时可直接使小动脉舒张，因扩血管物质 PGE 增多，使外周血管阻力降低。因此，低钾血症患者易有眩晕、低血压等症状。

4. 对肾功能的影响见于慢性低钾血症。肾脏长期缺钾使集合管和远曲小管上皮细胞损害，对 ADH 反应性降低，肾小管对钠、水重吸收减少，尿浓缩功能障碍，出现多尿、夜尿和相对低比重尿，甚至有肾性尿崩症等表现；发生“缺钾性肾病”。

5. 对骨骼肌的损害血清钾低于 3.0mmol/L 时，会出现明显的肌肉松弛无力；当低于 2.65mmol/L 可出现肌麻痹。严重缺钾患者，肌肉运动时不能释放足够的钾，以致发生缺血缺氧性肌痉挛、坏死和横纹肌溶解。低于 2.0mmol/L 时，则会出现明显的肌细胞坏死，即横纹肌溶解。

6. 对酸碱平衡的影响低钾血症可致碱中毒，血钾浓度降低造成细胞内、外 K^+-H^+交换，钾出细胞，氢入细胞；也可使肾小管上皮细胞内钾减少，氢增高，以致 K^+-Na^+交换减弱，H^+-Na^+交换增强，结果致血浆氢下降，代谢性碱中毒形成。此时，病人尿$[H^+]$增加而呈酸性，称为反常性酸性尿。

【诊断要点】

（一）存在引起低钾血症的原因

长期禁食或少食，钾盐摄入不足；大量呕吐，腹泻和长期应用呋塞米等利尿药致钾排出过多等。

（二）临床表现

食欲缺乏、腹胀、恶心和便秘，肌无力、神志淡漠、目光呆滞、嗜睡，出现心悸、各种心律失常和传导阻滞等。

（三）实验室检查

①血清钾 <3.5mmol/L，血 pH 在正常高限或 >7.45，钠离子浓度在正常低限或 <135mmol/L；②尿钾浓度降低，尿 pH 偏酸，尿钠排出量较多。

（四）心电图检查

复极延缓（T 波低平，出现 U 波），传导性下降（P-R 间期延长，QRS 波增宽），自律性升高（期前收缩）。最早表现为 ST 段压低，T 波低平、增宽、倒置，Q-T 时间延长，补钾后上述改变可改善。

【病情判断】

患者的病情受到血清钾降低的速度、程度和持续时间等影响。

（1）轻度：血清钾为 3.0~3.5mmol/L，症状较少。

（2）中度：血清钾为 2.5~3.0mmol/L，多有临床症状。

（3）重度：血清钾<2.5mmol/L，出现严重症状。

（4）致死性：血清钾<1.0mmol/L，随时具有生命危险。

【治疗】

（一）一般治疗

治疗原发病，尽早恢复正常饮食，有利于血钾恢复正常。

（二）补充血钾

其原则是：①先口服后静脉，见尿补钾，控制量和速度，严禁氯化钾静脉注射；②少尿或无尿时，首先改善肾功能，尿量>40ml/h 开始补钾。

注意事项包括：①轻度低钾血症者，口服补钾能奏效时应尽量口服；②缺钾即将引起威胁生命的并发症，或者因恶心、呕吐等原因患者不能口服，且每日尿量在 500ml 以上时，应静脉内补钾，浓度要低于（30~40mmol/L），速度要慢（<20mmol/h）；③补钾勿操之过急，因为补入钾进入细胞达到分布平衡需 4~6 日，严重慢性缺钾患者有时需连续补钾 10~15 天以上，细胞内外钾才能达到平衡；④对于顽固性低钾血症，可以使用谷氨酸钾等含钾量较高的制剂；⑤枸橼酸钾适用于低氯血症低钾血症的治疗，如：肾小管性酸中毒；⑥补钾公式：钾缺乏（mmol）=（正常血清钾-所测得血清钾）×体重×0.4；举例：患者体重 60kg，血清 K^+ 2.0mmol/L，钾缺乏=（4.5-2.0）×60×0.4=60mmol。

每克氯化钾含钾和氯各 13.4mmol，60÷13.4≌4.5g；因每天排钾（相当于氯化钾 3g），故每天补氯化钾 7.5g。需要注意：低钾时不宜输注葡萄糖溶液+氯化钾，因为糖酵解时消耗钾，100g 糖=消耗 2.8g 氯化钾。

（三）纠正水和其他电解质代谢紊乱

引起低钾血症的原因中，有不少可同时引起水和其他电解质如钠、镁等的丢失，应及时检查处理。如果低钾血症是由缺镁引起若不补镁，单纯补钾是无效的。

【常见误区】

（一）误区一

若低钾血症和低钙血症同时存在，常提示镁的缺乏；低血钙症状常被低钾血症所掩盖，低钾血症纠正后，可能会出现低血钙性抽搐。

（二）误区二

抢救严重低钾血症患者时，应在心电监护的前提下，可以使用微量注射泵将高浓度的氯化钾溶液通过中心静脉注射，但要避免导管的顶端位于右心房；最快速度可以达到 20~40mmol/h，使患者血清钾升至 2.5mmol/L 以上。

（三）误区三

低钾血症造成心脏停搏时，在确诊后，需要快速补钾，起始剂量 10mmol 静脉注射，5 分钟推完；如有必要可重复一次。

（四）误区四

对胃肠道症状（恶心、呕吐，腹胀、腹泻等）重的患者，应首选通过静脉滴注补钾。

二、高钾血症

高钾血症（hyperkalemia）是指血清钾浓度高于 5.5mmol/L。确诊时应因静脉穿刺不当或血标本溶血所致的假性高钾血症（pseudohyperkalemia）。

【病因和发病机制】

（一）病因和发生机制

1. 摄入过多：①KCl 静脉滴注过快、浓度过高；②过多、过快地静脉滴注库存血液；③肾功能不全患者未能限制补含钾溶液或食用高含钾量的食物。

2. 肾排钾减少是引起体内钾潴留和高钾血症的主要原因。①ARF 的少尿期；慢性肾衰竭终末期（少尿）；休克、大失血等原因引起的 GFR 严重降低，可发生高钾血症；无尿的病人，每天血清钾浓度可增高 0.7mmol/L；处于高分解状态的患者上升速度更快；②高钾型远曲小管性酸中毒，又称Ⅳ型肾小管性酸中毒；由于同时存在泌氢和钠重吸收的障碍，钠重吸收障碍使肾小管腔内负电位减小，钾的排出受限；③醛固酮分泌减少或肾小管对醛固酮反应性降低，如艾迪生（Addison）病、双侧肾上腺切除、糖尿病性肾病、肾小管-间质性肾病、醛固酮抵抗等；由于肾小管对钠的重吸收减少，使钾的分泌也减少，引起钾潴留；④长期使用能引起钾潴留的利尿剂，如氨苯蝶啶和螺内酯等，能拮抗醛固酮的作用。慢性肾功能不全时，过多使用这类利尿剂能促进高钾血症的发生。

3. 细胞内钾释出至细胞外使钾由细胞内释出增多能起细胞外液钾增高的因素有以下方面：①酸中毒，引起细胞内、外 K^+-H^+ 交换的同时，肾小管则以 Na^+-H^+ 交换为主，Na^+-K^+ 交换减少，导致细胞外液钾增高；②大量溶血或组织损伤、坏死，包括淋巴瘤和白血病放疗或化疗后，使组织细胞释出大量钾；③各种原因引起的严重组织缺氧，细胞 ATP 生成不足，细胞膜钠泵功能障碍，使细胞内钠增高，细胞外钾增多；④肌肉过度运动，如破伤风、癫痫持续状态，肌细胞糖原、蛋白质分解加强，钾释出增多；糖尿病酮症酸中毒时，除了因酸中毒引起血钾增高外，由于胰岛素不足，钾进入细胞内减少；高血糖使血浆渗透压增高，引起细胞脱水和细胞内钾增高，促进钾的外移；同时又有细胞内糖原、蛋白质分解及肾功能障碍等因素，因而严重糖尿病人可出现血钾升高；⑤高钾血症型家族性周期性麻痹，发作时细胞内钾转移至细胞外，引起高钾血症；⑥胰岛素缺乏与高血糖，糖原合成减弱，钾进入细胞减少；高血糖使血浆渗透压升高，水分从 ICF 转移至 ECF，$[K^+]_i$ 增高，可促进钾从细胞内外逸；糖尿病酮症或非酮症患者，因胰岛素缺乏影响了细胞膜 Na^+-K^+-ATP 酶的功能，从而妨碍了钾进入细胞内，引起高钾血症；⑦某些药物的作用，如过量洋地黄能抑制钠泵活性，普萘洛尔可阻滞 β 受体，两者都影响细胞外钾进入细胞内，引起细胞外液钾增高。

（二）病理生理变化

1. 对神经肌肉兴奋性的影响神经肌肉兴奋性先升高后降低。轻度高钾血症（5.5～7.0mmol/L）常表现为神经肌肉兴奋性增加，出现肌肉轻度震颤，手足感觉异常（如刺痛）；重度高钾血症（7.0～9.0mmol/L）常使肌细胞出现去极化阻滞状态，肌肉兴奋性明显降低甚至消失，出现四肢无力、腱反射减弱、消失，甚至弛缓性麻痹，可波及呼吸肌。

2. 对心脏的影响心肌兴奋性先升高后降低，心肌传导性、自律性和收缩性降低。高钾血症可引起各种心律失常，尤其是一些致死性心律失常如心室纤颤，心脏停搏等，是高钾血症对机体的最主要危害。①自律性：高钾血症时，$[K^+]_e$ 增高，自律细胞复极化后膜对钾的通透性增高，4 期钾外流增加，使自动除极化减慢，因而自律性降低；②兴奋性：$[K^+]_e$ 增高，使心肌细胞膜静息电位（Em）负值减小，Em-Et（阈电位）间距缩小，因此在轻度高钾时兴奋性增高，重度高钾时兴奋性降低；③传导性：Em-Et 间距缩小，使 0 期除极化速度减慢、幅度减低，所以传导性降低；④收缩性：$[K^+]_e$ 增高，可以抑制 2 期钙内流，影响心肌细胞内的兴奋-收缩偶联，使收缩性降低。

3. 对酸碱平衡的影响高钾血症可引起酸中毒，因为血清钾浓度升高不仅可通过细胞内、外的 K^+-H^+交换，使钾入细胞，氢出细胞。而且使肾小管上皮细胞内钾增高，氢降低，以致肾小管 K^+-Na^+交换增强，H^+-Na^+交换减弱。于是血浆氢增高，引起代谢性酸中毒。此时病人尿液氢降低而呈碱性，故称为反常性碱性尿（paradoxical alkaline urine）。

【诊断要点】

（一）存在引起高钾血症的原因

应注意有无肾功能障碍，长期应用保钾利尿剂或含钾药物，以及组织损伤或酸中毒等。

（二）临床表现

早期可出现肌无力，严重者腱反射消失，肌肉麻痹，甚至呼吸肌也麻痹。循环系统早期脉率缓慢，严重者心律失常，甚至心室纤颤导致心脏停搏。

（三）实验室检查

血清钾超过 5.5mmol/L 为高钾血症。

（四）心电图检查

高钾血症时的特征表现有：①心房肌细胞动作电位降低，使 P 波压低、增宽或消失；②传导性降低，使 P-R 间期延长，QRS 复合波增宽；③3 期钾外流加速，使心肌细胞有效不应期缩短，超常期变化不大；反映复极化 3 期的 T 波高耸，Q-T 间期缩短或正常；④心率减慢（可伴有心律不齐）、甚至停搏的 ECG 表现。血清钾≥6.0mmol/L 时约有 25%的患者可出现心电图改变，血清钾达到 8mmol/L 时，80%患者出现心电图改变。血清钾达 8~10mmol/L 时可出现严重的心律紊乱甚至心脏停搏。

【病情判断】

（1）高钾血症：血清钾离子>5.5mmol/L。

（2）重度高钾血症：血清钾离子 6~7mmol/L。

（3）严重高钾血症：血清钾离子>7mmol/L。

【治疗】

（一）治疗原则

①去除引起高钾血症的原因；②降低体内总钾量，减少血钾来源；③促进钾移入细胞内；④应用钙剂和钠盐拮抗高钾血症的心肌毒性作用；⑤纠正其他电解质代谢紊乱。

（二）治疗原发病，及时去除病因

去除引起高钾血症的原因包括严禁静脉内推注钾溶液等。

（三）降低血清钾浓度

血清钾>6.5mmol/L，必须迅速采取紧急措施降低钾血症，应用阿托品类药物，以防心脏传导阻滞，保护心脏。

1. 使钾离子向细胞内转移葡萄糖和胰岛素同时静脉内输注，可使细胞外钾向细胞内转移；肾功能不全，不能输液过多者，可用10%葡萄糖酸钙溶液100ml、11.2%乳酸钠溶液50ml、25%葡萄糖溶液400ml，加入胰岛素30U，静脉持续滴注24小时。同时可静脉输入$NaHCO_3$溶液，通过升高血浆pH，促钾入细胞。

2. 使钾排出体外口服阳离子交换树脂，如聚苯乙烯磺酸钠（sodium polystyrene sulfonate），加速肠道排钾；口服山梨醇或甘露醇导泻，以防发生粪块性肠梗阻。也可加10%葡萄糖溶液200ml后作保留灌肠。对于严重高钾血症患者，可用利尿剂、腹膜透析或血液透析来移除体内过多的钾。

3. 注射钙剂和钠盐静脉内注射10%葡萄糖酸钙或高渗钠溶液（如乳酸钠或$NaHCO_3$溶液），发挥钙、钠对钾的拮抗效应，使高钾对心肌的毒性作用减轻或消除。

（四）纠正其他电解质代谢紊乱

在引起高钾血症的原因中，有些可同时引起高镁血症，故应及时检查并给予相应的处理。

（五）急性严重的高钾血症

①立即静脉推注10%葡萄糖酸钙10ml，于5~10分钟注完，如果需要，可在1~2分钟后再静注1次，可迅速消除室性心律不齐；因钙的作用维持时间短，故在静脉推注后，接着应持续静脉滴注。可在生理盐水500ml或5%葡萄糖液中加入10%葡萄糖酸钙20~40ml静脉滴注。钙对血钾浓度无影响。②25%~50%葡萄糖液60~100ml，每2~3g糖加胰岛素1U静脉推注；继之静脉滴注10%葡萄糖液500ml加胰岛素15U。在滴注过程中密切监测血钾变化及有无低血糖反应。③可静脉推注5%碳酸氢钠溶液，继以5%碳酸氢钠150~250ml静脉滴注，此方法对有代谢性酸中毒病人更为适宜；既可使细胞外钾移入细胞内，又可纠正代谢性酸中毒。应当注意碳酸氢钠不能与葡萄糖酸钙合用，合用会产生碳酸钙沉淀。④对肾衰竭患者可用血液透析移除体内钾。

【常见误区】

（一）误区一

假性高钾血症是指测得的血清钾浓度增高而实际上血浆钾浓度并未增高的情况，需要结合心电图检查等手段严格区分。

（二）误区二

急性严重的高钾血症患者，如有肾衰竭，条件许可应给予急诊血液透析治疗。

第三节 钙代谢紊乱

钙代谢紊乱，主要是指人体对钙的吸收、排泄或体内分布的异常。临床表现为低钙血症或高钙血症，可影响骨的代谢和发育，引起佝偻病、骨软化症等骨代谢病。钙代谢与磷代谢密切相关，与体内酸碱平衡也关系密切，这几方面的异常可以互相影响。

一、低钙血症

低钙血症（hypocalcemia）指血清离子钙浓度<1.0mmol/L。通常实验方法测定的是血清总钙量，当血清白蛋白浓度正常时，血清总钙<2.2mmol/L为低钙血症。血总钙降低可在低蛋白血症时出现，并不一定反映离子钙的降低，因此血钙降低不一定和离子钙降低一致。酸中毒或低蛋白血症时仅有蛋白结合钙降低；反之，碱中毒或高蛋白血症时，游离钙虽降低，但

蛋白结合钙增高，故血清钙仍可正常。

【病因和发病机制】

（一）病因

1. 维生素 D 缺乏或代谢障碍由于维生素 D 不足导致肠钙吸收减少，尿钙丢失增加，造成低钙血症和钙缺乏。①维生素 D 缺乏，多见于食物中缺乏维生素 D，或接触阳光过少。儿童发病典型，形成营养性佝偻病；②肠吸收障碍，见于慢性腹泻、脂肪泻、阻塞性黄疸等，维生素 D 吸收障碍；③维生素 D 的羟化障碍，见于肝硬化、肾衰竭、遗传性 L-α 羟化酶缺乏等疾病；由于维生素 D 的羟化障碍，不能在体内有效生成活性型维生素 D，形成抗维生素 D 佝偻病；④维生素 D 分解代谢加速，长期应用抗癫痫药苯巴比妥、苯妥英钠可增加肝微粒体氧化酶活性，使维生素 D 的半衰期缩短，进而造成低钙血症和钙缺乏。

2. 甲状旁腺功能减退（hypoparathyroidism）本症可分为三类，甲状旁腺激素（parathyroid hormone，PTH）缺乏、靶组织对 PTH 抵抗和 PTH 无活性。原发性或称特发性甲状旁腺功能减退症少见，系自身免疫性疾病，与胸腺不发育同时存在者称 DiGeorge 综合征；如同时合并甲状腺和肾上腺皮质功能减退者称多发性内分泌功能减退症。在临床继发性甲状旁腺功能减退症患者较多见，常见于甲状腺功能亢进患者接受放射性碘治疗或甲状腺手术切除损伤所致。

3. 慢性肾衰竭在 CRF 时出现低血钙，其原因：①血磷升高，血浆[Ca]×[P]为一常数，在 CRF 高磷血症时，必然导致血钙下降，同时在血磷增高时，磷从肠道排出增多，在肠内与食物中的钙结合成难溶解的磷酸钙排出，妨碍钙的吸收；②维生素 D 代谢障碍，肾小管将 25-$(OH)_2D_3$ 羟化为 1,25-$(OH)_2D_3$ 的功能减退，影响肠道对钙的吸收；③血磷升高刺激甲状旁腺 C 细胞分泌降钙素，抑制肠道吸收；④体内某些毒性物质的滞留可使小肠黏膜受损而使钙的吸收减少。

4. 急性胰腺炎胰腺因炎症、坏死，释放脂肪酸与钙结合形成钙皂，可引起血钙暂时性降低。此外，胰腺炎可引起胰高血糖素过多分泌，后者刺激降钙素（calcitonin，CT）分泌增加，也可能参与低血钙的发生。

5. 低镁血症常并发低钙血症。除了有些病因可同时引起低镁和低钙血症外（如慢性腹泻、脂肪泻、胰腺炎等），低镁血症还引起 PTH 的分泌不足；靶组织对 PTH 的反应不足和骨盐的镁-钙交换障碍。因镁是许多生化反应的辅因子，缺镁导致 PTH 系统的功能障碍，纠正缺镁后患者的 PTH 反应亦可恢复正常。

6. 碱中毒可增加游离钙与血清蛋白结合，使游离钙下降，如原发性醛固酮增多症、呼吸性碱中毒和代谢性碱中毒。

7. 氟中毒大量氟进入体内可促进骨形成骨矿化，并且氟化物可与钙结合形成螯合物从而使血钙降低。

8. 低钙血症　大量输血时，枸橼酸剂量输入过大，枸橼酸剂与钙结合形成螯合物从而诱发低钙血症。

（二）病理生理变化

1. 对神经肌肉的影响因钙离子可抑制钠内流，低钙血症时，抑制作用减弱，发生动作电位的阈值降低，因此神经-肌肉兴奋性增加，且可对一个刺激发生重复的反应，使神经-肌肉组织有持续性电活动。钙与其他几种阳离子的平衡控制着神经肌肉应激性，关系式如下：神经肌肉应激性 $\propto [Na^+][K^+]/([Ca^{2+}][H^+])$。低血钙时神经肌肉兴奋性增高，可出现手足抽搐、肌痉挛、喉鸣与惊厥，严重者可致癫痫发作及精神症状。

2. 对骨代谢的影响低钙血症伴钙缺乏时，可引起骨质钙化障碍，小儿多表现为佝偻病，出现囟门迟闭、骨骼畸形等；成人则表现为骨质软化、纤维性骨炎、骨质疏松等。

3. 对心肌的影响由于细胞外液钙离子浓度降低，对钠内流的膜屏障作用减小，心肌的兴奋性、传导性升高。但由于膜内外钙的浓度差减小，钙内流减慢，从而使动作电位平台期延长，不应期相应延长。同时，钙内流减慢使心肌收缩力下降，在新生儿，严重的低钙血症可引起心力衰竭。

4. 其他婴幼儿缺钙时，免疫功能降低，易感染念珠菌病或反复发生细菌感染。少数慢性缺钙患者可有皮肤干燥、鳞屑增多、指甲易脆、毛发稀疏等表现。

【诊断要点】

（一）临床表现

1. 神经-肌肉兴奋性增高常是最突出的临床表现。轻症时出现手指、脚趾及口周的感觉异常、四肢发麻、刺痛，手足抽动；当血钙进一步降低时，可发生手足搐搦；严重时全身骨骼肌及平滑肌痉挛，在呼吸道，表现为喉及支气管痉挛，喘息发作，甚至出现呼吸暂停；在消化道，表现为腹痛、腹泻、胆绞痛；膀胱表现为尿意感；血管痉挛可表现为头痛、心绞痛、雷诺现象。体格检查可出现面部叩击征（Chvostek's sign）和束臂征（Trousseau's sign）阳性。

2. 精神异常如烦躁、易怒、焦虑、失眠、抑郁以至精神错乱。也可发生锥体外系的表现，如震颤麻痹、舞蹈病。儿童长期低钙血症可出现精神萎靡、智力发育迟缓。

3. 对心脏的影响主要为传导阻滞等心律失常，严重时可出现心室纤颤等，心力衰竭时对洋地黄反应不良。

4. 外胚层组织变形低血钙使血管痉挛，可导致组织供血不足，出现白内障、皮肤角化、牙齿发育不全、指甲及趾甲变脆、色素沉着、毛发脱落等。

5. 骨骼与皮肤、软组织慢性低钙血症可表现为骨痛、病理性骨折、骨骼畸形等。骨骼病变根据基本病因可以为骨软化、骨质疏松、佝偻病、纤维囊性骨炎等。慢性低钙血症患者常有皮肤干燥、无弹性、色泽灰暗和瘙痒。

6. 低血钙危象当血钙<0.88mmol/L（3.5mg/dl）时，可发生严重的精神异常，严重的骨骼肌及平滑肌痉挛，导致惊厥，癫痫发作，严重哮喘，症状严重时可引起喉肌痉挛致窒息，心功能不全，心肌痉挛导致心搏骤停。

（二）辅助检查

血清钙<2.20mmol/L，血磷增高。原发性甲状旁腺功能减退者，血 PTH 降低，骨骼摄片常有骨质异常。心电图示 S-T 段平直延长，T 波平坦或倒置，Q-T 间期延长，房室传导阻滞。

【病情判断】

低钙血症经常没有明显的临床症状。临床症状的轻重与血钙降低的程度不完全一致，而与血钙降低的速度、持续时间有关。血钙的快速下降，即使血钙水平在 2mmol/L，也会引起临床症状。

【治疗】

有症状和体征的低钙血症患者应给予治疗，血钙下降的程度和速度决定纠正低钙血症的快慢。若总钙浓度<1.875mmol/L（7.5mg/dl），无论有无症状均应进行治疗。

（一）治疗原则

寻找病因，尽可能去除；补充钙剂和维生素 D；对于抗维生素 D 的钙缺乏症，可使用

$1,25(OH)_2D_3$。

（二）查明病因

针对低钙血症的病因进行治疗。

（三）补充钙剂

①轻症患者，口服钙剂如乳酸钙、葡萄糖酸钙并补充维生素 D；②重症患者，需静脉补充钙剂以控制抽搐，常用 10%葡萄糖酸钙 10~20ml 或 10%氯化钙 5~10ml 缓慢静脉注射（>10 分钟），必要时可重复；有严重心律失常或有诱发心搏骤停的危险时，可用 10%葡萄糖酸钙 100ml，4 小时静脉滴注完。同时纠正碱中毒；③慢性低钙血症患者，给予口服钙和维生素 D 制剂；口服钙制剂包括葡萄糖酸钙、枸橼酸钙和碳酸钙，根据基本病情选择应用，一般可服用 1~2g/d，鱼肝油内富含维生素 D，可促进钙从肠道吸收，作用较慢，一旦发生作用可持续较久，应经常监测血钙调整用量。活性维生素 D_3 包括 $25\text{-}(OH)D_3$ 及 $1,25\text{-}(OH)_2D_3$，作用较快，尤其是后者，用后 1~3 天开始起效，作用时间短，较为安全，每天使用 0.25~1μg。

（四）维生素 D 治疗

因维生素 D 缺乏、抵抗引起的低钙血症，应根据病因选择维生素 D 制剂，在肾衰竭、甲状旁腺功能减退症或维生素 D 依赖性佝偻病时，应选用 $1,25\text{-}(OH)_2D_3$ 0.25~1.0μg/d。

（五）纠正低镁血症

对存在低镁血症者应予补镁治疗。

（六）低钙血症危象

①10%氯化钙或 10%葡萄糖酸钙 10~20ml（10ml 葡萄糖酸钙含 90mg 元素钙），缓慢静脉推注，必要时可在 1~2 小时内重复一次。②若抽搐不止，用 10%氯化钙或 10%葡萄糖酸钙 20~30ml，加入 5%~10%的葡萄糖溶液 1000ml 中，持续静脉滴注。速度小于 4mg 元素钙/(h·kg)，2~3 小时后查血钙，补到 2.22mmol/L（9mg/dl）左右，不宜过高。③补钙效果不佳，应注意有无低血镁，必要时可补充镁。④症状好转，可改为高钙饮食，口服钙剂加维生素 D（营养性维生素 D 或活性维生素 D）。

（七）其他

噻嗪类利尿剂和限制钠盐均可增加肾小管对钙的重吸收，减少尿钙，升高血钙水平，可用于肾功能不全时低血钙的辅助治疗。

【常见误区】

（一）误区一

对于急性患者，纠正低血钙/高血磷，缓解症状。

（二）误区二

对于慢性患者，纠正低血钙，避免治疗后继发的高血钙、高尿钙，预防异位钙化等因长期低钙血症造成的慢性并发症。

（三）误区三

注意事项：①钙的浓度不宜超过 20%葡萄糖酸钙，否则可刺激血管；②对 3 周内使用过洋地黄制剂的患者，静脉补充钙剂时应小剂量慢速进行，必要时行心电监护，将血钙维持在正常的低限水平，防止发生心律失常，甚至猝死；③低钙血症纠正后患者仍然抽搐时，应急查血镁浓度，必要时予以 25%硫酸镁 10ml，深部肌内注射或静脉滴注。

二、高钙血症

高钙血症（hypercalcemia）是指血清离子钙浓度>1.25mmol/L；血浆总钙包括蛋白结合

钙、复合钙和离子钙，在血清白蛋白浓度正常的情况下，血清总钙浓度实际上代表着异常增高的离子钙浓度，血清钙>2.75mmol/L 为高钙血症。血清钙>3.75mmol/L，可发生高钙危象，处理不当可危及生命，是一种临床急症。

【病因和发病机制】

（一）病因和发生机制

1. 甲状旁腺功能亢进　①原发性甲状旁腺功能亢进症常见于甲状旁腺腺瘤、增生或腺癌，这是高钙血症的主要原因；PTH 的异常升高使骨钙释放增加，同时又使肾小管对钙的重吸收增加，使肾转化维生素 D 为活性型 1,25(OH)$_2$VitD$_3$ 的量增大，从而使肠吸收钙增多；②继发性甲状旁腺功能亢进症见于慢性肾炎，维生素 D 缺乏症，肾衰竭血液透析等原因引起的长期低血钙。长期低血钙的刺激可引起甲状旁腺的代偿性增生，PTH 分泌增加，促进溶骨、肾重吸收钙和维生素 D 活化，引起高钙血症。

2. 恶性肿瘤　约 20%的恶性肿瘤（如乳腺、肺、肾、甲状腺、前列腺癌等）患者，特别在晚期，可发生高钙血症。这些恶性肿瘤可转移至骨骼，直接破坏骨组织，将骨钙释放出来，引起高钙血症。此外，有些肿瘤（如上皮细胞样肺癌、肾癌）可以产生甲状旁腺素样物质、前列腺素 E、维生素 D 样类固醇及破骨细胞活化因子，使骨组织发生吸收而释放钙。65%的乳腺癌患者有骨转移，多发性骨髓瘤和 Burkitt 淋巴肉瘤亦多有骨转移；这些肿瘤细胞可分泌破骨细胞活化因子，激活破骨细胞。肾癌、胰腺癌、肺癌等即使未发生骨转移亦可引起高钙血症，这与前列腺素（尤其是 PGE$_2$）的增多导致溶骨作用有关。

3. 维生素 D 中毒　治疗甲状旁腺功能低下或预防佝偻病而长期服用大剂量维生素 D 可造成维生素 D 中毒，过量的维生素 D 造成肠钙吸收增加和骨钙溶解致高钙血症。

4. 甲状腺功能亢进　甲状腺素具有溶骨作用，甲状腺素增多，机体代谢活性增高，骨转换速度增快，骨组织吸收也相应增加，导致高钙血症。约 15%～20%的中度甲状腺功能亢进病人伴有高血钙。

5. 其他　①肾上腺皮质功能减退致高钙血症者多见于肾上腺切除术后或大剂量使用糖皮质激素后突然停药，因肾上腺皮质激素具有对抗维生素 D，抑制肠钙吸收和骨吸收的作用，其突然停药可致功能性（相对性）高维生素 D 血症，从而导致高钙血症；②噻嗪类利尿药，可使体液排出过多引起低血容量，使肾小管内钙重吸收增加，尿钙排出减少，导致高钙血症；③肢端肥大症，肠道钙吸收增加，也可发生高钙血症；④长期制动，如石膏固定、截瘫，使肌肉加于骨骼的应力显著减少，导致骨吸收增加，如果肾脏无法廓清钙，就会产生高钙血症；⑤维生素 A 服入过多可以通过增加骨吸收而产生高钙血症；⑥酸碱度也影响血清钙与蛋白质的结合，酸中毒可使血钙升高。

（二）病理生理改变

1. 肾损害高钙血症主要损害肾小管，包括肾小管水肿、坏死，肾小管基底膜钙化、纤维化等。早期主要表现为浓缩功能障碍，多尿、夜尿、严重者尿量增多可达 8～10L/d。病人烦渴，脱水，呕吐，血液浓缩致高钠血症。若高钙血症不能控制，则可逐步发展至肾功能不全、肾衰竭。

2. 对神经肌肉的影响由于钙可降低神经肌肉的兴奋性，高钙血症时，神经肌肉兴奋性下降，患者早期常表现乏力、软弱、淡漠、腱反射抑制。严重高钙血症患者常表现腹痛、极度衰弱、精神障碍以至木僵、昏迷等。

3. 对心肌的影响高钙血症可引起心肌兴奋性、传导性降低和异位钙化。

【诊断要点】

（一）临床表现

高钙血症的临床表现与血钙升高幅度和速度有关。

1. 神经、精神症状轻者有乏力、倦怠、淡漠；重者表现为头痛、肌无力、腱反射减弱、抑郁、易激动、步态不稳、语言障碍、听力、视力和定向力障碍或丧失、木僵、行为异常等神经、精神症状。

2. 心血管和呼吸系统症状可引起血压升高和各种心律失常，如未及时治疗，可引起致命性心律不齐。因高钙血症可引起肾排水增多和电解质紊乱，使支气管分泌物黏稠，黏膜细胞纤毛活动减弱，支气管分泌物引流不畅，易招致肺部感染、呼吸困难，甚至呼吸衰竭。

3. 消化系统症状表现为食欲减退、恶心、呕吐、腹痛、便秘，重者发生麻痹性肠梗阻。钙可刺激胃泌素和胃酸分泌，故高钙血症者易发生消化性溃疡。钙异位沉积于胰腺管，且钙刺激胰酶大量分泌，故可引发急性胰腺炎。

4. 泌尿系统症状高血钙可致肾小管损害，使肾小管浓缩功能下降，加之大量钙从尿中排出，从而引起多尿、烦渴、多饮，甚至失水、电解质紊乱和酸碱失衡。钙在肾实质中沉积可引起间质性肾炎、失盐性肾病、肾钙质沉积症，最终发展为肾衰竭；也易发生泌尿系感染和结石。

5. 钙的异位沉着表现高钙血症易发生异位钙沉着，可沉着于血管壁、角膜、结合膜、鼓膜、关节周围和软骨，可分别引起肌肉萎缩、角膜病、红眼综合征、听力减退和关节功能障碍等。

6. 血液系统因钙离子可激活凝血因子，故可发生广泛性血栓形成。

（二）高血钙危象

高钙危象时血钙增高至4mmol/L以上，表现为多饮、多尿、严重脱水、谵妄、惊厥、昏迷、循环衰竭、氮质血症，心电图Q-T间期缩短；如不及时抢救，患者可死于肾衰竭和循环衰竭。

（三）实验室检查

血浆总钙>2.7mmol/L即可认为是高钙血症。心电图表现为Q-T间期缩短、房室传导阻滞和低钾血症性U波等表现。

【病情判断】

根据血清总钙浓度升高程度不同，将高钙血症分为轻、中、重三度：

1. 轻度高钙血症　血钙在2.7~3.0mmol/L。

2. 中度高钙血症　血钙在3.0~3.4mmol/L。

3. 重度高钙血症　血钙在3.4mmol/L以上。

4. 高钙危象血钙达4.0mmol/L以上。

【治疗】

应根据血钙升高的程度采取不同的治疗对策，治疗原发性疾病。轻度高钙血症若无明显的临床症状可不予治疗，但应找出病因并控制钙和维生素D的摄入。有明显症状的高钙血症应予及时治疗，如大量输液，纠正脱水，促进钙的排泄；使用呋塞米、依他尼酸等利尿剂；糖皮质激素，降钙素，以及透析疗法等。

（一）轻度高钙血症的治疗

1. 轻度高钙血症如无威胁生命的高钙血症表现、骨密度正常者可进行观察，监测血清钙、肾功能、骨密度和尿钙排泄。

2. 手术治疗　当有下列情况者应考虑手术治疗：①血钙>2.85mmol/L；②有威胁生命的高钙血症的现象出现；③Ccr 减少到同龄健康人的 70%；④肾结石；⑤24 小时尿钙>100μmol（400mg）；⑥骨密度减低超过正常人的 2 个标准差。

3. 利尿药　轻度高钙血症患者应避免使用利尿药，因利尿药虽可增加尿钙排泄，但也可使细胞外液缩减而增加钙从肾小管重吸收，从而使血钙升高。噻嗪类利尿药应禁用，此类利尿药可减少尿钙排泄。

4. 双膦酸盐　双膦酸盐对甲状旁腺功能亢进症引起轻度高钙血症，降血钙的作用不大，故不需采用。

（二）中度高钙血症的治疗

血钙浓度在 3.0~3.4mmol/L，除治疗引起高钙血症的原发性疾病外，可采取后述治疗措施。①静脉滴注生理盐水扩容，使患者轻度“水化”；②如果欲使血钙下降快些，可用袢利尿剂（但禁用噻嗪类利尿药）。静脉滴注生理盐水加用袢利尿剂，可使血钙在 1~2 天内下降 0.25~0.75mmol/L。如果血钙下降不理想，可再加用双膦酸盐口服。

（三）重度高钙血症的治疗

血钙在 3.4mmol/L 以上，不管有无症状均应紧急处理。

1. 扩充血容量扩充血容量可使血钙稀释，增加尿钙排泄。需要病人心脏功能可以耐受，监测血钙和其他电解质及血流动力学状态。

2. 增加尿钙排泄用袢利尿剂可增加尿钙排泄。尿钠和尿钙一起排出，轻者增加口服液体量和含氯化钠的饮食，重症患者需大量补充 0.9% NaCl 200ml/h 静脉滴注。呋塞米 20~100mg，每 2~6 小时一次静脉注入（最大量 1000mg/d），可作用于肾小管抑制钠和钙的再吸收。禁用噻嗪类利尿剂；谨防液体过量和心力衰竭的发生，注意防止低钾血症和低血镁发生，必要时补充钾和镁。

3. 减少骨的重吸收：①用双膦酸盐以减少骨的重吸收，使血钙不被动员进入血液；双膦酸盐可抑制破骨细胞活性，与骨矿物质牢固结合，并抵抗膦酸酶裂解作用，半衰期长；双膦酸盐加入 500ml 以上 0.9%NaCl 中静脉滴注，4 小时内滴完。②氨磷汀（amifostine，WR-2721）：此药为有机三磷酸盐，为放射治疗或化学药物治疗肿瘤时的正常组织保护剂，它可抑制 PTH 分泌使血钙降低，并能直接抑制骨的重吸收，减少肾小管钙的重吸收。③降钙素：可抑制骨的重吸收，促进尿钙排泄，从而使血钙降低；鲑鱼降钙素剂量为 2~8U/kg，鳗鱼降钙素剂量为 0.4~1.6U/kg，每 6 小时肌注或皮下注射 1 次，6 小时内可使血钙降低 0.25~0.5mmol/L；但作用时间短，且在几小时或几天内出现“逸脱”现象而失效。与糖皮质激素或普卡霉素合用有协同作用，且糖皮质激素可消除前述降钙素的“逸脱”现象。④糖皮质激素：除甲状旁腺功能亢进症外，可用以治疗其他原因所引起的高钙血症，还可作为高钙血症病因的鉴别诊断；口服泼尼松 40~80mg/d，或 200~300mg 氢化可的松静脉滴注，持续 3~5 天，起效慢，维持时间短，常与其他降钙药物联合应用。⑤普卡霉素（光辉霉素）：具有抑制 DNA 合成，减少骨重吸收和拮抗 PTH 的应用；静脉注射 25~50mg/kg，血钙可于 36~48 小时内降至正常；因其毒性大，一般只注射 1 次，必要时可在第 1 次用药后 5~7 天重复 1 次；此药对肝、肾和造血系统有毒。⑥顺铂（cisplatin）：有直接抑制骨的重吸收作用，具有安全、有效和疗效持久的特点，癌症引起的高钙血症在其他降钙药无效时可采用此药治疗。⑦西咪替丁：300~600mg 加入 0.9%NaCl 中静脉滴注，每半小时 1 次。⑧钙螯合剂：依地酸二钠可与钙形成可溶解的复合物,从尿中排出;每天 2~4g 加于 0.9%NaCl 中静脉滴注,于 4 小时滴完。此药对肾脏有毒性,肾功能不全者应慎用或不用,对严重肾功能不全者可用透析治疗。

【常见误区】

（一）误区一

测定血清总钙时,应同时测定血清白蛋白;测定离子钙时应同时测血 pH,以便纠正所测结果。血清白蛋白含量和血液酸碱平衡直接影响着离子钙的浓度,在分析血清总钙浓度的诊断价值时,应考虑其影响因素。

（二）误区二

在测离子钙时应注意压脉带不宜压迫时间过长,压迫时间过长可使血 pH 发生改变,而使血离子钙有假性升高。

（三）误区三

高钙血症易诱发洋地黄中毒,应警惕。

第四节 镁代谢紊乱

镁代谢紊乱是镁摄入、排泄或体内过程障碍所致的疾病。镁是机体内第四位的阳离子,仅次于钙、钠、钾;在细胞内,镁的含量仅次于钾而占第二位。机体总镁量的一半存在于骨骼中,其余多分布于骨骼肌、心肌、肝、肾、脑等组织中,主要是在细胞内,细胞外液仅占 2%。镁主要在小肠吸收,参与能量贮存和蛋白质合成,在酶促反应中起辅酶作用,细胞外镁主要与神经肌肉传导和心血管张力有关,镁随尿、粪及汗液排泄。正常血清镁含量在 0.75~1.25mmol/L 之间;当镁摄入、排出或体内过程异常时,出现镁代谢紊乱,分为低镁血症(hypomagnesemia)和高镁血症(hypermagnesemia)。

一、低镁血症

血清镁含量<0.75mmol/L 称为低镁血症(hypomagnesemia);常伴有或继发钾、钙等其他水、电解质代谢紊乱,因此低镁血症易被忽略。临床上遇到不能解释的低钾和低钙血症时,应考虑低镁血症存在的可能。

【病因和发病机制】

（一）病因和发病机制

1. 镁摄入不足成人每天镁的摄入量约为 10mmol。营养不良、长期禁食、厌食、长期经静脉营养未注意镁的补充等,均可导致镁摄入不足;此时镁仍继续随尿排出,故可发生低镁血症。其机制是:肠黏膜吸收镁减少和消化液中的镁大量丢失,以及镁与未吸收的脂肪结合,形成不溶性镁脂肪酸盐,使镁排出增多等;原发性低镁血症是指由于遗传异常所致的选择性的镁吸收不良。

2. 镁排出过多

（1）经胃肠道丢失过多:正常时饮食中镁的 40%~70%随粪便排出体外,严重的腹泻、呕吐、长期胃肠引流、肠瘘可使镁经消化道吸收减少而排出过多;脂肪泻时生成大量脂酸镁,影响镁的吸收;急性胰腺炎时腹腔内脂肪坏死部位有镁性皂沉积等。

（2）经肾排镁过多:正常肾脏滤出的镁约 25%在近曲小管被重吸收,60%~70%在髓袢升支和远曲小管重吸收;随尿排出的镁,仅相当于摄入镁量的 30%~60%。许多肾脏疾患,如急性肾小球肾炎、肾盂积水、肾盂炎，肾硬化时肾重吸收镁缺陷。长期应用利尿剂、高钙血症、甲状旁腺功能减退、原发性醛固酮增多症等亦致排镁过多。

①利尿药，特别是髓袢利尿药如呋塞米、依他尼酸等可抑制髓袢对镁的重吸收而致镁丢失，长期使用时可引起低镁血症。由甘露醇、尿素或葡萄糖所致的渗透性利尿亦可引起镁随尿排出增多。②高钙血症，钙与镁在肾小管中被重吸收时有相互竞争的作用，因而任何原因引起的高钙血症均可使肾小管重吸收镁减少。PTH 有促进肾小管重吸收镁的作用；甲状旁腺功能亢进时，过多的 PTH 本应使更多的镁在肾小管内重吸收，但这种作用被高钙血症所完全对消。③严重的甲状旁腺功能减退，由于 PTH 减少，肾小管中镁的重吸收减少。④醛固酮增多，醛固酮也能抑制肾小管重吸收镁，故原发性和继发性醛固酮增多症均可能引起低镁血症。⑤糖尿病酮症酸中毒，酸中毒能明显妨碍肾小管对镁的重吸收，高血糖又可通过渗透性利尿，使镁随尿排出增多。⑥酒精中毒，急慢性酒精中毒常伴有低镁血症，乙醇能抑制肾小管对镁的重吸收；慢性酒精中毒者往往伴有营养不良和腹泻等。⑦强心苷，洋地黄类药物也有促进肾排镁的作用。⑧庆大霉素和二氨二氯络铂（cisplatin），引起肾小管损害时，能使肾保镁功能发生可逆性损害。⑨肾疾患，急性肾小管坏死多尿期、慢性肾盂肾炎、肾小管酸中毒等疾病分别因渗透性利尿和肾小管功能受损而导致镁随尿排出增多。

3. 细胞外液镁转入细胞内过多胰岛素治疗糖尿病酮症酸中毒时，因糖原合成需要镁，故细胞外液中的镁过多地转向细胞内液，引起低镁血症。

（二）病理生理改变

1. 对神经肌肉的影响　低镁血症可使神经肌肉兴奋性增强，出现四肢肌肉震颤、强直、痛性肌痉挛、Chevostek 征阳性和手足搐搦等临床表现。低镁血症引起神经肌肉兴奋性增高一般认为与下列因素有关：①镁与钙竞争进入轴突，低镁血症时钙进入增多，使含乙酰胆碱的囊泡向轴突膜移动及出胞作用增强，释放乙酰胆碱增多；②低镁血症时，镁抑制终板膜上乙酰胆碱受体敏感性的作用减弱；③低镁血症使镁对神经纤维和骨骼肌应激性的抑制作用减弱。

2. 对中枢神经系统的影响　低镁血症可引起多种神经、精神症状，轻者产生神经症样症状，重者可引起精神失常、抽搐、昏迷等；与低镁血症时，镁对中枢神经系统抑制作用减弱。镁可阻滞中枢内兴奋性氨基酸受体 N-甲基-D-天冬氨酸（N-methyl-D-aspartate，NMDA）型受体；低镁血症时，该阻滞作用减弱，可引起癫痫样放电，致癫痫发作。

3. 对心血管系统影响　①心律失常，镁对心肌组织有稳定其生物电活动的作用，低镁血症可使心肌的兴奋性增高。对于浦肯野细胞等快反应自律细胞的缓慢而恒定的钠内流，镁也有阻断作用，而这种内向电流，又是自动去极化的一个基础；低镁血症时，这种阻断作用减弱，钠离子内流加速，心肌快反应自律细胞的自动去极化加速，自律性增高。低镁血症时心肌的兴奋性和自律性均升高，易发生心律失常；缺镁还可通过引起低钾血症而导致心律失常，甚至发生心室纤维颤动；②低镁血症可以引起心肌形态结构的变化；严重低镁血症可引起心肌细胞的代谢障碍从而导致心肌坏死，并可通过缺钾引起心肌细胞完整性的破坏；③冠状动脉痉挛：低镁血症时内皮细胞产生内皮源性舒张因子减少、加强了血管紧张素、去甲肾上腺素等收缩血管作用；此外，由于镁具有抗凝、扩张血管，对心肌缺血再灌注损伤具有保护作用，低镁血症相应作用减弱；④外周阻力升高：低镁血症时平滑肌细胞内钙含量增高，使血管收缩，外周阻力增高。

4. 对代谢的影响

（1）低钙血症：中度至重度低镁血症常可引起低钙血症，其机制涉及甲状旁腺功能的障碍。在低镁血症时，病人循环血液中的免疫反应性甲状旁腺激素（immunoreactive PTH，IPTH）减少。血钙降低刺激 PTH 分泌是通过甲状旁腺腺体细胞膜结合的腺苷酸环化酶介导的，此酶需镁激活，而此时血浆镁浓度降低，不易激活此酶。因此，虽然血钙已有降低，也不能刺激甲状旁腺分泌 PTH，血钙进一步降低而导致低钙血症。此时，PTH 的靶器官如骨骼系统和肾小管上皮等对 PTH 的反应也减弱；因为 PTH 必须通过腺苷酸环化酶的介导才能促进靶器官的功能活动。低镁血症时靶器官上的腺苷酸环化酶也不能激活，因而骨钙的动员和钙在肾小管的重吸收发生障碍，血钙得不到补充。这也是低钙血症发生的重要原因。

（2）低钾血症：镁缺乏时常可出现低钾血症，如只补钾而不及时补镁，血钾难以恢复。低钾的原因可能是：镁缺乏使"钠泵"活性降低，细胞内钾进入血中，但低镁同时也促进了肾小管排钾增加，故可致低钾血症。

【诊断要点】

（一）临床表现

存在低镁血症的病因；主要表现为肌肉震颤、手足搐搦、反射亢进等类似低钙的表现，严重时出现谵妄、精神失常、定向丧失、幻觉、惊厥、昏迷等；血压升高和心律失常，尤其是心动过速；Chevostek 征和 Trousseau 征阳性。

（二）实验室检查

①血镁浓度<0. 7mmol/L，以及 24 小时尿镁排出少于 1. 5mmol/h；②心电图呈室性和室上性心律失常。

【治疗】

（一）一般治疗

防治原发疾病，防止或排除引起低镁血症的原因。

（二）补镁

严重低镁血症且有症状特别是各种类型的心律失常时必须及时补镁。对于缺镁引起的严重心律失常，只有静脉内缓慢输注镁盐（常用硫酸镁）才能奏效，静脉内以 10%硫酸镁 10ml 加于 5%葡萄糖液 500ml 中，缓慢静脉滴注，严重病例可加 10%硫酸镁 20~30ml，静脉滴注 12~24 小时；用门冬酸钾镁较安全有效，以门冬酸钾镁（Panangin）20ml 加于 5%葡萄糖液 500ml 中静脉滴注。Panangin 每 20ml 含门冬酸镁 33. 7mg，门冬酸钾 103. 3mg；对长期禁食或胃肠减压病人，每日补充镁盐 1g，即可预防低镁血症发生。静脉内补镁要谨慎，如患者肾功能受损，更要格外小心。在补镁过程中要经常检测血清镁浓度，防止因补镁过快而转变为高镁血症。小儿静脉内补镁时还应特别注意防止低血压的发生，因为镁可使外周小动脉血管扩张。对于较轻的低镁血症，也可通过肌内注射补镁，10%~20%硫酸镁 10ml，肌内注射，3~4 次/天，连用 3~4 日，肌内注射时疼痛，首选静脉内输注。补镁的剂量须视缺镁的程度和症状的轻重而定。

（三）纠正水和其他电解质代谢紊乱

包括补液，特别是补钾和补钙，因为低镁血症常伴有失水、低钾血症和低钙血症。

（四）密切注意患者的肾功能状态

用镁剂治疗时，GFR 易受到高镁血症的损害。因此应经常检查血清镁水平，特别对伴有肾功能不全的患者更应注意,密切注意血清尿素氮和肌酐水平变化。

【常见误区】

（一）误区一

低镁是难治性低钾血症的原因,约有46%的低镁血症者伴有低钾血症,此时单纯补钾无效,必须补镁才能纠正低钾血症。

（二）误区二

肾功能正常的病人能正常排镁,因此过量补镁通常仅能引起暂时性高镁血症;但对肾功能损害的病人,补镁应慎重,防止发生医源性高镁血症。

二、高镁血症

血清镁浓度高于1.25mmol/L为高镁血症(hypermagnesemia)。

【病因和发病机制】

（一）病因和发生机制

1. 镁摄入过多在采取硫酸镁治疗各种疾病(如心绞痛、高血压脑病等)过程中使用过量,先天性巨结肠患儿用硫酸镁灌肠后亦能发生高镁血症,在肾功能受损的病人更易发生。

2. 肾排镁过少肾排镁减少是高镁血症最重要的原因,见于:

(1) 肾衰竭:急性或慢性肾衰竭伴有少尿或无尿时,由于肾小球滤过功能低下等原因,肾排镁减少,易发生高镁血症。GFR在30ml/min以下时可引起镁潴留,此时要慎用含镁药物。黏液水肿、艾迪生病、多发性骨髓瘤、严重脱水及未经治疗的糖尿病酸中毒者,由于尿排镁减少,可发生高镁血症。

(2) 严重脱水伴有少尿:随着尿量减少,镁的排出也减少,故易发生高镁血症。糖尿病酮症酸中毒患者在治疗前,往往因为多尿、呕吐、入水减少而发生严重脱水和少尿,因而血清镁可以升高。此外,在胰岛素治疗前,细胞内分解代谢占优势,故细胞内镁向细胞外释出,这也是引起高镁血症的原因之一。

(3) 甲状腺功能减退:甲状腺素抑制肾小管重吸收镁,促进尿镁排出,故某些黏液水肿的病人可能发生高镁血症。

(4) 醛固酮分泌减少:醛固酮也有抑制肾小管重吸收镁,促进尿镁排出的作用。如艾迪生病等,由于肾排镁减少,可致高镁血症。

（二）病理生理改变

1. 对神经-肌肉接头的影响镁过多可使神经肌肉接头处乙酰胆碱释放减少,抑制神经-肌肉接头的兴奋传递,高浓度的镁有箭毒样的作用。高镁血症病人可发生显著的肌无力,甚至弛缓性麻痹,四肢、吞咽和呼吸肌都可以被波及,因而可导致弛缓性四肢瘫,吞咽和说话困难,严重者可因呼吸肌麻痹而死亡;抑制中枢神经系统的突触传递及其功能。镁进入中枢神经系统是很有限的,这些症状多为继发性的(如高镁血症继发低血压)。原发性少见,常出现在血脑屏障有缺陷或鞘内给药时。

2. 对中枢神经系统的影响镁能抑制中枢神经系统的突触传递,抑制中枢神经系统的功能活动。高镁血症也可以引起深腱反射减弱或消失,患者还可发生嗜睡或昏迷。

3. 对心脏的影响镁过多可延长窦房结、房室结传导及不应期,出现传导阻滞和心动过缓等;严重的高镁血症可致心脏停搏。高镁血症并发低血压,因镁拮抗钙使血管平滑肌舒张,镁还可抑制交感神经末梢释放去甲肾上腺素。

4. 对内脏平滑肌的影响镁对平滑肌亦有抑制作用。对内脏平滑肌的抑制可引起嗳气、呕吐、便秘、尿潴留等症状。

【诊断要点】

患者存在高镁血症的病因,如肾衰竭和艾迪生病等。临床上有中枢和周围性肌肉神经传导阻滞,表现为困倦、昏迷等;骨骼肌弛缓性麻痹,甚至累及呼吸肌。血清镁达到4mmol/L时腱反射消失;当>5mmol/L时,导致呼吸麻痹和低血压。心电图示P-R间期延长、QRS综合波增宽和Q-T间期延长;X线检查可见软组织钙化。

【病情判断】

要点包括:①血清镁浓度不超过2mmol/L时,临床上很难觉察高镁血症对机体的影响。②血清镁急性升高时,可抑制中枢神经系统和外周神经-肌肉接头处的兴奋性。当血清镁超过3mmol/L时,心脏传导功能及神经肌肉活动就出现进行性抑制。病人先出现暂时性心动过速、嗜睡、腱反射消失、血压降低、肌肉软瘫,而后转为昏迷。③随着血镁含量的上升,出现心动过缓、呼吸衰竭、通常因呼吸肌麻痹而死亡。当>5mmol/L时,导致呼吸麻痹和低血压。

【治疗】

(一)一般治疗

防治原发疾病,尽可能改善肾功能,包括纠正脱水。

(二)轻度高镁血症

不需要特殊治疗,停用全部含镁药物,血镁浓度逐渐降低。

(三)利尿治疗

肾功能正常的患者可应用盐水扩容和静脉内给利尿剂(如呋塞米)。补钙和利尿剂联合应用将进一步增加肾镁的排出,静脉内给予胰岛素和葡萄糖可使镁和钾离子向细胞内转移以降低血镁。若有严重肾功能不全或对上述治疗无明显疗效者可用血液透析等疗法以去除体内过多的镁。以无镁的透析液进行血液透析可在4~6小时内使血清镁降至安全水平。

(四)并发症的处理

若有严重的呼吸抑制或呼吸肌麻痹、心脏传导障碍时应立即给予机械通气,并在5~10分钟内静滴钙剂2.5~5.0mmol,可暂时逆转心脏和呼吸的异常。

(五)纠正水和其他电解质紊乱

引起高镁血症的原因也会引起高钾血症,应及时检查血清钾,发现高钾血症后积极治疗。

【常见误区】

高镁血症往往与高钾血症等电解质紊乱并存,在处理患者严重电解质紊乱过程中,要密切观察相关电解质异常。

第五节 酸碱平衡失调

因细胞外液酸碱度的相对稳定性遭到破坏称为酸碱平衡失调(acid-base disturbance);也称为酸碱平衡紊乱;即因酸碱负荷过度、不足或调节机制障碍导致体液酸碱度稳定性失衡的病理过程。酸碱平衡紊乱的分类:代谢性酸中毒、代谢性碱中毒、呼吸性酸中毒、呼吸性碱中毒。混合型酸碱平衡紊乱(mixed acid-base disturbance)是指同一病人有两种或两种以上的单纯性酸碱平衡紊乱并存。四种单纯型酸碱紊乱,可组合成多种混合型酸碱紊乱。

（一）体内的缓冲系统

1. 碳酸氢盐缓冲系统　①缓冲固定酸与碱；②浓度比决定血 pH 高低；③含量高，开放性缓冲。

2. 磷酸盐缓冲系统　主要在肾和细胞内发挥作用。

3. 蛋白质缓冲系统　主要在血浆与细胞内缓冲。

4. 血红蛋白缓冲　对红细胞特有、缓冲挥发酸。

（二）常用检测指标

1. pH 溶液中氢离子浓度的负对数。正常值：动脉血 pH 7.35~7.45；pH 下降，失代偿性酸中毒；pH 上升，失代偿性碱中毒。

2. $PaCO_2$ 物理溶解在动脉血浆中的 CO_2 分子所产生的张力。正常值：$PaCO_2$ 40mmHg（5.32kPa）；原发性升高，说明是呼吸性酸中毒；原发性下降，说明是呼吸性碱中毒。

3. 标准碳酸氢盐（SB）标准条件下测得的血浆 HCO_3^-浓度。标准条件是指 38℃，Hb 完全氧合，$PaCO_2$ 40mmHg；正常值：24mmol/L；原发性升高，说明是代谢性碱中毒；原发性下降，说明是代谢性酸中毒。

4. 实际碳酸氢盐（AB）实际条件下测得的血浆 HCO_3^-浓度。实际条件是指隔绝空气、实际血氧饱和度、实际 $PaCO_2$；正常值：24mmol/L；原发性升高，说明是代谢性碱中毒；原发性下降，说明是代谢性酸中毒。

SB 代表代谢性因素，而 AB 则代表呼吸因素+代谢性因素。

5. 缓冲碱（BB）血液中一切具有缓冲作用的阴离子总量。正常值：50mmol/L；原发性下降，说明是代谢性酸中毒，原发性升高，说明是代谢性碱中毒。

6. 碱剩余（BE）标准条件下，将 1L 全血或血浆滴定到 pH 7.4 所需的酸或碱的量。正常值：0±3mmol/L；BE 正值增大，说明是代谢性碱中毒，BE 负值增大，说明是代谢性酸中毒。

7. 阴离子间隙（AG）血浆中未测定阴离子（UA）与未测定阳离子（UC）的差值。正常范围：10~14mmol/L；反映血浆固定酸含量，区分代谢性酸中毒类型和混合型酸碱平衡紊乱。

一、代谢性酸中毒

代谢性酸中毒（metabolic acidosis）是指由于体内固定酸生成过多，或肾脏排酸减少，以及 HCO_3^-大量丢失，导致血浆 HCO_3^-浓度原发性降低；是以细胞外液 H^+增加或 HCO_3^-丢失引起的，以血浆 HCO_3^-浓度原发性减少为特征的酸碱平衡紊乱类型。

【病因和发病机制】

（一）病因和发病机制

1. AG 增高型代谢性酸中毒特点：固定酸增加，AG 增大，血 Cl^-含量正常。

（1）乳酸酸中毒（lactic acidosis）：正常血浆乳酸浓度 0.5~1.5mmol/L，当血乳酸浓度超过 5mmol/L 时，称为乳酸酸中毒。乳酸酸中毒的原因包括：①乳酸产生过多，主要是由于组织缺氧，细胞内糖无氧酵解增强，乳酸生成增加；休克、心力衰竭、呼吸衰竭、严重贫血、一氧化碳中毒、急性肺水肿等，造成组织 DO_2 严重不足；或癫痫发作、抽搐、剧烈运动等，导致高代谢状态，使 VO_2 过多而造成组织相对缺氧，也可引起糖无氧酵解增强，而产生大量乳酸，导致乳酸酸中毒；②乳酸利用障碍，主要见于严重肝病，尤其是严重肝硬化；此时，由于肝功能障碍导致乳酸转变为丙酮酸减少，乳酸利用发生障碍，引起血乳酸浓度过高，产生乳酸酸中毒。

（2）酮症酸中毒（ketoacidosis）：酮症酸中毒常见于糖尿病和饥饿时。①糖尿病酮症酸中毒是糖尿病的严重急性并发症,由于糖代谢严重紊乱,导致脂肪分解加速,产生大量酮体(乙酰乙酸、β-羟丁酸和丙酮);由于血酮体积聚而引起的代谢性酸中毒称酮症酸中毒;②饥饿性酮症是指由于不能进食或消化吸收不良,糖类摄入严重不足而使肝糖原消耗殆尽,以致脂肪分解加速导致酮体生成增加,产生酮症酸中毒。

(3) 肾衰竭:各种原因引起的肾衰竭,可因 GFR 严重下降使硫酸、磷酸及其他固定酸等酸性代谢产物在体内蓄积,造成 AG 增高型代谢性酸中毒。

(4) 可产生固定酸(盐酸除外)的物质进入体内过多:水杨酸制剂(如阿司匹林)迅速被胃黏膜、血浆、红细胞及肝细胞中的酯酶水解为水杨酸,引起 AG 增高的代谢性酸中毒。

2. AG 正常型代谢性酸中毒特点:AG 正常,血 Cl^- 含量增加。HCO_3^- 经肠、肾脏大量丢失,引起血浆 HCO_3^- 浓度原发性下降,血浆中不伴有其他酸根阴离子异常积聚,但血 Cl^- 升高,这种酸中毒称为 AG 正常型高血氯性代谢性酸中毒。

(1) 肾小管性酸中毒(renal tubular acidosis,RTA):肾小管性酸中毒分为远端肾小管性酸中毒(Ⅰ型,RTA-Ⅰ)和近端肾小管性酸中毒(Ⅱ型,RTA-Ⅱ)。RTA-Ⅰ是由远端肾小管泌 H^+ 障碍所致,常伴有低钾血症。RTA-Ⅱ是由于近曲小管病变,泌 H^+ 及 HCO_3^- 重吸收障碍所致。

(2) 肠道丢失 HCO_3^- 过多:肠液中含有丰富的 HCO_3^-,严重腹泻、肠瘘以及肠引流等可造成 HCO_3^- 大量丢失,引起 AG 正常型高血氯性代谢性酸中毒。

(3) 可产生盐酸的药物摄入过多:大量使用氯化铵、盐酸精氨酸或盐酸赖氨酸等药物时,可引起体内 HCl 浓度升高,因为该类药物在体内代谢过程中可产生大量 HCl,导致 AG 正常型高血氯性代谢性酸中毒。

(4) 高钾血症:血 K^+ 增加可通过两条途径使血浆中 H^+ 升高,产生 AG 正常型代谢性酸中毒。①细胞外液 K^+ 增高,促使 K^+ 进入细胞内,并以 H^+-K^+ 交换方式将细胞内的 H^+ 移出,细胞内 H^+ 减少,细胞内碱中毒;细胞外液中 H^+ 增加,细胞外液酸中毒;②肾小管上皮细胞泌 K^+ 功能增强,K^+-Na^+ 交换增强,抑制 H^+-Na^+ 交换,使远曲小管上皮细胞泌 H^+ 减少,血 H^+ 浓度升高,引起反常性碱性尿。

(5) 低醛固酮血症:醛固酮具有促进远端肾小管重吸收钠、排泌钾及 H^+ 的作用。低醛固酮血症可导致远端肾小管排泌 H^+ 及 K^+ 减少,血浆中 H^+ 及 K^+ 增多,引起 AG 正常型代谢性酸中毒和高钾血症。

临床上往往可见到一些混合型代谢性酸中毒,例如严重腹泻病人合并休克,患者可出现 AG 增高型合并高血氯性代谢性酸中毒。

(二) 代偿调节机制

1. 缓冲体系的调节细胞外液中固定酸增多,血浆中的各种缓冲碱立即对其进行缓冲,造成 HCO_3^- 和其他缓冲碱被不断消耗而减少。在缓冲过程中 H^+ 与 HCO_3^- 作用所形成的 H_2CO_3,可分解为 H_2O 和 CO_2,CO_2 可由肺呼出体外。缓冲体系的缓冲调节作用不但非常迅速,而且十分有效。但是,如果因为缓冲调节而被消耗的缓冲碱不能迅速地得到补充,持续增加的 H^+ 不能被充分中和,引起血 pH 降低,反映酸碱平衡的代谢性指标:AB、SB、BB 均降低,BE 负值增大。

2. 肺的调节通过改变肺泡通气量,从而改变 CO_2 排出量,以此调节血浆中 H_2CO_3 浓度。经过肺调节后,若[HCO_3^-]/[H_2CO_3]的比值接近 20∶1,则 pH 进入正常范围,AB 和 SB 降低,AB=SB,为代偿性代谢性酸中毒(compensated metabolic acidosis);若[HCO_3^-]/[H_2CO_3]

的比值仍明显低于20∶1，pH仍低于正常，为失代偿性代谢性酸中毒（decompensated metabolic acidosis），AB和SB降低，AB<SB。呼吸的代偿反应比较迅速，在代谢性酸中毒发生后几分钟内即可出现呼吸运动的明显增加，并能在数小时内达到代偿高峰。但是肺的代偿调节是有限度的，主要原因是H^+浓度增加引起肺的呼吸运动加深加快，使CO_2排出增加的同时也降低了$PaCO_2$，而$PaCO_2$下降则会反射性引起呼吸运动减慢变浅，抵消了血H^+浓度增加对呼吸中枢的兴奋作用。

3. 肾脏的代偿调节酸中毒发生数小时后肾脏便开始进行代偿调节，通常在3~5天内达到代偿高峰。除了肾衰竭引起的代谢性酸中毒和肾小管性酸中毒外，其他各种原因引起的代谢性酸中毒，肾脏都能充分发挥其排酸保碱的代偿调节作用。

（1）$NaHCO_3$重吸收增加：酸中毒时，肾小管上皮细胞内碳酸酐酶活性增强，H_2O与CO_2结合生成H_2CO_3增加，H_2CO_3分解为H^+和HCO_3^-后，H^+由肾小管上皮细胞分泌进入小管液中，或经H^+-Na^+交换机制将小管中的Na^+换回，换回的Na^+与留在肾小管上皮细胞内的HCO_3^-经基侧膜转运进入血液，增加$NaHCO_3$重吸收。

（2）NH_4^+排出增加：酸中毒时，肾小管上皮细胞内的谷氨酰胺酶活性增加，促使谷氨酰胺释放NH_3增加。在近曲小管上皮细胞内NH_3与H^+结合生成NH_4^+，并以NH_4^+-Na^+交换方式进入小管液中；在远曲小管上皮细胞内产生的NH_3则直接弥散进入小管液中与小管液中的H^+结合生成NH_4^+，小管液中的NH_4^+再与Cl^-结合形成NH_4Cl并从尿中排出。铵盐随尿排出增加，增加了H^+的排出。近曲小管NH_4^+-Na^+交换所换回的Na^+与肾小管上皮细胞内的HCO_3^-转运入血液，使血液$NaHCO_3$增加。

（3）磷酸盐的酸化加强：酸中毒时，肾小管上皮细胞分泌到小管液中的H^+增加，与肾小球滤过的Na_2HPO_4中的一个Na^+进行交换，导致小管液中NaH_2PO_4生成增加，NaH_2PO_4最终随尿排出，从而加速H^+清除。

（三）对机体的影响

1. 对心血管系统的影响

（1）心律失常：代谢性酸中毒时心率的变化具有双向性，轻度酸中毒时心率加快，严重酸中毒时心率减慢。①心率加快可能是因为血浆H^+增加，对外周化学感受器的刺激作用加强，反射性引起交感-肾上腺髓质系统兴奋，儿茶酚胺分泌增加；另外，心率加快还与酸中毒引起的轻度高钾血症有关，轻度高钾血症使心肌兴奋性增高；②心率减慢可能是由于严重酸中毒使乙酰胆碱酯酶活性降低，引起乙酰胆碱积聚所致；此外，心率减慢也与酸中毒导致的重度高钾血症有关，严重高钾血症时心肌兴奋性降低，可造成心率减慢，甚至心搏停止。

（2）心肌收缩力减弱：①酸中毒时生物氧化酶受到抑制，ATP生成减少，导致肌质网钙泵功能障碍，肌质网对Ca^{2+}的摄取、储存和释放障碍，心肌兴奋-收缩偶联障碍，心肌收缩力减弱；②血浆H^+增加，抑制细胞外Ca^{2+}内流，造成心肌细胞除极化时胞质中Ca^{2+}浓度降低，兴奋-收缩偶联障碍使心肌收缩力减弱；③心肌细胞内H^+增加，H^+与Ca^{2+}竞争肌钙蛋白上的钙结合位点，从而阻碍Ca^{2+}与肌钙蛋白结合，造成兴奋收缩偶联障碍也使心肌收缩力减弱；④酸中毒时生物氧化酶活性降低，ATP生成减少，能量生成障碍导致心肌收缩力减弱。

（3）小血管舒张：酸中毒时H^+显著增加，使血管平滑肌对儿茶酚胺的反应性下降而发生松弛，引起小血管舒张，在毛细血管前括约肌最为明显。阻力血管舒张使外周阻力降低，动脉血压下降，严重者可导致休克。毛细血管前括约肌松弛引起真毛细血管网大量开放，血管容量增加，微循环淤血，休克加重。

2. 对呼吸系统的影响 由于H^+对中枢化学感受器及外周化学感受器的刺激作用增强，从而引起呼吸中枢兴奋，导致呼吸运动加深加快。

3. 对中枢神经系统的影响 中枢神经系统主要表现为中枢抑制，轻者意识障碍，重者嗜睡、昏迷。与下列因素有关：①γ-氨基丁酸增加，代谢性酸中毒时脑组织中谷氨酸脱羧酶活性增强，使γ-氨基丁酸生成增加，γ-氨基丁酸为抑制性神经递质对中枢神经系统具有抑制作用；②ATP生成减少，酸中毒时生物氧化酶活性受抑制，使ATP生成减少，脑组织能量缺乏而出现抑制状态。

4. 对钾代谢的影响 酸中毒与高钾血症互为因果关系。酸中毒时细胞外液H^+增加并向细胞内转移，为了维持电荷平衡，细胞内K^+以H^+-K^+交换方式向细胞外转移，引起血钾增高；此外，肾泌H^+增加，泌K^+减少导致钾在体内潴留，也引起高钾血症。但也有酸中毒与低钾血症同时并存，如肾小管性酸中毒因肾排泌K^+较多，可出现低钾血症；又如严重腹泻导致酸中毒时，既有HCO_3^-随肠液大量丢失，也有K^+随肠液大量丢失，可出现低钾血症。

【诊断要点】

（一）一般原则

根据患者的病因及血气分析检查结果，诊断代谢性酸中毒。

（二）血气分析指标

①原发性：pH降低，SB降低，AB降低，BB降低，BE负值升高；②继发性：$PaCO_2$下降，血钾含量上升，AB小于SB。

【病情判断】

1. 轻度酸中毒 pH为7.30~7.35。
2. 中度酸中毒 pH为7.25~7.29。
3. 重度酸中毒 pH<7.25。
4. 极度酸中毒 pH≤6.8；可见于未代偿或代偿不全的原发性呼吸性或代谢性酸中毒。

血钾每增高0.5mmol/L，则pH降低0.1。

【治疗】

（一）积极治疗原发疾病

因饥饿或禁食所致的酮症，应给足够的葡萄糖，以减少酮体产生。长期饥饿的患者，应先服用去奶皮的牛奶（内含丰富的磷和钾），然后再给葡萄糖，以免发生危险的低磷血症和低钾血症。酸性药物不可服用过久，积极治疗引起肠液丢失的疾病。

（二）轻度代谢性酸中毒

pH在7.20以上，不必立即使用碳酸氢钠治疗，输入足量的电解质溶液，维持或恢复细胞外液容量，通过肾脏排出H^+，回收碳酸氢钠，就能使pH逐渐回到正常。

（三）严重的代谢性酸中毒

即pH<7.20，HCO_3^-<12mmol/L，有神经系统症状或心血管系统症状者，需使用碳酸氢钠治疗。用碳酸氢钠使pH升到7.20，就能避免发生心律紊乱并能使心肌和外周血管对交感神经和儿茶酚胺的反应得以恢复。碳酸氢钠的用量按以下方法推算：HCO_3^-（mmol）=（12-实测HCO_3^-）×0.4×体重（kg）；1g碳酸氢钠=12mmol的HCO_3^-。若测得HCO_3^-为7mmol，体重60kg，则（12-7）×0.4×60=120mmol，120÷12=10（g），即需补5%碳酸氢钠200ml。也可以

根据 BE 来计算补碱量：HCO_3^-(mmo1) = BE×0.25×体重(kg)；经计算先用 1/2～2/3 量，用药 1 小时后再进行 pH 测定，然后按 BE 公式计算后再补给。碱性药物的补充要适量，如过量或短时间内输入过快、过多，易致碱血症、低钾血症、高渗状态、氧离解曲线左移以及脑血流减少等不良后果，应予注意。

（四）对不能口服或静脉用药者

可用 4%碳酸氢钠 200ml 直肠灌注或以 4%碳酸氢钠洗胃，最后留 100ml 在胃内。如果病情需要，可以重复使用此方法，用量仍按 pH 升至 7.20 时的需要量。

（五）适度补钾

某些类型的酸中毒与低钾血症有关，纠正代谢性酸中毒时应适度补钾，以免酸中毒被纠正后发生低钾血症引起严重的心律失常或呼吸衰竭；即使血清钾正常，也应该补钾；因为在 pH<7.20 的状态下，血清钾应该增高。

（六）维持生命体征平稳

保证适当通气和氧疗，维持循环功能稳定。

【常见误区】

（一）误区一

导致代谢性酸中毒的原因对病人是严重威胁，治疗原发病最重要。

（二）误区二

代谢性酸中毒状态下，机体常伴有 Na^+ 和水的丢失及热量的消耗，血 K^+ 虽偏高，但体内钾总量仍缺少。

二、代谢性碱中毒

代谢性碱中毒(metabolic alkalosis)指由于 H^+ 丢失过多、H^+ 转入细胞内过多以及碱性物质输入过多等原因，造成血浆 HCO_3^- 浓度原发性增高；这是以细胞外液碱增多或氢离子丢失而引起的以血浆 HCO_3^- 浓度原发性增加为特征的酸碱平衡紊乱类型。按给予 0.9%NaCl 治疗是否有效分为两种类型：即盐水反应性碱中毒(saline-responsive alkalosis)和盐水抵抗性碱中毒(saline-resistant alkalosis)；前者主要见于频繁呕吐、胃液引流时；后者主要见于原发性醛固酮增多症及严重低钾血症等。

【病因和发病机制】

（一）病因与发病机制

1. 经胃液 H^+ 丢失增多　常见于剧烈频繁呕吐及胃管引流引起富含 HCl 的胃液大量丢失，使 H^+ 丢失过多。胃液中 H^+ 是由胃黏膜壁细胞主动分泌的，最大浓度可达 150mmol/L，比血液高三四百万倍。正常情况下含有 HCl 的胃液进入小肠后便被肠液中的 HCO_3^- 中和。当胃液大量丢失后，进入十二指肠的 H^+ 减少，刺激胰腺向肠腔分泌 HCO_3^- 的作用减弱，造成血浆 HCO_3^- 潴留；与此同时，肠液中的 $NaHCO_3$ 因得不到 HCl 的中和而被吸收入血，也使血浆 HCO_3^- 增加，导致代谢性碱中毒。此外，胃液丢失使 K^+ 丢失，可致低钾血症，引起低钾性碱中毒；而胃液中的 Cl^- 大量丢失又可致低氯血症，引起低氯性碱中毒。

2. 经肾 H^+ 丢失增多　①见于醛固酮分泌异常增多。无论是原发性醛固酮增多症还是继发性醛固酮增多症，醛固酮分泌增加，加速远曲小管和集合管对 H^+ 和 K^+ 的排泌，并促进肾小管对 $NaHCO_3$ 的重吸收。②排 H^+ 利尿剂使用，如髓袢利尿剂(呋塞米、依他尼酸)使用时，

肾小管髓袢升支对 Cl^-、Na^+ 和 H_2O 的重吸收受到抑制，使远端肾小管内液体流速加快、Na^+ 含量增加，激活 H^+-Na^+ 交换机制，促进肾小管对 Na^+、HCO_3^- 的重吸收与 H^+ 排泌。由于 H^+、Cl^- 和 H_2O 经肾大量排出和 $NaHCO_3$ 大量重吸收，导致细胞外液 Cl^- 浓度降低和 HCO_3^- 含量增加，引起浓缩性碱中毒。

3. 碱性物质输入过多 ①HCO_3^- 输入过多，主要发生在用 $NaHCO_3$ 纠正代谢性酸中毒时。若患者有明显的肾功能障碍，在骤然输入大剂量或较长期输入 $NaHCO_3$ 时，可发生代谢性碱中毒；胃、十二指肠溃疡患者在服用过量的 $NaHCO_3$ 时，也可偶尔发生代谢性碱中毒；②大量输入库存血，库存血液中含抗凝剂枸橼酸钠，输入体内后经代谢生成 HCO_3^-；若输入库存血液过多，可使血浆 HCO_3^- 增加，发生代谢性碱中毒。

4. 低钾血症 低钾血症是引起代谢性碱中毒的原因之一。①低钾血症时，细胞内液的 K^+ 向细胞外液转移以部分补充细胞外液的 K^+ 不足，为了维持电荷平衡细胞外液的 H^+ 则向细胞内转移，从而导致细胞外液的 H^+ 减少引起代谢性碱中毒；②低钾血症时，肾小管上皮细胞向肾小管腔分泌 K^+ 减少，而分泌 H^+ 增加，即 K^+-Na^+ 交换减少，H^+-Na^+ 交换增加，肾小管对 $NaHCO_3$ 的重吸收加强，导致血浆 HCO_3^- 浓度增加，由于肾脏泌 H^+ 增多，尿液呈酸性故称为反常性酸性尿。

5. 低氯血症 低氯血症时肾小球滤过的 Cl^- 减少，肾小管液中的 Cl^- 相应减少，髓袢升支粗段对 Na^+ 的主动重吸收因此减少，导致流经远曲小管的小管液中 Na^+ 浓度增加，使肾小管重吸收 $NaHCO_3$ 增加，引起低氯性碱中毒。

（二）代偿调节机制

1. 血液缓冲系统和细胞内外的离子交换代谢性碱中毒时，经过血浆缓冲系统的缓冲调节后，强碱变成弱碱，并使包括 HCO_3^- 在内的缓冲碱增加。此外，细胞外液 H^+ 浓度降低，细胞内液的 H^+ 向细胞外转移，细胞外液的 K^+ 进入细胞内，使细胞外液的 K^+ 减少，引起低钾血症。

2. 肺的调节代谢性碱中毒时，由于细胞外液 H^+ 浓度下降，对延髓中枢性化学感受器以及颈动脉体和主动脉体外周化学感受器的刺激减弱，反射性引起呼吸中枢抑制，使呼吸变浅变慢，肺泡通气量减少，导致 CO_2 排出减少，$PaCO_2$ 升高，血浆 H_2CO_3 浓度继发性升高。AB 和 SB 在原发性增加的基础上呈现 AB>SB，反映酸碱平衡的代谢性指标：AB、SB、BB 均增加，BE 正值加大。

3. 肾脏调节代谢性碱中毒时，血浆 H^+ 浓度下降，pH 升高使肾小管上皮细胞内的碳酸酐酶和谷氨酰胺酶活性减弱，肾小管上皮细胞产生 H^+ 和 NH_3 减少，因而肾小管泌 H^+、泌 NH_4^+ 减少，对 $NaHCO_3$ 的重吸收也相应减少，导致血浆 HCO_3^- 浓度有所降低。由于 HCO_3^- 从尿中排出增加，在代谢性碱中毒时尿液呈现碱性，但在低钾性碱中毒时，肾小管上皮细胞内酸中毒导致泌 H^+ 增多，尿液呈酸性。肾对 HCO_3^- 排出增多的最大代偿时限需要 3~5 天，急性代谢性碱中毒时肾代偿不起主要作用。

通过以上各种代偿调节，若能使$[HCO_3^-]/[H_2CO_3]$的比值维持于 20∶1，则血浆 pH 可维持在正常范围，这称为代偿性代谢性碱中毒。若$[HCO_3^-]/[H_2CO_3]$的比值仍高于 20∶1，则血浆 pH 仍高于正常，这称为失代偿性代谢性碱中毒。

（三）病理生理变化

1. 对神经肌肉的影响急性代谢性碱中毒时，由于血浆 pH 迅速升高而使血浆游离钙迅速降低，常导致患者发生手足抽搐和神经肌肉的应急性增高。但如果代谢性碱中毒伴严重低钾血症时，则往往表现为肌肉无力或麻痹。

2. 对中枢神经系统的影响严重代谢性碱中毒可引起烦躁不安、精神错乱、有时甚至发生谵妄等中枢神经系统兴奋症状。因碱中毒时，谷氨酸脱羧酶活性降低使 γ-氨基丁酸生成减少，而碱中毒时 γ-氨基丁酸转氨酶活性增高又使 γ-氨基丁酸分解加强；γ-氨基丁酸减少导致对中枢神经系统的抑制作用减弱，因而使中枢神经系统兴奋作用加强。由于血 pH 增高使血红蛋白氧离曲线左移，氧合血红蛋白释放氧的能力降低，脑组织对缺氧十分敏感，易引起精神症状，甚至昏迷。

3. 组织缺氧碱中毒时，因氧离曲线左移，即使 PaO_2、CaO_2 和 SaO_2 均在正常范围，由于氧合血红蛋白结合的氧不易释放，仍可造成组织缺氧。缺氧导致 ATP 生成减少，脑 ATP 减少既可使脑细胞 Na^+-K^+-ATP 酶活性下降而引起脑细胞水肿，也可引起其他脑功能障碍，严重时甚至发生昏迷。

4. 对呼吸系统的影响细胞外液 H^+浓度下降，呼吸运动变浅变慢。

5. 低钾血症代谢性碱中毒与低钾血症互为因果，即低钾血症常伴有代谢性碱中毒，而代谢性碱中毒则多伴有低钾血症。代谢性碱中毒时，细胞外液 H^+浓度下降，细胞内 H^+向细胞外转移，而细胞外 K^+向细胞内转移，引起低钾血症。另外，肾小管上皮细胞内碳酸酐酶下降使泌 H^+减少，H^+-Na^+交换减少、K^+-Na^+交换增多，K^+从尿中排出增多而引起低钾血症。

【诊断要点】

（一）病史

①碱摄入过多，如过量应用碳酸氢钠；②胃酸丢失过多，如胃幽门梗阻持续呕吐或胃液抽吸过多；③低钾血症；④尿中排氯过多，如应用呋塞米、依他尼酸等。

（二）临床表现

①呼吸浅而不规则；②神经肌肉兴奋性增高，手足搐搦、腱反射亢进等；③脑组织缺氧，出现精神障碍，如躁动、兴奋、嗜睡、昏迷等。

（三）血气分析

①原发性：pH 升高，SB 增大，AB 增大，BB 增大，BE 正值增大，AB 大于 SB；②继发性：$PaCO_2$ 升高，血钾浓度下降。

【病情判断】

严重代谢性碱中毒，血 pH>7. 65，HCO_3^->45mmol/L；如不及时处理就有可能危及生命，积极将血 HCO_3^-降至 40mmol/L 以下，血 pH<7. 55。

【治疗】

治疗原则包括：①积极治疗原发病，避免长期服用碱性药物。②有循环容量不足的病人，先快速输入 0. 9%NaCl 注射液，以恢复有效循环容量，然后再补足细胞外液容量，以减少肾远曲小管以 H^+换 Na^+，肾脏排出 HCO_3^-增多。③如症状严重或 $PaCO_2$>60mmHg，或因呼吸代偿使呼吸受抑制以致发生缺氧时，需使用酸性药物治疗；口服氯化铵 1g，每 4~6 小时一次。如不能口服，可用氯化铵静滴，用量可按以下方法推算：每次提高血浆 Cl^-不宜超过 10mmol/L，以免纠正过度，待重新测定 Cl^-后，再决定下次用量。细胞外液按体重的 20%计算，每毫克分子氯化铵可提供 Cl^-为 1mmol。例如，60kg 体重的代谢性碱中毒患者，其血浆 Cl^-为 70mmol/L，欲将 Cl^-提高到 80mmol/L，需氯化铵＝（80－70）×体重（kg）×0. 2＝120mmol，可用 2%氯化铵 300ml（112mmol），加入 0. 9%NaCl 溶液 500~1000ml 中，在 2~3 小时内滴完；

如果病人不能口服,静脉内滴注又有困难,可经直肠灌入2%氯化铵100ml,每2小时一次。氯化铵一方面可供给Cl^-,另一方面铵在肝内与CO_2合成尿素时,产生H^+使体液酸化,从而使HCO_3^-减少,代谢性碱中毒得到纠正。须注意肝功能不佳者禁用。④严重代谢性碱中毒或$PaCO_2$>60mmHg者,亦可用盐酸精氨酸(分子量为210.5)。每210.5mg盐酸精氨酸可提供1mmol盐酸,20g盐酸精氨酸约可提供100mmol盐酸,加入0.9%NaCl或葡萄糖生理盐水500~1000ml中,缓慢静滴。24小时内用量不得超过20~40g,因带正电荷的精氨酸进入细胞内可使K^+转入细胞外液,须防止高钾血症。肝功能不全者禁用。⑤严重的代谢性碱中毒,在不宜使用氯化铵或盐酸精氨酸的情况下,可通过中心静脉测压管输入等渗盐酸溶液。代谢性碱中毒患者多有体液不足,故其全身体液体量按体重的50%计算。其用量可按以下方法推算:增多HCO_3^-(mmol)=(AB-24)×体重(kg)×0.5,先给估算量的1/3。如:60kg体重的严重代谢性碱中毒患者,其AB为40mmol,需等渗盐酸溶液=(40-24)×体重(kg)×3=2880ml,先给估计量的1/3,约1000ml。在24小时内,分三次经中心静脉测压管滴入,每次约给盐酸50mmol,须定时测血气,以确定用量是否恰当。⑥心力衰竭、肝硬化患者代谢性碱中毒,可服抑制碳酸酐酶的利尿剂,减少H^+排出,增加K^+-Na^+交换,减少HCO_3^-重吸收,增加HCO_3^-排出;同时又可利尿,用乙酰唑胺250~375mg,每日1~2次。同时需注意维持K^+平衡。⑦严重代谢性碱中毒时,因缺乏K^+,肾小管仍不得不以H^+交换Na^+,HCO_3^-无排出机会,碱中毒得不到纠正,必须以氯化钾补足K^+,纠正细胞内缺钾,增加肾远曲小管用K^+换Na^+,节省H^+,从而增加HCO_3^-排出的机会。

【常见误区】

(一)误区一

低钾血症是代谢性碱中毒的原因之一,而代谢性碱中毒又能导致低钾血症,二者可以互为因果;治疗过程中,应注意两者之间的平衡。

(二)误区二

代谢性碱中毒的状态下,机体的氧解离曲线左移,容易引起组织缺氧,但SpO_2并未见明显降低。

三、呼吸性酸中毒

呼吸性酸中毒(respiratory acidosis)是指因CO_2呼出减少或CO_2吸入过多,导致血浆H_2CO_3浓度原发性增高;以血浆中H_2CO_3浓度原发性增高和pH降低为特征的酸碱平衡紊乱类型。根据其发生速度的快慢可分为急性呼吸性酸中毒和慢性呼吸性酸中毒两类。

【病因和发病机制】

(一)病因和发病机制

1. 肺泡与外界空气间通气不良

(1)呼吸道阻塞:可由以下原因引起,如:喉水肿、喉痉挛、白喉、异物阻塞、淋巴结或肿瘤压迫气管、溺水、羊水阻塞及麻醉期间通气不足或呼吸机管理不善等,均可引起急性呼吸性酸中毒。

(2)呼吸中枢受抑制:常见的通气障碍原因有:中枢病变包括脑外伤、颅内病变等造成呼吸节律调节障碍;脑干部脑疝形成、脑炎或使用过多抑制呼吸中枢的药物(如吗啡、巴比妥、麻醉剂、酒精中毒等)直接造成脑干呼吸中枢节律性障碍。少部分慢性高碳酸血症患者

在不恰当用 O_2 后，可以使呼吸中枢刺激作用减弱，出现急性呼吸性酸中毒；心搏骤停后也常有此种情况，但多和代谢性酸中毒合并存在。部分极度肥胖患者可表现为通气障碍，出现呼吸性酸中毒，即 Pickwickian 综合征。

（3）呼吸肌麻痹及胸壁损伤：如重度低钾血症或低磷血症、脊髓灰质炎、急性感染性多发性神经根炎、重症肌无力、周期性麻痹急性发作、甲状腺功能亢进症性低钾性麻痹、高位截瘫、吉兰-巴雷综合征以及少部分氨基苷类抗生素中毒等。胸壁损伤后由于疼痛或胸壁不稳定影响通气，CO_2 不能充分呼出，以致引起呼吸性酸中毒。慢性呼吸性酸中毒见于脊髓灰质炎后、肌萎缩侧束硬化症、多发性硬化症、严重黏液性水肿、严重胸廓畸形等。

2. 血液与肺泡间气体交换不良

（1）肺部疾病：急性者可由 ARDS、急性心源性肺水肿、严重支气管哮喘或肺炎、气胸、血胸等引起，慢性者常见为慢性阻塞性肺病或肺间质纤维化等。如肺炎、肺水肿、心搏呼吸骤停等，均能引起急性呼吸性酸中毒。肺气肿、肺部纤维性病变、支气管扩张、慢性支气管炎等，由于肺组织弹性减低，不仅使肺泡通气量减少，而且使肺内气体不能很好地进行气血交换，发生慢性呼吸性酸中毒。

（2）充血性心力衰竭或肺源性心脏病：因循环变慢，CO_2 排出减慢，蓄积体内；又兼肺水肿或肺部病变，均可引起呼吸性酸中毒。

3. 肺内右向左分流量增加大块肺不张后，肺泡虽然萎陷，但肺泡壁的毛细血管仍开放，从肺动脉来的血液未经气体交换，即回到左心房，使动脉血 $PaCO_2$ 升高，PaO_2 降低，肺泡和动脉的氧分压差明显增加。

4. CO_2 吸入过多见于久留在通风不良，空气中 CO_2 浓度过高的坑道和防空洞内。患者血浆 H_2CO_3 升高，机体通过血、肾等代偿，使 HCO_3^- 代偿性升高，H_2CO_3 降低，二者比值趋于正常，pH 不变，称为代偿性呼吸性酸中毒。若机体代偿不足，$PaCO_2$ 急速上升，上述比值小于 20∶1，pH<7.36，称为失代偿性呼吸性酸中毒。

当各种原因导致 CO_2 排出障碍时，血中 CO_2 水平可以很快上升，造成严重酸中毒。由于细胞外液缓冲主要是碳酸盐系统，因此对 CO_2 过多不起缓冲作用。过高的 CO_2 主要靠细胞内的非 HCO_3^- 缓冲系统进行缓冲；失代偿后，部分 HCO_3^- 可从细胞内转移到细胞外，使血 HCO_3^- 增高。在 $PaCO_2$ 过高情况下，肾脏排 H^+ 增加，HCO_3^- 重吸收也增加。后者虽然可以代偿，但需 3~4 天才可完成。在急性期一般 $PaCO_2$ 每升高 10mmHg，HCO_3^- 上升 1mmol/L；而慢性期则 $PaCO_2$ 每上升 10mmHg，HCO_3^- 升高 3.5mmol/L。

（二）代偿调节机制

1. 细胞内外离子交换和细胞内缓冲　是急性呼吸性酸中毒的主要代偿方式。急性呼吸性酸中毒时，CO_2 大量潴留使血浆 H_2CO_3 浓度升高，H_2CO_3 分解为 H^+ 和 HCO_3^-，导致血浆内的 H^+ 和 HCO_3^- 增加。然后 H^+ 迅速进入细胞并与细胞内的 K^+ 进行交换（这可导致高钾血症），H^+ 进入细胞后由细胞内的蛋白质缓冲对缓冲。留在血浆中的 HCO_3^- 使血浆 HCO_3^- 浓度有所增加，具有一定的代偿作用。此外，血浆 CO_2 潴留使 CO_2 迅速弥散进入红细胞，并在红细胞内的碳酸酐酶催化下生成 H_2CO_3，H_2CO_3 进而解离为 H^+ 和 HCO_3^-。红细胞内增加的 H^+ 不断被血红蛋白缓冲对缓冲；红细胞内增加的 HCO_3^- 则不断从红细胞进入血浆与血浆中的 Cl^- 进行交换，结果导致血浆 HCO_3^- 浓度有所增加，而血浆 Cl^- 浓度有所降低。急性呼吸性酸中毒时，经以上代偿方式可使血浆 HCO_3^- 浓度继发性增加，但增加的量非常有限。而呼吸性指标：$PaCO_2$ 降低、AB>SB；血浆$[HCO_3^-]/[H_2CO_3]$的比值仍低于20∶1，pH仍低于正常，因而急性呼吸性酸中毒通常是失代偿的。

2. 肾脏调节　这是慢性呼吸性酸中毒时的主要代偿方式。慢性呼吸性酸中毒时，肾脏的代偿调节与代谢性酸中毒时相似，肾小管上皮细胞内碳酸酐酶和谷氨酰胺酶活性均增加，肾脏泌 H^+，排 NH_4^+ 和重吸收 $NaHCO_3$ 的作用显著增强。通过肾脏等代偿后，反映酸碱的指标：AB、SB、BB 值均升高，BE 正值加大，AB>SB。即肾脏泌 H^+ 上升，泌氨上升，重吸收 HCO_3^- 上升，尿呈酸性。

（三）对机体的影响

1. 对心血管系统的影响　呼吸性酸中毒对心血管系统的影响与代谢性酸中毒时相似。

2. 对中枢神经系统功能的影响　急性呼吸性酸中毒通常有明显的神经系统症状。CO_2 直接舒张血管的作用，导致颅内压和脑脊液压力明显升高，眼底检查可见视盘水肿；早期症状为头痛、视觉模糊、烦躁不安、疲乏无力等；进一步发展则出现震颤、精神错乱、神志模糊、谵妄、嗜睡，甚至昏迷。此外，CO_2 分子为脂溶性，能迅速透过血脑屏障引起脑脊液中 H_2CO_3 增加；而 HCO_3^- 为水溶性，很难透过血脑屏障进入脑脊液，结果造成脑脊液内$[HCO_3^-]/[H_2CO_3]$的比值显著降低，导致脑脊液 pH 比血浆 pH 更低，这可能是呼吸性酸中毒时神经系统功能紊乱比代谢性酸中毒时更为显著的原因之一。

3. 对呼吸系统的影响　临床表现主要是呼吸困难，呼吸急促或呼吸抑制。

4. 对电解质代谢的影响　呼吸性酸中毒往往伴有高钾血症和低氯血症。

【诊断要点】

1. 根据原发病，病人有呼吸功能受影响的疾病基础，出现呼吸性酸中毒的症状，即应考虑存在呼吸性酸中毒。

2. 血气分析显示急性呼吸性酸中毒时，血浆 pH 明显下降，$PaCO_2$ 增高，血浆 HCO_3^- 浓度正常。慢性呼吸性酸中毒时，血液 pH 下降不明显，$PaCO_2$ 增高，血浆 HCO_3^- 浓度增加。

【病情判断】

（一）酸中毒

重度呼吸性酸中毒为 pH<7.25，需要给予机械通气治疗。

（二）肺脑综合征

发生于慢性呼吸衰竭，因 SaO_2 减低，及 CO_2 积聚，引起各种神经系统症状，称为肺脑综合征。临床表现为：①头痛、呕吐、视盘水肿（颅内压增高）；②精神症状，如兴奋谵妄、嗜睡、昏迷；③运动方面症状，如震颤、抽搐，面神经瘫痪，或出现短暂的偏瘫。

【治疗】

（一）急性呼吸性酸中毒的治疗

改善通气是治疗的关键，液体治疗仅是一种辅助措施。主要是使 CO_2 能有效排出，并纠正低氧血症。首先需解除呼吸道梗阻，清除口腔及气管内的分泌物，再做气管插管，必要时可做气管切开术，并行机械通气治疗。急性呼吸性酸中毒合并高钾血症所引起的心室纤颤，可用5%碳酸氢钠60~100ml，在5~10分钟内静脉内输注，使 K^+ 向细胞内转移并能减缓 pH 下降。

（二）慢性呼吸性酸中毒的治疗

1. 积极控制感染选用合适的支气管解痉药物，联合使用各种兴奋呼吸中枢的药物，改善患者的通气状况。

2. 消除 CO_2 积聚，改善缺氧当 $PaCO_2>70mmHg$，$AB>35\sim37mmol/L$ 时，已接近 CO_2 麻醉，应停止吸氧，积极给予机械通气治疗；常用的通气方式是间歇性正压通气；当换气功能衰竭时，则应使用呼气末正压。

3. 重症患者　病情严重，痰液黏稠，经上述各项处理不能改善病情时，可气管切开，以减少死腔，减少残余气的再吸入，改善通气功能，便于清除呼吸道内的分泌物，也便于施行间歇或较长期的机械通气。但须注意，使用机械通气时，须逐渐降低 $PaCO_2$，以免发生过度代偿的呼吸性酸中毒，使脑脊液 pH 突然升高，引起抽搐或昏迷加重。

【常见误区】

（一）误区一

如果 $PaCO_2$ 较高，而且持续一定时间，经治疗后 $PaCO_2$ 快速下降，可发生二氧化碳排出综合征，表现为血压下降、心动过缓、心律失常，甚至心搏停止。

（二）误区二

对呼吸性酸中毒的患者盲目补充碱性药物将增加治疗的复杂性，严重时甚至可危及生命。若 pH<7.20，可小剂量补充碳酸氢钠；但碳酸氢钠的应用只能暂时减轻酸血症，不宜长时间使用，且必须保证在有充分的肺泡通气的条件下才可发挥作用。

（三）误区三

慢性呼吸性酸中毒的患者在进行机械通气治疗时，要警惕通气障碍纠正后由于肾代偿后遗留的碱血症和低钾血症。

四、呼吸性碱中毒

呼吸性碱中毒（respiratory alkalosis）是指由于肺通气过度使 CO_2 呼出过多，导致血浆 H_2CO_3 浓度或 $PaCO_2$ 原发性减少，导致血 pH 升高。呼吸性碱中毒可分为急性呼吸性碱中毒和慢性呼吸性碱中毒两类，急性者 $PaCO_2$ 每下降 10mmHg，HCO_3^- 下降约 2mmol/L；慢性时 HCO_3^- 下降 4~5mmol/L。呼吸性碱中毒的特点是：$PaCO_2$ 降低、pH 升高，又称低碳酸血症。

【病因和发病机制】

（一）病因和发病机制

1. 过度通气综合征　好发于有癔症、精神紧张、易激动及神经质的人，常见于癔症发作患者；由于快速而深长的呼吸，也能造成过度通气，引起呼吸性碱中毒。严重者可见头晕、感觉异常，偶尔有搐搦。

2. 代谢过盛甲状腺功能亢进及发热等病症时，通气可明显增加，超过了应排出 CO_2 量的需要，可导致呼吸性碱中毒。体温增高，如感染或特殊传染病，或外界气温高引起体温增高时，常伴有过度通气。因而，通气量并非完全取决于体液中 H^+ 浓度和 $PaCO_2$，也与代谢强度和需氧量等情况有关；此时的通气过度可能是肺血流量增多通过反射性机制引起的。

3. 低氧血症　过度通气见于：①低张性缺氧，进入高原、高山、高空，或其他原因引起缺氧状态下；②肺部疾病，如肺炎、肺间质纤维化、肺水肿等发生低氧血症时；③充血性心力衰竭、低血压、严重贫血等；④先天性心脏病患者，由于右至左分流增加，而导致低张性低氧血症。上述因素均可引起血 H_2CO_3 下降而出现呼吸性碱中毒。

4. 中枢神经系统的外伤或疾病　如颅脑损伤、脑膜炎的早期、脑桥肿瘤及其他脑病，均可出现过度通气，引起呼吸性碱中毒。

5. 药物中毒 如水杨酸中毒的早期，水杨酸在血中的浓度过高，使呼吸中枢受刺激，引起过度通气。

6. 革兰阴性杆菌血流感染 革兰阴性杆菌进入血流繁殖，在体温、血压还没有发生变化时即可出现明显的通气过度。$PaCO_2$ 可低至17mmHg；此变化非常有助于诊断。

7. 呼吸机使用不当 机械通气参数设置不当，或患者呼吸频率浅速，引起过度通气，以致发生呼吸性碱中毒。

8. 严重肝脏疾病肝硬化腹水及血 NH_3 升高者可出现过度通气，可能系 NH_3 对呼吸中枢的刺激作用引起的；腹水上抬膈肌也有刺激呼吸的作用，但是无肝硬化的腹水患者却无过度通气的现象。

9. 代谢性酸中毒被迅速纠正 使用 $NaHCO_3$ 纠正代谢性酸中毒，细胞外液 HCO_3^- 浓度迅速升至正常，但 H^+ 通过血脑屏障缓慢，约需12～24小时，此时脑内仍为代谢性酸中毒，故过度通气仍持续存在。

10. 妊娠 有中等程度的通气增加，它超过 CO_2 产生量，认为系黄体酮对呼吸中枢的刺激作用，人工合成的黄体酮制剂也有类似作用。妊娠反应期因呕吐、饮食不足可发生酮症酸中毒，妊娠反应期过后则可发生呼吸性碱中毒，有时出血手足搐搦。

11. 腹部或胸部手术 术后因切口痛，咳痰时不敢深吸气，以致呼气长于吸气，易造成过度通气。

（二）机体的代偿调节

呼吸性碱中毒是由通气过度所致，故肺不能有效发挥其代偿作用。

1. 细胞内外离子交换和细胞内缓冲作用 是急性呼吸性碱中毒的主要代偿方式。①细胞内外离子交换，急性呼吸性碱中毒状态下，H^+ 自细胞内液转移至细胞外液以补充减少了的 H^+，而 K^+ 及 Na^+ 则自细胞外液转移至细胞内液。②细胞内缓冲，当血浆 $PaCO_2$ 降低时，H_2CO_3 下降，HCO_3^-/H_2CO_3 比值增大，HCO_3^- 相对增多，可进入细胞内进行缓冲，HCO_3^- 自血浆向红细胞转移，同时 Cl^- 自红细胞向血浆转移。血 $NaHCO_3$ 减少，以维持pH不致明显升高。H^+ 可由细胞内缓冲物质（如酸性磷酸盐或HPr、HHb等）提供以补充细胞外液下降了的水平。这种细胞内缓冲，红细胞担负约1/3，其他细胞担负约2/3。

例如血浆 $PaCO_2$ 迅速下降10mmHg，即从正常的40mmHg降至30mmHg，则 HCO_3^- 降低2mmol/L左右。且 HCO_3^- 降低也有一定代偿限度，一般急性患者下降不超过6mmol/L，即AB不低于18mmol/L；因此常为失代偿者。

2. 肾脏代偿 是慢性呼吸性碱中毒主要代偿措施。当血液 $PaCO_2$ 下降、HCO_3^- 减少时，肾小管上皮细胞碳酸酐酶活性降低，H^+ 生成和排出下降。$NH_3 \rightarrow NH_4^+$ 也因排出的 H^+ 下降而减少。与此同时，HCO_3^- 重吸收减少而排出增多；肾泌 H^+ 下降，泌氨下降，重吸收 HCO_3^- 下降，尿呈碱性。此种呼吸性碱中毒由于 Cl^- 向红细胞外转移增加，故血浆 Cl^- 升高。

在慢性呼吸性碱中毒时，血浆 HCO_3^- 与 $PaCO_2$ 之间的关系如下式所示：$\Delta[HCO_3^-] = \Delta PaCO_2 \times 0.5 \pm 2.5mmol/L$。

例如：血浆 $PaCO_2$ 每降低10mmHg，HCO_3^- 可下降约5mmol/L。比急性患者的代偿反应明显，因慢性者有较充分的代偿时间。但其代偿也有一定限度，一般病人血浆 HCO_3^- 不会低于12mmol/L。

（三）病理生理改变

急性呼吸性碱中毒病人临床表现较为明显，由于组织缺氧，患者有头痛、头晕及精神症状;也可表现为气促,眩晕,易激动,四肢及口周围感觉异常等。严重者有意识障碍,其机制可能系 $PaCO_2$ 下降,导致脑血管收缩而缺血,脑血流量下降。由于血清游离钙降低引起感觉异常,如口周和四肢麻木及针刺感,甚至搐搦、痉挛、Trousseau 征阳性;碱血症时血浆游离钙减少,钙与血浆蛋白质结合增多,神经肌肉兴奋性增高,出现手足搐搦症;手足搐搦是血浆 Ca^{2+} 浓度下降所致。慢性呼吸性碱中毒症状较轻,因代偿发挥较充分。呼吸性碱中毒与代谢性碱中毒一样,也能导致低钾血症和组织缺氧。

呼吸性碱中毒发生 6 小时以内者,肾脏尚显示出明显代偿功能,称为急性呼吸性碱中毒。动脉血 $PaCO_2$ 降低,AB<SB,而 BB 及 BE 则无明显改变。如 $PaCO_2$ 在 32mmHg 以上,则血液 pH 可能在正常范围内;如 $PaCO_2$ 在 32mmHg 以下,则血浆 pH 高于 7. 43。

呼吸性碱中毒发生 6~18 小时后,肾脏已显出代偿功能,称为持续性呼吸性碱中毒,或称为慢性呼吸性碱中毒;此时,$PaCO_2$ 仍低,但已得到完全代偿,pH 多处于正常范围,AB<SB,BB、BE 明显减少。

【诊断要点】

诊断要点包括:①根据病史、体征及血气分析,可以得出急性或慢性呼吸性碱中毒的诊断;根据病史和临床表现可初步做出诊断,血气分析可以确定诊断;血液 pH 增高,$PaCO_2$ 下降,HCO_3^- 下降;②急性呼吸性碱中毒,$PaCO_2$ 每下降 10mmHg,血浆 HCO_3^- 约减少 2mmol/L,其代偿极限估算公式为:$\Delta[HCO^{3-}] = 0.2\times\Delta PCO_2 \pm 2.5$;③慢性呼吸性碱中毒,$PCO_2$ 每下降 10mmHg,血浆 HCO_3^- 约减少 5mmol/L,其代偿极限估算公式为:$\Delta[HCO^{3-}] = 0.5\times\Delta PCO_2 \pm 2.5$;④血气分析,$HCO_3^-$ 浓度及血 pH 升高。急性呼吸性碱中毒:pH 急剧上升,$PaCO_2$ 下降,AB 小于 SB;慢性呼吸性碱中毒:pH 上升,$PaCO_2$ 下降,AB 小于 SB;⑤实验室检查血钾浓度常减低,血清 Cl^- 浓度增加。

【病情判断】

要点包括:①由于 $PaCO_2$ 减低,呼吸中枢受抑制,临床表现呼吸由深快转为浅快、短促,甚至间断叹息样呼吸,提示预后不良;②碱血症程度严重,pH>7. 55,有发生室性心律失常、抽搐等严重致命性并发症的危险。

【治疗】

治疗要点包括:①积极治疗其原发病,在治疗原发病的过程中呼吸性碱中毒能逐渐恢复;②对过度通气的病人,可给吸入含 5%CO_2 的氧气;降低病人的通气过度,如为精神性通气过度可用镇静剂。行机械通气治疗者,可使用肌肉松弛剂,并应用控制通气调节 $PaCO_2$,使 pH 下降;③对癔症及神经质病人或精神紧张易激动者,为提高 $PaCO_2$ 可用较大的纸袋或长筒袋,罩于口鼻上进行呼吸,以增加呼吸道死腔,减少 CO_2 的呼出和丧失,以增加 $PaCO_2$,可以促进呼吸中枢转入正常呼吸;④胸、腹部手术后咳痰时,采取暂时强迫闭气的方法(以手指捏鼻、闭口 8~10 秒)可将呼吸导入正常;⑤手足搐搦者可静脉适量补给钙剂,以增加血浆 Ca^{2+} 浓度(缓注 10%葡萄糖酸钙 10ml);⑥当碱血症严重,则补盐酸精氨酸,也可考虑补充 HCl 和其他氯化物,因血 Cl^- 升高,可促进肾脏排出 HCO_3^-,以利于碱中毒的纠正。

【常见误区】

(一)误区一

由于血 pH 高时氧合血红蛋白不易离解,故虽血氧饱和度正常,组织亦可呈现缺氧症状。

(二)误区二

当病情延续至数日,则应注意补充 K^+。

五、混合型酸碱失衡

混合型酸碱失衡，又称混合型酸碱平衡紊乱（mixed acid-base disorders）指两种或两种以上单纯性酸碱平衡紊乱同时并存。四种单纯型酸碱紊乱，可以分别组成多种混合型酸碱紊乱；其中有酸碱一致的混合型，即两种酸中毒并存，或是两种碱中毒并存；如果病人既有酸中毒又有碱中毒，这种情况称为酸碱混合型。双重性酸碱平衡紊乱又分成两类，即相加型酸碱平衡紊乱和相抵消型酸碱平衡紊乱。三重性酸碱紊乱仅见于代谢性酸中毒加代谢性碱中毒合并呼吸性酸中毒或呼吸性碱中毒两种情况，因为呼吸性酸中毒与呼吸性碱中毒不可能在同一病人身上发生。

【病因和发病机制】

（一）双重性相加型酸碱失衡

1. 代谢性酸中毒合并呼吸性酸中毒　又名混合性酸中毒，常见于：①慢性阻塞性肺疾病（Ⅱ型呼吸衰竭）并发感染性休克，即低氧血症伴高碳酸血症型呼吸衰竭，因缺氧产生代谢性酸中毒，多为慢性呼吸性酸中毒，同时合并缺氧引起的乳酸性酸中毒；②心搏和呼吸骤停，呼吸和血液循环突然停止，通气换气功能停止引起急性呼吸性酸中毒，因组织缺氧产生乳酸性酸中毒；③肺水肿，特别是急性和慢性左心衰竭引起的广泛肺水肿，可导致呼吸性酸中毒和乳酸性酸中毒；④一氧化碳中毒。代谢性酸中毒合并呼吸性酸中毒的患者，由于两种紊乱都使血浆 H^+浓度增加，故 pH 显著降低；由于代谢性酸中毒使血浆 HCO_3^-浓度和 $PaCO_2$ 降低，而呼吸性酸中毒使这两项数值增大，其最终结果将取决于占优势的一方。

2. 代谢性碱中毒合并呼吸性碱中毒　常见于：①肝硬化患者因 NH_3 刺激而过度通气发生呼吸性碱中毒时，若发生呕吐或接受利尿剂治疗，引起低钾血症，可发生代谢性碱中毒；②颅脑外伤引起过度通气时又发生剧烈呕吐；③严重创伤因剧痛可致通气过度发生呼吸性碱中毒，若大量输入库存血则可因枸橼酸盐输入过多，经代谢后生成 HCO_3^-过多而发生代谢性碱中毒；④发热呕吐的患者，因发热有过度通气引起呼吸性碱中毒，同时严重呕吐丢失胃酸而致代谢性碱中毒。呼吸性碱中毒伴代谢性碱中毒的患者，由于两种紊乱都使血浆 H^+浓度降低，故血浆 pH 显著升高。此外，呼吸性碱中毒使 $PaCO_2$ 和血浆 HCO_3^-浓度都降低，而代谢性碱中毒使这两项指标都增高，其最终结果将取决于占优势的一方。

（二）双重性相抵消型酸碱失衡

1. 代谢性酸中毒合并呼吸性碱中毒　在代谢性酸中毒的基础上由于过度通气而并发呼吸性碱中毒。可见于：①肾功能不全患者有代谢性酸中毒，又因发热而过度通气引起呼吸性碱中毒；流行性出血热患者常有高热又有休克和肾功能严重损害；②重症感染性休克患者，组织血液灌流障碍和肾脏排尿减少引起代谢性酸中毒，高热时的通气过度引起呼吸性碱中毒。此时，代谢性酸中毒使血浆 H^+浓度增加，而呼吸性碱中毒使血浆 H^+浓度降低，血浆 pH 将取决于两种紊乱的严重程度，多数在正常范围内，但也可以增高或者降低。

2. 呼吸性酸中毒合并代谢性碱中毒　主要见于慢性肺源性心脏病患者，由于慢性阻塞性肺疾患引起显著的慢性呼吸性酸中毒，同时由于心力衰竭而长期大量应用利尿剂，不断丢失 Cl^-和 K^+，易合并代谢性碱中毒。若患者伴有呕吐或应用碱性药物的条件，则更容易发生此种紊乱。由于呼吸性酸中毒使血浆 H^+浓度增高，而代谢性碱中毒使血浆 H^+浓度降低，血浆的 pH 最终将取决于两种紊乱的严重程度，多数在正常范围内，也常低于正常值，少数病人可高于正常上限。

3. 代谢性酸中毒合并代谢性碱中毒 可见于:①某些急性胃肠炎患者有剧烈的上吐下泻症状,频繁呕吐丢失胃酸,严重腹泻又可丧失 HCO_3^-;②肾衰竭或糖尿病患者伴有剧烈呕吐,肾衰竭或糖尿病酮症引起代谢性酸中毒,剧烈呕吐引起代谢性碱中毒。代谢性酸中毒使血浆 pH、$PaCO_2$ 和 HCO_3^- 浓度均降低,而代谢性碱中毒使这三项指标均增高,最终结果将取决于占优势的一方。因此,三项指标可以降低,也可以升高;如果两种紊乱程度大致相等,各项指标可能完全在正常范围内。

(三)三重性酸碱失衡

同时并存三种单纯性酸碱平衡紊乱,为三重性酸碱失衡(triple acid-base disorders)。三重性酸碱失衡只存在两种类型:①代谢性酸中毒合并代谢性碱中毒和呼吸性酸中毒;②代谢性酸中毒合并代谢性碱中毒和呼吸性碱中毒。常用单纯性酸碱失衡的预计代偿公式见表 1-5-2。

表 1-5-2 常用单纯性酸碱失衡的预计代偿公式

原发性失衡	原发性变化	继发性代偿	预计代偿公式	代偿时限	代偿极限
代谢性酸中毒	$[HCO_3^-]\downarrow$	$PaCO_2\downarrow$	$\Delta PaCO_2\downarrow=1.2\Delta[HCO_3^-]\pm2$	12~24 小时	10mmHg
代谢性碱中毒	$[HCO_3^-]\uparrow$	$PaCO_2\uparrow$	$\Delta PaCO_2\uparrow=0.7\Delta[HCO_3^-]\pm5$	12~24 小时	55mmHg
呼吸性酸中毒	$PaCO_2\uparrow$	$[HCO_3^-]\uparrow$			
急性			$\Delta[HCO_3^-]\uparrow=0.1\Delta PaCO_2\pm1.5$	数分钟	30mmol/L
慢性			$\Delta[HCO_3^-]\uparrow=0.35\Delta PaCO_2\pm3$	3~5 天	42~45mmol/L
呼吸性碱中毒	$PaCO_2\downarrow$	$[HCO_3^-]\downarrow$			
急性			$\Delta[HCO_3^-]\downarrow=0.2\Delta PaCO_2\pm2.5$	数分钟	18mmol/L
慢性			$\Delta[HCO_3^-]\downarrow=0.5\Delta PaCO_2\pm2.5$	3~5 天	12~15mmol/L

说明:Δ 表示变化值;代偿极限:指单纯型酸碱失衡代偿所能达到的最小或最大值;代偿时限:指体内达到最大代偿反应所需的时间

【诊断要点】

酸碱失衡的诊断要点为:①同时测定电解质及血气分析,如:高钾血症疑有酸血症,血钾低疑有碱血症;血氯高要疑有代谢性碱中毒;②计算血 HCO_3^- 浓度,排除实验室误差;③计算阴离子间隙;④计算酸碱失衡的代偿值;⑤作出诊断。简述各混合型的诊断要点。

(一)呼吸性酸中毒合并代谢性酸中毒

呼吸性酸中毒合并代谢性酸中毒使酸中毒加重,血 pH 明显下降,$PaCO_2$ 高,HCO_3^- 浓度降低,BE 负值增大。

(二)呼吸性酸中毒合并代谢性碱中毒

两者结合酸碱紊乱互相抵消,故血 pH 减低幅度小,可在正常范围内,也可因代谢性碱中毒占优势而升高,$PaCO_2$ 因代谢性碱中毒的代偿而升高不显,血浆 HCO_3^- 浓度显著升高,BE 正值增大,常伴有血钾、血氯降低,SB、AB、BB 均升高。

(三)代谢性酸中毒合并呼吸性碱中毒

酸碱紊乱结合的结果可互相抵消;血浆 HCO_3^- 浓度和 $PaCO_2$ 显著下降,SB、AB、BB 均降低,BE 负值增大。

（四）代谢性碱中毒合并呼吸性碱中毒

两者结合使碱中毒程度更重，血 pH 明显升高，$PaCO_2$ 代偿性升高明显，HCO_3^-浓度增高，BE 正值增大。

（五）代谢性酸中毒合并代谢性碱中毒

酸碱紊乱两者互相抵消，血 pH 正常，缓冲碱、BE 等改变，因二者可互相抵消而在正常范围。

（六）三重混合性酸碱失衡

如呼吸性酸中毒+代谢性碱中毒+代谢性酸中毒，呼吸性碱中毒+代谢性碱中毒+代谢性酸中毒。①呼吸性酸中毒型三重酸碱紊乱特点为：$PaCO_2$、HCO_3^-和 AG 升高，pH 和 Cl^-降低；②呼吸性碱中毒型三重酸碱紊乱和特点为：pH 和 AG 升高，$PaCO_2$、HCO_3^-和 Cl^-降低。三重失衡按 Narins 等的分类，不论代谢性酸中毒是否为高 AG 性的，也不论呼吸性酸中毒或呼吸性碱中毒是急性或慢性，都一律以代谢性酸中毒、呼吸性酸中毒、呼吸性碱中毒的名义来参加三重失衡的组合。近年提出的潜在的 HCO_3^-（potential 或 hidden HCO_3^-）概念对判断三重酸碱失衡很有帮助。在高 AG 性代谢性酸中毒时，如消耗 HCO_3^-数和代谢性碱中毒 HCO_3^-增加数完全相等，则所消耗的 HCO_3^-必将引起等量 AG 升高（ΔAG），潜在的 HCO_3^-应等于实测 $HCO_3^-+\Delta AG$。潜在的 HCO_3^-可进一步帮助判断是否有代谢性碱中毒存在。

【病情判断】

呼吸性酸中毒合并代谢性酸中毒多为预后不良的征兆。

【治疗】

（一）混合性酸碱失衡的处理原则

①注重针对基础疾病或病因的治疗；②明确原发性与继发性，治疗原发性，继发性不必去纠正；③与水、电解质关系密切，如低钾、低氯性碱中毒，必须纠正电解质紊乱；④只要不存在高钾血症就应补钾，不存在排水障碍就应补充水分，通常补充 0.9%NaCl 溶液；⑤三重酸碱失衡，如 pH 正常就不必使用碱性或酸性药物，但 pH 明显升高或降低，则按碱血症或酸血症处理。

（二）代谢性酸中毒合并呼吸性酸中毒

此型酸碱失衡，HCO_3^-减低，$PaCO_2$ 增高，pH 可显著降低。治疗主要在于改善通气、纠正缺氧与 CO_2 潴留及去除引起代谢性酸中毒的病因，并在综合治疗的基础上，适当补充碱性药物，使 pH 回升。pH<7.20 是用碱性药物的指征，应及早用药，使 pH 上升到 7.20~7.30，或使 HCO_3^-浓度上升到 15~18mmol/L。

（三）代谢性碱中毒合并呼吸性酸中毒

此型失衡 $PaCO_2$ 增高，HCO_3^-增高且高于呼吸性酸中毒时 HCO_3^-代偿预计值，pH 可正常、轻度增高或轻度降低，故常不需要特别纠正 pH。然而对原发性代谢性碱中毒的治疗很重要，因为增高的 HCO_3^-可抑制呼吸，甚至相当严重。在治疗上首先应去除引起代谢性碱中毒的诱因，如停用排钾利尿剂、肾上腺皮质激素、呼吸兴奋剂，以及调节机械通气的分钟通气量，治疗呕吐等。酌情选用以下治疗方法：①补氯补钾；②乙酰唑胺的应用；③静脉输注稀盐酸。

（四）代谢性碱中毒合并呼吸性碱中毒

此型失衡 HCO_3^-增高，$PaCO_2$ 减低或正常，pH 增高。该复合型失衡可出现严重碱血症，严重影响病人的预后。为使 pH 降至正常，必须同时纠正两种原发性失衡，如补 Cl^-、补 K^+ 和补充细胞外液以治疗代谢性碱中毒，通过各种措施提高 $PaCO_2$，以治疗呼吸性碱中毒。然而，在纠正引起过度通气的病因之前，要使得过度通气患者的 $PaCO_2$ 升高很困难。对这类复合型酸碱失衡的治疗，应把注意力集中在纠正代谢性碱中毒，而对呼吸性碱中毒可允许存在。

（五）代谢性酸中毒合并呼吸性碱中毒

此型多较严重，表现为：$PaCO_2$ 降低，HCO_3^- 降低，AG 增高。对此型酸碱失衡治疗应注意 pH，如果 pH 正常，只治疗原发病和纠正电解质紊乱，不宜使用酸性药物或碱性药物，否则治疗不当会导致 pH 明显异常。以代谢性酸中毒为主者，pH<7.20 时可适当给予少量碱性药物，使 pH>7.20，同时积极治疗原疾病；以呼吸性碱中毒为主者，在积极治疗原发疾病的同时，注意不应使 pH>7.50。

（六）代谢性酸中毒合并代谢性碱中毒

此型失衡 AG 值增高可作为判断代谢性酸中毒的指标。如果血气分析结果都在正常范围，但 AG 明显增高，则可判断代谢性酸中毒合并代谢性碱中毒的存在。此时，因 pH 通常很少偏离正常，故治疗应放在基础疾病上。应该记住，在纠正此复合型酸碱失衡中的某一失衡时，可能会使另一失衡失去对抗而加重，从而可使 pH 明显偏离正常，加重病情，处理时应十分慎重。

【常见误区】

（一）误区一

对混合性酸碱失衡的治疗要分清矛盾的轻重主次，对严重而主要者先治，原因易除者早治，注意水、电解质紊乱的调治。

（二）误区二

强调在整个治疗全过程中应以 pH 的变化作为指导治疗的准则，注意在一种原发酸碱失衡被纠正后会引起或加重另一种原发性酸碱失衡的程度。

（王锦权）

第六章

危重病监测

第一节　体循环血压监测

血压指血管内的血液对于单位面积血管壁的侧压力，即压强；体循环血压监测是最基本的监测项目。重症患者，尤其是血流动力学不稳定及应用血管活性药物治疗的患者，需要进行体循环血压监测，以便及时判断病情、采取相应治疗策略措施及时精确治疗。无创血压监测是常规监测手段，但对低血压、休克、无脉症等患者应该选用有创血压监测。持续有创血压（invasive blood pressure，IBP）监测比连续无创血压（non invasive blood pressure，NIBP）监测对血压变化的反映更及时、更准确、更有效。

【方法和原理】

血压的测定是以大气压为基点，用血压高过大气压的数值表示血压的高度，通常以毫米汞柱（mmHg）为单位（1mmHg = 0. 133kPa）。左心室收缩将血液射入主动脉，故主动脉血压最高，并随心脏的收缩和舒张而升降，血液在流动中不断克服阻力而消耗能量，血压随之降低；在各段血管中，血压降落幅度与该段血管对血流的阻力成正比。各段血管的平均血压大致为：主动脉、大动脉 100mmHg，中动脉 97mmHg，小动脉首端 95mmHg，微动脉首端 85mmHg，毛细血管动脉端 30mmHg，毛细血管静脉端 10mmHg，上、下腔静脉 4 ~ 12cmH_2O。右心室射血入肺动脉，由于肺循环途径短，阻力小，故肺动脉压约为主动脉压的 1/6。医学上通常称的血压，是指肱动脉血压，它与主动脉血压近似，其他血管的血压则需冠以该血管的名称。

（一）无创血压的监测

利用袖带充气至一定压力时完全阻断血流，随袖带压力的减低，动脉血管呈现由完全阻闭→逐渐开放→完全开放的过程；动脉管壁的搏动将在袖带内气体中产生气体震荡波，气体震荡最强处就是被测部位的动脉压，称血压。临床多选取肱动脉处作为测量部位。

（二）有创动脉血压监测

经周围动脉插管直接测量动脉压力的一种方法，压力换能器可将压强能转变为电能，通过压力换能器测量动脉血管内整个心动周期的压力变化，连续测量的收缩压、舒张压及平均脉压，并将其数值和波形显示于监护仪荧光屏上。有创动脉血压监测为持续性的动态变化过程，不受人工加压、袖带宽度及松紧度影响，其数值准确可靠，随时可以取值；还可以根据动脉血压波形变化来判断分析心肌收缩能力。

【正常值】

人体正常的血压范围是收缩压 90 ~ 140mmHg（12. 0 ~ 18. 7kPa），舒张压 60 ~ 90mmHg

(8.0~12.0kPa),高于这个范围就可能是高血压,低于这个范围就可能是低血压。

【临床意义】

(一) 收缩压(systolic blood pressure,SBP)

主要反映心肌收缩力和心排血量状况,其主要特性是克服器官临界关闭压,以维持各器官血流供应。SBP<90mmHg(12kPa)为低血压;SBP<70mmHg(9.3kPa),脏器血流减少;SBP<50mmHg(6.6kPa)易发生心搏骤停。

(二) 舒张压(diastolic blood pressure,DBP)

主要与冠状动脉及脑部血流等有关,因冠状动脉灌注压(CPP)= DBP-PCWP(或右房压)。

(三) 脉压

脉压=SBP-DBP,正常值30~40mmHg(4.0~5.3kPa),受每搏心排量和血容量的影响。

(四) 平均动脉压(mean arterial pressure,MAP)

是心动周期的平均血压,MAP=DBP+1/3(SBP-DBP)。

(五) 其他指标

动脉血压与心排血量、血容量和外周血管阻力有直接关系,反映心脏前、后负荷,心肌耗氧和作功及周围组织和器官血流灌注;是判断循环功能的有效指标,但不是唯一指标。

【影响因素】

(一) 无创血压监测

测量时身体要尽量保持放松,剧烈活动或运动时测血压,由于袖带的移动或肌肉紧张可导致较大误差。睡眠时,上臂位置的变化或被躯干压迫可影响血压读数的可信赖度。

(二) 神经体液因素

血压的高低不仅与心脏功能、血管阻力和血容量密切相关,而且还受到神经、体液等因素的影响,由于年龄、季节、气候和职业的不同,血压值也会有所不同,运动、吃饭、情绪变化、大便等均会导致血压升高,而休息、睡眠则会使血压下降。

(三) 精神刺激与情绪变化

精神刺激、情绪变化如兴奋、恐惧等常可导致SBP的明显上升,运动也可使SBP明显增加,特别是剧烈运动常使SBP上升达180~200mmHg(24.0~26.7kPa),运动停止后血压可下降。环境温度升高如洗温水浴等可使DBP降低,而温度降低如冬天洗冷水浴等可使SBP升高;血压是随着人们的年纪增长也有所升高。

(四) 休克

休克代偿期时,剧烈的血管收缩,可使血压保持或接近正常,故应定时测量血压并进行比较,血压逐渐下降,SBP低于90mmHg(12kPa),脉压小于20mmHg(2.67kPa)是休克存在的证据,血压回升,脉压增大,表明休克好转。

【注意事项】

注意事项包括:①NIBP监测对于重症患者和手术患者,易受患者体位,袖带的松紧,以及血压检测操作者的人为因素影响,且无法连续显示瞬间的血压变化;因此对于血压不稳定及失血性休克的重症患者,尤其是手术患者,IBP监测尤为重要。②各年龄段、不同人群患者血压的正常值不尽相同。③连续IBP监测在重症患者救治过程中,能准确、及时、动态监测血压,真实反映出重症患者即刻血压水平,更有利于在抢救过程中及时正确干预治疗,采取精准的治疗策略,救治效果也会提高。

第二节 中心静脉压监测

中心静脉压(central venous pressure,CVP)是指右心房及上、下腔静脉胸腔段的压力,它可判断病人血容量、心功能与血管张力的综合情况。CVP 是常用的血流动力学监测指标之一,数值及波形的变化可持续、动态地显示在监护仪上,能连续、直观地观察 CVP 的变化,可密切观察病情。CVP 由四部分组成:右心室充盈压、静脉内壁压、静脉收缩压和张力,以及毛细血管压。

【方法和原理】

(一)静脉选择

置管时首选锁骨下静脉或颈内静脉,经锁骨下静脉或右颈内静脉穿刺插管至上腔静脉。一般认为上腔静脉测压较下腔静脉测压更能准确反映右房压力尤其在腹内压增高等情况下。

(二)测定装置

用一直径 0.8~1.0cm 的玻璃管和刻有厘米水柱(cmH_2O)的标尺一起固定在输液架上,接上三通开关与连接管,一端与输液器相连,另一端接中心静脉导管;再扭动三通开关使测压管与静脉导管相通后,测压管内液体迅速下降,当液体降至一定水平不再下降时,液平面在量尺上的读数即为中心静脉压。有条件医院可用监护仪监测,通过压电换能器和监护仪相连,显示压力波形与数据。测压管零点,平卧位,平腋中线;侧卧位,平右侧第二肋间隙胸骨旁。

(三)插管前准备工作

插管前将连接管及静脉导管内充满液体,排空气泡,测压管内充液,使液面高于预计的静脉压;使用监护仪测压,使用前必须校零。

(四)穿刺部位

常规消毒、铺巾、局部麻醉穿刺后插入静脉导管,无论经锁骨下静脉、颈内静脉或股静脉穿入导管时,导管尖端均应达胸腔处。不测压时,扭动三通开关使输液瓶与静脉导管相通,以补液并保持静脉导管的通畅。

【正常值】

CVP 正常值为 5~10cmH_2O(0.49~1.18kPa);可以用作观察右心前负荷状况,也可对患者右心功能和血容量变化作出评估。

【临床意义】

(一)适应证

适应证包括:①急性循环衰竭患者,CVP 用以鉴别是否存在血容量不足或心功能不全;②大量补液、输血时,用以监测容量复苏状况,防止发生循环负荷过重;③拟行大手术的患者,以维持血容量在最适宜水平,保持循环功能稳定;④血压正常而出现少尿或无尿时,鉴别少尿为肾前性因素(脱水),还是肾性因素(肾衰竭)。

(二)临床意义

1. CVP<5cmH_2O(0.49kPa)提示右心房充盈欠佳或血容量不足,应迅速补充血容量;而 CVP>10cmH_2O(0.98kPa),则表示容量已补足,或容量血管过度收缩,也有心力衰竭的可能;应适度控制输液速度或采取其他相应措施。

2. CVP 为 15~20cmH_2O(1.47~1.96kPa)提示右心功能不良或血容量超负荷,有发生肺水肿的危险,应暂停输液或严格控制输液速度,并给予速效洋地黄制剂和利尿药或血管扩张剂。

3. CVP>20cmH_2O(1.96kPa)如有明显腹胀、肠梗阻、腹内巨大肿瘤或腹部大手术时,利用股静脉插管测量的 CVP 可高达 25cmH_2O(2.45kPa)以上,但不能代表真正的 CVP。

4. 其他 CVP 降低的情况 CVP 低也可见于脓毒症、高热所致的血管扩张;脓毒症患者虽 CVP<10cmH_2O(0.98kPa),也有可能发生肺水肿,应予注意。

5. 其他注意事项 CVP 作为评估容量的指标有一定局限性,应同时结合 CI 才能准确判断患者的容量状况。当患者出现 CVP 异常增高时,CVP>10cmH_2O(0.98kPa),应该考虑以下方面问题:①心脏周围压力过大或者静脉回流受阻:如心脏压塞,机械通气过程中内源性呼气末正压或者呼吸叠加,张力性气胸等;②静脉回流血量超过了右心室处理能力:如右心衰竭,严重的三尖瓣病变,肺循环阻力显著增加(大面积的肺栓塞、肺动脉高压、ARDS、左心衰竭等)。

【影响因素】

CVP 受多种因素影响,如:①血容量;②静脉血管张力;③右心室排血能力;④胸腔或心包内压力;⑤静脉回心血量等。CVP 取决于心脏射血能力和静脉回心血量之间的相互关系,心脏射血能力下降,CVP 升高;静脉回心血量增加,CVP 增高;同时还受胸腔内压力改变、体位、呼吸运动等多种因素的影响。

(一) 导管置入的深度及通畅度

使用单腔或双腔静脉导管,成人一般选择 16G(长 15cm),置入深度 7~8cm。置入过深易致 CVP 值偏低,反之则偏高。因静脉压是由浅静脉到深静脉、到右心房逐渐降低的。双腔静脉导管测压应选择主孔通道;长期置管、输注营养液或封管不正确导致导管阻塞、附壁血栓形成,可致测得的 CVP 值偏差较大,故每次测压前应评估导管的通畅情况。

(二) 体位的影响

测压装置的零点,平卧位取腋中线第四肋间与右心房在同一水平线上,因此平卧位是测定 CVP 的标准体位。患者半卧位(45°)和平卧位之间 CVP 呈线性正相关关系,平卧位 CVP=3.36+0.59×半卧位 CVP(45°),避免了因体位改变带来的不良影响。

(三) 测定使用溶液黏稠度

导管内注入液体的比重和黏稠度影响 CVP 的测定值。如测压时注入 50%葡萄糖溶液,可使 CVP 测定值下降。

(四) 机械通气

机械通气多为正压通气,会导致胸内压和肺容积的改变,间接影响 CVP 测量结果。在测量机械通气患者的 CVP 时,应注意通气模式、PEEP 值及呼吸频率都将对 CVP 值产生影响,脱机状态下测量可得到更准确的 CVP 值。

(五) 人工气腹或腹高压

腹腔镜技术不断发展,人工气腹大量使用,术中监测 CVP 指导输液、输血及急救时,要考虑到人工气腹和腹高压的存在会影响 CVP 监测的准确性。人工气腹或腹高压对 CVP 的影响可能是腹腔大静脉血管受压,静脉回心血量骤增,表现为气腹早期 CVP 快速上升,随后腹腔内压的压迫使腹部及下肢血液回流减慢,回心血量减少,CVP 开始下降以及气腹增加了胸腔内压,使肺循环阻力增加等原因所致。

（六）血液净化机械泵的作用

为了提高血液净化患者液体平衡的管理水平，CVP 监测是常用的手段。如果 CVP 测压点位于上腔静脉附近，体外机械泵的抽吸作用，影响测量值的准确性。

（七）胸腔内压的改变

患者深呼吸、咳嗽、躁动、腹胀、吸痰、抽搐等因素都会不同程度地增加胸内压，使 CVP 增高。测 CVP 时应尽量使胸内压保持不变，当患者出现烦躁、咳嗽、抽搐时，应待其安静后再监测；患者有痰时不主张监测 CVP，因为患者会出现呼吸费力、躁动或咳嗽等现象；测量 CVP 时应尽量使患者处于平静状态。

【注意事项】

注意事项包括：①如测压过程中发现静脉压突然出现显著波动性升高时，提示导管尖端进入右心室，立即退出一小段后再测，这是由于右心室收缩时压力明显升高所致。②如导管阻塞无血液流出，应用输液瓶中液体冲洗导管或变动其位置，若仍不通畅，可用肝素或枸橼酸钠冲洗。但应该慎用，防止将小血栓冲入血流，引起肺小动脉栓塞。③测压管留置时间过长，易发生静脉炎、血栓性静脉炎及导管相关性感染，故需严格无菌操作，用抗凝剂定时冲洗，以防血栓形成。④测压管 0 点必须与右心房中部在同一水平，体位变动时应重新调整位置；导管应保持通畅及密闭，否则会影响测压结果。⑤CVP 是静态压力指标，而通常被用作容量指标。单独的静态压力指标并不能很好地反映心脏前负荷；虽然压力和容量性前负荷存在一定相关性，但对特定个体就某一 CVP 值来说，对心脏前负荷的评估并不准确。必须指出，评价 CVP 的临床意义，应当从血容量、心功能及血管状态三方面考虑，结合临床综合判断。

第三节 心排血量监测

心输出量（cardiac output，CO）是指每分钟左心室或右心室射入主动脉或肺动脉的血量，是临床上了解循环功能最重要的基础指标之一。左、右心室的输出量基本相等，心室每次搏动输出的血量称为每搏输出量（stroke volume，SV），人体静息时约为 70ml（60～80ml），如果平均心率为 75 次/分，则每分钟输出的血量约为 5000ml（4500～6000ml），即每分心输出量。通常所称 CO，都是指每分心输出量。CO 可反映整个循环系统的功能状况，包括心脏机械做功和血流动力学，并能了解前、后负荷，心率及心肌收缩力；不仅对评估患者的心功能具有重要意义，同时对于补液、输血和心血管活性药物使用等也有指导价值；还可通过 CO 计算其他血流动力学参数，如 CI、SV 等。常用于重症患者的血流动力学监测的参数有：

1. 左室射血分数（left ventricular ejection fractions，LVEF）搏出量占心室舒张末期容积的百分数称射血分数，常用 LVEF 表示；安静状态下，正常成人左室舒张末期容积约为 125ml，收缩末期容积约为 55ml，二者差值即搏出量，为 70ml。可见，心室在每次射血时，并未将心室内充盈的血液全部射出。

2. 心脏指数（cardiac index，CI）是单位体表面积（m^2）的心输出量；是将由心脏泵出的血量（L/min）除以体表面积（m^2）得出的数值，进而使体型大小不一的患者可以进行直接比较。

3. 每搏量变异度（SVV）通过对 CO 连续监测，计算 20 秒内最大心搏量与最小心搏量差与每搏量平均值的比值；即 SVV =（每搏量 max－每搏量 min）/每搏量 mean。SVV 为一动态指标，是以心肺交互作用为理论依据，融合了呼吸时胸腔压力变化以及循环系统容量状态对血流动力学的影响;因此,SVV 能准确、全面地评价患者循环容量状态。

【方法和原理】

（一）胸部生物阻抗法(thoracic electrical bioimpedance,TEB)

利用心动周期中胸部电阻抗的变化来测定左心室收缩时间并计算心搏量。其基本原理是欧姆定律(电阻=电压/电流),推算出的公式为:SV=(Vept. T. ΔZ/sec)/Zo 式中 Vept 是高频低安培通过胸部组织的容积,T 为心室射血时间;将该数学模式储存于计算机内,研制出该设备。操作简单:8 枚电极分别置于颈部和胸部两侧,即可同步连续显示心率(heart rate,HR)、CO 等参数的变化。它不仅能反映每次心跳时上述各参数的变化,也能计算 4、10 秒的均值。但易受患者呼吸、手术操作及心律失常等干扰。

（二）超声心排血量监测

1. 原理 采用连续波多普勒超声技术的超声心排血量监测仪(ultrasonic cardiac output monitor,USCOM),可在床边快速检测心脏及血管的血流动力学状态,测定患者的 SV、CO,直接反映心脏泵血功能。USCOM 主机根据声波频率的变化即频移(fΔ)通过多普勒效应公式 CfΔ=2Vf0cosθ 自动计算出物体运动速度;其中 f0 为探头发射频率,V 为待测红细胞流速,C 为超声波在血液中传播速度(1570m/sec),θ 为声束与血流方向的夹角。然而红细胞在心动周期中做变速运动,动脉内红细胞运动速度 V 为速度时间积分[∫v(t)dt,VTI],它由 USCOM 监测得到的多普勒血流流速波形图积分得出,则 SV=CSA∫v(t)dt,其中 CSA 为主、肺动脉瓣口横截面积,在收缩期其大小不变。成人和儿童主动脉瓣口直径(cm)AVOTD=0.01Ht(cm)+0.25cm。上述计算程序化整合在 USCOM 主机中,使得监测实时、简便、快速,排除心动周期中主动脉流出道周期性变化对 CO 的干扰。在临床应用中,由于心脏和肺的运动、受试者体位、身体结构变异和胸腔气体干扰,很难做到声波通过瓣口且与血流方向平行,这是经皮连续波多普勒无创测量 CO 偏小的重要原因。

2. 测量方法 将探头(2.0~3.3MHz)放在胸骨左缘第二至第五肋间获得肺动脉多普勒血流频谱,流速波形以时间速度波谱形式测量血流速度和时间的变化。一旦获得最佳波形图像,冻结并保存。计算方法:CO=HR×SV;SV=速度时间积分(VTI)×左心室流出道面积。VTI 是由监测峰流速计算得来,同时测量 HR,流出道面积是运用身高与直径回归方程计算进入 USCOM 装置,或利用另一个成像方法(如二维超声心动图)得来。USCOM 实时提供的血流动力学参数除 SV、CO 外,包括峰值速度(Vpk)、速度时间积分(Vti,即每搏距离)、HR、分钟距离(MD)、净射血时间百分率(ET%)、CI 和 SVR 等。

（三）Flo Trac/Vigileo 系统

1. 原理 Flo Trac/Vigileo 系统是由 Flo Trac 感应器和 Vigileo 处理/显示器组成。Flo Trac 感应器其本质为换能器,可以预加工传入信号,并向监护仪及 Vigileo 处理/显示器发送信号。Vigileo 处理/显示器可以根据动脉波形推算出 CO、CI、SV、SVI、SVV 等。此外,患者的实时 CVP 也可与 Vigileo 处理器中的信息整合,从而推算出 SVR 及体循环阻力指数(SVRI)。Vigileo 处理/显示器每 20 秒就可得出最近一次的血流动力学数据,报告一次血流动力学参数,从而达到连续监测血流动力学的目的 FloTrac/Vigileo 系统的基本原理仍是以 CO=脉搏频率(PR)×SV 公式为基础;其中,PR 为传感器经患者外周动脉采集的脉搏频率。而在 FloTrac/Vigileo 系统的运算中,SV 则是 σAP 与 χ 的乘积。其中,σAP 是该系统监测到的每 20 秒动脉压标准差,用于评估脉搏压力;χ 是通过对动脉波形(如波的对称性和峰态)分析得出的函数,其与患者的性别、年龄、体表面积及血管顺应性等因素相关,反应不同情况下的血管张力；σAP 与主动脉顺应性成负相关，与 SV 成正相关。因此，Flo Trac/Vigileo 系统是通过血流动力学模型，将血流与动脉压力相结合，而血管张力则决定了动脉压力与每搏量的动态关系。基于此理论，通过 FloTrac 公式，即 APCO＝PR×(σAP×χ) 计算瞬时 CO。

2. 操作与连接方法　经桡（股）动脉穿刺置入动脉导管，通过 FloTrac 的流量压力导管连接 Vigileo 监测仪，再输入病人年龄、性别、身高和体重，确认压力波形调零后启动监测；系统提供不同时间间隔显示结果（1、5 或 10 分钟）。该系统其具有创伤小、操作简单方便、可连续监测、敏感性强、不需要通过其他方法进行校正等特点。

【正常值】

CO 数值需注意：①CO 正常值 4~8L/min；②CI 正常值 2.6~4.2L/(min·m^2)；心排血量中度减低：2.2L/(min·m^2)>CI>1.8L/(min·m^2)；心排血量重度降低：CI<1.8L/(min·m^2)；③其他参数：SVV 正常值为≤10%；SVI 正常值为 40~60ml/m^2；SVRI 正常值为 1200~2000dyn·sec/(cm^5·m^2)。

【临床意义】

临床意义包括：①通过 CO 测定可判断心脏功能，诊断心力衰竭和低心排综合征，救治血流动力学不稳定的患者，指导治疗，评估患者的预后；②TEB 法操作简单、费用低，能动态观察 CO 的变化趋势；是无创连续性监测，便于前后对比；③USCOM 具有无创、直观、准确、灵敏、重复性好、快速、简便，实时连续监测，费用低廉等优点，适用范围广，尤其适用于幼儿和高龄患者；主要用于各种休克（包括创伤性、感染性等）、疗效观察、重症患者的血流动力学监测等；④Flo Trac/Vigileo 系统的心排量监测准确性在不断提高，创伤性小且无需人为校准、操作简单，能精确掌握患者的高血流动力学状态。优点：创伤小，仅需外周动脉（如桡动脉）置管；应用简易趋势图画面，方便回顾监测数据；创新性，该系统是真正的压力波形分析法，而非传统的“面积-轮廓”计算法。SVV 能准确、全面地评价患者循环容量状态，最佳阈值为 10%。通过连续、快速的监测 $ScvO_2$，可以更及时地了解患者机体氧供需状态，从而作出快速、准确的处理。组织氧供受多个因素影响，包括血液的氧合程度、携氧能力、心排量和组织利用氧的能力等。

【影响因素】

（一）TEB

TEB 在临床使用过程中，受到多种因素的影响，如：机械通气、心瓣膜病、肥胖、血流动力学稳定性差、心律失常等，导致心功能信息收集准确性较差。

（二）USCOM

USCOM 对肥胖、严重肺气肿、快速房颤等患者，难取得满意信号；对一些严重心力衰竭、心排血量明显低下者，信号捕捉困难，图形质量差，检测结果可能与实际差别较大。常规经胸骨上窝检测，难取得满意信号时，可尝试将探头置于锁骨上窝，可能获得满意信号。

（三）Flo Trac/Vigileo 系统

①某些心脏疾病，如主动脉瓣反流、二尖瓣反流时，动脉波形并不能真实地反映患者的心排血量；这些疾病患者监测结果的准确性尚不明确；②Flo Trac/Vigileo 系统无右房压、肺动脉压和 PCWP 等参数，限制了其对右心功能的监测；③SVV 监测仅适用于机械通气的患者，也只能反映患者一定范围内的容量变化；④对于有严重心律失常和使用 IABP 的患者该系统并不适用；⑤Flo Trac/Vigileo 在特殊情况下对心排量的监测结果存在较大偏差，如患者心脏功能受损、血流动力学不稳定、病态肥胖或气腹状态等。

【注意事项】

（一）TEB

TEB 由于其抗干扰能力差，尤其是不能鉴别异常结果是由于病人的病情变化引起，还是由于机器本身的因素所致，其绝对值有时变化较大，故在一定程度上限制了其在临床上的广泛使用。

（二）USCOM

①肥胖、严重肺气肿、快速房颤等患者，难取得满意信号；②对一些严重心衰竭、CO 明显低下者，信号捕捉困难，图形质量差，检测结果可能与实际差别大；③USCOM 无法测量射血分数和观察心脏结构，所以不能代替彩色多普勒超声心动图检查。

（三）Flo Trac/Vigileo 系统

①动脉穿刺应无菌操作，预防感染；穿刺成功后要固定好动脉导管，防止导管脱落；监测期间，要定期查看肢体皮肤温度和动脉搏动等情况；定时用肝素液冲管，以保持管道通畅，预防血液倒流及血栓形成；监测结束后，拔除动脉导管，压迫穿刺点 4~6 小时；②在正常血管阻力和高血管阻力状态下，系统与 CO 一致率分别为 87% 和 83%，均低于 90%，有待于进一步提高；③在心室异常扩大，心室功能减退的病人，心室的 CO 可能与正常人相比没有明显的差别，但实际上射血分数已明显下降；因此不能单纯依据搏出量来评定心脏的泵血功能；④SVV 值是基于每搏量计算得来，故其对液体治疗的反应性预测性也受到心脏节律以及心脏功能影响，在左心功能受损以及人工气腹的患者术中监测的 SVV 值并不准确。

第四节　脉搏血氧饱和度与呼气末二氧化碳监测

一、脉搏血氧饱和度

脉搏血氧饱和度（pulse oxygen saturation，SpO_2）是反映机体氧合状况的重要指标。血氧饱和度是指被结合氧容量占全部可结合氧容量的百分比，能及时、可靠地反映机体的氧合状态。

【方法和原理】

脉搏血氧仪主要测量脉率、血氧饱和度、灌注指数（perfusion index，PI），是监测 SpO_2 的重要工具，根据血红蛋白的光吸收特性而设计。SpO_2 由于其简单、方便、无创、测定结果可靠、能够持续监测而成为目前临床上常规监测血氧合功能的重要方法。脉搏就是指浅表动脉的搏动，正常人的脉搏和心搏是一致的，当房颤或频发期前收缩时脉率较心率少；脉率是每分钟的脉搏数。PI 反映了脉动血流情况，能反映出被检测者的肢体灌注状况。

典型的脉搏血氧仪带有两个发光二极管，这两个发光二极管面向待测部位，通常是指尖或耳垂；一只二极管释放波长为 660nm 的光束，另一只释放 905、910 或者 940nm。含氧的血红蛋白对这两种波长的吸收率与不含氧的差别很大，利用这个性质，可以计算出两种血红蛋白的比例。按照 Beer-Lambert 定律，R/IR 比值与 SaO_2 的函数关系应为线性关系，但由于生物组织是一种强散射、弱吸收、各向异性的复杂光学系统，不完全符合经典的 Beer-Lambert 定律，因而导致了表达红光和红外光吸光度相对变化测量值（R/IR 值），与动脉血氧饱和度（SaO_2）之间关系的数学模型建立困难；只能通过实验的方法来确定 R/IR 与 SaO_2 的对应关系，即定标曲线。大多数脉搏血氧仪生产厂家都以实验方法获取经验定标曲线以完成产品出厂前的预定标。如果没有合适的部位放置指夹式脉搏血氧饱和度探头，建议选用膜贴式脉搏血氧饱和度传感器。

【正常值】

（一）SpO_2 正常值

呼吸空气时，正常成人 SpO_2 为 95%~97%；新生儿为 91%~94%。SpO_2 和 PaO_2 有良好的相关性（r=0.84~0.99），呈正相关，故在一定范围内测定 SpO_2 可以代表相应的 PaO_2。SpO_2 在 90%~94%为失饱和状态，<90%为低氧血症。吸入氧浓度过低、呼吸道梗阻、通气不足、肺内分流量增加、循环功能障碍等均可导致低氧血症。

（二）脉率正常值

为 60~100 次/分，脉搏细速常出现在血压下降之前，有时血压虽然仍低，但脉搏清楚，手足温暖，往往表示休克趋于好转。

（三）PI 值

反映了血流灌注能力；脉动的血流越大，脉动分量就越多，PI 值就越大。因此，测量部位（皮肤、指甲、骨骼等影响）和患者本身的血流灌注情况（动脉血液的流动情况）都将影响 PI 值。没有统一的正常值。

【临床意义】

（一）SpO_2

SpO_2 的临床意义包括：①呼吸衰竭病人监测，SpO_2 的监测结果，能指导调节吸入氧浓度，尤其是 ARDS 患者，减少发生氧中毒机会；②机械通气参数调节，测量 SpO_2 与血气分析结果进行对照，可减少血气分析次数；使用镇静剂的病人可及时发现呼吸抑制造成的低氧血症；停用机械通气时监测有无低氧血症，可以根据 SpO_2 的变化，初步判定是否需要重新使用机械通气治疗；③ICU 患者接受治疗时，作为疗效的判定依据，如：胸部物理治疗、药物喷雾吸入、吸痰效果评定等；④重症患者接受有创检查和治疗过程中的生命体征监测，如：连续性血液净化、支气管镜检查和治疗等；⑤可用于对末梢循环的评估，用其估测桡、尺动脉或足背、颈后动脉的侧支循环血流，以减少手或足血循环障碍的并发症或评估断肢再植的效果。

（二）脉率

常用的有：休克指数即脉率/收缩压（mmHg），可以帮助判定有无休克及其程度，指数为 0.5，一般表示无休克；在 1.0~1.5 之间，表示存在休克；在 2.0 以上，表示休克严重。

（三）PI

PI 能表明被检测者本身的肢体状况，即当出现低灌注时，评估被检测者是否有其自身原因造成的心脏问题或休克等情况，同时也能反映出是否有外部因素造成，如天冷、末梢循环较差等情况，从而通过以上情况来进行判断。由于交感神经会影响心率和动脉血压（影响脉搏动脉血流），所以人体的神经调节系统或精神状态也会间接影响 PI 值。测量点测得的 PI 越高，所测得的 SpO_2 越准确。

【影响因素】

SpO_2 监测结果受患者的血压、静脉搏动、末梢循环、碳氧血红蛋白含量、体温、严重贫血、缩血管药物的应用以及指甲或局部皮肤颜色或血液颜色（如亚硝酸盐中毒）等因素影响，也可受到肢体抽搐、震颤或抖动等影响；环境光及光学检测电路等对检测结果也会产生影响。

【常见误区】

脉搏血氧仪缺点是测量精度比电化学法低，在 SpO_2 值较低时产生的误差较大。

二、呼气末二氧化碳监测

CO_2 是机体代谢的产物，呼气末二氧化碳（expiratory terminal CO_2，$ETCO_2$）监测作为一种无创连续的监测方法，可以反映患者的肺通气和肺血流状态，间接反映循环、酸碱平衡和氧合状态，在呼吸、循环与代谢功能的监测中具有非常重要的临床价值。在解剖死腔不变的情况下，$ETCO_2$ 可以反映肺泡内 CO_2 浓度，当通气/血流比基本正常时，肺泡气体二氧化碳分压（P_ACO_2）很接近于动脉血二氧化碳分压（$PaCO_2$），因此，临床上常用测定 $ETCO_2$ 来间接反映 $PaCO_2$、肺的通气功能和 CO_2 的交换情况。

【方法和原理】

组织细胞代谢产生二氧化碳，经毛细血管和静脉运输到肺，在呼气时排出体外，体内二氧化碳产量（VCO_2）和肺通气量（VA）决定肺泡内二氧化碳分压（$P_{ET}CO_2$）即 $P_{ET}CO_2=VCO_2\times0.863/VA$，0.863 是气体容量转换成压力的常数。$CO_2$ 弥散能力很强，极易从肺毛细血管进入肺泡内。肺泡和动脉 CO_2 完全平衡，最后呼出的气体应为肺泡气，正常人 $PETCO_2\approx PACO_2\approx PaCO_2$，但在病理状态下，肺泡通气/肺血流（V/Q）及肺血分流率（Qs/Qt）发生变化，$PETCO_2$ 就不能代表 $PaCO_2$。$ETCO_2$ 的测定有红外线法，质谱仪法和比色法三种，临床常用的红外线法又根据气体采样的方式分为旁流型和主流型两类。

（一）基本原理

测量呼出气中的 CO_2 有好几种方法，临床中最常用方法是红外线分析法，这种分析法是将气体样本收集到一个小室中，让红外光透过，由于 CO_2 分子能够吸收特定波长（4.26μm）的红外光，CO_2 浓度的高低与其吸收能量的多少有关，所以可以根据散射光线的密度判定气体分压。当红外线穿透 CO_2 气体样本时，其部分能量被 CO_2 吸收，能量随之衰减，其衰减程度可用光电换能元件探测并将之转换成电信号。而根据所吸收的红外光能量的大小即可确定此时的 CO_2 浓度，并根据连续呼出的 CO_2 波形计算出呼吸频率，获得更多的临床信息。同时，还有其他方法如质谱分析法、罗曼光谱法、光声光谱法、二氧化碳化学电极法等。

（二）监测方法

根据传感器位置的不同，$ETCO_2$ 监测方式可分为两大类：即旁流式监测和主流式监测。①旁流式二氧化碳监测仪是从呼吸回路中连续不断地采集定量气体样本，经过采样管进入测量室。监测过程通过将采样管的头端尽量靠近患者来减少无效腔对测量结果的影响。采样气流速度为 50~500ml/min，若采样速度超过呼出气流速，可能使回路吸气端的气体进入，导致测量误差过大。若采样速度超过新鲜气流量，则可能导致通气不足。对于小儿患者，要特别注意小儿的呼出气流速和新鲜气流量均很低。另外，在检测过程中，还需要注意的是痰液和水珠等易于凝结在采样管中，容易造成采样管堵塞，或是由于采样管较长而引起漏气、扭曲。这些因素均可导致监测数据的不准确。②主流式的红外线传感器直接置于呼吸回路中，不需要气体样本的采集，可以直接测量 CO_2 的含量，且测量的反应时间比旁流式要短。儿科患者应用主流式监测更精确，对呼吸回路的影响更小。但其也有缺点，主流式监测仪装置直接置于回路中，易于被唾液和黏液等污染，且因其相对较重而导致气管导管容易打折。检测装置位于病人气道中，需要每天进行校准。

（三）二氧化碳曲线

在呼吸过程中将测得的二氧化碳浓度与相应时间一一对应描图，即可得到所谓的二氧化碳曲线，标准曲线分为四部分，分别为上升支、肺泡平台、下降支、基线。呼气从上升支 P 点开始经 Q 至 R 点，QR 之间代表肺泡平台（亦称峰相），R 点为肺泡平台峰值，这点代表 $ETCO_2$ 浓度，下降支开始即意味着吸气开始，随着新鲜气体的吸入，二氧化碳浓度逐渐回到基线。所以，P-Q-R 为呼气相，R-S-P 为吸气相。可将曲线与基线之间的面积类比为二氧化碳排出量。

【正常值】

（一）$ETCO_2$ 正常值

无明显心肺疾病的患者 V/Q 比值正常，一定程度上 $ETCO_2$ 可以反映 $PaCO_2$。正常值为 5%，1%约等于 7.5mmHg（1kPa）；因此，$ETCO_2$ 为 37.5mmHg（5kPa），如通气功能改变时，$Pa\text{-}_{ET}CO_2$ 即可发生变化。

（二）正常 CO_2 波形

一般可分四相、四段，①Ⅰ相：吸气基线，应处于零位，是呼气的开始部分为呼吸道内死腔气，基本上不含 CO_2；②Ⅱ相：呼气上升支，较陡直，为肺泡和无效腔的混合气；③Ⅲ相：二氧化碳曲线是水平或微向上倾斜，称呼气平台，为混合肺泡气，平台终点为呼气末气流，为 $ETCO_2$ 值；④Ⅳ相：吸气下降支，二氧化碳曲线迅速而陡直下降至基线，新鲜气体进入气道。

（三）$ETCO_2$ 波形

应观察以下 5 个方面：①基线：吸入气的 CO_2 浓度，一般应等于零；②高度：代表 $ETCO_2$ 浓度；③形态：正常 CO_2 的波形与异常波形；④频率：呼吸频率即二氧化碳波形出现的频率；⑤节律：反映呼吸中枢或呼吸肌的功能。

（四）正常二氧化碳波形的定性指标和定量指标

①呼气中出现 CO_2：表示代谢产生的 CO_2 经循环后从肺排出；②吸气中无 CO_2：表示通气环路功能正常，无重复吸入；③呼气时 CO_2 上升和平台波：快速上升的二氧化碳波形反映呼气初期气量足，而接近水平的平台波反映正常的呼气气流和不同部位的肺泡几乎同步排空；④$ETCO_2$ 为定量指标，正常情况下应稍低于 $ETCO_2$。

【临床意义】

（一）适应证

具体适应证包括：①各种原因引起的呼吸功能不全；根据 $ETCO_2$ 测量来调节通气量，保持 $ETCO_2$ 接近正常水平；②对于正在进行机械通气治疗的患者，如发生了漏气、导管扭曲、气管阻塞等故障时，立即出现 $ETCO_2$ 数字及形态改变和报警，可及时发现和处理；$ETCO_2$ 过低需排除过度通气等因素；连续监测为安全撤离机械通气，提供了保证；③严重休克、心力衰竭和肺动脉栓塞时，肺血流减少可使 CO_2 迅速下降至零；④心肺复苏时，$ETCO_2$ 有助于判断心肺复苏的有效性；⑤证明气管导管的位置正确与否，监测 $ETCO_2$ 及其波形可确定气管导管是否在气道内。

（二）临床应用及意义

1. 监测通气功能　$P_{ET}CO_2$ 逐渐增高时反映通气不足，是非常迅速、敏感的指标，而特异性差；通气功能改变时，$P_{a\text{-}ET}CO_2$ 即可发生变化；当 $P_{ET}CO_2$ 与 $PaCO_2$ 存在差值时，其敏感性和特异性下降，由于通气不足的临床表现不敏感，也无特异性，故 $P_{ET}CO_2$ 波形的辅助诊断价值较高。

2. 维持正常通气　因呼吸功能不全使用机械通气治疗时，可根据 $ETCO_2$ 来调节通气量，避免发生通气不足或过度，造成高或低碳酸血症。

3. 确认气管导管的位置　要证明气管导管在气管内的正确方法有三：①肯定看到导管在声门内；②看到 $P_{ET}CO_2$ 的图形；③看到正常的顺应性环（PV 环）。$P_{ET}CO_2$ 对于判断导管位置迅速，直观，非常敏感，利用 $P_{ET}CO_2$ 波形指导插管，当导管越接近声门口时，波形会越明显，以此来指导将导管插入声门，如果导管插入食管，则不能观察到 $P_{ET}CO_2$ 波形。

4. 及时发现呼吸机的机械故障　如接头脱落、回路漏气、导管扭曲、气道阻塞、活瓣失灵以及其他机械故障等，$ETCO_2$ 波形立即发生变化。

5. 调节机械通气参数和指导呼吸机的撤除　①调节通气量；②选择最佳 PEEP 值，一般来说最小 $P_{a\text{-}ET}CO_2$ 值时的 PEEP 为最佳 PEEP 值；③因 $ETCO_2$ 为连续无创监测，可用以指导机械通气的暂时停用，当自主呼吸时 SpO_2 和 $P_{ET}CO_2$ 保持正常，可以撤除机械通气。

6. 监测体内 CO_2 产量的变化　体温升高，静脉注入大量 $NaHCO_3$，突然放松止血带，以及恶性高热，CO_2 产量增多，$ETCO_2$ 增加。

7. 了解肺泡无效腔量及肺血流量的变化　$P_{ET}CO_2$ 为有通气的 P_ACO_2，若 $P_{ET}CO_2$ 低于 $PaCO_2$，$P_{a\text{-}ET}CO_2$ 增加，或 CO_2 波形上升呈斜形，说明肺泡无效腔量增加及肺血流量减少。

8. 监测循环功能　休克、心搏骤停及肺栓塞，肺血流减少或停止，$ETCO_2$ 浓度迅速降至零；$ETCO_2$ 波形消失和 $P_{ET}CO_2$ 迅速下降持续 30 秒以上，表示心搏骤停。$ETCO_2$ 还有助于判断胸外心脏按压是否有效，当 $P_{ET}CO_2$>10~15mmHg（1.3~2.0kPa），表示肺已有较好的血流，但还应排除过度通气引起的 $ETCO_2$ 降低。$P_{a\text{-}ET}CO_2$ 的增大是由于通气血流比值（V/Q）的改变，如肺血流量减少，低血压等，因此可以通过持续观察 $PETCO_2$ 的变化来反映 $PaCO_2$ 的变化。

（三）异常 $ETCO_2$ 波形分析

1. 呼出气中 CO_2 消失　说明有效的肺循环和肺通气不足或缺乏；如气管插管误入食管，通气环路接头脱落，或因通气障碍所致如呼吸暂停或呼吸道梗阻，也可以见于心搏停止。

2. 吸入气中出现 CO_2 有意识地进行重吸入时，吸入气出现 CO_2 是正常现象（如 Mapleson D 型装置的 Bain 环路），异常的或大量的出现则说明呼吸管路的环路故障，如活瓣关闭失灵，CO_2 吸收剂失效、Mapleson D 系统新鲜气流不足。

3. 呼出气 $ETCO_2$ 波形异常　①上升段延长，提示因呼吸道高位阻塞或支气管痉挛以致呼气流量下降；②肺泡平台倾斜度增加，说明因慢性阻塞性肺病或气管痉挛使肺泡排气不均；③某些波形改变不一定是病理现象，如潮气量不足时，使用面罩，可看到不规则的或截锥形的波形；侧卧位机械通气时，肺泡平台呈驼峰状，Bain 环路时可见慢频率呼吸心源性起伏和"Bain 隆凸"波形。

4. $ETCO_2$ 偏差　当 $ETCO_2$ 接近 P_ACO_2 逐渐升高，说明肺泡通气不足或进入肺泡的 CO_2 增加，如恶性高热；$ETCO_2$ 逐渐下降，说明存在过度通气或循环系统的低心排综合征。$ETCO_2$ 逐渐下降，也可因肺栓塞造成 CO_2 输送突然中断。

【影响因素】

（一）影响 $ETCO_2$ 的因素

有 CO_2 产量、肺换气量、肺血流灌注及机械故障 4 个方面（表 1-6-1）。

表 1-6-1 $ETCO_2$ 的影响因素

	CO_2 产量	肺换气	肺血流灌注	机械故障
$ETCO_2$ 值升高	高代谢危象 恶性高热 甲亢危象 脓毒症 静注碳酸氢钠 放松止血带 静脉 CO_2 栓塞	肺换气不足 支气管插管 部分气道阻塞 再吸入呼出气	心排血量增加 血压急剧升高	CO_2 吸收剂耗竭 新鲜气流不足 通气回路故障 活瓣失灵
$P_{ET}CO_2$ 值降低	低温	过度换气 呼吸停止 气道严重阻塞 气管导管误入食管	心排血量降低 低血压 循环血量减少 肺动脉栓塞 心搏骤停	呼吸回路脱落或缺如 采样管漏气 通气回路失灵

（二）影响 $P_{a\text{-}ET}CO_2$ 的因素

心肺功能正常的病人 $P_{a\text{-}ET}CO_2$ 约为 0.75mmHg(0.1kPa)，V_D/V_T 改变、V/Q 比例失调和 Q_s/Q_t 增大均可影响 $P_{a\text{-}ET}CO_2$，因此潮气量越大，则 $P_{a\text{-}ET}CO_2$ 越小，但右向左分流的心脏病患者 $P_{a\text{-}ET}CO_2$ 不受潮气量影响，$P_{a\text{-}ET}CO_2$ 增加的常见原因如下：

1. 呼吸因素　$P_{a\text{-}ET}CO_2$ 大小主要由死腔量（V_D/V_T）和肺内分流（Q_s/Q_t）来决定，其中 V_D/V_T 增加时对 $P_{a\text{-}ET}CO_2$ 的影响也增大，当 $Q_s/Q_t=0.1$ 时，对 $P_{a\text{-}ET}CO_2$ 的影响为 17%～21%，$Q_S/Q_t=0.3$ 时，可增加至 50%～58%，此时 $P_{ET}CO_2$ 不能反映 $PaCO_2$。具体包括：①肺部疾病，如肺不张、肺实变、ARDS、肺水肿和气胸等；②病人体位影响呼吸，如侧卧位胸腔手术及俯卧位等；③呼吸频率，如小儿呼吸频率太快，呼出气体不能在吸气时完全排出；机械通气时气道压升高、通气频率过快或高频通气（>60 次/分），或呼气流速、V_T 太小、I/E<1∶3.5，使 $P_{a\text{-}ET}CO_2$ 增大；④呼吸机机械故障或回路新鲜气流不足造成 CO_2 重复吸入，CO_2 图形的基线抬高。

2. 循环因素　肺血流的变化必然影响 $P_{ET}CO_2$，肺血流减少、肺血流分布不均匀或肺血管阻塞时，V/Q 比例失调，$P_{ET}CO_2$ 降低，$P_{a\text{-}ET}CO_2$ 增大。

3. 年龄　随着年龄增大，肺泡死腔量增大，$P_{ET}CO_2$ 降低，$P_{a\text{-}ET}CO_2$ 增加；孕妇在妊娠后期，肺血流相对增加，肺泡死腔量减少，$P_{ET}CO_2$ 增高，$P_{a\text{-}ET}CO_2$ 减少。

4. 碳酸酐酶抑制剂　如乙酰唑胺等抑制碳酸酐酶药物，肺泡上皮细胞和血液中的 HCO_3^- 转变成 CO_2 延迟，导致 $P_{ET}CO_2$ 降低，$PaCO_2$ 升高，$P_{a\text{-}ET}CO_2$ 增大。

【常见误区】

（一）误区一

监测清醒病人自主呼吸时经鼻导管采样测定的 $ETCO_2$，并未受到鼻咽部死腔气体的存在而影响其结果，在非封闭条件下 $ETCO_2$ 亦能准确评价 $PaCO_2$，达到无创连续监测肺功能通气、换气的目的。

（二）误区二

心肺严重疾病患者 V/Q 比例失调，$P_{a\text{-}ET}CO_2$ 差值增大，经鼻氧管采样测定的 $ETCO_2$ 不能作为通气功能的判断指标，需同时测定 $PaCO_2$ 作为参考。

（三）误区三

采样管可因分泌物堵塞或扭曲而影响 $ETCO_2$ 的监测结果。

（四）误区四

若呼吸频率太快，呼出气体不能在呼气期完全排出，同时 $ETCO_2$ 监测仪来不及反应，均可产生 $ETCO_2$ 的监测误差。

第五节　脑神经功能监测

脑神经功能监测对脑功能变化的观察具有极其重要的意义，可为正确评估脑损伤严重程度提供良好的方法。在各项监测技术中，有创监测技术（如颅内压、$PbtO_2$ 等）仍是目前公认的“金指标”，但是对操作技术要求较高，也存在颅内感染、出血甚至死亡的风险；而无创监测技术以操作相对简单、风险小等特点受到越来越多的关注，是当前研究的热点。任何单一监测手段都不能提供整个脑组织内环境的全部数据，根据临床具体情况选择性使用脑功能监测措施，使各种监测措施的优势最大化，并综合分析所得脑功能监测数据，将为指导临床治疗和对患者预后评估起到积极作用。

一、脑电图监测

脑电活动是大脑皮质锥体细胞及其垂直树突的突触后电位总和，并由丘脑中线部位的非特异性核起调节作用来完成的。脑电图（electroencephalography，EEG）是应用电子放大技术将脑细胞群自发性、节律性生物电活动放大后，通过头皮电极记录的脑电波图形，用以研究大脑的功能状态，它可以及时、无创和动态地评估脑功能，是目前最敏感的监测脑功能的方法之一。随着脑电图技术的发展，深部脑电图、定量脑电图（quantitative EEG，qEEG）和连续脑电图（continuous EEG，cEEG）应用于临床，相比传统间断的脑电监测具有更显著的优势；多通道脑电图用于癫痫手术期间进行皮质定位；若脑电图描记结果与临床表现不符时，可采用过度换气、自然睡眠、药物剥夺睡眠、光声刺激、静注戊四氮等方法诱发，即所谓诱发试验；还可以应用外源性刺激产生诱发电位来观察脑电图的变化；直接在大脑皮质表面记录的皮质自发电位活动，称为皮质脑电图。神经元的电位是中枢神经系统的生理活动的基础，因此脑电图对评估颅脑创伤程度、外伤性癫痫、昏迷患者及其预后以及判定脑死亡等均有重要价值。

【方法和原理】

（一）脑电图的产生与记录

脑电图一般通过头皮表面电极获得。头皮电位产生的机制为：安静时，锥体细胞的顶树突-胞体轴心的整个细胞处于极化状态；当一个冲动传入细胞一端时，则引起该端反极化，此时细胞两端的电位差可产生一个双极电场系统，电流自一端流向另一端。由于胞质和细胞外液都含有电解质，故电流同时也会在细胞外通过，利用头皮电极即可记录到这种电流活动，头皮上脑电图的电位变化是许多这样的双极电场综合而成的。脑电图并非反映某一神经细胞的电活动，而是记录电极所代表的大脑某区域许多神经细胞群电活动的总和。

（二）脑电图各主要成分的产生

具体要点包括：①慢活动是皮质内许多锥体细胞同时产生的突触后电位的总和；②α 节律是由非特异性丘脑核的兴奋性和抑制性突触后电位变化所产生；③快活动是由网状结构

而来的冲动使丘脑非特异性核的节律性放电消除，并使皮质电位去同步化而产生。

（三）头皮EEG监测的种类

1. 常规脑电图 由于癫痫样放电随机性很大，常规脑电图一般记录时间为20～40分钟左右，常常难以捕捉到癫痫样放电，所以使用率较以前有下降趋势。

2. 动态脑电图监测 动态脑电图监测（ambulatory EEG monitoring，AEEG）或称便携式脑电图监测，通常可连续记录24小时左右，因此又称24小时脑电图监测。由于没有录像设备，所以主要适用于发作频率相对稀少、短程脑电图记录不易捕捉到发作者；或癫痫发作已经控制，准备减停抗癫痫药物前或完全减停药物后复查脑电图（监测时间长且不需要剥夺睡眠）。

3. 视频脑电图监测 视频脑电图监测（video-EEG，VEEG）又称录像脑电图监测，是在脑电图设备基础上增加了同步视频设备，从而同步拍摄病人的情况。监测时间可以根据设备条件和病情需要灵活掌握，从数小时至数天不等，但鉴于监测时间延长导致费用增多、有限的资源使病人预约等候时间长等情况，如EEG监测目的是用于癫痫诊断和药物治疗而不涉及外科手术，一般监测数小时且记录到一个较为完整的清醒-睡眠-觉醒过程的EEG多能满足临床诊治的需要。目前各医院根据实际情况设定的EEG监测时间长短均相对固定，为4小时左右，在此时间段内绝大多数病人能记录到一个完整的清醒-睡眠-觉醒周期（监测前常需剥夺睡眠，仍不能入睡者必要时给予水合氯醛诱导睡眠），其阳性率与24小时动态脑电图相似，且同期录像监测提供了临床信息，是目前诊断癫痫最可靠的检查方法。

【正常值】

脑电图的波形很不规则，其频率变化范围约在1～30次/秒之间，通常将此频率变化分为4个波段：

（一）α波

频率8～13Hz，波幅20～100μV；大脑各区均有，但以枕部最明显。α节律是正常成人和较大儿童清醒闭目时脑电波的基本节律，儿童的α波及节律随年龄增长而逐渐明显。

（二）β波

频率14～30Hz，波幅约5～30μV；以额、颞和中央区较明显，安静闭目时只在额区出现，睁眼或进行思考时出现的范围较广，β波的出现一般表示大脑皮质处于兴奋状态，在精神活动，情绪兴奋时增多。约有6%的正常人即使在精神安定和闭目时所记录的脑电图仍以β节律为主，称之为β型脑电图。

（三）θ波

频率4～7Hz，波幅20～40μV；成人在困倦时常可记录到此波。

（四）δ波

频率0.5～3Hz，波幅10～20μV；常在额部出现，正常成人只有在深睡时才可记录到这种波。θ波和δ波统称慢波，常见于正常婴儿至儿童期，以及成人的睡眠期。慢活动增多或出现局灶性慢波有一定的定位诊断价值。

脑电图仪已经由走纸脑电图仪发展到今天广泛使用的数字脑电图仪，从而可以根据阅读的需要进行在线或离线状态下的操作，如改变滤波、导联重组、变换敏感度和走纸速度等；但迄今为止，没有任何一种脑电图自动检测的方法能够真正代替人的分析。只有对EEG做出精确的分析，才能真正发挥EEG在临床诊断和治疗中的重要作用。

【临床意义】

（一）癫痫

有助于诊断癫痫，对于癫痫发作类型的诊断亦具有重要意义。

（二）其他颅脑疾病

对脑外伤、感染、脑血管病及颅脑占位性病变等的诊断也具有一定的参考价值；还有助于对肝性脑病等全身性疾病的诊断，但其表现常缺乏特征性，需结合其他临床资料综合分析，方能得出正确结论。

（三）其他鉴别诊断要点

对下列疾病诊断有一定的帮助：①意识障碍性疾病，嗜睡、昏迷等；②颅内占位性病变，脑肿瘤、脑脓肿、脑转移癌和慢性硬膜下血肿等；③癫痫；④颅脑外伤，脑震荡、脑挫伤等；⑤脑血管病，脑出血、脑血栓；⑥颅内炎症和脑病：病毒性脑炎；⑦怀疑脑部有异常情况患者；⑧了解中枢神经系统的生理功能，定量多导脑电图监测已被用于研究预测微小中枢神经系统损伤，如神经认知障碍；⑨qEEG 可以准确评估脑创伤后长期意识障碍患者的具体预后，$\delta+\theta/\alpha+\beta$ 值越大，越难清醒，预后越差；$\delta+\theta/\alpha+\beta$ 值越小，越易清醒，预后越好；⑩颅脑外伤后非痉挛性癫痫与非痉挛性癫痫持续状态的诊断，以及在评判是否可停用抗癫痫药治疗时也具有重要的指导意义。

【影响因素】

（一）检查前准备

①检查前一天用肥皂水洗头；②检查前，应停服镇静剂、安眠剂、中枢兴奋剂及抗癫痫药物 1~3 天；③检查前应进食，不宜空腹，如不能进食或呕吐者应给予葡萄糖静脉注射；④如有颅内压增高而需要帮助定位者，应在检查前 1 小时左右用脱水剂降低颅内压，如静脉快速滴注或推注甘露醇；⑤检查前向病人作好解释，勿穿尼龙衣，避免静电干扰、避免紧张、眨眼、咬牙、吞咽、摇头或全身活动、有汗应拭去，以避免伪差影响结果；⑥对无法配合的小儿及精神异常者可用镇静剂、安眠药后做睡眠图检查。

（二）检查要求

①检查时精神不要紧张，头皮上安放接收电极，不是通电；②全身肌肉放松以免肌电受干扰；③按医生要求，睁眼、闭目或过度呼吸。

（三）视频脑电图监测

可记录患者发作过程中的视频、音频资料，以便对患者发作过程的症状学进行准确分析，这些对于癫痫定位诊断极其重要；务必请患者在视频监测范围内活动（包括大、小便等）；家属则避免在视频监测范围内做频繁的、不必要的活动，不要与患者（特别是 3 岁以上）同卧一张床位，以免在患者发作时影响症状学分析；勿在监测病房高声喧哗。

（四）其他因素

避免扯拽、压折电极线，避免用手松动头皮电极，勿搬动放大器；床旁护栏可起到保护患者的作用，勿自行降低床旁护栏，以免增加不必要的监测风险。

【常见误区】

（一）误区一

EEG 有一定的敏感性和特异性，选择合适的 EEG 监测类型，并对 EEG 数据进行精确的判读，既不夸大也不低估 EEG 在诊断中的作用。

（二）误区二

脑电图检查是将脑的自发的生物电放大后显现或记录下来的一种检查脑功能的方法，是CT与磁共振成像等检查不能替代的一种检查脑功能的手段。

（三）误区三

分析脑电图时要注意年龄因素对波形的影响，对于异常图形应注明异常的具体特征以协助临床判断。

（四）误区四

对EEG做出解释时不应与临床相脱节，如临床发作的表现、临床状态和用药情况等常影响EEG的记录及其结果的判读，因此，需要有经验的技术人员与临床医生一起进行仔细的判读。

二、脑电双频谱指数

脑电双频指数（bispectral index，BIS）是将脑电图的功率和频率经快速傅立叶转换和双频谱分析得出的混合信息拟合成一个最佳数字，用0~100的数值表示，反映大脑皮质的功能状况。BIS属于脑电信号分析方法，是通过量化分析脑电图组分之间位相关系而确定信号的二次非线性特性，综合了脑电图中的功率、频率、位相等特性，可连续及时地反映大脑皮质和皮质下的活动，是较为方便、敏感、精确、实时地判断大脑皮质处于兴奋或抑制状态的指标。

【方法和原理】

脑电波形显示出脑细胞群自发而有节律的电活动，一般用波幅、频率和相位等特征来描述；随着快速傅立叶变换技术的成熟，将时间-振幅关系的原始脑电信号转换成频率-功率的关系，并衍化出量化参数。BIS是将δ波段的相位锁定能量从δ能量中减除，并表示为0~30Hz波段双波谱密度的比率，最后得出一量化指标。BIS测定脑电图线性成分（频率和功率），又分析成分波之间的非线性关系（位相和谐波），进行标准化和数字化处理，最后转化为一种简单的量化指标。BIS提供了一种定量判定非线形二次幂作用的手段，可定量测定任何两个频率与第三个频率总合时的时相匹配程度，从无任何协调的0%变化到完全协调的100%，得到的信息更为充分和准确。

【正常值】

BIS是将EEG的功率和频率经双频分析得出的混合信息拟合成一个最佳数字，用0~100分度表示；数值越大，病人越趋于清醒；反之，数值越小，则提示病人大脑皮质的抑制愈严重；BIS为100代表清醒状态，自然睡眠时BIS降低，0代表完全无脑电活动状态（大脑皮质抑制）。一般认为BIS值为85~100为正常状态，65~85为镇静状态，40~65为麻醉状态，低于40可能呈现爆发抑制。当BIS值<60时认为患者发生术中知晓的风险很低。不同患者对BIS要求也不相同，如：ICU患者的BIS范围60~80，ARDS患者的BIS范围60~70，手术患者的BIS范围45~60。

【临床意义】

（一）评估麻醉深度

①检测病人意识状态水平，掌握病人麻醉深度，指导麻醉医生给予患者最恰当的麻醉药物剂量，保障手术、麻醉、病人和医院的安全与利益；②追踪监测患者手术中的觉醒情况，判断是因为给药的问题导致麻醉程度不充分，还是因为病人受到刺激或新陈代谢水平的改变所致的药物需求量不足；③外科手术后能连续地显示患者意识的恢复情况；④帮助医生使病

人更快地苏醒和预测病人苏醒；⑤评价作用于大脑药物的动态效果；⑥对于复杂手术，麻醉较深，BIS 指数监测范围更广泛。

（二）对患者的镇静深度评估

是 BIS 监测在重症监护领域最主要的用途；如机械通气患者使用镇静肌松剂，评估镇静深度，指导合理用药，防止镇静过度。

（三）评估患者的神经系统预后

如预后良好的患者的 BIS 值显著高于预后差者；当 BIS 值≤40 时提示预后不良，当 BIS 值>60 时提示预后良好。BIS 持续监测能在一定程度上反映患者的预后。

（四）监测患者的脑部缺血状态

如用于颈动脉内膜剥脱术中，监测颈动脉阻断后脑缺血状况；在血管性晕厥和神经性晕厥的诊断中，BIS 的变化比血压的变化更灵敏。

【影响因素】

影响因素包括：①应用 BIS 监测评估患者脑缺血状况时，应注意体位改变对监测结果的影响；如头低位时脑血流量会增加，头高位时脑血流量会减少。实验显示：全麻时，患者 3 种体位：仰卧头水平位、仰卧头−30°、仰卧头+30°，每次 15 分钟，与水平位相比，头低位 BIS 值增加，而头高位的 BIS 值降低。②BIS 值受肌电图变化、较强噪声等因素影响，故不能独立作为神经系统预后的判断标准，需与其他手段联用预测患者预后。③药物对中枢神经递质的不同影响，也会引起 BIS 值失真。研究发现，BIS 在麻醉稳定时与丙泊酚血药浓度具有相关性良好。④BIS 评定麻醉深度依赖于所用的麻醉方法，主要反映病人镇静或睡眠深度。

【常见误区】

（一）误区一

轻-中度镇静水平与 BIS 值的相关性高，但是深度镇静水平则与 BIS 值的相关性不佳。

（二）误区二

当通过对 BIS 结果的解释来做出临床诊断时，始终应结合其他临床体征综合判断。

（三）误区三

伪迹以及很差的信号质量可能导致不准确的 BIS 结果。

（四）误区四

对有明确神经功能障碍患者、服用有精神作用药物的患者以及年龄不足 1 岁的儿童，在对这些患者所得出 BIS 数值进行解释时要非常慎重。

（五）误区五

不同种类和剂量麻醉药及不同给药方法对 BIS 的影响并不完全一致。

（六）误区六

BIS 值不能独立作为神经系统预后判断的标准，当 BIS>60 时患者也可能存在严重的神经系统损伤。

（七）误区七

由于神经自主运动对 EEG 的干扰，许多患者的 BIS 值高于经临床评估所预测的程度；相反，在另一些病人中，正常的皮质电活动与较低频率的 δ 波混杂在一起，虽然皮质功能表现出有意识的行动，BIS 值却非常低。

三、颅内压监测

颅内压（intracranial pressure，ICP）是指颅腔内容物对颅腔壁所产生的压力；需要将颅内压检测探测仪探头置于额部及枕部，通过传感器将颅内压的波形传至工作站，从而完整的了解颅内压的变化情况。颅内压监测是脑灌注压监测的基础，脑灌注压为平均动脉压与颅内压的差值，通过颅内压监测可调整和维持适当的脑灌注压。通过分析患者颅内压的变化，可以帮助判断患者的脑水肿状况，从而指导治疗、评估预后。由于存在于蛛网膜下腔和脑池内的脑脊液介于颅腔壁和脑组织之间，并与脑室和脊髓腔内蛛网膜下腔相通，所以脑脊液的静水压就可代表颅内压，通常以侧卧位时脑脊液压力为代表。穿刺小脑延髓池或侧脑室，以测压管或压力表测出的读数，即为临床的颅内压力。

【方法和原理】

颅内压监测是利用颅内压测量仪和传感器对颅内压力动态测量并通过数值、压力波形等形式记录下来的一种测量方法。根据颅内压数值、压力波形等监测结果，可及时准确地分析患者颅内压变化，在对颅内伤情和脑肿胀严重程度的判断及指导治疗、评估预后等方面都有重要的指导意义。颅内压监测技术分为有创监测和无创监测。

（一）有创颅内压监测

有创颅内压监测部位有多处，包括：脑室内、脑实质内、蛛网膜下腔和硬膜外监测等。通过在相应部位放置探头连接压力传感器或换能器，从而感知颅内压力的变化；其中脑室内监测是临床上最常用的方法，被认为是颅内压监测的“金标准”。有创颅内压监测技术按其准确性和可行性依次排序为：脑室内监测>脑实质内监测>蛛网膜下腔监测>硬膜外监测。与无创监测相比，有创监测技术准确性和可靠性更高，但有创监测可出现局部出血、感染等并发症，穿刺出血的概率为2%~4%，感染的概率约为2%~10%，且随着监测时间延长，感染的风险显著增加。

1. 腰大池压力监测　用腰椎穿刺置管来测量颅内压，该方法简便易行，操作简单。缺点是穿刺或置管过程中及留置导管后，当穿刺针或导管触及患者脊神经根时可致下肢难以忍受的剧烈疼痛，穿刺针及置入的导管有发生断裂、扭曲的风险，颅内感染、神经损伤、出血等并发症少见。当患者病情危重不宜搬动、极度躁动不安、穿刺部位感染、脊柱骨折脱位、颅内血肿诊断明确或怀疑颅内压极高有形成脑疝的危险时，被视为禁忌。此外，脊髓周围的蛛网膜下隙及颅腔内的脑脊液循环通路因各种原因（如椎管内肿瘤、蛛网膜粘连、脑室内肿瘤等）梗阻时，穿刺部位蛛网膜下隙的脑脊液与循环通路中其他部位的脑脊液不能通畅，腰椎穿刺所测得的压力就不能真实反映颅内压的变化。

2. 脑室内监测　通常采用侧脑室前角穿刺法。在冠状缝前或发际内2cm、正中矢状线旁2.5cm交点，用颅锥或颅钻钻孔，达硬脑膜。以穿刺针经颅骨孔刺入，与矢状面平行，针尖向后下方，对准两侧外耳道连线，刺入5~6cm即可；见脑脊液流出，证明进入侧脑室前角，把含有压力感应探头的导管经导针置入侧脑室，并通过内置于导管中的导线连接压力感应探头和体外显示器。该方法兼有测压准确、随时引流脑脊液和可随时重新校准的优点，同时方便颅内给药和脑脊液化验。但当脑水肿严重、颅内出血时，脑室受压变窄、移位甚至消失，给穿刺和置管带来一定困难，常使脑室内颅压监测无法进行。另外，随着导管放置时间的延长，当脑室内置管超过5天时，脑室内监测的感染风险增加，且其准确性也逐渐下降。此外，非颅内因素如呼吸道阻塞、烦躁、体位偏差、高热等也可导致颅内压增高，应尽量避免。

3. 脑实质内监测　电桥探头和光纤探头常被用于脑实质监测中，当颅内压发生变化时电桥探头受压并发生相应的电压改变而被记录下来；光纤探头是利用压力推动一个小的光镜，再利用光导纤维，通过光电转换，最后转换为压力而记录下来，两者都需要借助中空的颅骨螺栓进入脑实质。脑实质内监测是一种较好的替代脑室内置管监测的方法,其准确性仅次于脑室内监测,引起感染和颅内出血的概率较低。主要缺点是传感器易脱落移位,只能反映局部颅内压,不能引流脑脊液,价格昂贵,且由于颅内压在颅腔内的分布并不均匀一致,所以监测值更多的反映局部颅内压,例如幕上监测的颅内压值可能和幕下值存在差异。

4. 蛛网膜下腔监测　蛛网膜下腔监测是基于液体耦合系统的颅内压监测方法,它通过中空的螺栓管道把蛛网膜下腔的脑脊液压力传递到压力换能器并显示出来。此方法不损伤脑实质,操作方便,但感染概率较高,测量结果易受螺栓松动和堵塞的影响。

5. 硬膜外监测　硬膜外监测无需打开硬脑膜,发生感染和出血的概率很低。这种监测方法多采用微型扣式换能器,将探头放在硬膜外,通过相对非弹性的硬脑膜把颅内压力传导给换能器,因为颅内压和硬膜外空间压力的关系还不明确,所以监测结果不太可靠,且随着使用时间的延长,换能器易出现故障、移位、基线漂移,其临床使用并不广泛。

6. 神经内镜术中监测　神经内镜手术中监测颅内压的方法主要用在神经内镜手术中。在神经内镜手术中进行脑室灌洗可能会引起颅内压的急剧变化,有诱发心动过缓,甚至是心搏骤停的风险,为避免因颅内压急剧变化所导致的并发症,在神经内镜工作通道中放置微型传感器,可持续监测术中颅内压变化,术后仍可继续监测。

7. 有创脑电阻抗监测　有创脑电阻抗监测是基于三原件模型和频闪理论发展起来的一种新的生物阻抗技术,其原理是当生物组织接受低于其兴奋阈的微弱电流时,生物组织表面会产生电位差,电位差可反映生物阻抗变化,建立这种阻抗变化与颅内压增高的关系即可实现间接测量颅内压变化的目的。该监测方法分为有创伤性和无创性,现就创伤性监测方法作一说明:将电极片放置在硬脑膜上以测定有创脑电阻抗变化,可定性地反映脑组织水分的迁移和总量的变化,但不能定量测量颅内压值。

8. 遥测颅内压监测技术　遥测颅内压监测技术设备由可置入式遥测探头、示读装置、便携式记录装置组成,可置入式遥测探头由脑实质内压力感应器和帽状腱膜下换能器组成。该遥测探头的一端置入脑实质内,将探头置于额部及枕部,另一端埋置在帽状腱膜下,示读装置的射频感应线圈可在头皮皮肤表面感受帽状腱膜下换能器感知的颅内压力的变化,并把信号传给便携式记录装置。该监测手段可在日常生活中长时间监测,操作简单,在儿童患者的颅内压监测中将发挥重要作用,但刚进入临床使用,尚需大样本临床研究资料证实其可靠性。

(二)无创颅内压监测

无创颅内压监测技术包括视网膜静脉压监测、闪光视觉诱发电位、视神经鞘直径、近红外光谱、经颅多普勒超声、鼓膜移位、前囟测压、生物电阻抗等。目前无创监测技术因受到多种因素的影响,准确性不如有创监测,尚不可替代有创监测。

1. 影像学监测　计算机断层扫描(CT)或磁共振成像(MRI)表现为脑室受压变窄移位、中线移位、脑沟变浅消失、脑水肿或脑积水等,是临床医师常用的判别患者有无颅内压增高的方法。影像学监测虽然具有准确、客观,可定性、定位的优点,但其价格较贵、有一定的辐射且不能行床旁连续监测。MRI 作为一种无创性检测手段监测颅内压的原理是:通过使用运动感应性 MRI,发现颅内血液和脑脊液体积流率的改变,再从脑脊液的流速改变中去估算颅内压力的变化,但这种方法易受心率、颅内血管和图像选择的影响。

2. 视神经鞘直径　视神经是中枢神经系统的一部分。脑表面的 3 层脑膜(硬脑膜、蛛网膜、软脑膜)包裹视神经,3 层脑膜间形成的两个腔隙(硬脑膜下隙、蛛网膜下隙)分别与颅内同名腔隙在视交叉池相交通。视神经的蛛网膜下隙同样含有脑脊液,可随颅脑脊液含量和压力的改变增宽或变窄,故理论上视神经鞘直径的变化可及时反映颅内压的变化。临床上采用B型超声波来测量视神经鞘的直径,由于视神经向颅内走行过程中,其直径逐渐变小,所以在实际应用中把眼球后3mm的位置作为视神经鞘的测量位点。正常成人视神经鞘直径均值为5.1mm±0.5mm,目前认为正常成人的视神经鞘直径在5~6mm,1~15岁儿童的视神经鞘直径为4.5mm,<1岁小儿为4.0mm。若成人视神经鞘直径>6mm、儿童视神经鞘直径>5mm时,则视神经鞘直径增宽诊断明确。超声测量视神经鞘直径尚不能代替有创颅内压监测,但在区别正常颅内压和升高的颅内压上有一定作用,故在临床上可作为一种颅内压升高的筛查手段。虽然这项监测技术简单有效,但超声的使用需要专业的培训且操作者和其他操作者之间存在操作误差。此外,患有视神经肿瘤、感染、假瘤、甲状腺功能亢进、青光眼、白内障等眼球和视神经疾病的患者不适合这种方法。

3. 视网膜静脉压或动脉压检测 生理状况下,颅内压小于视网膜静脉压,视网膜静脉内的血液经视神经基底部回流到海绵窦。但当颅内压增高时,视神经基底部受压,走行于基底部的视网膜静脉受压变窄致使视网膜静脉内的血液回流受阻,从而引起视盘水肿、视网膜静脉增粗和静脉压增高。吸杯负压式视网膜血管血压测定法可用于测定视网膜静脉压,视网膜静脉压和颅内压之间存在着线性关系,$r=0.983$。眼动脉、视网膜中央动脉搏动指数和颅内压增高也具有相关性,两者呈负相关,$r=-0.66$。但此方法只能一过性使用而不能连续、重复监测,此外,在视盘水肿明显和眼压高于静脉压时不可用。

4. 经颅多普勒超声监测 经颅多普勒超声监测颅内压的原理是利用流体的多普勒效应,通过低频脉冲超声波对颅底血管的扫描,得到发射波和接受波之间的频移差,计算机再对频移差值的大小及方向进行分析处理,便可获得受测血管血流状况的各项指标,主要有经颅多普勒超声参数(包括收缩期、舒张期血流速度,平均血流速度,脉动指数,阻力指数等)和经颅多普勒超声频谱(包括锐利波、收缩血流、振荡血流、收缩针和无血流4种波形)。颅内压升高时收缩期血流速度、平均血流速度和舒张期血流速度下降,同时脉动指数和阻力指数明显增大。在脉动指数监测与有创性颅内压监测的对比研究中发现,当颅内压<3.99kPa时二者有较强的相关性;随着颅内压的增高,其偏差加大,脉动指数监测不够准确。由于经颅多普勒超声能反映脑血流动态变化,观察脑血流自身调节机制而频谱仅起到定性作用,所以经颅多普勒超声参数分析比频谱分析更为重要。

5. 闪光视觉诱发电位监测 闪光视觉诱发电位通过对整个视觉通路完整性的反应来间接监测颅内压的变化。颅内压升高时,电信号在脑内传导速度减缓,视觉通路的信号传导同样受到影响,此时闪光视觉诱发电位波峰潜伏期延长,延长时间与颅内压值正相关。闪光视觉诱发电位的N_2波峰潜伏期可反应颅内压的高低,并与有创颅内压监测相比较后发现两者有较高的一致性,尤其是在中高颅内压值范围。但该方法易受年龄、代谢因素(如$PaCO_2$、PaO_2、血压、pH等)、眼部疾病(如严重视力障碍、眼底出血等)、颅内病变导致视觉通路破坏的疾病(如颅内肿瘤等)以及全身代谢性紊乱的影响,部分患者(如深昏迷、脑死亡等)可不出现闪光视觉诱发电位波形。

6. 鼓膜移位 当颅内压发生变化时,脑脊液通过内耳迷路导水管引起耳蜗外淋巴液压力的变化,压力的变化通过卵圆窗、听小骨传递到骨膜,导致鼓膜移位。鼓膜移位在一定范围内可反映颅内压变化,其诊断准确率80%,特异性为100%。但鼓膜移位的监测方法也有如下缺陷:①随着年龄的增长,耳蜗管的通畅程度降低,影响了外淋巴液的流动,尤其是在年龄超过 40 岁的患者；②该方法对于因过度暴露于声音刺激状态而引起暂时性音阈改变的患者测量不准确；③有镫骨肌反射缺陷（如脑干、中耳病变）的患者不能监测；④不安静、不合作的人不宜监测；⑤不能连续监测。

7. 前囟测压　这是一种仅在前囟突出于骨缘的新生儿和婴儿中使用的监测方法。临床上常采用平置式传感器，因其能够较好的排除前囟软组织对结果的影响而具有较高的精确性。但使用该方法时需压平前囟，然后才能连接传感器，这在一定程度上缩小了颅腔容积，增加了颅内压，有对患儿造成不利影响的风险，同时还会使实测值偏高。

8. 其他　还有数学模型法，即通过脑血流动力学知识建立数学模型来估算颅内压值，但至今还没能构建一个可用于临床的无创颅内压监测模型；无创脑电阻监测法，因其操作影响因素多、精确性低未被在临床上推广；近红外光谱技术，该技术经过 30 余年的发展，在其测量准确度和空间精确度上仍不尽人意，尚需进一步研究。

【正常值】

通常用脑脊液压力代表颅内压。颅内压的正常值：成人在 70～200mmH_2O（0.7～2.0kPa）之间，儿童正常值在 50～100mmH_2O（0.5～1.0kPa）之间。成人低于 70mmH_2O（0.7kPa）或儿童低于 50mmH_2O（0.5kPa）为低颅压；成人高于 200mmH_2O（2.0kPa）或儿童高于 100mmH_2O（1.0kPa）为颅内压增高。颅内压持续超过 200mmH_2O（2.0kPa）时称颅内压增高，大多数学者把重型颅脑损伤患者的颅内压控制在≤270mmH_2O（2.66kPa）作为基本治疗目标。

国际上比较公认的 ICP 分级标准为：正常 ICP＝5～15mmHg（0.67～2.0kPa），轻度增高 ICP＝16～20mmHg（2.13～2.67kPa），中度增高 ICP＝21～40mmHg（2.8～5.33kPa），重度增高 ICP>40mmHg（5.33kPa）。关于 ICP 增高的标准，大多数学者认为 ICP＝20～25mmHg（2.67～3.33kPa）时应作为 ICP 临床上处理的界限。参考意见是：①闭合性颅脑损伤的 ICP 20～25mmHg（2.67～3.33kPa）持续 30 分钟；②开颅去骨瓣减压-骨窗≥25cm^2 的 ICP 15～20mmHg（2.0～2.67kPa）持续 15 分钟。

【临床意义】

（一）适应证

1. 重型颅脑损伤　特别是广泛脑挫裂伤，弥漫性轴索损伤，颅内血肿清除术后病情尚不稳定；①伤后格拉斯哥昏迷评分（GCS）在 3～8 分之间，头颅 CT 扫描见异常表现（如：颅内出血、脑挫裂伤、脑水肿、脑肿胀、脑积水、基底池受压等）；②伤后 GCS 在 3～8 分之间，头颅 CT 扫描正常，但满足以下 2 项或更多条件者：年龄>40 岁，单侧或双侧去皮质表现，收缩压<90mmHg（12kPa）；③GCS 评分 9～12 分，应根据临床表现、影像资料、是否需要镇静以及合并伤情况综合评估，如患者有颅内压增高的可能，必要时也行颅内压监测。

2. 脑室外引流有明显意识障碍的蛛网膜下腔出血、自发性脑出血以及出血破入脑室系统、颅内静脉窦闭塞性颅高压需要脑室外引流者，根据患者具体情况决定实施颅内压监测。

3. 围术期脑肿瘤患者的围术期可根据患者术前、术中及术后的病情及监测需要，进行颅内压监测。

4. 顽固性颅高压隐球菌脑膜炎、结核性脑膜炎、病毒性脑炎如合并顽固性颅内高压者，可以进行颅内压监测并脑室外引流，辅助控制颅内压。

5. 其他颅脑疾病　隐源性脑积水、巴比妥昏迷治疗、Reye 综合征及其他中毒性脑病；其他原因的颅内高压，病情不稳定者。

（二）临床意义

颅内压力增高可以是弥漫性的，也可以是局限性的，它与颅内病变有密切关系。中毒，代谢性疾病，脑水肿是弥漫性的，颅内压在整个颅腔均匀增高；局灶性病变如肿瘤、血肿等，颅内压力在占位病变的局部比其他部位要高，在颅内形成压力梯度；另外，颅内压力增高干扰了脑血流灌注，可引起局部或弥漫性脑血流减少。当血管运动麻痹时，又可引起脑肿胀。颅内压增高还可引起脑疝，所以颅内压增高是神经外科患者死亡的最重要因素。了解颅内压力变化情况及其相关因素至关重要。

【影响因素】

影响因素包括：①有创颅内压监测，所有监测装置，都有造成损伤、发生感染的危险，其中蛛网膜下腔、硬膜下、硬膜外等监测方法，都还有易于发生零点漂移、敏感性改变及后滞作用（hysteresis）等缺点，随着放置时间延长，敏感性逐步降低；②无创颅内压监测，因存在不同程度的测量精确度差、使用局限、影响因素多等缺点而未被临床广泛应用；③颅内压监护期间，要保持接头的连接紧密和管道通畅；要注意由于导管损坏、导管折叠受压、脑脊液渗漏、监护仪零点漂移等因素所致的误差。

【常见误区】

（一）误区一

装卸监护装置需要注意严格无菌操作。尤其是经液体传导脑室内压监护的导管、接管、三通开关、储液瓶等必须严格消毒。

（二）误区二

脑室内或硬脑膜下压力监护时间一般不超过 1 周，以免发生感染。

（三）误区三

光纤颅压探头不能直接放置在减压皮瓣下方，以免造成颅内压波动而出血误差，应放置在骨窗周围骨缘下方。

（四）误区四

由于颅内压在颅腔内的分布并不均匀一致，所以监测值更多的反映局部颅内压。

四、经颅多普勒超声

经颅多普勒超声（transcranial Doppler ultrasonography，TCD）将脉冲多普勒技术与低发射频率相结合，使超声得以穿透颅骨较薄部位进入颅内，直接描记脑底动脉多普勒信号，测定脑底动脉的血流速度；由于大脑动脉在同等情况下脑血管的内径相对来说几乎固定不变，根据脑血流速度的降低或增高就可以推测局部脑血流量的相应改变，提供脑血管系统的血流动力资料。

【方法和原理】

（一）原理

经颅多普勒超声（TCD）是利用人类颅骨自然薄弱的部位作为检测声窗（如颞骨嶙部、枕骨大孔、眼眶），以低频率（1.6~2.0MHz）的脉冲超声波经颅骨透声窗对颅底血管进行扫描，部分超声波被红细胞反射，由于流体的多普勒效应，发射波与接收波之间有一定的频移差，经计算机分析处理后获得受测血管血流状况的各项指标。同时，通过 4.0MHz 连续波或 2.0MHz 脉冲波多普勒探头检测颈总动脉（common carotid artery，CCA）、颈外动脉（external carotid artery，ECA）及颈内动脉（internal carotid artery，ICA）颅外段全程获得相关的血流动力学信息。TCD 常用指标有：收缩期血流速度（Vs）、舒张期血流速度（Vd）、平均血流速度（Vm）、搏动指数（Pi）及阻力指数（ri）。其中，Pi＝（Vs－Vd）/Vm，是评价脑动脉顺应性和弹性的重要指标，ri＝（Vs－Vd）/Vs，是衡量脑动脉阻力状况的重要指标。

（二）TCD 频谱变化

TCD 频谱变化分为四个过程，①低血流高搏动指数频谱：脑外伤后，颅内压增高，但仍低于舒张压，Vs 下降，Pi 增高，颅内压越接近舒张压，则 Vs 越低；②双向血流的“震荡波”：颅内压介于收缩压与舒张压之间；③收缩早期针尖样血流“钉子波”：颅内压达到或超过收缩压；④无血流信号。其中后三个过程是脑死亡时最常出现的改变，提示预后差。TCD 特征性“震荡波”、“钉子波”对脑死亡诊断具有很高的特异性。

（三）检测部位及检测动脉

1. 检测部位

（1）颞窗：分前、中、后三个声窗，通常后窗是检测大脑半球动脉的最佳选择，易于声波穿透颅骨及多普勒探头检测角度的调整，通过颞窗分别检测大脑中动脉（MCA）、前动脉（ACA）、后动脉（PCA）和颈内动脉末段（TICA），并可通过压迫颈总动脉判断前交通动脉（AcoA）和后交通动脉（PcoA）。

（2）眼窗：探头置于闭合的眼睑上，声波发射功率降至 5%～10%；通过眼窗可以检测眼动脉（OA），颈内动脉虹吸部（CS）各段：海绵窦段（C4 段）、膝段（C3 段）和床突上段（C2）。在颞窗透声不良时，可通过眼窗检测对侧 ACA、MCA 和 TICA。

（3）枕窗：探头置于枕骨粗隆下方，发际上 1cm 左右，枕骨大孔中央或枕骨大孔旁，通过枕窗检测双侧椎动脉（VA）、小脑后下动脉（PICA）和基底动脉（BA）。

2. 动脉检测鉴别

（1）MCA：经颞窗检测，取样容积深度为 30～65mm，主干位于 40～60mm，血流方向朝向探头，正向频谱。压迫同侧 CCA，血流速度明显减低但血流信号不消失。对于 MCA 的检测要求在主干信号的基础上逐渐减低，深度连续探测到 30～40mm 的 MCA 远端 M2 分支水平，注意血流信号的连续性。

（2）TICA：沿 MCA 主干连续加深检测深度在 60～70mm 范围，调整声束角度使负向血流信号 ACA 接近消失；获得单纯的正向血流频谱为 TICA。压迫同侧的 CCA 时 TICA 血流消失，并出现短暂尖小的负向血流信号即可确定 TICA。当进一步向下调整探查角度时，可以获得颈内动脉虹吸部的血流频谱，经同侧 CCA 压迫试验与同侧的 PCA 相鉴别。

（3）ACA：在 TICA 水平深度为 60～75mm 的负向血流频谱即为 ACA；深度在 75～85mm，可以检测到对侧半球的 ACA（正向血流频谱）。当 AcoA 发育正常时，同侧 CCA 压迫试验，ACA 血流频谱从负向逆转为正向，对侧 ACA 血流速度明显升高。当颞窗透声不良时，可经眼窗检测，声束向内上方倾斜，与正中矢状面的夹角为 15°～30°，深度为 60～75mm，通过 CCA 压迫试验鉴别。眼窗探测到对侧 ACA 为正向血流频谱，MCA 为负向血流频谱。

（4）PCA：经颞窗检测深度为 55～70mm，以 MCA/ACA 为参考血流信号，将探头向枕部、下颌方向调整，当 MCA/ACA 血流信号消失，随后出现的相对低流速、音频低于同侧半球其他脑动脉的正向血流频谱为 PCA 的交通前段（P1 段），探头方向进一步向后外侧调整，可检测到负向血流频谱，PCA 交通后段（P2 段）。当 PCA 血流来自 BA，PcoA 发育正常时，压迫同侧 CCA 可使 P1、P2 段血流速度增加。若 PCA 血供来自 ICA，无 P1 段血流信号，仅获得负向的 P2 段血流频谱，压迫同侧 CCA 时，P2 段血流下降。

（5）OA：经眼窗探头发射功率5%～10%，声束基本与眼球轴线垂直或稍向内倾斜10°～15°，检测深度为40～50mm，血流频谱为正向，PI值大于1.10。压迫同侧CCA时，OA血流速度减低或消失。

（6）CS：经眼窗探测，首先获得OA血流信号后增加取样容积深度为55～75mm，声束向内下或内上，海绵窦段（C4段）血流为正向，膝部为双向血流频谱（C3段），床突上段（C2段）为负向血流频谱。

（7）VA、PICA和BA：取坐位或侧卧位均可，探头放置在枕骨大孔中央或旁枕骨大孔，选择深度为55～90mm，通过调整检测角度，分别获得左右侧椎动脉负向血流频谱及小脑后下动脉正向血流频谱。检查者应以不间断的椎动脉血流信号为基准，逐渐增加检测深度，在90～120mm可以获得负向、相对VA升高的基底动脉血流频谱。

【正常值】

1. 脑底动脉血流速度正常参考值（表1-6-2）

2. 检测指标

（1）血流速度：血流速度反映脑动脉管腔大小及血流量；血流量一定时，血流速度与管腔大小成反比。

（2）脉冲指数：反映脑血管外周阻力的大小；此值越大，脑血管外周阻力越大，反之则阻力越小。

（3）音频信号及频谱图波形：反映脑血管局部的血流状态。

表1-6-2 脑底动脉血流速度正常参考值

MCA（大脑中动脉）	（62±10）cm/s
ACA（大脑前动脉）	（52±10）cm/s
PCA（大脑后动脉）	（42±10）cm/s
BA（基底动脉）	（42±10）cm/s
VA（椎动脉）	（36±10）cm/s
PICA（小脑后下动脉）	（25±10）cm/s

3. 病态特征特征包括：①狭窄处局部血流速度加快，或有较大的双侧差异；②狭窄后区域内血管运动减少；③频谱增宽的异常血流；④后交通动脉或前交通动脉局部血流速度加快提示有侧支循环；⑤脑血管痉挛所致管腔狭窄；如蛛网膜下腔出血后，血流速度增加50%或大脑中动脉血流速度达120cm/s。

【临床意义】

（一）适应证

1. 颅内动脉狭窄和闭塞　判定病变范围和程度（包括颅内血管、颈内、颈外、颈总动脉和椎动脉），颅内血管阻塞后自发性或治疗后再通，颅内血管阻塞后抗凝治疗过程中的血流改变，以及血液黏稠度的变化。

2. 颅外血管阻塞病变　特别对慢性ICA阻塞合并颈总动脉压迫试验，以了解侧支循环是否良好；颅外血管病（ICA狭窄、阻塞、锁骨下动脉盗血）对颅内血流速度的影响。

3. 脑血管痉挛　蛛网膜下腔出血后的血管痉挛，判定病变的部位和程度（尤其对蛛网膜下腔出血的监测）；偏头痛的血管痉挛及（或）过度灌注。

4. 脑血管畸形　颈内动脉夹层动脉瘤、鉴定动静脉畸形（AVM）的供血动脉、颅底异常血管网症、血管性痴呆、动脉瘤、颈动脉海绵窦瘘和低血流量脑梗死等。

5. 监测颅内压增高。

6. 功能评估　评价WILLIS环侧支循环能力；颈动脉内膜切除手术前，预测夹闭作用。

7. 评判脑死亡。

8. 脑血流微栓子监测。

9. 诊断非动脉粥样硬化性脑供血动脉狭窄（如烟雾病、大动脉炎）。

10. 术中监测颈动脉内膜剥脱术中监测，颈内动脉钳夹时脑血流发生的变化，脑血流的对称性可能发生改变，有助于确定哪个部位需要提高血压或置入旁路以增加同侧的脑血流；冠状动脉搭桥术中监测，定量检测大脑中动脉通路上是否有栓子形成，测定大脑中动脉的脑血流速率，评估整体脑血流是否足够。

（二）临床应用范围

1. 诊断

（1）脑血管狭窄和闭塞：可以检出狭窄或闭塞的部位、狭窄的程度和范围。如动脉粥样硬化、脑动脉炎、烟雾病等。

（2）脑血管畸形：可以检出动静脉畸形（供血动脉，畸形血管团和引流静脉）、大的动脉瘤、颈内动脉海绵窦瘘和大脑大静脉畸形。

（3）脑血管痉挛：可连续监测蛛网膜下腔出血以后脑血管痉挛的发生、发展和缓解，以指导治疗和评价治疗效果；也可用于血管性头痛或偏头痛的诊断。

（4）锁骨下盗血：可检出狭窄或闭塞的部位和盗血途径。

（5）颅内压增高和颅内循环停止。

2. 功能评估　评估 Willis 环侧支循环功能和脑血管舒缩反应储备能力，从而筛选出不适宜颅外-颅内旁路、颈动脉内膜剥离术患者和检出血流动力学高危病人。

3. 重症患者的脑血流监护对脑血管意外、脑外伤等重症患者进行长时间监护，以发现脑血管痉挛、脑血流减少、颅内压增高和颅内循环停止，在脑血管手术、颅脑手术、心脏手术、心脏介入性检查和治疗时监测脑血流，以发现脑血流减少或过度灌注，检出气体或动脉粥样硬化斑块脱落栓子等。

4. 病理生理和基础研究　①观察和研究不同生理条件下的脑血流状况，如 $PaCO_2$、PaO_2、交感神经紧张、血压、脑功能活动等对脑血流的影响；②观察和研究各种病理情况下脑血流状况，如各种脑血管病、贫血、血黏滞度增高综合征、心力衰竭、休克等的脑血流变化；③也可用于研究药物和其他治疗措施（如主动脉内气囊反搏），对脑血管的作用和对脑血流的影响。

【影响因素】

影响因素包括，①注意患者头部位置，根据患者的头围大小不断调整检测深度、声束方向；②检测动脉血流信号的连续性是观察血流动力学正常与否的重要因素；③注意颅内动脉的解剖位置关系；④注意动脉血流频谱方向的改变；⑤比较双侧半球颅内同名动脉血流速度和血管搏动指数的对称性；⑥正确利用颈动脉压迫试验，分析鉴别 TCD 检测结果；⑦注意不同生理因素对脑血流速度的影响。

【常见误区】

（一）误区一

在经眼眶探测时必须减低探头发射功率，当患者出现以下情况时，检查存在一定的局限性：①患者意识不清，不配合；②检测声窗穿透不良，影响检测结果准确性。

（二）误区二

TCD 检查不能保证超声的入射角度，操作者不能看到颅内血管的走行及血管与超声束之间的角度，降低了血流速度重复测量的准确性。

（三）误区三

TCD 技术不用于脑血管病流行病学调查、脑卒中预测和脑血管疾病患者的长期随访。

五、颈内静脉血氧饱和度

颈内静脉血氧饱和度（jugular venous oxygen saturation，$SjvO_2$）是反映脑血流/氧代谢的指标，也是临床上最早使用的、目前较常用的脑组织氧代谢监测方法。$SjvO_2$ 监测已被用于 ICU、神经外科和心脏外科手术的患者，可以发现总体或局部脑组织低灌注、低血压、低氧和颅内压增高给脑外伤患者带来额外的脑损伤。$SjvO_2$ 作为颅脑创伤患者氧代谢的监测指标仍然存在争议。

【方法和原理】

流经颈内静脉的血液大部分来源于脑，仅 3%～7%的血流来自于脑外的颅骨、脑膜和内耳等。因此，利用颈内静脉逆向插管，导管末端置于颈内静脉球部采集的混合脑静脉血进行血氧分析，也可将光纤维导管插入颈内静脉球部持续显示 $SjvO_2$，主要反映整个大脑半球脑组织氧代谢的状况。根据 Fick 公式：$SjvO_2=SaO_2-CMRO_2/CDRO_2$；而 $CDRO_2=CBF\times CaO_2$，故 $SjvO_2=SaO_2-CMRO_2/CBF\times CaO_2$，当 SaO_2、Hb 稳定时，$SjvO_2$ 与 $CBF/CMRO_2$ 有函数关系，通过 SjO_2 可反映 $CBF/CMRO_2$ 的变化；式中 $CMRO_2$ 为脑代谢率，$CDRO_2$ 为脑氧供率，CBF 为脑血流量。$SjvO_2$ 反映脑 DO_2 和 VO_2 的平衡状态。

【正常值】

$SjvO_2$ 正常值为 54%～75%，$CBF/CMRO_2$ 为 15～20。颈静脉氧饱和度大于 75%时，表明氧供超出脑代谢所需，提示过度灌注；而当其小于 54%时，反映氧供不能满足脑代谢所需，提示脑氧供不足。在对志愿者的吸氮试验中发现，当 $SjO_2<40\%$时，受试者出现脑电图频率减慢；$SjvO_2$ 下降至 33%时，受试者出现意识障碍；降至 26%时，发生昏迷。

【临床意义】

（一）评估重度颅脑损伤

$SjvO_2$ 降低的患者比 $SjvO_2$ 正常的患者预后差，而 $SjvO_2$ 增高的患者比 $SjvO_2$ 降低的患者预后更差；$SjvO_2$ 对指导患者治疗及判断预后具有重要意义。

（二）评估脑损伤程度

Glasgow 评分<8 分的脑外伤患者，$SjvO_2<50\%$持续 10 分钟以上，病死率成倍增加；$SjvO_2$ 过度升高（>75%）的脑外伤患者也提示预后不良。

（三）评估继发性脑损伤

①监测 $SjvO_2$ 的变化可以指导过度通气治疗的程度和持续时间；②在心脏手术过程中，监测 $SjvO_2$ 可用于脑损伤的判断，与混合静脉血氧饱和度相比，$SjvO_2$ 对脑缺血更加敏感；③接受常温体外循环的患者与接受低温体外循环的患者相比，脑组织发生缺氧的风险更高，意味着低温体外循环具有一些保护作用；④非体外循环冠状动脉旁路移植术患者的低 $SjvO_2$ 发生率大于传统的冠状动脉旁路移植手术，这也解释了为什么神经功能异常的发生率在非体外循环更高。

【影响因素】

$SjvO_2$ 监测过程中，导管探头易发生移位、光敏度弱、存在自发波、需要反复校准、连续监测时间短、易受到颅外静脉回流的影响等因素，均可导致监测结果的准确性下降。

【常见误区】

（一）误区一

$SjvO_2$ 监测只能反映全脑或一侧大脑半球氧代谢的情况，不适用于对颅脑局灶性病变的监测。

（二）误区二

本指标提示同侧大脑半球脑氧供需平衡，对局部脑组织及对侧大脑半球功能监测无明确作用。

（三）误区三

采血部位必须准确。

六、脑组织氧监测

脑组织氧（brain tissue O_2，$PbtO_2$）是指氧从脑毛细血管克服弥散阻力到达脑组织的氧，即脑组织内物理性溶解氧的压力，其大小直接与脑组织细胞水平的氧利用有关。脑细胞水平的氧利用决定于局部组织氧供给与局部氧消耗之间的平衡关系。动脉血氧含量和 CBF 决定氧供，脑细胞代谢状况其中包括线粒体功能决定氧耗。$PbtO_2$ 监测作为脑损伤患者的辅助性监测手段越来越受到关注。$PbtO_2$ 监测是目前脑氧监测最直接、最可靠的方法之一，可直接获得脑组织氧合与代谢指标，能早期反映脑组织的病理生理变化，这对掌握脑组织的功能状态及指导治疗具有重要的临床意义，是一种临床应用前景广阔的监测方法，被认为是评价疗效的金标准。

【方法和原理】

$PbtO_2$ 是使用插入脑组织中的单电极或者多参数传感器测得的脑组织的氧分压，直接反映监测部位脑组织的氧代谢情况，为临床早期发现脑缺血缺氧提供最直接的依据。利用脑钻将小型氧电极探针置于脑表面（通常为额叶），此处的脑组织为 CT 上显示脑损伤最严重处邻近的正常脑组织；小型氧电极（相对无创）的发展使直接脑组织氧监测成为可能。目前有两类监测设备：一类是仅监测脑组织氧分压和脑温的 LICOX 监测系统；另一类是同时监测脑组织氧分压、二氧化碳分压、pH 和脑温的 Neurotrend 系统。

【正常值】

正常人 $PbtO_2$ 的平均值是 25～30mmHg，正常参考值为 16～40mmHg。若 $PbtO_2$ 为 10～15mmHg，提示轻度低氧状态，<10mmHg 为重度低氧状态。脑皮质要有功能，其 $PbtO_2$ 必须大于 5mmHg，但在颅脑损伤病人不提倡以此作为缺血阈值，因为此时患者可能已经发生缺血性损害；低于 5mmHg 的患者死亡率接近 100%。故有学者提出以 $PbtO_2=10$mmHg 作为缺血阈值。但应该指出的是缺血阈值的大小还受测定仪器技术差别、探头放置部位等多种因素的影响。

【临床意义】

（一）指导严重脑损伤治疗

严重脑损伤患者的脑组织自主调节功能受损，即使脑灌注压和颅内压处于正常水平也可以发生脑缺氧。颅脑损伤可引起脑部微循环障碍，导致脑组织的氧代谢异常，而氧代谢异常是造成继发性脑损伤的重要原因。当 $PbtO_2<20$mmHg 时需进行干预，通过控制颅内压和保证脑灌注压、增加吸入氧浓度、输血治疗甚至应用血管舒张剂来改善氧供，或通过镇静和

对发热、惊厥的治疗来降低氧需。在脑损伤患者中直接用 $PbtO_2$ 指导治疗与传统的灌注压-颅内压的方法相比，可改善患者神经功能，并降低病死率。

（二）监测脑组织的氧代谢

通过监测 $PbtO_2$，可及早发现脑组织缺血缺氧情况，对降低患者的病死率、提高生存质量具有重要意义。

（三）连续监测 $PbtO_2$

对防治脑组织的继发性损伤有重要作用持续监测颅脑损伤患者的 $PbtO_2$，并据此指导治疗，可有效降低患者的死亡率及伤残率，且疗效优于传统根据颅内压/脑灌注压治疗标准指导的治疗结果。当 $PbtO_2$ 为 0mmHg 持续超过 30 分钟时可诊断为脑死亡，建议把 $PbtO_2$ 监测作为床边辅助监测来判定脑死亡。

【影响因素】

影响因素包括，①脑灌注压、PaO_2、$PaCO_2$ 明显影响患者 $PbtO_2$；②电极的平均零点漂移为 1.5mmHg±0.8mmHg；③$PbtO_2$ 监测的灵敏度达 92%，特异性为 84%；还受测定仪器技术差别、探头放置部位等多种因素的影响。

【常见误区】

（一）误区一

$PbtO_2$ 监测还存在监测范围小，受镇静和麻醉深度的影响等不足之处。

（二）误区二

$PbtO_2$ 不良事件的发生与病死率增加之间的关系密切。

七、脑氧饱和度测定

局部脑氧饱和度（regional cerebral oxygen saturation，rSO_2）监测是一种无创监测脑氧平衡的方法，是利用血红蛋白对近红外光有特殊吸收光谱的特性，获得的脑组织混合血氧饱和度。rSO_2 是对局部脑组织中的 30%动脉血和 70%静脉血监测的氧饱和度混合值，能较敏感地反映出局部脑组织氧供状况，是良好的脑组织氧供监测指标。动脉血氧饱和度与静脉血氧饱和度比值发生变化时，rSO_2 也将发生变化；因此，rSO_2 可反映脑氧供需平衡。

【方法和原理】

血红蛋白具有特殊的近红外线吸收光谱且随着氧饱和度的变化而漂移，近红外线能穿透头皮组织和颅骨进入脑组织几厘米深处，通过测定入射光和反射光强度，从而测量得到脑组织中血液吸收光量，经一定的公式计算即可测得 rSO_2。rSO_2 代表脑组织混合血氧饱和度。近红外光谱 rSO_2 监测是一种无创、连续和实时的检测方法，原理是利用被检查组织中氧合血红蛋白和还原血红蛋白在近红外光谱区有不同吸收光谱的特征，选择适当的波长，通过吸收定律算出氧合血红蛋白和还原血红蛋白的含量，进而获得脑组织混合血氧饱和度（rSO_2）。虽然只监测了大脑的局部区域，但在氧合自动调节和新陈代谢方面反映实时信息，能准确反映脑氧代谢的异常。rSO_2 代表的是区域氧供和氧耗平衡，且监测脑氧饱和度的信号主要来自静脉血，因而，rSO_2 不会受低温低灌注引起的动脉血管收缩影响，即使在低血压、脉搏搏动减弱甚至心脏停止搏动的情况下也能进行脑氧代谢和氧耗的连续监测。

【正常值】

成人的 rSO_2 正常值为 55%~75%。正常足月新生儿 rSO_2 测定值参考范围为 62.03%±

2.51%，正常值为 60%~75%，如果低于 57.9%则提示脑组织缺氧。正常值在个体内和个体间存在 10%的变异率，因此该法更适用于监测脑氧的变化趋势，用来判定大脑缺血缺氧时应审慎。

【临床意义】

(一) 持续监测 rSO_2

以预测脑缺血是可靠、灵敏的，可以及时发现患者脑缺血/缺氧发生，并及时给予药物干预。rSO_2 降低 11.7%被认为是预测不良事件的最佳值，这个阈值对脑组织缺氧具有 75%的灵敏度和 77%的特异度；如果 rSO_2 明显降低但持续时间短一般不会产生不良影响。

(二) rSO_2 的变化

在某些条件下代表着全身氧供需变化，故通过监测 rSO_2 可以了解全身氧供需情况。

(三) rSO_2 的敏感性

rSO_2 能较敏感地反映出原发和继发性脑损伤时脑组织的氧供状况，颅脑损伤的患者长时间 rSO_2 下降与脑灌注减少、颅内压升高和死亡率呈正相关，为颅脑损伤患者的伤情提供重要的信息。

(四) rSO_2 的特殊意义

用于 ICU 患者的监测具有特殊意义，能及时发现脑组织的缺氧情况，对脑水肿程度以及重症患者预后进行评估；当它发生改变时应根据患者当时的情况找出原因，作出相应的处理。

(五) rSO_2 的临床意义

可在脑部疾病诊断、治疗与预后评估等方面具有临床意义，如：判断脑死亡，在急性缺氧性脑病和昏迷患者脑功能状态的监测优于脑电图。

【影响因素】

影响因素包括，①rSO_2 会受到很多因素的影响，如血液 pH、SaO_2、$PaCO_2$、Hb 浓度、血压、颅骨厚度、皮肤色素等。还有人认为 rSO_2 值与探头放置位置有关，探头放在前额时 rSO_2 值明显比放在两侧高；rSO_2 值还与年龄呈负相关。②使用近红外光谱也有一定的局限性：在红外光通过的路径如头皮下、硬膜外、硬膜下及脑实质等有出血或颅内积气时，数据会发生偏差，影响监测结果。③rSO_2 与 $SjvO_2$ 有明显的线性相关关系，rSO_2(脑的额叶区域的氧合血红蛋白)与 $SjvO_2$(监测全脑的氧合状态)的相关性意味着近红外光谱测量的 rSO_2 能反映儿童颅内的氧合状况，生理状态下可以认为反映全脑的氧合状态。与 SaO_2 或 SpO_2 无明显相关性。④rSO_2 监测是局部脑组织中混合氧饱和度的值，动脉血氧饱和度(脑 DO_2)与静脉血氧饱和度(脑 VO_2)比值发生变化，rSO_2 也变化；因此，rSO_2 可反映脑氧供需平衡。⑤rSO_2 基础值在个体之间存在很大差异，因此，不能以 rSO_2 绝对值来判定预后。⑥急性脑缺氧和昏迷的脑水肿者，虽然 SpO_2 都在 90%以上，血压也正常，但 rSO_2 低于 55%，降至正常值低限，表明这些患者可能由于脑水肿造成脑血流减低，已处于脑氧供减少的情况；也有患者，虽然也存在脑水肿和氧供减少的情况，但脑氧饱和度反而升高并超过正常值，可能提示脑的耗氧量已经明显减少，脑细胞已衰竭所致。

【常见误区】

(一) 误区一

采用近红外光谱学原理的 rSO_2 监测在急性脑损伤之后不适合作为神经功能监测。

（二）误区二

探头通常放置于前额部，只能反应局部的脑氧情况，无法监测远离探头部位的脑氧情况。对比 $PbtO_2$ 监测方法，两者提供的脑氧代谢信息是一致的；但 rSO_2 的精确性较 $PbtO_2$ 差，rSO_2 尚不能取代有创的 $PbtO_2$ 监测在临床上应用。

第六节 肝脏功能监测

肝脏是人体最大的实质性器官，担负着复杂多样的生理功能，包括合成、代谢、转运及排泄等。当各种原因引起肝细胞损害或肝内外胆道梗阻时，都可引起肝细胞内各种物质代谢（如蛋白质、脂肪、糖、胆红素及胆汁酸等）的异常，另一方面由于肝细胞膜通透性增加或膜结构损伤，使胞内酶外溢，导致血液中与肝脏有关的代谢产物和酶含量改变。检测肝功能的目的在于探测肝脏有无损害、查明原因、判断预后以及鉴别黄疸等。因此，肝功能监测对于诊断、治疗、预后评估等方面都具有重要价值。

【常用肝功能指标】

（一）肝功能项目

肝功能检测的种类很多，主要包括四大类。

1. 反映肝细胞损伤的试验　包括血清酶类及血清铁等，以血清酶检测常用，如丙氨酸转氨酶（alanine aminotransferase，ALT）和天门冬氨酸转氨酶（aspartate aminotransferase，AST）、碱性磷酸酶（alkaline phosphatase，ALP）、γ-谷氨酰转肽酶（γ-glutamyl transpeptidase，γ-GT）等。各种酶试验中，以 ALT、AST 能敏感地提示肝细胞损伤及其损伤程度，反映急性肝细胞损伤以 ALT 最敏感，反映其损伤程度则 AST 较敏感。在急性肝损伤恢复期，虽然 ALT 正常而 γ-GT 持续升高，提示肝损伤趋于慢性化。慢性肝损伤 γ-GT 持续不降常提示病变处于活动状态。

2. 反映肝脏排泄功能的试验　检测肝脏对某些内源性（胆红素、胆汁酸等）或外源性（染料、药物等）高摄取物排泄及清除能力，临床上检测胆红素定量较为常用，总胆红素大于 17.1μmol/L 为黄疸，如果胆红素进行性上升并伴 ALT 下降，叫做酶胆分离，提示病情加重，有转为重症肝损伤的可能。

3. 反映肝脏贮备功能的试验　血浆白蛋白（albumin，Alb）和凝血酶原时间（PT）反映肝脏合成功能及肝脏贮备能力的指标。Alb 下降提示蛋白合成能力减弱，PT 延长提示各种凝血因子的合成能力降低。

4. 反映肝脏间质病变的试验　血清蛋白电泳已基本取代了絮浊反应，γ-球蛋白增高的程度可评价慢性肝病的演变和预后，提示库普弗细胞功能减退，不能清除血循环中内源性或肠源性抗原物质。此外，透明质酸、板层素、Ⅲ型前胶原肽和Ⅳ型胶原的血清含量，可反映肝脏内皮细胞、贮脂细胞和成纤维细胞的变化，与肝纤维化和肝硬化密切相关。

5. 反映肝脏纤维化和肝硬化的试验　包括 Alb、总胆红素（total bilirubin，TBil）、单胺氧化酶（monoamine oxidase，MAO）、血清蛋白电泳等。当病人患有肝脏纤维化或肝硬化时，会出现血清 Alb 和 TBil 降低，同时伴有 MAO 升高、血清 γ 球蛋白增高。

（二）常用指标解读

常用的肝功能检查项目有：ALT、AST、ALP、γ-GT、总胆汁酸、白蛋白/球蛋白（A/G）、T-Bil 和结合胆红素（bilirubin direct，D-Bil）。

1. 受损指标 当肝细胞受到损害时,ALT从肝细胞里释放出来,进入血液里,使血液里的ALT浓度增高。急性肝损伤早期,大多数ALT和胞质部分的AST被释放出来,一般ALT高于AST,致使AST/ALT降至0.56左右,但如果AST大幅升高,甚至和ALT发生倒挂现象,表明肝损伤严重。酒精性肝损伤及肝硬化时AST/ALT比值常>2,胆汁淤积及肝癌时亦可增高。AST包括两种同工酶:分别存在于肝细胞的线粒体(mAST)和胞质内(sAST),轻度肝损伤时,仅sAST升高,大量肝细胞坏死时血清mAST也大量增高,mAST/sAST的比值亦明显增高。血清胆碱酯酶(cholinesterase,CHE)、腺苷脱氨酶(adenylate deaminase,ADA)等指标也可以作为肝损伤的标记物,但是通常不如ALT或AST具有特异性。

2. 功能指标 胆红素排泄的异常反映出机体存在肝脏病变或胆管阻塞等异常状况;胆红素异常升高时,应判断是何种原因造成的黄疸。对于慢性肝病患者,由于肝细胞受损,造成其摄取、结合、排泄胆红素的能力发生障碍,称为肝细胞性黄疸。当总胆红素超过50μmol/L时,通常造成巩膜或皮肤黄染,也就是通常所称的黄疸。

3. 预后判断 血清Alb是由肝脏合成,其水平是估计预后的良好标志,肝硬化、慢性活动性肝炎等造成Alb合成障碍,同时血清球蛋白(globulin,Glb)也会不同程度的上升,严重时,造成A/G降低或倒置,提示预后不良。血清前白蛋白(prealbumin,PA),由于其在体内半衰期只有1.9天,故反映近期肝损害及其程度较白蛋白敏感。血氨的测定,氨由氨基酸分解而来,亦可从肠道铵盐及含氮物质经细菌作用所产生;氨是有毒物质,大多数经肝脏解毒转化为尿素,经肾脏排出体外。肝性昏迷前期至昏迷过程中血氨逐渐升高时,提示预后不良。

【正常值】

常用肝功能化验结果正常值及异常解读见表1-6-3。

表1-6-3 常用肝功能化验结果正常值及异常解读

项目	缩写	正常值	肝功能检查项目的意义(偏高的意义)
丙氨酸转氨酶	ALT	0~40	丙氨酸转氨酶偏高可能是肝脏受到损害造成的,如:肝炎、肝硬化、肝癌等
天门冬氨酸转氨酶	AST	0~40	天门冬氨酸转氨酶升高提示肝脏损害严重
丙氨酸转氨酶/天门冬氨酸转氨酶	AST/ALT	0.8~1.5	该比值偏高说明肝脏存在实质性损害
谷氨酰转移酶	γ-GT	7~32	当肝内合成亢进或胆汁排出受阻时,血清中γ-GT增高
碱性磷酸酶	ALP	53~128	常见于肝病、骨病
总胆红素	T-Bil	5.1~19.0	肝脏发生炎症、坏死、中毒等损害时均可以引起胆红素升高
结合胆红素	D-Bil	0.0~5.1	肝内及肝外阻塞性黄疸、胰头癌、毛细胆管型肝炎及其他胆汁淤积综合征等
非结合胆红素	I-Bil	5.0~12.0	衰老红细胞被破坏后产生的血红蛋白衍化而成
总蛋白	TP	60~80	血液浓缩使总蛋白浓度相对增高,如呕吐、大量出汗
白蛋白	Alb	35~55	血液浓缩可致相对性增高,如严重脱水和休克
球蛋白	Glb	20~30	当体内存在病毒等抗原入侵时,球蛋白升高
白球比	A/G	1.3~2.5/1	白球比值偏低、倒置,可能有慢性肝实质性损害
总胆固醇	Cho	3.35~6.45	肝功能减退时,减低

【临床意义】

（一）肝功能检测的目的

1. 疗效判断　定期动态观察肝功能，如急性肝损伤病情好转时，ALT 由增高恢复到正常；如肝功能化验指标 ALT 长时期波动或连续上升，则提示肝损伤有转慢性病变的趋势等。

2. 病变程度　当怀疑或已明确诊断为急性肝损伤需更进一步评估病变的严重程度时，可检测 ALT、AST 和 T-Bil 定量。如为慢性肝损伤，除上述试验外还可以检测 A/G。

3. 肝癌诊断　除一般的肝功能检测外，可测定甲胎蛋白（AFP）、γ-GT 等，以便于作出临床诊断或鉴别诊断。

4. 围术期评估　在各项大手术的围术期，检测血清 ALT、A/G 和血浆 PT 等，可以判断患者是否能耐受手术及围术期需要关注的重点。

（二）综合评估

目前，临床上常规的肝功能检查项目，多不能全面、准确地反映肝脏的代偿能力，一般难以作出准确的肝脏功能评估。

1. 全面评估　肝脏是一个功能非常复杂的代谢器官，没有哪一项试验能反映肝功能全部。在肝功能的某些方面受损时，对其敏感的肝功能指标首先表现出异常，而其他肝功能试验结果可能正常。因此，临床上应同时做几项肝功能指标检测，而且还应该检查肝功能以外的其他项目，如血常规、乙肝五项指标、乙型肝炎病毒 DNA、腹部超声检查、CT 或磁共振检查。必要时还应行肝穿刺活组织病理检查、腹水检查等。

2. 历史回顾　详细询问患者现病史和过去史，有时可提供极有价值的线索。现病史中的消化道出血史、感染史均能反映其肝脏功能，近期有严重感染病史，其肝功能会可明显异常，甚至发生急性肝衰竭。

3. 动态观察　要动态观察患者的肝功能变化，是逐渐好转，还是在恶化；肝功能是较为稳定，还是反复波动；不能只凭一次的肝功能结果就妄下结论。

4. 重点观察　应该抓住重点，重点了解蛋白质代谢试验（Alb、凝血因子和血氨等）、胆红素代谢试验（血清 T-Bil）、脂质和脂蛋白代谢试验（血清 Cho）、血清酶试验（ALT 和 CHE 等）、主要反映胆汁淤积的血清酶类（ALP 等）、肝脏储备功能试验（口服葡萄糖耐量试验 OGTT）和吲哚氰绿（ICG）排泄试验等。

【影响因素】

（一）饮食的影响

肝功能检测最好是早晨空腹检查。因为清晨进餐前所抽取的静脉血，各种生化成分比较稳定，测得的各种数值可以比较真实地反映出机体的生化状况。饭后检测，人体的血清脂质和脂蛋白等成分和含量都会发生变化，此时测得的结果不能反映机体的真实情况，也就不能做出准确的临床判断。为了确保肝功能检测结果的准确性，检查肝功能前一定要做到空腹，并且空腹的时间为 8~12 小时。

（二）饮水的影响

肝功能是取空腹血来进行检测，喝少量的水对肝功能化验结果没有太大的影响，但是检测肝功能前大量饮水，就可能会使血液被稀释，进而会影响到肝功能检验结果的正确性；因此，在做肝功能检验的时候最好不要喝水。在检查的前一天也不要进食高脂肪类食物，检查前一天晚上不宜熬夜、剧烈运动、过度劳累，更不要抽烟、喝酒等，以免影响检验结果的准确性。

【常见误区】

（一）误区一

肝功能试验种类繁多，不下数百种，但是一种试验只能探查肝脏的某一种功能，没有一种试验能全面反映肝脏的所有功能。因此,为了得到比较正确的结论,应做若干种试验,必要时需动态观察。同时对肝功能监测结果的评价,必须结合临床表现全面考虑,避免片面性及主观性。

(二)误区二

尽量避免在静脉输液期间或在用药4小时内做肝功能检查。通常用药剂量越大,间隔时间越短,对肝功能检测结果的干扰越大。

(三)误区三

不同的实验室检测方法不同,所得结果的正常值也不尽相同;解读检验结果时,需要参照该实验室的正常值。

附:常用检测项目的临床意义

1. 天门冬氨酸转氨酶/丙氨酸氨基转移酶(AST/ALT)

(1) 正常参考值:速率法,ALT:0~40U/L,AST:0~40U/L(37℃);正常人AST/ALT比值为1.15,即AST较ALT稍高。

(2) 临床意义:ALT与AST是人体内糖和蛋白质互相转变所需的酶,主要分布在肝脏的肝细胞内。肝细胞受到损害后,细胞变性、坏死,细胞膜破碎或细胞膜的通透性增加,肝细胞中所含的ALT和AST就会被释放到血液中,使血中ALT、AST活性增加,反映肝细胞损伤ALT优于AST;ALT和AST升高的程度与肝细胞受损的程度相一致,是目前最常用的肝功能指标。这两种酶在肝细胞内的分布不同,ALT主要分布在肝细胞质,AST主要分布在肝细胞质和肝细胞的线粒体中。因此,不同类型的肝损伤患者的ALT和AST升高的程度不同,其AST/ALT的比值是不相同。①急性肝损伤和慢性肝损伤的轻型,虽有肝细胞损伤,肝细胞的线粒体仍保持完整,故释放入血的只有存在于肝细胞质内的ALT和AST;所以,主要以ALT升高为主,则AST/ALT的比值<1。②重型肝损伤和慢性肝损伤的中型和重型,肝细胞的线粒体也遭到了严重的破坏,AST从线粒体和胞质内释出,因而表现出AST/ALT≥1。③肝硬化和肝癌患者,肝细胞的破坏程度更加严重,AST升高明显,AST/ALT>1,甚至>2。④酒精性肝病的患者,由于酒精对线粒体有特殊损害作用,90%以上的急性酒精性肝损伤者,AST/ALT比值>1。⑤重型肝损伤出现肝功能衰竭时,由于肝细胞大量坏死,正常肝细胞数量少,转氨酶的生成、释放少,而血清胆红素则显著升高,出现"胆-酶分离"的现象,提示预后凶险。⑥ALT和AST在人体内分布广泛。ALT的分布以肝中最高,其次是肾、心、骨骼肌、脾等;AST的分布则以心肌最高,其次为肝、骨骼肌、肾脏等。因此心肌炎、横纹肌溶解综合征、肺部感染(重症)等亦可升高。

2. γ-谷氨酰转肽酶(γ-GT)

(1) 正常参考值:①酶速率法(37℃):男11~50U/L,女7~30U/L;②重氮试剂比色法:400U/L;③对硝基苯胺法:25~40U/L;④连续监测法:4~38U/L(30℃),5~54U/L(37℃);⑤以羧基对硝基苯胺做底物,30℃时:男性8~35U/L、女性5~25U/L,男性稍高于女性,该方法国内外试剂盒的参考值差异较小。

(2) 临床意义:γ-GT是一种肽转移酶,在体内分布很广,如肝、肾、胰等器官均有此酶,其活性强度的顺序为肾>胰>肝>脾;但血清中的γ-GT主要来自肝脏,因此具有较强的特异性。γ-GT能催化谷胱甘肽或其他含谷氨酰基的多肽上的谷氨酰基基团转移到合适的受体上。在肝内主要存在于肝细胞质和肝内胆管上皮中,因此各种肝胆系统疾病时,血中γ-GT

可明显升高。在肝损伤恢复期，ALT 和 AST 已经恢复正常后，γ-GT 仍未降到正常；如 γ-GT 持续升高，提示转为慢性肝炎。因此，目前常以此酶作为患者是否可恢复正常工作的标志。酒精性肝炎和阻塞性黄疸的患者 γ-GT 明显升高。慢性肝病尤其肝硬化时，γ-GT 持续低值提示预后不良。骨骼系统疾病未见 γ-GT 增高现象，故在鉴别肝脏与骨骼系统疾病时，可弥补 ALP 的不足。

3. 血清碱性磷酸酶（ALP 或 AKP）

（1）正常参考值：速率法，53～128U/L（37℃）。

（2）临床意义：ALP 为一组在碱性环境中水解磷酸脂的酶类，广泛分布于人体的骨、肠、肾、肝、胎盘、血清、血细胞、哺乳动物的大小便、乳腺上皮细胞、乳汁、胆汁内，但以骨骼与牙齿、肾脏和肝脏中含量较多。正常人血清中的 ALP 主要来自于骨骼，由成骨细胞产生，经血液到肝脏，从胆道系统排泄，且有部分酶来自肝脏，故肝胆疾病特别是淤胆型肝炎和胆道梗阻时 ALP 在血中活性明显升高；阻塞性黄疸时，ALP 升高，特别是完全性阻塞，ALP 上升至正常值上限 2.5 倍以上；90%肝病患者 ALP 升高，但不会超过正常值上限 2.5 倍；肝衰竭患者，如 ALP 下降，提示肝细胞广泛坏死。妊娠时 ALP 升高，其 ALP 可能来源于胎盘。

4. 血清白蛋白/球蛋白比值（A/G）

（1）正常参考值：血清总蛋白 60～80g/L，血清白蛋白 35～55g/L，血清球蛋白 20～30g/L，A/G＝1.3～2.5∶1。

（2）临床意义：由肝脏合成的蛋白质约占人体每天合成蛋白质总量的 40%以上。①Alb 在肝脏合成，当肝功能受损时，Alb 产生减少，其降低程度与肝炎的严重程度相平行。慢性和重型肝炎及肝硬化患者血清 Alb 浓度降低，且与疾病严重程度呈正比，当血清 Alb 小于 30g/L 为预后不佳的征兆；血清白蛋白降至 25g/L 以下易形成腹水，预后多不良；降至 20g/L 以下时，近期预后多较差。Alb 在体内起到营养细胞和维持血管内渗透压的作用，当血清 Alb 减少时，血管内渗透压降低，可出现腹水。血清白蛋白减低见于肝病、肾衰竭、少数营养不良等。血清 Alb 增加见于患者脱水时，导致血液浓缩等；肝功能失代偿期时血清 Alb 明显减少。②Glb 由机体免疫器官产生，当体内存在病毒等抗原时，机体的免疫器官激活，Glb 产生增加。慢性肝病时由于炎症反复刺激使 Glb 合成增加，肝硬化时升高较明显。急性肝损伤时可一过性升高，恢复期即降至正常，如持续升高则预示慢性化。血清 Glb 减少见于皮质醇增多症、长期应用糖皮质激素等；出生后至 3 岁，Glb 呈生理性降低。血清 Glb 增高见于疟疾、失水、结核病、风湿热、麻风、肝硬化、淋巴瘤等。③总蛋白，减少见于长期腹泻、慢性肝病、肝硬化、肾病综合征、慢性消耗性疾病以及营养不良；增加见于高渗性失水、多发性骨髓瘤、某些急慢性感染所致高球蛋白血症等。④A/G，慢性肝炎时 Alb 虽正常，但 Glb 升高，故比值下降；肝硬化及重型肝炎时，由于 Alb 合成减少而 Glb 合成增加，比值明显下降以致倒置（A/G<1）。

5. 血清总胆红素（T-Bil）和结合胆红素（D-Bil）及非结合胆红素（I-Bil）

（1）正常参考值：正常情况下成人，T-Bil 为 1.7～17.1μmol/L（1～10mg/L）；D-Bil 为 1.71～7μmol/L（1～4mg/L）；I-Bil＝T-Bil－D-Bil。

（2）临床意义：胆红素是血红蛋白的代谢产物，来源有三：人体内胆红素约 3/4 来源于循环血液中衰老红细胞崩解后所释放出的血红素降解产物、骨髓中的红细胞原位溶血所释放的血红蛋白、含卟啉的血色蛋白如肌红蛋白等分解后产生极少量的胆红素。人的红细胞的寿命一般为 120 天，红细胞死亡后变成非结合胆红素（I-Bil），经肝脏转化为结合胆红素（D-Bil），组成胆汁，排入胆道，最后经大便排出。非结合胆红素与结合胆红素之和就是总胆素(T-Bil),上述的任何一个环节出现障碍,均可使人出现黄疸。如果红细胞破坏过多,产生的非结合胆红素过多,肝脏不能完全把它转化为结合胆红素,可以发生溶血性黄疸;当肝细胞发生病变时,或者因胆红素不能正常地转化成胆汁,或者因肝细胞肿胀,使肝内的胆管受压,排泄胆汁受阻,使血中的胆红素升高,这时就发生了肝细胞性黄疸;一旦肝外的胆道系统发生肿瘤或出现结石,将胆道阻塞,胆汁不能顺利排泄,而发生阻塞性黄疸。肝炎患者的黄疸一般为肝细胞性黄疸,也就是说结合胆红素与非结合胆红素均升高,而淤胆型肝炎的患者以结合胆红素升高为主。胆红素升高常见的原因有:总胆红素、间接与直接均升高见于慢性活动性肝炎、黄疸型肝炎、肝硬化等。总胆红素与间接明红素升高见于溶血性贫血、新生儿黄疸、恶性疾病等。总胆红素与结合胆红素偏高见于肝内及肝外阻塞性黄疸,毛细胆管性肝炎、胰头癌及其他胆汁淤滞综合征等。

(3) 黄疸种类:根据黄疸产生的原因不同,有以下几种情况:①溶血性黄疸:当红细胞大量破坏时,大量血红蛋白进入单核-巨噬细胞内,被转变为非结合胆红素,过量的非结合胆红素超过了肝脏的处理能力,肝细胞不能将其全部转变为结合胆红素,因此,血中非结合胆红素增加。非结合胆红素难溶于水,不能由肾脏排出,故尿胆红素为阴性。此时,肝脏最大限度地合成结合胆红素并随胆汁排入肠腔,所以粪胆原增高;较多的粪胆原由肠道吸收入肝脏,进入肠肝循环,另一部分粪胆原经门静脉入血,经肾脏排出,故尿液中尿胆原呈阳性或强阳性。②肝细胞性黄疸:由于肝脏病变,致使处理非结合胆红素的能力下降,血液中非结合胆红素增高;同时,由于肝细胞肿胀,使毛细胆管阻塞,造成结合胆红素进入血循环,因此血中结合胆红素也增高。结合胆红素溶于水,经肾脏排出,尿胆红素阳性;血中粪胆原增加亦可从尿中排出,尿胆原试验明显阳性。③阻塞性黄疸:各种原因引起的肝内或肝外阻塞时,肝内生成的结合胆红素无法或较少进入肠腔,胆汁淤积造成肝胆管内压增大、毛细胆管破裂,结合胆红素只能进入血窦反流入血循环,血中结合胆红素增加。因结合胆红素溶于水,可由肾脏排出,故尿中胆红素阳性。根据其阻塞程度不同,粪胆原可减少或消失,粪便颜色变浅,甚至呈白陶土样。

6. 血氨

(1) 正常参考值:11.2~58μmol/L。

(2) 临床意义:正常情况下,90%以上的氨在肝脏内通过鸟氨酸循环形成尿素。严重肝脏疾病,肝细胞功能受损严重,氨不能从循环中清除引起血氨浓度升高。高血氨有神经毒性,可引起肝性脑病(肝昏迷)。故在肝病,尤其是肝性脑病时测定血氨浓度有助于诊断和判断病情。血氨测定对儿科诊断 Reye 综合征价值较大;对诊断某些先天性代谢紊乱,如鸟氨酸循环的氨基酸代谢缺陷(高血氨)也很重要。

7. 血清胆碱酯酶(CHE)

(1) 正常参考值:比色法,130~310U。

(2) 临床意义:CHE 是糖蛋白,以多种同工酶形式存在于体内。一般可分为真性胆碱酯酶和假性胆碱酯酶。真性胆碱酯酶也称乙酰胆碱酯酶(acetylcholinesterase),主要存在于胆碱能神经末梢突触间隙,特别是运动神经终板突触后膜的皱褶中聚集较多,也存在于胆碱能神经元内和红细胞中;此酶对于生理浓度的乙酰胆碱(ACh)作用最强,特异性也较高。一个酶分子可水解 3×10^5 分子 ACh,常简称为胆碱酯酶。假性胆碱酯酶广泛存在于神经胶质细胞、血浆、肝、肾、肠中;对 ACh 的特异性较低,假性胆碱酯酶可水解其他胆碱酯类物质,如琥珀胆碱。血清胆碱酯酶是由肝脏合成,并存在于血清中;肝病时此酶活性降低,可作为肝功能试验的一种。

8. 不同肝功能状态下，常用观察指标的表现

(1) 严重肝硬化、肝功能不全时：由于肝合成功能降低，故血清总蛋白(白蛋白合成减少)、假性胆碱酯酶(PCHE)、γ-GT、血糖、总胆固醇均严重降低。

(2) 严重肝硬化、肝性脑病时：除上述肝功能不全的生化指标改变外，血氨显著增高。

(3) 急性肝病重症时：血清 T-Bil>513μmol/L；ALT 和 AST>2000U/L；当胆汁淤滞性黄疸被否定后，T-Bil 升高，而 ALT 和 AST 急剧降低要怀疑病情恶化；重症肝炎时，ALT 仅轻度增高或明显下降，而胆红素却进行性升高的“胆酶分离”现象常是肝细胞大量坏死的征兆。

(4) 急性酒精性肝炎时：血清胆红素>85μmol/L，即急性酒精性肝炎合并肝内胆汁淤积，提示预后不良。

(5) 靛氰绿(indocyanine green，ICG)排泄试验：可作为肝脏手术前的重要肝功能评估方法，ICG 注射后 15 分钟滞留率>25%的病人，肝脏手术的风险性增大。

第七节 肾脏功能监测

肾脏不仅是人体最重要的排泄器官，还是重要的内分泌器官；它通过排出代谢废物，调节水、电解质和酸碱平衡来维持机体内环境的相对稳定。肾脏主要有以下功能：①形成尿液，排出代谢废物、毒物及药物；②调节体内水和渗透压；③调节体内电解质、酸碱平衡；④产生生物活性物质，产生的生物活性物质可分为两类：一类参加肾脏内、外血管的舒缩调节，包括：肾素、前列腺素和激肽类物质等；另一类为非血管活性激素，合成 1，25 二羟维生素 D_3 和促红细胞生成素；⑤肾脏也是某些内分泌激素(如胰岛素)的降解场所。肾功能检测分为肾小球功能检测、肾小管功能检测和肾血流量测定，血、尿生化监测指标是监测和评估肾功能的主要方法；动态观察肾功能的变化可了解病变程度，判断治疗效果以及评估患者预后。肾功能损害往往在出现临床症状之前，由于肾脏的储备能力很强大，多数肾功能常用检测指标的改变在肾脏损害明显时才能表现出异常。

【方法和原理】

当血液流经肾脏时，血浆中的某些物质通过肾小球滤过和肾小管排泌，而经尿液排出体外；临床上通过测定血液和尿液中相关物质的浓度，用以评估肾小球滤过率、肾小管的重吸收和排泌功能以及肾血流量。

(一) 肾小球功能检测

1. 内生肌酐清除率(CCr) 机体内生肌酐绝大部分经肾小球滤过，不被肾小管重吸收，维持血肌酐(Cr)浓度相对稳定，临床上常用 CCr 评估肾小球滤过功能。此外，菊粉清除率能最准确反映肾小球滤过率，但操作繁杂，临床上一般不采用。

2. 血尿素氮(blood urea nitrogen，BUN)和 Cr 浓度测定 在摄入食物及体内分解代谢比较稳定的情况下，其血 Cr 和 BUN 的浓度取决于肾排泄能力，也在一定程度上反映了肾小球滤过功能的损害程度。

3. 放射性核素肾小球滤过率(GFR)测定 能准确反映 GFR，但是需把放射性物质引入体内。

(二) 肾小管功能测定

肾小管具有重吸收、排泌、浓缩、稀释以及调节酸碱平衡等功能。

1. 近端小管功能检查 酚红排泄试验反映近端小管的排泌功能，但准确性较差，现多不用；而以测定尿微球蛋白等检测来评估近端小管功能。

2. 肾浓缩稀释试验　尿的浓缩和稀释主要在远端小管和集合管进行，在特定饮食条件下，观察病人尿量和尿比重的变化可作为判断远端小管功能的指标。

3. 尿渗透压测定　较测定尿比重更为优越，更能反映肾的浓缩和稀释功能。

4. 自由水清除率　能准确地反映肾在机体缺水和水分过多的情况下，调节机体的液体平衡的能力。

5. 肾小管酸化尿液功能测定　反映远端肾小管酸化功能，有助于远端肾小管性酸中毒的诊断。

（三）肾血流量测定

对氨马尿酸盐（para-aminohippurate，PAH）清除率可反映肾血流量，但因操作繁杂，目前多不采用。而放射性核素肾图因能比较敏感地反映肾血流量，已被列为肾功能的常规检查。

【正常值及临床意义】

常用肾功能指标正常参考值及其临床意义见表 1-6-4。

表 1-6-4　常用肾功能指标正常参考值及其临床意义

	正常参考值	临床意义	
		增高	降低
血尿素氮（BUN）	二乙酰-肟显色法 1.8～6.8mmol/L；尿素酶-钠氏显色法 3.2～6.1mmol/L	急慢性肾炎、重症肾盂肾炎、各种原因所致的急慢性肾功能障碍，心力衰竭、休克、烧伤、失水、大量内出血、肾上腺皮质功能减退症、前列腺肥大、慢性尿路梗阻等	
血尿素	3.2～7.0mmol/L	急慢性肾炎、重症肾盂肾炎、各种原因所致的急慢性肾功能障碍，心力衰竭、休克、烧伤、失水、大量内出血、肾上腺皮质功能减退症、前列腺肥大、慢性尿路梗阻等	
血肌酐	男 79.6～132.6μmol/L，女 70.7～106.1μmol/L；小儿 26.5～62.0μmol/L	肾衰竭、尿毒症、心力衰竭、巨人症、肢端肥大症、水杨酸盐类治疗等	进行性肌萎缩，白血病，贫血等
血尿酸	男 149～417μmol/L，女 89～357μmol/L；>60 岁男 250～476μmol/L，女 190～434μmol/L	痛风、急慢性白血病、多发性骨髓瘤、恶性贫血、肾衰竭、肝衰竭、红细胞增多症、妊娠反应、剧烈活动及高脂肪餐后等	
尿肌酐（Cr）	婴儿 88～176μmmol/（kg·d），儿童 44～352μmol/（kg·d），成人 7～8mmol/d	饥饿、发热、急慢性消耗等疾病，剧烈运动后等	肾衰竭、肌萎缩、贫血、白血病等

【影响因素】

（一）饮食

肾功能检查一定要空腹，以免因血液成分变化，造成对检测结果的误判。

（二）尿液标本的留取

尿常规检查一般留取晨尿检测最为适宜。晨尿是指早晨起床时第 1 次排尿，相对较浓，尿中的有形成分要比白天稀释的尿液为多，比较容易发现尿液的异常，也可避免饮食、饮水、运动等因素的影响。

（三）尽快送检

留取的尿液标本应在1小时内送检，以免因酸碱度的变化影响尿中的有形成分，如红、白细胞的破坏或皱缩变形，尤其是尿显微镜检查，新鲜的尿液标本才符合要求。

（四）中段尿送检

最好留取中段尿做尿常规检查，以避免尿道口炎症、白带等物污染尿液影响检查结果。

（五）女性患者

女性月经期一般不宜留取小便送检，以免经血混入尿液，影响检测结果。

【常见误区】

（一）误区一

肾脏有强大的储备功能，肾功能检查正常，不能完全排除肾脏的器质性损害。

（二）误区二

肾功能检查的判断需排除肾外因素的影响。

（三）误区三

肾功能是多方面的，完整的肾功能包括：肾小球滤过功能、肾小管功能和肾血流量测定；不能将某一项检查和某一种病变甚至某一种疾病看成简单的一一对应的关系。一种疾病可以有多种病理变化存在，可以出现多项检查结果的异常，而同样一项异常的检查结果又存在于多种疾病之中；临床上对于一位患者往往要有选择地进行多项肾功能检查，然后进行综合分析，才能作出正确判断。

（四）误区四

对于肾功能检测结果解释，无论是血清学的还是尿液的，都有必要同时考虑所测物质的产生和排泄的变化；即某一物质同时检测血、尿标本较单纯检测单一标本更有意义。

附：临床常用监测指标

（一）尿量及尿液分析

1. 尿量　尿量是反映肾功能状况的指标之一，受肾血液灌流状况的影响较大，特异性也较差。

（1）正常参考值：正常成年人尿量：1000～2000ml/d。

（2）临床意义：若小于400ml/d（17ml/h），为少尿；小于50～100ml/d，为无尿；尿量≥3000ml/d，为多尿；尿量是GRF的直接反映，因此少尿是ARF最明显的临床表现。如果肾功能受损，尿量将会减少。尿量只能很粗略、间接地反映肾功能的状况，有时尿量没有减少，但肾功能损害已经很严重。

2. 尿蛋白　主要为白蛋白，其次为糖蛋白和糖肽。这些蛋白约60%来自血浆，其余来源于肾、泌尿道、前列腺的分泌物和组织分解产物，包括：尿酶、激素、抗体及其降解物等。正常人每日自尿中排出约40～80mg蛋白，上限不超过150mg。

（1）正常参考值：定性：阴性；定量：<150mg/d。

（2）临床意义：①生理性增加：体位性蛋白尿、运动性蛋白尿、发热、情绪激动、气候过冷过热等；②肾小球、肾小管发生病变时，如各期肾炎、肾病、肾结石、多囊肾、肾淀粉样变性以及高血压性肾动脉硬化;③尿路感染;④其他:严重肌肉损伤、发热、黄疸、甲状腺功能亢进、溶血性贫血及白血病等。

3. 选择性蛋白尿指数(SPI)　测定两种分子量有较大差距的血浆蛋白在肾脏的清除率,计算其比值,即 SPI。常用转铁蛋(分子量 79000)和 IgG(分子量 170000),测定其血和尿中浓度。

(1) 正常参考值:SPI<0.1 表示选择性好,SPI 0.1~0.2 表示选择性一般,SPI>0.2 表示选择性差。

(2) 临床意义:当尿中排出大分子 IgG 的量少时,表示选择性好;相反,表示选择性差。高选择性蛋白尿可见于微小病变型肾病,膜性或膜增殖性肾炎常表现为低选择性或非选择性蛋白尿。SPI 可较为客观地反映肾小球病变的严重程度,可作为肾病综合征采用激素等免疫抑制剂治疗效应的预测。肾静脉栓塞引起的肾病综合征,肾淀粉样变和遗传性肾病患者的蛋白尿亦为高选择性,但对激素及免疫抑制剂无效。

4. 尿 Cr　尿液中 Cr 主要来自血液,血 Cr 经肾小球滤过后随尿液排出体外,肾小管对 Cr 基本上不吸收而且分泌也很少。

(1) 正常参考值:成人 7~8mmol/d。

(2) 临床意义:增高见于:饥饿、发热、急慢性消耗等疾病,剧烈运动后等。减低见于:肾衰竭、肌萎缩、贫血、白血病等。肾衰竭时由于肾单位受损,肾脏排出尿 Cr 的能力降低,在治疗过程中如果治疗方法得当,肾功能开始恢复,排出的尿肌酐就会增多。

5. 尿比重　尿比重主要反映肾脏的浓缩和稀释功能,由于浓缩尿液是肾脏的最重要功能之一,而肾性肾衰竭又常有肾小管受损,因此尿比重测定的诊断价值较大。

(1) 正常参考值:24 小时尿比重在 1.010~1.025 之间。

(2) 临床意义:无论尿量多或少,尿比重>1.020 的高比重尿提示肾灌注不足,但肾脏功能尚好,为肾前性肾衰竭可能;反之,尿比重<1.010 的低比重尿多见于肾性肾衰竭。但是,当尿液中混入较大分子物质时,如血细胞、蛋白、造影剂、渗透性利尿剂等,可使低比重尿的比重增加。

6. 尿液镜检　尿液显微镜下检查有时可提供重要信息,如血尿和蛋白尿不是急性肾损伤的特征,而更多见于尿路损伤或肾小球疾患;相反,肾前性肾衰竭镜下常无明显异常发现;而所谓“肾衰管型”是肾小管坏死和确诊肾性肾衰竭的有力依据。

7. 浓缩试验　尿液的浓缩有赖于肾髓质的高渗环境和集合管的功能,肾性肾衰竭可以破坏这些部位的浓缩功能从而导致低渗性尿排出。反之,在肾前性肾衰时,肾脏可最大限度地浓缩尿液保存水分而排出高渗尿。

(1) 正常参考值:成人禁饮 12 小时内每次尿量 20~25ml,尿比重速增至 1.026~1.030~1.035;儿童至少有一次尿比重在 1.018 以上。

(2) 临床意义:夜尿量增加、尿比重下降,尿比重差<0.009 均表示肾浓缩功能减退,见于慢性肾炎、ARF、慢性肾盂肾炎、肾动脉硬化、高血钙、低钾血症、充血性心力衰竭、中毒性肾损害、药物性肾病等。

8. 稀释试验　稀释试验主要反映肾远曲小管和集合管的功能。

(1) 正常参考值:4 小时排出饮水量的 80%~100%,尿相对密度降至 1.003 或以下。

(2) 临床意义:异常见于肾小球病变或肾血流量减少,于肾衰竭后期,尿比重恒定在 1.010 左右,表示肾浓缩和稀释功能均已受损。

（二）肾小球滤过功能

肾小球滤过功能是指当血液流过肾小球毛细血管网时，血浆中的水和小分子溶质通过滤膜形成滤液（原尿）的过程。肾小球滤过膜分为3层，即内皮细胞、基底膜、上皮细胞；滤过膜具有分子大小的选择性屏障和电荷选择性屏障作用。在正常生理条件下，绝大部分中分子以上的蛋白质不能通过滤过膜，少量选择性被滤过的微量蛋白又被肾小管重吸收或分解。肾小球滤过率（GFR）是单位时间（分钟）内经肾小球滤出的血浆量（ml/min），即每分钟产生的原尿量。GFR是反映肾小球滤过功能最直接，最准确的指标。评价肾小球滤过功能较精确的方法是观察某一种能全部由肾小球滤过，而不会被肾小管重吸收的物质排泄情况，并用单位时间内清除含该物质的血浆毫升数表示。肾清除率（C）：双肾于单位时间（分钟）内，能将若干毫升血浆中所含的某物质全部加以清除；即单位时间内肾排出某物质的总量（尿中浓度×尿量）与同一时间该物质血浆浓度之比；它反映的是某物质经肾小球滤过、肾小管排泌和重吸收后总的效应。最能满足这一要求的物质是菊粉，称之为菊粉清除率（inulin clearance rate，Cin）试验；但测量Cin较复杂，因而不便临床使用。由于肌酐性质基本与菊粉相似，故Ccr成为目前临床评价肾滤过功能较好的最常用的方法。

1. 内生肌酐清除率（endogenous creatinine clearance rate，Ccr） Cr是磷酸肌酸的代谢产物，血清Cr分内、外源两种，外源性Cr主要由食物获得，内源性Cr主要由肌肉生成，在严格控制饮食和肌肉活动相对稳定情况下，血肌酐的生成量和尿的排出量相对恒定。Ccr是单位时间内，肾脏把若干体积血浆中的内生Cr全部清除出去。血浆中的Cr能全部由肾小球滤出，肾小管不予重吸收，肾小管仅有很少量的排泌；因此，Ccr≈GFR。测定时应注意：测定前连续3天低蛋白饮食，并禁食肉类，避免剧烈运动，于第4日晨8时将尿排尽，准确收集24小时的全部尿液。取血2～3ml与尿液同时送检，根据测定的血、尿肌酐值计算出Ccr。

（1）正常参考值：成人80～120ml/min，在中年以后每10年平均下降4ml/min。

（2）临床意义：①Ccr是反映肾功能（肾小球）早期损伤的敏感指标，能较早地反映肾小球滤过功能变化；由于肾的代偿能力很强，在肾小球损伤早期Cr、BUN仍正常时，Ccr就已显示下降；②Ccr是评估肾功能损害程度的主要指标，根据Ccr将肾功能分成4期：代偿期、失代偿期、肾衰竭期、尿毒症终末期；③可根据Ccr指导临床治疗，例如Ccr小于30ml/min时应限制蛋白质摄入，小于10ml/min是透析指征；经肾代谢或排泻的药物也需要根据Ccr调整用药剂量和给药间隔时间。

2. 血清肌酐（creatinine，Cr） Cr是人体肌肉中肌酸代谢产物，由于肌酐几乎全部由肾脏排出，并且极少受食物影响，因此可以相对客观地反映肾小球功能，血中的Cr浓度升高，说明肾脏清除废物的能力已下降，是肾功能损害的晚期指标，血Cr的测定是临床监测肾功能的有效方法。在外源性Cr摄入稳定的情况下，血中Cr的浓度完全取决于肾小球滤过能力。当GFR下降至正常时的1/3时，已超过了肾小球对Cr滤过的代偿能力；此时，随着GFR继续下降，Cr就会急剧上升。Cr也受到个体肌肉容积和妊娠状况等多种因素影响。

（1）正常参考值：碱性苦味酸法（Jaffé法）：成人44～133μmol/L（0.5～1.5mg/dl），儿童27～62μmol/L（0.3～0.7mg/dl）；肌酐酶法：（酶偶联速率法）：成人30～106μmol/L（0.3～1.2mg/dl），儿童18～53μmol/L（0.2～0.6mg/dl）。

（2）临床意义：①Cr是反映肾小球功能的指标，对肾功能不全，尤其是对尿毒症的诊断和病情判断有特殊价值，其增加的程度与肾损害程度成正比，故对病情的观察和预后的估计有重要意义；②鉴别肾前性和肾实质性少尿：肾前性 Cr≤200μmol/L，肾实质性>200μmol/L；肾前性往往 BUN 上升快于 Cr，BUN/Cr（两者单位均为 mg/dl）>10∶1；肾实质性往往 BUN 与 Cr 同时升高，BUN/Cr<10∶1；③老年人、肌肉消瘦者往往肌酐偏低；④可以使用 Cockcroft-Gault 方程计算的 Ccr 值。

Cockcroft-Gault 公式：Ccr=（140−年龄）×体重（kg）/72×Scr（mg/dl）

或 Ccr=［（140−年龄）×体重（kg）］/［0.818×Scr（μmol/L）］

注：Ccr（内生肌酐清除率）；Scr（血肌酐）的单位，1mg/dl=88.4μmol/L；女性按计算结果×0.85

3. 血清尿素氮（BUN）　BUN 是各种蛋白质、氨基酸代谢产物尿素中氮元素的含量，主要由肾小球滤出，肾小管也有排泌，当肾小球滤过功能损害超过其代偿能力时，血清 BUN 升高。BUN 虽可反映肾小球的滤过功能，但肾小球滤过功能必须下降到正常的 1/2 以上时 BUN 才会升高，故 BUN 并不能敏感地反映肾小球滤过功能，是肾功能损害的晚期指标。血 BUN 是血中非蛋白氮类（蛋白质以外的含氮化合物）的主要成分，其次还有氨基酸、尿酸、肌酐、肌酸以及氨等。血中的尿素习惯上以 BUN 浓度表示。血中尿素通过血液循环到肾脏，90%经肾小球滤过随尿排出，少量由肠道和皮肤丢失。如果肾功能受损，排出 BUN 的能力下降，血中的 BUN 水平就会升高。膳食中蛋白质的摄入量易引起血 BUN 的波动，所以 BUN 反映的肾功能情况并不准确。

（1）正常参考值：3.2~7.1mmol/L。

（2）临床意义：①作为粗略估计肾小球功能的指标；②鉴别肾前性和肾实质性少尿；③蛋白质分解或摄入过多时会升高；④可作为肾衰竭透析充分性指标，以 KT/V 表示；⑤体内蛋白质分解过盛时，如急性传染病、上消化道出血、大面积烧伤、大手术后和甲状腺功能亢进症等。

4. 放射性核素肾小球滤过率测定　为测定 GFR 的金指标，但价格较高。^{99m}Tc-二乙三胺五醋酸（^{99m}Tc-DTPA）几乎完全从肾小球滤过并清除，敏感性与菊粉相仿。静脉注射^{99m}Tc-DTPA 后，它不与血浆蛋白结合，首次随血循环通过肾小球时 95%以上被滤出。根据放射性药物被清除的速度和数量计算 GFR。①优点：非创伤性、简便、安全、灵敏；②缺点：机体器官将受到一定剂量的辐射，仪器设备要求较高，尚缺乏与 Cin 比较的资料。

（1）正常参考值：正常人 GFR 为 80~120ml/min（1.3~2.0ml/s），女性较男性略低。

（2）临床意义：同 Ccr。①较早判断肾小球损伤，多数急性肾小球肾炎患者 GRF 低至正常值的 80%，其他肾功能指标如 BUN、Cr 等均在正常范围，故该检测可较早地反映肾小球滤过功能。②对肾功能的初步评价，轻度损害，GRF 在 51~70ml/min；中度损害在 31~50ml/min；小于 30ml/min 为重度损害。③指导治疗。GRF 在 30~40ml/min，应限制蛋白质摄入；小于 30ml/min，噻嗪类利尿剂常无效；小于 10ml/min，应给予血液透析治疗。④可作为临床分型参考；如慢性肾炎普通型 GRF 常降低；而肾病综合征由于肾小管基底膜通透性增加，更多的内生肌酐从肾小管排出，其 GRF 相应偏高。

5. 血清尿酸（UA）　UA 来源于体内核酸中嘌呤分解代谢产物（占 80%）和食物中核蛋白分解代谢产物（占 20%）。血 UA 少部分由肝脏分解吸收，大部分经肾小球滤过，90%由肾小管重吸收；所以，尿酸清除率很低。因嘌呤代谢紊乱或肾脏排泄功能下降，血 UA 增高。

（1）正常参考值：尿酸酶法，男性 208~428μmol/L（3.5~7.2mg/dl），女性 155~

357μmol/L(2.6~6.0mg/dl)。

(2) 临床意义:血 UA 增高见于痛风、肾功能减退、核酸代谢增强、红细胞增多症、妊娠反应、剧烈活动以及高脂肪餐后等多种情况。

(三) 肾小管功能测定

肾小管功能包括近端肾小管功能和远端肾小管功能。双侧肾脏一昼夜生成的原尿量达180L,而最终排出的终尿量仅1~2L,而且终尿与原尿中的溶质成分明显不同,说明肾小管将原尿中的水分和某些溶质全部或部分重吸收回血液。重吸收是肾小管上皮细胞将原尿中的水分和某些溶质转运回血液的过程。近曲小管是重吸收最重要的部位,近曲小管对物质的吸收是有限度的,这个限度称为阈值。髓袢主要吸收一部分水和氯化钠,具有"逆流倍增"的功能,在尿液的浓缩稀释过程中起主要作用。远曲小管和集合管的主要功能为参与机体对体液及酸碱等的调节,在维持机体内环境稳定中起重要作用。进入体内的一些外来物质,如酚红、青霉素等药物也由肾小管与集合管分泌到尿液中。

1. 浓缩稀释试验(莫氏试验) 肾脏浓缩和稀释尿液的功能主要在远曲小管和集合管进行。当远端肾小管和集合管受损时,H_2O、Na^+、Cl^-的重吸收发生改变,髓质部的渗透压梯度遭到破坏,影响尿的浓缩与稀释功能。在日常饮食起居条件下,多次测定病人尿量及尿比重,来判断肾脏调节水的平衡方面功能,即为浓缩稀释试验。本试验主要测定远端肾单位的功能,方法:受试日正常进食(每餐含水500~600ml)勿额外饮水;晨起8时排尿弃去。8am~8pm(昼尿),每2小时留一次尿;8pm至次日8am(夜尿)随机留尿;准确测定各次尿量及比重。

(1) 正常参考值:尿量:1000~2000ml/24h;昼:夜=3:1~4:1,夜尿<750ml,最高比重>1.020,比重差>0.009。

(2) 临床意义:①急性肾小球肾炎:肾小球病变,滤过减少,肾小管重吸收相对正常,故尿量减少,尿比重增高;②慢性肾小球肾炎:病变累及肾髓质,尿浓缩功能障碍,尿量增加,尿比重降低(<1.018),晚期尿比重固定;③慢性肾盂肾炎:病变以间质炎症为主者,损伤肾小管,尿量增加,尿比重降低;④其他:凡损伤肾小管功能的疾病,均可出现尿量和尿比重的变化。

2. 3小时尿比重实验 通过测定尿比重方法反映远端肾小管浓缩尿的能力最为简单。该实验可以在正常饮食生活条件下进行,克服了禁水实验的不足。一昼夜每3小时一次比重测定法,若一次尿比重达1.020以上,最低与最高比重之差大于0.008,则表示肾小管功能基本正常。本法虽然简单,但受很多因素影响,包括饮食、营养、肾血流量(尤其髓质血流量)及内分泌因素等。

(1) 正常参考值:最高尿比重≥1.025,最低尿比重1.003;日尿量占总尿量2/3~3/4。

(2) 临床意义:①原发性肾小球疾病:急性肾小球肾炎时,由于肾小球毛细血管病变,其滤过率减低,但肾小管因吸收功能相对正常,使尿量减少而比重增加。慢性肾炎,当病变累及肾髓质时,可出现浓缩功能障碍,表现为尿量增多,常多于2500ml/24h,尿比重最高低于1.018,比重差小于0.009,晚期尿比重固定在1.010,说明肾脏只有滤过功能,肾小管重吸收功能很差;②肾小管病变、肾盂肾炎,尤其是慢性肾盂肾炎,肾小管损害较肾小球为重,常先有多尿、夜尿和低比重尿,晚期也可出现尿比重固定;③其他,如高血压性肾病等。

3. 酚红(酚磺酞)排泌试验 酚红(PSP)是一种无毒染料。注入体内后大部分与血浆蛋白质结合,主要由近曲小管主动排泌,且不被肾小管回吸收,故尿中的排出量可作为近曲小管排泌功能的判断指标。方法:静脉注射 PSP,检测 15、30、60 和 120 分钟尿中 PSP 的量。

(1) 正常参考值:15 分钟,25%~51%(平均 35%);30 分钟,13%~24%(平均 17%);60 分钟,9%~17%(平均 12%);120 分钟,3%~10%(平均 6%);120 分钟总量 63%~84%(平均 70%);儿童排泌量较成人高,老年人偏低。

(2) 临床意义:近曲小管排泌功能的判断指标。要注重 15 分钟排泌量(25%)的结果。肾小管功能损害达 50%时,开始表现有 PSP 排泄率的下降。①肾脏疾病:急性肾小球肾炎时,因肾小管多无病变,故排泌量正常;慢性肾小球疾病,酚红排泌量可降低,降低程度与病变程度平行。本试验非敏感指标,当肾功能损害达 50%时排泌量才见降低;②肾外因素:排泌量减少见于休克、心力衰竭、尿路梗阻或膀胱功能障碍等;青霉素、阿司匹林等药与 PSP 有竞争性,也可使排泌量降低;排泌量增多见于阻塞性肝胆疾病、严重低蛋白血症、PSP 与白蛋白结合减少、经肾小球滤过、排出速度加快、排泌量增多,甲状腺功能亢进时,血流加速,排泌量增多。

(四) 肾血流量测定

是指单位时间内流经肾的血浆量。测定肾血流量的方法很多,但在临床上很少应用。对氨马尿酸清除率使用较多。

对氨马尿酸清除率(或肾血浆流量)= 尿对氨马尿酸浓度(mg/dl)×稀释倍数/血浆对氨马尿酸浓度(mg/dl)×尿量(ml/min)

肾全血流量(RBF)(ml/min)= 肾血浆流量(ml/min)/(1-Hct)

1. 正常参考值 男 8.6~8.8ml/s,女 8.1~8.5ml/s。

2. 临床意义 急性肾小球肾炎早期 RBF 正常或高于正常,慢性肾小球肾炎 RBF 降低,肾盂肾炎或其他肾脏疾患,如伴高血压或肾实质的严重损害时,RBF 降低,肾动脉硬化症、心力衰竭、肾淤血等 RBF 亦下降。

(五) 早期肾损伤指标

1. 肾脏损伤因子-1(kidney injury molecule-1,KIM-1) KIM-1 是一种新的 Ⅰ 型跨膜蛋白,在肾损伤后的肾组织中高表达,可作为肾损伤的特异性标志物。正常情况下,肾脏组织几乎不表达 KIM-1;在肾损伤后 KIM-1 裂解并释放至尿中排出,此时在尿中可以检测到 KIM-1。由于在其他组织及正常肾脏组织中基本检测不到 KIM-1,因此,KIM-1 具有高度的组织特异性。KIM-1 还是肾小管缺氧损伤的一个重要信号分子,参与了肾损伤后的修复过程。当发生肾脏损伤时,将有大量 KIM-1 表达于肾脏近曲小管。尿液中 KIM-1 在肾损伤后 2 小时就会增高,具有更高的灵敏度和特异性,其表达水平与肾脏的实际病理损伤程度相平行。

2. 胱抑素(cystatin C,Cys C) Cys C 是一种半胱氨酸蛋白酶抑制剂,通过肾小球滤过膜后几乎被近曲小管完全重吸收并降解,因此血清中 Cys C 浓度是反映肾小球滤过功能非常灵敏的内源性标志物。Cys C 存在于各种有核细胞内,以恒定速度持续的转录与表达,由于无组织特异性,所以在体内的生成速度非常稳定。其浓度不像内生肌酐一样容易受到年龄、性别、饮食、肌肉组织的活动、肝功能、肿瘤和肾小管分泌等其他因素的影响。Cys C 的分子质量很小且带正电荷使它可以自由通过肾小球滤过膜,并在近曲小管完全被重吸收并降解,不再回到血液循环中;同时也不被肾小管分泌,因此血清中 Cys C 浓度完全由 GFR 决定,是反映肾小球滤过功能非常灵敏的内源性标志物。

（1）正常参考值：在血液中的浓度为 0.51～1.09mg/L，尿浓度为 0.03～0.3mg/L。

（2）临床意义：Cys C 是一种可靠的 GFR 标志物，在诊断及评估早期肾功能受损时具有比血清 Cr 更高的精度和灵敏度。Cys C 虽是反映肾小球滤过功能非常灵敏的内源性标志物且不易受其他因素的影响，但是它反映患者早期肾损伤的敏感性不及 KIM-1。评估 GFR，血 Cys C 较血清 Cr、CCr 等更可靠，肾小管受损时尿中 Cys C 排出量也增加。

3. β_2 微球蛋白（β_2-MG） β_2-MG 是由淋巴细胞、血小板、多形核白细胞产生的一种小分子球蛋白，能够自由通过肾小球滤过膜，约 99.9%在近端肾小管被重吸收并分解。当肾小球滤过功能下降时，血 β_2-MG 升高，故血 β_2-MG 可作为评价肾小球滤过功能的理想指标。

（1）正常参考值：血清浓度为 0.8～2.4mg/L（<60 岁）、<3.0mg/L（>60 岁）。

（2）临床意义：正常人 β_2-MG 的合成率及从细胞膜上的释放量相当恒定，各种原发性或继发性肾小球病变如累及肾小球滤过功能时均可导致血 β_2-MG 升高，故血 β_2-MG 可作为评价肾小球滤过功能的理想指标。当肾小管重吸收率下降 1%时，血中的 β_2-MG 含量可增加 30%，所以测定血浆中 β_2-MG 的含量能对早期肾功能的变化、病情的估计及预后的评估提供可靠的依据。

第八节 呼吸功能监护

重症患者呼吸监护的目的是对呼吸功能进行评估，包括通气功能（呼吸中枢的兴奋性和呼吸调节，肋间肌、膈肌等呼吸肌的强度和耐力，呼吸肌的氧耗量）、肺摄取氧和排出 CO_2 的能力，以及系统性疾病和各重要器官功能对呼吸功能的影响，也为呼吸衰竭、睡眠呼吸暂停综合征等疾病的诊断和分型提供客观依据，为氧疗和其他各种呼吸治疗方法的疗效观察提供可靠的评价指标。临床上常用肺功能检查对呼吸功能进行评价。

肺功能检查对于肺和气道病变的早期检出、患者病情严重程度及预后的评估、药物或相关治疗措施的疗效评价、呼吸困难原因的查找，病变部位的诊断、手术的耐受力或劳动强度耐受力的评估，以及对重症患者的监护等方面都具有重要的临床价值。肺功能检查包括通气、换气、呼吸调节及肺循环等功能检测，检查项目及测定指标众多。肺功能检查只能显示肺生理与病理生理的改变，而不能提供原发病与病变部位的诊断，也不能对轻微的局限性病灶及早期病变作出及时反映。因此肺功能检查不能代替病史、体检、肺部 X 射线、化验检查等相关检查，主要用于肺功能的评估。

【方法和原理】

肺功能检测仪主要由肺量计、气体分析仪及压力计组成；通过它们的组合，可测出肺功能的相关项目指标。项目有：①容量：呼吸气体体积的大小，主要反映呼吸能力；依年龄、性别、身高和体重而有差异；②流速（流量）：单位时间内呼吸气体体积的大小，反映呼吸能力及气道通畅性；单位时间内进入或呼出的气量称流量；③时间：呼吸的时间关系，是动态肺功能检测的重要参数，因目前大多数肺功能仪均为电脑自动控制，故呼吸时间可自动记录；④压力：完成呼吸所需的驱动压，反映呼吸阻力及胸肺顺应性；⑤气体成分：呼吸过程中相关气体，如 O_2、CO_2、一氧化碳（CO）、氮气（N_2），及其他标示气体浓度或分压的测定，如血气分析等。

【参数及正常值】

（一）容量测定（静态肺容量）见表1-6-5。

表1-6-5　静态肺容量正常参考值

参数	方法	成人正常参考值
潮气量（VT）	是指平静呼吸时，每次进入肺内的气体量	500ml
补吸气量（IRV）	指平静吸气后再用力吸入的最大气量	男2.16L；女1.50L
补呼气量（ERV）	指平静呼气后，再用力呼出的最大气量	男0.90L；女0.56L
残气量（RV）	指深呼吸后，残留在肺内的气量	男（1.38±0.63）L；女（1.30±0.47）L
深吸气量（IC）	指平静呼气后能吸入的最大气量（潮气量+补气量）	男2.6L；女1.9L
肺活量（VC）	指最大吸气后能呼出的最大（全部）气量。（潮气量+补吸气量+补呼气量）	男3.5L；女2.4L
功能残气量（FRC）	指平静呼气后肺内所含气量（补呼气量+残气量）	男（2.77±0.80）L；女（1.86±0.50）L
肺总气量（TLC）	指深吸气后肺内所含总气量	男（5.09±0.87）L；女（3.99±0.83）L

（二）气功能测定（动态肺容量）（表1-6-6）

表1-6-6　动态肺容量正常参考值

参数	方法	成人正常参考值
每分钟静息通气量（VE）	为潮气量（VT）与呼吸频率（每分钟呼吸次数）的乘积	男（6.66±0.20）L；女（4.22±0.16）L
每分钟肺泡通气量（VA）	肺泡通气量才是有效通气量。由潮气量（VT）减去生理死腔量（VD）再乘以呼吸频率	4.2L左右
生理死腔气量（VD）	是指存在于大小气道内不参加气体交换的气量	120~150ml
每分钟最大通气量（MVV）	单位时间内以尽可能快的速度和尽可能深的幅度进行呼吸所得到的通气量。一般嘱病人深快呼吸12秒，将得到的通气量乘以5即为每分钟的最大通气量	男（104.00±2.71）L；女（82.50±2.17）L
用力肺活量（FVC）	也称时间肺活量，该指标是指将测定肺活量的气体用最快速度呼出的能力，临床最常使用，也是敏感简便的最佳通气指标	健康人3秒内即可呼出
第1秒时间肺活量（FEV 1.0）	将第1秒呼出的气量称为第1秒时间肺活量。常用第1秒肺活量占整个肺活量百分比（FEV 1.0）表示，称1秒率	男（3.179±0.117）L；女（2.314±0.048）L。正常人FEV 1.0大于80%
最大中期呼气流速（MMFR）	将测定肺活量的气体用最快速呼出的能力	男3.369L/s；女2.887L/s
最大中期流速时间（MET）	达到MMFR所需时间称最大流速时间	0.5秒左右
呼气高峰流量（PEFR）	在测定用力肺活量过程中的最大呼气流速	约5.5L/s

肺通气量测定能反映肺通气的动态变化，比肺容量测定意义大。肺通气功能代表动态肺容量，可反映出气道阻塞或狭窄所引起的通气功能障碍。生理无效腔和潮气量（V_D/V_T）之比，主要反映肺泡有效通气量，正常值为20%～40%。可用Bohr公式计算：$V_D/V_T=(PaCO_2-P_ECO_2)/PaCO_2$，$P_ECO_2$为混合呼出气的二氧化碳分压，$V_D/V_T$增大见于各种原因引起的肺血管床减少、肺血流减少或肺血管栓塞。

（三）换气功能监测

肺换气是指肺泡气与血液之间的气体交换过程。其功能与许多因素有关，肺容量的改变、气体弥散、气体分布不匀、通气量变化、血液循环障碍、血液成分的变化以及肺组织的病变等，都会影响肺换气功能。

1. 肺的弥散功能（D_L） 系指单位时间与单位压力差条件下所能转移气体的量。弥散是在肺泡呼吸膜区域进行的肺泡内气体与肺泡壁毛细血管内血液中气体交换的过程。临床上多应用一氧化碳（CO）进行DLCO测定，正常参考值：25～37ml/（mmHg·min）。临床常用测定值与预计值的百分比作为判断指标。

2. 通气/血流（V/Q）比率 全肺泡通气量与流经全肺血量的此例称通气/血流比例。正常人每分钟肺泡通气量为4L，肺血流量为5L，则通气/血流比为0.8。正常参考值：通气/血流=4/5（0.8）。如果通气大于血流（比值增高），则反映死腔量增加；若血流超过通气（比值降低），则产生静脉血掺杂。

3. 肺泡-动脉氧分压差（A-a）DO_2 在呼吸空气时，（A-a）DO_2正常值为10～15mmHg，吸入纯氧时，约为25～75mmHg。（A-a）DO_2是判断肺部摄氧能力的指标，任何原因导致V/Q失调、弥散功能障碍和分流增加，均可使（A-a）DO_2增大，此外，PvO_2下降，心排血量减少及氧耗增加等因素也可影响（A-a）DO_2。

4. 氧合指数（PaO_2/FiO_2） 是监测肺换气功能的主要指标之一。正常值参考为：430～560mmHg。PaO_2/FiO_2是诊断ARDS最常用、最主要和最简单的指标。结合病史和其他指标，当$PaO_2/FiO_2<300$mmHg，应考虑存在ARDS可能。

5. 肺内分流率（Q_s/Q_t） 是指流经无功能肺泡的那部分血液占右室总输出量的百分数，正常参考值为3%～5%。肺内分流率对ARDS诊断和治疗有重要的临床价值，ARDS与其他类型呼吸衰竭最根本的区别就在于肺内分流增加是其产生低氧血症的主要病理生理改变。临床上肺不张、肺水肿、肺实变的炎症、感染、创伤、肿瘤及脏器功能衰竭均可使肺内分流增加。

（四）小气道通气功能

吸气状态下内径≤2mm的细支气管称为小气道，小气道阻力在气道总阻力中仅占20%，用反映大气道阻力的常规肺功能测定是难以检出的。小气道病变早期是可逆的。小气道功能损害常见于受大气污染、长期大量吸烟者、长期接触挥发性化学物质者，早期肺尘埃沉着病、细支气管病毒感染、哮喘缓解期、早期肺气肿肺间质纤维化等患者。

1. 最大呼气流量-容积曲线（MEFR） 是观察由肺总量位呼气至残气容积期间每一瞬间的呼气流量。小气道功能受损时，呼出肺活量的50%以上的流量时MEFR受到影响，当呼出肺活量的75%时尤为明显。

2. 闭合容积（CV） 测定由肺总量位匀速呼气时，当达到接近残气位、肺底部小气道开始闭合时所能继续呼出的气量。闭合容积/肺活量增高，表示肺底部小气道提早闭合；可由小气道病变或肺的弹性回缩力下降而引起。

3. 氮清洗率和Ⅲ相斜率　反映气体分布不均的肺功能测定为氮清洗率和Ⅲ相斜率。正常人经过 7 分钟纯氧的冲洗后肺泡氮浓度低于 2.5%。Ⅲ相斜率是残气位吸入纯氧达肺总量后，呼出 750ml 和 1250ml 时气体所增加的平均氮浓度不超过 1.5%。小气道功能损害、长期吸烟者或肺气肿患者可致气体分布不均。

（五）呼吸力学

从力学的观点对呼吸运动进行分析。呼吸的动力作用，主要有克服胸廓和肺组织的弹性和非弹性阻力，还有气体在呼吸道流动的阻力。常用指标有：气道压、气道阻力、胸肺顺应性、呼吸功。测定值受病情影响多变，而且还随呼吸肌的类型不同而变；因此，观察和监测气道阻力和肺顺应性的变化，任何时候均应强调动态观察。

1. 气道阻力产生单位流速所需要的气体压力差。一般以每秒钟内通气量为 1L 时的压力差（单位：cmH_2O）表示。正常参考值为：流量为 0.5L/s 时，呼气：（1.27±0.24）cmH_2O/（L·s）（1cmH_2O≈0.098kPa）；吸气：（1.23±0.22）cmH_2O/（L·s）。

2. 肺顺应性　单位压力改变时所引起的容量改变。呼吸系统顺应性根据其组成部分可分为总顺应性、胸壁顺应性和肺顺应性。总顺应性系肺泡与大气压力差所引起的肺容量改变；胸壁顺应性系胸腔与大气压力差所引起肺容量的改变；肺顺应性系肺泡与胸腔压力差所引起的肺容量的改变。肺顺应性又可分为静态顺应性与动态顺应性两种。在呼吸周期中，气流暂时性阻断时测得的肺顺应性为静态肺顺应性（Clst），反映肺组织的弹力；在呼吸周期中，气流未阻断时测得的肺顺应性为动态肺顺应性（Cldyn），也受气道阻力的影响。肺顺应性测定的另一临床应用，系测定呼吸频率增快时（一般为 30 次/分和 60 次/分或更快）的动态肺顺应性，该测定可作为小气道功能障碍的一项指征。由于病变的小气道的阻塞，当呼吸频率增快时，肺顺应性减低。这种顺应性的改变受呼吸频率的影响，称频率依赖顺应性。正常参考值为，男性：Clst（170±60）ml/cmH_2O，Cldyn20（230±60）ml/cmH_2O（1cmH_2O≈0.098kPa）。女性：Clst（110±30）ml/cmH_2O，Cldyn20（150±40）ml/cmH_2O。

3. 呼吸功　空气进出呼吸道时，为克服肺、胸壁和腹腔内脏器的阻力而消耗的能量。在平静呼吸时，呼吸肌收缩所作的功基本用于吸气时，而呼气时肺弹性回缩力足以克服呼气时空气与组织的非弹性阻力。在平静呼吸时，正常人体总的氧耗量为 200～300ml/min，而呼吸器官氧耗量约占总氧耗量 5%以下。每分通气量增加时，呼吸器官氧耗量占总氧耗量的百分数也随之增加。正常参考值为 2.5～3J/min。10～15J/min 是认为最大可承受的呼吸功，高于此水平时患者需要呼吸支持。

4. 呼吸肌功能　是呼吸功能监测的重要内容之一，呼吸肌功能监测指标常用的有：最大吸气压和呼气压、最大跨膈压、膈肌肌电图、膈肌张力-时间指数等；其中又以最大吸气压和呼气压、最大跨膈压最为常用。

（六）运动试验

通过一定量的运动负荷，观察对心肺功能的影响。人体呼吸和循环器官有较大的功能储备，因此在症状出现之前，心肺功能就可能发生损害。运动试验可以较敏感地显示早期肺功能的改变。气短是一常见的症状，运动试验可以鉴别气短是因心肺器官本身疾患或由于精神因素所引起。前者通过运动试验可引起心肺功能的改变，而后者则无明显变化。职业病如矽肺的劳动力鉴定，除根据病史、体征和胸部 X 线外，肺功能检查或疾病早期时进行运动试验，也是一项重要的客观指标。通过运动试验可引起一些病人心肺功能障碍或症状的出现，称为激发试验。部分哮喘病人通过运动激发试验可引起肺通气功能降低，甚至哮喘发作。

【临床意义】

（一）肺功能检查主要目的

1. 早期检出肺、呼吸道病变 可以协助临床诊断，判断肺功能障碍的有无，以及功能障碍的性质与程度；是一些肺部疾患的早期诊断手段，如肺间质疾患早期表现可以是弥散功能降低。

2. 鉴别呼吸困难的原因判断气道阻塞的部位 ①小气道功能异常可以是慢性阻塞性肺病肺功能障碍的早期表现；②也可指导临床治疗，如支气管哮喘病人应用支气管扩张剂后，肺功能检查结果可作为重要的疗效判断指标；③可用于临床研究，如变态反应疾患的气道高敏性测定，以及睡眠呼吸生理研究等；④弥散功能减低主要见于肺间质疾患，如弥漫型肺间质纤维化；其他，如肺气肿时，由于肺泡壁的破坏，弥散面积减少，或贫血时血红蛋白减低，都能使肺弥散量减少；⑤由于二氧化碳弥散能力比氧大 20 倍，所以一旦出现弥散障碍，主要是氧弥散的障碍，严重时可出现缺氧；⑥气道阻力增加见于慢性支气管炎、支气管哮喘急性发作期、肺癌、肺瘢痕组织，或其他原因引起的阻塞性通气障碍。肺气肿时，由于肺弹性对支气管环状牵拽力的减弱，使支气管于呼气时易于陷闭，而引起气道阻力增加。

3. 评估肺部疾病的病情严重程度 用力肺活量（FVC）可以反映较大气道的呼气期阻力，可用作慢性支气管炎、支气管哮喘和肺气肿的辅助诊断手段，也能以此评价支气管扩张剂的疗效。正常成人第 1 秒的用力呼出量约为 3.0L。

4. 评估外科手术耐受力及术后发生并发症的可能性 胸外科病人术前肺功能测定，有助于判断手术安全性。MVV 可以用作评估能否进行胸科手术的指标。

5. 健康体检、劳动强度和耐受力的评估 在劳动卫生及职业病领域的作用，可以了解工作环境粉尘对肺功能的影响，以及劳动能力的鉴定。

6. 重症患者监护若肺通气正常、肺毛细血管血流量减少，使肺泡死腔量增多，通气/血流比值增大；若肺细支气管阻塞，局部血流不能充分氧合，形成生理分流，通气/血流比值减小。反映通气/血流比值的肺功能检查有生理死腔测定、肺泡动脉血氧分压差测定、生理分流测定。生理死腔增加可见于红色气喘型肺气肿或肺栓塞等，生理分流量增多见于发绀臃肿型肺气肿或 ARDS 等疾患。

（二）呼吸系统疾病在肺功能检查中的表现

1. 阻塞性病变 指由于各种因素造成呼吸道狭窄而出现气流受阻的改变，其中以哮喘最为明显。肺活量减低，功能残气量增加，常与残气容积改变同步。

2. 限制性病变 指肺部呼吸运动受到限制而出现肺通气量减少，如肺气肿、胸膜炎及液气胸等，均有不同程度的肺通气量减少。限制型肺部疾患如弥漫性肺间质纤维化、肺占位性疾病，肺切除后肺组织受压等残气容积减少。

3. 混合性病变 指阻塞性和限制性病变二者兼而有之，如慢性阻塞性肺病及哮喘晚期、肺尘埃沉着病、小儿支气管肺炎等。肺顺应性减低主要见于肺纤维化、肺水肿、肺不张和肺炎等使肺扩张受限的肺部疾患；肺气肿时，由于肺泡壁弹力纤维的丧失，肺弹性减低，因而肺容量扩张至一定程度所需压力改变较正常肺为低，因此肺顺应性增高。

【影响因素】

影响因素包括：①肺容量变化与肺疾患的病因有关，在限制性肺疾患时各肺容量指标全部下降。由于肺容量的大小受年龄、身高、性别、体重、肌力和体位等因素的影响，因此，在判断其临床意义时大多用实测值与预测值的百分比来衡量，正常情况下一般应大于 80%；②患者在检查时要积极配合医生，鼻子被夹住，所以应保持用嘴呼吸；尽可能含紧口嘴，保证测试过程中不漏气;尽可能配合操作者的口令,即时做呼气和吸气动作;尽最大可能吸气,然后以最大力量、最快速度呼出。

【常见误区】

(一)误区一

功能残气量及残气容积不能直接用肺量计来测定,只能采用间接的方法。

(二)误区二

肺功能检查具有敏感度高、重复检测方便和病人易于接受等优点。与X线胸片、肺CT等检查相比,肺功能检查更侧重于了解肺部的功能性变化,是呼吸系统疾病的重要检查手段。

第九节　有创血流动力学监测

有创血流动力学监测(invasive hemodynamic monitoring)是经体表插入各种导管或监测探头到心脏和(或)血管腔内,利用各种监测仪直接测出相关参数;但有时可产生严重并发症。Swan-Ganz导管热稀释法被视为血流动力学监测的金标准,其测量心排出量及血流动力学指标更直接、更准确,广泛应用于临床诊断和治疗中。Swan-Ganz导管的应用相当普及,是ICU内的常规操作。

脉搏指数连续心输出量(pulse-indicated continuous cardiac output,PiCCO)监测,PiCCO是一种微创血流动力学监测技术,它仅需留置1根特殊的股动脉热稀释导管及1根中心静脉导管,通过PiCCO监护仪,经热稀释法测得单次心排血量,采用动脉脉搏波型曲线分析技术可测得连续心排血量,不仅可以全面反映血流动力学参数与心脏舒缩功能的变化,还可以精确地监测肺部的生理学变化。

【方法和原理】

(一)肺动脉导管法

肺动脉导管(pulmonary arterial catheter,PAC)即Swan-Ganz气囊漂浮导管,可经外周或中心静脉插入右心系统和肺动脉,进行心脏和肺血管的压力及心输出量(CO)等多项指标的测定,从而了解重症患者的血流动力学状态和机体组织的氧合功能。Swan-Ganz导管常用三腔管,黄管开口于导管顶端,用作测量肺动脉压(pulmonary arterial pressure,PAP)和肺动脉楔压(PAWP);红管开口于靠近顶端的气囊内,可为气囊充气,气囊容量为1~1.5ml;导管到达肺动脉后,顶端在充气时所测压力为PAWP,排气后所测压力为PAP;蓝管开口在距顶端30cm处(7F),是测量右房压(RAP)的开口。此外,还有一条金属导线连接于距导管顶端约4cm的热敏电阻,用以测量肺动脉内的血液温度和心输出量(CO)。心导管不透X线,因此X线可确定其位置。

PAWP和CVP并不能灵敏、准确地反映心脏的容量负荷状态,易受到心功能、血管壁及心室顺应性、胸膜腔内压的变化,以及PAC气囊嵌顿位置等影响,然而PAC监测得到的PAWP和CVP是通过压力指标来间接反映心脏前负荷状况,故其监测血流动力学的准确度受到了质疑。有研究提示,临床应用PAC并不能改善重症患者的预后,故PAC也不应该在重症患者中常规应用。Swan-Ganz导管可以测量右房压(right atrial pressure,RAP)、右心室压(right ventricular pressure,RVP)、PAP以及肺毛细血管楔压(PCWP)等血流动力学参数;利用热稀释法,还可以测量CO,并能从管端抽取混合静脉血进行氧代谢的监测和计算。随着监测技术的进步,目前可以提供更多的监测参数,如外周血管阻力(PVR)、每搏量(SV)、每搏指数(SI)、心指数(CI)、右心室舒张末容量(right ventricular end-diastolic pressure,RVEDV)和射血分数(ejection fraction,EF)等。

(二) PiCCO 监测技术

PiCCO 是一种微创血流动力学监测技术。使用 PiCCO 监测仪,需置 1 根特殊的动脉导管和 1 根中心静脉导管,采用热稀释方法测量单次的心输出量,并通过分析动脉压力波形曲线下面积来获得连续的脉搏轮廓心输出量(pulse contour cardiac output,PCCO)和容量指标,还可监测血管阻力变化。经肺热稀释法可获得 CO、心功能指数(global ejection fraction,CFI),心脏前负荷,如:胸腔内血容量(intrathoracic blood volume,ITBV)和全心舒张末期容积(global end-diastolic volume,GEDV)、血管外肺水(EVLW)、肺血管通透性指数(pulmonary vascular permeability index,PVPI)以及全心射血分数(global ejection fraction,GEF)。通过经肺热稀释法对动脉脉搏轮廓法进行初次校正后,可以连续监测,脉搏轮廓心输出量(PCCO)、心率、SV、平均动脉压,容量反应指标:每搏输出量变异性(stroke volume variation,SVV)和脉搏压力变异性(pulse pressure variation,PPV),有创动脉血压(ambulatory/invasive blood pressure,ABP)、全身血管阻力(systemic vascular resistance,SVR)和左心室收缩力指数(maximum rate of the increase in pressure,dPmax)。既可进行 CO、ITBV 及胸腔内血容量指数(intrathoracic blood volume index,ITBI)和、EVLW 及血管外肺水指数(extravascular lung water index,ELWI)与 PVPI 等指标的测定,又能进行脉搏连续心输出量(pulse indicator continous cardiac output,PCCO)及其指数(PCCI)、SV 及每搏量指数(stroke volume index,SVI)、ABP 等的连续监测。

(三) PiCCO 与 PAC 技术的比较

重症患者应用 PAC 技术可造成一定的损伤,该技术的应用有所下降;但由于这项技术可通过对肺动脉楔压的监测而评估左心功能状态,仍被推荐应用于心力衰竭患者的血流动力学监测。由于 PAC 创伤大,操作有一定的难度;PiCCO 创伤小,只需放置中心静脉导管和动脉导管,无需 PAC,PiCCO 应用日渐广泛。PiCCO 监测技术可估计 EVLW 及肺血管通透性,容量参数也较中心静脉压及肺动脉楔压更好地用来估计心脏前负荷,且 EVLW 与患者预后有较好相关性。PiCCO 技术测量参数较多,且更直观,无需推测解释,可全面反映血流动力学参数与心脏舒缩功能的变化。

【正常值】

血流动力学参数计算方法及正常参考值见表 1-6-7~表 1-6-9。

表 1-6-7 血流动力学参数计算方法及正常参考值

参数	计算方法	正常值
动脉血压		
收缩压		90~140mmHg
舒张压		60~90mmHg
平均动脉压		70~105mmHg
中心静脉压(CVP)		6(1~10)mmHg
肺毛细血管楔压(PCWP)		9(5~16)mmHg
心排出量(CO)		5~6L/min
心脏指数(CI)	CO/BSA(体表面积)	2.8~4.2L/(min·m^2)
心搏出量(SV)	CO/HR	60~90ml/beat

续表

参数	计算方法	正常值
心搏指数(SI)	SV/BSA	45~60ml/(beat·m^2)
左室做功指数(LVSWI)	SI×(MAP-PCWP)×1.36/100	45~60g·m/m^2
右室做功指数	SI×(MAP-CVP)×1.36/100	5~10g·m/m^2
外周血管总阻力(TPR)	(MAP-CVP)×80/CO	90~150kPa·s/L(900~1500dyn·s/cm^5)
肺血管阻力(PVR)	(PAP-PCWP)×80/CO	15~25kPa·s/L(150~250dyn·s/cm^5)

表 1-6-8　右心与肺动脉压正常参考值

参数	正常值平均压(mmHg)	范围(mmHg)
RAP	5	1~10
RVP	25/5	15~30/0~8
PASP	23	15~30
PADP	9	5~10
PAP	15	10~20
PAWP	10	5~15

表 1-6-9　PiCCO 主要测定参数正常值

参数	正常值	单位
CI	3.0~5.0	L/(min·m^2)
EVLW	3.0~7.0	ml/kg
CFI	4.5~6.5	L/min
HR	60~90	b/min
CVP	2~10	mmHg
MAP	70~90	mmHg
SVRI	1200~2000	dyn·sec/(cm^5·m^2)
SVI	40~60	ml/m^2
SVV	≤10	%

【临床意义】

(一) 血流动力学监测的临床意义及应用

1. 临床意义

(1) 有创血流动力学监测:可以实时反映病人的循环状态,并可根据测定的心排出量和其他参数计算出血流动力学的全套数据,为临床诊断、治疗和预后的评估提供可靠依据。

(2) 根据监测结果评估循环功能并决定治疗原则:对维持重症患者循环稳定起着十分重要的作用,这有赖于对心率、心律、心脏前负荷、后负荷和心肌收缩性的正确评价和维持。连续监测循环功能有利于对循环状态的正确判断和对治疗方案实时调整。

2. 临床应用　包括:①可评估右室及左室功能,精确地计算心排血量及体、肺循环系统血流分布状态的数值;②鉴别心源性肺水肿和非心源性肺水肿,心肌梗死伴发心力衰竭、ARDS、还是急性肺栓塞;③对某些重症心脏病的诊断,如急性心肌梗死合并室间隔穿孔、急性二尖瓣关闭不全(乳头肌功能不全)、右室梗死等;④临床研究方面,如循环不稳定病人和使用心血管药物疗效判定,评价一些药物对血流动力学的影响等。

（二）常用监测指标的意义

1. 肺毛细血管楔压（PCWP） 是反映左心功能及其前负荷的可靠指标。PCWP<10mmHg，表示心脏前负荷降低，有效循环血量不足。同时结合 Hct 及血浆胶体渗透压，选择不同类型的液体（晶体液、胶体液或全血）补充。当 PCWP>18mmHg 时，说明心脏前负荷升高，应用利尿药或血管扩张药降低前负荷，可使 PCWP 降低，保护心肌功能，CO 增加或维持不变。

2. 心输出量（CO） 是指一侧心室每分钟射出的总血量，又称每分心输出量。CO 可判断心脏功能，诊断心力衰竭和低排综合征，评估预后，指导治疗。但是在心室异常扩大，心室功能减退的患者，CO 可能与正常人没有明显的差别，但实际上射血分数已明显下降。因此不能单纯依据 SV 来评定心脏的泵血功能。

3. 总外周阻力（total peripheral resistance，TPR）和总外周阻力指数（TPRI）是体循环系统中血液的总流阻，它是一个反映血管对血流阻碍作用的生理参数，是一项重要的血流动力学指标。当 TPR<100kPa·s/L 时，表示心脏后负荷降低，应首先补充血容量，并可辅以适量血管收缩药治疗。当 TPR>200kPa·s/L 时，表示心脏后负荷升高，应用血管扩张药可使 SV 和 CO 增加，并降低心肌氧耗量。当心肌收缩力降低时，表现为 CI 和左心室排血作功指数（left ventricular stroke work index，LVSWI）降低，可用正性肌力药物治疗，必要时应用 IABP 辅助。

4. 胸腔内血容量（ITBV） ITBV 是反映循环血容量的有效参数，不受机械通气的影响，由左、右心室舒张末期容量和肺血容量组成，与心腔充盈量密切相关。ITBV 指数是一项可重复、敏感，且比 PAWP、右心室舒张末期压、CVP 更能准确反映心脏前负荷的指标。ITBV 较 CVP 与 CI 存在很好的相关性，是监测心脏前负荷的有用参数。

5. 血管外肺水（EVLW） 反映肺间质内含有的水量，通过胸腔内热容积（intrathoracic thermal volume，ITTV）与 ITBV 之差得到，是监测肺水肿最具特异性的量化指标。EVLW 与液体容量相关，可广泛应用于需监测机体与液体容量有关的疾病中。如，EVLW 不仅可以预测重症脓毒症、感染性休克患者的预后及转归，且能有效地指导其治疗；EVLW 与氧合指数呈负相关、与呼气末正压（PEEP）呈正相关，因而在肺泡性肺不张发展过程的监测中起着重要作用。EVLW 还在 ARDS 的早期诊断、管理及治疗过程中有着重要意义。监测 ELWI 能够发现肺水 10%~15%的增加，而 X 线胸片只有在肺水 100%~300%增长时才能甄别。EVLW 能够在床边监测并量化肺水含量，能早期、直观、灵敏地预测肺水肿的发生并指导治疗及评估预后。PVPI 可提示 EVLW 升高的原因，它可鉴别由肺血管通透性增加或容量超负荷、左心衰竭时静水压增高所致的肺水肿。

6. 心肺前负荷指标 ITBV = GEDV+肺血管内血液容积（pulmonary blood volume，PBV）。ITBV 和 GEDV 能直接反映心肺前负荷指标，从而避免了以右心代全心、以压力代容积，且避免了胸腔内压力、机械通气、儿茶酚胺、心血管顺应性等因素对监测结果的影响，因此能更准确地反映心脏容量前负荷的真实情况，从而实施最佳的液体管理。此外，PiCCO 还可以通过监测心肌收缩力的改变，早期反映出心功能不全，指导治疗，改善心功能，有效维持血流动力学稳定，减轻肺水肿。胸腔内血容积（ITBV）和全心舒张末期容积（GEDV）在反映心脏前负荷方面不但敏感性和特异性优于常规使用的心脏充盈压力 CVP+PAWP，而且也优于右心室舒张末期容积。对于没有心律失常的完全机械通气病人而言，SVV 反映了每搏量随通气周期变化的情况；SVV 反映了心脏对因机械通气导致的前负荷周期性变化的敏感性，可用于预测扩容治疗对每搏量的提高程度。

7. 心肌收缩力指标 dPmax 反映了左心室压力增加的速度，是评估心肌收缩力的参数。dPmax＝动脉压力曲线上数值最大的 dP/dt。CFI 和 GEF 主要依赖于右心室和左心室的心肌收缩力，还受右心室和左心室后负荷的影响。可以用来检测右心和左心室功能障碍。

【影响因素】

（一）Swan-Ganz 导管临床应用中存在的问题

1. 影响正常压力监测的操作因素　①调零有误导致测压值不准确；②由于导管内混有气泡、血栓，或管道密封不严、打结等可造成波形和压力衰减；③气囊偏移，充气时使管端抵向血管壁而导致测量 PAWP 失败，此时 PAWP 波形往往向上或向下成一直线；④导管进入不适当的肺动脉可影响测压的准确性，正确的导管位置应插入肺下部动脉内，X 线下相当于左心房水平；⑤仪器故障。

2. 压力反映容量本身的缺陷即同时包含了心功能和心、血管顺应性的变化等因素，压力是血容量、心功能与心血管顺应性共同作用的结果。

3. RAP 仅为观察静脉血回流与右室功能提供参考一般认为，其升高提示右心功能不良或补液过多。但儿茶酚胺类激素分泌增加、正压通气等也可使 RAP 升高，但实际容量还有可能不足；因此，在低血容量时，RAP 可能正常而误导，致使补液量不足，或容量正常时因表现压力较高而误用利尿剂。此外，在肺动脉高压时，RAP 升高是必然的，既不说明容量过多，也不说明右心功能不全；在左心衰竭时，RAP 很不敏感，是最后一个变化的指标。鉴于 RAP 在判断容量和心功能上受限因素很多，故配合液体负荷试验动态观察压力变化较为有益。容量与压力并非是线性关系，而是呈一反抛物线的关系。容量未达到极限时，容量增加并不会引起压力急剧增加；而容量一旦达到极限，哪怕容量只有少量增加，即可引起压力急剧增加，因此可用液体负荷试验正确判断容量和心功能相适应的情况。

4. PAP 反映肺动脉内的压力因此肺动脉病变可导致 PAP 升高，如肺梗死、肺心病、肺动脉高压等。另外，当二尖瓣和左室功能正常，心率不太快（<140 次/分）时，肺动脉舒张压（PAPd）与 PAWP、左房压（LAP）和左室舒张末压（left ventricular end diastolic pressure，LVEDP）接近。因此，如果 PAWP 测量失败，如导管气囊破裂，可用 PAPd 修正后代替。导管气囊充气后，在心脏的舒张期，从导管尖端沿肺毛细血管、肺静脉、左心房，直到左心室即为一串连的开放系统，这时 PAWP 便可间接反映左室前负荷及其功能，但这种作用的受限因素与 RAP 对于右心是一样的。由于 PAWP 是在阻断血流情况下测量的，而且从测量部位到其要反映的部位（左心室）路径长，因此更容易受容量和心功能以外因素的影响。

各种血流动力学监测结果的临床意义见表 1-6-10。

表 1-6-10　各种血流动力学监测结果的临床意义

病症	RAP	PAWP	PAP	CO	ABP
低血容量	↓	↓	↓	↓	↓
左室衰竭	—	↑	↑	↓	↑/↓/—
右室衰竭	↑	—	—	↓	↓
急性心脏压塞	↑	↑	↑	↓	↓
大面积肺梗死	↑	—/↓	↑	↓	↓
肺水肿	—	↑	—	↓	↓

注：↑示增加；↓示降低；一示正常

（二）PiCCO 临床应用中存在的问题

存在的问题包括：①PiCCO 监测结果可能低估了脓毒症患者的 PCCO，监测此类患者 PCCO 不如经肺热稀释法可靠。②机械通气患者 PiCCO 测得的心功能指数及总体射血分数可准确估计左心室收缩功能，但是对右心功能不全患者则出现过低估计现象。③PiCCO 应用于经中心静脉导管血液净化治疗患者可得到错误测量结果，建议在应用 PiCCO 监测血流动力学指标时，应停止血液净化治疗。

（三）Swan-Ganz 导管临床应用禁忌证

Swan-Ganz 导管临床应用禁忌证包括：①右心房、右心室内肿瘤或血栓形成病人，送导管时可导致瘤块或血块脱落，脱落的物块能引起肺栓塞；②三尖瓣或肺动脉瓣严重狭窄病人，导管难以通过狭窄部位，即使通过会加重阻塞血流；③法洛四联症病人须放置 PAC 时，可先放入右房或右室，待手术时由术者放入肺动脉内，以免 PAC 刺激流出道而发生痉挛，引起缺氧症状发作；④感染性心内膜炎患者；⑤伴出凝血异常病人或无穿刺部位可选择的患者。

【常见误区】

在应用该技术时，为了保证监测结果的准确性需要注意以下几点：①排净测压系统中所有气泡，测压系统中，大气泡未排净，可导致测压衰减，压力值偏低；测压系统中有小气泡，压力值偏高；②准确固定换能器位置，换能器位置不当，会导致压力定标错误，结果将发生偏差。

第十节　体 温 监 测

体温监测是生命体征监测的重要项目之一，是反映重症患者病情变化的重要观察指标。体温是指机体深部的平均温度，对不同部位进行检测，测得的结果也不同。人体的外周组织包括皮肤、皮下组织和肌肉等的温度称为体表温度（shell temperature），也叫做皮肤温，或称为表层温度；体表温度不稳定，各部位之间的差异较大。如在环境温度为 23℃时，足皮肤温为 27℃，手部皮肤温为 30℃。躯干为 32℃，额部为 33～34℃。机体深部温度比体表温度高，且比较稳定，各部位之间的差异也较小。在不同环境中，深部温度和体表温度会发生相对改变；生理性改变也可引起体温的变化，如性别、年龄、昼夜改变、外界环境变化、饮食等因素。另外，深部温度的变化不一定能完全从体表反映出来；如寒战时，深部温度升高，皮肤温度可能会降低。

【方法和原理】

（一）体温调节机制

人体的体温调节是个自动控制系统，控制的最终目标是核心温度。核心温度通过封闭多环回路调节保持相对稳定，该体温调节系统保持热量产生加上热量吸收和热量损失处于平衡状态。核心温度正常在 36. 8～37. 7℃范围内。该闭合回路系统的调节点约为 37℃，昼夜节律变化约 0. 6℃。机体核心温度中枢感受器位于下丘脑区域，下丘脑负责接收大脑、脊柱、腹部深处、胸腔组织以及皮下外周热感受器所传递的信息。而机体的内、外环境是在不断地变化中，许多因素会干扰深部温度的稳定，此时通过反馈系统将干扰信息传递给体温调节中枢，经过它的整合作用，再调节受控系统的活动，从而在新的基础上达到新的体热平衡，形成稳定体温的效果。自主性体温调节是通过调节其产热和散热的生理活动，如寒战、发汗、血管舒缩等，以保持体温相对恒定的调节过程。

（二）常用测量体温部位

1. 直肠温度（rectal temperature）　是一种传统的测量体核温度的方法，其方法是将电子探头或者水银体温计置入直肠内 10cm 进行温度测量，因其便捷、无侵袭，常被用于 ICU 病人体温的连续监测。与血管内温度的变化相比，直肠温的变化有一定的滞后性。直肠温的测量会引起病人不适，其测量受到病人体位的限制，同时存在直肠损伤或穿孔的风险，也可能增加病人肠道菌群的交叉感染机会。直肠温监测禁用于中性粒细胞减少的病人。

2. 口腔温度（oral temperature）　是将口表放于病人的舌下或左右两侧颊部，以测量口腔内的温度，有专家将口温作为核心体温的推荐意见，但口腔温度与核心体温偏差也较大。口腔温度的测量方法简单便捷，但对于重症患者、昏迷或者行气管插管时均无法配合，且张口呼吸、气体加热、冷或热的食物、环境温度变化均会影响体温监测的准确性；而对于已发生口腔黏膜炎的患者应禁用，炎症反应会使温度的测量偏高。因此口腔温度不作为 ICU 患者体温监测的推荐方法。

3. 鼓膜温度（tympanic membrane temperature）　是通过一个探针电极放置在外耳道间接测定下丘脑温度，因鼓膜和其周围有丰富的大脑动脉血的供应，所以将其作为核心体温的监测方法之一。研究表明，血管内温度与鼓膜温度偏差较大，且在亚低温治疗期间，鼓膜温度一直低于血管内温度，鼓膜温度与膀胱温度的偏差也较大。鼓膜温度的测量会增加病人发生鼓膜穿孔的危险，因此，鼓膜温度监测不推荐作为 ICU 病人体温监测的推荐部位。

4. 腋下温度（axillary temperature）　是目前临床上最常使用的测温部位，但其与核心温度的相差较大，且易受环境因素、病人出汗等因素的影响，不宜将其作为核心温度的检测部位。

【正常值】

临床上通常用口腔温度、直肠温度和腋窝（人工体腔）温度来代表体温。直肠温度的正常值为 36. 9~37. 9℃，平均约为 37. 3℃，正常人体的直肠温度接近于深部的血液温度；测量时间 2~5 分钟，但不方便测量，不建议首选。口腔温度比直肠温度低 0. 2~0. 3℃，平均约为 37. 0℃，测量时间 3~5 分钟；易受经口呼吸、进食和喝水等影响。腋窝温度比口腔温度又低 0. 3~0. 5℃，平均约为 36. 7℃，测量时间 5~10 分钟；由于腋窝不是密闭体腔，测定结果易受环境温度、出汗和测量姿势的影响。报告体温时，要注明测定的部位。

正常生理情况下，体温可随昼夜、年龄、性别、活动情况不同而有一定的波动。一昼夜中，凌晨 2~4 时体温最低，午后 4~6 时最高，变动幅度不超过 1℃。这种“近日节律”并不因生活习惯的变动而改变，它很可能与地球的自转周期有关。新生儿的体温略高于成年人，老年人则稍低于成年人。婴儿的体温调节功能尚未完善，更易受环境温度、活动情况或疾病的影响而有较大的波动。女性在月经来潮时体温可上升约 0. 2℃，至排卵日（经后第 14 天）又再上升 0. 2℃左右。剧烈的肌肉运动、精神紧张或情绪刺激也可使体温升高 1~2℃。在酷热或严寒环境中暴露数小时，体温可上升或下降 1~2℃。

【临床意义】

体温是人体的重要生命体征，重症患者多有体温调节紊乱的临床表现。

（一）体温升高分级

腋窝温度：①低热 37. 5~38℃；②中等度热 38. 1~39℃；③高热 39. 1~41℃；④超高热 41℃以上。

（二）了解外周循环的灌注情况

深部温度高于体表温度，且温差大，提示微循环障碍；温差缩小，提示微循环改善，病情好转。

（三）体温高于正常称为发热

分为感染性和非感染性发热，主要原因常见于：细菌、病毒、支原体、寄生虫等感染疾病，创伤，自身免疫性、恶性肿瘤、脑血管意外等疾病。

（四）深部体温低于35℃称为体温过低

见于休克、严重营养不良、甲状腺功能减退及低温环境下暴露时间过长等。35~32℃为轻低温，32~28℃为中低温，低于28℃为深低温。低温有时也被用作医疗措施之一，如心肺复苏术后的脑保护需要低温；心脏手术中，对停跳心脏的低温保护；转运移植器官的低温保护等。

（五）用于疾病诊断及疗效评估，常见热型及其临床意义

1. 稽留热体温恒定地维持在39~40℃以上的高水平，达数天或数周。24小时内体温波动范围不超过1℃。常见于大叶性肺炎、斑疹伤寒及伤寒高热期。

2. 弛张热体温常在39℃以上，波动幅度大，24小时内波动范围超过2℃，但都在正常水平以上。常见于脓毒症、风湿热、重症肺结核及化脓性炎症、流行性感冒、支原体肺炎、细菌性心内膜炎、斑疹伤寒、恶性疟疾等。

3. 间歇热体温骤升达高峰后持续数小时，又迅速降低至正常水平，无热期（间歇期）可持续1天至数天，如此高热期与无热期反复交替出现。见于疟疾、急性肾盂肾炎、脓毒症、播散性结核、严重化脓性感染等。一日内发热呈两次升降者称为双峰热，见于革兰阴性杆菌血流感染、长期间歇热，又称消耗热。

4. 波浪热体温逐渐上升达到39℃或以上，数天后又逐渐下降至正常水平，持续数天后又逐渐升高，如此反复多次。常见于布鲁菌病。

5. 回归热体温急骤上升至39℃或以上，持续数天后又骤然下降至正常水平。高热期与无热期各持续若干天后规律性交替一次。可见于回归热、霍奇金淋巴瘤、周期热等。

6. 不规则热发热的体温曲线无一定规律，可见于结核病、风湿热、支气管肺炎、渗出性胸膜炎等。

【影响因素】

影响因素包括，①体温检测局部存在冷、热物质或刺激时，也可影响检测结果；如：测口腔温度时，用冷、热水漱口等；测直肠温度易受下肢温度影响，当下肢或股动脉冰敷时，由于下肢血液回流至髂静脉时的血液温度较低，会降低直肠温度；②采用腋测法时，患者明显消瘦、病情危重或神志不清而不能将温度计夹紧，致测量结果偏低。

【常见误区】

（一）误区一

深部体温的测量方法多种多样，血管内温度是核心体温的金标准，食管温度、膀胱温度、直肠温度、口腔温度、鼓膜温度等各有其适用范围及利弊，临床上应根据病人的具体情况选择合适的体温监测方法。

（二）误区二

不推荐使用颞浅动脉温、腋窝温度、化学式温度计用于ICU患者的体温监测。

（王锦权）

第七章

营养支持治疗

住院患者普遍存在营养不良，由于营养摄入减少、疾病影响、手术创伤应激等。营养不良不仅增加了住院患者的病死率，也增加了平均住院时间和医疗费用。适当的营养支持治疗可降低住院时间与医疗费用。

（一）危重患者营养支持的目的

主要是供给细胞代谢所需要的能量与营养底物，维持组织器官结构与功能；通过营养素的药理作用调理代谢紊乱，调节免疫功能，增强机体抗病能力，从而影响疾病的发展与转归。

（二）应激状态下营养代谢的特点

应激状态下体内激素水平的变化、糖代谢和蛋白质代谢的改变，使机体分解代谢增加，糖原储备被迅速耗尽，而脂肪和蛋白质从储备被作为供能物质。蛋白质分解速度增加，超过合成速度，机体出现明显的负氮平衡。

（三）应激状态下营养时机的选择

危重症病人由于严重应激因素，机体在创伤代谢反应衰退期和亢进期分别出现一系列代谢水平变化。衰退期于损伤后即开始，机体的主要能量供应来源于肝糖原的分解。此时，仅仅维持机体血流动力学和内环境稳定、纠正呼吸循环功能障碍即可。衰退期过后，即为亢进期。此期代谢特点为高分解和高合成并存，病人表现为代谢水平明显增加、血糖水平增高和体重减轻等。此阶段机体能量来源主要为脂肪氧化和蛋白质分解。这类病人对营养缺乏耐受性，所以在心、肺功能稳定和电解质、酸碱失衡纠正后实施规范的早期营养支持会起到明显的效果。

对基础营养状态良好者，短期不给予营养支持并不会对机体产生严重影响，因此，对急性病早期病人（起病1~2天）时，强调的是对原发疾病的处理，而不是营养支持。应激代谢反应之后，机体进入恢复期，在此阶段，外界供给是能量来源的主要方式，此时，营养支持非常重要。

【住院患者营养状态评价方法】

营养评价是营养支持治疗的重要组成部分，通过人体组成测定、人体测定、生化检查、临床检查及多项综合营养评定方法等手段，判断人体营养状况，确定营养不良的类型及程度，并监测营养支持治疗的疗效。

目前，临床中进行营养评价的方法主要有以下几种，虽然这些参数对患者营养状态的评估并无特异性，但是各参数综合起来能够为临床工作提供一些有用的预测信息。

（一）临床检查

1. 病史采集　询问病史，并存疾病，既往史，饮食改变，体重变化，身体功能变化，胃肠道症状，用药情况，经济状况等，了解患者的营养需求及判断患者对营养治疗的接受程度及可能效果。

2. 体格检查　观察脂肪组织、肌肉组织消耗程度，水肿和腹水，头发和指甲的质量，皮肤和口腔黏膜等，有助于评价能量和蛋白质缺乏的严重程度。

3. 人体测量

（1）体重和体重指数：体重是营养评定中最简单又直接的指标。连续 3 个月以上体重下降提示营养不良。体重下降是营养不良重要指标之一。BMI 被认为能反映蛋白质能量营养不良以及肥胖症的可靠指标。我国成年人参考标准：BMI＝体重（kg）/身高（m^2），18.5～24：正常；≥28：肥胖；24～28：超重；<18.5：体重过低。

（2）三头肌皮褶厚度（triceps skinfold thickness，TSF）：皮褶厚度是通过测定皮下脂肪厚度来推算体脂储备和消耗，间接反映能量变化，评价能量摄入是否合适的指标。被测者上臂自然下垂，取左（或右）上臂背侧肩胛骨肩缝至尺骨鹰嘴连线中点，于该点上方 2cm 处，测定者以左手拇指与示指将皮肤连同皮下脂肪捏起来呈褶皱，然后用压力为 $10g/mm^2$ 的皮褶厚度计测定。正常参考值：成年男性 8.3mm，成年女性 15.3mm。实测值在正常值的 80%～90%时为体脂轻度减少；正常值的 60%～80%时为体脂中度减少；正常值的 60%以下为体脂重度减少。

（3）上臂围（arm circumference，AC）与上臂肌围（arm muscle circumference，AMC）：上臂围可反映营养状况，与体重密切相关。通过上臂围可计算上臂肌围。这些指标是反映肌蛋白储存和消耗程度的营养评价指标。测量上臂围时，被测者上臂自然下垂，取上臂中点，用软尺测量。AMC（cm）＝AC-3.14×TSF。我国成年男性平均 AMC 为 27.5cm，女性 25.8cm。测量值为平均值 80%～90%为轻度营养不良，60%～80%为中度营养不良，<60%为严重营养不良。

4. 生化检查　包括营养成分的血液浓度、营养代谢产物的血液与尿液浓度，与营养素吸收和代谢有关的各种酶的活性测定等。

（1）血清白蛋白（albumin，Alb）：危重患者的 Alb 常常下降，持续的低 Alb 血症往往与危重患者的不良预后相关。Alb 的半衰期长达 18 天，因此代谢对其浓度的影响需较长时间才能表现出来。

（2）前白蛋白与转铁蛋白：它们的半衰期分别是 2 天与 7 天，比 Alb 更有效反映营养状况。

5. 主观全面评定　主要依靠病史和体格检查资料，对患者的营养状况进行评价。

（二）营养风险筛查（NRS）

2002 NRS 内容包括营养状态受损评分（BMI、近 3 个月体重变化、近 1 周饮食变化）、疾病的严重程度评分、年龄评分（年龄≥70 岁总分增加 1 分）。NRS 2002 评分范围为 0～7 分，评分≥3 分为存在营养风险，应该进行合理营养干预或治疗；评分<3 分为没有营养风险，但应于 1 周后进行复筛。NRS 2002 通过营养受损、疾病、创伤、年龄等因素对患者进行营养状况的综合评价，更加强调营养状况和不利临床结局的关系，对临床营养支持具有直接指导意义。

（三）重症病人营养风险评分（NUTRIC）

包含年龄、急性生理与慢性健康评分（acute physiology and chronic health evaluation，APACHE Ⅱ）、序贯器官功能衰竭评分（sequential organ failure assessment，SOFA）、器官功能

不全情况、入重症监护室(intensive care unit,ICU)前住院时间及白细胞介素-6(interleukin 6,IL-6)水平6个项目。NUTRIC评分0~4分时营养风险低;5~9分时营养风险高。营养风险越高的患者越有可能从积极的营养支持中获益。

【营养支持治疗】

(一) 能量需要评估

补充合适的能量是营养支持治疗的基础,重症患者急性应激期能量供给在[20~25kcal/(kg·d)],被认为是能够接受并可实现的能量供给目标,即所谓"允许性"低热量喂养。在应激与代谢状态稳定后,能量供给量需要适当的增加[30~35kcal/(kg·d)]。

(二) 营养支持治疗的途径

分为通过喂养管经胃肠道途径的肠内营养支持(enteral nutrition,EN)和通过外周或中心静脉途径的肠外营养支持(parenteral nutrition,PN)两种方法。

1. 肠内营养

(1) 肠内营养的意义及适应证:肠内营养保持肠屏障功能和完整性,降低肠道细菌移位,同时减弱全身炎症和分解代谢反应,保持胃肠道吸收能力,从而降低感染并发症,降低病死率,缩短住院时间。胃肠道功能存在或部分存在,患者口服饮食尚不能适应需求或不能经口正常摄食的重症患者,应优先考虑给予EN。无禁忌情况下均应启动肠内营养。因此,重症患者在条件允许情况下,应尽早使用EN。早期EN是指"进入ICU 24~48小时内",并且血流动力学稳定、无EN禁忌证的情况下开始肠道喂养。

(2) 肠内营养禁忌证:当重症患者出现肠梗阻、肠道缺血时;严重腹胀或腹腔间室综合征时应避免使用EN。

(3) 肠内营养置管的途径:根据临床情况可采用鼻胃管、鼻空肠、经皮内镜下胃造口术(percutaneous endoscopic gastrostomy,PEG)、经皮内镜下空肠造口术(percutaneous endoscopic jejunostomy,PEJ)、术中胃/空肠造口,或经肠瘘口等途径进行EN。

(4) 肠内营养制剂的选择:肠内营养制剂按氮源可分为三大类:氨基酸型、短肽类(这两类称为要素型或成分型)、整蛋白型(也称非要素型或非成分型)。上述三类又可各分为平衡型和疾病适用型(图1-7-1)。

(5) 营养制剂输注方式:包括持续性、周期性、顿服以及间断的输注方式。其输注喂养方式决定于肠内营养管尖端所在部位(胃或空肠)、病人临床状况、对肠内营养耐受性以及总体方便程度。

持续输注24小时的输注喂养是住院病人开始应用肠内营养首选的方式,通常用于危重病人小肠直接输注肠内营养。周期性的输注喂养包括每天超过8~20小时的特殊时段持续喂养。顿服输注喂养犹如少量多餐,在特定间隔下一般每天4~6次短期输入肠内营养。间断输注如同顿服输注,但输注时间更长一些,有助于耐受,但不建议用于小肠途径。

2. 肠外营养　肠外营养是指通过静脉给予患者所需全部或部分营养素。可使患者在不能进食的状态下,保持良好的营养状态。

(1) 肠外营养的应用指征:不能耐受肠内营养和肠内营养禁忌的重症患者,应选择全肠外营养(total parenteral nutrition,TPN)途径。主要指:胃肠道功能障碍的重症患者;由于手术或解剖问题禁止使用胃肠道的重症患者;存在有尚未控制的腹部情况者,如腹腔感染、肠梗阻、肠瘘等。对于胃肠道仅能接受部分营养物质补充的重症患者,可采用部分肠内与部分肠外营养(partial parenteral nutrition,PPN)的联合营养支持方式,一旦患者胃肠道可以安全使

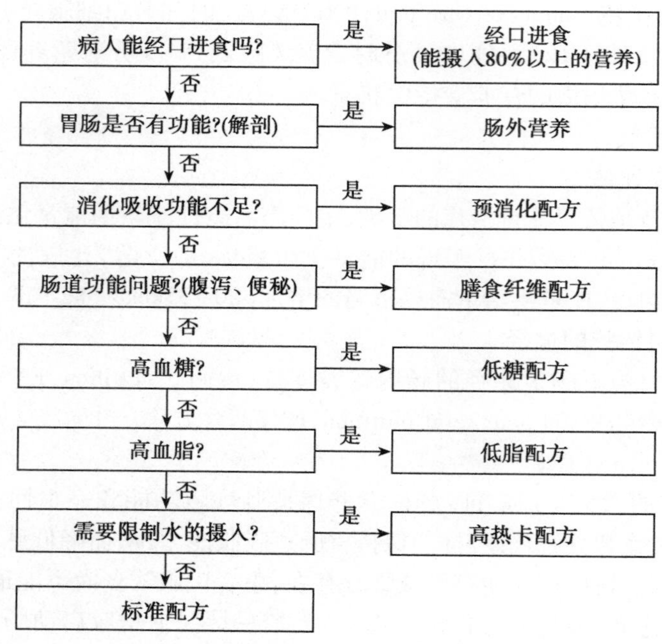

图 1-7-1　肠内营养支持营养制剂的选择

用时，则逐渐减少至停止 PN 支持，联合肠道喂养或开始经口摄食。

（2）肠外营养输注途径：PN 途径可选择经中心静脉和经外周静脉营养支持。中心静脉置管又分为外周穿刺置入中心静脉导管（peripherally inserted central catheter，PICC）、直接经皮穿刺中心静脉置管、隧道式中心静脉导管及输液港（implantable venous access port，PORT）。

（3）肠外营养素

1）碳水化合物：碳水化合物是非蛋白质热量（nonprotein calories，NPC）的主要部分，临床常用的是葡萄糖。每天需要量>100g。葡萄糖的供给应参考机体糖代谢状态与肝、肺等脏器功能。随着人们对严重应激后体内代谢状态的认识，降低非蛋白质热量中的葡萄糖补充，葡萄糖：脂肪保持在 60：40~50：50，以及联合强化胰岛素治疗控制血糖水平，已成为重症患者营养支持的重要策略之一。葡萄糖是肠外营养中主要的碳水化合物来源，一般占非蛋白质热量的 50%~60%，应根据糖代谢状态进行调整。

2）脂肪乳：脂肪乳剂是 PN 支持的重要营养物质和能量来源，脂肪可供给较高的非蛋白质热量。长链脂肪乳剂（long chain triglycerides，LCT）和中长链混合脂肪乳剂（MCT/LCT）是目前临床上常选择的静脉脂肪乳剂类型。其浓度有 10%、20%和 30%。LCT 提供必需脂肪酸（essential fatty acids，EFA），由于 MCT 不依赖肉毒碱转运进入线粒体，有较高氧化利用率，更有助于改善应激与感染状态下的蛋白质合成。危重成年患者脂肪乳剂的用量一般可占 NPC 的 40%~50%，高龄及合并脂肪代谢障碍的患者，脂肪乳剂补充量应减少。脂肪乳剂须与葡萄糖同时使用，才有进一步的节氮作用。关于脂肪乳剂静脉输注要求，美国 CDC 推荐指南指出：含脂肪的全营养混合液应在 24 小时内匀速输注，如脂肪乳剂单瓶输注时，输注时间应>12 小时。脂肪补充量一般为非蛋白质热量的 40%~50%；摄入量可达（1.0~1.5）g/（kg · d），应根据血脂廓清能力进行调整，脂肪乳剂应匀速缓慢输注。

3）氨基酸与蛋白质：一般以氨基酸液作为 PN 蛋白质补充的来源，静脉输注的氨基酸液，含有各种必需氨基酸（essential amino acid，EAA）及非必需氨基酸（nonessential amino acid，NEAA）。EAA 与 NEAA 的比例为 1∶1～1∶3。临床常用剂型为平衡型氨基酸溶液，它不但含有各种必需氨基酸，也含有各种非必需氨基酸，且各种氨基酸间的比例适当，具有较好的蛋白质合成效应。稳定持续的蛋白质补充是营养支持的重要策略。重症患者肠外营养时蛋白质供给量一般为（1.2～2.0）g/（kg · d），约相当于氮（0.20～0.25）g/（kg · d）；热氮比（100～150）kcal∶1gN。

4）水、电解质的补充：每日常规所需要的电解质主要包括钾、钠、氯、钙、镁、磷。营养支持时应经常监测。在重症患者，电解质的给予量除按每日的需要量外，还应考虑有无额外丧失，也还要考虑到心、肾的功能，对有关电解质量进行增减。

5）微营养素的补充（维生素与微量元素）：维生素是多种酶的辅因子，一般无法在体内合成。微量元素是以微量存在的金属，可作为酶的辅因子或酶结构的一部分。重症患者血清抗氧化剂含量降低，PN 和 EN 时可添加维生素 C、维生素 E 和 B、胡萝卜素等抗氧化物质。维生素与微量元素应作为重症患者营养支持的组成部分。创伤、感染及急性呼吸窘迫综合征（acute respiratory distress syndrome，ARDS）患者，应适当增加抗氧化维生素及硒的补充量。

【营养支持治疗并发症及其防治】

（一）肠内营养治疗的并发症及防治置管相关并发症

经鼻置管常引起咽部不适，还可出血、误入气管、胃肠道穿孔等。经皮胃或空肠造口术可出现腹壁、腹膜内出血及肠穿孔等并发症。应选用质地软，口径细的导管，操作过程中应仔细轻柔，遇有阻力应查明原因，不可贸然硬插。

1. 置管后并发症　经鼻置管，导管局部对黏膜的压迫可引起鼻腔溃疡、脓肿、鼻窦炎和中耳炎，因此避免使用粗大的导管，注意鼻腔清洁，必要时可向鼻腔内滴注润滑剂，并注意加强口腔护理。短期食管的损伤包括食管炎和溃疡，使用细管时不多见。长期的损伤有食管狭窄，粗和硬的导管导致食管气管瘘。粗导管对于食管静脉曲张者容易导致出血。经皮胃或空肠造口术后相关的并发症有：局部感染、管周渗漏、导管移位、破裂，腹膜炎、败血症等。应注意局部皮肤护理，及时更换敷料。导管堵塞也较常见，尤其是喂养或服药前后不予冲洗。经由导管注入的药物最好是悬液，每次间歇输注后或投给研碎药物后，以 20ml 水冲洗喂养管。

2. 胃肠道并发症　可发生恶心、呕吐、腹胀或便秘。主要是由于饮食气味不佳，输注速度过快、乳糖不耐受、营养液浓度过高、脂肪含量过多、配方中缺乏膳食纤维等原因所致。处理时应针对病因采取相应措施，如减慢输注速度、稀释营养液为等渗、加入调味剂、增加膳食纤维含量或更改膳食品种等。如果患者出现便秘，则应注意补充水分及增加食物中的膳食纤维，并鼓励患者多下床活动。

3. 反流和误吸　仰卧位鼻胃管喂养时容易发生胃食管反流。为了减少误吸的风险，患者喂养时应抬高床头大于 35°，监测胃残余量，采用持续输注方法，给予促进胃肠动力药。另外，将营养管送至幽门以下可减少反流。

4. 代谢并发症　肠内营养可出现多种代谢并发症，包括水、电解质、维生素及微量元素的缺乏或过多。有些患者可出现低血糖或高血糖。

（二）肠外营养治疗的并发症及防治

1. 置管相关并发症　包括置管失败、局部血肿、穿刺点或皮下隧道出血、导管移位、动脉损伤、导管栓塞、空气栓塞、气胸、血胸、心包积液、心律失常、中心静脉损伤、膈神经损伤、胸导管损伤和乳糜胸。

2. 输注路径相关并发症　中心静脉导管并发感染：如在导管入口 2cm 范围内红斑、分泌物、脓液或有压痛等炎症现象，但没有典型的感染症状（发热、寒战），可予以局部换药，适当应用抗生素。如导管败血症，应尽早拔除导管，选择适当的抗感染治疗。拔除导管后，导管末端做培养，同时做血培养。加强无菌操作和穿刺点皮肤及导管护理是预防导管感染最重要的措施。做皮下隧道可减少从穿刺点进入的细菌。中心静脉导管留置时间延长，感染的危险性明显增加，故应尽量缩短置管时间。

中心静脉血栓形成，可以发生在导管静脉入口周围的近端（颈内静脉、锁骨下静脉或股静脉）及远端（如上、下腔静脉或髂静脉），亦可发生血管内导管周围血栓形成。形成原因可能与患者本身血流滞缓或血液高凝状态有关，也可能由置管时反复穿刺损伤静脉壁所致。置管前预先用低分子肝素润湿管腔有助于预防血栓形成。

3. 代谢相关并发症

（1）急性代谢并发症：常见有糖代谢异常，高脂血症，氮质血症，酮症酸中毒及水电解质紊乱。应注意患者的营养和生化状况评估；在肠外营养开始之前评估营养素的需求，纠正潜在的水与电解质紊乱；根据患者的代谢情况制定处方。

（2）慢性代谢并发症：包括肝胆并发症，肠萎缩和屏障功能障碍，代谢性骨病等。一旦发生应尽量改用肠内营养。

（金美玲　杨琤瑜）

第二篇

呼 吸 系 统

第一章

急性呼吸衰竭

第一节　急性呼吸衰竭

急性呼吸衰竭是由于肺实质疾患、气道阻塞、创伤、休克等突发致病因素引起的肺通气和（或）换气功能迅速出现严重障碍，短时间内导致二氧化碳潴留和（或）输送到组织氧缺乏，进而危及患者生命的病理生理状态。

【病因和发病机制】

急性发作的各种影响肺实质，肺血管，呼吸道，呼吸肌及中枢呼吸中枢驱动的危险因素导致呼吸氧合功能和（或）体内 CO_2 排出障碍的一类临床综合征称之为急性呼吸衰竭，疾病发生时间可为即刻到一周。常见的危险因素包括肺部感染，肺动脉栓塞，呼吸道痉挛或阻塞，异物梗阻，呼吸肌麻痹，溺水，热射，中毒，脑外伤致呼吸中枢异常等。这些因素影响了维持呼吸功能的五大要素之一，使得患者通气，换气功能出现异常，表现为缺氧和（或）CO_2 潴留。

【诊断要点】

典型临床表现是呼吸困难。呼吸形式根据中枢或外周病变可表现为潮式呼吸，叹气样呼吸，以及三凹征等。重者呼吸微弱或呼吸停止。可伴有口唇发绀，伴或不伴吸气喘鸣。患者缺氧或二氧化碳潴留可出现精神错乱，躁狂，昏迷，抽搐等。慢阻肺急性加重重度二氧化碳潴留者可出现球结膜水肿等。

诊断主要是靠血气分析的结果，在海平面不吸氧条件下如果动脉血氧分压<60mmHg，和（或）动脉血 CO_2>45mmHg，可以诊断为呼吸衰竭。

实验室检查：根据原发疾病的不同，实验室检查可有多种异常。肺部感染可有血常规的异常，包括白细胞增高或降低；糖尿病酮症酸中毒可有血糖增高，血酮体阳性伴代酸；低钠，低血糖可见于相应的水电解质异常患者等。

判断急性呼衰的病因：包括中枢，气道，肺实质，细胞缺氧等。这些要依据病史，患者的临床表现和实验室检查指标。中枢性呼吸衰竭往往有误用药史，颅脑部创伤史等；气道阻塞有显著三凹征和哮鸣音；肺实质病变影像学有特征性改变；细胞缺氧如氰化物中毒往往是动脉血气分析结果氧分压正常，但 pH 可以有迅速降低，患者出现昏迷，恶心呕吐，呼吸困难等。

【病情判断】

根据临床表现和动脉血气分析可迅速判断患者的呼吸衰竭状态，根据动脉血 pH，氧分压等可以初步区分患者的危重状态。动脉血氧分压越低提示目前急需处理的必要性越大，但并不意味着病变的严重性。在 ARDS 患者氧合功能（动脉血氧分压/吸入气氧浓度）反映了肺内病变的程度，并可分为轻中重三个等级（见本篇第二章）。在这些患者中，不仅是氧合指数与病死率相关，诊断时的危重评分，包括 APACHEⅡ，SOFA，MODS 与 LIS 都与预后与相关。重症肺炎的 CURB-65 和 PSI 评分与预后也相关，评分越高病死率也越高。

动脉血 pH 有个危急值，一般 pH 低于 7.25 或高于 7.55 需要紧急处理。低 pH 主要是可能同时伴随高钾，会导致心脏搏动骤停。过高的动脉血 pH 也有危险，组织缺氧加重，容易出现惊厥等。

【治疗】

（一）急性呼衰的治疗原则

先处理缺氧和二氧化碳潴留，然后根据病因来进一步治疗。首先进行急症处理，吸氧，静脉使用呼吸兴奋剂尼可刹米（先静脉注射再经脉滴注维持），进行无创通气等，必要时建立人工气道，改善缺氧。注意动脉血 pH，预计短时间内 pH 不能恢复到 7.25 以上，根据患者 pH 及体重可以静脉滴注碳酸氢钠 125～250ml。部分慢阻肺急性发作呼衰患者在改善通气后随动脉血二氧化碳的降低，动脉血 pH 很快恢复至正常，但也要注意避免通气过度出现呼吸性碱中毒。建立人工气道以经口腔插管为主，遵循快速，安全，可靠的原则。药物中毒或有毒制剂使用遵循解毒原则。积极改善缺氧是治疗的核心，包括吸氧，机械通气，呼气末正压技术。吸氧可用普通鼻导管，高流量湿化鼻导管吸氧，面罩吸氧，以及经呼吸机的吸氧等。这些不同的吸氧措施可提供不同的吸氧浓度，但鼻导管给的吸入气氧浓度很少超过 70%。纠正 CO_2 潴留的主要措施是加强通气，包括呼吸兴奋剂，无创和有创通气。需要注意的是如果是百草枯导致的呼吸衰竭要避免高氧吸入以免增加氧自由基释放加重肺纤维化。慢阻肺急性加重若动脉血 CO_2 较高，在没有机械通气的条件下，也不适合高流量吸氧，而是低流量吸氧，以防加重或引起昏迷。

（二）病因的治疗和支持治疗

针对诱发或导致急性呼衰的病因积极治疗是患者快速康复的关键，肺部感染患者的抗感染治疗；气管内异物的介入治疗；气道痉挛的解痉平喘治疗；心衰导致肺水肿的强心利尿扩血管治疗等。患者插管后可给予经鼻导管的胃内置管胃肠道营养；或静脉营养支持治疗。

（三）治疗理念

ARDS 与重症肺炎治疗理念不完全相同。前者不一定需要机械通气，后者几乎都要使用机械通气，尤其有创机械通气，主要机制是改善肺泡无效腔，扩张萎陷肺泡来改善氧分压。

（四）排除诊断

ARDS 是排除诊断，因此针对急性缺氧性呼吸衰竭，需要排除充血性心力衰竭、肺间质病变急性发作、弥漫性肺泡出血、肺炎型肺癌等疾病。

（五）肺水肿类型

区分肺水肿类型非常关键，尤其在机械通气的患者。左心衰导致的肺水肿以强心利尿扩血管为主，ARDS 导致的肺水肿以机械通气联合合理限制补液，适当利尿为主。

（六）机械通气

掌握无创和有创机械通气的指征，了解呼吸机基本参数设置，了解呼吸机相关并发症，对于呼衰的机械通气处理有重要意义。基本原则是 ARDS 患者采用小潮气量通气（6ml/kg 体重），根据滴定选择合适的 PEEP；非 ARDS 患者潮气量 8～10ml/kg 体重。重症肺炎，ARDS 呼吸急促超过 30 次/分，考虑镇静，肌松处理，减少人机对抗，减少自发性肺损伤及减少氧耗。

【治愈出院标准】

经治疗后患者原发疾病得到有效控制，呼吸困难症状明显改善，动脉血气分析在脱离了呼吸支持后动脉血氧分压大于60mmHg，或动脉氧分压大于90%，动脉血二氧化碳<45mmHg，就达到了出院的标准，部分患者出院后可以继续吸氧。但很多呼衰患者出院时基础疾病仍然未能得到治愈或彻底治愈，还需要一段康复的过程。

（宋元林）

第二节　妊娠期急性呼吸衰竭

妊娠期发生呼吸衰竭牵涉到孕妇及胎儿的生命安全，因此备受重视。目前急性呼衰约占孕妇的0.1%~0.2%，或占ICU内入住患者的1%。病死率无明确一致的数据，估算与普通人群类似。妊娠期孕妇发生的生理学变化，如呼吸道黏膜的水肿，功能残气量的减少，横膈的抬高，与妊娠有关的疾病及状态如先兆子痫，羊水栓塞，血容量增加，血清白蛋白浓度降低，以及妊娠合并的一些疾病如恶心呕吐，易发肺动脉栓塞等使得妊娠合并急性呼衰的治疗有一定的特殊性，处理上需要兼顾孕妇和胎儿的生命体征，以及决定胎儿的娩出方式等全面考虑。

【病因】

妊娠合并呼衰的病因包括与妊娠直接有关的，或妊娠诱发危险因素增加的，以及与妊娠无关，在普通人群也会存在的危险因素。妊娠合并呼衰的病因及危险因素见表2-1-1。

表2-1-1　妊娠合并呼衰的病因及危险因素

病因/危险因素种类	具体的原因
与妊娠直接相关的	先兆子痫诱发的肺水肿；绒毛膜羊膜炎诱发的ARDS；胎盘破裂导致的ARDS；羊水栓塞；宫缩缓解剂相关性肺水肿；滋养细胞栓塞
妊娠导致危险因素增加的	静脉血栓栓塞，胃酸吸入，输血导致的急性肺损伤；脓毒症/重症肺炎导致的ARDS
其他因素	创伤；药物/毒素；胰腺炎；哮喘；肺部社区获得性肺炎，既往肺部基础疾病急性发作；流感

【诊断要点】

妊娠期合并呼吸衰竭的诊断与普通人的呼衰诊断并无差别，主要是根据不吸氧条件下的动脉血气。呼衰形式主要分为缺氧性呼衰及通气动力性呼衰，前者与肺部感染，肺栓塞，肺水肿等有关，后者与哮喘发作，休克，神经肌肉病变等有关。但有一点需要注意的是妊娠期，尤其是妊娠后期由于呼吸驱动的增强，动脉血CO_2的浓度较正常偏低，大约30mmHg左右，轻度过度换气状态。因此动脉氧分压低于60mmHg，和（或）CO_2分压高于40mmHg，考虑存在换气/通气功能异常，诊断呼吸衰竭。如孕妇分娩过程中羊膜破了后出现缺氧，呼吸急促要考虑到羊水栓塞的可能；输血引起的ARDS往往发生在输血的即刻或6小时内出现呼吸窘迫；孕妇由于盆腔子宫增大，胃的位置变为横位并抬高，容易出现呕吐，误吸，导致ARDS的发生。H1N1流感流行季节孕妇可以受到感染，根据接触史，流行季节及临床表现，鼻咽拭子的PCR病毒检测等确诊。

妊娠期做肺部 CT 或 X 线检查需要做好腹部和盆腔的严密防护,防止对胎儿的危害。

【病情判断】

适用于普通患者同样也适用于妊娠期患者。鉴于非常少的数据来源于妊娠期患者的资料,有关特异性预判妊娠合并呼衰的预后指标还比较缺乏。由于患者功能残气量降低,及胎儿和胎盘耗氧的增加,妊娠对缺氧的耐受能力下降。

【治疗】

妊娠妇女发生呼衰后主要是支持治疗,然后根据不同病因需要进行对症和对因治疗。在治疗前,需要明确孕妇和胎儿对氧合二氧化碳的耐受能力。氧疗的原则是血氧饱和度尽量维持在 95%(动脉氧分压 70mmHg),这个数值以上的氧分压可以维持胎儿的活动。胎儿对高二氧化碳不能耐受,有限文献报道不能超过 45~55mmHg,考虑到胎儿与孕妇之间的血液 CO_2 分压差大约 10mmHg,因此孕妇动脉血 CO_2 分压维持在不超过 45mmHg,pH>7. 30 对胎儿来说是相对安全的。

与普通患者类似,首先维持呼吸道通畅,保障基本的换气和通气功能。尽量不要插管,可应用氧疗,无创通气等措施提高吸氧浓度,减少呼吸做功和氧耗,如果插管,选择套管型号 6. 5~7. 5 等小口径的套管,且经口腔插管,主要是避免或减少插管对水肿的呼吸道黏膜的损伤。

哮喘患者急性发作出现呼衰,主要是应用支气管舒张剂,皮质激素,白三烯受体阻滞剂,危重患者可加用硫酸镁等。肺动脉栓塞视阻塞程度和血流动力学稳定性,来决定是否溶栓治疗(溶栓窗 2 周)。抗凝治疗选择肝素,用量使 PTT 为正常的 1. 5~2 倍即可。溶栓可用 tPA,50~100mg,2 小时内用完,续接肝素治疗。出现左心衰可用袢利尿,扩血管(氨氯地平)和 β-受体阻滞剂等。

支持治疗首选无创通气,哮喘患者吸气压力 12~15cmH_2O,呼气相压力 7~10mH_2O。若病情严重需要插管机械通气,除非有 ARDS,一般潮气量<9ml/kg 以便减少呼吸机相关肺损伤。发生 ARDS 时遵循小潮气量通气原则加呼气末正压,一般潮气量<6ml/kgBW,吸气平台压<30cmH_2O。发生 ARDS 后的治疗措施跟普通患者类似,但俯卧位通气在妊娠期患者不适合。药物使用上要兼顾有效和对孕妇,胎儿的安全上。呼衰治疗若短期内不能改善,影响胎儿的生命,视孕妇状况、妊娠时间、胎儿发育程度,决定顺产、剖宫产等。在决定引产时,需要与妇产科和儿科医生共同制订周密的计划,以防不测。

【治愈出院标准】

经积极治疗后,患者生命体征稳定,撤出呼吸机后可自主呼吸,原发疾病得到控制,动脉血氧饱和度 95%以上,血二氧化碳分压 45mmHg 以下,胎儿监测各项指征稳定,达到了出院的标准。妊娠患者出院后还要密切随访孕妇和胎儿的各项指标。

(宋元林)

第二章

急性呼吸窘迫综合征

急性呼吸窘迫综合征（ARDS）是一类由肺内肺外各种危险因素诱发的肺内毛细血管渗漏导致间质水肿乃至肺泡水肿，且肺内病变不均质的难治性缺氧性疾病，急性起病，以呼吸窘迫为临床表现，影像上表现为双肺渗出的临床综合征。其定义由于认识的原因，先后出现了成人呼吸窘迫综合征，急性肺损伤，白肺，湿肺，婴儿肺等各种名称，1994 年欧美专家共识对 ARDS 和急性肺损伤进行了定义，2012 年柏林定义取消了急性肺损伤，给出了包含时间，危重程度，呼气末正压参数在内的新的 ARDS 标准。

【病因】

1994 年美欧共识将 ARDS 的危险因素分为两类：直接损伤因素（即原发于肺部、直接对肺造成损伤的因素）和间接损伤因素（原发于肺外，通过急性全身炎症反应引发 ARDS）。直接损伤因素如肺炎、误吸、肺挫伤、脂肪栓塞、溺水、再灌注损伤等；间接损伤因素则有脓毒症、重度创伤（多发伤）、休克、急性胰腺炎、心肺分流、弥散性血管内凝血、烧伤、输血等。

许多研究都发现，因直接肺损伤因素而造成 ARDS 的比重更大。而在直接损伤因素中，肺炎又是其中最常见的原因，其次是误吸和肺挫伤。细菌、病毒、真菌等肺炎均可能引起 ARDS。Lew 等首次分析了 199 例严重急性呼吸综合征（SARS）患者，发现 ALI/ARDS 的发病率为 23%。近期曾暴发的甲型 H1N1 流感中，13%～20%的患者进入重症监护室治疗且大多数达到 ARDS 的诊断标准，H1N1 在 2009—2010 年成为了 ARDS 的一个重要病因。间接损伤因素中，脓毒症则最为多见。其他肺外因素如创伤、多次输血、误吸（胃内容物）、吸入易燃物烟雾等均被证实与 ARDS 的发生有强烈的相关性。另外，一些不常见的危险因素如骨髓、器官移植（包括移植抗排斥药物），烧伤等也受到了关注；酒精滥用、糖尿病等也是 ALI/ARDS 发生的危险因素之一。

研究认为，直接和间接因素所致的 ALI/ARDS 可能在致病机制、病理形态、呼吸力学以及对治疗的反应上均有差异。因而分析危险因素不仅有助于 ALI/ARDS 的预防和早期诊断，还可能在疾病个体化治疗方面有益。但由于危险因素的严格定义，许多与 ALI/ARDS 发生有关的危险因素并未得到关系上的确证，这还有赖于进一步的流行病学研究。

【诊断要点】

ARDS 的诊断标准最早在 1994 年的欧美共识会议上提出，2012 年柏林会议上进行了修改。目前的 ARDS 诊断标准摒弃了肺损伤的概念，把以前属于肺损伤的病例纳入 ARDS 的轻症形式。ARDS 的柏林定义见表 2-2-1。

表 2-2-1　急性呼吸窘迫综合征的柏林定义

急性呼吸窘迫综合征	
时程	已知临床发病或呼吸症状新发或加重后 1 周内
胸部影像学[a]	双肺斑片影——不能完全用渗出、小叶/肺塌陷或结节解释
水肿起源	无法用心力衰竭或体液超负荷完全解释的呼吸衰竭。如果不存在危险因素，则需要进行客观评估（例如超声心动图）以排除流体静力型水肿
氧合[b]	
轻度	$200mmHg<PaO_2/FiO_2\leqslant300mmHg$ 伴 PEEP 或 $CPAP\geqslant5cmH_2O$[c]
中度	$100mmHg<PaO_2/FiO_2\leqslant200mmHg$ 伴 $PEEP\geqslant5cmH_2O$
重度	$PaO_2/FiO_2\leqslant100mmHg$ 伴 $PEEP\geqslant5cmH_2O$

简写：CPAP：持续性气道正压；FiO_2：吸入氧浓度；PaO_2：动脉氧分压；PEEP：呼气末正压；[a] 胸片或 CT 扫描；[b] 如果海拔大于 1000m，需通过以下方式校正：[PaO_2/FiO_2（大气压/760）]；[c] 在轻度急性呼吸窘迫综合征患者，可通过非侵入性方式传送 PEEP

需要指出的是，柏林定义强调了呼气末正压的重要性，在保持 PEEP $5cmH_2O$ 的前提下计算氧合指数，比较客观准确。但临床上并非所有的患者都有条件行 PEEP 技术，那些边远地区条件很差的地方，甚至机械通气都缺乏的情况下，采用这些标准仍然有一定的难度。

【治疗】

ARDS 的治疗包括支持治疗，包括氧疗，补液量，营养，镇静和镇痛，机械通气，血糖控制，输血的限制，白蛋白的使用，激素的使用，抗生素的使用等。其要点如下：

（一）氧疗

经面罩或鼻导管吸氧浓度低于 70%，一般考虑高浓度吸氧需要建立人工气道。早期高浓度吸氧保证氧饱和度的快速上升，纠正缺氧，一旦稳定后要逐步降低吸氧浓度，维持氧分压 60mmHg 以上即可。尽量保持吸氧浓度 50%以下。

（二）补液

在保证血压稳定情况下，补液负平衡有利病情恢复。适当补充白蛋白并用呋塞米可改善肺水肿。有条件维持中心静脉压小于 $4cmH_2O$。

（三）营养

ARDS 患者代谢较快，耗氧量增加，提供适当营养可以改善上述状况。尽量使用半卧位胃肠道营养，减少静脉营养副作用。营养过剩无益，适当补充低容量可减少并发症产生，并减少 CO_2 产生。

（四）血糖

建议血糖控制在 7.7~10mmol/L。危重病患者高血糖预后较差，太低的血糖控制阈值容易导致低血糖。

（五）镇静和镇痛

适当镇痛和镇静可以减少机械通气人机对抗，减少氧耗，对患者总体是有益的；但过度使用有很多并发症，包括呼吸道分泌物引流受影响，容易出现院内感染等。常用镇静和镇痛药物有咪达唑仑、丙泊酚、芬太尼。

（六）激素的使用

目前对于 ARDS 使用激素没有明确的定论。一般认为在 ARDS 发生两周内使用激素（甲泼尼龙，1mg/kg），若炎症渗出控制不加可加至 2mg/kg，不宜用大剂量激素。流感导致的肺损伤早期不建议使用激素，晚期纤维化时亦不主张使用。

（七）静脉血栓

长期卧床，机械通气，激素使用，凝血纤溶紊乱可导致深静脉血栓的形成。ARDS 的预防性抗凝治疗还未得到公认，但需要提高警惕，可应用低分子量肝素皮下注射预防。

（八）胃肠道溃疡

缺氧、应激、激素的使用增加了胃肠道溃疡的发生。建议预防性使用胃黏膜保护剂和抗酸，制酸药物。

（九）抗生素使用

遵照危重病学会、ATS/IDSA 等的指南用药，基本原则是参考药敏、当地流行病学，先广谱再根据病情换窄谱抗生素降阶梯治疗。呼吸机相关肺炎常见致病菌是革兰阴性细菌为主，包括铜绿假单胞菌、鲍曼不动杆菌、肺炎克雷伯杆菌、大肠埃希菌等。

（十）ARDS 的机械通气治疗

诊断 ARDS 后除部分轻症患者早期采用无创通气治疗密切观察外，重症患者建议直接气管插管机械通气，采用控制模式，适当镇静和镇痛治疗。通气选择保护性肺通气模式即小潮气量（6ml/kg）及以下通气模式。通气初始可由 8ml/kg 开始，逐步降至 6ml/kg。通气频率由于潮气量减少，可升高至 35 次/分。PEEP 自 5cmH_2O 开始逐步攀升，调节 PEEP 与吸氧浓度，维持氧分压 55~80mmHg 的最低 PEEP 和吸氧浓度，一般氧合指数<200 的患者建议采用高的 PEEP，而氧合指数>200 的患者，不建议高 PEEP。气道平均压力控制在 30cmH_2O 以下水平。ARDS 治疗的一个革命性变化就是 PEEP 的使用。其机制是：ARDS 时存在肺泡水肿、肺泡萎陷。反复的正压通气导致肺泡瞬时开闭形成剪切力和应力变化导致和加重损伤肺泡。目前认为 ARDS 机械通气通过容量伤、生物伤引起呼吸机相关肺损伤，是对 ARDS 患者的第二次打击。为了改善低氧血症，需要给一个呼气末正压。PEEP 大小的选择有多种，可根据氧合进行滴定，用最小的 PEEP 达到 PaO_2 至少 60mmHg。也有人采用压力容积曲线的拐点上方 1cmH_2O。PEEP 的设置一般 5~10cmH_2O，中度患者 10~15cmH_2O，部分危重患者可达 15~20cmH_2O，主要根据 ARDS 的危重程度来选择，程度越重一般选用的 PEEP 越高。切记轻度 ARDS 不要用高的 PEEP 进行机械通气。

重度 ARDS 患者氧合改善的策略是采用递进的方法，首先吸氧，滴定 PEEP，设置小潮气量通气和其他保护性肺通气策略，如果氧合指数仍然小于 150，可考虑肺复张手法，如果效果还不理想，可以考虑俯卧位通气，再重者或上述策略氧合改善不明确者，考虑 ECMO。

【病情判断】

ARDS 总死亡率 40%~50%，其预后与患者年龄、诱发因素、危重程度等相关。年龄大、感染诱发的 ARDS、氧合指数低、APACHEⅢ评分高、死腔（VD/VT）大、补液正平衡、未使用保护性肺通气策略、发病前使用皮质激素等患者的预后相对较差。肺部创伤导致的 ARDS 一般预后较好。大部分存活的 ARDS 患者在 6 个月后心肺功能可逐步恢复正常，但部分患者往往存在认知障碍。患者住院期间氧饱和度或动脉氧分压的改善与长期预后无直接相关，但改善氧合是临床治疗追求的目标之一，前提是不要建立在潜在性更大损伤肺的基础上。

整体上 ARDS 的治疗是保护性肺通气加对症和支持治疗。

【治愈出院标准】

患者脱离了呼吸机，无呼吸困难症状，肺部水肿液吸收，未吸氧条件下动脉氧分压大于 60mmHg，原发病因得到控制，基本达到了出院的标准，可在出院后进行康复锻炼或必要时鼻导管吸氧。

（宋元林）

第三章

重症哮喘

重症哮喘也称难治性哮喘，约占哮喘患者的5%~10%，其急诊就医率和住院率分别为轻、中度哮喘患者的15倍和20倍，是导致哮喘治疗费用增加的重要原因之一，预后较差。2014年美国胸科学会/欧洲呼吸学会(ERS/ATS)对重症哮喘进行了如下的定义：确诊为哮喘，在过去1年内按照指南建议，采用GINA推荐4~5级哮喘药物治疗方案，同时控制并存状态(或疾病)，去除诱发因素后，仍不能良好控制的哮喘；或使用大剂量吸入糖皮质激素或全身激素(或联合生物制剂)得到控制的哮喘，在减量时发生恶化者。在此共识中，4~5级药物治疗方案是指：成人吸入氟替卡松剂量>500μg/d(或其等价吸入激素剂量)，并吸入长效β2受体激动剂等两种或两种以上缓解药物，或使用全身激素治疗时间≥50%者。

【病因和发病机制】

哮喘病因与遗传过敏体质及外界环境触发因素相关。宿主危险因素包括遗传、肥胖、胃食管反流、肥胖、慢性鼻炎/鼻窦炎、阻塞性睡眠呼吸暂停低通气综合征及精神心理等；外在环境因素包括呼吸道感染、吸烟等，上述因素均能诱发及加重哮喘，使症状变得难以控制。

哮喘的发病机制尚不完全清楚。免疫-炎症反应是形成哮喘的病理基础。轻中度哮喘患者经典的发病模式是以CD4+Th2细胞为主，诱导B细胞合成的特异性IgE抗体介导的免疫炎症反应。重症哮喘患者发病更多的与嗜酸性粒细胞、巨噬细胞、2型辅助性T细胞(Th2)浸润、线粒体融合、气道上皮细胞自噬、固定气流受限、糖皮质激素抵抗有关。

【诊断要点】

2010年中华医学会呼吸病学分会哮喘学组规定了重症哮喘的诊断标准，满足以下3条标准，可诊断为重症哮喘：

符合我国哮喘防治指南中哮喘的诊断标准(表2-3-1)。

表2-3-1 哮喘控制程度评估标准

病情程度	评估标准
哮喘控制不佳评估标准	哮喘控制问卷(ACQ)>1.5，或哮喘控制测试(ACT)<20，或GINA指南定义为“非良好控制”
急性加重次数增多	在过去1年内全身激素治疗≥2次，每次使用>3天
严重的急性发作	在过去1年里，至少有1次急性加重入院，ICU护理或使用机械通气
气流受限	用支气管扩张剂后FEV1<80%预计值，同时FEV1/FVC降至正常值下限

注：上述4项标准，有1项满足即可

除外患者治疗依从性差，并排除诱发加重或使哮喘难以控制的因素：首先应明确患者依从性是否良好，对于依从性良好的病人，应排除诱发加重或使哮喘难以控制的因素，如职业暴露、室内刺激物、呼吸道感染、药物（非甾体药物、血管紧张素转化酶抑制药、β 受体阻滞剂等）、食物、吸烟、上气道炎症、胃食管反流、应激等。如能明确相关哮喘加重的危险因素，应首先考虑排除这些因素后再进行重症哮喘评估。

按照我国哮喘防治指南，采用第 4 级治疗方案，同时控制并存状态（或疾病），去除诱发因素后，仍不能良好控制的哮喘（表 2-3-2）。

表 2-3-2 支气管哮喘诊断标准

诊断标准
1. 反复发作喘息、气急、胸闷、咳嗽等，多与接触过敏原、冷空气、物理、化学性刺激以及上呼吸道感染、运动等有关
2. 双肺可闻及散在或弥漫性，以呼气相为主的哮鸣音
3. 上述症状和体征可经治疗缓解或自行缓解
4. 除外其他疾病所引起的喘息、气急、胸闷和咳嗽
5. 临床表现不典型者（如无明显喘息或体征），可根据条件做以下检查，如任一结果阳性，可辅助诊断为支气管哮喘。①简易峰流速仪测定最大呼气流量（H 内变异率≥20%）；②支气管舒张试验阳性[一秒钟用力呼气容积（FEV1）增加≥12%，且 FEV1 增加绝对值>200ml]

注：符合 1~4 条或 4、5 条者，可以诊断为支气管哮喘

【病情判断】

对于重症哮喘的诊断，应遵循一定的诊断评估程序，从药物治疗、诱发加重哮喘的疾病、与哮喘相关联及合并疾病以及症状类似哮喘的疾病等几个方面考虑。我国的专家共识意见提出难治性哮喘患者的诊断和评估应遵循以下基本程序：①判断是否存在可逆性气流受限及其严重程度；②判断药物治疗是否充分，用药的依从性和吸入技术的掌握情况；③判断是否存在未去除的诱发哮喘加重的危险因素；④与具有咳嗽、呼吸困难和喘息等症状的疾病鉴别诊断；⑤进行相关检查判断是否存在相关或使哮喘加重的合并疾病；⑥反复评估患者的控制水平和对治疗的反应。并且为方便临床医生清晰掌握，我国的专家共识也描绘了难治性哮喘的临床诊断与处理的流程图（图 2-3-1）；以上程序反映了对难治性哮喘的诊断和评估的临床思维过程，对提高诊断和鉴别诊断水平有重要的参考价值。

【治疗】

关于重度哮喘的处理，ERS/ATS 专家组分别对传统治疗药物和一些最新疗法提出了应用建议和评价，同时还对将来以表型特征为基础的治疗进行了展望。

（一）已确立的哮喘药物治疗方法

1. 吸入和口服激素疗法 ICS 的剂量-疗效反应存在个体差异，有一定证据表明进一步加大 ICS 剂量（超过 2000μg/d 倍氯米松等效剂量）对重度哮喘可能更有效，包括可减少全身激素用量。临床上常试用这种超大剂量 ICS 或超细颗粒 ICS 治疗重度哮喘，但支持这种疗法的证据并不多。

由于重度哮喘患者已经使用大剂量 ICS 维持治疗，因此当标准的药物治疗不足时，常加用口服激素作为维持治疗。尽管有建议采用生物标志物指导激素应用，但根据痰嗜酸性粒细胞和（或）FeNO 水平指导治疗，在重度哮喘仍有争议。

全身激素与骨折和白内障风险增加相关，而大剂量 ICS 与肾上腺抑制风险增加和儿童

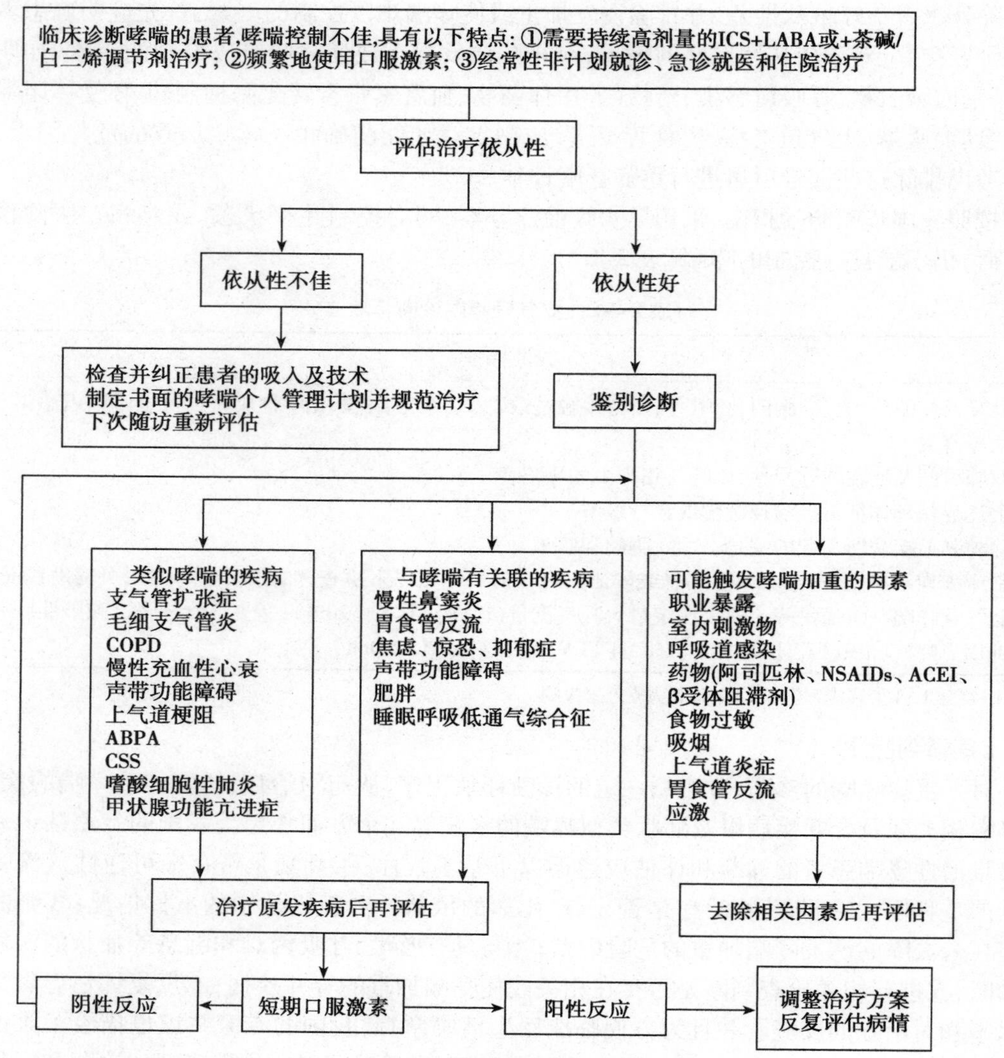

图 2-3-1 重症哮喘诊断及处理流程

注:ICS:吸入性糖皮质激素;LABA:长效 β_2 受体激动剂;ABPA:变应性支气管肺曲霉菌;CSS:变应性肉芽肿性血管炎;NSAIDs:非甾体类抗炎药物;ACEI:血管紧张素转化酶抑制剂

生长延迟相关。全身激素相关的体重增加可进一步对哮喘控制产生不利影响。因此,长期使用全身激素甚至大剂量 ICS 时,应对体重、血压、血糖、眼和骨密度进行监测;在儿童还应包括生长状况。

在成人,激素低敏感性与合并因素相关,例如肥胖、吸烟、维生素 D 水平减低,以及非嗜酸性粒细胞性炎症(低 Th2 型炎症)。以 Th2 型细胞因子 IL-5 和 IL-13 高表达为特征的嗜酸性粒细胞或"高 Th2 型"哮喘表型,通常提示对 ICS 反应良好。成人哮喘中非嗜酸性粒细胞表型对激素的敏感性相对低下。

2. 短效和长效 β-肾上腺素能支气管舒张剂　许多重度哮喘患者尽管接受 ICS 联合短效和(或)长效支气管舒张剂治疗,仍存在持续的慢性气流阻塞。在联合 LABA 的基础上逐步增加 ICS 剂量,与单独使用 ICS 相比,能进一步改善病情控制,包括重度哮喘患者。

β-受体激动剂使用增多可能会导致所谓矛盾性哮喘控制恶化。有关吸入β-受体激动剂和哮喘病死率相关性的报道，主要与β-受体激动剂的使用超出了推荐的剂量范围有关。

3. 缓释茶碱　在中度哮喘患者，ICS 基础上加用茶碱可改善哮喘控制。在一项关于吸烟的激素低敏感性哮喘患者的探索性研究中，茶碱联合低剂量 ICS 能够改善峰流速和哮喘控制，提示茶碱可能会改善激素低敏感性。

4. 白三烯调节剂　在 ICS 基础上加用孟鲁司特，在预防需全身激素治疗的急性发作或改善中度哮喘的症状方面，其疗效不如 LABA。三项关于成人中度至重度哮喘（未使用 LABA）的研究证实，ICS 联合白三烯调节剂对肺功能具有一定疗效。其中两项研究纳入的病例是阿司匹林过敏性哮喘，其中 35%的患者使用了全身激素。相反，在一项针对接受 LABA 和 ICS 治疗（有的同时口服激素）的成人重度哮喘的研究中，加用孟鲁司特在 14 天内未改善临床结局。

5. 长效抗胆碱药　在中等至大剂量 ICS 联合（或不联合）LABA 没能控制的中-重度哮喘患者，噻托溴铵能够改善肺功能和症状。在使用大剂量 ICS 和 LABA 的患者，加用噻托溴铵还可减少 SABA 使用，降低严重发作风险。

（二）针对重度哮喘的特异性治疗方法

1. 监测与治疗　对于成人重度哮喘，建议采用由临床标准和痰嗜酸性粒细胞计数指导治疗，而不是仅由临床标准指导的治疗。对于儿童重度哮喘，建议采用仅由临床标准指导治疗。推荐在成人患者采用痰嗜酸性粒细胞计数指导治疗，主要考虑到在某些患者通过嗜酸性粒细胞计数调整治疗会带来临床获益，可避免不适当的治疗升级。对于儿童患者不推荐采用，主要考虑的是为了避免这种没有标准化、应用尚不广泛的干预措施，其次是结果的不确定性和有限的临床获益。

建议临床医生不要采用 FeNO 指导成人或儿童重度哮喘的治疗，主要考虑的是为了避免额外的医疗费用，其次是 FeNO 监测的获益存在不确定性。

2. 奥玛珠单抗（omalizumab）试验性治疗　考虑到某些重度变应性哮喘患者可从奥玛珠单抗治疗中获益。经证实的 IgE 依赖性变应性哮喘、尽管采用了最佳的药物和非药物治疗以及脱离过敏原后，病情仍未控制，而且血清 IgE 水平在 30~700IU/ml 的重度成人和儿童（年龄≥6 岁）哮喘患者，可考虑试用奥玛珠单抗。主治医师应对治疗反应进行全面评估，包括哮喘控制的改善、发作的减少、非计划就诊减少、生活质量改善等。如果在治疗 4 个月后仍无反应，继续使用可能无益。

3. 细胞毒药物　建议临床医生不要在重度哮喘成人或儿童应用 MTX；主要考虑的是为了避免 MTX 的不良反应，至于减少全身激素剂量的可能获益则是次要考虑。关于 MTX 的随机临床试验只在成人患者进行过；由于其不良反应和监测需要，建议 MTX 的临床应用只限于专业性中心，而且只用于需每日口服激素治疗的患者。如果决定使用 MTX，推荐在实施治疗前后进行胸片、全血计数（包括分类和血小板计数）、肝功能、血清肌酐检测及肺功能 DLCO 测定。

4. 大环内酯类抗生素　建议医生不要在重度哮喘患者应用大环内酯类抗生素来治疗哮喘。考虑的重点是防止大环内酯类抗生素耐药，其次是治疗获益的不确定性。该建议只适用于哮喘本身的治疗，不适用于其他指征，例如应用大环内酯类抗生素治疗支气管炎、鼻窦炎或其他细菌感染。

5. 支气管热成形术　支气管热成形术只在机构审查委员会批准的独立性系统登记或

临床研究中在重度哮喘成人进行。该建议主要考虑是避免不良反应和医疗费用增加，以及尚不清楚哪些患者将从中获益；其次考虑的是症状和生活质量改善的不确定性。热成形术潜在的获益和伤害都存在较大的可能性，而且这种新的侵袭性干预疗法其长期结局尚属未知。将来需要实施经过特别设计的研究以明确其对客观的主要结局（例如急性加重率）的影响，以及对肺功能的长期效应。该疗法对哪些患者（表型）具有更好的效果，对重度阻塞性哮喘（FEV1 占预计值%<60%）或使用全身激素的患者效果如何，其长期获益和安全性等，都需要研究回答。

（三）以分子为靶点的实验性重度哮喘治疗

慢性重度哮喘具有不同的内在机制，临床表现多样，这提示进行表型分型和个体化治疗可能会改善疾病结局并避免药物不良反应。抗 IgE 治疗开启了重度哮喘的特异性治疗时代，尽管预测哪些个体会对治疗有反应仍存在问题。近期以特异性哮喘炎症通路为靶点的实验性生物学疗法已有阳性结果的报道，并据此确定了一些免疫炎症表型（表 2-3-3）。尽管抗 IL-5 单抗（mepolizumab）对于未加选择的中度哮喘患者没有益处，但对于持续性嗜酸性粒细胞增多的重度哮喘患者，2 种抗 IL-5 单抗（mepolizumab 和 reslizumab）均被证实不但改善症状和肺功能，还减少急性发作和口服激素的使用。另一项研究则发现 mepolizumab 能减少成人和青少年哮喘患者的急性发作率，但不能改善 FEV1 和生活质量。一种 IL-13 单抗（lebrikizumab）被证实能改善重度哮喘患者的 FEV1，但没有影响急性发作率和哮喘症状。分析发现该抗体在 Th2 炎症水平较高的一组患者（血清 periostin 升高），则改善使用支气管舒张剂后的 FEV1。

表 2-3-3 重症哮喘靶向治疗

靶点	药　物	研究阶段
Ig-E	Omalizumab（奥马珠单抗）	临床使用
IL-4	Pitrakinra（匹曲白滞素）	Ⅱ期临床试验
Dupilumab		Ⅱ期临床试验
IL-5	Mepolizumab（美泊利单抗）	Ⅲ期临床试验
IL-9	MEDI-528	Ⅱ期临床试验
IL-13	Lebrikizumab	Ⅲ期临床试验
Tralokinumab		Ⅱ期临床试验
IL-17	抗 IL-17 抗体	动物实验
IL-23	抗 IL-23 抗体	动物实验
IL-33	抗 IL-33 抗体	动物实验
CCR3	CCR3 受体拮抗剂	Ⅱ期临床试验
激酶抑制剂	Imatinib（伊马替尼）	Ⅱ期临床试验

另外两种生物学疗法也显示出一定疗效，但没有针对选择靶点进行特异性的表型分型。一种是酪氨酸激酶抑制剂 mastinib，靶点是干细胞因子和血小板衍生生长因子，研究发现在成人重度哮喘能够减少口服激素剂量，同时改善哮喘控制，但对肺功能无效果。Daclizumab 是一种针对活化淋巴细胞 IL-2 受体 α 链的人源化 IgG1 单抗，在 ICS 未能控制的中～重度哮

喘成人，能够改善 FEV1 和哮喘控制。其他正在进行临床试验的分子靶向疗法还有很多（表 2-3-3），将来有望为改善基于表型的重度哮喘治疗提供更多选择。

【常见误区】

导致难治性哮喘发生和加重的危险因素往往是多方面的。国外一组资料分析表明，单因素仅占 12%，两种因素为 36%，三种因素为 40%。提示我们在处理难治性哮喘时，针对某一因素处理后病情并未得到控制，应进一步查找其他原因。

（张秀峰）

第四章

慢性阻塞性肺疾病急性加重

慢性阻塞性肺疾病(chronic obstructive pulmonary disease,COPD)是一种可防治的常见疾病,其特征为持续存在的呼吸道症状和气流受限,通常由有害颗粒或气体暴露引起的气道和(或)肺泡异常而导致。

慢性阻塞性肺疾病急性加重(AECOPD)是一种急性起病的过程,即慢阻肺患者呼吸系统症状急性恶化,导致需要额外治疗。临床主要表现为气促加重,常伴有喘息、胸闷、咳嗽加剧、痰量增加、痰液颜色和(或)黏度改变以及发热等。此外,可伴随出现心动过速、呼吸急促、全身不适、失眠、嗜睡、疲乏、抑郁和精神紊乱等非特异性症状。

【病因】

AECOPD 最常见的病因是上呼吸道病毒感染和气管-支气管感染,气道内细菌负荷增加或气道内出现新菌株;感染菌株引起的特异性免疫反应及中性粒细胞炎症有关。细菌、病毒感染以及空气污染均可诱发急性加重,肺部病毒细菌的感染和寄植常伴随慢阻肺气道炎症的加重。但约 1/3 的 AECOPD 病例急性加重的原因尚难以确定。

【诊断要点】

目前 AECOPD 的诊断主要依赖于临床表现。即患者主诉症状的突然变化(呼吸困难、咳嗽、咳痰情况)超过日常变异范围。实验室检查有助于 AECOPD 的临床诊断和评估,具体如下:

(一) 常规实验室检查

血红细胞计数及血细胞比容有助于了解红细胞增多症或有无出血。血白细胞计数通常对了解肺部感染情况有一定帮助。部分患者肺部感染加重时白细胞计数可增高和(或)出现中性粒细胞核左移。

(二) X 线胸片

急性加重期的患者就诊时,首先应行 X 线胸片检查以鉴别是否合并胸腔积液、气胸与肺炎。X 线胸片也有助于 AECOPD 与其他具有类似症状的疾病鉴别,如肺水肿和胸腔积液等。

(三) 动脉血气分析

对于需要住院治疗的患者来说,动脉血气是评价加重期疾病严重度的重要指标。在海平面呼吸室内空气条件下,PaO_2<60mmHg 和(或)$PaCO_2$>50mmHg,提示呼吸衰竭。如 PaO_2<50mmHg,$PaCO_2$>70mmHg,pH<7.30,提示病情危重,需严密监控病情发展或入住重症监护病房(ICU)治疗。

(四) 肺功能测定

FEV_1<1L 提示肺功能损害极为严重;急性加重期患者,常难以满意地进行肺功能检查。

因为患者无法配合且检查结果不够准确，故急性加重期间不推荐行肺功能检查。

（五）心电图和超声心动图

对右心室肥厚、心律失常及心肌缺血诊断有帮助。

（六）血液生化检查

有助于确定引起 AECOPD 的其他因素，如电解质紊乱（低钠、低钾和低氯血症等）、糖尿病危象或营养不良（低白蛋白）等，亦可发现合并存在的酸碱失衡。

（七）痰培养及药物敏感试验等

痰液物理性状为脓性或黏液性脓性时，则应开始抗菌药物治疗；抗菌治疗前留取合格痰液行涂片及细菌培养。在肺功能为 GOLDⅢ级和 GOLDⅣ级的慢阻肺患者中，铜绿假单胞菌为重要致病细菌。已经使用较长时间抗菌药物和（或）反复全身应用糖皮质激素治疗的患者，注意真菌感染可能性。对于重度 AECOPD 患者，推测可能为难治性病原菌感染或对抗菌药物耐药者（曾使用抗菌药物或口服糖皮质激素治疗，病程迁延，每年急性加重超过 4 次，FEV_1% pred<30%），应采用气管内吸取分泌物（机械通气患者）进行细菌检测，或应用经支气管镜保护性毛刷从末端气道获得的标本进行实验室检查。

【病情判断】

（一）AECOPD 的治疗目标

减轻急性加重的临床表现，预防再次急性加重的发生。根据 AECOPD 严重程度的不同和（或）伴随疾病严重程度的不同，患者可以门诊治疗或住院治疗。当患者在急诊就诊时，要首先进行氧疗并判断此次急性加重是否威胁生命；呼吸功增加或气体交换功能受损的程度是否需要进行无创通气。如果需要，接诊医生应决定患者住普通病房还是重症监护病房（表 2-4-1）。

表 2-4-1　普通病房及重症病房住院指征

普通病房住院治疗指征	重症病房住院指征
1. 症状显著加剧，如突然出现的静息状况下呼吸困难 2. 重度慢阻肺 3. 出现新的体征或原有体征加重（如发绀、神志改变、外周水肿） 4. 有严重的合并症（如心力衰竭或新出现的心律失常） 5. 初始药物治疗急性加重失败 6. 高龄患者 7. 诊断不明确 8. 院外治疗无效或医疗条件差	1. 严重呼吸困难且对初始治疗反应差 2. 意识状态改变（如意识模糊、昏睡、昏迷等） 3. 经氧疗和无创机械通气后，低氧血症（PaO_2<40mmHg）仍持续或呈进行性恶化，和（或）进行性加重的呼吸性酸中毒（pH<7.25） 4. 需要有创机械通气 5. 血流动力学不稳定，需要使用升压药

（二）AECOPD 严重程度分级

目前尚无统一、临床适用的客观标准。2017 GOLD 指南提出分为以下三类：

1. 无呼吸衰竭　呼吸频率：20～30 次/分；未动用辅助呼吸肌；无精神状态改变；低氧可以通过文丘里面罩 28%～35%浓度吸氧而改善；无 $PaCO_2$ 升高。

2. 急性呼吸衰竭——未威胁生命　呼吸频率>30 次/分；动用辅助呼吸肌；无精神状态改变；低氧可以通过文丘里面罩 25%～30%吸氧浓度而改善；高碳酸血症即 $PaCO_2$ 较基础值升高或升高至 50～60mmHg。

3. 急性呼吸衰竭——威胁生命 呼吸频率>30 次/分;动用辅助呼吸肌;精神状态急性改变;低氧不可以通过文丘里面罩吸氧或>40%吸氧浓度而改善;高碳酸血症即 $PaCO_2$ 较基础值升高或>60mmHg 或存在酸中毒(pH≤7.25)。

【治疗】

(一)药物治疗

AECOPD 常用的药物有三类,即支气管扩张剂、激素和抗生素。

1. 支气管扩张剂 首选短效支气管扩张剂为 β_2 受体激动剂,若效果不显著,建议加用抗胆碱能药物(如异丙托溴铵等)。临床上常用短效支气管扩张剂雾化溶液有:①吸入用硫酸沙丁胺醇溶液;②异丙托溴铵雾化吸入溶液;③吸入用复方异丙托溴铵溶液。对短效支气管扩张剂疗效不佳以及某些较为严重的 AECOPD 患者,可静脉使用茶碱或氨茶碱。茶碱除了有支气管扩张,改善呼吸肌功能,增加心输出量,减少肺循环阻力,兴奋中枢神经系统作用外,还有一定的抗炎作用,但茶碱类药物的血药浓度个体差异较大,治疗窗窄,临床使用 24 小时后,需监测茶碱的血浓度,以避免茶碱中毒。目前有部分文献报道,甲基黄嘌呤药物因较多的副作用不建议使用。

2. 糖皮质激素 研究表明 AECOPD 患者应用糖皮质激素可缩短康复时间,改善肺功能和氧合,降低早期病情反复和治疗失败的风险,缩短住院时间。推荐应用泼尼松每天 40mg 治疗 5 天。口服激素与静脉应用激素疗效相当,雾化吸入布地奈德 8mg 与全身应用泼尼松龙 40mg 疗效相当。单独雾化吸入布地奈德虽然较昂贵,对于一些慢阻肺急性加重的患者可以作为替代口服激素治疗的方法,新近研究提示糖皮质激素对于血嗜酸粒细胞水平低的急性加重患者的治疗效果欠佳。

3. 抗菌药物 慢阻肺急性加重患者如果存在呼吸困难加重、痰量增多和脓性痰三个基本症状;或含脓性痰增多在内的两个基本症状;或需要有创或无创机械通气治疗,应接受抗生素治疗。抗生素的选择常需根据当地的细菌耐药情况决定,推荐使用疗程为 5~7 天。

AECOPD 患者通常可根据是否存在铜绿假单胞菌感染危险因素分成 2 组。A 组:无铜绿假单胞菌感染危险因素;B 组:有铜绿假单胞菌感染危险因素。如患者无铜绿假单胞菌危险因素则推荐使用阿莫西林/克拉维酸,也可选用左氧氟沙星或莫西沙星等。对于有铜绿假单胞菌危险因素的患者,如能口服,则可选用环丙沙星或左旋氧氟沙星。需要静脉用药时,可选择环丙沙星或/和抗铜绿假单胞菌的 β 内酰胺类,同时可加用氨基苷类抗菌药物。

长期应用广谱抗菌药物和糖皮质激素易继发深部真菌感染,还应密切观察真菌感染的临床征象并采用防治真菌感染措施。

10%~20%的 AECOPD 患者可能会对初始经验治疗反应不佳。治疗失败的原因可能与以下因素有关:①导致治疗失败最常见的原因是初始经验治疗未能覆盖引起感染病原微生物,如铜绿假单胞菌、金黄色葡萄球菌(包括 MRSA)、不动杆菌和其他非发酵菌;②长期使用糖皮质激素的患者可能发生真菌感染;③引起感染的细菌可能为高度耐药的肺炎链球菌;④进行有创机械通气治疗的患者并发院内感染。对于这部分初始经验治疗失败的患者,还应分析导致治疗失败的其他原因。常见的原因有不适当的药物治疗及其他非感染因素如肺栓塞、心力衰竭等。对于治疗反应不佳者,应采取以下处理措施:①寻找治疗无效的非感染因素;②重新评价可能的病原体;③更换抗菌药物,使之能覆盖铜绿假单胞菌、耐药肺炎链球菌和非发酵菌,或根据微生物学检测结果对新的抗菌药物治疗方案进行调整。

（二）呼吸支持治疗

1. 控制性氧疗　氧疗是 AECOPD 住院患者的基础治疗。无严重合并症的 AECOPD 患者氧疗后易达到满意的氧合水平（PaO_2>60mmHg 或 SaO_2>90%）。但吸入氧浓度不宜过高，需注意可能发生潜在的 CO_2 潴留及呼吸性酸中毒。给氧途径包括鼻导管或 Venturi 面罩，其中 Venturi 面罩更能精确地调节吸入氧浓度。氧疗 30 分钟后应复查动脉血气，以确认氧合满意，且未引起 CO_2 潴留和（或）呼吸性酸中毒。

2. 机械通气　AECOPD 患者并发呼吸衰竭可以使用无创通气（通过鼻或面罩）或有创机械通气（通过经口气管插管或气管切开）（表 2-4-2，表 2-4-3）。当慢阻肺患者出现急性呼吸衰竭且无绝对禁忌证时，无创机械通气可以改善通气、减少呼吸功，降低气管插管的需求，缩短住院时间，改善生存率，应为首选通气模式。对于有 NIV 禁忌或使用 NIV 失败的严重呼吸衰竭患者，一旦出现严重的呼吸形式、意识、血流动力学等改变，应及早插管改用有创通气，有创机械通气作为无创机械通气的补救治疗措施，存在呼吸机相关肺炎（尤其是多重耐药菌流行时）、气压伤、气管切开和呼吸机依赖等风险。

表 2-4-2　无创机械通气的应用指征

具有下列至少一项
1. 呼吸性酸中毒（$PaCO_2$≥6.0kPa 或 45mmHg 且动脉 pH≤7.35）
2. 严重呼吸困难且具有呼吸肌疲劳或呼吸功增加的临床征象，或二者皆存在，如辅助呼吸肌的使用、腹部矛盾运动或肋间凹陷
3. 应用氧疗后仍存在持续性低氧血症

表 2-4-3　有创机械通气的应用指征

具有下列至少一项
1. 不能耐受 NIV 或 NIV 失败
2. 呼吸或心搏骤停
3. 意识丧失、镇静无效的精神运动性躁动
4. 大量误吸或持续呕吐
5. 持续性气道分泌物排出困难
6. 严重的血流动力学不稳定，补液和血管活性药无效
7. 严重的室性或室上性心律失常
8. 存在危及生命的低氧血症患者且不能耐受 NIV

常用 NIV 通气模式包括：持续气道正压（PAP）、压力/容量控制通气（PCV/VCV）、比例辅助通气（PAV）、压力支持通气+呼气末正压（PSV+PEEP），其中以双水平正压通气模式最为常用。使用 NIV 通气时，呼吸机参数调节采取适应性调节方式：呼气相压力（EPAP）从 2~4cmH_2O 开始，逐渐上调压力水平，以尽量保证患者每一次吸气动作都能触发呼吸机送气；吸气相压力（IPAP）从 4~8cmH_2O 开始，待患者耐受后再逐渐上调，直至达到满意的通气水平，或患者可能耐受的最高通气支持水平。

常用的有创机械通气模式包括辅助控制通气、同步间歇指令通气（SIMV）、PSV 及新型通气模式如 PAV 等。可采取限制潮气量（目标潮气量达到 7~9ml/kg）和呼吸频率（10~15 次/分）、增加吸气流速（>60L/min））等措施以促进呼气，同时给予合适水平的外源性 PEEP

($4\sim6cmH_2O$),降低吸气触发功耗,改善人机的协调性。有创通气过程中,应评估 AECOPD 的药物治疗反应以及有创通气呼吸支持的效果,评估患者自主呼吸能力和排痰状况。同时尽可能保持患者自主呼吸存在,缩短机械控制通气时间,从而避免因呼吸肌群损伤导致的呼吸机依赖,减少困难撤机。AECOPD 并发肺部感染得以控制,脓性痰液转为白色且痰量明显下降、肺部啰音减少、临床情况表明呼吸衰竭获得初步纠正后,如果吸氧浓度小于 40%,血气接近正常,pH>7.35,$PaCO_2$<50mmHg,通常可以考虑拔管,切换成为无创通气呼吸支持。有创与无创序贯性机械通气策略有助于减少呼吸机相关性肺炎的发生与早日撤机。

(三)其他辅助治疗

注意维持液体和电解质平衡;注意营养治疗,对不能进食者需经胃肠补充要素饮食或给予静脉高营养;注意痰液引流,积极排痰治疗(如刺激咳嗽、叩击胸部、体位引流等方法);识别并治疗伴随疾病(冠状动脉粥样硬化性心脏病、糖尿病、高血压等合并症)及并发症(休克、弥散性血管内凝血和上消化道出血等)。

【常见误区】

(一)误区一

经验性抗病毒治疗的问题　尽管病毒感染(尤其是鼻病毒)属在 AECOPD 的发病过程中起了重要作用,目前不推荐应用抗病毒药物治疗 AECOPD。抗病毒治疗仅适用于出现流感症状(发热、肌肉酸痛、全身乏力和呼吸道感染)时间小于 2 天、并且正处于流感暴发时期的高危患者。

(二)误区二

呼吸兴奋剂　目前 AECOPD 患者发生呼吸衰竭时不推荐使用呼吸兴奋剂。只有在无条件使用或不建议使用无创通气时,可使用呼吸兴奋剂。

(三)误区三

甲基黄嘌呤药物因较多的副作用,2017 GOLD 指南提出不建议使用,但我国仍广泛使用,尤其在基层医院,使用时应注意每天使用氨茶碱总剂量不超过 1g,最好监测血药浓度,并避免静脉注射。

(张秀峰)

第五章

重症肺炎

重症肺炎是由不同病因、不同病原菌、在不同场合所导致的肺组织(细支气管、肺泡、间质)炎症,发展到一定疾病阶段,恶化加重形成,可引起器官功能障碍甚至危及生命。社区获得性肺炎(CAP)、医院获得性肺炎(HAP)、健康护理(医疗)相关性肺炎(HCAP)和呼吸机相关性肺炎(VAP)均可发展为重症肺炎,其病死率达30%~50%,亦可导致严重的并发症。而重症肺炎以重症CAP最为常见,本章重点阐述。

【病因】

重症CAP(SCAP)国内常见的致病菌为肺炎链球菌、金黄色葡萄球菌、嗜肺军团菌、革兰阴性杆菌、流感嗜血杆菌等。重症HAP(SHAP)最常见的病原体为肠杆菌属,其他常见病原体包括铜绿假单胞菌、不动杆菌、金黄色葡萄球菌等。

健康护理相关性肺炎(HCAP)、迟发型呼吸机相关性肺炎(VAP):常见病原体为铜绿假单胞菌、不动杆菌、肺炎克雷伯杆菌、大肠埃希菌及金黄色葡萄球菌。

随着检测技术的提高及近年来环境的变化,病毒性肺炎发病率呈逐渐增加趋势,其死亡率较高,常见病毒包括腺病毒、呼吸道合胞病毒、流感病毒、副流感病毒等。

【诊断要点】

(一)确诊为肺炎

临床上通常以发热、寒战、胸痛、咳嗽和咳脓痰为其特征;X线胸片或肺CT上至少见一处不透光阴影,并排除肺结核、肺癌、肺血栓栓塞症、非感染性肺部浸润等。

(二)社区获得性肺炎(CAP)

CAP是指在医院外罹患的感染性肺实质炎症,包括具有明确潜伏期的病原体感染而在入院后平均潜伏期内发病的肺炎,其重症者称为重症社区获得性肺炎(SCAP)。英国胸科协会BTS指南提出将CURB-65评分3分以上者视为重症。2016年中国成人社区获得性肺炎诊断和治疗指南采用简化诊断标准:主要标准:①需要气管插管行机械通气治疗;②脓毒症休克经积极液体复苏后仍需血管活性药物治疗。次要标准:①呼吸频率≥30次/分;② $PaO_2/FiO_2 \leq 250mmHg$;③多肺叶浸润;④意识障碍和(或)定向障碍;⑤血尿素氮≥7.14mmol/L;⑥收缩压<90mmHg需要积极液体复苏。满足1项主要标准或≥3项次要标准即可诊断为SCAP。

(三)医院获得性肺炎

医院获得性肺炎指患者入院时不存在,也不处于感染潜伏期内,而于入院48小时后在医院发生的肺炎,其重症者称重症医院获得性肺炎(SHAP)。国内2012版《医院获得性肺炎诊断和治疗指南(草案)》指出SHAP标准同SCAP标准。但晚发性发病(入院>5天、机械通气>4天)和存在高危因素者,即使不完全符合重症肺炎诊断标准,亦可视为重症肺炎(图2-5-1)。

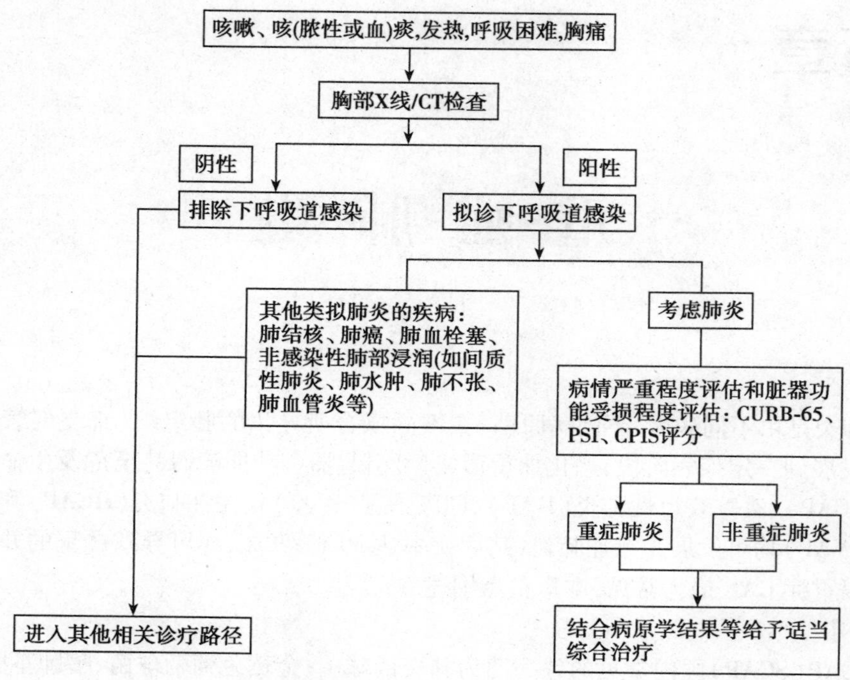

图 2-5-1 重症肺炎诊疗路径

【病情判断】

包括肺炎本身严重程度评估和脏器功能受损程度评估两大方面,临床中多采用评分系统。

(一) 床评分系统

包括 CURB 评分(confusion, urea, respiratory rate, blood pressure)、PSI 评分(pneumonia severity index)、CPIS 评分(clinical pulmonary infection score),评分系统见表 2-5-1。

表 2-5-1 常用评分系统

评分系统	预测指标和计算方法	风险评分
CURB-65 评分	共 5 项指标,满足 1 项得 1 分 ①意识障碍 ②尿素氮≥7mmol/L ③呼吸频率≥30 次/分 ④收缩压<90mmHg 或舒张压≤60mmHg ⑤年龄≥65 岁	评估死亡风险: 0~1 分:低危 2 分:中危 3~5 分:高危
PSI 评分	年龄(女性-10 分)加所有危险因素得分总和: ①居住在养老院(+10 分) ②基础疾病:肿瘤(+30 分),肝病(+20 分),充血性心衰(+10 分),脑血管病(+10 分),肾病(+10 分) ③体征:意识状态改变(+20 分),呼吸频率≥30 次/分(+20 分),收缩压<90mmHg(+20 分),体温<35℃或≥40℃(+15 分),脉搏≥125 次/分(+10 分) ④实验室检查:动脉血 pH<7.35(+30 分),血尿素氮≥11mmol/L(+20 分),血钠<130mmol/L(+20 分),血糖≥14mmol/L(+10 分),血细胞比容<30%(+10 分),PaO_2<60mmHg(或 SpO_2<90%)(+10 分) ⑤胸部影像:胸腔积液(+10 分)	评估死亡风险 低危:Ⅰ级(<50 岁,无基础疾病);Ⅱ级(≤70 分);Ⅲ级(71~90 分); 中危:Ⅳ级(91~130 分); 高危:Ⅴ级(>130 分); Ⅳ和Ⅴ级需要住院治疗

续表

评分系统	预测指标和计算方法	风险评分
CPIS 评分系统	共 7 项,最高评分 12 分,其中 X 线胸片和肺部浸润影的进展情况一并评分 ①体温:36~38℃(0 分),38~39℃(1 分),>39℃ 或<36℃(2 分) ②血 WBC(×10^9/L):4~11(0 分),11~17(1 分),>17 或<4(2 分) ③分泌物:无痰或少许(0 分),中大量非脓性(1 分),中大量脓性(2 分) ④氧合指数(kPa):>33(0 分),<33(2 分) ⑤X 线胸片浸润影:无(0 分),斑片状(1 分),融合片状(2 分) ⑥气管吸取物培养或痰培养:无致病菌生长(0 分),有致病菌生长(1 分),2 次培养到同一种细菌或革兰染色与培养一致(2 分)	分值越高,病情越严重,<6 分可以停用抗菌药物

英国胸科协会 BTS 指南采用 CURB 评分系统,并指出评分高危的患者需要监护病房治疗且死亡率明显增加。CRB-65 评分中不包含 BUN 项目,余标准同 CURB-65,分值≥2 分视为高危,适用于生化检测受限的医疗机构,以及首诊医生在实验室检查结果报告之前,对患者病情做出初步的判断和处理。美国 IDSA/ATS 认为 CURB-65 评分系统适用于 CAP 的门急诊患者评估。

英国胸科协会 BTS 认为 PSI 评分和 CPIS 评分较 CURB 评分细致复杂,包含血气及 X 胸片等实验室和影像学检查,对收入 ICU 治疗的患者评估敏感性较高。美国 IDSA/ATS 认为这两种评分系统更适用于指导急诊留观/病房医生和 ICU 医生对重症患者更为精细的诊治。

(二)脏器评分系统

最为广泛应用的为 MODS(多脏器功能障碍综合征)评分,SOFA(序贯器官衰竭估计)评分,APACHE Ⅱ(急性生理功能和慢性健康状况评分系统)评分。

MODS 评分(表 2-5-2)由 6 个脏器系统的评分组成,总分为 0~24 分,单个脏器系统分值为 0~4 分,0 分表示脏器功能基本正常,4 分代表显著的脏器功能失常。主要脏器系统包括:①呼吸系统:氧合指数(PaO_2/FiO_2);②肾脏系统:血清肌酐浓度;③肝脏系统:血清胆红素浓度;④血液系统:PLT;⑤神经系统:格拉斯哥昏迷评分;⑥心血管系统:压力调整后心率。

表 2-5-2　MODS 评分系统

器官系统	评分				
	0	1	2	3	4
呼吸(PaO_2/FiO_2,mmHg)	>300	226~300	151~225	76~150	≤75
肾脏(血清肌酐,μmol/L)	≤100	101~200	201~350	351~500	>500
肝脏(血清胆红素,μmol/L)	≤20	21~60	61~120	121~240	>240
心血管(PAR)	≤10	10.1~15.0	15.1~20.0	20.1~30.0	>30.0
血小板计数(10^9/L)	>120	81~120	51~80	21~50	≤20
Glasgow 昏迷评分	15	13~14	10~12	7~9	≤6

注:PaO_2/FiO_2 的计算,无论用或不用呼吸机和用 PEEP 与否;血清肌酐计算,是指无血液透析的状态;PAR(pressure-adjusted heart rate)=心率×(中心静脉压/平均动脉压)

SOFA 同 MODS 类似,亦包括 6 个脏器系统,单个脏器分值亦为 0~4 分,所不同的是 SOFA 所采取的变量为持续性,其目的是描述 MODS 的发生、发展,并评价治疗对脏器功能失常或衰竭进程的影响。

APACHE Ⅱ 评分简便可靠,临床应用较广,评分系统包含急性生理学评分、年龄评分和慢性健康评分三部分,最高分值为 71 分,分值越高病情越重。

【治疗】

重症肺炎患者应立即给予恰当的经验性初始抗菌药物治疗,给予抗菌药物治疗前应留取病原学检测标本。根据临床和流行病学基础,抗菌药物方案应尽量覆盖可能的致病菌。病毒性重症肺炎,尤其是流感病毒,在病毒分类不明确的情况下,可积极对症治疗。

(一) 抗菌药物

根据临床和流行病学基础,抗菌药物方案应尽量覆盖可能的致病菌。在重症肺炎致病菌未能明确时,推荐应用广谱抗菌药物治疗。

1. 抗菌药物种类选择的原则

(1) SCAP 及 SHAP 病原学的特殊性:SCAP 见于:①青壮年、无基础疾病患者:常见病原菌为肺炎链球菌、金黄色葡萄球菌、流感病毒、腺病毒、军团菌等;②老年人(年龄>65 岁)或有基础疾病患者:常见病原菌为肺炎链球菌、军团菌、肺炎克雷伯菌等肠杆菌科菌、金黄色葡萄球菌、厌氧菌、流感病毒、RSV 病毒等;③有结构性肺病患者:常见病原菌为铜绿假单胞菌、肺炎链球菌、军团菌、肺炎克雷伯菌等肠杆菌科菌、金黄色葡萄球菌、厌氧菌、流感病毒、RSV 病毒等。

HCAP、HAP、迟发型 VAP,多为多重耐药菌株,如铜绿假单胞菌、不动杆菌、肠杆菌属及金黄色葡萄球菌。

(2) 阶梯治疗策略:目前国内外指南指出,对重症肺炎患者,经验性初始治疗多推荐联合用药以覆盖可能的致病菌。初始性可给予 β-内酰胺类联合大环内酯药物阿奇霉素或氟喹诺酮类治疗;对有铜绿假单胞菌危险因素的患者可给予抗假单胞的 β-内酰胺联合阿奇霉素或 β-内酰胺联合氟喹诺酮治疗。推荐在初始治疗后根据病原体培养结果和患者对初始治疗的临床反应进行评估,以决定是否进行调整(如降阶梯治疗)。

2. 抗菌药物使用细则

(1) 常用抗菌药物的使用方法:时间依赖性抗菌药物:主要包括半衰期较短的 β-内酰胺类药物、大环内酯类等。尤其是半衰期较短的抗菌药物,可增加给药频次,延长静脉滴注时间,或采取持续静脉给药可以增加药物与致病菌接触时间。

浓度依赖性抗菌药物:浓度依赖性药物的杀菌效果、临床疗效与药物峰浓度高低密切相关,主要包括氨基苷类药物、氟喹诺酮类等药物。推荐以最大的无副作用剂量每日单次给药,可获得理想治疗效果和 PK/PD 参数。

时间依赖性且抗菌作用持续较长的抗菌药物:该类抗菌药物主要包括糖肽类药物、碳青霉烯类药物、利奈唑胺、四环素类等,具有较长 PAE。ICU 内连续静脉给药相比间隔给药,其 PK/PD 参数更为优化。

(2) 治疗疗程:抗感染治疗一般可于热退和主要呼吸道症状明显改善后 3~5 天停药,但疗程视不同病原体、病情严重程度而异,不能把肺部阴影完全吸收作为停用抗菌药物的指征。对于普通细菌性感染,如肺炎链球菌,用药至患者热退后 72 小时即可。对于金黄色葡萄球菌、铜绿假单胞菌、克雷伯菌属或厌氧菌等容易导致肺组织坏死的致病菌所致的感染,建议抗菌药物疗程>2 周。对于非典型病原体治疗反应较慢者疗程可延长至 10~14 天。军团菌属感染的疗程建议为 10~21 天。

(3) 抗菌药物:疑有吸入因素时应优先选择氨苄西林/舒巴坦钠、阿莫西林克拉维酸等有抗厌氧菌活性的药物,或联合应用甲硝唑、克林霉素等。老年有基础疾病患者要考虑到肠杆菌科菌感染可能,由于我国肠杆菌科菌对氟喹诺酮耐药率高、产 ESBL 比例高,经验性治疗可选择哌拉西林他唑巴坦、头孢哌酮/舒巴坦或厄他培南等碳青霉烯类抗生素。

(4) 血药浓度的监测及处理:药物浓度的监测对优化治疗方案尤为重要,目前临床上主要监测治疗窗较窄的药物,如氨基苷类药物和万古霉素,对无法进行血药浓度监测的药物,临床医生首先要了解抗菌药物的理化性质及全面评估患者疾病状态下药物 PK 变化。

(二) 糖皮质激素

1. 合并感染性休克的 SCAP 患者　建议遵循感染性休克的处理原则,适量短程使用小剂量糖皮质激素。

2. 不合并感染性休克的 SCAP 患者　不建议常规使用糖皮质激素。

(三) 丙种球蛋白(IVIG)

虽然国内外并无权威指南推荐,但其临床使用广泛并有一定临床效果,应肯定其对免疫缺陷患者及病毒感染重症肺炎患者的作用。

细菌感染尚有争论,对于细菌感染的重症肺炎患者的临床疗效有待进一步的循证医学证据。

(四) 对症支持治疗

1. 白蛋白目前国内外并无权威指南推荐,但在合并脓毒症尤其需要液体复苏时,可考虑应用白蛋白作为液体复苏的治疗手段之一。

2. 营养支持　早期肠内营养可维持肠道黏膜完整性,并防止细菌移位和器官功能障碍,但同时亦需注意高分解代谢状态。

3. 非药物治疗

(1) 一般支持疗法:卧床休息,注意保暖,发热者可物理降温,有气急发绀等缺氧者应给予吸氧,剧烈咳嗽者可用镇咳祛痰及雾化吸入等。

(2) ICU:如有监护条件,重症肺炎患者应尽量收入 ICU 治疗。

(3) 辅助呼吸:重症肺炎患者不同器官功能损害机制各不相同,治疗各异,但核心问题是呼吸功能的支持。通过呼吸支持,有效纠正缺氧和酸中毒,是防止和治疗心、肾功能损害的基础。重症肺炎机械通气的目标是使病变区域萎陷的肺泡重新充气,避免功能正常或接近正常的肺泡过度充气和膨胀,改善气体交换。

(4) 引流:振动排痰和体位排痰是主要的非侵入性方法,对部分引流困难者如条件允许可选择纤维支气管镜灌洗。

【常见误区】

(一) 误区一

对于突然发病、突然出现流行的肺炎,应注意病毒性肺炎的可能,病毒性肺炎死亡率较高,因疾病早期确诊病原体较困难,故易忽视病原体,可积极给予改善呼吸功能等对症支持治疗。

(二) 误区二

对于耐药菌重症肺炎特别是 HAP、合并基础病的老年人、免疫缺陷、免疫逃逸的患者,可应用免疫球蛋白等调节患者的免疫状态、加强营养支持、改善全身状态，积极寻找病因，进行对症治疗。

（三）误区三

经验性用药在重症肺炎治疗的过程中，虽然可根据病情进行病原体早期、全面覆盖，但可增加患者真菌感染机会，故治疗过程中要注意真菌感染，要积极明确病原体，以提高诊治水平。

（高鹏 李伟 张捷）

第六章

间质性肺疾病

间质性肺疾病（interstitial lung disease，ILD）：也称“弥漫性实质性肺疾病（diffuse parenchymal lung disease，DPLD）”，指主要累及肺间质、肺泡和（或）细支气管的一组肺部弥漫性疾病。累及范围几乎包括所有肺部组织，但除外细支气管以上的各级支气管。ILD 并不是一种独立的疾病，它包括 200 多个病种。病程多进展缓慢，表现为渐进性劳力性呼吸困难、限制性通气功能障碍伴弥散功能降低、低氧血症和影像学上的双肺弥漫性病变。组织学上表现为不同程度的肺纤维化、炎性病变伴或不伴肺实质肉芽肿或继发性血管病变，最终发展为弥漫性肺纤维化和蜂窝肺，导致呼吸衰竭而死亡。

【概念和分类】

关于间质性肺疾病的概念，由于多年来一直在不断变化，多种称谓同时存在。如对于两肺多发分布的网状和小结节性病灶，曾被称为“间质性肺疾病（ILD）”、“弥漫性肺疾病（diffuse lung disease/disorders，DLD）”、“肺间质纤维化”，或“间质性肺炎”等。诸如此类的称谓之间似乎有所区别，但又很相似，把已十分复杂的疾病在概念上变得非常模糊。针对这种现状，参考近年来国际、国内对此类疾病研究的进展，将一些容易混淆的重要概念全面梳理和归纳：

（一）肺实质与肺间质

肺实质在解剖学上是指各级支气管和肺泡结构。肺间质则是指肺泡间、终末气道上皮以外的支持组织，包括血管、神经和淋巴组织。

（二）弥漫性肺疾病（DLD）

指在肺部影像学或病理学上以两肺广泛分布的多发性病变为特点的疾病。包括所有肺实质和肺间质性疾病，主要强调病灶的广泛分布。

（三）间质性肺疾病（ILD）

指主要累及肺间质、肺泡和（或）细支气管的一组肺部弥漫性疾病，是 DLD 的主要类型。ILD 累及范围包括所有肺部组织，但除外细支气管以上的各级支气管。因此，ILD 与 DLD 的区别主要是病变的组织结构定位不包括细支气管以上的各级支气管。其病因复杂，涉及面广，主要的分类见表 2-6-1。

（四）特发性间质性肺炎（idiopathic interstitial pneumonias，IIPs）

是一组原因不明的 ILD，经过多次修订，2013 年 ATS/ERS 又提出了一个临床实用的 IIP 最新国际分类如表 2-6-2，作为对 2011 年国际共识的补充。主要的更新是在 2011 年国际共识的基础上新增了一组“无法分类的 IIP”，把那些暂时无法确定 IIP 具体类型的特发性间质性肺炎归类于此，另外增加了“特发性胸膜肺纤维弹性组织增生”的新类型。

表 2-6-1 间质性肺炎（ILD）的临床分类

	主要类型	涉及病因
已知原因	职业/环境	无机粉尘：二氧化硅、石棉、滑石、铍、煤、铝、铁等引起的尘肺；有机粉尘吸入导致的外源性过敏性肺泡炎（霉草、蘑菇肺、蔗尘、伺鸽肺等）
	药物	抗肿瘤药物（博来霉素、甲氨蝶呤等）；心血管药物（胺碘酮等）；抗癫痫药（苯妥英钠等）；其他药物（呋喃妥因、口服避孕药、口服降糖药等）引起的 ILD
	治疗诱发	放射线照射、氧中毒等治疗因素导致的 ILD
	各种感染	结核、病毒、细菌、真菌、肺孢子菌、寄生虫等感染引起的 ILD
	恶性肿瘤	癌性淋巴管炎、肺泡细胞癌、转移性肺癌等引起的 ILD
	慢性肺淤血	慢性心脏病所致的肺淤血、急性左心衰导致的肺水肿等也表现为 ILD
	其他	慢性肾功能不全、移植排斥反应等引起的 ILD
未知原因	IIPs	参见表 2-6-2
	其他	结缔组织病相关的 ILD（connective tissue diseases-interstitial lung diseases，CTD-ILD）：类风湿性关节炎、系统性硬化症、系统性红斑狼疮、多发性肌炎/皮肌炎、干燥综合征、混合性结缔组织病、强直性脊柱炎等
		结节病（sarcoidosis）
		弥漫性泛细支气管炎（diffuse panbronchiolitis，DPB）
		肺血管病相关的 ILD Wegener 肉芽肿/Churg-Strauss 综合征、坏死性结节样肉芽肿病、肺朗格汉斯组织细胞增生症（pulmonary langerhans cell histiocytosis，PLCH）等
		淋巴细胞增殖性疾病相关的 ILD：淋巴瘤样肉芽肿等
		肺泡填充性疾病、肺泡蛋白沉积症（pulmonary alveolar proteinosis，PAP）、肺泡微石症、肺含铁血黄素沉积症、肺出血-肾炎综合征等
		肺淋巴管平滑肌瘤病（pulmonary lymphangioleiomyomatosis，PLAM） 急性呼吸窘迫综合征（ARDS）

表 2-6-2 特发性间质性肺炎（IIPs）分类

类别	分型
主要的 IIP 类型	特发性肺纤维化（idiopathic pulmonary fibrosis，IPF） 特发性非特异性间质性肺炎（idiopathic nonspecific interstitial pneumonia，NSIP） 呼吸性细支气管炎伴间质性肺病（respiratory bronchiolitis and interstitial lung disease，RBILD） 脱屑性间质性肺炎（desquamative interstitial pneumonia，DIP） 隐源性机化性肺炎（cryptogenic organizing pneumonia，COP） 急性间质性肺炎（acute interstitial pneumonia，AIP）
少见的 IIP 类型	特发性淋巴细胞性间质性肺炎（idiopathic lymphoid interstitial pneumonia，LIP） 特发性胸膜肺纤维弹性组织增生（idiopathic pleuropulmonary fibroelastosis）
无法分类的 IIP	包括：临床，影像或者病理资料不足、临床，影像或者病理资料提供的信息不一致等情况

（五）特发性肺纤维化（idiopathic pulmonary fibrosis，UIP/IPF）

也称隐源性致纤维化性肺泡炎（CFA），特指肺组织病理学上表现为寻常型间质性肺炎（usual interstitial pneumonia，UIP）的 IIP，是 IIP 中的主要类型。

【病因与发病机制】

ILD 确切的发病机制尚未完全阐明，且不同的 ILD 类型其发病机制有着显著的差别。但它们的发病机制和病理变化也有许多共同之处，即肺间质、肺泡、肺小血管或末梢气道存在不同程度的炎症，在反复的炎症损伤和修复过程中最终导致肺纤维化的形成。ILD 的演变过程可分为以下三个阶段：启动、进展和终末阶段。

（一）启动阶段

启动 ILD 的致病因子通常是各种生物、物理和化学因素。生物因素包括各种病原体毒素和（或）抗原的吸入，可导致急性肺损伤（ALI），严重时导致急性呼吸窘迫综合征（ARDS）、外源性过敏性肺泡炎（EAA）等。物理因素包括各种无机粉尘的吸入可导致职业性尘肺、放射线照射可导致放射性肺炎等。化学因素包括各种有毒有害化学气体和试剂的吸入可导致肺损伤。而引起特发性肺纤维化（IPF）和结节病等 ILD 的病因尚不清楚。

（二）进展阶段

肺组织一旦暴露和接触了致病因子，则产生一系列复杂的炎症反应，导致肺组织损伤，首先表现为肺泡炎症，这是多数 ILD 发病的中心环节。随着炎症及免疫细胞的活化，一方面释放氧自由基等毒性物质，直接损伤Ⅰ型肺泡上皮细胞和毛细血管内皮细胞；另一方面释放蛋白酶等直接损伤间质、胶原组织和基底膜等。同时还释放各种炎性细胞因子，形成复杂的炎症因子网络。已发现的重要炎症因子包括单核因子（monokines）、白介素-1（IL-1）、白介素-8（IL-8）、白介素-2（IL-2）、血小板衍化生长因子（platelet-derived growth factor，PDGF）、纤维连接蛋白（fibronectin，FN）、胰岛素样生长因子-1（insulin-like growth factor，IGF-1）、间叶生长因子（mesenchymal growth factor，MGF）、转化生长因子-β（transforming growth factor，TGF-β）及 γ-干扰素（INF-γ）等。这些炎症因子在不同的 ILD 类型和疾病的不同阶段起着不同的作用，有些使得炎症反应不断加剧，有些则起着损伤修复的作用。虽然这些细胞因子在 ILD 发病中的生物活性及作用尚未完全阐明，但它们反馈性作用于各种炎性细胞、免疫细胞，对肺泡炎症反应发挥着或放大、或减弱的重要调节作用。有些肺泡炎症迅速发展最后导致呼吸功能衰竭；有些则经机体不断的修复，肺泡及小气道的结构可得以重建和恢复正常；另外还有些则因为过度的修复导致肺组织瘢痕化，进入终末阶段。

（三）终末阶段

部分肺泡炎症广泛而严重，造成肺组织结构破坏；机体的修复功能启动后大量成纤维细胞聚集和增殖，胶原组织增生、沉积，不断地破坏和修复循环往复，最后有两种结局：一种是肺组织破坏严重，超出机体的修复能力，最终死于急性肺损伤；另一种是肺组织过度修复、肺泡壁增厚、瘢痕化，最终导致肺纤维化。

（四）其他要点

在这个“致病因子-肺泡炎-纤维化”的发病机制推测中，什么因素决定各种致病因子将导致何种最终结局？目前尚不清楚，但都是在个体特有的遗传背景基础上，与环境损伤因素相互作用的结果。

【病理】

间质性肺疾病是以间质增生、炎症细胞浸润为主要病理改变的一组异质性疾病，种类繁多，组织学改变虽无特异性，但也有一定的共性，多表现为不同程度的肺纤维化、炎性病变伴或不伴肺实质肉芽肿或继发性血管病变。主要的病理变化及其相对应的临床 ILD 类型列举如下：

（一）纤维组织增生为主的病变

病理表现为肺间质纤维组织增生、间质胶原化、肺组织结构破坏和蜂窝肺形成。相对应的临床类型包括：特发性肺纤维化（IPF）、结缔组织病相关的 ILD（CTD-ILD）、慢性药物性肺损伤、职业性尘肺、慢性过敏性肺炎、放射性肺炎等。

（二）弥漫性炎症细胞浸润为主的病变

病理表现为肺泡间隔、小气道周围大量炎症细胞浸润，通常没有肺泡结构的破坏和重建。常见于以下临床类型：各种感染及感染后病变、富细胞型非特异性间质性肺炎、淋巴细胞性间质性肺炎、CTD-ILD、急性肺损伤、亚急性过敏性肺炎、药物毒性和吸入性肺炎等。

（三）肺泡腔和小气道充填为主的病变

主要的病理表现为小气道和肺泡腔内有各种物质的充填，包括吸入性粉尘、细胞、组织成分、钙化、肉芽组织等。常见于以下临床类型：肺泡蛋白沉着症（PAP）、急性间质性肺炎（AIP）、脱屑性间质性肺炎（DIP）、机化性肺炎（OP）、急性纤维素性机化性肺炎（AFOP）、巨细胞性肺炎、肺含铁血黄素沉着症、肺泡微石症等。

（四）小气道病变为主的疾病

小气道病变因常常累及肺间质而表现为 ILD，主要病理变化是炎症、纤维化及肉芽肿。常见的临床类型包括：弥漫性泛细支气管炎（DPB）、RBILD、气道中心性肺纤维化（ACIP）、闭塞性细支气管炎、结节病、铍肺、吸烟相关的呼吸性细支气管炎等。

（五）血管病变为主的疾病

病理表现为肺血管的炎症、血管壁增厚、机化等。临床常见的类型包括：各种 CTD-ILD、韦格内肉芽肿、巨细胞动脉炎、结节性多动脉炎等。

（六）肉芽肿性病变

病理表现为炎症细胞、上皮样组织细胞、纤维（母）细胞，伴或不伴多核巨细胞形成的结节。临床常见类型包括：各种感染所致的肉芽肿病变（结核、真菌、寄生虫、病毒等感染）、结节病、各种 CTD-ILD、韦格内肉芽肿、铍肺、过敏性肺炎等。

【诊断方法】

弥漫性间质性肺疾病的诊断是一个动态的过程，必须由临床、影像和病理科医生密切合作，即“临床-影像-病理（clinical-radiologic-pathologic diagnosis，CRP）诊断”，并需在长期随访过程中对诊断结果进行不断的修正。其中病理组织学诊断是基础，CRP 诊断是最准确、最接近真实的诊断。

ILD 的诊断包括两个步骤：第一：要确定是否 ILD：ILD 诊断的第一个线索往往来自于患者影像学资料，特别是高分辨力 CT（HRCT）表现为弥漫分布的两肺多发的病变就应考虑为 ILD；第二：要确定 ILD 的类型。这是一个非常复杂的系统工程，需通过详细的询问病史、全面的体格检查、胸部 HRCT、肺功能和动脉血气、肺泡盥洗液（BALF）检查、病理检查，以及其他多方面辅助检查。按照以下鉴别诊断思路（图 2-6-1）进行全面的分析，从而得出准确的诊断。首先要除外已知原因；接着在原因未明的 ILD 中进一步筛查那些具有独立诊断标准的疾病；然后再从 IIPs 中将 IPF 甄别出来；最后在 Non-IPF 中将各种类型的 IIPs 区分开。

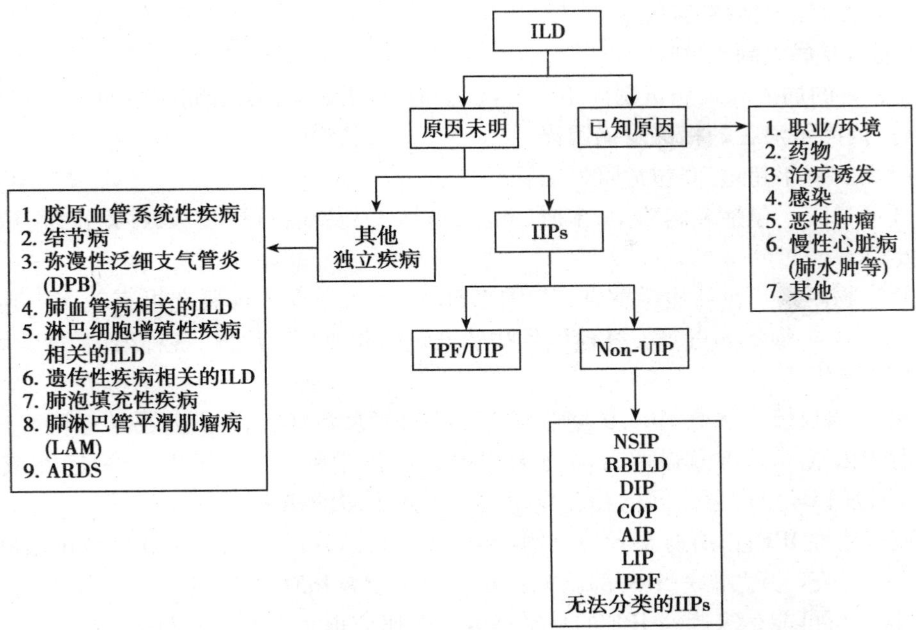

图 2-6-1　间质性肺疾病的鉴别诊断分析思路

注：ILD：间质性肺疾病（interstitial lung disease）；ARDS：急性呼吸窘迫综合征（acute respiratory distress syndrome）；IIPs：特发性间质性肺炎（idiopathic interstitial pneumonias）；IPF：特发性肺纤维化（idiopathic pulmonary fibrosis）；UIP：寻常型间质性肺炎（usual interstitial pneumonia）；NSIP：特发性非特异性间质性肺炎（idiopathic nonspecific interstitial pneumonia，NSIP）；RBILD：呼吸性细支气管炎伴间质性肺病（respiratory bronchiolitis and interstitial lung disease）；DIP：脱屑性间质性肺炎（desquamative interstitial pneumonia）；COP：隐源性机化性肺炎（cryptogenic organizing pneumonia）；AIP：急性间质性肺炎（acute interstitial pneumonia）；LIP：特发性淋巴细胞性间质性肺炎（idiopathic lymphoid interstitial pneumonia）；IPPF：特发性胸膜肺纤维弹性组织增生（idiopathic pleuropulmonary fibroelastosis）

附：特发性肺纤维化

特发性肺纤维化（idiopathic pulmonary fibrosis，IPF）是一种原因不明的，局限于肺部的慢性、进行性、纤维化性间质性肺炎的一种特殊形式。是 ILD 的主要类型。主要发生于老年人，组织学和（或）影像学表现为寻常型间质性肺炎（usual interstitial pneumonia，UIP）。目前 IPF 的概念特指 UIP，因此常以 IPF/UIP 这种方式来表达。

【流行病学】

目前虽仍无大规模的 IPF 流行病学调查研究，但 IPF 发病率呈现明显的增长趋势。一项基于美国新墨西哥州伯纳利欧县人口的研究：IPF 年发病率估计为男性 10.7/10 万，女性 7.4/10 万。英国研究报道：IPF 年发病率为 4.6/10 万，从 1991 到 2003，IPF 发病率估计增长率为每年 11%，此增加与人口老龄化或轻症患者确诊率增加无关。第三项来自美国一个大的健康计划研究资料，IPF 估计发病率 6.8～16.3/10 万。另有研究估计 IPF 发病率占总人口的 2～29/10 万。不同研究数据之间如此之大差别的原因可能与以往缺乏统一的 IPF 界定、各项研究的设计以及人群的不同有关。近年一项来自美国大样本健康计划资料的分析，估计 IPF 发病率在 14.0～42.7/10 万之间。IPF 发病率尚难以确定是否与地理、国家、文化或种族等多种因素的影响有关。

【病因与发病机制】

目前 IPF 的病因和发病机制尚不十分清楚,有些相关因素的研究简述如下。

(一)病因及潜在的相关发病因素

1. 吸烟 每年超过 20 包危险性明显增加。

2. 环境暴露 包括金属粉尘、木屑、务农、养鸟、护发剂、石粉接触、牲畜接触、植物和动物粉尘接触等。

3. 微生物因素 包括病毒感染,其中以 EB 病毒和肝炎病毒研究报道较多。其他还有巨细胞病毒,人类疱疹病毒等。其他微生物感染包括非典型病原体、各种细菌、真菌等与 IPF 的关系尚不清楚。

4. 胃-食管反流 多数 IPF 患者临床缺乏胃-食管反流症状,因此容易被忽略。

5. 遗传因素 新指南强调目前尚无相关的遗传学检测可用于区分家族性或散发性 IPF;遗传因素和环境因素之间的相互作用需要投入更多的研究。

(1)家族性 IPF:占所有患者的比例<5%。他们发病可能较早,基因型不同与患者的地理分布可能有关。芬兰的一组病例研究提示,在染色体 4q31 上发现一个功能不明的 *ELMOD2* 基因,分析可能是家族性 IPF 的易感基因。有研究提示 IPF 与染色体 14 连锁。多个研究强烈提示 *SP-C* 基因突变与家族性 IIP 有关,但未发现与散发病例的关联性。罕见的编码 SP-A2 蛋白的基因突变与家族性肺纤维化和肺癌相关。近期若干报道证明人类端粒酶逆转录酶(hTERT)或人类端粒酶 RNA 发生的遗传变异与家族性肺纤维化有关(15%),但也发生于某些散发病例(3%),这些遗传学的变化引起端粒变短,最终导致细胞凋亡(包括肺泡上皮细胞)。

(2)散发性 IPF:至今没有任何遗传因素被一致认为与散发性 IPF 有关。有报道发现散发性病例有多种编码细胞因子的基因多态性发生变化,包括:IL-1a,TNF-α,淋巴毒素 a,IL-4,IL-6,IL-8,IL-10 和 IL-12,α1-抗胰蛋白酶和血管紧张素转化酶,TGF-b1,凝血因子,SP-A 和 B,免疫调节因子(补体受体-1,NOD2/CARD15),MMP-1 等。其中许多与 IPF 的进展相关,但这些发现在后续的研究中均未得到证实。HLA-Ⅰ和Ⅱ类抗原等位基因单一表型在 IPF 患者中呈偏态分布,有种族差异。墨西哥最近的资料提示了 MHC-Ⅰ与 IPF 相关。

综上所述,IPF 的发病是在一定遗传背景的基础上,受环境因素的影响,两者相互作用的结果。

(二)发病机制

1. 经典的发病机制认为 IPF 发病包括三个主要环节

(1)肺泡免疫和炎症反应:肺泡巨噬细胞聚集、释放中性粒细胞趋化因子等细胞因子,使中性粒细胞向肺泡聚集、释放炎性介质,引起炎症反应。此阶段的治疗以抗炎为主。

(2)肺实质损伤:中性粒细胞等炎性细胞释放蛋白酶类、毒性氧化物质等,破坏肺泡结构,造成肺实质损伤。此阶段的治疗以抗炎、抗损伤为主,同时予以抗纤维化治疗。

(3)受损肺泡修复(纤维化):在肺损伤的同时,肺泡巨噬细胞释放的间质细胞生长因子等刺激成纤维细胞增殖、活化,生成大量胶原纤维沉积,启动了损伤的修复过程。此阶段的治疗以抗纤维化为主,终末期肺移植。

2. 新的发病机制解释 认为肺泡上皮受损后可直接导致肺纤维化,伴或不伴肺泡炎症。这一解释导致了 IPF 治疗理念的变化,亦即 IPF 的起始治疗应该是抗纤维化,伴有炎症时可适当予以抗炎治疗。

【病理】

IPF的病理改变呈现寻常型间质性肺炎（UIP）的组织学特征，是IPF的基本组织学表现。其特点为："分布不均、轻重不一、新老并存"。低倍镜下表现为斑片状不均匀分布的正常肺组织、间质炎症、纤维化和蜂窝样改变。这种变化在周边胸膜下的肺实质最严重。间质炎症呈片状分布，包括肺泡间隔淋巴细胞和浆细胞浸润，伴有肺泡Ⅱ型细胞增生。在纤维化区域主要由致密的胶原组织构成，也散在分布有增殖的成纤维细胞（所谓的"成纤维细胞灶"）。蜂窝肺部分主要由囊性纤维气腔构成，常常内衬以细支气管上皮，并充满黏液。在纤维化和蜂窝肺部位常可见平滑肌细胞增生。急性加重期组织学表现为弥漫性肺泡损伤，少数表现为机化性肺炎（远离纤维化最重的区域）。

【临床表现】

UIP/IPF只发生于成人，典型的出现在50岁以后。常发病隐袭，逐渐出现干咳和气促。气促常更明显，多数进行性加重。干咳呈阵发性，镇咳药疗效不佳。80%的病人可闻及"爆裂音"（"Velcro"啰音）。此啰音性质干燥、密集、高调，犹如尼龙袖带拉开时发出的声音，或者类似于在耳边捻搓头发所发出的声音（捻发音），其产生的原理是闭合的肺泡在吸气时被气流冲击突然张开时所引起的声波震动，因此在吸气相出现，吸气末更明显、肺底部和两侧腋下为主。25%～50%的病人有杵状指。晚期可出现发绀、肺心病等。不发生肺外受累。可出现体重下降、不适、疲劳。发热罕见，如出现发热，常提示其他诊断。

IPF急性加重（acute exacerbation of IPF，AE-IPF）是导致IPF患者死亡的主要原因。其死亡率高达50%～80%。AE-IPF的病因和发生机制尚不清楚。目前ATS/ERS国际共识的诊断标准包括以下几个方面：①1个月内发生无法解释的呼吸困难加重；②低氧血症加重或气体交换功能严重受损；③新出现的肺泡浸润影；④无法用感染、肺栓塞、气胸或心脏衰竭等解释。此标准主要强调AE-IPF需要排除其他已知的因素，但其中感染因素是最难以排除的，尤其是那些潜在的病毒感染并没有作为常规检查在临床实施，因此对这个诊断标准目前仍有争议。AE-IPF可以出现在病程的任何时间，偶然也可能是IPF的首发表现。有报道胸部手术和肺泡灌洗操作可导致AE-IPF的发生。

【实验室和特殊检查】

（一）实验室和血清学检查

常规实验室检查对疑似UIP/IPF病人的诊断无帮助，但可除外其他原因所致的弥漫性肺疾病。可出现血沉增快、高丙球蛋白血症、乳酸脱氢酶（LDH）升高、血清血管紧张素转换酶（sACE）、或某些抗体，如中性粒细胞胞质抗体，但均无诊断价值。

（二）胸部X线

UIP/IPF病人出现症状时几乎均有胸部X片的异常。其特征性表现为两肺底部的、周边的、胸膜下的网状阴影。这种阴影常为双侧的、不对称的、常伴肺容积的减少。融合阴影、胸膜和淋巴结受累较少见。但胸片正常并不能排除肺活检有微小异常的UIP病人，应进一步行高分辨力CT（HRCT）检查。

（三）胸部HRCT

HRCT可以发现胸片正常的IPF。在HRCT上，UIP/IPF的特征性表现为分布于两肺周边、基底部和胸膜下的网状阴影，在受累严重的区域，常有牵引性支气管扩张和细支气管扩张，和（或）胸膜下的蜂窝样改变，毛玻璃影有限。有经验的医生通过HRCT诊断UIP的正确性约为90%,还有约1/3的UIP仅靠HRCT则可能被漏诊。HRCT的主要作用是将典型的UIP与非UIP区分开来,可作为IPF早期筛查的手段之一。

HRCT的鉴别诊断涉及面很广,如,结缔组织疾病(尤其是硬皮病和类风湿性关节炎)和石棉肺在CT表现上常与UIP/IPF相似,石棉肺者如有肺实质内的纤维条带和胸膜斑块出现,则易于与UIP/IPF鉴别。亚急性或慢性过敏性肺炎可出现与UIP/IPF相似的网状阴影或蜂窝肺,但缺乏UIP/IPF两肺基底部为主的特点。结节病或慢性COP也有类似UIP/IPF的CT表现。CT上表现为广泛的毛玻璃阴影(≥30%的肺受累)应考虑其他诊断,尤其是DIP。具有相似的毛玻璃影,但并不以基底部和周边为主,则应考虑呼吸性细支气管炎伴间质性肺病(RBILD)、过敏性肺炎、COP或非特异性间质性肺炎(NSIP)。如果以小叶中央结节、中上肺野为主,缺乏蜂窝肺改变,则倾向于过敏性肺炎而非UIP/IPF。需要强调的是,CT特征必须结合临床来全面评价。

HRCT对确定疾病的活动性非常重要。毛玻璃阴影的出现与肺组织炎性渗出有关。网状条索影、牵引性支气管扩张和蜂窝肺提示肺纤维化。有些UIP/IPF病人的HRCT上出现毛玻璃影可能与感染等因素导致的肺泡炎症有关。

(四) 肺功能和动脉血气分析

UIP/IPF典型的肺功能改变为限制性通气障碍和弥散功能障碍,如肺总量(TLC)、功能残气量(FRC)和残气量(RV)在所有UIP/IPF病人的病程进展中都会有下降。弥散功能受损,一氧化氮弥散量(DLCO)下降,且多早于肺容积的缩小,是相对敏感的检查方法之一,可用于IPF的早期筛查。静息时IPF患者动脉血气可能正常或有低氧血症、呼吸性碱中毒等,在用力后明显加重,因此运动时的气体交换是监测临床过程的敏感参数。

(五) 支气管肺泡灌洗(BAL)

BAL在UIP/IPF诊断中主要起到排除其他疾病的作用,为一些特殊疾病的诊断提供依据,如恶性肿瘤、感染、嗜酸性粒细胞性肺炎、肺组织细胞增生症X、尘肺等。此外,肺泡灌洗液(BALF)中炎症细胞类型对鉴别IIP的病理类型有一定帮助。70%~90%的UIP/IPF病人,BAL中中性粒细胞>5%;40%~60%的病人EOS>5%;10%~20%的病人淋巴细胞升高。但这种变化也可发生于其他纤维化性肺疾病,缺乏特异性。

BALF中中性粒细胞增多,说明纤维性病变的可能性增大,见于UIP/IPF、类风湿性疾病导致的纤维性肺泡炎、石棉肺、慢性过敏性肺炎、纤维化性结节病等许多ILD类型。BAL中淋巴细胞增加,更多的提示NSIP、肉芽肿疾病或药物所致的肺疾病。

(六) 肺活检

肺活检是IIP确诊的重要手段,但具有典型临床和影像学特点的UIP/IPF不一定都需要肺活检。一方面是有经验的医师可以通过临床和影像学特点来识别IPF,另一方面肺活检对患者造成的损伤很大,有些甚至可能造成病情急性加重。开胸或经胸腔镜肺活检可提供最好的标本,可将UIP(图4-1)与其他ILDs区别开。DIP、RBILD、NSIP、LIP、AIP、COP等IIP类型的确诊均需肺活检证实。

【诊断与鉴别诊断】

(一) 诊断标准

UIP原本是病理学诊断名词,指IPF患者病理组织学的特征性变化。2011年IPF指南首次提出UIP这个IPF的病理学诊断在HRCT上也具有一定的特征性,因此提出HRCT可作为IPF/UIP的独立诊断手段,而不再强调病理活检的必要性。由此使IPF的诊断标准大大简化。有经验的医生利用 HRCT 诊断 IPF/UIP 的准确性可达到 90%~100%，因此新指南提出具备 UIP 典型 HRCT 表现者不必行病理活检，废除了 2000 ATS/ERS 共识中提出的主要和次要诊断标准。

1. IPF 诊断条件　①排除其他间质性肺疾病（ILD）（例如，家庭或职业环境暴露相关 ILD，结缔组织疾病相关 ILD，和药物毒性相关 ILD）；②高分辨率 CT（HRCT）表现为 UIP 者，不建议行外科肺活检；③不典型者（可能、疑似诊断者）需接受肺活检。

2. IPF 诊断分级　主要根据 HRCT 表现将 IPF 诊断分为三级（表 2-6-3）。

表 2-6-3　IPF 的 HRCT 诊断分级

第一级：UIP（符合以下四项）	第二级：UIP 可能（符合以下三项）	第三级：不符合 UIP（具备以下七项中任何一项）
病灶以胸膜下，基底部为主	病灶以胸膜下，基底部为主	病灶以中上肺为主
异常网状影	异常网状影	病灶以支气管周围为主
蜂窝肺伴或不伴牵张性支气管扩张		广泛的毛玻璃影程度超过网状影
缺少第三级中任何一项（不符合 UIP 条件）	缺少第三级中任何一项（不符合 UIP 条件）	多量的小结节（两侧分布，上肺占优势）
		囊状病变（两侧多发，远离蜂窝肺区域）
		弥漫性马赛克征/气体陷闭（两侧分布，3 叶以上或更多肺叶受累）
		支气管肺段/叶实变

3. IPF 诊断中的注意事项　①IPF 诊断的正确性随着肺科临床专家、影像学专家和有 ILD 诊断经验的病理学专家进行多学科讨论后逐渐增加；②年轻的患者，尤其是女性，结缔组织病相关的临床和血清学阳性表现会随着病情发展逐渐显现，而在起病初可能尚未出现，这些患者（50 岁以下）应高度怀疑结缔组织病；③IPF 患者大多数不需要进行经纤维支气管镜肺活检（TBLB）和 BAL 检查，少数不典型的患者行 TBLB 和 BAL 检查的目的主要是排除其他疾病，对 UIP 的诊断帮助不大；④即便患者缺乏相关临床表现，也应常规进行结缔组织病血清学检查，并且应该在随访过程中经常复查，一旦发现异常则应更改诊断；⑤关于多学科专家讨论（multidisciplinary Discussion，MDD）许多机构不可能做到正规的 MDD，但至少应进行口头交流。

（二）鉴别诊断

IPF 的诊断需要排除其他类型的 ILD，按照图 2-6-1 所示的 ILD 鉴别诊断思路全面分析，利用各项检查手段，逐一排查，方能确定诊断。IPF 与 IIPs 其他类型的鉴别要点如下。

1. 脱屑型间质性肺炎（DIP）　DIP 并不多见，占 ILDs 的 3%以下。与吸烟密切相关，多 40~50 岁发病。大多数病人呈亚急性起病（数周到数月），表现为气促和咳嗽。胸片和 CT 显示为中、下叶的弥漫性毛玻璃影和网状影，20%的病人胸片无异常。肺活检显示为均匀弥漫分布的肺泡腔内大量巨噬细胞聚集。这种变化在呼吸性细支气管周围更为明显，很少有纤维化。

2. 呼吸性细支气管炎伴间质性肺病（RBILD）　RBILD 也是发生在吸烟者的一种 IIP 类型。临床表现与其他 IIP 相似。影像学特点为沿气道走向分布的斑片状、条索状、网状和结节状阴影，而肺容积多正常。肺功能常表现为阻塞与限制性通气障碍混合存在，残气量可增加，弥散功能下降。肺活检示呼吸性细支气管腔内以及周围的肺泡腔内有大量着色深的巨噬细胞。低倍镜下，病灶呈片状分布，沿着细支气管中心分布。在呼吸性细支气管，肺泡管和细支气管周围的肺泡腔内有成簇的棕灰色的巨噬细胞，伴有片状的黏膜下和细支气管周围的淋巴细胞和组织细胞浸润。

3. 非特异性间质性肺炎（NSIP） NSIP 临床表现与 UIP/IPF 相似。胸片示两下肺网状影，呈斑片状分布。HRCT 显示两侧对称的毛玻璃影或气腔实变。主要的组织学改变为肺间质均匀的炎症或纤维化改变。其病变在受累部分是均匀的，但在整个进展过程中呈片状分布于未受累肺区域。

4. 急性间质性肺炎（Hamman-Rich 综合征，AIP） AIP 是一种急性起病、暴发性的肺损伤。症状在几天至数周内出现，以往多健康。临床表现为发热、咳嗽、气促。胸片示两侧弥漫性大片渗出性病灶。CT 示两侧片状、对称性毛玻璃影，以胸膜下多见，与 ARDS 相似。多数病人有中—重度低氧血症，常发展至呼吸衰竭，病死率高达 70%作用。AIP 的诊断要求：①ARDS 的临床症状；②弥漫性肺泡损伤（DAD）的病理表现。AIP 肺活检与 DAD 一致，包括渗出期、增殖期、和（或）纤维化期。典型者病变呈弥漫分布，肺泡腔内可见透明膜形成，但不同区域严重性有所不同。

5. COP/iBOOP 是一种原因不明的临床病理综合征。本病通常发生于 50~60 岁的成人，男女发病相似。约 3/4 的病人在 2 个月内出现症状，表现似流感：如咳嗽、发热、不适、疲劳、体重下降等。常有 Velcro 啰音。肺功能变化以限制性通气障碍最常见。休息和活动后出现低氧血症。胸片表现为两肺弥漫分布的肺泡阴影，肺容积正常。HRCT 呈片状的气腔实变、毛玻璃影、小结节影和支气管壁增厚或扩张。影像学变化特点为"五多一少"：多发病灶、多种形态、多迁移性、多复发性、多双肺受累；蜂窝肺少见。组织学特征为：小气道和肺泡管内过多的肉芽组织增殖（增殖性细支气管炎），伴周围肺泡的慢性炎症。肺泡腔内肉芽组织呈芽生状，由疏松的结缔组织将成纤维细胞包埋而构成，可通过肺泡孔从一个肺泡扩展到邻近的肺泡，形成典型的"蝴蝶影"。

6. 淋巴细胞性间质性肺炎（LIP） LIP 是 IIP 中的少见类型。以肺组织内单纯的淋巴细胞-浆细胞浸润为主要病理特点。此外，肺泡腔内可发现淋巴细胞，沿着淋巴道分布可见淋巴样细胞聚集。这种淋巴细胞聚集也可出现在血管中心部位。胸片与 HRCT 的特征性变化为小叶中心性小结节影，毛玻璃影，间质和支气管肺泡壁增厚，薄壁小囊腔。多数病人与某种异常蛋白血症形成有关（单克隆或呈多克隆丙球蛋白病），或与 Sjogren's 综合征（原发的或继发的）有关，或与 AIDs 有关。

7. 特发性胸膜肺纤维弹性组织增生（IPPF） 这也是 IIP 种的少见类型。影像学特点为上叶为主的胸膜斑块和邻近肺组织的网状、斑片影，而下叶胸膜和邻近肺组织相对正常。病理学特点则表现为下叶胸膜增厚和胸膜下的纤维化、增厚胸膜下的弹性纤维增生。

综上所述，IPF 是具有明显特征的 IIPs 中的特殊类型，其典型的特征总结如下：①起病隐袭、发病年龄 50 岁以上，男性多见；②主要的临床症状是刺激性干咳和活动后气促；③主要体征是杵状指、发绀、两肺底 Velcro 啰音；④典型的影像学改变是两肺底为主的网状影、蜂窝肺，靠近胸膜，肺容积往往缩小；⑤典型的肺功能变化是限制性通气障碍、弥散功能障碍；⑥典型的动脉血气变化是低氧血症和低二氧化碳血症。掌握了这些特点，就能比较清晰地识别 IPF 并与其他 IIPs 类型区别开来。

【治疗】

IPF目前尚无肯定有效的药物治疗。2011年ATS/ERS/JRS/ALAT发布的新指南中推荐IPF采取的措施仅有长期氧疗和肺移植。将大多数治疗措施改为不同强度的推荐意见(表2-6-4)。此后新的研究证据陆续发布,表2-6-4中弱不推荐的治疗措施中,包括糖皮质激素+N-乙酰半胱氨酸+硫唑嘌呤、单用N-乙酰半胱氨酸和抗凝药物都被大型的国际多中心临床研究结果所否定。而吡非尼酮则经过三个大宗的国际多中心临床研究证实了其治疗IPF的有效性和安全性,已被欧洲一些国家的IPF诊治指南推荐使用。

表2-6-4　2011年ATS/ERS/JRS/ALAT特发性肺纤维化治疗推荐意见

	强	弱	备注
推荐	长期氧疗 肺移植	肺康复训练(适用于多数IPF患者,但少数患者并不适用)	大多数急性加重的IPF患者,应使用皮质激素,但少数患者不适用无症状的食管反流,大多数应该治疗,少数可不予治疗
不推荐	糖皮质激素、秋水仙碱、环孢素A、糖皮质激素+免疫抑制剂、干扰素(IFN)-γ1b、波生坦、依那西普	糖皮质激素+N-乙酰半胱氨酸+硫唑嘌呤、单用N-乙酰半胱氨酸、抗凝药物、吡非尼酮、机械通气(上述措施少数患者可尝试使用)	大多数IPF患者合并的肺高压不应治疗,少数人可治疗

(一)药物治疗

1. N-乙酰半胱氨酸(NAC)　研究证明IPF病人体内谷胱甘肽不足。NAC是谷胱甘肽的前体,在体内转化为谷胱甘肽后,可增强病人抗氧化能力,防止IPF病人因氧自由基所致的肺泡上皮损伤,对IPF有一定的辅助治疗作用。2004年欧洲7国进行的多中心、双盲、对照临床研究(IFIGENIA),观察了187例病人,用NAC(600mg,每天3次)联合泼尼松+硫唑嘌呤三药联用,与泼尼松+硫唑嘌呤两药联用者相比,可以减缓IPF病人的VC和DLCO下降速度,起到一定的辅助治疗作用。但在2012年新英格兰杂志上发表的PANTHER-IPF研究结果,发现糖皮质激素+N-乙酰半胱氨酸(NAC)+硫唑嘌呤三药联合治疗组较安慰剂组明显增加死亡和住院的风险,提前终止了这项临床试验。但缺乏单用N-乙酰半胱氨酸(NAC)与安慰剂比较的研究。2014年还是在新英格兰杂志上公布了PANTHER-IPF研究中单用NAC与安慰剂进行比较的结果,NAC组133例,安慰剂组131例,结果显示经60周治疗观察,患者用力肺活量减退、死亡率和急性加重两组间差别均无统计学意义,提示NAC并不能使IPF患者获益。但该试验病例数有限,还需要更大样本的研究来证实其疗效。

2. 吡非尼酮(pirfenidone)　动物实验表明,吡非尼酮可改善博来霉素导致的大鼠肺纤维化;抑制TGF-β诱导的胶原纤维沉积;抑制血小板衍化生长因子(PDGF)的促有丝分裂作用。在体外可抑制致纤维化细胞因子对人肺成纤维细胞的刺激作用。近年的三项国际多中心临床Ⅲ期试验表明,与安慰剂组相比,吡非尼酮组都可减缓疾病进展,改善肺功能、运动耐力及生存时间。吡非尼酮是目前唯一有IPF适应证的药物,已在30多个国家获批用于治疗IPF。

3. 酪氨酸激酶受体拮抗剂——尼达尼布(nintedanib)　是一种口服的酪氨酸激酶抑制剂,一种针对PDGF、FGF和VEGF受体的三重激酶抑制剂。动物实验显示其可以减轻博来霉素大鼠模型肺纤维化的发展,并可以减少 TGF-β 诱导的成纤维细胞向肌成纤维细胞的转化。2014 年最新发表的 INPULSIS-1 和 INPULSIS-2 的研究结果表明,nintedanib 组用力肺活量(FVC)的 1 年下降率较安慰剂组显著减少、生活质量有所提高,认为 nintedanib 可使 IPF 患者获益。

(二) IPF 急性加重的治疗

PF 病程中常发生急性加重,目前常采用糖皮质激素冲击或联合免疫抑制剂治疗,但尚缺乏循证医学证据。其他治疗同 ARDS(略)。

(三) 其他辅助治疗

建议 IPF 患者戒烟,预防流感、疱疹、肺炎。鼓励患者尽可能进行肺康复训练,尤其是锻炼深呼吸,应可延缓肺容积缩小和肺功能减退。静息状态下存在明显的低氧血症(PaO_2<55mmHg)患者应进行长期氧疗。如存在肺部感染、肺栓塞和胃食管反流病等并发症或者伴随疾病,应积极对症支持治疗。

(四) 肺移植

肺移植是目前 IPF 最有效的治疗方法,主要用于终末期肺纤维化病人。5 年生存率达到 60%以上。但由于供体有限很难满足大量患者的需求。

【预后】

IPF 预后很差,诊断后中位生存期仅 2~3 年。死亡的主要原因是病情的急性加重。将来的研究方向除了开发有效的抗纤维化药物,还需探索新的防治方法,包括干细胞移植、免疫调节、基因治疗、人工肺等。目的是提高患者生存质量,延长生存期。

(李惠萍)

第七章

肺血栓栓塞症

肺栓塞(pulmonary embolism,PE)是以各种栓子阻塞肺动脉系统为其发病原因的一组疾病或临床综合征的总称,包括肺血栓栓塞症(pulmonary thromboembolism,PTE)、脂肪栓塞综合征、羊水栓塞、空气栓塞等,其中最常见类型为PTE。栓子主要来自于深静脉血栓形成(deep venous thrombosis,DVT)。其发病率、病死率及误诊率均颇高。

【定义】

(一) 肺栓塞

是以各种栓子阻塞肺动脉系统为其发病原因的一组疾病或临床综合征的总称。

(二) 肺梗死

肺动脉发生栓塞后,若其支配区的肺组织因血流受阻或中断而发生坏死,成为肺梗死(pulmonary infarction)。

(三) 高危(大面积)PTE

临床上以休克和低血压为主要表现,即体循环动脉收缩压<90mmHg,或较基础值下降幅度≥40mmHg,持续15分钟以上。须除外新发生的心律失常、低血容量或感染中毒症等其他原因所致的血压下降。此类型患者病情变化快,预后差,临床病死率>15%,需要积极予以治疗。

(四) 中危(次大面积)PTE

血流动力学稳定,但存在右心功能不全和(或)心肌损伤。此型患者可能出现病情恶化,临床病死率3%~15%。故需密切监测病情变化。

(五) 低危(非大面积)PTE

血流动力学稳定,无右心功能不全和心肌损伤。临床病死率<1%。

(六) 动脉血栓形成

肺动脉原位血栓形成。

【病因及发病机制】

(一) 病因

DVT和PTE具有共同的危险因素,即VTE的危险因素,包括任何可以导致静脉血液淤滞、静脉系统内皮损伤和血液高凝状态的因素,可分为原发性和继发性两大类。

1. 深静脉血栓形成和肺血栓栓塞症的原发危险因素　如抗凝血酶缺乏、凝血酶原20210A基因变异、先天性异常纤维蛋白原血症、Ⅻ因子缺乏、血栓调节因子异常、V因子Leiden突变(活性蛋白C抵抗)、高同型半胱氨酸血症、纤溶酶原不良血症、抗心磷脂抗体综合征、蛋白S缺乏、蛋白C缺乏、纤溶酶原激活物抑制因子过量等。

2. 深静脉血栓形成和肺血栓栓塞症的继发危险因素　创伤或骨折（尤其多见于髋部骨折和脊髓损伤）、充血性心力衰竭、外科手术后（尤其多见于全髋关节置换或膝关节置换术后）、急性心肌梗死、脑卒中、恶性肿瘤、肾病综合征、肿瘤静脉内化疗、慢性静脉疾病、因各种原因的制动或长期卧床、吸烟、长途航空或乘车旅行、妊娠或产褥期、口服避孕药、血液黏滞度增高、真性红细胞增多症、血小板异常、巨球蛋白血症、克罗恩病、植入人工假体、高龄、肥胖、代谢综合征。

（二）发病机制

引起PTE的血栓可以来源于下腔静脉径路、上腔静脉径路或右心腔，其中大部分来源于下肢深静脉，特别是从腘静脉上端到髂静脉段的下肢近端深静脉（约占50%~90%）。盆腔静脉丛亦是血栓的重要来源。颈内和锁骨下静脉内插入、留置导管和静脉内化疗，使来源于上腔静脉径路的血栓较以前增多。右心腔来源的血栓所占比例较小。

肺动脉的血栓栓塞既可以是单一部位的，也可以是多部位的。病理检查发现多部位或双侧性的血栓栓塞更为常见。一般认为栓塞更易发生于右侧和下肺叶。发生栓塞后有可能在栓塞局部继发血栓形成，参与发病过程。

栓子阻塞肺动脉及其分支达一定程度后，通过机械阻塞作用，加之神经体液因素和低氧所引起的肺动脉收缩，导致肺循环阻力增加、肺动脉高压；右心室后负荷增高，右心室壁张力增高，至一定程度引起急性肺源性心脏病，右心室扩大，可出现右心功能不全，回心血量减少，静脉系统淤血；右心扩大致室间隔左移，使左心室功能受损，导致心排出量下降，进而可引起体循环低血压或休克；主动脉内低血压和右心房压升高，使冠状动脉灌注压下降，心肌血流减少，特别是心室内膜下心肌处于低灌注状态，加之PTE时心肌耗氧增加，可致心肌缺血，诱发心绞痛。

栓塞部位的肺血流减少，肺泡无效腔量增大；肺内血流重新分布，通气/血流比例失调；右心房压升高可引起功能性闭合的卵圆孔开放，产生心内右向左分流；神经体液因素可引起支气管痉挛；毛细血管通透性增高，间质和肺泡内液体增多或出血；栓塞部位肺泡表面活性物质分泌减少，肺泡萎陷，呼吸面积减小；肺顺应性下降，肺体积缩小并可出现肺不张；如累及胸膜，则可出现胸腔积液。以上因素导致呼吸功能不全，出现低氧血症，代偿性过度通气（低碳酸血症）或相对性低肺泡通气。

由于肺组织接受肺动脉、支气管动脉和肺泡内气体弥散等多重氧供，故PTE时很少出现肺梗死。如存在基础心肺疾病或病情严重，影响到肺组织的多重氧供，才有可能导致肺梗死。

PTE所致病情的严重程度取决于以上机制的综合作用。栓子的大小和数量、多个栓子的递次栓塞间隔时间、是否同时存在其他心肺疾病、个体反应的差异及血栓溶解的快慢，对发病过程和预后有重要影响。

若急性PTE后肺动脉内血栓未完全溶解，或反复发生PTE，则可能形成慢性血栓栓塞性肺动脉高压（CTEPH），继而出现慢性肺源性心脏病，右心代偿性肥厚和右心衰竭。

【诊断要点】

肺栓塞的临床表现轻重不一，轻者基本无临床表现，重者可以发生休克、晕厥，甚至猝死，出现如下的症状和体征需考虑此病。

（一）临床表现

1. 症状　①呼吸困难（最多见的症状），尤以活动后明显；②胸痛，多数为胸膜炎性疼痛,少数为心绞痛样发作;③咯血,量可多可少;④惊恐;⑤咳嗽;⑥晕厥等。临床上有典型肺梗死三联征患者(呼吸困难、胸痛及咯血)不足 1/3。

2. 体征 ①呼吸系统体征,以呼吸急促最常见;可伴发绀;肺部有时可闻及哮鸣音和(或)细湿啰音,肺野偶可闻及血管杂音;合并肺不张和胸腔积液时出现相应的体征;②循环系统体征,心动过速;颈静脉充盈或异常搏动;肺动脉瓣区第二心音亢进或分裂,三尖瓣区可闻收缩期杂音。病情严重者可出现血压明显下降甚至休克,通常提示为肺血栓栓塞;③其他,发热,可见低热,少数患者有 38.0℃以上的发热。

(二) 辅助检查(疑诊)

1. 胸部 X 线 多有异常表现,但缺乏特异性。表现为:区域性肺血管纹理变细、稀疏或消失,肺野透光度增加;肺野局部浸润性阴影,尖端指向肺门的楔形阴影;肺不张或膨胀不全;右下肺动脉干增宽或伴截断征;肺动脉段膨隆以及右心室扩大征;患侧横膈抬高;少量或中等量胸腔积液征等。仅凭 X 线胸片不能确诊或排除该病,但在提供、疑似该病线索和除外其他疾病方面,X 线胸片具有重要作用,X 线胸片也可"完全正常"。

2. 心电图改变 多为一过性表现,动态观察有助于本病的诊断。常见的心电图改变有突发性心动过速,QRS 电轴右偏,$S_{Ⅰ}Q_{Ⅲ}T_{Ⅲ}$型,右心前导联及Ⅱ、Ⅲ、aVF 导联 T 波倒置,顺钟向转位,完全性或不完全性右束支传导阻滞。心电图改变多在发病后即刻出现,以后随病程的发展演变而呈动态变化。

3. 动脉血气分析 常表现为低氧血症,低碳酸血症,肺血管床堵塞 15%~20%可出现氧分压下降,肺泡-动脉血氧分压差[$P_{(A-a)}O_2$]增大,部分患者的结果可正常。

4. 超声心动图 经胸与经食管二维超声心动图能直接和间接显示肺栓塞征象,前者适用于肺动脉主干及其左右分支栓塞;后者为右室扩大,室间隔左移,左室变小,呈"D"字形,右室运动减弱,肺动脉增宽,三尖瓣反流及肺动脉压增高等。

5. 血浆 D-二聚体(D-dimer) D-二聚体是交联纤维蛋白在纤溶系统作用下产生的可溶性降解产物,为一个特异性的纤溶过程标记物。在血栓栓塞时因血栓纤维蛋白溶解使其血中浓度升高。D-二聚体对急性肺栓塞诊断的敏感性达 92%~100%,但其特异性较低,仅为 40%~43%,手术、肿瘤、炎症、感染、组织坏死等情况均可使 D-二聚体升高。在临床应用中 D-二聚体对急性肺栓塞有较大的排除诊断价值,若其含量低于 500μg/L,可基本除外急性肺栓塞。动态观察 D-二聚体水平对 PTE 的诊疗过程有重要意义,随着年龄的增加,D-二聚体的水平有增高的趋势。

6. 下肢深静脉检查 包括静脉造影、放射性核素静脉造影、血管超声、肢体阻抗容积图等。PE 的栓子约 70%~90%来自下肢深静脉,有下肢 DVT 的患者约半数可能发生 PTE,因此,DVT 被认为是 PTE 的标志。一侧小腿或大腿周径比另一侧长 1cm 即有诊断意义。

(三) 辅助检查(确诊)

1. 肺通气/灌注扫描 是安全、无创的肺栓塞诊断方法。典型征象是呈肺段分布的肺灌注缺损,并与通气显像不匹配。但是由于许多疾病可以同时影响患者的肺通气和血流状况,致使通气灌注扫描在结果判定上多较复杂,需结合临床进行判断,常见结果:①肺通气显像正常,而灌注呈现典型缺损,高度可能是肺栓塞;②病变部位既无通气,也无血流灌注,最可能的是肺实质性疾病,不能诊断肺栓塞(肺梗死除外);③肺通气显像异常,灌注无缺损;为肺实质性疾病;④肺通气与灌注显像均正常,可除外症状性肺栓塞。一般可将扫描结果分为三类。高度可能、正常或接近正常及非诊断性异常。

2. 磁共振成像和磁共振肺动脉造影（MRI/MRPA）　MRPA 可以直接显示肺动脉内的栓子及 PTE 所致的低灌注区，可确诊 PTE，但对肺段以下水平的 PTE 诊断价值有限，用于肾功能严重受损、对碘造影剂过敏或妊娠患者。

3. CT 肺动脉造影（CTPA）　CT 用于诊断急性肺血栓栓塞症价值极高，其直接征象有肺血管半月形或环形充盈缺损、完全梗阻、轨道征等。间接征象包括肺野楔形密度增高影、条带状的高密度区或盘状肺不张、中心肺动脉扩张及远端血管分支减少或消失、胸腔积液等。CTPA 是临床怀疑肺血栓栓塞症患者首选的确诊检查项目，已成为 PTE 临床诊断的"金标准"。其局限性在于对碘造影剂过敏者不能进行该项检查。

4. 肺动脉造影（pulmonary angiography）　以往是衡量其他现有的肺血栓栓塞症诊断技术是否准确的参照标准（即"金标准"），但随着 CTPA 的应用，肺动脉造影的这种地位已经被逐渐取代。该检查的缺点是具有创伤性，有发生致命性或严重并发症的可能，应严格掌握其适应证。

【病情判断】

提高对 PE 的认识，对可疑患者立即进行初筛检查，对疑似者根据所在医院条件进行确诊检查。中华医学会呼吸病学分会提出的诊断步骤分为：疑诊、确诊和求因。凡临床上出现如下指标提示病情危重。①突然出现剧烈胸痛，呼吸困难，发绀，濒死感；②很快出现休克的临床表现，体循环动脉收缩压<90mmHg，或较基础值下降幅度≥40mmHg，持续 15 分钟以上。须除外新发生的心律失常、低血容量或感染中毒症等其他原因所致的血压下降。此类型患者病情变化快，预后差，临床病死率>15%，需要积极予以治疗；③有右心衰竭的临床表现。

【治疗】

绝大数的肺栓塞是可以治疗的。其治疗随临床类型不同而异。

（一）治疗目的

①渡过危急期；②缩小或消除血栓；③缓解栓塞引起的心肺功能紊乱；④防止再发。

（二）具体措施

1. 一般处理　密切监测呼吸、心率、心压、心电图及血气等变化。绝对卧床 2~3 周，建立有效抗凝治疗者卧床时间可适当缩短，胸痛重者可给止痛剂，保持大便通畅，勿用力排便，应用抗生素控制下肢血栓性静脉炎和预防肺栓塞并发感染。

2. 呼吸循环支持　对有低氧血症的患者，采用经鼻导管或面罩吸氧。当合并严重的呼吸衰竭时，可使用经鼻（面）罩无创性机械通气或经气管插管行机械通气。应避免做气管切开，以免在抗凝或溶栓过程中局部大出血。应用机械通气中需注意尽量减少正压通气对循环的不利影响。

对于出现右心功能不全，心排血量下降，但血压尚正常的病例，可给予具有一定肺血管扩张作用和正性肌力作用的多巴酚丁胺和多巴胺等药物治疗，若出现血压下降，可增大剂量或使用其他血管加压药物，如间羟胺、肾上腺素等。对于液体负荷疗法须持审慎态度，因过大的液体负荷可能会加重右室扩张并进而影响心排出量，一般所予负荷量在 500ml 之内。

3. 溶栓治疗　溶栓治疗可迅速溶解部分或全部血栓，恢复肺组织再灌注，或减少肺动脉阻力，降低肺动脉压，改善右室功能，降低病死率和复发率。溶栓治疗适应证：①高危组 PTE 病例［即出现因肺栓塞所致休克和（或）低血压的病例，需排除其他原因所致休克和低血压］；②中高危组 PTE 病例（即出现右心功能不全和心肌损伤的病例），必要时可考虑补救性再灌注治疗。

溶栓的时间窗一般定为14天以内，但鉴于可能存在血栓的动态形成过程，这一时间窗的规定并不是绝对的。溶栓治疗应尽可能在PTE确诊的前提下慎重进行。对有溶栓指征的病例宜尽早开始溶栓，提出个体化的溶栓方案。

溶栓治疗的主要并发症为出血。用药前应充分评估出血的危险性，必要时应配血、做好输血准备。溶栓前宜留置外周静脉套管针，以方便溶栓中取血监测，避免反复穿刺血管。

溶栓治疗的绝对禁忌证：①2周内的大手术、分娩、器官活检或不能压迫止血部位的血管穿刺；②2个月内的缺血性脑卒中；10天内的胃肠道出血；15天内的严重创伤；③1个月内的神经外科或眼科手术；④难以控制的重度高血压（收缩压>180mmHg，舒张压>110mmHg）；⑤近期曾行心肺复苏；⑥血小板计数小于$100×10^9/L$；⑦妊娠；⑧细菌性心内膜炎；⑨严重肝、肾功能不全；⑩糖尿病出血性视网膜病变等。对于致命性PTE，上述绝对禁忌证亦应被视为相对禁忌证。

常用的溶栓药物有尿激酶（UK）、链激酶（SK）、重组组织型纤溶酶原激活剂（rt-PA）。

（1）尿激酶：负荷量4400IU/kg，静脉注射10分钟，随后以2200IU/（kg·h）持续静脉滴注12小时，另可考虑2小时溶栓方案，20 000IU/kg持续静脉滴注2小时。

（2）链激酶：负荷量250 000IU，静脉注射30分钟，随后以100 000IU/h持续静脉滴注24小时。链激酶具有抗原性，故用药前需肌内注射苯海拉明或地塞米松，以防止过敏反应。目前临床上基本不用。

（3）rt-PA：50mg持续静脉滴注2小时。

溶栓治疗结束后，应每2~4小时测定1次凝血酶原时间（PT）或活化部分凝血激酶时间（APTT）。当其水平低于正常值的2倍，即应重新开始规范的肝素治疗。

溶栓后应注意对临床及相关辅助检查情况进行动态观察，评估溶栓疗法效果。

4. 抗凝治疗　可防止血栓发展和再发，使自身纤溶机制溶解已存在的血栓。目前临床上应用的抗凝药物主要有普通肝素（以下简称肝素），低分子肝素、华法林和新型抗凝药物。

肝素的推荐用法：多主张静脉滴注，作用发生快，停药后消失得也快。给予3000~5000IU；或按80IU/kg静注，继之以18IU/（kg·h）持续静滴。使用过程中应注意监测APTT及血小板计数。

因肝素可能引起血小板减少症（HIT），在使用肝素的第3~5天必须复查血小板计数。若较长时间使用肝素，尚应在第7~10天和14天复查。HIT很少于肝素治疗的2周后出现。若出现血小板迅速或持续降低达30%以上，或血小板计数<$100×10^9/L$，应停用肝素。一般在停用肝素后10天内血小板开始逐渐恢复。

（1）低分子肝素：根据体重给药，不同低分子肝素的剂量不同，对于大多数病例，按体重给药是有效的，不需监测APTT和调整剂量。

（2）华法林：可以在肝素/低分子肝素开始应用后的第1~3天加用口服抗凝剂华法林，初始剂量为3.0~5.0mg/d。由于华法林需要数天才能发挥全部作用，因此与肝素/低分子肝素需要至少重叠应用4~5天，使凝血酶原时间延长到正常的1.5~2.5倍（约16~20秒），凝血酶原活动度降到30%~40%，国际标准比率（INR）达到2.0~3.0之间，然后停用肝素/低分子肝素，单独口服华法林治疗。

妊娠的前3个月和最后6周禁用华法林，可用肝素或低分子肝素治疗。产后和哺乳期妇女可以用华法林。育龄妇女服用华法林者需注意避孕。

（3）新型抗凝药物：近年来大规模临床试验证实新型口服抗凝药如利伐沙班（Rivaroxaban)、阿哌沙班(Apixaban)、达比加群酯(Dabigatran)和依度沙班(Edoxaban)在 VTE 的治疗和二级预防上其有效性不劣于华法林,且在大出血等安全性终点事件方面可能优于华法林。但在 PTE 长期抗凝治疗上,国内相关指南和共识暂无明确推荐。

5. 其他治疗 PTE 除上述内科药物治疗方法外,还有多种其他治疗方法,包括外科肺动脉血栓摘除术、使用介入技术经肺动脉导管碎解和抽吸血栓、放置腔静脉滤器等,各有其优、缺点,一般用于经内科药物治疗效果不佳的患者。

(1) 常用的介入术:①导管内溶栓术:肺动脉内小剂量用药,可减少出血并发症。②导丝引导下导管血栓捣碎术:可用猪尾导管、Hydrolyser 导管,前者简便但效果差,后者效果良好。③局部机械消散术:应用特制的机械性血栓切除装置,可将血栓块粉碎至 13μm 的微粒,特别适用于致命性 PE、严重低血压者、有溶栓禁忌证者,最适于中心型栓子,对新鲜血栓效果好。④腔静脉滤器植入术(IVC),为防止下肢深静脉大块血栓再次脱落阻塞动脉,可于下腔静脉安装滤器。适用于:下肢近端静脉血栓,而抗凝治疗禁忌或有出血并发症;经充分抗凝而仍反复发生栓塞;伴血流动力学变化的大面积肺栓塞;近端大块血栓溶栓治疗前,伴有肺动脉高压的慢性反复性肺栓塞,行肺动脉血栓切除术或肺动脉血栓内膜剥脱术的病例。对于上肢深静脉血栓的病例还可应用上腔静脉滤器,量入滤器后,如无禁忌证,宜长期口服华法林抗凝,定期复查有无滤器的血栓形成。⑤导管碎栓与局部溶栓联合应用,用导管碎解和抽吸肺动脉内巨大血栓或行球囊血管成型,同时还可进行局部小剂量溶栓。适应证:肺动脉主干或主要分支大面积肺栓塞并存在以下情况者:溶栓和抗凝治疗禁忌:经溶栓或积极的内科治疗无效;缺乏手术条件。⑥其他如球囊血管成形术、电解取栓术、负压吸引取栓术等。

(2) 手术治疗:主要是肺动脉血栓摘除术:用于伴有休克的大面积 PE、收缩压<100mmHg、中心静脉压增高、肾衰竭、内科治疗失败或不适宜内科治疗者。对于慢性 PE,可导致栓塞性肺动脉高压,常采用肺动脉内膜剥脱术(pulmonary endarterectomy),指征:①静息肺血管阻力>30kPa/(L·s);②肺动脉造影确定为外科手术可及的较大的肺动脉血栓;③心功能Ⅱ~Ⅲ级;④无肝、肾、脑等禁忌证。PTE 可改善血流动力学状态,防治肺动脉高压和血栓剥离后肺再灌注损伤引起的肺水肿及术后再栓塞的预防是手术成功的关键,术后用华法林抗凝治疗 6 个月。

【常见误区】

(一) 误区一

临床上对于存在危险因素,特别是同时存在多种危险因素的病例,应加强预防和及时识别 DVT 和 PTE 的意识,对未发现明确危险因素的患者,应注意隐藏的危险因素,如恶性肿瘤,应注意排查。

(二) 误区二

由于 PTE 的临床表现缺乏特异性,易与其他疾病相混淆,以致临床上漏诊及误诊率极高。临床上需要与冠状动脉样粥样硬化性心脏病、肺炎、原发性肺动脉高压、主动脉夹层、胸腔积液、各种原因所致休克及晕厥等相鉴别。

(三) 误区三

溶栓治疗的绝对禁忌证对于致命性大面积 PTE,应被视为相对禁忌证。

(四) 误区四

PTE 患者中能够寻找到明确危险因素(如手术、外伤)等且这些危险因素能够去除,抗凝治疗的疗程一般是 3~6 个月。对于寻找不到明确危险因素(如手术、外伤等)者,或虽可确认危险因素但一时难以去除者，抗凝时间应适当延长，部分患者需终身抗凝治疗。

（五）误区五

绝大多数对于存在发生 DVT-PTE 危险因素的病例，宜根据临床情况采用相应的预防措施。早期识别危险因素并早期进行预防是防止 VTE 发生的关键，对于合并其他 VTE 危险因素者，可采用机械或药物预防措施。对重点高危人群，如重大骨科手术等，应于术前 12 小时或更早时间内及术后 12 小时后采用抗凝预防措施。对于病情复杂的病例必要时应组织多学科会诊，制定个体化的预防方案。

（张捷　孟广平）

第八章

咯　血

咯血（hemoptysis）是指喉及喉部以下的呼吸道及肺出血经口咳出，是许多严重疾病的一个重要症状。临床上常根据患者咯血量的多少分为少量咯血、中量咯血和大量咯血，但目前尚无明确的界定标准，一般认为 24 小时内咯血量在 100ml 以内为少量咯血，100～500ml 为中量咯血，500ml 以上或一次咯血量大于 100ml 为大量咯血。少量咯血有时仅表现为痰中带血，大咯血时血液从口鼻涌出，常可阻塞呼吸道，造成窒息死亡，因此咯血常常是提示重要器质性疾病的呼吸内科急症，必须高度重视。但咯血量的多少与疾病的严重程度并不完全一致。

【病因】

临床上引起咯血的原因很多，主要见于呼吸系统和心血管疾病。

（一）支气管疾病

常见的有支气管扩张、支气管肺癌、支气管结核和慢性支气管炎等；少见的有支气管结石、支气管腺瘤、支气管黏膜非特异性溃疡等。

（二）肺部疾病

常见的有肺结核、肺炎、肺脓肿等；较少见的有肺淤血、肺栓塞、肺寄生虫病、肺真菌病、肺泡炎、肺含铁血黄素沉着症、肺出血肾炎综合征等。

（三）心血管疾病

常见的有二尖瓣狭窄，其次为先天性心脏病所致肺动脉高压或原发性肺动脉高压，还有急性左心衰、肺栓塞、肺动-静脉瘘、肺血管炎等。

（四）其他血液系统疾病

白血病、原发性或继发性血小板减少症、再生障碍性贫血、血友病、弥散性血管内凝血等；急性传染病：流行性出血热、肺出血型钩端螺旋体病等；风湿性疾病：结节性多动脉炎、系统性红斑狼疮、Wegener 肉芽肿、白塞病等。气管、支气管子宫内膜异位症也可引起咯血。

【发病机制】

咯血的发病机制可以分为如下几个方面。①血管通透性增高如肺炎、肺结核或血管栓塞等；②血管壁被侵蚀或破裂如肺炎、支气管肺部肿瘤、肺结核等；③血管瘤破裂如支气管扩张、空洞型肺结核等；④肺淤血如二尖瓣狭窄、肺动脉高压、高血压心脏病等；⑤凝血因子缺陷或凝血功能障碍如白血病、原发性或继发性血小板减少症、再生障碍性贫血、血友病、弥散性血管内凝血等；⑥其他如肺挫伤、肺出血肾炎综合征、气管或支气管子宫内膜异位症等。

【诊断要点】

（一）询问病史

仔细询问患者的既往病史、现病史，追寻诱发因素有助于咯血原发病的诊断。需要考虑常见病与多发病，还应考虑少见病与罕见病。

（二）估计咯血量、判断咯血程度及来源

肺循环和支气管循环是肺脏的两组循环血管，肺动脉及其分支提供肺脏约95%的血液，支气管动脉提供肺脏约5%的血液。在大咯血患者中90%的出血来自支气管循环，而来自肺循环的仅占10%左右。需要注意的是咯血量的多少与疾病的严重程度不完全一致，应当根据患者的营养情况、面色、脉搏、呼吸、血压、有无发绀等情况进行综合判断。

（三）体格检查

咯血开始时患侧肺呼吸音常减弱、粗糙或出现湿啰音，健侧肺呼吸音多正常。支气管疾病引起的出血，一般出血量较大，患侧肺可闻及不同性质的啰音，而全身症状不严重。累及胸膜的疾病可于患侧闻及胸膜摩擦音。局限于较大支气管部位的哮鸣音提示存在该处支气管不完全阻塞的疾病。咯血也可以是全身疾病临床表现的一部分，仔细全面的体格检查对咯血的病因判断非常重要。

（四）辅助检查

根据患者病情需要完善血液、痰液、胸部X线、胸部CT、支气管镜、支气管造影、选择性支气管动脉造影、肺动脉造影、核素扫描等检查有助于咯血的临床诊断。

【鉴别诊断】

（一）咯血与上呼吸道出血的鉴别

上呼吸道的出血吸入后再咯出容易误诊为咯血，除了详细询问病史外，还应对鼻咽部、口腔仔细检查以了解有无出血灶，必要时请专科医生应用鼻镜或间接喉镜检查，并给予局部治疗。

（二）咯血与呕血的鉴别

见表2-8-1。

表2-8-1　咯血与呕血的鉴别

	咯血	呕血
病因	肺结核、支气管扩张、肺癌、肺炎、肺脓肿、心脏病等	消化性溃疡、肝硬化、急性胃黏膜病变、肠道出血、胃癌等
出血前症状	喉部痒感、胸闷、咳嗽等	上腹部不适、恶心、呕吐等
出血方式	咯出	呕出，可为喷射状
血的颜色	鲜红	暗红色、棕色、有时为鲜红色
血中混有物	痰、泡沫	食物残渣、胃液
酸碱反应	碱性	酸性
黑便	无，若咽下血液量较多时可有	有，可为柏油样便、呕血停止后仍可持续数日
出血后痰的性状	常有血痰数日	无痰

【治疗】

（一）治疗原则

保持气道通畅与及时止血为首要目标，病因治疗则为第二目标。

（二）一般处理

鼻导管吸氧，绝对卧床休息，缓解患者紧张情绪，保持周围环境安静。一般取患侧卧位以减少出血和避免血液流向健侧。咯血期间应避免不必要的搬动，以免因颠簸加重出血或发生窒息。鼓励患者咳出淤积在呼吸道内的陈旧积血以免出现呼吸道阻塞或肺不张。密切观察患者，做好大咯血和窒息的各项抢救准备。若患者紧张、烦躁，可给予镇静药物，如地西泮（diazepam）2.5mg，tid 口服或 10mg，肌注。对于剧烈咳嗽的患者可给予镇咳药，如喷托维林（pentoxyverine）25mg，tid 口服；或依普拉酮（eprazinone）40mg，tid 口服；必要时可给予可待因（codeine）15～30mg，tid 口服，但对年老体弱患者不宜服用镇咳药物。肺功能不全患者禁用吗啡（morphine）、哌替啶（pethidine）以免抑制咳嗽反射造成窒息。如果患者出现口渴、烦躁、四肢厥冷、面色苍白、咯血不止或窒息，应该及时进行抢救。

（三）药物治疗

1. 垂体后叶素（pituitrin） 可使肺小动脉收缩及毛细血管，减少肺内血流量，降低肺循环压力，有利于血管破裂处血栓形成而止血，有“内科止血钳”之称。用法：垂体后叶素 10～12U+25%葡萄糖注射液 20～40ml 缓慢静脉注射（10～15 分钟注射完毕）；或垂体后叶素 10～20U+5%葡萄糖注射液 250～500ml 缓慢静脉滴注。必要时 6～8 小时重复一次。用药过程中若出现头痛、面色苍白、心悸、恶心、出汗、胸闷、腹痛、便意或血压升高等不良反应时，应减慢静注或静滴速度，甚至停止注射。对患有高血压、冠心病、动脉硬化、心力衰竭及妊娠者应慎用或禁用。

2. 血管扩张剂 通过扩张肺血管降低肺动脉压力，同时使体循环血管阻力下降，回心血量减少，肺内血流分流到四肢及内脏循环中，使肺动脉和支气管动脉压力降低，达到止血的目的。对使用垂体后叶素禁忌的高血压、冠心病、妊娠等患者尤为适用。常用药物如下：

（1）酚妥拉明（phentolamine）用法：10～20mg+5%葡萄糖注射液 250～500ml，qd 缓慢静脉滴注，连用 5～7 天。为了防止直立性低血压及血压下降的发生，用药期间应卧床休息。对于血容量不足的患者应在补足血容量的基础上应用此药。

（2）普鲁卡因（procaine）用法：为 50mg+25%葡萄糖注射液 20～40ml，4～6 小时，静脉注射；或 150～350mg+5%葡萄糖注射液，qd～bid，缓慢静滴。需注意的是使用该药前须进行皮试。

（3）阿托品（atropine）和山莨菪碱（anisodamine）：阿托品 1mg 或山莨菪碱 10mg，肌注或皮下注射对大咯血患者亦有较好的止血效果。

3. 纠正凝血障碍药物 主要是抑制蛋白酶原的激活因子，使纤维蛋白酶原不能激活为纤维蛋白溶酶，从而抑制纤维蛋白的溶解以起到止血作用。常用药物如下：①氨基己酸（aminocaproic acid，EACA）6.0g+5%葡萄糖注射液 250ml，静脉滴注，bid；②氨甲苯酸（aminomethylbenzoic acid，PAMBA）100～200mg+25%葡萄糖注射液 40ml，缓慢静注，qd～bid 或 200mg+5%葡萄糖注射液 250ml，静滴，qd～bid；③氨甲环酸（tranexamic Acid，AMCHA）250mg+25%葡萄糖注射液 40ml，缓慢静注，qd～bid 或 750mg+5%葡萄糖注射液 500ml 静滴，qd。

4. 鱼精蛋白（protamine） 肝素的拮抗剂，可使肝素迅速失效，加速凝血过程。用法：50～100mg+25%葡萄糖注射液 40ml，缓慢静注，qd～bid。但有部分患者应用该药后出现过敏反应,因此应谨慎使用。

5. 血凝酶(hemocoagulase) 对于小量或中量出现患者可立即注射血凝酶 1~2kU,10 小时后再注射一次,连用 3 次。

6. 其他药物 卡巴克洛 5mg,tid,po;维生素 C,200~300mg,tid,po;云南白药 0.5~1.0g,tid,po 等可起到辅助作用。

(四) 支气管镜在大咯血治疗中的应用

对采取药物治疗效果欠佳的大咯血患者,应在咯血暂时缓解的间期及时进行纤维支气管镜检查。其目的:明确出血部位;清除气道内陈旧积血;配合血管收缩剂、凝血酶、气囊填塞等方法进行有效的止血。操作时可能刺激患者咳嗽而再次咯血,故应做好急救准备。出血较多时一般先采用硬质支气管镜清除积血,然后通过硬质支气管镜应用纤维支气管镜,找到出血部位进行止血。目前借助支气管镜采用的常用止血措施有:

1. 支气管灌洗 通过纤支镜将 4℃的氯化钠注射液 50ml 注入出血的肺段,留置 1 分钟后吸出,连续数次,一般所需灌洗液总量以 500ml 为宜。

2. 局部用药 通过纤支镜将 0.1% 肾上腺素(adrenaline)1~2ml 或凝血酶(thrombin)200~500U 滴注到出血部位,可起到收缩血管和促进凝血作用。若在凝血酶中加入少许纤维蛋白原止血效果更好。

3. 气囊填塞 通过纤支镜将 Fogarty 气囊导管送至出血部位的肺段或亚段支气管后,通过导管向气囊充水或充气,使出血部位的支气管填塞,达到止血的目的。一般气囊留置 24~48 小时后放松气囊,观察几小时后未见进一步出血可拔管。操作过程中需要注意防止因气囊过度充气或留置时间过长引起支气管黏膜缺血性损伤和阻塞性肺炎的发生。

(五) 选择性支气管动脉造影和支气管动脉栓塞术

由于肺脏血液供应来自支气管动脉和肺动脉,两套循环系统间存在潜在交通管道,并具有相互补偿的功能,因此当支气管动脉栓塞后一般情况下不会引起支气管与肺组织的坏死。适应证:内科治疗无效的急性大咯血;非大咯血,但不适合手术或拒绝手术者;不明原因反复咯血者,手术后又出现咯血者。禁忌证:造影剂过敏者;一般情况差,不能平卧者;严重肺动脉狭窄或闭塞性的先天性心脏病患者;支气管动脉与脊髓动脉有交通支,且不能超过脊髓动脉开口者。

(六) 人工气腹

适用于反复大咯血,经上述治疗未能控制者,以病变在两肺中、下野疗效显著,若肺组织纤维硬化则疗效较差。首次注入气量为 1000~1500ml,必要时隔 1~2 天重复注气一次。

(七) 手术治疗

绝大部分大咯血患者经过上述各项治疗措施后出血都能得到控制。然而对部分虽经积极的保守治疗仍难以止血,且其咯血量大直接威胁生命的患者应考虑外科手术治疗。适应证:肺部病变所引起的致命大咯血,经内科治疗无止血趋势;反复大咯血,有引起气道阻塞和窒息先兆时;一叶肺或一侧肺有明确的慢性不可逆性病变。禁忌证:两肺弥漫性病变;全身情况差,心肺功能代偿不全;非原发性肺部病变所引起的咯血;凝血功能障碍。

(八) 输血

对于持续大咯血患者出现循环血容量不足现象时应及时补充血容量,宜少量、多次输新鲜血。

（九）大咯血窒息的抢救

大咯血窒息是引起患者死亡的主要原因，应及早识别和抢救。

1. 临床表现　①患者在咯血时突然感觉胸闷、烦躁不安、端坐呼吸、气促发绀、咯血不畅，或见暗红色血块；②突发呼吸困难伴明显痰鸣音，神情呆滞，或在大咯血过程中咯血突然停止，口唇、指甲青紫；③咯血突然终止，呼吸加快，吸气时出现"三凹征"；或仅从鼻腔、口腔流出少量暗红血液，旋即张口瞪目，发绀，胸壁塌陷，呼吸音减弱或消失。

2. 抢救措施　重点是保持呼吸道通畅和纠正缺氧，具体措施如下：①迅速让患者平卧，头偏向一侧，清理口咽部血块，保持呼吸道通畅，拍击背部使堵塞的血块咯出；②用导管自鼻腔插至咽喉部，用吸引器吸出血液或血块，并刺激咽喉部使患者用力咯出气管内堵塞的血液或血块。气管插管并使用支气管镜冲洗、吸引清理气管内的血液；③吸入较高浓度氧气（30%~40%）或作高频同期治疗，呼吸机辅助通气治疗；④窒息解除后迅速建立静脉通道，并酌情给予呼吸兴奋剂、止血药及补充血容量控制休克；⑤处理脑水肿、肾衰竭、呼吸道感染、肺不张等相关并发症；⑥加强检测血压、心率、心电监护、呼吸与氧饱和度等生命体征，准备好气管插管、呼吸机等抢救器械防止再度发生窒息。

（十）失血性休克治疗

若患者因大量咯血而出现脉搏细速、四肢湿冷、血压下降、脉压减少，甚至意识障碍等失血性休克的临床表现时，应按照失血性休克的治疗原则进行抢救。

（十一）吸入性肺炎的治疗

咯血患者常因血液被吸收而出现发热，咳嗽剧烈、白细胞升高、核左偏，胸片提示病变较前增多，常提示并有吸入性肺炎或结核病灶播散，应给予充分的抗生素或抗结核药物治疗。

（十二）肺不张的治疗

由于大量咯血，血块堵塞支气管；或因患者极度虚弱，镇静剂、镇静剂的用量过度，妨碍了支气管内分泌物和血液排出，易造成肺不张。其治疗方法为：引流排血、排痰，并鼓励和帮助患者咳嗽。若肺不张时间不长，可试用氨茶碱（aminophylline）、糜蛋白酶（chymotrypsin）等雾化吸入，湿化气道，以利于阻塞物的排出。消除肺不张的最有效办法是在纤支镜下进行局部支气管冲洗，清除气道内的阻塞物。

（顾霞　任涛）

第九章

急性上气道阻塞

上气道梗阻(upper airway obstruction,UAO)是指口唇或外鼻孔至气管隆嵴之间的管腔阻塞,是多种原因引起的上气道气流严重受阻的临床急症,一般以刺激性干咳、气喘和呼吸困难为主要表现,临床可分为急性和慢性两类原因。急性原因主要包括急性喉炎、血管性水肿、误吸、创伤、窒息等。慢性UAO常见原因为气管肿瘤和气道狭窄,临床上易与支气管哮喘及阻塞性肺疾病相混淆。

【病因】

(一)气管插管或气管切开术后形成的瘢痕狭窄

(二)气道壁病变

如由于炎症引起的咽喉软组织肿胀,喉或气管肿瘤,咽后壁脓肿,扁桃体肿大,声带麻痹,气管软化,复发性多软骨炎等。

(三)气道腔内病变

以气道异物最为常见,异物可卡在声门上方或声带之间,落入气管或支气管内,使吸入气流发生障碍。

(四)气道外部压迫

周围组织占位性病变如结节病、甲状腺癌及脂肪堆积等的压迫;来自其他部位炎症和创伤的血流、脓液或空气可在气道周围积聚,迅速压迫气道造成狭窄使呼吸发生障碍。

(五)分泌物潴留

如呼吸道出血未能咳出或胃内容物大量吸入,可导致呼吸道内积血或液体潴留而阻塞气道,影响通气。

【临床表现与临床类型】

急性上气道阻塞的临床表现通常无特异性,可有刺激性干咳,气喘和呼吸困难,以吸气为主,活动时明显加重,往往与体位变化有关而引起阵发性发作。少数患者夜间可因呼吸困难而数次惊醒。吸入异物的患者往往有明显的呼吸窘迫,表情异常痛苦和抓搔喉部。

上气道阻塞多为不完全性阻塞,症状和体征有赖于阻塞的性质。体征主要为吸气性喘鸣(喘鸣被认为是上气道阻塞的特征性发现)。急性上气道阻塞因常有明显的症状和体征,甚至可以引起窒息死亡,故应及时、正确地识别、诊断,并尽早采取有效措施进行治疗。

(一)影响气道的医源性并发症

1. 气管插管后的气道损伤　气管插管后喉损伤的发生率为63%~94%。最常见的损伤是声带溃疡、水肿和肉芽肿形成,通常自行在8~12周内消退。喉狭窄仅见于6%~12%的病例,多是由于导管的活动和气管壁受压坏死所致。气管狭窄是气管插管后的迟发并发症,是由于导管外套囊压迫气管黏膜引起缺血性损伤和坏死所致。

2. 气管切开术后的气道损伤　气管切开常因造口处瘢痕形成而致气道狭窄，这种狭窄通常无症状且可由外科手术修复。其发生率从 1%～65%不等，出现需要手术的严重狭窄的发生率约为 8%。

3. 拔管后的并发症　声门水肿是拔管早期的并发症，主要见于儿童。在年龄<15 岁、插管时间超过 24 小时的儿童中，47%出现拔管后喘鸣，且多需要治疗。其危险因素为烧伤和创伤。成年人拔管后喉水肿发生率为 2%～22%，危险因素包括插管时间过长(>36 小时)和女性患者。喉水肿发生后再插管的比例为 1%。

4. 经气管导管置管氧疗致气道阻塞　主要是由于给氧导管致气管黏膜损害，以及由于黏蛋白和炎性蛋白分泌物的混合团块阻塞气道所致。危险因素包括：气管壁溃疡、分泌物过多、高流量给氧、无湿化装置、导管不清洁、咳嗽机制受损等。支气管镜检查是诊断和治疗的主要手段。

(二) 上气道阻塞的常见急症

1. 功能性上气道阻塞(FUAO)　是指检查无器质性病变，只是由于喉的功能障碍引起的呼吸气流受阻，所导致的呼吸困难、气短或吸气喘鸣。多数病人主诉不能讲话、咳嗽、甚至不能吞咽。常见于 40 岁以下的女性，尤其是精神状态不稳定或既往有精神病史者，发作时喘鸣常集中在喉部，而肺部不明显，往往动脉血气正常，肺功能结果重复性差。诊断 FUAO 必须符合：①阳性病史、气急、对 β_2-受体激动剂和类固醇激素无反应。②用力吸气流速-容积环扁平。③发作时喉镜检查可见呼气、吸气或吸呼气时声带内收。

2. 吸入性损伤　可引起上气道、肺实质损伤，或者由一氧化碳中毒所致。吸入性损伤导致急性上气道阻塞常常隐匿起病，由于气道黏膜水肿、支气管内分泌物增加、脱落的上皮管型阻塞而在 2～12 小时内逐渐加重，乃至发生致命性阻塞。此外，炎症、液体潴留，面部烧伤者淋巴回流受损等会加重阻塞。

3. 异物吸入　将外源性异物吸入气管和支气管树，在儿童是相当常见的，也见于成年人。成年人最常见的原因是急性食物窒息。异物吸入的危险因素有老年、酗酒和药物所致的神志改变、不良牙列、帕金森综合征和精神病患者等。

4. 血管性水肿其特征为短期、无痛性、分界清晰、非凹陷性、无症状的水肿，可发生于面部、颈部、眼睑、口唇、舌和黏膜。喉水肿可引起致命性上气道阻塞。

许多因素可导致血管性水肿：①IgE 介导的过敏反应，产生荨麻疹，可迅速引起上气道水肿；②缺乏 C1 酯酶抑制剂的遗传性血管神经性水肿，也可在数小时内引起上气道水肿，但无荨麻疹；③许多药物可引起非 IgE 介导的血管性水肿，包括阿司匹林、非激素类抗炎药(NSAID)、血管紧张素转换酶(ACE)抑制剂、吗啡、可待因和碘造影剂；④血管性水肿也可以是特发性的，或与有循环免疫复合物的胶原血管疾病有关。

(三) 上气道阻塞的感染原因

1. 喉气管支气管炎(哮吼)　哮吼是儿童常见的呼吸道感染，80%的病例发生于 4 岁以下的儿童，男孩发病率是女孩的 1.4 倍。以感冒数天后出现吸气性喘鸣、犬吠样咳嗽和声音嘶哑为其特征。这些症状是由于声门下区的水肿和狭窄所致。

2. 会厌炎　儿童患会厌炎必须与喉气管支气管炎相鉴别，因为喉气管支气管炎是良性疾病，死亡率很低，而急性会厌炎则是致命性疾病，需要紧急保护气道。儿童会厌炎的年发病率是 60/100 万，2～8 岁多见。临床表现常为突然起病，吞咽困难甚至不能吞咽、流涎，有中毒症状，但无咳嗽，而哮吼通常有鼻炎的前驱症状。

成人会厌炎的表现不典型，更确切地说应称为声门上区炎，年发病率接近 10/100 万，男性占优势(7∶1)。临床表现较儿童为轻，几乎所有的患者均表现为喉痛和吞咽困难，其特点是在喉镜和侧位胸片检查时均可发现会厌肿胀。

3. 脓性颌下腺炎(Ludwig 咽峡炎)　为口腔底部和下颌下区的蜂窝织炎，其特征是双侧下颌下区肿胀，舌向后和向上移位；上气道可出现完全阻塞。约 1/4 的患者由于舌肿大压迫软腭和咽下部、颌下区水肿及喉痉挛而出现呼吸损害的表现。常见于年轻人(平均年龄 29 岁)，男性多于女性(3∶1)。临床表现为颈部肿胀(公牛颈)，颈部运动受限、疼痛；喉痛而致吞咽困难，流涎；牙关紧闭也较常见。体征可见舌骨上区有痛性硬结；舌向后向上移位并硬如“木质”、没有波动感和腺病。

口腔卫生差是最常见诱发因素，约 85%的患者有牙痛或拔牙史。亦可见于有糖尿病、酗酒、血液系统疾病、系统性红斑狼疮、肾小球性肾炎、多囊肾和多囊肝、免疫缺陷、营养不良等基础疾病的患者。

(四) 肿瘤和肿块

气管肿瘤、甲状腺肿瘤或甲状腺肿可引起上气道阻塞。气管肿瘤比较少见，肿瘤和肿块引起的上气道阻塞通常起病缓慢，且为渐进性。所以气管肿瘤常到较晚期才得以诊断，其原因有二：①症状无特异性，大多数病人表现为与其他肺疾患相似的气短及喘憋，常被误诊为哮喘；②气管的管径较大，当管腔缩小 20%时才开始有症状。气管肿瘤的症状与肿瘤的部位有关，气管上端的肿瘤主要表现为喘鸣和吸气性呼吸困难，而气管中下段的肿瘤既有吸气性又有呼气性呼吸困难，且用支气管扩张剂治疗无效，此与哮喘不同。偶尔可因肿瘤出血引起突然和急性的上气道阻塞。

【诊断要点】

临床上凡遇到以下情况应当考虑到上气道阻塞的可能，应行进一步有关检查以求早期诊断。①患者主诉为气喘、呼吸困难，运动后为显著，有时症状与体位有关，应用支气管扩张剂常常无效；②有上气道炎症，损伤，尤其是有气管插管或气管切开病史者更应高度怀疑。

(一) 肺功能检查

在上气道阻塞的诊断中肺功能常常是首选的检查，流量-容积曲线在上气道阻塞时可发生明显的变化，有一定的诊断价值。肺功能检查显示呼气峰流速(PEFR)、最大通气量(MVV)进行性降低，肺活量(VC)不变，第 1 秒用力呼气量(FEV_1)减低不明显，与 MVV 减低不成比例；或者当 FEV_1 降低，PEFR、MVV 进行性下降，F1F 50%≤100L/min，FEV_1/PEFR≥10ml/L/min，$FEV_{1.0}/FEV_{0.5}$≥1.5，而 VC 和反映通气分布状态的闭合气量(CV)等指标正常时，皆应警惕上气道阻塞的可能而行进一步检查。

1. 固定性梗阻　指上气道阻塞部位僵硬固定，呼吸时跨壁压的改变不能引起梗阻部位的气道口径变化，多见于气管狭窄或甲状腺肿瘤患者。其吸气和呼气时气流均明显受限且程度相近，动态流量-容积环的吸气流速和呼气流速均呈现平台。

2. 胸腔外可变性梗阻　指上气道阻塞部位气管内腔大小可因气管内外压力改变而变化的上气道梗阻。见于气管软化病及声带麻痹等患者。此类患者，用力吸气时气管内压力明显低于大气压，使跨壁压大大增加，气流明显受阻；用力呼气时，因病变部位尚能有活动余地，气道内压力增加，由于跨壁压降低，其阻塞程度可有所减轻。

3. 胸腔内可变性梗阻　见于胸内气道的气管软化及肿瘤患者。用力吸气时，胸腔内压下降，胸腔内的上气道外压力下降小于气管内压力，负跨壁压使气道张开。用力呼气时胸腔内压显著升高，超过气管内压力，使可变的狭窄病变更为狭窄，气流受阻更为严重，流量-容积环呈现吸气平台。

然而，应当注意肺功能检查对上气道阻塞的诊断是相对不敏感的，在处理急性窘迫的患者时往往无作用。流量-容积曲线只有在阻塞导致气管腔狭窄至直径<8mm(>80%区域)时才出现明显的用力呼吸窘迫和呼气峰流速下降，当内径≤5mm 时才出现静息性喘鸣。而且，流量-容积曲线在有严重 COPD 的患者不能证实放射学检查已经可见的气管狭窄。

（二）放射影像学检查

1. 胸部平片　上气道阻塞时普通 X 线胸片往往是正常的，但可通过识别气管偏斜、压迫，异物或血管异常(如无名动脉动脉瘤)而有助于筛选诊断。

2. 颈部平片　包括头部在内的颈部平片(吸气相)有助于鉴别喉气管炎(哮吼)和会厌炎，“尖塔”征是哮吼典型的放射学征象，在后前位颈部片上可见声门下区狭窄。但应注意，虽然这种狭窄可见于 40%~50%的哮吼患者，但亦可见于会厌炎的患者，故为非特异性的。

3. 常规 X 线分层摄影　此方法对上气道阻塞的诊断有重要作用，但目前很大程度上已为 CT 所替代。目前常规分层片的指征包括：①没有纵隔病变的插管后气管狭窄；②手术前分析病变的长度，常规分层片要比 CT 更为合适；③支气管吻合术的术后分析。

4. CT 扫描　气道 CT 扫描有很高的空间和密度分辨能力，可以了解阻塞处病变的大小和形态，气道狭窄的程度及与气道壁的关系：如系肿瘤，还可了解有无气管环的侵犯及附近淋巴结的转移，以及是否纵隔病变等。增强扫描还有助于明确血供情况。CT 扫描的缺点是不能沿着气管的长轴成像。

5. 磁共振成像(MRI)　儿童和婴儿的气道阻塞时推荐优选 MRI。它的优点包括多平面成像，无电离辐射，不需增强即有很好的分辨能力，可预计气管闭塞的长度和程度，可评价纵隔是否受累等。

（三）声学检查

用微电脑对呼吸音进行分析已有近 20 年的历史，呼吸音频谱分析对气道阻塞的判断，无论是上气道还是下气道不失为一种有用的无创性检查方法。

小儿喘鸣的声学检查已显示在特异的病理改变(先天性喘鸣、声门下喉炎和气管狭窄)与喘鸣的声学改变之间存在着密切的关系。

声学反射技术也已用于测定气管狭窄的部位、程度和范围，其优点包括敏感性高，可提供动态气道图像，非侵入性和快速性，缺点是可过度预计狭窄区域。

（四）内镜检查

纤维喉镜和纤维支气管镜可对上气道作直视观察，了解声带的闭合与气管环的改变及用力吸、呼气时病变部位的动态特征，并可取活组织进行病理学检查，对病变性质的判断有决定性作用。凡疑为上气道阻塞的患者，只要能够耐受，均可进行此项检查，尤其对早期病变更有诊断价值，但应注意，因血管性疾病引起的上气道阻塞，镜检时严禁活组织检查。

【治疗】

造成上气道阻塞的原因很多，其具体的治疗方案的判断需要根据患者的病因和疾病的严重程度决定。但任何的上气道阻塞的首要的紧急处理措施就是，尽快解除患者的呼吸道阻塞。对于存在感染的患者给予抗生素治疗。症状严重的患者给予气管插管、气管切开术等。尤其是近年来，整形胸外科手术的发展，使有些梗阻病因可以得到纠正而缓解症状甚至挽回生命。

（一）上气道异物阻塞的救治

1. 吸入异物的急救 ①立即塞一个牙垫或类似牙垫的代用品使其口腔开启，以便从口腔排除异物。②向患者的口腔内伸进检查者的示指达咽部，同时采用 Heimlich 手法急速增加患者的上腹部腹压，以排除气道内的异物。对清醒直立的患者，抢救者可从后面抱住患者的腰部，右手握拳，拇指朝向剑突直下方，左手紧压右拳，突然迅速地向上向内重按数次。对于仰卧的患者，抢救者可面向患者跪于其双腿两侧，上身前倾，握紧右拳并置于剑突直下方，左掌按压在右拳的背部，突然迅速地向下向前内方重按中上腹。亦可采用胸部手拳冲击法来帮助驱出异物。③采用手法钩取清除异物。

2. 硬质或纤维支气管镜取异物 经上述手法处理无效的上气道异物，应尽快采用气管镜来取出异物，硬质气管镜的成功率要高于纤维支气管镜。

（二）气管插管或气管切开术

虽然气管插管和气管切开术是造成上气道阻塞的原因之一，但许多急性上气道阻塞的急救仍需要紧急进行气管插管或气管切开来建立气体通道，为有效的呼吸、保持气道的通畅和引流及机械通气提供条件，从而为下一步解除上气道阻塞的病因赢得时间。下述情况合并呼吸衰竭时应考虑行气管插管或气管切开术：喉水肿、喉痉挛、功能性声带功能失调、吸入性损伤，Ludwig 咽峡炎、哮吼、会咽炎、气管肿瘤等。

（三）药物治疗

1. 消旋肾上腺素 主要作用是使血管收缩，减轻黏膜水肿，雾化吸入消旋肾上腺素对喉气管支气管炎（哮吼）有良好的疗效，可降低发病率、病死率和住院日。

2. 皮质激素 皮质激素有减少气道水肿的作用，可用于治疗多种引起上气道阻塞的疾病，如应用皮质激素可降低哮吼的发病率、插管的需要和住院日，并可用于治疗和预防拔管后喉水肿。然而，皮质激素治疗会厌炎的结果是矛盾的，通常认为是禁忌证。

3. 抗生素 喉气管支气管炎（哮吼）合并感染（如中耳炎）时可应用抗生素。儿童急性会厌炎最常见的致病菌是流感嗜血杆菌，成人会厌炎的致病菌除流感嗜血杆菌外，还有肺炎链球菌、A 或 F 群链球菌、金黄色葡萄球菌、化脓性葡萄球菌和草绿色链球菌。脓性颌下腺炎（Ludwig 咽峡炎）致病菌包括链球菌、葡萄球菌、厌氧菌和流感嗜血杆菌，50%的患者为多种菌混合感染。免疫抑制患者应注意可能有其他革兰阴性细菌感染。应该根据可能的致病菌选用合适的抗生素治疗。

（四）氦-氧混合气体

80%氦+20%氧混合气体的密度约为空气的 1/3（0.429∶1.293），而它的黏稠度仅轻度增加。由于混合气体的低密度可减少气道对湍流的阻力，从而减少流量阻力功，这是氦-氧混合气体治疗上气道阻塞的机制。

由于喉部正常气道逐渐变细和气管表面不规则的作用，气体在气管内运动的主要形式是湍流，在湍流中，产生流量的驱动压直接与气体的密度和容积流量的平方相关。氦-氧类低密度气体在同样驱动压下流速增加，从而降低了呼吸功，更重要的是，Reynold 数在呼吸氦-氧混合气时降低 4 倍，气流主要转变为层流，而层流与湍流比较，在一定的驱动压下流速更快，当上气道阻塞致气道突然缩窄时，驱动压直接与气体密度和流量速率有关，低密度气体使气流阻力降低，从而可降低阻塞远端的气道萎陷。

目前，氦-氧混合气已用于部分上气道阻塞的治疗，包括儿童患者气管插管拔管后喘鸣、气管狭窄或管外压迫，哮喘持续状态和血管性水肿。虽然氦-氧混合气不是一个根本的治疗，但作为暂时的急救手段，可为治疗原发病和采取确切的治疗赢得时间。

使用氦-氧装置时应注意以下几点：①如果混合气体中氦的浓度低于60%是无效的；②氦-氧混合气目前尚未广泛应用，且气体价格昂贵，限制了临床应用；③由于气体密度低，校正氧的流量计可低估氦-氧混合气流量1.8倍；④通过鼻导管给予氦-氧混合气是无效的；⑤氦-氧混合气对下气道阻塞无作用。

（五）喉气管切除和重建

喉气管切除和重建已用于手术治疗气管肿瘤和狭窄。原发性气管肿瘤（如鳞癌、腺样囊腺癌）的手术死亡率为5%，切除后生存者中约70%的患者达到无病生存。喉气管切除和重建术治疗气管狭窄，87%的患者可获得良好的效果，失败率仅为2.5%。

（六）激光治疗

激光仅能姑息性治疗气管支气管恶性病变，切除网状的气管狭窄，在某些病例可治疗确诊的良性气管支气管树阻塞性病变。钕-钇-铝-石榴红（Nd-YAG）和CO_2激光均已在临床使用，CO_2激光仅能通过硬质支气管镜使用，而Nd-YAG激光可通过纤维支气管镜使用，且比CO_2激光有更好的组织渗透性和光凝作用，对出血的控制也更好，故应用更广泛。激光治疗的机制是使肿瘤碳化、缩小、脱落，而将被阻塞的管腔打开通道，能取得缓解症状、延长生存期的疗效。

激光治疗的并发症有出血、穿孔，甚至肺水肿。治疗与其他肺水肿一样可用PEEP提高气道压，使静脉回流、毛细血管漏出减少，同时可增加功能残气量和阻止气道陷闭，使肺内分流量下降，动脉血氧改善。

（七）镍钛记忆合金呼吸道支撑网架

气道狭窄的治疗较为困难。以往曾应用高频电刀、微波经纤维支气管镜治疗气管或主支气管肿瘤所致的气道狭窄，有一定的疗效，但需要反复进行，病人痛苦较大，且对管腔外压迫引起的气道狭窄效果较差，易引起出血、穿孔等并发症。镍钛记忆合金呼吸道支撑网架植入后的支架固定较好，不移位，与气管、支气管壁贴合紧密，且操作方便、创伤性小，病人痛苦小。植入的方法有：经纤维支气管镜直接植入，经呼吸道支架植入器植入等。目前可用于气管肉芽肿、瘢痕缩窄所致的良性气道狭窄，也可用于气管内肿瘤阻塞或气管外肿瘤压迫所致的气道狭窄，后者可缓解患者呼吸困难的症状，为进一步进行化疗或放疗提供时机。

（张　路）

第十章

难治性气胸

“气胸”第一次由 Itard 界定，随后 Laennec 在 1803 和 1819 年进一步阐述将空气进入胸膜腔产生的积气状态称为气胸。气胸可以自发地发生，也可以由疾病、外伤、手术等引起。临床上通常将持续性气胸称为难治性气胸。难治性气胸的关键在于漏气持续时间的定义，因为这是决定继续引流还是手术的关键。2010 年《英国胸科学会（BTS）自发性气胸管理指南》推荐将自发性气胸持续胸腔闭式引流 5~7 天后仍持续漏气作为决定是否实施外科干预的时间折点。因此，目前通常认为胸腔闭式引流 7 天以上，脏层胸膜裂口不能闭合，仍然漏气者为难治性气胸。

【胸腔的解剖生理】

胸膜腔为脏层胸膜和壁层胸膜之间的密闭腔隙。正常时两层胸膜紧贴着，腔内有少量（5~15ml）浆液起润滑作用。正常胸膜腔内的压力处于一种负压状态（-3~-7.4mmHg），因此肺脏才被牵张膨胀。胸膜腔内的负压随着呼吸运动而变化：吸气时胸廓扩大，负压变大（为-5~-10mmHg）；呼气时胸廓变小，负压变小（为-3~-5mmHg）。胸内压负压在生理上有两个作用：一是保持肺脏膨胀状态，有利于气血交换；二是吸引静脉血返回心脏，有利于心脏充盈。当胸内压力超过 7.5~15mmHg 时，可使纵隔移位，静脉回流受阻，发生急性心、肺功能障碍，若不及时抢救，可导致死亡。

【气胸对心肺功能的影响】

气胸对呼吸功能的影响决定于 3 个基本因素：①气胸发生前的肺功能状态；②胸膜腔内积气量及其压力；③气胸发生的速度。

气胸发生后心肺功能的变化主要表现在以下几点：

（一）肺容量缩小、通气功能降低

肺脏被压缩在 20%以上时，可影响通气功能，表现为肺容量缩小，肺活量减少，最大通气量降低的限制性通气功能障碍。主要是由于胸腔内气体占位，胸腔内压变大（负压变小或转变为正压），失去负压对肺的牵引作用。

（二）通气血流比变小，动静脉分流

急性气胸时由于肺脏容积缩小，压缩的肺萎缩肺泡通气量减少。但肺脏血流量并不减少，因而发生通气血流比变小，导致动静脉分流。表现为动脉血氧饱和度和氧分压降低，但动脉血二氧化碳分压（$PaCO_2$）变化不大，甚至低于正常。当气胸发生 10 小时后，由于被压缩肺泡的小血管因缺氧引起痉挛性收缩，使通过肺脏的血流减少，重新调整了通气血流比例，使之恢复或接近正常比值，故动脉血氧分压（PaO_2）和 $PaCO_2$ 可恢复正常。

（三）循环功能降低

少量气胸时对循环功能影响不大或无影响。大量气胸，尤其是张力性气胸时，由于失去胸腔负压吸引静脉血回心，甚至胸腔内正压压迫血管和心脏，阻碍静脉血回心，使心脏充盈减慢，回心血量减少，心脏搏出量降低，可引起心率加快，血压降低，甚至发生休克。在大量或张力性气胸时，可引起纵隔移位或摆动，导致心律紊乱、休克，或突然窒息死亡。

慢性气胸患者由于肺脏长期被压缩，通气血流比已自动调整，故在一般活动时无不适感觉，但剧烈活动可有气急症状。肺功能测定主要表现为肺容量降低和通气功能受限制。

【气胸的分类】

（一）按病因分类

1. 自发性气胸　是指在无外伤或人为因素的情况下，肺组织和脏层胸膜原有某种病变或缺陷而突然发生破裂引起胸膜腔积气。

2. 创伤性气胸　是由于胸部创伤损伤脏层胸膜引起气胸，如胸部刺伤、枪弹的穿透伤，以及在颈、胸部所进行的各项侵入性操作（胸腔穿刺、穴位针刺、经皮穿刺肺活检等）引起的损伤。呼吸机使用过程中吸气压或呼气末正压过大可以引起压力创伤性气胸。

（二）按胸膜破裂情况分类

1. 闭合性气胸　也称单纯性气胸。由于胸膜破裂口较小，随着肺脏萎缩而关闭。停止空气继续进入胸膜腔。

2. 开放性气胸　由于裂口较大，或因胸膜粘连妨碍肺脏回缩而使裂口敞开，气体经裂口随呼吸而自由出入胸膜腔。

3. 张力性气胸　由于裂口呈单向活瓣或活塞作用，吸气时胸廓扩大，胸内压变小，活瓣开放，空气进入胸膜腔；而在呼气时，胸廓变小，胸内压升高，压迫活瓣使之闭合。每次呼吸运动都有空气进入胸膜腔而不能排出，致使胸膜腔内空气越积越多，胸内压也持续升高，使肺脏受压，纵隔向健侧偏移，甚至影响心脏血液回流。这种气胸引起病理生理改变最大，最需积极抢救，否则可导致死亡。

自发性气胸是较为常见的胸腔疾病，也是内科最常见的急诊之一，因此本章节着重论述自发性气胸。

【病因和发病机制】

诱发气胸的常见原因为剧烈运动、咳嗽、提重物或上臂高举、用力解大便等。当有上述运动时，肺泡内压力升高，致使原有病损或缺陷的肺组织破裂引起气胸。据统计，有 50% 的自发性气胸病例找不到明显诱因，甚至有 6% 左右患者在休息时发病。

自发性气胸可分为原发性自发性气胸（PSP）和继发性自发性气胸（SSP）两种类型。

（一）原发性气胸又称特发性气胸

它是指肺部常规影像学检查未能发现明显病变的健康者所发生的气胸，好发于青年人，特别是男性瘦长者。

本病发生原因和病理机制尚未十分明确。大多数学者认为由于胸膜下微小疱和肺大疱破裂所致。根据对特发性气胸患者肺大疱病理组织学检查发现，是以胸膜下非特异性炎症性瘢痕为基础，即细支气管周围非特异性炎症引起脏层胸膜和胸膜下的弹力纤维和胶原纤维增生而成瘢痕，可使邻近的肺泡壁弹性降低导致肺泡破裂，在胸膜下形成肺大疱。细支气管本身的非特异性炎症起着单向活瓣作用，从而使间质或肺泡产生气肿性改变而形成肺大疱。也有学者认为肺组织的先天性发育不全是肺大疱形成的原因。即由于弹力纤维先发育不良,肺泡壁扩张形成大疱而破裂,意味可能有遗传因素的存在。

(二) 继发性气胸

其产生机制是在其他肺部疾病的基础上,形成肺大疱或直接损伤胸膜所致。常为慢性阻塞性肺病或炎症后纤维病灶(如矽肺、慢性肺结核、肺囊性纤维化等)的基础上形成肺大疱,在咳嗽、打喷嚏等肺内压增高时,大疱破裂引起气胸。金黄色葡萄球菌、厌氧菌或革兰阴性杆菌等引起的化脓性肺炎、肺脓肿病灶破裂到胸腔,会产生脓气胸。真菌或寄生虫等感染胸膜、肺,浸润或穿破脏层胸膜也会引起气胸。其他疾病包括肺癌、结节病、组织细胞增多症X、肺淋巴管平滑肌瘤病(LAM)等都会引起气胸的发生。

(三) 特殊类型的气胸

1. 月经性气胸 即与月经周期有关的反复发作的气胸。本病于1958年首先由Maurer报道,并于1972年由Lillington正式命名为月经性气胸。其发生率仅占女性自发性气胸的0.9%。其发生原因主要与肺、胸膜或横膈的子宫内膜异位有关。

2. 妊娠合并气胸 以生育期年轻女性为多。有人认为与肾上腺皮质激素水平的变化和胸廓顺应性改变有关。

【诊断要点】

(一) 症状

典型症状为突发性胸痛,这种胸痛常为针刺样或刀割样,持续时间较短,继而出现胸闷和呼吸困难,并可有刺激性咳嗽。刺激性干咳因气体刺激胸膜所致。部分患者在气胸发生前有剧烈咳嗽、用力屏气大便或提重物等的诱因,但不少患者在正常活动或安静休息时发病。张力性气胸患者常表现精神高度紧张、恐惧、烦躁不安、气促、窒息感、发绀、出汗,并有脉搏细弱而快、血压下降、皮肤湿冷等休克状态,甚至出现意识不清、昏迷若不及时抢救,往往引起死亡。

气胸患者一般无发热,白细胞数升高或血沉增快,若有这些表现,常提示原有的肺部感染(结核性或化脓性)活动或发生了并发症(如渗出性胸膜炎或脓胸)。

部分气胸患者伴有纵隔气肿,则呼吸困难更加严重,常有明显的发绀。更少见的情况是于气胸发生时胸膜粘连带或胸膜血管撕裂而产生血气胸,若出血量多,可表现为面色苍白、冷汗、脉搏细弱、血压下降等休克征象。

(二) 体征

视积气量的多少及是否伴有胸膜腔积液而定。少量气胸时体征不明显。听诊呼吸音减弱在气胸体征中具有重要意义,如肺气肿并发气胸患者,虽然两侧呼吸音均减弱,但气胸侧减弱较对侧更为明显,即使气胸量不多也有此变化。所以临床上应仔细比较两侧呼吸音是很重要的,听诊比叩诊更灵敏。因此应将叩诊和听诊结合使用,并特别注意两侧对比和上下对比的细微变化。

气胸量在30%以上者,病侧胸廓饱满,肋间隙增宽,呼吸运动减弱,叩诊呈鼓音或肝浊音区消失。语音震颤及呼吸音均减弱或消失。大量气胸时,可使气管和纵隔向健侧移位。张力性气胸可见病侧胸廓膨隆和血压增高(可能与严重缺氧有关,因排气后血压迅速恢复正常)。摇动胸部可有振水音,为诊断胸部液气胸的重要体征。

(三) 影像学表现

为诊断气胸最可靠的方法。可显示肺压缩的程度,肺部情况,有无胸膜粘连、胸腔积液以及纵隔移位等。

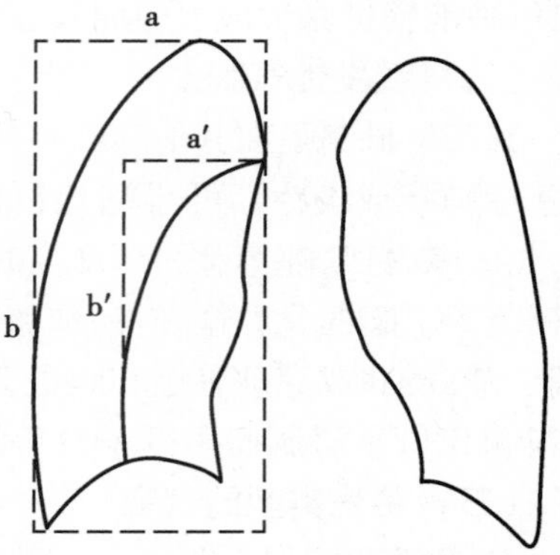

气胸的典型 X 线表现为外凸弧形的细线条形阴影，系肺组织和胸膜腔内气体的交界线，线内为压缩的肺组织，线外见不到肺纹理，透亮度明显增加。少量气体往往局限于肺尖部，常被骨骼掩盖。局限性气胸在后前位 X 线检查时易遗漏，需要进行胸部 CT 检查。大量气胸时，则见肺被压缩聚集在肺门区呈圆球形阴影。若肺内有病变或胸膜粘连时，则呈分叶状或不规则阴影。大量气胸或张力性气胸显示纵隔和心脏移向健侧。气胸合并胸腔积液时，可见液气面，透视下变动体位可见液面也随之移动。若围绕心缘旁有透光带，应考虑有纵隔气肿。

图 2-10-1　气胸时肺被压缩的程度计算图解

根据 X 线胸片，大致可计算气胸后肺脏受压萎陷的程度：

Kircher 曾提出一个简单的计算方法，如图 2-10-1 即：

$$肺被压缩的面积(气体占据的面积)\% = \frac{患侧胸廓面积-患侧肺面积}{患侧胸廓面积} \times 100\%$$

$$肺被压缩的面积(气体占据的面积)\% = \frac{ab-a'b'}{ab} \times 100\%$$

这个公式只是一个近似的计算方法。用这个方法计算，当胸腔内气带宽度相当于患侧胸廓宽度 1/4 时，肺被压缩大约为 35%；当胸腔内气带宽度相当于患侧胸廓宽度 1/3 时，肺压缩约 50%；当胸腔内气带宽度相当于患侧胸廓宽度的 1/2 时，肺压缩约 65%。由于胸廓形状的个体差异，上述数值在不同患者可有一定的差别。

气胸的 CT 表现为胸膜腔内出现极低密度的气体影，伴有肺组织不同程度的压缩萎陷改变，一般应在低窗位的肺窗条件下观察。含极少量气体的气胸和主要位于前中胸膜腔的局限性气胸的诊断，X 线平片可漏诊，而 CT 上诊断非常容易。对有广泛皮下气肿存在的患者，CT 检查常可发现 X 线平片阴性的气胸存在。

（四）气胸类型

闭合型、开放型及张力型的诊断可通过临床表现和胸腔内测压来确定。

（五）特殊类型气胸

如月经性气胸和妊娠合并气胸需要通过病史询问以及有关的检查来诊断。

（六）重度气胸

临床上出现下列情况者，提示病情危重：①张力性气胸；②血气胸；③慢性阻塞性肺病患者并发自发性气胸；④自发性气胸合并纵隔气肿；⑤双侧自发性气胸。

【自发性气胸的治疗】

在确定治疗方案时，应考虑症状、体征、X 线变化（肺压缩的程度、有无纵隔移位）、胸膜腔内压力、有无胸腔积液、气胸发生的速度及原有肺功能状态、首次发病或复发等因素。

（一）一般治疗

气胸患者应绝对卧床休息，尽量避免咳嗽，屏气。单纯卧床休息适用于首次发作，肺萎陷在 20%以下，不伴有呼吸困难者。每日可吸收胸膜腔内气体容积的 1.25%。如经 1 周肺仍然不能膨胀者，需要采用其他治疗措施。持续吸入高浓度氧（面罩呼吸，氧流量 3L/min）可使气胸患者气体吸收率提高达 4.2%，肺完全复张时间缩短。

（二）排气疗法

适用于呼吸困难明显、肺压缩程度较重的病人，尤其是张力型气胸需要紧急排气者。

1. 胸腔穿刺抽气法

（1）方法：用气胸针在患侧锁骨中线第 2 前肋间外 0.5～1cm 或腋前线第 4、5 或第 6 肋间于皮肤消毒后直接穿刺入胸膜腔，随后连接于 50ml 或 100ml 注射器抽气并测压，直至患者呼吸困难缓解为止。一般一次抽气不宜超过 1000ml 或使胸膜腔腔内负压在 -2～-4cmH_2O 为宜，每日或隔日抽气 1 次。如属张力型气胸，病情紧急，又无其他抽气设备时，为了抢救患者生命，可用粗针头迅速刺入胸膜腔以达到暂时减压的目的。

（2）适应证：闭合型气胸和气胸危重症的现场急救与诊断。

（3）本法的优缺点：本法简便易行，但对开放型气胸、张力型气胸不能最终解决。

2. 胸腔闭式引流术

（1）方法：常用穿刺部位同穿刺抽气部位，局限性气胸或有胸膜粘连者，应根据 X 线定位插管，液-气胸需排气排液者，有时需置上、下两根引流管。选择合适规格的带芯胸管作引流管，局部麻醉后皮肤切开 1～2cm 切口，用血管钳钝性分离组织，将带芯胸管插入胸膜腔，拔出针芯，然后接水封瓶。

（2）引流术类型：①水封瓶正压引流法：将引流管连接于床旁的水封正压连续排气装置，如图 2-10-2（即水封瓶内的玻璃管一端置于水面下 1～2cm，患者呼气时胸膜腔内正排气压，只要高于体外大气压 1～2cmH_2O 就有气体排出）。本法适用于各种类型的气胸，尤其是张力型气胸。此种方法操作简单、痛苦少，可使大部分闭合型气胸治愈，但使肺膨胀至正常所需要的时间较持续负压引流法长，对开放型气胸治疗效果不如持续负压引流。②持续负压引流法：在电动马达与水封瓶之间接上调压瓶，调整调压管入水深度，吸引压力维持在-5～-18cmH_2O 为宜（图 2-10-3）。本法可连续排气、引流胸腔积液，促使肺早日复张，破口提前愈合，迅速消灭死腔，减少感染等。对气胸的治愈率达 95%以上，平均治愈时间<10 天。本法适用于各种类型的气胸，尤其是张力型气胸、开放型气胸及肺气肿并发的气胸。

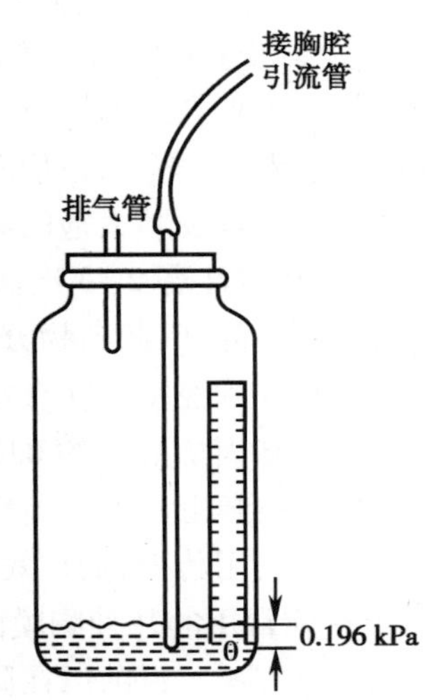

图 2-10-2　正压连续排气装置

【难治性气胸的治疗】

对于难治性气胸如胸腔闭式引流结合负压吸引治疗无效，可采用以下方法：

（一）胸膜粘连术

用单纯理化剂、免疫赋活剂、纤维蛋白补充剂、医用粘合剂及生物刺激剂等引入胸膜腔，使脏层和壁层两层胸膜粘连从而消灭胸膜腔间隙，使空气无处积存，即所谓“胸膜固定术”。本方法的缺点是：①刺激性较大，易引起感染。②肺原发病灶仍保留，遗有后患。③部分刺激剂效果不肯定；部分牢固粘连，给以后开胸手术带来极大困难。

1. 适应证　①难治性气胸或多次复发的自发性气胸；②合并肺大疱者；③已有肺功能不全，不能耐受开胸手术者。

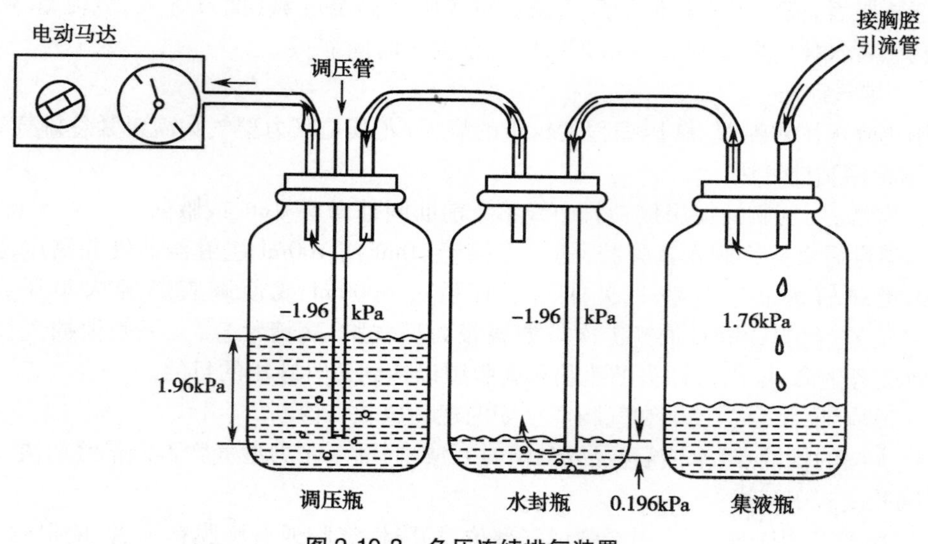

图 2-10-3 负压连续排气装置

2. 禁忌证 ①张力性气胸持续负压吸引无效者;②血气胸;③创伤性气胸者;④有显著的胸膜增厚,经胸腔引流肺不能完全膨胀者。

3. 方法 ①胸腔引流管注入法:通常胸腔闭式引流,持续负压吸引使肺完全复张,随后经引流管注入粘合剂如:滑石粉混悬液 2~4g,或纤维蛋白原 1g、多西环素 30~50mg 及凝血酶 500U 的混合物等。注药毕,夹管 2~6 小时,嘱患者不断变动体位,使药液分布均匀,尤其须使药液流至好发肺大疱的肺尖部。最后再持续负压吸引,证实肺复张后拔管。若经一次无效者,可重复注药 2~3 次。本法优点:操作简便、安全,不增加患者痛苦。缺点:胸膜腔注入药物是盲目的,因此药物分布不均匀,完全性粘连效果差;②经胸腔镜用药法:局部麻醉下插入单插孔式胸腔镜。在直视下可用二氧化碳激光烧灼烙断粘连带,烧灼凝固大疱漏气口。或直接将氰基丙烯酸酯约 0. 5ml 喷在漏气口上,随后在肉眼控制下将药物(如滑石粉等)均匀地喷撒在胸膜上。术毕留置胸腔导管,持续负压吸引至肺复张后拔管。本法优点:诊断准确,撒药均匀,用药少,治疗效果好。缺点:需要胸腔镜器械和熟练的操作人员。

4. 目前常用的几种胸膜固定术及其疗效和不良反应 ①滑石粉法:使用最早疗效肯定的传统治疗方法。目前以在胸腔镜直视下撒滑石粉效果最好。一般在胸膜上喷撒 2~4g 可致胸膜固定。其并发症很少,常见有发热和胸痛,为滑石粉刺激胸膜所致炎症反应引起,大多在 2~4 天消失。②盐酸四环素及其衍生物法:本法是现在较多使用的一种治疗气胸方法,通常用盐酸四环素 1g,或盐酸多西环素,或二甲胺四环素,或二甲胺四环素加维生素 C 混合,经胸腔引流管或胸腔镜喷入胸膜腔,刺激胸膜产生粘连。近期疗效较高,在 80%以上,但 3 个月后复发率达 20%~40%。术后均有发热和胸痛。③纤维蛋白胶法:即经胸腔引流管或经胸腔镜将纤维蛋白原和凝血酶喷涂在病侧胸膜上,产生胸膜固定。由于这些制剂属于人体生理物质,因此不良反应轻微,仅 17. 3%患者可致一过性肝功能损害,多在 1 个月内康复。这种方法成功率较高,平均复发率 24%。

(二) 肺或大疱破口闭合法

在诊断为肺气肿大疱破裂而无其他的肺实质性病变时可在不开胸的情况下经内镜使用激光或粘合剂使裂口闭合。

1. 纤维支气管镜 用纤维支气管镜通过胸膜腔达肺大疱后插入小导管到肺大疱内注入纤维蛋白胶和凝血酶，或多西环素，或滑石粉使破口粘连愈合。此法较简单，但复发率较高。

2. 胸腔镜 在胸腔镜直视下对准肺大疱或肺组织裂孔，喷涂快速医用ZT胶或纤维蛋白原或经胸腔镜用Nd-yag激光或二氧化碳激光烧灼凝固直径<20mm的肺大疱，取得效果良好，不良反应少。

3. 支气管堵塞法 具体为经纤维支气管镜插入福格替导管（Forgarty管），并送至漏气肺的相关小支气管内，接着注入明胶或氧化纤维素棉或纤维蛋白胶等堵塞漏气的肺段或亚肺段支气管，使空气不再进入胸膜腔。通常施行1~2次可以成功。该方法近年又有新的发展，支气管内活瓣置入术治疗难治性气胸的工作原理是在目标靶肺叶所属的支气管开口处放置支气管内活瓣EBV，气体可以从远端支气管排出，但不能进入远端支气管，减少气体从破裂口进入胸腔，降低破裂口周围气管及肺泡壁、胸腔的压力，使破口愈合，等气胸吸收后可以取出活瓣防止肺不张和其他并发症的出现。

（三）外科手术治疗

手术目的首先是控制肺漏气，其次是处理肺病变以预防气胸复发。近年来由于电视胸腔镜器械和技术的进步，手术处理难治性气胸已成为安全可靠的方法，也是预防复发的最有效措施。

1. 手术适应证 ①血气胸；②长期漏气所致肺不张；③胸膜增厚致肺膨胀不全；④伴巨型肺大疱；⑤复发性气胸；⑥月经性气胸等特殊类型气胸。

2. 手术禁忌证 ①心、肺功能不全不能耐受开胸手术者；②出血性素质，血小板数$<40\times10^9/L$，凝血酶原时间在40%以下者；③体质衰弱不能耐受开胸手术者。

3. 手术方法的选择 ①肺大疱缝扎术：适用于肺的边缘大疱，直径<5cm者。在疱基底部钳夹肺组织，行全层贯穿缝合结扎或全层间断褥式重叠贯穿缝合结扎。可以不切除大疱。②肺大疱切开缝合术：适用于位置较深，直径>5cm的肺大疱。先切开大疱壁，切断疱内纤维索条，切除部分大疱壁，在疱内缝扎基底部，并折叠大疱壁，将大疱基底部连同脏层胸膜行全层间断褥式重叠贯穿缝合结扎。③壁层胸膜广泛剥脱及化学性烧灼：适用于大疱不明显或是多发性肺大疱不易切除者，或是肺功能太差不允许作肺切除者，可以只作壁层胸膜剥脱术，使两层胸膜粘连，消灭胸膜腔间隙。④肺切除术：只限于肺组织已广泛破坏失去功能，而对侧肺功能尚好者。尽量行部分肺段或肺叶切除加胸膜剥脱，或用干纱布摩擦胸膜使其发生粘连。⑤胸膜剥脱术：高度胸膜肥厚或已有纤维膜形成使肺不能膨胀者。

【特殊类型气胸的处理】

（一）月经性气胸

1. 激素疗法 作用是抑制卵巢功能，阻止排卵过程使异位的子宫内膜组织脱落，达到控制症状的目的。常用的药物有孕激素、黄体酮、雄性激素等。某些避孕药物如达那唑，炔诺酮、异炔诺酮等也可使用。

2. 开胸手术 适用于保守治疗无效反复发作症状严重的患者。手术包括单纯膈肌缺损修补、部分膈肌切除缝合、部分胸膜肺切除等。本法总复发率为37%。为了提高疗效，降低复发率，推荐在关胸前加用干纱布摩擦胸膜或撒入滑石粉等胸膜固定术。

3. 妇科手术 适用于以上治疗无效，又无再次妊娠要求者，盆腔同时有子宫内膜异位症者。手术包括输卵管结扎术、卵巢切除术子宫全切除术、双侧附件切除术等。目前认为子宫输卵管卵巢切除术是治疗月经性气胸最有效的方法,可使大多数患者获得痊愈。

(二) 双侧自发性气胸

占整个自发性气胸的2%~6%。同时发生双侧气胸极为危急,易致死亡,必须及时明确诊断,紧急处理:①术前先行双侧胸腔闭式引流,解除张力型气胸所造成的危急状态;②选用双腔气管插管静脉复合麻醉,可维持术中必要的潮气量(10ml/kg),合理气道压力($20cmH_2O$),良好的血氧饱和度(90%以上)及胸腔引流通畅,为手术成功提供保证;③手术:对年轻而无明显基础性肺疾病者多主张手术;切口由胸骨正中,或经两侧腋部(以后者为优)。年龄大或原有肺疾病对双侧同时性气胸不能手术者宜创造条件至少应做一侧根治手术。肺部病灶或大疱明显者多选择大疱缝扎或肺部分切除加胸膜固定术。

(三) 自发性血气胸

主要是气胸时脏层和壁层胸膜之间粘连带撕裂导致血管断裂引起的。

1. 保守治疗 ①抽气排液,解除压迫症状,改善通气功能。一般抽液量在1000ml左右,必要时可重复抽吸;②胸腔插管引流:用大孔径胸腔引流管作持续负压吸引,压力为$-10cmH_2O$,促使肺的复张。对于胸腔无法引流的血块,可用肝素加生理盐水作胸膜腔冲洗;③补充血容量,积极抗休克治疗。

2. 胸腔镜手术 主要具有清除血凝块、烧灼止血、修补裂口等作用,适用于:①保守治疗无效,胸膜腔内持续出血者;②胸腔内大量凝血无法引流者;③持续漏气者。通过胸腔镜检查可以明确裂口部位及出血位置,估计胸腔内凝块多少和肺萎陷程度,及时清除血凝块,减少胸腔感染和胸膜粘连的发生率;经胸腔镜用激光或电灼器或强力的医用ZT胶等烧灼凝固或粘合漏气的裂口或出血的血管。

3. 手术治疗适应证 ①保守治疗无效,或胸腔镜检术失败者;②由于凝血而致胸膜增厚者。

(四) 呼吸机引起的气胸

1. 呼吸机治疗中气压伤的预防方案

(1) 肺实变:①用双相气道正压通气(BIPAP)或持续气道内正压通气或呈比例压力支持通气(CPAP/PPS)通气,尽量避免间隙正压通气(IPPV);②在气道峰压$>45cmH_2O$或PEEP$>15cmH_2O$时,用反比通气;③减速流量或自动流量通气;④可允许性低通气,使气道内峰压$<45cmH_2O$。

(2) 气道阻塞性病变:①每分钟低通气量(潮气量和呼吸频率降低);②不用或最少使用PEEP。

2. 气胸的识别 气道内峰压和气道内平坦压突然升高、出现体征、气体交换降低。

3. 治疗方案 ①使用大口径胸腔引流管;②病侧卧位能减少漏气;③持续定量漏气量的监护:相当于吸气量减去呼气量;④适当减少潮气量、PEEP及呼吸次数;⑤尝试性修复:用纤维蛋白密封剂通过纤支镜堵塞漏气口;用胸腔镜烧灼术或应用滑石粉;⑥双腔管插管,作单侧通气或各种不同形式的双侧通气;合适的病例作外科手术治疗。

【并发症及其治疗】

(一) 脓气胸

大多合并于感染性肺炎,如金黄色葡萄球菌、肺炎克雷伯杆菌、铜绿假单胞菌等引起的肺炎、结核,或由于食管穿孔至胸腔的感染。需要及时抽脓和排气,同时积极进行抗感染治疗。

（二）纵隔气肿和皮下气肿

由于肺泡破裂逸出的气体沿血管鞘进入纵隔，造成纵隔气肿。纵隔气体也会沿着筋膜进入颈部皮下组织，甚至进入胸部和腹部的皮下组织，导致皮下气肿。

1. 临床表现　大多数患者常无症状，但颈部可因皮下积气而变粗。当气体在纵隔间隙内积聚时，可压迫纵隔内大血管，患者常出现干咳、呼吸困难、呕吐及胸骨后疼痛，并向双肩或双臂放射。疼痛常因呼吸运动和吞咽动作而加剧。体检可有气急、发绀、颈静脉怒张、脉搏快而浅、低血压、颈部和胸壁有皮下气肿、心浊音界缩小或消失、心音遥远、心尖部可听到清晰的与心跳同步的“咔嗒”声（Harman 征）。X 线检查于纵隔旁或心缘旁（主要为左心缘）可见透明带，颈部皮下组织气肿。

2. 治疗　大多数患者只需要对症治疗及休息，吸氧可加速纵隔和皮下气肿及气胸的吸收。气体约在 1 周内吸收，但应严密观察。若发现气体明显压迫心脏，可在局部麻醉下于颈部胸骨上切迹处作皮肤切口，分离皮下组织，使气体逸出。

（边巍　任涛）

第十一章

恶性胸腔积液

恶性胸腔积液：恶性肿瘤引起的胸腔积液，大多数病例可以在胸腔积液中找到恶性肿瘤细胞，如果胸腔积液伴纵隔或胸膜表面转移性结节，无论在胸腔积液中能否找到恶性细胞，亦可诊断恶性胸腔积液。恶性胸腔积液最常见的为肺癌、乳腺癌和淋巴瘤。

【病因和发病机制】

（一）血管通透性增加

壁层和（或）脏层胸膜转移瘤破坏毛细血管从而导致液体或血漏出，或肿瘤细胞分泌大量 VEGF，导致胸膜血管通透性增加，渗出增加。

（二）淋巴引流障碍

肿瘤堵塞胸膜表面的淋巴管，引起胸腔内液体吸收障碍。

（三）胸膜腔渗透压升高

胸膜上肿瘤细胞坏死，降解的内蛋白进入胸腔，胸膜腔内的胶体渗透压增高。

（四）其他

肿瘤引起肺不张导致胸膜腔内压降低；侵袭腔静脉或心脏，静脉回流障碍引起胸膜毛细血管静水压增高。

【诊断要点】

（一）临床症状

1. 体征　胸闷、气急，逐渐加重的呼吸困难，大量胸腔积液可出现端坐呼吸、口唇发绀。

2. 听诊　患侧呼吸运动减弱，叩诊浊音，听诊呼吸音消失。

（二）影像学

1. 胸片　少量积液时肋膈角变钝；中等量积液，肺野呈外高内低的均匀致密影；大量积液患侧全呈致密影，纵隔向健侧移位。叶间包裹积液时在胸膜腔或叶间不同部位，有近似圆形、椭圆形的阴影，侧位片可确定部位。

2. 超声　能较准确选定穿刺部位，对诊断、鉴别诊断有帮助。

3. CT　有助于鉴别原发肺癌、转移瘤、胸膜间皮瘤引起的胸腔积液。

（三）胸水检查

1. 常规检查　渗出液，比重>1.018，白细胞计数>100×10^6/L、蛋白定量 30g/L，蛋白定量/血清蛋白定量>0.5，乳酸脱氢酶/血清乳酸脱氢酶>0.6、乳酸脱氢酶量>200u/L。

2. 胸水脱落细胞检查　恶性胸腔积液病人中，大约 60%病人第 1 次送检标本中就能查到癌细胞，如果连续多次取样，则阳性率可达 90%。

（四）胸膜活检

经上述各种检查难以明确诊断时可行胸膜活检。癌肿常累及局部胸膜，其胸膜活检阳性率约为46%，胸水细胞学联合胸膜活检可使阳性率达到60%~90%。

【病情判断】

有恶性肿瘤病史患者在病程中出现胸腔积液，无发热、咳嗽、黄痰等感染症状时，首先考虑本病。无恶性肿瘤病史的患者出现胸腔积液时，应首先排除结核、感染、心力衰竭、低蛋白血症等原因引起的胸腔积液，反复胸水找癌细胞，必要时胸膜活检协助诊断。

【治疗】

（一）病因治疗

积极治疗原发病。

（二）胸腔闭式引流

是否进行积极的治疗取决于恶性胸腔积液所产生的呼吸症状的程度。如果患者没有明显胸闷、气急等呼吸症状，可不予胸腔引流，若患者胸闷、气急症状明显，可行闭式引流来缓解症状。

（三）药物

药物注射的目的是促进胸膜粘连、减少胸水渗出，可用的药物有：

1. 物理性　滑石粉。
2. 化学性　高渗糖水，化疗药物如顺铂、丝裂霉素、氟尿嘧啶等。
3. 生物制剂　白介素-2、干扰素、单克隆抗体（贝伐单抗）等。

（四）手术

保守治疗无效的患者，可考虑外科手术治疗，行胸膜粘连术。

（吴凤英　任涛）

第十二章

肺 脓 肿

肺脓肿是由多种病原菌引起的肺部化脓性炎症，组织坏死、液化并形成空洞。肺脓肿多发生于存在误吸危险因素或免疫状况低下的病人。影像学上表现为空洞伴液平。抗生素应用以来，肺脓肿的发病率和死亡率逐渐下降，预后较好。

【病因】

1. 病原体　包括厌氧菌、需氧菌和兼性厌氧菌。厌氧菌为主要致病菌，约占60%～80%，通常包括革兰球菌如消化球菌、消化链球菌，革兰阴性杆菌如脆弱类杆菌、产黑色素类杆菌和坏死梭状杆菌等。需氧和兼性厌氧菌包括金黄色葡萄球菌、肺炎链球菌、溶血性链球菌等革兰阳性球菌和克雷伯杆菌、大肠埃希菌、变形杆菌、铜绿假单胞菌等革兰阴性杆菌。

2. 肺脓肿　多为吸入口腔的正常菌群所致，常为各种菌的混合感染。高危因素有严重牙病、癫痫发作、酗酒。吸入性肺脓肿中厌氧菌最常见；金黄色葡萄球菌为血源性肺脓肿最常见的病原体；厌氧菌引起的血源性肺脓肿多继发于腹腔或盆腔感染；肠道感染继发的肺脓肿以大肠埃希菌、变形杆菌、类链球菌、阿米巴原虫多见。

【诊断要点】

（一）发病原因

1. 吸入性肺脓肿　多由于吸入口腔或上呼吸道分泌物、呕吐物或异物所致。

2. 血源性肺脓肿　败血症时或脓毒病灶中的细菌或栓子可经血液循环到肺部，引起肺小动脉菌栓，形成血源性肺脓肿。

3. 继发性肺脓肿　多继发于其他肺部疾病如支气管扩张、支气管囊肿、支气管肺癌或肺结核空洞等；或邻近器官播散如膈下脓肿、肾周围脓肿、脊柱旁脓肿、食管穿孔等，均可穿破至肺形成脓肿。

（二）临床症状特点

①急性肺脓肿多为急骤起病，畏寒、高热，体温达39～40℃，咳嗽常见，咳黏液脓性痰；②若感染控制不佳，起病10～14天可突然咳出大量脓臭痰，每天300～500ml，体温随即下降；③可合并脓气胸，出现气急；或合并咯血。血源性肺脓肿多先有原发病灶引起的畏寒、高热等全身脓毒血症表现。慢性肺脓肿患者可伴有贫血、消瘦等消耗症状。

（三）体征特点

多无异常体征；病变较大时，叩诊可呈浊音或实音，有时可闻及湿啰音；并发胸膜炎时，可闻及胸膜摩擦音或胸腔积液的体征；慢性肺脓肿常伴有杵状指。

（四）辅助检查

1. 外周血象　白细胞明显升高，总数可达$(20～30)\times10^9/L$，中性粒细胞在90%以上，核左移,常有毒性颗粒;CRP、ESR 升高。

2. 影像学检查

(1) 吸入性肺脓肿:早期为大片浓密模糊性阴影,边缘不清;脓肿形成后,浓密阴影中出现圆形或不规则透亮区及液平面;消散期,脓腔周围严重逐渐吸收,脓腔缩小至消失。

(2) 血源性肺脓肿:圆形多发浸润性病灶,分布在一侧或两侧,中心可有透亮区。

(3) 慢性肺脓肿:以空洞为主要改变,壁厚,分隔多房,可有多个大小不等的透亮区,液面高低不一,空洞周围可见纤维索条影。

3. 支气管镜检查 纤维支气管镜检查有助于发现某些引起支气管阻塞的病因,如气道异物或肿瘤,及时解除气道阻塞,并行支气管镜抽吸引流支气管内脓性分泌物。

【病情判断】

以下提示病情危重:①突发胸痛、气急,出现脓气胸;②全身中毒症状重,出现感染性休克的表现;③咳大量脓臭痰或大量咯血,伴有呼吸困难,有窒息前兆。

【治疗】

肺脓肿治疗原则是选择敏感药物抗感染和选取适当方法引流。

(一) 一般治疗

卧床休息;选用易消化、富含营养的食物;高热者给予降温处理。

(二) 抗感染治疗

1. 吸入性肺脓肿 多由厌氧菌引起;因误吸发生肺脓肿的住院患者,抗生素的抗菌谱应能覆盖克雷伯菌属、肠杆菌属和假单胞菌属。标准治疗方案为克林霉素 600mg 静脉滴注 q8h,后可改为 150~300mg 口服 qid。已发表的临床试验已证实此方案要优于静脉青霉素。合并厌氧菌时可加用甲硝唑,也可选用二代或三代头孢。院内获得性感染肺脓肿大多为革兰阴性杆菌或葡萄球菌感染,可用二代或三代头孢加氨基苷类抗生素,喹诺酮类抗生素也可考虑。

2. 血源性肺脓肿 多为金黄色葡萄球菌感染,可选用第一代头孢菌素,耐青霉素酶青霉素及克林霉素;MRSA 可选用万古霉素、替考拉宁或利奈唑胺;如为军团菌感染,应选用红霉素或利福平;奴卡菌感染可选用磺胺药;结核杆菌感染应正规抗结核治疗。

3. 继发性肺脓肿 多为革兰阴性杆菌感染,可选择第二代、第三代头孢菌素、氟喹诺酮类,必要时联合氨基苷类。

一般治疗 48~72 小时后病情有改善,疗程为 8~12 周,或至临床症状完全消失,影像学显示脓腔及炎性病变吸收,或残留条索纤维为止。

(三) 引流

1. 体位引流 一般情况较好时,使脓肿部位处于高位,轻拍患部,每日 2~3 次,每次 10~15 分钟。

2. 经纤维支气管镜冲洗法 一般用于抗生素和体位引流难以控制感染或脓腔在扩大的患者。必要时可于病变部位注入抗生素。

3. 经皮导管引流 适用于靠近胸壁的脓肿,可在 X 线、CT 或超声引导下进行穿刺,引流后可同时行胸膜腔灌洗。

(四) 外科治疗

1. 可考虑手术的指征 ①慢性肺脓肿经内科治疗 3 个月以上,脓腔仍不缩小,感染不能控制或反复发作;②并发支气管胸膜瘘或脓胸经抽吸冲洗脓液疗效不佳者;③大咯血经内科治疗无效或危及生命时;④支气管阻塞疑为支气管肺癌至引流不畅或先天性肺畸形时。

2. 手术途径为肺叶切除术或全肺切除术。

【预后及预防】

目前抗生素治疗肺脓肿的预后常较好。超过90%肺脓肿在单独内科治疗后可痊愈。大多数原发性肺脓肿患者经抗生素治疗后病情改善,治愈率在90%~95%;但存在免疫低下状态或支气管阻塞的肺脓肿患者病死率可高达75%。

为减少肺脓肿的发生,预防吸入是重要的。仰卧患者倾斜30度可减少吸入;呕吐患者应侧卧;需加强口腔卫生及牙齿护理;对于无咽反射的患者应早期插管和保护呼吸道。

(顾晓花 任涛)

第十三章

呼吸道烧伤和吸入性损伤

吸入性损伤是热力、烟雾或化学物质等吸入呼吸道，引起鼻咽部、气管、支气管甚至肺实质的损伤，从而发生急性肺损伤(ALI)甚至急性呼吸窘迫症(ARDS)。故具有极高的发病率和病死率。20 世纪 70 年代前称之为“呼吸道烧伤”。实验研究发现烟雾的损伤远重于热力，全身影响远重于局部烧伤，因此改名为吸入性损伤。

【病因】

(一) 热力损伤

热力损伤常因吸入蒸汽或高热空气刺激引起，吸入超过 150℃气体可立即损伤呼吸道黏膜，使之充血、水肿和坏死脱落。由于下咽部、会厌和会厌皱襞覆盖的黏膜都很疏松，因此也极易发生水肿，使气道狭窄，严重者因通气/血流比例失衡而发生呼吸衰竭。

(二) 烟雾颗粒

烟雾中直径小于 1μm 的炽热颗粒可进入肺泡，烧伤下呼吸道，同时烟雾颗粒也可携带化学物质直接对肺泡造成损伤，使肺表面活性物质失活，肺泡萎缩塌陷。其中对人体危害最大的化学物质是一氧化碳和氰化氢，一氧化碳可造成组织缺氧，氰化氢能抑制细胞代谢。

【病因机制】

(一) 炎性细胞浸润

吸入性损伤早期，中性粒细胞、肺毛细血管内皮细胞和肺泡巨噬细胞在肺部炎症或损伤刺激下释放大量促炎性细胞因子，促炎性细胞因子又进一步活化炎性细胞、刺激肺泡巨噬细胞释放继发性炎症介质，通过级联反应，造成肺毛细血管内皮细胞的损伤。

(二) 气道阻塞

吸入性损伤后，上呼吸道黏膜充血、水肿，纤毛功能受损，导致由浸润的中性粒细胞、脱落的支气管黏膜细胞、黏液及纤维蛋白形成的阻塞物填塞远端气道，并不易被机体的自我防御机制清除，从而造成呼吸道广泛阻塞，导致肺部通气换气功能障碍。阻塞部位炎症介质聚集，通过激活中性粒细胞间接损伤肺毛细血管内皮细胞，造成肺内血管通透性增加，血小板积聚在损伤的内皮，引发凝血反应。

【病情判断】

(一) 轻度呼吸道烧伤

指声门以上，包括鼻、咽和声门的损伤。大多有头面部烧伤，一般在最初 24 小时内表现有鼻毛烧焦、咳嗽、喘鸣、口鼻渗液多、轻度声音嘶哑、吞咽困难和疼痛，以及上气道阻塞的症状。黏膜有充血、肿胀，重者有黏膜坏死、糜烂和水疱形成。

（二）中度呼吸道烧伤

指气管隆嵴以上，包括喉和气管损伤。可出现明显的声嘶、喘息、刺激性咳嗽甚至呼吸困难。早期咳白色黏液痰或含碳粒的痰，2～3天后可有脱落的气管黏膜。肺部可闻及啰音和哮鸣音，严重者咳嗽反射消失或减弱。

（三）重度呼吸道烧伤

指累及气管以下，深达小支气管和肺泡的损伤。除上述症状外，突出的表现为短期内（烧伤后数小时）出现严重的呼吸困难甚至呼吸衰竭的表现，如心率加快、口唇发绀、血性泡沫痰、躁动、谵妄甚至昏迷。因广泛支气管痉挛，肺部可闻及哮鸣音和干、湿啰音。呼吸道黏膜广泛坏死、脱落，出现肺水肿和肺不张。

【诊断要点】

吸入性损伤应强调早期诊断，依据受伤病史、临床表现、体征，结合实验室检查，X线及特殊检查等，以明确有无吸入性损伤，损伤的部位及程度等。应尽早行纤维支气管镜检查，可明确气管、支气管的损伤部位和程度。定期胸部X线摄片，及时作血气分析及碳氧血红蛋白测定，以了解呼吸功能和肺部病变。

（一）病史

应详细询问受伤时的情况，如有①密闭空间烧伤史；②火灾现场昏迷史；③火灾现场衣物着火、奔跑呼叫史；④吸入刺激性，腐蚀性气体史，应怀疑有吸入性损伤的可能。

（二）临床表现

①病人有头面，颈部烧伤创面，尤其是有口鼻周围深度烧伤；②鼻毛烧焦，口腔，咽部红肿有水疱或黏膜发白；③刺激性咳嗽，咳痰，痰中带碳粒；④声音嘶哑和喘鸣；⑤呼吸困难；⑥意识改变。

（三）辅助检查

1. X线检查　可于伤后2～6小时出现明显的气管狭窄征象；肺水肿时的线形或新月形征象；以及由于肺泡破裂或气肿样大泡破裂所致的气胸影像。动态对比更有意义。

2. 纤维支气管镜检查　可直接观察咽喉、声带、气管、支气管黏膜的损伤程度，确定损伤部位，了解病变演变的转归。行纤维支气管镜检查时，视病情可经口、鼻插入，有气管切开者，可直接从气管切开处插入，纤维支气管镜检查时支气管可因刺激发生痉挛致缺氧，3级支气管水平以下的气道及肺泡单位损伤时，此项检查无法进行，此外，此项检查有引起外源性感染、窒息、缺氧加重、诱发心律失常的可能。

3. 支气管肺泡灌洗液检查　是了解下气道损伤的非创伤性方法。用于观察支气管分泌物中各种细胞形态和结构的改变以及有无烟雾颗粒，诊断有无吸入性损伤的情况。吸入性损伤后，纤毛细胞的形态与结构产生变异包括纤毛脱落，终板消失，细胞质呈蜡状石蓝染色，细胞核固缩，严重者破裂或溶解。根据纤毛细胞形态的变化进行计分，可判断呼吸道损伤的严重程度。

4. 氙133肺扫描连续闪烁摄影检查　是一种安全而可靠的诊断肺泡损害的方法，此项检查一般于伤后48小时内进行，伤后第3天后此项检查即不能作为早期诊断的手段，此项检查的准确率可达87%，但只能判定有无吸入性损伤和受损部位，不能判断损伤的严重程度。

5. 血气分析　吸入性损伤后，PaO_2 有不同程度的下降，多数低于8kPa（60mmHg），烧伤面积相似而不伴有吸入性损伤者一般 PaO_2>10.67kPa（80mmHg），PaO_2/FIO_2 比率降低（正常>53.2kPa),A-aDO_2 早期升高,其增高程度可作为对预后的预测,如果进行性 PaO_2 低,A-aDO_2 增高显著,提示病情重,预后不良。

6. CT和MRI(磁共振成像) 可了解炎症、水肿、肺不张等情况。

7. 肺功能测定 对低位吸入性损伤较敏感,主要测定值包括第一秒钟时间肺活量(FEV_1),最大肺活量(FVC)、最大呼气流速-容积曲线(MEFV)、高峰流速(PEF)、50%肺活量时流速和呼吸动力功能(肺顺应性,气道力,肺阻力等),重度吸入性损伤后,累及小气道及肺实质,气道阻力增加,50%肺活量时高峰流速可下降至41.6%±14.3%,肺顺应性下降,肺阻力显著增高,MEFV显著低于正常值,FEV_1 和FVC均较早出现异常,以上变化系气道梗阻所致,故肺功能测定对判断病情及预计发展有一定意义。

8. 血液碳氧血红蛋白(HbCO)测定 血浆HbCO水平为CO中毒提供了明确的诊断。HbCO只有在中毒后立即测定才具有可靠的临床意义。

【治疗】

(一) 氧气疗法

在相对密闭的火灾现场易产生高浓度一氧化碳,伤者易吸入低浓度氧。因此,伤者在脱离火灾现场、送往医院途中应立即置于空气流通处,立即给予氧气治疗,以尽快解除CO中毒和纠正缺氧。重度烟雾吸入性损伤后,患者立即吸入高体积分数氧气1~3小时,维持 PaO_2 大于70mmHg(1mmHg=0.133kPa)。当 PaO_2 降至70mmHg以下或 SaO_2 小于90%,或两者同时有下降趋势,应考虑机械通气。

(二) 保持气道通畅,防止及解除梗阻

1. 气管插管及气管切开术 吸入性损伤因组织、黏膜水肿、分泌物堵塞、支气管痉挛等,早期即可出现气道梗阻,故应及时进行气管插管或切开术,以解除梗阻,保持气道通畅。

(1) 气管插管指征:①面部尤其口鼻重度烧伤,有上气道阻塞可能者;②声门水肿加重者;③气道分泌物排出困难,出现喘鸣加重及缺氧者。气管内插管留置时间不宜过久(一般不超过一周),否则可加重喉部水肿,或引起喉头溃烂,甚至遗留声门狭窄。

(2) 气管切开术指征为:①严重的声门以上水肿且伴有面颈部环形焦痂者;②气道分泌物多,常有脱落的坏死黏膜或假膜,需要反复吸引或灌洗者;③合并ARDS需要机械通气者;④合并严重脑外伤或脑水肿者;⑤气管插管留置时间超过24小时者。行气管切开术,可立即解除梗阻,便于药物滴入及气管灌洗,方便纤支镜检查及机械通气。但气管切开术亦增加气道及肺部的感染机会,但只要做到正规操作,加强术后护理,加强预防措施,是可以避免的。

2. 焦痂切开减压术 吸入性损伤有颈、胸腹环形焦痂者,可压迫气道及血管,限制胸廓及膈肌活动范围,影响呼吸,加重呼吸困难,降低脑部血液供应,造成脑缺氧,因此,及时行上述部位的焦痂切开减压术,对改善呼吸功能,预防脑部缺氧,有重要意义。

3. 药物治疗 对支气管痉挛者可静脉应用茶碱。如果支气管痉挛持续发作,可适当给予糖皮质激素治疗,因激素有增加肺部感染的发生率,故需慎重。

4. 雾化吸入 雾化吸入不但能湿化气道,稀释分泌物,而且在雾化液中加入有效药物还可起到相应的治疗作用。对防止痰液堵塞、预防肺不张和减轻肺部感染具有重要意义。肝素可以通过影响凝结的纤维来防止分泌物的浓缩和支气管痂的形成,而且,应用临床剂量也不会引起全身抗凝反应。噻托溴铵可以扩张支气管,减少黏液分泌。同时,它还可以激活胆碱能抗炎通路,抑制细胞因子的合成。盐酸氨溴索能够稀释气道分泌物,防止肺不张和肺萎陷,还具有抗炎、抗氧化作用,目前临床也有应用。呋塞米具有一定的扩张支气管的作用。吸入性损伤患者雾化吸入呋塞米后能有效改善支气管痉挛,而且无明显的不良反应。

(三)机械通气

1. 无创通气(NPPV) 当吸入性损伤患者意识清楚、血流动力学指标稳定,暂时没有危及生命的低氧血症并能够得到严密监测和随时气管插管时,可以尝试 NPPV 治疗。在治疗全身性感染引起的 ALI 时,如果预计患者病情能够在 48~72 小时内缓解,可以考虑应用 NPPV。但气道分泌物明显增加而且气道自洁能力不足者、因手术需要不能使用鼻面罩者,或头面部烧伤后肿胀明显者、消化道出血者禁用。用 NPPV 治疗吸入性损伤 1~2 小时后,低氧血症和全身情况能够得到改善的患者,可继续进行;若低氧血症未能改善或全身情况继续恶化,提示 NPPV 治疗失败,应及时改为有创通气。

2. 有创通气 吸入性损伤患者实施机械通气时应用“肺保护性通气策略”,小潮气量通气(6~8ml/kg),气道平台压保持在 30~35cmH_2O(1cmH_2O=0.098kPa)。为限制气道平台压,有时不得不允许 $PaCO_2$ 高于正常值上限,也就是所谓的“允许性高碳酸血症”。一定程度的高碳酸血症是安全的,是肺保护性通气策略的结果,但不是治疗的最终目标。目前常用的机械通气有正压通气和高频通气两种。

(1)正压通气:临床上应用的呼吸器多属正压呼吸器。机械正压呼吸时,是以正压将气送入肺内,使胸腔内和肺内的压力增高。因而,对循环系统和呼吸系统可有不良影响。故应严格掌握禁忌证。凡对气道加压可使病情加重的疾患;如肺大疱、气胸、大咯血及急性心肌梗死者,均不宜使用。

1)间歇正压通气(IPPB):吸气时产生正压将气压入肺内,呼气时压力降至大气压,气体靠胸廓及肺组织的弹性回缩而排出。

2)吸气末正压通气(EIPB):吸气终末、呼气前、呼气阀继续关闭一个瞬时,然后再呼气,利用小气道扩张,可增加有效通气量。

3)呼气末正压通气(PEEP):呼气相产生正压,将气压入肺内,呼气相时呼吸道压力仍高于大气压,从而使肺泡扩张,增加了气体交换面,提高了血氧浓度。

4)间断强烈通气(IMV):机械呼吸频率为正常呼吸频率的一半或1/10。在呼吸机不送气时,病人可进行自主呼吸锻炼。这样,随着病情好转,自主呼吸的恢复,可撤离呼吸器。

IPPB 通气是一种常用的方式,同时可进行正压给氧。经间歇正压呼吸及给予高浓度氧疗后,PaO_2 仍低于 6.7~8kPa 时,应及时改为 PEEP 通气。使用时应及时调节压力大小。通常是参照肺静态压力。容积(P-V)曲线低位转折点压力选择 PEEP 值,或根据静态 P-V 曲线低位转折点压力+2cm H_2O 确定 PEEP 值。

(2)高频通气:上述的常频呼吸机的频率范围在 5~60 次/分,潮气量范围在 100~2000ml。高频通气可以通过较小的潮气量和较高的通气频率,既可提供一定的通气量,又能维持较低的气道内压和胸腔内压,对血流动力学的不良影响小,对呼吸道和肺部无损伤,肺内气体分布均匀。高频通气的呼吸频率>60 次/分,潮气量<150ml,吸气时间约在 0.001~0.1 秒。根据频率的不同,可分为以下 3 种型。

1)高频正压通气(HFPPV):频率为 60~100 次/分,吸气时间百分率<30%,潮气量小于正常。

2)高频喷射通气(HFJV):频率在 100~500 次/分,潮气量为 1~3 倍的生理无效腔。

3)高频振荡通气(HFOV):频率为 900 次/分以上,可达 3000 次/分,一般认为 1000 次以下已足够应用。潮气量<1 倍的生理无效腔。

HFOV 能明显改善重度吸入性损伤患者的氧合和肺顺应性，改善心肌功能，真正体现了“肺保护性通气策略”。PEEP 是实现塌陷肺泡重新复张和维持复张肺泡开放的重要手段。HFOV 联合 PEEP 递增法是目前治疗吸入性损伤较为合适的通气模式。

（四）纤维支气管镜直视下局部治疗

在内镜直视下，可以进行吸痰、局部冲洗、局部给药和止血等操作。吸入性损伤后，肺内存留大量的烟尘颗粒，这些毒性物质能引起持续损伤。因此吸入性损伤后尽早进行气道灌洗，能清除残存致伤物质，终止其继续损伤作用，同时灌洗还可以清除炎性因子，减轻继发性炎症反应。

（五）液体复苏和液体管理

重度烧伤合并吸入性损伤患者，休克期补液量较单纯体表烧伤要适当增加，以保证组织器官的有效灌注；度过休克期后再实施限制性的液体管理。吸入性损伤的病理生理特征是高通透性肺水肿，水肿程度与其预后明显相关，输液过多会增加肺水肿发生概率，使病理性肺水肿和输液性肺水肿产生叠加效应，患者病死率明显升高。输液不足又难以保证组织器官的有效灌注，加重病理性肺水肿。因此，吸入性损伤患者的液体管理必须兼顾二者的平衡。条件许可下，最好置漂浮导管，检测肺动脉楔压（PAWP），若 PAWP 位于正常值高限（1.3~1.6kPa），则应限制补液量。

（六）控制感染

烧伤合并吸入性损伤患者很容易并发感染，故应早期短程联用强效广谱抗生素抗感染。根据痰液、灌洗液及创面分泌物等微生物培养结果选择致病菌敏感抗生素，可考虑同时服用抗真菌药物，预防真菌感染。

（七）糖皮质激素

糖皮质激素可促进肺泡分泌肺表面活性物质，对呼吸道有保护作用，还可通过多种信号途径抑制炎症反应、减轻肺水肿。在非感染性因素造成的 ARDS 治疗中，可早期、短程使用糖皮质激素，但 ARDS 伴有严重感染者应忌用或慎用糖皮质激素。

（张　路）

第十四章

肺 水 肿

任何原因引起肺组织液体量过度增多和渗入肺泡，引起气体交换障碍，称为肺水肿（pulmonary edema）。临床主要表现为极度的呼吸困难、发绀、咳白色或血性泡沫痰；两肺布满对称性湿啰音；影像学表现为以肺门为中心的蝶状或片状模糊阴影。

【病因和发病机制】

引起肺水肿最常见的原因是左心室心力衰竭，其次为肾衰竭、成人呼吸窘迫综合征（ARDS）、肺部感染和过敏反应。肺水肿的发病机制可用 Starling 理论（公式 1）来解释。肺血管外的液体（EVLW）由血管滤出进入组织间隙的量，主要由肺毛细血管静水压（Pmv）、肺毛细血管胶体渗透压（Pmv）、肺间质胶体渗透压（πpmv）、肺间质静水压（πpmv）四个因素所决定。当 EVLW 趋向组织间隙增多时，可发生肺水肿。

$$EVLW=\{(SA\times Lp)[(Pmv-Ppmv)-\sigma f(\pi mv-\pi pmv)]\}-Flymph \qquad (公式 1)$$

其中，EVLW：肺血管外液体含量；Pmv：肺毛细血管静水压；Ppmv：肺间质静水压；πmv：肺毛细血管胶体渗透压；πpmv：肺间质胶体渗透压；SA：滤过面积；Lp：水流体静力传导率；σ：蛋白反射系数；Flymph：淋巴回流量。

因此，发生肺水肿的机制主要包括：

（一）肺毛细血管静水压（Pmv）升高

正常值为 8~10mmHg，与肺毛细血管外静水压即肺间质静水压（Ppmv）相抗衡，Pmv 升高越多二者相差越大，越容易引起毛细血管内液体渗出增多。主要见于二尖瓣狭窄，左心衰，肺静脉闭塞或狭窄，以及过量静脉输液等。

（二）肺间质静水压（Ppmv）降低

正常值为-10~-8mmHg。其降低主要见于胸腔和组织间隙负压增高，如胸腔积液或气胸时抽液、抽气过快等医源性因素。

（三）肺毛细血管胶体渗透压（πmv）降低

正常值为 25~28mmHg，由血浆蛋白形成，是对抗 Pmv 的主要压力。πmv 降低可导致毛细血管内液体渗出，见于肝硬化、肾病综合征等血浆蛋白产生或丢失过多时。

（四）肺间质胶体渗透压（πpmv）升高

正常值为 12~14mmHg，主要取决于间质中具有渗透性、活动的蛋白质浓度，它受反射系数 σf 和毛细血管内液体净滤过率 Qf 的影响，是调节毛细血管内液体流出的重要因素。

（五）肺毛细血管通透性增加

肺毛细血管内液体通过增大的毛细血管内皮间隙渗入肺泡，常见于重症肺炎、休克、脓毒症、成人呼吸窘迫综合征(ARDS)等。

（六）淋巴回流障碍

主要见于恶性肿瘤造成的淋巴管受压。

【病理和病理生理】

（一）病理

1. 肉眼可见肺表面苍白、含水量增多,肺切面有大量液体渗出。

2. 镜下　显微镜下可将肺水肿分为三期:①间质期:肺水肿早期表现,液体局限在肺泡外血管及传导气道周围的疏松结缔组织,可见支气管、血管周围腔隙和叶间隔增宽、淋巴管扩张;②肺泡壁期:液体进一步潴留,蓄积在厚的肺泡毛细血管膜一侧,肺泡壁进行性增厚;③肺泡期:充满液体的肺泡壁丧失环形结构而出现褶皱。当肺泡腔内液体蛋白与肺间质内容相同时,提示表面活性物质破坏、上皮丧失滤网能力。

（二）病理生理

肺水肿可导致肺顺应性、弥散、通气/血流比值等病理生理改变,从影响正常的肺通气及换气功能。间质水肿主要由于弥散距离增加影响氧的弥散,而肺泡水肿则可明显加重通气/血流比例失调。同时由于肺间质积液刺激J感受器,导致呼吸浅速,进一步增加每分钟死腔通气量,减少呼吸效率、增加呼吸功耗。当呼吸肌疲劳不能代偿性增加通气和保证肺泡通气量后,即出现 CO_2 潴留和呼吸性酸中毒。此外,肺水肿间质期即可表现为血流动力学改变。间质静水压升高可压迫附近微血管,增加肺循环阻力而升高肺动脉压力。低氧和酸中毒还可直接收缩肺血管,进一步恶化血流动力学,最终加重右心负荷,引起心功能不全。

【临床表现】

早期间质水肿阶段,患者主要表现为轻度呼吸困难;双下肺野可闻及细小湿啰音。出现肺泡水肿时表现为严重的呼吸困难、端坐呼吸、剧烈咳嗽、咳大量粉红色泡沫样痰、面色苍白、发绀、四肢出冷汗等;两肺布满大中小水泡音。

【病情判断】

典型的急性肺水肿,可根据病理变化过程分为4个时期:

（一）间质性水肿期

主要表现为夜间发作性呼吸困难、端坐呼吸伴出冷汗及口唇发绀,两肺可闻及干啰音或哮鸣音,心率增加及血压升高。

（二）肺泡性水肿期

主要表现严重的呼吸困难,呈端坐呼吸伴恐惧窒息感,面色青灰,皮肤及口唇明显发绀,大汗淋漓,咳嗽,咳大量粉红色泡沫样痰,大小便可出现失禁。两肺满布突发性湿性啰音。如为心源性者,心率快速,心律失常,心尖部第一心音减弱,可听到病理性第三心音和第四心音。

（三）休克期

在短时间内大量血浆外渗,导致血容量短期内迅速减少,出现低血容量性休克,同时由于心肌收缩力明显减弱引起心源性休克,出现呼吸急促、血压下降皮肤湿冷、少尿或无尿等休克表现,伴神志意识改变。

（四）终末期

呈昏迷状态往往因心肺功能衰竭而死亡。

【诊断和鉴别诊断】

根据病史、临床表现可初步诊断,而进一步诊断需进行X射线检查,典型间质期肺水肿的 X 线表现主要为肺血管纹理模糊、增多,肺门阴影不清,肺透光度降低,肺小叶间隔增宽。两下肺肋膈角区可见 Kerley b 线,少数情况下可见 Kerley a 线。肺泡水肿主要为腺泡状致密阴影,弥漫分布或局限于一侧或一叶的不规则相互融合的模糊阴影或呈肺门向外扩展逐渐变淡的扇形阴影,形似“蝴蝶状”。但肺含水量超过 30%时才可出现明显的 X 线征象,因此需 CT 和 MRI 协助早期诊断和鉴别诊断。

【治疗】

肺水肿的治疗原则是:①根据不同病因采取适当的治疗措施,是缓解和根本消除肺水肿的基础;②降低肺血管静水压,提高血浆胶体渗透压,改善肺毛细血管通渗性;③维持气道通畅,充分保证氧供,纠正低氧血症;④保持病人镇静;⑤积极预防和控制感染。

(一) 病因治疗

及时处理心源性、非心源性肺水肿的原发性疾病。如积极治疗左心衰、二尖瓣狭窄、肝硬化等疾病;药物引起者应立即停止使用可疑药物;输液速度过快者立即停止或减慢速度;尿毒症患者需透析治疗;感染诱发者立即应用恰当抗生素等。

(二) 针对发病机制的治疗

1. 降低肺毛细血管静水压　对心源性肺水肿患者可应用利尿剂、血管扩张剂、洋地黄制剂降低肺毛细血管静水压。

(1) 增强心肌收缩力:快速心房颤动或心房扑动诱发的肺水肿应采用适当的正性变力药物,包括速效强心苷、拟肾上腺素药和能量合剂等。两周内未用过洋地黄类药物者,可用毒毛花苷 K 0.25mg 或毛花苷丙 0.4~0.8mg 溶于葡萄糖内缓慢静注。对于心源性休克或高容量状态下收缩压<90mmHg 时,也可选用多巴酚丁胺、多巴胺等 β 受体激动药、米力农、依诺昔酮等磷酸二酯酶抑制剂。

(2) 降低心脏后负荷:应用血管扩张药降低外周血管阻力和主动脉阻抗,提高左心室排血的效应。对肺水肿有效的血管舒张剂分别是静脉舒张剂(以硝酸甘油为代表)、动脉舒张剂(以硝普钠为代表)和混合性舒张剂。①硝酸甘油:以 10~15g/min 的速度静脉给药,每 3~5 分钟增加 5~10g 的剂量直到平均动脉压下降(通常>20mmHg)、肺血管压力达到一定的标准、减轻难以忍受的头痛或心绞痛;②硝普钠:通常以 10pg/min 的速度静脉给药,每 3~5 分钟增加 5~10g 的剂量直到达到理想效果。动脉舒张压不应小于 60mmHg,收缩压峰值应该高于 100mmHg,多数患者在 50~100g/min 剂量时可以获得理想的效果。注意 48 小时内禁用 PDE5 抑制剂。

(3) 减轻心脏前负荷,注意体位,限制输液,静注利尿药。①减少静脉回心血量:患者坐位,双腿下垂或四肢轮流扎缚静脉止血带,每 20 分钟轮番放松一肢体 5 分钟。适用于输液超负荷或心源性肺水肿,禁用于休克和贫血患者。②减少体液量:呋塞米 20~80mg 静脉推注可迅速减少循环血量以减轻心脏负荷,并有一定的扩血管效果。但不宜用于血容量不足者,若无明显液体超负荷的情况应避免使用本药。对静脉注射呋塞米反应不明显的容量超负荷患者也可口服螺内酯 25~50mg。

2. 避免医源性因素造成肺间质静水压急剧下降　对胸腔积液或气胸患者,采用适度的抽液、抽气速度。

3. 提高血浆胶体渗透压　给予白蛋白或高分子右旋糖酐提高毛细血管胶体渗透压。

4. 降低毛细血管通透性　及时消除引起毛细血管损伤的因素;应用肾上腺皮质激素,如氢化可的松、地塞米松、甲泼尼龙等。有研究表明肾上腺皮质激素能有效减轻炎症反应和微血管通透性、促进表面活性物质合成、增强心肌收缩力和降低外周血管阻力和稳定溶酶体膜。可应用于高原肺水肿、中毒性肺水肿和心肌炎合并肺水肿。通常用地塞米松 20~40mg/d 或氢化可的松 400~800mg/d 静脉注射连续 2~3 天。但不宜长期应用。

（三）维持气道通畅、保证氧供

1. 维持患者气道通畅　及时应用止咳、祛痰、去泡沫剂，出现低氧血症和（或）CO_2 潴留时，可经面罩或人工气道机械通气，辅以 3~10cm H_2O 呼气末正压。但 SBP<90mmHg、意识模糊或休克者慎用。

2. 充分氧供　根据病情轻重分别采用鼻导管或鼻塞给氧、面罩给氧、间歇正压呼吸或呼气末正压给氧。

3. 改善低氧血症　肺水肿患者常需吸入较高浓度氧气以改善低氧血症，可用湿化器内置 75%~95%乙醇或 10%硅酮有助于消除泡沫。

（四）保持病人镇静

应用咪达唑仑、异丙酚等。吗啡每剂 5~10mg 皮下或静脉注射可减轻焦虑，还可通过中枢性交感抑制作用降低周围血管阻力，舒张呼吸道平滑肌，改善通气，减少呼吸运动的能量消耗。对心源性肺水肿效果最好，但禁用于休克、呼吸抑制和慢阻肺合并肺水肿者。

（五）积极预防和控制感染

疑有细菌感染时及时应用抗生素及肾上腺皮质激素防治感染。

（崔少华　张伟）

第十五章

肺动脉高压

肺循环是一个高容低压低阻系统，正常人在静息状态下，在海平面呼吸空气，肺动脉收缩压（SPAP）的正常范围是 20~25mmHg，舒张压为 6~10mmHg，肺动脉平均压（MPAP）<20mmHg。肺动脉高压是由各种原因引起的肺动脉压力异常升高的一种病理生理状态，血流动力学诊断标准为在海平面、静息状态下，右心导管测量平均肺动脉压≥25mmHg。

第一节　肺动脉高压总论

【分类】

以往将肺动脉高压分为“原发性”和“继发性”两类，随着对疾病认识的深入，肺动脉高压的分类也在不断完善。2008 年世界卫生组织（WHO）第 4 届肺动脉高压会议重新修订了肺动脉高压分类（表 2-15-1），共分为 5 大类：①动脉性肺动脉高压；②左心疾病所致肺动脉高压；③肺部疾病和（或）低氧所致肺动脉高压；④慢性血栓栓塞性肺动脉高压；⑤未明多因素机制所致肺动脉高压。该分类考虑了病因或发病机制、病理与病理生理学特点，对于制订患者的治疗方案具有重要的指导意义。

肺动脉高压的严重程度可根据静息状态下 MPAP 水平分为三度：①轻度：平均肺动脉压 26~35mmHg；②中度：平均肺动脉压 36~45mmHg；③重度：平均肺动脉压>45mmHg。

【临床表现】

肺动脉高压初期，除原发病的表现，患者通常无特异性的症状和体征。随着病情的发展，可有劳力性呼吸困难、乏力、胸痛、咳嗽、咯血、头晕、晕厥等表现。查体：早期常无明显异常体征，以后可有口唇发绀、颈静脉充盈或怒张，$P_2>A_2$，剑突下心脏搏动增强，三尖瓣出现收缩期杂音等。

【诊断】

肺动脉高压诊断主要根据临床表现和辅助检查。对临床上出现以上症状者应疑诊肺动脉高压，需及时应用心电图、胸片、超声心动图或右心导管检查。若诊断 PH 后还应作进一步检查，明确病因，进行临床评估（图 2-15-1）。

六分钟步行距离试验是评价肺动脉高压患者活动耐量状态最重要的检查方法，也是评价治疗是否有效的关键方法。同时，对于每一个入院诊治的肺动脉高压患者，都应该为其进行准确的心功能评级，而治疗之后的心功能评级变化，也将是疗效评价重要标准（表 2-15-2）。

表 2-15-1 2008 年 WHO 第四届肺动脉高压会议修订的肺动脉高压分类

1. 动脉型肺动脉高压(pulmonary arterial hypertension,PAH)
    - 1.1 特发性(idiopathic)
    - 1.2 遗传性(heritable)
        - 1.2.1 骨形成蛋白受体 2(bone morphogenetic protein receptor type 2,BMPR2)
        - 1.2.2 激活素受体样激酶 1(activin receptor-like kinase type 1,ALK1),内皮因子(伴或不伴遗传性出血性毛细血管扩张症)[endoglin(with or without hereditary hemorrhagic telangiectasia)]
        - 1.2.3 未知遗传因素(unknown)
    - 1.3 药物所致和毒物所致肺动脉高压(drug-and toxin-induced)
    - 1.4 疾病相关性肺动脉高压(associated with)
        - 1.4.1 结缔组织疾病(connective tissue diseases)
        - 1.4.2 HIV 感染(human immunodeficiency virus infection)
        - 1.4.3 门静脉高压(portal hypertension)
        - 1.4.4 先天性心脏病(congenital heart diseases)
        - 1.4.5 血吸虫病(schistosomiasis)
        - 1.4.6 慢性溶血性贫血(chronic hemolytic anemia)
    - 1.5 新生儿持续性肺动脉高压(persistent pulmonary hypertension of the newborn)肺静脉闭塞病和(或)肺毛细血管瘤样增生症[pulmonariy veno-occlusive disease(PVOD) and/or pulmonary capillary hemangiomatosis(PCH)]
2. 左心疾病所致肺动脉高压(pulmonary hypertension owing to left heart disease)
    - 2.1 收缩性心功能不全(systolic dysfunction)
    - 2.2 舒张性心功能不全(diastolic dysfunction)
    - 2.3 心脏瓣膜病(valvular disease)
3. 肺部疾病和(或)低氧所致肺动脉高压(pulmonary hypertension owing to lung diseases and/or hypoxia)
    - 3.1 慢性阻塞性肺疾病(chronic obstructive pulmonary disease)
    - 3.2 间质性肺疾病(interstitial lung disease)
    - 3.3 其他限制性与阻塞性通气障碍并存的肺部疾病(other pulmonary diseases with mixed restrictive and Obstructive pattern)
    - 3.4 睡眠呼吸障碍(sleep-disordered breathing)
    - 3.5 肺泡低通气(alveolar hypoventilation disorders)
    - 3.6 长期居住高原环境(chronic exposure to high altitude)
    - 3.7 肺发育异常(developmental abnormalities)
4. 慢性血栓栓塞性肺动脉高压(chronic thromboembolic pulmonary hypertension,CTEPH)
5. 未明多因素机制所致肺动脉高压(pulmonary hypertension with unclear multifactorial mechanisms)
    - 5.1 血液系统疾病(hematologic disorders) 骨髓增生异常(myeloproliferative disorders),脾切除(splenectomy)
    - 5.2 系统性疾病(systemic disorders) 结节病(sarcoidosis),肺朗汉斯细胞组织细胞增多症(pulmonary Langerhans cell histiocytosis),淋巴管平滑肌瘤病(lymphangioleiomyomatosis),神经纤维瘤(neurofibromatosis),血管炎(vasculitis)
    - 5.3 代谢性疾病(metabolic disorders) 糖原贮积症(glycogen storage disease),戈谢病(Gaucher disease),甲状腺疾病(thyroid disorders)
    - 5.4 其他(others) 肿瘤阻塞(tumoral obstruction),纤维素性纵隔炎(fibrosing mediastinitis),接受透析治疗的慢性肾功能不全(chronic renal failure on dialysis)

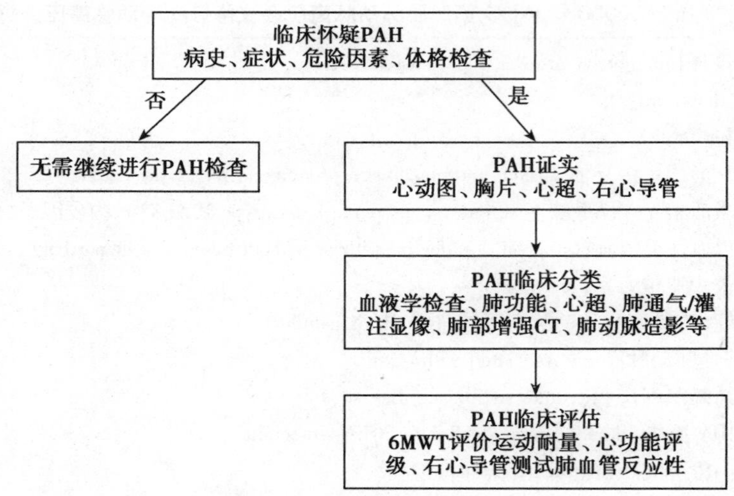

图 2-15-1　肺动脉高压诊断流程

表 2-15-2　世界卫生组织肺动脉高压患者功能分级

分级	描　述
Ⅰ	患者体力活动不受限,日常体力活动不会导致气短、乏力、胸痛或黑蒙
Ⅱ	患者体力活动轻度受限,休息时无不适,但日常体力活动会出现气短、乏力、胸痛或近乎晕厥
Ⅲ	患者体力活动明显受限,休息时无不适,但轻微日常活动即导致气短、乏力胸痛或近乎晕厥
Ⅳ	患者不能做任何体力活动,有右心衰竭的征象,休息时可有气短和(或)乏力,任何体力活动都可加重症状

【治疗】

引起肺动脉高压的疾病较多,故处理方式也不相同,应遵循以下治疗原则:

(一) 治疗基础疾病

如慢性阻塞性肺疾病应给予抗感染、解痉平喘、止咳化痰、吸氧、机械通气等;对慢性心功能不全给予强心、利尿等;对风湿性心脏病、先天性心脏病可行外科手术或介入治疗;对慢性血栓栓塞性肺动脉高压可给予抗凝和血栓内膜剥脱术等。

(二) 肺动脉血管扩张剂

目前临床上应用的血管扩张剂有:钙离子拮抗剂,前列环素及其结构类似物,内皮素受体拮抗剂及五型磷酸二酯酶抑制剂等。详见本章第二节特发性肺动脉高压的治疗。

(三) 肺移植

单侧肺移植、双肺移植及活体肺叶移植及心肺移植已应用于肺动脉高压患者的治疗,主要指征为已充分内科治疗而无明显疗效的患者。肺移植技术明显延长了这些患者的寿命和生活质量,患者可以停止使用治疗肺动脉高压的药物。

第二节　特发性肺动脉高压

特发性肺动脉高压(IPAH)是一种少见的肺血管疾病,以肺血管阻力增加,持续性肺动脉压力升高为主要特征。IPAH原因不明，病理改变主要在肺动脉和右心，表现为“致丛性肺动脉病”，即由动脉中层肥厚、向心或偏心性内膜增生及丛状损害和坏死性动脉炎等构成的疾病。

【发病机制】

IPAH迄今病因不明，目前认为其发病与遗传因素、自身免疫与炎症反应、肺血管内皮功能障碍、血管壁平滑肌细胞钾通道缺陷等有关。

（一）遗传因素

肺动脉高压具有易感性的分子遗传基础，骨形成蛋白Ⅱ型受体（BMPRⅡ）的基因突变后可表达出未成熟或无功能的骨形成蛋白-Ⅱ型受体，使下游的信号通路阻断，导致肺血管内皮细胞和平滑肌细胞过度增生而造成肺动脉高压。

（二）自身免疫与炎症反应

一部分IPAH患者抗核抗体水平明显升高，但缺乏结缔组织疾病的特异性抗体，提示免疫调节作用可能参与IPAH的病理过程。IPAH患者的肺部丛状病变血管处聚集有T细胞，B细胞和巨噬细胞，严重PAH患者循环中炎性因子水平显著升高，参与炎症过程的细胞因子和生长因子如白细胞介素IL-1、IL-6，血小板源生长因子（PDGF-A）以及巨噬细胞炎性蛋白-1α在IPAH患者循环中的表达和合成显著增加，提示炎症细胞参与了IPAH的发生发展。

（三）肺血管内皮功能障碍

肺血管收缩和舒张由肺血管内皮分泌的收缩和舒张因子共同调控，前者主要是血栓素A_2（TXA_2）和内皮素-1（ET-1），后者主要是前列环素和一氧化氮（NO），由于上述因子表达不平衡，导致肺血管处于收缩状态从而引起肺动脉高压。

（四）血管壁平滑肌细胞钾通道缺陷

电压依赖性钾通道对于维持膜电位以及调节细胞内游离钙离子浓度十分重要，如果钾通道受到抑制，则导致膜电位升高而去极化，激活L型电压门控钙离子通道，钙离子进入细胞内导致血管收缩并启动平滑肌细胞增殖，参与血管壁重构。

【临床表现】

（一）症状

IPAH早期通常无症状，仅在剧烈活动后感不适，随着肺动脉压力的增高，逐渐出现全身症状。

1. 呼吸困难　是最常见的症状，多为首发症状，表现为活动后呼吸困难、进行性加重，发生与心排血量减少、肺通气/血流比失衡、每分通气量下降等因素有关。

2. 胸痛　可呈典型心绞痛发作，常在劳力或情绪变化时发生。右心后负荷增加，右心室心肌组织增厚耗氧增多，右冠状动脉供血减少等引起的心肌缺血所致。

3. 晕厥　多在活动后发生，休息时也可发生，由脑组织供氧突然减少所致。

4. 咯血　咯血量较少，也可因大咯血死亡。

本病下肢水肿较常见，提示右心衰竭。恶心、呕吐提示右心衰竭加重。雷诺现象发生率约10%，如出现提示不佳。如出现声音嘶哑，系肺动脉扩张挤压左侧喉返神经所致。

（二）体征

IPAH的体征均与肺动脉高压和右心室负荷增加有关。

【辅助检查】

（一）血液检查

IPAH 患者血液检查一般正常，进行此项检查主要是用于肺功能高压的鉴别诊断。如肝功能、肝炎病毒标志物主要用于肝脏疾病所致门脉性肺动脉高压；如甲状腺功能检查用于排查甲状腺疾病所致 PH；HIV 抗体用于排查 HIV 感染所致 PH 等。

（二）心电图

心动图不能直接反映肺动脉高压，但能提示右心增大或肥厚。常见的表现有电轴右偏、顺钟向转位、肺型 P 波、$RV_1+SV_5>1.05mV$、ST-T 改变等。心动图检查简单方便，特异性较高，但敏感性较差，心电图正常不能排除 IPAH。

（三）胸部影像学检查

早期 IPAH 患者胸部影像学检查可无明显异常。胸片和胸部 CT 是临床上常规的检查方法，有助于判断肺动脉高压、肺动脉高压的程度和肺动脉高压的基础疾病。影像学征象有：右下肺动脉增宽≥1.5cm，肺动脉段突出，肺动脉分支失去比例形成截断现象，右心增大等。

（四）肺功能检查

可有轻到中度限制性通气功能障碍、弥散功能降低。肺功能检查可以发现潜在的气道疾病。

（五）超声心动图

UCG 是筛查肺动脉高压最重要的无创检查，肺动脉收缩压>50mmHg 可被诊断为肺动脉高压。UCG 不仅可估测肺动脉收缩压，而且可以评估左室收缩和舒张功能以及是否存在心脏扩大、心脏瓣膜功能、心内分流、心包积液等。

（六）放射性核素肺通气/灌注显像

该检查对 IPAH 和慢性血栓栓塞性肺动脉高压的鉴别诊断有重要意义，前者可呈弥漫性稀疏或基本正常，后者表现为 V/Q 不匹配。

（七）右心导管检查及急性肺血管反应试验

右心导管检查是确诊肺动脉高压的金标准，也是指导治疗方案的必要手段。它不仅可测量肺动脉压、心排血量、肺血管阻力、肺毛细血管楔压等，还可进行急性肺血管扩张试验。

常用的急性肺血管扩张试验药物有三种：一氧化氮、依前列醇、腺苷。其中吸入依前列醇具有比吸入一氧化氮更强的肺血管扩张作用，且半衰期较多，使用方便，安全性和耐受性均较好。具体操作方法为：在右心导管检查获取了基线血流动力学资料后，开始进行急性肺血管扩张试验，雾化吸入伊洛前列素 20μg，持续吸入 10 分钟，吸入结束后复测肺动脉平均压、心排出量等参数，观察吸入药物前后患者血流动力学变化，判断试验是否阳性。阳性标准：肺动脉平均压降低至少 10mmHg，绝对值<40mmHg，心排量不减少。必须满足此三项标准，才可以判断试验结果阳性。

【诊断和鉴别诊断】

首先，对临床上出现活动性呼吸困难、胸痛、胸闷、咯血、头晕、晕厥、乏力等表现者，应警惕肺动脉高压，要仔细询问病史和进行全面的体格检查，酌情做心电图、胸片、心脏超声、右心导管等检查。其次，对慢性阻塞性肺病、间质性肺病、慢性血栓栓塞性肺动脉高压、冠心病、风湿性心脏病、先天性心脏病、高血压性心脏病、结缔组织疾病累及肺等继发性肺动脉高压予以排除，才能考虑诊断 IPAH。

【治疗】

肺动脉高压是一种渐进性疾病，近年来随着对其发病机制认识的不断提高，针对肺动脉高压发病各环节的治疗取得了长足进展。

（一）肺血管扩张剂

治疗 IPAH 的主要药物，包括钙通道拮抗剂、前列环素类、内皮素受体拮抗剂、磷酸二酯酶抑制剂等。

1. 钙通道拮抗剂　急性肺血管扩张试验结果阳性是应用钙通道拮抗剂治疗的指征，这类药物有氨氯地平、硝苯地平、硫氮䓬酮等。建议基础心率相对较快者选择硫氮䓬酮，相对较慢者选择氨氯地平、硝苯地平。推荐从小剂量开始应用，在体循环血压没有明显变化的情况下逐渐增量，正确数周内增加到最大耐受剂量，然后维持应用。建议应用0.5~1年后再次进行急性肺血管扩张试验重新评估患者是否持续敏感，只有长期敏感者才能继续应用。

2. 前列环素　前列环素主要由内皮细胞产生，有强烈的血管舒张作用，是体内最有效的内源性血小板聚集抑制剂，同时也具有细胞保护作用和抗增殖活性。PAH 时前列环素合酶表达降低，前列环素生成减少。前列环素类药物的作用机制为前列环素与效应细胞的特异膜受体结合（IP 受体），通过 G 蛋白与腺嘌呤环化酶相偶联，使效应细胞内环磷酸腺苷（cAMP）增加，从而激活蛋白激酶 A，降低细胞内 Ca^{2+} 浓度，强力松弛血管平滑肌，同时可抑制血小板聚集。临床上前列环素的应用已经扩展到一些稳定的衍生物，它们虽然具有不同的药代动力学，但是具有相似的药效。

（1）依前列醇：其半衰期极短（2~3 分钟），需通过静脉输液泵连续给药。该药可以改善症状、活动耐量和血流动力学。1992 年美国 FDA 正式批准依前列醇治疗 IPAH，迄今仍是治疗严重 IPAH（WHO-FC Ⅲ~Ⅳ级）的首选药物。依前列醇的治疗初始剂量为 2~4ng/（kg·min），然后每 15 分钟按 2ng/（kg·min）逐渐增加剂量。剂量的给予要求高度个性化，剂量的增加要考虑到药物的不良反应（面部潮红，头痛，腹部不适等），严重不良事件包括局部部位感染、导管阻塞和败血症。依前列醇输液过程中突然停药或大幅减量可能引起肺动脉高压相关症状的反弹（如呼吸困难、眩晕等），发生病情的恶化，甚至死亡，故应避免突然停药或突然大幅减慢输注速率。

（2）伊洛前列素：伊洛前列素是依前列醇的同类物，较其生物和化学稳定性更高，可静脉、口服或者气雾给药。但由于肠壁和肝脏的氧化作用，口服效果不满意。在一部分 PAH 及 CTEPH 患者中连续静注伊洛前列素与静注依前列醇效果相似。我国于 2006 年批准用于治疗 IPAH。该药血浆半衰期为 20~30 分钟，单次吸入后持续时间约 60 分钟，作用时间较短，故每日必须吸入 6~9 次，每次吸入时间 5~10 分钟，每次吸入 10~20μg。吸入伊洛前列素最常见的副作用为面色潮红、头痛和颊肌痉挛（口腔开合困难）。

（3）曲前列环素：曲前列环素是依前列醇的类似物，是最早也是目前唯一可进行皮下注射的肺动脉高压靶向治疗药物。该药能够改善患者运动耐量，血流动力学和症状。皮下注射曲前列环素的初始剂量 1~2ng/（kg·min）。该药最适剂量因人而异，一般为 20~80ng/（kg·min）。剂量的增加受副作用的限制，如注射部位疼痛、潮红、头痛。其中，注射部位疼痛是该药最常见的副作用，导致相当一部分患者无法增加至达到最佳疗效的剂量。

（4）贝前列环素：贝前列环素是第一种生物性质稳定、可以口服的活性前列环素类似物。空腹吸收迅速，30 分钟后达峰浓度，清除半衰期为 35~40 分钟。常规剂量为一日三次，一次 40μg。贝前列环素可显著增加运动耐量，改善症状，但不改善血流动力学和心功能分级,且该药治疗 PAH 的疗效可能随时间的延长而衰减。该药最常见的不良事件为头痛、面色潮红、下颌疼痛和腹泻。

3. 内皮素受体拮抗剂(ERA) PAH 患者血浆和肺组织中的内皮素系统被激活,内皮素-1(endothelin-1,ET-1)被认为是最强的血管收缩肽之一,能介导纤维化和各种炎症机制,促进血管平滑肌细胞增生和成纤维细胞肥大增生。ET-1 通过结合肺血管平滑肌细胞上两个不同的受体亚型——ETA 和 ETB 受体产生血管收缩效应。内皮素受体拮抗剂和这两种受体竞争性结合,阻滞内皮素的作用。ERA 可降低 IPAH 患者的肺动脉平均压、肺血管阻力,改善功能分级,提高运动能力和存活率。

(1) 波生坦:波生坦片是一种口服、有活性非选择性的双重内皮素受体拮抗剂,具有对 ETA 和 ETB 受体的亲和作用。波生坦治疗的初始剂量为 62.5mg 每日两次,4 周后渐增至 125mg 每日两次。约 10%患者发生肝转氨酶增加,但停药后可逆转。因此,在治疗前需检测肝脏转氨酶水平。随后,最初 12 个月内每个月检测一次,以后 4 个月检测一次。

(2) 司他生坦:司他生坦是一种高选择性口服活性的 ETA 受体拮抗剂。该药治疗剂量为 100mg,每日一次。应用该药正规剂量治疗,肝功能异常的发病率为 3%~5%,故要求每月一次检查肝功能。司他生坦与华法林相互作用可增加 INR,所以同时应用需要减少华法林剂量。

(3) 安贝生坦:安贝生坦是 ETA 受体高度亲和性的拮抗剂。该药被批准用于治疗 WHO-FC Ⅱ和Ⅲ的患者,批准的剂量为 5mg,每日一次。当对初始剂量耐受性良好时,可以增加到 10mg,每日一次。治疗的患者也需要每月一次检查肝功能。

4. 磷酸二酯酶抑制剂(phosphodiesteras,PDEs) PDE-5 抑制剂通过抑制 PDE-5 活性,减少 cGMP 降解,提高肺血管平滑肌细胞 cGMP 浓度,使内源性 NO 的作用更加持久,cGMP 通过激活蛋白激酶 G,增加 K^+通道开放,使细胞膜超极化,使细胞内 Ca^{2+}浓度降低,使血管平滑肌松弛,血管扩张,降低肺动脉压。同时 PDE-5 抑制剂有抗增生作用,可以逆转血管重构。对于世界卫生组织功能分级Ⅱ级或Ⅲ级的 PAH 患者,磷酸二酯酶抑制剂成为推荐的一线治疗药物。

(1) 西地那非:西地那非是一种高选择性的口服 PDE-5。研究表明西地那非可提高运动耐量,改善症状和血流动力学。该药已被美国食品药品管理局和欧洲药品管理局批准用于临床治疗 PH,并且应用不受功能分级的限制。其经批准的剂量为 20mg,每日三次。西地那非的副作用大多为轻度至中度,主要涉及血管扩张(如头痛、潮红、鼻出血等)。因西地那非可抑制 PDE-5,可能引起不可逆的肾损害,用药时应注意监测肾功能。

(2) 他达拉非:该药被美国 FDA 批准的剂量为 40mg,每天一次。研究表明 40mg 他达拉非耐受性好,可显著改善患者症状,提高运动耐量,与波生坦联合应用时耐受性也良好。

(3) 伐地那非:该药耐受性良好,不良反应轻微,但是对血氧饱和度改善不明显。《肺动脉高压专家共识》中推荐使用剂量为 5mg 每日一次,根据临床症状 2 周或 4 周后改为每日两次维持治疗。该药常见副作用为潮热、颜面潮红、头痛等,减量或停药后症状可自行消退。

(二) 抗凝

抗凝治疗并不能改善患者的症状。但由于 IPAH 患者肺血流缓慢、心功能不全、活动受限导致静脉血流淤滞等原因,常有血栓栓塞的风险,故推荐抗凝治疗。常用的口服药物为华法林,不能耐受者可改服阿司匹林。

（三）房间隔造口术

此法可改善一些严重 IPAH 患者的临床症状和血流动力学指标，延长生存时间，但也有一定的风险，因此需慎重选择适应证。入选标准：诊断为重度 PAH 的患者，经过充分的内科治疗仍然反复发生晕厥和（或）右心衰竭；静息状态下动脉血氧饱和度>80%，血细胞比容>35%，确保术后能维持足够的系统血氧运输。排除标准：超声心动图或右心导管证实存在解剖上的房间交通；右房压>20mmHg。

（四）肺和心肺移植

疾病晚期可考虑肺和心肺移植治疗。

（王凯玲　任涛）

第十六章

肺部肿瘤患者呼吸危重症

第一节　上腔静脉综合征

上腔静脉综合征(superior vena cava syndrome,SVCS)为临床常见肿瘤急症,主要由胸内肿瘤压迫上腔静脉引起的急性或亚急性呼吸困难和颜面部肿胀,进一步发展可导致缺氧和颅内压力增高,需紧急处理。

【病因和发病机制】

(一)病因

最常引起上腔静脉综合征的原因为胸内肿瘤,占87%~97%。其他引起上腔静脉综合征的肿瘤包括胸腺瘤、恶性淋巴瘤、乳腺癌纵隔转移、生殖细胞肿瘤、纤维型间皮瘤等。非肿瘤性病变引起上腔静脉综合征的比较少见,包括静脉血栓、放疗引起纵隔纤维化等。

(二)发病机制

上腔静脉为壁薄、低压的大静脉,肿瘤组织或纵隔淋巴结压迫上腔静脉,静脉回流受阻,出现侧支循环:脐静脉、内乳静脉、胸廓静脉和脊椎静脉回流至下腔静脉,进而导致浅表静脉扩张、面部淤血、结膜水肿、颅内压增高导致头痛、视物不清和意识模糊。

【诊断要点】

(一)临床表现

常见症状有呼吸困难(占63%)、头部发胀(占50%)、咳嗽(占24%)。其他症状包括头晕、头痛、晕厥、反应迟钝、视觉障碍、吞咽困难、声音嘶哑、嗜睡。

体征:面颈部、上肢充血水肿,面颈部、上胸部浅表静脉怒张,上肢静脉压力增高。大多数症状和体征在弯腰和仰卧时加重。

(二)影像学检查

CT和MRI作为确诊上腔静脉综合征常用检查方法。同时还能提供上腔静脉综合征病因学方面的信息以及确定原发疾病的部位和浸润范围。

(三)测肘静脉压

辅助监测上腔静脉综合征的严重程度,正常肘静脉压为3~15cmH_2O,SVCS时压力显著增高,可达40cmH_2O以上。

【治疗】

以缓解症状为首要任务,后针对病因治疗。

(一)一般处理

卧床、抬高头部、吸氧、禁用上肢静脉。脱水:甘露醇+激素。

（二）放疗

放疗是治疗 SVCS 的标准方案，大分割放疗有助于快速缓解症状。

（三）化疗

用于化疗敏感的恶性肿瘤，如小细胞肺癌和淋巴瘤。

（四）支架植入

有效率为 68%～100%，面部肿胀缓解出现在 1～7 天。

（五）溶栓和抗凝

使用尿激酶、链激酶和组织纤维蛋白溶酶原激活剂可以有效溶解血栓。

（六）手术

外科成功率较低、并发症高，很少应用。

第二节　颅内压增高症

颅内压增高（increased intracranial pressure）是神经外科常见临床病理综合征，是颅脑损伤、脑肿瘤、脑出血、脑积水和颅内炎症导致颅内压持续在 2.0kPa（200mmH_2O）以上，从而引起的相应的综合征，称为颅内压增高。颅内压增高会引发脑疝危象，可使病人因呼吸循环衰竭而死亡。

【病因和发病机制】

可导致颅内压增高症的病因和发病机制包括：①颅腔内容物的体积增大如脑组织体积增大（脑水肿）、脑脊液增多（脑积水）、颅内静脉回流受阻或过度灌注，脑血流量增加，使颅内血容量增多。②颅内占位性病变使颅内空间相对变小如颅内血肿、脑肿瘤、脑脓肿等。③先天性畸形使颅腔的容积变小如狭颅症、颅底凹陷症等。

【诊断要点】

（一）临床表现

1. 头痛　程度不同，以早晨或晚间较重，部位多于额部及颞部。用力、咳嗽、弯腰或低头时加重。

2. 呕吐　头痛剧烈时，可伴有恶心、呕吐。

3. 视盘水肿　表现为视盘充血，边缘模糊不清，中央凹陷，静脉怒张。

4. 意识障碍及生命体征变化　嗜睡、反应迟钝。严重可出现昏睡、昏迷、终因呼吸循环衰竭而死亡。

（二）CT 或 MRI

CT 或 MRI 检查能对绝大多数占位性病变做出定位诊断，还有助于定性诊断。

（三）腰椎穿刺

对颅内占位性病变有一定危险性，会引发脑疝，应慎重。

【治疗】

（一）一般处理

留院观察，密切检测生命体征。

（二）降低颅内压

脱水：甘露醇、甘油果糖等，加激素保护神经细胞。

（三）病因治疗

颅内占位性病变，应手术、放疗、或 γ 刀治疗。脑积水患者可行脑脊液分流术。

（四）冬眠低温疗法或亚低温疗法

降低脑的新陈代谢，减少脑组织氧耗量，防止脑水肿的发展。

第三节　急性肿瘤溶解综合征

急性肿瘤溶解综合征（acute tumor lysis syndrome，ATLS）是肿瘤治疗过程中最紧急的并发症，由于肿瘤细胞的大量溶解破坏，细胞内物质的快速释放，超过了肝脏代谢和肾脏排泄的能力，使代谢产物蓄积而引起高尿酸血症、高钾血症、高磷血症、低钙血症、代谢性酸中毒等一系列代谢紊乱，进而导致严重的心律失常或急性肾衰竭而危及生命。

【病因】

ATLS 往往发生在负荷过大、增殖迅速、对化疗高度敏感的肿瘤，如白血病、淋巴瘤、小细胞肺癌等。

【诊断要点】

（一）临床表现

患者表现为恶心、呕吐、气短、充血性心衰、心律不齐、尿液浑浊、水肿、关节不适、癫痫发作、肌肉痉挛、手足抽搐、昏睡、晕厥甚至猝死。

（二）实验室检查

治疗前 3 天或 7 天后（以下因素≥2 个异常，基线值需要通过治疗前的多次监测确定）：①尿酸≥476μmol/L 或增加 25%；②钾≥6.0mmol/L 或增加 25%；③磷≥2.1mmol/L（儿童）或≥1.45mmol/L（成人）或增加 25%；④钙≤1.75mmol/L 或减少 25%。临床肿瘤溶解综合征在实验室检查基础是合并以下一项：①肾损害：血肌酐≥1.5 倍年龄校正的正常上线；②心律失常/猝死；③癫痫。

【预防和治疗】

ATLS 发生后病死率较高，早发现尤为重要。评估发生风险和进行治疗后，应严格执行血液学指标监测，如 24 小时尿量、白细胞计数、血肌酐、BUN、电解质、LDH 等，每 4~6 小时 1 次，持续 48~72 小时，并持续心电监护。

（一）水化和碱化

是预防和治疗的基本措施。除已有急性肾衰或少尿症、老年和肾功能低下者，所有患者应在肿瘤治疗前 24~48 小时进行水化，每天补液量 $3L/m^2$ 或 200ml/kg，并维持尿量 $>100ml/m^2$ 或 3ml/(kg·h)。应用碳酸氢钠碱化尿液使尿 pH>7.0。

（二）降低尿酸

ATLS 发生的一个重要原因是尿酸阻塞性肾病，尿酸来源于快速释放的细胞内核酸嘌呤的代谢。

1. 别嘌醇至少在每天 $300mg/m^2$，化疗前 2~3 天开始使用。

2. 尿酸氧化酶　尿酸氧化酶促进尿酸分解代谢为尿囊素，易从尿液排出。0.05~0.2mg/kg 静滴 30 分钟，每 12 小时给药一次。

（三）纠正电解质紊乱及血液透析

所有高危患者在化疗时，应尽可能处于能及时血透的环境中。

1. 高磷血症　中等(≥2.1mmol/L)者避免静脉使用磷酸盐,口服磷酸盐黏合剂(氢氧化铝)15ml[50~150mg/(kg·24h)]Q6h;严重者透析或血液滤过。

2. 高钾血症　中等(≥6mmol/L)和无症状者避免静脉或口服钾、心电监护、聚苯乙烯磺酸钠(降钾树脂);严重(>7mmol/L)和(或)有症状者还需加用葡萄糖酸钙100~200mg/kg缓慢静推、胰岛素0.1U/kg静滴+D25(硫化双氯酚)2ml/kg静滴、碳酸氢钠1~2mEq/kg静推、透析。

3. 低钙血症　钙≤1.75mmol/L,无症状者不治疗,有症状者葡萄糖酸钙50~100mg/kg缓慢静推(心电监护下)。

第四节　高钙血症

高钙血症是指血清离子钙浓度的异常升高。由于通常所测定的是总钙,而不是离子钙,因此必须注意影响离子钙的因素。当进入细胞外液的钙(肠骨)超过了排出的钙(肠肾)则发生高钙血症,血钙浓度高于2.75mmol/L。

【病因和发病机制】

(一)恶性肿瘤

恶性肿瘤骨转移,或肿瘤本身释放甲状旁腺激素样物质、维生素D等使骨组织吸收而释放钙。

(二)原发性甲状旁腺功能亢进

甲状旁腺激素分泌过多,导致骨组织吸收。

(三)噻嗪类利尿药

体液排出过多,引起低血容量,导致高钙血症。

(四)肾衰竭

急性肾衰竭的少尿期,钙无法排出,导致高钙血症。

(五)甲状腺功能亢进

甲状腺激素增多,机体代谢增快,骨吸收增加。

【临床表现】

(一)精神症状

轻者只有乏力、倦怠、淡漠,重者有头痛、肌无力、腱反射减弱、抑郁、易激动、步态不稳、语言障碍、听力、视力和定向力障碍或丧失、行为异常等。高钙危象时可出现谵妄、惊厥、昏迷。

(二)心血管系统

血压升高和各种心律失常。心电图可出现Q-T间期缩短、ST-T改变、房室传导阻滞和低钾血症性U波。

(三)呼吸系统

支气管分泌物黏稠,黏膜细胞纤毛活动减弱,支气管分泌物引流不畅,易导致肺部感染、呼吸困难,甚至呼吸衰竭。

(四)消化系统

食欲减退、恶心、呕吐、腹痛、便秘,重者发生麻痹性肠梗阻。

(五) 泌尿系统

肾小管损害,使肾小管浓缩功能下降,引起多尿、烦渴、多饮,甚至失水、电解质紊乱和酸碱失衡。

(六) 血液系统

钙离子可激活凝血因子,故可导致广泛性血栓形成。

(七) 钙的异位沉积

高钙血症易发生异位钙沉着,可沉着于血管壁、角膜、结合膜、鼓膜、关节周围和软骨,可分别引起肌肉萎缩、角膜病、红眼综合征、听力减退和关节功能障碍等。

(八) 高钙危象

血钙增高至4mmol/L以上时,表现为多饮、多尿、严重脱水、循环衰竭、氮质血症。如不及时抢救,患者可死于肾衰竭和循环衰竭。

【诊断要点】

(一) 血钙浓度检测

多次测定血浆钙浓度,同时检测血清白蛋白、pH,以便纠正所测结果。

(二) 其他

B超、X线检查、核素扫描和CT检查有助于明确病因。

【治疗】

治疗高钙血症的策略:

(一) 扩充血容量

使用生理盐水补充细胞外液,24~48小时每日持续静滴3000~4000ml。

(二) 增加尿钙排泄

利尿剂,可用袢利尿药(但禁用噻嗪类利尿药)。

(三) 减少骨的重吸收

双磷酸盐口服或静滴,肾功能异常者慎用。

(四) 降钙素

降钙素可以抑制骨吸收,增加尿钙排出。

(五) 肾上腺皮质激素

皮质激素可以抑制肠钙吸收,并可以增强降钙素的作用。

(六) 治疗原发性疾病

应根据血钙升高的程度采取不同的治疗对策。

1. 轻度高钙血症　血钙在2.75~3.0mmol/L之间;应以治疗原发疾病为主。

2. 中度高钙血症　血钙浓度在3.0~3.4mmol/L之间,以治疗原发疾病、扩容、利尿为主,血钙下降不理想可加用双膦酸盐。

3. 重度高钙血症　血钙在3.75mmol/L(13.5mg/dl)以上,即高钙危象,不管有无症状均应紧急处理。

第五节 脊髓压迫症

脊髓压迫症是一组具有占位效应的椎管内病变。脊髓受压后的变化与受压迫的部位、外界压迫的性质及发生速度有关。随着病因的发展和扩大,脊髓、脊神经根及其供应血管受压并日趋严重，一旦超过代偿能力，最终会造成脊髓水肿、变性、坏死等病理变化，出现脊髓半切或横贯性损害及椎管阻塞，引起受压平面以下的肢体运动、感觉、反射、括约肌功能以及皮肤营养功能障碍等截瘫症状。

【病因和发病机制】

（一）恶性肿瘤

约占 1/3，肿瘤椎骨转移压迫，或椎管里占位。

（二）其他

外伤、感染、先天性脊柱畸形。

【临床表现】

（一）神经根症状

沿受损的后根分布的自发性疼痛，一侧或双侧、间歇性或持续性疼痛。

（二）感觉障碍

脊髓受损平面以下对侧躯体痛温觉减退或消失。

（三）运动障碍

急性脊髓损害早期表现为脊髓休克，2~4 周后表现为痉挛性瘫痪。慢性脊髓损伤可引起病变以下同侧肢体痉挛性瘫痪；双侧锥体束受压，则引起双侧肢体痉挛性瘫痪。

（四）反射异常

腱反射减弱或消失，锥体束受损则损害水平以下同侧腱反射亢进、病理反射阳性、腹壁反射及提睾反射消失。

（五）括约肌功能障碍

锥体束受累，早期出现尿潴留和便秘，晚期为反射性膀胱，而马尾及圆锥病变则出现尿、便失禁。

（六）自主神经症状

病变节段以出现泌汗障碍、皮肤划痕试验异常、皮肤营养障碍、直立性低血压等表现为特征，若病变波及脊髓 C_8~T_1 节段则出现 Horner 征。

【诊断】

（一）影像学检查

CT 或 MRI 为非侵袭性检查，能清晰地显示脊髓受压部位及范围、病变大小、形状及与椎管内结构关系，必要时可增强扫描推测病变性质。

（二）脑脊液检查

脑脊液压力、常规及生化检查是诊断脊髓压迫症的重要方法。

【治疗】

（一）治疗原发病

恶性肿瘤所致脊髓压迫者治疗原发疾病为主。

1. 手术　髓内肿瘤者可予以肿瘤摘除。骨转移引起硬膜外压迫患者可行椎体成形术。
2. 放疗　肿瘤局部放疗。

（二）缓解症状

1. 脱水　甘露醇、甘油果糖脱水可减轻压迫症状。
2. 激素　大剂量激素可改善脊髓血流和微血管灌注，改善脊髓功能。

（三）康复治疗

进行器官功能重建。

（四）预防并发症

预防感染、预防压疮。

第六节　心包积液

大部分心包积液由于量少而不出现临床征象。少数病人则由于大量积液而以心包积液成为突出的临床表现。

【病因和发病机制】

（一）感染性

结核、细菌（金黄色葡萄球菌、肺炎球菌、革兰阴性菌、霉菌等）、病毒（柯萨奇病毒、流感病毒等）、原虫。

（二）非感染性

恶性肿瘤、风湿病、心脏疾病、内分泌、营养代谢性疾病。

【诊断要点】

（一）症状和体征

1. 症状　少量无明显症状，中大量积液患者可出现胸闷、气急、端坐呼吸等心脏压塞症状。

2. 体征　查体心音遥远。

（二）检查

1. X线检查　普大型心影，大量积液心影呈烧瓶状。

2. 心电图　低电压、心动过速。

3. 超声　心前壁和后壁之间均见液性暗区。

（三）心包液检查

行心包穿刺，心包积液的常规、生化、脱落细胞检查有助于明确病因。

【治疗】

（一）心包穿刺引流

可缓解心脏压塞症状，同时有助于诊断。

（二）外科治疗

在诊断明确、药物治疗无效的情况下可行心包切除。心包部分或完全切除、胸腔引流。

（三）病因治疗

抗肿瘤、抗炎、抗结核、治疗风湿病等针对病因的药物治疗。

（吴凤英　任涛）

第十七章

床旁检查和临床评价

对于呼吸内科的危重病人，多数情况只能通过床边仪器检查对病情做出诊断并评估严重程度，因此需要充分了解床边检查适用范围，为临床诊断及治疗提供更为精准的依据。

（一）床边胸片

床边胸片是运用最广泛的床边无创检查。它能够帮助确定是否存在胸部疾病及其演变过程和对治疗的反应，如肺炎、肺水肿、肺占位性病变、肺不张；胸膜疾病如的气胸、胸腔积液等；判断置于患者体内的治疗管路的位置，如气管内导管、深静脉导管、肺动脉导管等。然而床边胸片本身存在的盲区以及危重病人需要精细化管理，显然床边胸片不能胜任。

（二）床边超声

随着科学技术的发展，重症超声已经成为重症患者床旁评估的一种新兴的手段，弥补了传统的影像学工具包括胸部平片甚至 CT 扫描对重症患者呼吸诊断治疗的短板。肺部超声能快速评估各种原因引起的通气变化，其数据和 CT 有很高的相关性，且具有动态、实时、可重复的特点，不仅可以用于病情的评估，还可以进行多目标整合的动态评估，为重症患者的诊断与治疗调整提供及时、准确的指导。目前肺部超声概念的崛起及发展在呼吸危重病学中的运用已经远远超出了超声仅用于胸水定位的概念。

1. 超声对于肺栓塞的诊断价值　多器官（心、肺、血管）的联合超声检查有助于肺栓塞诊断准确性的提高。肺部正常的超声表现，心脏超声显示室间隔矛盾运动，心脏收缩功能下降、下腔静脉增宽等静水压升高性肺水肿的心脏超声表现，结合下肢静脉超声为肺栓塞提供的间接证据；这些联合超声征象为肺栓塞经验治疗提供更可靠的依据。

2. 床旁肺部超声对肺炎的诊断　Reissig A 报道肺部超声诊断社区获得性肺炎的敏感度与特异度分别为 93.4%和 97.7%。Chavez 等进行的一项包含 1172 例患者的研究显示，肺部超声在成人中诊断肺炎的敏感度和特异度也高达 94%与 96%。国内有报道床旁超声检查最初诊断为肺部感染，诊断符合率为 90.9%；国内肺部超声通过监测感染的超声征象，也是床旁早期诊断 VAP 的可靠的工具，其诊断 VAP 的准确率与 CT 相当，符合率达 98.7%。然而，目前肺部超声对肺炎的诊断应用在临床上尚未能广泛开展。

3. ALI/ARDS 的鉴别诊断和治疗评估　ALI/ARDS 是由肺毛细血管内皮细胞和肺泡上皮细胞广泛性损伤导致肺泡，毛细血管内膜通透性增加而发生的非心源性肺水肿。非心源性肺水肿的早期 X 线胸片，特别是床边 X 线胸片常缺乏特征性或仅有微小改变。床边肺部超声检查的优势在于早期，甚至在临床诊断之前即可出现特征性的彗星尾征。根据彗星尾征出现的部位，有助于早期急性心源性肺水肿与 ALI/ARDS 的鉴别。重症超声已经成为 ARDS 诊治中的新手段，其在指导 ARDS 评估肺复张潜能、指导右心保护与机械通气策略及并发症等方面均有着重要作用。经胸的肺部超声可以检测到早期 ARDS 患者 PEEP 试验前后非通气肺区域的改变。肺部超声气化评分使得肺部超声对于肺复张过程能进行量化的评价，更增加了其临床实用性。

4. 脱机超声评估 在脱机前，超声可以判断患者的气道是否通畅，肺部是否存在大面积的实变，对血管外的肺水进行半定量评估，了解患者双侧膈肌的收缩情况，有助于临床判断脱机指征。

（三）床边肺功能

对于呼吸危重病人，床边呼吸功能的检查包括呼吸频率、节律、氧饱和度、呼气末 CO_2、呼吸肌、肺容量和通气功能。对于机械通气的病人可通过呼吸机监测病人的自主呼吸，安装在呼吸机或多功能监护仪上的呼出气 CO_2 监测装置可以较准确监测并显示呼吸频率与节律，同时能监测呼出气 CO_2 水平，计算无效腔百分比和 CO_2 生成量。

呼气末二氧化碳分压（$P_{ET}CO_2$）被认为是除体温、脉搏、呼吸、血压、动脉血氧饱和度以外的第六个基本生命体征。$P_{ET}CO_2$ 可以反映患者的代谢、通气和循环状态，临床上通过测定 $P_{ET}CO_2$ 反映 $PaCO_2$ 的变化，以监测患者的通气功能。在呼吸机治疗或麻醉手术过程中，可随时根据监测结果调节通气量；在低血压、低血容量、休克和心力衰竭时，随着肺血流量减少，$P_{ET}CO_2$ 逐渐减低，从而反映循环功能；气管导管接头脱落，$P_{ET}CO_2$ 立即降至零，可即刻发现通气机故障；在空气、羊水、脂肪和血栓栓塞时，$P_{ET}CO_2$ 突然降低，与低血压不同，低血压时，$P_{ET}CO_2$ 逐渐降低。

（四）床边气管镜

床边气管镜不仅是危重病患者抢救的重要工具，在治疗中也发挥越来越重要作用。

1. 注意事项

（1）气管镜检查前必须掌握病情：包括原发病及并发症，重要脏器的功能状态，需要对患者目前的血容量、电解质、血气分析等指标了然于心。

（2）加强监测：危重患者行气管镜检查时，必须专人监测心电图、血压、呼吸、无创性脉搏血氧饱和度，条件允许经皮 CO_2 分压监测。

（3）其他事项：应具备对常见意外作出及时判断紧急处理的技术力量和物质条件。

2. 床边气管镜在危重患者中的运用

（1）气管镜引导下气管插管：紧急插管应该首选口咽部气管插管。相对平稳状态下，口插管换鼻插管时多由气管镜引导下气管插管。

（2）异物取出：呼吸道的异物尤其是大气道的异物是呼吸科急危重症，无论异物在大气道或叶段支气管均可用气管镜直视下取出。

（3）吸引气道分泌物：保持呼吸道的通畅是危重呼吸病人基础治疗。对于重度感染、气道大量分泌物又无力咳嗽咳痰患者，需积极气管镜下分泌物吸取，对于黏稠分泌物引起的肺不张，气管镜的作用明显。

（4）严重肺部感染病原学的诊断：气管镜下灌洗液的细菌、真菌、结核的涂片、培养，灌洗液的 GM 试验等在复杂感染病原学的诊断中具有重要意义。

（5）大咯血的治疗：对于大咯血患者应尽早建立人工气道，气管镜下呼吸道的清理及局部止血是大咯血救治的一部分。如果事先没有影像学提示出血部位，多数情况下由于镜下视野模糊很难找到具体出血位置，此时通过气管镜的吸取保持大气道的通畅，结合静脉止血补液，为下一步介入或手术治疗争取时间和机会。如果出血位置明确，调整为患侧卧位，镜下抽吸的同时气道内注射冰盐水、肾上腺素，出血气道内置入阻塞物。

（杨丹榕）

第十八章

肺功能检查

肺功能检查是运用呼吸生理知识和现代检查技术探索人体呼吸系统功能状态的检查。临床上常用的检查包括肺容积检查、肺通气功能检查、支气管激发试验、支气管舒张试验、肺弥散功能检查、气道阻力检查、血气分析和气体交换、心肺运动试验、代谢测定等多项内容。各检查项目从不同角度反映呼吸系统的功能状态，在临床实践中，可根据不同需求，有针对性地选择某个检查项目，或以组合的方式进行多项检查。

在我国，呼吸功能检查的研究与临床应用已有70多年历史，随着计算机技术的发展及我国医疗科研水平的提高，呼吸生理的研究取得了巨大进展，肺功能检查仪器不断更新，检测技术不断改进，检查项目不断增加，应用范围日趋扩大。

肺功能检查已成为临床上对胸肺疾病诊断、严重程度、治疗效果和预后评估的重要检查手段，目前已广泛应用于呼吸内科、外科、麻醉科、儿科、流行病学、潜水及航天医学等领域。

第一节　肺功能检查的质量要求

为保证能够准确地反映疾病的真实状态，肺功能检查必须达到一定的质量控制及环境要求。肺功能检查不论作为科研工作或临床常规检查都应将质量控制放在首位，只有严格质量控制，测定结果才能准确可靠。

（一）肺功能实验室的配置要点

1. 肺功能检查室房间的大小　依据检查仪器、检查项目、检查对象以及各医院的实际情况配置。建议每个肺功能室面积应≥$10m^2$，不同的检查仪最好独室放置。检查室的环境参数应当控制在相对恒定的范围。理想的温度为18~24℃，湿度为50%~70%。

2. 易于抢救　为应对突发意外及检测时的不良反应，如急性支气管痉挛、晕厥等，肺功能室应配备抢救药物、设备和有经验的医护人员。肺功能室最好设置在易于抢救患者的地方，如靠近病房或急诊室。

3. 肺功能室应有预防和控制交叉感染的措施　肺功能室应设置在通风良好之处，也可选用一些通风设备，如排气扇、空气过滤净化消毒器等。检测时使用呼吸过滤器，可有效减少交叉感染的发生。

4. 肺功能检查注意事项　肺功能检查要求受试者进行反复呼吸的动作，检查过程中还常常会引起患者的剧烈咳嗽，患者用力呼气或咳嗽时产生的飞沫可在空中悬浮数小时，可污染检查环境、仪器和周围物品，若受试者患有呼吸道传染病则易于发生交叉感染。为此，肺功能室应设置在通风良好之处，最好有窗户。其实，打开窗户透气是最简便而且最好的通风方法，另外也可选用一些通风设备，如排气扇、空气过滤净化消毒器等。使用肺功能检查专用的呼吸过滤器可有效减少交叉感染的发生。

（二）肺功能仪器的技术要求

仪器准确，测试结果才可靠。肺功能仪器测量的流量、容积、时间、压力、气体浓度等指标的量程、精度、重复性、零位计算标准、误差允许范围等参数应达到一定的技术质控标准，并且定期进行标化以确保其工作处于正常状态之中。

第二节　肺容量测定

（一）概念和定义

肺容量是指肺内气体的含量，即呼吸道与肺泡的总容量，反映了外呼吸的空间。呼吸过程中，呼吸肌肉运动，胸廓扩张和收缩，肺容量随之发生变化。肺容量为肺通气和换气功能提供了基础，具有重要的临床意义。

肺容量指标可包括四种基础肺容积，即潮气容积（VT）、补吸气容积（IRV）、补呼气容积（ERV）和残气容积（RV），基础肺容积互不重叠且不可分解。基础肺容积的组合则构成四种肺容量，即深吸气量（IC）、肺活量（VC）、功能残气量（FRC）和肺总量（TLC），见图 2-18-1。

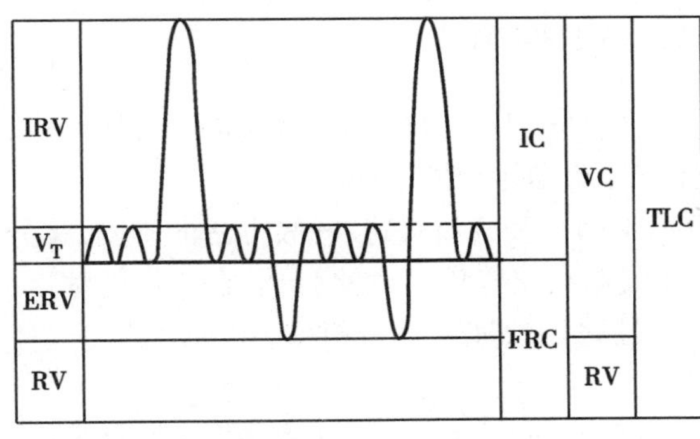

图 2-18-1　肺容积测定曲线

四种基础肺容积：

潮气容积（VT）：呼吸时每次吸入或呼出的平静气体容积。

补吸气容积（IRV）：平静吸气后用力吸气所能吸入的最大气体容积。

补呼气容积（ERV）：平静呼气后用力呼出的最大气体容积。

残气容积（RV）：深呼气后肺内剩余的气体容积。

四种基础肺容量：

深吸气量（IC）：平静呼气末所能吸入的最大气量，IC＝VT+IRV。

肺活量（VC）：最大吸气末所能呼出的最大气量，VC＝IRV+VT+ERV，或 VC＝IC+ERV。

功能残气量（FRC）：平静呼气末肺内所含的气量，FRC＝ERV+RV。

肺总量（TLC）：最大深吸气后肺内所含总的气体容量。TLC＝IRV+VT+ERV+RV，或 TLC＝RV+VC，或 TLC＝FRC+IC。

（二）肺容量的测定

检查方法分为直接检测的肺容量和间接检测的肺容量两大类。前者可通过肺量计直接检测，包括 VT、VC、IRV、ERV、IC。后者含有肺量计无法直接检测的残气量部分，需通过标记气体分析或体积描记法等方法间接换算出来，包括 RV、FRC、TLC。对不能配合肺功能检查的患者，放射影像或肺核素检测可用于肺容量的估算。

1. 肺量计检查直接检测的肺容量　受试者在平静状态下，不需快速用力，只需最大努力吸气和完全呼气。有三种检查方法：①呼气肺活量（EVC），受试者在放松的状态下从 TLC 位开始，呼气至 RV 位所能呼出的气量（图 2-18-2A）。②吸气肺活量（IVC），测量方法与

EVC 相似,受试者在放松的状态下从 RV 位开始,深吸气至 TLC 位所能吸入的气量(图 2-18-2B)。③分次肺活量,将分别测定的 IC 和 ERV 相加称为分次肺活量。正常人的吸气肺活量和呼气肺活量基本相同,但气道阻塞疾病患者的吸气肺活量大于呼气肺活量,且吸气肺活量对于这类患者来说,更容易配合和测定。

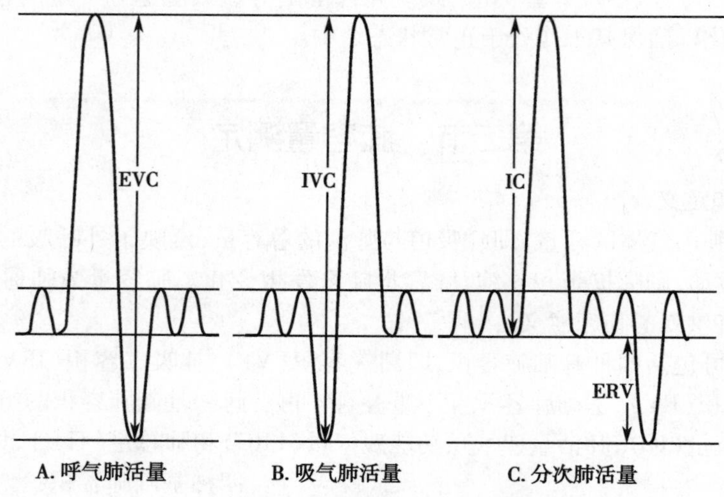

图 2-18-2 直接检测的肺容量

2. 肺量计检查不能直接检测的肺容量 由于 FRC、RV、TLC 不能用肺量计直接测定,需用其他方法间接测定。方法分为两大类:气体稀释法和体积描记法。

(1) 气体稀释法:按测试系统的不同,分为密闭式和开放式;按呼吸方法的不同,又分为重复呼吸法和单次呼吸法。密闭式的方法需储气箱或储气袋,只需测定混合气体的浓度,对气体分析仪的响应速度要求不高。开放式的方法采用快速气体分析仪,可实时测定气体浓度的变化。

1) 密闭式氦气稀释法-重复呼吸法:受试者取坐位,含咬口器,上鼻夹,平静呼吸后,于潮气呼气末通过三通阀,重复吸入呼吸贮气袋内含有 He 的混合气体,直至 He 浓度曲线下降至稳定不变,并保持 30 秒以上,则可认为氦平衡完全,终止检查。然后测定 FRC,计算 RV 和 TLC。

2) 密闭式氦稀释法-一口气呼吸法:通常与 CO 弥散量测定同时进行。受试者平静呼吸数个呼吸周期后,呼气到 RV 位,在从 RV 位到 TLC 位的吸气过程中,吸入含有 0.3%CO 和 10%He(或 0.3%CH_4)的混合气体,吸气到 TLC 位并屏住呼吸 8~10 秒,然后快速呼气,收集肺泡气进行分析,测定 TLC,并计算其他肺容积。

3) 密闭式氮气稀释法-重复呼吸法:肺量计内充入纯氧,患者平静后,通过三通阀重复吸入 100%氧气(O_2),使肺泡气中原含有的 N_2 逐渐冲洗稀释,直至 N_2 浓度逐渐下降至连续至少 3 个呼吸周期的 N_2 浓度<1.5%,则可认为 N_2 冲洗完全,然后行最大深呼气,终止检查。测定 FRC,计算 RV 和 TLC。

4) 开放式氮气稀释法-重复呼吸法:同密闭式氮气稀释法-重复呼吸法,所不同的只是采用快速气体分析仪进行呼出气分析。

(2) 体积描记法测定:根据 Boyle 定律,气体的温度和质量均恒定时,其容积和压力成反比关系，变化前的压力（P1）和容积（V1）的乘积等于变化后的压力（P2）和容积（V2）的乘积。平静呼气末，胸腔内气体容积可通过测定体描箱仓内压力的变化间接测定。胸腔内气体容积（TGV 或 V_{TG}），相当于 FRC。然后再根据肺量计检查得到的肺容量指标计算出其他指标，如：RV＝FRC－ERV，TLC＝FRC+IC 等。

3. 几种方法的比较　单次呼吸气体稀释法是通过单次呼吸时在肺内分布的气体浓度来计算肺容量的，由于气体平衡的时间较短，仅适合于健康人或轻度通气功能障碍的患者。在严重气道阻塞的患者，由于吸入气体时间及屏气时间短，气体来不及进入或均匀分布在所有肺泡，肺容量的测定值常显著低于其真实值。

重复呼吸气体稀释法则要求肺内气体在一定时间内与肺功能仪内气体达到所谓“充分混合”或“恒定”，测定的是与气道沟通的肺容量，由于气体平衡的时间较长，其测定值较单次呼吸气体稀释法更为准确。但对于气道陷闭性的疾病，如慢性阻塞性肺疾病，由于肺内通气分布不均，标示气体不易进入肺大疱和通气不良的区域，重复呼吸法气体稀释法难以达到真正的“平衡”，肺容量的测定值也常常低于其真实值。

体积描记法测定的是胸腔内可被压缩的所有气体容积，除了与气道沟通的肺容量外，还包括了无通气肺区的肺容积，如肺大疱和气道陷闭滞留的气量等。因此，体积描记法测定肺容量的结果更为准确，目前认为是肺容量检查的“金标准”，并具有测试速度快，测试完成一次后可马上重复测试等优点。但在严重气道阻塞时由于口腔压低于肺泡压，测得的 FRC 可能高估真实值。且仪器设备费用高、占地面积大、设备复杂，暂时未能在基层医院推广应用。

4. 临床应用　肺容量的正常值受种族的影响，并随年龄、身高、体重、性别和体位等因素而变化，推荐选取当地区域的预计值方程。肺容量指标的正常范围是预计值方程的 95% 可信限，低于正常范围的下限（LLN）和高于正常范围的上限（ULN），均为异常。

不同类型肺功能异常的鉴别：一般需同时结合时间肺活量指标（FEV_1、FEV_1/VC）和肺容量指标（VC、RV、FRC、TLC、RV/TLC）的变化来判断肺功能障碍是限制性、阻塞性还是混合性。应结合临床资料，对各项肺容量指标进行综合分析，单纯判断某一项指标是正常还是下降是没有意义的。

第三节　肺通气功能测定

肺通气功能是指在单位时间内随呼吸出入肺的气量和流速，又称动态肺容积。凡能影响呼吸频率、呼吸幅度和流速的生理、病理因素，均可影响通气量。主要包括慢肺活量、用力肺活量和时间肺活量、最大自主通气量 3 部分内容。

（一）慢肺活量

慢肺活量检查是指受试者在放松状态下，不需快速用力呼吸，但尽最大努力吸气和完全呼气来测定肺活量（VC）的检查。

（二）用力肺活量和时间肺活量

用力肺活量（FVC）是指最大吸气至 TLC 位后，作最大努力、最快速度的呼气，直至 RV 位所呼出的气量。单位时间（秒）内所呼出的气量称为时间肺活量。

1. 用力肺活量和时间肺活量检查的程序　用力肺活量和时间肺活量检查可有两种测定程序：一种是在潮气呼气末后做最大吸气（图 2-18-3，见文末彩图），分为 4 个阶段：①潮气呼吸：均匀平静地呼吸；②最大吸气：在潮气呼气末，深吸气至 TLC 位；③用力呼气：爆发呼气并持续呼气至 RV 位;④再次最大吸气:从 RV 位快速深吸气至 TLC 位。另一种是在 RV 位做最大吸气(图 2-18-3B),也分为 4 个阶段:①潮气呼吸:均匀平静地呼吸;②最大呼气:在潮气吸气末,深慢呼气至 RV 位;③最大吸气:从 RV 位快速深吸气至 TLC 位;④用力呼气:暴发呼气并持续呼气至 RV 位。

2. 用力肺活量和时间肺活量的测试曲线和指标　电子肺量计可实时检测呼吸容积和气体流量,可同时描绘出用力肺活量测试过程的时间-容积曲线(T-V 曲线)和流量-容积曲线(F-V 曲线)。

T-V 曲线(图 2-18-4)是在用力呼气过程中各呼气时间段内发生相应改变的肺容积的呼气时间与容积关系图。T-V 曲线上的常用指标包括用力肺活量(FVC)、第 1 秒用力呼气容积(FEV_1)、最大呼气中期流量(MMEF)等。

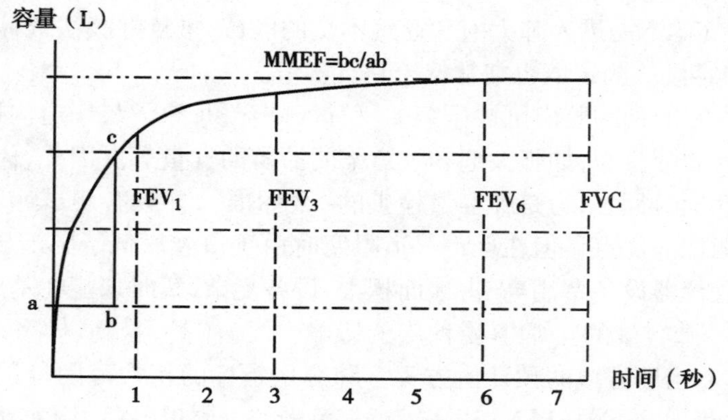

图 2-18-4　时间-容积曲线及常用指标

注:最大呼气中期流量(MMEF):指用力呼出气量为 25%~75%肺活量间的平均呼气流量(FEF25%~75%),将纵坐标的 FVC 容积平分为 4 等份,取第 2 与第 3 等份,即 FVC 的 25%~75%两个等份(bc 段),除以用力呼出此两等份所需的时间(ab 段),则为最大呼气中期流量(MMEF),公式为:MMEF = bc/ab

F-V 曲线(图 2-18-5)是呼吸时吸入或呼出的气体流量随肺容积变化的关系曲线。临床上检查较多的是最大用力呼气时的 F-V 曲线,称为最大呼气流量-容积曲线(MEFV 曲线);以及最大用力吸气时的 F-V 曲线,称为最大吸气流量-容积曲线(MIFV 曲线)。MEFV 曲线的形状和各种指标的大小取决于用力呼气过程中的呼气力量、胸肺弹性、肺容积及气道阻力对呼气流量的综合影响。在曲线的起始部分,呼气肌的长度最长,收缩力最大,流量也最大,图形上表现为流量迅速增至峰值,其值与受试者的努力程度有关,其后呼吸肌长度线性缩短,收缩力线性减弱,流量也线性下降,故称为用力依赖部分。在曲线的终末部分,呼吸肌长度显著缩短,收缩力显著降低,呼气流量与用力无关,流量的大小与小气道的通畅程度更密切相关,故称为非用力依赖部分。T-V 曲线上的常用指标包括呼气峰流量(PEF)、用力呼出 25%肺活量的呼气流量(FEF25%)、用力呼出 50%肺活量的呼气流量(FEF50%)、用力呼出 75%肺活量的呼气流量(FEF75%)等。

(1) 用力肺活量(FVC):指完全吸气至肺总量位后以最大的努力、最快的速度作呼气,直至残气量位的全部肺容积。在正常情况下,VC 与 FVC 相等。但在气流阻塞的情况下,用力呼气可至气道陷闭,VC 可略大于 FVC。

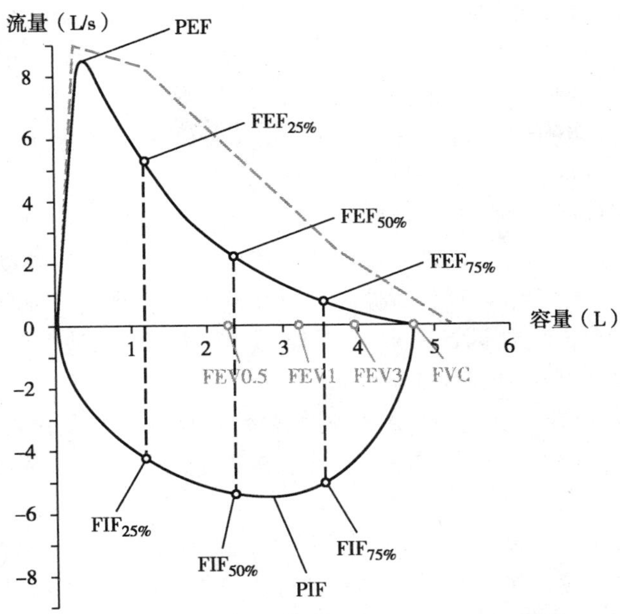

图 2-18-5 流量-容积曲线及常用指标

注：PEF：呼气峰流量，FEF25%：用力呼出 25%肺活量的呼气流量，FEF50%：用力呼出 50%肺活量的呼气流量，FEF75%：用力呼出 75%肺活量的呼气流量，PIF：呼气峰流量，FIF25%：用力呼出 25%肺活量的呼气流量，FIF50%：用力呼出 50%肺活量的呼气流量，FIF75%：用力呼出 75%肺活量的呼气流量

（2）t 秒用力呼气容积（FEVt）：指完全吸气至肺总量位后在 t 秒时间以内的快速用力呼气量。根据呼气时间不同，可衍生出 $FEV_{0.5}$、$FEV_{0.75}$、FEV_1、FEV_3、FEV_6 等指标，分别表示完全吸气后在 0.5、0.75、1、3、6 秒时间内的用力呼气量。

（3）第 1 秒用力呼气容积占用力肺活量的比值（FEV_1/FVC，简称 1 秒率）：是 FEV_1 与 FVC 的比值，常用百分数（%）表示，是最常用的判断气流阻塞的指标。在气流阻塞的情况下，给予充足的呼气时间，患者可充分呼出气体，FVC 可基本正常或轻度下降，但呼气速度减慢，FEV_1/FVC 下降；随着阻塞程度的加重，FEV_1/FVC 进一步下降；但严重气流阻塞时，患者难以完成充分呼气，FVC 也明显下降，FEV_1/FVC 反而有所升高，因此 FEV1/FVC 可反映气流阻塞的存在，但不能准确反映阻塞的程度。

在严重气流阻塞的情况下，患者充分完成 FVC 时间显著延长，甚至达到 20s、30 秒以上，但呼气时间过长，患者难以忍受，甚至出现晕厥的危险，因此可用 VC、FEV_6 取代 FVC 进行一秒率的计算，推荐以 FEV_1/VC、FEV_1/FEV_6 反映气流阻塞的存在。然而，在其他情况不宜使用，否则容易导致误诊。

（4）最大呼气中期流量（MMEF）：指用力呼出气量为 25%～75%肺活量间的平均呼气流量（FEF25%～75%）。最大呼气中段时间（MET）是呼出 25%～75%肺活量所需的时间。MMEF 可通过分析 FVC 与 MET 的关系所得，公式为：MMEF＝FVC/2×MET＝bc/ab（图 2-18-4）。最大呼气中段曲线处于 FVC 非用力依赖部分，流量受小气道直径所影响，流量下降反映小气道的阻塞，因此 MMEF 可作为早期发现小气道疾患的敏感指标。

（5）呼气峰值流量（PEF）：是指用力呼气时的最高气体流量，是反映气道通畅性及呼吸肌肉力量的一个重要指标，常用于支气管哮喘的动态随访。

（6）用力呼出 x%肺活量时的瞬间呼气流量（FEFx%）：根据呼出肺活量的百分率不同，可衍生出 FEF25%、FEF50%、FEF75%，分别表示用力呼出 25%、50%、75%肺活量时的瞬间呼气流量，单位是 L/s。FEF25%是反映呼气早期的流量指标，大气道阻塞时其值明显下降。FEF50%是反映呼气中期的流量指标。FEF75%是反映呼气后期的流量指标，与 FEF25%～75%、FEF50%共同参与对小气道功能障碍的判断。

（三）最大自主通气量（MVV）

最大自主通气量是指 1 分钟内以尽可能快的速度和尽可能深的幅度重复最大自主努力呼吸所得到的通气量。由于增大呼吸时伴随二氧化碳的过度排出，$PaCO_2$ 可显著下降，出现头昏、手足麻木或针刺样感觉，因此一般测定 12 或 15 秒的最大通气量，然后换算为 MVV。MVV 的大小与呼吸肌的力量和操作。

肺通气功能的测定有不同的测定要点，需要操作指导人员和受试者密切配合。测定过程中有严格的质量控制标准，具体可参照《肺功能检查指南——第二部分：肺量计检查》。

（四）结果评价

肺通气功能的指标非常多，单纯报告某项指标的正常或下降是没有价值的，应结合受试者的病史、体征、影像学检查、临床诊断等资料，对通气能力进行综合评价，不仅要判断肺通气功能是否障碍，还应判断障碍的部位、性质及程度等。

1. 参考值与正常范围　肺功能各项指标之参考值是评价肺功能所不可缺少的参考依据。肺功能的参考值受多种因素影响，如年龄、身高、体重、性别、种族、体力活动或工种、生存环境、吸烟等。选取恰当的预计值是正确诊断的前提条件。因此，应尽量选取同地区、同种族、同工种等相似人群的预计值。

2. 肺通气功能障碍的类型　依通气功能损害的性质可分为阻塞性通气功能障碍、限制性通气障碍及混合性通气障碍，其 T-V 曲线和 F-V 曲线见图 2-18-6，见文末彩图。

（1）阻塞性通气功能障碍：是指由于气道阻塞引起的通气障碍，原则上以 FEV_1/FVC 的下降为标准。若 FEV_1/FVC 低于预计值的 92%，即使 FEV_1 占预计值百分比>80%亦可判断为阻塞性通气功能障碍。FEF25%～75%、FEF50%等指标显著下降，MVV 也可下降，但 FVC 可在正常范围或只轻度下降。F-V 曲线的特征性改变为呼气相降支向容量轴的凹陷，凹陷愈明显者气流受限愈重。

阻塞性通气功能障碍的特殊类型：

1）小气道功能障碍：小气道功能障碍是气道阻塞的早期表现。小气道数量多，总横截面积大，对气流的阻力仅占总阻力的 20%以下，因此当它早期发生病变时，临床上可无症状和体征，通气功能改变也不显著，FVC、FEV_1 及 FEV_1/FVC 尚在正常范围，但 FEF25%～75%、FEF50%、FEF75%可有显著下降，说明反映其对通气功能的影响主要为呼气中、后期的流量受限。当该 3 项指标中有 2 项低于 LLN，可判断为小气道功能障碍，常见于慢性阻塞性肺疾病早期、哮喘或长期吸烟者。

2）上气道梗阻（UAO）：是阻塞性通气障碍的一种特殊类型。上气道是指气管隆嵴以上至声门的气道，气管异物、肿瘤、肉芽肿、淀粉样变、气管内膜结核、喉头水肿、声门狭窄等均可发生 UAO。上气道梗阻者其 MVV 下降较 FEV_1 下降更甚。

依上气道梗阻部位在胸廓入口以内或胸廓入口以外可分为胸内型 UAO 或胸外型 UAO，胸廓入口是指第一胸椎、左右第一肋骨和胸骨切迹围成的一个胸廓开口。依梗阻时是否会受吸气或呼气流量的影响可分为固定型或可变型。

A：可变胸外型 UAO：由于梗阻部位发生于胸廓入口以外，吸气时气道内压下降低于大气压，在大气压力的作用下气管壁趋于闭陷，吸气阻力增加致吸气流量受限明显；但呼气时因气道内压高于大气压而使气道趋于扩张，故气流受限可不明显。F-V 曲线表现为吸气相特征性的平台样改变（图 2-18-7A），FEF50% 与用力吸入 50% 肺活量的瞬间吸气流量（FIF50%）之比 FEF50%/FIF50%>1。由于胸外型 UAO 表现为吸气性呼吸困难，临床上出现三凹征，喉头部可闻及吸气相喘鸣音，临床上较易发现及处理。

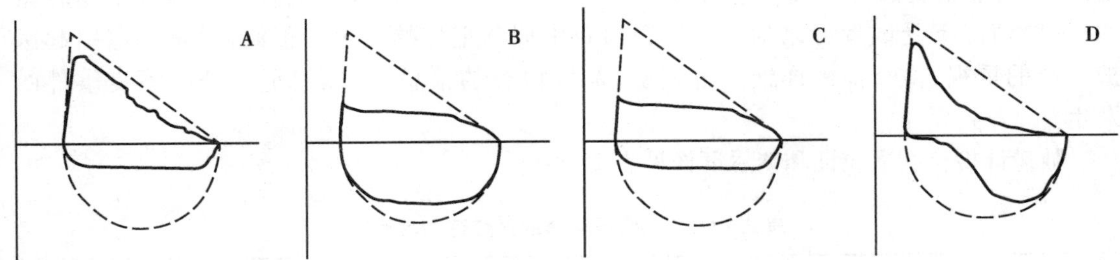

图 2-18-7　阻塞性通气障碍的特殊类型

B：可变胸内型 UAO：与可变胸外型 UAO 相反，当上气道梗阻部位在胸廓入口以内时，由于吸气时胸内压下降，胸内压低于气道内压，肺组织因扩张而向外而牵拉致气道扩张。吸气相气流受限可能不甚明显，但呼气时胸内压增加高于气道内压，使气管趋于闭陷，气道阻力增加因而使原有的气道阻塞更加加重，表现为呼气流量明显受限，尤其在用力依赖性的呼气早、中期，PEF、FEF50% 等反映呼气早中期的流量显著下降。F-V 曲线表现为呼气相特征性的平台样改变（图 2-18-7B），FEF50%/FIF50%<1。胸内型 UAO 临床上不易诊断，易被误诊为慢性阻塞性肺疾病或支气管哮喘等疾病而延误治疗，应引起临床重视。

C：固定型 UAO：当 UAO 病变部位较广泛或因病变部位较僵硬，气流受限不再受呼吸时相的影响时，则为固定型 UAO。此时吸、呼气流量均显著受限而呈平台样改变，FEF50%/FIF50% 接近 1（图 2-18-7C）。固定型 UAO 往往提示气道梗阻病情较为严重。

D：单侧主支气管不完全性阻塞：F-V 曲线表现为双蝶型改变（图 2-18-7D），这是因为患侧肺气流由于受到阻塞因素的影响而受限，但健侧肺气流却不受影响，因而在吸气/呼气时相的早、中期主要为健侧通气，患侧通气则在后期缓慢吸入/呼出所致。此类型阻塞的呼气相 F-V 曲线易与一般的阻塞性通气障碍混淆，必须进行用力吸气肺活量检查，获取完整的 F-V 曲线，方可鉴别。

E：单侧（左或右）主支气管完全阻塞：此时因只有健侧肺通气，而患侧肺无通气，形同虚设，故肺通气功能检查可表现为限制性通气障碍（图 2-18-7），应与引起限制性障碍的其他疾病鉴别。

（2）限制性通气障碍：是指胸肺扩张受限引起的通气障碍，主要表现为 FVC 明显下降（图 2-18-6）。但由于在气流明显受限的患者 FVC 也可能有所下降，此时 FVC 的判断效能会受到影响。反映肺容量更为准确的指标如 TLC、RV 及 RV/TLC 比值对限制性通气功能的判断更为精确。TLC 下降为主要指标，VC，RV 减少，RV/TLC% 可以正常、增加或减少。常见于胸廓、胸膜病变、肺间质病变等。

3. 混合性通气障碍　兼有阻塞性及限制性两种表现，主要表现为 TLC，VC 及 FEV_1/

FVC 的下降，而 FEV_1 降低更明显。F-V 曲线显示肺容量减少及呼气相降支向容量轴的凹陷（图 2-18-6）。此时应与假性混合性通气功能障碍区别，后者的 VC 减少是由于肺内残气量增加所致，常见于慢性阻塞性肺疾病及支气管哮喘，作残气量测定或支气管舒张试验可资鉴别。

（五）肺量计检查的安全性

肺量计检查是无创性检查，但检查时需要受试者的努力呼吸配合，反复进行用力呼吸动作，也可能给受试者造成一定的不适。肺量计检查中不良反应的程度大多数都是轻微的，一般情况下受试者可以耐受。尽管检查中危急重症的发生率很低，但是仍应引起医护人员的重视，检查前需详细了解病史，掌握检查的禁忌证，以避免或减少不良事件的发生。

肺量计检查的适应证和禁忌证详见表 2-18-1。

表 2-18-1　肺量计检查的适应证和禁忌证

适应证	诊断	鉴别呼吸困难的原因
		鉴别慢性咳嗽的原因
		用于支气管哮喘、慢性阻塞性肺疾病等疾病的诊断
		胸腹部及其他手术者的术前评估
	监测	监测药物及其他干预性治疗的反应
		评估胸部手术后肺功能的变化
		评估心肺疾病康复治疗的效果
		公共卫生流行病学调查
		运动、高原、航天及潜水等医学研究
	损害/致残评价	评价肺功能损害的性质和类型
		评价肺功能损害的严重程度，判断预后
		职业性肺疾病劳动力鉴定
禁忌证	绝对禁忌证	近 3 月患心肌梗死、休克者
		近 4 周严重心功能不稳定、心绞痛者
		近 4 周大咯血者
		癫痫发作需要药物治疗者
		未控制的高血压病患者
		主动脉瘤患者
		严重甲状腺功能亢进者
	相对禁忌证	心率>120 次/分
		气胸、巨大肺大疱且不准备手术治疗者
		孕妇
		鼓膜穿孔患者（需先堵塞患者耳道后测定）
		近 4 周呼吸道感染
		免疫力低下
		其他：呼吸道传染性疾病（如结核病、流感等）

第四节　支气管激发试验

（一）基本概念

支气管激发试验（bronchial provocation test 或 bronchial challenge test）是通过物理、化学、生物等人工刺激，诱发气道平滑肌收缩，然后借助肺功能指标的改变来判断支气管是否缩窄及其程度的方法，是测定气道高反应性（airway hyperresponsiveness，AHR 或 bronchial hyperresponsiveness，BHR）最常用、最准确的临床检查。

气道高反应性指气管和支气管受各种物理、化学、药物以及变应原等刺激后，气道阻力明显增大的病理生理状态。它是基于气道变态反应学炎症的一种病理状态，常见于支气管哮喘。

（二）激发试验分类

激发试验按刺激因素的来源可分为化学试剂激发试验、生物激发试验和物理激发试验等；按刺激的方法可分为吸入型激发试验和非吸入型激发试验；按激发试验的作用机制是否直接引起气道平滑肌的收缩，可分为直接激发试验和间接激发试验。目前吸入型激发试验是最常用的激发方法，主要有磷酸组胺和乙酰甲胆碱支气管激发试验。

（三）适应证与禁忌证

1. 适应证

（1）临床疑诊为哮喘的患者：对临床症状不典型但疑诊为哮喘，特别是临床高度怀疑哮喘但支气管舒张试验阴性的患者，可以进行支气管激发试验检查；一般不用于临床已明确诊断的哮喘患者，尤其在急性发作期。不典型的哮喘症状主要包括：在吸入冷空气、运动、呼吸道感染、暴露于工作场所或吸入过敏原后可引起的喘息、呼吸困难、胸闷或咳嗽等症状。若支气管激发试验结果为阳性，表明气道反应性增高，有助于临床哮喘的诊断。

（2）慢性咳嗽查因的患者：引起慢性咳嗽的原因众多，常见的有：咳嗽变异型哮喘（CVA）、上气道咳嗽综合征（UACS）、嗜酸粒细胞性支气管炎（EB）、变应性咳嗽（AC）、胃食管反流性咳嗽（GERC）等。若支气管激发试验结果为阴性，表明无气道高反应性，有助于临床排除 CVA 的诊断。

（3）反复发作性胸闷、呼吸困难患者：引起反复发作性胸闷、呼吸困难症状的原因众多，哮喘（包括胸闷变异型哮喘）是常见原因之一。支气管激发试验有助于临床确诊或排除哮喘。

（4）对哮喘治疗效果的评估：哮喘患者经长期治疗后，症状和体征消失，肺通气功能正常，且持续很长一段时间仍能维持稳定，此时可进行气道反应性测定，若支气管激发试验结果为阴性，或气道高反应性程度减轻，可调整治疗方案，予以减药或停药。

（5）变应性鼻炎患者：变应性鼻炎与哮喘密切相关，常同时存在，或先后发生。部分变应性鼻炎患者存在气道高反应性的现象，有可能发展为哮喘。通过支气管激发试验筛查出这部分患者，对于哮喘的预防和早期干预具有重要的指导作用。

（6）其他需要了解气道反应性的疾病。

2. 禁忌证

（1）绝对禁忌证：①曾有过致死性哮喘发作，或近三月内曾有因哮喘发作需机械通气治疗者；②对吸入的激发剂有明确的超敏反应；③基础肺通气功能损害严重（第 1 秒用力呼气容积(FEV_1)<60%预计值或成人<1L);④不能解释的荨麻疹;⑤在过去的3个月内有心肌梗死或脑卒中;⑥没有控制的高血压(收缩压>200mmHg,或舒张压>100mmHg);⑦有其他不适宜用力通气功能检查的禁忌证。

(2) 相对禁忌证:①基础肺功能呈中度阻塞(FEV_1<70%预计值),但如严格观察并做好充足的准备,则FEV_1>60%预计值者仍可考虑予以激发试验;②肺通气功能检查已诱发气道阻塞发生,在未吸入激发剂的状态下FEV_1即下降>20%;③基础肺功能检查不能很好配合的受试者(肺功能基础值测定不符合质控要求);④近期呼吸道感染(<4周);⑤哮喘发作或加重期;⑥妊娠、哺乳妇女;⑦正在使用胆碱酶抑制剂(治疗重症肌无力)的患者不宜做乙酰甲胆碱激发试验;正在使用抗组胺药物的患者不宜做组胺激发试验。

(四)试验前准备

1. 吸入激发物的制备与储存　磷酸组胺或乙酰甲胆碱现为临床上最为常用的激发剂,两者皆为干燥的晶体,需用稀释液稀释后才能用于吸入。稀释液常用生理盐水,因其等渗且配制容易,其缺点为略呈酸性(pH<7.0)。蒸馏水(注射用水)因其为低渗溶液,可诱发气道痉挛而不宜作为稀释液。

不同的吸入方法和激发规程需要配制的激发液浓度并不相同。不同浓度的激发液分别存储于不同的容器中,容器上应标明浓度与配制时间,置于4℃冰箱内保存,可用2周。使用前需从冰箱取出并在室温下放置30分钟,温度过低会影响雾化量。组胺有遇光分解的特性,应避光保存。乙酰甲胆碱结晶亲水性很强,开封后应存储于有干燥剂的容器内。

2. 雾化吸入装置

(1) 射流雾化器:射流雾化器采用压缩气体(如瓶装的压缩空气、氧气或电动压缩空气)作为气源,借助高速气体流过毛细管孔口并在孔口产生负压,将液体吸至管口并撞击,形成微细雾化颗粒(雾粒),亦称气溶胶。此类型雾化器仅需患者作潮气呼吸,易于掌握,无需其他呼吸动作配合,对年老、年幼及严重气促患者最为适用。

(2) 手捏式雾化器:亦采用射流雾化原理,以手捏加压驱动雾化器产生雾液;操作者给药时应注意与患者吸气同步,以求达到最佳的吸入效果。常用的手捏式雾化器有De Velbiss 40雾化器或其仿造、改进型。材质为玻璃或塑料。释雾量每揿(0.0030±0.0005)ml,70%~80%雾粒直径<5μm。操作较为简单,但需注意操作方法的准确性。

(3) 超声雾化器:超声雾化器通过电流的转换使超声发生器发生高频振荡,经传导至液面振动产生雾粒。多数超声雾化产生之雾粒直径较小(1μm)、均匀而量大(相同时间内较射流雾化器释雾量大2~4倍),吸入时间过长可致气道湿化过度,对支气管哮喘或严重慢性阻塞性肺疾病患者并不合适。此外,超声作用也可能破坏某些激发物成分,尤其是生物激发物。但利用其释雾量大的特点,可用于高渗盐水、低渗盐水或蒸馏水吸入激发试验。

3. 雾化吸入的影响因素　雾化吸入是通过雾粒(携带激发试剂的载体)在支气管树及肺泡的沉积而起作用的。雾粒直径的大小、吸气流量以及气道的通畅性均可影响雾粒在气道的沉积,从而影响气道反应性。

(1) 雾粒直径:最适宜的雾粒直径为1~5μm,雾粒过小(<0.5μm)不易在呼吸道停留而随呼气排出,且所携带试剂能力有限(直径为0.5μm的颗粒只有10μm颗粒的1/8000大小);而雾粒过大(>10μm)则被截留在上呼吸道,不能进入支气管树沉积而产生刺激作用。

(2) 吸气流量:吸气流量增加可增加撞击沉积的机会而使雾粒更多地沉积在口咽部及中央气道。慢而深的吸气利于雾粒的重力沉积及扩散沉积,因而使更多的雾粒沉积于外周气道和肺泡。反之，快速呼气因使气道变窄及增加撞击沉积，利于试剂的停留作用。

(3) 气道的通畅性：声门的闭合、气道口径的缩小（如气道痉挛）、气道分泌物对雾粒的截留或阻塞气道等均可影响雾粒在气道内的沉积作用，故气道分泌物较多时应鼓励将其咳出。

(4) 鼻腔的过滤：由于鼻腔的过滤作用，直径>1μm 的颗粒多被过滤而使到达支气管及肺部的试剂量不足。此外，试剂又可直接刺激鼻黏膜而产生副作用。因此，推荐经口雾化吸入，避免经鼻吸入。对于需用面罩吸入（如年老、体弱、年幼病者）应同时夹鼻。理想的雾化呼吸方式为：经口从残气量位缓慢吸气至肺总量位（流量<1L/s），吸气末屏气（5~10 秒），然后快速呼气。此方式适用于定量气雾吸入。连续潮气呼吸病人多采用自然平静呼吸方式。

4. 受试者准备　测试前受试者应在实验室休息至少 15 分钟。应详细了解受试者的病史、是否曾经做过激发试验及其结果，是否有严重的气道痉挛发生、并做体格检查，排除所有激发试验的禁忌证。对于复查的病人，重复试验应选择每天相同的时间进行，以减少生物钟的影响。

有些因素或试剂会影响气道的舒缩功能和气道炎症，因此需要在试验前停用这些药物或避免这些因素（表 2-18-2）。

表 2-18-2　支气管激发试验影响因素及其停用时间

影响因素	停用时间（h）
支气管扩张药	
吸入型　短效（如：沙丁胺醇、特布他林）	4~6
中效（如：异丙托溴胺）	8
长效（如：沙美特罗、福莫特罗、噻托溴胺）	24
口服型　短效（如：氨茶碱）	8
长效（如：缓释茶碱或长效 β_2 受体兴奋剂）	24~48
糖皮质激素	
吸入型（如：布地奈德、氟替卡松、丙酸倍氯米松）	12~24
口服型（如：泼尼松、甲泼尼龙）	48
抗过敏药及白细胞三烯拮抗剂	
抗组胺药（如：氯雷他定、氯苯那敏、赛庚啶、酮替芬）	48
肥大细胞膜稳定药（如：色甘酸钠）	8
白细胞三烯受体拮抗剂（如：孟鲁司特）	24
其他	
食物（如：茶、咖啡、可口可乐饮料、巧克力）	6
剧烈运动、冷空气吸入	2

5. 检查场所准备　支气管激发试验过程中，可能会出现一些并发症，虽然危急重症的发生率罕见，且有一定的特殊性，但需予重视。检查场所应靠近靠近病房或急救场所；配备急救车，备有完善的急救药品和设备，应配备心电检测仪、脉氧仪、吸氧装置和除颤仪；有完

备的管理制度和应急预案，应有具备执业医师资质的医师在场。

（五）常用方法

1. 手捏式雾化吸入法 该法依据射流雾化原理，以手捏加压驱动雾化器产生雾液。共需要5个手捏式雾化器，分别加入生理盐水（0.9% NaCl）和4个不同浓度（3.125、6.25、25、50mg/ml）的组胺或乙酰甲胆碱。可根据具体情况选用下列方法：①对于高度怀疑或确诊为哮喘病者，按2倍递增（常规程序）吸入激发试剂；②对于基础通气功能正常的疑似哮喘病人，其剂量可按4倍递增（简化程序），但当FEV_1比基础下降超过10%时，即转回2倍递增法。

2. 定量雾化吸入法 定量雾化吸入法采用高压气源式射流雾化器。测试时让受试者要含紧连接定量雾化吸入装置的咬嘴，用口作深慢呼吸。部分吸入装置在受试者吸气时即可自动触发仪器而喷出试剂，每喷的持续时间均可设定，每一浓度的给药次数也可预设，通过计算机可自动计算受试者吸入试剂的总剂量。

3. Cockcroft测定法（潮气吸入法） 采用射流雾化器持续产生雾液，用压缩气源与雾化器连接，让受试者用口含住接口器，小儿和老人等配合欠佳的受试者必要时可用面罩，但需注意对局部如鼻子的刺激和用药量的改变。嘱受试者平静、均匀地潮气呼吸，雾化器需直立，否则影响释雾量。根据激发规程吸入不同浓度的试剂，行肺功能测定，直至FEV_1较基础值下降≥20%，或达到最高浓度，终止试验。对于基础通气功能正常的非哮喘病人，可适当简化程序，从较高浓度开始，或按4倍递增。

4. 滝岛任法（强迫振荡连续描记呼吸阻力法） 根据日本东京医科大学提供的试验流程，采用Chest公司生产的Astrograph气道反应测定仪连续潮气吸入不同浓度的乙酰甲胆碱溶液，同时采用强迫振动技术连续测定呼吸阻抗。观察指标主要包括：基础呼吸阻力（Rrs cont）或其倒数基础传导率（Grs cont）、最小诱发累积剂量（反应阈值Dmin）、传导率下降斜率（SGrs）、SGrs/Grs cont和PD35。结果判定通过反应阈值（Dmin）判断：<1：绝对哮喘；<（3～6）：强阳性，可能是哮喘（遗传性哮喘，儿童期有过哮喘，随咳嗽而变化的哮喘）；<（7～8）：阳性，可能是肺气肿，吸烟者，后炎症咳嗽等；>10：弱阳性，气道高反应。此法不受吸气动作的干扰，快速、安全测定剂量-反应曲线，同时检查气道敏感性和气道反应性，但吸入试剂浓度连续递增，累积剂量概念不易与其他方法的剂量比较，肺功能判断指标及阈值也与常规方法不同，且设备价格昂贵。

（六）试验流程

1. 测定基础肺功能 按用力肺活量质量控制标准行肺通气功能测定。常用指标包括FEV_1、呼气峰值流量（PEF）和比气道传导率（sGaw）等，以FEV_1最常用。

2. 吸入生理盐水，测定肺功能 一方面，让患者认识吸入激发试剂的过程，减轻其心理负担，熟悉吸入方法，增加吸入过程的协从性；另一方面，观察稀释液生理盐水是否对肺通气功能有所影响，作为以后吸入激发物的对照。若吸入生理盐水后FEV_1下降>10%，则其本身即可增加气道反应性，或患者经数次深吸气诱发气道痉挛，其气道反应性较高，此时试验不宜继续进行，或采用最低浓度（剂量）的激发物作起始激发，但需严密观察，谨慎进行，同时在试验报告中注明。

3. 吸入激发试剂，测定肺功能 从低浓度（剂量）开始，根据不同的激发规程吸入激发试剂，吸入后再测定肺功能，直至FEV_1较基础值下降≥20%，或出现明显的不适及临床症状，或吸入最高浓度（剂量）为止。

4. 吸入支气管舒张剂 激发药物吸入结束后，常规吸入气道扩张剂。若激发试验阳性且伴明显气促、喘息，应给予支气管舒张剂吸入以缓解症状，经过 10~20 分钟肺功能指标恢复后终止试验，如症状或肺功能仍未恢复正常，则需进一步治疗。

（七）质量控制与注意事项

为使同一受试者前后两次或不同受试者的试验结果具有可比性，必须对支气管激发试验质量进行严格控制，试验方法应标准化。

试验用的雾化器装置和压缩空气动力源都必须有严格的规定和标准化，因为采用的射流雾化器及其相匹配的压缩气体产生的压力、流量、雾粒的大小及雾化量等都对检查结果有明显的影响。此外，对雾化器所产生的雾粒的大小及其分布等应有统一的规定。雾化器释放的颗粒直径以 1~5μm 最理想。

平时要注意激发剂的调配和保存，过期的一定要去掉，否则会严重影响检查结果。在给予激发试剂时，应注意观察受试者吸入激发剂是否恰当和充分，若吸气深度不足、时间过短或与释雾不同步，都会影响试验效果。最后，不同的激发试剂均有不同的起效和达峰时间，因此应根据不同试剂的不同特性而制定不同的检测时间。例如，用组胺或乙酰甲胆碱进行激发试验时，一般在给药后 1~2 分钟测定肺功能。

（八）结果判断与报告规范

尽管肺功能测试指标众多，但 FEV_1 仍是目前最主要和常用的判断指标。如不能测试 FEV_1，则 PEF、sGaw 或总气道阻力（R5）、响应频率（Fres）等指标也可用于判断气道反应性。

1. 定性判断

（1）支气管激发试验阳性：在试验过程中，当 FEV_1、PEF 较基础值下降≥20%，或 sGaw 下降≥35%、R5 增加≥40%、Fres 上升≥35%时，可判断为激发试验阳性，即气道反应性增高。

（2）激发试验阴性：如果吸入最大浓度激发剂后，以上指标仍未达上述标准，则为气道反应性正常，激发试验阴性。

2. 定量判断

（1）判断指标：累积激发剂量（PD）或激发浓度（PC）常可用于定量判断气道反应性。其中 PD-FEV_1 是指使 FEV_1 较基线下降 20%时累积吸入激发剂的剂量，PC_{20}-FEV_1 是使 FEV_1 较基线下降 20%的激发浓度。

（2）气道反应性增高程度分级：依据 PD-FEV_1 或 PC_{20}-FEV_1 可对气道高反应性的严重程度进行分级（表 2-18-3）。

表 2-18-3　气道高反应性分级

分级	组胺	乙酰甲胆碱	
	PD_{20}-FEV_1 [μmol(mg)]	PD_{20}-FEV_1 [μmol(mg)]	PC_{20}-FEV_1 (mg/ml)
重度	<0.1 (0.03)	<0.17 (0.033)	<0.1
中度	0.1~0.8 (0.03~0.25)	0.18~1.4 (0.034~0.272)	0.1~4.0
轻度	0.9~3.2 (0.29~1.03)	1.5~5.4 (0.284~1.115)	4.0~16

激发试验结果阴性，均应排除以下因素等影响，包括：①曾使用β受体激动剂、抗胆碱能药、抗组胺药、抗白三烯药、茶碱类药物、糖皮质激素等降低气道反应性的药物且停药时间不足。②雾化装置的压力、流量、雾粒的大小及雾化量等指标未能达到质量控制标准。③用手捏式雾化吸入法时，操作者未能充分捏满橡皮球，使受试者吸入雾化液量不足。④受试者配合不佳，吸气与雾化给药不同步，因而未能完全吸入激发剂。⑤激发剂过期或未作低温避光保存导致有效成分分解。⑥部分运动诱发哮喘患者可能对组胺、乙酰甲胆碱等吸入性支气管激发试验不敏感，需通过过度通气激发试验、冷空气激发试验或运动激发试验等才能诱导出来。⑦对于当前无症状的受试者，可能空气源性过敏原暴露的季节已过。⑧少数职业性哮喘患者仅对单一的抗原或化学致敏剂有反应，可能只能用特定过敏原刺激才能激发出阳性反应。排除以上影响因素，才能确定气道不存在高反应性。

对于结果可疑者（如 FEV_1 下降15%~20%，无气促喘息发作），可预约2~3周后复查，必要时2个月后复查。

（九）临床应用

支气管激发试验主要适用于诊断气道反应性增高，有助于支气管哮喘的诊断、鉴别诊断和疗效评估，亦可用于气道疾病的发病机制研究。在轻度支气管哮喘、不典型支气管哮喘或处于潜伏期的哮喘患者，气道反应性增高可能是唯一的临床特征，激发试验阳性为重要诊断条件。

需注意的是，个别受试者气道高反应性与其近期哮喘的严重程度并不完全一致。支气管激发试验阴性者可考虑排除哮喘，但阳性者并不一定就是哮喘。许多其他疾病，如变应性鼻炎、慢性支气管炎、病毒性上呼吸道感染、过敏性肺泡炎、热带嗜酸细胞增多症、肺囊性纤维化、结节病、支气管扩张症、急性呼吸窘迫综合征、心肺移植术后、心力衰竭，以及长期吸烟、接触臭氧等也可能出现气道高反应性。

第五节　支气管舒张试验

气道受到外界因素的刺激可引起痉挛收缩反应；与之相反，痉挛、收缩水肿的气道可自然或经支气管舒张药物治疗后舒缓，此现象称为气道可逆性（airway reversibility）。临床上常用肺功能指标来反映气道功能的改变。通过给予支气管舒张药物的治疗，观察阻塞气道舒缓反应的方法，称为支气管舒张试验（bronchodilation test），亦称支气管扩张试验。

1. 适应证和禁忌证

（1）适应证：①有合并气道痉挛的疾病，如支气管哮喘、慢阻肺、过敏性肺泡炎、泛细支气管炎等；有反复咳嗽、胸闷、气促等症状或查体闻及哮鸣音，怀疑支气管哮喘的患者，即使肺通气功能检查正常或限制性通气功能障碍者，亦可行舒张试验以协助临床诊断；②有气道阻塞征象，需排除非可逆性气道阻塞的疾病：如上气道阻塞。

（2）禁忌证：①对已知支气管舒张剂过敏者，禁用该舒张剂；②有严重心功能不全者慎用 β_2-肾上腺素受体激动剂；有青光眼、前列腺肥大排尿困难者慎用胆碱能（M）受体拮抗剂；③不能完成用力肺活量测定，禁忌证同用力肺活量检查。

2. 支气管舒张剂的选择　常用的舒张支气管平滑肌的药物有：速效 β_2-肾上腺素受体激动剂、短效胆碱能（M）受体阻滞剂、茶碱等；消除气道黏膜水肿、减轻气道炎症而使气道通畅的药物，如糖皮质激素等。药物可通过吸入、口服、静脉等不同途径给药。其中吸入 β_2-肾上腺素受体激动剂因作用快速、疗效确切、使用剂量少而副作用较小等优点而最为广泛使用。

（1）吸入型支气管舒张剂：吸入剂型包括定量气雾剂（MDI）、干粉剂或悬液雾化吸入。药物以速效 β_2-肾上腺素受体激动剂如沙丁胺醇及特布他林最为常用。也可用胆碱能（M）受体阻滞剂，如异丙托溴铵。

非选择性的肾上腺素能兴奋剂，如肾上腺素、异丙基肾上腺素等药物，因其副作用较多，目前已基本弃用。

（2）非吸入型支气管扩张剂：口服或皮肤吸收、皮下注射、静脉注射等方式给予支气管舒张剂后，亦可测定支气管舒张的反应程度。该法起效较慢，需观察数小时、数天甚至数周。糖皮质激素常需较长期应用（如 2 周）才能观察到其支气管舒张作用，但疗效较为确切。

3. 吸入药物的使用注意事项　①定量气雾剂单剂量吸入法为目前最为常用的方法，操作简便，价格便宜，对部分吸气动作配合欠佳者，可应用辅助吸入储雾罐。②干粉剂吸入法吸入药物效果较好，结果稳定，尤适合于年老、体弱等病者。但年龄过小（一般<5 岁）儿童因其吸气流量较小，不宜用此法。此外，干粉药物及其吸入器成本相对较高。③潮气呼吸法，采用电动压缩泵或瓶装压缩氧气为动力，射流雾化器为装置，产生雾化悬液（亦称气溶胶）。受试者以平静、自然的潮气呼吸连续吸入雾化悬液。该法适用于几乎所有受试者，吸入效果好，但需要的时间较长。

4. 试验前准备　①试验前详细了解受试者的病史，尤其需了解是否有所用支气管舒张剂的过敏史。②行肺通气功能测定的准备，同用力肺活量检查。③停用相关相关药物，药物种类同支气管激发试验。

5. 试验流程　受试者先测定基础肺功能，然后吸支气管舒张剂。如吸入的是速效 β_2-肾上腺素受体激动剂沙丁胺醇，应在吸入药物 15～30 分钟内重复肺功能检查；如吸入的是速效胆碱能（M）受体阻滞剂如异丙托溴铵，则在吸入 30～60 分钟内重复检查。其他途径给药者，按药物性质给药数分钟～2 周后复查肺功能。

为使同一受试者前后两次或不同受试者的试验结果具有可比性，必须对支气管舒张试验全程进行严格质量控制。

6. 结果判断　第 1 秒用力呼气容积（FEV_1）：若用药后 FEV_1 变化率较用药前增加 12%，且 FEV_1 绝对值增加>200ml，则判断支气管舒张试验为阳性。而 FEV_1 增加<8%或<150ml 认为是在测定的变异范围内。

用力肺活量（FVC）：同 FEV_1，用药后 FVC 变化率较用药前增加 12%，且 FVC 绝对值增加>200ml，则判断支气管舒张试验为阳性。FVC 作为舒张试验的判断指标多用于慢性阻塞性肺疾病患者，舒张后气流受限越重者 FEV_1 改变越少，但 FVC 则改善越大，因而舒张试验结果需综合判断。

其他指标阳性判断标准：呼气峰值流量（PEF）、呼出气体 25%～75%肺容积的平均流量（FEF25%～75%）、用力呼出 50%肺活量的呼气流量（FEF50%）、比气道传导率（sGaw）或呼吸总阻抗（Zrs）、响应频率（Fres）、总气道阻力（R5）等指标也可用于判断气道反应性。

用药后较用药前 PEF 增加≥15%；FEF25%～75%、FEF50%增加≥25%；sGaw 增加≥35%；Zrs 增加 1 倍或以上；Fres 减少 1 倍或下降≥20%；R5 下降≥20%～25%。

备注：改变率%＝舒张后检查值－基础值/基础值×100%

7. 临床应用

（1）舒张试验阳性：支气管舒张试验阳性提示阻塞的气道可有一定程度（甚至全部）的恢复通畅，积极舒张气道的治疗对患者的肺功能改善是有益的。

对于疑似哮喘患者，若其基础肺功能呈中度以上的阻塞（FEV_1<70%预计值），不宜作支气管激发试验时，可通过舒张试验证实哮喘。少数慢阻肺患者可合并有支气管哮喘或为慢阻肺的喘息型者，有时可出现舒张试验阳性结果。

（2）舒张试验阴性，需考虑以下可能原因：①轻度气道缩窄者，因其肺功能接近正常，用药后气道舒张的程度较小；②狭窄的气道内有较多的分泌物堵塞气道，影响吸入药物在气道的沉积和作用；③药物吸入方法不当，致使药物作用不佳，为保证药物的吸入，可采用雾化吸入方法；④使用药物剂量不足。为明确了解支气管的可舒张性，常用较大剂量的支气管舒张剂，如储雾罐或干粉吸入 400μg 沙丁胺醇；⑤缩窄的气道对该种支气管舒张剂不敏感，但并不一定对所有的支气管舒张剂都不敏感，此时应考虑改用别的支气管舒张剂再作检查，如由沙丁胺醇转为异丙托品；⑥在做支气管舒张试验前数小时内已经使用了舒张剂，气道反应已达到极限，故此时再应用舒张剂效果不佳，但并不等于气道对该舒张剂不起反应；⑦狭窄的气道无可舒张性，作此结论应排除上述 6 点因素。

因此，当舒张试验出现阴性结果时并不表示支气管狭窄程度一定是不可逆的或对支气管舒张剂治疗无效，且一次阴性不能除外气道的可逆性，需仔细分析，必要时重复检查。有时试验阴性，需口服泼尼松 30mg/d，连续 1~2 周后再做试验，如肺功能仍无改善者，方可认为是不可逆病变，可以考虑停用激素。

还有一种特殊情况是，在吸入舒张药物后，患者肺功能不但没有改善，反而不断下降，甚至 FEV_1 下降超过 20%，达到激发试验阳性的标准。这时首先考虑的是患者气道确实存在高反应性，应及时处理；其次患者可能对该种药物或其辅助成分过敏，因此应更换不同的种类和剂型的舒张药物；若肺功能可恢复并达到舒张试验阳性标准，则可证实气道高反应性和可逆性同时存在。

需要提醒的是，应避免以舒张试验结果作为鉴别支气管哮喘或慢阻肺的唯一标准。长期迁延发作的哮喘，由于气道黏膜水肿、痰液堵塞等因素，短期的舒张试验可能并无明显改善；而达到舒张试验阳性诊断标准的慢阻肺病人并不在少数。

支气管舒张试验是涉及气道上皮，神经，炎症介质和支气管平滑肌的一个综合的生理反应。支气管舒张试验阳性时，提示狭窄的支气管舒张，肺功能有相当程度的改善。在临床应用中，有协助诊断和指导治疗的作用，但在呼吸系统疾病诊治方面，支气管舒张试验仅起一定的辅助作用，必须密切结合临床资料具体分析，才能做出正确判断。

第六节 弥散功能测定

气体分子从分压高处向分压低处发生转移，这一过程称为气体弥散。在肺内，主要是指 O_2 与 CO_2 在肺泡和毛细血管血液之间的转移扩散。

1. 测定原理 氧气的弥散是指吸入的氧气，从肺泡进入毛细血管，然后与血红蛋白结合的过程；二氧化碳的弥散为二氧化碳从血液中的碳酸氢根（包括血浆和红细胞内）和血红蛋白中释放，进入肺泡的过程。

临床实践中，主要测定氧气的弥散，而不测定二氧化碳的弥散，主要原因有：①混合静脉

血与动脉血混合对 PO_2 的影响远大于 PCO_2；②CO_2 通过肺泡毛细血管膜的弥散速率为 O_2 的 20 倍；③通气/血流比例失调时，即使肺泡内 PO_2 显著升高，动脉血 O_2 分压不能显著增加，CO_2 分压却可显著减低。单纯的换气功能障碍时，以 PaO_2 减低为主要表现。

肺内气体的弥散包括三个连续不断的过程：①气相扩散（肺泡内气体弥散）；②膜相扩散（气体通过肺泡毛细血管膜的弥散）；③血相扩散（气体与血红蛋白的结合）。其中膜相扩散是影响弥散量的最主要因素。肺泡毛细血管膜由肺泡表面液层、肺泡上皮、肺泡上皮基底膜、结缔组织、毛细血管基底膜、毛细血管内皮组成，任何因素引起肺间质中液体量或组织成分增多，弥散屏障厚度增加，弥散面积减少，肺泡通气/血流不匹配，都可导致肺弥散量的减低。

由于一氧化碳（CO）无色、无味、无刺激性，透过毛细血管膜的速率与 O_2 相似；CO 与血红蛋白的亲和力是 O_2 的 210 倍，在血中可溶性高，CO 的摄取从不受血流的限制，且血浆中 CO 含量极微，便于测定时计算，目前主要利用 CO 进行肺弥散功能的测定。

2. 测定方法　肺弥散功能的测定方法包括一口气呼吸法（单次呼吸法，DLCO-sb）、恒定状态法、重复呼吸法以及内呼吸法。其中，恒定呼吸法测定过程较为繁琐，易受通气/血流比例失调影响，准确度较低；重复呼吸法精确性高，但操作较为困难；DLCO-sb 易于操作，重复性好，为临床上最为常用的弥散检查方法。本文主要接受介绍一口气法。

（1）测试前准备：选用满足国家相关技术质控标准的肺功能仪；在每次检查之前，必须进行环境、流速传感器和气体分析仪校准；了解受试者一般情况，应避免饱餐、剧烈运动、吸烟、饮酒、刺激性饮料等，了解其 Hb 值，以便进行 Hb 校正之，避免吸氧，如果病情不允许停止吸氧，应在检查报告中注明吸氧情况；受试者取坐位，先对受试者进行肺活量或用力肺活量的准确测定。

（2）测定方法：一口气呼吸法测试方法和步骤，受试者夹上鼻夹、口含咬嘴后平静呼吸 4~5 个周期，待潮气末基线平稳后，指导其呼气完全至残气量位，然后令受试者快速均匀吸气完全至肺总量位，建议 2 秒内完成吸气，气道阻塞者应在 4 秒内完成吸气，接着屏气 10 秒，最后均匀持续中速呼气完全至残气量位，建议在 2~4 秒内完成呼气。

测定时要求吸气容量>85%肺活量（VC），测定全程中无漏气、咳嗽等，无穆勒动作（Muller，在声门关闭情况下用力吸气，使胸腔内负压增加）和瓦尔萨尔瓦动作（Valsalva，在声门关闭情况下用力呼气，使胸腔内正压增加），呼气要平滑、无犹豫和中断。

至少测定 2 次，一般<5 次。最佳 2 次间 DLCO 相差<3ml/（min・mmHg），或在最大值的 10%之内，取最高 2 次测定值的平均值。

血红蛋白（Hb）、碳氧血红蛋白（COHb）、吸入气体的氧分压、高原等均可影响肺弥散功能的结果，因而需进行校正，应以 DL 校正值来判读正常与否，并在检查报告中注明。

DLCO-sb 测定方法虽然简单，但易受多种因素干扰，包括肺容量测定、气体测定浓度、受试者配合程度、计算公式及预计值的选择等，因此，应按照操作指南，严格把握质量控制。

如患者有严重气短或剧烈咳嗽不能配合屏气的受试者、近 3 个月内患心肌梗死、休克者、近 4 周内严重心功能不稳定、心绞痛、大咯血、癫痫大发作者、未控制的高血压患者（收缩压>200mmHg，舒张压>100mmHg）不易行弥散检查。

3. 肺弥散功能检查指标

（1）肺一氧化碳弥散量（DLCO）：是指 CO 在单位时间（1 分钟）及单位压力差（1mmHg 或 0. 133kPa）条件下从肺泡转移至肺泡毛细血管内并与 Hb 结合的量（ml 或 mmol），其单位是 ml/(min · mmHg)或 mmol/(min · kPa),是反映肺弥散功能的主要指标。由于肺弥散能力不仅受肺泡毛细血管膜的影响,也受肺内血流的影响,因此有学者提出肺一氧化碳弥散因子(TLCO)代替弥散量(DLCO),部分肺功能仪器亦用此概念描述弥散测定结果,但实质是对同一检测结果的不同描述。

(2) 肺泡通气量(V_A):指每分钟吸入气量中能达到肺泡并进行气体交换的有效通气量,用于估算肺内一氧化碳能够扩散并通过肺泡毛细血管膜的肺容积,其单位是 ml,正常受试者 V_A 接近 TLC。

(3) 肺一氧化碳弥散量与肺泡通气量比值(DLCO/V_A):也称单位肺泡容积的弥散量、比弥散量或每升肺泡容积的一氧化碳弥散量(KCO 或 Krogh 因子)。由于弥散量受肺泡通气量影响,肺泡通气量减少可导致 DLCO 减少,因此评价弥散功能时应该考虑受试者的肺泡通气量(V_A),以排除肺容积对弥散量的影响,其单位是 L/(min · mmHg)或 ml/(min · kPa)。

临床上 DLCO/VA 更容易区分肺部的病理生理改变。但需注意的是,由于 DLCO 与 VA 的关系不是线性且显著小于 1:1;此外用稀释法测定的肺内容积,受方法的限制,在气流受限,气体分布不均的患者中,测定气体不能均匀分布在所有肺泡,测得的 V_A 值会显著减少,以致影响临床判断。

(4) 校正后 DLCO 值(DLCOc):常用血红蛋白(Hb)、吸入气体的氧分压(PIO_2)和碳氧血红蛋白(COHb)进行校正。

4. 肺弥散功能检查结果判断　肺弥散功能检查结果是否正常,需与正常预计值进行比较,判断是否在正常范围,正常范围通常以 95%人群可达到的数值为界,即预计方程的 95%可信区间,高于这个最低临界值视为正常,此值称为正常值下限(LLN)。理论上 LLN 是判断肺弥散功能结果最可靠的标准,但计算 LLN 较为烦琐,所以为了临床应用的方便起见,DLCO、DLCO/VA 等指标直接以参考预计值的 80%为 LLN,低于该值视为异常。肺弥散功能损害严重程度分级(表 2-18-4)。

表 2-18-4　肺弥散功能损害严重程度分级

损害程度	DLCO 占预计值百分率(%)
正常	DLCO≥80%或 LLN
轻度障碍	60%≤DLCO<80%或 LLN
中度障碍	40%≤DLCO<60%或 LLN
重度障碍	DLCO<40%或 LLN

LLN:正常预计值下限

5. 肺弥散功能的临床应用　凡能影响肺泡毛细血管膜面积、厚度、肺泡毛细血管床容积、通气血流不匹配以及一氧化碳与血红蛋白反应者,均能影响一氧化碳弥散量,使测定值降低或增高。应该指出的是,弥散功能障碍极少是唯一的生理异常。疾病过程中,肺泡膜增厚或面积减少总会导致通气与毛细血管血流的不均。

(1) 影响弥散的生理因素:①人体因素:弥散量与身高、体表面积成正相关,与年龄成负相关。月经前最高,经后第 3 天最低,其机制可能与 Hb 的周期性改变或荷尔蒙对呼吸肌的影响有关。妊娠妇女因代偿性肺血流增多弥散量则增大;②日间变异:DLCO 一般上午较高,下午及傍晚减少,可能与结合一氧化碳浓度和血红蛋白浓度改变有关;③运动:运动时肺通气和肺血流量增加，通气量和气体分布比例改善，弥散量增加；④饮酒：血液中酒精浓度的增加可影响 DLCO 结果；⑤吸烟：因香烟烟雾中含有较多 CO，使肺内 CO 含量增加，吸烟者 CO-Hb 升高，即刻行弥散功能检查，会导致 DLCO 可逆性下降；⑥测定体位：卧位较坐位 DLCO 增高，立位较坐位 DLCO 减少，一般情况下，DLCO 测定采用坐位；⑦支气管舒张剂：气流受限的患者，吸入支气管舒张剂后 DLCO 可能会有增加，如果是舒张后的肺弥散功能检查结果，应该在报告中注明。

（2）影响 DLCO 的病理生理状态或疾病：能使肺毛细血管流量增加，使正常情况下很少开放的肺毛细血管开放的病理状态，可能使弥散量增加。肥胖、部分左向右分流的先天心脏病变、早期的红细胞增多症及部分弥漫性肺泡出血等可能会引起 DLCO 增加，但随着病变程度的加重，病程的延长，DLCO 会逐渐减低。

需注意的是以往认为左心衰的患者弥散增高，实际上，由于肺内血流速率减慢，肺毛细血管膜弥散能力下降，通气/血流比例失调，左心衰时患者的弥散量是减低的。

弥散距离增加如间质性肺疾病、肺水肿；肺泡破坏引起的肺毛细血管床减少导致弥散面积减少，如肺气肿、肺叶切除术后等；肺血管病如肺动脉高压、肺血管炎、肺栓塞等；贫血等引起血红蛋白水平下降；少数过度肥胖、右心衰竭、红细胞增多症及弥漫性肺泡出血等均可引起 DLCO 下降。此外一些肺外疾病，如糖尿病、肾功能不全、甲亢、化疗药物及抗心律失常药物的长期使用也会造成 DLCO 的降低。

第七节　气道阻力测定

呼吸运动时，气体从肺外进入肺内，需克服气道阻力方能实现肺通气。气道阻力主要有 3 种：①气体流动通过气道时因摩擦所消耗的阻力（其物理特性为黏性阻力）；②胸廓和肺组织扩张膨胀所消耗的阻力（其物理特性为弹性阻力，倒数即为胸廓和肺的顺应性）；③气体流动和胸廓扩张运动中产生的阻力（其物理特性为惯性阻力）。呼吸系统的黏性阻力、弹性阻力和惯性阻力之和统称为呼吸总阻力，或称呼吸总阻抗。

呼吸系统的阻力按解剖位置分类，可分为鼻腔阻力、口腔阻力、咽喉部阻力、气管阻力、支气管阻力、肺泡及肺组织阻力、胸廓阻力等。

与气管通畅性关系最为密切的是黏性阻力，常将其称作气道阻力（air resistance，Raw）。气管阻力等于维持一定呼吸气体流量（$\dot{V}$）所耗的压力差（ΔP）与该流量的比值，即：$Raw = \Delta P / \dot{V}$。气管阻力在呼吸总阻抗中所起的作用亦最大，同时其测量亦相对容易，因此，临床使用也最为广泛。目前常用的有四种阻力测定方法：阻断法、食管测压法、体描法、脉冲振荡法（impulse oscillometry，IOS），临床应用较为广泛的主要是体积描记法（简称体描法）和脉冲振荡法（IOS）。

（一）体积描记法

1. 测试前准备

（1）体描仪标化：根据质控要求对呼吸流量传感器、口腔压传感器及箱压传感器进行测定标化，使它们在可允许的变化范围内。每次开启仪器或 1 天内室温室压变化过大时均须进行仪器标化，以保证测试的准确性。

（2）受试者准备：受试者勿穿戴过紧的腰带、胸带和衣服等。技术操作人员向受试者详细介绍测定过程，让其了解如何配合测试。让受试者身体坐直，上鼻夹，含咬口器并避免口角漏气，避免舌头堵塞咬口器开口，用双掌腹或手指并拢，指腹按压面颊部，避免颊部振动。先练习平静呼吸，然后改为浅快呼吸(panting breath)，浅快呼吸频率>1Hz，潮气量约500ml。部分患者不习惯用口呼吸，或呼吸用力过大，须多加练习，待满意后才能开始测试。浅快呼吸法为标准气道阻力测定法，但对于配合能力欠佳者亦有采用平静呼吸法测定。

关闭体描仪门，部分体描仪的箱门关闭前须先打开通气孔，避免箱压突然改变损害箱压传感器。让受试者平稳呼吸，注意观察呼吸基线是否漂移。关闭体描仪门初期，受试者体温可导致箱温上升，呼吸基线漂移，须平衡1~2分钟或更长时间，待基线稳定后方可开始测试。部分体描仪此时须关闭箱压通气孔。目前有些新的体描仪有气温调节或温度自动矫正平衡，可节约温度平衡时间，加快实验速度。呼吸基线平稳后即可开始测试。

2. 测试　①让受试者平静呼吸4个周期以上，以求得平静呼吸末的功能残气量(FRC)位。②在平静呼气末让受试者做浅快呼吸，注意观察呼吸流量-箱压曲线，记录4个重复性好的呼吸环。③在浅快呼吸末(FRC位)紧接着关闭接口阀门，让受试者继续保持浅快呼吸数个周期，记录口腔压-箱压关系曲线。④完成浅快呼吸后，部分体描仪尚可继续测定慢肺活量，依受试者情况测定深吸气量和深呼气量，可分次测定或一口气完成。慢肺活量测定用于进一步计算肺总量(TLC)、残气量(RV)等指标。⑤重复测定至少3次，选取口腔压-箱压关系曲线、流量-箱压关系曲线及慢肺活量曲线均良好的3次结果保存。Raw的变异应<10%。⑥结果计算：现体描仪均配备电脑，可自动计算结果。3次最佳检测的结果的平均值反映受试者的胸腔容积及气道阻力。

3. 常用指标及正常值

(1) 气道阻力(Raw)：为维持一定呼吸气体流量所需的驱动压与该流量的比值。Raw = P/V。平均为0.147kPa(L·s)或1.5cmH_2O/(L·s)，范围为0.0196~0.196kPa/(L·s)或0.2~2cmH_2O(L·s)。

(2) 气道传导率(Gaw)：为气管阻力的倒数；Gaw = 1/Raw。

(3) 比气道阻力(sRaw)：为气管阻力与胸腔气量的乘积；sRaw = Raw×TGV = TGV/Gaw。TGV-胸腔气量(thoracic gas volume)。

(4) 比气道传导率(sGaw)：为比气道阻力的倒数，或气道传导率与胸腔气量的比值；sGaw = 1/sRaw = Gaw/TGV。

(二) 脉冲振荡法(IOS)

1. 测定方法　①患者取坐位，要求检查椅无靠背，病人不能斜靠，要求坐直、坐正。②头保持自然，水平或稍微上仰，有利于气道打开。③夹上鼻夹，避免外加压力信号被旁路。④用双手四指并拢压住双颊，避免腮部的振动而增加口腔的顺应性，从而影响测量的精确性。⑤用牙齿轻咬塑料口器，舌头应在塑料口器的下面，避免堵住呼吸通道而增加阻力，用嘴唇紧紧包住咬口，不漏气，嘱患者通过咬口用嘴呼吸。⑥患者避免穿过紧的腰带、胸带和衣服。

2. 测试中的注意事项　①自主平静呼吸，这点很重要，病人要放松，不能紧张；②注意观察病人是否处于正确的功能残气位，呼吸曲线平稳；③呼吸频率正常(BF为20次/分左右)，潮气量正常(男：>450ml/min，女：>350ml/min)，病人嘴角没有漏气，呼吸均匀；④呼吸平稳后开始记录，至少记录三个呼吸周期，一般建议记录1分钟或45秒；Intrabreath分析至少需记录30秒钟；流行病学研究至少需记录三个自主呼吸波；⑤在病人松开塑料咬口前停止记录。

3. 质量控制 呼吸波曲线平稳，无上下漂移，潮气量正常，呼吸均匀，避免口和咽喉的伪动作，如咽口水、漏气、屏气、死腔通气等。

4. IOS 主要参数

（1）数据参数

1）Zrs：呼吸总阻抗，正常一般小于 0.5kPa/（L·s）。

2）R：呼吸阻抗中的黏性阻力部分。

3）X：呼吸阻抗中的弹性阻力和惯性阻力之和。

4）R5：总气道阻力。当外加激励的频率低，波长长，能量大，同时被吸收的也少，振荡波能到达全肺各部分，所以能反映总气道阻力，在预计值的 150%以内为正常。

5）R20：中心气道阻力，频率高，波长短，能量少，被吸收的多，振荡波则不能到达细小的支气管，故反映中心气道阻力。在预计值的 150%以内为正常。

6）X5：周边弹性阻力，X5<[预计值-0.2kPa/（L·s）]为异常。

7）Fres：响应频率，即在该频率点弹性阻力与惯性阻力相互抵消，呼吸阻抗=黏性阻力，Fres 偏大要考虑阻塞或限制。

8）Rc：中心阻力（来自结构参数，不仅仅指黏性阻力）。

9）Rp：周边阻力（来自结构参数，包括周边的小气道黏性阻力和弹性阻力）。

10）Ers：肺和胸廓的弹性阻力。

（2）频谱分析图：外加脉冲振荡信号的呼吸波经频谱分析（FFT 转换）后得到的曲线图，该图横坐标为频率，左右纵坐标分别是 R 与 X。低频时，波长长，被吸收的少，振荡波能到达全肺，所以低频段反映总气道阻力；高频时，波长短，被吸收的多，振荡波不能到达细小支气管，所有高频段反映大气道阻力。小气道阻塞时，低频段抬高，高频段不变；大气道阻塞时，则全段抬高。

（3）结构参数图：用直观形象的图来描述呼吸过程中各阻力的分布。

（4）阻抗的容积依赖性分析图：即分析阻抗与容积的关系。正常人在潮式呼吸时，Zrs<0.5kPa/（L·s），且很接近；而慢性阻塞性肺疾病患者，则形成中间有空白的一团，表示有气道陷闭存在。作肺量图检查，其 Zrs 急剧上升的拐点，就是小气道闭合点，该点对应的容积为闭合气量。

（5）阻抗微分均值图：是分析阻力的容积依赖性和流速依赖性关系的。已知阻力与功能残气位有关，即有容积依赖性；又与流速有关，即有流速依赖性。该图客观地反映呼吸生理学这些实际情况。

5. IOS 的特点 ①脉冲振荡检测的是呼吸阻抗，能提供呼吸道的黏性阻力（即气道阻力）、弹性阻力（即动态顺应性）和惯性阻力的详细信息；还能提供黏性阻力、弹性阻力与容积、流速的关系等多种呼吸生理参数；②操作简便、耗时短；③无创测量；④受试者配合的影响较小，适用病人广泛（儿童、老年人、重症病人）。

（三）临床应用

临床应用要点包括：①气道阻力增加提示有气道阻塞或狭窄（气管和支气管肿瘤、支气管内膜结核、支气管微结石症、气道内异物）；②IOS 测定是诊断哮喘、判断病情轻重的有力工具。哮喘发作期 Fres、R5、R20、R5-R20 均↑，X5↓，严重时气道阻力增加可达 2~4 倍，其敏感性远较 FEV_1 为高；③支气管激发试验的评价，常以 Raw 增加或 sGaw 减少≥35%为试验阳性的标准；④支气管舒张试验的评价则以 Raw 减少或 sGaw 增加≥35%为试验阳性的标准；⑤当气道阻力发生改变的时候，sGaw 的改变方向与 FEV_1 的方向一致，临床易于理解，因此较为常用；⑥支气管激发或舒张试验的评价也常以 R5 增加或减少≥35%为试验阳性的标准。

第八节　运动心肺试验测定

（一）概述

心肺运动试验（cardiopulmonary exercise testing，CPET）是根据运动-心-肺偶联的原理，通过检测运动负荷情况下血管系统的反应和呼吸系统的反应，了解心血管系统和呼吸系统的储备和代偿能力。

CPET 作为一种诊断和评估手段，是目前公认的评估心肺疾病运动耐力下降的金标准。具有任何一项传统常规检查都不具备的独特优势。可对呼吸、循环、代谢、血液等系统疾病进行诊断、鉴别诊断，病情状态、功能状态、治疗效果、和预后进行评估，目前已广泛应用于心脏病学、呼吸病学、运动医学、康复、职业病学等领域。

（二）测定过程

1. 运动设备选择　功率自行车有精确的功率输出，可较为客观准确地判断功率递增与摄氧量等参数的关系。安全性高，可用于少年、老人、身体虚弱及心衰四级患者；运动过程中，对心电图、血压和血氧测量等参数的获取较少干扰，缺点是下肢活动受限者较难完成测试。

活动平板（跑台），运动形式简单，参与运动的肌肉比较多，符合日常活动的生理特点，测得的最大心肌摄氧量高于踏车试验（约 10%），但平板的负荷功率，是由受试者体重、速度和斜率推算出的功率估计值，干扰因素多（如抓不抓扶手），对心电图、血压和血氧的数据采集有干扰。平板广泛应用于临床监测心肌缺血，与运动中气体交换相结合能更好的检查心肺功能。

2. 运动方案选择　根据检查的条件和目的不同，可有多种运动检查方案。根据运动量分类，有极量运动方案和次极量运动方案；按照运动时相分类有连续运动和间歇运动；按照运动功率改变方式有递增功率运动和恒定功率运动；按照运动器械分类，有功率自行车和平板运动。

功率负荷持续递增方案中，功率递增方案根据患者病史、体检及肺功能状况，设定线性的递增负荷，在 6~12 分钟内达到峰值负荷。临床中主要用于寻找病理生理异常的原因、判断损害程度，预后评估，制定康复方案等。

恒定功率运动试验方案主要用于确定最大摄氧量，其诱发支气管痉挛的成功率更高，也可用于评估颈动脉体在运动性过度通气的作用，它主要缺点是所需时间较长，较为费时费力。

此外，还有 6 分钟和 12 分钟步行试验、折返行走试验、登梯试验等简易运动试验，优点是简便易行，需要设备少，结果与最大运动检查的摄氧量相关，适用于严重虚弱的患者，或没有相关设备的诊所。缺点是获得的数据少，方法的标准化有待进一步解决。

3. 运动终止指标　①新出现或加重的心绞痛；②运动中心电图提示 ST 段压低 2mm 伴有胸痛或 ST 段压低 3mm 不伴有胸痛；③频发室性期前收缩、室上性心动过速、二度、三度房室传导阻滞等较严重的心律失常；④末梢低灌注情况，如发绀、苍白，收缩压≥250mmHg 和

(或)舒张压≥120mmHg;血压较基础血压下降≥30mmHg;脉搏血氧饱和度≤80%;⑤中枢神经系统症状,如共济失调、头晕或接近晕厥;⑥疲乏、气促、喘息、腿痉挛或间歇性跛行。

(三) 适应证和禁忌证

1. 适应证　心肺运动试验的临床适用范围非常广泛,针对呼吸疾病、心血管疾病、代谢及神经系统、消化、泌尿等疾病,心肺运动试验数据信息可以为诊断与鉴别诊断、疾病严重程度评估、危险分层与疾病管理、治疗效果评估、运动康复和预后预测提供客观定量的依据。此外,心肺运动试验可以对正常人功能状态进行整体评估从而更大范围地适用于疾病预防、亚健康的辨识和健康管理与零级预防。

2. 禁忌证　CPET 是一种较为安全的检查,由于不同的个体差异,部分受试者会有一些不适反应,极少数会有严重的并发症甚至死亡,CPET 并发症的死亡率在 0.01%以下。必须在检查前,全面细致了解受试者的状况,仔细评估运动的安全性。

(1) 绝对禁忌证:急性大面积心肌梗死;急性肺栓塞;未控制的伴有临床症状或血流动力学障碍的心血管病(心律失常、不稳定型心绞痛、心力衰竭、急性心肌炎或心包炎等);急性或者有明显症状的主动脉夹层分离。

(2) 相对禁忌证:血流动力学不稳定的各种心血管病重症;严重高血压[静息状态收缩压>200mmHg 和(或)舒张压>110mmHg]建议控制后;严重血清电解质紊乱;精神或体力障碍而不能进行运动试验。

(四) 常用参数

1. 峰值摄氧量(peak $\dot{V}O_2$)　在递增功率运动试验方案中运动中,$\dot{V}O_2$ 随着功率递增而逐步升高,在最大功率负荷状态达到最高值,称为 max $\dot{V}O_2$,peak $\dot{V}O_2$ 是运动过程中出现的最高值,正常人两者接近,但最大运动平台较难出现,peak $\dot{V}O_2$ 近似接近 max $\dot{V}O_2$。peak $\dot{V}O_2$ 随年龄、性别、躯体大小、体重、日常活动水平和运动类型的不同而不同。

2. 无氧阈(AT)　这是心肺运动试验中最重要的亚极量运动指标之一。随着负荷功率不断增加,由于氧供不足导致有氧代谢再生 ATP 的方式不能满足机体对能量的需求,无氧代谢将代偿有氧代谢的不足,从而使乳酸及乳酸/丙酮酸比值(L/P)升高,此时的 VO_2 被定义为无氧阈。测定方法包括:①在 $\dot{V}CO_2$-$\dot{V}O_2$ 关系曲线中,VE 突然增加时的 $\dot{V}O_2$,这是最常用的标准方法,被称为 V-slope 法。②在 VE/$\dot{V}O_2$ 增加而 VE/$\dot{V}CO_2$ 不变时刻的 $\dot{V}O_2$。③在 $PETO_2$ 增加而 $PETCO_2$ 不变时刻的 $\dot{V}O_2$。另外,AT 占 peak $\dot{V}O_2$ 的比例约为 53%~65%,女性的 AT/peak $\dot{V}O_2$ 较男性高,都随着年龄的升高而升高。

3. 氧脉搏($\dot{V}O_2$/HR)　氧脉搏等于动静脉血氧含量差[$C(A-V)O_2$]和每搏输出量(SV)的乘积。动静脉血氧含量差依赖于可利用的血红蛋白量、肺部血流氧合和外周组织的氧摄取能力。在任一设定功率下的峰值氧脉搏预计值,都取决于个体的躯体大小、性别、年龄、健康程度和血红蛋白浓度。

4. 摄氧量与功率的关系($\Delta\dot{V}O_2/\Delta WR$)　$\dot{V}O_2$ 随功率增加的斜率,此值波动范围很小,可以作为判断心肺功能紊乱的敏感指标。造成 $\Delta\dot{V}O_2/\Delta WR$ 下降的原因有很多,如肌肉摄氧能力降低,肌肉血流量受限和心排量降低等。

5. 通气有效性($\dot{V}E/\dot{V}CO_2$)　通气有效性是评估心肺疾病病情严重程度和肺内气体交换情况的重要指标。通气效率的表现形式主要包括 $\dot{V}E/\dot{V}CO_2$ 最小值(lowest)、$\dot{V}E/\dot{V}CO_2$ 斜率和 $\dot{V}E/\dot{V}CO_2$@AT 三种,其中,$\dot{V}E/\dot{V}CO_2$ 最小值具有稳定、方便、可重复性。

6. 摄氧有效性($\dot{V}O_2/\dot{V}E$)　有三种表现形式,摄氧效率斜率(oxygen uptake efficiency

slope,OUES)、摄氧效率平台(oxygen uptake efficiency plateau,OUEP)和无氧阈下的摄氧效率(oxygen uptake efficiency,OUE),旨在通过 $\dot{V}O_2$ 与 $\dot{V}E$ 的比值来评价摄氧效率,二者的关系是非线性的,通过对通气量进行对数转化,可以使二者的关系变为线性。对诊断和评估循环功能状态具有十分重要的临床意义。

7. 最大心率和心率储备　最大心率为最大运动时实测的最高心率,心率储备是预计最大心率与实测最大心率的差值,反映了最大运动时心率增加的潜能。

8. 通气功能及其运动中的反应　运动过程中通气量的增加由潮气量 VT 和呼吸频率 Bf 两部分组成,不同形式的肺功能减退有不同的通气反应模式。

9. 平均反应时间(mean response time)　指恒定功率运动实验中,自运动开始 $\dot{V}O_2$ 呈单指数增长关系,对整个反应曲线进行单指数拟合,指数的时间常数(63%时 $\dot{V}O_2$)即定义为平均反应时间。可用于康复、药物治疗等的疗效评估。

(五)临床应用

CPET 已广泛应用于临床,主要包括以下几个方面:

1. 呼吸困难的鉴别诊断(心、肺、肺血管等)　呼吸困难较难准确、客观描述,各种呼吸困难评分表如 Borg Scale、MMRC 评分属半定量指标;呼吸困难可见于多种疾病、体弱甚至心理疾病,典型病例可通过常规检查发现,部分患者必须通过 CPET 才能诊断。

2. 评价运动受限的病理生理、功能损害的严重程度　运动受限表现是非特异性的,但原因是多样的,结合病史,根据 CPET 结果分析的流程图可确定呼吸困难的病理生理机制。

3. 评定不同治疗方式的临床疗效　CPET 可客观监测治疗过程中运动能力的改变,评估不同治疗手段改善运动耐力的机制,可通过 CPET 发现静息状态下尚未表现出来的药物毒性反应。

4. 评估外科手术的危险性及预后　部分患者静态肺功能、静态心功能测定认为不宜手术而又有高度手术指征,通过 CPET 评估,可重新获得手术机会,且许多 CPET 参数是预测术后并发症、死亡率的最敏感、可靠的指标。

5. 在评估心血管和肺血管疾病中有独特作用　峰值摄氧量可准确反映心输出量的水平和心脏储备能力;且可评估肺血管疾病严重程度,预测疾病预后,可发现患者在运动中出现的右向左分流现象(卵圆孔未闭)。

6. 在哮喘诊治中的独特作用　与其他激发试验比较,采用恒定运动方案进行的运动激发阳性;特异性高,敏感性较低;还可区分心源性哮喘,评价疗效。

7. 康复医学运动处方个体化制定　根据 CPET 结果,明确运动受限的机制,制定适宜的个体化运动康复策略。

8. 劳动力及职业病评定　从事不同强度的体力劳动者,其代谢消耗变异较大,静息肺功能检测不能完全准确预测最大运动能力,CPET 更准确评估劳动能力受限及受限原因,可发现合并心脏疾病、外周血管疾病及其他混杂危险因素。

第九节　呼吸肌功能测定

呼吸肌的收缩是实现呼吸运动的原驱动力(呼吸泵)。呼吸肌疲劳是指呼吸肌在负荷下活动而导致其产生力量和(或)速度的能力下降,这种能力的下降可通过休息而恢复。呼吸肌无力是指已充分休息的肌肉产生力量和(或)速度的能力下降。呼吸肌功能的减退和呼吸肌疲劳将导致呼吸肌收缩力下降,诱发呼吸功能不全。正常人在自然呼吸条件下,呼吸肌不会出现疲劳,但当外加呼吸阻力负荷增加,或疾病状态下,可出现呼吸肌功能下降。

呼吸肌主要有膈肌、肋间肌、颈部肌、肩带肌和腹肌组成。平静呼吸时,吸气是主动、耗能的过程,膈肌起主要作用,呼气为被动、不耗能的过程,用力呼吸或过度通气时,吸气、呼气过程均为主动运动。呼吸运动是一种反射活动,包括感受器、传入神经、中枢、传出神经和效应器五个部分,任一部分异常均可导致呼吸肌功能的减低。呼吸肌疲劳或无力的临床表现包括气促、浅快呼吸、辅助呼吸肌动用、反常呼吸等。对其功能的测定有助于明确判断呼吸肌疲劳的存在、病理生理学意义、危险因素和治疗方法。

呼吸肌功能检查大致可分为力量检查、耐力检查、疲劳检查。测定的常用方法包括:①最大口腔吸气压、呼气压和 P0.1,其测定方法简单易行,重复性好,临床最为常用;②跨膈肌压与最大跨膈肌压;③电或磁波刺激膈神经诱发的跨膈肌压;④耐力试验;⑤膈肌肌电图等。

1. 最大吸气压和呼气压检测

(1) 最大吸气压(maximal inspiratory pressure,MIP):是指在功能残气量位(FRC)或残气(RV)位,气流阻断状态下,用最大努力吸气能产生的最大吸气口腔压。

1) 检测方法:受试者口含连接三通阀的咬口器,三通阀先通空气,夹上鼻夹,注意口角勿漏气。受试者先做几次自然呼吸,然后在平静呼气过程中旋转三通阀,通向单向呼吸活瓣(只允许呼气,吸气时则阻断气管),在呼气末嘱受试者做最大努力吸气,持续 1.5~3 秒。记录最大的吸气负压。

2) 正常值:成人男性为(11.8±3.63)kPa[(118.4±37.2)cmH_2O],成人女性为(8.00±2.94)kPa[(84.5±30.3)cmH_2O]。MIP 变异较大,临床上作粗略估计时,以最低值为标准,男性≥7.36kPa(75cmH_2O),女性≥4.90kPa(50cmH_2O),属于正常范围。

3) 临床意义:由于 MIP 的检测简易、无创,所以是常用的吸气肌功能检测的指标。MIP 值<-5.88kPa(-60cmH_2O)[即绝对值>5.88kPa(60cmH_2O)]时,可排除呼吸肌无力引起的呼吸困难。当 MIP<正常预计值的 30%,易出现呼吸衰竭。对于人工通气患者,MIP 值小于-2.94kPa(-30cmH_2O)[即绝对值>2.94kPa(30cmH_2O)]脱机容易成功,MIP 值>-1.96kPa(-20cmH_2O)[即绝对值小于 1.96kPa(20cmH_2O)]时,多数脱机失败。

4) 注意事项:①MIP 测定时,对用力的依赖性强,受患者努力程度和操作人员的影响。容易有低估患者的 MIP 值得情况,在危重病患者的检测中尤为明显。所以强调反复多次检查,其误差应<20%。重复性好的结果的可靠性较大。临床应用时需要综合分析结果的可靠性;②为保证吸气时声门开放和避免颊面肌肉对 MIP 测定的影响,连接咬口器的管壁上需要有一个内径为 1.5~2.0mm 的小孔与大气相通;③MIP 与肺容积有密切关系,在残气量时测定值最大,在肺总量时则近于零。所以,要注意控制在平静呼气末功能残气位测定。

(2) 最大呼气压(maximal expiratory pressure,MEP):指在肺总量位(TLC),气管阻断条件下,用最大努力呼气能产生的最大口腔压,它反映全部呼吸肌的综合呼气量。

1) 检测方法:与 MIP 测定基本类似。主要区别是①要求受试者吸气至肺总量位后阻断气管状态下,嘱受试者做最大努力呼气,持续 1~2 秒。②亦可测定咳嗽时食管压来推算 MEP。

2）正常值：健康成人男性为（13.2±2.94）kPa［（139.8±30.2）cmH_2O］健康成人女性。临床上简易判断，通常在男性 MEP>9.81kPa（100cmH_2O），女性 MEP>7.85kPa（80cmH_2O），即表示在正常范围，再高亦无更多的临床意义。

3）临床意义：可用于评价神经肌肉疾病患者的呼吸肌功能。也用于评价患者的咳嗽及排痰能力。

4）注意事项：同 MIP 测定。MEP 需要在接近肺总量位测定。测定中，因口腔压及胸内压明显增大而使受试者感到不适，所以每次用力呼气的时间不宜>2 秒。

口腔闭合压 P0.1 指平静呼气末，迅速关闭吸气管道，在第二次吸气开始后 0.1 秒所产生的口腔压力。主要反映呼吸中枢反应性，对判断呼吸肌功能有一定价值。P0.1 降低时，反映呼吸中枢的反应性减低；P0.1 明显升高时，提示呼吸中枢反应性增高，有呼吸肌疲劳的趋势。

2. 跨膈肌压和最大跨膈肌压（Pdimax）测定　跨膈肌压（Pdi）为腹内压（Pab），与胸内压（Ppl）的差值（Pdi=Pab-Ppl）。在实际测定中，常用胃内压（Pga）来代表 Pab，用食管压（Peso）来代表 Ppl，所以 Pdi=Pga-Peso。最大跨膈肌压（Pdimax）是指在功能残气位、气管阻断状态下，以最大努力吸气时产生的 Pdi 最大值。

临床意义：Pdimax 特异性地反映膈肌做最大收缩时所能产生的压力。当 Pdimax 明显下降代表有膈肌无力或疲劳的存在，多见于重度慢性阻塞性肺疾患、神经肌肉疾患及膈神经麻痹等患者。在动态观察中 Pdimax 明显降低是膈肌疲劳的直接依据。

3. 膈神经刺激诱发的跨膈肌压　用电或磁波刺激颈部膈神经诱发膈肌收缩时产生的跨膈肌压为诱发跨膈肌。通常采用足够的（超强）刺激强度使所有的神经纤维兴奋；用单次、短时（0.1~0.2 毫秒）刺激（颤搐性刺激）。此法可避免主观用力程度的影响，也有助于鉴别膈肌疲劳的类型（中枢性和外周性）和检查膈神经功能，是临床上比较容易应用和比较可靠的检测膈肌功能的方法。

临床意义：①可以较客观地测定膈肌力量，不受自主努力程度或呼吸方式的影响；②反映外周性疲劳，不受中枢的影响，因而有利于对外周性与中枢性疲劳的鉴别诊断；③测得的 Pdi,t 可反过来推算 Pdimax 的大小；④判断膈神经功能和神经传导时间。

4. 呼吸肌耐力试验　呼吸肌耐受时间（Tlim）是指呼吸肌在特定强度的吸气负荷下收缩所能维持而不发生疲劳的时间，Tlim 越长代表耐力越好。Tlim 是反应呼吸肌耐力的重要指标。

5. 膈肌肌电图（EMG）　膈肌 EMG 可通过食管电极、体表电极和经皮穿刺肌肉内电极测定，目前多数用食管电极检查。EMG 由不同的频率组成，其频率主要在 20~350Hz。根据频率分布规律的变化可发现早期呼吸肌疲劳。

临床意义：膈肌 EMG 是预测膈肌疲劳和反映呼吸中枢驱动的常用指标。在人工通气撤机、吸气阻力实验或运动实验中均可观察到在出现膈肌力量下降之前，先有 EMG 的改变。

6. 测定的适应证和禁忌证

（1）适应证：①呼吸肌功能状态的评价。②人工通气时判断能否撤机的参考指标。③其他：神经传导功能等。

（2）禁忌证：①需要最大用力的检查，不宜用于气胸。②需要放置食管和胃囊管的检查，不宜用于食管梗阻、胃穿孔、上消化道出血和吞咽障碍者。③磁波刺激膈神经法不宜应用于有癫痫发作、颅内损伤和安装心脏起搏器或其他起搏器者。

呼吸肌肉功能状态的检查有助于不明原因呼吸困难的病因分析;由于呼吸肌肉功能状态与呼吸衰竭的发生发展有密切关系,其功能状态的检查也有利于指导临床呼吸机的使用、撤机和随访。通过检查,可进一步阐明在不同疾病的发展过程中,呼吸肌肉的疲劳和通气功能不全发生发展的相互关系,为呼吸衰竭的诊治、人工通气脱机提供依据,为呼吸康复治疗和呼吸疲劳的防治提供客观的评价依据。

（杨文兰）

第十九章

氧气疗法

人体的生命活动必须有氧气的参与，通过肺通气和肺换气将氧气摄入体内，通过血液循环将氧气输送到全身，代谢活动消耗氧气并产生能量，以此维持机体正常的生命活动。氧气疗法简称氧疗，主要用于低氧血症所致的缺氧。

【低氧血症的病因】

造成 PaO_2 下降的原因有以下几方面：

（一）吸入气氧分压低

指吸入气中氧的含量不足引起低氧血症。例如高原或高空，大气压低；通风不好的矿井、坑道内；吸入低氧的混合气体（如吸入气摄入高浓度的氮、氢或一氧化氮）。

（二）外呼吸功能障碍

外呼吸是指外界环境与血液在肺部实现的气体交换，包括肺的通气和换气功能。

1. 通气障碍　肺通气是指通过呼吸运动使肺泡气与外界气体交换的过程，凡能够影响肺通气和阻力的因素可影响肺通气功能。肺通气功能障碍可分限制性通气不足与阻塞性通气不足两种类型。由肺泡张缩受限引起者称限制性通气不足；因气道阻力增高引起者称阻塞性通气不足。吸气时肺泡的张缩受限制所引起的肺泡通气不足称为限制性通气不足，其主要涉及呼吸肌、胸廓、呼吸中枢和肺的顺应性，临床上多见于胸廓畸形、呼吸肌功能受累、中枢神经系统疾病、大量胸腔积液等引起的呼吸泵衰竭，以及肺纤维化等引起的肺顺应性降低。由于气道狭窄或阻塞引起的气道阻力增高而导致通气障碍称为阻塞性通气不足，临床上多见于 COPD 等。

2. 换气障碍　肺的气体交换是指肺泡内气体与肺泡毛细血管血液中气体的交换，主要是氧与二氧化碳的交换。肺的气体交换主要取决于通气/血流灌注比值（V/Q）与弥散功能。

（1）通气/血流比例失调：肺泡的通气与其周围毛细血管血流的比例必须协调，才能保证有效的气体交换。正常每分钟肺泡通气量是 4L/min，肺毛细血管血流量是 5L/min，两者之比为 0.8。如 $V/Q>0.8$，则进入肺泡的气体不能充分与肺泡毛细血管内血液接触，出现无效腔效应。临床上常见于肺大疱、肺气肿和肺栓塞。如 $V/Q<0.8$，则静脉血液经过通气不良的肺泡毛细血管时未经充分氧合便返回左心，形成动脉内静脉血掺杂，称为功能性动静脉血分流。临床上常见于严重的 COPD、肺不张等。通气/血流比例失调一般只产生低氧血症，无 CO2 潴留，是导致低氧血症的最常见原因。

（2）弥散功能障碍：气体弥散指气体分子从高浓度区向低浓度移动，该过程被动，因而不需要消耗能量。气体分子的随意运动，使不同浓度的分子最终达到平衡。肺泡内气体与肺泡毛细血管血液中气体（主要是氧和二氧化碳）的交换是通过弥散进行的。凡能影响肺泡毛细血管膜面积、肺泡毛细血管床容积、弥散膜厚度以及气体与血红蛋白结合的因素，均能影响弥散功能。临床上，弥散功能障碍极少是唯一病理因素，疾病过程中弥散功能障碍往往总是与通气/血流比例失调同时存在的，因为肺泡膜增厚或面积减少常导致通气/血流比例失调。由于二氧化碳通过肺泡毛细血管膜的弥散速率约为氧的 21 倍，所以弥散功能障碍主要是影响氧的交换。弥散功能障碍所致低氧血症可用吸入高浓度氧加以纠正，因为肺泡氧分压提高可以克服增加的弥散阻力。

（三）静脉血分流入动脉

如果心房或心室中隔缺损，伴有肺动脉狭窄或肺动脉高压，右心的静脉血可部分经缺损处流入左心，导致 PaO_2 下降。静脉血分流入动脉增多，达到心输出量的 50%，PaO_2 可降到 50mmHg 以下。静脉血分流入动脉是导致严重、顽固性低氧血症的最常见机制。

【病情判断】

主要根据动脉血氧分压和动脉血氧饱和度做出，其不足之处是不能正确地反映组织缺氧状态。

1. 轻度低氧血症　PaO_2>6.67kPa（50mmHg），SaO_2>80%。
2. 中度低氧血症　$PaO_2$4～6.67kPa（30～50mmHg），SaO_2：60%～80%。
3. 重度低氧血症　PaO_2<4kPa（30mmHg），SaO_2<60%，显著发绀、呼吸极度困难、出现三凹征。

【治疗】

（一）氧疗的指征

低氧血症导致的缺氧是氧疗的指征。具体适应证为：①PaO_2<60mmHg 的急性低氧血症；②PaO_2<55mmHg 的慢性低氧血症；③PaO_2 在 55～60mmHg 的慢性肺动脉高压所致的右心衰；④睡眠性低氧血症或睡眠呼吸暂停低通气综合征。对于非低氧血症导致的缺氧，氧疗则效果有限，某些特殊氧疗除外。

（二）氧疗的方法

1. 低浓度氧疗　是指 FiO_2 不超过 40% 的氧气疗法。FiO_2（%）= 21+4×吸入氧气流量（L/min）。一般适用于各种低氧血症，特别是伴有 CO_2 潴留的低氧血症患者。

控制性氧疗是低浓度氧疗的一种常见形式。在吸氧初期给予较低浓度的氧，一般为 25%左右，然后根据病情、PaO_2 和 $PaCO_2$ 水平逐步增加 FiO_2 至 30%～40%或保持原浓度持续氧。该方法适用于伴有 CO_2 潴留的慢性低氧血症患者，临床上多用于 COPD 患者。

持续低流量吸氧是控制性氧疗的一种形式，指较长时间连续不间断的低流量吸氧。该方法试用于伴随 CO_2 潴留的慢性低氧血症患者，临床上主要是 COPD 患者或者家庭氧疗，避免高碳酸血症的加重。

2. 中等浓度氧疗　是指 FiO_2 在 40%～60%的氧气疗法，主要适用于单纯低氧血症而无明显 CO_2 潴留的患者，也可用于血红蛋白很低或心排血量不足的患者。

3. 高浓度氧疗　是指 FiO_2 大于 60%的氧气疗法，主要适用于单纯低氧血症而无明显 CO_2 潴留的患者。

4. 纯氧吸入　一般在建立人工气道前后，或机械通气过程中吸痰前后使用该方法，是为了减少操作过程中发生的低氧血症。遇致死性低氧血症患者，应迅速给予纯氧吸入。在顽固性低氧血症患者，应给予纯氧吸入以挽救生命，待病情好转后再逐渐降低 FiO_2。

5. 高压氧疗　指在密闭的高压氧舱内，在超过一个绝对大气压的条件下的给氧方式。

它通过大幅度提高 PaO_2 以增加氧在血液中的溶解量和含氧量，从而解除 PaO_2 正常患者的缺氧。该方法适用于一氧化碳中毒、脑水肿、休克、脑炎、某些急性中毒、急性眼底供血障碍和中毒性脑病等。

6. 肺外氧气疗法　常用的装置为体外膜式氧和器(ECMO)，即将血液从体内引导至体外，经 ECMO 氧和后再用泵将血液灌注回体内，以代替肺的气体交换功能。该方法能暂时替代患者的心肺功能，减轻患者心肺负担之外，也能为其他治疗手段的实施争取更多救治时间。该疗法主要适用于可逆性肺部疾病所致的急性严重低氧血症患者。

【氧疗的设备】

（一）鼻导管与鼻塞

1. 鼻导管　有单侧和双侧两种。单侧鼻导管给氧法是将一根细氧气鼻导管插入一侧鼻孔，经鼻腔到达鼻咽部，末端连接氧气的供氧方法。鼻导管插入长度为鼻尖到耳垂的 2/3。此法患者不易耐受，且导管对鼻腔产生压力而易被分泌物堵塞，因此不常用。双侧鼻导管给氧法是将双侧鼻导管插入鼻孔内约 1cm，导管环固定稳妥即可。此法较简单，患者感觉舒适，容易接受，因而是目前临床上常用的给氧方法之一。

2. 鼻塞法　鼻塞是一种用塑料制成的球状物，是将鼻塞塞入一侧鼻孔鼻前庭内给氧的方法。此法刺激性小，患者较为舒适，且两侧鼻孔可交替使用，氧疗效果与鼻导管相仿。

3. 适应证　鼻导管、鼻塞吸氧时 FiO_2 一般不超过 40%，使用于有自主呼吸、需要 FiO_2 较低的患者，特别是 COPD 所致的慢性呼吸衰竭患者。

（二）面罩法

将面罩置于患者的口鼻部供氧，氧气自下端输入，呼出的气体从面罩两侧孔排出。由于口、鼻部都能吸入氧气，效果较好，可提供比较恒定的中等氧浓度。给氧时必须有足够的氧流量，一般需 6~8L/min。可用于病情较重，氧分压明显下降者。但面罩属于相对固定装置，使用时不能进食、咳痰不便。

（任涛　王凯玲）

第二十章

气道湿化疗法

气道湿化疗法指在一定温度控制下，应用湿化器将液体散成极细颗粒，以增加吸入气体中的湿度，使呼吸道吸入含足够水分的气体，达到湿润气道黏膜，稀释痰液，保持黏液纤毛正常运动和廓清功能的一种物理疗法。

正常情况下呼吸道内的温度和湿度是稳定和适宜的。鼻腔具有加温、滤过和湿化气体的功能，适宜的湿度是保证呼吸道纤毛的黏度和正常摆动的必要条件。纤毛、黏液和浆液构成黏液-纤毛清除系统，可以起到过滤、清洁吸入气体的作用，是排除异物、抵御外来病原菌入侵的天然屏障。因此呼吸道必须保持湿润，维持分泌物的适当黏度，才能维持呼吸道黏液-纤毛系统正常生理和防御功能。

当某些病理情况导致纤毛摆动减弱，气道分泌物增加，会出现排痰困难、感染加重，从而导致患者呼吸困难、低氧血症和二氧化碳潴留。故气道湿化在临床中非常重要。

【湿化疗法的临床应用】

（一）湿化疗法的适应证

1. 人工气道　建立人工气道的患者，无论是气管插管还是气管切开，自主呼吸还是机械通气，均需湿化治疗。

2. 吸入干燥气体　氧气瓶中的氧气为干燥气体，吸氧时应给予湿化。当室内空气温度高而且干燥时，湿化可保护患者鼻和呼吸道黏膜，预防鼻出血和上呼吸道炎症。

3. 高热、脱水　发热使呼吸道丢失的水分增多，或在全身脱水的情况下，气道局部水分不足，对吸入气体不能充分湿化，呼吸道分泌物将变黏稠、结痂，难以排出，需要气道湿化。

4. 痰液黏稠　慢性支气管炎、支气管扩张、肺脓肿等呼吸道感染患者，呼吸道内的分泌物受细菌感染的影响，黏稠度明显增高；当呼吸道的纤毛上皮长期受到慢性炎症的刺激，气道内的黏液纤毛系统功能降低，使分泌物不能及时排出而结痂，需要气道湿化；或因昏迷、全身衰竭、神经肌肉疾病等导致咳嗽反射减弱，更需要加强气道湿化，使痰液稀释便于排出。

（二）常用湿化器的选择

1. 气泡式湿化器　是最常应用的湿化装置。氧气从水下导管通过筛孔、多孔金属或泡沫塑料，形成细小气泡，增大氧气与水接触的面积，达到湿化目的。使用简单，费用低，在正常室温下低流量给氧（1.5~5L/min）时，一般可达到40%左右湿度。主要用于除机械通气外的吸入气湿化。需要注意的是应及时添加水（蒸馏水），但不要超过刻度线，以免由于气泡的搅拌使水溢入管道。筛孔也要经常清洗，以免水垢阻塞。

2. 加热湿化器　即主动加热湿化器，是将水分加热产生蒸汽，使通过湿化器的干燥气体温化和湿化，一般用于机械通气时。气道口装有温度传感器，可监测吸入气温度。适用于高流量气体的湿化。有创通气患者进行主动湿化时，建议湿度水平在33~44mgH_2O/L之间，Y型接头处气体温度在34~41℃之间，相对湿度达100%。加热湿化器的冷凝水聚集在呼吸机管路或患者气道内时容易引起通气阻力增加，使患者呼吸做功增加，造成人机不协调，严重时会阻塞气道，要及时清理。此外，冷凝水还是病原微生物的媒介，容易增加感染机会。

3. 人工鼻　又称被动湿热交换器，是模拟人体解剖的替代性装置。它收集和利用呼出气中的热量和水分，以温化和湿化吸入气。主要用于气管插管和气管切开患者。其优点为安装、使用和维护简单，价格低廉，没有电和热的危险。但人工鼻只能利用患者呼出气来温热和湿化吸入气体，并不额外提供热量和水汽，因此，对于那些原来就存在脱水、低温或肺疾患引起分泌物潴留的患者人工鼻并不合适；对于小潮气量通气患者，应用肺保护性策略时，如果应用人工鼻会导致额外死腔，增加通气需求，故也不推荐。

4. 简便湿化法

（1）气管内直接滴注：通过人工气道直接向气管内滴（注）湿化液，可以采用间断注入或持续滴注两种方法。间断注入，一般间隔30~120分钟注入1次，或在吸痰时注入，每次为3~5ml，此法适用于有创通气痰液黏稠、吸痰无阻力者。持续滴注是运用输液泵或微量注射泵，将气道湿化液以4~6ml/h的速度持续泵入，适用于有创机械通气气道干燥，痰液黏稠，不易吸出者。每日湿化液总量需根据病情和痰液黏稠度调整，一般在200~400ml，以分泌物稀薄，痰液容易吸出为原则。

（2）气道冲洗：气道冲洗是在患者呼气末吸气初时沿导管管壁快速一次性注入冲洗液10~20ml，使湿化液随患者吸气吸入终末支气管及肺泡内，使气道得到充分湿化。气道冲洗可将气道湿化、气管内给药结合在一起，充分利用患者自主呼吸咳嗽功能，变被动咳嗽为主动咳嗽，避免了常规气管内吸痰损伤气管黏膜和引起感染的可能。气管冲洗适用于气管插管或气管切开时间较长、痰液黏稠、不易吸出者。

（三）常用的湿化剂

1. 蒸馏水　是低渗液，可通过细胞膜进入细胞内，因此蒸馏水不但可以湿化黏稠的痰液，而且能够湿润呼吸道黏膜的细胞。但过量应用会增加气道黏膜水肿，导致气道阻力增加。

2. 生理盐水　为等渗液，可小剂量、短时间应用。对气道有一定的刺激性。

3. 0.45%盐水　是低渗液体，对气道的刺激性比生理盐水小。

4. 高渗盐水溶液　是高渗液体，可从黏膜细胞内吸收水分，从而稀释痰液，并使之易于咳出，主要用于排痰，尤其是对咳痰量较少的患者。但对气道刺激性较大，不宜长期使用。

（四）气道湿化要求及标准

正常情况下，上气道对吸入气体具有生理性的湿化作用，使吸入气体在到达气管隆嵴下4~5cm水平位置时，达到100%的相对湿度，此时的绝对湿度约44mg/L，这一水平位置也被称为等温饱和界面，是肺泡进行气体交换的最佳条件。而吸入气体在不同部位的温度、湿度是不同的。湿化治疗时根据不同的进气部位选择不同的吸入气体的温度和湿度。如果采用低流量的鼻导管或鼻罩吸入气体时，进气部位在鼻咽部，室内空气的湿度是决定性因素，只要保持室内空气22℃，相对湿度50%左右，低流量吸氧通常可以由鼻咽部黏膜提供补偿，即使空气湿度不足，也不需要额外补充湿度。对于采用面罩或插至鼻咽的鼻导管吸气时，进气部位在口咽部，使鼻腔对气体的加温和湿化作用减弱，选择温度29~32℃，相对湿度100%。而气管插管、气管切开及机械通气者，上气道的加温湿化功能丧失，气体直接进入下呼吸道，选择温度 32~34℃，相对湿度 95%~100%的气体。

【湿化治疗的不良反应及注意事项】

（一）湿化不足和过度

满意的湿化效果为患者痰液稀薄，能顺利吸引出或咳出，气管内无痰栓，呼吸顺畅，患者安静，听诊气管内无干鸣音或大量痰鸣音。湿化不足可导致黏液栓形成，从而引起气道阻力增加、气道陷闭和低通气。患者表现为痰液黏稠，不易吸出或咳出，听诊气道内有干鸣音，气管内可形成痰痂，易发生导管阻塞、痰痂阻塞、出血等并发症，严重者可突然出现吸气性呼吸困难、烦躁、发绀及血氧饱和度下降。湿化过度可使气道阻力增加，水滞留增加心脏负担，还可使肺泡表面活性物质遭受损害，引起肺泡萎缩或肺顺应性下降。患者表现为痰液过度稀薄，需不断吸引，甚至不用吸引患者能自行咳出，听诊气管内痰鸣音多，患者频繁咳嗽。

人工气道患者进行常规湿化时，加热湿化器的设定要保证水蒸汽的最小湿度在 33mgH_2O 以上。

（二）湿化温度过高或过低

吸入气温度低于 30℃，可引起支气管上皮细胞纤毛运动减弱，支气管痉挛，寒战反应等；吸入气温度高于 40℃，也可使支气管黏膜纤毛活动减弱或消失，呼吸道烧灼，临床表现为发热、出汗、呼吸急促，严重者可出现高热。对吸入气体进行温度监测，应监测加热湿化器出口处的温度，同时还应监测接近患者气道处的温度。人工气道患者进行常规湿化时，加热湿化器的设定要保证吸入气体在 Y 型接头处的温度≥34℃，但<41℃。

（三）增加呼吸功

湿化器增加额外呼吸负荷，并且随吸气流量的增大而增加。

（四）交叉感染

污染的湿化装置可导致细菌进入下呼吸道，管路中冷凝水反流也可引起下呼吸道感染。因此重复使用的加热型湿化器，使用前应采用高水平消毒灭菌；通过人工手段向湿化罐内加水时应注意无菌操作，并采用灭菌注射用水；密闭式自动加水系统只限单人使用；管路内冷凝水必须按污染水处理，及时倾倒，不可倒回湿化器。

（五）窒息

黏稠分泌物湿化后膨胀会引起气道阻塞，增加气道阻力，严重时甚至引起窒息，要注意预防。可转动患者体位，叩拍背部或用导管吸痰，以利痰液排出。需要记录分泌物的性状和特征，应用人工鼻时，如果患者痰液量多，越来越黏稠时应考虑采用加热湿化器取代人工鼻。

（六）其他

加热湿化器可导致电击伤及气道灼伤、连接管脱开造成漏气或连接管扭曲造成低通气等。

临床使用湿化治疗时必须注意监测湿化时的不良反应，要注意温度监测、湿化液量监测，还要重视患者临床表现的监测。

（金美玲　杨琤瑜）

第二十一章

雾化吸入疗法

雾化吸入治疗是通过各种吸入装置将药物和溶剂混合成气溶胶（直径 0.01~100μm 的液体或固体微粒）吸入并沉积于各级支气管、肺泡，从而达到治疗疾病、改善症状、湿化气道、稀释分泌物的一种治疗方法。

【雾化吸入疗法的优势】

气溶胶是指悬浮于空气中的微小液体或固体微粒。液体微粒气溶胶称为“雾”，固体微粒气溶胶称为“尘”或“烟”。药物吸入后可直接到达患病部位与病变组织直接接触，接触面积大；与呼吸道黏膜及黏膜下的各类受体相结合，起效快，在局部发挥强大的治疗作用；直接作用于局部而全身吸收少，给药剂量低，副作用轻微，安全性高。

【雾化吸入疗法的适应证】

（一）气道阻塞性疾病

如支气管哮喘、慢性阻塞性肺病，特别适合急性加重期。

（二）肺部感染性疾病

如肺炎、支气管扩张合并感染的患者。

（三）建立人工气道的患者

雾化治疗可以湿润呼吸道黏膜，稀释黏稠的痰液，促进痰液排出，也可应用抗生素辅助抗感染治疗。

（四）鼻、咽喉部疾患

如咽喉部急性炎症、慢性鼻炎、鼻窦炎。

（五）肺功能、纤支镜等检查的前期准备

【雾化吸入疗法的影响因素】

（一）雾化器影响雾化效能的主要因素

1. 有效雾化颗粒的直径　不同大小的气溶胶颗粒在气道内的沉积并不一致。有效雾化颗粒的直径应在 0.5~10.0μm，以 3.0~5.0μm 为佳。

2. 单位时间的释雾量　释雾量大在相同时间内被吸入的量大，药物剂量也增大，能更有效地发挥治疗效用。但短时间内大量药物进入体内也可能增大不良反应，需要综合评估。

（二）与患者相关的因素

1. 认知和配合能力　只有正确使用才能达到预期效果。

2. 呼吸形式　影响气溶胶沉积的呼吸形式，包括吸气流量、气流形式、呼吸频率、吸气容积、吸呼时间比和吸气保持。经口吸入药物可避免鼻对雾粒的截留，使较多的雾粒沉积于下呼吸道。慢而深的呼吸有利于气溶胶微粒在下呼吸道和肺泡沉积。屏气可以延长雾粒沉积在最佳部位的时间，患者吸入后最好屏气10秒。

3. 基础疾病状态　患者气管黏膜的炎症、肿胀、痉挛，分泌物的潴留等病变均会导致气道阻力增加，使吸入的气溶胶在呼吸系统的分布不均一。因此，雾化治疗前应尽量清除痰液和肺不张等因素，以利于气溶胶在下呼吸道和肺内沉积。

【雾化吸入装置】

（一）压力定量气雾吸入器（pressurized metered-dose inhaler，pMDI）

pMDI是目前临床应用最广的一种吸入装置，具有操作简便、便于携带、随时可用、不必定期消毒等优点。pMDI由贮药罐、定量装置和推动器组成。传统的pMDI以氟利昂为助推剂，现已逐步被环保的氢氟烷（hydrofluoroalkanes）取代。通过pMDI吸入，大约只有10%的药液能达到肺部，大部分沉留于口咽部。撞击在口咽部的药物经漱口排出，或被吞咽后进入胃肠道。正确掌握吸入技术非常重要。使用pMDI需要很好的掌握吸气与喷药动作的协调配合，儿童和部分老年人往往吸气与喷药动作不协调导致药物没有发挥应有疗效，加用储雾器可以克服其不足。加用储雾器还可以使吸入肺部的药物量较常规pMDI明显提高；减少吸入激素引起的声嘶、口咽部真菌感染。

（二）干粉吸入器（dry powder inhalers，DPI）

DPI是将药物研磨成微细的粉末（1~5μm）储存在胶囊、铝箔或储存仓中，使用时将药物打开，利用吸气气流作为驱动力将药物吸入到肺内。药物颗粒从DPI中的释放取决于患者的吸气流速峰值和压力，因此治疗效果与吸气流速率密切相关。DPI包括单剂量DPI和多剂量DPI。单剂量DPI：装置上带有锐利的针，药物置于干粉胶囊中。将药物胶囊装入吸纳器后针刺破胶囊，患者通过口含管深吸气带动吸纳器内部的螺旋叶片旋转、搅动药物干粉成为气溶胶微粒而吸入。临床上常用的是Handihaler（"思力华"和"天晴速乐"等），吸气流速要求20L/min以上。多剂量DPI：装置内一次可装入多个药物胶囊。使用时旋转外壳或推拉滑盘每次转送一个剂量。临床常用多剂量DPI有准纳器和都保。

（三）雾化器

雾化器为所有吸入装置中对患者配合要求最低的一种装置，它对吸气流速无依赖性，不需要患者配合。由于释出的药雾微粒较小、药雾沉积时间长，药物在肺内的分布较均衡，疗效较佳。适用于任何年龄、使用pMDI有困难、严重哮喘发作期或有严重肺功能损害的缓解期患者使用。但雾化吸入有动力要求，治疗费用相对较贵，使用时携带不方便。

（四）喷射雾化器

主要由压缩气源和雾化器两部分组成。压缩气源可采用瓶装压缩气体（如高压氧或压缩空气），也可采用电动压缩泵。雾化器根据文丘里（Venturi）喷射原理，以压缩气体为动力，高速气流通过喷嘴在其周围产生负压、使贮液罐中的药液卷入高速气流并被粉碎成大小不一的雾滴，雾滴微粒的直径为2~4μm，肺内沉积率为10%。气压越高、流量越大，喷射雾化器产生的气溶胶颗粒直径就越小，释雾量就越大。一般置入药量4~6ml，驱动气流量6~8L/min。患者在安静状态下缓慢地呼吸（正常潮气量），期间作间歇深吸气，呼气前屏气1~2秒以利药物在肺部沉积。雾化吸入时间一般为5~15分钟。

（五）超声雾化器

其原理是雾化器底部晶体换能器将电能转换为超声波声能，产生振动并透过雾化罐底部的透声膜，将容器内的液体振动传导至溶液表面，从而形成无数细小气溶胶颗粒释出。超声雾化器的释雾量高于喷射雾化器，产生的微粒粒径较大、一般为3.7~10.5μm，肺内沉降率约10%。由于产生的气溶胶密度大、吸入后呼吸道内氧分压相对偏低，吸入时间>20分钟后会引起呼吸道湿化过度而致呼吸困难或支气管痉挛，缺氧或低氧血症患者不宜使用。此外，因高频振动破坏糖皮质激素的结构，故糖皮质激素不宜用超声雾化。

（六）振动筛孔雾化器

其原理是采用超声振动薄膜使之剧烈振动，同时通过挤压技术使药液通过固定直径的微小筛孔，形成无数细小颗粒释出。产生的颗粒大小取决于筛孔的直径。该装置减少了超声振动液体产热的影响，对吸入药物的影响较少，是目前雾化效率最高的雾化器。

【常用吸入治疗药物】

常用吸入药物有吸入性糖皮质激素（inhaled corticosteroid，ICS）和支气管扩张剂等。

（一）ICS

ICS是目前最强的气道局部抗炎药物，理想的ICS在药效学上应有高的糖皮质激素受体亲和力、高的局部抗炎活性和高的糖皮质激素受体特异性；而在药代动力学上应具有口服生物利用度低、能增加肺组织的摄取和储存、肺/全身之比高、全身吸收后可被肝脏首过代谢失活、全身清除迅速并对下丘脑-垂体-肾上腺轴（hypothalamic-pituitary-adrenal axis，HPA）抑制作用小的特点。常用ICS药物有：丙酸氟替卡松（fluticasone diproprionate，FP）、布地奈德（budesonide，BUD）和丙酸倍氯米松（beclomethasone dipropionate，BDP）。ICS常见局部不良反应为口、咽部念珠菌感染和声嘶、发声困难等。

（二）支气管舒张剂

雾化用支气管扩张剂主要有选择性β_2受体激动剂（特布他林和沙丁胺醇）和胆碱受体拮抗剂异丙托溴铵，两者起效快，不良反应少，联合使用效果更佳，主要用于缓解支气管哮喘急性发作和慢阻肺急性加重的呼吸困难症状。

【雾化吸入疗法的不良反应及注意事项】

雾化吸入疗法的不良反应及注意事项包括：①首先需要教会患者正确的吸入方法，使药液充分达到支气管和肺内。吸入前要清洁口腔，清除口腔内分泌物及食物残渣。吸入后应漱口，防止药物在咽部聚积。②雾化吸入时由于气溶胶是冷的，且高浓度，故易诱发患者出现气道高反应，特别是有肺部疾病史的患者。治疗过程中需密切观察患者，监测吸入气温度，防止气道痉挛的发生，同时也防止温度过高引起气道灼伤。③吸入药物的常见不良反应有口干、恶心、胸闷、气促、心悸、呼吸困难等。吸入药液的浓度不能过大，吸入速度由慢到快，雾化量由小到大，使患者逐渐适应。④避免雾化器和吸入药物的污染以及病原菌在患者间的传播。储存药液的雾化器及呼吸管道、雾化面罩等应及时消毒、应该每位患者一个（套），专人专用。尽量使用单一剂量药物，以避免多剂量药物开瓶后的储存及使用均存在的污染风险。进行雾化治疗时，操作者需在治疗前后洗手，减少患者间病原菌的传播。在雾化吸入的呼气端开口放置雾化过滤器，有助于保护空气环境避免受药物等污染。⑤心肾功能不全及年老体弱者要注意防止湿化或雾化量大造成肺水肿。对自身免疫功能减退的患者雾化吸入时，应重视诱发口腔霉菌感染问题。⑥采用氧气为气源可因吸入的是氧气而导致吸入氧分压迅速提高，这对于一些易出现CO_2潴留的患者（如慢阻肺伴呼吸衰竭）可自主呼吸抑制和加重CO_2潴留，因这些患者呼吸兴奋主要依赖于低氧刺激，而缺氧的改善使低氧刺激减弱，需引起警惕。

（金美玲　杨琤瑜）

第二十二章

支气管镜在呼吸监护室的应用

支气管镜已问世五十余年，随着支气管镜技术的发展，应用于临床的适应证越来越广泛，对肺部疾病的诊断和治疗发挥着重要作用。呼吸监护室内患者病情危重复杂，变化迅速，某些情况下，支气管镜在抢救及诊治呼吸危重患者中有着不可替代的重要地位，支气管镜应成为呼吸监护室标准配置。但在危重症患者中进行支气管镜检查风险更大，必须严格掌握适应证，并需经验丰富的操作者在设备监护下尽快完成。

【适应证】

（一）引导气管插管

呼吸危重症患者多需要气管插管建立人工气道并行呼吸机辅助通气，但部分插管困难的复杂气道，比如过度肥胖、下颌关节或咽喉部结构异常等，反复试插会加重局部损伤或贻误病情。而支气管镜引导下进行复杂气道、经鼻插管或插入双腔气管导管成功率更高，插管引起的出血和气管壁损伤更少，插管时间也相应缩短，为抢救争取时间。支气管镜直视下插管，可实时观察调整气管导管位置，并可以根据需要将导管插入主支气管内。支气管镜引导下插管不需患者颈部过伸，颈椎可保持在自然位置，适用于颈椎强直、脱位的患者。

支气管镜引导气管插管方法简便：患者平卧位，全麻或局麻后支气管镜经液体石蜡润滑后套入气管导管，经鼻或口插入声门下4~5cm，固定支气管镜位置，将气管导管顺着支气管镜插入气管内，于隆嵴上方3~5cm处固定气管导管，同时使用支气管镜迅速清理气道后退出，连接呼吸机行辅助通气。

（二）气道探查

呼吸监护室患者病情复杂多变，支气管镜可以迅速、直观、准确地了解气道内情况，给予及时处理。比如确定气道内病变的部位、判断病变性质和损伤程度；观察并调节气管导管的位置；评估烧伤或化学灼伤患者的气道损伤范围和程度；探查呼吸道出血部位并给予清理、止血治疗；评估长期置管对气道损伤：肉芽增生程度、瘢痕形成情况、气管狭窄程度、有无溃疡或穿孔、气管软化及支气管瘘。

（三）清理气道，协助气道管理

呼吸监护室内患者多数吞咽反射及咳嗽排痰能力显著减弱甚至消失，机械通气患者常有痰痂或血块堵塞气道和气管导管，增大通气阻力，导致低氧及高碳酸血症，或导致段或叶支气管不张，加重肺部感染和呼吸衰竭。对呼吸监护室患者的气道管理，特别是气道清理尤为重要。支气管镜可以清理堵塞管腔的分泌物，促进肺组织复张，减少阻塞性肺炎的发生和抗生素的使用；通过清除气道内黏滞分泌物、坏死物及黏液栓等，通畅气道，降低通气阻力，改善通气，有利于患者康复；严重哮喘患者气道分泌物潴留并出现黏液栓，胸片显示持续性肺不张或肺过度膨胀等黏液栓阻塞征象，均可通过支气管镜清理黏液栓缓解气道阻塞程度；拔管前清理气道，有时会发现潜在的病变如溃疡、出血、气管软化等。

经支气管镜对气道进行清理的方法主要包括钳取、负压吸引、冲洗、冻取等。对于气道内的分泌物，可使用负压吸除，如果分泌物较为黏稠或形成黏液栓，可局部喷洒生理盐水或稀释后的糜蛋白酶，使之稀化或溶解后吸出；对干结的痰痂可使用活检钳清理，如牢固黏附于气管壁，可湿化松解后再清理；血栓易碎，活检钳清理效率不高，有条件者可使用冷冻探头进行冻取。

（四）咯血处理

咯血在呼吸监护室中发病率并不低，肺结核、肺栓塞、肺动脉高压、支气管扩张、肺癌、肺脓肿等肺部疾病皆可引起咯血；气管插管、负压吸引也可损伤气道黏膜导致出血。呼吸监护室患者多因病情严重，呼吸肌无力，气道自我清理能力差，加之肺功能代偿能力低，即使咯血量不大也有可能导致窒息甚至死亡。出现活动性出血时，应尽量鼓励患者进行有效的咳嗽以排出积血。如患者无法咳出积血或出现呼吸费力、呼吸窘迫、低氧血症时，应尽早行气管插管，插管管径尽量大，以便吸引及插入支气管镜进行治疗。如出血量大，有条件者应直接应用硬质支气管镜进行快速吸引、通气、机械填塞封堵和止血治疗。

支气管镜在咯血患者中的临床应用主要有以下几个方面：

1. 明确出血部位和范围　支气管镜检查可以明确活动性出血位于那一侧，使患者患侧卧位，防止血液进入健侧肺叶；明确出血部位可指导下一步治疗方案：如大气道内出血可考虑高频电刀或氩气刀止血，远端支气管出血可选择封堵或药物灌注等方法。

2. 引导气管插管　如一侧主支气管内出血量大，患者随时有窒息危险的时候，可在支气管镜引导下将气管导管插入健侧主支气管，并将球囊充盈封闭气道以防止来自患侧的血液溢入，进行健侧通气，并使用支气管镜清理健侧气道内积血。或支气管镜引导下插入双腔气管导管进行一侧封堵一侧通气，但双腔气管导管放置难度大，易移位，管腔小，清理不便，健侧支气管容易被血块堵塞，故紧急情况下建议放置单腔气管导管。

3. 封堵出血管腔　在支气管镜引导下将 Fogarty 球囊导管置入患侧支气管出血部位，球囊充盈后最大直径 4~14mm，可根据出血部位和所需封堵的支气管大小选择合适的导管，充盈后堵塞出血支气管，球囊内压力不超过 30mmHg，放置 24 小时后松解气囊观察数小时，如无出血可拔出球囊导管。

4. 止血　对于大气道内活动性出血，可于支气管镜下局部喷洒冰生理盐水、肾上腺素、凝血酶、纤维蛋白原复合物等药物，或用明胶海绵填塞；如大气道内肿瘤性出血还可采用激光、高频电刀或氩气刀等烧灼消融止血。

5. 清理气道　活动性出血或积血可使用负压吸引；血凝块可用异物钳、圈套器、取石篮等分次取出，使用冷冻探头进行冻取可明显提高清理效率。

（五）采集病原微生物

支气管镜可以安全可靠地收集呼吸道感染的患者相对未污染标本。对于不能确诊的重症肺炎、快速进展的肺炎、多种抗生素疗效不佳的肺炎、院内肺部感染或呼吸机相关性肺炎，均可通过支气管镜对病变部位进行分泌物吸引、冲洗、肺泡灌洗、保护性防污染标本刷及组织活检等方式收集标本，进行微生物涂片、培养、PCR、NGS 等方法以明确感染微生物类型。

（六）病理取样

不明原因的肺部病变可以通过支气管镜进行支气管腔内活检、刷检、灌洗、冲洗等方式收集标本，如监护室配备C臂机时还可以透视下对肺外周病灶行肺活检和刷检，但危重患者特别是机械通气的患者应尽量避免此类操作，以免气胸。

【禁忌证】

随着支气管镜技术和麻醉、呼吸支持技术的发展，支气管镜诊治呼吸系统危重症患者无绝对禁忌证。但某些情况下应慎行支气管镜检查，如不能矫正的严重低氧血症、严重心律失常、严重心功能不全、主动脉夹层有破裂风险等；有明显出血倾向的如使用抗凝药物、肺动脉高压、尿毒症、肝衰竭、糖尿病微血管病变严重、上腔静脉阻塞等尽量避免组织活检。

【注意事项】

经人工气道行支气管镜检查时需注意以下几点：①支气管镜需经过三通管进入气管导管内，操作过程中需持续进行机械通气。②在保证完成支气管镜检查目的前提下，气管导管内径和支气管镜外径相差不小于2mm，以便操作及足够的通气量；患者反应剧烈时，除静脉给予镇静药物外可于气道内局部喷洒利多卡因。③支气管镜操作前15分钟，将FiO_2调至100%以提前为操作过程中可能的突发状况进行氧储备。但如有气道内烧灼性操作，应将氧浓度降至40%以下，以免出现气道内爆燃。④操作过程中SaO_2应保持在90%以上，如出现血氧饱和度下降应暂停或终止操作。操作时间较长者应在术中随访血气分析，了解CO_2有无潴留及酸中毒。⑤尽量减少操作时间，术后注意呼吸血压心率的监护，行外周肺活检的患者应特别注意有无气胸发生。

（叶茂松）

第二十三章

人工气道的建立与管理

人工气道广义指为保持气道通畅，而根据气道内具体情况置入的不同类型的通气管(airway)，包括口咽通气管(oral airway)、鼻咽通气管(nasal airway)、喉罩通气管(larygeal mask airway)、气管内导管(endotracheal tube)或支气管内导管(bronchial tube)等。临床最常用气管内导管，包括气管插管导管和气管切开导管。

(一) 呼吸道的解剖

呼吸系统由呼吸道(也称气道)和肺两部分组成，呼吸道又分为上呼吸道和下呼吸道。临床上将口、鼻、咽、喉部称为上呼吸道，将气管、支气管称为下呼吸道。

鼻和口都是呼吸道的开口，鼻孔至喉腔为上呼吸道，包括鼻腔(鼻孔至鼻中隔末端)、鼻咽腔(鼻中隔末端至软腭下缘)和咽腔(软腭至喉头)。咽腔是口、鼻呼吸的共同通道，以软腭与会厌上缘为界，区分为鼻咽腔、口咽腔和喉咽腔。咽腔的下方为喉腔，是会厌与环状软骨下缘之间的腔隙，是呼吸道中最狭窄的部位，而其中声门裂(简称声门)又是喉腔中最狭窄的部位(婴儿的环状软骨窄细，呈前高后低的倾斜位，是整个上呼吸道中最狭窄的部位)，是气管插管的必经之路。环甲膜分布于甲状软骨前角后面连至环状软骨上缘和杓状软骨声带突之间，左右环甲膜大致形成上窄下宽的圆锥形，由于其位置表浅，易被扪及，在喉阻塞急救时，经环甲膜穿刺气管，可建立临时的呼吸通道(图2-23-1、图2-23-2)。

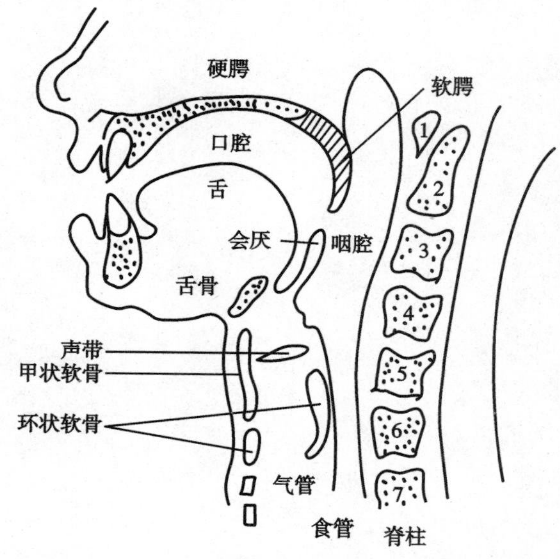

图2-23-1 口腔、咽喉、气管、颈椎之间的关系(矢状面)

气管的上端从环状软骨的下缘(相当于第6颈椎平面)开始，至第4胸椎下缘(相当于胸骨角)水平分为左、右主支气管。成人气管长度约10~14cm(平均10.5cm)，内腔横径1.6cm。小儿气管短细，新生儿声门至气管隆嵴的长度仅4cm。自上门齿至气管隆嵴的距离，中等体型成人男性约为26~28cm，女性为24~26cm，婴儿约为10cm。

气管下端自隆嵴起，分为右主支气管和左主支气管。右主支气管短而粗，走向陡直，成人长约2~3cm，与气管中轴

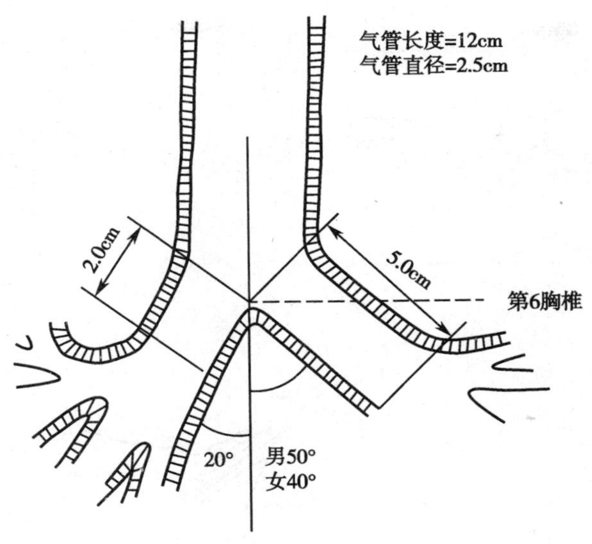

图 2-23-2　总支气管解剖示意图

延长线夹角约为 25°~30°,故气管导管插入过深易入右主支气管。右肺上叶支气管开口距气管隆嵴很近,仅约 1~1.5cm,故气管导管插入稍深,就可能入右主支气管而将右肺上叶支气管开口阻塞,使右肺上叶萎陷。左主支气管较细长而走向稍斜,长度约为 4.9cm,与气管中轴延长线的夹角约为 40°~50°(表 2-23-1)。

表 2-23-1　气道各部位长度和内径(cm)参考值

	成人	小儿(1 岁以上)
长度		
门齿至会厌	11~12.5	
后臼齿至会厌	5.5~7.2	4~5
门齿至声门(口咽腔)	13~15	8~10
会厌自环状软骨下缘(喉腔)	4~6	2~3
环状软骨至气管隆嵴	10~12	4~6
门齿至隆嵴	28~32	15~19
鼻孔至隆嵴	28.4~33	17~21
鼻孔至后鼻孔(鼻翼至耳垂)	12~14	
右总支气管	2	1~1.5
左总支气管	5	2.5~3.0
内径		
气管	1.6~2.0	0.6~1.0

自口腔或鼻腔至气管之间存在三条解剖轴线,彼此相交成角,分别为口轴线(AM,自口腔或鼻腔至咽后壁的连线)、咽轴线(AP,从咽后壁至喉头的连线)和喉轴线(AL,从喉头至气管上段的连线)。气管插管时为显露声门,必须先使这三轴线重叠成一线(图 2-23-3)。

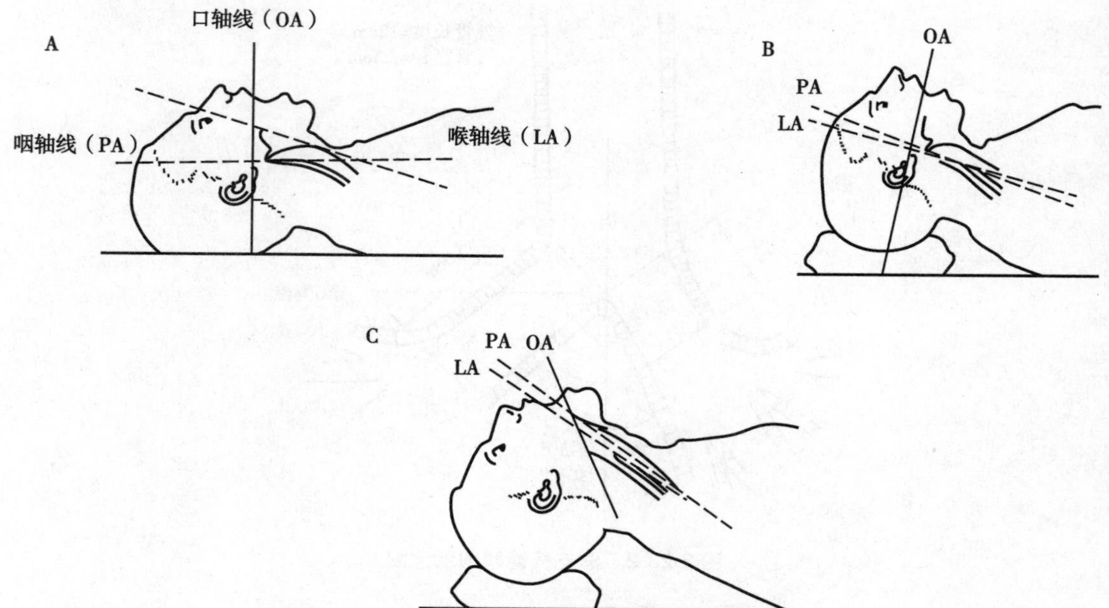

图 2-23-3 气管内插管时的头位与三轴线

A. 仰卧低下，口轴线（OA）、咽轴线（PA）及喉轴线（LA）的排列不够理想；B. 稍垫高头部，可使咽、喉两条轴线接近重叠；C. 再将头部后伸，经口轴线通过喉镜可看见声门

（二）人工气道的建立

保持呼吸道通畅是对危重症患者呼吸支持的基础，建立人工气道的方法包括非侵入性和侵入性两种。非侵入性方法是指使用面罩、口咽或鼻咽通气管、喉罩通气管等器械来保持上呼吸道的通畅，而侵入性方法是指使用气管插管或气管造口（切开）技术。

1. 口咽通气管与鼻咽通气管（oral airway and nasal airway） 在病人昏迷，脑血管意外、麻醉等紧急情况下，极易发生舌根后坠，这是引起急性上呼吸道阻塞最常见的原因。此时应及时将病人的下颌向前、向上托起（Jackson 位），继以插入口咽或鼻咽通气管，使舌根与咽后壁分开，恢复呼吸道的通畅。

口咽通气管在成人一般选用 80～100mm（标号为 3、4、5）管，小儿用 50～70mm（标号为 0、1、2）管。置入方法：用压舌板压迫舌体后，在通气管外口指向足的方向下置入口咽部；也可先将通气管外口指向头的方向（即弯面向上）插入口腔，然后一边旋转通气管 180°、一边推进通气管直至咽腔。口咽通气管适用于非清醒、昏迷病人。其放置简便，很少引起损伤和出血。

鼻咽通气管在女性一般选用 F28～30，男性选用 F32～34，小儿应用更细的柔软导管。置入时应选择通畅的一侧鼻孔置入，通气管表面需涂以利多卡因油膏滑润，插入前需在鼻腔内滴入血管收缩药如肾上腺素，以减少鼻腔出血；鼻咽通气管必须沿下鼻道腔插入，即通气管的插入方向必须保持与面部垂直，严禁指向鼻顶部。鼻咽通气管的耐受性较好，但易引起鼻出血和鼻咽部的损伤，对疑有颅底骨折的患者应禁用。

喉罩（larygeal mask airway，LMA）在急救复苏中作为面罩通气的较好替代，可达到较面罩更有效的通气效果；与气管插管相比，操作简便，不需特殊器械且不会对喉头和气管产生机械损伤，刺激小、对心血管的影响小。其第一次插入成功率可达 80%，在需紧急通气和处理困难气道时，可为抢救赢得时间。据统计，在使用喉罩下施行心肺复苏，86%病人可获得满意的通气效果，是急救复苏时非常有用的、实施气道保护的工具。喉罩设有1、2、2.5、3和4号五种型号。1号用于新生儿至3个月以下的婴儿（<6.5kg），2号用于3个月至6岁小儿（6.5~25kg），3号用于年长儿和形体较小的成人（>25kg），4号用于正常至形体较大的成人。喉罩采用高压蒸汽消毒，可反复使用。

（1）喉罩置入法：①盲探法：较常用，有两种方法：A常规法：头轻度后仰，操作者左手牵引下颌以展宽口腔间隙，右手持喉罩，罩口朝向下颌，沿舌正中线贴咽后壁向下置入，直至不能再推进为止；B逆转法：置入方法与常规方法基本相同，只是先将喉罩口朝向硬腭置入口腔至咽喉底部后，轻巧旋转180°（喉罩口对向喉头）后，再继续往下推置喉罩，直至不能再推进为止。②喉镜插入法：借助喉镜，在可视条件下来放置喉罩。喉罩置入后，手放开喉罩，气囊注气1号注气2~4ml，2号注气10ml，3号注气20ml，4号注气30ml，随充气后喉罩会自动退出少许，自主呼吸时，储气囊有正常的膨缩，胸腹无反常呼吸运动；如实施正压通气，气道通畅，胸部可听到清晰呼吸音，无漏气感。提示喉罩位置正确。

（2）喉罩的应用：使用喉罩前应常规检查罩周套囊是否漏气，注意选择适当大小的喉罩；使用喉罩时应严格掌握禁忌证，对饱食、腹内压过高、有呕吐反流误吸危险、存在潜在呼吸道梗阻的病人如气道受压、气管软化、咽喉部肿块或血肿等，应禁忌使用；在实施正压通气时，通气压力应在20cmH_2O以下，否则易发生漏气或气体大量入胃，造成反流误吸可能；置入喉罩后，不能做托下颌动作，否则易导致喉痉挛或喉罩移位；喉罩使用中应密切监测有无呼吸道梗阻，呼吸道分泌物多的患者，不易经喉罩清理分泌物。

目前，喉罩通气技术不断得到拓展，在喉罩的引导下，可使用纤维支气管镜进行插管，临床上出现了专门用于插管的喉罩。在紧急通气技术中，喉罩的应用也越来越受到重视。

2. 气管插管　气管插管是一项经由口或鼻腔将导管置入气管内以建立人工气道的技术。

（1）气管插管的目的：①解除上呼吸道特别是喉部的气道梗阻，保证上气道的通畅（严重呼吸道阻塞或长期、慢性阻塞时，可能需要气管切开）；②建立封闭的通气管道，以便实施正压机械通气；③提供径路，以便气管内分泌物及异物的吸引和清除；④隔离气道，避免口腔内的呕吐物及其他异物吸入气道。

实施正压机械通气已经成为临床上气管插管的主要原因之一。在气道开口造成高于大气压的正压是正压通气将气流送入气道并充盈肺泡的前提条件，这就要求在呼吸机的送气管道与病人气道之间的连接不能有漏气而造成压力的下降。对于大多数需要持续机械通气的病人而言，气管插管后将其气囊充气，可以使病人气道成为只与呼吸机管道相通的封闭系统，从而可以对患者提供有效的正压通气。预防异物吸入和气管内分泌物吸引也是其重要功能。

（2）气管插管的适应证：①严重低氧血症或高碳酸血症，或其他原因需较长时间机械通气，又不考虑气管切开；②不能自主清除上呼吸道分泌物、胃内反流物或出血，有误吸危险；③下呼吸道分泌物过多或出血，且自主清除能力较差；④存在上呼吸道损伤、狭窄、阻塞、气管食管瘘等严重影响正常呼吸；⑤患者突然出现呼吸停止，需紧急建立人工气道进行机械通气。

（3）气管插管的禁忌证或相对禁忌证：①张口困难或口腔空间小，无法经口插管；②无法后仰（如疑有颈椎骨折）。

（4）气管插管导管：目前广泛使用的气管插管导管是一略弯的、前端带有可充气气囊的塑料或硅胶导管，气囊充气后封闭导管和气管之间的空隙，维持机械通气的密闭性。常用的导管长度范围在 28~32cm，内径有 7.0、7.5、8.0、8.5 和 9.0mm 等，外径相应增加 2mm，分别称作 7 号、7.5 号、8 号、8.5 号和 9 号管。内径越大，通气阻力越小、分泌物越容易引流，但同时插管难度会相应增加。选择导管口径，应根据病人体形和性别以及插管途径而定，通常男性大于女性、身材高大者大于身材瘦小者，经口插管大于经鼻插管。经口插管时，男性病人通常选用 8~9 号，女性病人通常选用 7.5~8.5 号；经鼻插管时较经口插管时相应小 0.5~1.0mm。为方便纤维支气管镜吸痰和尽可能降低气道阻力，无特殊情况建议成人气管插管导管选 7.5 号以上。对小儿（1 岁以上）可利用公式推算出所需气管导管的口径：导管内径（mm ID）= 4.0+年龄/4。

（5）气管插管器械：虽然气管插管通常都是在比较紧急的情况下，但是在开始插管前仍需对所用器材做简要检视，包括喉镜的照明、气管导管气囊是否完好等。为了应付紧急情况的需要，应该作为一项制度将插管所需的用具放在专用的箱包内，并保证处于消毒和无故障状态。

气管插管箱包中应包括：人工呼吸气囊和氧气导管；负压吸引器具，包括吸引导管和硬吸引管；口咽导管；喉镜；气管插管导管，至少需有适合一般成人使用的 7.0、8.0mm 和 9.0mm 三个尺寸；导丝；导向长钳（弯钳）；液体石蜡（润滑用）；开口器；局麻药（2%利多卡因）及喷雾器。

（6）气管插管前准备

1）插管前的气道评估：气道评估的目的是了解是否存在困难气道，并对采用何种插管方法作出选择。

评估的内容包括张口度：正常最大张口时，上下门齿间距介于 3.5~5.6cm，平均 4.5cm（相当于 3 指宽）；Ⅰ度张口困难是上下门齿间距 2.5~3.0cm（2 指宽），尚能置入喉镜；Ⅱ度张口困难为上下门齿间距 1.2~2.0cm（1 指宽）；Ⅲ度张口困难是指小于 1.0cm 者。Ⅱ度以上张口困难者，无法置入喉镜，明视经口插管均属不可能，多数需采用经鼻盲探或其他方法插管。颈部活动度：正常人颈部能随意前屈后仰左右旋转或侧弯。从上门齿到枕骨粗隆之间的连线与身体纵轴线相交的夹角，正常前屈为 165°，后仰大于 90°。如果后仰不足 80°，提示颈部活动受限，插管可能遇到困难。此类病人可有正常的张口度，但不能充分显露声门，多采用盲探或其他插管方法，以经口手指探触引导插管较为实用。牙齿和下颌骨：上切牙突出会增加直接喉镜操作的困难，阻碍从口到喉的视线；下颌骨的长度与插管难易相关，下颌角至颏尖正中线的距离长于 9cm，插管多无困难，下颌骨长往往伴有下颌间隙大，而下颌退缩的患者下颌间隙小会限制直接喉镜操作中喉的显露。甲颏间距：是指从甲状切迹到颏凸的距离，正常为 6.5cm 或更多；6.0~6.5cm 的间距插管会有困难，间距小于 6.0cm 插管多不成功。间距小于 3 横指宽度认为有下颌退缩。口咽部结构：口咽腔内的新生物或炎性肿物、喉的病变如声带息肉、喉外伤、喉水肿、会厌囊肿或先天畸形等均可影响气管插管时的声门显露。

2）体位：影响插管成功与否最重要的一点是口-咽-喉轴线。插管时，病人应平卧，取下床头板，枕下垫高，使头尽量后仰，从而使口-咽-喉尽量在一轴线上。颈椎损伤者不能采用这种体位。

3）清除异物：清除口、咽、鼻腔内分泌物、呕吐物、血块等。

4）麻醉：以2%利多卡因喷入或直接注入口咽部或鼻腔，可减少插管时的刺激。若病人对抗明显，可静脉使用镇静剂如丙泊酚。如病人呼吸心搏已停止，或意识丧失，可不必进行麻醉，以迅速插入气管导管为原则。

5）预氧合：只要有条件，应尽可能在插管前对病人进行预氧合。目的是用高流量氧气替换肺泡内氮气，提高肺泡内氧分压，以便在插管时即使没有有效的肺泡通气，仍可在一定时间内维持肺泡换气。方法为：通过面罩进行高流量吸氧，自主呼吸抑制者用气囊面罩加压吸氧，时间为3~5分钟。

（7）气管插管的方法及适应证

1）经口气管插管法：适应证：用于心肺复苏、痰引流、机械通气连接、紧急情况下建立人工气道。也可作为经鼻插管或气管切开的过渡措施。

操作过程：气管导管内放导丝，外以液体石蜡润滑，以喉镜暴露声门（注意弯形镜片的前端放在舌根与会厌之间，而直形镜片的前端要挑起会厌），于吸气期将导管插入。导管插入的长度：自中切牙牙槽嵴算起，女性导管插入长度为20~22cm，男性导管插入长度为22~24cm；如系经鼻腔插管，须分别增加2~3cm。对小儿（1岁以上）可利用公式推算出所需气管导管长度：导管长度（cm）= 12+年龄/2。插入吸痰管吸出痰液。插管完成后，将气囊充气，充气量以刚好不漏气为原则，常用6~8ml，尝试保持气囊内压<25~35cmH_2O（18~25mmHg）。插入牙垫，连接人工呼吸气囊，手压皮球通气。通气的同时，观察双肺呼吸动度、听诊呼吸音是否对称、估计导管位置。如果呼吸音在左侧消失或缺如，很可能气管导管进入右侧主干，建议套囊放气，向外拔出气管导管1~3cm再听两侧呼吸音，直到呼吸音两侧对称；听诊上腹部是否有气过水声，如果听到则意味着错行食管插管，应取出插管，吸氧和重新尝试插管。最后固定导管和牙垫，连接呼吸机。必要时可行床旁胸片判断导管位置（导管尖端应在隆嵴上2~3cm）。

2）经鼻气管插管法：适应证：需较长时间接受机械通气的患者；或者需要进行口腔手术等操作的患者。

操作过程：①盲插法：导管沿鼻腔以与上颚平行的方向插入，斜面朝向鼻中隔，以免损伤鼻甲。进管过程中，注意听呼气音，根据呼气音调节进管方向。当患者出现刺激性咳嗽、发声困难、导管内有粗气流或痰液冲出，说明导管已插入气管。调整到合适的深度（比经口插管深入2~3cm），固定。②明视插管：当导管到达咽后部时，经口放入喉镜显露声门，在明视下，借助弯钳将导管前端送入气管。经纤支镜引导插管：将导管套在纤支镜外，借助纤支镜引导插入气管。

3）纤维内镜引导下气管内插管法：本法尤其适用于困难气道的病人。操作方法如下：①施行口鼻咽喉气管黏膜表面麻醉，取自然头位；②拟经鼻插管者，先将气管导管经鼻插入口咽腔，然后将纤维内镜插入；③拟经口插管者，应将气管导管套在纤维内镜上，将纤维内镜从舌面正中导入咽部；④窥见声门后将纤维内镜插入气管中段，再引导气管导管进入气管，退出纤维内镜。

3. 气管切开术和环甲膜切开术

（1）气管切开术：适应证：①预期或需要较长时间机械通气治疗；②上呼吸道梗阻所致呼吸困难，如双侧声带麻痹、有颈部手术史、颈部放疗史；③反复误吸或下呼吸道分泌物较多而且患者气道清除能力差；④减少通气死腔，利于机械通气支持；⑤因喉部疾病致狭窄或阻塞而无法气管插管；⑥头颈部大手术或严重创伤需行预防性气管切开，以保证呼吸道通畅。

禁忌证:①切开部位的感染或化脓;②切开部位肿物,如巨大甲状腺肿、气管肿瘤等;③严重凝血功能障碍,如弥散性血管内凝血、特发性血小板减少症等。

1）气管切开导管:气管切开导管从材料上分主要有早期使用的金属制品和现在广泛使用的塑料或硅胶制品两种。从结构上也可分为两种,一种由内外套管组成,外套管一种不带气囊(仅用于吸痰,目前临床使用的金属气管切开导管多为此种类型),另一种带有气囊(可通气),充气后封闭导管与气管之间的间隙,并有固定带固定于颈部,内套管用于与呼吸机连接;另一种无内外套管之分,与气管插管结构类似。导管内径的选择与气管插管时选择相似。

2）气管切开器械:气管切开前,除准备所需的手术器械(多数医院具有已消毒打包的成套器械)及气管套管外,如果尚未行气管插管,还需做好气管插管的所有器械准备。以便万一病人发生意外时,可及时建立人工气道、维持气道通畅和提供呼吸支持。

3）气管切开前准备:①体位:病人取仰卧位,肩部垫高,头向后仰,以使气管尽量接近颈前表面。②麻醉:颈前常规消毒铺巾,2%利多卡因局部逐层麻醉。③对于气管切开前是否需要先行气管插管,宜根据病人的具体情况而定:如果病人呼吸状况不稳、意识丧失、有上呼吸道梗阻、呕吐及误吸的危险时,经口气管插管不仅能保证病人术中的安全,位于气管内的导管还有利于术中气切导管的固定;但是如果病人情况稳定、术者技术熟练,术前气管插管并非绝对必要。已行气管插管的病人,则应在切开术后拔除导管。④气管切开操作方法:颈前正中线自环状软骨向下做矢状切口,长3~4cm。钝性分离皮下组织,暴露气管软骨环。切口有横切口和直切口两种,现广泛使用的是直切口。直切口位置可选第二、三气管环,也可选第三、四气管环。将气管切开导管经切口置入气管内,如有气管插管则应将导管恰好在气切导管置入前拔除。气切导管已经置入,须立即将管芯退出,固定导管,并将气囊充气至刚好不漏气。

(2) 环甲膜切开术:医院急诊抢救应用较少,对于病情危急,需立即抢救者,可先行环甲膜切开手术,待呼吸困难缓解后,48小时内再作常规气管切开术。具有简便、快捷、有效等优点,操作方法容易掌握。

适应证:用于急性上呼吸道梗阻,喉源性呼吸困难(如白喉、喉头水肿等),头面部严重外伤致咳嗽反射消失导致呼吸道分泌物或出血阻塞大气道,气管插管有禁忌,疑有颈椎骨折脱位或老年性颈椎退行性变常规气管切开困难或病情紧急需快速开放气道时。

禁忌证:3岁以下婴幼儿尽量避免。

环甲膜切开术操作方法:患者仰卧位,头后仰,保持正中位,充分显露颈部,病情允许可两肩垫高20~30cm。颈部皮肤消毒铺巾,于喉结下方2~3cm处扪及环甲凹陷,一手固定该处皮肤,另一手持刀在膜部上方,甲状软骨和环状软骨间作一长约2~3cm的横行皮肤切口,分离皮下组织,露出环甲膜部,于接近环状软骨处切开环甲膜1cm,以弯血管钳扩大切口,插入气管套管或橡胶管或塑料管,建立通气道并妥善固定。

注意事项:①进刀时用力不可过猛,以免损伤气管后壁;②应避免损伤环状软骨,以免术后引起喉狭窄,发音困难等严重喉功能障碍。③切口部位应接近环状软骨上缘,以免损伤环甲动脉吻合支;④环甲膜切开术只是应急手术,可能引起喉水肿、声带损伤、远期造成声门狭窄等严重后遗症,而且橡胶管容易引起肉芽肿,因此最好在48小时内排除梗阻原因或改行气管插管或气管切开术。对情况十分紧急者,也可用粗针头经环甲膜穿刺,暂时减轻喉阻塞症状,穿刺深度要掌握恰当,防止刺入气管后壁。

（3）经皮扩张气管切开术：微创气管切开术，临床应用日益增多。适应证与气管切开相同。

1）术前准备：①常规器械及药品准备：氧气，吸引器，面罩，喉镜，气管插管，经皮气管切开包，抢救药品。患者准备：适当镇静镇痛。②检查经皮气管切开包中的器械，确认气管套管的套囊没有破或漏并处于非充盈状态；气管套管的管芯可在气管套管内自由移动并易于取出；导丝可在扩张器及气管套管的管芯内自由移动；气管套管的管芯已固定在气管套管的两个侧翼上。③气管套管的外管壁及管芯的头端涂少量水溶性润滑剂以利于插管。

2）操作方法：①患者仰卧位，颈、肩部垫枕以使颈部处于过伸位，保持下颏、喉结、胸骨上切迹三点一线。检测患者的血氧饱和度、血压及心电图。操作前给患者吸入100%纯氧3~5分钟，辨认甲状软骨、环状软骨、气管环、胸骨上窝等解剖标志。推荐在第1~2或第2~3气管软骨环间置入气管套管。若患者带有气管插管，将气管插管撤至声带以上。有条件推荐在手术过程中使用支气管镜以确认导丝及气管套管置入的位置。②常规消毒铺巾，2%利多卡因表皮麻醉后，再次确认选定的插入位置是否位于颈部正中线上。在选定的气管套管插入位置做水平或纵行切口，长1.5~2cm。在选定位置以带有软套管并已抽取适量生理盐水的注射器穿刺，注意针头斜面朝下（足部），以保证导丝向下走行而不会上行至喉部。穿刺有突破感后回抽注射器，若有大量气体进入注射器，表明软套管和针头位于气管管腔内。③撤出注射器及针头而将软套管保留于原处。将注射器直接与软套管相接并回抽，再次确认软套管位于气管管腔内；或将棉絮放在套管口，若套管在气管内，棉絮将随患者呼吸气流飘动。④适当分离导丝引导器和导丝鞘，移动导丝，使其尖端的“J”形伸直。将导丝引导器置入软套管，以拇指推动导丝经引导器软套管进入气管管腔，长度不少于10cm，气管外导丝的长度约30cm。此时若患者咳嗽反射强烈证明导丝在气管内，可给予适当镇静药物，以利于进一步操作。注意勿使导丝扭曲或打结。经导丝置入其他配件时，注意固定其尾端，以防止其扭曲或受损。⑤经导丝引导置入扩张器，扩张皮下组织，使扩张器穿透皮下软组织及气管前壁。确认导丝可在气管内自由移动后，拔除扩张器，将导丝保留在原处。⑥合拢扩张钳，将导丝尾端从扩张钳顶端的小孔中置入，从扩张钳前端弯臂的侧孔中穿出。固定导丝尾端，将扩张钳经导丝置入皮下，角度同置入气管套管的角度一致。逐渐打开扩张钳，充分扩张皮下软组织，在打开状态下撤出扩张钳。重复几次，直到扩张钳可经气管前壁进入气管管腔。⑦经导丝引导，将扩张钳在闭合状态下置入气管。注意使扩张钳手柄处于气管中线位置并抬高手柄使其与气管相垂直，以利于扩张钳头端进入气管并沿气管纵向前进。逐渐打开扩张钳，充分扩张气管壁，在打开状态下撤出扩张钳。⑧沿导丝置入气管套管，拔除导丝，及时吸除穿刺处痰液和血液。固定气管套管，并将气囊充气至刚好不漏气，接简易呼吸器辅助通气，同时听诊双侧呼吸音，确认气管套管位置合适。⑨术后根据出血情况，适当运用全身或局部止血药物。术后气管切开护理常规，定时消毒，更换敷料。

（三）人工气道的管理

1. 气道加温湿化　人工气道建立后，上呼吸道被旁路，加热湿化功能丧失。在这种情况下进行机械通气容易引起呼吸道分泌物干结，纤毛功能受损，从而引起分泌物引流不畅，导管或气道阻塞，以及进一步引发肺部感染或肺不张等。有创通气时加温湿化对于预防低体温、呼吸道上皮组织的破坏、支气管痉挛、肺不张以及气道阻塞有着至关重要的作用，因此有创通气患者均应进行气道湿化。

目前机械通气时使用的气道加热湿化方法分主动湿化和被动湿化，主动湿化是指通过加热湿化器(HH)对吸入气体进行主动加温加湿。加热湿化器由金属电极对储水罐内的湿化水(灭菌注射用水)进行加温,水分蒸发湿化吸入气。上呼吸道可提供75%的热量和水分给肺泡,当上呼吸道不能对吸入气体进行加温湿化时,湿化器就需要补偿丢失的这部分热量和水分。比如说,总的水分需求吸收量是44mg/L,湿化器需要补偿的部分就等于0.75×44mg/L=33mg/L。正常呼吸时,气管内的湿度应该在36~40mg/L之间,气体到达隆嵴时的最佳湿度水平是44mg/L(相对湿度100%,气体温度37℃)。尽管目前的主动湿化装置可以保证Y型管处的气体温度达到41℃,但是因为传送的气体温度持续在41℃以上会对患者带来潜在的热损伤,并把43℃作为热损伤的高温报警临界点。如果吸入气体温度高于37℃,相对湿度100%,将会形成冷凝水,使得黏液黏稠度降低并增加细胞周围的液体流动。过低的黏液黏稠度以及过多的细胞周围液体会导致纤毛与黏液无法进行充分接触,进而会造成黏液无法经过纤毛的正常运动将其顺利排出。因此,黏膜纤毛的转运速度将会降低。过多的冷凝水需要被黏膜细胞清除掉,同时过多的热量也会引起细胞的凋亡。另一方面,如果湿度水平低于25mg/L达1小时或者低于30mg/L达24小时或更久,将导致气道黏膜的功能障碍。因此2012美国呼吸治疗学会(AARC)湿化指南推荐有创通气患者进行主动湿化时,气道湿度水平在33~44mgH_2O/L之间,Y型接头处气体温度在34~41℃之间,相对湿度达100%。在气管套管连接处形成冷凝水提示气体相对湿度为100%。现代的加热湿化器内芯安放特制的过滤纸,增加导热速度和湿化面积。温度应设置在32~35℃。

被动加热湿化器(人工鼻,HME)的工作原理是通过储存患者呼出气体中的热量和水分来对吸入气体进行加热,湿化。目前有三种类型的热湿交换器或者人工鼻:疏水型、亲水型和过滤功能型。早先的热湿交换器多由金属制作,呼出气在通过交换器内密集的金属丝网或多层金属薄片时,其所含的水汽凝结在金属表面,并且释放出汽化热;当吸入气反向透过交换器进入气道时,又利用这些热量,促使凝结水重新汽化。现在的热湿交换器多采用多层滤纸或泡沫塑料作为交换机制。这样的机制十分类似于鼻腔的生理功能,所以又称作人工鼻。美国标准协会推荐:气道绝对湿度≥30mgH_2O/L。对于有正常清除气道分泌物能力的患者,人工鼻提供26~29mgH_2O/L的湿度水平即可。人工鼻提供的绝对湿度不可低于26mgH_2O/L,但绝对湿度在30mg H_2O以上,将会降低气管插管或气切套管堵塞的发生率。因此被动湿化时,建议热湿交换器提供的吸入气湿度至少达到30mg H_2O/L。下列情况下不适合使用热湿交换器:有明显血性痰液,痰液过于黏稠而且痰量过多的患者;呼出潮气量低于吸入潮气量70%的患者(例如:存在较大支气管胸膜瘘、人工气道的气囊漏气或气囊缺失的患者);应用小潮气量肺保护性通气策略,存在高碳酸血症者,因为HME会导致额外死腔的产生,增加通气需求及$PaCO_2$;急性呼吸衰竭患者,HME会显著增加分钟通气量、呼吸驱动和呼吸功耗;体温低于32℃的患者;自主分钟通气量过高(>10L/min)的患者。HME更适合于患者的短期(≤96小时)治疗和转运过程,对于具有HME禁忌证的患者,推荐使用HH。当将雾化器连接于呼吸机管路上进行雾化吸入治疗时,HME必须转变为雾化旁路模式或从患者呼吸回路撤离。HME与HH在降低患者病死率和预防呼吸机相关性肺炎等并发症方面无明显差异。

两种湿化装置可能出现的风险和并发症:HH可导致电击伤,气道灼伤或管路熔化。应用HH或HME时,湿化不足使气道内黏液的堵塞可导致通气不足和(或)肺泡内气体陷闭、呼吸阻力功耗增加、气道压力过高及人机不同步;湿化罐加水过多或者回路内冷凝水积聚过多,均可能导致水倒灌气道、人机不协调以及呼吸机性能异常;当湿化器与患者脱开时,呼吸机在病人回路中产生的高速气流可能会使污染的冷凝水发生雾化效果，增加患者和临床工作者发生院内交叉感染的风险；应用 HH 或 HME 时，压缩性的通气量丢失会导致有效潮气量测量的不准确(如果未进行校准)，并且会降低呼吸机反应的灵敏度。

注意事项：尽管呼吸机管路内冷凝水的出现意味着患者得到了有效湿化，但是当周围气体温度过高时，冷凝水的出现并不能成为判断湿化效果好坏的可靠指标；Y 型接头处的吸入气体温度不应超过 41℃，43℃是温度的最高阈值，达到 43℃时，加热器会自动关闭；重复使用的 HH 应该经过高水平的灭菌消毒后再应用于不同患者；人工手段向湿化罐内加水时应注意保持无菌，并采用灭菌注射用水；在巡查患者-呼吸机系统时应常规进行湿化装置的检查，并应及时清除呼吸机管路内的冷凝水；如果分泌物已明显污染了被动湿化器内部或滤过膜，或(和)因气流阻力增加引起难以耐受的呼吸做功增加时，应仔细检查和更换被动湿化器；患者呼吸回路内产生的冷凝水被认为是感染性废物，不可逆流至湿化罐内，应按照院感制度严格管理；当管路有问题时或者管路内有可视分泌物时应做到按需更换(除非厂家对呼吸机管路有特殊更换要求时需特殊处理)；不必为了感染控制或者为维持其性能而每日更换 HME，他们至少可以安全使用 48 小时，对某些患者，HME 可以应用长达 1 周以上。2012 中华医学会重症医学分会机械通气与脱机指南推荐湿化罐更换：4~5 天。机械通气管路更换：2~4 天。

2. 气道分泌物吸引　在做好气道湿化，定时翻身、拍背及体位引流的基础上，要及时吸引气道分泌物，原则上是有痰即吸。吸痰指征：闻及异常呼吸音(如痰鸣音)；在口咽部或气管导管内有可见的分泌物；需获痰液样本；由于昏迷或麻醉等无法有效咳嗽者。操作方法：吸痰时中断呼吸支持，可能使病人氧饱和度下降，心率减慢、心律失常，甚至心搏骤停。因此吸痰前后应予患者高浓度氧吸入数分钟(如必要，可给新生儿提高 10%的有效氧浓度)。压闭吸痰管近吸引器端，阻断负压后插入导管直到阻塞处，有阻力(隆嵴)感后回拉 1cm，边移出导管边行间歇吸引术(整个过程 10 秒内完成)。建议使用的吸引压：婴儿/儿童 40~80mmHg，成人 100~140mmHg。可以注入些生理盐水以稀释浓稠的分泌物并刺激其咳出，但可能会致细菌从气管内导管进入更次级的气道中，所以不作为常规操作。整个过程应无菌操作。如需要可再次吸入纯氧，重复吸引。

吸痰的常见并发症有：①气道损伤：由于吸引压过高或操作粗鲁；②低氧血症：由于吸引时间过长或没有术前给氧；③低血压：由于心动过缓(迷走神经兴奋)；④不适感、疼痛、支气管痉挛、咳嗽；⑤肺不张：由于吸引时间过长、真空抽压过高或导管直径过大(可通过使用小于人工气道 1/2 直径的导管来避免)；⑥心律失常：早产儿心室复合波(心肌缺氧)、心动过缓(迷走神经兴奋)、心动过速(低氧血症，疼痛或焦虑)等。

3. 气囊管理

(1) 气囊的充气量以刚好不漏气为准：注气时要缓慢、小量，注气过程中，观察呼吸机送气时是否漏气，或者听诊病人颈部是否有漏气音，以少量递增的方法达到刚好不漏气为止。

(2) 气囊间歇性放气：尽管使用高容低压气囊已大大降低了气管黏膜因受压、缺血所引起的相关并发症，但气囊仍应间歇性放气，以利于气囊上方分泌物的排出，并有利于局部血液循环的恢复。气囊放气每 2~4 小时一次，每次 2~5 分钟。因气囊上方较多的分泌物潴留，放气后可流入下呼吸道，这是发生呼吸机相关性肺炎的一个重要原因。因此，在准备气囊放气时应先吸净口、咽分泌物，换一根吸痰管插入人工气道内，在另一人松开气囊的同时吸引沿导管流下的分泌物。人工气道患者条件允许时应进行持续声门下吸引。

(3) 口腔护理:口腔病原微生物很多,特别在建立经口气管插管以后,更容易潴留在口腔局部,若流入气道,易诱发肺部感染。因此,在建立人工气道之后,定期的口腔护理是十分重要的,即使在经口气管插管时,也应在确保导管不脱出的情况下,充分进行口腔护理。气管切开、有合作能力的患者可协助其漱口、刷牙,防止口腔炎的发生。气管插管或病情危重的患者,需每日进行2~3次的口腔护理。

(四) 人工气道的撤离

1. 拔管指征 ①不再需要机械通气支持;②原发病(呼吸衰竭的病因)治愈或得以控制;③血流动力学稳定:没有活动性心肌缺血;没有严重的低血压(不使用升压药或仅使用少量,如多巴胺或多巴酚丁胺<5μg/(kg·min));④感染得以控制(体温<38℃);⑤足够的营养支持和睡眠,血电解质正常范围;⑥不使用镇静剂;⑦Hb>10g/dl;⑧氧合稳定:pH≥7.25,PaO_2/FiO_2>150~200,PEEP≤5~8cmH_2O,FiO_2≤0.4~0.5。

对撤机成功的患者在拔除人工气道之前,必须评估其气道通畅性和气道保护能力(良好的咳嗽反射):cuff漏气试验(cuff leak test):可用于评价上气道的通畅性。将人工气道的cuff放气,使用A/C模式通气,若24小时内经由cuff的漏气量<110ml,表明患者在拔管后发生喘鸣的危险性增高,在拔管前24小时可以预防性给予皮质激素和(或)肾上腺素。对发生拔管后喘鸣的患者,可以使用皮质激素和(或)肾上腺素或雾化吸入支气管扩张剂和糖皮质激素治疗(可选择使用无创机械通气),通常不需要重新插管。对于cuff漏气试验中漏气量大(提示上气道通畅),有良好的咳嗽反射,无大量气道分泌物的患者可以拔管。若患者无足够的气道保护能力(咳嗽反射不佳或大量气道分泌物),则应考虑行气管切开长期带管。

2. 操作方法 向患者解释拔管步骤,并使其处于半卧位;充分预氧合,将cuff放气;吸引气道分泌物,解开固定带;要求患者进行深呼吸,并于吸气末相移开气管内插管;吩咐患者尽力将气道分泌物咳出;予患者吸氧,并鼓励其加强咳嗽。

监测病人有无呼吸困难、喘鸣和气道阻塞现象,鼓励其深呼吸和咳嗽。

(顾宇彤)

第二十四章

机械通气

第一节 机械通气

机械通气是指在临床上利用机械辅助通气的方式，达到维持、改善和纠正患者由于诸多原因所致的急/慢性呼吸衰竭的一种治疗措施。机械通气包括有创通气和无创通气，本章主要指有创机械通气。

【机械通气对生理功能的影响】

正常人在自主呼吸的全过程中，胸腔内均为负压。机械通气的状态下，在吸气时空气被压入肺内，肺内压乃至胸内压均为正压，而呼气时则靠胸廓和肺的弹性回缩力完成的。与正常呼吸状态相比，机械通气对于机体各系统产生了不同的影响。

（一）对呼吸系统的影响

加大潮气量，改善通气；适当地减少死腔；有利于气体交换；减少呼吸功，使氧耗量下降20%~30%；对呼吸道具有湿化作用；肺淤血和肺水肿时，可有利于水进入毛细血管，有助于肺水肿的消退。不适当的机械通气可以导致：肺部感染、机械通气相关性肺损伤。

（二）对循环系统的影响

胸内压增加，可减少回心血量；正压通气增加肺血管阻力，肺血管阻力增加减少左心的充盈；因此，减少了左心室的后负荷；肺泡内压升高，肺循环血量减少，右心负担加重。

（三）对其他脏器的影响

①肝脏：导致门脉压升高，门静脉血流减少；②消化道：腹腔内血流阻力增加18%，血流量减少45%，胃肠黏膜缺血，胃肠黏膜屏障破坏，消化道出血；③肾脏：由于心输出量的减少，导致肾脏灌注不足，尿量下降；④神经系统：有利于呼吸衰竭患者的意识恢复。但过度通气可导致脑血管收缩，脑缺血，甚至抽搐。如果气道压力、PEEP过高，也可导致颅压升高。

【机械通气的目的】

机械通气可纠正急性呼吸性酸中毒、低氧血症，缓解呼吸肌疲劳，防止肺不张，为使用镇静和肌松剂保驾，稳定胸壁。

（一）纠正急性呼吸性酸中毒

通过改善肺泡通气使 $PaCO_2$ 和pH得以改善。通常应使 $PaCO_2$ 和pH维持在正常水平。对于慢性呼吸衰竭急性加重者（如COPD）达到缓解期水平即可。对于具有发生气压伤较高风险的患者，可适当降低通气水平。

（二）纠正低氧血症

通过改善肺泡通气、提高吸氧浓度、增加肺容积和减少呼吸功耗等手段以纠正低氧血症。PaO_2>60mmHg 或 SaO_2>90%为机械通气改善氧合的基本目标。由于动脉氧含量(CaO_2)与 PaO_2 和血红蛋白(HB)有关,而氧输送量(DO_2)不但与 CaO_2 有关,还与心输出量有关,因此为确保不出现组织缺氧,应综合考虑上述因素对 DO_2 的影响。

(三) 降低呼吸功耗,缓解呼吸肌疲劳

由于气道阻力增加、呼吸系统顺应性降低和内源性呼气末正压(PEEPi)的出现,呼吸功耗显著增加,严重者出现呼吸肌疲劳。对这类患者适时地使用机械通气可以减少呼吸肌做功,达到缓解呼吸肌疲劳的目的。

(四) 防止肺不张

对于可能出现肺膨胀不全的患者(如术后胸腹活动受限、神经肌肉疾病等),机械通气可通气增加肺容积而预防和治疗肺不张。

(五) 为使用镇静和肌松剂提供保障

对于需要抑制或完全消除自主呼吸的患者,如接受手术或某些特殊操作者,呼吸机可为使用镇静和肌松剂提供安全保障。

(六) 稳定胸壁

在某些情况下(如肺叶切除、连枷胸等),由于胸壁完整性受到破坏,通气功能严重受损,此时机械通气可通过机械性的扩张作用使胸壁稳定,并保证充分的通气。

【机械通气的适应证】

(一) 预防性通气治疗

预防性通气治疗能减少呼吸功和氧耗量,从而减轻心肺功能负荷。

指征:

1. 发生呼吸衰竭高度危险性的患者 ①短时间内不能纠正的休克;②严重的颅外伤;③严重的 COPD 患者腹部手术后;④术后严重的脓毒症;⑤重大创伤后发生多脏器衰竭。

2. 减轻心血管系统负荷 ①心脏术后;②心脏功能降低或冠状动脉供血不足者进行大手术后。

(二) 治疗性通气治疗

1. 呼吸道疾病所致的呼吸衰竭 ①AECOPD:严重意识障碍,如昏睡、昏迷或谵妄;呼吸频率>30~40 次/分或<6~8 次/分;呼吸节律不规则、呼吸暂停;pH<7.20~7.25,且治疗中 $PaCO_2$ 进行性上升;低氧难以纠正(充分氧疗 PaO_2<50mmHg)。②哮喘:绝对适应证——意识障碍;心搏、呼吸骤停,或呼吸减慢、不规则。相对适应证——虽积极治疗,出现 CO_2 潴留或呼酸并有继续恶化趋势;或伴发严重代酸;或有顽固性低氧血症;或出现心肌严重缺血、心律失常。③ARDS:PaO_2/FiO_2<200mmHg;伴有明显呼吸窘迫;或 $PaCO_2$>45mmHg 或 pH<7.3;或有呼吸肌疲劳的临床表现;氧疗中 PaO_2 进行性下降,对增加 FiO_2 反应不佳。④急性心源性肺水肿:高浓度氧疗(FiO_2>50%)下 PaO_2<60mmHg,或 SaO_2<90%;代酸,或出现明显 CO_2 潴留/呼酸;意识障碍;呼吸节律不齐、暂停、抽泣样呼吸,心搏骤停;出现休克时应在纠正休克同时尽快插管。严重胸部外伤后合并呼吸衰竭,肺部手术后出现急性呼吸功能不全时。

2. 肺外原因所致的呼吸衰竭 ①中枢神经系统疾病引起的呼吸中枢功能不全,进而导致急性呼吸衰竭,如颅内高压、脑炎、脑外伤、脑血管意外、药物中毒、镇静剂或麻醉剂过量等。②神经肌肉疾患所致的呼吸衰竭:如重症肌无力、吉兰-巴雷综合征等,由于神经传导功能受损,从而影响呼吸肌活动,导致通气不足、缺氧和 CO_2 潴留。③心搏骤停复苏后,为预防发生呼吸功能障碍,可短期应用呼吸机。

【机械通气的禁忌证】

通气技术进展,以往为禁忌证疾病,如急性心肌梗死,也可在监护下采用适当的通气模式(PSV)进行机械通气。但某些情况下应禁忌:①巨大肺大疱或肺囊肿,若行机械通气治疗,可使大疱或肺囊肿内压力升高,有发生破裂及发生气胸的可能。②张力性气胸伴有/不伴有纵隔气肿,没有进行适当引流时。③大咯血发生窒息及呼吸衰竭,因气道被血块堵塞,正压通气可把血块压入小气道。此时应先吸净气管内的血块,使气道通畅后再行机械通气治疗。④活动性肺结核出现播散时。

【参数设置】

(一) 吸入氧浓度(FiO_2)

机械通气初,吸入氧浓度设定在较高的水平,FiO_2 调至 0.7~1.0,保证组织适当的氧合。测第一次血气后,FiO_2 逐渐降低,使 PaO_2 维持可接受的水平,即 PaO_2>60mmHg。PaO_2>60mmHg 时,SaO_2 可达到 90%以上,同时 FiO_2<0.5 时,氧中毒的可能性较小。如 FiO_2 在 0.6 以上才能维持一定的 SaO_2,应考虑使用 PEEP。脉搏血氧饱和度测定仪能连续监测血氧饱和度,可作为调节依据。

(二) 潮气量(tidal volume,V_T)

常规设定 V_T 为 10~15ml/kg 体重。机械通气的 V_T 大于自主呼吸时的 V_T(5~8ml/kg 体重),目的为预防肺泡塌陷。如肺已充气过度,应使用较小的 V_T,如严重的支气管痉挛,以及肺顺应性显著减少的疾病。较大 V_T 可导致吸气峰压(PIP)的明显增加,易并发气压伤。ARDS 时,较大 V_T 可使吸入气体分布不均,在顺应性好的肺区,气体分布较多,导致无明显病变的肺泡过度扩张,产生生理死腔的增加以及并发气压伤。以上情况应用 V_T<10ml/kg(7ml/kg)。

呼出气潮气量(Vte):最正确测定接受通气量的方法,为测定呼出气潮气量(Vte)。如使用 PSV 模式,由于肺部的病变或损伤,实际潮气量可随每次呼吸而变化。如应用容量切换型呼吸机,由于管路中漏气或气道周围漏气,或有支气管胸膜瘘,以及管路中的气体压缩等原因,可造成一定量的潮气量丧失。实际上所接受的 V_T,在各种通气模式中,需通过监测 Vte 来确定。如 Vte 偏离预先设定的 V_T 超过 100ml,应检查整个呼吸机系统和患者的病情变化。

(三) 呼吸频率(respiratory rate,RR)

RR 设置,接近生理呼吸频率,即 10~20 次/分。呼吸机的运行过程中,应根据 $PaCO_2$ 和 pH 以及自主呼吸的情况,随时调整呼吸频率。通气治疗初需完全通气支持。按潮气量大小来决定 RR。如患者参与了呼吸,则 RR 应降低,使每分钟通气量能维持正常的酸碱状态。COPD 患者,使用较慢的 RR,由于 RR 降低,可有更充分的时间来呼出气体。这样气体陷闭会减少。肺顺应性较差(ARDS)的患者可使用较快的频率,及较小的潮气量以防止因为气道压增加而产生的气压伤。

(四) 灵敏度(sensitivity)

灵敏度与触发水平有关,触发水平可调节在某一水平,使呼吸机释放出吸气流量。吸气流量的触发有:压力触发和流量触发。

压力触发(pressure-trigger):触发呼吸时,管道内压力降至一定水平,呼吸机可触发呼吸并形成吸气流量,吸气时管道中所形成压力必须低于基线压力。灵敏度设置:低于吸气末压力 $2cmH_2O$。灵敏度设置应较容易地触发呼吸机而产生气流。如用较大力量触发呼吸机,或产生气流的时间发生延缓,则可增加呼吸肌群工作强度。

流量触发(flow-trigger):压力触发型呼吸机,患者需要做一定的功,才能触发通气。所做功用于产生一定的负压,做功需要一定的延缓时间。流量触发型呼吸机,不需患者做功来触发呼吸机,无延缓时间。大多数呼吸机可通过近端流量传感器实际监测进入肺部的流量,触发反应极快,影响因素小,故能最大程度地减少呼吸功,同步效果好。

(五) 流速率(flow rate)

即释出 V_T 的速度(L/min)。初期流速率为 40~60L/min,则能满足吸气要求,达到预定吸/呼比值(I:E)。吸气流速率:吸气时间的决定因素,也为 I:E 的决定因素。

应调节适当的流速率,使 I:E 维持在理想的水平,也使 V_T 和 RR 保持在适当的水平。V_T 应在适宜的时间内输送给患者,流量应适当或超过患者的吸气流量,否则患者将产生“空气饥饿”(air hunger)感。较高流速率(>60L/min)可缩短吸气时间,可使呼气时间延长,降低吸:呼比值(I:E),适用于 COPD 患者的通气治疗,避免空气陷闭。但增加流速率也会产生副作用,即增加吸气压力(PIP),并影响气体分布。较低的吸气流速率(20~50L/min)可使吸气时间延长并改善气体分布,降低 PIP。如肺部顺应性的降低,或需要应用较高的 RR 以及较小的 V_T 等情况(ARDS)时。呼吸机流速率可从 60L/min 调节到 180L/min。

(六) 吸与呼比例(I:E)

I:E 是吸气与呼气时间的比例,通常 I:E 设定在1:2,即在整个呼吸周期中,吸气时间占33%,呼气时间占 66%。较短的吸气时间能扩张大部分顺应性较好的肺泡,以减少死腔;如果吸气时间较长,则可能增加平均气道压力,而影响血流动力学。个别 COPD 患者可用 I:E 为1:3或 1:4进行机械通气,因较长的呼气时间可使呼气更完全,并减少气体陷闭。

(七) 吸气末暂停(end-inspiratory pause)

吸气末期肺部扩张,以预期的压力或容量,维持一定时间(通常<2 秒),称为吸气末暂停。应用吸气末暂停增加肺内气体分布的时间,随着吸入气体分布到相对通气量较少的肺泡,气体暂时陷闭于肺内,则可降低死腔通气和减少肺内分流。吸气末暂停增加 MAP,MAP 增加可改善氧合作用,但是使静脉回流减少和心输出量降低。吸气末暂停可用于监测顺应性和阻力。

(八) 呼气末正压(PEEP)

常用 PEEP 为 5~20cmH_2O。PEEP 复原不张的肺泡,阻止肺泡和小气道在呼气时关闭,并能将肺水从肺泡内重新分布到肺血管外。PEEP 降低肺内分流,增加功能残气量改善肺顺应性,减少氧弥散距离,增进氧合。

设置 PEEP 的作用是使萎陷的肺泡复张、增加平均气道压、改善氧合,减少回心血量减少左室后负荷,克服 PEEPI 引起呼吸功的增加。PEEP 常应用于以 ARDS 为代表的 I 型呼吸衰竭,PEEP 的设置在参照目标 PaO_2 和氧输送的基础上,与 FiO_2 与 V_T 联合考虑,虽然 PEEP 设置的上限没有共识,但下限通常在 P-V 曲线的低拐点(LIP)或 LIP 之上 2cmH_2O;还可根据 PEEPi 指导 PEEP 的调节,外源性 PEEP 水平大约为 PEEPi 的 80%时不增加总 PEEP。PEEP 预防和恢复肺不张,对长期卧床者适用。如 $PaO_2 \leq 60$mmHg,$SaO_2 < 90\%$,而 FiO_2 在 0.5 以上,应用 PEEP 后,能用较低的 FiO_2 获得较好氧合作用。

相对禁忌证:①单侧肺部疾病时应用 PEEP,可致健侧肺泡过度膨胀,而使病变肺增加死腔和血流灌注受损,并使通气不良的肺组织增加肺内分流。②COPD 功能残气量增加与气体陷闭,PEEP 增加胸腔内压力,且有潜在肺部气压伤和心输出量下降的危险性。绝对禁忌证:气胸(未处理),气管胸膜瘘和颅内压升高等。

【机械通气模式】

机械呼吸类型可分为四类:指令(控制)、辅助、支持和自主呼吸。“触发”可由机器定时(控制通气)或有患者用力来启动(辅助、支持或自主通气)。“限制”一般是靠设置流量(压力可变)或设置压力(流量可变)来进行。“切换”一般是靠设置容量、时间或流量来进行。所谓“机械通气模式”,实际上就是指令,辅助、支持和自主呼吸的理想结合和不同组合。

(一)辅助控制通气(assist-control ventilation,ACV)

是辅助通气(AV)和控制通气(CV)两种通气模式的结合,当病人自主呼吸频率低于预置频率或无力使气道压力降低或产生少量气流触发呼吸机送气时,呼吸机即以预置的潮气量及通气频率进行正压通气,即CV;当病人的吸气用力可触发呼吸机时,通气以高于预置频率的任何频率进行,即AV,结果,触发时为辅助通气,无触发时为控制通气。

容量切换A-C:触发敏感度、潮气量、通气频率、吸气流速/流速波形。

压力切换A-C:触发敏感度、压力水平、吸气时间、通气频率。

特点:A-C为ICU病人机械通气的常用模式,可提供与自主呼吸基本同步的通气,但当病人不能触发呼吸机时,CV可确保最小的指令分钟通气量,以保证自主呼吸不稳定病人的通气安全。

(二)同步间歇指令通气(synchronized intermittent mandatory ventilation,SIMV)

是自主呼吸与控制通气相结合的呼吸模式,在触发窗内患者可触发和自主呼吸同步的指令正压通气,在两次指令通气周期之间允许病人自主呼吸,指令呼吸可以以预设容量(容量控制SIMV)或预设压力(压力控制SIMV)的形式来进行。

1. 具体设置 潮气量、流速/吸气时间、控制频率、触发敏感度,当压力控制SIMV时需设置压力水平及吸气时间。

2. 特点 通过设定IMV的频率和潮气量确保最低分钟量;SIMV能与患者的自主呼吸相配合,减少患者与呼吸机的拮抗,减少正压通气的血流动力学负效应,并防止潜在的并发症,如气压伤等;通过改变预设的IMV的频率改变呼吸支持的水平,即从完全支持到部分支持,可用于长期带机的患者的撤机;由于患者能应用较多的呼吸肌群,故可减轻呼吸肌萎缩;不适当的参数设置(如低流速)增加呼吸功,导致呼吸肌过度疲劳或过度通气导致呼吸性碱中毒,COPD者出现动态肺充气过度。在很多情况下,SIMV也已作为长期通气支持的标准技术。

3. SIMV优点 ①降低平均气道压;②呼吸肌的连续应用,使呼吸肌功能得到维持和锻炼,避免呼吸肌萎缩,有利于适时脱机;③改善V/Q比例;④应用SIMV,自主呼吸易与呼吸机协调,减少对镇静剂的需要;⑤增加患者的舒适感;⑥能较好维持酸碱平衡,减少呼吸性碱中毒的发生;⑦可根据患者需要,提供不同的通气辅助功,并具有预设指令通气水平的安全性。

(三)压力支持通气(pressure support ventilation,PSV)

压力支持通气属于部分通气支持模式,是病人触发、压力目标、流量切换的一种机械通气模式,即病人触发通气并控制呼吸频率及潮气量,当气道压力达预设的压力支持水平时,且吸气流速降低至低于阈值水平时,由吸气相切换到呼气相。

1. 具体设置 压力、触发敏感度,有些呼吸机有压力上升速度、呼气敏感度(ESENS)。

2. 压力支持通气特点 ①设定水平适当,则少有人-机对抗,可有效地减轻呼吸功,增加病人吸气努力的有效性,这种以恒定压力与流速波形的通气辅助,在病人的需要和呼吸机送气完全协调方面并不是理想的；②对血流动力学影响较小，包括心脏外科手术后病人；③一些研究认为 5~8cmH_2O 的 PSV 可克服气管内导管和呼吸机回路的阻力，故 PSV 可应用于撤机过程；④PSV 的潮气量是由呼吸系统的顺应性和阻力决定，当呼吸系统的力学改变时会引起潮气量的改变应及时调整支持水平，故对严重而不稳定的呼吸衰竭病人或有支气管痉挛及分泌物较多的患者，应用时格外小心；⑤雾化吸入治疗时可导致通气不足；⑥如回路有大量气体泄漏，可引起持续吸气压力辅助，呼吸机就不能切换到呼气相；⑦呼吸中枢驱动功能障碍的病人也可导致每分通气量的变化，甚至呼吸暂停而窒息，因此，需设置背景通气。

（四）适应性支持通气（adaptive support ventilation，ASV）

根据体重和临床情况，设置每分通气量（MMV），呼吸机先提供 5 次试验通气，自动测出患者的动态顺应性（Cdyn）和呼气时间常数（Rcexp），然后根据计算"最小呼吸功"的 Otis 公式，算出理想频率（f）和理想潮气量（V_T），再用 P-SIMV（无自主呼吸时）或 PSV（自主呼吸时）来实施。ASV 也可理解为：MMV+P-SIMV+PSV 的理想组合。

ASV 优点：①适应各种患者和不同临床情况；②尽量简化参数的设置和通气过程中的调试；③避免过高气道压和过大潮气量，增加人-机协调性以减少机械通气并发症；④有利于尽早撤机。

（五）神经调节辅助通气（neural adjusted ventilatory assist，NAVA）

是一种全新的通气模式，它的工作原理是通过监测膈肌电活动的信号，来感知患者的实际通气需要，提供合适的通气支持。NAVA 的工作流程可以描述为对膈肌电活动信号的感知、传输和反馈的过程。在实施 NAVA 通气之前，必须在合适的位置安放探测电极，来收集患者膈肌电活动信号，并通过传感器将信号传送至安装有 NAVA 相应软件的呼吸机，呼吸机在感知到这些信号以后，根据预设的触发范围和支持水平，给予通气支持。整个机械通气周期的启动，是直接基于患者的呼吸中枢驱动，也就是患者本身实际的通气需要，而不是传统意义上的流速或压力的改变，从而保证了对患者合理的通气支持水平，也最大限度地提高了人机协调性。

由于整个工作原理发生了根本性的变化，在 NAVA 模式下，无需设置压力、流量触发以及压力、容量支持水平等参数，取而代之的是膈肌电触发（edi trigger）和 NAVA 支持水平（NAVA level）。当患者的膈肌电活动强度达到预设的触发水平时，就启动一次通气，此时呼吸机根据预设的 NAVA 支持水平给予压力驱动。整个呼吸过程的维持和转换均由患者控制，实际获得的潮气量视患者呼吸驱动的大小而定。

NAVA 的临床适用范围非常广泛，各种原因导致的急、慢性呼吸衰竭都是 NAVA 的适应证。从目前积累的临床经验来看，下述病人可能将从 NAVA 中获得更大的益处：

1. 明显的呼吸肌疲劳如神经-肌肉病变，COPD 等患者。这类患者中枢呼吸驱动正常，而以呼吸肌疲劳、无力为主要表现。NAVA 模式通过精确的测定膈肌电兴奋水平，给予合适的通气支持，缓解呼吸肌疲劳，降低呼吸功，减少了支持不足或支持过度情况的发生。

2. 婴、幼儿及呼吸中枢发育尚不完善的病人这类患者呼吸驱动水平不稳定，病情变化快，必须密切监测，精确调整通气支持水平，以随时适应不断变化的通气要求，NAVA 因其先进的设计原理而拥有明显的优势。

3. 术后及其他自主呼吸处于恢复阶段，准备脱机的病人这类患者具有一定的呼吸驱动能力，机械通气治疗的主要目的是辅助自主呼吸能力的不足和促进自主呼吸能力的恢复。NAVA 可以随着患者呼吸驱动增强逐渐平稳的减少通气支持，帮助患者脱机。

除了实施膈肌电信号监测的禁忌证以外，由于NAVA必须根据膈肌的电活动来确定通气支持的水平，所以影响膈肌电兴奋的因素如严重的呼吸中枢抑制、高位截瘫、严重神经传导障碍、严重电解质紊乱导致的膈肌麻痹等也是实施NAVA的禁忌证。

机械通气是一种治疗呼吸衰竭的重要手段，要做到应用合理，治疗效果满意，使用者要有较好的呼吸生理、病理知识，及较丰富的临床经验，才能达到最大限度地发挥机械通气的效能，又避免机械通气的并发症。

（蒋进军）

第二节 保护性机械通气策略

机械通气是挽救成人呼吸窘迫综合征（ARDS）病人生命的最重要治疗之一，但机械通气相关的肺损伤一直是影响ARDS病人预后的一个严重的临床问题。ARDS发病率较高，可影响到ICU内23%的机械通气患者。ARDS情况下的肺具有不同程度通气不足的特点，可以分为不同大小的两个部分：一部分肺可以正常充气，此处通气是存在的，并可以反映出所观察到的患者的呼吸力学参数（即所谓的婴儿肺）；另外一部分肺发生实变或者萎陷，不能发生气体交换，但仍然存在灌注，进而通过分流机制影响氧合。机械通气是救治ARDS的基础，其各项设定的目的在于部分恢复下降的肺通气容量和逆转氧合障碍。然而，此时机械通气主要作用于一个"小肺"，通过所谓的呼吸机介导肺损伤（VILI）加重、甚至促进新发的肺损伤。这一过程可描述为被压力（气压伤）和容积（容积伤）过负荷所驱使的全身性失调的炎症反应（生物伤）。过去半个世纪积累的数据表明，机械通气这种对ARDS最重要的治疗可以导致或加重肺的损伤。近年国内外也逐步提出右心保护性机械通气策略，进一步拓展了保护性机械通气的范围和概念。

（一）呼吸机所致肺损伤的种类

1. 肺容积伤 有研究表明高容量通气能产生高通透性肺水肿，而高压低容通气则无肺损伤发生，因此认为气压伤实质上为容积性肺损伤。容积伤的形成主要与过大的吸气末肺容积对肺泡上皮和血管内皮的过度牵拉有关。ALI/ARDS患者广泛存在的肺不张和肺水肿使肺脏的有效充气容积明显减少，甚者仅达正常肺容积的25%。此时尽管仅给予中等潮气量（10~12ml/kg）机械通气治疗，但由于肺内的各不同区域之间存在顺应性差别，必然使萎陷重的肺区域通气量少，而损伤较轻的肺区域产生过度扩张，结果使通气良好肺区域可能承担相当于对健康肺给以约40~48ml/kg潮气量。容积损伤是VILI的直接原因。

呼吸机相关性肺损伤的出现是由于在肺容积（绝对值）增高时进行通气，进而导致肺泡破裂，气体泄漏和各种气压伤（如，气胸、纵膈气肿和皮下气肿）。气压伤这一名词并不恰当，因为引起气体泄漏的关键因素是局部肺组织的过度膨胀，而非增高的气道压力本身。由肺过度膨胀而引起的更细微的损伤可表现为肺水肿。研究采用了最高的气道压力和零呼气末正压（PEEP）对大鼠进行通气（从而造成肺过度膨胀）后，试验动物出现了低氧血症，尸检时发现存在血管周围和肺泡水肿。在采用最高气道压力和10cmH$_2$O压力PEEP进行通气的动物中未发现水肿，表明过度膨胀和低呼气末肺容积之间的相互作用与肺损伤有关。但相互作用的具体机制尚不清楚。

动物采用高潮气量进行机械通气的会出现肺水肿，然而采用相同的气道压力，同时用绷带缠绕胸腹部以降低潮气量进行机械通气的动物则不出现肺水肿。因此他们的试验证实容量(如,肺扩张)而非气道压力,是导致损伤的最重要的因素,这一发现使得他们将二者合成为一新的名词"容量伤"。

呼吸机相关性肺损伤这一名词尽管已经得到广泛的认可,但也可能是不恰当的。导致损伤的首要因素是肺过度膨胀,这一改变可由其他因素所致而非呼吸机的应用引起。

水杨酸钠注入存在自主呼吸的绵羊的小脑延髓池中,使得分钟通气量显著增高,每次呼吸时肺泡均过度膨胀。随后,实验动物出现低氧血症,伴随肺弹性丧失和严重的形态学改变,这与机械通气中肺损伤的改变一致。在注射了水杨酸钠后采用不造成肺过度扩张的控制性机械通气的实验动物中则不出现这种改变。

2. 肺气压伤　包括由于气道压过高导致的张力性气胸、纵隔气肿等。气压伤的发生机制为:肺泡和周围血管间隙的压力梯度增大,导致肺泡破裂。

3. 肺萎陷伤　肺损伤病人呼气末容积过低时,肺泡和终末气道的周期性开闭可致肺表面活性物质大量损失,加重肺不张和肺水肿。同时,由于病变的不均一性,在局部的扩张肺泡和萎陷肺泡之间产生很强的剪切力也可引起严重的肺损伤。在低肺容量(绝对值)时进行机械通气也会造成损伤,造成这种损伤的机制是多样的,包括气道和肺单位反复开闭,表面活性物质功能改变,和局部缺氧。这类损伤被称为"肺萎陷伤",其特征为气道上皮脱落,透明膜形成和肺水肿。肺萎陷伤对肺的影响更加严重,这与均一性机械通气有关。Mead 等人进行的某项经典试验表明施加在肺实质边缘有通气和膨胀不全之间部位的牵拉力可以达到肺其他部位牵拉力的 4~5 倍。

4. 生物损伤　上述机械性因素使血管内皮细胞脱落,活化炎性细胞释放炎症介质,由此激发的炎症反应造成肺组织损伤。生理损伤因素会直接(损伤各种细胞)或间接(激活上皮细胞,内皮细胞,或炎症细胞的细胞信号通路)造成各种细胞内介质的释放。某些介质能直接损伤肺组织;某些介质会使肺逐渐形成肺纤维化。其他的介质则作为归巢分子使得细胞(如中性粒细胞)向肺部聚集,向肺部聚集的细胞所释放出的分子可对肺部造成更大的伤害。这个过程被称为生物伤。从含气空腔进入循环系统的炎症介质,细菌或脂多糖可进入肺,从而造成肺泡-毛细血管通透性增加,这种改变存在于 ARDS 中,可由容量伤或上皮细胞微撕裂造成。这种移位可以引起多器官功能障碍和死亡。

(二)肺保护性通气策略的实施

目前认为,在 ARDS 实施机械通气,除了要保证基本的氧合和通气需求,还应尽量避免肺损伤的发生。由于肺容积较低和较高均可引起肺损伤,所以机械通气的压力和容量应设在一定范围的"安全区"内。针对肺损伤的发生机制,相应的肺保护性通气策略应达到下述要求:首先,应使更多肺泡维持在开放状态(维持一定呼气末肺容积水平),以减少肺萎陷伤,其实质是呼气末正压(PEEP)的调节。其次,在 PEEP 确定后,为了避免吸气末肺容积过高,就必须对潮气量进行限制,使吸气末肺容积和压力不超过某一水平,以减少容积伤和气压伤。也就是说,PEEP 与潮气量共同决定肺损伤的发生及其严重程度,在临床上如何根据病人情况调节潮气量和 PEEP 是减少肺损伤的关键。

1. 潮气量　以往呼吸机潮气量的设置为大于 10~15ml/kg,肺保护性通气将潮气量设为 6~8ml/kg,或尽量使平台压不超过 30~35cmH$_2$O。驱动压是与生存率变化相关性最强的通气参数,已被证实为机械通气各项设定影响急性呼吸窘迫综合征预后的关键通气指标。观察性研究认为 ΔP 大于 14cmH$_2$O 的患者死亡风险升高。作为一项可以在床边监测的参数,驱动压或许可以鉴别出将会发展为 VILI 或存在高死亡风险的患者。暂无研究前瞻性地评

价了对 ΔP 进行干预是否与临床获益相关，但是对 VT 进行滴定以尽量降低 ΔP 在生理学上明显是有道理的，尤其是当这一数值超过了 14cmH_2O 时。

2. PEEP　PEEP 不仅具有肯定的改善肺气体交换功能作用，而且还是重要的保护性肺通气技术。ARDS 患者存在广泛的肺萎陷及肺水肿等病理改变，同时正压通气的机械牵拉作用所产生的“剪切力”在机械通气的容积损伤中也具有重要作用，因而有效地降低剪切力便成为防止呼吸机性肺损伤的重要措施。PEEP 可保持肺在呼气末的开放，使肺泡在较高的功能残气位开始扩张，从而避免损伤的肺在吸气与呼气间大幅度地张缩，极大地减少因剪切力造成的肺损伤。PEEP 的设置无固定数值。在实际应用时，应选择最佳的 PEEP。可通过是否达到最佳氧合状态、最大氧运输量（DO_2）、最低肺血管阻力、最低的 Qs/Qt 等多个指标对 PEEP 的设置进行综合评价。一般从低水平开始，逐渐上调待病情好转，再逐渐下调。

跨肺压（Ptp）为肺泡和胸膜压之差（Ptp＝Pplat－Ppl），是维持呼气末肺泡持续开放的关键，PEEP 的设置水平直接影响跨肺压的数值。监测食管压的优点在于判断 ARDS 患者对 PEEP 的需求，指导机械通气 PEEP 设置，选择使呼气末跨肺压保持在 0～10cmH_2O 的最小 PEEP 值，避免呼气末肺泡萎陷、气道陷闭的同时，最大程度减少剪切伤和气压伤，改善通气和氧合，实现 PEEP 的个体化设置。研究表明 ARDS 机械通气患者根据吸入氧浓度/呼气末跨肺压进行 PEEP 滴定（Ptp 组），作者与 ARDSnet 推荐的 PEEP 滴定法相比（对照组），根据呼气末跨肺压设置 PEEP 明显高于对照组，对照组呼气末跨肺压为（－2.0±4.7）cmH_2O，大部分患者呼气末跨肺压仍为负值，肺泡处于塌陷状态，氧合指数明显低于 Ptp 组。重度甲流 ARDS 患者以吸气末跨肺压作为开始体外膜肺氧合（ECMO）的指征，发现对吸气末跨肺压<25cmH_2O 的患者继续予以肺复张、高 PEEP 通气等手段治疗，氧合状态明显改善，表明跨肺压指导肺内源性 ARDS 同样具有很好的效果。

记录 Pes 是为了将肺与胸壁的压力分开。用 Paw 评估肺的顺应性很少正确。最佳 PEEP 的设定不能根据 Paw，PEEP 滴定可应用最大顺应性的方法，PEEP 过高或过低均可产生肺损伤。对 ARDS 患者来说，以跨肺压指导的 PEEP 滴定方法有助于个体化实施肺复张，降低其不良反应。常用的滴定方法包括：①最低 PEEP 法（跨肺压>0cmH_2O）：肺充分复张后，PEEP 逐渐升高，直至呼气末跨肺压在 0～2cmH_2O，以此数值设置 PEEP；②最佳 PEEP 递减法：肺复张后，PEEP 的设置为跨肺压滴定的 PEEP＋4cmH_2O，2 分钟后检测吸气末和呼气末的平台压和 PEEP，计算 ΔPplat－PEEP；重复至少 5 次，最佳递减 PEEP 的数值应保证 ΔPplat-PEEP 为最低值，设置的 PEEP 应为最佳递减 PEEP＋2cmH_2O；③PEEP 递减法：给予充分肺复张后，PEEP 从 30cmH_2O 开始，每 3 分钟降低 3cmH_2O，监测跨肺压，维持呼气末跨肺压大于 0cmH_2O，吸气末跨肺压小于 25cmH_2O。一项 Meta 分析研究显示，呼吸系统驱动压（平台压-呼气末正压，respiratory system driving pressure，DPRS）可以有效判断 ARDS 肺损伤严重程度、评估疗效，同时也与病死率关系密切；2016 年，有人首次使用食管压技术实现跨肺驱动压（吸气末跨肺压－呼气末跨肺压，transpulmonary driving pressure，DPL）的检测，在对 ARDS 患者实施肺复张后，干预组采用呼气末跨肺压为正值滴定 PEEP，对照组采用 ARDSnet 推荐的 PEEP 滴定法，结果显示 28 天存活者的 DPRS 和 DPL 均明显低于死亡组，干预组 DPL 和 EL 显著低于对照组。肺内源性 ARDS 呼吸参数主要反映肺内的变化，肺外源性 ARDS 呼吸参数受腹部病理过程的影响，测定两者的呼吸参数有助于鉴别原发和继发 ARDS。

3. 允许高碳酸血症　在对潮气量和平台压进行限制后，分钟肺泡通气量降低，$PaCO_2$ 随之升高，但允许在一定范围内高于正常水平，即所谓的允许性高碳酸血症（PHC）。高碳酸血症是一种非生理状态，是为防止气压伤而不得已为之的做法。清醒患者不易耐受，需使用镇静、麻醉或肌松剂；而对脑水肿、脑血管意外和颅内高压则列为禁忌。另外，在实施 PHC 策略时应注意 $PaCO_2$ 上升速度不应太快，使肾脏有时间逐渐发挥其代偿作用。一般认为血液 pH 不低于 7.20 和 $PaCO_2$ 在 70~80mmHg 之间是可以接受的。$PaCO_2$ 过高时可通过增加呼吸频率来降低 $PaCO_2$；血液 pH 过低时，应适当少量补碱。

4. 俯卧位通气 约 70%的存在低氧血症的 ARDS 患者采用俯卧位通气能改善氧合功能。可能的机制包括呼气末肺容积增加，获得更佳的通气血流比例，心脏下肺单位受到的压迫减少，局部肺通气改善。最重要的是，多项动物试验表明，俯卧位能增加通气的均一性，从而最大程度上避免肺损伤。近期的一项荟萃分析研究表明，俯卧位可以使存在重度 A（$PaO_2/FiO_2<100$mmHg）的 ARDS 患者的死亡率下降约 10%。患者采用俯卧位可以预防包括褥疮、气管内插管梗阻和壁式引流管移位等并发症的发生。另近期的一项研究表明，在接受吸入氧浓度为 0.60 或更高的机械通气时氧合指数仍<150mmHg 的 ARDS 患者中，采用仰卧位通气的患者 28 天内的死亡率为 32.8%，而采用俯卧位通气患者的死亡率为 16%。

5. ECMO 用于预防呼吸机相关性肺损伤的方法之一是避免采用机械通气和改用体外膜肺氧合（ECMO）。将部分体外循环支持和机械通气相结合也是可行的；此法能降低维持生命所需的通气强度，通过体外回路来清除二氧化碳。

与完全体外膜肺相比，这种混合策略的优点在于能降低并发症的发生率，且由于降低了潮气量，还可降低肺损伤的几率。初步结果支持这种方法，但仍有待进一步的研究来明确应该采用哪种体外循环支持、应用的时机以及适用于哪些患者。

6. 神经肌肉阻断剂 因为呼吸极度困难，ARDS 患者常出现"人机对抗"，这种情况会加重呼吸机相关性损伤。注射神经肌肉阻断剂来确保人机同步和便于限定压力和潮气量为其治疗方法之一。在最近的一项共有 340 例氧合指数<150mmHg 的 ARDS 患者参与其中的，多中心，安慰剂对照的随机研究中，Papazian 等人发现持续采用神经肌肉阻断剂 48 小时的患者的校正后的 90 天内死亡率低于安慰剂对照组，且不会增加呼吸肌无力的发生。但其降低死亡率的确切机制尚不清楚，但是既往研究表明接受神经肌肉阻断剂治疗的患者血清细胞因子的水平下降。Papazian 等人的研究发现，两组的死亡率差异出现较晚（约在治疗后 16 天出现），可能是与生物伤所造成的多器官功能障碍的比例减少有关。

7. 右心脏保护性机械通气

（1）维持适当的有效循环血量。

（2）确保充足的心输出量：对于 ARDS 已合并急性肺心病患者，应尽可能避免导致气道平台压升高的通气措施（比如肺复张及高频通气），建议选择俯卧位通气等不增加气道平台压的方式进行右心保护，必要时 ECMO 治疗。

（3）避免血管张力的抑制：避免不恰当的药物治疗导致血流动力学不稳定。实施小潮气量肺保护通气策略时，如 pH 低于 7.2，要果断采取措施增加通气量。

（4）改善组织灌注：改善血流动力学及通气血流比例，提高氧输送，最终达到改善器官灌注和患者预后的目的。

（蒋进军）

第二十五章

气 道 异 物

气道异物是指异常进入并滞留于声门以下呼吸道的固体或胶状物质，为常见的呼吸系统急症，据国外文献报道气道异物的平均死亡率为1.2/10万。当异物进入气道后可完全或部分堵塞气道，重者于数分钟内窒息死亡，轻者因气道刺激、梗阻、损伤而出现咳嗽、憋喘、咯血等症状，或因长时间支气管腔堵塞而出现阻塞性肺炎或阻塞性肺不张等并发症。

【病因及损伤机制】

气道异物的易发人群年龄呈双峰分布，国内外文献报道4岁以下及75岁以上人群较易发生气道异物。会厌反射功能不全为气道异物的重要危险因素，如幼龄、高龄、醉酒或使用神经精神类药物、脑卒中、帕金森病、智障等；另外人工气道、牙科手术也为气道异物较为常见的医源性因素。

广义的气道异物包括外源性和内源性异物。内源性异物包括痰痂、血凝块、气管结石等。而所有可以进入口腔的物体均可能成为气管外源性异物，最常见的气道异物为食物性异物，如花生、豆类、果冻、动物碎骨、河虾等；非食物性异物种类五花八门，儿童中可见笔帽、硬币、玩具零件等；老年人中义齿、牙齿和药丸较为多见。

因解剖关系，异物多进入右侧支气管，以右中间、中叶和下叶支气管内异物最为常见。气道异物的首要危害为机械性阻塞，小异物可堵塞叶、段支气管导致该叶段通气功能丧失；若异物较大、外形可塑或与气道管径吻合时，如丸子、果冻、笔帽等，可完全堵塞气道，导致严重呼吸困难甚至窒息。除堵塞气道外，针、虾壳、碎骨片等尖锐异物可直接损伤气道壁，甚至可能穿透支气管壁损伤毗邻血管。异物还会刺激局部组织炎症反应，促进炎性肉芽增生，加重管腔狭窄。机械损伤及炎症反应可能会导致局部组织坏死甚至气管穿孔。

【诊断要点】

根据异物吸入史及突发咳嗽及憋喘等临床表现，结合影像学检查，应想到气道异物可能，怀疑有气道异物时应及时行气管镜检查。

（一）临床表现

患者误吸异物后临床表现分为以下四个时期。

1. 误吸期　病人多于进食时突然发生剧烈的呛咳及憋气，可出现气喘、声嘶、发绀和呼吸困难，如异物较小，可因剧烈咳嗽而冲出气道；当患者出现窒息时可出现“三不症状”：不能咳嗽、不能言语和不能呼吸，手以V型手势扶住喉部并出现痛苦嘶鸣、烦躁不安、面色青紫，可在数分钟内因窒息而死亡。

2. 相对稳定期　若异物较小，刺激性不大，或进入一侧支气管内，可于一段时间内仅表现为轻微的咳嗽和憋喘，甚至没有症状。部分患者因无法追问出异物吸入病史，易被误诊为气道肿瘤或哮喘。

3. 刺激或炎症期 异物会刺激气道黏膜发生炎症反应，有机类异物炎症反应更明显。异物存留越久，炎症反应也越重，常伴有炎性肉芽增生。临床表现为刺激性咳嗽和喘鸣，因气管内分泌物增多，气管壁损伤，常有脓痰和痰血。

4. 并发症期 异物嵌顿在支气管内，被肉芽或纤维组织包裹，致使管腔完全堵塞，引起阻塞性肺炎和肺不张，表现为慢性咳嗽、咳痰、痰血及呼吸困难。支气管反复感染可发展成支气管扩张或软化，甚至出现支气管瘘。

（二）辅助检查

除金属、骨性异物外，大多数气道异物多能透过射线，故常规扫描常无法清晰显示，因此影像学检查不能作为排除异物吸入的依据。据报道只有2%~7%的异物在常规胸片上显像。一些非特异性征象可作为气道异物的间接证据，如节段性肺不张、空气滞留、叶段浸润或实变。薄层螺旋CT及虚拟支气管镜可提供更加清晰的气道内部影像。但无论影像学表现如何，如有异物吸入史，均有指征尽早行气管镜检查。

【治疗】

如发生或怀疑气道异物，应尽快明确并将异物取出。

（一）急救方法

如患者出现呼吸困难及窒息表现，除迅速送医外，现场急救非常重要。发生窒息时，肺内已无足够的气体将异物冲出气管，只能通过快速增加上腹压力，推动膈肌上抬，快速增加胸腔内压力而将异物冲出，该方法称为Heimlich急救法。

1. 儿童急救法 首先试用拍背法：让患儿俯卧在两腿间，头低脚高位，用手掌适当用力在患儿的两肩胛骨间拍击4~6次。拍背无效者，让患儿背贴于救护者腿上，用两手示指和中指用力向后、向上反复冲击挤压患儿中上腹部数次。

2. 站位急救法 施救者紧贴患者身后，双臂环绕患者腰部，一手握拳，拇指顶住患者上腹部；另一手握住握拳的手，向上、向后猛烈挤压患者的上腹部。挤压动作要快速有力，压后随即放松。

3. 卧位急救法 患者仰卧，施救者双手掌叠放在患者脐部稍上方，快速向患者剑突方向脉冲式推压。

经上述方法如未能将异物冲出体外，而患者出现心搏停止、意识丧失时，不宜继续上述方法进行急救，转而进入常规心肺复苏程序。

（二）经气管镜异物取出术

气管镜是取出气道异物的最佳方法。

1. 气管镜的选择 在软质气管镜出现之前，内镜下气道异物取出术均由硬质气管镜完成，且文献报道取出率高达98%。近年来大工作腔道的软质气管镜及更有效异物抓取工具的出现，使软质气管镜在气道异物取出中发挥重要作用。

硬质气管镜与软质气管镜在取气道异物中各有优缺点：硬质气管镜镜身粗，工作腔道大，既可置入多种工具进行操作同时也可进行机械通气，大的工作腔道可以使用大型抓取工具，更易抓取较大或易碎异物。但硬质气管镜需要在全麻下进行，对远端气道内异物无法够及，下颌关节畸形、颈椎融合或不稳定的患者也为禁忌。软质气管镜可在局麻下进行操作，抵达范围更广，但工作腔道较小，不能同时作为机械通气的通道，辅助工具抓取能力有限，如果气道已极度狭窄，软质气管镜可能将气道完全堵塞。

对于病情稳定的患者，可先尝试采用软质气管镜取异物，硬质气管镜作为后备或补充。但如果气道内异物较大可能难以取出或手术过程中有窒息风险的；异物嵌顿于气管内患者出现喘鸣的；患者出现呼吸衰竭或生命体征不稳定的等情况下，最好直接选用硬质气管镜。

2. 麻醉方式的选择　如果患者一般情况稳定，术前评估取出难度不大时可于局部麻醉下行异物取出术。但局麻下患者的自主呼吸、咳嗽可能会影响操作。而风险较大或取出难度较大以及儿童、痴呆或无法配合的患者建议全麻下取异物。

3. 取异物的工具　目前临床上有多种经气管镜取异物工具。通常根据异物的大小、形状、质地、嵌顿部位及术者的习惯偏好来选择合适的工具，有时需要联合使用多种工具。

(1) 异物钳：通过钳口咬合异物将其拖拽出气道。

(2) 圈套器和异物篮：通过气管镜进入气道后伸出钢丝圈或网篮，将异物套取后拉出，部分圈套器具有电灼功能，可以用于电灼异物周围增生的肉芽组织，或将异物电切后取出。

(3) 冷冻探头：可将含水量高的异物冻凝于探头后完整取出，并可在异物取出后反复冻融支气管壁增生的肉芽组织，减少后期受损支气管狭窄程度。

(4) 血管取栓球囊：将球囊经异物与气管壁的缝隙插入至异物远端，扩张球囊后向外拉动，将异物拉出嵌顿部位以便于其他工具进行抓取。

(5) 刮匙：刮匙的作用类似于取栓球囊，也是伸入至异物远端，收缩操作柄后远端刮匙出现屈指样动作，随后将嵌顿异物勾出嵌顿部位。

4. 并发症　气管镜下异物取出术的并发症主要包括窒息、气道撕裂、出血等，有时可以致命，故术前一定要做好风险评估和预案，术中操作熟练、随机应变。

5. 注意事项　①为避免取出的异物无法通过鼻腔，气管镜经口进入更好。如经鼻局麻下取异物，可待异物抓取出声门后让患者自行吐出；②术前与麻醉科、五官科、胸外科等相关科室展开多学科讨论，全面评估手术难度和风险，做好气管切开、开胸等急救预案；③如果术前评估在麻醉、异物取出过程中发生窒息风险极高时，体外膜肺氧合可提供更安全的保障；④如异物堵塞于气管内难以取出，而患者出现窒息表现，可先将异物推至一侧支气管，在保证另一侧通气的情况下再制定手术方案；⑤如异物嵌顿于气道内无法取出，不宜暴力拉取，以免气道撕裂。可局部注入肾上腺素减轻气道水肿，或用高频电刀或氩气刀行肉芽消融，或使用激光切割异物分块取出；⑥异物取出后应仔细检查管腔内有无异物残留及气道损伤程度。术后定期行气管镜检查，了解异物嵌顿部位肉芽增生及瘢痕狭窄形成情况，及时进行处理。

（三）手术

气管镜可以解决绝大多数气道异物。因此极少需要支气管切开或肺叶切除术来处理气道异物。手术指征主要包括修复异物造成的严重气道损伤、少数气管镜无法取出但症状明显的异物、合并严重感染及支气管扩张需要肺叶切除。

（叶茂松）

第二十六章

支气管热成形术

支气管热成形术(bronchial thermoplasty,BT)为近年来针对难治性哮喘的一种新型治疗方法,支气管热成形术降低了难治性哮喘的急诊率及住院率并改善了其生活质量。2010年美国食品药品管理局批准符合一定条件的难治性哮喘可考虑行支气管热成形术(BT),2013年底我国也正式批准此技术应用于临床。全球哮喘防治创议(GINA)2014指南指出,BT应作为在使用了推荐治疗方案后重症哮喘控制仍不理想的成人哮喘患者的第5级治疗(B级证据)。2017年3月林江涛教授等发表了中国"支气管热成形术手术操作及围术期管理规范"。

【适应证】

BT主要适用于年龄≥18岁,使用吸入性糖皮质激素及长效β-受体激动剂无法有效控制的重度持续性哮喘患者。

(一)重症哮喘

在过去的一年中,需要使用GINA建议的第4级和第5级哮喘药物治疗才能够维持控制,或即使在上述级别治疗下仍表现为"未控制"。

(二)哮喘未控制的常见特征

1. 症状控制差　哮喘控制问卷(ACQ)持续>1.5分,哮喘控制测试问卷(ACT)<20分,或符合GINA定义的未控制。

2. 频繁急性发作　前一年需要≥2次连续使用全身性激素(每次≥3天)。

3. 严重急性发作　前一年住院≥1次,需要入住ICU或需要机械通气。

4. 持续性气流受限　尽管给予充分的支气管舒张剂治疗,仍存在持续的气流受限(FEV1/FVC%<70%,FEV1/预计值%<80%)。

【禁忌证】

任何治疗方法都有风险,具有个体差异。BT常见的副作用是短暂性呼吸相关症状恶化。这些症状通常发生在BT手术当天,适当护理后一般1周缓解。有大约3.4%的患者由于症状重,可能需要住院治疗。

(一)绝对禁忌证

①植入心脏起搏器,除颤器等其他电子设备的患者;②急性心肌梗死6周以内;③严重心肺疾患无法进行支气管镜操作患者;④对麻醉药物过敏,无法实施支气管镜者;⑤无法纠正的出凝血功能障碍者;⑥已完成BT治疗的患者。

(二)相对禁忌证

①因其他疾病未停用抗凝药物或抗血小板药物者;②哮喘未能控制导致肺功能损害严

重的患者；③既往有致死性哮喘发作的患者；④未控制的其他合并症。

【术前评估】

术前评估是BT安全实施的必要条件，以降低手术风险，保证治疗效果。评估包括以下几个方向：①评估诊断，即再次进行哮喘的诊断与鉴别诊断；②判断环境因素的控制情况和吸入方法的正确情况；③评估哮喘控制水平和用药依从性；④评估BT手术风险；⑤评估合并疾病；⑥气管镜术前评估。

【术前准备】

（一）预防性用药

激素：泼尼松或等效剂量同类药物30～50mg/d×5天（术前3天、术中1天、术后1天或术前2天、术中1天、术后2天）。目的是进一步减轻术前气道炎症反应，增加患者病情稳定性以及减轻手术对气道壁损伤后局部水肿和炎症反应，减轻或避免可能的气道收缩、痉挛。

（二）术前准备

应禁食≥6小时，如全麻应≥8小时。

（三）术前用药

术前30分钟应用。①沙丁胺醇+异丙托溴铵雾化，或沙丁胺醇4～8喷；②减少黏液分泌：抗胆碱能药物；③抗焦虑：如紧张不安，可静注咪达唑仑；用药前应注意有无药物禁忌证。

【手术操作】

支气管热成形术的操作是应用Alair系统对气道传递热能消融气道平滑肌，直径3mm以上的气道皆可治疗；操作者可精确控制射频能量；治疗时将局部治疗温度控制于65℃，维持10秒，气道治疗顺序由远至近逐一进行，整个治疗需要3次手术，依次给予右肺下叶支气管、左肺下叶支气管、双肺上叶支气管热成形术治疗，每次手术需要间隔≥3周，右肺中叶因易发生右中叶综合征的风险，因此暂不纳入治疗。

【手术并发症及防范措施】

BT术可能出现的不良反应及并发症有：发热、头痛、焦虑，呼吸道症状（咳嗽、喘息等）的增多或恶化，出血、感染、部分肺叶不张、气胸等。针对上述情况，采取相应的处理措施（如下），保证患者住院期间及出院后无后遗症。

防范措施：

（一）哮喘相关症状加重

常规监测患者PEF变化，必要时按哮喘急性发作处理原则处理。

（二）感染

术中注意无菌操作，术后应抬高治疗部位体位引流。严重肺功能损害、高黏液分泌、痰液引流不畅者，可给予抗菌药物短期预防治疗。

（三）出血

术中出血，应停止操作，必要时给予凝血酶或肾上腺素。

（四）肺不张

轻度者多可自行恢复，如呼吸困难或缺氧明显，可行胸部X线检查明确，必要时支气管镜镜下移除分泌物，并给予积极抗感染治疗。

（五）气胸及纵隔气肿

必要时行胸腔闭式引流。

【随访】

（一）单次手术后随访

随访目的是观察 BT 的近期不良事件及下次 BT 能如期进行。

（二）BT 结束后随访

通常建议患者 1~3 个月随访一次。以评估哮喘控制水平,及时调整药物治疗方案,观察后期不良事件。

（三）长期随访

了解患者长期控制水平,评估远期疗效及安全性。通常 BT 后半年及 1、3、5 年均进行随访。

（苏振中 张捷）

第三篇

心血管系统

第一章

高 血 压

高血压(hypertension)是指以体循环动脉血压[收缩压和(或)舒张压]增高为主要临床表现的心血管临床综合征。高血压是最常见的慢性病,高血压常与其他心血管病危险因素共存,是重要的心血管疾病危险因素,可损伤心、脑、肾等重要脏器,最终导致这些器官的功能衰竭。

正常人的血压随内外环境变化在一定范围内波动,在整体人群,血压水平随年龄逐渐升高,以收缩压更为明显。人群中血压呈连续性正态分布,正常血压和高血压的划分无明确界限,高血压的标准是根据临床及流行病学资料界定的。目前我国采用的血压分类和标准见表3-1-1。

表3-1-1 血压水平的定义和分类

分类	收缩压(mmHg)		舒张压(mmHg)
正常血压	<120	和	<80
正常高值	120~139	和(或)	80~90
高血压	≥140	和(或)	≥90
1级高血压(轻度)	140~159	和(或)	90~99
2级高血压(中度)	160~179	和(或)	100~109
3级高血压(重度)	≥180	和(或)	≥110
单纯收缩期高血压	≥140	和	<90

注:当收缩压和舒张压分属于不同级别时,以较高的分级作为标准;以上标准适用于男性女性,任何年龄的成人

高血压患者的病情和预后不仅与血压水平有关,而且与是否合并其他心血管危险因素和靶器官损害有重要关系。因此从指导治疗和判断预后的角度,对高血压患者心血管危险程度进行分层,将高血压患者分为低危、中危、高危、很高危。具体危险分层标准根据血压升高水平(1级、2级、3级)和其他心血管危险因素、糖尿病、靶器官损害、临床并发症情况而定(表3-1-2)。用于分层的其他心血管危险因素、靶器官损害和并发症见表3-1-3。

表3-1-2 高血压危险分层标准

其他危险因素及病史	血压(mmHg)		
	高血压1级	高血压2级	高血压3级
无其他危险因素	低危	中危	高危
1~2个危险因素	中危	中危	很高危
≥3个危险因素或靶器官损害	高危	高危	很高危
有临床并发症或合并糖尿病	很高危	很高危	很高危

表 3-1-3　影响高血压患者心血管预后的重要危险因素

心血管病的危险因素	靶器官的损害	并存的临床情况
• 高血压(1~3 级) • 男性>55 岁 • 女性>65 岁 • 吸烟 • 糖耐量受损或空腹血糖受损 • 血脂异常 TC≥5.7mmol/L(220mg/dl) 或LDL-C>3.6mmol/L(140mg/dl) 或 HDL-C<1.0mmol/L(40mg/dl) • 早发心血管病家族史 一级亲属,发病年龄 男性<55 岁,女性<65 岁 • 腹型肥胖(腰围男性≥85cm,女性≥80cm)或肥胖(BMI≥28kg/m^2) • 血同型半胱氨酸升高(≥10μmol/L)	• 左心室肥厚 超声心动图:LVMI 男性≥125g/m^2,女性≥120g/m^2 • 动脉壁增厚 颈动脉超声 IMT≥0.9mm 或动脉粥样硬化性斑块 • 颈股动脉 PWV≥12m/s • ABI<0.9 • eGFR<60ml/(min · 1.73m^2)或血清肌酐轻度升高 男性 115~133μmol/L(1.3~1.5mg/dl),女性 107~124μmol/L(1.2~1.4mg/dl) • 尿微量白蛋白 30~300mg/24h 或白蛋白/肌酐比: 男性≥22mg/g(2.5mg/mmol) 女性≥31mg/g(3.5mg/mmol)	• 脑血管病 缺血性卒中,脑出血 短暂性脑缺血发作 • 心脏疾病 心肌梗死史,心绞痛 冠状动脉血运重建 充血性心力衰竭 • 肾脏疾病 糖尿病肾病,肾功能受损 肌酐男性>133μmol/L(1.5mg/dl),女性>124μmol/L(1.4mg/dl) 尿蛋白>300mg/24h • 外周血管疾病 • 视网膜病变:出血或渗出,视盘水肿 • 糖尿病

注* TC:总胆固醇;LDC-C:低密度脂蛋白胆固醇;HDL-C:高密度脂蛋白胆固醇;LVMI:左室质量指数;IMT:颈动脉内膜中层厚度;BMI:体重指数;ABI:踝臂指数;PWV:脉搏波传导速度;eGFR:估测的肾小球滤过率

第一节　高血压危象

高血压危象(hypentensive crisis,HC)为临床急症,是指原发性或继发性高血压患者在某些诱因作用下,血压突然或显著升高,出现心、脑、肾的急性损害危急症候,其病情凶险,如抢救措施不及时,常会导致死亡。现国际上通常将高血压的急危重症统称为高血压危象,需要指出的是,高血压危象的概念构成中除血压增高的绝对水平和速度外,靶器官损害的情况极为重要,在一些情况下,如并发急性肺水肿、主动脉夹层、心肌梗死、脑卒中时,即使血压中度升高,也应视为高血压危象处理;若同时舒张压(DBP)高于 140~150mmHg 和(或)收缩压(SBP)高于 220mmHg,无论有无症状和靶器官损害,亦应视为高血压危象。

【病因】

①可发生于缓进型或急进型高血压各种肾性高血压、嗜铬细胞瘤、妊娠高血压综合征、卟啉病(血紫质病);②急性主动脉夹层;③精神创伤、情绪激动、过度疲劳、寒冷刺激、气候变化或内分泌失调等诱因的作用下,原有高血压的患者周围小动脉突然发生强烈痉挛,使周围阻力骤然增加,血压急剧升高;④高血压患者在用单胺氧化酶抑制剂治疗中,如进食富含酪胺的食物(如干酪、扁豆、腌鱼、红葡萄酒、啤酒等)或应用拟交感神经药物以及避孕药物,可促使集聚于节后交感神经末梢的儿茶酚胺释放,导致全身小动脉痉挛而发生高血压危象;⑤突然停止服用降压药,尤其是服用可乐定两个月以上者,突然停药,可致血压突然升高。

【发病机制】

高血压危象的发生显然与血管的肌内膜增生有关。血压明显升高时,血管反应性增强,血循环中血管收缩活性物质如肾素、血管紧张素Ⅱ、去甲肾上腺素与血管加压素等增多,导致肾出球小动脉收缩,而肾入球小动脉则相对地扩张。两种不同的作用使肾小球毛细血管压力升高,产生压力-钠-利尿作用,血管内血容量降低,形成低容量血症。容量不足的负反馈作用使血管紧张素Ⅱ与其他血管收缩活性物质浓度升高,成为恶性循环。起初时,肾小动脉中出球小动脉收缩与入球小动脉扩张交替成香肠串状,引起血内皮损伤与血小板聚集,释放血小板因子与血栓素等血管毒性物质,因此发生微血管病性溶血及血管内凝血。它又使血小板与纤维蛋白沉着,促使血管肌内膜细胞增生向管腔转移,使血管腔狭窄,以致血管紧张素Ⅱ、去甲肾上腺素与血管加压素更易增多,血压乃急剧升高。在发生微血管病性溶血与血管内凝血同时,可有小动脉发炎、坏死、纤维蛋白沉着,以致引起心、脑、肾等靶器官严重受损(图 3-1-1)。

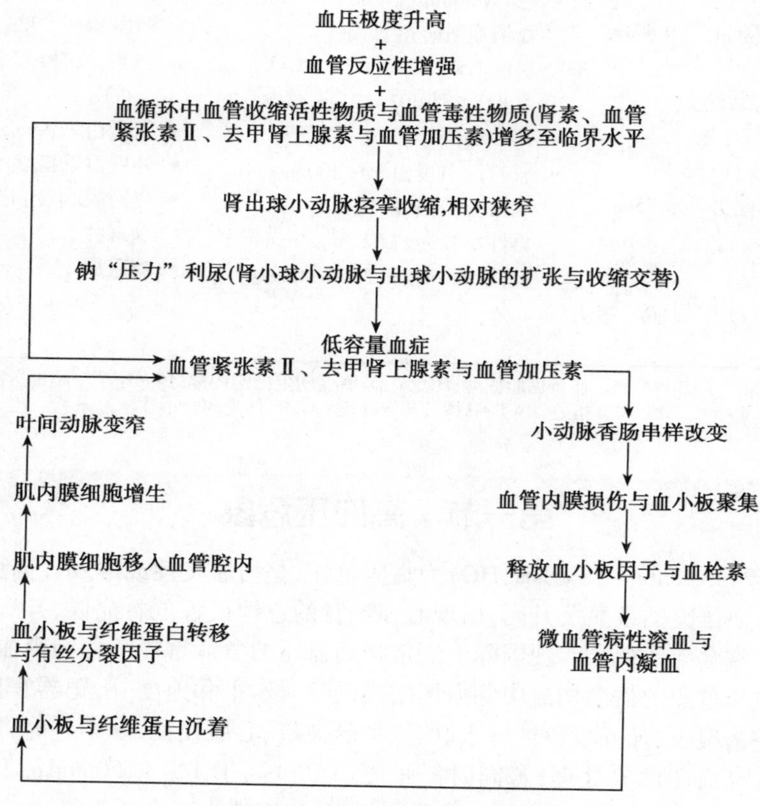

图 3-1-1　高血压危象的机制

【诊断要点】

（一）一般症状

起病急骤,患者表现有剧烈头痛、耳鸣、眩晕、视力模糊、心悸气促、面色苍白、多汗、恶心、呕吐、腹痛、尿频等。

（二）血压

血压明显升高,多在 200/120mmHg 以上,尤以收缩压升高显著,舒张压亦可升高到 140mmHg 以上。

（三）重症患者

严重者可伴有:①高血压脑病:出现抽搐、神志模糊、昏迷等症状,并有暂时性眼球震颤、

Babinski 征阳性、局部性肢体无力或癫痫样抽搐等。②心绞痛和急性左心衰竭：有呼吸困难、端坐呼吸、咳嗽、咳白色或粉红色泡沫样痰等；以及肺部啰音、心脏奔马律等体征。如发生右心衰竭，可有颈静脉怒张、肝脏肿大、周围水肿等。③急性肾衰竭：有少尿或无尿，代谢紊乱和尿毒症等表现。

【病情判断】

（一）高血压危象的分类

高血压危象的诊断不是以血压高低为主，关键因素是靶器官损害。目前国际上根据有无急性心、脑、肾和视网膜等靶器官的急性损害，可将高血压危象分为两类：高血压急症和高血压亚急症（表 3-1-4）。

表 3-1-4 高血压急症与高血压亚急症

高血压急症	高血压亚急症
1. 高血压脑病	1. 急进型或恶性高血压未出现急性并发症
2. 急进型或恶性高血压有心脑、肾、眼底损害	2. 高血压Ⅲ期（视盘水肿、进行性其他器官损害）
3. 严重高血压出现急性并发症	3. 先兆子痫
（1）脑血管病	4. 急性全身性血管炎合并严重高血压
颅内出血	5. 与外科有关的高血压、须即刻手术的严重的高血压
急性蛛网膜下腔出血	严重围术期高血压
脑梗死	肾移植后严重高血压
（2）急性肾衰竭	6. 高血压严重鼻出血
（3）心脏	7. 撤药综合征
急性肺水肿	8. 药物诱发高血压
急性心肌梗死	过量拟交感神经药物
不稳定型心绞痛	α-激动剂和非选择性 β-受体阻滞剂相互作用
急性主动脉夹层	9. 慢性脊髓损伤伴发作性严重高血压（自律性过高反射综合征）
（4）子痫或妊娠期严重高血压	
（5）儿茶酚胺过高分泌状态、嗜铬细胞瘤引起的高血压危象	
食物或药物（酪胺）与单胺氧化酶抑制剂相互作用	
少数严重撤药综合征（如可乐定等撤药后）	
（6）冠状动脉搭桥术后高血压	

1. 高血压急症（hypertensive emergencies） 指原发性或继发性高血压患者，在某些诱因作用下，血压突然和显著升高（一般超过 180/120mmHg），同时伴有进行性心、脑、肾等重要靶器官功能不全的表现，需立即治疗以阻止靶器官进一步损害。高血压急症包括高血压脑病、颅内出血（脑出血和蛛网膜下腔出血）、脑梗死、急性心力衰竭、肺水肿、急性冠状动脉综合征（不稳定型心绞痛、急性非 ST 段抬高和 ST 段抬高心肌梗死）、主动脉夹层动脉瘤、子痫等。应注意血压水平的高低与急性靶器官损害的程度并非成正比。一部分高血压急症并不伴有特别高的血压值，如并发于妊娠期或某些急性肾小球肾炎的患者，但如血压不及时控制在合理范围内会对脏器功能产生严重影响，甚至危及生命，处理过程中需要高度重视。并发急性肺水肿、主动脉夹层动脉瘤、心肌梗死者，即使血压仅为中度升高，也应视为高血压急症。高血压急症患者发生急性靶器官相关疾病的，需要立即降低血压到安全水平（30~60 分钟以内，但不必达到正常范围），以预防和减少靶器官的损害，多采用静脉途径给药、快速

降压。

2. 高血压亚急症(hypertensive urgencies)　血压显著升高但不伴急性靶器官的损害,通常不需住院,但应立即联合使用口服降压药治疗。一般要求在24小时内将血压降低到安全水平。高血压亚急症包括急进型或恶性高血压患者,以及严重的围术期高血压。高血压亚急症患者可以有血压明显升高造成的症状,如头痛,胸闷,鼻出血和烦躁不安等,一般仅有轻度或无靶器官损害,但如未及时处理,可出现靶器官的进行性损害。若舒张压高于140~150mmHg和(或)收缩压高于220mmHg,而无症状的高血压,亦应归为此类。

临床上,上述的分类并非绝对。如上表所列的临床情况中,若病情不重,也可视为"紧急高血压"。这包括某些急进恶化性高血压、围术期或反弹性高血压、非严重性烧伤患者、与儿茶酚胺分泌过多有关的高血压(嗜铬细胞瘤、可乐定停药综合征)等。有资料报道,高血压危象占急诊室患者的1/4,而急症与亚急症的比例约1∶30。高血压急症与亚急症的治疗措施不同,当鉴别存有争议,最佳的鉴别方法是将所有需即刻降压治疗的患者均视为急症高血压,而后依据临床判断和现场条件再确定治疗的类型和途径。

(二) 高血压危象的病情评估

1. 明确患者体征　高血压危象病情多变,累及的脏器较多,在治疗前应明确患者的基本情况。询问病史需要了解患者高血压药物的治疗情况,平时血压控制的情况以及是否存在心脑血管疾病的危险因素,用来评估有无潜在的大器官损害。应确认以前是否发生过类似高血压危象的情况,使用的药物和停药情况及血压控制程度。还应询问是否应用了单胺氧化酶抑制剂,是否吸毒或者使用违禁药物。通过了解病史,以明确此次发病血压升高的原因以进行指导治疗。

2. 靶器官检查　应测量四肢血压,肥胖病人换用适当的袖带。应常规检查眼底,主要看是否存在视盘水肿。关键在于了解靶器官损害的程度,同时评估有无继发性高血压及其他情况。

3. 其他检查　除详细询问病史及体格检查外,还应立即做实验室及器械检查以评价患者的病情(表3-1-5),然后根据详细的临床资料做出诊断和评价,制定相应的治疗方案。所有高血压危象病人都要进行外周血细胞计数、电解质及肾脏功能和尿液分析。胸部X线检查、心电图和头颅CT有利于初步确认心脏功能、心肌缺血和脑损害情况,必要时行超声心动图检查,进一步了解心脏的结构和功能。部分为继发性高血压危象患者时需要进行病因学

表3-1-5　高血压危象患者的初始评价

病史、体检	实验室评价
病史 • 既往高血压的诊断和治疗 • 服用升压药物:性药、拟交感神经药 • 脑、心脏、视觉障碍的症状 体检 • 血压 • 检眼镜检查 • 神经病学状况 • 心肺状况 • 体液容量评估 • 周围血管征	实验室评价 • 血常规 • 尿液分析 • 生化学检查:肌酐、糖、电解质 • 心电图 • 血浆肾素活性和醛固酮含量(若疑诊原发性醛固酮增多症) • 口服25mg卡托普利前及服后测定血浆肾素活性(若疑诊肾血管性高血压) • 测量尿或血浆中的去甲肾上腺素(如怀疑有嗜铬细胞瘤) • X线胸片(若疑诊心力衰竭或主动脉夹层)

检查,在保证及时给药前提下,对于那些从未用过利尿剂、β 受体阻滞剂、ACEI、α 受体阻滞剂和血管紧张素Ⅱ受体拮抗剂等药物治疗的患者,在给这些药物之前,最好立即取血标本送检,进行有关内分泌实验检查。检查和评估不得延误抢救和治疗,系统检查有时只能在高血压危象转危为安后进行。

【治疗】

（一）治疗原则

①迅速而恰当地降低血压,将患者血压控制在目标范围内,除去引起危象的直接原因,防止或减轻心、脑、肾等重要脏器的损害。②纠正受累靶器官的损害,恢复脏器的生理功能。③早期进行评估,做出危险分层,制定个体化的血压控制目标和方案,对继发性高血压进行病因治疗。

（二）高血压危象的监护

1. 一般治疗　高血压危象的治疗原则上应住院治疗,伴靶器官严重损害者应收入 CCU(ICU)病房。应在严密监测血压、尿量和生命体征的情况下,应用血压可控的短效静脉降压药物。定期采血监测内环境情况,注意水、电解质、酸碱平衡情况,肝、肾功能,血糖情况,心肌酶是否增高等,计算单位时间的出入量。降压过程中应严密观察靶器官功能状况,如神经系统的症状和体征,胸痛是否加重等。

2. 基础监护包括意识表情、周围循环、指趾端温度、血压、心率和尿量的改变。这些详细的动态变化记录,可提供十分重要的治疗依据。

3. 肾功能监护包括血肌酐和尿素氮、尿生化的测定;尿比重、尿酸碱度、尿蛋白定量分析及代谢废物清除率测定;每小时及 24 小时尿量的监测;内生肌酐清除率测定。尿量和肌酐清除率的监测非常重要,降压不理想或降压过快都会导致肾功能减退,尿量减少,肌酐清除率下降。

4. 水电解质平衡与代谢监测　称体重及 24 小时水电解质出入量的计算,包括血钾、钠、氯离子测定。计算摄入热量,监测氮平衡、血糖、血浆蛋白、血清乳酸及胶体渗透压等。

5. 中枢神经系统监护包括意识状态、瞳孔、反射及肢体活动等。应特别注意老年患者和已知脑血管疾病的患者,因为他们易受到体循环血压骤降的危害。若在治疗进程中神经状态恶化,颅内压力显著增高,多数系由急症高血压伴发脑水肿所致,也可能是应用降压药如盐酸肼苯哒嗪或硝普钠,使脑血管扩张,继而脑血流量进一步增加所致。遇有这种情况时,应作急症 CT。

6. 血压监测非常重要　目前大多用无创性上臂式 24 小时动态血压记录器,不受环境因素影响、便于电脑处理、可精确测出平均动脉压。有些药物如硝普钠降压非常敏感,此时动脉插管直接测压非常必要,可以随时监测血压变化。动脉插管直接测压一般选择桡动脉,直接接动态血压记录器,按监测的分级要求设置间隔时间进行血压测录。在桡动脉不宜使用时,可选用足背动脉进行。应该避免血压骤降,即刻治疗的目标应使舒张压降至 110mmHg 左右。若随着血压下降而出现组织缺血体征,应减少降压幅度。

7. 心血管系统监护包括心脏前负荷、后负荷、心肌收缩力、心肌的氧供四大要素。心功能监测可通过 Swan-Ganz 热稀释气囊漂浮导管、持续的心电示波和血压测定仪三者实现。肺毛细血管楔压(PCWP)是反映左心功能及其前负荷的可靠指标。临床多维持此值在 5~15mmHg 范围内。PCWP 在 15~20mmHg,应限制摄入液量。PCWP 在 25~30mmHg,提示左心功能严重不全,有肺水肿发生的极大可能。PCWP>30mmHg,出现急性肺水肿。

（三）降压的目标及速度

急剧升高的血压是导致高血压急症的最直接原因,只有使血压在一定时间内下降,才有可能缓解高血压急症。高血压急症治疗的第一步是在数分钟至2小时内(一般主张在1小时内),多数采用非肠道给药,但平均动脉压下降不要超过25%。然后第二步在2~6小时内使血压逐渐达到160/100mmHg。如果可耐受这样的血压水平,临床情况稳定,在以后24~48小时逐步降低血压达到正常水平。至于高血压亚急症,去除诱因后,观察15~30分钟,如血压仍>180/120mmHg,则可选用发挥作用较快的口服降压药。降压速度宜比较慢,在数小时至48小时内血压控制在安全范围内,一般认为安全的水平在160~180/100~110mmHg范围内。降压时需充分考虑到患者的年龄、病程、血压升高的程度、靶器官损害和合并的临床状况,因人而异地制定具体的方案。如果患者为急性冠脉综合征或以前没有高血压病史的高血压脑病(如急性肾小球肾炎、子痫所致等),初始目标血压水平可适当降低。若为主动脉夹层动脉瘤,在患者可以耐受的情况下,降压的目标应该低至收缩压100~110mmHg,一般需要联合使用降压药,并要重视足量β-受体阻滞剂的使用。降压的目标还要考虑靶器官特殊治疗的要求,如溶栓治疗等。一旦达到初始靶目标血压,可以开始口服药物,静脉用药逐渐减量至停用。对高血压亚急症患者,可在24~48小时将血压缓慢降至160/100mmHg。许多高血压亚急症患者可通过口服降压药控制,如钙通道阻滞剂、转换酶抑制剂、血管紧张素受体阻滞剂、α受体阻滞剂、β受体阻滞剂,还可根据情况应用袢利尿剂。初始治疗可以在门诊或急诊室,用药后观察5~6小时。2~3天后门诊调整剂量,此后可应用长效制剂控制至最终的靶目标血压。

(四)治疗高血压危象的常用降压药物(表3-1-6)

表3-1-6 治疗高血压危象的常用降压药物

药名	剂量	起效时间	持续时间	不良反应
硝普钠	0.25~10μg·kg^{-1}·min^{-1} IV	立即	1~2分钟	恶心、呕吐、肌颤、出汗
硝酸甘油	5~100μg/min IV	2~5分钟	5~10分钟	头痛、呕吐
酚妥拉明	2.5~5mg IV 0.5~1mg/min IV	1~2分钟	10~30分钟	心动过速、头痛、潮红
尼卡地平	0.5~10μg·kg^{-1}·min^{-1} IV	5~10分钟	1~4小时	心动过速、头痛、潮红
艾司洛尔	250~500μg/kg IV 此后50~300μg·kg^{-1}·min^{-1} IV	1~2分钟	10~20分钟	低血压,恶心
乌拉地尔	10~50mg IV 6~24mg/h	5分钟	2~8小时	头晕,恶心,疲倦
地尔硫䓬	10mg IV 5~15μg·kg^{-1}·min^{-1} IV	5分钟	30分钟	低血压,心动过缓
二氮嗪	200~400μg·kg^{-1}·min^{-1} IV 累计不超过600mg	1分钟	1~2小时	血糖过高,水钠潴留
拉贝洛尔	20~100mg IV,0.5~2.0mg/min IV 24小时不超过300mg	5~10分钟	3~6小时	恶心、呕吐、头麻、支气管痉挛、传导阻滞、体位性低血压
依那普利拉	1.25~5mg 第6小时 IV	15~30分钟	6~12小时	高肾素状态血压陡降、变异度较大
肼苯哒嗪	10~20mg IV 10~40mg IM	10~20分钟 20~30分钟	1~4小时 4~6小时	心动过速、潮红、头痛、呕吐、心绞痛加重
非诺多泮	0.03~1.6μg·kg^{-1}·min^{-1} IV	<5分钟	30分钟	心动过速、头痛、恶心、潮红

注:IV:静脉注射;IM:肌肉注射;急症降压药使用详见各种药物的说明书

（五）个体化原则

降压治疗方案的制定除考虑病因外，还应根据高血压的病程、病前水平、升高的速度和靶器官受损的程度、年龄及其他临床情况，按个体化的原则制定。①如患者为 60 岁以上，有冠心病、脑血管病或肾功能不全者，更应避免急剧降压；②开始时降压药的剂量宜小，要密切观察患者血压对降压药的反应，有无神经系统症状、少尿等现象；然后逐渐增加剂量，确定个体化的最佳剂量；③鉴于舒张压 130~140mmHg 以上对患者有即刻生命危险，均应采用静脉降压药，但剂量的调整必须遵循个体化的原则。不同类型的高血压危象血压下降的指标亦有差异（表 3-1-7）。

表 3-1-7　不同类型高血压危象的降压治疗

疾病类型	治疗药物	降压标准
高血压脑病	尼卡地平、尼群地平、依那普利、拉贝洛尔	降至正常或舒张压降至 110~120mmHg
脑出血	拉贝洛尔、卡托普利、尼卡地平、尼群地平	血压>200/110mmHg 者以降低 20%~30%为宜
蛛网膜下腔出血	依那普利、尼卡地平、尼群地平、拉贝洛尔	收缩压维持在 144~159mmHg
急性左心室衰竭	硝普钠、依那普利、可乐定、硝酸甘油	降至正常水平
急性冠状动脉功能不全	依那普利、可乐定、硝酸甘油	降至正常水平
急进型恶性高血压	卡托普利、尼卡地平、肼屈嗪	血压逐渐降至 160/100mmHg 以下
可乐定停药综合征	酚妥拉明、拉贝洛尔	降至正常水平
嗜铬细胞瘤	酚妥拉明、拉贝洛尔	降至正常水平
急性主动脉夹层	拉贝洛尔、β 受体阻滞剂	收缩压降至 110~120mmHg
头颅外伤	拉贝洛尔、硝普钠	降至正常水平
术后高血压	拉贝洛尔、硝普钠	降至正常水平
严重烧伤	拉贝洛尔、硝普钠	降至正常水平

【常见误区】

（一）误区一

血压升高的程度不是区别高血压急症和高血压亚急症的标准，区别二者的唯一标准是有无新近发生的急性进行性靶器官损害。血压的高低并不能完全代表患者的危重程度，在判断是否属于高血压急症时，血压升高的幅度比其绝对值更为重要。

（二）误区二

应将高血压急症与高血压重症相区别　高血压重症的诊断标准是：舒张压>120mmHg 不伴或伴轻度靶器官损害，应在 24 小时内将血压降至安全水平。所属情况如下：①舒张压>120mmHg 的重症高血压，但无高血压急症所述情况；②高血压眼底病变Ⅰ°或Ⅱ°；③术后高血压；④术前未控制或未治疗的高血压。高血压重症较高血压急症后期并发症少而且预后较好，但治疗不及时者预后较差。

（三）误区三

多数高血压危象发生在院外，发现后不要慌忙地急于送往医院。这样一方面可防止病情加重，另一方面防止送院途中发生意外事件。一般来说，高血压患者身旁常有些降压药物，此时家属或单位医护人员应立即做现场紧急处理。当血压下降，病情稍稳定后应积极组织送往医院进一步诊治。

（四）误区四

应注意不可过度地静脉使用降压药，应该与口服降压药相配合。静脉用药者 1~2 天内宜加用口服降压药，以便能在短期内停止静脉给药。患者血压稳定后，也应坚持长期抗高血压治疗。

（五）误区五

应注意有些降压药不适用于高血压急症，甚至有害。①利血平肌内注射的降压作用起效较慢，如果短时间内反复注射可造成难以预测的蓄积效应，发生严重低血压，引起明显嗜睡反应，干扰对神志的判断。治疗开始时也不宜使用强效的利尿剂，除非有心力衰竭或明显的体液容量负荷过重，因为多数高血压急症时交感神经系统和 RASS 过度激活，外周血管阻力明显升高，体内循环血容量减少，强力利尿存在风险。②舌下含服短效硝苯地平在临床上被广泛应用于高血压危象的治疗或家庭病床的患者出现血压升高时，近年来有报道含服硝苯地平危险性后血压最低可降至 75/45mmHg，并出现有失语、偏瘫、昏迷、失去知觉、眩晕、呕吐、幻视、胸骨后不适等症状，有的患者心电图示 T 波倒置，完全性房室传导阻滞。舌下含服短效硝苯地平易致血压骤降，血管器质性病变和靶器官实质性损害，对血压骤降反应特别敏感，往往使已经狭窄的动脉供血进一步不足，加重突然损害；同时周围血管扩张可引起有病变血管扩张弱而供血被盗，引起脑实质和心肌缺血；含服硝苯地平血压骤降后，引起交感神经反射性功能亢进，使心率增快，心肌收缩力加强，心肌耗氧量增加，使已经缺血心肌更加缺血。一般应尽量避免使用舌下含服短效硝苯地平这种方式。

（六）误区六

另外要注意的是，不适当降压治疗同样能损害病人靶器官的功能，造成预后不良。

1. 降压对脑的作用有效的降压治疗，可改善大脑功能，尤其是高血压脑病患者更为明显。当血压适当的下降时，脑血管扩张，脑血流与代谢得以正常维持。但是血压过度下降，可引起脑血流量的急剧下降，正常人平均动脉压降至 60mmHg 时，可出现明显的脑缺血症状。临床上易出现明显的头昏，甚至眩晕或昏厥。如为高血压脑病，治疗时应考虑避免使用降低脑血流量的药物，要同时兼顾减轻脑水肿、降低颅压。

2. 降压对心脏的作用高血压急症并发顽固性心绞痛、心肌梗死和心力衰竭患者应该迅速降压，降低血压有利于心肌血液供应，改善冠状动脉血流与心肌代谢需求之间的比率，降低心脏后负荷，肺动脉压及右心室的压力亦明显下降。但过低的血压可能导致冠脉供血不足，所以降压应能维持降低氧耗和改善冠状动脉血流的水平。

3. 降压对肾脏的作用当血压急骤下降时，肾小球滤过率及肾血流量亦随之下降。由于肾小球滤过率未增加，故肾脏功能未能得到改善。但临床观察显示，严重高血压伴有肾功能不全时，降压并非禁忌。但必须谨慎，降压开始不宜过快，不要求降至正常，并应维持每日尿量在 lL 以上，否则，舒张压在 120mmHg（16. 0kPa）以上，肾脏会发生进行性的损害。

第二节　高血压脑病

高血压脑病（hypertensive encephalopathy）是指原发性高血压或某些继发性高血压患者，因血压骤然升高引起急性脑循环功能障碍，导致脑水肿和颅内压增高，临床表现主要为剧烈头痛、烦躁、呕吐、视力障碍、抽搐、意识模糊甚至昏迷。高血压脑病为高血压病程中的一种非常严重的情况，占高血压急症的16%，是内科常见急症，需在发病之初即作出诊断和积极的抢救治疗，否则易导致死亡。

【病因】

高血压脑病病因包括：①急进型恶性高血压引起者最常见，尤其是并发肾衰竭或脑动脉硬化的病人，约占12%。②其次为急慢性肾炎、肾盂肾炎、子痫、原发性高血压、嗜铬细胞瘤等，其中原发性高血压前发病率占1%左右。③原发性醛固酮增多症及主动脉缩窄也可引起，但少见。④有报道，个别抑郁症患者在服用单胺氧化酶抑制剂时可发生高血压脑病，吃过含酪胺的食物（干酪、扁豆、腌鱼、红葡萄酒、啤酒等）可诱发。⑤突然停用抗高血压药物，特别是可乐定亦可导致高血压脑病。

【发病机制】

在对人和动物的研究均发现，当血压下降时，脑细小动脉则扩张，以保证脑的血液供应不致于减少。当血压增高时，脑细小动脉则收缩，使脑内血流不致于过度充盈，这样就使脑血流量（cerebral blood flow，CBF）始终保持相对的稳定。然而，当平均动脉血压达到某个临界值时（动物实验约180mmHg），原已收缩的血管不能承受如此高的压力而被牵拉和扩张——首先位于肌张力较低的部位，产生不规则的腊肠样形态，以后发展到所有脑血管的扩张。此时，体液则可通过血脑屏障，渗入血管周围组织而导致脑水肿、颅内压增高，继而出现高血压脑病临床综合征。可见高血压脑病是血压明显升高的后果，系血脑屏障和脑血流自身调节功能失调所致。关于脑血流自身调节功能失调的机制目前有以下两种学说。

（一）“过度调节”或小动脉痉挛学说

这一学说认为，发病初期出现脑部症状时，患者对血压升高发生一个过度的细小动脉反应，脑部细小动脉长时间强烈的痉挛收缩即“过度调节（over-regulation），使流入毛细血管床的血流量减少，导致脑组织缺血，从而引起毛细血管壁通透性增加，导致毛细血管壁破裂，脑水肿、颅内高压和点状出血。

（二）自动调节“破裂”或衰竭学说

这一学说认为，当血压达到一定的上限时，自动调节机制“破裂”（break through），脑小动脉被动或强制性扩张，从而导致脑血流过度充盈而引起。结果使脑血流量增加，毛细血管压增加，血浆经毛细血管壁渗出增加，则发生脑水肿。此外，毛细血管压的增加，可使血管壁变性坏死，并发生斑点状出血和微小梗死。

上述两种学说，哪种正确，目前尚有不同的看法。近年来，多数学者研究结果认为，脑血液循环的自动调节障碍或强制性血管扩张是产生高血压脑病的主要机制。而脑小动脉痉挛收缩是自动调节的最初表现，当血压增高超过平均动脉压上限时，脑小动脉就不能再收缩，而出现被动性或强制性扩张，则自动调节崩溃，于是脑血流量增加，脑被过度灌注而产生脑水肿。

【诊断要点】

（一）诊断

高血压脑病具有特殊的临床表现，一般诊断不困难。发病后以脑水肿症状为主，大多数患者具有头痛、抽搐、意识障碍三大特征，称为高血压脑病三联征。当具备以下条件时，应考虑是高血压脑病：

1. 动脉压升高　高血压脑病可以看作为发生在脑部的高血压危象，它的发生常在原来高血压基础上,血压进一步突然升高而引起,血压可达 200~260/120~180mmHg,平均动脉压 150~200mmHg。

2. 颅内压增高表现短期内(一般 12~24 小时)进行性加重的弥漫性头痛、剧烈头痛,可伴有恶心、喷射性呕吐。另外视盘水肿、视网膜动脉痉挛并有火焰样出血也是颅内压增高的典型表现。

3. 意识障碍　神志变化初呈兴奋、烦躁不安,继而精神萎靡、嗜睡。若脑水肿进一步加剧,则在数小时或 1~2 天内出现意识模糊,甚至昏迷。降压治疗 1~2 小时后头痛与意识障碍明显好转。

4. 脑功能障碍　可能出现视力障碍、眼球震颤,以偏盲和黑蒙多见。有时出现一过性偏瘫、半身感觉障碍、失语、颈项强直、全身或局限性抽搐、四肢痉挛等神经症状,可为癫痫大发作或小发作。

5. 呼吸困难　由于呼吸中枢血管痉挛,局部缺血及酸中毒所引起阵发性呼吸困难,严重者甚至合并有心动过缓和呼吸困难等呼吸和循环衰竭的表现。

6. 并发症　可出现急性脑梗死,多发性大动脉炎,高血压脑出血,急性肾炎,主动脉夹层等并发症。

(二) 鉴别诊断

1. 脑缺血性疾病　脑血栓形成或脑梗死病变局限,一般不引起严重的脑水肿和颅内压增高,故头痛多不严重;血压可不高,或 1、2 级(轻、中度)升高;昏迷多见,有神经系统定位体征;脑电图有局灶性改变;CT 断层扫描可发现局部梗死灶。

2. 脑出血性疾病　脑出血或蛛网膜下腔出血者头痛严重,由于脑组织损伤程度更严重,故常迅速发生深昏迷,病情进展快,常在数分钟至数十分钟达到高峰,脑出血有明显的定位体征,如常有偏盲、偏身感觉障碍、偏瘫、失语等;蛛网膜下腔出血脑膜刺激征明显;两者脑脊液压力高且呈血性。脑部 CT 检查对鉴别诊断颇有价值:脑实质部位局限性高密度区,多为脑出血;蛛网膜下腔内有高密度区,多为蛛网膜下腔出血。

3. 颅内占位性疾病　多见于肿瘤、脑内脓肿、脑积水和寄生虫病等。头痛严重,起病缓慢且病情进行性加重;有固定的局灶性神经体征,并有逐渐加重的特点;CT、MRI、脑电图和脑放射性检查显示有局部病损;检眼镜检查可见视盘水肿,但无动脉痉挛。这些均有助于与高血压脑病相鉴别。

【病情判断】

(一) 辅助检查

1. 眼底检查　视盘水肿、视网膜动脉呈弥散性或局限性强烈的痉挛、硬化 KW Ⅲ级或Ⅳ级眼底变化。

2. 头颅 CT　可见有弥漫性脑白质密度降低,或侧脑室受压、对称的低密度区,提示有脑水肿。

3. 头颅 MRI　高血压脑病患者多数为多部位发病,MRI 对于脑水肿的诊断准确率、扫描范围、敏感性都要高于 CT,呈 T1 低信号,T2 高信号。

4. 脑电图　可出现局限性异常或双侧同步锐慢波,有时表现为节律性差,由于脑水肿之故,常有广泛性慢波出现。

5. 腰椎穿刺　常示压力升高和脑脊液中蛋白正常或增高。但应注意,颅内压升高的患者应尽量避免作腰穿,以防脑疝形成。

（二）预后情况

①本病发病急，症状明显，病情危重，但对降压治疗反应敏感。预后除与病因和病情有关外，主要取决于早期诊断的准确率和治疗时机的选择。如果治疗不及时，可引起损害的脑组织发生不可逆病理改变和脑疝。②高血压脑病的影像学改变主要为脑水肿表现，若治疗不及时，高灌注持续存在和血管壁通透性进一步增加，血管壁缺血变性甚至血管内皮细胞的损伤或破坏，这时除了水肿范围扩大外，脑水肿也发展为细胞毒性脑水肿，甚至出现脑梗死和脑出血。出现细胞毒性脑水肿及脑出血提示脑血管内皮细胞的损伤或破坏，MRI 显示出现较广泛的 T2 高信号的患者比高信号较少的患者的预后差。③可用格拉斯哥昏迷评分法（GCS，Glasgow coma scale）评定高血压脑病患者的神经功能状态，包括睁眼、语言及运动反应，三者相加表示意识障碍程度，最高 15 分，表示意识清醒，8 分以下为昏迷，最低 3 分，分数越低表明意识障碍越严重、脑死亡或预后极差（表 3-1-8）。④高血压脑出血患者常合并应激性血糖升高，高血糖不仅加重患者的病情，而且不利于患者神经功能的恢复。血肿周围的脑组织血流量下降，引起出血周围组织缺血缺氧，乳酸大量堆积，可使脑水肿加重。大量的动物实验已经证明脑出血后高血糖可因能量代谢障碍而加重脑水肿。因此有糖尿病史或短期内血糖明显升高的患者预后较差。⑤近年来研究表明年龄和吸烟也与迟发型脑水肿有关，所以有吸烟史的老年患者预后较差。⑥患者如并发其他重要脏器如心、肾衰竭，则预后较差。⑦有研究表明，血清乳酸脱氢酶（LDH）水平与脑水肿程度具有相关性，所以 LDH 较高的患者预后往往较差。另外，持续性的纤维蛋白原水平升高可作为临床上提示迟发性脑水肿发生的强效预警因子，过高的纤维蛋白原水平不仅影响红细胞可塑变形能力，加重红细胞破坏，而且使血液处于高凝状态，继发凝血与纤溶系统，引起迟发性脑水肿的发生，因此高血压脑出血患者若纤维蛋白原水平明显升高，表示易发生迟发性脑水肿。⑧有大量研究表明 MMP-9 被激活后可降解脑血管基膜成分，增大血脑屏障的通透性，加重脑水肿的发生。因此过高的 MMP-9 水平提示患者预后较差。

表 3-1-8 Glasgow 昏迷评分法

睁眼反应	计分	言语反应	计分	运动反应	计分
自动睁眼	4	回答正确	5	按吩咐动作	6
呼唤睁眼	3	回答错误	4	定位反应	5
刺痛睁眼	2	错乱	3	屈曲反应	4
无睁眼	1	难辨	2	过屈反应（去皮质）	3
		不语	1	伸展反应（去脑）	2
				无反应	1

【治疗】

（一）治疗原则

患者应进入加强监护病房，持续监测血压和尽快应用适当的降压药物。需要在短期内缓解病情，改善靶器官的进行性损害，降低心血管事件及死亡率。常需静脉滴注降压药物，既能使血压迅速下降至安全水平，又不能过度或过快的降压，以避免出现局部或全身灌注不足（尤其是肾、脑或冠状动脉缺血）。

（二）降压目标

降低血压的同时保证脑部血流灌注，避免使用减少脑血流量的药物。一般以静脉给药为主,1 小时内将收缩压降低 20%~25%,血压下降幅度不可超过 50%,前 1 小时舒张压一般不低于 110mmHg。待舒张压降至 95~110mmHg 后可以改为口服药物。

(三) 一般治疗

宜安静卧床休息,避免精神紧张、情绪激动。饮食宜清淡,不可过多摄入食盐及含酪胺的食物。能查清原因者如肾小球肾炎、子痫等,应针对原发疾病积极病因治疗。伴有心衰者应给予洋地黄等治疗。要注意水、电解质平衡。

(四) 常用降压药物

可参考高血压危象治疗的常用降压药物。

(五) 降低颅内压,改善脑水肿的药物

1. 甘露醇 常用 20%甘露醇 250ml 快速静脉滴注。
2. 呋塞米 20~40mg 加入 50%葡萄糖液 20~40ml 内静脉注射。
3. 地塞米松 10~20mg 静脉注射。

以上药物应根据病情酌情使用 1~2 种,待高颅压症状消失后即可停药。

(六) 制止抽搐的药物

1. 地西泮 10~20mg 静脉注射,必要时 30 分钟后重复注射,直至停止抽搐。
2. 三聚乙醛 2~5ml 静脉注射。
3. 苯巴比妥纳 0.1~0.2g 肌内注射。
4. 10%水合氯醛 10~15ml 保留灌肠。

以上药物可造成嗜睡,影响对神志的观察,应谨慎使用。

(七) 其他可以考虑的药物

1. 酚妥拉明 主要阻滞 α 受体,降低周围血管阻力,主要适用于嗜铬细胞瘤引起的高血压脑病的抢救。

2. 硫酸镁 直接舒张血管平滑肌,使血压短暂而快速下降,并能减轻脑水肿降低颅内压,解除脑血管痉挛,有镇静和防止抽搐作用。常用 25%硫酸镁 10ml 加入 10%葡萄糖液 20ml 静脉推注,也可以 25%硫酸镁 10ml 深部肌内注射,注射后 30 分钟出现降压效果。静脉注射时速度要慢,过快过量均可导致血压下降过快,呼吸肌麻痹,此时应给予氯化钙或葡萄糖酸钙溶液静注解救。

(八) 高血压并发脑血管意外的治疗

虽然降压速度和水平目前仍有争议,但一般认为不宜急剧降压。急性缺血性卒中溶栓前血压应控制在<185/110mmHg。急性缺血性卒中发病 24 小时内血压升高的患者应谨慎处理,除非收缩压≥180mmHg 或舒张压≥100mmHg,或伴有严重心功能不全、主动脉夹层、高血压脑病者,一般不予降压,待病情稳定数日后再使血压逐渐降至正常水平,降压的合理目标是 24 小时内血压降低约 15%。有高血压病史且正在服用降压药物者,如神经功能平稳,可于卒中后 24 小时开始使用降压药物。

急性脑出血患者,血压升高被认为是一种保护机制,可以维持脑血流灌注,如果收缩压>200mmHg 或平均动脉压>150mmHg,要考虑用持续静脉滴注积极降低血压,血压的监测频率为每 5 分钟一次。如果收缩压>180mmHg 或平均动脉压>130mmHg,并有疑似颅内压升高的证据者,要考虑监测颅内压,用间断或持续的静脉给药降低血压;如没有疑似颅内压升高的证据,则考虑用间断或持续的静脉给药轻度降低血压(例如,平均动脉压 110mmHg 或目标血压为 160/90mmHg),密切观察病情变化。蛛网膜下腔出血者若 SBP>160mmHg, MAP>

115mmHg，有再出血可能，应急速降压至收缩压维持在144～159mmHg或正常，首选能对抗脑血管痉挛的钙通道阻滞剂如尼莫地平。

【常见误区】

①降压速度不宜过快，为了保证脑血流灌注，1小时内血压下降幅度不可超过50%。例如舌下含服短效硝苯地平易致血压骤降，造成脑血流灌注不足，应尽量避免使用。②渗透疗法尽管能有效降低颅内压，但过度使用可能会引起颅内压反弹。甘露醇的脱水效果有赖于完整的血脑屏障，若在脑出血早期使用甘露醇，甘露醇可通过受损血脑屏障而逐步聚集于脑组织间隙，当甘露醇减量后，血浆渗透压就可能暂时低于脑组织的渗透压，使脑水肿再度加重。另外，高渗盐水治疗脑水肿时，可能会因为健侧严重脱水引起受损一侧脑水肿加重。因此，大剂量使用甘露醇或过度使用高渗盐水可能导致脑水肿加重。③谨慎使用能产生中枢神经抑制的药物如可乐定、利血平、甲基多巴等，以免影响神志的观察。④尽量避免使用增加颅内压的药物如硝酸甘油。⑤颅内压升高的患者应尽量避免作腰穿检查，以防脑疝形成。

（赵鹏程　陈彦）

第二章

不稳定型心绞痛和非ST段抬高型心肌梗死

不稳定型心绞痛（unstable angina，UA）和非 ST 段抬高型心肌梗死（non-ST segment elevation myocardial infarction，NSTEMI）主要为冠状动脉严重狭窄和（或）易损斑块破裂或糜烂所致的急性血栓形成，伴或不伴血管收缩、微血管栓塞，引起冠状动脉血流减低和心肌缺血的一组临床综合征。合称为非 ST 段抬高型急性冠脉综合征（non-ST segment elevation acute coronary syndrome，NSTE-ACS）。UA/NSTEMI 的发病机制和临床表现相当，但严重程度不同。其区别主要看缺血是否严重到导致心肌损伤，并且可以定量检测到心肌损伤的生物标志物。UA 患者血清心肌损伤标志物在正常范围，若伴有血清心肌标志物明显升高，即可确立 NSTEMI 的诊断。

【病因和发病机制】

NSTE-ACS 有着共同的病理生理学基础，即冠状动脉严重狭窄和（或）易损斑块（vulnerable plaque）破裂或糜烂、溃疡，并发血栓形成、血管收缩、微血管栓塞等导致急性或亚急性的心肌供氧减少和心肌缺血。

（一） 斑块破裂（plaque rupture）和糜烂（plaque erosion）

易损斑块的最常见形态学特征包括纤维帽较薄、脂核大、平滑肌细胞密度低、富含单核巨噬细胞和组织因子。

易损斑块破裂的主要机制包括单核巨噬细胞或肥大细胞分泌的蛋白酶（例如胶原酶、凝胶酶、基质溶解酶等）消化纤维帽使斑块纤维帽变薄；动脉壁压力、斑块位置和大小、血流对斑块表面的冲击；冠状动脉内压力升高、血管痉挛、心动过速时心室过度收缩和扩张所产生的剪切力以及斑块滋养血管破裂，诱发与正常管壁交界处的斑块破裂。斑块糜烂多见于女性、糖尿病和高血压患者，此时血栓附着于斑块表面，而斑块破裂后血栓可进入到斑块的脂核内，并导致斑块的迅速生长。易损性斑块内炎性细胞如巨噬细胞、肥大细胞和激活的 T 淋巴细胞等的含量显著增高，提示炎症过程在斑块破裂中起重要作用。

（二） 血小板聚集和血栓形成

血栓形成在 NSTE-ACS 进展中发挥核心作用，斑块破裂后脂核暴露于管腔，而脂核是高度致血栓形成物质，并且富含组织因子。血栓形成通常发生在斑块破裂或糜烂处，从而导致管腔狭窄程度的急剧变化，进一步导致管腔的不完全性或完全性闭塞。不同于 ST 段抬高型心肌梗死时含大量纤维蛋白和红细胞的红色血栓，NSTE-ACS 的血栓为富含血小板而少含纤维蛋白（白色血栓），脱落的血栓碎片或斑块成分可沿血流到远端引起微血管的栓塞，导致局灶性心肌梗死。

（三）血管收缩

富含血小板的血栓可释放诸如血清素、血栓素 A2 等缩血管物质，引起局部及远端血管、微血管的收缩。NSTE-ACS 时，内皮功能不全促使血管释放收缩介质（例如内皮素-1）、抑制血管释放舒张因子（例如前列环素、内皮衍生的舒张因子），引起血管收缩。这些因素在变异型心绞痛发病中占主导地位。

少数 NSTE-ACS 由非动脉粥样硬化性疾病所致，如其他原因导致的急性冠状动脉供血不足（血管痉挛性心绞痛、冠状动脉栓塞和动脉炎），非冠状动脉原因导致的心肌供氧-需氧不平衡（低血压、严重贫血、高血压、心动过速、严重主动脉瓣狭窄等）。

【诊断要点】

（一）临床表现

以加拿大心血管病学学会（CCS）的心绞痛分级为判断标准，NSTE-ACS 患者的临床特点包括：①长时间（>20 分钟）静息性心绞痛；②新发心绞痛，表现为自发性心绞痛或劳力型心绞痛（CCS Ⅱ或Ⅲ级）；③过去稳定性心绞痛最近 1 个月内症状加重，且具有至少 CCS Ⅲ级的特点（恶化性心绞痛）；④心肌梗死后 1 个月内发作心绞痛。不典型表现包括上腹痛、类似消化不良症状和孤立性呼吸困难，常见于老年人、女性、糖尿病和慢性肾脏疾病或痴呆症患者。

（二）体格检查

体格检查往往没有特殊表现。高危患者心肌缺血引起心功能不全时，可有新出现的肺部啰音或啰音增加、第三心音。

（三）实验室及辅助检查

1. 心电图　特征性的心电图异常包括 ST 段下移、一过性 ST 段抬高和 T 波改变。首次医疗接触后 10 分钟内应进行 12 导联心电图检查，如果患者症状复发或诊断不明确，应复查 12 导联心电图。如果怀疑患者有进行性缺血而且常规 12 导联心电图结论不确定，建议加做 V3R、V4R、V7～V9 导联心电图。

2. 生物标志物　cTn 是 NSTE-ACS 最敏感和最特异的生物标志物，也是诊断和危险分层的重要依据之一。cTn 增高或增高后降低，并至少有 1 次数值超过正常上限，提示 NSTEMI。cTn 升高也见于以胸痛为表现的主动脉夹层和急性肺栓塞、非冠状动脉性心肌损伤（例如慢性和急性肾功能不全、严重心动过速和过缓、严重心力衰竭、心肌炎、卒中、骨骼肌损伤及甲状腺功能减低等），应注意鉴别。

3. 与 cTn 比较，肌酸激酶同工酶在心肌梗死后迅速下降，因此对判断心肌损伤的时间和诊断早期再梗死，可提供补充价值。与标准 cTn 检测相比，高敏肌钙蛋白（high-sensitivity cardiac troponin，hs-cTn）检测对于急性心肌梗死有较高的预测价值，可减少肌钙蛋白盲区时间，更早地检测急性心肌梗死；hs-cTn 应作为心肌细胞损伤的量化指标（hs-cTn 水平越高，心肌梗死的可能性越大）。建议进行 hs-cTn 检测并在 60 分钟内获得结果。如果结果不确定并且临床情况仍怀疑 ACS，应在 3～6 小时后复查。

4. 无创影像学检查　对无反复胸痛、心电图正常和 cTn（首选 hs-cTn）水平正常但疑似 ACS 的患者，建议在决定有创治疗前进行无创药物或运动负荷检查以诱导缺血发作；行超声心动图检查评估左心室功能辅助诊断；当冠心病可能性为低或中危，且 cTn 和（或）心电图不能确定诊断时，可考虑冠状动脉 CT 血管成像以排除 ACS。

5. 冠状动脉造影及其他侵入性检查考虑行血运重建术的患者，尤其是经积极药物治疗症状控制不佳或高危患者，应尽早行冠状动脉造影明确病变情况以帮助评价预后和指导治疗。在长期稳定型心绞痛基础上出现的UA患者常有多支冠状动脉病变，而新发的静息心绞痛患者可能只有单支冠状动脉病变，病变常呈偏心性狭窄或表面毛糙或充盈缺损。冠状动脉造影正常或无阻塞性病变者，可能UA的诊断有误，但也可能是冠状动脉内血栓自发性溶解、微循环灌注障碍、病变遗漏或冠状动脉痉挛等，血管内超声（IVUS）、血管镜或光学相干断层显像术（OCT）可提高病变的诊断率。

【病情判断】

结合患者病史、症状、生命体征和体检发现、心电图和实验室检查，给出初始诊断和最初的缺血性及出血性风险分层。

（一）临床表现

除临床统一使用的风险特征如高龄、糖尿病和肾功能不全外，发病时的临床表现能高度预测早期预后。与体力活动诱发的胸痛相比，静息性胸痛患者的预后更差。患者的胸痛症状频繁发作，就诊时心动过速、低血压、心力衰竭和新出现的二尖瓣反流，提示预后不良，需尽快诊断和处理。

（二）心电图表现

发病初的心电图表现与患者预后相关。ST段下移的导联数和幅度与心肌缺血范围相关，缺血范围越大其风险越高。ST段压低伴短暂抬高，则风险更高。

（三）生化指标

在hs-cTn中，虽然hs-cTnT和hs-cTnI的诊断准确性相当，但hs-cTnT的预后价值更大。cTn升高及其幅度有助于评估短期和长期预后，就诊时hs-cTn水平越高，则死亡风险越大。对心肌梗死患者，可在第3天或第4天再检测1次cTn，评估梗死面积和心肌坏死的动态变化。应用经过选择的新型生物标志物，尤其是B型利钠肽，可提高对预后判断的准确性。在cTn正常范围的NSTE-ACS患者中，高敏C反应蛋白升高（>10mg/L）可预测其6个月至4年死亡风险。

（四）缺血风险评估

1. 评分工具　建议使用确定的风险评分模型进行预后评估。常用的评分模型包括GRACE风险评分和TIMI风险评分。

（1）GRACE风险评分：对入院和出院提供了最准确的风险评估。应用于此风险计算的参数包括年龄、收缩压、脉率、血清肌酐、就诊时的Killip分级、入院时心搏骤停、心脏生物标志物升高和ST段变化。在GRACE评分基础上，GRACE 2.0风险计算器可直接评估住院、6个月、1年和3年的病死率，同时还能提供1年死亡或心肌梗死联合风险（表3-2-1～表3-2-3）。

（2）TIMI风险评分（表3-2-4）：包括7项指标，即年龄≥65岁、≥3个冠心病危险因素（高血压、糖尿病、冠心病家族史、高脂血症、吸烟）、已知冠心病（冠状动脉狭窄≥50%）、过去7天内服用阿司匹林、严重心绞痛（24小时内发作≥2次）、ST段偏移≥0.5mm和心肌损伤标志物增高，每项1分。TIMI风险评分使用简单，但其识别精度不如GRACE风险评分和GRACE 2.0风险计算。

表 3-2-1　手工计算——GRACE 评分（院内）

年龄（岁）	得分	心率（次/分）	得分	收缩压（mmHg）	得分	肌酐（mg/dl）	得分	Killip 分级	得分	危险因素	得分
<30	0	<50	0	<80	58	0~0.39	1	Ⅰ	0	入院时心搏骤停	39
30~39	8	50~69	3	80~99	53	0.4~0.79	4	Ⅱ	20	心电图 ST 段改变	28
40~49	25	70~89	9	100~119	43	0.8~1.19	7	Ⅲ	39	心肌坏死标志物升高	14
50~59	41	90~109	15	120~139	34	1.2~1.59	10	Ⅳ	59		
60~69	58	110~149	24	140~159	24	1.6~1.99	13				
70~79	75	150~199	38	160~199	10	2.0~3.99	21				
80~89	91	≥200	46	≥200	0	≥4	28				
≥90	100										

表 3-2-2　手工计算——GRACE 评分（出院后 6 个月）

年龄（岁）	得分	心率（次/分）	得分	收缩压（mmHg）	得分	肌酐（mg/dl）	得分	危险因素	得分
<30	0	<50	0	<80	24	0~0.39	1	充血性心力衰竭病史	24
30~39	0	50~69	3	80~99	22	0.4~0.79	3	住院期间未行 PCI	14
40~49	18	70~89	9	100~119	18	0.8~1.19	5	心肌梗死既往史	12
50~59	36	90~109	14	120~139	14	1.2~1.59	7	ST 段压低	11
60~69	55	110~149	23	140~159	10	1.6~1.99	9	心肌坏死标志物升高	15
70~79	73	150~199	35	160~199	4	2.0~3.99	15		
80~89	91	≥200	43	≥200	0	≥4	20		
≥90	100								

表 3-2-3 根据 GRACE 积分评估的 NSTEACS 患者的死亡风险

风险分类	住院期		出院至 6 个月	
	GRACE 积分	病死率(%)	GRACE 积分	病死率(%)
低	≤108	<1	≤88	<3
中	109~140	1~3	89~118	3~8
高	>140	>8	>118	>8

表 3-2-4 不稳定型心绞痛/非 ST 段抬高型心肌梗死的 TIMI 危险评分

项目	分值	项目	分值
年龄≥65 岁	1 分	24 小时内≥两次静息心绞痛发作	1 分
≥三个冠心病危险因素	1 分	心电图 ST 段变化	1 分
七天内应用阿司匹林	1 分	心脏损伤标志物水平升高	1 分
冠脉造影显示,冠脉堵塞≥50%	1 分		

总分 7 分,0~2 分低危,3~4 分中危,5~7 分高危

2. 心电监测 恶性心律失常是导致 NSTE-ACS 患者早期死亡的重要原因。早期血运重建治疗以及使用抗栓药物和 β 受体阻滞剂,可明显降低恶性心律失常的发生率(<3%),而多数心律失常事件发生在症状发作 12 小时之内。建议持续心电监测,直到明确诊断或排除 NSTEMI,并酌情将 NSTEMI 患者收入监护病房。对心律失常风险低危的 NSTEMI 患者,心电监测 24 小时或直至 PCI;对心律失常风险中至高危的 NSTEMI 患者,心电监测>24 小时。

心律失常风险中至高危包括以下情况:血流动力学不稳定、严重心律失常、左心室射血分数(LVEF)<40%、再灌注治疗失败以及合并介入治疗并发症。

(五) 出血风险评估

可使用 CRUSADE 评分量化接受冠状动脉造影患者的出血风险。

CRUSADE 评分(表 3-2-5):考虑患者基线特征(即女性、糖尿病史、周围血管疾病史或卒中)、入院时的临床参数(即心率、收缩压和心力衰竭体征)和入院时实验室检查(即血细胞比容、校正后的肌酐清除率),评估患者住院期间发生严重出血事件的可能性。

表 3-2-5 CRUSADE 评分风险分级

风险	N	最低分	最高分	出血率
很低	19 486	1	20	3.1%
低	12 545	21	30	5.5%
中度	11 530	31	40	8.6%
高	10 961	41	50	11.9%
很高	15 210	51	91	19.5%

ACUITY 评分:包括 6 项独立的基线预测因素(即女性、高龄、血清肌酐升高、白细胞计数、贫血和 NSTEMI 或 STEMI 表现)和 1 项与治疗相关的参数[使用普通肝素和血小板糖蛋白Ⅱb/Ⅲa 受体拮抗剂(GPI)而不是单独比伐芦定]。该风险评分能够评估 30 天非冠状动脉旁路移植术(CABG)相关的严重出血风险增高和后续 1 年病死率。

总体上,对接受冠状动脉造影的 ACS 患者,CRUSADE 和 ACUITY 评分对严重出血具有

合理的预测价值，而 CRUSADE 评分的鉴别价值较高。但尚不明确药物治疗或口服抗凝药(oral anticoagulant，OAC)治疗时上述评分方法的价值。

【治疗】

(一) 治疗原则

NSTE-ACS 治疗原则是根据危险分层采取适当的药物治疗和冠脉重建(包括 PCI 和 CABG)策略。应及早发现、及早住院，并加强住院前的就地处理；应连续检测 ECG，以发现缺血和心律失常；多次测定血清心肌标志物。UA 或 NSTEMI 的治疗目标是稳定斑块、防止冠状动脉内血栓形成及发展，纠正心肌供氧及需氧平衡失调，缓解缺血症状，降低并发症发生率和病死率。

(二) 一般治疗

①NSTEMI 患者应住冠心病监护病室，患者应立即卧床休息至少 12~24 小时，给予持续心电监护；②保持环境安静，应尽量对患者进行必要的解释和鼓励，使其能积极配合治疗而又解除焦虑和紧张，可以应用小剂量的镇静剂和抗焦虑药物，使患者得到充分休息和减轻心脏负担；③在最初 2~3 天饮食应以流质为主，以后随着症状减轻而逐渐增加易消化的半流质，宜少量多餐，钠盐和液体的摄入量应根据汗量、尿量、呕吐量及有无心衰而作适当调节。保持大便通畅，便时避免用力，如便秘可给予缓泻药；④对 NSTE-ACS 合并动脉血氧饱和度<90%、呼吸窘迫或其他低氧血症高危特征的患者，应给予辅助氧疗；⑤没有禁忌证且给予最大耐受剂量抗心肌缺血药之后仍然有持续缺血性胸痛的 NSTE-ACS 患者，可静脉注射硫酸吗啡。

对 NSTE-ACS 患者，住院期间不应给予非甾体类抗炎药物(阿司匹林除外)，因为这类药物增加主要心血管事件的发生风险。

(三) 抗心肌缺血药物治疗

1. 硝酸酯类　推荐舌下或静脉使用硝酸酯类药物缓解心绞痛。如患者有反复心绞痛发作，难以控制的高血压或心力衰竭，推荐静脉使用硝酸酯类药物。

硝酸酯是非内皮依赖性血管扩张剂，具有扩张外周血管和冠状动脉的效果。静脉应用该类药物，比舌下含服更有助于改善胸痛症状和心电图 ST-T 变化。在密切监测血压的同时，采用滴定法逐渐增加硝酸酯类的剂量直至症状缓解，或者直至高血压患者的血压降至正常水平。症状控制后，则没有必要继续使用硝酸酯类药物，随机对照试验没有证实硝酸酯类可降低主要心血管事件。

2. β 受体阻滞剂存在持续缺血症状的 NSTE-ACS 患者，如无禁忌证，推荐早期使用(24 小时内)β 受体阻滞剂，并建议继续长期使用，争取达到静息目标心率 55~60 次/分，除非患者心功能 Killip 分级Ⅲ级或以上。

β 受体阻滞剂可竞争性抑制循环中的儿茶酚胺对心肌的作用，通过减慢心率、降低血压和减弱心肌收缩力，降低心肌耗氧量，可减少心肌缺血发作和心肌梗死的发展。β 受体阻滞剂可将住院病死率的相对风险降低 8%，并且不增加心源性休克的发生。能显著降低心肌梗死后患者 5 年总死亡率和猝死率。建议 β 受体阻滞剂从小剂量开始应用并逐渐增加至患者最大耐受剂量。以下患者应避免早期使用，包括有心力衰竭症状、低心排综合征、进行性心源性休克风险及其他禁忌证患者。另外，怀疑冠状动脉痉挛或可卡因诱发的胸痛患者，也应当避免使用。

3. 钙通道阻滞剂(CCB)持续或反复缺血发作、并且存在 β 受体阻滞剂禁忌的 NSTE-

ACS 患者，非二氢吡啶类 CCB（如维拉帕米或地尔硫䓬）应作为初始治疗，除外临床有严重左心室功能障碍、心源性休克、PR 间期>0.24 秒或二、三度房室传导阻滞而未置入心脏起搏器的患者。在应用 β 受体阻滞剂和硝酸酯类药物后患者仍然存在心绞痛症状或难以控制的高血压，可加用长效二氢吡啶类 CCB。可疑或证实血管痉挛性心绞痛的患者，可考虑使用 CCB 和硝酸酯类药物，避免使用 β 受体阻滞剂。在无 β 受体阻滞剂治疗时，短效硝苯地平不能用于 NSTE-ACS 患者。

二氢吡啶类（硝苯地平和氨氯地平）主要引起外周血管明显扩张，对心肌收缩力、房室传导和心率几乎没有直接影响。非二氢吡啶类（地尔硫䓬和维拉帕米）有显著的负性变时、负性变力和负性传导作用。所有 CCB 均能引起冠状动脉扩张，可用于变异性心绞痛。短效硝苯地平可导致剂量相关的冠状动脉疾病死亡率增加，不建议常规使用。长效制剂对有收缩期高血压的老年患者可能有效。

4. 尼可地尔　尼可地尔兼有 ATP 依赖的钾通道开放作用及硝酸酯样作用。推荐尼可地尔用于对硝酸酯类不能耐受的 NSTE-ACS 患者。

5. 肾素-血管紧张素-醛固酮系统抑制剂　所有 LVEF<40%的患者，以及高血压、糖尿病或稳定的慢性肾脏病患者，如无禁忌证，应开始并长期持续使用血管紧张素转化酶抑制剂（ACEI）。对 ACEI 不耐受的 LVEF<40%的心力衰竭或心肌梗死患者，推荐使用血管紧张素Ⅱ受体拮抗剂（ARB）。

心肌梗死后正在接受治疗剂量的 ACEI 和 β 受体阻滞剂且合并 LVEF≤40%、糖尿病或心力衰竭的患者，如无明显肾功能不全（男性血肌酐>212.5μmol/L 或女性血肌酐>170μmol/L）或高钾血症，推荐使用醛固酮受体拮抗剂。

ACEI 不具有直接抗心肌缺血作用，但通过阻断肾素-血管紧张素系统发挥心血管保护作用。近期心肌梗死患者应用 ACEI 可降低患者的病死率，尤其是左心室功能不全伴或不伴有肺淤血的患者。由于可导致低血压或肾功能不全，因此急性心肌梗死前 24 小时内应谨慎使用 ACEI。对有可能出现这些不良事件高风险患者，可使用卡托普利或依那普利这类短效 ACEI。伴有肾功能不全的患者，应明确肾功能状况以及是否有 ACEI 或 ARB 的禁忌证。ARB 可替代 ACEI，生存率获益相似。联合使用 ACEI 和 ARB，可能增加不良事件的发生。

（四）抗血小板治疗

1. 阿司匹林　阿司匹林是抗血小板治疗的基石，如无禁忌证，无论采用何种治疗策略，所有患者均应口服阿司匹林首剂负荷量 150~300mg（未服用过阿司匹林的患者）并以 75~100mg/d 的剂量长期服用。

2. P2Y12 受体抑制剂　目前国内常用的口服 P2Y12 受体抑制剂包括氯吡格雷和替格瑞洛。氯吡格雷是一种前体药物，需通过肝细胞色素酶 P450（CYP）氧化生成活性代谢产物才能发挥抗血小板作用，与 P2Y12 受体不可逆结合。替格瑞洛是一种直接作用、可逆结合的新型 P2Y12 受体抑制剂，相比氯吡格雷，具有更快速、强效抑制血小板的特点。

除非有极高出血风险等禁忌证，在阿司匹林基础上应联合应用 1 种 P2Y12 受体抑制剂，并维持至少 12 个月。选择包括替格瑞洛（180mg 负荷剂量，90mg、2 次/天维持）或氯吡格雷（负荷剂量 300~600mg，75mg/d 维持）。

无论采取何种治疗策略，一旦诊断 NSTE-ACS，均应尽快给予 P2Y12 受体抑制剂。尚缺乏对计划给予介入治疗的 NSTE-ACS 患者应用替格瑞洛或氯吡格雷的最佳术前给药时间的相关研究。对计划接受保守治疗的 NSTE-ACS 患者，如无禁忌证，确诊后应尽早给予 P2Y12

受体抑制剂。

3. 血小板膜糖蛋白ⅡbⅢa(GPⅡb/Ⅲa)受体拮抗剂(GPI) 激活的 GPⅡb/Ⅲa 受体与纤维蛋白原结合,形成在激活血小板之间的桥梁,导致血小板血栓形成。GPⅡb/Ⅲa 受体拮抗剂能有效地与血小板表面的 GPⅡb/Ⅲa 受体结合,迅速抑制血小板的聚集。阿昔单抗为单克隆抗体,合成的该类药物还包括替罗非班(tirofiban)和依替巴肽(eptifibatide)。国内目前使用的 GPI 主要为替罗非班。和阿昔单抗相比,小分子替罗非班具有更好的安全性。应考虑在 PCI 过程中使用 GPI,尤其是高危(cTn 升高、合并糖尿病等)或血栓并发症患者。不建议早期常规使用 GPI。

(五) 抗凝治疗

急性期的抗凝治疗 抗凝治疗是为了抑制凝血酶的生成和(或)活化,减少血栓相关的事件发生。研究表明,抗凝联合抗血小板治疗比任何单一治疗更有效。

拟行 PCI 且未接受任何抗凝治疗的患者使用普通肝素 70~100U/kg(如果联合应用 GPI,则给予 50~70U/kg 剂量)。初始普通肝素治疗后,PCI 术中可在活化凝血时间(ACT)指导下追加普通肝素(ACT≥225 秒)。术前用依诺肝素的患者,PCI 时应考虑依诺肝素作为抗凝药。不建议普通肝素与低分子肝素交叉使用。PCI 术后停用抗凝药物,除非有其他治疗指征。

无论采用何种治疗策略,磺达肝癸钠(2.5mg/d 皮下注射)的药效和安全性最好。正在接受磺达肝癸钠治疗的患者行 PCI 时,建议术中一次性静脉推注普通肝素 85U/kg 或在联合应用 GPI 时推注普通肝素 60U/kg。

如果磺达肝癸钠不可用时,建议使用依诺肝素(1mg/kg、2 次/天皮下注射)或普通肝素。

PCI 时比伐芦定[静脉推注 0.75mg/kg,然后以 1.75mg/(kg·h),术后维持 3~4 小时]可作为普通肝素联合 GPI 的替代治疗。

(1) 普通肝素:尽管普通肝素与其他抗凝方案相比出血发生率会增加,仍被广泛应用于 NSTE-ACS 患者冠状动脉造影前的短期抗凝。应根据 ACT 调整 PCI 术中静脉推注普通肝素的剂量,或根据体重调整。肝素应用期间应监测血小板计数以早期检出肝素诱导的血小板减少症。

(2) 低分子量肝素:低分子量肝素比普通肝素的剂量效应相关性更好,且肝素诱导血小板减少症的发生率更低。NSTE-ACS 患者中常用的为依诺肝素,对已接受依诺肝素治疗的 NSTE-ACS 患者,如果最后一次皮下注射距离 PCI 的时间<8 小时,则不需要追加依诺肝素。反之,则需追加依诺肝素(0.3mg/kg)静脉注射。不建议 PCI 时换用其他类型抗凝药物。

(3) 磺达肝癸钠:非口服的选择性Ⅹa 因子抑制剂磺达肝癸钠是一种人工合成的戊多糖,可与抗凝血酶高亲和力并可逆地非共价键结合,进而抑制抗凝血酶的生成。估算的肾小球滤过率(eGFR)<20ml/(min·1.73m^2)时,禁用磺达肝癸钠。

(4) 比伐芦定:比伐芦定能够与凝血酶直接结合,抑制凝血酶介导的纤维蛋白原向纤维蛋白的转化。比伐芦定可灭活和纤维蛋白结合的凝血酶以及游离的凝血酶。由于不与血浆蛋白结合,其抗凝效果的可预测性比普通肝素更好。比伐芦定经肾脏清除,半衰期为 25 分钟。抗凝作用可逆而短暂,可减少总不良事件和出血风险,且不增加支架内血栓风险。

(六) 他汀类药物治疗

他汀类药物除了对血脂的调节作用外,还可以稳定斑块、改善内皮细胞功能,如无禁忌证,应尽早启动强化他汀治疗,并长期维持。不建议 PCI 术前使用负荷剂量他汀。对已接受中等剂量他汀治疗但低密度脂蛋白胆固醇（LDL-C）仍≥1.8mmol/L的患者，可增加他汀剂量或联合依折麦布进一步降低LDL-C。

（七）血运重建治疗

1. 侵入性治疗策略　对符合GRACE评分为极高危标准的患者应选择2小时内紧急侵入性治疗策略（包括血流动力学不稳定或心源性休克，药物治疗无效的反复发作或持续性胸痛，致命性心律失常或心搏骤停，心肌梗死合并机械并发症，急性心力衰竭，反复的ST-T波动态改变尤其是伴随间歇性ST段抬高）；对符合高危标准者应选择24小时内早期侵入性治疗策略（包括心肌梗死相关的肌钙蛋白上升或下降，ST段或T波的动态改变，GRACE评分>140）；对符合中危标准者应选择72小时内延迟侵入性治疗策略（包括糖尿病，肾功能不全，LVEF<40%或慢性心力衰竭，早期心肌梗死后心绞痛，PCI史，CABG史，GRACE评分109~140）；对于无上述情况者建议先行无创方法进行缺血评估。

2. 保守治疗

（1）冠心病患者：①非阻塞性冠心病，与阻塞性冠心病患者比较，较年轻，多为女性，且较少合并糖尿病、既往心肌梗死史或PCI史；②不适合血运重建治疗的冠心病患者：部分ACS患者常因严重或弥漫性病变不适合血运重建治疗，该类患者死亡率较高。缓解顽固性心绞痛是药物治疗的主要目标。

（2）冠状动脉造影正常的患者：①应激性心肌病：是一种与情绪应激有关但病因不明的心肌病。其特点是具有与心肌梗死相似的胸痛、心肌酶升高、短期左心室功能不全，但冠状动脉造影正常。②冠状动脉血栓栓塞：根据造影表现区分冠状动脉血栓栓塞和冠状动脉粥样硬化血栓形成较为困难。冠状动脉血栓栓塞的机制可能是系统性疾病导致动脉血栓形成或心源性栓塞（特别是心房颤动或心房扑动）以及其他疾病如卵圆孔未闭导致的体循环性栓塞。③冠状动脉痉挛：患者多较年轻，常为重度吸烟者。冠状动脉痉挛的症状多较重，可以是自发的，也可以由乙酰胆碱、寒冷加压试验或过度换气激发。单用CCB或与硝酸酯联用预防冠状动脉痉挛有效。④冠状动脉微血管病变冠状动脉微血管病变是一种以典型的劳力型心绞痛、负荷试验表现为心电图ST段压低（提示心内膜下缺血）和冠状动脉造影表现为非闭塞性病变为特点的综合征。尚不明确其病理生理机制。越来越多的证据提示，微血管性心绞痛患者对疼痛的反应性增强。最重要的治疗方案是安抚和缓解症状，硝酸酯、β受体阻滞剂和CCB治疗有效。⑤自发性冠状动脉夹层：自发性冠状动脉夹层形成后若未引起冠状动脉完全闭塞，在临床上可表现为不稳定型心绞痛，而一旦血栓形成堵闭管腔或夹层假腔压迫血管真腔致血流受限，则可致急性心肌梗死。其病因尚不明确，由于临床较罕见，治疗尚存争议。可采用保守治疗，也有采用PCI或CABG治疗的报道。

3. PCI治疗　在桡动脉路径经验丰富的中心，建议冠状动脉造影和PCI选择桡动脉路径。行PCI的患者，建议使用新一代药物洗脱支架（DES）。多支病变患者，建议根据当地心脏团队方案，基于临床状况、合并疾病和病变严重程度（包括分布、病变特点和SYNTAX评分）选择血运重建策略。因出血风险增高而拟行短期（30天）双联抗血小板治疗（DAPT）的患者，新一代DES优于裸金属支架（BMS）。

4. CABG　左主干或三支血管病变且左心室功能减退（LVEF<50%）的患者（尤其合并糖尿病时），CABG后生存率优于PCI。双支血管病变且累及前降支近段伴左心室功能减退（LVEF<50%）或无创性检查提示心肌缺血患者宜CABG或PCI。强化药物治疗下仍有心肌缺血而不能进行PCI时，可考虑CABG。

非急诊 CABG：稳定后的 NSTE-ACS 患者进行非急诊 CABG 的时机应个体化。

5. 心源性休克的治疗　合并顽固性心绞痛、ST 段改变或心源性休克的急性心力衰竭患者，建议进行紧急冠状动脉造影。合并心源性休克的患者，如果冠状动脉解剖条件适合，建议采取即刻 PCI；若冠状动脉解剖条件不适合 PCI，建议行紧急 CABG。因机械性并发症导致血流动力学不稳定和（或）心源性休克时，应行主动脉内球囊反搏术。合并心源性休克的患者，可短时间机械循环支持。

（八）出血并发症的处理

1. 一般支持措施　活动性出血时的治疗策略已经从以往的快速负荷量补液、努力维持动脉血压至正常水平，转变为维持动脉血压在可接受的低正常水平（即控制性低血压）。这一策略的优点是减少缺血事件，止血更快和更好地维持自身凝血功能。其缺点是延迟缺血组织的再灌注时间、延长处于低血压状态时间。目前还不明确控制性低血压多长时间是安全的。

2. 服用抗血小板药物期间的出血事件　由于口服抗血小板药物目前尚无拮抗剂，抗血小板治疗期间发生活动性出血时的治疗措施有限。输注 2~5U 血小板可恢复受阿司匹林抑制的血小板聚集功能，但恢复二磷酸腺苷依赖的血小板功能较为困难。

3. 服用维生素 K 拮抗剂（VKA）期间的出血事件　发生 VKA 相关的致命性出血事件的患者，应采用浓缩的Ⅸ因子凝血酶原复合物而不是新鲜冷冻血浆或重组活性Ⅶ因子以逆转抗凝治疗。另外，应反复缓慢静注 10mg 维生素 K。INR>4.5 时出血风险显著增加。服用 VKA 发生严重或危及生命的出血事件时，可联合使用维生素 K_1 和快速逆转剂（例如凝血酶原复合物浓缩剂、新鲜冷冻血浆或重组活化因子Ⅶ）。

4. 服用新型口服抗凝药（NOAC）期间的出血事件　对发生 NOAC 相关的致命出血事件的患者，应考虑采用浓缩的凝血酶原复合物或有活性的凝血酶原复合物。

目前还没有临床应用的 NOAC 特殊拮抗剂和针对其抗凝特性的快速（常规）定量监测手段。颅内出血或眼睛等重要器官出血时，需立即给予凝血酶原复合物浓缩剂或活性凝血酶原复合物浓缩剂（即合用活化因子Ⅶ）。血浆仅限于稀释性凝血障碍发生严重或致命性出血时使用。维生素 K 和鱼精蛋白对 NOAC 相关的出血无效。

5. PCI 相关出血事件　PCI 相关出血并发症重在预防。与股动脉路径相比，经桡动脉路径出血发生率更少，因此首选桡动脉路径。根据患者体重和肾功能调整抗凝药剂量可降低出血事件，尤其对女性和老年患者。

DAPT 时胃肠道出血风险增加，尤其是有胃肠道溃疡/出血史、正在应用抗凝药治疗、长期服用非甾体类抗炎药/糖皮质激素的患者，需应用质子泵抑制剂。存在 2 种或以上下列情形的患者也需给予质子泵抑制剂：年龄≥65 岁，消化不良，胃食管反流病，幽门螺杆菌感染和长期饮酒。正在服用口服抗凝药的患者，实施 PCI 时不停用 VKA 或 NOAC，使用 VKA 的患者如 INR>2.5 时不追加肝素。

6. CABG 相关的出血　NSTE-ACS 患者服用 DAPT 患者发生严重 CABG 相关出血时需输注浓缩血小板。使用重组Ⅶa 可能增加桥血管发生血栓的风险，应仅限于病因治疗（如低体温、凝血因子缺乏症和纤维蛋白原缺乏症）后出血仍不能控制时使用。

7. 输血治疗　对贫血或无证据的活动性出血患者，应在血流动力学不稳定或血细胞比容<25%或血红蛋白水平<70g/L 时输血治疗。

输血使 ACS 患者早期死亡率增加 4 倍、死亡或心肌梗死增加 3 倍（与出血并发症无关)。输血后血小板反应性增加可能与缺血事件增加有关。

8. 血小板减少患者的治疗 在治疗时,若出现血小板减少到<100×10^9/L(或者较血小板计数基础值下降>50%),立刻停用 GPI 和(或)肝素。对接受 GPI 治疗的患者,如果出现活动性大出血事件或存在严重的无症状性血小板减少(<10×10^9/L)时,输注血小板。在明确怀疑有肝素诱导的血小板减少症(HIT)时,使用非肝素类(如比伐芦定)的抗凝治疗。

(1) GPI 相关的血小板减少:应用 GPI 治疗的患者应在初始给药的 8~12 小时接受血小板计数检查,一旦发生出血并发症,需在 24 小时复查。如果血小板计数下降至<100×10^9/L 或较基线水平降低>50%,应停止输注 GPI。如果严重血小板减少造成活动性出血,建议输注血小板。如果循环血液中仍存在可逆性结合的抑制剂(如替罗非班),输血可能无效。当血小板计数<10×10^9/L 时,可预防性输注血小板。对于应用 GPI 发生血小板减少的患者,应告知其以后避免使用此类药物。

(2) HIT:分为非免疫介导的血小板减少和免疫介导的血小板减少。前者比较轻微,即使继续用药,一般也能恢复正常;而后者有可能发生致死性血栓事件。当血小板计数下降至<100×10^9/L 时(通常不会低于 10×10^9/L~20×10^9/L),需怀疑 HIT。典型的 HIT 发生在首次接触普通肝素后的 5~10 天或者更早。一旦怀疑 HIT,应立即停用普通肝素、低分子量肝素或其他肝素类制剂(包括冲洗和肝素涂层导管等),采用非肝素类抗凝药物(如阿加曲班)作为替代性抗栓药物。

(九) 长期治疗

建议所有患者改善生活方式,包括戒烟、有规律的锻炼和健康饮食。

1. 二级预防的药物治疗

(1) 降脂治疗:长期坚持降脂达标治疗,是二级预防的基石。

(2) 降压治疗:建议舒张压目标值<90mmHg(糖尿病患者<85mmHg;收缩压目标值<140mmHg。

(3) 糖尿病患者的降糖治疗:积极治疗糖尿病,使糖化血红蛋白<7%。一般原则是,心血管病越严重,年龄越大、糖尿病病程越长和合并症越多,血糖控制的越严格。

2. 生活方式改变和心脏康复 应考虑加入一个组织良好的心脏康复项目,改变生活习惯,提高治疗的依从性。包括规律体育锻炼、戒烟和饮食咨询。建议 NSTE-ACS 患者参加心脏康复项目中的有氧运动,并进行运动耐量和运动风险的评估。建议患者每周进行 3 次或 3 次以上、每次 30 分钟的规律运动。对于久坐的患者,应在充分评估运动风险后,强烈建议其开始进行低、中强度的锻炼。

【常见误区】

(1) 对 NSTE-ACS 患者静脉溶栓治疗:NSTE-ACS 的血栓为富含血小板而少含纤维蛋白(白色血栓),溶栓效果差;相关冠脉未完全闭塞,溶栓对狭窄改善有限;溶栓药能溶解血栓,又能激活凝血系统的活性;溶栓后暴露的创面激活血小板,使其聚集增强,因此对 NSTE-ACS(无 ST 段抬高、明确后壁心肌梗死或新发左束支传导阻滞)患者不建议静脉溶栓治疗。

(2) 对 NSTE-ACS 患者不进行危险分层从而采取不适当的药物治疗和冠脉重建(包括 PCI 和 CABG)策略:对高危 NSTE-ACS 患者不宜在 3 小时内介入治疗。对首诊于非 PCI 中心的患者,极高危者,建议立即转运至 PCI 中心行紧急 PCI;高危者,建议发病 24 小时内转运至 PCI 中心行早期 PCI;中危者,建议转运至 PCI 中心,发病 72 小时内行延迟 PCI;低危者,可考虑转运行 PCI 或药物保守治疗。

（3）长期服用 OAC 且需置入支架的患者，不规范停用抗血小板药物：由于不同类型的 OAC 或支架类型的差异，根据专家共识的建议，无论置入何种支架，这类患者 1 年后可停用所有抗血小板药物，如果冠状动脉血栓极高危患者，建议在 OAC 基础上加用任意 1 种抗血小板药物（阿司匹林或氯吡格雷）。

（4）介入治疗技术的不恰当应用：鉴于血栓抽吸在 STEMI 患者中没有获益，同时缺少 NSTE-ACS 患者前瞻性评估血栓抽吸获益的研究，因此不建议 NSTE-ACS 患者应用血栓抽吸。尽管认为血流储备分数是稳定型冠心病病变严重程度功能检测有创检查的金标准，但在 NSTE-ACS 患者中的价值仍然需要评估。

（5）急诊 CABG 时机把握不准：急性心肌梗死患者早期进行心肌血运重建治疗，可减少心肌坏死、心肌水肿和无复流现象。CABG 不可避免地会导致血运重建延迟，手术中体外循环和心脏停搏也有不良反应。因此，NSTE-ACS 患者需立即进行心肌血运重建时，应选择 PCI。只有 PCI 不成功或不适合时，才应进行急诊 CABG。

（6）需 CABG 的 NSTE-ACS 患者围术期抗血小板治疗不规范：建议心脏团队通过评估个体出血和缺血风险来指导 CABG 时机和双联抗血小板策略。建议对于血流动力学不稳定、持续性心肌缺血或极高危冠状动脉病变患者，无论抗血小板治疗如何，不应推迟 CABG 时机。在无持续出血事件的情况下，建议 CABG 后 6~24 小时使用阿司匹林。建议小剂量阿司匹林持续至 CABG 前。对双联抗血小板治疗并且明确需行 CABG 的患者，术前应停用替格瑞洛和氯吡格雷 5d。对正在接受 DAPT 且拟行 CABG 的患者，应在 CABG 术后继续接受 P2Y12 受体抑制剂治疗，确保 NSTE-ACS 发病后完成 12 个月的 DAPT。停用 P2Y12 受体抑制剂后，可考虑血小板功能检测，缩短等待 CABG 时间窗。

（7）联合抗凝治疗不规范：①急性期后，无卒中/短暂性脑缺血发作、高缺血风险，有低出血风险的 NSTEMI 患者，可停用肠外抗凝药，接受阿司匹林、氯吡格雷或低剂量利伐沙班（2.5mg、2 次/天）治疗，持续约 1 年。不建议在已接受替格瑞洛的患者中使用利伐沙班。既往有缺血性卒中或短暂性脑缺血发作的患者，禁用利伐沙班，对年龄>75 岁或体重<60kg 的患者，应慎用利伐沙班。②对有 OAC 指征的患者（例如心房颤动 CHA2DS2-VASc 评分≥2、近期静脉血栓栓塞、左心室血栓或机械瓣膜），建议 OAC 与抗血小板治疗联合使用。对中至高危患者，无论是否使用 OAC，应早期（24 小时内）冠状动脉造影，以尽快制定治疗策略并决定最佳抗栓方案。不建议冠状动脉造影前，起始双联抗血小板治疗联合 OAC。需服用 OAC 的患者，首选新一代 DES。药物治疗的患者，应考虑 1 种抗血小板药物联合 OAC 使用 1 年。

（8）滥用 P2Y12 受体抑制剂的监测：有研究表明，根据血小板功能检测进行抗血小板治疗并不能改善 PCI 的预后，不推荐常规进行血小板功能检测。

（9）双联抗血小板治疗的时间不规范：接受药物保守治疗、置入 BMS 或 DES 的患者，P2Y12 受体抑制剂治疗（替格瑞洛、氯吡格雷）应至少持续 12 个月；能耐受 DAPT、未发生出血并发症且无出血高风险（如曾因 DAPT 治疗、凝血功能障碍、使用 OAC 出血）的患者，DAPT 可维持 12 个月以上。

DES 置入后接受 DAPT 且伴有出血高风险（如接受 OAC 治疗）、严重出血并发症高风险（如重大颅内手术）或伴有明显出血的患者，P2Y12 受体抑制剂治疗 6 个月后停用是合理的。

总之，建议 NSTE-ACS 患者接受至少 1 年的 DAPT，根据缺血或出血风险的不同，可以选择性的缩短或延长 DAPT 的时间。

（10）提前终止口服抗血小板治疗：终止口服抗血小板药物，特别是在建议的治疗时间窗内提前停药,可能会增加心血管事件再发的风险。置入支架后立即中断 DAPT 增加支架内血栓的风险,特别是停药后的第 1 个月内。如果近期必须接受非心脏手术,可考虑在置入 BMS 或新一代 DES 后分别接受至少 1 个月或 3 个月的 DAPT。这类患者应当在有心导管室的医院接受外科手术,如发生围术期心肌梗死可立即进行造影检查。当需要进行紧急的高风险外科手术或者发生未能控制的严重出血时,应终止 DAPT 治疗。此种情况下可以尝试使用低分子量肝素桥接,但是尚缺乏证据。只要情况允许,应当尽可能保留阿司匹林。

对 NSTE-ACS 患者,应权衡手术出血风险和停药的再次缺血风险。近期置入支架的患者,非心脏手术前停用 P2Y12 受体抑制剂后,使用 GPI(如替罗非班)作为桥接治疗可能获益。对于出血风险低中危的手术,建议外科医生不要终止 DAPT。

(11) CABG 术后的 NSTE-ACS 患者治疗不规范:对既往接受 CABG 的 NSTE-ACS 患者,由于风险增高,应根据指南指导的药物治疗实施抗血小板治疗和抗凝治疗,并非常积极考虑早期有创策略。

已接受过 CABG 的患者,通常冠状动脉疾病程度更重,且合并症较多。由于心肌缺血复发常与某些解剖因素有关,因此需适当放宽 CABG 术后 NSTE-ACS 患者行冠状动脉造影的限制。多发的大隐静脉桥狭窄,尤其是供血至前降支桥血管严重狭窄的 NSTE-ACS 患者,再次行 CABG 是合理的。局灶性大隐静脉狭窄的 PCI 也是合理的。如果静脉桥供血于同一区域,在可能的情况下,优先行自体血管的 PCI。

(12) NSTE-ACS 合并心房颤动的患者诊断及治疗不规范:在无禁忌证情况下,所有确诊的心房颤动患者应使用抗凝药物。合并心房颤动和 cTn 升高的患者,应进一步检查,评估心肌缺血。对合并快心室率且血流动力学不稳定的心房颤动患者,使用电复律。首次心房颤动<48 小时(或者经食管超声心动检查无明确左心房附壁血栓),或接受抗凝治疗至少 3 周,并在非紧急恢复窦性心律情况下,建议使用电复律或胺碘酮转复。对血流动力学稳定的患者,静脉注射 β 受体阻滞剂来减慢快速的心室率。β 受体阻滞剂无效时,可静脉应用强心苷类药物控制心室率。未使用 β 受体阻滞剂并且没有心力衰竭体征时,可静脉应用非二氢吡啶类 CCB(维拉帕米、地尔硫䓬等)控制快速心室率。不建议使用Ⅰ类抗心律失常药物。NSTE-ACS 患者常发生持续性或阵发性心房颤动。心房颤动合并快速心室率时可表现为 cTn 水平升高和胸部不适,可能给诊断带来挑战。心房颤动合并快速心室率时,cTn 的动态变化类似于 1 型心肌梗死。当 cTn 水平很高时,1 型心肌梗死可能性大,需进行冠状动脉造影检查。

(13) 非心脏外科手术后发生 NSTE-ACS 患者治疗不规范:对非心脏手术后发生 NSTE-ACS 患者,应进行指南指导的药物治疗,并根据具体的非心脏手术和 NSTE-ACS 的严重程度进行调整,直接针对病因进行治疗。

非心脏外科手术患者围术期心肌坏死的主要原因是 2 型心肌梗死(继发于氧供需失衡)。建议在高危患者外科手术后应常规监测 cTn 水平。对于非心脏手术后发生的 NSTE-ACS 患者,除了病因学治疗(例如纠正贫血、低血容量和控制感染),如无禁忌证,应接受标准药物治疗。抗血小板和抗凝治疗可能受限于外科手术或合并疾病,因此应与外科团队协商并根据风险-获益评估进行个体化治疗。如怀疑患者的血流动力学不稳定是由心肌缺血所致,应立即进行冠状动脉造影检查,评价缺血风险、血运重建的最佳时机和血运重建方式。

(沈彩云)

第三章

急性ST段抬高型心肌梗死

急性 ST 段抬高型心肌梗死(ST-segment elevation myocardial infarction,STEMI)主要是由于冠状动脉粥样硬化斑块破裂或糜烂和血栓形成,导致冠状动脉血供急剧减少或中断,使相应供血的心肌严重而持久的缺血导致心肌坏死,心电图表现为 ST 段抬高。

我国推荐使用第三版“心肌梗死全球定义”,将心肌梗死分为 5 型。

1 型:自发性心肌梗死　由于动脉粥样斑块破裂、溃疡、裂纹、糜烂或夹层,引起一支或多支冠状动脉血栓形成,导致心肌血流减少或远端血小板栓塞伴心肌坏死。患者大多有严重的冠状动脉病变,少数患者冠状动脉仅有轻度狭窄甚至正常。

2 型:继发于心肌氧供需失衡的心肌梗死　除冠状动脉病变外的其他情形引起心肌需氧与供氧失平衡,导致心肌损伤和坏死,例如冠状动脉内皮功能异常、冠状动脉痉挛或栓塞、心动过速/过缓性心律失常、贫血、呼吸衰竭、低血压、高血压伴或不伴左心室肥厚。

3 型:心脏性猝死　心脏性死亡伴心肌缺血症状和新的缺血性心电图改变或左束支阻滞,但无心肌损伤标志物检测结果。

4a 型:经皮冠状动脉介入治疗(PCI)相关心肌梗死　基线心脏肌钙蛋白(cTn)正常的患者在 PCI 后 cTn 升高超过正常上限 5 倍;或基线 cTn 增高的患者,PCI 术后 cTn 升高≥20%,然后稳定下降。同时发生:①心肌缺血症状;②心电图缺血性改变或新发左束支阻滞;③造影示冠状动脉主支或分支阻塞或持续性慢血流或无复流或栓塞;④新的存活心肌丧失或节段性室壁运动异常的影像学表现。

4b 型:支架血栓形成引起的心肌梗死　冠状动脉造影或尸检发现支架植入处血栓性阻塞,患者有心肌缺血症状和(或)至少 1 次心肌损伤标志物高于正常上限。

5 型:外科冠状动脉旁路移植术(CABG)相关心肌梗死　基线 cTn 正常患者,CABG 后 cTn 升高超过正常上限 10 倍,同时发生:①新的病理性 Q 波或左束支阻滞;②血管造影提示新的桥血管或自身冠状动脉阻塞;③新的存活心肌丧失或节段性室壁运动异常的影像学证据。

本章主要阐述 1 型心肌梗死,即缺血相关的自发性急性 STEMI。

【病因和发病机制】

STEMI 的基本病因是冠脉粥样硬化(偶为冠脉栓塞、炎症、先天性畸形、痉挛和冠状动脉口阻塞所致),造成一支或多支管腔狭窄和心肌血供不足,而侧支循环未充分建立。在此基础上,一旦血供急剧减少或中断,使心肌严重而持久地急性缺血达 20~30 分钟以上,即可发生急性心肌梗死(acute myocardial infarction,AMI)。

大量的研究已证明,绝大多数的 AMI 是由于不稳定的粥样斑块溃破,继而出血和管腔内血栓形成,而使管腔闭塞。少数情况下粥样斑块内出血或血管持续痉挛,也可使冠状动脉完全闭塞。

促使斑块破裂出血及血栓形成的诱因有：①晨起 6 时至 12 时交感神经活动增加，机体应激反应性增强，心肌收缩力、心率、血压增高，冠状动脉张力增高；②在饱餐特别是进食多量脂肪后，血脂增高，血黏稠度增高；③重体力活动、情绪过分激动、血压剧升或用力大便时，致左心室负荷明显加重；④休克、脱水、出血、外科手术或严重心律失常，致心排血量骤降，冠状动脉灌注量锐减。

AMI 可发生在频发心绞痛的患者，也可发生在原来从无症状者中。AMI 后发生的严重心律失常、休克或心力衰竭，均可使冠状动脉灌流量进一步降低，心肌坏死范围扩大。

【诊断要点】

STEMI 的诊断标准包括：①临床表现，即心肌缺血症状，如胸痛等；②心肌损伤标志物（首选心肌肌钙蛋白）的升高（至少有 1 次值超过 99%参考值上限）；③特征性的心电图改变为新出现 Q 波及 ST 段抬高和 ST-T 动态演变；④冠心病危险因素如高血压、糖尿病、高脂血症、吸烟史，早发冠心病家族史。

【病情判断】

（一）临床评估

1. 病史采集

（1）诱发因素：春冬季节，天气寒冷及气温变化大，剧烈运动，饱食，创伤，情绪激动，呼吸道感染、急性失血，低氧血症，出血性或感染性休克，主动脉瓣狭窄，发热，心动过速等，这些因素可以导致心肌耗氧量增加。

（2）缺血症状：①先兆：在起病前数日有前驱症状，乏力、胸闷不适、心悸、气急、烦躁、胸痛等，最常见的是原有的心绞痛加重，发作时间延长，或对硝酸甘油效果变差；或继往无心绞痛者，突然出现长时间心绞痛；②胸痛：典型的心肌梗死症状包括突然发作剧烈而持久的胸骨后或心前区压榨性疼痛，休息和含服硝酸甘油不能缓解，常伴有烦躁不安、出汗、恐惧或濒死感；③伴随症状：难以形容的不适、发热。胃肠道症状表现为恶心、呕吐、腹胀等，下壁心肌梗死患者更常见。

（3）并发症症状：①心律失常：见于 75%～95%患者，发生在起病的 1～2 周内，以 24 小时内多见，前壁心肌梗死易发生室性心律失常，下壁心肌梗死易发生心率减慢、房室传导阻滞等；②心力衰竭：主要是急性左心衰竭，在起病的最初几小时内易发生，也可在发病数日后发生，表现为呼吸困难、咳嗽、发绀、烦躁等症状（表 3-3-1）；③低血压、休克：急性心肌梗死时由于剧烈疼痛、恶心、呕吐、出汗、血容量不足、心律失常等可引起低血压，大面积心肌梗死（梗死面积大于 40%）时心排血量急剧减少，可引起心源性休克，收缩压<80mmHg，面色苍白，皮肤湿冷，烦躁不安或神志淡漠，心率增快，尿量减少（<20ml/h）。

AMI 引起的心力衰竭称为泵衰竭，按 Killip 分级法（表 3-3-1）。

表 3-3-1　Killip 心功能分级法

分级	症状与体征
Ⅰ级	无明显的心力衰竭
Ⅱ级	有左心衰竭，肺部啰音<50%肺野，奔马律，窦性心动过速或其他心律失常，静脉压升高，有肺淤血的 X 线表现
Ⅲ级	肺部啰音>50%肺野，可出现急性肺水肿
Ⅳ级	心源性休克，有不同阶段和程度的血流动力学障碍

2. 体格检查　无特异性。

(1) 心脏体征：心界轻至中度增大、心率多增快，少数可减慢；第一心音减弱；可出现第四心音奔马律；心包摩擦音；收缩期杂音。

(2) 血压：一般都降低，且可能不再恢复。

另外，亦可有肺部啰音及心律失常、休克或心力衰竭有关的其他体征。

（二）实验室检查

1. 心电图　对疑似 STEMI 的胸痛患者，应在首次医疗接触（fist medical contact，FMC）后 10 分钟内记录 12 导联心电图［下壁和（或）正后壁心肌梗死时需加做 V3R～V5R 和 V7～V9 导联］。典型的 STEMI 早期心电图表现为 ST 段弓背向上抬高（呈单向曲线）伴或不伴病理性 Q 波、R 波减低（正后壁心肌梗死时，ST 段变化可以不明显）。超急期心电图可表现为异常高大且两支不对称的 T 波。首次心电图不能明确诊断时，需在 10～30 分钟后复查。与既往心电图进行比较有助于诊断。左束支阻滞患者发生心肌梗死时，心电图诊断困难，需结合临床情况仔细判断。建议尽早开始心电监测，以发现恶性心律失常。

2. 血清心肌损伤标志物　cTn 是诊断心肌坏死最特异和敏感的首选心肌损伤标志物，通常在 STEMI 症状发生后 2～4 小时开始升高，10～24 小时达到峰值，并可持续升高 7～14 天。肌酸激酶同工酶（CK-MB）对判断心肌坏死的临床特异性较高，STEMI 时其测值超过正常上限并有动态变化。溶栓治疗后梗死相关动脉开通时 CK-MB 峰值前移（14 小时以内）。CK-MB 测定也适于诊断再发心肌梗死。肌红蛋白测定有助于 STEMI 早期诊断，但特异性较差。

3. 影像学检查　超声心动图等影像学检查有助于对急性胸痛患者的鉴别诊断和危险分层。

必须指出，症状和心电图能够明确诊断 STEMI 的患者不需等待心肌损伤标志物和（或）影像学检查结果，而应尽早给予再灌注及其他相关治疗。

（三）危险分层

危险分层是一个连续的过程，需根据临床情况不断更新最初的评估。高龄、女性、Killip 分级 Ⅱ～Ⅳ 级、既往心肌梗死史、心房颤动（房颤）、前壁心肌梗死、肺部啰音、收缩压 <100mmHg、心率>100 次/分、糖尿病、cTn 明显升高等是 STEMI 患者死亡风险增加的独立危险因素。溶栓治疗失败、伴有右心室梗死和血流动力学异常的下壁 STEMI 患者病死率增高。合并机械性并发症的 STEMI 患者死亡风险增大。冠状动脉造影可为 STEMI 风险分层提供重要信息。

【治疗】

（一）STEMI 的急救流程

早期、快速和完全地开通梗死相关动脉是改善 STEMI 患者预后的关键。

1. 缩短自发病至 FMC 的时间　应通过健康教育和媒体宣传，使公众了解急性心肌梗死的早期症状。教育患者在发生疑似心肌梗死症状（胸痛）后尽早呼叫“120”急救中心、及时就医，避免因自行用药或长时间多次评估症状而延误治疗。缩短发病至 FMC 的时间、在医疗保护下到达医院可明显改善 STEMI 的预后。

2. 缩短自 FMC 至开通梗死相关动脉的时间　建立区域协同救治网络和规范化胸痛中心是缩短 FMC 至开通梗死相关动脉时间的有效手段。有条件时应尽可能在 FMC 后 10 分钟内完成首份心电图记录，并提前电话通知或经远程无线系统将心电图传输到相关医院。确诊后迅速分诊，优先将发病 12 小时内的 STEMI 患者送至可行直接 PCI 的医院（特别是 FMC 后 90 分钟内能实施直接 PCI 者），并尽可能绕过急诊室和冠心病监护病房或普通心脏病房直接将患者送入心导管室行直接 PCI。对已经到达无直接 PCI 条件医院的患者，若能在 FMC 后 120 分钟内完成转运 PCI，则应将患者转运至可行 PCI 的医院实施直接 PCI（图 3-3-1）。也可请有资质的医生到有 PCI 设备但不能独立进行 PCI 的医院进行直接 PCI。应在公众中普及心肌再灌注治疗知识，以减少签署手术知情同意书时的犹豫和延误。

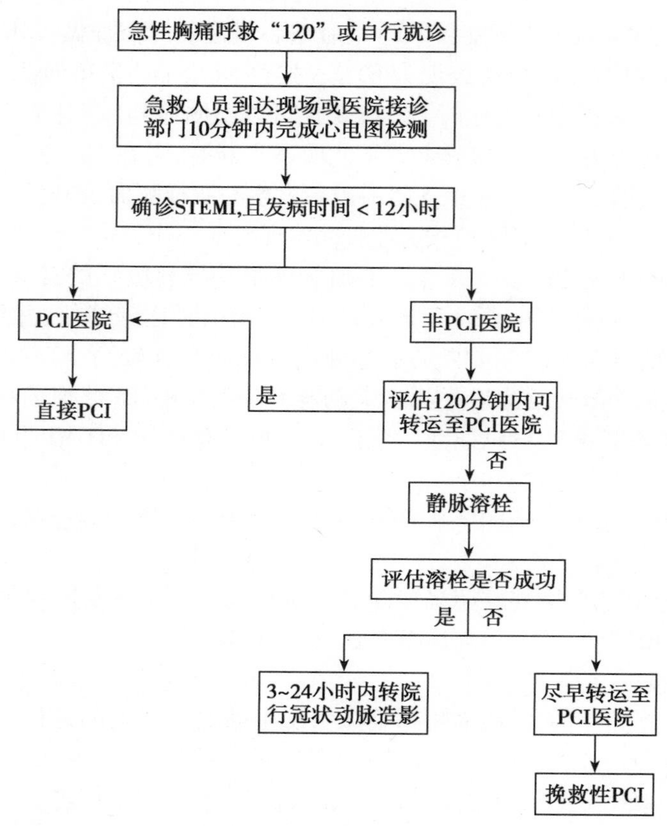

图 3-3-1 STEMI 患者急救流程

（二）入院后一般处理

所有 STEMI 患者应立即给予吸氧和心电、血压和血氧饱和度监测，及时发现和处理心律失常、血流动力学异常和低氧血症。合并左心衰竭（肺水肿）和（或）机械并发症的患者常伴严重低氧血症，需面罩加压给氧或气管插管并机械通气。STEMI 伴剧烈胸痛患者应迅速给予有效镇痛剂，如静脉注射吗啡 3mg，必要时间隔 5 分钟重复 1 次，总量不宜超过 15mg。但吗啡可引起低血压和呼吸抑制，并降低 P2Y12 受体拮抗剂的抗血小板作用。注意保持患者大便通畅，必要时使用缓泻剂，避免用力排便导致心脏破裂、心律失常或心力衰竭。

（三）再灌注治疗

1. 溶栓治疗

（1）总体考虑：溶栓治疗快速、简便，在不具备 PCI 条件的医院或因各种原因使 FMC 至

PCI 时间明显延迟时,对有适应证的 STEMI 患者,静脉内溶栓仍是较好的选择。院前溶栓效果优于入院后溶栓。对发病 3 小时内的患者,溶栓治疗的即刻疗效与直接 PCI 基本相似;有条件时可在救护车上开始溶栓治疗。

但目前我国大部分地区溶栓治疗多在医院内进行。决定是否溶栓治疗时,应综合分析预期风险/效益比、发病至就诊时间、就诊时临床及血流动力学特征、合并症、出血风险、禁忌证和预期 PCI 延误时间。左束支传导阻滞、大面积梗死(前壁心肌梗死、下壁心肌梗死合并右心室梗死)患者溶栓获益较大。

(2) 适应证:①发病 12 小时以内,预期 FMC 至 PCI 时间延迟大于 120 分钟,无溶栓禁忌证;②发病 12~24 小时仍有进行性缺血性胸痛和至少 2 个胸前导联或肢体导联 ST 段抬高 >0. 1mV,或血流动力学不稳定的患者,若无直接 PCI 条件,溶栓治疗是合理的;③计划进行直接 PCI 前不推荐溶栓治疗;④ST 段压低的患者(除正后壁心肌梗死或合并 aVR 导联 ST 段抬高)不应采取溶栓治疗;⑤STEMI 发病超过 12 小时,症状已缓解或消失的患者不应给予溶栓治疗。

(3) 禁忌证:绝对禁忌证包括:①既往脑出血史或不明原因的卒中;②已知脑血管结构异常;③颅内恶性肿瘤;④3 个月内缺血性卒中(不包括 4. 5 小时内急性缺血性卒中);⑤可疑主动脉夹层;⑥活动性出血或出血素质(不包括月经来潮);⑦3 个月内严重头部闭合伤或面部创伤;⑧2 个月内颅内或脊柱内外科手术;⑨严重未控制的高血压[收缩压>180mmHg 和(或)舒张压>110mmHg],对紧急治疗无反应。

相对禁忌证包括:①年龄≥75 岁;②3 个月前有缺血性卒中;③创伤(3 周内)或持续>10 分钟心肺复苏;④3 周内接受过大手术;⑤4 周内有内脏出血;⑥近期(2 周内)不能压迫止血部位的大血管穿刺;⑦妊娠;⑧不符合绝对禁忌证的已知其他颅内病变;⑨活动性消化性溃疡;⑩正在使用抗凝药物,国际标准化比值(INR)水平越高,出血风险越大。

(4) 溶栓剂选择:建议优先采用特异性纤溶酶原激活剂。重组组织型纤溶酶原激活剂阿替普酶可选择性激活纤溶酶原,对全身纤溶活性影响较小,无抗原性,是目前最常用的溶栓剂。但其半衰期短,为防止梗死相关动脉再阻塞需联合应用肝素(24~48 小时)。其他特异性纤溶酶原激活剂还有兰替普酶、瑞替普酶和替奈普酶等。非特异性纤溶酶原激活剂包括尿激酶和尿激酶原,可直接将循环血液中的纤溶酶原转变为有活性的纤溶酶,无抗原性和过敏反应(表 3-3-2)。

表 3-3-2 不同溶栓药物特征的比较

项目	阿替普酶	瑞替普酶	替奈普酶	尿激酶	尿激酶原
剂量	90 分钟内不超过 100mg(根据体质量)	1000 万 U×2 次,每次>2 分钟	30~50mg(根据体质量)	150 万 U(30 分钟)	50mg(30 分钟)
负荷剂量	需	弹丸式静脉推注	弹丸式静脉推注	无需	需
抗原性及过敏反应	无	无	无	无	无
全身纤维蛋白原消耗	轻度	中度	极小	明显	极少
90 分钟血管开通率(%)	73~84	84	85	53	78. 5
TIMI3 级血管(%)	54	60	63	28	60. 8

（5） 剂量和用法：阿替普酶：全量 90 分钟加速给药法：首先静脉推注 15mg，随后 0.75mg/kg 在 30 分钟内持续静脉滴注（最大剂量不超过 50mg），继之 0.5mg/kg 于 60 分钟持续静脉滴注（最大剂量不超过 35mg）。半量给药法：50mg 溶于 50ml 专用溶剂，首先静脉推注 8mg，其余 42mg 于 90 分钟内滴完。

替奈普酶：30～50mg 溶于 10ml 生理盐水中，静脉推注（如体质量<60kg，剂量为 30mg；体质量每增加 10kg，剂量增加 5mg，最大剂量为 50mg）。

尿激酶：150 万 U 溶于 100ml 生理盐水，30 分钟内静脉滴入。溶栓结束后 12 小时皮下注射普通肝素 7500U 或低分子肝素，共 3～5 天。

重组人尿激酶原：20mg 溶于 10ml 生理盐水，3 分钟内静脉推注，继以 30mg 溶于 90ml 生理盐水，30 分钟内静脉滴完。

（6） 疗效评估：溶栓开始后 60～180 分钟内应密切监测临床症状、心电图 ST 段变化及心律失常。

血管再通的间接判定指标包括：①60～90 分钟内心电图抬高的 ST 段至少回落 50%；②cTn 峰值提前至发病 12 小时内，CK-MB 酶峰提前到 14 小时内；③2 小时内胸痛症状明显缓解；④2～3 小时内出现再灌注心律失常，如加速性室性自主心律、房室传导阻滞（AVB）、束支阻滞突然改善或消失，或下壁心肌梗死患者出现一过性窦性心动过缓、窦房传导阻滞，伴或不伴低血压。

上述 4 项中，心电图变化和心肌损伤标志物峰值前移最重要。

冠状动脉造影判断标准：心肌梗死溶栓（TIMI）2 或 3 级血流表示血管再通，TIMI 3 级为完全性再通，溶栓失败则梗死相关血管持续闭塞（TIMI 0～1 级）。

（7） 溶栓后处理：对于溶栓后患者，无论临床判断是否再通，均应早期（3～24 小时内）进行旨在介入治疗的冠状动脉造影；溶栓后 PCI 的最佳时机仍有待进一步研究。无冠状动脉造影和（或）PCI 条件的医院，在溶栓治疗后应将患者转运到有 PCI 条件的医院。

（8） 出血并发症及其处理：溶栓治疗的主要风险是出血，尤其是颅内出血（0.9%～1.0%）。高龄、低体质量、女性、既往脑血管疾病史、入院时血压升高是颅内出血的主要危险因素。一旦发生颅内出血，应立即停止溶栓和抗栓治疗；进行急诊 CT 或磁共振检查；测定血细胞比容、血红蛋白、凝血酶原、活化部分凝血活酶时间（APTT）、血小板计数和纤维蛋白原、D-二聚体，并检测血型及交叉配血。治疗措施包括降低颅内压；4 小时内使用过普通肝素的患者，推荐用鱼精蛋白中和（1mg 鱼精蛋白中和 100U 普通肝素）；出血时间异常可酌情输入 6～8U 血小板。

2. 介入治疗　开展急诊介入的心导管室每年 PCI 量≥100 例，主要操作者具备介入治疗资质且每年独立完成 PCI≥50 例。开展急诊直接 PCI 的医院应全天候应诊，并争取 STEMI 患者首诊至直接 PCI 时间≤90 分钟。

（1） 直接 PCI：根据以下情况作出直接 PCI 决策。

Ⅰ类推荐：①发病 12 小时内（包括正后壁心肌梗死）或伴有新出现左束支传导阻滞的患者（证据水平 A）；②伴心源性休克或心力衰竭时，即使发病超过 12 小时者（证据水平 B）；③常规支架置入（证据水平 A）；④一般患者优先选择经桡动脉入路（证据水平 B），重症患者可考虑经股动脉入路。

Ⅱa 类推荐：①发病 12～24 小时内具有临床和（或）心电图进行性缺血证据（证据水平 B）；②除心源性休克或梗死相关动脉 PCI 后仍有持续性缺血外，应仅对梗死相关动脉病变行直接 PCI(证据水平 B);③冠状动脉内血栓负荷大时建议应用导管血栓抽吸(证据水平 B);④直接 PCI 时首选药物洗脱支架(DES)(证据水平 A)。

Ⅲ类推荐:①无血流动力学障碍患者,不应对非梗死相关血管进行急诊 PCI(证据水平 C);②发病超过 24 小时、无心肌缺血、血流动力学和心电稳定的患者不宜行直接 PCI(证据水平 C);③不推荐常规使用主动脉内气囊反搏泵(IABP)(证据水平 A);④不主张常规使用血管远端保护装置(证据水平 C)。

(2) 溶栓后 PCI:溶栓后尽早将患者转运到有 PCI 条件的医院,溶栓成功者于 3~24 小时进行冠状动脉造影和血运重建治疗(Ⅱa,B);溶栓失败者尽早实施挽救性 PCI(Ⅱa,B)。

溶栓治疗后无心肌缺血症状或血流动力学稳定者不推荐紧急 PCI(Ⅲ,C)。

(3) FMC:若 STEMI 患者首诊于无直接 PCI 条件的医院,当预计 FMC 至 PCI 的时间延迟<120 分钟时,应尽可能地将患者转运至有直接 PCI 条件的医院(Ⅰ,B);如预计 FMC 至 PCI 的时间延迟>120 分钟,则应于 30 分钟内溶栓治疗。根据我国国情,也可以请有资质的医生到有 PCI 设备的医院行直接 PCI(时间<120 分钟)(Ⅱb,B)。

(4) 未接受早期再灌注治疗 STEMI 患者的 PCI(症状发病>24 小时):病变适宜 PCI 且有再发心肌梗死、自发或诱发心肌缺血或心源性休克或血流动力学不稳定的患者建议行 PCI 治疗(Ⅰ,B)。

左心室射血分数(LVEF)<0.40、有心力衰竭、严重室性心律失常者应常规行 PCI(Ⅱa,C);STEMI 急性发作时有临床心力衰竭的证据,但发作后左心室功能尚可(LVEF>0.40)的患者也应考虑行 PCI(Ⅱa,C)。

对无自发或诱发心肌缺血证据,但梗死相关动脉有严重狭窄者可于发病 24 小时后行 PCI(Ⅱb,C)。

对梗死相关动脉完全闭塞、无症状的 1~2 支血管病变,无心肌缺血表现,血流动力学和心电稳定患者,不推荐发病 24 小时后常规行 PCI(Ⅲ,B)。

(5) STEMI 直接 PCI 时无复流的防治:综合分析临床因素和实验室测定结果,有利于检出直接 PCI 时发生无复流的高危患者。应用血栓抽吸导管(Ⅱa,B)、避免支架置入后过度扩张、冠状动脉内注射替罗非班、钙拮抗剂等药物(Ⅱb,B)有助于预防或减轻无复流。在严重无复流患者,IABP 有助于稳定血流动力学。

3. CABG　当 STEMI 患者出现持续或反复缺血、心源性休克、严重心力衰竭,而冠状动脉解剖特点不适合行 PCI 或出现心肌梗死机械并发症需外科手术修复时可选择急诊 CABG。

(四) 抗栓治疗

STEMI 的主要原因是冠状动脉内斑块破裂诱发血栓性阻塞。因此,抗栓治疗(包括抗血小板和抗凝)十分必要。

1. 抗血小板治疗

(1) 阿司匹林:通过抑制血小板环氧化酶使血栓素 A2 合成减少,达到抗血小板聚集的作用。所有无禁忌证的 STEMI 患者均应立即口服水溶性阿司匹林或嚼服肠溶阿司匹林 300mg,继以 75~100mg/d 长期维持。

(2) P2Y12 受体抑制剂:干扰二磷酸腺苷介导的血小板活化。氯吡格雷为前体药物,需肝脏细胞色素 P450 酶代谢形成活性代谢物,与 P2Y12 受体不可逆结合。替格瑞洛和普拉格雷具有更强和快速抑制血小板的作用,且前者不受基因多态性的影响。

STEMI 直接 PCI(特别是置入 DES)患者,应给予负荷量替格瑞洛 180mg,以后 90mg/次,每日 2 次，至少 12 个月；或氯吡格雷 600mg 负荷量，以后 75mg/次，每日 1 次，至少 12 个月。

肾功能不全（肾小球滤过率<60ml/min）患者无需调整 P2Y12 受体抑制剂用量。

STEMI 静脉溶栓患者，如年龄≤75 岁，应给予氯吡格雷 300mg 负荷量，以后 75mg/d，维持 12 个月。如年龄>75 岁，则用氯吡格雷 75mg，以后 75mg/d，维持 12 个月。

挽救性 PCI 或延迟 PCI 时，P2Y12 抑制剂的应用与直接 PCI 相同。

未接受再灌注治疗的 STEMI 患者可给予任何一种 P2Y12 受体抑制剂，例如氯吡格雷 75mg、1 次/天，或替格瑞洛 90mg、2 次/天，至少 12 个月。

正在服用 P2Y12 受体抑制剂而拟行 CABG 的患者应在术前停用 P2Y12 受体抑制剂，择期 CABG 需停用氯吡格雷至少 5 天，急诊时至少 24 小时；替格瑞洛需停用 5 天，急诊时至少停用 24 小时。

STEMI 合并房颤需持续抗凝治疗的直接 PCI 患者，建议应用氯吡格雷 600mg 负荷量，以后每天 75mg。

（3）血小板糖蛋白（glycoprotein，GP）Ⅱb/Ⅲa 受体拮抗剂：在有效的双联抗血小板及抗凝治疗情况下，不推荐 STEMI 患者造影前常规应用 GPⅡb/Ⅲa 受体拮抗剂。

高危患者或造影提示血栓负荷重、未给予适当负荷量 P2Y12 受体抑制剂的患者可静脉使用替罗非班或依替巴肽。

直接 PCI 时，冠状动脉脉内注射替罗非班有助于减少无复流、改善心肌微循环灌注。

2. 抗凝治疗

（1）直接 PCI 患者：静脉推注普通肝素（70～100U/kg），维持活化凝血时间（ACT）250～300 秒。联合使用 GPⅡb/Ⅲa 受体拮抗剂时，静脉推注普通肝素（50～70U/kg），维持 ACT 200～250 秒。

或者静脉推注比伐卢定 0.75mg/kg，继而 1.75mg/(kg·h) 静脉滴注（合用或不合用替罗非班），并维持至 PCI 后 3～4 小时，以减低急性支架血栓形成的风险。

出血风险高的 STEMI 患者，单独使用比伐卢定优于联合使用普通肝素和 GPⅡb/Ⅲa 受体拮抗剂。

使用肝素期间应监测血小板计数，及时发现肝素诱导的血小板减少症。磺达肝癸钠有增加导管内血栓形成的风险，不宜单独用作 PCI 时的抗凝选择。

（2）静脉溶栓患者：应至少接受 48 小时抗凝治疗（最多 8 天或至血运重建）。

建议：①静脉推注普通肝素 4000U，继以 1000U/h 滴注，维持 APTT1.5～2.0 倍（约 50～70 秒）。②根据年龄、体质量、肌酐清除率（CrCl）给予依诺肝素。年龄<75 岁的患者，静脉推注 30mg，继以每 12 小时皮下注射 1mg/kg（前 2 次最大剂量 100mg）；年龄≥75 岁的患者仅需每 12 小时皮下注射 0.75mg/kg（前 2 次最大剂量 75mg）。如 CrCl<30ml/min，则不论年龄，每 24 小时皮下注射 1mg/kg。③静脉推注磺达肝癸钠 2.5mg，之后每天皮下注射 2.5mg。如果 CrCl<30ml/min，则不用磺达肝癸钠。

（3）溶栓后 PCI 患者：可继续静脉应用普通肝素，根据 ACT 结果及是否使用 GPⅡb/Ⅲa 受体拮抗剂调整剂量。

对已使用适当剂量依诺肝素而需 PCI 的患者，若最后一次皮下注射在 8 小时之内，PCI 前可不追加剂量，若最后一次皮下注射在 8～12 小时之间，则应静脉注射依诺肝素 0.3mg/kg。

（4）发病 12 小时内未行再灌注治疗或发病>12 小时的患者：须尽快给予抗凝治疗，磺达肝癸钠有利于降低死亡和再梗死,而不增加出血并发症。

(5) 预防血栓栓塞:CHA2DS2-VASc 评分≥2 的房颤患者、心脏机械瓣膜置换术后或静脉血栓栓塞患者应给予华法林治疗,但须注意出血。

合并无症状左心室附壁血栓患者应用华法林抗凝治疗是合理的。

DES 后接受双联抗血小板治疗的患者如加用华法林时应控制 INR 在 2.0~2.5。

出血风险大的患者可应用华法林加氯吡格雷治疗。

(五) 其他药物治疗

1. 抗心肌缺血

(1) β 受体阻滞剂:有利于缩小心肌梗死面积,减少复发性心肌缺血、再梗死、心室颤动及其他恶性心律失常,对降低急性期病死率有肯定的疗效。无禁忌证的 STEMI 患者应在发病后 24 小时内常规口服 β 受体阻滞剂。建议口服美托洛尔,从低剂量开始,逐渐加量。若患者耐受良好,2~3 天后换用相应剂量的长效控释制剂。

以下情况时需暂缓或减量使用 β 受体阻滞剂:①心力衰竭或低心排血量;②心源性休克高危患者(年龄>70 岁、收缩压<120mmHg、窦性心率>110 次/分);③其他相对禁忌证:P-R 间期>0.24 秒、二度或三度 AVB、活动性哮喘或反应性气道疾病。发病早期有 β 受体阻滞剂使用禁忌证的 STEMI 患者,应在 24 小时后重新评价并尽早使用;STEMI 合并持续性房颤、心房扑动并出现心绞痛,但血流动力学稳定时,可使用 β 受体阻滞剂;STEMI 合并顽固性多形性室性心动过速(室速),同时伴交感兴奋电风暴表现者可选择静脉 β 受体阻滞剂治疗。

(2) 硝酸酯类:静脉滴注硝酸酯类药物用于缓解缺血性胸痛、控制高血压或减轻肺水肿。

如患者收缩压<90mmHg 或较基础血压降低>30%、严重心动过缓(<50 次/分)或心动过速(>100 次/分)、拟诊右心室梗死的 STEMI 患者不应使用硝酸酯类药物。静脉滴注硝酸甘油应从低剂量(5~10μg/min)开始,酌情逐渐增加剂量(每 5~10 分钟增加 5~10μg),直至症状控制、收缩压降低 10mmHg(血压正常者)或 30mmHg(高血压患者)的有效治疗剂量。在静脉滴注硝酸甘油过程中应密切监测血压(尤其大剂量应用时),如出现心率明显加快或收缩压≤90mmHg,应降低剂量或暂停使用。静脉滴注二硝基异山梨酯的剂量范围为 2~7mg/h,初始剂量为 30μg/min,如滴注 30 分钟以上无不良反应则可逐渐加量。静脉用药后可过渡到口服药物维持。

使用硝酸酯类药物时可能出现头痛、反射性心动过速和低血压等不良反应。如硝酸酯类药物造成血压下降而限制 β 受体阻滞剂的应用时,则不应使用硝酸酯类药物。此外,硝酸酯类药物会引起青光眼患者眼压升高;24 小时内曾应用磷酸二酯酶抑制剂(治疗勃起功能障碍)的患者易发生低血压,应避免使用。

(3) 钙拮抗剂:不推荐 STEMI 患者使用短效二氢吡啶类钙拮抗剂;对无左心室收缩功能不全或 AVB 的患者,为缓解心肌缺血、控制房颤或心房扑动的快速心室率,如果 β 受体阻滞剂无效或禁忌使用(如支气管哮喘),则可应用非二氢吡啶类钙拮抗剂。STEMI 后合并难以控制的心绞痛时,在使用 β 受体阻滞剂的基础上可应用地尔硫䓬。STEMI 合并难以控制的高血压患者,可在血管紧张素转换酶抑制剂(ACEI)或血管紧张素受体阻滞剂(ARB)和 β 受体阻滞剂的基础上应用长效二氢吡啶类钙拮抗剂。

2. 其他治疗

(1) ACEI 和 ARB:ACEI 主要通过影响心肌重构、减轻心室过度扩张而减少慢性心力衰竭的发生，降低死亡率。所有无禁忌证的STEMI患者均应给予ACEI长期治疗。早期使用ACEI能降低死亡率，高危患者临床获益明显，前壁心肌梗死伴有左心室功能不全的患者获益最大。在无禁忌证的情况下，即可早期开始使用ACEI，但剂量和时限应视病情而定。应从低剂量开始，逐渐加量。不能耐受ACEI者用ARB替代。不推荐常规联合应用ACEI和ARB；可耐受ACEI的患者，不推荐常规用ARB替代ACEI。ACEI的禁忌证包括：STEMI急性期收缩压<90mmHg、严重肾衰竭（血肌酐>265μmol/L）、双侧肾动脉狭窄、移植肾或孤立肾伴肾功能不全、对ACEI过敏或导致严重咳嗽者、妊娠及哺乳期妇女等。

（2）醛固酮受体拮抗剂：通常在ACEI治疗的基础上使用。对STEM后LVEF≤0.40、有心功能不全或糖尿病，无明显肾功能不全［血肌酐男性≤221μmol/L（2.5mg/dl），女性≤177μmol/L（2.0mg/dl）、血钾≤5.0mmol/L］的患者，应给予醛固酮受体拮抗剂。

（3）他汀类药物：除调脂作用外，他汀类药物还具有抗炎、改善内皮功能、抑制血小板聚集的多效性，因此，所有无禁忌证的STEMI患者入院后应尽早开始他汀类药物治疗，且无需考虑胆固醇水平。

（六）右心室梗死

右心室梗死大多与下壁心肌梗死同时发生，也可单独出现。右胸前导联（尤为V4R）ST段抬高≥0.1mV高度提示右心室梗死，所有下壁STEMI的患者均应记录右胸前导联心电图。超声心动图检查可能有助于诊断。右心室梗死易出现低血压，但很少伴发心源性休克。预防和治疗原则是维持有效的右心室前负荷，避免使用利尿剂和血管扩张剂。若补液500～1000ml后血压仍不回升，应静脉滴注血管活性药（例如多巴酚丁胺或多巴胺）。合并房颤及AVB时应尽早治疗，维持窦性心律和房室同步十分重要。右心室梗死患者应尽早施行再灌注治疗。

（七）并发症及处理

1. 心力衰竭　急性STEMI并发心力衰竭患者临床上常表现为呼吸困难（严重时可端坐呼吸，咯粉红色泡沫痰）、窦性心动过速、肺底部或全肺野啰音及末梢灌注不良。应给予吸氧、连续监测氧饱和度及定时血气测定、心电监护。X线胸片可估价肺淤血情况。超声心动图除有助于诊断外，还可了解心肌损害的范围和可能存在的机械并发症（如二尖瓣反流或室间隔穿孔）。

轻度心力衰竭（KillipⅡ级）时，利尿剂治疗常有迅速反应。如呋塞米20～40mg缓慢静脉注射，必要时1～4小时重复1次。合并肾衰竭或长期应用利尿剂者可能需加大剂量。无低血压患者可静脉应用硝酸酯类药物。无低血压、低血容量或明显肾衰竭的患者应在24小时内开始应用ACEI，不能耐受时可改用ARB。

严重心力衰竭（KillipⅢ级）或急性肺水肿患者应尽早使用机械辅助通气。适量应用利尿剂。无低血压者应给予静脉滴注硝酸酯类。急性肺水肿合并高血压者适宜硝普钠静脉滴注，常从小剂量（10μg/min）开始，并根据血压逐渐增加至合适剂量。当血压明显降低时，可静脉滴注多巴胺5～15μg/（kg·min）和（或）多巴酚丁胺。如存在肾灌注不良时，可使用小剂量多巴胺<3μg/（kg·min）。STEMI合并严重心力衰竭或急性肺水肿患者应考虑早期血运重建治疗。

STEMI发病24小时内不主张使用洋地黄制剂，以免增加室性心律失常危险。合并快速房颤时可选用胺碘酮治疗。

2. 心源性休克　通常由于大面积心肌坏死或合并严重机械性并发症（例如室间隔穿

孔、游离壁破裂、乳头肌断裂）所致。心源性休克临床表现为低灌注状态，包括四肢湿冷、尿量减少和（或）精神状态改变；严重持续低血压（收缩压<90mmHg 或平均动脉压较基础值下降≥30mmHg）伴左心室充盈压增高（肺毛细血管嵌入压>18～20mmHg，右心室舒张末期压>10mmHg），心脏指数明显降低（无循环支持时<1.8L/(min·m^2)，辅助循环支持时<2.0～2.2L/(min·m^2)）。心源性休克可为 STEMI 的首发表现，也可发生在急性期的任何时段。心源性休克的近期预后与患者血流动力学异常的程度直接相关。需注意除外其他原因导致的低血压，如低血容量、药物导致的低血压、心律失常、心脏压塞、机械并发症或右心室梗死。

除 STEMI 一般处理措施外，静脉滴注正性肌力药物有助于稳定患者的血流动力学。多巴胺<3μg/(kg·min)可增加肾血流量。严重低血压时静脉滴注多巴胺的剂量为 5～15μg/(kg·min)，必要时可同时静脉滴注多巴酚丁胺 3～10μg/(kg·min)。大剂量多巴胺无效时也可静脉滴注去甲肾上腺素 2～8μg/min。

急诊血运重建治疗（包括直接 PCI 或急诊 CABG）可改善 STEMI 合并心源性休克患者的远期预后，直接 PCI 时可行多支血管介入干预。STEMI 合并机械性并发症时，CABG 和相应心脏手术可降低死亡率。不适宜血运重建治疗的患者可给予静脉溶栓治疗，但静脉溶栓治疗的血管开通率低，住院期病死率高。血运重建治疗术前置入 IABP 有助于稳定血流动力学状态，但对远期死亡率的作用尚有争论。经皮左心室辅助装置可部分或完全替代心脏的泵血功能，有效地减轻左心室负担，保证全身组织、器官的血液供应，但其治疗的有效性、安全性以及是否可以普遍推广等相关研究证据仍较少。

3. 机械性并发症

（1）左心室游离壁破裂：左心室游离壁破裂占心肌梗死住院死亡率的 15%，患者表现为循环“崩溃”伴电机械分离，且常在数分钟内死亡。亚急性左心室游离壁破裂（即血栓或粘连封闭破裂口）患者常发生突然血流动力学恶化伴一过性或持续性低血压，同时存在典型的心脏压塞体征，超声心动图检查发现心包积液（出血），宜立即手术治疗。

（2）室间隔穿孔：表现为临床情况突然恶化，并出现胸前区粗糙的收缩期杂音。彩色多普勒超声心动图检查可定位室间隔缺损和评估左向右分流的严重程度。如无心源性休克，血管扩张剂（例如静脉滴注硝酸甘油）联合 IABP 辅助循环有助于改善症状。外科手术为对 STEMI 合并室间隔穿孔伴心源性休克患者提供生存的机会。对某些选择性患者也可行经皮导管室间隔缺损封堵术。

（3）乳头肌功能不全或断裂：常导致急性二尖瓣反流，表现为突然血流动力学恶化，二尖瓣区新出现收缩期杂音或原有杂音加重（左心房压急剧增高也可使杂音较轻）；X 线胸片示肺淤血或肺水肿；彩色多普勒超声心动图可诊断和定量二尖瓣反流。肺动脉导管表现肺毛细血管嵌入压曲线巨大 V 波。宜在血管扩张剂（例如静脉滴注硝酸甘油）联合 IABP 辅助循环下尽早外科手术治疗。

4. 心律失常

（1）室性心律失常：STEMI 急性期持续性和（或）伴血流动力学不稳定的室性心律失常需要及时处理。心室颤动（室颤）或持续多形性室速应立即行非同步直流电除颤。单形性室速伴血流动力学不稳定或药物疗效不满意时，也应尽早采用同步直流电复律。室颤增加 STEMI 患者院内病死率，但与远期病死率无关。有效的再灌注治疗、早期应用 β 受体阻滞剂、纠正电解质紊乱，可降低 STEMI 患者 48 小时内室颤发生率。除非是尖端扭转型室性心动过速,镁剂治疗并不能终止室速,也并不降低死亡率,因此不建议在STEMI患者中常规补充镁剂。对于室速经电复律后仍反复发作的患者,建议静脉应用胺碘酮联合β受体阻滞剂治疗。室性心律失常处理成功后不需长期应用抗心律失常药物,但长期口服β受体阻滞剂将提高STEMI患者远期生存率。对无症状的室性期前收缩、非持续性室速(持续时间<30秒)和加速性室性自主心律不需要预防性使用抗心律失常药物。

(2) 房颤:STEMI时房颤发生率为10%~20%,可诱发或加重心力衰竭,应尽快控制心室率或恢复窦性心律。但禁用ⅠC类抗心律失常药物转复房颤。房颤的转复和心室率控制过程中应充分重视抗凝治疗。

(3) AVB:STEMI患者AVB发生率约为7%,持续束支阻滞发生率为5.3%。下壁心肌梗死引起的AVB通常为一过性,其逸搏位点较高,呈现窄QRS波逸搏心律,心室率的频率往往>40次/分。前壁心肌梗死引起AVB通常与广泛心肌坏死有关,其逸搏位点较低,心电图上呈现较宽的QRS波群,逸搏频率低且不稳定。STEMI急性期发生影响血流动力学的AVB时应立即行临时起搏术。STEMI急性期后,永久性起搏器置入指征为:发生希氏-浦肯野纤维系统交替束支传导阻滞的持续二度AVB,或希氏-浦肯野纤维系统内或之下发生的三度AVB(Ⅰ,B);一过性房室结下二度或三度AVB患者,合并相关的束支阻滞,如果阻滞部位不明确,应行电生理检查(Ⅰ,B);持续性、症状性二度或三度AVB患者(Ⅰ,C);没有症状的房室结水平的持续二度或三度AVB患者(Ⅱb,B)。下列情况不推荐起搏器治疗(Ⅲ,B):无室内传导异常的一过性AVB;仅左前分支阻滞的一过性AVB;无AVB的新发束支传导阻滞或分支传导阻滞;合并束支传导阻滞或分支传导阻滞的无症状持续一度AVB。

(八) 出院前评估

冠状动脉病变严重性、左心室功能、心肌缺血、心肌存活性和心律失常,对STEMI患者发生再梗死、心力衰竭或死亡风险具有重要的预测价值。

建议急性期未行冠状动脉造影的STEMI患者在出院前行冠状动脉造影,以确定是否需进行冠状动脉血运重建治疗。

超声心动图检查有助于检测心肌梗死范围、附壁血栓、左心室功能和机械并发症,建议作为STEMI患者的常规检查。

心肌存活性测定对STEMI后持续存在左心室功能异常患者的治疗策略选择和预后评估至关重要。心肌缺血的评价方法包括运动心电图(踏车或平板运动试验)、药物或运动负荷放射性核素心肌灌注显像和(或)超声心动图检查等。正电子发射断层显像对检测心肌存活具有很高的敏感性和特异性;延迟增强磁共振显像技术对于检测心肌纤维化具有很高的准确性,但这些技术价格昂贵且费时,建议根据患者的临床情况选择性使用。如患者有明显的心肌缺血则应行冠状动脉造影。

动态心电图监测和心脏电生理检查是评价心律失常较为可靠的方法。对心肌梗死后显著左心室功能不全伴宽QRS波心动过速诊断不明或反复发作的非持续性室速患者、急性心肌梗死24~48小时后出现的室颤、急性期发生严重血流动力学不稳定的持续性室速患者,建议行电生理检查,如能诱发出单形性室速则有明确的预后意义。LVEF<0.40、非持续性室速、有症状的心力衰竭、电生理检查可诱发的持续性单形性室速是STEMI患者发生心脏性猝死的危险因素。T波交替、心率变异性、QT离散度、压力反射敏感性、信号叠加心电图等可用于评价STEMI后的心律失常,但预测心脏性猝死危险的价值有待证实。

（九）二级预防与康复治疗

STEMI 患者出院前，应根据具体情况制定详细、清晰的出院后随访计划，包括药物治疗的依从性和剂量调整、定期随访、饮食干预、心脏康复锻炼、精神护理、戒烟计划，以及对心律失常和心力衰竭的评估等。出院后应积极控制心血管危险因素，进行科学合理的二级预防和以运动为主的心脏康复治疗，以改善患者的生活质量和远期预后。

1. 二级预防

（1）非药物干预：STEMI 患者应永久戒烟。合理膳食，控制总热量和减少饱和脂肪酸、反式脂肪酸以及胆固醇摄入（<200mg/d）。对超重和肥胖的 STEMI 患者，建议通过控制饮食与增加运动降低体质量，在 6~12 个月内使体质量降低 5%~10%，并逐渐将体质指数控制于 $25kg/m^2$ 以下。注意识别患者的精神心理问题并给予相应治疗。

值得注意的是，血运重建并不能预防心肌梗死合并严重左心室功能不全患者心脏事件的发生。建议在 STEMI 后 40 天（非完全血运重建）或必要时 90 天（血运重建）后再次评估心脏功能和猝死风险。植入式心脏除颤器（ICD）可以显著降低此类患者心脏性猝死的发生率及总死亡率。STEMI 心脏性猝死的一级预防中，植入 ICD 者的适应证为 STEMI 40 天后经最佳药物治疗仍存在心力衰竭症状和预期寿命 1 年以上者，或者 STEMI 40 天后虽经最佳药物治疗仍存在轻度心力衰竭症状（NYHA 心功能Ⅰ级）且 LVEF≤0.30 和预期寿命 1 年以上者。ICD 二级预防适应证为有明确的左心室功能不全、存在血流动力学不稳定的持续性室速或非急性期内发生室颤存活的患者，置入 ICD 可显著获益。

（2）药物治疗：若无禁忌证，所有 STEMI 患者出院后均应长期服用阿司匹林、ACEI 和 β 受体阻滞剂。阿司匹林 75~100mg/d，有禁忌证者可改用氯吡格雷（75mg/d）代替。接受 PCI 治疗的 STEMI 患者术后应给予至少 1 年的双联抗血小板治疗。β 受体阻滞剂和 ACEI 可改善心肌梗死患者生存率，应结合患者的临床情况采用最大耐受剂量长期治疗。不能耐受 ACEI 的患者可改用 ARB 类药物。无明显肾功能损害和高钾血症的 STEMI 患者，经有效剂量的 ACEI 与 β 受体阻滞剂治疗后其 LVEF 仍<0.40 者，可应用醛固酮拮抗剂治疗，但须密切观察相关不良反应（特别是高钾血症）。

STEMI 患者出院后应进行有效的血压管理，应控制血压<140/90mmHg（收缩压不低于 110mmHg）。坚持使用他汀类药物，使低密度脂蛋白胆固醇（LDL-C）<2.07mmol/L（80mg/dl），且达标后不应停药或盲目减小剂量。对较大剂量他汀类药物治疗后 LDL-C 仍不能达标者可联合应用胆固醇吸收抑制剂。

STEMI 患者病情稳定后均应进行空腹血糖检测，必要时做口服葡萄糖耐量试验。合并糖尿病的 STEMI 患者应在积极控制饮食和改善生活方式的同时给予降糖药物治疗。若患者一般健康状况较好、糖尿病病史较短、年龄较轻，可将糖化血红蛋白（HbA1c）控制在 7%以下。过于严格的血糖控制可能增加低血糖发生率并影响患者预后，相对宽松的 HbA1c 目标值（如<8.0%）更适合于有严重低血糖史、预期寿命较短、有显著微血管或大血管并发症，或有严重合并症、糖尿病病程长、口服降糖药或胰岛素治疗后血糖难以控制的患者。合并糖尿病的 STEMI 患者应强化其他危险因素的控制。

2. 康复治疗　以体力活动为基础的心脏康复可降低 STEMI 患者的全因死亡率和再梗死，有助于更好地控制危险因素、提高运动耐量和生活质量。STEMI 后早期行心肺运动试验具有良好的安全性与临床价值，如病情允许，建议患者出院前进行运动负荷试验，客观评估患者运动能力，为指导日常生活或制定运动康复计划提供依据。建议病情稳定的患者出院后每日进行30~60分钟中等强度有氧运动(如快步行走等),每周至少5天。阻力训练应在心肌梗死后至少5周,并在连续4周有医学监护的有氧训练后进行。体力运动应循序渐进,避免诱发心绞痛和心力衰竭。

【常见误区】

(一)由于症状不典型而发生误诊

1. 以晕厥为首发症状　大约10%的老年急性心肌梗死以晕厥为首发症状,晕厥醒后可能出现胸痛或类似症状,也可能无明显不适,后一类患者常易发生漏诊。晕厥发生的机制可能由于一过性心排血量急剧下降引起脑缺血,更可能的机制是由于严重的心动过缓或快速性心律失常(室速、室颤)导致心排血量急剧减少。此类患者一定要注意心电图演变和心肌酶变化。

2. 以急性左心衰竭为主要症状　急性心肌梗死时的心衰主要与大量心肌坏死、心室重构和心脏扩大有关,也可继发于心律失常或机械并发症。梗死面积占左心室的20%时即可引起心力衰竭。超过40%则将导致心源性休克。STEMI急性期心力衰竭往往提示近期及远期预后不良。

3. 以上腹部不适为主要症状　不少急性心肌梗死特别是下壁心肌梗死,患者常以上腹部不适、恶心为主要临床表现,容易被误诊为急性胃炎、急性胰腺炎等。

4. 与脑血管意外并存的急性心肌梗死　一些老年患者急性心肌梗死与脑血管意外并发称为“心脑卒中”,此类患者心肌梗死的症状常被掩盖,“心脑卒中”治疗极为困难,预后险恶,识别此种情况十分重要。值得注意的是脑血管意外患者常可出现一些心电图改变。典型者称为CVA型或尼加拉瀑布样T波心电图改变,与急性心肌梗死应加以鉴别。另外,脑血管意外患者血清心肌酶升高一般不明显。

5. 以室性心律失常为主要临床表现　少数急性心肌梗死患者以室性心动过速(多为单形性持续性)为首发症状,胸痛症状不明显,急性心肌梗死心电图改变常被掩盖,容易发生误诊。

6. 以低血压、休克为主要临床表现　一些急性心肌梗死患者以低血压、休克周围循环衰竭为主要表现。对中老年人出现不明原因的休克,应排除急性心肌梗死的可能。围术期患者发生急性心肌梗死(多在手术后头3天内),胸痛症状多不明显,而以不明原因低血压、窦性心动过速为主要表现,心电图改变可不典型,此时诊断主要依靠系列的心肌酶学检查,特别是CK-MB同工酶、肌钙蛋白。

7. 因疼痛部位变异而发生误诊　少数急性心肌梗死患者疼痛位于胸部以外的部位,如咽部、面颊部、下颌部、肩臂部等。中老年患者自鼻尖至肚脐之间任何部位出现不明原因的突发疼痛,均应排除急性心肌梗死。

8. 反复发作短时间心绞痛的急性心肌梗死　有一些急性心肌梗死患者胸痛发作时间十分短暂,每次只持续3~5分钟,有些临床医生拘泥于心肌梗死的胸痛时间应≥20分钟,此类患者描记心电图呈典型急性心肌梗死的改变。

9. 以脑栓塞或动脉栓塞为主要临床表现　少数急性心肌梗死患者胸痛不明显或被忽略,而以左室附壁血栓脱落引起的脑栓塞或动脉栓塞为主要临床表现,大面积前壁心肌梗死体循环栓塞发生率为4%~6%,服用华法林可使栓塞发生率明显降低,对大面积前尖部心肌梗死或下壁心肌梗死波及心尖部者应及早使用抗凝药,不要待超声心动图探测出左室附壁血栓(需3~5天)再使用,以免延误治疗时机。

（二）由于心电图改变不典型而发生误诊

心电图诊断急性心肌梗死特异性较强，但敏感度仅为中度。20%~30%急性心肌梗死患者心电图改变不典型，容易发生误诊。为提高心电图诊断急性心肌梗死的敏感性，应注意以下问题：①对可疑患者应多次反复描记心电图，绝不能因 1~2 次心电图阴性而排除急性心肌梗死；②应描记 15 导联（增加 V4R、V8、V9 3 个导联）或 18 导联（增加 V3R~V5R、V7~V9 6 个导联），可增加急性心肌梗死检出率 12%；③疑为高侧壁心肌梗死，可提高 1~2 肋间描记 V4~V6；④认真细致地观察各波段的变化，前后进行对比。

1. 未能识别急性下壁心肌梗死的早期心电图改变　急性下壁心肌梗死早期的心电图改变可能不是Ⅱ、Ⅲ、aVF 导联 ST 段抬高，而是其对应性改变——Ⅰ、aVL 导联 ST 段压低，T 波倒置。如对此认识不足，很容易发生漏诊与误诊。急性后壁心肌梗死早期常表现 V2~V3 导联 ST 段明显压低，低于 V4~V6 导联；或出现 V1、V2 导联 R 波增高、增宽，S 波变浅，T 波高耸，如不加侧后壁导联也容易发生误诊。

2. 未能识别超急期心电图改变而发生误诊　有相当数量的急性心肌梗死患者发病极早期出现超急期心电图改变，此时可能只有 T 波增高，或 ST 段呈直线状抬高与增高的 T 波相融合。有些医生只熟悉典型的弓背状 ST 段抬高，对超急期 ST-T 改变可能忽略，因而发生误诊。此时是心室纤颤的高发期，也是溶栓治疗的最好时机，如放走患者，将产生不可弥补的损失。超急期心电图改变持续时间短暂，继续观察数小时后 ST 段将会演变成典型的弓背状抬高。

3. 不了解急性心肌梗死演变过程的一过性“伪正常化”　急性心肌梗死特别是下后壁心肌梗死演变过程常可出现一过性伪正常化，此时抬高的 ST 段已降至基线，Q 波尚未出现，心电图可能完全正常或仅有 T 波倒置。胸痛发作 24 小时之后描记心电图无明显改变，应考虑“一过性伪正常化”的可能，此时诊断主要依靠心肌酶学检查，也可采用二维超声心动图协助诊断。另外，继续观察心电图变化，可能出现典型改变。

4. 不了解等位性（等同性）Q 波的诊断意义　有些心肌梗死由于面积过小，部位特殊，常出现一些不典型的心电图改变。Q 波时间未达 80 毫秒，电压未达到 0.1mV，但出现以下改变：①QV3>QV4，或 QV4>QV5；②Q 波逐渐加深加宽；③R 波振幅逐渐降低；④胸导联 R 波逆向递增，如 RV4<RV3、RV5<RV6；⑤出现病理性 Q 波区，在出现 Q 波上下一个肋间或左右偏移均可描记 Q 波。如出现上述改变，高度提示心肌梗死的存在。

5. 由于束支传导阻滞、心室起搏掩盖心肌梗死图形　右束传导阻滞不影响心室除极的起始向量，因而不掩盖心肌梗死 Q 波的形成。左束支传导阻滞可影响心室除极的起始向量，其继发性 ST-T 改变又常可抵消急性心肌梗死的 ST-T 改变，故可掩盖急性心肌梗死的心电图改变，使诊断发生困难。Sgarbossa 提出以下 3 项诊断指标对诊断急性心肌梗死合并左束支传导阻滞颇有帮助：①QRS 主波向上的导联 ST 段抬高>1mm（计分为 5）；②V1~V3 导联 ST 段压低≥1mm（计分为 3）；③QRS 主波向下的导联 ST 段抬高≥5mm（计分为 2）。计分为≥3 者诊断急性心肌梗死的特异性为 90%，计分≥2 者为 80%。

安装永久性人工心脏起搏器者发作胸痛后，心电图负向 QRS 波群导联 ST 段抬高>5mm，高度提示急性心肌梗死，敏感性为 53%，特异性为 88%。

6. 由于预激图形常可掩盖心肌梗死图形，使诊断发生困难。采用普鲁卡因胺（500mg 静滴）或阿义马林（缓脉灵）（50mg 静注）可阻断旁路传导，消除预激图形，但对急性心肌梗死患者应慎用。对心电图出现预激图形疑有急性心肌梗死者诊断应多依靠临床症状、心肌酶检查和超声心动图检查。

（三）由于未掌握诊断急性心肌梗死生化标志物变化的规律而发生误诊

一些医生不能掌握用于诊断急性心肌梗死的各种生化标志物变化的规律，故不能根据发病的不同时间测定不同的生化标志物，例如急性心肌梗死患者发病超过72小时，CK-MB已降至正常，此时应依靠肌钙蛋白（cTn）、LDH协助诊断；另外，肌钙蛋白十分敏感，心肌微小损伤即可出现改变，在一些不稳定型心绞痛可能升高。

（四）将其他疾病误诊为急性心肌梗死

在急性心肌梗死诊断失误方面多数是“诊断不足”（underdiagnosis），将急性心肌梗死漏诊或误诊为其他疾病，但是另一方面也存在“诊断过头”（overdiagnosis），即将其他疾病误诊为急性心肌梗死。临床上将急性纤维素性心包炎、肺栓塞、主动脉夹层、急腹症等误诊为急性心肌梗死者时有所见。要想对急性心肌梗死避免诊断失误，除熟悉其典型症状和心电图改变外，必须了解其不典型的临床表现和心电图改变，对类似的疾病作出鉴别诊断，善于运用心肌酶测定和超声心动图辅助诊断。

（五）急性ST段抬高心肌梗死（STEMI）诊治不规范

AMI是心血管疾病死亡的首因，对AMI规范化治疗，缩短AMI梗死相关动脉（infarct relative artery，IRA）闭塞时间，早期诊断，早期再灌注治疗成为AMI治疗的关键环节。面对我国AMI的严峻局势，卫计委医政司批准中国医师协会由霍勇教授牵头进行的中国急性心肌梗死（STEMI）规范化救治项目2011年11月28日正式启动。第一阶段在15个省市选取有急诊PCI资质的54家三甲医院进行试点，2012年12月31日结束。从2013年开始第二阶段，现已扩展至二级医院在内的200家医院，初步建立STEMI的区域网络。计划到第三阶段在全国范围内推广，最终构建STEMI的救治体系。目的通过切实可行的机制，大力开展对病人的宣教、相关医务人员的培训，缩短症状至血管开通的时间，最大程度发挥直接PCI治疗的优势。通过这个项目的实施，也建立我国STEMI的数据库，积累经验及循证医学证据，提高AMI的救治成功率，降低死亡率，使广大患者获益。

（六）忽视院前急救与转运在AMI救治中的重要性

我们要从各层面各环节规范AMI的治疗，提高AMI患者的存活率和生活质量。在对AMI救治各环节中，急诊科的重要性是不可回避的，而且是第一救治场所。2015年指南强调发病到FMC，FMC至PCI时间和至医院转出时间。开展急诊PCI的医院，启动时间从FMC到PCI时间<90分钟，首诊不能开展急诊PCI的医院预计FMC至PCI时间延迟>120分钟时，应尽快把患者转运至直接PCI条件的医院。缩短发病到FMC的措施，应通过健康教育和媒体宣传，使公众了解AMI的早期症状，教育患者在发生疑似AMI的胸痛症状后尽早呼叫“120”或急救中心，及时就医，避免因自行用药或长时间多次评估症状、患者及家属犹豫不决而延误治疗，缩短发病至FMC的时间、在医疗保护下到达可行再灌注治疗的医院可以明显改善STEMI的预后。缩短FMC至开通IRA时间，通过建立规范化胸痛中心和区域协同救治网络是有效手段。实践证明通过急诊科牵头成立的胸痛中心能够更好地实现STEMI患者院前院内无缝衔接和缩短发病到FMC时间和FMC至开通IRA时间。

（七）对急性ST段抬高心肌梗死（STEMI）再灌注治疗存在误区

忽视溶栓，片面重视PCI。基于中国的国情指南依然重视溶栓的治疗，针对不同地域不同情况的患者要采取能够及时有效的再灌注治疗方法，使再灌注治疗总人群数量增加才是AMI治疗的策略。虽然多项研究证明直接PCI优于溶栓，但在中国地区间发展不平衡，广大基层医院不具备直接 PCI 资质。而溶栓治疗快速、简便，在不具备 PCI 条件的医院或因各种原因使 FMC 至 PCI 时间明显延迟>120 分钟时，静脉内溶栓仍是较好的选择。溶栓后 3~24 小时实施冠脉造影。

（八）介入治疗不规范

2016 年 5 月《中国经皮冠状动脉介入治疗指南》对 PCI 治疗领域的热点和焦点问题进行全面讨论并达成一致的观点。

1. 首次提出每个开展 PCI 中心建立质量控制体系　提出最新 EuroSCORE Ⅱ 和 SYNTAX Ⅱ 评分系统。SYNTAX Ⅱ 评分系统在预测左主干和复杂三支病变血运重建的远期死亡率方面较 SYNTAX 评分更具有价值。

2. 血运重建策略选择　①对于稳定冠脉病变患者建议狭窄≥90%时可直接干预，对于病变直径狭窄<90%时仅对于有相应缺血证据或血流储备分数（fractional flow reserve，FFR）≤0.8 的病变进行干预，预示着对于稳定的冠脉病变 PCI 治疗会有一定的规范和限制。②对 STEMI 合并多支病变的患者血流动力学稳定情况下，对非 IRA 的 PCI 可以择期完成，也可以与 IRA 直接 PCI 同期完成。择期完成多支 PCI 的临床获益可能优于直接 PCI 同期干预非 IRA。

3. STEMI 抗栓治疗　抗血小板治疗：无禁忌证者除阿司匹林，联合 P2Y12 受体拮抗剂首选替格瑞洛，而且强调在首次就诊时给药，其次为氯吡格雷。优先选择替格瑞洛，因其是可逆结合的新型 P2Y12 受体拮抗剂，为前体药物，无需肝脏代谢，直接作用快速起效，30 分钟血小板聚集抑制率达 41%。总体出血风险与氯吡格雷相比无显著差异。对 CYP2C19 慢代谢、血小板高反应性患者、冠脉复杂病变者、糖尿病患者、慢性肾脏病（chronic kidney disease，CKD）（除透析患者外）患者推荐首选替格瑞洛。因受肾功能影响较小，CKD 无需减量。替格瑞洛负荷 180mg，维持 90mg、2 次/天。但不良反应中呼吸困难的发生率较高（14.5%），高于氯吡格雷（8.7%），也是停药的主要原因（占 55.6%）。DATP 至少 12 个月，除非存在禁忌证如出血高风险。停用 P2Y12 受体拮抗剂后阿司匹林终生服用。但同时会增加胃肠道出血及出血性脑卒中的风险。抗凝药物：高出血风险者推荐比伐卢定。有肝素诱导的血小板减少症使用比伐卢定。一次性静脉注射 0.75mg/kg，随后 1.75mg/（kg・h）维持至术后 3~4 小时。单纯应用比伐卢定比使用肝素和肝素+替罗非班显著降低 30 天临床事件发生的风险。

4. PCI 围术期治疗　PCI 术后控制危险因素和康复治疗。①值得强调的 PCI 术后焦虑、抑郁与术后 10 年全因死亡增加相关，其中抑郁是独立的预测因素，因此，重视调整 PCI 术后患者的心理状态，需要进行针对性的健康宣教和心理疏导。②调脂治疗：目前缺少高质量试验证据支持 PCI 术前早期使用负荷高剂量的他汀。新指南不建议对 ACS 患者 PCI 术前使用负荷剂量他汀。但对冠心病患者需要长期调脂治疗，推荐他汀类药物使 LDL-C<1.8mmol/L，达标后不应停药或盲目减少剂量。③继续强调对血压、血糖的控制和心衰的治疗：对窦律，心率>70 次/分，症状持续的 LVEF<35%患者，在服用 ACEI/ARB 和建议剂量的 β 受体阻滞剂和醛固酮受体拮抗剂的基础上可给予伊伐布雷定。对 ACS 心功能正常的患者 PCI 术后建议服用 β 受体阻滞剂至最大耐受剂量持续至少 3 年，以降低 PCI 术后心肌梗死及心源性死亡发生率。

5. PCI 术后管理随访　对于有些特定患者（从事危险行业如飞行员、驾驶员或潜水员，以及竞技运动员；需要高耗氧量的娱乐活动；猝死复苏；未完全血运重建；PCI 过程复杂；合并糖尿病；多支血管病变后非靶血管仍有中等程度狭窄），建议早期复查冠脉造影（CAG）或冠脉 CT。PCI 术后大于 2 年的患者应常规行负荷试验，负荷试验提示中高危患者（低负荷出现缺血，试验早期出现缺血发作，多区域的室壁运动异常或可逆的灌注缺损）应该复查 CAG，高危患者如无保护的左主干狭窄 PCI 后无论有无症状，术后 3~12 个月复查冠脉造影。2016 新指南强调通过对 PCI 术后患者的管理，早期发现高危患者，及时处理冠脉病变以减少主要不良心血管事件（major adverse cardiovascular event，MACE）事件的发生。

（沈彩云）

附：急性 ST 段抬高型心肌梗死诊断和治疗指南（2015）

中华医学会心血管病学分会 中华心血管病杂志编辑委员会

近年来，急性 ST 段抬高型心肌梗死（ST-segment elevation myocardial infarction，STEMI）的诊断和治疗取得了重要进展，第三版“心肌梗死全球定义”已公布，欧洲心脏病学学会、美国心脏病学院基金会和美国心脏协会对 STEMI 治疗指南作了修订，欧洲心肌血运重建指南也已发表。同时，国内外又完成了多个相关随机对照临床试验。为此，中华医学会心血管病学分会动脉粥样硬化和冠心病学组组织专家对 2010 年中国急性 ST 段抬高型心肌梗死诊断和治疗指南作一更新。本指南对治疗的推荐以国际通用方式表示：Ⅰ类推荐指已证实和（或）一致公认某治疗措施或操作有益、有效，应该采用；Ⅱ类推荐指某治疗措施或操作的有效性尚有争论，其中Ⅱa 类推荐指有关证据和（或）观点倾向于有效，应用该治疗措施或操作是适当的，Ⅱb 类推荐指有关证据和（或）观点尚不能充分证明有效，需进一步研究；Ⅲ类推荐指已证实和（或）一致公认某治疗措施或操作无用和（或）无效，并对某些病例可能有害，不推荐使用。证据水平 A 级指资料来源于多项随机临床试验或荟萃分析；B 级指资料来源于单项随机临床试验或多项大规模非随机对照研究；C 级指资料来源于专家共识和（或）小型临床试验、回顾性研究或注册登记。

一、心肌梗死分型

我国推荐使用第三版“心肌梗死全球定义”，将心肌梗死分为 5 型。

1 型：自发性心肌梗死　由于动脉粥样斑块破裂、溃疡、裂纹、糜烂或夹层，引起一支或多支冠状动脉血栓形成，导致心肌血流减少或远端血小板栓塞伴心肌坏死。患者大多有严重的冠状动脉病变，少数患者冠状动脉仅有轻度狭窄甚至正常。

2 型：继发于心肌氧供需失衡的心肌梗死　除冠状动脉病变外的其他情形引起心肌需氧与供氧失平衡，导致心肌损伤和坏死，例如冠状动脉内皮功能异常、冠状动脉痉挛或栓塞、心动过速/过缓性心律失常、贫血、呼吸衰竭、低血压、高血压伴或不伴左心室肥厚。

3 型：心脏性猝死　心脏性死亡伴心肌缺血症状和新的缺血性心电图改变或左束支阻滞，但无心肌损伤标志物检测结果。

4a 型：经皮冠状动脉介入治疗（percutaneous coronary intervention，PCI）相关心肌梗死　基线心脏肌钙蛋白（cTn）正常的患者在 PCI 后 cTn 升高超过正常上限 5 倍；或基线 cTn 增高的患者，PCI 术后 cTn 升高≥20%，然后稳定下降。同时发生：①心肌缺血症状；②心电图缺血性改变或新发左束支阻滞；③造影示冠状动脉主支或分支阻塞或持续性慢血流或无复流或栓塞；④新的存活心肌丧失或节段性室壁运动异常的影像学表现。

4b 型:支架血栓形成引起的心肌梗死　冠状动脉造影或尸检发现支架植入处血栓性阻塞,患者有心肌缺血症状和(或)至少 1 次心肌损伤标志物高于正常上限。

5 型:外科冠状动脉旁路移植术(coronary artery bypass grafting,CABG)相关心肌梗死　基线 cTn 正常患者,CABG 后 cTn 升高超过正常上限 10 倍,同时发生:①新的病理性 Q 波或左束支阻滞;②血管造影提示新的桥血管或自身冠状动脉阻塞;③新的存活心肌丧失或节段性室壁运动异常的影像学证据。

本指南主要阐述 1 型心肌梗死(即缺血相关的自发性急性 STEMI)的诊断和治疗。

二、STEMI 的诊断和危险分层

(一) 临床评估

1. 病史采集　重点询问胸痛和相关症状。STEMI 的典型症状为胸骨后或心前区剧烈的压榨性疼痛(通常超过 10~20 分钟),可向左上臂、下颌、颈部、背或肩部放射;常伴有恶心、呕吐、大汗和呼吸困难等;含硝酸甘油不能完全缓解。应注意不典型疼痛部位和表现及无痛性心肌梗死(特别是女性、老年、糖尿病及高血压患者)。既往史包括冠心病史(心绞痛、心肌梗死、CABG 或 PCI)、高血压、糖尿病、外科手术或拔牙史,出血性疾病(包括消化性溃疡、脑血管意外、大出血、不明原因贫血或黑便)、脑血管疾病(缺血性卒中、颅内出血或蛛网膜下腔出血)以及抗血小板、抗凝和溶栓药物应用史。

2. 体格检查　应密切注意生命体征。观察患者的一般状态,有无皮肤湿冷、面色苍白、烦躁不安、颈静脉怒张等;听诊有无肺部啰音、心律不齐、心脏杂音和奔马律;评估神经系统体征。建议采用 Killip 分级法评估心功能(附表 3-1)。

附表 3-1　Killip 心功能分级法

分级	症状与体征
Ⅰ级	无明显的心力衰竭
Ⅱ级	有左心衰竭,肺部啰音<50%肺野,奔马律,窦性心动过速或其他心律失常,静脉压升高,有肺淤血的 X 线表现
Ⅲ级	肺部啰音>50%肺野,可出现急性肺水肿
Ⅳ级	心源性休克,有不同阶段和程度的血流动力学障碍

(二) 实验室检查

1. 心电图对疑似 STEMI 的胸痛患者,应在首次医疗接触(first medical contact,FMC)后 10 分钟内记录 12 导联心电图[下壁和(或)正后壁心肌梗死时需加做 V3R~V5R 和 V7~V9 导联]。典型的 STEMI 早期心电图表现为 ST 段弓背向上抬高(呈单向曲线)伴或不伴病理性 Q 波、R 波减低(正后壁心肌梗死时,ST 段变化可以不明显)。超急期心电图可表现为异常高大且两支不对称的 T 波。首次心电图不能明确诊断时,需在 10~30 分钟后复查。与既往心电图进行比较有助于诊断。左束支阻滞患者发生心肌梗死时,心电图诊断困难,需结合临床情况仔细判断。建议尽早开始心电监测,以发现恶性心律失常。

2. 血清心肌损伤标志物 cTn 是诊断心肌坏死最特异和敏感的首选心肌损伤标志物,通常在 STEMI 症状发生后 2~4 小时开始升高,10~24 小时达到峰值,并可持续升高 7~14 天。肌酸激酶同工酶(CK-MB)对判断心肌坏死的临床特异性较高,STEMI 时其测值超过正常上限并有动态变化。溶栓治疗后梗死相关动脉开通时 CK-MB 峰值前移(14 小时以内)。CK-

MB 测定也适于诊断再发心肌梗死。肌红蛋白测定有助于 STEMI 早期诊断，但特异性较差。

3. 影像学检查超声心动图等影像学检查有助于对急性胸痛患者的鉴别诊断和危险分层（Ⅰ，C）。

必须指出，症状和心电图能够明确诊断 STEMI 的患者不需等待心肌损伤标志物和（或）影像学检查结果，而应尽早给予再灌注及其他相关治疗。

STEMI 应与主动脉夹层、急性心包炎、急性肺动脉栓塞、气胸和消化道疾病（如反流性食管炎）等引起的胸痛相鉴别。向背部放射的严重撕裂样疼痛伴有呼吸困难或晕厥，但无典型的 STEMI 心电图变化者，应警惕主动脉夹层。急性心包炎表现发热、胸膜刺激性疼痛，向肩部放射，前倾坐位时减轻，部分患者可闻及心包摩擦音，心电图表现 PR 段压低、ST 段呈弓背向下型抬高，无镜像改变。肺栓塞常表现为呼吸困难，血压降低，低氧血症。气胸可以表现为急性呼吸困难、胸痛和患侧呼吸音减弱。消化性溃疡可有胸部或上腹部疼痛，有时向后背放射，可伴晕厥、呕血或黑便。急性胆囊炎可有类似 STEMI 症状，但有右上腹触痛。这些疾病均不出现 STEMI 的心电图特点和演变过程。

（三）危险分层

危险分层是一个连续的过程，需根据临床情况不断更新最初的评估。高龄、女性、Killip 分级Ⅱ～Ⅳ级、既往心肌梗死史、心房颤动（房颤）、前壁心肌梗死、肺部啰音、收缩压<100mmHg、心率>100 次/分、糖尿病、cTn 明显升高等是 STEMI 患者死亡风险增加的独立危险因素。溶栓治疗失败、伴有右心室梗死和血流动力学异常的下壁 STEMI 患者病死率增高。合并机械性并发症的 STEMI 患者死亡风险增大。冠状动脉造影可为 STEMI 风险分层提供重要信息。

三、STEMI 的急救流程

早期、快速和完全地开通梗死相关动脉是改善 STEMI 患者预后的关键。

1. 缩短自发病至 FMC 的时间应通过健康教育和媒体宣传，使公众了解急性心肌梗死的早期症状。教育患者在发生疑似心肌梗死症状（胸痛）后尽早呼叫“120”急救中心、及时就医，避免因自行用药或长时间多次评估症状而延误治疗。缩短发病至 FMC 的时间、在医疗保护下到达医院可明显改善 STEMI 的预后（Ⅰ，A）。

2. 缩短自 FMC 至开通梗死相关动脉的时间建立区域协同救治网络和规范化胸痛中心是缩短 FMC 至开通梗死相关动脉时间的有效手段（Ⅰ，B）。有条件时应尽可能在 FMC 后 10 分钟内完成首份心电图记录，并提前电话通知或经远程无线系统将心电图传输到相关医院（Ⅰ，B）。确诊后迅速分诊，优先将发病 12 小时内的 STEMI 患者送至可行直接 PCI 的医院（特别是 FMC 后 90 分钟内能实施直接 PCI 者）（Ⅰ，A），并尽可能绕过急诊室和冠心病监护病房或普通心脏病房直接将患者送入心导管室行直接 PCI。对已经到达无直接 PCI 条件医院的患者，若能在 FMC 后 120 分钟内完成转运 PCI，则应将患者转运至可行 PCI 的医院实施直接 PCI（Ⅰ，B）（图 3-3-1）。也可请有资质的医生到有 PCI 设备但不能独立进行 PCI 的医院进行直接 PCI（Ⅱb，B）。应在公众中普及心肌再灌注治疗知识，以减少签署手术知情同意书时的犹豫和延误。

四、入院后一般处理

所有 STEMI 患者应立即给予吸氧和心电、血压和血氧饱和度监测，及时发现和处理心律失常、血流动力学异常和低氧血症。合并左心衰竭（肺水肿）和（或）机械并发症的患者常伴严重低氧血症，需面罩加压给氧或气管插管并机械通气（Ⅰ，C）。STEMI伴剧烈胸痛患者应迅速给予有效镇痛剂，如静脉注射吗啡3mg，必要时间隔5分钟重复1次，总量不宜超过15mg。但吗啡可引起低血压和呼吸抑制，并降低P2Y12受体拮抗剂的抗血小板作用。注意保持患者大便通畅，必要时使用缓泻剂，避免用力排便导致心脏破裂、心律失常或心力衰竭。

五、再灌注治疗

（一）溶栓治疗

1. 总体考虑溶栓治疗快速、简便，在不具备PCI条件的医院或因各种原因使FMC至PCI时间明显延迟时，对有适应证的STEMI患者，静脉内溶栓仍是较好的选择。院前溶栓效果优于入院后溶栓。对发病3小时内的患者，溶栓治疗的即刻疗效与直接PCI基本相似；有条件时可在救护车上开始溶栓治疗（Ⅱa，A）。但目前我国大部分地区溶栓治疗多在医院内进行。决定是否溶栓治疗时，应综合分析预期风险/效益比、发病至就诊时间、就诊时临床及血流动力学特征、合并症、出血风险、禁忌证和预期PCI延误时间。左束支传导阻滞、大面积梗死（前壁心肌梗死、下壁心肌梗死合并右心室梗死）患者溶栓获益较大。

2. 适应证 ①发病12小时以内，预期FMC至PCI时间延迟大于120分钟，无溶栓禁忌证（Ⅰ，A）；②发病12~24小时仍有进行性缺血性胸痛和至少2个胸前导联或肢体导联ST段抬高>0.1mV，或血流动力学不稳定的患者，若无直接PCI条件，溶栓治疗是合理的（Ⅱa，C）；③计划进行直接PCI前不推荐溶栓治疗（Ⅲ，A）；④ST段压低的患者（除正后壁心肌梗死或合并aVR导联ST段抬高）不应采取溶栓治疗（Ⅲ，B）；⑤STEMI发病超过12小时，症状已缓解或消失的患者不应给予溶栓治疗（Ⅲ，C）。

3. 禁忌证 绝对禁忌证包括：①既往脑出血史或不明原因的卒中；②已知脑血管结构异常；③颅内恶性肿瘤；④3个月内缺血性卒中（不包括4.5小时内急性缺血性卒中）；⑤可疑主动脉夹层；⑥活动性出血或出血素质（不包括月经来潮）；⑦3个月内严重头部闭合伤或面部创伤；⑧2个月内颅内或脊柱内外科手术；⑨严重未控制的高血压［收缩压>180mmHg和（或）舒张压>110mmHg］对紧急治疗无反应。

相对禁忌证包括：①年龄≥75岁；②3个月前有缺血性卒中；③创伤（3周内）或持续>10分钟心肺复苏；④3周内接受过大手术；⑤4周内有内脏出血；⑥近期（2周内）不能压迫止血部位的大血管穿刺；⑦妊娠；⑧不符合绝对禁忌证的已知其他颅内病变；⑨活动性消化性溃疡；⑩正在使用抗凝药物［国际标准化比值（INR）水平越高，出血风险越大］。

4. 溶栓剂选择 建议优先采用特异性纤溶酶原激活剂。重组组织型纤溶酶原激活剂阿替普酶可选择性激活纤溶酶原，对全身纤溶活性影响较小，无抗原性，是目前最常用的溶栓剂。但其半衰期短，为防止梗死相关动脉再阻塞需联合应用肝素（24~48小时）。其他特异性纤溶酶原激活剂还有兰替普酶、瑞替普酶和替奈普酶等。非特异性纤溶酶原激活剂包括尿激酶和尿激酶原，可直接将循环血液中的纤溶酶原转变为有活性的纤溶酶，无抗原性和过敏反应（附表3-2）。

5. 剂量和用法

（1）阿替普酶：全量90分钟加速给药法：首先静脉推注15mg，随后0.75mg/kg在30分钟内持续静脉滴注（最大剂量不超过50mg），继之0.5mg/kg于60分钟持续静脉滴注（最大剂量不超过35mg）。半量给药法：50mg溶于50ml专用溶剂，首先静脉推注8mg，其余42mg

附表 3-2 不同溶栓药物特征的比较

项目	阿替普酶	瑞替普酶	替奈普酶	尿激酶	尿激酶原
剂量	90分钟内不超过 100mg（根据体质量）	1000万 U×2次，每次>2分钟	30～50mg（根据体质量）	150万 U（30分钟）	50mg （30分钟）
负荷剂量	需	弹丸式静脉推注	弹丸式静脉推注	无需	需
抗原性及过敏反应	无	无	无	无	无
全身纤维蛋白原消耗	轻度	中度	极小	明显	极少
90分钟血管开通率(%)	73～84	84	85	53	78.5
TIMI3 级血管(%)	54	60	63	28	60.8

于90分钟内滴完。

（2）替奈普酶：30～50mg 溶于 10ml 生理盐水中，静脉推注（如体质量<60kg，剂量为30mg；体质量每增加 10kg，剂量增加 5mg，最大剂量为 50mg）。

（3）尿激酶：150万 U 溶于 100ml 生理盐水，30分钟内静脉滴入。溶栓结束后 12 小时皮下注射普通肝素 7500U 或低分子肝素，共3～5天。

（4）重组人尿激酶原：20mg 溶于 10ml 生理盐水，3分钟内静脉推注，继以 30mg 溶于90ml 生理盐水，30分钟内静脉滴完。

6. 疗效评估 溶栓开始后 60～180 分钟内应密切监测临床症状、心电图 ST 段变化及心律失常。

血管再通的间接判定指标包括：①60～90 分钟内心电图抬高的 ST 段至少回落 50%。②cTn 峰值提前至发病 12 小时内，CK-MB 酶峰提前到 14 小时内。③2 小时内胸痛症状明显缓解。④2～3 小时内出现再灌注心律失常，如加速性室性自主心律、房室传导阻滞（AVB）、束支阻滞突然改善或消失，或下壁心肌梗死患者出现一过性窦性心动过缓、窦房传导阻滞，伴或不伴低血压。

上述4项中，心电图变化和心肌损伤标志物峰值前移最重要。

冠状动脉造影判断标准：心肌梗死溶栓（TIMI）2 或 3 级血流表示血管再通，TIMI 3 级为完全性再通，溶栓失败则梗死相关血管持续闭塞（TIMI 0～1 级）。

7. 溶栓后处理 对于溶栓后患者，无论临床判断是否再通，均应早期（3～24 小时内）进行旨在介入治疗的冠状动脉造影；溶栓后 PCI 的最佳时机仍有待进一步研究。无冠状动脉造影和（或）PCI 条件的医院，在溶栓治疗后应将患者转运到有 PCI 条件的医院（Ⅰ，A）。

8. 出血并发症及其处理 溶栓治疗的主要风险是出血，尤其是颅内出血（0.9%～1.0%）。高龄、低体质量、女性、既往脑血管疾病史、入院时血压升高是颅内出血的主要危险因素。一旦发生颅内出血，应立即停止溶栓和抗栓治疗；进行急诊 CT 或磁共振检查；测定血细胞比容、血红蛋白、凝血酶原、活化部分凝血活酶时间（APTT）、血小板计数和纤维蛋白原、D-二聚体，并检测血型及交叉配血。治疗措施包括降低颅内压；4 小时内使用过普通肝素的患者，推荐用鱼精蛋白中和（1mg 鱼精蛋白中和 100U 普通肝素）；出血时间异常可酌情输入6～8U 血小板。

（二）介入治疗

开展急诊介入的心导管室每年 PCI 量≥100 例，主要操作者具备介入治疗资质且每年独立完成 PCI≥50 例。开展急诊直接 PCI 的医院应全天候应诊，并争取 STEMI 患者首诊至直接 PCI 时间≤90 分钟。

1. 直接 PCI 根据以下情况作出直接 PCI 决策。

Ⅰ类推荐 ①发病 12 小时内（包括正后壁心肌梗死）或伴有新出现左束支传导阻滞的患者（证据水平 A）；②伴心源性休克或心力衰竭时，即使发病超过 12 小时者（证据水平 B）；③常规支架置入（证据水平 A）；④一般患者优先选择经桡动脉入路（证据水平 B），重症患者可考虑经股动脉入路。

Ⅱa 类推荐 ①发病 12～24 小时内具有临床和（或）心电图进行性缺血证据（证据水平 B）；②除心源性休克或梗死相关动脉 PCI 后仍有持续性缺血外，应仅对梗死相关动脉病变行直接 PCI（证据水平 B）；③冠状动脉内血栓负荷大时建议应用导管血栓抽吸（证据水平 B）；④直接 PCI 时首选药物洗脱支架（DES）（证据水平 A）。

Ⅲ类推荐 ①无血流动力学障碍患者，不应对非梗死相关血管进行急诊 PCI（证据水平 C）；②发病超过 24 小时、无心肌缺血、血流动力学和心电稳定的患者不宜行直接 PCI（证据水平 C）；③不推荐常规使用主动脉内气囊反搏泵（IABP）（证据水平 A）；④不主张常规使用血管远端保护装置（证据水平 C）。

2. 溶栓后 PCI 溶栓后尽早将患者转运到有 PCI 条件的医院，溶栓成功者于 3～24 小时进行冠状动脉造影和血运重建治疗（Ⅱa，B）；溶栓失败者尽早实施挽救性 PCI（Ⅱa，B）。溶栓治疗后无心肌缺血症状或血流动力学稳定者不推荐紧急 PCI（Ⅲ，C）。

3. 首次医疗接触（FMC）与转运 PCI 若 STEMI 患者首诊于无直接 PCI 条件的医院，当预计 FMC 至 PCI 的时间延迟<120 分钟时，应尽可能地将患者转运至有直接 PCI 条件的医院（Ⅰ，B）；如预计 FMC 至 PCI 的时间延迟>120 分钟，则应于 30 分钟内溶栓治疗。根据我国国情，也可以请有资质的医生到有 PCI 设备的医院行直接 PCI（时间<120 分钟）（Ⅱb，B）。

4. 未接受早期再灌注治疗 STEMI 患者的 PCI（症状发病>24 小时）病变适宜 PCI 且有再发心肌梗死、自发或诱发心肌缺血或心源性休克或血流动力学不稳定的患者建议行 PCI 治疗（Ⅰ，B）。

左心室射血分数（LVEF）<0.40、有心力衰竭、严重室性心律失常者应常规行 PCI（Ⅱa，C）；STEMI 急性发作时有临床心力衰竭的证据，但发作后左心室功能尚可（LVEF>0.40）的患者也应考虑行 PCI（Ⅱa，C）。对无自发或诱发心肌缺血证据，但梗死相关动脉有严重狭窄者可于发病 24 小时后行 PCI（Ⅱb，C）。对梗死相关动脉完全闭塞、无症状的 1～2 支血管病变，无心肌缺血表现，血流动力学和心电稳定患者，不推荐发病 24 小时后常规行 PCI（Ⅲ，B）。

5. STEMI 直接 PCI 时无复流的防治综合分析临床因素和实验室测定结果，有利于检出直接 PCI 时发生无复流的高危患者。应用血栓抽吸导管（Ⅱa，B）、避免支架置入后过度扩张、冠状动脉内注射替罗非班、钙拮抗剂等药物（Ⅱb，B）有助于预防或减轻无复流。在严重无复流患者，IABP 有助于稳定血流动力学。

（三）CABG

当 STEMI 患者出现持续或反复缺血、心源性休克、严重心力衰竭，而冠状动脉解剖特点不适合行 PCI 或出现心肌梗死机械并发症需外科手术修复时可选择急诊 CABG。

六、抗栓治疗

STEMI 的主要原因是冠状动脉内斑块破裂诱发血栓性阻塞。因此,抗栓治疗(包括抗血小板和抗凝)十分必要(Ⅰ,A)。

(一) 抗血小板治疗

1. 阿司匹林通过抑制血小板环氧化酶使血栓素 A2 合成减少,达到抗血小板聚集的作用。所有无禁忌证的 STEMI 患者均应立即口服水溶性阿司匹林或嚼服肠溶阿司匹林 300mg(Ⅰ,B),继以 75~100mg/d 长期维持(Ⅰ,A)。

2. P2Y12 受体抑制剂干扰二磷酸腺苷介导的血小板活化。氯吡格雷为前体药物,需肝脏细胞色素 P450 酶代谢形成活性代谢物,与 P2Y12 受体不可逆结合。替格瑞洛和普拉格雷具有更强和快速抑制血小板的作用,且前者不受基因多态性的影响。STEMI 直接 PCI(特别是置入 DES)患者,应给予负荷量替格瑞洛 180mg,以后 90mg/次,每日 2 次,至少 12 个月(Ⅰ,B);或氯吡格雷 600mg 负荷量,以后 75mg/次,每日 1 次,至少 12 个月(Ⅰ,A)。肾功能不全(肾小球滤过率<60ml/分钟)患者无需调整 P2Y12 受体抑制剂用量。

STEMI 静脉溶栓患者,如年龄≤75 岁,应给予氯吡格雷 300mg 负荷量,以后 75mg/d,维持 12 个月(Ⅰ,A)。如年龄>75 岁,则用氯吡格雷 75mg,以后 75mg/d,维持 12 个月(Ⅰ,A)。挽救性 PCI 或延迟 PCI 时,P2Y12 抑制剂的应用与直接 PCI 相同。未接受再灌注治疗的 STEMI 患者可给予任何一种 P2Y12 受体抑制剂,例如氯吡格雷 75mg、1 次/天,或替格瑞洛 90mg、2 次/天,至少 12 个月(Ⅰ,B)。

正在服用 P2Y12 受体抑制剂而拟行 CABG 的患者应在术前停用 P2Y12 受体抑制剂,择期 CABG 需停用氯吡格雷至少 5 天,急诊时至少 24 小时(Ⅰ,B);替格瑞洛需停用 5 天,急诊时至少停用 24 小时(Ⅰ,B)。

STEMI 合并房颤需持续抗凝治疗的直接 PCI 患者,建议应用氯吡格雷 600mg 负荷量,以后每天 75mg(Ⅱa,B)。

3. 血小板糖蛋白(glycoprotein,GP)　Ⅱb/Ⅲa 受体拮抗剂在有效的双联抗血小板及抗凝治疗情况下,不推荐 STEMI 患者造影前常规应用 GPⅡb/Ⅲa 受体拮抗剂(Ⅱb,B)。高危患者或造影提示血栓负荷重、未给予适当负荷量 P2Y12 受体抑制剂的患者可静脉使用替罗非班或依替巴肽(Ⅱa,B)。直接 PCI 时,冠状动脉脉内注射替罗非班有助于减少无复流、改善心肌微循环灌注(Ⅱb,B)。

(二) 抗凝治疗

1. 直接 PCI 患者　静脉推注普通肝素(70~100U/kg),维持活化凝血时间(ACT)250~300 秒。联合使用 GPⅡb/Ⅲa 受体拮抗剂时,静脉推注普通肝素(50~70U/kg),维持 ACT200~250 秒(Ⅰ,B)。或者静脉推注比伐卢定 0.75mg/kg,继而 1.75mg/(kg·h)静脉滴注(合用或不合用替罗非班)(Ⅱa,A),并维持至 PCI 后 3~4 小时,以减低急性支架血栓形成的风险。出血风险高的 STEMI 患者,单独使用比伐卢定优于联合使用普通肝素和 GPⅡb/Ⅲa 受体拮抗剂(Ⅱa,B)。使用肝素期间应监测血小板计数,及时发现肝素诱导的血小板减少症。磺达肝癸钠有增加导管内血栓形成的风险,不宜单独用作 PCI 时的抗凝选择(Ⅲ,C)。

2. 静脉溶栓患者应至少接受 48 小时抗凝治疗(最多 8 天或至血运重建)(Ⅰ,A)。建议:①静脉推注普通肝素 4000U,继以 1000U/h 滴注,维持 APTT1.5~2.0 倍(约 50~70 秒)

（Ⅰ,C)；②根据年龄、体质量、肌酐清除率(CrCl)给予依诺肝素。年龄<75 岁的患者，静脉推注 30mg，继以每 12 小时皮下注射 1mg/kg(前 2 次最大剂量 100mg)(Ⅰ,A)；年龄≥75 岁的患者仅需每 12 小时皮下注射 0.75mg/kg(前 2 次最大剂量 75mg)。如 CrCl<30ml/min，则不论年龄，每 24 小时皮下注射 1mg/kg。③静脉推注磺达肝癸钠 2.5mg，之后每天皮下注射 2.5mg(Ⅰ,B)。如果 CrCl<30ml/min，则不用磺达肝癸钠。

3. 溶栓后 PCI 患者可继续静脉应用普通肝素，根据 ACT 结果及是否使用 GP Ⅱb/Ⅲa 受体拮抗剂调整剂量(Ⅰ,C)。对已使用适当剂量依诺肝素而需 PCI 的患者，若最后一次皮下注射在 8 小时之内，PCI 前可不追加剂量，若最后一次皮下注射在 8~12 小时之间，则应静脉注射依诺肝素 0.3mg/kg(Ⅰ,B)。

4. 发病 12 小时内未行再灌注治疗或发病>12 小时的患者须尽快给予抗凝治疗，磺达肝癸钠有利于降低死亡和再梗死，而不增加出血并发症(Ⅰ,B)。

5. 预防血栓栓塞　CHA2DS2-VASc 评分≥2 的房颤患者、心脏机械瓣膜置换术后或静脉血栓栓塞患者应给予华法林治疗，但须注意出血(Ⅰ,C)。合并无症状左心室附壁血栓患者应用华法林抗凝治疗是合理的(Ⅱa,C)。DES 后接受双联抗血小板治疗的患者如加用华法林时应控制 INR 在 2.0~2.5(Ⅱb,C)。出血风险大的患者可应用华法林加氯吡格雷治疗(Ⅱa,B)。

七、其他药物治疗

（一）抗心肌缺血

1. β 受体阻滞剂有利于缩小心肌梗死面积，减少复发性心肌缺血、再梗死、心室颤动及其他恶性心律失常，对降低急性期病死率有肯定的疗效。无禁忌证的 STEMI 患者应在发病后 24 小时内常规口服 β 受体阻滞剂(Ⅰ,B)。建议口服美托洛尔，从低剂量开始，逐渐加量。若患者耐受良好，2~3 天后换用相应剂量的长效控释制剂。

以下情况时需暂缓或减量使用 β 受体阻滞剂：①心力衰竭或低心排血量；②心源性休克高危患者(年龄>70 岁、收缩压<120mmHg、窦性心率>110 次/分)；③其他相对禁忌证：P-R 间期>0.24 秒、二度或三度 AVB、活动性哮喘或反应性气道疾病。发病早期有 β 受体阻滞剂使用禁忌证的 STEMI 患者，应在 24 小时后重新评价并尽早使用(Ⅰ,C)；STEMI 合并持续性房颤、心房扑动并出现心绞痛，但血流动力学稳定时，可使用 β 受体阻滞剂(Ⅰ,C)；STEMI 合并顽固性多形性室性心动过速(室速)，同时伴交感兴奋电风暴表现者可选择静脉 β 受体阻滞剂治疗(Ⅰ,B)。

2. 硝酸酯类静脉滴注硝酸酯类药物用于缓解缺血性胸痛、控制高血压或减轻肺水肿(Ⅰ,B)。如患者收缩压<90mmHg 或较基础血压降低>30%、严重心动过缓(<50 次/分)或心动过速(>100 次/分)、拟诊右心室梗死的 STEMI 患者不应使用硝酸酯类药物(Ⅲ,C)。静脉滴注硝酸甘油应从低剂量(5~10μg/min)开始，酌情逐渐增加剂量(每 5~10 分钟增加 5~10μg)，直至症状控制、收缩压降低 10mmHg(血压正常者)或 30mmHg(高血压患者)的有效治疗剂量。在静脉滴注硝酸甘油过程中应密切监测血压(尤其大剂量应用时)，如出现心率明显加快或收缩压≤90mmHg，应降低剂量或暂停使用。静脉滴注二硝基异山梨酯的剂量范围为 2~7mg/h，初始剂量为 30μg/min，如滴注 30 分钟以上无不良反应则可逐渐加量。静脉用药后可过渡到口服药物维持。

使用硝酸酯类药物时可能出现头痛、反射性心动过速和低血压等不良反应。如硝酸酯类药物造成血压下降而限制 β 受体阻滞剂的应用时,则不应使用硝酸酯类药物。此外,硝酸酯类药物会引起青光眼患者眼压升高;24 小时内曾应用磷酸二酯酶抑制剂(治疗勃起功能障碍)的患者易发生低血压,应避免使用。

3. 钙拮抗剂不推荐 STEMI 患者使用短效二氢吡啶类钙拮抗剂;对无左心室收缩功能不全或 AVB 的患者,为缓解心肌缺血、控制房颤或心房扑动的快速心室率,如果 β 受体阻滞剂无效或禁忌使用(如支气管哮喘),则可应用非二氢吡啶类钙拮抗剂(Ⅱa,C)。STEMI 后合并难以控制的心绞痛时,在使用 β 受体阻滞剂的基础上可应用地尔硫䓬(Ⅱa,C)。STEMI 合并难以控制的高血压患者,可在血管紧张素转换酶抑制剂(ACEI)或血管紧张素受体阻滞剂(ARB)和 β 受体阻滞剂的基础上应用长效二氢吡啶类钙拮抗剂(Ⅱb,C)。

(二) 其他治疗

1. ACEI 和 ARBACEI 主要通过影响心肌重构、减轻心室过度扩张而减少慢性心力衰竭的发生,降低死亡率。所有无禁忌证的 STEMI 患者均应给予 ACEI 长期治疗(Ⅰ,A)。早期使用 ACEI 能降低死亡率,高危患者临床获益明显,前壁心肌梗死伴有左心室功能不全的患者获益最大。在无禁忌证的情况下,即可早期开始使用 ACEI,但剂量和时限应视病情而定。应从低剂量开始,逐渐加量。不能耐受 ACEI 者用 ARB 替代(Ⅰ,B)。不推荐常规联合应用 ACEI 和 ARB;可耐受 ACEI 的患者,不推荐常规用 ARB 替代 ACEI。ACEI 的禁忌证包括:STEMI 急性期收缩压<90mmHg、严重肾衰竭(血肌酐>265μmol/L)、双侧肾动脉狭窄、移植肾或孤立肾伴肾功能不全、对 ACEI 过敏或导致严重咳嗽者、妊娠及哺乳期妇女等。

2. 醛固酮受体拮抗剂通常在 ACEI 治疗的基础上使用。对 STEM 后 LVEF≤0. 40、有心功能不全或糖尿病,无明显肾功能不全[血肌酐男性≤221μmol/L(2. 5mg/dl),女性≤177μmol/L(2. 0mg/dl)、血钾≤5. 0mmol/L]的患者,应给予醛固酮受体拮抗剂(Ⅰ,A)。

3. 他汀类药物除调脂作用外,他汀类药物还具有抗炎、改善内皮功能、抑制血小板聚集的多效性,因此,所有无禁忌证的 STEMI 患者入院后应尽早开始他汀类药物治疗,且无需考虑胆固醇水平(Ⅰ,A)。

八、右心室梗死

右心室梗死大多与下壁心肌梗死同时发生,也可单独出现。右胸前导联(尤为 V4R)ST 段抬高≥0. 1mV 高度提示右心室梗死,所有下壁 STEMI 的患者均应记录右胸前导联心电图。超声心动图检查可能有助于诊断。右心室梗死易出现低血压,但很少伴发心源性休克。预防和治疗原则是维持有效的右心室前负荷,避免使用利尿剂和血管扩张剂。若补液 500~1000ml 后血压仍不回升,应静脉滴注血管活性药(例如多巴酚丁胺或多巴胺)。合并房颤及 AVB 时应尽早治疗,维持窦性心律和房室同步十分重要。右心室梗死患者应尽早施行再灌注治疗。

九、并发症及处理

(一) 心力衰竭

急性 STEMI 并发心力衰竭患者临床上常表现呼吸困难(严重时可端坐呼吸,咯粉红色泡沫痰)、窦性心动过速、肺底部或全肺野啰音及末梢灌注不良。应给予吸氧、连续监测氧饱和度及定时血气测定、心电监护。X 线胸片可估价肺淤血情况。超声心动图除有助于诊断外,还可了解心肌损害的范围和可能存在的机械并发症(如二尖瓣反流或室间隔穿孔)(Ⅰ,C)。

轻度心力衰竭（KillipⅡ级）时，利尿剂治疗常有迅速反应（Ⅰ，C）。如呋塞米 20~40mg 缓慢静脉注射，必要时 1~4 小时重复 1 次。合并肾衰竭或长期应用利尿剂者可能需加大剂量。无低血压患者可静脉应用硝酸酯类药物（Ⅰ，C）。无低血压、低血容量或明显肾衰竭的患者应在 24 小时内开始应用 ACEI（Ⅰ，A），不能耐受时可改用 ARB（Ⅰ，B）。

严重心力衰竭（Killip Ⅲ级）或急性肺水肿患者应尽早使用机械辅助通气（Ⅰ，C）。适量应用利尿剂（Ⅰ，C）。无低血压者应给予静脉滴注硝酸酯类。急性肺水肿合并高血压者适宜硝普钠静脉滴注，常从小剂量（10μg/min）开始，并根据血压逐渐增加至合适剂量。当血压明显降低时，可静脉滴注多巴胺[5~15μg/（kg・min）]（Ⅱb，C）和（或）多巴酚丁胺（Ⅱa，B）。如存在肾灌注不良时，可使用小剂量多巴胺[<3μg/（kg・min）]。STEMI 合并严重心力衰竭或急性肺水肿患者应考虑早期血运重建治疗（Ⅰ，C）。

STEMI 发病 24 小时内不主张使用洋地黄制剂，以免增加室性心律失常危险。合并快速房颤时可选用胺碘酮治疗。

（二）心源性休克

通常由于大面积心肌坏死或合并严重机械性并发症（例如室间隔穿孔、游离壁破裂、乳头肌断裂）所致。心源性休克临床表现为低灌注状态，包括四肢湿冷、尿量减少和（或）精神状态改变；严重持续低血压（收缩压<90mmHg 或平均动脉压较基础值下降≥30mmHg）伴左心室充盈压增高（肺毛细血管嵌入压>18~20mmHg，右心室舒张末期压>10mmHg），心脏指数明显降低[无循环支持时<1.8L/（min・m^2），辅助循环支持时<2.0~2.2L/（min・m^2）]。须排除其他原因引起的低血压。心源性休克可为 STEMI 的首发表现，也可发生在急性期的任何时段。心源性休克的近期预后与患者血流动力学异常的程度直接相关。需注意除外其他原因导致的低血压，如低血容量、药物导致的低血压、心律失常、心脏压塞、机械并发症或右心室梗死。

除 STEMI 一般处理措施外，静脉滴注正性肌力药物有助于稳定患者的血流动力学。多巴胺<3μg/（kg・min）可增加肾血流量。严重低血压时静脉滴注多巴胺的剂量为 5~15μg/（kg・min），必要时可同时静脉滴注多巴酚丁胺[3~10μg/（kg・min）]。大剂量多巴胺无效时也可静脉滴注去甲肾上腺素 2~8μg/min。

急诊血运重建治疗（包括直接 PCI 或急诊 CABG）可改善 STEMI 合并心源性休克患者的远期预后（Ⅰ，B），直接 PCI 时可行多支血管介入干预。STEMI 合并机械性并发症时，CABG 和相应心脏手术可降低死亡率。不适宜血运重建治疗的患者可给予静脉溶栓治疗（Ⅰ，B），但静脉溶栓治疗的血管开通率低，住院期病死率高。血运重建治疗术前置入 IABP 有助于稳定血流动力学状态，但对远期死亡率的作用尚有争论（Ⅱb，B）。经皮左心室辅助装置可部分或完全替代心脏的泵血功能，有效地减轻左心室负担，保证全身组织、器官的血液供应，但其治疗的有效性、安全性以及是否可以普遍推广等相关研究证据仍较少。

（三）机械性并发症

1. 左心室游离壁破裂　左心室游离壁破裂占心肌梗死住院死亡率的 15%，患者表现为循环“崩溃”伴电机械分离，且常在数分钟内死亡。亚急性左心室游离壁破裂（即血栓或粘连封闭破裂口）患者常发生突然血流动力学恶化伴一过性或持续性低血压，同时存在典型的心脏压塞体征，超声心动图检查发现心包积液（出血），宜立即手术治疗。

2. 室间隔穿孔表现为临床情况突然恶化，并出现胸前区粗糙的收缩期杂音。彩色多普勒超声心动图检查可定位室间隔缺损和评估左向右分流的严重程度。如无心源性休克，血管扩张剂(例如静脉滴注硝酸甘油)联合 IABP 辅助循环有助于改善症状。外科手术为对 STEMI 合并室间隔穿孔伴心源性休克患者提供生存的机会。对某些选择性患者也可行经皮导管室间隔缺损封堵术。

3. 乳头肌功能不全或断裂常导致急性二尖瓣反流,表现为突然血流动力学恶化,二尖瓣区新出现收缩期杂音或原有杂音加重(左心房压急剧增高也可使杂音较轻);X 线胸片示肺淤血或肺水肿;彩色多普勒超声心动图可诊断和定量二尖瓣反流。肺动脉导管表现肺毛细血管嵌入压曲线巨大 V 波。宜在血管扩张剂(例如静脉滴注硝酸甘油)联合 IABP 辅助循环下尽早外科手术治疗。

(四) 心律失常

1. 室性心律失常 STEMI 急性期持续性和(或)伴血流动力学不稳定的室性心律失常需要及时处理。心室颤动(室颤)或持续多形性室速应立即行非同步直流电除颤。单形性室速伴血流动力学不稳定或药物疗效不满意时,也应尽早采用同步直流电复律。室颤增加 STEMI 患者院内病死率,但与远期病死率无关。有效的再灌注治疗、早期应用 β 受体阻滞剂、纠正电解质紊乱,可降低 STEMI 患者 48 小时内室颤发生率。除非是尖端扭转型室性心动过速,镁剂治疗并不能终止室速,也并不降低死亡率,因此不建议在 STEMI 患者中常规补充镁剂。对于室速经电复律后仍反复发作的患者建议静脉应用胺碘酮联合 β 受体阻滞剂治疗。室性心律失常处理成功后不需长期应用抗心律失常药物,但长期口服 β 受体阻滞剂将提高 STEMI 患者远期生存率。对无症状的室性期前收缩、非持续性室速(持续时间<30 秒)和加速性室性自主心律不需要预防性使用抗心律失常药物。

2. 房颤 STEMI 时房颤发生率为 10%~20%,可诱发或加重心力衰竭,应尽快控制心室率或恢复窦性心律。但禁用ⅠC 类抗心律失常药物转复房颤。房颤的转复和心室率控制过程中应充分重视抗凝治疗。

3. AVBSTEMI 患者 AVB 发生率约为 7%,持续束支阻滞发生率为 5.3%。下壁心肌梗死引起的 AVB 通常为一过性,其逸搏位点较高,呈现窄 QRS 波逸搏心律,心室率的频率往往>40 次/分。前壁心肌梗死引起 AVB 通常与广泛心肌坏死有关,其逸搏位点较低,心电图上呈现较宽的 QRS 波群,逸搏频率低且不稳定。STEMI 急性期发生影响血流动力学的 AVB 时应立即行临时起搏术。STEMI 急性期后,永久性起搏器置入指征为:发生希氏-浦肯野纤维系统交替束支传导阻滞的持续二度 AVB,或希氏-浦肯野纤维系统内或之下发生的三度 AVB(Ⅰ,B);一过性房室结下二度或三度 AVB 患者,合并相关的束支阻滞,如果阻滞部位不明确,应行电生理检查(Ⅰ,B);持续性、症状性二度或三度 AVB 患者(Ⅰ,C);没有症状的房室结水平的持续二度或三度 AVB 患者(Ⅱb,B)。下列情况不推荐起搏器治疗(Ⅲ,B):无室内传导异常的一过性 AVB;仅左前分支阻滞的一过性 AVB;无 AVB 的新发束支传导阻滞或分支传导阻滞;合并束支传导阻滞或分支传导阻滞的无症状持续一度 AVB。

十、出院前评估

冠状动脉病变严重性、左心室功能、心肌缺血、心肌存活性和心律失常,对 STEMI 患者发生再梗死、心力衰竭或死亡风险具有重要的预测价值。

建议急性期未行冠状动脉造影的 STEMI 患者在出院前行冠状动脉造影,以确定是否需进行冠状动脉血运重建治疗。

超声心动图检查有助于检测心肌梗死范围、附壁血栓、左心室功能和机械并发症,建议作为 STEMI 患者的常规检查（Ⅰ，B）。

心肌存活性测定对 STEMI 后持续存在左心室功能异常患者的治疗策略选择和预后评估至关重要。心肌缺血的评价方法包括运动心电图（踏车或平板运动试验）、药物或运动负荷放射性核素心肌灌注显像和（或）超声心动图检查等。正电子发射断层显像对检测心肌存活具有很高的敏感性和特异性；延迟增强磁共振显像技术对于检测心肌纤维化具有很高的准确性，但这些技术价格昂贵且费时，建议根据患者的临床情况选择性使用。如患者有明显的心肌缺血则应行冠状动脉造影。

动态心电图监测和心脏电生理检查是评价心律失常较为可靠的方法。对心肌梗死后显著左心室功能不全伴宽 QRS 波心动过速诊断不明或反复发作的非持续性室速患者、急性心肌梗死 24～48 小时后出现的室颤、急性期发生严重血流动力学不稳定的持续性室速患者，建议行电生理检查，如能诱发出单形性室速则有明确的预后意义。LVEF<0.40、非持续性室速、有症状的心力衰竭、电生理检查可诱发的持续性单形性室速是 STEMI 患者发生心脏性猝死的危险因素。T 波交替、心率变异性、QT 离散度、压力反射敏感性、信号叠加心电图等可用于评价 STEMI 后的心律失常，但预测心脏性猝死危险的价值有待证实。

十一、二级预防与康复

STEMI 患者出院前，应根据具体情况制定详细、清晰的出院后随访计划，包括药物治疗的依从性和剂量调整、定期随访、饮食干预、心脏康复锻炼、精神护理、戒烟计划，以及对心律失常和心力衰竭的评估等。出院后应积极控制心血管危险因素，进行科学合理的二级预防和以运动为主的心脏康复治疗，以改善患者的生活质量和远期预后。

（一）二级预防

1. 非药物干预 STEMI 患者应永久戒烟。合理膳食，控制总热量和减少饱和脂肪酸、反式脂肪酸以及胆固醇摄入（<200mg/d）。对超重和肥胖的 STEMI 患者，建议通过控制饮食与增加运动降低体质量，在 6～12 个月内使体质量降低 5%～10%，并逐渐将体质指数控制于 25kg/m^2 以下。注意识别患者的精神心理问题并给予相应治疗。

值得注意的是，血运重建并不能预防心肌梗死合并严重左心室功能不全患者心脏事件的发生。建议在 STEMI 后 40 天（非完全血运重建）或必要时 90 天（血运重建）后再次评估心脏功能和猝死风险。植入式心脏除颤器（ICD）可以显著降低此类患者心脏性猝死的发生率及总死亡率。STEMI 心脏性猝死的一级预防中，植入 ICD 者的适应证为 STEMI 40 天后经最佳药物治疗仍存在心力衰竭症状和预期寿命 1 年以上者，或者 STEMI 40 天后虽经最佳药物治疗仍存在轻度心力衰竭症状（NYHA 心功能Ⅰ级）且 LVEF≤0.30 和预期寿命 1 年以上者。ICD 二级预防适应证为有明确的左心室功能不全、存在血流动力学不稳定的持续性室速或非急性期内发生室颤存活的患者，置入 ICD 可显著获益。

2. 药物治疗 若无禁忌证，所有 STEMI 患者出院后均应长期服用阿司匹林、ACEI 和 β 受体阻滞剂。阿司匹林 75～100mg/d，有禁忌证者可改用氯吡格雷（75mg/d）代替。接受 PCI 治疗的 STEMI 患者术后应给予至少 1 年的双联抗血小板治疗。β 受体阻滞剂和 ACEI 可改善心肌梗死患者生存率，应结合患者的临床情况采用最大耐受剂量长期治疗（Ⅰ，B）。不能耐受 ACEI 的患者可改用 ARB 类药物。无明显肾功能损害和高钾血症的 STEMI 患者，经有效剂量的 ACEI 与 β 受体阻滞剂治疗后其 LVEF 仍<0.40 者，可应用醛固酮拮抗剂治疗，但须密切观察相关不良反应（特别是高钾血症）。

STEMI 患者出院后应进行有效的血压管理，应控制血压<140/90mmHg（收缩压不低于110mmHg）。坚持使用他汀类药物，使低密度脂蛋白胆固醇（LDL-C）<2.07mmol/L（80mg/dl），且达标后不应停药或盲目减小剂量。对较大剂量他汀类药物治疗后 LDL-C 仍不能达标者可联合应用胆固醇吸收抑制剂。

STEMI 患者病情稳定后均应进行空腹血糖检测，必要时做口服葡萄糖耐量试验。合并糖尿病的 STEMI 患者应在积极控制饮食和改善生活方式的同时给予降糖药物治疗。若患者一般健康状况较好、糖尿病病史较短、年龄较轻，可将糖化血红蛋白（HbA1c）控制在 7%以下。过于严格的血糖控制可能增加低血糖发生率并影响患者预后，相对宽松的 HbA1c 目标值（如<8.0%）更适合于有严重低血糖史、预期寿命较短、有显著微血管或大血管并发症，或有严重合并症、糖尿病病程长、口服降糖药或胰岛素治疗后血糖难以控制的患者。合并糖尿病的 STEMI 患者应强化其他危险因素的控制。

（二）康复治疗

以体力活动为基础的心脏康复可降低 STEMI 患者的全因死亡率和再梗死，有助于更好地控制危险因素、提高运动耐量和生活质量。STEMI 后早期行心肺运动试验具有良好的安全性与临床价值，如病情允许，建议患者出院前进行运动负荷试验，客观评估患者运动能力，为指导日常生活或制定运动康复计划提供依据。建议病情稳定的患者出院后每日进行 30~60 分钟中等强度有氧运动（如快步行走等），每周至少 5 天。阻力训练应在心肌梗死后至少 5 周，并在连续 4 周有医学监护的有氧训练后进行。体力运动应循序渐进，避免诱发心绞痛和心力衰竭。

第四章

主动脉夹层

主动脉夹层又称主动脉夹层动脉瘤(aortic dissection,AD),是指在多种或一种因素作用下,主动脉内膜完整性遭到破坏,主动脉腔内的血液经过破裂的内膜破口进入主动脉壁中膜,并沿主动脉长轴撕裂,导致内膜片形成并将主动脉分割成真、假双腔样结构。属心血管疾病中的危重急症,发病急、进展快、病死率高,病情复杂、多样,易被误诊和漏诊。

目前临床常用 De Bakey 分型对 AD 进行分型:De Bakey Ⅰ型:内膜破口位于升主动脉,范围累及胸主动脉各部甚至腹主动脉,此型最为常见;De Bakey Ⅱ型:内膜破口位于升主动脉,扩展范围局限于升主动脉或主动脉弓;De Bakey Ⅲ型:内膜破口位于降主动脉,扩展范围累及降主动脉或和腹主动脉。Ⅰ、Ⅱ型又称近端型,Ⅲ型又称远端型。Daily 和 Miller 分类法,将 AD 分成两型,即 Stanford A 型:所有累及升主动脉的夹层(包括 DebakeyⅠ型和Ⅱ型);Stanford B 型:局限于降主动脉的夹层。急性主动脉夹层一般指发病两周之内,而治疗前发病已超出两周者属慢性。亦有将 AD 归入急性主动脉综合征(acute aortic syndrome,AAS)。

主动脉夹层的常见严重并发症包括:夹层破裂、心包积液和(或)填塞、急性心肌梗死、腹腔脏器缺血坏死,其他还有胸腔积液,假性动脉瘤形成等。

本病男多于女,发病高峰年龄在 40~70 岁。

【病因和发病机制】

病因尚不明,常见相关因素有下列几项:

(一) 高血压

高血压病史与 AD 发生关系密切,机制有:①血流动力学的改变,引起血管内膜胶原纤维及弹性纤维增生,管壁僵硬度及应力相应增加,最终导致内膜撕裂而诱发 AD;②组织学方面,当血压增加时,血管平滑肌细胞在斑联蛋白的作用下,通过增生、肥大等自身重建来适应血压增高这一变化;③分子学方面,在多种外界因素作用下,主动脉细胞外基质的结构、功能发生改变,导致 AD 的形成。

(二) 主动脉粥样硬化

动脉粥样硬化是常见的动脉硬化的血管病。其病变特点是脂质和复合糖类在动脉内膜中积累导致的内膜纤维性加厚,深部成分坏死、崩解而产生粥样物,进而导致动脉壁硬化。久而久之,动脉管壁顺应性下降,能承受的最大应力下降,导致发生 AD 的概率上升。

(三) 遗传因素

马方综合征(MFS)是一种遗传性结缔组织疾病,为常染色体显性遗传疾病,是 AD 发病危险因素之一。

Loeys-Dietz 综合征(LDS)是一种遗传性结缔组织疾病,为常染色体显性遗传。此症涉及全身多个系统，主要累及血管、骨骼、颅脑以及皮肤，最典型心血管系统的异常表现包括主动脉迂曲、主动脉瘤、主动脉夹层（AD）。

Ehlers-Danlos 综合征（EDS）表现为先天性结缔组织发育不全。国际注册共有 11 种 EDS 类型，其中Ⅳ型是一种罕见的常染色体显性遗传疾病，通常有皮肤及血管脆弱，皮肤弹性过强，关节活动过大三大主征。约 40% 在 40 岁之前出现不同动脉的夹层形成及破裂。

Turners 综合征（TS）是一种伴 X 染色体异常的遗传性疾病，临床表现为身矮、生殖器与第二性征不发育和一组躯体的发育异常，近年来其与 AD 的关系逐渐被人们所认识。

遗传性胸主动脉瘤和夹层综合征（TAAD）患者中约有 1/5 有阳性主动脉瘤家族史，TAAD 患者即使没有任何临床症状，病理学检查也可发现其主动脉中层大部区域变性、平滑肌细胞显著减少。

（四）天性心血管畸形

主动脉缩窄（coarctation of the aorta，CoA）是比较常见的先天性血管畸形，多见于男性。在患者中可发生局限性狭窄，缩窄部位绝大多数位于主动脉弓左锁骨下动脉开口的远端，部分病人可合并其他血管畸形，严重时主动脉缩窄还可使主动脉腔完全阻塞。目前其病因尚不明确，有人认为与来源于胎儿血流方式异常有关，也有认为与动脉导管闭合时的收缩和纤维化影响主动脉有关。其引起 AD 的机制被认为可能与 CoA 造成的主动脉近端高血压，导致主动脉壁压力增高引起内膜撕裂有关。然而，病理学研究亦发现缩窄近端的主动脉中层也同样存在着退行性病变。

二叶式主动脉瓣（bicuspid aortic valve，BAV）在先天性主动脉瓣狭窄畸形中最为常见，约占 50%~60%。患者除了常合并主动脉狭窄或主动脉瓣关闭不全以外，还易并发感染性心内膜炎。

右位主动脉弓（right aortic arch，RAA）和迷走右锁骨下动脉（aberrant right subclavian artery，ARSA）比较少见。大多数 RAA 和 ARSA 患者无临床症状，偶有气管、食管受压，表现呼吸困难、吞咽困难。通过影像学检查，可以明确气管、食管受压的程度。AD 患者伴有 RAA 和 ARSA 的发病率分别为 3‰和 5‰。病理学检查可发现，RAA 和 ARSA 患者的主动脉组织结构比较脆弱，中层弹性纤维减少，并有退行性改变；这些结构性病变是诱发 AD 形成的主要原因。

（五）炎症性血管疾病

多发性大动脉炎（Takayasu arteritis，TA）是指主动脉及其分支的慢性、进行性、且常为闭塞性的炎症，亦称为缩窄性大动脉炎。本病多发于年轻女性，病因迄今未明。TA 为多发性节段性分布的非特异性全层动脉炎，好发于主动脉弓及其分支、降主动脉、腹主动脉以及肾动脉等。早期病理表现为大动脉壁肉芽肿性炎，随着病情进展，晚期出血内、外膜广泛性纤维增厚，内膜不断向腔内增生，引起动脉狭窄、闭塞。少部分病例可最终导致动脉瘤和 AD 形成，这被认为是与动脉壁弹性纤维和平滑肌破坏，中层组织坏死相关。

巨细胞动脉炎（giant cell arteritis，GCA）是一种系统性血管炎，主要累及 50 岁以上患者颈动脉的颅外分支。GCA 病因目前尚不明确，目前认为可能与高龄、地域、种族和遗传等因素有关。病理学观察表明，患者主动脉内膜弹力减退，大量免疫球蛋白沉积于颞动脉壁层；受累动脉病变呈节段性跳跃分布，病灶呈斑片状增生性肉芽肿。

Behcet 病是一种全身性免疫系统疾病，病变可以累及多个系统，主要临床表现除了口腔和生殖器反复溃疡以外，还有眼部、皮肤、关节病变等，小部分患者表现为血管受累。Behcet

病血管炎性病程可以影响全身任何动脉和静脉血管，患者主动脉的组织病理学表现为中膜和外膜的血管滋养管周围可见淋巴细胞、组织细胞、嗜酸性粒细胞的浸润，中层的破坏引起主动脉瘤和AD形成。与女性相比，男性病情更为严重，常累及心血管并出现严重并发症，处理困难，死亡率极高。

单纯性梅毒性主动脉炎由梅毒螺旋体侵入人体心血管系统后引起，常因临床症状不明显而被忽略。其病理改变包括大量淋巴细胞、浆细胞在主动脉血管周围浸润，主动脉中层的正常组织纤维化，主动脉中、外膜滋养血管壁的显著增厚、狭窄。

（六）外伤

外伤也是引起AD的危险因素之一，主要包括车祸时急剧减速或扭转造成的损伤和摔伤、高空坠落、举重或做Valsalva动作造成的损伤等。其产生的原因是钝力作用下主动脉在发生扭曲，导致主动脉管壁应力增高，使内膜撕裂。撕裂内膜通常很局限，多在主动脉峡部，很少造成广泛的AD。由于内膜和中层环状脱垂造成动脉阻塞，因此除了会引起破裂以外，外伤还会引起假性狭窄。主动脉钝性损伤破裂位置有20%在升主动脉，但幸存者较少，通常死于心脏压塞。

（七）服用可卡因或其他兴奋剂

可卡因滥用史与AD发生有明显相关性，可卡因摄入后，血液中儿茶酚胺水平反应性增高，使血压在短时间内急剧升高且呈现大幅度波动，可以使管壁应力异常增加进而导致主动脉内膜撕裂形成AD。

（八）其他

1. 多囊性肾病　多囊性肾病有两种类型，一种是（婴儿型）多囊肾，临床较罕见，为常染色体隐性遗传；第二种是（成年型）多囊肾（ADPKD），常发病于青中年时期，为常染色体显性遗传。国外文献报道白种人AD患者多伴有成年型多囊肾，Kim等也发现单纯性肾囊肿与AD有关。

2. 妊娠　妊娠期间，孕妇机体会发生一系列内分泌激素的变化。雌激素升高，导致主动脉壁上弹性纤维和胶原蛋白的沉积减慢；孕激素升高，导致主动脉壁上非胶原蛋白的沉积加快，两者共同作用使血管壁顺应性下降，促进AD形成。同时，雌激素、孕激素和醛固酮等分泌增加引起水钠潴留，泌乳素、孕激素刺激红细胞生成而使红细胞量增加，总循环血量增多导致血管应力增加。因此，高血容量、高心输出量和不正常的激素环境增加了妊娠期夹层的发生率，最常见部位为近端主动脉。

3. 医源性损伤　医源性损伤导致主动脉夹层的可能原因包括：一是心脏手术患者本身存在先天性缺陷，如主动脉囊性中层坏死；二是手术操作本身可能对主动脉血管壁造成外来损伤。

4. 不良嗜好　长期大量吸烟可导致血管内皮细胞损伤，血液中高浓度的一氧化碳和碳氧血红蛋白，可以促进血管内皮细胞生长因子的释放，使中膜平滑肌细胞向内膜迁移增生致动脉硬化。吸烟亦可导致血压升高，使主动脉壁处于应力状态，进一步诱发内膜撕裂导致AD发生。

长期大量饮酒可导致动脉硬化和内膜损伤，易导致AD形成。由此可见，吸烟和饮酒均是AD发病的独立危险因素。

5. 长期使用免疫抑制剂或糖皮质激素、感染等　长期使用糖皮质激素或免疫抑制剂，菌血症或邻近的感染灶延伸引起主动脉壁的感染等，都可能引发AD。

【诊断要点】

（一）疼痛

突发剧烈疼痛是发病开始最常见的症状，并具有以下特点：

1. 疼痛强度比其部位更具有特征性　疼痛从一开始即极为剧烈，难以忍受；疼痛性质呈搏动样、撕裂样、刀割样，并常伴有血管迷走神经兴奋表现，如大汗淋漓、恶心、呕吐和晕厥等。

2. 疼痛开始部位有助于提示分离起始部位　前胸部剧烈疼痛，多发生于近端夹层，而肩胛间区最剧烈的疼痛更多见于起始远端的夹层；颈部、咽部、额或牙齿疼痛常提示夹层累及升主动脉或主动脉弓部。

3. 疼痛部位呈游走性提示主动脉夹层的范围在扩大　疼痛可由起始处移向其他部位，往往是沿着分离的路径和方向走行，引起头颈、腹部、腰部或下肢疼痛，并因夹层血肿范围的扩大而引起主动脉各分支的邻近器官的功能障碍。

4. 疼痛常为持续性　有的患者疼痛自发生后一直持续到死亡，止痛剂如吗啡等难以缓解；有的因夹层远端内膜破裂使夹层血肿中的血液重新回到主动脉管腔内而使疼痛消失；若疼痛消失后又反复出现，应警惕主动脉夹层又继续扩展并有向外破裂的危险；少数无疼痛的患者多因发病早期出现晕厥或昏迷而掩盖了疼痛症状。

（二）低血压或高血压

患者中70%~90%有高血压。在AD的发生过程中，亦常出现低血压甚至休克，多见于A型AD，常是夹层分离导致心脏压塞、胸膜腔或腹膜腔破裂的结果，而当夹层累及头臂血管使肢体动脉损害或闭塞时，则不能准确测定血压而出现假性低血压。

有血压与休克症状不平行，此时血压正常甚至高血压，即多见于B型AD，这是由于AD的发生中合并交感神经的过度兴奋导致血压处于较高水平；也有时系肾动脉受累导致血压难以控制。

（三）神经系统症状

主动脉夹层可沿着无名动脉或颈动脉向上扩展，使管腔狭窄或突然阻塞，导致颈动脉搏动消失，致使头昏、神志模糊、定向力丧失、嗜睡甚至昏迷。如通过椎动脉到基底动脉环的侧支循环不充分，则发生对侧偏瘫、同侧失明等。夹层动脉瘤压迫喉返神经可出现声音嘶哑。压迫交感神经节可引起Horner综合征。病变影响肋间动脉或腰动脉，发生阻塞即引起截瘫。夹层动脉瘤扩展到两侧髂动脉，即引起下肢动脉搏动消失，影响周围神经的供血，引起周围神经坏死。

（四）心血管系统

可出现急性主动脉瓣关闭不全的舒张期杂音，常呈音乐样，沿胸骨左缘更清晰，可随血压高低而呈强弱变化，此体征对主动脉夹层具有诊断意义。动脉搏动消失或两侧肢体强弱不等，两臂血压出现明显差别。主动脉走行部位可出现异常血管杂音或搏动性肿块。其他心血管受损表现：夹层累及冠状动脉时，可出现心绞痛或心肌梗死；血肿压迫上腔静脉，可出现上腔静脉综合征；夹层血肿破裂到心包腔时，可迅速引起心包积血，导致急性心脏压塞而死亡。

（五）其他

主动脉夹层破裂到胸腔引起胸腔积血，可出现呼吸困难和咳嗽、咯血等。

病变在腹主动脉及其大分支，影响腹部器官的供血，可出现类似急腹症的表现，疼痛的同时常伴有恶心、呕吐等类似急腹症的表现;夹层血肿压迫食管,则出现吞咽障碍,破入食管可引起大呕血;血肿压迫肠系膜上动脉,可致小肠缺血性坏死而发生便血。

累及肾动脉可出现腰部或脊肋角处疼痛或肾区能触及肿块,可引起腰痛及血尿。肾脏急性缺血,可引起急性肾衰竭或肾性高血压等。

慢性 AD 可出现长程中低热、夜汗、体重下降、胸腔积液、胸痛缺如或轻微,偶有动脉反复栓塞(假腔内血栓脱落所致)。

(六) 超声心动图

超声心动图的特点为操作简便、迅速、无创。其诊断 AD 的方法主要有两种,即经胸超声心动图(transthoracic echocardiography,TTE)、经食管超声心动图(transesophageal echocardiography,TEE)。TTE 可显示夹层部位、真假腔,并可发现随心动周期摆动的内膜片,但其图像显示受到多种因素的影响,如慢性阻塞性肺疾病、胸廓畸形、肥胖等;另外其对横断面、降主动脉显像不佳,所以其敏感度及特异度较低,因此也较少用于 AD 的临床诊断。TEE 用于诊断 AD 较 TTE 更为优越,因食管靠近主动脉根部,因此 TEE 可更清楚的显示真腔、假腔、内膜瓣,其敏感性及特异性较高,但 TEE 过分依赖操作者经验,因此应用也较为局限。但其缺点是操作复杂,对远端降主动脉瘤的敏感性低,仅为 40%左右。

血管内超声(intravascular ultrasound,IVUS)可以直接从主动脉腔内观察血管壁结构,尤其适用于腹主动脉远端血管,对疑诊为主动脉夹层且血管造影结果正常的患者,IVUS 可以弥补血管造影的不足。

(七) X 线检查

后前位及侧位胸片可观察到上纵隔影增宽、主动脉增宽延长、主动脉外形不规则,有局部隆起,在主动脉内膜可见钙化影,此时可准确测量主动脉壁的厚度,正常在 2~3mm,增到 1cm 时则提示本病的可能性,超过 1cm 即可肯定为本病。特别是发病前已有摄片条件相似的胸片与发病后情况相比较,或发病后有一系列胸片追踪观察主动脉宽度,则更具有意义。胸片虽然特异性、敏感性较低,但结合病史、体征仍有一定诊断价值,其确诊有赖于其他影像学诊断技术。

(八) 计算机 X 线断层扫描(computed tomography,CT)

系无创检查方法,高质量的增强 CT 或三维重建,能很快肯定或排除此病。CT 可显示病变的主动脉扩张,发现主动脉内膜钙化优于 X 线平片,如果钙化内膜向中央移位提示主动脉夹层,如果向外围移位提示单纯主动脉瘤。由于它的扫描垂直于主动脉纵轴,故比动脉造影更易检测撕裂的内膜垂直片。后者呈一极薄的低密度线,将主动脉夹层分为真、假两腔,假腔内的新鲜血栓在平扫时表现为密度增高影,这均是诊断主动脉夹层最特异性的征象之一。CT 对降主动脉夹层准确性高,但对主动脉弓升段夹层,由于动脉扭曲,可产生假阳性或假阴性;另外,它不能诊断主动脉瓣闭锁不全,也不能了解主动脉夹层的破口位置及主动脉分支血管情况。

(九) 磁共振显像(magnetic resonance imaging,MRI)

MRI 与 CT 效果类似,但与 CT 相比,它可横轴位、矢状位、冠状位及左前斜位等多方位、多参数成像,且不需使用造影剂即可全面观察病变类型和范围及解剖形态变化,其诊断价值优于多普勒超声和 CT,诊断主动脉夹层的特异性和敏感性均达 90%以上,尤其是当主动脉夹层呈螺旋状撕裂达腹主动脉时,仍能直接显示主动脉夹层真假腔,更清楚地显示内膜撕裂的位置以及病变与主动脉分支的关系。其缺点是费用高,不能用于装有起搏器和带有节、钢针等金属物的病人,不能满意显示冠状动脉及主动脉瓣情况。

(十) 主动脉造影及数字减影血管造影(digital subtraction angiography,DSA)

1. 主动脉造影 对肯定诊断及了解主动脉夹层及分支累及范围和供血情况、明确内膜破口部位及并发主动脉瓣关闭不全等均有重要价值,但是这种检查方法较为复杂,特别是用于急性期极危重的患者时常有较大的危险。

2. 数字减影血管造影(DSA) 少创性的静脉注射 DSA,对 B 型主动脉夹层的诊断基本上可取代普通动脉造影。可正确发现主动脉夹层的位置与范围,主动脉血流动力学和主要分支的灌注情况,部分病人在 DSA 可清楚见到撕裂的内膜片,易于发现主动脉造影不能检测的钙化。但对 A 型或 Marfan 综合征升主动脉夹层,静脉 DSA 有其局限性,分辨力较差,常规动脉造影能发现的内膜撕裂等细微结构可能被漏诊。

(十一) 心电图

主动脉夹层本身无特异性心电图改变。既往有高血压者,可有左室肥大及劳损;冠状动脉受累时,可出现心肌缺血或心肌梗死心电图改变;心包积血时,可出现急性心包炎的心电图改变。

(十二) 实验室检查

可溶性弹性蛋白片段、D-二聚体以及平滑肌凝蛋白重链单克隆抗体等为其重要的血清学标记物。据报道,平滑肌凝蛋白重链单克隆抗体其诊断 AD 的敏感性可达 91%,特异性为 98%。更为重要的是,此方法可用于鉴别心肌梗死和 AD。

(十三) 基因诊断

基因诊断主要与主动脉夹层诱因密切相关,如 FBN1、TGFBR 等马方综合征致病基因,COL3A1 等 Ehlers-Danlos 综合征致病基因。

【鉴别诊断】

(一) 急性心肌梗死

胸痛多超过 30 分钟,呈压榨样,逐渐加重,多有典型心电图演变及心肌标记物变化,多有心绞痛史或冠心病病史。冠状动脉造影及主动脉造影检查可明确诊断。

(二) 非主动脉夹层引起的主动脉瓣关闭不全、心包炎、主动脉瘤

多有相应病史、杂音或心包摩擦音、心电图与 X 线改变等相应表现,但无主动脉夹层之剧烈胸痛,亦无夹层之相应影像改变。心脏超声及主动脉造影检查等可明确诊断。

(三) 大面积肺栓塞

剧烈胸痛、咳嗽、咯血、虚脱,两肺哮鸣音,胸部 X 线可见肺梗死阴影,$PaO_2<80mmHg$。心电图可呈急性肺源性心脏病改变。胸部 CT 或肺动脉造影可明确诊断。

(四) 急腹症

夹层动脉瘤侵及腹主动脉及其大分支时可产生各种急腹症的表现,有时误诊为肠系膜动脉栓塞、急性胰腺炎、急性胆囊炎及阑尾炎等。必要时行 MR 或主动脉造影以资鉴别。

【病情判断】

①剧烈胸痛后出现心包磨擦音、心包压塞、休克等表现,为主动脉夹层在升主动脉根部破入心包,可迅速致死;②剧烈胸痛后发生重度急性主动脉瓣关闭不全,可导致急性心功能衰竭致死;③右上肢脉搏在胸痛后突然减弱或消失,或头臂动脉受累致脑血管意外,肾动脉受累致肾功能不全,肠系膜动脉受累致血便均为严重合并症。

动脉夹层的发展与最初的动脉夹层直径有密切关系。如果动脉夹层≥5cm,增长速率高达0.79cm/年，未经治疗者约3%可立即死亡，21%可在发病24小时内死亡，2周内死亡者达60%，3个月内90%死亡。32%~47%的死亡是由于夹层破裂。但预后视病变部位、范围及程度而异。远端型、范围较小者预后较好。如能早期诊断，经正确的内科强化药物治疗或外科手术，可望达70%~80%的成功率。

【治疗】

治疗原则：①对症治疗，有效止痛，严密监护。②内科强化药物治疗，迅速降压，减低心肌收缩力。③外科手术治疗。

（一）一般治疗

1. 一般治疗　凡疑及或初诊主动脉夹层应立即收住院并监护血压、呼吸、心率、血流动力学及尿量，进行紧急救治。

2. 鼻管吸氧。

3. 镇静　地西泮10mg肌注或静注。

4. 有效止痛　可用吗啡3mg静注，或5~10mg皮下注射，或用哌替啶50mg肌注。

5. 禁用　本病忌用抗凝及溶栓治疗。

6. 通便。

7. 加强心理护理。

（二）内科强化药物治疗

急性主动脉夹层最初的内科治疗为：稳定血压，缓解疼痛，监测出入量。进一步采取的治疗应根据病变的部位及范围而定。另外两种情况也可考虑行内科治疗：①假腔中血液凝固；②急性期症状不明确或不典型。但如夹层再继续扩展，则应立即手术。

1. 迅速降低血压以减低血肿之进展，并止痛。应使收缩压快速降至100~110mmHg。可予硝普钠静滴（起始25~50μg/min），可直接松弛血管平滑肌，扩张周围血管，降压迅速有效。亦可给钙拮抗剂如硝苯地平、非洛地平，或血管紧张素转换酶抑制剂（ACEI）如卡托普利、贝那普利以降压。一般急性期给硝普钠，待病情稳定改用口服降压药。

2. 减低心肌收缩力减慢心率，降低心肌排血量。可予β受体阻滞剂，协同降压。急性期可予美托洛尔5mg缓慢静注，间隔5分钟后重复1~2次，使心率减慢。亦可予普萘洛尔口服10~40mg，每日2~4次，或阿替洛尔25mg，每日2次，或美托洛尔25~50mg，每日2次。

3. 纠正休克　如患者处于休克状态，血压明显低于正常，可静脉输全血或血浆或液体，可用升压药间羟胺、多巴胺等，同时应注意防止增加心肌应激性。

（三）AD腔内介入治疗

覆膜支架植入术治AD的原理是用覆膜支架封堵夹层内膜破口，压迫假腔，扩张真腔并阻断异常血流，且促使假腔内无血流通过，最终形成血栓。

介入治疗具有创伤小，术后恢复快，并发症发生率低等优点，尤其适用于高龄以及全身情况差无法耐受传统手术者，可有效改善AD患者的预后，主要适用于B型夹层。

凡是左锁骨下动脉以远的真性或假性动脉瘤，只要近端和远端有相对正常的动脉，可供人类血管覆盖支架固定都适宜该项技术。

（四）外科手术治疗

外科治疗的指征：

1. 急性近侧夹层分离即DeBakey Ⅰ、Ⅱ型或Stanford A型，因病变累及主动脉瓣、冠状动脉或主动脉弓各分支，出现严重心脑并发症，或因夹层动脉瘤破裂而死亡，其手术治疗的效果好于药物治疗,对这类患者应果断施行急诊手术。

2. Debakey Ⅲ型或 Stanford B 型 AD 多见于年龄较大合并高血压患者。多伴有严重动脉粥样硬化、周围血管疾病和其他器官功能不良,且内科治疗效果较好,而手术治疗其死亡率和术后并发症发生率很高,因此多主张对无并发症的 Debakey Ⅲ型 AD 进行非手术治疗,出现下列情况应手术治疗:①夹层导致重要器官缺血;②动脉破裂,或将要破裂,如形成梭状动脉瘤;③夹层逆行延展累及了升主动脉。

(五)联合治疗

主动脉夹层的治疗无论是外科手术还是介入方案均需要以内科辅助治疗为前提,需要积极控制患者围术期的血压、心率、疼痛等的影响因素,对于不同类型的主动脉夹层选用的方法各有不同,适应证及患者方面的因素也是影响治疗方案的重要因素,宜选择和确定个性化治疗方案。

对广泛累及胸、腹主动脉的 De Bakey Ⅰ型 AD 的治疗:此型夹层最为凶险,死亡率最高,常规术式为升主动脉置换+全弓分支血管吻合+象鼻手术,手术耗时、并发症多,现有的常规术式包括:David 术(保留主动脉瓣的主动脉根部替换术)+全弓置换+支架象鼻术、Bentall+全弓置换+支架象鼻术、Cabrol 术+全弓置换+支架象鼻术等。

【常见误区】

(一)诊断误区

认为 AD 是少见病,缺乏对 AD 的全面的认识。典型症状者易诊断,不典型或合并心肌梗死时及表现为消化系统等症状时应警惕 AD 的可能。任何可疑病例均应进一步检查明确诊断。

(二)治疗误区

忽视对 AD 的预防,对高危患者宜早期进行降压、调脂等。

发现 AD 即往大医院或专科医院转送,过分依赖专科治疗及先进的治疗手段,而忽视常规的内科保守治疗。

(刘 荣)

第五章

重症心肌炎

重症心肌炎(refractory myocarditis)通常是指因病毒感染引起的心肌炎症病变,可出现心功能不全、心脏扩大、严重心律失常、休克甚或猝死的一种严重情况。

【病因】

各种年龄组均可发病,尤其见于少年儿童。以肠道病毒(柯萨奇病毒 A、B,埃可病毒,脊髓灰质炎病毒等)为主,尤其柯萨奇病毒最为多见,好发于春秋季节,流感病毒亦可致病,多见于冬春寒冷季节。病毒感染后,病毒直接入侵心肌或通过免疫反应造成心肌损害,最终导致心肌坏死或组织损害。

【诊断要点】

(一) 病毒感染史

50%~80%的患者在发病前 1~3 周有发热、流涕、腹泻的前驱症状,随后急性期内各种症状(包括心脏受累的症状)逐渐出现。

(二) 一般症状

可有轻至中度的发热、头痛、咽痛、咳嗽、腹痛、腹泻以及全身不适等,还可以有胸痛、心悸、胸闷、气促、乏力等心脏症状。

(三) 心功能不全

可表现为气促、发绀、咳嗽、咳泡沫样血痰、两肺底细湿啰音,以及颈静脉充盈、肝脏增大等,以左心衰竭为主。

(四) 严重心律失常

可出现各种心律失常,持续心动过速和体温不成比例,甚至可以为心动过缓、传导阻滞。

(五) 心源性休克

可呈休克前状态或休克状态。

(六) 猝死

多因心室颤动而突发心搏骤停死亡。

(七) 实验室检查

可有血沉增快、白细胞计数增高,C 反应蛋白呈阳性。心肌损伤标志物可有不同程度升高,肌钙蛋白 T 和 I 明显增高者,有显著临床意义。免疫功能测定:如 NK 细胞活性下降,α 干扰素效价降低,γ 干扰素效价升高,E 花环和淋巴细胞转化率低。抗核抗体、抗心肌抗体和类风湿因子、抗病毒抗体阳性,补体 C3 和 CH50 降低等。另外,亦可进行病毒学检查及特异性 IgM 抗体测定等。

（八）心电图

可见严重的心律失常，包括各种期前收缩，室上性和室性心动过速、房颤和室颤、二度和三度房室传导阻滞，心肌明显受累时可见 T 波降低，ST 段改变，偶可见异常 Q 波。某些病例酷似心肌梗死心电图，此外，心室肥大，QT 间期延长、低电压等改变也可出现。心电图缺乏特异性，应动态观察。

（九）超声心动图

重者可有心房、心室扩大，以左心室扩大为主，或有心包积液、胸腔积液，心力衰竭者心脏收缩功能减退。若为局限性心肌炎，可表现为区域性室壁运动异常，此时应注意与缺血性心脏病鉴别。

（十）心脏磁共振

心脏磁共振检查是目前评价心脏结构和功能的无创性、无辐射的检查手段，结合钆对比剂延迟强化扫描能全面评价心脏的结构形态、心室舒张或收缩功能、心肌灌注和心肌的活性。美国心脏病学学院心血管介入杂志（*JACC*）于 2009 年发表了关于心脏磁共振在心肌炎的应用白皮书，提出了 3 条诊断标准：①在 T2 加权像上，局部或全心心肌信号强度增加提示心肌水肿；②T1 加权像（钆为造影剂）全心心肌早期增强显影；③钆增强扫描时，心肌呈延迟强化信号。

符合以上 3 条中 2 条或以上时诊断成立。

（十一）心内膜心肌组织活检

心内膜心肌组织活检受不同患者之间活检组织的高度差异性及部分组织不能监测到非细胞炎症过程的局限，故免疫组织化学法有助于心肌炎的诊断。

【诊断标准】

（一）临床诊断依据

①心功能不全、心源性休克或心脑综合征；②心脏扩大（X 线、超声心动图检查具有表现之一）；③心电图改变：以 R 波为主的 2 个或 2 个以上主要导联（Ⅰ、Ⅱ、AVF、V5）的 ST-T 改变持续 4 天以上伴有动态改变，窦房传导阻滞、房室传导阻滞，完全性右或左束支传导阻滞，多形、多源、成对或并行性期前收缩，低电压及异常 Q 波。④CK-MB 升高或心肌肌钙蛋白（cTNI 或 cTNT）阳性

（二）病原学诊断标准

1. 确诊指标　患者心内膜、心肌、心包（活检、病理）或心包穿刺液检查，发现以下之一者，可确诊心肌炎由病毒引起：①分离到病毒；②用病毒核酸探针查到病毒核酸；③特异性病毒抗体阳性。

2. 参考依据　有以下之一者结合临床表现可考虑心肌炎系病毒引起：①自患者粪便、咽拭子或血液中分离到病毒，且恢复期血清同型抗体较第一份血清升高或降低 4 倍以上；②病毒早期患者血中特异性 IgM 抗体阳性；③用病毒核酸探针查到病毒核酸。

（三）确诊依据

①具备临床诊断依据 2 项，可临床诊断为病毒性心肌炎。发病同时或发病前 1～3 周有病毒感染的证据支持诊断者；②同时具备病原学确诊依据之一，可确诊为病毒性心肌炎，具备病原学参考证据之一，可临床诊断为病毒性心肌炎；③凡不具备诊断依据，应给予必要的治疗或确诊，根据病情变化，确诊或除外心肌炎；④应除外风湿性心肌炎、中毒性心肌炎、先天性心脏病、结缔组织病以及代谢性疾病的心肌损害、甲状腺功能亢进症、原发性心脏病、原

发性心内膜弹力纤维增生症、先天性房室传导阻滞、心脏自主神经功能异常、β 受体功能亢进症及药物引起的心电图改变。

【病情判断】

婴幼儿的病毒性心肌炎死亡率可高达 50%。成人病毒性心肌炎大多数患者以适当治疗和休息能完全恢复，重症患者预后风险约占 4.8%。少数患者（约 10%）病变可继续进展，转变为迁延性或慢性心肌炎，这些患者在整个病程中可反复出现心力衰竭等，亦可无明显症状直至发现心脏扩大，成为扩张型心肌病。

（一）临床分型

1. 根据其起病症状、临床症状和转归，可分为以下几种类型：

（1）暴发型：起病急骤，病势凶猛，预后不良。早期出现严重心律失常，如高度或完全性房室传导阻滞，或室性期前收缩呈成对、连发、反复出现短阵室性心动过速，甚至心室颤动。无论缓慢性或快速性心律失常均可引起昏厥。某些患者早期即出现循环衰竭表现，如血压下降、虚脱、休克；或出现严重的心力衰竭；或有广泛的心肌坏死，心电图上呈现类似急性心肌梗死的图像。死亡率甚高，多在 1~2 周内死亡。

（2）心律失常型：以心律失常为主要表现，可出现各种心律失常，尤以期前收缩多见。其他临床症状包括心肌受累症状可轻微或缺如。治愈后一部分患者仍可遗留心律失常达数月甚至数年之久。

（3）心脏扩大和心力衰竭型：半数患者可有不同程度的心脏扩大，少数还有心力衰竭的表现，以左心衰竭为主，但发生明显肺水肿的患者很少见。

（4）猝死型：中青年突发的心搏骤停死亡，应考虑到病毒性心肌炎的可能。心搏骤停的主要原因多为心室颤动。

（5）无症状型：尽管无症状，但做心肌标记物检查，尤其肌钙蛋白检测，仍可发现存在心肌损伤；分子生物学检测也能找到病毒入侵心脏的证据。这类患者有一部分因治疗不及时，病情迁延，形成迁延性或慢性心肌炎，甚至转变为扩张型心肌病。

2. 按轻重程度分以下三种类型

（1）轻型：可有全身感染的表现，包括发热、心音减弱尤其 S1 低钝，提示心脏收缩力减退；心动过速或与体温不成比例；心脏大小正常，亦无其他心血管合并症。多在数周后痊愈。

（2）中型：可有奔马律和心律失常，也可出现气促和其他充血性心力衰竭表现，经较长时间的休息和治疗（数月以上）可恢复。少数转为慢性。

（3）重型：即暴发型。

3. 按心肌炎演变的病程长短分为

（1）急性：心肌炎表现为急性。

（2）慢性：症状反复发作，延续 1 年以上甚至达数年之久，其主要表现为心脏扩大和充血性心力衰竭。诊断迁延性和慢性心肌炎除临床表现外应有心肌标记物（包括肌钙蛋白）和分子生物学检测的依据。

另外多数学者主张<6 个月为急性期；6~12 个月为急性期恢复期；>12 个月心脏增大为慢性；>12 个月心脏不增大为心肌炎后遗症。

（二）特殊危重指征

①休克、精神、反应差；②气促、心率增快、肝大、水肿、面色苍白等心力衰竭表现；③室上性或室性心动过速，药物控制不理想；④严重窦性心动过缓和高度房室传导阻滞、晕厥者。

【治疗】

（一）一般治疗

1. 卧床休息以减轻心脏负担，减少氧耗，有利于心肌的恢复。卧床休息的时间根据病情轻重、实验室检查和心电图等检查提示的病情变化情况（恢复、稳定还是迁延进展）而决定。病情轻微者也要严格限制活动，有发热、胸痛、心肌酶学升高、严重心律失常者提示心肌严重受损；有心脏扩大、心力衰竭表现以及其他心血管合并症者，提示心功能受损和心肌病变广泛，此类患者应安静卧床至少 3 个月。一般患者卧床 3~4 周。

2. 合理给氧。

3. 对症治疗　防治诱因，控制继发细菌感染，控制心力衰竭，纠正心律失常，抢救心源性休克等。

（二）心血管合并症治疗

1. 心力衰竭　首选利尿剂和血管扩张剂。因心肌弥漫性受损，对洋地黄类药物耐受性较差，易致中毒反应，如需用亦应十分慎重。可选用作用快排泄快的制剂，如毛花苷丙（西地兰），从小剂量开始，逐渐增加，通常的剂量应为常规用量的 1/3 ~ 1/2，首次剂量应少于总量的 1/3，症状控制后，可改口服长期维持，直至心力衰竭症状完全消失，心脏大小恢复正常。合用利尿剂时，为防止出现低钾血症，应适当补钾，并监测血钾和血镁浓度。

2. 心源性休克　若循环血量不足应及时补充血容量，包括给予低分子右旋糖酐等胶体液。如血压仍不稳定可给予各种血管活性药物，如多巴胺、多巴酚丁胺、间羟胺（阿拉明）等，并在血流动力学监测下调整补液量，可加用糖皮质激素。如常规抗心源性休克处理未奏效，应迅速采用机械辅助循环，如主动脉内气囊反搏术。

3. 严重心律失常　采用 24 小时心电监测，以了解心电状况的动态变化。根据心律失常的类型给予适当的抗心律失常药物，口服或静脉应用均可。广泛受损的心肌易引起药物中毒和不良反应。甚至诱发新的更严重的心律失常（即发生促心律失常反应），尤其多见于治疗后的数日至 1 周之内，宜严密观察和监护。

出现持续性室性心动过速、心室扑动或心室颤动情况紧急时应电击复律，能快速且有效终止。药物治疗首选利多卡因，在室性心律失常控制后可持续维持静脉滴注 1~3 天。如无效可选用静脉注射或静脉滴注胺碘酮。胺碘酮不影响心功能，且有扩张血管作用，比较安全的应用于伴心力衰竭患者。出现高度或完全性房室传导阻滞时可作临时性心脏起搏，由于临时起搏方法简单有效，起搏指征可放宽，不必等出现心率低于 50 次/分或发生阿-斯综合征时才施行。心肌炎所致的房室传导阻滞绝大多数随病情好转可完全恢复。2013 年 ESC 建议急性期不考虑植入埋藏式心脏转复除颤器（ICD），而对于急性期过后的心律失常治疗遵循目前的 ESC 指南。

（三）抗病毒剂

动物实验研究有效，可选用利巴韦林、更替洛韦等，干扰素、中药黄芪颗粒等抗病毒治疗，但疗效不确切。

（四）免疫抑制剂

临床研究表明，免疫抑制剂治疗并不能进一步改善心肌炎患者的左室射血分数（LVEF）或降低死亡率，所以不应常规应用免疫抑制剂。主要应用于病毒性心肌炎急性期有充血性心力衰竭、心源性休克、严重心律失常尤其是高度或完全性房室传导阻滞伴阿-斯综合征、严重的全身中毒症，以及一般治疗无效的暴发型或重症患者。常用的免疫抑制剂为糖皮质激素加或不加用硫唑嘌呤，宜短期应用。病程后期如证实心肌病变确由免疫反应所致，亦可使用糖皮质激素。糖皮质激素可选用泼尼松或泼尼松龙，开始用量为 2mg/(kg·d)，分 3 次口服，持续 1~2 周逐渐减量，至 8 周左右减量至 0.3mg/(kg·d)，并维持此量至 16~20 周，然后逐渐减量至 24 周停药，根据病人情况，疗程可相应缩短或延长，危重病例可采用冲击治疗，用甲泼尼龙 10mg/(kg·d)，2 小时静脉输入，连续用 3 天，然后逐渐减量或改口服，减量的方法及疗程同上。还可考虑加用其他免疫抑制剂，如环孢素。

（五）免疫调节剂

细胞功能低下者，可试用本类药物。

1. 转移因子 1~2U，在上臂内侧或股内侧皮下注射，每周 1 次，共 3 个月。如病情需要可延长至 6 个月。

2. 胸腺素 5~10mg，肌内注射，每周注射 2~3 次，连续 3 个月，以后同样剂量隔日 1 次肌内注射，再用 3~6 个月。

3. 黄芪 20g/10ml，加入 5%葡萄糖溶液 500ml 中静脉滴注，每日 1 次，连用 2~3 周。生药煎服每日 25g，3 个月为一个疗程，黄芪冲剂每日一包（15g）或黄芪口服液每日 2 支（每支 15g）。

（六）改善心肌代谢和清除氧自由基

1. 大剂量维生素 C　有助于心源性休克的救治，100~200mg/(kg·d)静脉滴注或分次静脉注射，共用 2~4 周。

2. 能量合剂　本品为三磷腺苷（腺苷三磷酸）、辅酶 A 和胰岛素的复合制剂，可补充人体生理生化活动所需的能量，促进组织细胞代谢和器官功能的改善。冻干粉针剂每支含三磷腺苷 20mg、辅酶 A 50U、胰岛素 4U，可作肌内注射、静脉注射或静脉滴注；每日 1~2 次，每次 1 支。

3. 辅酶 Q_{10} 为氧自由基清除剂，有保护心肌的作用，每日 10~30mg，分次服用，疗程 1~3 个月。用本品治疗心肌炎的实验动物，存活率显著高于对照组，故认为对受病毒感染的心肌有使之不发生心肌炎的功效，但在临床上的实际价值还有待进一步证实。

4. 牛磺酸据报告牛磺酸口服有较好疗效。

（七）机械辅助支持治疗

合并快速发展的心衰和心源性休克的患者可能从机械性的心肺辅助装置中获益。对于大多数重症心肌炎患者而言，左室功能恢复需要几天的时间，短时间应用经皮心肺支持系统（PCPS）、心室辅助装置及体外膜肺氧合（ECMO），也许会对最终康复或过渡到心脏移植阶段有重要益处。并发严重心律失常则根据具体情况使用抗心律失常药物或置入心脏起搏器、埋入式心脏复律除颤器。

（张金国）

第六章

急性心包炎

急性心包炎(acute pericarditis)是由于各种原因引起的心包脏层和壁层的急性炎症,可造成心包渗出和心包积液,当液体达到一定程度可产生心脏压塞症状。急性心包炎常为全身疾病的一部分或由邻近组织病变波及,可单独存在,亦可与心内膜炎、心肌炎共存。

【病因与发病机制】

(一)感染性心包炎

细菌性:结核杆菌、金黄色葡萄球菌、肺炎链球菌、链球菌等。

病毒性:柯萨奇 A、B 病毒、埃可病毒、流感病毒、腺病毒等。

真菌性:组织胞浆菌、球孢子菌、念珠菌、放线菌、奴卡菌等。

其他感染:弓形虫、阿米巴原虫、支原体、立克次体、梅毒螺旋体、丝虫等。

(二)非特异性心包炎

1. 心肺疾患所致心包炎　急性心肌梗死、主动脉夹层、胸膜炎、肺栓塞、心肌病等。

2. 结缔组织病所致心包炎　系统性红斑狼疮、急性风湿热、类风湿性关节炎、皮肌炎、硬皮病、结节性多动脉炎、关节强硬性脊柱炎、Reiter 综合征。

3. 代谢性疾病所致心包炎　尿毒症、Addison 病、痛风、黏液性水肿、糖尿病酮症酸中毒、妊娠等。

4. 肿瘤所致心包炎原发性:间皮瘤、肉瘤等;继发性:肺癌、乳腺癌、白血病、淋巴瘤等。

5. 物理因素所致心包炎放射线。创伤:穿透性、异物、心导管损伤、安装心脏起搏器、心脏按压等。

6. 过敏或自身免疫性心包炎　血清病、过敏性肉芽肿、过敏性肺炎、心肌损伤后综合征(MI 后综合征、心包切开后综合征、二尖瓣分离术后综合征)肾透析、肾移植等。

7. 药物因素所致心包炎　肼苯哒嗪、普鲁卡因胺、多柔比星、阿糖胞苷、异烟肼、青霉素、保泰松、甲硫氧嘧啶、苯妥英钠、米诺地尔、利血平等。

8. 其他因素所致心包炎　胰腺炎、地中海贫血、结节病、肠道感染性疾病、非淋病性关节炎等。

临床上大多数病因为感染性,以结核性、化脓性(葡萄球菌、肺炎球菌多见)及病毒性为主,非感染性心包炎以风湿热最常见,其他病因以结缔组织病、心肌梗死、尿毒症、肿瘤、放射损伤、过敏等。

正常的心包腔内有 15~50ml 液体,起润滑作用。因某些原因液体渗出增多,心包腔内压力升高到一定程度时,可影响心脏舒张期的血液充盈,降低心脏顺应性,从而产生心脏压塞症状。心脏压塞的发生主要是由于心包积液时壁层心包处于能伸展的极限状态,心包腔容积固定，吸气时和正常人一样回右心血量增加，右心室容积增大，其结果只能压缩左心室，阻碍左心室充盈，左心室心搏排血量降低而产生奇脉，但是否产生心脏压塞则取决于：①心包积液量；②液体积聚速度；③心脏大小及循环血量；④心包膜的性状。

【诊断要点】

（一）临床表现

可因病因不同而表现各异，轻者无症状或症状轻微，易被原发病的症状所掩盖。感染性者多有发热、寒战、多汗、乏力、食欲减退等。结核性心包炎常起病缓慢，有午后低热、盗汗、消瘦等；化脓性者起病急骤，常有寒战、高热、大汗、衰弱等明显中毒症状；而非感染性者全身毒性症状多较轻。在纤维蛋白性心包炎阶段（干性心包炎）多有胸痛，常位于心前区、胸骨后，呈钝痛或锐痛，深呼吸、咳嗽、左侧卧位时疼痛加剧，坐位及躯体前倾时减轻。病毒性或急性非特异性心包炎，疼痛多较严重，有时难以忍受；尿毒症性、红斑狼疮性、结核性心包炎胸痛较轻。干性心包炎在胸骨左缘 3、4 肋间可闻及心包摩擦音。渗出性心包炎阶段时，胸痛可减轻甚至消失，但可出现周围器官受压症状，如呼吸困难、吞咽困难、声音嘶哑、干咳等。心包积液超过 300ml，则心浊音界增大，且随体位而变化，心尖搏动减弱或消失，心尖搏动点在浊音界内侧，心音遥远，有时在胸骨左缘 3、4 肋间可听到舒张早期心包叩击音。

心脏压塞征象：大量心包积液可产生心脏压塞征象，如呼吸困难、面色苍白、发绀、烦躁不安、颈静脉怒张、奇脉、收缩压降低、脉压减小、肝颈回流征阳性等。心脏压塞的严重程度和出现的缓急主要取决于积液量的多少和积液速度的快慢，如短期内出现心包积液，即使 200ml 也可产生急性心脏压塞症状，反之，若渗液缓慢，心包囊内有足够时间与之伸展，积液甚至超过 2000ml，而心功能尚可无明显影响。慢性心脏压塞主要表现为体循环淤血，如颈静脉怒张、肝大、肝颈回流征阳性、腹水和下肢水肿、奇脉和静脉压显著升高等。

Ewart 征：大量心包积液压迫肺及支气管，在左肩胛角下出现叩诊浊音听诊闻及支气管呼吸音。

急性心包炎的炎性浸润、渗液积聚和瘢痕形成三大过程与临床表现紧密相关：①心包充血水肿、炎性心包浸润和纤维蛋白沉积→特征性心包摩擦音。②炎性渗出物的逐渐增多超过机体吸收而充填于心包腔→心包积液。③心包积液量过多过快聚集并超过心包扩张代偿能力→急性心脏塞综合征（动脉压降低、静脉压升高和心音遥远）或亚急性心脏压塞综合征（心包积液、奇脉和颈静脉怒张）。④症状逐渐消退，液体逐渐吸收，心包遗留局部或弥漫性纤维增生→心包增厚、心包钙化粘连、心包缩窄、心功能不全。

（二）实验室及其他检查

1. X 线检查　可提示心包积液存在，量少不易发现，当心包积液超过 300ml 时出现心影增大，心膈角变锐，呈烧瓶样，心影随体位改变而移动，心尖搏动减弱。肺部一般无充血征。

2. 心电图变化　急性心包炎表现为继发于心外膜下心肌炎症损伤的心电图特异性 ST-T 改变。其表现通常分为Ⅳ期。

Ⅰ期：为早期变化，ST 段普遍呈凹面向下抬高（前壁+下壁+侧壁）P-R 间期与 P 波方向偏离，T 波直立，可持续数小时至数日。

Ⅱ期：ST 段随后逐渐下降至等电位线上，T 波渐变低平或倒置，持续 2 天至 2 周不等。

Ⅲ期：T 波全面倒置，各导联上的 T 波演变可能不尽一致。

Ⅳ期：T 波最后可恢复正常，心电图恢复至病前状态，时间历时数周至 3 个月不等。

3. 超声心动图　超声心动图是急性心包炎的一项基本检查，可监测心包积液，筛查并存的心脏病或心包病变。纤维蛋白性心包炎时可能无异常发现，当心包积液超过 50ml 时，超声心动图提示心包腔内有异常液性暗区而确诊，且能观察到心脏运动明显增强。大量心包积液时出现“心脏摇摆综合征”提示心包内高压。超声心动图对估计心包积液较为可靠，有报告显示液性平段小于 8mm 时，积液少于 500ml；液性平段 10～12.5mm 时积液在 500～1000ml；液性平段>25mm 时积液多大于 1000ml。

4. 心包穿刺抽液检查　获取渗液送检涂片、培养、生化及病理等分析有助于病因诊断。浆液性，见于心衰时的漏出液；脓性，为细菌性，有细胞碎片和大量中性粒细胞；血性，渗液中含有大量红细胞，任何原因心包积液均可出现，常见于感染和肿瘤；浆液血性，大量浆液纤维蛋白和较多红细胞；乳糜性，心包积液呈牛奶样。必要时行心包镜心包活检，可直接窥视心包，在可疑区域做活检，可提高病因诊断准确性。

5. 其他检查　必要时可行计算机断层成像（CT）或磁共振成像（MRI），可准确判断积液的部位和量，确定包裹性心包积液，鉴别心包积液与胸腔积液。对于需定量监测血流动力学改变，鉴别可能存在的血流动力学异常如伴左心衰竭、缩窄心包炎、肺动脉高压；监测相关冠心病或心肌病情况时可进行心导管检查。

【常见心包炎鉴别】

（一）非特异性心包炎

发病前 1～2 周常有上呼吸道感染史，伴有稽留热或弛张热，胸痛较剧烈，听诊可闻及明显心包摩擦音，心包积液量较少，多为淡黄色或草绿色积液，结核菌素试验、血培养、抽液细菌培养、病理检查均为阴性。

（二）结核性心包炎

常有原发性结核感染灶、感染史，伴有午后低热，多无胸痛，无心包摩擦音，心包积液量较大，多为深红色或血性积液，血培养多为阴性，结核菌素试验呈阳性，抽液细菌培养、病理检查可找到结核杆菌。

（三）化脓性心包炎

常有原发感染病灶，多伴有明显脓毒血症，持续高热，伴胸痛，听诊可闻及心包摩擦音，心包积液量较多，为脓性积液，结核菌素试验呈阴性，血培养、抽液细菌培养、病理检查可找到细菌。

（四）肿瘤性心包炎

常有原发肿瘤病灶，伴低热或不发热，常有胸痛，无心包摩擦音，心包积液量中等，多为血性积液，血培养、抽液细菌培养、结核菌素试验均阴性，病理学检查可找到肿瘤细胞。

【病情判断】

心包炎患者最严重的情况是心脏压塞，典型的心脏压塞诊断一般不难，但有些患者因缺乏典型的临床表现，或被原发疾病及伴发疾病的症状所掩盖，而易误诊为心力衰竭或其他疾病，常因延误治疗使心脏受压而死亡。心脏压塞如收缩压<100mmHg，脉压小于<20mmHg，吸气时收缩压下降幅度达呼气时脉压的 50%以上，静脉压>200mmH$_2$O，特别是伴有严重心律失常，心功能不全或休克时，均提示病情危重，如不紧急处理，可致猝死。相反，如经积极治疗，血压恢复，心律失常及心功能改善，原有奇脉者奇脉消失，原来因心脏压塞严重而无奇脉者，排出一定积液后奇脉反而出现，继而排液后奇脉复而消失。静脉压下降，循环血量过少，经治疗后静脉压恢复正常时，均提示病情有所好转。当然，去除心脏压塞病因，对预后更为重要。

【治疗】

急性心包炎患者应收住院，以评估病因、对症处理。最关键是针对原发病病因有效治疗，预防和治疗并发症，临床观察一旦出现心脏压塞应及时心包穿刺引流。

（一）一般治疗

包括卧床休息，低盐或半流质饮食，吸氧，胸痛时给予镇静剂，镇痛以非甾体抗炎药（NSAID）为主要药物，欧洲心脏病协会（ESC）2015 年心包疾病诊断及治疗指南建议：①推荐阿司匹林或非甾体抗炎药（NSAID）联合胃肠保护药物作为治疗急性心包炎的一线药物。阿司匹林 750～1000mg 每 8 小时一次，治疗 1～2 周，后逐渐减量，或布洛芬，600～800mg，每 8 小时一次，治疗 1～2 周，后逐渐减量，布洛芬副作用小，对冠脉血流无影响。②推荐秋水仙碱作为辅助阿司匹林/NSAID 治疗急性心包炎的一线药物，0.5mg 每天一次（<70kg）或 0.5mg 每天两次（>70kg）治疗 3 个月。③阿司匹林/NSAID 和秋水仙碱禁忌或治疗失败的急性心包炎，排除感染或存在特殊适应证如自身免疫性疾病，应考虑使用低剂量皮质类固醇。吲哚美辛（消炎痛）25～50mg，每 8 小时一次，可应用于复发性心包炎，应用 NSAID 者必要时给于胃肠保护治疗。老年患者避免应用吲哚美辛，因其可减少冠脉血流。严重者可选用镇痛药，如可待因 15～30mg 口服，或吗啡 5～10mg、哌替啶 50～100mg，肌内注射；经过上述处理仍不缓解时可选用泼尼松，0.25～0.5mg/（kg·d）逐渐减量，以控制疼痛、发热和渗出，尽量避免长期应用泼尼松。

（二）心脏压塞处理

最有效的措施是立即进行心包穿刺抽液，并将穿刺液进行实验室检查。

1. 心包放液　手术引流术：当心脏压塞收缩压<100mmHg，脉压<20mmHg，吸气时收缩压下降幅度达呼气时脉压的 50%以上，静脉压>200mmH$_2$O，应紧急行手术引流术，以改善心脏功能。引流并非绝对安全，应在手术室或监护室内进行，宜备好心肺复苏所需的一切器械及药品。引流前可静注或肌注阿托品 0.6～1.0mg，以防发生迷走神经反射性心脏停搏。

2. 心包穿刺术　对出现端坐呼吸，收缩压降低，脉压<20mmHg 的心脏压塞患者，应立即行心包穿刺减压术。心包穿刺的优点：①可以即刻解除患者痛苦；②抽出液化验大多能满足病因诊断的需要；③约 2/3 的病例可以解除心包压塞，无需再做手术；缺点：①不能做心包活检，有时不能解决病因诊断；②约有 1/3 的病例不能解除心包压塞；③有刺伤冠状动脉、房壁及室壁可能，加重心包压塞，引起心律失常甚至室颤。

（三）病因治疗

1. 风湿性心包炎　心包炎是风湿性全心炎的一部分，其治疗方法与急性风湿热相同，消除链球菌，给予抗风湿药物。多选用青霉素及肾上腺皮质激素，亦可与阿司匹林等药联用。

2. 结核性心包炎　结核病治疗，必须坚持早期、联用、适量、规律和全程使用敏感抗结核药物的原则。目前多采用 6～9 个月的短程疗法，常联合用异烟肼、利福平及吡嗪酰胺或乙胺丁醇，前 2 个月强化期可加用链霉素。对于有严重结核毒性症状、心包大量积液患者，在抗结核治疗的同时可酌情应用肾上腺皮质激素，如泼尼松 10mg，每日 3～4 次，以减少中毒症状，促进渗出液吸收和减少粘连，症状改善后，逐渐减量，疗程 6～8 周。

3. 化脓性心包炎　除给予足量有效抗生素治疗外，一定要注意足疗程。对穿刺排脓不畅或无效者，宜早期做心包开放引流，以防止发展为缩窄性心包炎。感染控制后，应再继续使用抗生素 2 周，以防复发。

4. 急性非特异性心包炎　多采用镇静、止痛、抗生素及小剂量糖皮质激素治疗。首选非甾体类抗炎药(NSAID),可选择阿司匹林、吲哚美辛或布洛芬。尽量不使用糖皮质激素,除非对症状严重、常规治疗无效或反复发作者,一般以泼尼松 60~90mg/d 开始,1 周后逐渐减量。对反复发作、剧烈疼痛,甚至发生缩窄性心包炎者,可做心包切除术。其他性质的心包炎则主要是病因治疗。

5. 尿毒症性心包炎　当血液透析已不足以控制尿毒症性心包炎进展时,应进一步采取强有力的措施,尤其在严重感染及大量心包积液致血流动力学发生障碍时,应及时处理。对于心包腔内灌注曲安西龙无效的患者,心包切除术治疗尿毒症性心包炎成功率达 90%以上,复发率极低。

6. 恶性肿瘤性心包炎　由于恶性肿瘤性心包积液易于复发,积液增长速度快,故可行心包腔内导管引流,亦可经导管注入抗肿瘤药物以行心包腔局部化疗。另可行心包开窗术,部分切除术及完全心包切除术,以利于长期引流。

(张金国)

第七章

感染性心内膜炎

感染性心内膜炎(infective endocarditis)是心脏内膜表面的微生物感染,伴赘生物的形成。赘生物为大小不等、形状不一的血小板和纤维素团块,其中含有大量的微生物和少量的炎性细胞。感染性心内膜炎多侵犯心脏瓣膜,亦可发生于间隔缺损部位、腱索或心壁内膜。发生于动静脉分流、动脉-动脉分流(如动脉导管未闭)及主动脉缩窄处的感染,虽然本质属于动脉内膜炎,但具有与感染性心内膜炎类似的临床特征,因此亦归入感染性心内膜炎范畴。

抗生素问世前,感染性心内膜炎根据自然病程分为急性和亚急性两类。急性感染性心内膜炎多由金黄色葡萄球菌、肺炎球菌、淋球菌、A族链球菌和流感杆菌等高毒力的病原菌感染所致。常侵犯正常心脏瓣膜,起病凶猛,病情发展快,迅速引起瓣膜破坏,常出现转移性感染病灶,如不予以积极有效的治疗,多于4周以内死亡,如能幸存,常遗留有严重的血流动力学障碍。亚急性感染性心内膜炎多由低毒力病原菌引起,如草绿色链球菌、肠球菌、表皮葡萄球菌等,常侵犯原已有病变的心脏瓣膜,对身体其他组织侵袭力弱,起病缓慢,病程较长,可迁延数周至数月。近年由于诊断水平的提高和抗生素的有效应用,感染性心内膜炎的自然病程已经改变,临床表现多种多样,二者多无明显的界限,更为可取的分类方法是按患者的类别(自体瓣膜、人工瓣膜和吸毒者等)及病原体进行分类,如人工瓣膜草绿色链球菌感染性心内膜炎,因为这种分类方法考虑到患者的治疗和预后。

【病因】

(一) 基础心脏病

感染性心内膜炎多发生在原有器质性心脏病基础上,近年来,发生于原无心脏病变者日益增多,尤多见于长期接受经静脉治疗或监测和吸毒者。发生IE的常见基础心脏疾病为风湿性心脏病(二尖瓣病变居多)、先天性心脏病(其中动脉导管未闭、室间隔缺损、法洛四联症较常见,二叶主动脉瓣、肺动脉瓣狭窄、Marfan综合征及主动脉缩窄等病变基础上也可发生,而继发孔型房间隔缺损罕见感染性心内膜炎产生)、瓣膜脱垂(二尖瓣多见)、退行性心脏瓣膜病、肥厚梗阻型心肌病、心肌梗死、心腔内移植装置或材料(换瓣、心内补片、异体移植物等)。近年,感染性心内膜炎平均发病年龄呈上升趋势,因为随着医疗水平的提高和有效抗生素的应用,风湿热的发病率明显下降,儿童和青年风湿性心脏病相应减少;风湿性心脏病和先天性心脏病患者寿命延长;随平均寿命的增长,退行性心瓣膜病的发病率上升,自体瓣膜性心内膜炎患者中男性较女性为多(男女之比为1.6:1~2.5:1)。

(二) 病原微生物

几乎所有的病原微生物都可以引起自体瓣膜性心内膜炎,最常见的病原微生物是细菌。近年来由于心脏手术的开展,抗生素的广泛应用及静脉内药物的滥用,感染性心内膜炎致病菌的构成比发生了变化。但链球菌和葡萄球菌仍是最主要的病原菌种。据统计80%以上的自体瓣膜性心内膜炎是由链球菌和葡萄球菌所致,表皮葡萄球菌、肠杆菌和真菌少见。

1. 草绿色链球菌　草绿色链球菌在耳咽部和胃肠道菌群中普遍存在,属低毒力的致病菌,但因为其对心内膜的黏附力强,并且进入血液引起菌血症的机会多,所以35%~65%的自体瓣膜性心内膜炎患者,其致病菌为草绿色链球菌,主要在异常的心瓣膜上引起感染,多与牙科操作有关。起病隐匿,从感染到出现症状约两周,绝大多数菌株对青霉素高度敏感。

2. 肠球菌　正常情况下肠球菌存在于胃肠道和尿道前端,分为几个亚群,包括粪链球菌、坚韧链球菌和牛链球菌,5%~15%的自体瓣膜性心内膜炎由肠球菌所致,主要侵犯正常或原有损害的瓣膜,约40%的患者原无基础心脏病,患者大多为近期有泌尿生殖系统疾病、行泌尿生殖道手术或操作的老年男性(>60岁)或行流产、产科手术或分娩后的年轻妇女(<40岁)。该菌种对头孢菌素、青霉素G明显耐药,联合应用大剂量青霉素和氨基苷类抗生素可达到杀灭效果。但牛链球菌与其他两个亚群不同,常发生于伴有结肠息肉或恶性肿瘤的老年人,并且对青霉素敏感。

3. 肺炎链球菌　肺炎链球菌自抗生素应用以来已经很少见,但可感染正常心脏瓣膜如主动脉瓣和三尖瓣而引起急性感染性心内膜炎,占自体瓣膜性心内膜炎的1%~3%。患者多为老年人、孕妇、新生儿、糖尿病患者或酗酒者。如同时伴有肺炎球菌性肺炎和脑膜炎,则出现典型的三联征,多发生于长期酗酒的心力衰竭患者,预后极差。大部分菌株对青霉素敏感,但耐药菌株逐渐增多。

4. 葡萄球菌　葡萄球菌感染性心内膜炎约占自体瓣膜性心内膜炎的25%左右,绝大部分为凝固酶阳性的金黄色葡萄球菌,是自体瓣膜急性感染性心内膜炎的主要病因(>50%),可侵犯正常心脏,引起心肌脓肿和转移性脓肿,凝固酶阴性的表皮葡萄球菌是人工瓣膜性心内膜炎主要致病菌,但极少引起自体瓣膜性心内膜炎。大多数菌株对青霉素高度耐药。

5. 真菌　常见的真菌为念珠菌,光滑隐球菌和曲霉菌属,极少引起自体瓣膜性心内膜炎,主要见于长期大量应用广谱抗生素、皮质类固醇或细胞毒性制剂治疗,或极度衰弱接受静脉营养的患者,真菌性感染性心内膜炎常产生大而松脆的真菌性赘生物,易脱落形成栓塞。

6. HACEK 细菌组包括副流感嗜血杆菌、伴放线的放线杆菌、人心杆菌、腐蚀埃肯菌和金氏菌,很少引起自体瓣膜性心内膜炎。若引起感染性心内膜炎,易形成大块的赘生物,引起瓣口阻塞和栓塞。对青霉素和氨基糖苷类敏感。

7. 其他病原微生物　淋病双球菌感染性心内膜炎自青霉素应用以来已罕见。布氏杆菌、李斯特菌、立克次体及衣原体等亦为罕见致病菌。

(三)诱发因素

常见诱发因素有:①口腔感染、牙齿的手术操作;②心血管手术或操作和其他介入性血管手术;③呼吸道、胃肠道及泌尿生殖道的手术或操作,如扁桃体切除、胆道手术、膀胱镜检查和尿道扩张等;④长期接受经静脉监测和营养治疗;⑤静脉吸毒;⑥长期使用抗生素、激素、免疫抑制剂等。

【诊断要点】

以往认为IE的三大经典临床表现是发热、心脏杂音变化和栓塞现象。由于心脏外科手术和操作的普遍开展、抗生素的广泛应用,表现典型的IE不多见,不典型病例增多,常不能引起重视,不能及时明确诊断,有些甚至在心脏手术时才发现,如瓣膜穿孔或赘生物,故对IE

保持高度警惕,方不致误诊或漏诊。

诊断原则:仍主张对患有心脏瓣膜病、先天性心脏病、心血管手术或操作的患者,不明原因发热达 1 周以上,应疑及 IE 的可能,并立即做血培养,若伴有出血、栓塞和杂音出现,应考虑 IE 的诊断,进行相应的实验室检查,以明确诊断。

(一) 临床特点

1. 全身感染征象　从菌血症到临床症状产生,平均潜伏期约 1 周,多数患者在 2 周以内。急性感染性心内膜炎起病急骤,伴高热、寒战等严重毒性反应。亚急性感染性心内膜炎起病多隐匿,症状无特异性,常表现为全身不适、乏力、食欲不振、恶心、呕吐,常伴有头、胸、背和四肢等部位肌肉和关节的疼痛,亦可多关节受累,单个的关节症状和一侧的肌肉疼痛常是早期表现之一,是重要的诊断线索。几乎所有患者伴有发热,多<39.4℃,常呈弛张热型,午后与傍晚较高,常伴寒战和盗汗。如给予有效的抗生素治疗,90%患者体温在 2 周内降至正常,如体温持续不降,则可能与金黄色葡萄球菌感染有关。已应用过抗生素、糖皮质激素以及并发充血性心力衰竭、肾衰竭、脑出血、部分老年和极度衰弱患者可无发热。

2. 心脏改变

(1) 心脏杂音:85%以上的患者可闻及器质性心脏杂音,是由于基础心脏病和(或)感染性心内膜炎的瓣膜损害引起的瓣膜关闭不全所致,典型的杂音变化和新出现的杂音已不常见,主要见于急性金黄色葡萄球菌感染性心内膜炎。右心感染性心内膜炎和心室游离壁的感染性心内膜炎可无杂音,一旦发生杂音改变,90%以上会发展至充血性心力衰竭。

(2) 心力衰竭:充血性心力衰竭在 IE 患者的发生率逐渐增多,约 2/3IE 发生心衰,是 IE 的主要死亡原因。

(3) 心律失常:约半数可出现一过性房室传导阻滞,可偶有束支传导阻滞、房室分离,多发生于主动脉瓣周围感染或心肌脓肿时。

3. 动脉栓塞现象　栓塞仅次于充血性心力衰竭的另一主要并发症,约 1/4~1/2 的患者存在一个或多个部位栓塞,常见的栓塞是脑动脉栓塞、股动脉栓塞、肺动脉栓塞、脾动脉栓塞、肠系膜动脉栓塞、冠状动脉栓塞、肾动脉栓塞、眼动脉栓塞等,可出现相应的临床表现。

4. 周围体征　目前临床上少见,但常是诊断的重要依据。

(1) 瘀点:见于 20%~40%的病例,可出现于任何部位,口腔、结膜、腭黏膜、颊黏膜和锁骨以上皮肤常见,成群或单个出现,初为红色,后转为褐色,持续数天,因毛细血管微栓塞或细菌毒素使毛细血管脆性增加而出血所致。缺乏特异性,因这种瘀点亦可见于败血症、血液病、心脏手术后或肾功能不全的患者。

(2) 线状出血:见于 5%~10%的患者,在指(趾)甲下表现为裂隙状出血性损害,不达到甲床边缘,初始红色,后变为暗红色,棕色或黑色,线状或火焰状,有压痛,可能因指(趾)甲下毛细血管栓塞所致,缺乏特异性。

(3) Roth 斑:发生率不足 5%,为视网膜上卵圆形的出血点,中心苍白,为视网膜微血管栓塞所致,亦见于严重贫血等血液病和结缔组织疾病患者。

(4) Osler 小结:见于 10%~25%的亚急性和不足 10%的急性感染性心内膜炎患者,直径 2~15mm,紫红色,隆起的痛性小结节,多见于指(趾)腹,亦可见于足底、手掌大小鱼际和前臂等处,常多发。该小结是由于免疫复合物沉积或细菌性栓子栓塞所致,持续数小时到数天,Osler 小结的出现强烈提示感染性心内膜炎,但也见于系统性红斑狼疮、溶血性贫血、淋球菌感染、伤寒、淋巴瘤等疾病。

（5）Janeway 结：少见，多发生于急性特别是金黄色葡萄球菌感染性心内膜炎，为小的（直径 1~4mm）无痛性的，扁平结节状红斑，与 Osler 小结不同，压之可退色，多见于手掌与足底，与脓毒性栓塞有关。可持续数天，在严重贫血、白血病或结缔组织疾病的患者也可见到。

5. 其他征象

（1）脾大：以前见于 25%~60%的患者，尤其是病程较长的亚急性感染性心内膜炎。由于感染的慢性刺激引起单核-吞噬细胞系统增殖所致。近年，由于患者大多可以得到及时有效的治疗，临床上已不多见。

（2）贫血：多见于病程较长的亚急性感染性心内膜炎患者，为正色素正红细胞性贫血。

（3）杵状指：发生率少于 5%。

（4）骨骼肌症状：有半数病例可出现关节痛、肌肉痛和剧烈背痛，与局部炎症无关。

6. 并发症　IE 可并发充血性心力衰竭、心律失常、全身动脉栓塞、心肌脓肿、瓣周脓肿、化脓性心包炎、菌性动脉瘤（真菌性最常见）癫痫、脑膜炎、脑脓肿、肾脓肿、肾小球肾炎、间质性肾炎、脾脓肿等，均出现相应的临床表现。

7. 几种特殊类型的 IE

（1）右心 IE：近年来由于静脉吸毒者增加，右心 IE 亦日渐增多。致病菌金黄色葡萄球菌最多，其次是草绿色链球菌、白色念珠菌等。除有一般 IE 的全身症状外，还有肺部炎症或多发性脓肿的表现。体检双肺有湿啰音，三尖瓣可闻及 2/6~3/6 级收缩期杂音，室壁 IE 无杂音。

Robbin 提出诊断右心 IE 的标准是 2 个主要指标：发热、三尖瓣或肺动脉瓣发现赘生物。加上 3 个次要指标：①多次血培养阳性；②化脓性肺梗死；③三尖瓣或肺动脉瓣关闭不全杂音。

右心 IE 的预后比左心 IE 好，一般不需外科手术治疗。

（2）人工瓣心内膜炎（prosthetic valve endocariditis，PVE）：PVE 是一个可怕的疾病，病死率 50%左右，但发生率不高。早期 PVE（术后 2 个月以内）病原菌主要是葡萄球菌（表皮葡萄球菌、金黄色葡萄球菌）多于链球菌；后期 PVE（术后 2 个月以后）病原菌链球菌多于葡萄球菌。临床表现与天然瓣膜 IE 相似，特点是瓣周脓肿、心肌脓肿发生率较高，皮肤病损较少见。

（3）真菌性 IE：约 50%发生于心脏手术后。致病菌多为白念珠菌、组织胞浆菌和曲霉菌属。临床表现与一般 IE 相同，特点是起病急骤，栓塞发生率高，病死率高。真菌 IE 诊断较困难，关键是对此病的警惕性。

（二）辅助检查

1. 血培养　是确诊 IE 的重要依据，但国内阳性率不高。疑有 IE 时应做血培养，为提高阳性率，必须注意以下几点：①在使用抗生素之前 24~48 小时内最少做血培养 3 次，最好是在寒战或体温上升时抽血，如病情危重，每半小时到 1 小时抽血 1 次，3 次后即用抗生素，第 2 天再抽血 2 次；②每次抽血 10~15ml，血与培养液之比 1∶（5~10）左右；③常规需做需氧菌、厌氧菌培养，如阳性，保留菌株到治疗成功；④已用抗生素的病人需停药至少 48 小时才做培养，用药时间越长，需停药时间越长，不宜停药者除外；⑤考虑有真菌感染者，要做特殊的真菌培养；⑥培养阳性者，要做细菌的药物敏感实验。

2. 一般化验检查

（1）血：血红蛋白和红细胞降低，白细胞正常或增多，血沉大多增快，C 反应蛋白升高。

（2）尿：半数以上可出现血尿、蛋白尿。

3. 血清免疫学检查　可出现类风湿因子阳性、γ-球蛋白增高，补体 C3 降低、CIC 阳性等。

4. 心电图检查　一般无特异性。可出现房室传导阻滞、束支阻滞和室性期前收缩。

5. 放射影像学检查　胸部X线和CT对并发症诊断如心力衰竭、肺梗死、主动脉瓣周脓肿有帮助。

6. 超声心动图　常规经胸超声心动图可发现瓣膜赘生物,经食管超声心动图对发现赘生物优于经胸超声心动图。

【诊断标准】

1994年,Duke大学的研究者们针对不足的Beth Israel分类制定了新的诊断方案,2000年,该标准得到该小组研究者的进一步修订,2015年ESC对其进行了进一步修订(表3-7-1、表3-7-2)。

表3-7-1　诊断心内膜炎的Duke标准

确诊
1. 物理标准
(1)微生物:通过培养得以表现,包括源于手术当中的赘生物,血栓赘生物到心包脓肿
(2)病理切片:赘生物或心内脓肿出现,通过组织学表现证实的活动性心内膜炎
2. 临床标准　用表3-7-2中所列的特殊定义
2个主要标准,或1个主要标准和3个次要标准,或5个次要标准
可疑病例
有感染性心内膜表现,达不到确诊,但又不能排除
排除标准
表现不符合心内膜炎的诊断,或经抗生素治疗4天内,心内膜炎的表现消失,或经抗生素治疗4天内,手术或尸检中无感染心内膜炎的病理依据

表3-7-2　用于感染性心内膜炎的Duke标准中的术语定义

(一)主要标准
1. 心内膜炎感染的阳性血培养从两次血培养中得出感染性心内膜炎的典型微生物:草绿色链球菌、肠球菌、牛链球菌、HACEK组细菌、社区获得性金黄色葡萄球菌、肠球菌,原发病灶的脓肿,或持续阳性血培养,定义为与感染的心内膜一致的微生物,源于:①间隔12小时以上抽取的血培养,≥2次血培养结果阳性;②三次连续血培养的全部,4次或更多次单独血培养的大部分结果阳性(首次及末次血培养时间间隔1小时以上)
2. 感染性心内膜炎的证据
(1)超声心动图发现的感染性心内膜的阳性结果:①活动性心内肿块:见于心瓣膜或辅助结构上,反流性喷射区域,或置换材料上,符合解剖学改变区域的脓肿;②脓肿;③置换瓣膜的部分裂开,或新出现的瓣膜反流(已有、不明显的杂音响度增加或发生变化)
(2)CT检查:经^{18}F-FDG PET/CT(仅当假体植入超过3个月时)或放射性标记白细胞SPECT/CT发现植入部位附近存在异常活动
(3)经心脏CT确定发现瓣膜周围病变
(二)次要标准
1. 既往史　已存在的心脏病状况或向静脉内注射毒品者
2. 发热≥38℃
3. 血管现象　主动脉血栓,败血症肺梗死,真菌动脉瘤,颅内出血,结膜出血,和Janeway损害
4. 免疫现象　肾小球肾炎、Osler结节,Roth小结,类风湿因子阳性
5. 微生物依据　阳性血培养结果但不符合先前所标识的主要诊断标准,或活动性感染区微生物的血清学培养证明与感染性心内膜一致
6. 超声与感染的心内膜炎一致,但不符合先前所标识的主要标准

【病情判断】

以下几项因素是 IE 患者预后不良的指标:①老年、幼儿。②并发进行性心力衰竭。③并发重要脏器栓塞。④真菌感染、金黄色葡萄球菌、革兰阴性肠道杆菌感染。⑤PVE。⑥主动脉瓣病变。⑦中枢神经系统受累。⑧瓣周瘘或心肌脓肿。

【治疗】

IE 的有效治疗包括两个方面:一是彻底清除病原菌,二是外科手术处理心内外病灶。

(一) 抗生素治疗

1. 治疗原则 IE 的抗生素应用原则是:①早期治疗;②高血药浓度;③选用杀菌药;④联合用药;⑤疗程要长(4 周~6 周或以上);⑥不采用口服给药。

(1) 早期治疗及早期诊断:早期治疗是治疗成功的关键之一。一旦有证据怀疑 IE,应在充分的血培养后,尽早开始积极的抗生素治疗。

(2) 高血药浓度:由于赘生物中的细菌难以被机体防御机制消灭,其高发繁殖达到数量极限、且生长与代谢缓慢的细菌,对抗生素,特别是作用于细胞壁的抗生素敏感性差,只有维持高血药浓度才能保证赘生物内达到有效杀菌浓度。

(3) 选用杀菌药:只有选用能穿透血小板-纤维素的赘生物基质,杀灭细菌,才能达到根治感染、减少复发的目的。

(4) 联合用药:联合应用抗菌药增加协同作用,减少耐药性,可获得较好疗效。

(5) 疗程要长:对药物敏感细菌的用药应达 4~6 周,对于耐药或毒力强者至少应达 8 周。复发者应适当延长。

(6) 不采用口服给药:口服给药难以达到和维持高血药浓度。

2. 药物治疗

(1) 培养前药物选用:对疑及本病的患者,在连续血培养后,立即静脉给予青霉素 600 万~1800 万 U/d,并与庆大霉素合用,14 万~24 万 U/d。若治疗 3 天发热不退,应加大青霉素剂量至 2000 万 U/d 以上静脉滴注,如效果良好,可维持 6 周。

当应用较大剂量青霉素时,应注意脑脊液中的浓度,过高可发生神经毒性表现,如肌痉挛、惊厥和昏迷。此时应与 IE 的神经表现鉴别,以免误诊为 IE 加重而增加抗生素用量,造成不良后果。

如青霉素疗效欠佳或青霉素过敏者宜改用其他抗生素,如半合成青霉素或头孢菌素类等。如苯唑西林、哌拉西林等,6~12g/d,静脉滴注;头孢噻吩 6~12g/d、头孢唑啉 3g/d、万古霉素 30mg/(kg·24h),静脉滴注。

(2) 血培养后药物选用:可根据细菌的药敏试验结果调整抗生素的种类和用量。血培养反复阴性者,可根据经验按肠球菌及金黄色葡萄球菌感染,选用大剂量青霉素和氨基苷类药物治疗 2 周,同时做血培养和血清学检查,除外真菌、支原体、立克次体感染。无效改用其他杀菌药物,如头孢菌素、万古霉素。

(3) 常用致病菌的药物使用

1) 草绿色链球菌:仍以青霉素为首选,多数患者单用已足够;对青霉素敏感差者加用庆大霉素(12 万~24 万 U/d)、妥布霉素 3~5mg/(kg·24h)、丁胺卡那霉素(1g/d),肌肉或静脉使用。

对青霉素过敏者可用万古霉素、头孢噻吩、头孢唑啉等。

2）肠球菌:肠球菌多具有抗青霉素和抗广谱青霉素的特性。首先考虑大剂量青霉素(2000万~3000万U/d)+庆大霉素12万~24万U/d或氨苄西林(12g/d)+庆大霉素(12万~24万U/d),静脉滴注。对青霉素过敏者可选用喹诺酮类的环丙沙星(0.2~0.4/d),氧氟沙星(0.4/d)分两次静脉滴注。

3）葡萄球菌:多数葡萄球菌能产生β-内酰胺酶,对青霉素具有高度耐药性,可选用第一代头孢菌素、万古霉素、利福平和各种耐药的青霉素,如苯唑西林等。若非耐青霉素的菌株,仍选用青霉素治疗,1000万~2000万U/d和庆大霉素联合应用。金黄色葡萄球菌引起者在治疗过程中应仔细检查是否有必须处理的转移病灶或脓肿,避免细菌从这些病灶再度引起心脏病变处的种植。表皮葡萄球菌侵袭力低,但对青霉素效果欠佳,宜与万古霉素、庆大霉素、利福平联合应用。

4）革兰阴性杆菌:引起的IE病死率高，预后差，但作为本病的病原菌较少见。由于细菌种类较多，对抗菌药敏感性各不相同，一般药敏前以β-内酰胺类和氨基苷类药物联合应用，药敏结果明确后，可根据药敏选用第三代头孢菌素，如头孢哌酮（先锋必）4~8g/d、头孢噻肟6~12g/d、头孢曲松（菌必治）2~4g/d；也可使用氨苄西林和氨基苷类联合应用。

铜绿假单胞菌引起者选用第三代头孢菌素,以头孢他定最优,6g/d。也可选用哌拉西林和氨基苷类药物联合应用。

沙雷菌属引起的IE可用氨苄西林或氧哌嗪青霉素和氨基苷类联合应用。厌氧菌感染者可用甲硝唑(灭滴灵)1.5~2g/d。

5）真菌:真菌性IE死亡率80%~100%,药物治愈极为罕见,需要在抗真菌药物治疗基础上手术切除病灶,且术后继续抗真菌治疗方有治愈的可能。治疗效果比较肯定的药物有两性霉素B,由0.1mg/(kg·24h)开始,逐日递增0.3~0.5mg/(kg·24h),直至1mg/(kg·24h)。可在开始治疗1~2周后即手术,术后继续用药8周甚至更长。其毒副作用较多,常见发热、头痛、明显胃肠道反应、静脉炎、肾功能损害等。氟康唑和氟胞嘧啶毒性低,但仅有抑菌作用,与两性霉素B合用,可增强杀菌作用,减少后者的用量,氟康唑用量200~400mg/d,氟胞嘧啶用量150mg/(kg·24h)静脉滴注或口服。

6）立克次体:可选用四环素2g/d,静脉滴注,治疗6周。

（二）支持治疗

除抗感染治疗外,必须注意病人的全身情况,病人一般食欲不振、营养不良,且有贫血,应给予支持疗法。

1. 输血　血红蛋白低于100g/L,可少量多次给予浓缩红细胞、血浆,每周2~3次。
2. 白蛋白　血浆白蛋白低于30g/L,可静脉滴注人血白蛋白10g,隔日1次,共2~3次。
3. 丙种球蛋白　感染严重,病人抵抗力低,可每周滴注人血丙种球蛋白1~2次,每次150mg/kg。

使用血液、血制品时应注意预防经血传播疾病的发生。

（三）手术治疗

手术治疗目前已成为药物治疗的重要辅助手段,使IE的病死率有所降低。

1. 左侧感染性心内膜炎手术指征

（1）心力衰竭。

（2）未能控制的感染：局部感染未控制、真菌或耐药菌引起的感染；积极抗感染治疗及控制败血性转移病灶后仍存在血培养持续阳性；由葡萄球菌或非副流感嗜血杆菌革兰染色阴性菌的人工心脏瓣膜心内膜炎。

（3）预防栓塞：主动脉或冠状动脉性自体或人工心脏瓣膜心内膜炎伴积极抗感染治疗后仍存在永久性赘生物>10mm 或经治疗伴巨大孤立赘生物（>30mm）或赘生物>15mm 且没有其他手术指征。

绝大多数右侧心脏 IE 的药物治疗可收到良效，同时由于右心室对三尖瓣和肺动脉瓣的功能不全有较好耐受性，一般不考虑手术治疗。

2. 手术后抗感染期限　取决于术前抗感染时间的长短、有无瓣周感染以及赘生物培养的情况；一般情况下，如致病菌较耐药，而手术标本培养阴性，术前加上术后的抗感染治疗至少应满一疗程；而手术标本培养阳性者，应给予足够疗程。

【预防】

IE 是致命性疾病，病死率高，其一级预防很重要。IE 多发生在器质性心脏病的基础上。而由侵入性操作手术引起的不多，所以用抗生素预防 IE 要考虑抗生素的潜在副作用、预防的费用-效益比，尽可能做到既要积极，又不致滥用。2015 年 ESC 提出了感染性心内膜炎的预防指南：

（一）危险病种感染灶清除

在有心脏瓣膜功能障碍（特别指出二尖瓣脱垂伴反流和（或）瓣叶增厚时才需要预防性治疗）、复杂性心血管畸形、人造瓣膜、肥厚型心肌病及有心内膜炎既往史的患者，应及时清除感染病灶

（二）需要预防应用抗生素的手术与操作

在牙科（仅在处理牙龈、根尖周围组织或穿透口腔黏膜时）和上呼吸道手术或机械操作，低位胃肠道、胆囊、泌尿生殖道手术或操作，以及涉及感染性的其他外科手术，都应预防性应用抗生素。

（三）预防性抗生素的用法

1. 牙口腔手术或操作　一般术前 30~60 分钟给予阿莫西林 2g（成人）、50mg/kg（儿童）口服或静滴，青霉素过敏者可给予克林霉素 600mg（成人）、20mg/kg（儿童）口服或静滴；不推荐应用喹诺酮类抗菌药物和氨基苷类抗菌药物。

2. 非口腔的侵入操作仅在感染区域进行时需应用抗菌药物治疗。选择抗菌药物时，呼吸道操作针对葡萄球菌，胃肠道及泌尿生殖道操作需针对肠球菌，皮肤及骨骼肌肉操作需针对葡萄球菌及乙型溶血性链球菌。

3. 心脏或血管手术　早期人工瓣膜感染（术后 1 年），预防性治疗应在术前立即开始，如术程延长，应重复应用至术后 48 小时停止。

新版指南对 IE 治疗中抗菌药物应用所做补充：①改变了氨基苷类抗生素用药指征及方式，不推荐该类药物用于治疗葡萄球菌感染性 NVE，该类药物临床获益尚未得到临床研究证实，且可能具有肾毒性。②仅当有植入异物感染时（如 PVE）才考虑联合使用利福平，其他

抗菌药物治疗 3~5 天菌血症消失后即可开始用药。③推荐使用达托霉素和磷霉素用于治疗葡萄球菌 IE，使用奈替米星治疗青霉素敏感的口腔链球菌和消化链球菌，当患者具备达托霉素用药指征时，给药必须采用高剂量方案（药量≥10mg/kg，qd）同时联合其他抗菌药物以增加抗菌活性，同时避免产生耐药。④用于治疗 IE 的抗菌药物治疗方案目前大多已达共识，但对于葡萄球菌感染性 IE 的最佳治疗方案以及经验性治疗方案仍有争议。

（张金国）

第八章

妊娠晚期心脏病

妊娠合并心脏病在产科较常见，也是孕产妇死亡的重要原因之一，妊娠时孕妇身体仅仅是生理改变即可使心脏的负担加重，若同时合并贫血、低蛋白血症和感染等不良因素则可以进一步导致心功能下降。双胎、多胎、羊水过多和子痫前期等产科因素也可诱发孕妇原有心脏病加重，出现心力衰竭等危及母婴生命的严重并发症。如何妥善处理妊娠合并心脏病患者是心血管内科和妇产科医师面临的重要临床问题。

【病因和发病机制】

（一）妊娠对心血管系统的影响

妊娠期母体内产生一系列变化，增加了心脏的负担，这主要是血容量、心排出量和心率增加。孕妇血容量较非孕妇增加 30%~50%，于妊娠第 6 周开始，至 32~34 周达高峰直至临产；心排出量增加 30%~40%，从妊娠第 10 周开始，至 20~24 周达高峰；心率可增加 20%，从妊娠 8~10 周开始，逐渐加快，到 34~36 周达高峰。

分娩时每次宫缩使心排出量增加 20%~24%，同时有血压增高、脉压增宽及中心静脉压升高。血流动力学改变急剧而显著，加重了循环的负荷。且产后 3 日内仍是心脏负担较重的时期。子宫收缩使一部分血液进入体循环，孕期组织间潴留液体也回到体循环。在产后 1~2 周，血容量及心排出量仍高于正常。妊娠期的一系列心血管变化，在产后 4~6 周才逐渐恢复正常。

（二）分娩时增加心脏负荷的机制

第一产程中，由于疼痛引起每次心搏出量增加；子宫收缩也可通过增加静脉回流而增加心排出量。故每次宫缩时心排出量增加约 20%。

第二产程时体循环及肺循环压力均增加，这可能是由于中心容量增加之故。如果这时产妇心脏功能不好，则只要待其宫口完全开大，就应使用产钳或胎头吸引器等器械以辅助胎儿娩出，以便迅速结束第二产程来减轻心脏负担。

第三产程及产后 1~2 周内，血流动力学出现了重要变化。腹腔内压力在产后突然减低，静脉回流减少，加上产时失血，这对于已有心功能不全的产妇来说，可以使心排出量更低，可突然发生心力衰竭。这在分娩前后心肌病或艾森曼格综合征和其他心功能Ⅲ~Ⅳ级者更是突然死亡的原因。

（三）常见的妊娠晚期心脏病类型

临床上常将妊娠合并心脏病分为结构异常性心脏病和功能异常性心脏病两类，妊娠期高血压疾病性心脏病和围产期心肌病则属妊娠期特有的心脏病。

1. 结构异常性心脏病　妊娠合并结构异常性心脏病包括先天性心脏病、瓣膜性心脏病、心肌病、心包病和心脏肿瘤等。

（1）先天性心脏病：指出生时即存在心脏和大血管结构异常的心脏病，包括无分流型（主动脉或肺动脉口狭窄、Marfan 综合征、Ebstein 综合征等）、左向右分流型（房间隔缺损、室间隔缺损、动脉导管未闭等）和右向左分流型（法洛四联症、艾森曼格综合征等）。较严重的先天性心脏病，能成年而妊娠者少。随着心脏外科的发展，许多常见的先天性心脏病可及时矫治，近年来先天性心脏病在孕妇中的发病率较前相对增高。

（2）瓣膜性心脏病：各种原因导致的心脏瓣膜形态异常和功能障碍统称为瓣膜性心脏病，包括二尖瓣、三尖瓣、主动脉瓣和肺动脉瓣病变，累及多个瓣膜者称为联合瓣膜病。风湿性瓣膜性心脏病目前仍是妊娠期最多见的一种心脏病。

（3）心肌病：由心室的结构改变和整个心肌壁功能受损所导致的心脏功能进行性障碍的一组病变，包括各种原因导致的心肌病，依据病变的主要特征分为扩张型心肌病和肥厚型心肌病。

2. 功能异常性心脏病　妊娠合并功能异常性心脏病主要包括各种无心血管结构异常的心律失常，是产科常见的合并症，大多数妊娠期发生的心律失常为良性，少数可在短时间内致血流动力学急剧恶化，从而影响母儿妊娠结局。妊娠易诱发心律失常或有心律失常病史者易复发，与妊娠期激素水平和血流动力学改变有关。

妊娠合并心律失常包括快速型和缓慢型心律失常。快速型心律失常包括室上性心律失常（如房性和结性期前收缩、室上性心动过速、房扑和房颤），室性心律失常（如室性期前收缩、阵发性室性心动过速）。缓慢型心律失常包括窦性缓慢型心律失常、房室交界性心率、心室自主心律、传导阻滞（包括窦房传导阻滞、心房内传导阻滞、房室传导阻滞）等以心率减慢为特征的疾病，临床常见的有窦性心动过缓、病态窦房结综合征、房室传导阻滞。功能异常性心脏病以心电和传导异常、起搏点异常为主要病理生理基础。

3. 妊娠期特有的心脏病　孕前无心脏病病史，在妊娠基础上新发生的心脏病，主要有妊娠期高血压疾病性心脏病和围产期心肌病。

（1）妊娠期高血压疾病性心脏病：孕前无心脏病病史，在妊娠期高血压疾病基础上出现乏力、心悸、胸闷，严重者出现气促、呼吸困难、咳粉红色泡沫痰、双肺大量湿性啰音等以左心衰为主的心衰表现和体征，心电图可以发现心率加快或出现各种心律失常，部分患者心脏超声检查可以有心脏扩大和射血分数下降，严重者生化检测心肌酶学和 B 型利钠肽（BNP）异常升高。妊娠期高血压疾病性心脏病是妊娠期高血压疾病发展至严重阶段的并发症。发病时间多在妊娠晚期或产后 24~48 小时之内。

（2）围产期心肌病：围产期心肌病即分娩前后心肌病，系指在妊娠的后三个月或产后 5 个月内发生心肌病变而引起心力衰竭。病因和发病机制迄今未明，一般认为可能是多种因素引起心肌潜在病变，而妊娠则促使其出现症状。临床上呈扩张型心肌病的表现。本病多见于 30 岁以上的经产妇。

本病预后根据病变轻重不同，可归纳为两种情况：①第一次发生心力衰竭时，经过常规治疗后临床症状、体征消失，心脏迅速缩小到正常，而未再增大，以后也未再有心力衰竭症状出现，约占半数，可以再次妊娠。②第一次心力衰竭发生后症状、体征消失，心脏缩小。但以后又有反复心衰发生，心脏反复增大，多在几年内死亡，此类最好不再妊娠。

4. 其他冠心病、肺源性心脏病及其他心脏病少见，高血压性心脏病多见于年龄较长的孕妇，贫血性心脏病近年来少见。

【诊断要点】

（一）病史

1. 妊娠前已确诊心脏病　妊娠后保持原有的心脏病诊断，应注意补充心功能分级和心脏并发症等次要诊断。部分患者孕前有心脏手术史，如心脏矫治术、瓣膜置换术、射频消融术、起搏器置入术等，要详细询问手术时间、手术方式、手术前后心功能的改变及用药情况。

2. 妊娠前无心脏病病史　包括因为无症状和体征而未被发现的心脏病。部分患者没有症状，经规范的产科检查而明确诊断；部分患者因心悸、气短、劳力性呼吸困难、晕厥、活动受限等症状，进一步检查而明确诊断。

3. 家族心脏病病史　关注家族性心脏病病史和猝死史。

（二）临床表现

1. 心脏病常见的临床表现

（1）症状：病情轻者可无症状，重者有易疲劳、食欲不振、体质量不增、活动后乏力、心悸、胸闷、呼吸困难、咳嗽、胸痛、咯血、水肿等表现。

（2）体征：不同种类的妊娠合并心脏病患者有其不同的临床表现，如发绀型先天性心脏病患者口唇发绀、杵状指（趾）；有血液异常分流的先天性心脏病者有明显的收缩期杂音；风湿性心脏病者可有心脏扩大；瓣膜狭窄或关闭不全者有舒张期或收缩期杂音；心律失常者可有各种异常心律（率）；金属瓣换瓣者有换瓣音；肺动脉压明显升高时右心扩大，肺动脉瓣区搏动增强和心音亢进；妊娠期高血压疾病性心脏病者有明显的血压升高；围产期心肌病者以心脏扩大和异常心律为主；心衰时心率加快、第三心音、两肺呼吸音减弱、可闻及干湿性啰音、肝-颈静脉回流征阳性、肝脏肿大等。

2. 由于妊娠期心脏及血循环特殊的病理生理学改变可出现的临床表现

（1）水肿：水肿是妊娠期间最容易发生的一个体征，常有双足踝部和小腿的水肿，易被误认为肾性或心性水肿。妊娠期水肿的主要原因：①静脉压增加；②血浆渗透压降低；③雌激素对血管的扩张作用。

（2）平卧时发生晕厥：妊娠后期患者在平卧时可发生晕厥。这是由于下腔静脉受子宫压迫后发生暂时阻塞所致的心排出量突然下降，以及可能伴随的血管迷走神经性晕厥。当患者侧卧后，子宫暂时稍移位，下肢静脉受压解除，这些症状立即消失。

（3）呼吸系统的表现：过度换气是妊娠期的常见现象，有时可被误认为呼吸困难。妊娠后期子宫增大横膈上抬以致压迫肺底及（或）造成肺不张，可出现肺底部啰音；妊娠期血流量增加，胸片示肺血管影增多。

（4）心脏表现：妊娠时的高动力循环可使心音增强，约 90% 的孕妇可听到第三心音，10%~15%的患者可听到第四心音。同样可由于高动力循环常听到收缩期或舒张期的生理性杂音。

收缩期杂音：①肺动脉瓣区常可听到 2~3 级生理性喷射性杂音，其性质和运动时（或房间隔缺损时）所听到者相同；②Still 杂音的性质亦相同，其所在部位较低，在胸骨旁第 3~4 肋间，响度 1~3 级传向心尖；可能是由于右心室流出道室壁震动之故。

舒张期杂音：①有时在肺动脉瓣区可听到舒张期杂音，酷似 Graham-Steel 杂音，这是由于妊娠期肺动脉的生理性扩张所引起，于产后消失；②另可听到舒张期杂音位于三尖瓣区，为血流增加所致，于产后消失。

连续性杂音：静脉管声在妊娠期为常见，位子心底部，当压迫颈静脉或嘱患者平卧后随即消失。在妊娠后期可听到乳房杂音，呈连续性，伴有收缩期或舒张期加强。杂音位于胸骨旁，可能是乳房血管血流增加所引起，当听诊器重压皮肤后即消失。当听到这种杂音时，易误认为动脉导管未闭。

（三）心电图和24小时动态心电图

1. 心电图　常规12导联心电图能帮助诊断心率（律）异常、心肌缺血、心肌梗死及梗死的部位、心脏扩大和心肌肥厚，有助于判断心脏起搏状况和药物或电解质对心脏的影响。

2. 24小时动态心电图　可连续记录24小时静息和活动状态下心电活动的全过程，协助阵发性或间歇性心律失常和隐匿性心肌缺血的诊断，并能提供心律失常的持续时间和频次、心律失常与临床症状关系的客观资料，可为临床分析病情、确立诊断和判断疗效提供依据。

（四）超声心动图

获得心脏和大血管结构改变、血流速度和类型等信息的无创性、可重复的检查方法，能较为准确地定量评价心脏和大血管结构改变的程度、心脏收缩和舒张功能。三维重建超声心动图、经食管超声心动图、负荷超声心动图和血管内超声分别为更全面地显示心脏和大血管的立体结构、为经胸超声不能获得满意图像（左心耳部血栓、感染性心内膜炎、主动脉夹层等）、隐匿性或原因不明的缺血性心脏病的早期诊断提供了新的检查方法。

（五）影像学检查

根据病情可以选择性进行心、肺影像学检查，包括X线、CT（computed tomography，CT）和MRI（magnetic resonance imaging，MRI）检查。

1. 胸部X线　可显示心脏的扩大、心胸比例变化、大血管口径的变化及肺部改变。

2. 多层胸部CT　对于复杂心脏病有一定意义，但在妊娠合并心脏病的诊断中CT应用较少。孕妇单次胸部X线检查时胎儿接受的X线为0.02~0.07mrad；孕妇头胸部CT检查时胎儿受到的照射剂量<1rad，距离致畸剂量（高于5~10rad）差距较大；但因X线是影响胚胎发育的不良因素，在妊娠早期禁用，妊娠中期应慎用，病情严重必须摄片时应以铅裙保护腹部。

3. 非增强的MRI　用于复杂心脏病和主动脉疾病，非增强的MRI检查对胚胎无致畸的不良影响。

4. 心导管及心血管造影　心导管及心血管造影检查是先天性心脏病，特别是复杂心脏畸形诊断的“金标准”。因超声心动图、MRI等无创检查技术的发展，其目前仅适用于无创检查不能明确诊断的先天性心脏病、测量肺动脉高压程度以及用作降肺动脉靶向药物的给药途径。因需要在X线直视下操作，妊娠期必须应用时需要操作熟练的技术人员、铅裙保护腹部下进行，并尽量缩短操作时间和减少母儿接受射线的剂量。

（六）血生化检测

1. 心肌酶学和肌钙蛋白　心肌酶学包括肌酸激酶（CK）、肌酸激酶同工酶MB（creatine kinase isoenzyme MB，CK-MB），CK、CK-MB、心肌肌钙蛋白（cardiac troponin，CTn）水平升高是心肌损伤的标志。

2. 脑钠肽　包括脑钠肽（即BNP）、BNP前体（pro-BNP）、氨基酸末端-BNP前体（NT-pro-BNP），BNP、pro-BNP、NT-pro-BNP的检测可作为有效的心衰筛查和判断预后的指标。

3. 其他　血常规、血气分析、电解质、肝肾功能、凝血功能、D-二聚体等，根据病情酌情选择。

（七）合并症的诊断

1. 急性和慢性心衰

（1）急性心衰：以急性肺水肿为主要表现的急性左心衰多见，常为突然发病，患者极度呼吸困难，被迫端坐呼吸，伴有窒息感、烦躁不安、大汗淋漓、面色青灰、口唇发绀、呼吸频速、咳嗽并咳出白色或粉红色泡沫痰。体检除原有的心脏病体征外，心尖区可有舒张期奔马律，肺动脉瓣区第二心音亢进，两肺底部可及散在的湿性啰音，重症者两肺满布湿性啰音并伴有哮鸣音，常出现交替脉。开始发病时血压可正常或升高，但病情加重时，血压下降、脉搏细弱，最后出现神志模糊，甚至昏迷、休克、窒息而死亡。

早期心衰的表现：①轻微活动后即出现胸闷、心悸、气短；②休息时，心率超过 110 次/分，呼吸超过 20 次/分；③夜间常因胸闷而坐起呼吸；④肺底出现少量持续性湿性啰音，咳嗽后不消失。

（2）慢性心衰：①慢性左心衰：主要表现为呼吸困难，轻者仅于较重的体力劳动时发生呼吸困难，休息后好转；随病情的进展，乏力和呼吸困难逐渐加重，轻度体力活动即感呼吸困难，严重者休息时也感呼吸困难，甚至端坐呼吸；②慢性右心衰：主要为体循环（包括门静脉系统）静脉压增高及淤血而产生的临床表现，上腹部胀满、食欲不振、恶心、呕吐，颈静脉怒张，肝-颈静脉回流征阳性。水肿是右心衰的典型表现，体质量明显增加，下肢、腰背部及骶部等低垂部位呈凹陷性水肿，重症者可波及全身，少数患者可有心包积液、胸水或腹水。

妊娠合并心脏病心功能的分级：

纽约心脏协会（New York Heart Association，NYHA）心功能分级按症状分 4 级：Ⅰ级：一般体力活动不受限制；Ⅱ级：一般体力活动稍受限制，休息时无症状；Ⅲ级：一般体力活动显著受限制，休息后无不适，或过去有心力衰竭史；Ⅳ级：休息时仍有心悸、呼吸困难等心力衰竭表现。

2. 肺动脉高压及肺动脉高压危象　肺动脉高压的诊断标准是在海平面状态下、静息时，右心导管检查肺动脉平均压（mPAP）≥25mmHg（1mmHg＝0. 133kPa）。临床上常用超声心动图估测肺动脉压力。肺动脉高压的分类：①动脉性肺动脉高压；②左心疾病所致肺动脉高压；③缺氧和（或）肺部疾病引起的肺动脉高压；④慢性血栓栓塞性肺动脉高压；⑤多种机制和（或）不明机制引起的肺动脉高压。心脏病合并肺动脉高压的妇女，妊娠后可加重原有的心脏病和肺动脉高压，可发生右心衰，孕妇死亡率为 17%～56%，艾森曼格综合征孕妇的死亡率高达 36%。

3. 恶性心律失常　是指心律失常发作时导致患者的血流动力学改变，出现血压下降甚至休克，心、脑、肾等重要器官供血不足，是孕妇猝死和心源性休克的主要原因。常见有病态窦房结综合征、快速房扑和房颤、有症状的高度房室传导阻滞、多源性频发室性期前收缩、阵发性室上性心动过速、室性心动过速、室扑和室颤等类型。妊娠期和产褥期恶性心律失常多发生在原有心脏病的基础上，少数可由甲状腺疾病、肺部疾病、电解质紊乱和酸碱失衡等诱发。妊娠期恶性心律失常可以独立发生，也可以伴随急性心衰时发生，严重危及母亲生命，需要紧急抗心律失常等处理。

4. 感染性心内膜炎　是指由细菌、真菌和其他微生物（如病毒、立克次体、衣原体、螺旋体等）直接感染而产生的心瓣膜或心壁内膜炎症。瓣膜为最常受累的部位，但感染也可发生在室间隔缺损部位、腱索和心壁内膜。

主要临床特征：

（1）发热：是最常见的症状，90%以上的患者都会出现发热。

（2）心脏体征：85%的患者可闻及心脏杂音，杂音可能是先天性心脏病或风湿性心瓣膜病所致，也可能是感染造成的瓣膜损害、腱索断裂或赘生物形成而影响到瓣膜开放和关闭所致。

（3）栓塞：25%的患者有栓塞表现。肺栓塞可有胸痛、咳嗽、咯血、气急和低氧表现；脑动脉栓塞则有头痛、呕吐、偏瘫、失语、抽搐甚至昏迷；内脏栓塞可致脾大、腹痛、血尿、便血和肝肾功能异常等。

（4）血培养：血培养阳性是确诊感染性心内膜炎的重要依据。凡原因未明的发热、体温升高持续在1周以上，且原有心脏病者，均应反复多次进行血培养，以提高阳性率。

（5）超声心动图：能够了解有无心脏结构性病变，能检出直径>2mm的赘生物，对诊断感染性心内膜炎很有帮助；此外，在治疗过程中超声心动图还可动态观察赘生物大小、形态、活动情况，了解瓣膜功能状态、瓣膜损害程度，对决定是否行换瓣手术具有参考价值。

【病情判断】

（一）妊娠风险评估

欧洲心脏病学会工作组参用修正的WHO分类法对心脏病女性的妊娠风险进行分类。该分类将心脏病女性的妊娠风险分为4类：Ⅰ类疾病没有可检测的孕产妇死亡风险增加，并发症没有或轻微增加，如修复成功的房间隔或室间隔缺损；Ⅱ类疾病与孕产妇死亡风险小幅度上升或并发症发病率中等程度增加有关，如未修复的房间隔或室间隔缺损；Ⅲ类疾病与孕产妇死亡风险或严重并发症发病率显著增加有关：如主动脉畸形；Ⅳ类疾病与孕产妇死亡风险极高或严重并发症发病率有关，属妊娠禁忌，如严重的二尖瓣狭窄，显著肺动脉高压等。

我国2016年中华医学会妇产科学分会产科学组发表的《妊娠合并心脏病的诊治专家共识》中根据孕妇死亡率和母儿并发症是否增加以及增加程度将心脏病妇女妊娠风险分级分为Ⅰ~Ⅴ级。Ⅰ级：孕妇死亡率未增加，母儿并发症未增加或轻度增加；Ⅱ级：孕妇死亡率轻度增加或者母儿并发症中度增加；Ⅲ级：孕妇死亡率中度增加或者母儿并发症重度增加；Ⅳ级：孕妇死亡率明显增加或者母儿并发症重度增加；需要专家咨询；如果继续妊娠，需告知风险；需要产科和心脏科专家在孕期、分娩期和产褥期严密监护母儿情况；Ⅴ级：极高的孕妇死亡率和严重的母儿并发症，属妊娠禁忌证；如果妊娠，须讨论终止问题；如果继续妊娠，需充分告知风险；需由产科和心脏科专家在孕期、分娩期和产褥期严密监护母儿情况。

（二）心脏病妇女的孕前和孕期综合评估

1. 孕前的综合评估　提倡心脏病患者孕前经产科医师和心脏科医师联合咨询和评估，最好在孕前进行心脏病手术或药物治疗，治疗后再重新评估是否可以妊娠。对严重心脏病患者要明确告知不宜妊娠，对可以妊娠的心脏病患者也要充分告知妊娠风险。

2. 孕早期的综合评估　应告知妊娠风险和可能会发生的严重并发症，指导去对应级别的医院规范进行孕期保健，定期监测心功能。心脏病妊娠风险分级Ⅳ~Ⅴ级者，要求其终止妊娠。

3. 孕中、晚期的综合评估　一些心脏病患者对自身疾病的严重程度及妊娠风险认识不足，部分患者因没有临床症状而漏诊心脏病，少数患者妊娠意愿强烈而隐瞒病史涉险妊娠，就诊时已是妊娠中晚期。对于这类患者是否继续妊娠，应根据妊娠风险分级、心功能状态、医院的医疗技术水平和条件、患者及家属的意愿和对疾病风险的了解及承受程度等综合判断和分层管理。妊娠期新发生或者新诊断的心脏病患者，均应行心脏相关的辅助检查以明确妊娠风险分级，按心脏病严重程度进行分层管理。

（三）是否适宜妊娠

1. 适宜妊娠组心脏病　病变较轻，心功能Ⅰ～Ⅱ级，无心力衰竭史或其他并发症者，可以妊娠，但宜在婚后早些生育，因随着年龄的增长及心脏病的发展，耐受妊娠的能力降低。

2. 不适宜妊娠组心脏病　病变较重，心功能在Ⅲ～Ⅳ级，经内、外科治疗未能改善者，有心衰史，且伴有其他内科合并症；风湿性心脏病有肺动脉高压、慢性心房颤动或高度房室传导阻滞、活动性风湿热或细菌性心内膜炎者；先天性心脏病有明显发绀或肺动脉高压、严重的肺动脉瓣狭窄、主动脉缩窄伴严重高血压；重度高血压治疗无效者均不宜妊娠，应劝其进行避孕或绝育，若已受孕应在内科和产科医师的严密医疗照顾下，根据病情及时给予恰当的处理。

3. 终止妊娠组　心功能虽是Ⅰ～Ⅱ级，但已有子女者应终止。心功能Ⅲ级以上，受孕者应在妊娠三个月内，在控制心力衰竭后行人工流产。如妊娠已超过三个月，心功能Ⅲ级，并在三个月以内已发生过心力衰竭者，目前心衰虽已控制，但估计继续妊娠危险性较大时，仍可考虑终止妊娠。

（四）预后的判断

妊娠晚期心脏病的预后与心脏病种类、病变程度、心功能状况、有无并发症、可能发生的产科情况和可能得到的医疗照顾密切相关。

【治疗】

（一）终止妊娠的指征

凡有下列情况者，一般不适宜妊娠，应及早终止。①心脏病变较重，心功能Ⅲ级以上，或曾有心衰史；②风湿性心脏病伴有肺动脉高压、慢性心房颤动、高度房室传导阻滞，或近期并发细菌性心内膜炎；③先天性心脏病有明显发绀或肺动脉高压；④合并其他较严重的疾病，如肾炎、重度高血压、肺结核等。但如妊娠已超过 3 个月，一般不考虑终止妊娠，因对有病心脏来说，此时终止妊娠其危险性不亚于继续妊娠。如已发生心力衰竭，则仍以适时终止妊娠为宜。

（二）继续妊娠的监护

心力衰竭是心脏病孕妇的致命伤。因此，加强孕期监护的目的在于预防心力衰竭，而具体措施可概括为减轻心脏负担与提高心脏代偿功能两项。

1. 减轻心脏负担应注意以下几方面　①限制体力活动，增加休息时间，每日至少保证睡眠 10～12 小时。尽量取左侧卧位，以增加心搏出量及保持回心血量的稳定；②保持精神愉悦，避免情绪激动；③进高蛋白、低脂肪、多维生素饮食，限制钠盐摄入，每日食盐 3～5g，以防水肿。合理营养，控制体重的增加速度，每周不超过 0.5kg，整个孕期不超过 10kg；④消除损害心功能的各种因素，如贫血、低蛋白血症、维生素（尤其是 B_1）缺乏、感染、妊娠高血压综合征；⑤如需输血，多次小量（150～200ml）；如需补液，限制在 500～1000ml/d，滴速<10～15 滴/分。

2. 提高心脏代偿功能包括以下几方面

（1）心血管手术：病情较重、心功能Ⅲ～Ⅳ级、手术不复杂、麻醉要求不高者可在妊娠 3～4 个月时进行。紧急的二尖瓣分离术（单纯二尖瓣狭窄引起急性肺水肿）可在产前施行。未闭动脉导管患病期间发生心力衰竭，或有动脉导管感染时，有手术指征。

（2）洋地黄化：心脏病孕妇若无心力衰竭的症状和体征，一般不需洋地黄治疗，因为此时应用洋地黄不起作用。况且孕期应用洋地黄不能保证产时不发生心力衰竭，一旦发生反应而造成当时加用药物困难。再者，迅速洋地黄化可在几分钟内发挥效应，如密切观察病情变化，不难及时控制早期心力衰竭。因此，通常仅在出现心力衰竭先兆或早期心力衰竭、心功能Ⅲ级者妊娠 28~32 周时(即孕期血流动力学负荷高峰之前)应用洋地黄。由于孕妇对洋地黄的耐受性较差，易于中毒，故宜选用快速制剂，如去乙酰毛花苷(西地兰)或毒毛花苷K毒(毒毛旋花子苷 K)。维持治疗则选用排泄较快的地高辛，一般用至产后 4~6 周血循环恢复正常为止。

此外，心功能Ⅰ、Ⅱ级的孕妇应增加产前检查次数，20 周以前至少每 2 周由心内科、产科医师检查一次，以后每周一次，必要时进行家庭随访。除观察产科情况外，主要了解心脏代偿功能及各种症状，定期作心电图、超声心动图检查，以利对病情作出全面估计，发现异常。有心力衰竭先兆，立即住院治疗。预产期前 2 周入院待产，既能获充分休息，也便于检查观察。凡心功能Ⅲ级或有心力衰竭者应住院治疗，并留院等待分娩。

(三) 分娩期与产褥期的处理

1. 分娩方式的选择　心脏病孕妇的分娩方式，主要取决于心功能状态及产科情况：①剖宫产：剖宫产可在较短时间内结束分娩，从而避免长时间子宫收缩所引起的血流动力学变化，减轻疲劳和疼痛等引起的心脏负荷；②阴道分娩：心功能Ⅰ~Ⅱ级者，除非有产科并发症，原则上经阴道分娩。心脏病孕妇的平均产程和正常孕妇相比，无明显差别，但必须由专人负责，密切监护。

2. 围术期的注意事项

(1) 手术时机：剖宫产术以择期手术为宜，应尽量避免急诊手术。

(2) 术前准备：孕 34 周前终止妊娠者促胎肺成熟；结构异常性心脏病者剖宫产术终止妊娠前预防性应用抗生素 1~2 天；麻醉科会诊，沟通病情，选择合适的麻醉方法；严重和复杂心脏病者酌情完善血常规、凝血功能、血气分析、电解质、BNP(或 pro-BNP)、心电图和心脏超声等检查。术前禁食 6~12 小时。

(3) 术中监护和处理：严重和复杂心脏病者心电监护、中心静脉压(CVP)和氧饱和度(SpO_2 或 SaO_2)监测、动脉血气监测、尿量监测。胎儿娩出后可以腹部沙袋加压，防止腹压骤降而导致的回心血量减少。可以使用缩宫素预防产后出血或使用其他宫缩剂治疗产后出血，但要防止血压过度波动。

(4) 术后监护和处理：严重和复杂心脏病者酌情进行心电监护、CVP 和氧饱和度(SpO_2 或 SaO_2)监测、动脉血气监测、尿量监测。限制每天的液体入量和静脉输液速度，心功能下降者尤其要关注补液问题；对无明显低血容量因素(大出血、严重脱水、大汗淋漓等)的患者，每天入量一般宜在 1000~2000ml 之间，甚至更少，保持每天出入量负平衡约 500ml/d，以减少水钠潴留，缓解症状。产后 3 天后，病情稳定逐渐过渡到出入量平衡。在负平衡下应注意防止发生低血容量、低钾血症和低血钠等，维持电解质及酸碱平衡。结构异常性心脏病者术后继续使用抗生素预防感染 5~10 天。预防产后出血。

3. 麻醉问题　麻醉方法的选择：①分娩镇痛：对于心脏情况允许阴道试产的产妇，早期实施分娩镇痛是有利的。如无禁忌，首选硬膜外镇痛方式，也可以选择蛛网膜下腔与硬膜外联合镇痛。②椎管内麻醉：硬膜外阻滞是目前妊娠合并心脏病患者剖宫产手术的主要麻醉方法之一，需警惕外周血管阻力下降导致血压骤然下降。③全身麻醉：适合于有凝血功能障碍等椎管内麻醉禁忌证者、严重胎儿窘迫需紧急手术者、有严重并发症如心衰、肺水肿未有效控制者、特殊病例如艾森曼格综合征等复杂心脏病、重度肺动脉高压、术中需抢救保证气道安全等情况。④局部浸润麻醉:适用于紧急手术和基层医院条件有限等情况,应尽量避免使用。

4. 产褥期处理 由于加强孕期及产时监护,患者多能顺利过关。若放松产褥期监护,则很有可能功亏一篑。①继续用抗生素防止感染,以杜绝亚急性细菌性心内膜炎的发生。②曾有心力衰竭的产妇,应继续服用强心药物。③注意体温、脉搏、呼吸及血压变化,以及子宫缩复与出血情况。④产后卧床休息24~72小时,重症心脏病产妇应取半卧位,以减少回心血量,并吸氧。如无心力衰竭表现,鼓励早期起床活动。有心力衰竭者,则卧床休息,期间应多活动下肢,以防血栓性静脉炎。⑤心功能Ⅲ级以上的产妇,产后不授乳。哺乳增加机体代谢与液量需要,可使病情加重。⑥产后至少住院观察2周,待心功能好转后方可出院。出院后仍需充分休息,限制活动量。严格避孕。

(四) 心力衰竭的处理

心脏病是心力衰竭的发生基础。从妊娠、分娩及产褥期血流动力学变化对心脏的影响来看,妊娠32~34周、分娩期及产褥期的最初3天,是心脏病患者最危险的三个时期,极易发生心力衰竭,应给予重视。

1. 早期诊断

(1) 早期症状:倦怠,轻微活动后即感胸闷、气急,睡眠中气短、憋醒和(或)头部须垫高,肝区胀痛。

(2) 早期体征:休息时,心率>120次/分,呼吸>24次/分,颈静脉搏动增强,肺底湿啰音,交替脉,舒张期奔马律,尿量减少及体重增加,下肢水肿。

2. 治疗 妊娠合并心力衰竭与非妊娠者心力衰竭的治疗原则类同。

(1) 强心:应用快速洋地黄制剂,以改善心肌状况。奏效后改服排泄较快的地高辛维持。孕妇对洋地黄类强心药的耐受性较差,需密切观察有无毒性症状出现。不主张预防性应用洋地黄类强心药。

(2) 利尿:作用是降低循环血容量及减轻肺水肿。可重复使用,但需注意电解质平衡。

(3) 扩血管减轻心脏后负荷。

(4) 镇静:小剂量吗啡稀释后静脉注射,不仅有镇静、止痛、抑制过度兴奋的呼吸中枢及扩张外周血管,减轻心脏前后负荷的作用,而且可抗心律失常。常用于急性左心衰竭、肺水肿抢救。

(5) 减少回心静脉血量,如采用半卧位且双足下垂。

(6) 抗心律失常:心律失常可由心力衰竭所致,亦可诱发或加重心力衰竭,严重者应及时纠正。

(五) 恶性心律失常的处理

首先针对发生的诱因、类型、血流动力学变化对母儿的影响、孕周等综合决定尽早终止心律失常的方式,同时,防止其他并发症,病情缓解或稳定后再决定其长期治疗的策略。目前没有抗心律失常药物在孕妇使用情况的大样本量临床研究,孕期使用必须权衡使用抗心律失常药物的治疗获益与潜在的毒副作用,尤其是对于继续长期维持使用抗心律失常药物的孕妇,选择哪一类药物、什么时候停药,须结合患者心律失常的危害性和基础心脏病情况而定。对于孕前存在心律失常的患者建议孕前进行治疗。

（六）感染性心内膜炎的治疗

根据血培养和药物敏感试验选用有效的抗生素，坚持足量（疗程6周以上）、联合和应用敏感药物为原则，同时应及时请心脏外科医师联合诊治，结合孕周、母儿情况、药物治疗的效果和并发症综合考虑心脏手术的时机。

【预防】

（一）孕前准备和指导

1. 告知妊娠风险　建议要充分告知妊娠风险并于妊娠期动态进行妊娠风险评估。

2. 建议孕前心脏治疗　对于有可能行矫治手术的心脏病患者，应建议在孕前行心脏手术治疗，尽可能纠正心脏的结构及功能异常，术后再次由心脏科、产科医师共同行妊娠风险评估，患者在充分了解病情及妊娠风险的情况下再妊娠。

3. 补充叶酸，或者含叶酸的复合维生素；纠正贫血。

4. 遗传咨询　先天性心脏病或心肌病的妇女，有条件时应提供遗传咨询。

（二）有器质性心脏病的育龄妇女，如有以下情况则不宜妊娠

①心功能Ⅲ级或Ⅲ级以上，不愿手术或不能手术者；②风湿性心脏病伴有心房颤动者或心率快难以控制者；③心脏明显扩大或曾有脑栓塞恢复不全者；④曾有心力衰竭史或伴有严重的内科并发症，如慢性肾炎、肺结核患者。

（三）妊娠期

1. 治疗性人工流产如有上述不宜妊娠的指征，应尽早做人工流产。心力衰竭者待心衰控制后再做人工流产。

2. 加强产前检查。

3. 预防心衰每天夜间保证睡眠10小时，日间餐后休息0.5~1小时。限制活动量，限制食盐量，每天不超过4g。积极防治贫血，给予铁剂、叶酸、维生素B和维生素C、钙剂等。加强营养。整个妊娠期体重增加不宜超过11kg。

4. 早期发现心衰。

5. 及时治疗急性心衰。

6. 适时入院。

7. 有心脏病手术史者的处理仍取决于手术后心脏功能情况。

（四）分娩期

①产程开始即应给抗生素，积极防治感染。②使产妇安静休息，可给少量镇静剂，间断吸氧，预防心衰和胎儿宫内窘迫。③如无剖宫产指征，可经阴道分娩，但应尽量缩短产程。可行会阴侧切术、产钳术等。严密观察心功能情况。因产程延长可加重心脏负担，故可适当放宽剖宫产指征。以硬膜外麻醉为宜。④胎儿娩出后腹部放置沙袋加压，防止腹压骤然降低发生心衰。如产后出血超过300ml，肌注缩宫素。需输血、输液时，应注意速度不能过快。

（五）产褥期

产妇宜充分休息。观察体温、脉搏、心率、血压及阴道出血情况。如果心脏功能差，不适宜再次妊娠的妇女可采取长效避孕措施。

【常见误区】

有心脏病者就不能妊娠，是未认识到心脏病类型多种多样，对妊娠结局的影响各异。

忽视心脏病对孕妇的影响，尤其是不同妊娠时期受心脏病的影响不同，待出现明显症状才至医院就诊，将错过最佳的纠正心功能的机会。

孕妇不能进行X线或CT检查。X线检查对人体健康损害不大,但胚胎组织对X线敏感。最敏感的时期是在受精后8~15周,16~25周次之。在怀孕的早期过量接受X线照射,会导致胎儿严重畸形、流产及胎死宫内等。如果怀孕后不得不需要进行放射检查,则应该严格控制次数,并严格控制检查范围,身体的其余部分尤其是胚胎或胎儿等敏感部位,应该用铅橡皮遮住。也可尽量以其他方法,如超声波检查代替。如无法代替,可安排在妊娠后期,此时胎儿发育接近成熟,不易受到X线影响。孕妇还要尽量避免进行CT检查,CT检查受到的X线照射量比X线检查大得多,对人体的危害也大得多。如果必须要做,应该在孕妇腹部放置防X线的装置。

(刘 荣)

第九章

危重型心律失常

第一节 恶性室性期前收缩

期前收缩是心脏某一部位提前发放的激动，是一种异位心搏，又称期前收缩或期外收缩。根据起源位置不同可分为房性、房室交接性和室性期前收缩 3 种类型。传统观念里，恶性期前收缩主要是指会诱发室性心动过速或室颤的室性期前收缩，多为病理性期前收缩。

【病因和发病机制】

恶性室性期前收缩主要见于器质性心脏病，包括缺血性心脏病，扩张型心肌病，肥厚型心肌病，右心室心肌发育不良，严重的病毒性心肌炎，Brugada 综合征，长/短 QT 间期综合征等。其中心肌梗死、风湿性心脏病等室性期前收缩形态常呈多源性。

某些药物也可引起恶性室性期前收缩，特别在患者肾功能或心功能不全时容易发生。代表药物为洋地黄，过量时可出现室性期前收缩，多呈二联律、三联律，容易诱发室速室颤。

另外，冠脉造影检查、右心导管检查等心内介入手术过程中亦可诱发室性期前收缩，急性心肌梗死再灌注治疗后可诱发再灌注室性期前收缩，机制复杂，可能与心肌损伤区域复极不一致性导致激动折返或自律性增高相关，需引起重视，预防心源性猝死。

【诊断要点】

（一）高级别的室性期前收缩

1971 年 Lown 和 Wolf 提出了室性期前收缩分级法，经过适当修改，形成了 Lown 室性期前收缩分级法（表 3-9-1），3 级及以上需引起临床重视。

表 3-9-1 Lown 室性期前收缩分级法

分级	心电图特征	分级	心电图特征
0	无室性期前收缩	ⅣA	成对，反复出现
Ⅰ	偶发，单个室性期前收缩<30 个/小时	ⅣB	室性期前收缩连续 3 个以上
Ⅱ	频发，单个出现≥30 个/小时	Ⅴ	RonT 现象（R-T/Q-T<1.0）
Ⅲ	多源		

（二）期前收缩指数与易损指数

期前收缩指数=联律间期/Q-T 间期，期前收缩易损指数=Q-T 间期×[R-R 间隔/联律间期]。文献报道器质性心脏病与非器质性心脏病的期前收缩指数及易损指数存在明显差异，非器质性心脏病的期前收缩指数>1，期前收缩易损指数<1，两者反映了室性期前收缩发生的早晚，联律间期越短，期前收缩指数越小，易损指数越大，期前收缩的恶性程度则越高。

（三）RonT 现象

即指期前收缩的 R 波落在前一个窦性激动的 T 波上。心室收缩中期末为心室易颤期，心室各部分心肌细胞处于不同复极化阶段，对应心电图表现为 T 波顶峰前后，此时出现异位波动易诱发室性心动过速或心室颤动，预后不良（图 3-9-1）。

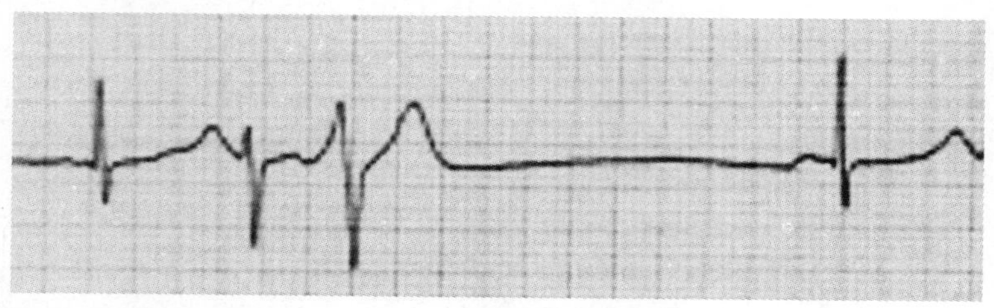

图 3-9-1　RonT 现象的室性期前收缩

（四）心电图特点

室性期前收缩的 QRS 波群有切迹或顿挫，时限>0. 15 秒，频发或呈多源，室性期前收缩呈心肌梗死图形，Q-T 间期延长时伴发室性期前收缩等（图 3-9-2、图 3-9-3）。

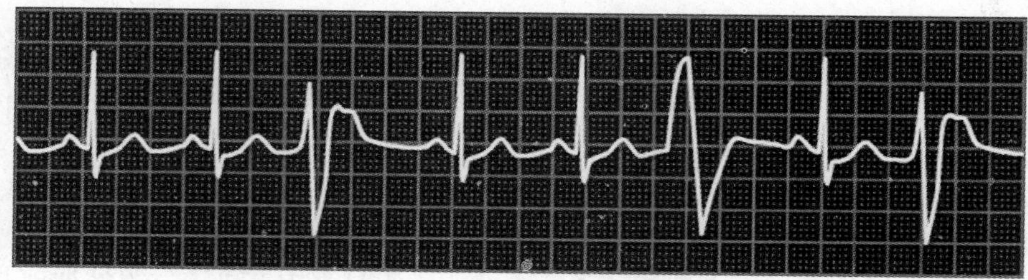

图 3-9-2　多源性室性期前收缩

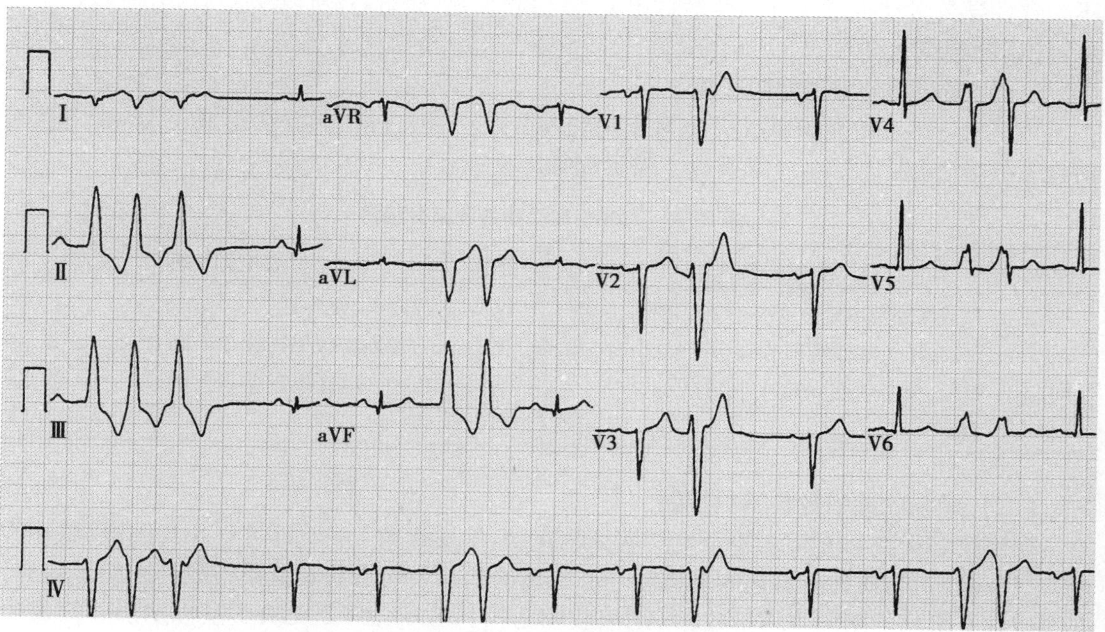

图 3-9-3　频发室性期前收缩伴短阵室性心动过速

【病情判断】

急性心肌梗死发生恶性室性期前收缩的概率极高，多见于梗死1周内；器质性心脏病伴心功能不全(LVEF<40%)、急性感染、电解质紊乱及室壁瘤形成等发生恶性室性期前收缩的几率明显增加。

【治疗】

（一）病因治疗

积极对原发病进行治疗，同时注意祛除诱因，如大量吸烟、酗酒、过度劳累、感染、情绪异常等。

（二）药物治疗

1. 利多卡因 1~1.5mg/kg体重，常用50~100mg稀释后作首次负荷量静注2~3分钟，再配比1~4mg/ml药液静脉维持，滴速为1~4mg/min。

2. 普罗帕酮 常用35~70mg稀释后缓慢静注，静注起效后可改为0.5~1.0mg/min静脉维持或口服维持。

3. 胺碘酮 常用150mg稀释后缓慢静注，如有效可改用维持量10~20mg/kg，加入250~500ml 5%葡萄糖溶液中静脉滴注24小时，后口服维持。

（三）手术治疗

包括心脏射频消融治疗、室壁瘤切除等。

（四）ICD治疗

对于既往发生过室速或室颤的高危患者，ICD的植入可预防心源性猝死。

（五）洋地黄中毒治疗

详见本章第十二节。

【展望】

近年来越来越多的研究表明，对于不伴有器质性心脏病的特发性室性期前收缩亦可能导致心功能恶化，射血分数降低，长期频发室性期前收缩可致室性期前收缩介导的心肌病。发病机制可能与心室收缩的不同步性、室性期前收缩患者的联律间期缩短及室性期前收缩患者的期前收缩后增强相关。期前收缩负荷被认为是介导心肌病的独立危险因素。报道证实经过射频消融治疗后患者受损的心功能可逐渐恢复正常。无论“良性”或者“恶性”，对于负荷高的期前收缩都应定期随访。

第二节 心房扑动

心房扑动（简称房扑）介于房性心动过速与心房颤动之间，是心房快速而规律的电活动，分为阵发性房扑和持久性房扑。

【病因和发病机制】

器质性心脏病是房扑发生的主要病因，最常见于风湿性心脏病（二尖瓣狭窄多见），其次为冠心病、心肌病、心肌炎、高血压心脏病、病态窦房结综合征、房间隔缺损、慢性肺源性心脏病、肺栓塞、心包炎等。甲状腺功能亢进、糖尿病性酮症酸中毒、低钾血症、缺氧、全身感染、胆囊炎、脑出血、药物中毒等心外疾病亦可诱发房扑。无器质性心脏病者发病多为阵发性房扑。

【诊断要点】

房扑的诊断主要依赖于心电图检查：

（一）典型心房扑动（Ⅰ型）

典型心房扑动见图 3-9-4。

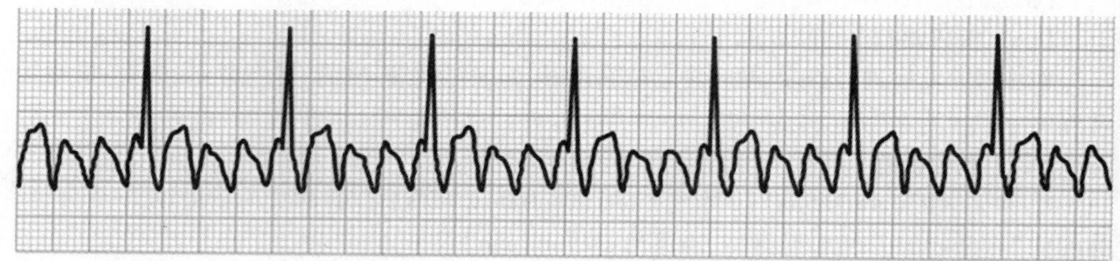

图 3-9-4 F 波取代 P 波形成锯齿样房扑波

①窦性 P 波消失，代之以锯齿状的 F 波；②F 波频率 250~350 次/分，F-F 之间无等电位线；③F 波在Ⅱ、Ⅲ、aVF 导联最清楚，且呈负向；④房室传导比例可以是 1∶1、2∶1、3∶1、4∶1 或是 3∶2、4∶3、5∶4不等；⑤QRS 波群：房室传导比例固定，R-R 规则；房室传导比例不同时，R-R 不规则；形态呈室上性，如伴束支传导阻滞、预激综合征或室内差异传导，可呈宽大畸形。

（二）非典型心房扑动（Ⅱ型）

①F 波频率 350~450 次/分，F-F 之间有等电位线；②Ⅱ、Ⅲ、aVF 导联 F 波正向。

【病情判断】

心房扑动多为阵发性，持续数秒、数小时至数天不等，持续时间超过 2 周者为持续性房扑，随着时间累积，部分患者可转为心房颤动。房扑有无症状取决于基础心脏病和心室率变化。房扑传导比例为 3∶1或 4∶1时心室率接近正常值，血流动力学影响小，患者症状无或轻微；当传导比例为 2∶1甚至 1∶1时，患者可感明显心悸，活动时更明显，除引起心悸不适外，亦可加重原有器质性心脏病，如冠心病患者心绞痛发作，诱发急性心力衰竭等，需及时处理。

【治疗】

（一）病因治疗

原发病的有效治疗对房扑治疗非常重要，当原发病不能很好控制时，易反复发作房扑。

（二）对症治疗

除了对持续时间短且无器质性心脏病的房扑患者可观察外，其他房扑患者均应及时治疗，包括有效控制心室率及转复窦律。具体措施包括：

1. 终止发作

（1）直流电复律：对于伴有血流动力学障碍及预激综合征合并房扑者宜首选电复律治疗，通常 25~50J 可成功转复；电复律成功率高，复发率亦高，特别对于持续性房扑，文献报道 3 个月后复发率约 50%，建议复律后服用抗心律失常药物预防复发。若患者房扑发病超过 72 小时需复律者，应正规抗凝治疗后再行复律，复律前完善食管心脏超声等检查。

（2）药物复律：药物对房扑转律效果欠佳，常用药物如下：

1）普罗帕酮：成人首剂 70mg 加 5%葡萄糖溶液 20ml 稀释，于 10 分钟内缓慢静注，如未复律必要时 10~20 分钟后可重复 1 次，总量不超过 210mg。

2）胺碘酮：建议 150mg 加入 5%葡萄糖溶液 20ml 稀释，于 10 分钟内缓慢静注，如有效可改用维持量 10～20mg/kg，加入 250～500ml 5%葡萄糖溶液中静脉滴注 24 小时，后口服维持。

3）洋地黄：毛花苷丙 0.4mg 加 5%葡萄糖溶液 20ml 稀释，于 10 分钟内缓慢静注，未复律可再追加 0.2～0.4mg，24 小时内不应大于 1.2mg。

4）伊布利特：成人体重>60kg 者可用 1mg 加 5%葡萄糖溶液 20ml 稀释，于 10 分钟内缓慢静注，10 分钟后无复律可重复 1 次；体重<60kg 患者推荐剂量 0.01mg/kg，方法同上。

2. 预防发作　应用上述药物有效可继续改为口服预防发作，若不能转律或无法耐受上述药物者，可考虑控制心室率为主，可选择地尔硫䓬、维拉帕米、β 受体阻滞剂等。

3. 手术治疗　微创导管射频消融术可根治房扑，对于典型房扑成功率高（100%），消融靶点在下腔静脉开口和三尖瓣环之间峡部；对于非典型房扑消融成功率低。

【常见误区】

心室率 150 次/分左右的房扑有时会误诊为室上性心动过速，另外与心房率在 250 次/分左右且伴有 2∶1房室传导阻滞的房性心动过速鉴别较难，需仔细鉴别，寻找心房活动的波形与 QRS 波群的关系，必要时可使用药物等方法减慢房室传导暴露房扑波来确诊。

第三节　心房颤动

心房颤动（简称房颤）是一种极速而不规则的房性快速心律失常，无序的颤动使心房失去原有的功能，可引起心力衰竭、血栓栓塞等严重并发症。房颤在临床上非常常见，随年龄增长发生率显著增加，60 岁以上者在 2%左右，80 岁以后发病率可达 8%～10%。

【病因和发病机制】

房颤病因多样，以器质性心脏病多见，其中发达国家以冠心病、心肌疾病为主，发展中国家以风湿性心脏瓣膜病最多见，还可见于高血压、肺心病、先天性心脏病（如房间隔缺损）及预激综合征。除了心脏本身疾病所致外，甲状腺功能亢进、代谢紊乱、嗜铬细胞瘤、中毒、外科术后也可引起房颤，病因去除后房颤可好转。

房颤的发病机制是多种机制的共同作用结果，包括触发因素（如包括交感和副交感神经刺激、心动过缓、房性期前收缩、急性心房牵拉等）、折返机制（多发子波假说、自旋波折返）及自主神经的调节。

【诊断要点】

（一）临床表现

房颤临床表现多样，症状轻重取决于发作时的心室率、心功能情况及原有疾病状态，多有心悸、胸闷胸痛、乏力、疲劳、呼吸苦难、头晕、黑矇等表现，亦可无症状。体格检查可见心律绝对不齐，第一心音强弱不等，脉搏短绌。

（二）心电图诊断（图 3-9-5）

①窦性 P 波消失，代之以大小形态各不相同的 f 波；②f 波频率 350～600 次/分，f 波之间无等电位线；③f 波下传的 R-R 周期绝对不规则；④QRS 波群形态可正常，也可宽大畸形，见于伴有束支传导阻滞、时相性心室内差异传导、蝉联现象及预激综合征等。

【病情判断】

根据 2016 年欧洲心脏病学会（ESC）公布的《心房颤动管理指南》，房颤分为以下类型。

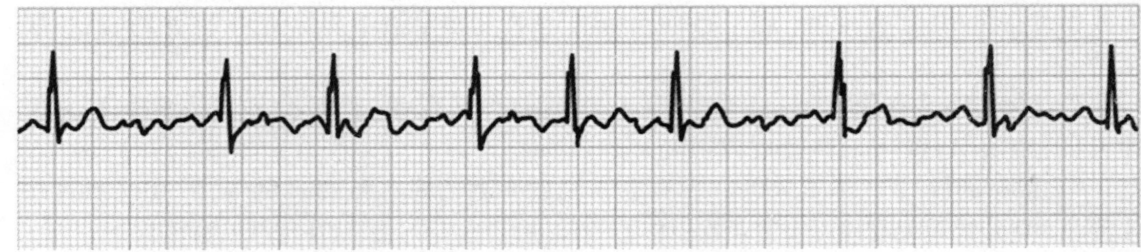

图 3-9-5 f 波取代 P 波形成不规则房颤波

（一）首次诊断的房颤

指之前未曾诊断过第一次心电图发现的房颤，无论持续时间或房颤相关临床症状的严重程度如何。

（二）阵发性房颤

多数病例在 48 小时内终止，部分患者可能持续至 7 天，在 7 天内被复律的房颤仍视为阵发性。

（三）持续性房颤

发作时间大于 7 天，包括 7 天或更长时间后通过复律（包括药物或者电复律）终止发作的房颤。

（四）长程持续性房颤

房颤发作时间持续超过 1 年，拟采用节律控制策略。

（五）永久性房颤

指房颤已被患者及其经治医生接受，不考虑节律控制策略。如采取节律控制治疗，该类型将重新分类为长程持续性房颤。

（六）孤立性房颤

患者可能偶尔体检或者缺血性卒中或者心动过速心肌病为首发症状，可为上述五种类型中的任何一种。

心力衰竭与血栓栓塞是房颤常见的并发症。心力衰竭与房颤常互为因果，互相加重，随着房颤持续时间的延长患者心衰症状会逐渐加重，包括心悸、胸闷、气促等，重者不能平卧，呼吸困难明显。血栓栓塞以脑栓塞最为常见，可表现为头晕、黑矇、晕厥、视力下降、听力下降等症状，需引起重视。

【治疗】

根据发布的《2013 年心律失常紧急处理中国专家共识》内容，心房颤动急性发作期的治疗目的包括：评价血栓栓塞的风险确定是否给予抗凝治疗；维持血流动力学稳定；减轻心房颤动所致的症状。对于初次发病的房颤患者，应积极寻找病因，对因治疗。

房颤的具体治疗包括：抗凝治疗、心室率控制及复律治疗三大方面。

（一）抗凝治疗

1. 抗凝的指征　房颤持续时间超过 48 小时的患者易形成血栓，预防血栓栓塞是房颤急性发作时治疗的首要措施，急诊准备进行药物或电复律，或可自行转复的，合并瓣膜病、体循环栓塞、肺栓塞、机械瓣置换术后的患者均需抗凝治疗。对于非瓣膜病房颤的抗凝治疗应根据血栓栓塞危险因素评分系统决定抗凝情况，目前采用 CHA2DS2-VASC 评分系统，其中评分大于 2 分者需华法林抗凝治疗，评分 = 1 分者可选择华法林或阿司匹林，建议使用华法林，评分 = 0 者可暂不抗凝治疗。对于抗凝治疗评估的同时，也需考虑出血风险的评估，常用 HAS-BLED 出血评分系统进行评估，特别对于老年病人或具有出血风险的患者。

2. 抗凝措施　对于未服用抗凝药的患者急性期需使用肝素抗凝（普通肝素或低分子肝素均可），对已口服华法林的患者（INR 达标 2~3），需继续服用华法林。房颤发作持续时间小于 48 小时，有急诊复律指征的，在应用肝素抗凝基础上，可立即复律，复律后有栓塞危险因素的患者需长期抗凝，无危险因素者可不预防抗凝。房颤发作持续时间大于 48 小时的患者，需急诊复律的，复律前需肝素抗凝，后续华法林治疗至少 4 周，INR 达标 2~3，再根据血栓栓塞危险评分系统评估是否需长期抗凝治疗。房颤发作持续时间大于 48 小时，暂不需急诊复律的患者，应在复律前正规抗凝 3 周，并行食管心脏超声明确左房或心耳无血栓情况下进行复律，复律后仍需正规抗凝治疗 4 周（心房顿抑，易形成血栓），再根据血栓栓塞危险评分系统评估是否需长期抗凝治疗。

对于不转复的高危患者，需长期服用抗凝药物，华法林不耐受者可选择新型抗凝药物替代治疗。

3. 抗凝药物的选择

（1）华法林：多年来华法林一直用于房颤的抗凝治疗，其通过减少凝血因子Ⅱ、Ⅶ、Ⅸ、Ⅹ的合成等环节发挥抗凝作用，多项临床研究已论证华法林在预房颤卒中的作用，其效果优于阿司匹林及阿司匹林联合氯吡格雷，在服用华法林治疗过程中需定期监测 INR 用以指导调整华法林的剂量，通常控制在 2~3 之间。口服华法林一般 2~7 天才出现抗凝活性，停药后还可持续 2~5 天。

（2）达比加群酯：直接凝血酶抑制剂（Ⅱa 因子）发挥抗凝作用，早期的 RE-LY 试验（入选 18 113 名患者，平均 2 年的随访）提示与华法林相比，达比加群酯对于房颤患者卒中及系统性血栓预防更有效及安全，其中达比加群酯 150mg bid 的抗凝作用优于华法林，出血风险与华法林相似，达比加群酯 110mg bid 的抗凝作用与华法林相似，出血风险低于华法林；后续的 RELY-ABLE 试验（入选 5851 名患者，平均 2.3 年的随访）提示达比加群酯 150mg bid 的大出血概率大于 110mg bid（3.74% vs 2.99%），卒中比率相近（0.13% vs 0.14%）。达比加群酯治疗过程中不需常规检测凝血功能，目前已通过我国 FDA 认证，成为华法林不能耐受的替代药物。

（3）利伐沙班：直接Ⅹa 因子抑制剂，特异性、直接抑制游离和结合的Ⅹa 因子，阻断凝血酶生成而抑制血栓形成，口服吸收迅速，2~4 小时达血浆峰浓度，ROCKET-AF 的Ⅲ期临床研究提示与调整剂量的华法林组患者相比，利伐沙班组卒中及其他栓塞发生率降低 21%，出血事件的发生率与华法林组相当，在预防非瓣膜病房颤患者血栓栓塞方面的疗效不劣于华法林，有更好的安全性。

（4）阿哌沙班：另一种直接Ⅹa 因子抑制剂，AVERROES 研究提示不适合华法林治疗的患者，应用阿哌沙班较阿司匹林更有效预防卒中及其他血栓事件的发生，不增加严重出血风险，ARISTOTLE 研究表明阿哌沙班较华法林能更有效降低卒中及其他血栓事件发生率与出血风险，并降低全因死亡率。

目前多项大型临床研究表明新型口服抗凝药物较华法林在非瓣膜病房颤患者预防血栓栓塞方面的疗效不劣于华法林，甚至取得更好疗效及良好的安全性，同时不需定期监测 INR 而带给患者更多的使用方便及更好的依从性，《指南》亦推荐直接凝血酶抑制剂或直接Ⅹa

因子抑制剂用于不能耐受华法林或不能进行 INR 监测患者的替代药物，但此类药物上市时间尚短，仍需更久的临床实践评价其长期疗效及药物的安全性。

（二）心室率控制

急性期房颤伴有快速心室率常常引起多种并发症，对于多数血流动力学稳定的房颤患者均应控制心室率，目标心室率应控制在 80～100 次/分，不伴有预激综合征的可给予 β-受体阻断剂或非二氢吡啶钙拮抗剂；预激伴房颤患者首选电复律；合并心衰、低血压的患者，建议静脉胺碘酮或洋地黄类药物减慢心室率；伴有急性冠脉综合征的患者易选用胺碘酮或 β-受体阻断剂。

（三）复律治疗

血流动力学不稳定的房颤患者需急诊复律，血流动力学稳定但症状不能耐受的初发及阵发性房颤（<48 小时）和没有转复禁忌证的患者也可予以急诊复律。复律前均应遵循抗凝治疗。

1. 电复律的治疗

（1）电复律的指征：血流动力学紊乱的患者应立刻直流电复律；另外有持续性心肌缺血、症状性低血压、心绞痛或心力衰竭的房颤患者；药物治疗不能有效控制快速心室率时，建议立即行电复律；对于合并预激综合征的房颤患者出现快速心室率或血流动力学不稳定时建议立即行电复律；在对其他治疗效果不好的症状严重的患者可以考虑进行再次电复律；洋地黄中毒患者禁止电复律。

（2）电复律的方法：复律前应注意患者电解质情况，给予静脉镇静药物，电复律采用同步方式，起始电量 100～200J（双向波），200J（单相波），一次无效可再次复律，最多 3 次，为增加电复律的成功率及预防房颤复发，可考虑使用胺碘酮、普罗帕酮、伊布利特或索他洛尔进行预治疗。

2. 药物复律的治疗

（1）普罗帕酮（心律平）：属Ⅰc 类的抗心律失常药物，可降低收缩期的去极化作用，延长传导，动作电位的持续时间及有效不应期也稍有延长，可提高心肌细胞阈电位，明显减少心肌的自发兴奋性。普罗帕酮尚有微弱的钙拮抗作用和轻度的抑制心肌作用，轻度的降压和减慢心率作用。与华法林合用时增加华法林血药浓度和凝血酶原时间。对于新发无器质性心脏病房颤患者，推荐静脉用普罗帕酮复律。

（2）胺碘酮：属Ⅲ类抗心律失常药物，用于临床已有 30 多年，对心脏多种离子通道均有抑制作用，药理作用主要表现在抑制窦房结和房室交界区的自律性，减慢心房、房室结和房室旁路传导，延长心房肌、心室肌的动作电位时程和有效不应期，对房室旁路前向传导的抑制大于逆向。口服和静脉注射胺碘酮表现出不同效应：静脉推注（急性作用）主要为Ⅰ类效应，但无Ⅰ类的促心律失常作用、不影响室内传导；口服（慢性作用）主要为Ⅲ类效应，延长 QT 间期；它虽有阻断 L 型 CA^{2+} 通道和 β 受体作用，但基本不显示负性肌力作用。此外，它还有扩张冠状动脉的作用，可增加冠脉血供，有益于心肌电生理的稳定。胺碘酮含有碘元素，不良反应中肺毒性最为严重（肺纤维化及间质性肺病），多发生在长期大剂量治疗（>400mg/d）的患者；甲状腺毒性反应最常见，甲状腺功能减退比甲状腺功能亢进多 2～4 倍，一旦出现甲状腺功能异常，应停用胺碘酮并积极治疗。

（3）决奈达隆：决奈达隆是胺碘酮侧链苯环碘原子被甲基磺酰胺基替代的去碘衍生物，避免了胺碘酮含碘所导致的器官毒副作用，其同样具有Ⅰ～Ⅳ类抗心律失常药物作用，也是一种多通道阻滞剂。决奈达隆对房颤电复律后患者具有明确预防房颤复发作用,可明确延长阵发性房颤患者窦性心律的维持时间,在控制房颤的心室率治疗方面安全有效,能够显著降低房颤患者的发病率及死亡率,但在严重的心衰及左心室功能障碍患者应避免应用决奈达隆,另研究显示决奈达隆可减少房颤患者卒中的发生,这在以往的心律失常药物中未观察到。

(4)伊布利特:伊布利特能延长心房和心室肌细胞的动作电位时程和不应期,发挥Ⅲ类抗心律失常药物的作用,但其主要通过激活缓慢内向电流(Na^+)使复极延迟,与其他Ⅲ类药物阻断外向钾电流的作用不同。伊布利特适用于近期发作的房颤复律,不伴有低血压、明显左室肥厚、血电解质及 QTc 间期正常者。长期房颤的患者对伊布利特不敏感。

(5)维纳卡兰:作为新兴抗心律失常药物,维纳卡兰属多通道阻滞剂,主要电生理作用为降低心房的传导速度,延长恢复时间,不影响心室的除极。多项研究证实了维纳卡兰对于新发房颤转复的有效性,可用于伴或不伴有结构性心脏病的患者。

除了以上治疗外,经导管射频消融治疗、冷冻球囊治疗、经胸腔镜消融治疗、外科迷宫治疗、左心耳封堵等手术疗法已越来越多被应用于临床。

【常见误区】

心房颤动伴有室内差异性传导时心电图需与室性期前收缩及室性心动过速相鉴别。室性期前收缩发生有固定的联律间期,后有完全代偿间歇,V1 导联 QRS 波呈单相或者双向型,V6 导联呈 QS 或 rS 型,左束支阻滞图形多见。室性心动过速的节律基本规则,QRS 宽大易变性小,发作终止后有代偿间歇,可见室性融合波。另外,需注意预激综合征合并房颤心电图的识别,宽大畸形的 QRS 波起始部可见到预激波,心室节律绝对不规则,无房颤发作的心电图可见预激综合征图形。

第四节 阵发性室上性心动过速

室上性心动过速(superventricular tachycardia,SVT)是临床上常见的心律失常之一,传统定义指心动过速位于希氏束分支以上部位,由连续 3 次以上室上性期前收缩组成。随着电生理研究进展,发现其折返途径不局限于房室交接区以上部位,还涉及心房心室,故重新定义为起源和传导途径不局限于心室内的心动过速。室上性心动过速可分为广义和狭义两类,本节所述主要指阵发性房性心动过速(AT)、房室结折返性心动过速(AVNRT)及房室折返性心动过速(AVRT)。

【病因和发病机制】

多见于无器质性心脏病的患者,不同性别及年龄均可发生,其中 AVNRT 女性多见,也可见于各种心脏病患者,如心肌梗死、心肌病、心脏瓣膜病、高血压心脏病、房间隔缺损、慢性肺源性心脏病、心肌炎等。另外,甲状腺功能亢进、低钾血症、低血镁和心脏手术等亦可诱发。

发病机制主要包括最常见的折返激动及自律性增高、触发激动。

【诊断要点】

(一)临床表现

心动过速的发作常呈突然开始和突然终止,心律一般规则,心率多在 150~230 次/分,持续时间可短暂、间歇或持续发生。发作时患者可有心悸、胸闷、乏力、头晕、气短等症状。

（二）心电图特点

1. 阵发性房性心动过速(图 3-9-6)　①房性期前收缩连续 3 次或 3 次以上；②P 波频率 160～250 次/分，P'-P'有等电位线。房室传导比例可以是 1∶1、2∶1、3∶1或 3∶2、4∶3不等；③突发突止，可以是短阵发作，也可持续数分钟、数小时到数日；④可分为房内折返性心动过速(频率规则)和自律性房性心动过速，发作初始有频率逐渐加快的“温醒现象”。

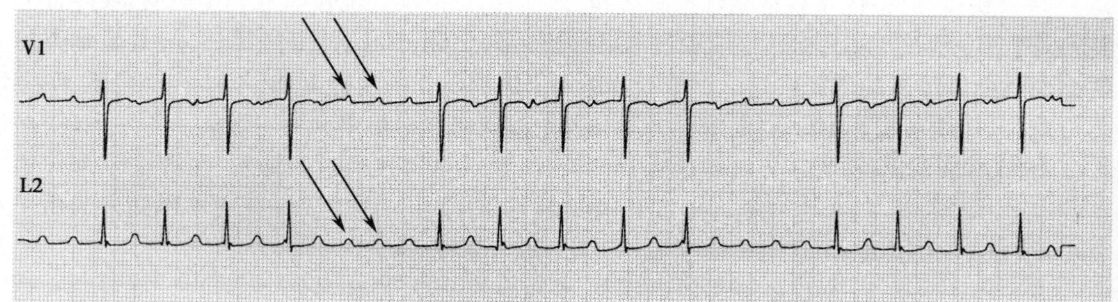

图 3-9-6　箭头所指为快速的房性 P 波

2. 房室结折返性心动过速(图参见第十四篇第二章部分急危重病的心电图特点及识别)　大多数患者存在慢径路和快径路，按折返途径可分为经典的慢-快型和较少见的快-慢型、慢-慢型。

慢-快型心电图：①心动过速的频率在 160～250 次/分钟。②心动过速常由房性期前收缩诱发，且 P-R 间期延长。③心动过速发作时，P'波多位于 QRS 波群之中(由于心房和心室几乎同时除极)而无法辨认。P'波位于 QRS 波群之后，R-P'<70 毫秒，R-P'<P'-R。④QRS 波群多数正常，偶伴功能性束支传导阻滞。⑤刺激迷走神经或期前刺激可使心动过速终止。⑥可伴有房室传导阻滞及逆向传导阻滞。

快-慢型心电图：①心动过速的频率 100～150 次/分；②心动过速无须期前收缩诱发，心率轻度增快即可诱发心动过速，且常无休止；③P'波固定于 QRS 波群之前，P'-R 间期<R-P'；④交界性 QRS 波群与窦性 QRS 波群相同；⑤心动过速可被期前刺激或期前收缩暂时终止，药物治疗常无效。

慢-慢型心电图 P'在 S-T 段内，R-P'<P'-R，但 RP'>70 毫秒。

3. 房室折返性心动过速　①心动过速的频率 150～250 次/分；②RP'间期>70 毫秒，且 RP'<P'R；③常可见 QRS 波的电交替现象，心动过速频率越快，电交替发生率越高；④窦律心电图可正常，也可有预激综合征表现。

【病情判断】

研究显示，部分无器质性心脏病的患者，长期频繁发作可引起心动过速心肌病，合并器质性心脏病的患者，随发作时间延长，可诱发加重原有疾病，如冠心病心绞痛症状加重，严重者出现心衰甚至休克。另外，部分患者发作时心率过快或发作终止时窦房结功能尚未恢复导致心脏停顿，可引起血流动力学障碍，发生晕厥。

【治疗】

（一）对因治疗

对可发现的病因或诱因进行控制，如纠正充血性心力衰竭、心肌缺血、低氧状态、药物过量、电解质紊乱等情况。对于没有诱因的发病患者，安静休息有时也可自行恢复窦性心律。

（二）物理治疗

可通过物理方法兴奋迷走神经，从而终止心动过速的发作，如用压舌板刺激咽喉引起呕吐反射、咳嗽、潜水反射、Valsalva 动作等，另外在医务人员的帮助下还可以按压眼球和按摩颈动脉窦，注意单侧按摩按压，切忌两侧同时按压，目前已少用。物理治疗对房性心动过速效果不佳，可产生房室传导阻滞，减慢心室率，往往不能终止其发作。

（三）药物治疗

①Ⅰc 类药物普罗帕酮可减慢多数心脏组织的传导，可作为首选药物，常用 35～70mg 稀释后缓慢静注，心动过速终止后予停药，使用中注意低血压及心动过缓。②Ⅳ类药物维拉帕米可抑制房室结传导，常用 5～10mg 稀释后缓慢静注，对房性心律失常效果不佳。③腺苷三磷酸起效快，消除快，对窦房结及房室结内折返有很强的抑制作用，使用时应注意心动过速终止后出现的一过性缓慢性心律失常，常用剂量 5～10mg 迅速静注。④Ⅲ类药物胺碘酮具有多通道阻滞作用，常用 150mg 符合剂量稀释后缓慢静注，后续可静脉维持。⑤上述药物无效时还可选用奎尼丁、普鲁卡因胺、丙吡胺等。

（四）复律治疗

对于以上治疗无效的患者或不能耐受、对于要治疗存在禁忌证的患者，可选择食管调搏复律。对于合并出现血流动力学改变的患者，如出现低血压、心力衰竭、心绞痛发作等，可行同步直流电复律治疗，一般使用 50～100J 即可，需注意洋地黄中毒者禁用。

（五）手术治疗

随着电生理技术的不断发展，导管射频消融在我国各个地区广泛开展，成为了阵发性室上性心动过速的有效治愈手段。

【常见误区】

室上性心动过速多为窄 QRS 波心动过速，可从心电图 P 波的有或无、P 波的激动顺序、P 波与 QRS 波的关系、是否伴有 QRS 波电交替、是否伴有房室分离等方面进行鉴别，判断发作类型，指导下一步治疗。

第五节　阵发性室性心动过速

室性心动过速（ventricular tachycardia，VT）简称室速，由起源于心室的自发的连续 3 个或以上期前收缩组成，频率>100 次/分，或为电生理程序刺激至少连续 6 个室性搏动组成。

室速的分类方法不一，根据发病机制可分为自律性、折返性和触发性室性心动过速。根据室速持续的时间分为持续性室速和非持续性室速，其中持续性室速是指室速发作时间>30 秒，或持续时间小于 30 秒但患者出现严重的血流动力学障碍，需及时终止；非持续性试述指发作时间<30 秒，可自行终止的室速。根据室速发作时 QRS 波的形态又可分为单形性室速和多形性室速。

【病因和发病机制】

室速主要见于各种器质性心脏病，如冠心病心肌梗死后合并心功能不全或室壁瘤形成、扩张型心肌病、肥厚型心肌病、右心室心肌发育不良、严重的心肌炎、先天性心脏病、遗传性心脏离子通道疾病等。另外，药物中毒、电解质紊乱、外科手术等其他心外因素亦可引起室速。发生在无任何基础疾病的患者身上的室速，又称为特发性室性心动过速。

室速的发病机制包括折返机制、触发活动和自律性异常增高。其中折返机制是室速最常见的机制,如心室内瘢痕相关性折返、浦肯野纤维系统参与的束支折返、2 相折返及微折返等。触发活动主要指早期后除极和延迟后除极。自律性异常增高由动作电位 4 相自动除极引起,少见但不能被程序刺激诱发或终止。

【诊断要点】

（一）临床表现

轻重程度主要取决于发作时间及发作时血流动力学障碍程度。非持续性室速患者可无主观症状或仅有轻微不适。持续性室速患者轻者可觉心悸、胸闷、气促、胸痛、头晕、黑矇,重者可有晕厥、休克、阿-斯发作甚至猝死可能。持续性室速若伴有基础心脏疾病,易引起严重血流动力学异常,兴奋迷走神经的方法一般无法终止室速发作。查体可及脉搏微弱或不易扪及,心律多为整齐,也可不齐,心率一般在 100～200 次/分,有时颈静脉搏动可见大炮 A 波。

（二）心电图表现

1. 单形性室性心动过速(图 3-9-7)　特点为心动过速的 QRS-T 波群形态固定,同步记录的 12 导联心电图可显示出这一特征。单形性室性心动过速的发生大多由折返引起,能被程序刺激所诱发和终止。程序刺激能引起心动过速的周期重整,这也是折返性室性心动过速的证据。具体表现为:①室性心动过速的 QRS 时间≥120 毫秒,在束支传导阻滞,广泛室内传导病变基础上发生的室性心动过速,QRS 波群时间更宽。②常由室性期前收缩诱发,特别是成对室性期前收缩更易诱发。③心动过速的频率>100 次/分。④单源、成对室性期前收缩的 QRS-T 波群与室性心动过速 QRS-T 波群的形态相同者,说明室性期前收缩与室性心动过速起源于心室内同一起搏点。

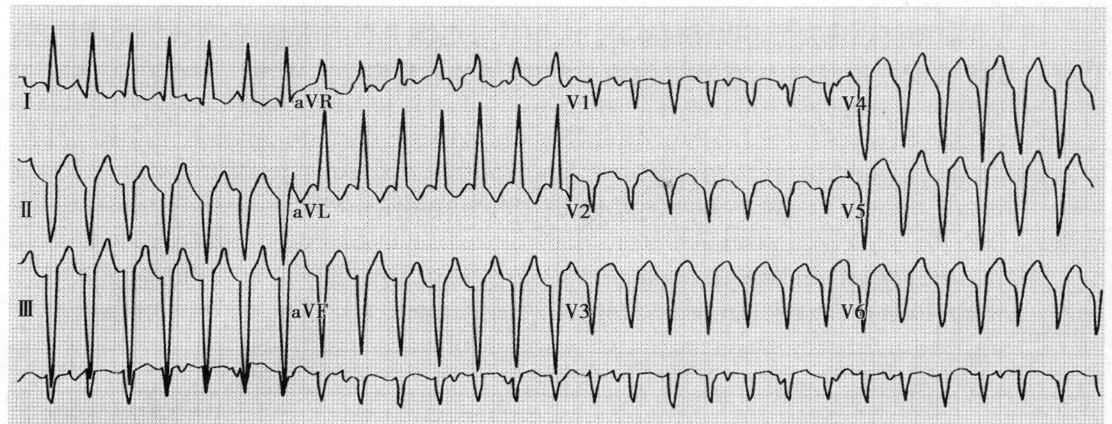

图 3-9-7　单形性室速,aVR 导联 QRS 波主波向上

2. 多形性室性心动过速(图 3-9-8)　特点为心动过速的 QRS-T 波群形态不完全相同。具体表现为:①心动过速常由联律间期 500～700 毫秒的室性期前收缩诱发,室性 R-R 周期可不规则,心室率 200～250 次/分钟。②心动过速的 QRS-T 波群形态逐渐发生改变,如有极性扭转,则为尖端扭转性室性心动过速。③基础心律的 Q-T 间期正常或延长。

3. 多源性室性心动过速　具体表现为:①室性心动过速由多源室性 QRS 波群组成,波形在两种以上。②心室率>100 次/分。③室性 R-R 间距不等,不同形态室性 QRS 波群时间不同。④心动过速发作前后可有多源室性期前收缩及多源成对室性期前收缩。⑤陈旧性心

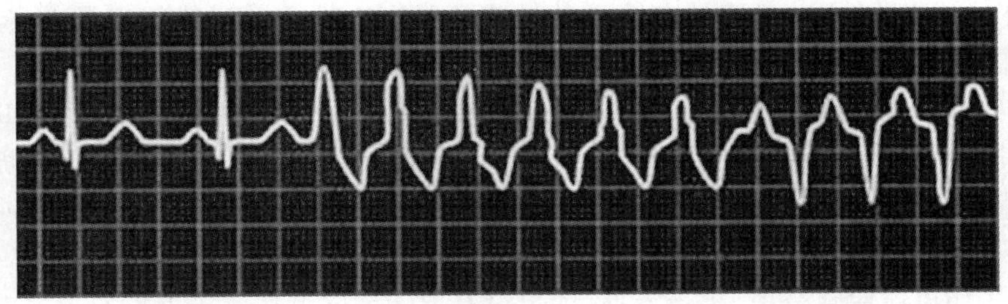

图 3-9-8　多形性室速

肌梗死、心肌病、风湿性心脏病、心力衰竭、心导管检查及洋地黄中毒等因素常可引起多源性室性心动过速。

4. 特发性室性心动过速　特征为:①查体未见心脏异常体征。②常规心电图、动态心电图、平板运动试验,除有室性期前收缩、室性心动过速之外,窦性 P 波、QRS 波群、ST 段、T 波均未见明显异常。③超声心动图检查未见异常。④冠状动脉造影、左室造影、心肌活检等均未发现异常。

5. 尖端扭转型室性心动过速(图 3-9-9)具体表现为:①心动过速的频率 160~280 次/分,QRS 波群宽大畸形,快速的 QRS 波群主波方向围绕基线发生方向性扭转。②R-on-T 现象室性期前收缩诱发。③发生于缓慢心律失常的基础上,如窦性心动过缓、窦房阻滞、房室传导阻滞、缓慢逸搏心律及心室起搏心律等。④Q-T 间期多有不同程度的明显延长,T 波宽大切迹,u 波振幅增大。

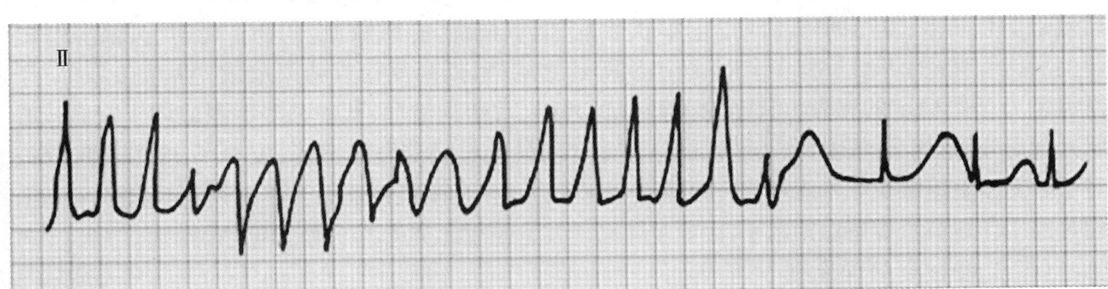

图 3-9-9　尖端扭转型室性心动过速,QRS 波群主峰扭转性改变

6. 分支性室性心动过速　具体表现为:①心动过速起源于右束支 QRS-T 波群形态呈左束支传导阻滞图形。②心动过速起源于左后分支 QRS 波群形态呈右束支传导阻滞图形合并显著电轴左偏,临床最常见。③心动过速起源于左前分支 QRS-T 波形呈右束支传导阻滞图形合并显著电轴右偏。

7. 双向性室性心动过速　双向性室性心动过速是一种少见而严重的室性心动过速,常见于洋地黄中毒。具体表现为:

(1) 发作时同一导联出现两种形态的宽 QRS 波群,时限多为 0.14~0.16 秒。

(2) 心室率快而规则,在 140~200 次/分。

(3) V1 导联常呈右束支阻滞图形。

【病情判断】

室性心动过速可诱发室扑、室颤,对血流动力学影响较大,预后较差,发现后需及时给予处理。对于宽 QRS 波心动过速是室性心动过速还是室上性心动过速伴室内差异性传导或是束支阻滞，需加以鉴别。

1991 年 Brugada 等提出了宽 QRS 心动过速鉴别的 4 步法：①胸前导联均无 RS 型 QRS 波，提示室速。②胸前导联的 RS 间期>100 毫秒，提示室速。③有房室分离，提示室速。④具有室速 QRS 波的图形特征，提示室速。为进一步鉴别预激性心动过速与室速，Brugada 等又提出了 3 步流程：①V4～V6 导联以负向波为主，提示室速；②V2～V6 导联有 QR 形波，提示室速；③如果有房室分离，提示室速，如果没有提示逆向型房室折返性心动过速。

2007 年 Vereckei 等提出了新的宽 QRS 心动过速 4 步法，包括：①存在房室分离，提示室速，否则进入第二步；②aVR 导联 QRS 波起始为 R 波提示室速，否则进入第三步；③QRS 波无右束支或左束支阻滞图形提示室速，否则进入第四步；④Vi/Vt 值≤1，提示室速，否则为室上速。

2008 年 Vereckei 又提出了 aVR 单导联鉴别室速的诊断流程。优化的方法适用于急诊初诊。包括：①QRS 波起始为 R 波时诊断室速，否则进入第二步；②QRS 波起始 r 波或 q 波的时限>40 毫秒为室速，否则进入第三步；③QRS 波呈 QS 形态时，起始部分有顿挫为室速，否则进入第四步；④QRS 波的 Vi/Vt 值≤1 为室速，Vi/Vt 值>1 为室上速。

【治疗】

当患者被诊断室性心动过速后，需立刻评估患者的血流动力学情况、症状的严重程度、有无合并器质性心脏病及是否存在电解质紊乱，据此来拟定治疗方案。

（一）急性期的处理原则

临床判断为血流动力学不稳定的患者需立即给予电复律治疗，能量选用 150～200J，根据复律效果调整功率；复律同时需纠正电解质紊乱、低氧血症、心肌缺血、药物中毒等伴随情况；复律前后排除禁忌，可给予利多卡因、胺碘酮等药物维持，提高复律成功率及减少后续复发。对于血流动力学暂稳定的患者，可先选择静脉抗心律失常药物治疗，其中利多卡因适用于缺血或心肌梗死后室速，有效率达 50%；胺碘酮适用于器质性心脏病诱发的室速，成功率文献报道 70%；对于分支型室速维拉帕米缓慢静注复律率达 90%以上。苯妥英钠适用于洋地黄中毒诱发的室速，同时停用洋地黄及维持血钾水平，因电复律易诱发室颤故此类患者不适于电复律治疗。

（二）慢性期处理原则

通过治疗原发病、避免诱因等达到预防室速复发的目的，降低猝死风险。包括抗心律失常药物的治疗、射频消融治疗、ICD 植入及外科手术等。

1. 抗心律失常药物治疗　Ⅲ类药物作为首选药物，尤其适用于冠心病患者，减少室速发作频率；β 受体阻滞剂可降低心源性猝死风险，改善预后，可联合应用。

2. 射频消融治疗　对于无法耐受药物或药物治疗无效，ICD 反复放电的患者可尝试导管射频消融，特别对于特发性室速疗效好，为根治性治疗。对于器质性心脏病合并室速也可有效减少瘢痕相关性室速复发频次及减少 ICD 的放电次数。

3. 外科手术治疗　对于心肌梗死后室壁瘤形成或致心律失常右室心肌病可行外科手术，主要指对室速相关病变的切除治疗。另外左心交感去神经手术对部分遗传性长 Q-T 综合征有治疗效果。

4. 植入式心脏复律除颤器（ICD）　对于危及生命的室速 ICD 植入为首选方案，尤其是有晕厥症状及猝死生还者，但 ICD 的植入仅仅起到转律作用，植入后还需配合上述方法控制原发病，减少室速发作次数。

【常见误区】

对于宽 QRS 波心动过速的鉴别诊断，除上述所述方法，也需结合患者的病史、查体、实验室检查等提高诊断率，若短时内无法鉴别可暂时按照室速原则处理，待患者心动过速终止后再行进一步分析和治疗。

第六节　预激综合征

预激综合征(pre-excitation syndrome)是指通过心房和心室肌间残存的附加肌束(即旁道)使部分心室肌提前发生激动，引起一系列异常心电表现和(或)易伴发多种快速性心律失常为特征的综合征。根据旁路解剖位置的差异，心电图的表现有不同类型，主要分为：经典的预激综合征(WPW 综合征)，短 P-R 间期综合征(LGL 综合征)及 Mahaim 纤维和房室旁路。其中 WPW 综合征最为常见，为本节主要讨论的内容。

【病因和发病机制】

正常人心房与心室之间的传导系统由房室结-希氏束-浦肯野纤维系统组成，而预激综合征的患者除了有或无上述系统外，在心房和心室间还存在附加的传导束(旁道)，发生机制主要为在胚胎发育过程中房室环发育不全所致。旁道的发生率约为 0.1%~0.3%，大多发生在无器质性心脏病的患者中，男性多见。另外，先天性三尖瓣下移畸形、大动脉转位、二尖瓣脱垂等疾病发生预激综合征的概率也高于正常人。

【诊断要点】

（一）临床表现

阵发性心悸为预激综合征最常见的临床表现，特点为突然开始和突然终止的规律性心动过速，心率多在 150~250 次/分，主要由房室折返机制所致。心动过速持续时间可数秒至数小时，甚至数天。发作时患者可有心悸、胸闷、头晕、乏力、气短等症状。对于发作时间较长或合并器质性心脏病的患者，特别是老年患者，可因心动过速心排量下降出现心功能不全症状，表现为呼吸困难、血压下降或下肢水肿。部分患者长程频繁的发作可使心脏扩大，演变为心动过速性心肌病。预激综合征并发快速性心律失常(如合并房颤、房扑)可引起脑供血不足，患者可出现黑朦甚至晕厥，心动过速突然终止伴长间歇(>3 秒)亦可引起晕厥，若上述病情不能及时控制，患者可能会发生猝死。

（二）心电图特点

1. 窦性心律下心电图表现 WPW 综合征的心电图表现：①P-R 间期<0.12 秒；②QRS 波时间>0.10 秒；③QRS 波起始粗钝，即预激波，又称 delta 波；④P-J 间期正常范围，一般>0.26 秒；⑤继发性 ST-T 改变；⑥根据胸导联预激波及 QRS 波主波方向，可分为 A、B 两型，其中 A 型指预激波在所有胸前导联均为正向，QRS 波以 R 波为主，提示旁道位于左心房室间(图 3-9-10)；B 型指预激波在 V1~3 导联可正可负向，QRS 波以 S 波为主，V4~6 导联的预激波正向及 QRS 波以 R 波为主，提示旁道位于右心房室间。

LGL 综合征的心电图表现：①P-R 间期<0.12 秒；②QRS 波时限正常范围；③QRS 波起始无预激波(图 3-9-11)。

Mahaim 纤维和房室旁路的心电图表现：①P-R 间期正常，甚至可长于正常；②QRS 波时限延长，可呈左束支阻滞图形；③QRS 波起始有较小的预激波；④继发性 ST-T 改变。

2. WPW 综合征伴发快速性心律失常

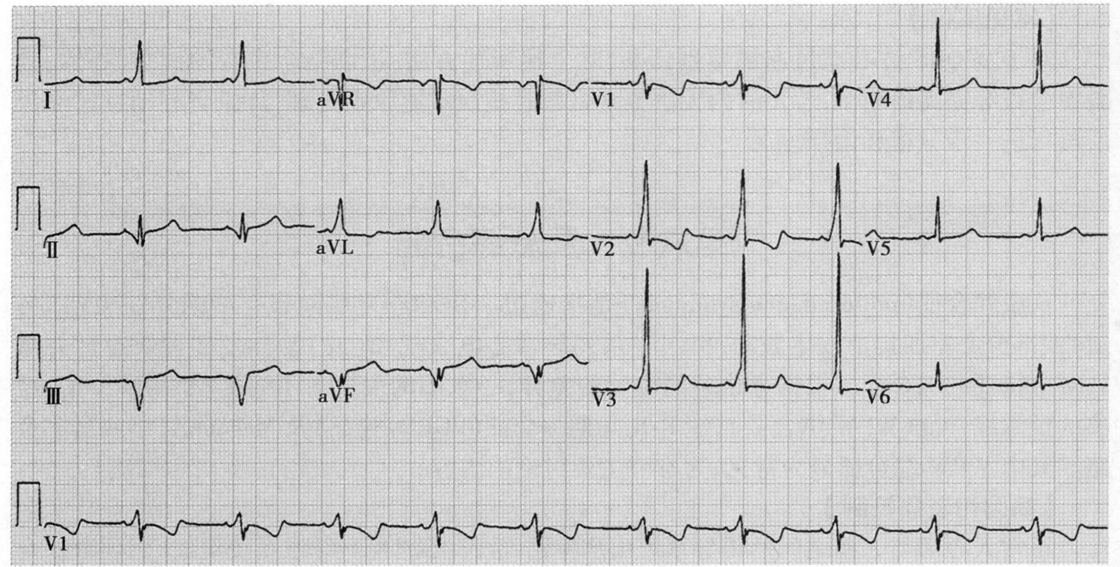

图 3-9-10 WPW 综合征(A 型)

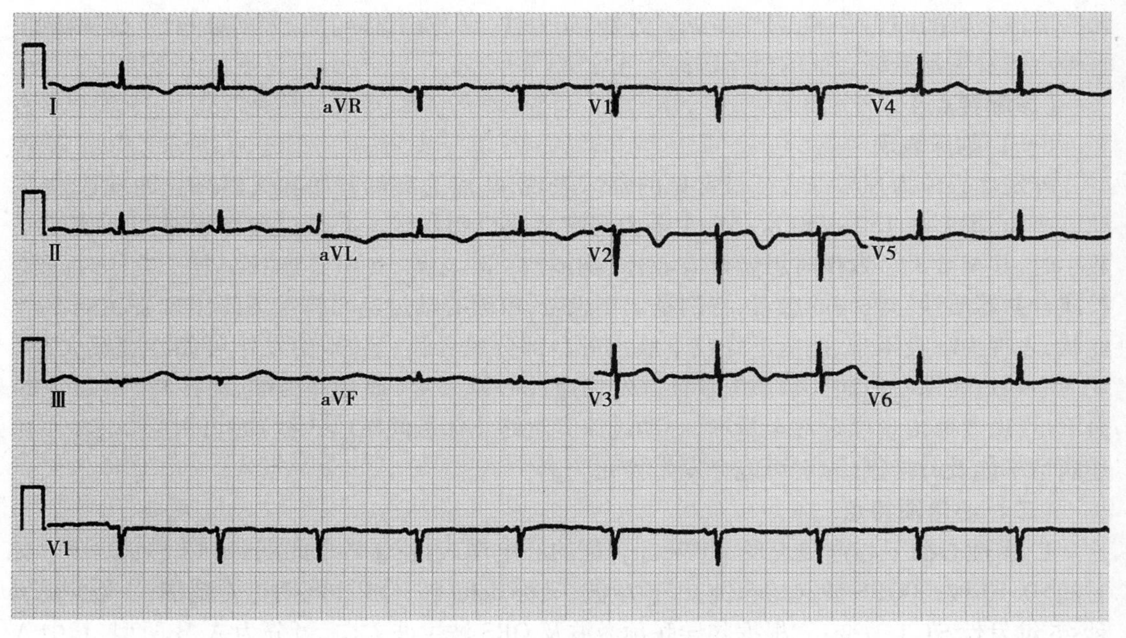

图 3-9-11 短 PR 综合征

(1) 阵发性室上性心动过速：是预激综合征患者最常见的心律失常类型，根据折返途径不同分为前向型心动过速和逆向型心动过速。①前向型心动过速：机制为心房激动后经房室结前传激动心室，后经旁道逆传返回心房，形成折返通路，引起心动过速。心动过速呈窄 QRS 波心动过速，P'-R 间期>R-P'间期，伴有束支阻滞或心室内阻滞时可呈宽 QRS 波心动过速；②逆向型心动过速：机制为心房激动后经旁道前传激动心室，后经房室结逆传返回心房，形成折返通路，引起心动过速。此型较前者少见，心动过速呈宽 QRS 波心动过速，P'-R 间期<R-P'间期。另外，在临床上还可见到某些患者存在 2 条及以上的旁道引起心动过速，

电生理检查可明确诊断。

（2）心房颤动和心房扑动：预激综合征患者合并心房扑动者少见，合并心房颤动者较多见（图3-9-12）。房颤时若从旁道下传形成宽大畸形的QRS波群，即预激QRS波群图形时，有蜕变成室颤的风险，需高度警惕，禁用洋地黄、维拉帕米等减慢房室结传导、缩短旁道不应期的药物，患者存在血流动力学障碍时应及时电复律治疗。

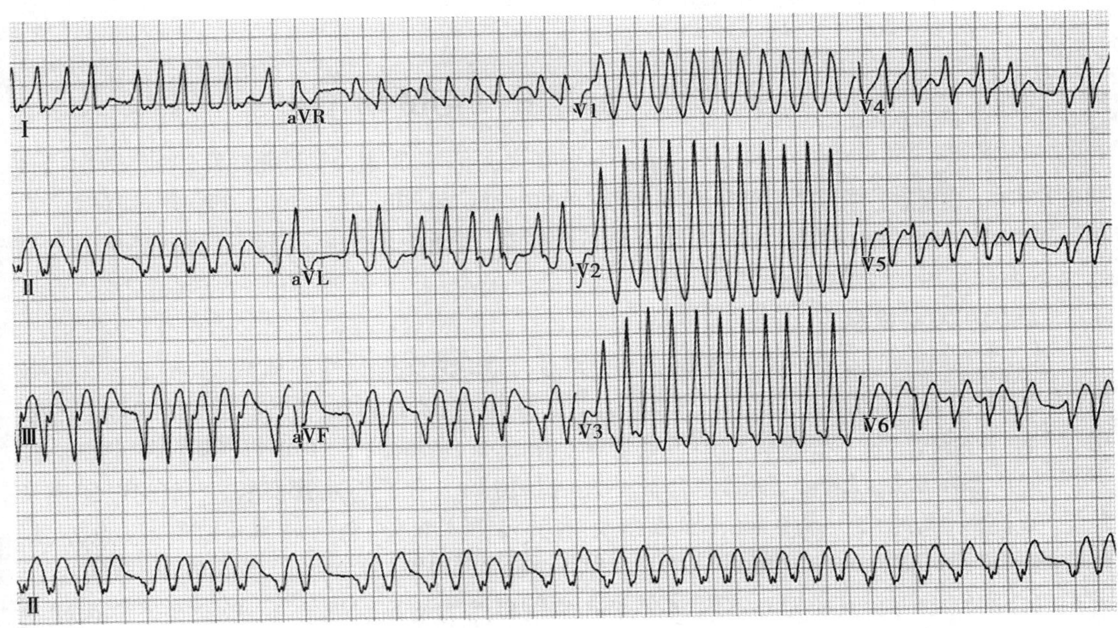

图3-9-12　预激综合征伴发心房颤动

【病情判断】

对于无器质性心脏病患者，预激综合征若长期发作阵发性室上性心动过速，可能会引起心动过速性心肌病，有研究显示，终止发作后心功能会逐渐恢复；对于有器质性心脏病的患者，长期发作心动过速会加重原有疾病，甚至出现心衰及休克。合并房扑房颤的患者，若经房室旁道前传，心室率可达200~300次/分，诱发室颤，出现晕厥、心源性休克等表现，也是预激综合征猝死的主要原因。

【治疗】

无合并其他快速性心律失常的预激综合征患者一般不需治疗，定期随访心电图即可。预激综合征合并快速性心律失常时急性期主要以控制心室率、终止发作为目标，稳定后可行心内电生理检查及射频消融术根治。

对于合并阵发性室上性心动过速的患者，前向型可选用普罗帕酮（Ⅰ类）、β受体阻滞剂（Ⅱ类）、胺碘酮（Ⅲ类）、维拉帕米（Ⅳ类）等药物治疗，缓慢静注起效快；对于逆向性或伴有房颤、房扑的患者，可选用普罗帕酮、胺碘酮治疗，禁用如洋地黄等延缓房室结传导作用的药物。物理疗法亦有一定作用，具体可见本章第四节。

对于高危型预激综合征，主要指合并房颤或房扑，并沿房室旁道前传伴发快速心室率的患者，此类患者易发生严重血流动力学障碍，或演变为室颤，故药物控制心室率有限时应及早采用体外同步直流电复律治疗，预防病情恶化。

对于反复发作快速性心律失常的预激综合征患者，或发作时合并血流动力学障碍的，建议行射频消融手术根治。

【常见误区】

预激综合征有时易与束支传导阻滞混淆，需加以鉴别。预激综合征患者 P-R 间期多 <0. 12 秒，预激波出现在 QRS 波起始部，与传导阻滞时宽大畸形的 QRS 波形态不同，预激综合征可有心动过速发作，而传导阻滞多无。

第七节　心室扑动与颤动

心室扑动（ventricular flutter，室扑）是指心室失去原有节律，心室肌自发快速、微弱而规律的跳动。心室扑动常常演变为心室颤动（ventricular fibrillation，室颤），即心室肌不协调、极不规律的快速颤动。两者均属于致命性心律失常，严重影响心室的射血功能，导致其他脏器血运灌注停滞，发生心源性猝死。

【病因和发病机制】

室扑室颤主要见于器质性心脏病患者，如冠心病（主要指急性心肌梗死、不稳定型心绞痛、心肌梗死后心功能不全、室壁瘤形成的），瓣膜病（主动脉瓣狭窄），心肌病（肥厚型心肌病、扩张型心肌病、右室心肌病），离子通道病（Brugada 综合征）。还可见于某些高危型心律失常，如病态窦房结综合征、预激综合征并发房扑房颤。除了心血管疾病，严重的电解质紊乱（严重高钾、低钾）、药物中毒（洋地黄等）、麻醉及手术意外、急性胰腺炎、脑血管意外、触电及溺水等均可诱发室扑室颤。

室扑的发生机制主要为心室内起搏点自律性突然的增高引发室扑，激动在心室内快速折返维持室扑。室颤的发生机制有单源快速激动、多源快速激动、多源多发性折返及环形运动等学说。

【诊断要点】

（一）临床表现

患者可在数秒钟之内出现意识丧失，心音及大动脉搏动不可及，血压测不出，呼吸停止，若无及时救治，患者则发生死亡。

（二）心电图特点

1. 心室扑动　①QRS 波群与 T 波相连，两者难以区别；②心室波形规律、快速、连续、幅度大，呈"正弦曲线样"波形，其形态与心房扑动颇相似，比心房扑动 F 波振幅更大，时间更宽，其间不再有 QRS-T 波群；③心室率在 200~250 次/分（图 3-9-13）。

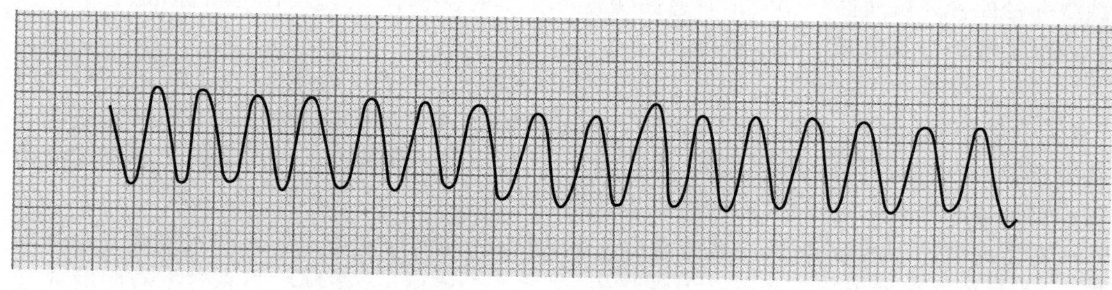

图 3-9-13　粗大的室扑波形

2. 心室颤动(图 3-9-14)　①心室纤颤时,P-QRS-T 波群消失,呈现快速的波形振幅、时距完全不相等的心室纤颤波,频率在 180~500 次/分钟;②心室纤颤发作前常有室性期前收缩 RonT 现象,成对、多源、多形室性期前收缩,室性心动过速,心室扑动等。

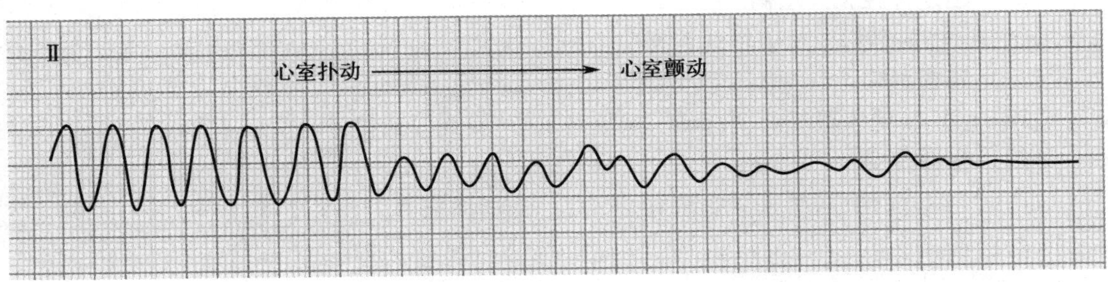

图 3-9-14　心室扑动向心室颤动转变

【病情判断】

对于无循环衰竭基础的患者突发室扑或室颤,若能及时治疗,多可恢复窦性心律,存活可能性大;对于合并循环衰竭的患者发生的室扑或室颤,多为临终前表现,预后通常较差。

心室纤颤波幅≥0. 5mV 时称为粗颤,心室纤颤波幅<0. 5mV 时称为细颤,细颤多见于室颤持续较长时间后,复苏成功率低,预后较粗颤恶劣。

【治疗】

(一) 急性发作期

急性发作期的患者因心脏泵血无效,脑等敏感器官易发生不可逆损伤,故应立刻进行抢救,争取在数分钟内建立有效的呼吸及循环,步骤包括有效的胸外按压、通畅呼吸道及人工呼吸。条件允许时应立刻行非同步直流电复律,能量常选择 200~300J,如若无效,可再次除颤,并加大能量。同时迅速开通静脉通道,根据病情给予利多卡因、阿托品、肾上腺素等药物,预防复发并维持生命体征平稳,必要时可予气管插管、呼吸机辅助通气治疗。

(二) 急性发作后

急性发作期后幸存患者,若病因为不可逆因素所致的室扑和室颤,需及时性植入式心脏复律除颤器(ICD)治疗。

【常见误区】

对于室扑室颤的易发人群及高危患者应给予必要宣教,注意休息,避免情绪异常,过度劳累,吸烟酗酒,暴饮暴食等。对于经抢救成功的患者,需积极寻找病因,存在可逆因素的,需积极行病因治疗,如纠正电解质紊乱、冠心病血运重建等。

第八节　心脏停搏

心脏停搏是指心脏突然停止射血,失去泵血功能,系心脏传导通路中某一部分自律性丧失或传导阻滞引起,停搏若无恢复,可引起严重血流动力学障碍,甚至导致死亡。本节主要讨论窦性停搏和心室停搏。

【病因和发病机制】

窦性停搏的病因多样,主要包括:

（一）窦房结受损

如冠心病特别是急性心肌梗死，急性心肌炎，心包炎，心肌病，窦房结变性等导致窦房结缺血缺氧或功能障碍。

（二）迷走神经张力增高

分生理性、病理性及反射性迷走亢进。

（三）药物影响

如洋地黄、β受体阻滞剂、胺碘酮、索他洛尔、镇静剂等药物过量使用。

（四）全身疾病

如甲状腺功能减退，严重缺血缺氧，尿毒症、高钾血症等。

（五）其他

射频消融手术并发症等。

【诊断要点】

（一）临床表现

临床症状主要与停搏时间密切相关，短暂的停搏（<3 秒）患者常无明显症状，停搏>4 秒患者可出现黑矇，停搏>8 秒患者可出现意识丧失，阿-斯综合征发作甚至猝死可能。

（二）心电图特点

1. 窦性停搏（图 3-9-15）　①正常窦性节律下出现 P-P 间期显著延长，其间无 P 波；②长的 P-P 间期与正常窦性 P-P 间期无倍数关系；③长的 P-P 间期后可出现逸搏心律，常为交界性逸搏，也可为室性逸搏。

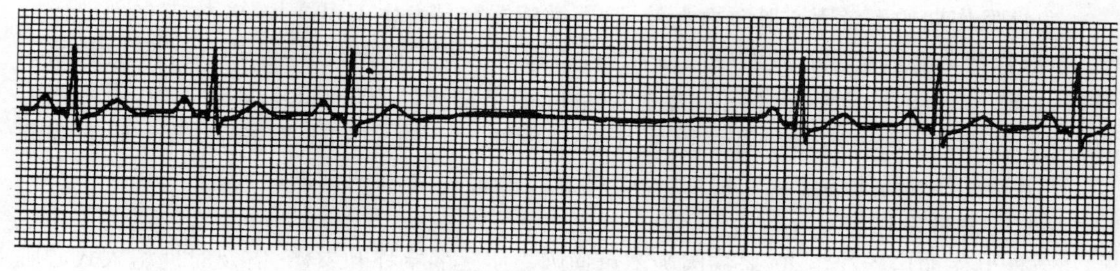

图 3-9-15　窦性停搏

2. 心室停搏　心电图只见到 P 波，无相对应的 QRS-T 波群或逸搏心律。

【病情判断】

对于无症状仅心电图发现短暂停搏的患者，一般预后良好，定期随访心电图即可；对于出现过黑矇，甚至晕厥，阿-斯综合征发作的患者，若无积极治疗，预后较差，有猝死风险。

【治疗】

治疗原则为预防猝死发生。对于有可逆病因或诱因的患者，应积极祛除病因及诱因，如纠正电解质紊乱、停用相关药物、改善心肌缺血等，可根据病情加用阿托品、异丙肾上腺素、沙丁胺醇等提高心率的药物，症状明显的患者需植入临时起搏器过渡治疗，若病因祛除后仍不能恢复的患者，给予安装永久起搏器。

第九节　病态窦房结综合征

病态窦房结综合征（sick sinus syndrome，即病窦综合征）是指窦房结自身功能异常和（或）传导障碍，引起心动过缓，临床可表现为头晕、黑矇、晕厥甚至阿斯综合征发作、猝死的一组综合征。部分患者除发生心动过缓外，还可合并室上性心动过速，称为慢-快综合征，是病窦综合征的另一个表现。

【病因和发病机制】

窦房结及其周围组织结构或功能障碍是发生病窦综合征的基础，病理多为窦房结发生退行性变或纤维化，窦房结组织被损伤或破坏，常见原因如缺氧缺血、炎症、退行性变、淀粉样变等。常见病因包括：

（一）器质性及代谢性疾病

如冠心病、心肌炎、心肌病、心脏科手术引起损伤、淀粉样变、某些心脏离子通道病、甲状腺功能减退等。

（二）功能性病变

如迷走张力增高、药物过量等，多为短暂存在或可逆性病变，部分学者称为"病窦综合征样表现"。

【诊断要点】

（一）临床表现

病窦综合征最常出现的症状为头晕、黑矇及晕厥，系由于心排血量降低引发其他脏器供血不足引起，另外心动过缓和（或）合并室上性快速性心律失常常出现心悸症状。慢-快综合征的患者有发生脑卒中和栓塞的风险，需加以注意。

（二）心电图特点

1. 窦性心动过缓（图 3-9-16）指窦房结频率<50 次/分，呈持续存在，临床引起不适症状的患者，需注意运动员、正常儿童、老年人等亦可有无症状的窦性心动过缓，并不是病窦综合征的范畴，需加以鉴别。

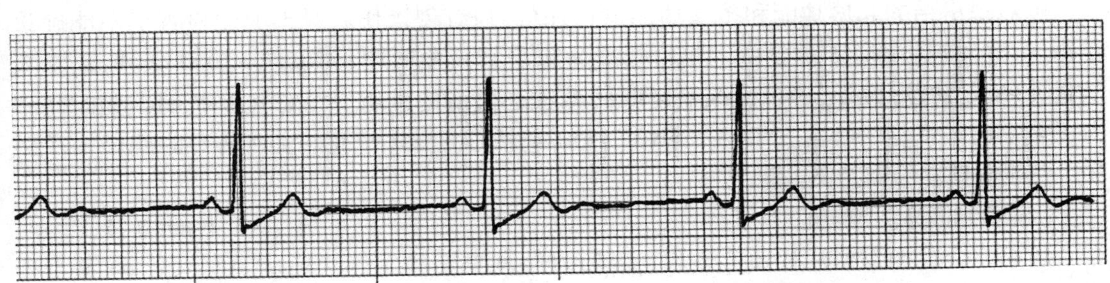

图 3-9-16　窦性心动过缓（窦性 P 波频率在 46 次/分）

2. 窦性停搏　心电图表现为：①正常窦性节律下出现 P-P 间期显著延长（>2 秒），其间无 P 波；②长的 P-P 间期与正常窦性 P-P 间期无倍数关系；③长的 P-P 间期后可出现逸搏心律，常为交界性逸搏，也可为室性逸搏。

3. 窦房传导阻滞分为以下几种类型：

（1）一度窦房传导阻滞：窦性激动在窦房传导过程中，传导时间延长，但均能传入心房形成窦性 P 波。体表心电图不能直接测定其窦房传导时间，故在心电图上不能直接诊断。

（2）二度Ⅰ型窦房传导阻滞：指窦房传导时间逐渐延长，直至完全被阻滞不能传入心房，结束一次文氏周期。心电图表现为：①P-P 间期逐搏缩短，最终出现一个长 P-P 间歇。②长 P-P 周期短于两个最短 P-P 周期之和。③文氏周期的第 1 个 P-P 周期是所有短 P-P 周期中的最长者，而最后一个 P-P 周期是所有短 P-P 周期中最短者。

（3）二度Ⅱ型窦房传导阻滞，心电图表现为：①规则的 P-P 周期中出现长 P-P 间歇，为短 P-P 周期的整数倍；②窦房传导比例可为 3∶2、4∶3、5∶4不等；③持续性 2∶1窦房传导阻滞时，酷似窦性心动过缓，P 波频率 30～40 次/分钟，活动或使用阿托品类药物可使心率突然加倍。

（4）三度窦房传导阻滞，指所有的窦性激动都不能传入心房，体表心电图窦性 P 波消失，很难与窦性停搏相鉴别。

（5）双结病变，指除窦房结病变外，尚可发生房室结病变，引起房室传导阻滞，多为预后不良的表现。

4. 慢-快综合征　又称为心动过缓-心动过速综合征，心房颤动为最常见的心动过速，部分患者可演变为持续性房颤，其他还有心房扑动、房性心律失常、室上性心动过速等。若合并房室传导阻滞，房扑房颤的心室率常<60 次/分。

（三）动态心电图

动态心电图可记录患者白昼的平均心率，最快心率、最慢心率及发作时间，有无长间歇发作，有无快速性心律失常发作等特点，故对病窦综合征的诊断有较大意义，如常规体表心电图诊断不明的患者，建议行动态心电图检查。

（四）激发试验

运动实验可监测病窦综合征患者运动时最大心率，通常低于正常人，运动后瞬时心率常<85 次/分，或出现窦房传导阻滞和（或）逸搏心律。阿托品实验为药物激发实验，静脉注射阿托品 1～2mg 后心率<90 次/分，提示窦房结功能障碍。

（五）心内电生理检查

可对窦房结的起搏功能和传导功能进行评价，为有创操作。对于上述检查仍不能确诊者，可行电生理检查，帮助诊断。常用标准为窦房结恢复时间（SNRT）>2000 毫秒，正常人 SNRT<1400 毫秒；另外，将窦房结恢复时间减去起搏前的最后一个窦性 P-P 间期的时间称为校正窦房结恢复时间（CSNRT），CSNRT>550 毫秒亦为异常情况。窦房传导时间（SACT）>300 毫秒也具有诊断意义。

【病情判断】

病态综合征病发病病程通常较长，症状多样，从早期的无症状到晚期发生晕厥，甚至猝死，心电图可表现为窦性停搏、窦房阻滞甚至慢性房颤等，临床诊断需综合评估后方可确诊。另外，对于存在可逆因素的病窦综合征样表现患者，在祛除可逆因素后（如停用相关药物、迷走神经亢进的解除），窦房结功能常可恢复正常。

【治疗】

病态窦房结综合征的治疗包括药物治疗和安装心脏起搏器治疗。

（一）药物治疗

窦房结及其周围组织本身的病理变化多不可逆，药物治疗有限，主要是提高心率促进传导,常作为起搏器植入前的过渡治疗。

1. 阿托品 为典型的M胆碱受体阻滞剂,可使心率加快,但很少可以将病窦患者心率提至90次/分,适用于迷走神经过度兴奋所致的窦房阻滞、房室阻滞等缓慢型心律失常,可也用于继发于窦房结功能低下而出现的室性异位节律。成人常用剂量为0.5~1mg静注,按需可1~2小时一次,最大量为2mg。不良反应常有口干、视力模糊、腹胀、排尿困难等,所以对于青光眼、前列腺肥大、高热者禁用。

2. 异丙肾上腺素 为β受体激动剂,主要作用于$β_1$受体,使心肌收缩力增强,心率加快,传导加速,同时心输出量及心肌氧耗也会增加。可用于严重的窦性心动过缓、房室传导阻滞、心搏骤停患者。对于心绞痛发作、心肌梗死、甲状腺功能亢进及嗜铬细胞瘤的患者不推荐使用。临床上可将异丙肾上腺素0.5~1mg加入5%葡萄糖液250ml中静滴,使心率维持在50~60次/分。

3. 氨茶碱 药理作用主要来自于茶碱,机制复杂,可改善病窦综合征患者的窦性停搏、窦性心动过缓及相关症状。常用剂量为0.25~0.5g加入5%葡萄糖液250ml缓慢静滴。对活动性消化溃疡和未经控制的惊厥性疾病患者禁用。

4. 沙丁胺醇 主要机制为$β_2$-肾上腺素受体激动剂,可提高心率,常用剂量为2.4mg/次,每日3次口服,较常见不良反应包括震颤、恶心、头晕、失眠等。因其可加重心肌缺血,故冠脉供血不足、心功能不全的病人慎用。

5. 伴发快速性室上性心律失常的药物治疗 常用药物为洋地黄及胺碘酮,可用于控制心室率或转复窦律,需注意用药后窦律可能会进一步减慢,应从小剂量用药,严密监测。若伴发房扑房颤,还需评估病情加用抗凝治疗。

(二)起搏器治疗

安装永久性心脏起搏器适用于窦房结功能障碍并出现症状(如黑矇、晕厥、阿斯综合征发作等)的患者,根据合并情况可选择单心房起搏(AAI)、单心室起搏(VVI)或双腔起搏(DDD)。对于窦性停搏>2秒无症状的患者,需密切随访。

【常见误区】

病窦综合征患者伴发快速性心律失常(如房扑房颤)时,电复律治疗需谨慎,复律后可能会出现原有心动过缓加重甚至长时间的窦性停搏,在无安全措施(如植入临时起搏器)保护情况下,应慎用电复律。

第十节 房室传导阻滞

房室传导阻滞(AVB)是指房室传导系统中出现房室间传导延迟或传导阻断的现象,房室结、希氏束及束支均可发生阻滞,可为单一部位的阻滞,也可为多部位的阻滞。

【病因和发病机制】

房室传导阻滞可为一过性、间歇性或持久性存在。一过性或间歇性房室传导阻滞可见于迷走神经张力增高、药物中毒、电解质紊乱、缺氧以及老年人房室传导系统退行性病变等,当然也可见于器质性病变。持续存在的房室传导阻滞多提示存在器质性病变或传导束损伤,比如急性风湿性、细菌性或病毒性心肌炎,急性心肌梗死引起缺血缺氧,传导系统或心肌退行性变,心脏手术引起的损伤性改变,以及某些先天性心脏传导系统缺损。

【诊断要点】

房室传导阻滞主要分为一度房室传导阻滞、二度房室传导阻滞（Ⅰ型、Ⅱ型）、三度房室传导阻滞，其中二度Ⅱ型房室传导阻滞呈3∶1或3∶1以上比例称为高度房室传导阻滞。临床表现与传导阻滞程度相关，重者可发生晕厥甚至猝死。诊断主要依赖于其各自心电图特征。

（一）一度房室传导阻滞（图3-9-17）

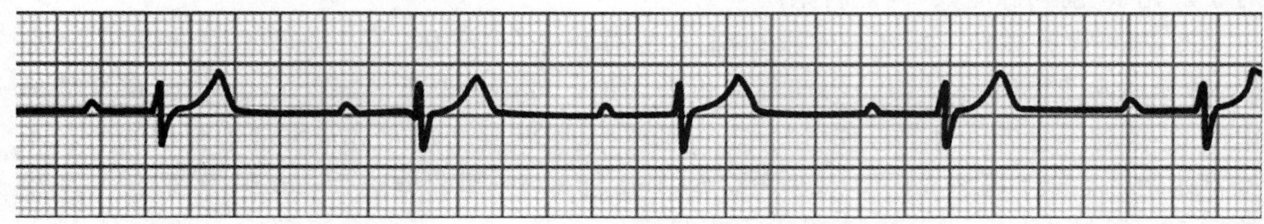

图3-9-17 一度房室传导阻滞，途中PR时限0.36s

1. P-R间期≥0.20秒，14岁以下儿童≥0.18秒。
2. P-R间期超出心率范围允许的最高值。
3. 在心率无明显变化时，P-R间期动态变化>0.04秒。

（二）二度房室传导阻滞

1. 二度Ⅰ型房室传导阻滞（图3-9-18） ①窦性P-P基本规则；②P-R间期每搏逐渐延长，直至一次QRS波群脱落；③P-R间期增量每搏呈递减，R-R间期每搏逐渐缩短，直至一次长R-R间歇；④长R-R间歇小于最短窦性周期的2倍。

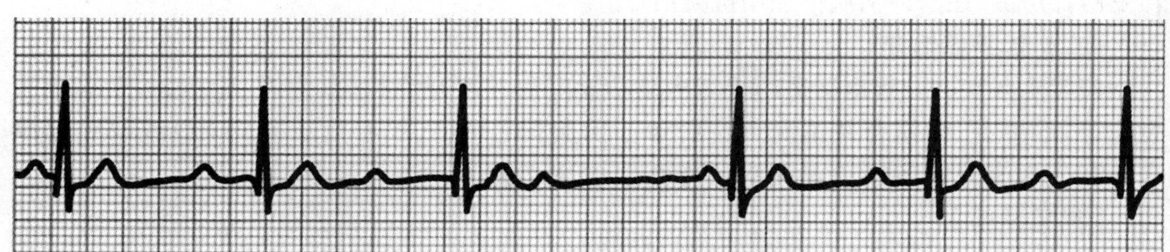

图3-9-18 二度Ⅰ型房室传导阻滞

2. 二度Ⅱ型房室传导阻滞（图3-9-19） ①P-P间距规则，部分P波后无QRS波群，房室传导比例为3∶2、4∶3或2∶1不等，当呈2∶1下传时，R-R间期正常，QRS波群呈束支传导阻滞，是Ⅱ型的特点；②P-R间期固定，QRS波群呈室上型，常提示阻滞部位在束支或分支水平。

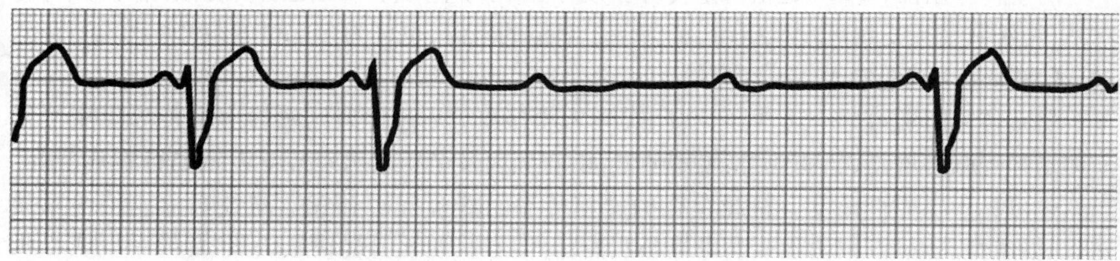

图3-9-19 二度Ⅱ型房室传导阻滞

（三）三度房室传导阻滞（图 3-9-20）

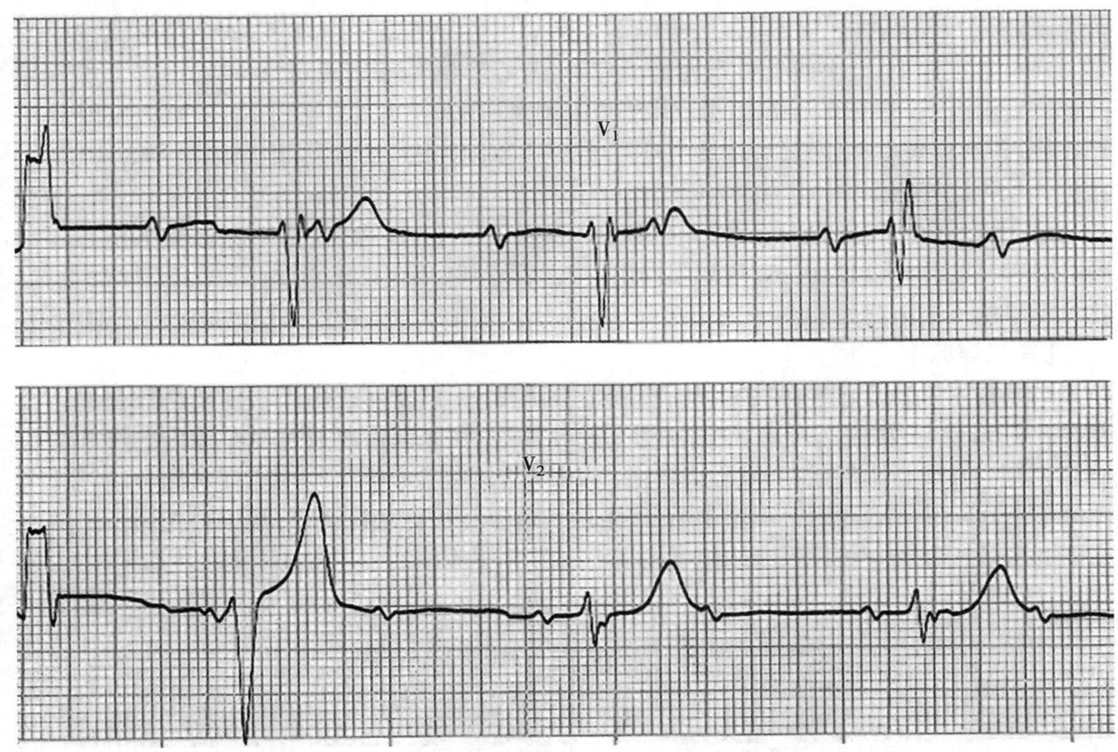

图 3-9-20 三度房室传导阻滞，可见 P 波与 QRS 波群无任何关系

①P-P 间期规则，R-R 间期多数也规则，P 波与 QRS 波群无关，P 波频率大于 QRS 波群频率，呈完全性房室分离；②心房由窦房结或心房形成的起搏点控制，心室由交界区或心室异位起搏点控制。当阻滞发生在房室结或希氏束上端时，QRS 波群形态正常，频率 40~60 次/分钟，为交界性逸搏心律；如阻滞发生在希氏束下端或束支水平，则 QRS 波群宽大畸形，频率在 20~40 次/分钟之间，为室性逸搏心律。

【病情判断】

房室传导阻滞的类型与其阻滞部位密切相关，影响预后。

一度房室传导阻滞主要为房室交界区相对不应期的延长，阻滞部位可以在心房内、房室结、希氏束或双束支水平，但多在房室结。

二度Ⅰ型房室传导阻滞主要表现为房室交界区的相对不应期和绝对不应期均延长，以相对不应期延长为主。传导呈递减模式，在房室传导系统激动传导速度逐渐减慢，直到传导中断。阻滞部位可在心房、房室结、希氏束或双束支水平，多在房室结。

二度Ⅱ型房室传导阻滞表现为房室交界区的相对不应期和绝对不应期均延长，以绝对不应期延长为主。阻滞部位多在希氏束水平以下。其中高度房室传导阻滞几乎均发生在希氏束水平以下。

三度房室传导阻滞表现为全部的室上性激动均因阻滞不能下传心室，心房波与心室波完全无关系。频率越低、QRS 波形越宽，说明阻滞部位越低，预后越差，发生晕厥的几率越大。

【治疗】

根据传导阻滞的发病急缓及阻滞程度不同,治疗策略侧重不同。对于急性发生的房室传导阻滞,病因治疗非常关键,多数情况下去除病因传导阻滞多可恢复,如急性心肌梗死及时开通血运重建,急性心肌炎激素冲击治疗等,若心率偏慢可加用阿托品、异丙肾上腺素等药物辅助治疗;若心室率<40 次/分,QRS 波宽大畸形,患者出现临床症状,需植入临时起搏器观察;若治疗效果不佳,患者持续出现二度Ⅱ型及三度房室传导阻滞,伴血流动力学改变,需植入永久起搏器。

对于慢性房室传导阻滞患者,无症状的一度及二度Ⅰ型一般无特殊治疗,定期随访心电图。对于二度Ⅱ型及Ⅲ度房室传导阻滞患者,因阻滞部位低,心室率慢,易发生心源性晕厥,建议及早植入永久起搏器。

【常见误区】

对于临床首诊或急诊初次发现的房室传导阻滞,需积极寻找病因治疗可逆性损伤。心率在 50~60 次/分的患者可先观察,不做紧急处理,明确病因后再行进一步治疗。过度增快心率可能会增加心肌氧耗,加重心肌缺血,诱发新的快速性心律失常。有症状的心动过缓可暂时给予阿托品或者异丙肾上腺素治疗,条件合适应尽快行起搏治疗,其中阿托品不适用于二度Ⅱ型及三度房室传导阻滞的患者。

第十一节 洋地黄中毒性心律失常

洋地黄是临床上常用的药物之一,起到强心及控制心室率的作用。药物中毒可引起多种不良反应,其中洋地黄中毒性心律失常最为常见,往往引起不良后果,需及时发现,及早处理。

【病因和发病机制】

洋地黄的治疗量因人而异,对于同一患者不同时期也需区别对待。药物过量不仅仅指药物总量增多,同时也指不恰当使用所引起的洋地黄中毒,研究表明,即使小剂量也可能会发生洋地黄中毒,可能与患者特殊状态下药物作用部位浓度升高或浓度不变但药效增强有关,在严重的心力衰竭患者中,中毒量和治疗量几乎相等。

洋地黄中毒多存在诱因,常见诱因包括高龄、心肌广泛损伤、心肌缺血缺氧、心肌心包炎、严重电解质紊乱、感染、肝肾功能不全、肺气肿、肺栓塞、尿毒症、碱中毒、糖尿病酮症酸中毒等。

洋地黄治疗量可以通过直接对心肌细胞和间接通过迷走神经作用,减慢窦性心律,减慢房室结传导速度及提高浦肯野纤维的自律性。过量下抑制窦房结 4 相除极,窦房结发放冲动减慢,甚至引起窦房结功能障碍;而心房肌、交界区及浦肯野纤维加快 4 相除极,容易发生房性及交界性心动过速;同时因抑制房室结 0 相除极,引起传导阻滞。

【诊断要点】

洋地黄中毒除了有胃肠道反应、神经系统症状及视觉改变外,最常见的是心脏毒性,表现为引起多种类型的心律失常,服用洋地黄的过程中心律的突然改变常常提示洋地黄中毒。心律失常可为单发一种,可也两种或多种同时发作或交替发作,可呈持续性或间断性发作。包括异位兴奋引起的心律失常、抑制作用导致传导阻滞的心律失常及两者联合作用产生的心律失常。

（一）异位兴奋引起的心律失常

室性期前收缩为最常见的心律失常，常表现为室性期前收缩二联律，特别是发生在心房颤动基础上。频发的多源性室性期前收缩易引起室速、室颤。双向性室速、双重性心动过速是严重洋地黄中毒的表现。房性心律失常主要表现为房性心动过速（房速），房扑较少见，房颤患者使用洋地黄后心室率加快常提示洋地黄中毒。

（二）抑制作用导致传导阻滞的心律失常

洋地黄过量会加强对窦房结及其周围组织的抑制作用，常表现为窦性心动过缓，严重者可出现窦性停搏、窦房阻滞甚至发生晕厥，阿斯综合征发作。洋地黄同时可抑制房室结功能，引起不同程度的房室传导阻滞，出现一度房室传导阻滞时往往已提示洋地黄过量。

（三）两者联合作用产生的心律失常

兴奋与抑制同时出现为洋地黄毒性反应特征性的心律失常，如房颤伴非阵发性交界性心动过速、房速伴房室传导阻滞等。

【病情判断】

对于临床上判断洋地黄中毒，需结合临床症状、心电图表现及洋地黄药物浓度（0.5～2ng/ml）等指标全面分析，对于心电图已发现的高危型心律失常（如窦性停搏、三度房室传导阻滞、频发多源室性期前收缩、室速室颤等）需及时积极处理，避免猝死。

【治疗】

（一）停药

发现中毒表现后应立刻停药，轻度洋地黄中毒多在停药后数日恢复正常。

（二）快速性心律失常

对于出现的房性或室性快速性心律失常，补钾是最有效的治疗方法，轻者可选择口服补钾（氯化钾 3g/d），重者可静脉补钾，常用氯化钾 1.5g 加入 5%葡萄糖液静滴，必要时可重复，治疗过程中需监测血钾浓度，预防高钾。对于单纯补钾效果不佳的患者，可加用镁盐或使用门冬氨酸钾镁，常用剂量 25%硫酸镁 10ml 加入 500ml 极化液每日静滴 1 次或门冬氨酸钾镁 10～20ml 加入 5%葡萄糖液 500ml 每日静滴 1 次。对于出现的室性心动过速，除补钾补镁外，常用苯妥英钠或利多卡因，对于紧急患者，可采用静脉推注，苯妥英钠首剂可予 125～250mg 经注射用水 20ml 稀释后缓慢静注，无效可每隔 5～10 分钟追加 100mg，最多 3 次，若恢复窦律可改为口服每次 0.1g，每日 3 次；利多卡因常用 50～100mg 缓慢静注，无效可每隔 5～10 分钟追加 100mg，总量不超过 500mg，或改为静脉滴注维持，滴速维持在 1～4mg/min，心动过速消失后可逐渐减量至停药。

（三）缓慢性心律失常

对于出现的严重窦性心动过缓、窦性停搏、窦房传导阻滞及房室传导阻滞，可选用阿托品或异丙肾上腺素治疗，阿托品常用剂量为 0.5～1mg 静注，按需可 1～2 小时重复一次，或者 1～3mg 加入 5%葡萄糖液 250～500ml 静滴，对青光眼、前列腺肥大、高热者禁用；异丙肾上腺素常用 0.5～1mg 加入 5%葡萄糖液 250ml 中静滴，两者静滴时需根据心率情况调整滴速。对于药物无法纠正的心动过缓，可安装临时起搏器过渡治疗，因洋地黄引起的传导阻滞多为暂时性，故很少病人需安装永久起搏器。

（四）异位兴奋心动过速与传导阻滞同存的心律失常

可联合用药，如利多卡因联合阿托品治疗，需密切观察心电图变化，必要时仍需植入临时起搏器过渡治疗。

（五）地高辛抗体Fab片段

通过裂解绵羊抗地高辛抗体免疫球蛋白获得，这些抗体片段对地高辛具有强亲和力，大于地高辛对钠泵受体的亲和力，可与地高辛有效结合，使之失活，效果可靠，适用于治疗危及生命或对生命有潜在威胁的地高辛中毒，用量根据服用的地高辛量而定，40mg可中和地高辛约0.5mg。

【常见误区】

对于急性心肌梗死、急性心肌炎等心肌损伤广泛的患者以及心力衰竭或严重缺血缺氧、感染、肾功能不全的患者，建议从小剂量开始应用，同时密切随访心电图及洋地黄药物浓度，避免过量。

第十二节 二尖瓣脱垂与心律失常

二尖瓣脱垂（mitral valve prolapsed，MVP）是指二尖瓣瓣叶在心室收缩期膨向左心房，闭合线超过瓣环2mm及以上，伴或不伴有二尖瓣关闭不全。脱垂可发生于二尖瓣的任何部位，以后叶脱垂常见。1963年Barlow描述了二尖瓣脱垂，表现为收缩中期的喀喇音及收缩晚期杂音合并二尖瓣关闭不全，后续又有相关症状被发现及命名，二尖瓣脱垂曾被称为Barlow综合征、收缩期喀喇音杂音综合征、二尖瓣松弛病等。二尖瓣脱垂常伴有心律失常，室性期前收缩多见，多为良性。

【病因和发病机制】

二尖瓣脱垂分为原发性和继发性。该病特征性的病理表现为二尖瓣黏液样变性，海绵层增生，伴蛋白多糖堆积。部分患者也可表现为瓣膜的退行性变。

（一）原发性二尖瓣脱垂

可进一步分为家族性和散发性。家族性是指具有遗传特征，最常见的为不完全外显率的常染色体显性遗传。散发性较家族性更常见，可合并其他瓣膜疾病、漏斗胸等。

（二）继发性二尖瓣脱垂

可见于马方综合征、结缔组织病（如系统性红斑狼疮、结节性多动脉炎等）、Ehlers-Danlos综合征。另外，部分疾病无瓣膜黏液样变性，也可出现瓣叶脱垂，如冠心病、心肌炎、心肌病、感染性心内膜炎、房间隔缺损等。

【诊断要点】

（一）二尖瓣脱垂的临床表现

1. 症状　轻度的二尖瓣脱垂可无明显症状，若合并二尖瓣反流，随程度加深，可能出现胸闷、胸痛、心悸、头晕、疲劳乏力、甚至晕厥。严重者可出现心功能不全、心律失常、感染性心内膜炎等。二尖瓣脱垂多数呈良性病程，预后较好。

2. 体征　典型心脏听诊心尖区可及收缩中晚期非喷射性喀喇音及二尖瓣反流杂音。喀喇音是一高频音，可单发或多发，为收缩期腱索突然拉紧，瓣叶脱垂突然中止所致，后可出现收缩晚期吹风样杂音，系二尖瓣反流杂音。屏气、立位、心动过速等可使喀喇音提前，下蹲、心动过缓等可使其推后。二尖瓣反流越程度越重，收缩期杂音出现越早，持续时间越长，所以重度二尖瓣反流常可掩盖喀喇音，全程闻及收缩期杂音。二尖瓣脱垂常见于身高体瘦、胸廓前后径较小的患者，部分可伴有骨骼畸形。

（二）体表心电图检查

患者心电图可表现为正常或非特异性 ST-T 改变，可见房性或室性心律失常，少数患者可见 Q-T 间期延长。

（三）超声心动图检查

是目前诊断二尖瓣脱垂的重要证据，可以评估瓣膜的活动度、脱垂部位、瓣膜的厚度（>5mm 为异常）、瓣环和腱索的情况、反流束方向及程度，其敏感性及精确性均较高。诊断标准为胸骨旁长轴切面或心尖长轴切面见收缩期二尖瓣瓣叶超过瓣环平面上方>2mm。

【病情判断】

二尖瓣脱垂最常见的心律失常为室性期前收缩，有研究报告发生率可达 50%~65%，其次为室上性心动过速、房性期前收缩、心房颤动，发生机制不详，可能与二尖瓣瓣叶及乳头肌牵拉有关。房室传导阻滞少见，多为一度房室传导阻滞。伴有复杂性心律失常、Q-T 间期延长、房颤伴预激综合征及既往有黑矇晕厥病史的患者，猝死风险明显增高。

【治疗】

二尖瓣脱垂的治疗主要针对其并发症的治疗。对于合并轻中度的二尖瓣反流的患者，若无症状或症状轻微，无需特殊治疗，对于合并冠心病的患者，需注意硝酸酯类药物可减少心脏前负荷而加重脱垂，用药时需充分评估。另外注意避免感染，预防感染性心内膜炎。

对于合并快速性心律失常的情况，若患者有明显心悸症状，建议动态心电图检查，排除禁忌可使用 β 受体阻滞剂或索他洛尔等药物控制心律失常的发作及减慢心率，多有较好效果，定期随访心电图，注意药物不良反应；对于有猝死风险或有房颤伴预激等高危型心律失常的患者，可行射频消融及植入埋藏式自动心脏复律除颤器（ICD）治疗，预防猝死发生，对于有抗凝指征的患者需加用抗凝治疗，预防栓塞。

对于伴有中重度二尖瓣反流的患者，晚期可出现充血性心力衰竭，药物治疗有限，可行二尖瓣修复术、保留或不保留瓣下结构的二尖瓣置换术等手术治疗。

【常见误区】

二尖瓣脱垂多为良性病变，预后较好，充分告知患者病情，消除焦虑情绪，避免过度劳累、保持良好的生活习惯。定期随访，包括临床症状及超声心动图的检查，因其易合并感染性心内膜炎，建议患者拟行其他手术期间加用抗感染治疗，如拔牙等。

（朱文青　凌云龙）

第十三节　心理应激与心律失常

除生物学因素外，心理行为因素亦可引发心律失常。不管是动物实验，还是临床实践中，均发现心理行为因素可导致各类心律失常，其中以室性心律失常最为多见。导致心律失常的心理行为因素有过度紧张、噩梦、A 型行为、负性事件、心理障碍等。通过心理应激定量分析、应激时的躯体症状、心律失常发生类型及发生前的心理应激反应可明确诊断。

应激的原文为 stress，心理应激一词也有人译为紧张刺激、紧张反应和心理压力等名词，心理应激的来源称为应激源，又称精神压力，一般是指能引起抑郁、焦虑等负性情绪的一些生活事件。如精神压力强烈而持久，可激活下丘脑-垂体-肾上腺系统，促使交感张力亢进，引起血浆儿茶酚胺分泌过多。交感兴奋可引起心肌纤维自律性异常增加，高浓度儿茶酚胺可通过钙离子内流增加、后除极以及诱发冠脉痉挛，加重心肌缺血等机制，引起以快速性心律失常为主的心律失常，临床上可引起比较严重的后果。

【病因】

（一）A型行为

1959 年 Friedman 等提出以时间紧迫感、富有敌意和竞争意识过强为主要特征的 A 型行为是引起冠心病的一个危险因素。经过多年的论证，1978 年美国宣布确认 A 型行为是引起冠心病的一个独立的危险因素。Friedman 提出，面对激烈的竞争，A 型行为的人易反应为恼火（aggravation）、激动（irritation）、发怒（anger）和不耐烦（impatience），称之为 AIAI 反应，容易促发包括严重心律失常在内的急性冠脉事件。A 型行为的人发生心律失常的几率较高，在一组 150 例心理应激引起的心律失常中，A 型行为的人 104 例（69.3%），明显高于 B 型和中间型的总和 46 例（30.7%）。

（二）紧张

从事紧张工作者期前收缩的发生率明显增加，Stamler 通过 24 小时心电图动态监测发现从事紧张工作者期前收缩的发生率增加了两倍，其中 60%为房性期前收缩增加，95%为室性期前收缩增加，而室性期前收缩中 25%为多源性室性期前收缩或成对室性期前收缩。

（三）噩梦

做梦是一种心理行为的生理反映。噩梦常可伴有激怒或恐惧，出现心率加快、冷汗、心悸和呼吸急促等躯体症状。常做噩梦可能诱发急性心肌梗死、恶性心律失常，甚至发生心源性猝死。噩梦时伴随的神经和内分泌改变常强于清醒状态下发生情绪变化时。噩梦常发生在快速动眼期，以一个人睡眠 7.5 小时/夜计，快速动眼期约为 90 分钟，在此期发生心律失常的几率高于其他时间。

（四）心理障碍

在一组 206 例心血管疾病中发现心律失常 76 例（37.18%），其中室性期前收缩 44 例，室上早 16 例，室上速 10 例，房颤 6 例。该组心血管疾病以冠心病、心肌梗死、高血压为主。在 206 例患者中测得伴有心理障碍者 116 例（56.3%），主要为焦虑障碍 54 例（46.55%），抑郁障碍 35 例（30.17%），疑病 27 例（23.28%）。

（五）二尖瓣脱垂症

约有 5%患者可引起惊恐发作（panic attack），女性多见。惊恐发作系急性焦虑症，由交感张力增加引起冠脉痉挛，可发生严重心律失常，甚至引起心室颤动。

（六）布鲁加达（Brugada）综合征

1992 年由西班牙学者 Brugada 首先报道，是一组反复发生严重心律失常，引起晕厥或猝死的综合征。部分病例有心理应激史或家族史，中年人居多。

【诊断要点】

根据上海市一家综合性医院中对 1673 例连续在内科门诊就诊两年以上的患者进行的调查，结果发现由心理应激引起的各种躯体症状和心律失常的发生率为 9.7%，而内科医师对心理应激的识别率仅 15.9%。

（一）Mittleman 定量分析

对心理应激的严重程度作出定量分析，将其分成 7 个等级：1 级，安静；2 级，忙乱，尚未争吵；3 级，不高兴，尚未表露，或发生轻度争吵；4 级，中度争吵，声音量已提高；5 级，大声争吵，声音极大，紧握拳头；6 级，极度愤怒，拍桌子，几乎失去控制；7 级，狂怒，完全失去控制，乱扔东西，伤害自己或他人。一般认为 2 级以上的激怒已成为有害的心理应激，5 级或 5 级以上的激怒可引起严重的心律失常。

（二）心理应激

表现为躯体症状及其出现频率：睡眠障碍98%，疲劳83%，喉头或胸部紧束感75%，胃纳减退71%，便秘67%，体重减轻63%，胸闷胸痛或心慌气促感55%，头痛42%，颈背酸痛42%，恶心腹胀感36%。

（三）心理应激

Reich分析了25例冠心病患者在发生致命性心律失常前24小时的心理应激情况，其中17例为愤怒，其余为沮丧、恐惧、悲痛、事业失败以及噩梦。并指出下列指标对于预测发生致命性心律失常有价值：①Sisyphus反应，是指奋力拼搏，不稍停顿，但屡遭挫折者的情绪反应；②沮丧和压抑；③完全的A型行为。

（四）心理障碍

心理障碍的表现在心血管疾病患者中以焦虑症居首位，而在一般人群中以抑郁症为首位，其次为强迫、疑病和恐怖症。焦虑症以经常或持续发生无明确对象和原因的提心吊胆和坐立不安为主要特征；抑郁症以情绪低落为主要特征，表现为兴趣减退或丧失，常伴有精力明显减退。

（五）心律失常类型

心理应激引起的心律失常以窦性心动过速或各类期前收缩开始，以后为成对室性期前收缩、短阵室速、室上速和阵发性房颤，严重者出现扭转型室速、心室颤动或心源性猝死。

（六）二尖瓣脱垂症患者的惊恐发作

主诉为胸闷、胸痛、气急和眩晕，表现为烦躁不安、出汗、肢体颤抖，可诱发冠脉痉挛，发生快速型室性心律失常。发生率为室性期前收缩55%，室速6.3%，心室颤动猝死1%。

（七）布鲁加达综合征的诊断要点

①中年人反复发作晕厥，部分患者有心理应激史或家族史；②心电图提示多源性室性期前收缩、短阵室速，晕厥发作时为持续性多形性室速，但无尖端扭转现象；③有完全性或不完全性右束支传导阻滞，QT间期始终正常；④V1～V3导联ST段抬高，形态不同于急性心肌梗死时出现的弓背向上，呈尖峰状，然后陡然下降；⑤电生理检查可见H-V间期延长，可诱发室速或室颤。

【病情判断】

①Katake对有心动过速或心慌感觉的患者通过心理应激试验和Holter监测进行分析，第1组15例，有症状并发现有心律失常，第2组17例，有症状但未发现有心律失常，第3组20例为正常对照组。对各组进行心理应激试验的结果是：第1组有65%阳性，第2组有40%阳性，第3组仅5%阳性。试验结果表明，有症状者，不论有无心律失常，心理应激试验的阳性率都显著高于无症状的对照组。因此，可以认为心律失常及其症状的出现与心理应激是相关的。②Eotti对一组急性心肌梗死后的男性患者168例进行心算等应激试验，根据试验前后心率与收缩压乘积（RPP）增加的情况分成低、中、高三种心血管反应，异常反应是观察出现新的心律失常和原有心律失常加重以及发生心肌缺血。结果发现高反应患者比中、低反应患者容易出现异常反应（50%对19.6%与7%）。③Vavra对136例急性心肌梗死患者在出院前进行运动和心理应激试验，观察诱发心律失常的几率，结果发现运动试验与心理应激试验后分别有34.5%与49.4%患者诱发出心律失常，而在20例健康对照组中室性心律失常的诱发率均<5%，结果提示心理应激对近期患急性心肌梗死者易诱发心律失常的几率达

50%左右。④Lown 为研究自主神经冲动对室性心律失常的影响,应用多种自主神经试验,包括突然倾斜、高通气、颈动脉刺激、屏气、潜水反射、Valsalva 动作等,结果提示这些试验并不诱发心律失常。与此相反,心理应激试验则可诱发期前收缩并影响期前收缩的分级。心理应激试验包括限时计算,辨别易混淆的 Stroop 彩色卡片,以及涉及生活痛点的会谈。在接受试验的 19 例患者中,11 例室性期前收缩增加,其中 7 例出现原先不存在的成对室性期前收缩和阵发性室速。这项结果提示自主神经张力改变不足以触发心律失常,但心理应激则能增加室性期前收缩发生的频率和级别。

【治疗】

基础研究和临床均发现,心理应激、负性事件、性格、情绪、行为以及环境均能引发室性心律失常,其发生机制可能为中枢神经系统存在调节应激致室性心律失常的特殊通路,以及与血浆高儿茶酚胺、自主神经支配失衡、冠状动脉痉挛和血小板激活等因素所致心脏电不稳定有关。可采取心理咨询和认知行为疗法、生物反馈、抗焦虑抑郁、药物介入和外科手术、基础心脏疾病的治疗等措施。

（一）对于心理应激引起心律失常的药物治疗

1. 心律失常的治疗　①消除或控制心理应激,脱离应激环境;②对于各类期前收缩,可选用美西律、莫雷西嗪、普鲁帕酮、胺碘酮、丙二吡胺、安博律定、索他洛尔等药物,如有窦性心动过速可用美托洛尔或阿替洛尔,如有室速可用利多卡因静注或静滴,具体方法参阅本章第一节。

2. 心理应激或心理障碍的治疗　临床上最常见的心理障碍是以焦虑和抑郁同时或先后出现的混合性焦虑抑郁反应;心理应激往往表现为急性焦虑症惊恐发作。药物治疗应用以抗焦虑为主或同时抗焦虑和抑郁障碍的药物。①苯二氮草类药物:常用的有各种地西泮类药物,抗焦虑作用迅速有效,但缺少抗抑郁作用,有成瘾性;②三环类药物:常用的有阿米替林、氯丙咪嗪、马普替林、多虑平等,抗抑郁和抗焦虑均有效,不易成瘾,但具有一定不良反应,对严重的心理应激作用力度不够;③目前较普遍应用的 5-HT 再摄取抑制剂(SSRIs)类药物,常用的有氟西汀(百优解)、帕罗西汀(赛乐特)、舍曲林(左洛复)、西酞普兰(喜普妙)等,此类药物的抗焦虑以及抗抑郁作用疗效确实,不良反应轻,对心血管病患者可以较安全地使用,缺点是起效慢,价格偏高,也有一定的胃肠道不良反应。详情参阅第十章。

（二）β 受体阻滞剂

β 受体阻滞剂对防治心理应激引起的心律失常有效。Lown 报道成功地应用 β 受体阻滞剂防止了心理应激诱发的室速发作,其中对 QT 间期延长综合征及高交感张力诱发的危重心律失常的防治效果尤为显著,可选用美托洛尔或阿替洛尔 25mg,每日 2 次。

（三）生物反馈治疗

应用以松弛训练为目的的生物反馈技术(皮温、肌电和心率反馈)治疗与心理应激有关的心律失常有效。笔者曾报导治疗一组情绪应激有关的期前收缩 51 例,近期有效率 60.26%,其中以室性期前收缩的效果较好(79.73%),详情参阅第十章。

（四）Brugada 综合征

可选用胺碘酮 0.2g/d 加苯妥英钠 0.1g/d,或美托洛尔 25~50mg/d 加苯妥英钠 0.1g/d 治疗。如药物治疗无效,安装埋藏式自动转复除颤器(AICD)可及时中止致命性心律失常,预防猝死。有心理应激者应及时消除或控制心理应激。

（杨菊贤　杨志寅）

第十四节　Q-T 间期延长综合征

Q-T 间期延长综合征是指原因未明的以 Q-T 间期延长、室性心律失常、晕厥和猝死为特点的一组综合征。Jervell 和 Lange-Nielsen 于 1957 年首先对原发性 Q-T 间期延长综合征进行阐述：Q-T 间期延长、心律失常、晕厥、甚至猝死，伴先天性耳聋，称 Jervell-Lange-Nielsen（贾-兰综合征）综合征，为常染色体隐性遗传。1963—1964 年 Romano 和 Ward 分别报告不伴有先天性耳聋的类似病例，称为 Romano-Ward（瓦-罗综合征）综合征，为常染色体显性遗传。以上通称为特发性 Q-T 间期延长综合征。

【病因与发病机制】

本征为先天性并常为家族性。其病因未明。目前有以下观点：①由于先天性心肌缺乏某种酶而引起代谢异常。②由于自主神经系统功能障碍所致。因为在实验中发现刺激或切除一侧星状神经节可引起 Q-T 间期延长与 T 波交替电压，而临床上影响交感神经张力的一些因素，可以诱发晕厥，晕厥发作与体力活动或精神创伤密切相关，提示交感神经系统在 Q-T 间期延长综合征发作性恶性心律失常中起重要作用。大量的资料表明，其发病是由于先天性心脏左右交感神经分布不平衡（左侧占优势）所致。应用 β 受体阻滞剂和左侧星状神经节切除可防止致命性心律失常的发生，并降低猝死率。③心脏内神经变性：近年来病理检查发现，窦房结、房室结、希氏束及左心室中都有神经纤维变性，神经纤维和神经节细胞间有多数炎症细胞浸润。这种病变不仅见于传导系统，亦见于心室肌层的神经。心脏神经病变的发生，被怀疑是由慢性病毒感染所致。④电生理研究发现室性心律失常的发生机制可能为折返和触发激动。

【诊断要点】

（一）症状

都是由心律失常造成，以晕厥为主要表现，轻者呈短暂的眩晕发作，重者意识丧失、抽搐、大小便失禁甚或猝死。初次发作多在幼年、甚至婴儿期，但也可延迟到 10～20 岁。发作时间及次数不定，可一日数次，亦可数年才发作一次。劳累、运动、兴奋、焦虑、噩梦为常见诱因。发作开始时面色苍白、出汗，以后可出现发绀。亦可呈癫痫样发作。持续时间一般在几分钟。发作后短期内有定向力障碍、恶心、呕吐、头痛和全身不适，发作后一天内感倦怠和嗜睡，也可有一时性心悸和胸部发闷。

（二）体征

不发作时无明显体征，部分患者平常时有窦性心动过缓，发作前可听到期前收缩，发作时有心律失常或听不到心音。

（三）心电图改变

Q-T 间期延长（根据心率矫正的 Q-T 间期称 QTc，其上限 0.44 为正常标准，如 QTc 超过该值时被认为复极延长）。U 波明显，有时 T 波与 U 波融合在一起，不易分开，实际测得值为 Q-U 间期，但临床上与 Q-U 间期的意义相同。U 波异常的性质及其与 Q-T 间期延长综合征的关系尚不清楚。T 波宽大，可有切迹、双相、高尖或倒置。常有窦性心动过缓。有晕厥发作时，心电图示室性心动过速或心室颤动，个别为心室停搏。室性心动过速的 QRS 波群为多形性，R-R 间隔不等，QRS 波群电轴方向围绕等电位线，每隔数个搏动向相反方向扭转。在发作前后可以见到 T 波电压交替和频发室性期前收缩。但亦有在发作时仅有胸痛及 ST-T

变化而无晕厥和室性心律失常者。

对有明确家族史,Q-T 间期延长而又有晕厥发作者一般诊断不难。个别散发病例,尤其是首次发病时诊断须加分析,要除外其他原因引起的 Q-T 间期延长。血钾、血钙、血镁过低,奎尼丁、酚噻嗪、丙米嗪等都可引起 Q-T 间期延长;某些脑卒中、肌强直性营养不良、二尖瓣脱垂综合征患者也可有相似的心电图改变与晕厥发作。此外,还须除外家族性心室颤动。此征发作时亦呈心室颤动,但 Q-T 间期并不延长。Q-T 间期延长综合征在间歇期诊断较为困难,心电图运动试验后,呈现 Q-T 间期延长及室性心律失常者有助于诊断。在晕厥发作时须注意不可误诊为癫痫。1980 年我们收治的一例 Q-T 间期延长综合征患者,曾被多家医院误诊为癫痫。患者入院后发现其心电图 Q-T 间期显著延长(心率 68 次/分,Q-T 0.66 秒),发作性晕厥,尿失禁等。晕厥发作时听不到心音,心电图示室性心动过速,时呈尖端扭转型室性心动过速,在记录到的心电图中,曾有一阵扭转型室速持续 75 秒。1985 年 Schwartz 提出了原发性 Q-T 间期延长综合征的诊断标准。主要条件:①Q-T(QTc)>0.44 秒;②精神或躯体创伤引起晕厥;③家庭成员有 QT 间期延长者。次要条件:①先天性耳聋;②发作性 T 波变化;③心率缓慢(儿童);④异常心室复极化。如果有两个主要条件或一个主要条件加两个次要条件即可诊断。我们认为对先天性耳聋者无论年龄多大,有无本征症状、有无晕厥发作史等,均应做心电图或心电监测以及早发现 Q-T 间期延长综合征,避免或减轻心脏性猝死的危险是诊断本征之要点所在。

【鉴别诊断】

Q-T 间期延长亦可由多种因素引起,如冠心病、心肌梗死、高血压、抗心律失常药物、抗组胺药以及部分抗生素等。Q-T 间期延长多见于器质性心脏病,易发生心律失常,以室性心律失常多见。Q-T 间期明显延长者容易发生恶性心律失常,是心源性猝死的危险因素。文献报道 Q-T 间期延长与心律失常特别是一些致命性的心律失常有着非常紧密的关系,在这类患者的 Q-Td 可高达 90 毫秒以上甚至 130 毫秒左右。单纯 Q-T 间期延长而无 QTd 明显增大者,一般不会发生恶性心律失常。Q-T 间期是心电图诊断的重要指标之一,代表心室肌除极和复极,主要反映心肌复极时间。当心肌复极延缓时,表现为 Q-T 间期、Q-Tc 间期和 QTd 延长。

测量方法:采用 12 导联心电图机描记。选取基本心律为窦性心律者,测量参数包括:R-R 间期、Q-T 间期、QTc、QTd。Q-T 测量方法:①T 波与等电线的交点;②T 波与 U 波之间的转折点;③T 波下降支切线与等电线的交点。Q-T 间期延长标准:用 Baett 公式:$QTc = Q\text{-}T/\sqrt{R\text{-}R}$,每导联测量 3 个 Q-T 间期和 R-R 间期,取其平均值,>50 毫秒时,为 Q-T 延长,然后再计算出 Q-T 离散度(QTd):12 导联中最大 Q-T 间期与最小 Q-T 间期之差。

【治疗】

对无尖端扭转型室性心动过速及室性心律失常的无症状患者应随诊观察,不需特殊治疗。对于虽无症状但有复杂室性心律失常或有年轻猝死家族史的患者,应给予可耐受的最大剂量的 β 受体阻滞剂(普萘洛尔的剂量根据疗效逐步增加可达每日 120~160mg,见效后再作长期维持)。对于有晕厥发作的患者除给 β 受体阻滞剂外,可联合使用苯妥英钠和苯巴比妥。苯妥英钠能使 Q-T 间期缩短,减少晕厥发作。如以上三种药物联合使用仍不能控制晕厥发作,应考虑做左侧颈胸交感神经节切除术。阻断星状神经节,应切除 3~4 个胸神经节。病窦综合征和高度或完全性房室传导阻滞合并 Q-T 间期延长综合征的患者应植入永久型起搏器。如晕厥由尖端扭转型室性心动过速引起应注意如下特点。

尖端扭转型室性心动过速与一般室性心动过速的治疗不尽相同。前者很容易恶化为心室颤动，往往是长 Q-T 综合征患者发生晕厥、阿-斯综合征、甚至猝死的直接原因，危害很大，而且两者的治疗用药也不尽相同。

尖端扭转型室性心动过速常发生于基础心率缓慢，如显著心动过缓或在期前收缩后的长代偿间歇时，表现为特征性“长-短心室周期顺序”。在长周期后，复极时间延长，随后出现的室性期前收缩一般联律间期延长，但由于 Q-T 明显延长，期前收缩仍落在 T 波上，出现 RonT 现象而诱发尖端扭转型室性心动过速。尖端扭转型室性心动过速的治疗：

（一）预防发作

Waldo 等报告的 32 例药物引起的长 Q-T 综合征中如能预先检测电解质和 QTc，其中 20 例患者可避免尖端扭转型室性心动过速的发作。在使用任何可引起 Q-T 延长的药物前，应常规测定血清钾和镁，做心电图测量基础情况时的 QTc。

（二）静脉滴注异丙肾上腺素

可控制尖端扭转型室性心动过速发作，尤其对心率缓慢、心跳暂停依赖型。异丙肾上腺素直接缩短 Q-T 间期，也间接通过加快心率使 Q-T 缩短。剂量应由小至大逐步递增。据经验一般使用 0.5～2μg/min，比文献报告的 2～4μg/min 低。异丙肾上腺素可能导致严重的心律失常，用药前应将复苏设施准备就绪。

（三）临时心房和（或）心室起搏

频率 120 次/分左右，多数患者可有效控制尖端扭转型室速发作。随着起搏后心率加快，Q-T 缩短，并且预防出现长间歇，避免发生“长-短周期顺序”。

（四）尖端扭转型室速

近年来有个例报告指出，如常规治疗方法失败后，用异搏定可能控制尖端扭转型室速发作。另外，应注意补充钾、镁盐。有报道，用镁盐治疗可终止异丙基肾上腺素等治疗无效的尖端扭转型室速，一般可给 25%硫酸镁 10ml，静脉缓慢注射（不少于 5 分钟）。

（杨志寅）

第十章

焦虑症、焦虑综合征及其躯体症状

焦虑症是一种以焦虑情绪为主的神经症，主要分为惊恐障碍和广泛性焦虑两种。焦虑症的焦虑症状是原发的。凡继发于心脏病、高血压、甲亢等躯体疾病引起的焦虑症状，应诊断为焦虑综合征。在焦虑症患者中，主诉呼吸循环系统等症状较突出，而在心血管疾病患者中，继发出现的焦虑症状也相当常见。焦虑情绪与心血管系统的症状或疾病之间密切相关的机制，主要是由于交感张力增高，儿茶酚胺释放过多，冠脉痉挛，以及激活血小板的活性，血小板聚集显著增加，引起血栓形成，或斑块破裂，促发严重的急性冠脉事件。

【病因】

（一）遗传素质

焦虑症的发生与遗传素质相当密切，单卵双生子的同病率为35%，高于全部其他的神经症。

（二）A 型行为

具有 A 型行为的人易产生紧张、激动和焦虑不安的情绪。

（三）社会心理应激

长期快节奏的工作或学习负荷过重，家庭纠纷，竞争失利，意外事件，婚姻问题，人际关系紧张等引起的过度紧张、惊恐、悲痛、抑郁等情绪改变，易引起焦虑症。

（四）生物学基础与环境因素

焦虑症更易发生于既有特殊的生物学基础，又有一定的环境因素时。对 100 名左利手与 100 名右利手儿童的观察结果表明，左利手儿童易出现紧张、口吃、惊恐等焦虑症状，除了生物学基础之外，环境因素为大部分左利手儿童的双亲们都坚持要他们改用右手使用餐具和玩具，并为此经常地被呵斥和惩罚。

（五）常见疾病

焦虑综合征的焦虑症状常继发于冠心病（心绞痛、心律失常、心力衰竭、心肌梗死）、原发性高血压、二尖瓣脱垂症、β 受体高敏症，循环动力过度症、雷诺病等心血管疾病，以及脑卒中、偏头痛、肠易激征，神经性呕吐、甲亢、慢性疲劳综合征、更年期综合征、性功能障碍等疾病。

【诊断要点】

（一）焦虑症和焦虑综合征的心理行为症状

1. 惊恐障碍　是一种以反复惊恐发作为主要症状的神经症。惊恐发作并不局限于任何特定的环境，具有不可预测性，发作时表现为强烈的紧张、恐惧和焦虑不安，并常可出现濒死或失控感。惊恐发作常突然开始，迅速达到高峰，发作时意识清晰，事后能回忆。发作同时伴有较严重的躯体症状和自主神经症状。病程标准为一个月内至少有3次惊恐发作，或在首次发作后，害怕再发作的焦虑持续1个月。

2. 广泛性焦虑　是指一种以缺乏明确对象和具体内容的提心吊胆和紧张不安为主的焦虑症。因有被威胁感而紧张烦躁，这种威胁感并无客观依据，纯粹是一种主观感觉。在焦虑不安的同时，伴有自主神经症状或有运动性不安。病程标准为症状至少已有6个月。

（二）焦虑症表现为躯体症状的特点

①躯体症状可涉及多个系统、器官或部位；②躯体症状可持久出现，也可间歇反复出现，症状的轻重程度不一，具有波动性和多变性的特点；③躯体症状主要累及自主神经系统支配的器官和组织，如心率、呼吸、血压、体温、出汗，括约肌等；④经过长期的检查和观察，未发现有器质性病变；⑤对躯体症状过分担心，反复就医，多次到大医院，找好医师，要好药，但疗效却不理想。

（三）焦虑症患者躯体症状的表现

1. 自主神经支配的器官和系统的症状　是一种由自主神经支配的器官系统（以心血管、呼吸、胃肠、泌尿系统为主）发生功能失调所引起的躯体症状，主要有：心慌、气急、胸闷、胸痛、口干、出汗、震颤、恶心、呕吐、便秘、腹泻、尿频、尿急、面色潮红或苍白，以及部位不定的疼痛、烧灼感、沉重感、紧束感或肿胀感，诊断要求至少有2个器官系统的症状。

2. 运动性不安的症状　焦虑症患者常表现为口、唇和手指肌震颤，以及坐立不安、肢体发抖和肌肉紧张性疼痛等症状。

（四）焦虑症患者的心血管表现

焦虑症患者中心血管症状多见，焦虑综合征也以心血管疾病伴有焦虑症状最常见。焦虑症或焦虑综合征患者表现的躯体症状除上述以外，常表现为以下几种类型。

1. 胸痛　①Mansour等指出焦虑症患者发生惊恐障碍时，常有心绞痛样胸痛发作。在68例患者中，65例患者未出现缺血性改变，仅有3例在胸痛发作时有心肌缺血，2例发展为心肌梗死。对这3例患者进行冠脉造影，结果并未发现有明显的斑块狭窄，其心肌缺血及梗死的原因是由于冠脉痉挛所致。②Sheps等指出焦虑可引起心绞痛。将196例踏车运动试验阳性的冠心病患者分成两组，以休息时皮肤热痛阈值<41℃者为第1组，≥41℃者为第2组。在运动试验后，第1组患者更易促发心绞痛，结果发现是由于第1组患者在运动时并发焦虑，使内啡肽分泌增加所致。③Taubler指出冠心病或二尖瓣脱垂征患者中，如发生焦虑症，尤其有惊恐障碍时，均可发生胸痛。

2. 高血压　①Yu等指出心情紧张、焦虑以及愤怒时，血压上升与淋巴细胞β肾上腺受体密度下调有关。LogBmax（肾上腺受体密度）与焦虑抑郁情绪呈负相关。焦虑和抑郁显著时，LogBmax下调，表现为心率增快、血压上升；②Magur等报道，对178例原发性高血压患者进行24小时动态血压监测，结果发现在焦虑患者中，运动耐量下降，夜间血压无明显下降，日间血压上升明显；③Buchholg等发现焦虑与愤怒时容易发生高血压，并常表现为盐敏感性，对盐敏感者给予一定量的情绪应激后均表现有焦虑或愤怒，收缩压和舒张压明显上升，而对照组在给予同样情绪应激后血压无显著上升。

3. 类似左心衰症状　①Morris在心脏科门诊就诊的患者中，发现有12.5%夜间有惊恐障碍发生。这些患者主诉多，常为胸闷、气急和心慌，夜间有阵发性呼吸困难，以致不能平卧，但客观检查结果提示心功能尚佳，射血分数无明显下降，临床上不足以发生左心衰，应用左心衰的标准治疗并不能终止发作，而患者多有焦虑症状，抗焦虑治疗有效。②Barsky对

145 例以气急为主诉的心血管病患者随访 36 个月，结果发现 84%反复主诉气急和心慌的患者均有明显的焦虑症状，夜间阵发性呼吸困难和惊恐发作的发生率高，经动态心电图检测，除窦性心动过速外，未出现其他心律失常和心肌缺血性改变，抗焦虑治疗有效。

4. 心律失常　①Piccirillo 等报道，焦虑症患者心电图中 Q-T 间期的离散度（QTd）增加是普遍的，QTd>60 毫秒者都伴有惊恐障碍发作，易发生恶性心律失常，死亡率增加 2 倍；②Hogmann 等发现焦虑和惊恐发作可引起致命性心律失常。他们对 3 例有严重室性心律失常的患者植入心脏除颤复律器后观察情绪应激促发心律失常的情况，第 1 例患者在演讲时，由于激动发生了室速和室颤；第 2 例由于惊恐发作，第 3 例由于愤怒均引起致命性心律失常，所幸都由于植入了自动除颤器而能自动复律，转危为安。

【病情判断】

①Carney 发现在冠心病患者中约有 18%以上发生显著的焦虑和抑郁症状。在有焦虑和抑郁障碍的人群中，高血压的发生率增加 2 倍，脑卒中、心绞痛以及心肌梗死的危险性增加 2~6 倍；②在做冠脉造影或其他介入治疗时出现显著紧张焦虑的患者中，一年内发生急性心肌梗死的危险性增加 2 倍；③在每年找医师 15 次以上的人群中，22%存在焦虑障碍，在心理应激促发惊恐障碍发作时，心脏性猝死的几率比对照组增加 5 倍；④综合性医院常见病在伴有焦虑症时，往往是焦虑和抑郁这两种情感障碍不同程度地先后或同时出现。在 WHO 的 ICD-10 和美国的 DSM-Ⅳ中均有混合性焦虑抑郁障碍（mixed anxiety and depression disorder，MADD）的诊断，在今年公布的我国 CCMD-3 中也有了“混合性焦虑抑郁反应”（mixed anxiety and depression reaction，MADR）的诊断。MADR 与单一的焦虑症相比，尚有以下特点：躯体化症状更显著；更易变成慢性；预后比单一的焦虑症差；更可能自杀。

【治疗】

（一）生物-心理-人际关系

Lankagee 等指出，面对各种躯体症状的主诉，应从生物-心理-人际关系等几个方面进行全面分析，如能对躯体症状的发生因素了解得比较清楚，则对患者的预后和治疗方法的选择比较有把握。应该说，焦虑症的躯体症状主要涉及大脑和自主神经系统支配的器官和部位的有关症状，因此治疗必须采取心身同治，尤其要解除心理和自主神经功能失调的有关症状，才能取得明显效果。

（二）非药物治疗

1. 心理行为治疗在综合性医院各临床学科，如心血管、消化、神经、内分泌等专业的常见病患者中经常伴有焦虑或抑郁障碍。在心血管疾病中，冠心病、高血压、心肌病、二尖瓣脱垂症等病患者中以合并焦虑症最为常见。对于这些患者，单纯药物治疗的效果常不够理想，必须同时给予抗焦虑或抗抑郁的心理行为治疗，如心理疏导、松弛训练、脱敏治疗，行为矫正、音乐治疗以及生物反馈治疗等综合治疗方法，才能收到较显著的效果。

2. 生物反馈技术的应用　生物反馈技术是通过传感器把所采集到的内脏器官活动的信息加以处理和放大，及时转换成人们熟悉的视觉信号和听觉信号并加以显示，让人们“感觉”到自己内脏器官的活动情况，通过学习和训练，学会在一定范围内对自己的内脏器官的活动（如心率、血压、皮温、肌电等）进行控制和放松，矫正偏离正常范围的内脏器官活动，恢复内环境的稳态，从而达到防治疾病的目的。生物反馈技术可用于训练患者放松，扩张冠脉和外周血管，从而减少心肌氧耗量，缓解冠脉痉挛，对心绞痛、心律失常以及高血压等患者有效。笔者曾分别应用肌电、皮温和心率生物反馈技术治疗心血管疾病患者有效。自从 1985

年迄今专文报道10余篇，一组心绞痛患者157例，其中A型行为组126例，近期有效率为84.13%，非A型行为组31例，有效率25.80%，提示生物反馈技术对于A型行为的冠心病心绞痛患者有显著疗效。一组原发性高血压患者200例，经生物反馈治疗后收缩压平均下降13.8mmHg，舒张压平均下降9.8mmHg，A型行为组的有效率83.1%，显著优于非A型行为组(34.05%)。一组二尖瓣脱垂症引起惊恐障碍患者30例，生物反馈治疗显效12例，有效16例，近期有效率93.3%。

（三）药物治疗

理想的抗焦虑治疗药物应具备：①有效和快速消除焦虑情绪，不引起镇静作用；②鉴于临床上混合性焦虑抑郁反应常见，因此理想的药物应同时兼有抗焦虑和抗抑郁作用；③不影响认知和记忆功能；④产生松弛效应，但不引起共济失调；⑤耐受性好，不影响心、肝、肾功能，不成瘾，适宜长期治疗；⑥价格相对便宜

对于常用的苯二氮䓬类、三环类、SSRIs类以及混合制剂(以黛力新为代表)等药物选用原则如下：①苯二氮䓬类药物抗焦虑迅速有效，但缺少抗抑郁作用，有成瘾性，只能短期用于抗焦虑治疗；②三环类药物：抗焦虑和抑郁均有效，但可能增加心肌氧耗量引起心律不齐和高血压，因此心血管疾病患者慎用；③SSRIs类药物：可以安全用于各类心血管疾病患者，无成瘾性，抗焦虑和抑郁疗效确实，但因起效慢(2周左右)，价格偏高以及部分不良反应而限制了其应用；④黛力新为代表性的混合制剂，起效快，内含两种药物，不良反应相互抵消，并有协同效果，可以用于不太严重的心血管病患者，应用面较宽，但其抑抗郁和抗焦虑的力度尚有限，重症患者仍需加用SSRIs类药物。

（杨菊贤　杨志寅）

第十一章

抗心律失常药物的临床应用

心脏冲动的频率、节律、起源部位、传导速度或激动顺序的异常,出现心律失常。按照心率快慢分为快速型及缓慢型心律失常。临床用药时,需注意积极治疗原发病,解除心律失常诱因,如电解质紊乱、缺血、缺氧等,针对心律失常不同发生机制:自律性异常、触发活动和折返激动,选择不同抗心律失常药物。使用指征包括:有心律失常相关症状,影响患者生活质量;心律失常存在致猝死风险。主要的治疗原则为:中止急性发作、减少近期复发、远期防治应权衡利弊。主要治疗目标是提高生活质量,降低死亡率,缺乏预后意义的功能性期前收缩,治疗目标是缓解症状。抗心律失常药物存在致心律失常作用,部分药物亦同时存在负性肌力作用,选用时需结合临床,对影响血流动力学的致命性心律失常,药物治疗起效慢,不能满足需求时,注意结合非药物治疗手段,如电除颤、器械置入等。

一、快速型心律失常的药物治疗

快速型心律失常由局灶性起源和折返活动所致。局灶性起源包括异位节律点兴奋性增高和触发活动两种机制。

根据不同的电生理作用,治疗快速型心律失常药物分类(表 3-11-1)。

表 3-11-1　治疗快速型心律失常药物分类

类别	作用机制	常见药物
Ⅰ类:阻滞快钠通道,终止钠通道依赖的折返。降低动作电位 0 相上升速率,减慢心肌传导。缺氧状态下,心肌对Ⅰ类药物非常敏感	Ⅰa:钠通道阻滞++。钠通道结合时间小于 5 秒,延长动作电位	普鲁卡因胺、奎尼丁、丙吡胺
	Ⅰb:钠通道阻滞+。钠通道结合时间小于 0.5 秒,缩短动作电位	利多卡因、苯妥英钠、美西律、妥卡尼
	Ⅰc:钠通道阻滞+++。钠通道结合时间 10~20 秒,对动作电位影响不大	普罗帕酮、莫雷西嗪、氟卡尼
Ⅱ类:阻滞 β 肾上腺素能受体,降低交感神经张力。降低 I_{Ca-L} 和起搏电流 I_f,减慢窦性心律,减慢房室结传导	阻滞 β_1	美托洛尔、艾司洛尔、比索洛尔、阿替洛尔
	阻滞 $\beta_1\beta_2$	普萘洛尔
Ⅲ类:阻滞钾通道,延长心肌细胞动作电位,延长复极时间和有效不应期	阻滞 I_{Kr}	索他洛尔、多非利特、伊布利特
	阻滞 I_{Kr}、I_{Ks}	胺碘酮、决奈达隆
	选择性心房多通道阻滞剂,主要阻滞 I_{kur}	维纳卡兰

续表

类别	作用机制	常见药物
Ⅳ类:阻滞钙通道	主要作用于心肌细胞 I_{ca-L},减慢窦房结、房室结传导,延长房室结有效不应期	维拉帕米、地尔硫䓬
其他药物	阻滞窦房结 I_f 阻滞钠-钾泵 开放 I_K 拮抗 Ca^{2+} 中药	伊伐布雷定 地高辛、去乙酰毛花苷 腺苷 硫酸镁 稳心颗粒、参松养心胶囊、参仙升脉口服液、麝香保心丸等

(一) 主要用于房性及室上性心律失常的药物

1. 伊伐布雷定　新型口服抗心律失常药,选择性起搏 I_f 电流阻滞剂。抑制窦房结自发起搏活性,对心肌收缩力及血流动力学无影响,用于窦性心律且心率≥75 次/分,伴有心脏收缩功能障碍的 NYHA Ⅱ~Ⅳ级慢性心力衰竭患者。可与 β 受体阻滞剂合用。推荐起始剂量 5mg,bid,如心率持续<50 次/分,或有心动过缓相关症状,可减量为 2.5mg,bid。如能耐受,每 2 周调整剂量,可逐渐增加至 7.5mg,bid。禁用于重度低血压(<90/50mmHg)、急性心衰、心源性休克、急性心肌梗死、窦房传导阻滞、三度房室传导阻滞患者,对房颤无效。

2. 地高辛　洋地黄类。0.25mg/片,0.125~0.25mg/d,口服,肾功能减退或年龄>70 岁,0.125mg/d。连续口服相同剂量 7 天,血药浓度可达稳态。

可用于 NYHA Ⅱ~Ⅳ级心力衰竭患者,尤其房颤伴快心室率患者,因可缩短旁道不应期,禁用于房颤伴预激综合征患者。洋地黄为正性肌力药物,可加重流出道梗阻,禁用于肥厚型梗阻型心肌病。禁用于单纯二尖瓣狭窄引起的肺水肿。正性肌力作用,易导致氧耗增加,诱发恶性心律失常,禁用于急性心肌梗死早期(24 小时内)。

不良反应包括:心律失常,包括室性、室上性期前收缩及房室传导阻滞。胃肠道症状,厌食是洋地黄中毒的最早表现。精神神经症状,包括定向力障碍及视觉异常等。

地高辛中毒血药浓度为>2.0ng/ml,易过量,应用时需定期监测血药浓度。中毒需立即停药,单发的室性期前收缩及一度房室传导阻滞,停药后常自行好转。快速型心律失常者,需注意纠正电解质紊乱,低钾血症者静脉补钾,血钾正常者可用利多卡因及苯妥英钠。洋地黄通过抑制心肌细胞钠-钾-ATP 酶,使细胞内钠升高,钾降低,增加钠-钙交换,使细胞内高钙,从而发挥正性肌力作用。洋地黄中毒引起的快速性心律失常,禁用电复律治疗。因为电复律使所有细胞瞬间同时除极,由最高自律性起搏点重新主导心律,洋地黄过量对正常传导通路存在抑制作用,应用电复律,易诱发室颤。传导阻滞及缓慢型心律失常者可阿托品 0.5~1mg 静脉注射。

3. 去乙酰毛花苷　商品名西地兰。每支 2ml:0.4mg。用于终止室上速,或控制房颤心室率,没有复律作用。0.2~0.4mg 加入 20ml 糖水中,缓慢推注,必要时可追加 0.2~0.4mg。24 小时总量≤1.2mg。禁忌证及不良反应同地高辛。

4. 维拉帕米　商品名异搏定。Ⅳ类抗心律失常药物。口服可治疗房性期前收缩,预防室上速发作。静推可终止室上速发作、控制房颤心室率、终止触发活动引起的极短联律或特发性尖端扭转型室性心动过速。禁用于心源性休克、严重低血压、中重度心衰、病窦综合征及严重房室传导阻滞患者。增加旁道前传能力，禁用于预激伴房颤患者。

口服盐酸维拉帕米缓释片 240mg，起始 120mg，qd，按需增加，最大 240mg，bid。静脉用药 5~10mg 稀释后，缓慢（5 分钟）静注，最大剂量不超过 15mg。静滴时 5~10mg/h，日总量不超过 50~100mg。

5. 地尔硫䓬　Ⅳ类抗心律失常药物。可用于终止室上性心动过速，控制房颤心室率，减慢窦律。禁用于病窦综合征、严重房室传导阻滞、急性心肌梗死伴左心功能不全、心源性休克及孕妇。

静脉针剂 10mg/支，负荷量 0.25mg/kg，稀释后静注，推注时间>2 分钟，首剂不满意，15 分钟后可再次同剂量负荷，维持量 5~15mg/h 静滴。口服盐酸地尔硫䓬缓释片，90mg，qd~bid。普通短效制剂，30mg，tid。一般口服 270mg/d 才有明显降压作用。

6. 决奈达隆　多通道阻滞剂，与胺碘酮相似，同为苯呋喃衍生物，分子结构中不含碘，无碘相关甲状腺毒性。分子中甲硫基团，降低脂溶性，体内蓄积少，使用前无需负荷，消除半衰期短。阻滞 I_{Ks}、I_{Kr}、I_{CaL}、I_{Na}、I_{KI}，抑制 I_{KACh} 和 I_f，非竞争性拮抗 α、β 受体，可减慢窦性心律，减慢房室结传导，延长房室结不应期，延长 QT 间期。常用口服剂量 400mg，bid，稳态消除半衰期 13~24 小时。与华法林无相互作用。决奈达隆维持窦性心律作用弱于胺碘酮，仅用于阵发性和持续性房颤转复为窦性心律后。当患者心律为房颤时不应使用。不可用于永久性房颤、心衰和左心室收缩功能障碍的患者。如果房颤复发，应考虑停药。应用过程中应定期监测肺、肝功能和心律。

7. 伊布利特　Ⅲ类抗心律失常药物。用于房颤和房扑复律，只能终止发作，不能预防复发。可暂时性减慢房颤伴预激患者的心室率。可终止持续性、单形性室速。常见不良反应为 QT 间期延长及尖端扭转型室速，常发生于用药后 4~6 小时，因此用药后 8 小时内应心电监护。

8. 维纳卡兰　选择性心房多通道阻滞剂，主要靶点是 I_{kur}，可静脉用于房颤复律，国内仍处于Ⅲ期临床试验阶段。静脉注射清除半衰期 2~5 小时。用于房颤复律首剂 3mg/kg，药物在 10 分钟内匀速静推，用药结束后观察 15 分钟不转复，给第二剂 2mg/kg，同样静推 10 分钟。禁用于低血压、急性冠脉综合征、严重心衰、重度主动脉瓣狭窄、QT 间期延长。口服维纳卡兰维持窦律效果，仍需进一步临床实验。

9. 腺苷　一般仅用于室上速急性发作的终止，对房室结、窦房结均有较强的抑制作用。半衰期仅 1.5~10 秒，起效快，无负性肌力作用，可用于器质性心脏病患者。不良反应包括气短、恶心、传导阻滞甚至心脏停搏等，常仅持续数秒到 1 分钟，无需特殊处理。由于半衰期短，切忌稀释或滴注，最好经中心静脉推入，速度要快。病窦及房室结功能不良者慎用。

首次 6mg 快速（1~2 秒）静注，然后用生理盐水冲洗，单剂不超过 12mg。用药 1~2 分钟无效，可再快速推注 12mg。已使用过 β 受体阻滞剂及钙离子拮抗剂者需减量。

（二）主要用于室性心律失常的药物

1. 利多卡因　Ⅰb 类抗心律失常药物。仅对快速型室性心律失常有效。利多卡因等快速达到有效血药浓度，静脉注射后 45~90 秒起效，作用时间维持 10~20 分钟，很少发生血流动力学并发症和其他不良反应。最常见不良反应为剂量相关中枢神经系统毒性反应，头晕、精神错乱、谵妄等。大剂量可产生严重窦性心动过缓、房室传导阻滞及低血压，可能存在抑制心肌收缩的风险，不建议心肌梗死后预防性应用。低心排量、高龄、肝功能障碍时，正常负荷量，维持量减半。

负荷量：1.0~1.5mg/kg（一般 50~100mg）稀释后缓慢（3~5 分钟内）静注，必要时 5~10

分钟后重复1~2次;维持量:1~4mg/min静滴,1小时内最大用量≤300mg(或4.5mg/kg)。

2. 美西律　商品名慢心律。Ⅰb类抗心律失常药物。对室上性心动过速无效。对心脏收缩力影响小,可用于心衰患者。可用于病窦患者。不良反应与剂量相关,包括震颤、头晕、精神障碍、恶心、呕吐等。治疗剂量与中毒剂量接近。使用美西律,应避免联用利多卡因,如需应用,需减量。50mg/片,起始剂量100~150mg,tid。

3. 苯妥英钠　Ⅰb类抗心律失常药物。主要用于室性心律失常,特别对强心苷中度引起的室性心律失常有效。静注容易引起低血压,高浓度可引起心动过缓,>20μg/ml可出现毒性反应。孕妇禁用。

(三)房性、室性心律失常均可应用的抗心律失常药物

1. 普罗帕酮　商品名心律平。Ⅰc类抗心律失常药物。室上性及室性心律失常,可用于房扑、房颤复律及维持窦律。可与美西律联用。静脉注射5分钟开始起效,效果持续3~4小时。首剂无效,20分钟后可重复35~70mg,一般30分钟内总量不超过300mg。血药浓度与剂量不成比例增高,加量需谨慎。普罗帕酮可引起心脏传导异常,有负性肌力作用,加重心衰,多用于无器质性心脏病或心功能较好患者。禁用于严重心衰、低血压者。禁止与维拉帕米联用。其他不良反应包括眩晕、视物模糊及胃肠道不适等。

口服:初始剂量150mg,q8h,维持量450~600mg/d,最大量200mg,q6h。静脉:1.5~2mg/kg缓慢(10~20分钟)静注单次最大剂量不超过140mg。

2. 美托洛尔　商品名倍他乐克。Ⅱ类抗心律失常药物。用于房颤、房扑心室率控制。对折返环包含房室结的折返性心动过速有效。可用于甲亢、嗜铬细胞瘤等有关心律失常。不良反应包括低血压、心动过缓、充血性心衰,加重气道痉挛、胰岛素依赖型糖尿病患者低血糖危险性增加、性功能障碍等。支气管哮喘患者慎用,二度Ⅱ型及以上房室传导阻滞且无起搏器保护者禁用。

口服美托洛尔分两种剂型,酒石酸美托洛尔俗称平片,25mg/片,琥珀酸美托洛尔为缓释剂型,47.5mg/片,起始剂量选择需结合患者血压、心率等具体情况。口服酒石酸美托洛尔后的血药峰值浓度是琥珀酸美托洛尔的四倍。心衰患者可从小剂量(0.25片)开始滴定,靶剂量为平片200mg/d或缓释片195mg/d。用于心律失常、高血压和心绞痛治疗,可稍大剂量起始(0.5~1片),治疗过程中结合血压、心率调整。使用β受体阻滞剂应小剂量起始,逐渐加量,避免较快改动,滴定剂量时,冠心病患者需观察2~3天,耐受良好,考虑翻倍,用于高血压者,1~2周血压控制不佳,可考虑剂量翻倍,用于心衰时,观察周期可适当延长,1~2周,甚至更长时间,再考虑翻倍。心衰伴体液潴留时,如既往未应用,待水钠潴留改善,再最小剂量开始,逐渐滴定到靶剂量,如已长期使用者,心衰加重时,需考虑减量,注意突然停药及减量引起的“反跳”作用,因为β受体阻滞剂长期应用,机体β受体数量反应性上调,突然撤药,会导致β受体过度兴奋,出现心率加快、诱发心衰等。

急诊用药,可选择美托洛尔针剂,5mg/支,一般5mg稀释后缓慢(5分钟)静注,必要时5分钟后重复。

3. 比索洛尔　商品名康忻、博苏。5mg/片。用药2周后达到最大降压效应。不影响糖脂代谢,肝肾双通道清除。用药原则同美托洛尔。

4. 艾司洛尔　商品名爱络。超短效β_1受体阻滞剂,半衰期约9分钟,作用呈剂量依赖性,用于高血压、室上性心动过速、房颤、房扑,紧急控制心室率。可用于治疗急性心肌梗死后“交感电风暴”。不良反应为低血压。高浓度给药有严重静脉反应,20mg/ml在血管外可出现严重局部反应，甚至坏死。每支 10ml∶0. 1g，负荷量 0. 5mg/kg 于 1 分钟内静注，继之 0. 05mg/(kg · min)静滴 4 分钟，5 分钟末无效，可重复负荷量静注，继之 0. 1mg/(kg · min)。每重复 1 次，维持量增加 0. 05mg，维持量一般不超过 0. 2mg/(kg · min)，连续静滴一般不超过 48 小时。

5. 普萘洛尔　商品名心得安。Ⅱ类抗心律失常药物。适用于窦性心动过速，特别是甲状腺功能亢进、β 受体反应性亢进、运动及精神等与交感神经过度兴奋有关者。10mg/片，用于心律失常 10~30mg，tid~qid，饭前和睡前服用。

6. 胺碘酮　Ⅲ类抗心律失常药物。非选择性 I_{Ks} 阻滞剂。口服主要分布于脂肪组织及含脂肪丰富器官，能阻断钠、钾、钙通道，并有一定的 α、β 受体阻断作用，同时具有Ⅰ、Ⅱ、Ⅲ、Ⅳ类抗心律失常作用。静脉主要是Ⅲ类抗心律失常作用。静注有轻度负性肌力作用，通常不抑制左室功能，可用于心衰患者。对冠状动脉及周围血管有直接扩张作用，心外副作用多。

口服用于预防阵发性室上速、房颤、危及生命的阵发性室速及室颤，可用于房颤及房扑复律后维持窦律。静脉用于治疗阵发性室上速、室速、室颤，房颤、房扑转律、窦性心律维持及控制心室率。可用于室上速伴预激综合征、心肌梗死后心律失常、心律失常伴心功能不全患者。禁用于碘过敏、甲状腺功能异常、病窦综合征及妊娠和哺乳患者。不良反应包括低血压及心动过缓。静滴可引起静脉炎。其分子含碘，可引起甲亢或甲减。存在肺毒性，可引起肺纤维化，应用时需定期胸部影像学随访。还可引起消化道反应、角膜微粒沉着、皮肤蓝灰色改变等。偶可引起尖端扭转型室速。

使用前需注意查甲状腺功能，胸片及电解质。服药期间需监测心率、血压、心电图、肝功能、甲状腺功能、肺功能、胸片、眼科随访等。心率<55 次/分，需停药。Q-T 间期延长证明药物使用有效，不是停药指征，控制 Q-T 间期延长不超过用药前的 1/4 或 Q-T 间期<0. 5 秒。与 β 受体阻滞剂或非二氢吡啶类 CCB 联用，可加重心动过缓及传导阻滞。可增加华法林抗凝作用。

口服：负荷量 0. 2g，tid，5~7 天减量，0. 2g，bid，5~7 天减量，最后 0. 1g~0. 3g，qd 维持。负荷量给药通常数天到 2 周后发挥作用，根据个体反应决定维持剂量。

静脉：负荷量 3~5mg/kg，临床常 150mg，稀释后不少于 10 分钟静注。必要时 10~15 分钟重复 1. 5~3mg/kg。静脉维持在负荷量后立即开始，起始 1. 0~1. 5mg/min 静滴，维持 0. 5mg/min 静滴。

因口服药物起效慢，房颤复律时，可口服与静脉同时开始应用。每日总量不超过 2. 2g，静脉维持最好不超过 4~5 天。

7. 索他洛尔　Ⅲ类抗心律失常药物。对室上性及室性心律失常均有效。可用于房颤维持窦性心律。副作用随剂量增加，尖端扭转型室速发生率上升。电解质紊乱加重其毒性作用，用药期间应监测心电图变化，QTc≥0. 55 秒应考虑减量或暂停用药。窦缓及心衰患者不宜选用。常用剂量 80~160mg，bid。

8. 硫酸镁　静脉用超短效广谱抗心律失常药，对洋地黄、奎尼丁中毒引起的快速型心律失常及Ⅲ类抗心律失常药物引起的尖端扭转型室速效果较好。每支 10ml∶2. 5g。用法：25%硫酸镁 20ml 稀释 1~2 倍后缓慢静脉注射，以后每日静滴 2. 5g，一般不超过 3 天。静滴常引起皮肤潮红，速度过快或剂量过大，可引起低血压、呼吸抑制及心脏停搏。药物过量，可用 10%葡萄糖酸钙 10~20 分钟缓慢静注。

9. 普鲁卡因胺 Ⅰa 类抗心律失常药物。降低自律性，减慢传导，延长大部分心脏组织的 APD 和 ESR。房性、室性心律失常均有效。静脉用药可引起低血压。常见过敏，皮疹、白细胞减少等。

10. 奎尼丁 1000～1500mg/d。用于室上性、室性期前收缩和心动过速，预防房室结折返型心动过速复发，预激综合征的心动过速，房颤、房扑的复律和维持窦律。目前市场上唯一明显抑制 I_{to} 药物，能使 Brugada 综合征患者 ST 段恢复正常，有效抑制室颤和自发性心律失常发生。但可诱发晕厥及尖端扭转型室速，引发中枢神经系统毒性反应。目前很少应用。

（四）各类快速型心律失常的具体治疗

1. 窦性心动过速 注意去除病因，生理性窦速无需处理。有心悸等明显症状，可使用β受体阻滞剂、地尔硫䓬、维拉帕米。自主神经功能紊乱、神经内分泌异常或窦房结内部活动亢进等引起的病理性窦速，可使用伊伐布雷定、β受体阻滞剂，或两者联用。

2. 房性期前收缩 通常无需治疗。注意去除房性期前收缩诱因。症状明显需采用药物治疗，可选择：β受体阻滞剂、普罗帕酮、维拉帕米、胺碘酮、稳心颗粒、参松养心胶囊等。

3. 房性心动过速 注意去除原发病，洋地黄中毒应立即停药，低钾者补钾，可考虑同时补镁，稳定细胞膜，抑制心动过速发生。①心室率不快，无需紧急处理；心室率>200 次/分伴严重充血性心衰或休克，紧急电复律（100～150J）；②血流动力学稳定：静脉β受体阻滞剂、地尔硫䓬、维拉帕米；血流动力学不稳定，紧急电复律（100～150J）；③腺苷可用于局灶性房速治疗。普罗帕酮可用于无器质性心脏病患者。其他药物无效时，可考虑胺碘酮及伊布利特；④反复发作，可长期口服维拉帕米、地尔硫䓬、β受体阻滞剂或洋地黄等。

4. 房颤

（1）房颤处理原则：积极治疗原发病，纠正电解质紊乱、治疗甲亢、改善心肌缺血、治疗心衰、治疗结构性心脏病等。左心房≥50mm，复律后很难维持窦律，治疗原则为控制心室率。房颤发作小于 48 小时，复律前无需抗凝。最近 1 次房颤开始发作，至就诊当时超过 48 小时，需紧急复律时，可行经食管超声检查，以排除心房内血栓，并且低分子肝素抗凝。无需紧急复律者，需充分抗凝后复律，抗凝药物需达到有效血药浓度满 3 周，即“前 3”，心脏超声未发现左心房血栓，可复律治疗。存在左心房血栓者，需使用华法林或新型口服抗凝药达比加群、利伐沙班等，充分抗栓，食管超声证实血栓消失后，才可复律治疗。①阵发性房颤：发作后 7 天内自行或干预终止房颤。房颤发生在 48 小时内，原则上无症状可等待自动复律，有症状需药物或电复律。对于持续时间小于 24 小时的患者，可先控制心室率观察，部分患者可自动复律。对持续时间大于 24 小时的患者，自动复律可能性明显变小，复律应更积极。超过 48 小时者，需充分抗凝后复律；②持续性房颤：持续时间大于 7 天者，几乎不能自行复律，充分抗凝可考虑药物复律、电复律和射频消融治疗；③长期持续性房颤：房颤持续时间大于 1 年，抗凝基础上，若患者积极要求，可行电复律和射频消融治疗，或选择口服药物控制心室率；④永久性房颤：不考虑复律治疗，CHA_2DS_2-VAS_C 评分后，长期抗凝并药物控制心室率。

（2）复律方法：包括药物复律、电复律和射频消融。药物复律无需麻醉与镇静，但恢复窦律有一定延迟，并存在致心律失常风险（3%～5%）。药物复律成功率 50%～80%。电复律成功率约 90%，但需要镇静或麻醉。药物复律不成功，可考虑电复律。

普罗帕酮常用于没有器质性心脏病的房颤患者，首次 70mg 缓慢静脉注射，15～30 分钟可重复 1 次。有器质性心脏病的患者，首选胺碘酮，首次 150～300mg 缓慢静脉推注，继而

1mg/min 的速度静滴,24 小时总量在 1200~1800mg 为宜。口服药物复律,可一次顿服普罗帕酮 450~600mg 或氟卡尼 300mg。洋地黄类药物没有复律作用。

血流动力学不稳定的房颤患者,如没有禁忌证,应即刻同步直流电复律。房颤合并预激综合征时,如心室率>200 次/分,应考虑同步直流电复律,心室率>250 次/分,立即电复律。起始能量 150~200J,复律失败,可用更高能量。电复律有肺水肿可能,对左心室功能严重损害患者需谨慎。直流电复律禁忌证包括:洋地黄毒性反应,低钾血症,急性感染性或炎性疾病,未代偿的心力衰竭及未满意控制的甲亢等。

(3) 房颤控制心室率治疗:急诊心室率控制,常静脉选择艾司洛尔、美托洛尔、普罗帕酮、地尔硫䓬、维拉帕米。对于房颤合并预激患者,β 受体阻滞剂(美托洛尔、艾司洛尔等)、钙离子拮抗剂(维拉帕米、地尔硫䓬等)、洋地黄类药物(去乙酰毛花苷等),有加快旁传作用,静脉使用胺碘酮、腺苷增加室颤风险,静脉应用利多卡因也可能有害,血流动力学不稳定应行同步电复律,血流动力学稳定的预激并房颤患者,伊布利特或静脉用普鲁卡因胺是有益的,并推荐旁路消融术。口服胺碘酮可减慢旁路传导或阻断旁路,可用于维持治疗。合并心衰的无旁道患者,可选择去乙酰毛花苷、胺碘酮。慢性心室率控制,无旁道患者,可口服地高辛、美托洛尔、普罗帕酮、地尔硫䓬、维拉帕米等。RACE Ⅱ研究评估宽松心室率控制(静息心率<110 次/分)和严格心室率控制(静息心率<80 次/分)对房颤患者预后的影响无显著性差异,试验结果是否可外推至所有房颤患者值得商榷。但提示严格心室率控制未必能使房颤患者获益,需根据患者的症状及合并症、心功能状态等情况个体化地决定心室率控制目标。

(4) 维持窦律治疗:无论阵发性房颤还是持续性房颤,大多数复律成功后都会复发,需应用抗心律失常药物预防复发。首次发现的房颤、偶发房颤及可耐受的阵发性房颤,很少需要预防性用药。①无器质性心脏病患者,首选Ⅰc 类药物,如普罗帕酮,索他洛尔、多非利特次选;②如存在左心室肥厚,有可能引起尖端扭转型室速,室间隔≥14mm 患者,Ⅰ类药物不宜应用;③伴心肌缺血,避免使用Ⅰ类药物。可选择胺碘酮、索他洛尔等;④伴心力衰竭,慎用抗心律失常药物,必要时可考虑胺碘酮,或多非利特联合 β 受体阻滞剂;⑤合并预激综合征,首选房室旁路射频消融治疗;⑥对迷走神经性房颤,胺碘酮有一定 β 受体阻滞作用,可加重其发作,丙吡胺具有抗胆碱能活性,可选择丙吡胺。对交感神经性房颤,β 受体阻滞剂可作为一线治疗。

5. 房扑　治疗策略基本与房颤相同。符合复律条件的患者,复律可考虑的措施包括:导管消融(Ⅰ类推荐);胺碘酮药物复律(Ⅱa 类推荐);没有结构性心脏病者,氟卡尼、普罗帕酮药物复律(Ⅱb 类推荐)。药物复律无效,仍可考虑导管消融。血流动力学不稳定的房扑,应紧急电复律。

6. 交界区期前收缩　通常无需治疗。症状明显者,治疗药物同房性期前收缩。

7. 房室结折返性心动过速(AVNRT)　急救治疗推荐刺激迷走神经或使用腺苷。血流动力学不稳定者、药物无效或存在禁忌,直流电复律治疗。地尔硫䓬、维拉帕米及 β 受体阻滞剂为Ⅱa 类推荐。当其他治疗无效或禁忌时,可考虑静脉使用胺碘酮(Ⅱb)。反复发作或药物无效可行导管消融。对症状轻微的 AVNRT 患者,可不治疗,随访观察(Ⅱa)。

8. 显性或隐匿性房室旁路(AVRT)及预激综合征　顺向性 AVRT 急性治疗推荐刺激迷走神经,也可使用腺苷。血流动力学不稳定,应行同步电复律。AVRT 和(或)房颤并预激的患者推荐旁路导管消融术。静息心电图无预激的 AVRT 持续治疗,可口服 β 受体阻滞剂、地尔硫䓬或维拉帕米。静息心电图没有预激的顺向性 AVRT 患者的急性治疗，静脉使用地尔硫䓬、维拉帕米或 β 受体阻滞剂。对于无症状预激，电生理检查提示心律失常发生风险高，推荐导管消融旁路，特殊职业（如飞行员）人群，无症状性预激仍推荐行导管消融治疗。心动过速频繁伴有明显症状，尽早导管消融治疗。

9. 室性期前收缩

（1）无器质性心脏病：室性期前收缩不增加死亡风险者，无需治疗。有症状者，可考虑：β 受体阻滞剂、美西律、普罗帕酮、胺碘酮等。

（2）器质性心脏病：①急性心肌梗死 24 小时内，频发室性期前收缩、RonT、多源室性期前收缩可发展为室颤，首选静脉应用胺碘酮。②慢性心脏病变：抗心律失常药物有增加猝死和总死亡率的可能，短期应用以减少症状，长期应用降低病死率的药物仅有 β 受体阻滞剂和胺碘酮。室性期前收缩总数超过总心率 15%以上，一般>15 000 个/24 小时，具有明显症状及潜在心功能损害可能，需考虑射频消融治疗。

10. 室性心动过速　频率 230 次/分以上伴血流动力学不稳定，立即电复律治疗，200～300J 同步直流电复律，无效可重复。急诊静脉用治疗室速药物包括利多卡因、胺碘酮、普罗帕酮。其中，I 类药物，不改善预后，且显著增加器质性心脏病的室速患者死亡风险。β 受体阻滞剂和胺碘酮，可减少心肌梗死后和慢性心衰病人猝死风险。维拉帕米可终止 QT 间期正常、配对间期短的室性期前收缩诱发的多形性室速，也可用于左心室特发性室速和起源于右室流出道的室速。尖端扭转型室速可用镁，负荷量 1～2g 静脉推注。

结构性心脏病持续性单形性室速，抗心律失常药物致心律失常作用风险增加，常作为 ICD 置入后的辅助治疗，索他洛尔是抑制持续性单形性室速复发的首选药物。胺碘酮可降低一年随访期内 ICD 治疗率，但长期疗效不佳。器质性多形性室速首先需冠脉血运重建，反复发作、QT 间期正常的多形性室速，可选择 β 受体阻滞剂及静脉用胺碘酮。长 QT 间期综合征-尖端扭转型室速可选择 β 受体阻滞剂治疗，首选缓释普萘洛尔或纳多洛尔，普萘洛尔 10mg，tid 起始，每 5～7 天增加 5mg，患者能耐受情况应加到足量，即 3mg/kg。用药后运动最大心率低于 130 次/分，可显著减少心脏事件。Brugada 综合征的室速无可靠药物治疗，急诊可考虑利多卡因及直流电复律。长期应 ICD 治疗。儿茶酚胺依赖性多形性室速 β 受体阻滞剂治疗有效。加速性室性自主节律与自律性增加有关，发作短暂，一般无需治疗，若房室分离出现血流动力学障碍，可选择阿托品提升窦性频率或心房起搏治疗。

11. 心室扑动和颤动　立即心肺复苏，可电除颤者，双向波 120～200J 或单向波 360J，其后 5 个轮回 CPR，无效可再次除颤，双向波能量可与首次电击相同或更高。静脉开通立即予肾上腺素 1mg 静脉推注，3～5 分钟重复 1 次。心室停搏或缓慢无脉电活动，可阿托品 1mg 静脉推注，3～5 分钟重复 1 次。

二、缓慢型心律失常的药物治疗

缓慢型心律失常发生机制包括：窦房结、房室结起搏功能异常；心脏传导系统不同部位的各种传导阻滞。缓慢型心律失常应用药物治疗，效果有限，且存在药物相关禁忌及药物诱发心律失常可能，可结合临床，予临时起搏器置入，对于持续缓慢性心律失常患者应考虑永久起搏器植入治疗。

（一）缓慢型心律失常常用药物

1. 阿托品　M 胆碱能受体阻断剂，可加快心率，大剂量可解除血管痉挛，舒张外周血管,改善微循环,抗休克作用。用于治疗迷走神经兴奋所致的窦房传导阻滞及房室传导阻滞等。

硫酸阿托品注射液,每支1ml:0.5mg。一般每次0.5mg静脉推注,一次用药极量2mg,抗心律失常时,按需可每1~2小时静注1次,最大量2mg。心肺复苏时,总量不超过3~5mg。

2. 异丙肾上腺素 β_1、β_2受体激动剂。β_1受体兴奋作用,增快心率、增强心肌收缩力、增加心脏传导系统的传导速度,缩短窦房结不应期,心肌炎及甲亢患者禁用。不良反应常见口干,心悸,少见头晕、多汗、恶心等。

每支2ml:1mg。房室传导阻滞及缓慢型心律失常时,0.5~1mg+5%GS 250~500ml,慢滴,从小剂量0.5~2μg/min开始,根据心率血压调整。

3. 肾上腺素 α、β受体激动剂。用于药物中毒、心脏传导阻滞等各类原因引起的心搏骤停。每支1ml:1mg。每次0.5~1mg静脉推注,必要时2~5分钟后重复。

(二) 各类缓慢型心律失常的具体治疗

1. 病态窦房结综合征 有4种心电图类型:持续窦性心动过缓,心率<50次/分;窦性静止(R-R间期>2秒)或窦房阻滞;窦房阻滞和房室传导阻滞并存;心动过缓-心动过速综合征。

窦性缓慢型心律失常多为良性,注意去除病因,未引起血流动力学障碍,无需处理。如有症状、有血流动力学障碍或诱发快速型心律失常,需要治疗。药物包括阿托品、异丙肾上腺素,伴有头晕、黑朦、晕厥、阿-斯综合征、24小时窦性平均心率<45次/分,窦性停搏>3秒应安装起搏器治疗。

2. 房室传导阻滞 一度房室传导阻滞病人通常无症状,无需处理。二度Ⅱ型以上房室传导阻滞,伴临床症状,心室逸搏点位于希氏束以下,逸搏心率20~40次/分,节律点不稳定,易出现心室停搏,舒张期过长,心室复极离散度过大,可诱发室颤,短期药物治疗可用阿托品静脉推注、异丙肾上腺素静滴,应尽早安装起搏器。

综上,对于各型的心律失常,都需要警惕是否存在原发病,解除诱因,如常见的电解质紊乱、心肌缺血、心衰加重、甲亢、抗心律失常药物过量等,诱因解除可减少抗心律失常药物的使用,减少抗心律失常药物致心律失常发生。对于影响血流动力学的心律失常,药物往往起效不够快,快速型心律失常可以电复律,缓慢型心律失常可以临时起搏器置入。血流动力学稳定的心律失常,急诊处理常静脉给药,治疗快速型心律失常,结合药物不同特点,常给予一定负荷剂量药物静脉推注,以快速达到有效血药浓度,再予维持剂量以防止心律失常再次发生。对于频繁发生的快速型心律失常,药物无效,需考虑射频消融及ICD植入治疗。二度Ⅱ型及以上房室传导阻滞患者,无起搏器保护情况下,禁用减慢心率药物。必须长期接受抗心律失常药物治疗的快速型心律失常患者,用药即出现危及生命的心动过缓,患者不能耐受,需考虑永久起搏器植入。接诊缓慢性心律失常患者,如一时不能确定是否存在药物影响,应当结合药物半衰期,等待足够长的时间(通常至少5个半衰期),待药物代谢,再判断是否存在起搏器置入指征,等待期间需密切心电监测,必要时临时起搏器保护。对于需要永久起搏器植入的患者,临时起搏器保护相对安全可靠,而异丙肾上腺素等药物常增加心肌敏感性,增加手术过程中恶性心律失常发生风险。

使用抗心律失常药物时,需注意患者存在的基础疾病。对于合并心衰的患者,β受体阻滞剂、钙离子拮抗剂存在负性肌力作用,急性心衰发作时慎用,如已经使用者,可酌情减量。慢性心衰患者,长期使用β受体阻滞剂,可以减慢心率,减少心脏做功,抑制心室重构,改善预后。房颤复律及维持窦律，常用普罗帕酮及胺碘酮，普罗帕酮不适于有器质性心脏病的患者，胺碘酮心外副作用多，一般不用于非器质性心脏病患者。房颤伴预激综合征患者禁用β受体阻滞剂、钙离子拮抗剂及洋地黄类药物。心肌梗死急性期，禁用洋地黄类正性肌力药物，因可增加心脏做功，增加心脏破裂风险。许多抗心律失常药物对血压有影响，比如胺碘酮，有降低血压的作用，对于低血压患者需要慎用。结合不同疾病，选择药物，同时注意患者肝肾功能代谢情况，患者敏感性不同，采取个体化的治疗。注意抗心律失常药物联合应用时，致心律失常风险明显增加，临床需谨慎选择，密切随访监测。

近年来，抗心律失常药物的谱系也发生了一些变化，许多药物，由于致心律失常及其他副作用，在临床已经使用很少，或不再使用，如奎尼丁。另外，出现一些新型抗心律失常药物，如：伊伐布雷定、维纳卡兰等，对于新型的抗心律失常药物，临床积累的经验相对较少，需注意摸索，不断积累临床数据。

（王雪婷　邱朝晖）

第十二章

心脏起搏器置入技术

人工心脏起搏(artificial cardiac pacing)主要用于治疗有症状的缓慢心律失常,也可用于治疗快速性心律失常。起搏系统由脉冲发生器和起搏电极构成。脉冲发生器通过发放脉冲,产生局部电场梯度,改变电极导线与心肌接触点附近心肌细胞跨膜电压,使细胞除极,形成人造的异位兴奋灶,继而兴奋沿心肌向四周扩散,通过电机械偶联,可使心肌兴奋和收缩。

心脏起搏器根据置入时间的长短分为临时起搏器和永久起搏器。临时起搏器多为单腔,也有双腔临时起搏器,多用于心外科手术后。永久起搏器根据起搏心腔,可分为单腔(右心房或右心室)、双腔(右心房+右心室)、三腔(右心房+右心室+左心室)。三腔起搏器可以实现心脏再同步化治疗(cardiac resynchronization therapy,CRT),通过左右心室同步收缩,改善充血性心衰患者的症状和预后。植入型心律转复除颤器(implantable cardioverter-defibrillator,ICD)是包含除颤功能的起搏器。

一、临时起搏器置入术

临时起搏器置入是抢救危重缓慢心律失常患者的紧急治疗方法。可作为永久起搏器植入前的准备和过渡。

(一) 适应证

①有症状的窦性心动过缓,窦性停搏;②二度Ⅱ型房室传导阻滞、完全性房室传导阻滞;③急性双束支或三束支阻滞;④心脏停搏;⑤心动过缓诱发的尖端扭转性室性心动过速、心室扑动、慢-快综合征等;⑥临时保护,有心律失常或潜在性心律失常(窦房结或房室结功能障碍)的患者,手术、麻醉、心脏电除颤及应用某些抑制心脏药物时,予以临时心脏起搏以防止发生心脏停搏;⑦超速抑制,某些快速性心律失常如心房扑动、室上性心动过速和室性心动过速,采用超速起搏的方法,通过阻断折返回路或抑制异位起搏灶而终止发作;⑧诊断性起搏,临床电生理检查,评价窦房结功能等。

(二) 术前准备

1. 临时起搏的仪器、设备、药品　①临时起搏器、起搏导管。最常用的5F、6F双极起搏导管,宜在透视下操作。带气囊的漂浮导管可在床边根据心腔内心电图定位。②穿刺包,包括一些基本器械,如穿刺针、注射器、持针器、缝皮针、缝线、刀片、扩张管、导引钢丝等。③穿刺用药,利多卡因、肝素、生理盐水。④具良好接地的心电图机或心电监护仪。⑤心脏除颤器及各种抢救药品。⑥X线透视设备(可选)。

2. 患者准备　①告知患者及家属相关利弊风险,签署知情同意书;②持续心电监护;③静脉插管部位备皮,建立静脉通道;④尽可能避免应用抗凝、抗血小板药物;⑤尽可能术前了解出凝血功能、肝肾功能、电解质和血常规。

（三）操作方法

1. 经皮静脉穿刺　保持针筒负压，局部利多卡因浸润麻醉，穿刺针以30°～40°穿刺血管，进入静脉后将导引钢丝经穿刺针送入血管腔内，然后撤除穿刺针，经导引钢丝送入扩张管局部扩张，拔出后送入静脉鞘管，注意用带有肝素的生理盐水冲洗鞘管，退出导引钢丝，起搏电极经鞘管推送至右心室。部分病例可先行皮肤小切口，从切口中穿刺。

2. 静脉的选择

（1）股静脉途径：股静脉位于股动脉内侧，右股静脉径路较直，起搏电极容易进入。病人取仰卧位，臀部稍垫高，髋关节伸直并稍外展外旋，膝关节微屈，在腹股沟韧带中部下方2～3cm处触摸股动脉搏动，确定其走行，股动脉内侧0.5～1cm，局部浸润麻醉后，针尖朝向脐，穿刺针以30°～40°角度穿刺股静脉，进针深度2～5cm，持续负压。注意避免损伤股动脉，穿刺点不可过低，以免穿透大隐静脉根部，不可盲目向腹部方向无限制进针，以免穿入腹腔。

（2）锁骨下静脉途径：患者无需下肢制动，较股静脉自由。患者取头低脚高位，头部或两肩胛部垫薄枕，以锁骨中点稍内侧为穿刺点，于锁骨下缘约1cm水平，针头指向胸骨上切迹，与胸壁平面约呈10°～30°，穿过锁骨和第一肋骨间隙。穿刺针一边进针，一边抽吸，直到吸出静脉血。在X线透视下，证实导引钢丝送入右心房、下腔静脉后，再送入扩张管和鞘管，随后送起搏电极至右心室。如误穿动脉需立即拔出针头并加以压迫，若已送入扩张鞘，不可贸然拔出，否则会导致致命性大出血，可紧急请外科会诊。若穿刺时患者感疼痛或向上肢放射的感觉异常，提示穿刺针位于臂丛神经附近必须立即后撤针头。穿刺针回抽气体，提示进入胸膜腔或刺伤肺组织。锁骨下静脉穿刺可发生以下并发症：损伤锁骨下动脉、损伤臂丛神经、气胸、血胸等。

（3）颈内静脉途径：颈内静脉伴随颈动脉下降，起初在颈动脉背侧，后位于颈动脉的外侧，颈内动脉上段与动脉较近，下段位置较深，中段位置表浅，常选此段。多选择右侧颈内静脉，原因包括：距上腔静脉较近；避免误伤胸导管；右侧胸膜顶稍低于左侧；右侧颈内静脉较直；而左侧较迂曲。患者仰卧位，肩部垫枕仰头，头偏向对侧。穿刺径路：①前路：将左手示指和中指放在胸锁乳突肌中点、颈总动脉外侧，右手持针，针尖指向同侧乳头，针轴与冠状面呈30°～40°，常于胸锁乳突肌的中点前缘入颈内静脉。此路进针造成气胸的机会不多，但易误入颈总动脉。②中路：胸锁乳突肌的胸骨头、锁骨头与锁骨上缘构成颈动脉三角，在此三角形顶点穿刺。针轴与皮肤呈30°，针尖指向同侧乳头，一般刺入2～3cm即入颈内静脉。③后路：在胸锁乳突肌外侧缘的中下1/3交点，约锁骨上5cm处进针，针轴一般保持水平位，针尖于胸锁乳突肌锁骨头的深部指向胸骨上切迹。

颈内静脉距离心脏较近，心房舒张时压力较低，注意防止空气进入。穿刺针方向不可过外，静脉角有淋巴导管，以免损伤。穿刺针不可向后过深，以免造成气胸。

3. 电极的安置

（1）X线透视下：有条件还是要在DSA室，由X线定位。电极远端在右心房中部水平横过脊柱左边阴影时，导管远端已到达右心室，然后送至右心室心尖部。注意是否误入冠状静脉，若电极在冠状静脉内，电极头端指向脊柱，若电极在右心室内，电极头端指向胸骨。

（2）漂浮球囊插管法：无条件转运至DSA室时，这是常见的抢救方法。盲飘时球囊随血流漂浮，随血流到右室。术前测量导管插入部位至右室心尖部所经途径的大致长度，并在导管的相应部位作好标记。起搏导管与脉冲发生器连接，起搏频率比自身心率稍快，电压低于起搏阈值(<0.2V)。气囊导管入中心静脉时,气囊充气,将导管飘送至右心室,随后气囊放气,将电流增大至4~5V。仔细探送,直至起搏脉冲可夺获心室。

(3)心电图引导下:心电监护下,电极导管的尾端与心电图机的胸前导联连接,心电图机需接地良好。根据腔内心电图的图形定位。有如下特点:ST段显著抬高表明电极紧密接触心内膜;QRS波群的形态大致可分为三种:即QS、rS和qR型;QRS波群振幅大才能为心室抑制型起搏器所感知,一般要求不低于4~6mV。当导管位于上腔静脉时P波高大倒置;位于右心房中部时,P波双向;位于右心室时,P波振幅降低而QRS波群幅度增大;导管接触右心室时,ST段上抬(损伤电流);进入右室流出道及肺动脉时,P波又逐渐倒置且QRS波群幅度减小,此时应撤回导管再推送;当导管抵触右室壁心内膜时,ST段明显上抬,即可实施心室起搏。

4. 测试 频率调至低于自身心率10次/分,输出电压设在最小,降低感知灵敏度至起搏指示灯连续闪烁,增加感知灵敏度至感知指示灯连续闪烁,起搏指示灯熄灭即得感知阈值。感知灵敏度设在所得阈值的一半或更小。再将频率设于自身心率以上10次/分,降低输出电压至心电图不夺获,增加输出电压,心电图持续夺获即得起搏阈值,一般应≤1.0V,输出电压设于起搏阈值2~3倍。按需选定起搏频率。嘱患者深呼吸或咳嗽,观察起搏功能是否正常。记录全导联体表心电图,看是否为左束支传导阻滞图形。

5. 固定起搏电极 缝线固定,穿刺部位消毒,覆盖3M贴。

6. 注意事项 ①术前准备好必要的抢救药品与器械,如异丙肾上腺素、阿托品、心脏除颤器等,并随时作好胸外心脏按压的准备。应对心搏骤停、阿-斯综合征发作、心室颤动及室性心动过速等。②右股静脉安置起搏电极者,右下肢制动;锁骨下静脉进入者,避免手及上臂的过分外展活动。③抗生素预防感染,保持穿刺点的干燥和清洁。④临时起搏电极导管留置时间一般不超过2周,最长不能超过1个月。起搏依赖患者,尽快安装永久起搏器。

(四)并发症

1. 导管移位 最常见。临时起搏电极头端呈柱状,没有主动性和被动性固定装置,不易嵌入肌小梁。起搏脉冲不能夺获,可增加输出功率,感知失灵可提高灵敏度,如均告失败应重新安置电极。

2. 心肌穿孔 电极头端过分顶压,可发生心肌穿孔。表现为胸痛,膈肌收缩,听诊心包摩擦音,起搏中断或间歇性起搏,阈值升高,起搏心电图由左束支阻滞型变为右束支阻滞图形,超声心包积液,X线显示电极头端伸出心影以外。

3. 电极断裂 常由体位活动引起,表现为间歇性起搏或不起搏,需重新更换起搏电极。

4. 心律失常 常见室性期前收缩,亦可发生室速、室扑、室颤等恶性心律失常。

5. 穿刺并发症 皮下血肿、气胸、血胸、气栓、血栓性静脉炎等。

6. 感染 避免长时间留置引起感染应尽快拔除起搏电极,将电极可疑部分剪下行细菌培养。仍需临时起搏治疗,应用抗生素前提下,选择另外的静脉通路。

(五)其他临时性心脏起搏术

1. 经胸壁临时体外起搏 用于需要紧急临时起搏,静脉起搏电极尚未插入前的临时抢救。可持续起搏数小时。其主要缺点是对起搏电极要求较高,起搏时多数患者有大幅度的胸肌或上肢抽动及对心电图的干扰,造成心电监测的困难。

方法:应用两个大面积的电极起搏板、涂抹导电糊后,阴极贴在心前区,阳极贴于左背后的对应面进行起搏。大面积的电极板大大降低了电流密度,同时将刺激脉冲宽度增加到

20~30 毫秒,从而减轻了疼痛以及对肌肉与神经的刺激。临床应用中成人起搏电压平均为 50~70V 左右。

2. 经胸壁穿刺起搏 简便、迅速、利于抢救,但成功率低,并可引起心肌或冠状动脉损伤及心包积血等,并发症发生率高,临床应用受到限制。

方法:暂停心肺复苏,用注射器接上 10cm 长的 14~18 号穿刺针,自剑突下穿刺,针尖指向左肩,行心脏穿刺。有回血表示已进入心腔,此时可将胸壁穿刺起搏专用电极通过针管腔插入右室,再将电极稍稍回撤,使 V 型或 J 型电极头接触室壁作为阴极,另一极插到胸骨右缘 3~4 肋间皮下作为阳极。然后与起搏器相连。

3. 经食管心脏临时起搏 操作简单,可在数分钟内完成,起搏成功率高,对患者刺激小。在不适合或无条件作静脉插管时,用于各种病因引起严重窦性心动过缓和(或)窦性停搏,将电极插入食管的一定深度(40~50cm 左右)后可使心室起搏,但成功率低,不适于房室传导阻滞所致的缓慢性心律失常。应用特制的双极专用电极(电极宽 5mm,间距 3~5cm)或普通的双极起搏电极,经鼻或口进食管,置于左心房,用于诊断窦房结功能及进行超速抑制。

方法:将 7F 双极心脏起搏电极经鼻腔插入食管的足够深度(35~45cm),连接体外脉冲发生器,脉冲宽度 5~10 毫秒,输出电压 25~40V,可连续起搏 24 小时以上,有报告可达 60 小时。

4. 心肌起搏 开胸手术患者进行紧急起搏或保护性起搏时应用。电极为细银丝状,术者将前端略作轻度螺旋状弯曲,穿缝在心肌内,尾端留在胸部切口外。终止起搏后,将导线拔除即可。

5. 经气管心脏起搏 在气管导管内壁中做一隧道,将有弹性的导丝及球状电极从隧道中推送至气管分叉处,或右、左支气管中,根据气管导管电极的心电图形态和深度可确定电极的位置。气管内电极为阴极,体表心前区贴阳极,接上输出电压较高的(8~40V)起搏器进行起搏。

二、永久起搏器置入术

(一) 严格把握适应证

主要用于起搏依赖者,缓慢性心律失常,包括由窦房结功能障碍及二度以上房室传导阻滞导致的有症状的心动过缓、二度Ⅱ型房室传导阻滞伴宽 QRS 波、房室结导管消融后等。

有自动除颤功能的起搏器(ICD)可治疗快速性心律失常。ICD 内置程序可鉴别室速、室颤。超过自身心室率的频率快速起搏为抗心动过速起搏,用于终止室速,抗心动过速起搏无效时,ICD 实施同步电复律。室颤时,ICD 实施高能量电击除颤。ICD 可分为单腔及双腔 ICD,但仅心室电极承担电复律和除颤功能。

ICD 植入指征:①心搏骤停、室颤、血流动力学不稳定室速、不明原因晕厥患者二级预防;②心肌梗死后 40 天,LVEF≤30%~40%,NYHA Ⅱ~Ⅲ级,预防心源性猝死;③非缺血性心肌病,LVEF≤30%~35%,NYHA Ⅱ~Ⅲ级,预防心源性猝死;④长 QT 综合征、Brugada 综合征、肥厚型心肌病、致心律失常右室发育不良等患者,预防心源性猝死;⑤缺血和非缺血性心肌病,LVEF≤30%~35%,NYHA Ⅰ级,为相对适应证。

心室同步化三腔起搏技术(CRT)治疗心力衰竭,同时具备心律转复功能的 CRT,称为 CRT-D。CRT 通过纠正电、机械功能延迟偶联,改善心衰。治疗策略包括:调整 A-V 间期,延长心室有效舒张;调整 V-V 间期,提高左右心室收缩同步性。

同时满足窦性心律、优化药物治疗≥3 个月，NYHA Ⅲ～Ⅳ级，LVEF≤35%且有左束支传导阻滞（LBBB）、预期寿命 1 年以上者，QRS>150 毫秒者为Ⅰ类适应证，A 级证据，QRS 120～150 毫秒者为Ⅰ类适应证，B 级证据；若满足上述条件但是非 LBBB，则 QRS>150 毫秒为Ⅱa，QRS 120～150 毫秒为Ⅱb。满足上述条件但系心房颤动节律者为Ⅱa。窦性心律、优化药物治疗≥3 个月基础上，NYHA Ⅱ级、LVEF≤30%且有 LBBB、QRS 时限≥130 毫秒、预期存活 1 年以上者，建议 CRT-D（Ⅰ，A）。

各种病因引起的晚期扩张型心肌病终末期心衰患者，大部分先置入左室辅助，等候心脏移植。如果左心辅助能被解除，6 个月后可考虑行左心室减容术（partial left ventriculectomy，PLV）。通过外科手术切除部分左室心肌，以改善左心功能。PLV 存在较高的与心力衰竭、心律失常相关的病死率，限制了其临床应用。

（二）设备条件

1. 导管室 消毒环境，无菌手术，抢救器械及药品等。

2. 起搏术专用器械 小手术器械包、起搏器及配套电极导线、起搏器分析仪、各种起搏系统附属零件等。

（三）术前准备

①评估患者病情，实验室检查（血常规、DIC 等），心电图、心脏超声、胸片。②起搏器的选择：可根据患者的病变情况及经济条件选择起搏器，以实现不同功能，如心房起搏（AAI）、心室起搏（VVI）、双腔起搏（DDD）、植入型心律转复除颤（ICD）以及心脏再同步化治疗（CRT）等。③术前预防性应用抗生素，针对革兰阳性菌。④华法林抗凝患者，PT-INR 控制在 2.0 以下，必要时低分子肝素桥接。停用非必需的抗血小板药物。⑤谈话签字，完成术前讨论及小结，开具医嘱。

（四）手术方法

1. 局部麻醉特殊患者采用基础麻醉。

2. 穿刺静脉

（1）头静脉切开：位于三角肌内侧头和胸大肌外侧缘形成的三角肌胸大肌沟内。三角肌、胸大肌沟表面皮肤做 3～4cm 斜行或横行切口，分离皮下组织，纵行脂肪垫外侧为三角肌，内侧为胸大肌，剪开脂肪垫表层包膜，头静脉位于脂肪垫下方，钝性分离头静脉，结扎静脉远端，切开静脉，提起静脉切口，送入心内膜电极至静脉内。

（2）锁骨下静脉穿刺：同临时起搏器。

（3）腋静脉：由两条肱静脉在大圆肌下缘汇合形成，至第一肋外侧缘续为锁骨下静脉。穿刺定位：前胸中外侧胸骨角与喙突连线，距三角肌胸大肌间沟内侧 1.0cm 处，与皮肤呈 30°角进针，进针方向与三角肌胸大肌间沟平行。透视下穿刺时，进针指向肋锁骨交界处，锁骨下第一肋外缘与内缘之间。腋静脉解剖位置固定，不宜脱位，可减少电极摩擦。但位置深、变异大，穿刺成功率小于锁骨下静脉。

3. 囊袋 制作在胸大肌外的松软组织间隙。

4. 电极导线置入

（1）右室电极：双腔起搏器，通常先置入右室电极，位置在右室流出道间隔部或右室心尖部。注意放置电极时误损伤三尖瓣。

（2）右房电极：置于右心耳。常在心室电极置入后进行，静脉径路粗大时，可一根鞘管同时插入两根电极，静脉条件差，则分别穿刺。

（3）左心室电极：心衰患者心脏扩大，冠状窦口位置变化大，关键在于冠状静脉造影，了解心中静脉、心大静脉、心后静脉等分支走形。左锁骨下静脉穿刺，左心传送导管系统定位冠状静脉窦开口，将左室电极送到冠状静脉左心室侧支远端。冠状静脉壁薄弱，注意避免穿孔及夹层。

5. 测试

（1）感知测试：心房腔内 R 波振幅>2mV，心室腔内 R 波振幅>5mV。

（2）起搏阈值测试：心房阈值<1.5V，心室阈值<1V。

（3）电极阻抗随电极类型不同。阻抗过低提示导线绝缘存在问题，阻抗过高提示导线断裂、脱位、导线传导线圈存在问题。

6. 电极与起搏器连接　缝合皮肤，包扎敷料，沙袋压迫 4~6 小时，注意记录术后心电图，1 周拆线。

（五）术后

预防性应用抗生素 2 天，根据病情可适当延长。出院前程控，出院后 1~3 个月定期随访半年，其后可 6~12 个月随访 1 次，也可根据病情决定不同的随访时限。根据生理情况调整起搏参数，并做好随诊记录。起搏器接近更换适应证时，1~3 个月定期随访。

（六）并发症

1. 手术操作相关并发症　心律失常、心肌穿孔、囊袋出血、气胸、血气胸、、空气栓塞、臂丛神经损伤等。

2. 术后常见并发症　导线移位、导线折断、膈神经刺激及肌肉跳动、囊袋血肿、囊袋感染等。

3. 远期并发症　血流动力学及电生理异常导致的起搏器综合征；房室非同步收缩导致心房压力增大、心房扩大、心房颤动；房室瓣关闭不全、心排血量下降导致室房逆向传导；锁骨-第一肋骨挤压综合征导致导线损伤；起搏器表面皮肤破溃、坏死；导线预留过短，在心腔内张力较大，引起三尖瓣关闭不全；导线留置、血管内皮损伤导致静脉阻塞及血栓栓塞并发症等。

（王雪婷　邱朝晖）

第十三章

心血管病的介入治疗

第一节 冠状动脉介入治疗

经皮冠状动脉介入治疗(percutaneous coronary intervention,PCI)是指经心导管技术疏通狭窄甚至闭塞的冠状动脉管腔,实现冠脉血运重建的治疗方法。目前,常用的冠脉介入性治疗技术包括经皮冠状动脉腔内成形术(percutaneous transluminal coronary angioplasty,PTCA),冠脉内支架置入术,冠脉内旋切、旋磨、激光成形术。

一、经皮冠状动脉腔内成形术

通过球囊扩张狭窄冠状动脉,以解除狭窄,改善血供,除支架置入前后球囊扩张,还有单独应用的药物球囊。

(一) 适应证

①单支血管病变,使心肌产生中至大面积缺血或严重心律失常者,临床症状可有可无;②多支血管病变,累及中等以上心肌血供;③急性心肌梗死急性期;④心肌梗死后心绞痛及具有其他缺血证据者。

(二) 禁忌证

①冠状动脉狭窄程度<50%;②无保护的左冠状动脉主干病变;③其他情况,如严重出血或高凝状态,弥散性大隐静脉桥病变、弥漫性冠状动脉病变远端血管适合干搭桥术者,所扩血管为心肌血供主要来源、慢性完全性闭塞病变预计成功率不高者、急性心肌梗死时非梗死相关血管病变以及从解剖形态上来看,易引起急性闭塞病变等,应视为相对禁忌证。

(三) 设备条件

器械包括动脉鞘管、导引导丝、导引导管、球囊扩张导管及有关连接装置、加压器等。导引导管具有不同类型,可根据每个不同患者主动脉的大小,冠脉开口高低及方向、欲扩张之病变而选用,导引钢丝大致分为软、中、标准三类;球囊导管依设计不同,分为固定导丝型(on-the-wire)、沿导丝推送型(over-the-wire)及快速更换(monorail)型。

(四) 术前准备

①谈话、签字,术前小结及术前讨论;②血生化检查、心电图,非急诊手术需完成心脏超声及胸片;③术前不间断口服阿司匹林 100mg/d,不间断口服氯吡格雷 75mg/d,均累及达 300mg,未服用氯吡格雷,服用替格瑞洛者,需不间断累及达 180mg;较紧急手术,可手术当天给予阿司匹林 300mg 嚼服,术前 6 小时氯吡格雷 300mg 顿服;紧急手术,可阿司匹林 300mg

嚼服加氯吡格雷 600mg 或替格瑞洛 180mg 顿服。

（五）手术方法

穿刺桡动脉，首选右侧，如上肢血管穿刺失败或无条件穿刺，可考虑穿刺股动脉，首选右侧股动脉。导入动脉鞘管，动脉肝素化后，根据冠脉解剖特征选择导引导管导入，送至升主动脉，探寻左、或右冠状动脉口进入，注入造影剂，使冠状动脉显影，重复冠脉造影以证实病变并选择最佳角度。可行血管内超声显像技术（intravenous ultrasound，IVUS）更准确地了解血管的管壁形态及狭窄程度。

球囊经导丝送至狭窄病变处，球囊头端需送出最狭窄处，扩张球囊至病变腰部消失后再加压 1~2 个大气压，维持 30~60 秒后减压，退出球囊，造影观察疗效，以上加压过程可反复多次，压力逐渐增加，最高可达 18~20 大气压。先用顺应性球囊，如病变硬，比如钙化，顺应性球囊到 14atm 都不能扩开，需非顺应性球囊，仍扩不开，需考虑切割球囊或冠脉旋磨。在原支架狭窄处，预扩选择顺应性球囊，后扩选择非顺应性球囊。药物球囊属于后扩球囊，球囊品种不同，视病变性质而定。整个手术过程中，维持活化凝血时间（ACT）在 300~350 秒。术后持续心电监护，局部压迫，包扎。然后根据病情及术中情况决定拔除鞘管时间，及是否持续应用肝素至 24~48 小时。

（六）并发症

1. 冠状动脉损伤并发症　①急性冠状动脉闭塞，死亡；②冠状动脉穿孔，心脏压塞；③分支血管闭塞；④慢复流或无复流；⑤心律失常，严重者可出现室颤。

2. 外周血管并发症　穿刺损伤及局部压迫不当，夹层、血栓、出血、假性动脉瘤、动静脉瘘等。

3. 非血管并发症　卒中、造影剂引起急性肾损伤。

二、冠状动脉内支架置入术

在冠脉内放置金属或其他材料制成的网状支架，支撑血管壁，维持血流通常，减少 PTCA 后的血管弹性回缩，封闭 PTCA 可能造成的夹层。分为裸金属支架（bare metal stent，BMS）和药物洗脱支架（drug eluting stent，DES），以及新型生物可降解支架。裸金属支架术后再狭窄率高，在裸支架的金属表面增加具有良好生物相容性的涂层和药物，抑制平滑肌的增生，可使再狭窄率降低，但 DES 使血管内皮化延迟而造成支架内血栓发生率较高。

（一）适应证

①狭窄≥90%，直接干预；②狭窄<90%时，对有明确心肌缺血或冠脉血流储备分数≤0.8%的病变进行干预，包括：左主干狭窄>50%；前降支近段狭窄>70%；2 支或 3 支冠状动脉直径狭窄>70%合并左室射血分数<40%；活动诱发的心绞痛，药物治疗反应不佳，任一冠状动脉狭窄>70%为改善症状。

（二）禁忌证

①严重出、凝血疾病；②碘过敏表现为轻度皮疹者，可在使用激素的前提下，酌情考虑介入。碘过敏导致休克病史者，不宜行介入治疗；③严重肝肾功能不全者需权衡利弊，透析不是造影的禁忌证；④严重全身感染。

（三）器械和操作

术前准备基本同 PTCA，注意术前抗血小板、术中抗凝及术后预防血栓，尤其是下肢制动的患者。多先行 PTCA 预扩张狭窄病变，然后放置冠脉内支架。冠脉内应用的多是球囊扩张支架，支架包绕在球囊上，将球囊送至病变处后，通过扩张球囊使支架打开，使支架与血管壁紧密相贴，达到血管腔再通，支架种类较多，有不同的结构及特点，可根据病变部位、程度及术者的经验而选用，术后处理同 PTCA。

（四）并发症

除 PTCA 并发症外，由于抗凝力度加大，出血并发症增多。支架脱载，需要及时处理，必要时外科手术方法取出脱载支架。支架血栓形成、再狭窄，需注意防治。

三、冠状动脉内旋切术

冠脉内旋切包括 3 种，冠脉内定向斑块旋切（directional coronaryatherectomy，DCA）和冠脉内切吸术（transluminal entraction atherectomy，TEA）是应用切削原理切除粥样硬化病变，而冠脉内旋磨术（rotational atherectomy，ROTA）则是利用钻石颗粒钻头高速旋转用以打磨狭窄病变。

（一）冠脉内定向斑块旋切术（DCA）

冠脉内定向斑块旋切术主要用于冠脉较大（>2.5mm）、弯度较小分支之偏心、孤立病变，Simpson 旋切导管，由开于一侧的切除窗及对侧的支撑球囊、预端的斑块贮藏室及驱动电缆构成。经导丝导引后，将旋切窗贴靠粥样斑块，将背侧球囊充压（1~2 个大气压），启动马达以 2000 转/分速度旋切，反复数次，退出导管，消除斑块。

（二）冠状动脉内切吸术（TEA）

冠状动脉内切吸术应用斑块切吸装置，切除、吸除同时进行，主要用于弥漫性大隐静脉桥及富含血栓病变，TEA 导管其旋切刀位于顶端，开动马达后，在顶端旋转切除病变的同时，所切除病变碎片被导管头端吸孔吸至体外，可反复多次，主要并发症有急性心肌梗死、血管栓塞等。抽吸过程如停止回血或回血缓慢，提示较大血栓阻塞导管，应负压下撤回导管，肝素反复冲洗后再抽。回撤抽吸导管要保持负压，以免导管内血栓脱落。

（三）冠脉内旋磨术（ROTA）

冠脉内旋磨术主要用于严重狭窄伴重度钙化或纤维化的病变，球囊无法通过或扩张开，具有弹性的血管组织在高速旋转的旋磨头通过时会自然弹开，选择性地去除纤维化和钙化的动脉硬化斑块，不切割有弹性的组织和正常冠脉纤维。通过导引导丝导入表面嵌有钻石颗粒的钻头后，开动驱动马达，直径≤2.0mm 的旋磨头，以 180 000~200 000 转/分的转速，直径≥2.15mm 的旋磨头转速应稍慢，160 000~180 000 转/分，用操纵柄控制前进速度，并反复抽送打磨硬化病变，直至达到满意疗效，亦可辅助以球囊扩张，术后护理及并发症同前。

第二节　电生理检查与导管消融技术

阻断引起心动过速的折返环路和消除异位兴奋灶是导管消融治疗快速性心律失常的机制。射频电流为一种高频电磁波，电磁能转换成热能，可使心肌组织产生局部干燥性坏死。

一、电生理标测

电生理标测是射频消融的基础，分为心内膜标测和心外膜标测，心内膜标测最常用。标测方法包括激动顺序标测、基质标测、起搏标测和拖带等。

（一）激动标测

选择稳定出现的波形作为参照，通过移动尖端可控导管，将标测电极记录到的电位与之比较，目的为发现最早的激动部位。

（二）基质标测

通过心内导管，寻找与病变一致的特异性异常心肌电位。局部心肌的传导性和不应期异常，各方向的异性和自律性增加，可在腔内图观察到“碎裂电位”，多相性波形，振幅≤0.5mV，时限≥70毫秒，或者振幅/时限≤0.005，可以出现在QRS波之前50毫秒内。提示位于折返环路缓慢传导区。

（三）起搏标测

通过在心脏不同部位起搏，与心动过速时体表心电图比较，图形相同或几近相同即说明该位置是心动过速起源点。

（四）拖带

大折返心律失常发作时，以略短于折返周长的频率连续起搏，通过可兴奋间隙夺获折返环，将折返频率提升至起搏频率，中止起搏后折返仍然持续的现象。可鉴别折返环的位置和构成。

二、射频消融术

（一）房室结折返性心动过速

房室结折返性心动过速（atrioventricular nodal reentrant tachycardia，AVNRT），有症状、药物治疗无效或不能耐受、不愿长期服药的病人应考虑射频消融治疗。按激动顺序标测时，需放置冠状静脉窦电极、右心室心尖部及高右房电极。HRA行程序刺激时，S2提早到某一个时刻，可出现A’-H突发延长50毫秒以上，为“跳跃”现象，可诱发心动过速，腔内图CS各电极V-A几近融合，在一条标记线上，提示激动同时从交界区传导向心房及心室。

在右前斜位30°监视下，从后下到前上，将冠状窦口下缘到希氏束电极之间分为三个区域，依次为后区（P）、中区（M）和前区（A），从后向前，再将每一区域分为两个小区，即P_1P_2. M_1. M_2. 及A_1. A_2区，自P_1区开始，以消融导管标测。局部双极心内膜电图，见碎、宽、小的A波和大V波（A∶V≤0.5），即小A大V，并无希氏束电位，以20~30W试放电15秒，若出现交界心律，且随着消融减少，则为成功的标志。出现成功放电征象后，一次放电一般在60秒左右。如出现快速交界性心律、逆传心房阻滞、P-R间期延长、消融电极位置改变及阻抗增高时，应迅速停止放电。经电生理检查无A-H跳跃且不能诱发AVNRT后，拔管，局部包扎。随着全三维标测技术普及，还可以使用CARTO3进行交界区标测和建模，精准定位实施消融。可能出现的并发症除一般右心导管并发症外，比较突出的为三度房室传导阻滞，一旦发生应置入人工心脏起搏器。

（二）房室折返性心动过速

房室折返性心动过速（atrioventricular reentrant tachycardia，AVRT）由房室结和旁路构成折返环而形成的快速性心律失常，房室结顺传、旁道逆传构成顺向型AVRT，占90%，旁道顺传、房室结逆传或一旁道顺传另一旁道逆传构成逆向型AVRT，约占10%。对于AVRT反复发作，症状明显，药物治疗无效或不能耐受或不愿接受长期药物治疗的病人；或房颤及其他快速房性心律失常伴旁道前传所致快速心室率，药物治疗无效或不能耐受或不愿接受长期药物治疗的病人，应予以射频消融治疗。

据解剖部位不同，分为左侧旁道和右侧旁道，左侧旁道沿二尖瓣环周围走行，右侧旁道沿三尖瓣环周围走行，分别一端连于心房端，另一端连于心室端。按激动顺序标测时，左侧旁道患者，CS电极的某一组发现A-V几近融合，提示该部位异常传导通路。右侧旁道时，CS电极可观察到冠状窦口领先，导管沿三尖瓣环逐点标测，寻找最早激动点。放置Halo电极于右心房，可较快在三尖瓣环区找到A-V融合。

根据体表心电图Q波极性、QRS波形态及心动过速时逆行P波方向大致定位，然后行常规电生理检查以明确心动过速的发生机制和分辨左、右侧旁道，左侧旁道消融前应给予肝素2000~3000U抗凝，术中每小时追加1000U，右侧旁道一般不需抗凝。左侧旁道消融方法和途径有经动脉逆行二尖瓣环心室侧标测消融、二尖瓣环心房侧标测消融法和穿房间隔途径消融法。当消融导管到达二尖瓣环后，取右前斜位30°，沿二尖瓣细标心室最早激动点（窦律时）或心房最早逆传逆传激动点（AVRT或心室起搏时）局部电位稳定时，以15~30W功率试放电，有效则继续放电至30~60秒，无效应停止消融，重新标测靶点。消融成功后重复心房、心室刺激以证实旁道已被阻断，右侧旁道消融过程基本同左侧，经股静脉送消融导管至三尖瓣环，在左前斜45°~60°细标三尖瓣环，在满意靶点处试放电20~40W，有效则继续放电至60秒。术后拔管，包扎伤口。AVRT也可用Carto等三维标测系统标测并消融。主要并发症有心包压塞、瓣膜损伤、房室阻滞和血管并发症等。

（三）房性快速性心律失常

房性快速性心律失常可分为局灶性房速（简称房速）、大折返性房速（包括心房扑动和手术切口折返性房速）、不适当窦性心动过速（简称窦速）和房颤。药物治疗无效者可考虑射频消融治疗。

房性心动过速主要采用激动标测，房速时移动心房电极，高位右心房、冠状窦、终末嵴、希氏束等处记录A波，根据提前情况，判断异位灶大致部位，右心房房速用1~2根消融导管，左心房房速用1根消融导管，通过未闭卵圆孔或穿刺房间隔，在左右心房内标测，当A波比体表心电图最早P波提前25毫秒以上，沿此点寻找附近最早激动点，即消融靶点。起搏标测时，全12导联心电图的P波形态与激动顺序与发病时体表心电图一致，为靶点。亦可应用两根消融导管，在心房交替移动寻找最早心房激动点，另一寻找病灶起源，行拖带起搏标测，能产生隐匿拖带则提示在慢传导区出口，可作为消融靶点，左房房速需采用穿间隔途径寻找最早心房激动点。

心房扑动按心电图特征可分为二型，Ⅰ型房扑（普通型）F波在Ⅱ、Ⅲ、aVF导联呈负向，在V_1呈正向，频率为250~340次/分。Ⅱ型房扑（非普通型）F波方向与Ⅰ型相反，频率在340~430次/分，两种类型房扑均为右房内大折返环激动所致，只是方向相反，消融方法相同，典型房扑通常采用解剖定位方法指导消融，可选择的消融切割线有三条：1线为三尖瓣环至下腔静脉开口之间线段；2线为三尖瓣环至冠状窦口之间；3线从冠状窦口至下腔静脉口之间。多先自1线开始线形消融，2、3作为备选。在房扑时消融，亦可在窦律下消融，房扑消融成功标志为三尖瓣-下腔静脉峡部的完全双向传导阻滞。非典型房扑消融终点为各种方式刺激心房均不能诱发心动过速。

（四）心房颤动

射频消融治疗房颤有一定的复发概率，术前应充分告知患者。

1. 适应证　①抗心律失常药物无效或无法耐受，包括阵发性及持续性房颤。②心源性卒中、TIA或隐匿性卒中，考虑与房颤有关。

2. 禁忌证 心房内血栓;未规律抗凝;严重感染;房颤诱因尚未解除。

3. 术前准备注意事项 ①注意排查房颤原发病,积极治疗原发病;②常规经食管超声心动图(TEE),明确是否存在左心房血栓,有血栓证据者,积极抗凝3月后复查,血栓消失后才可进行消融治疗;③口服华法林(PT-INR 达标后)或达比加群(110mg/150mg,bid,连续口服发挥有效作用)或利伐沙班(15/20mg,qd)至少3周,术前用低分子肝素桥接。CHA_2DS_2-VASc 评分0分的阵发性房颤患者,术前窦性心律者,可不抗凝,但消融前最好使用低分子肝素;④除胺碘酮外的抗心律失常药物,至少停用5个半衰期。如症状严重,可不停抗心律失常药物。

4. 手术方式 房颤射频消融的基础是肺静脉隔离或者以肺静脉前庭作为靶区进行消融,包括多种消融策略:节段性肺静脉隔离、环肺静脉线性消融、心房复杂碎裂电位消融、自主神经节(丛)消融、递进式和个体化消融策略。注意建立左心房模型,重点标记各个肺静脉口,左心耳基部及心房顶部,同时对心房进行高密度的基质和电压标测。消融导管 Smart-touch 进行消融,设定消融参数,43℃,25~30W,高灌 17ml/min,低灌 2ml/min,高限压力 30g,一般保持在 10~20g。消融30秒,导管阻抗下降 10Ω 以上,局部双极电位幅度减少≥90%或 <0.05mV 为有效消融。

5. 术后注意事项 ①抗心律心律失常药物使用:阵发性房颤患者,术后可不适用抗心律失常药物。持续性房颤患者,常规术后胺碘酮或普罗帕酮抗心律失常治疗3个月;②抗凝药物使用:消融术第二天开始抗凝,华法林未达标前联用低分子肝素,抗凝一般维持3个月。CHA_2DS_2-VASc 评分≥2分,3个月后应继续抗凝。

(五)室性期前收缩和室性心动过速

室性期前收缩和室性心动过速行激动顺序标测时,期前收缩或心动过速发作时,局部电位较 QRS 起点提前20毫秒以上,且较H电位提前,并向此点周围寻找,局部电位最早处,即消融靶点。未能诱发室性期前收缩、室速,可选择起搏标测,根据体表 QRS 形态初步判断部位,电极置于该点附近,用电极头端起搏,室速需选择高于或接近室速的频率。起搏后12个导联心电图中,≤10个导联 QRS 形态相符,需重新调整导管。11个导联相同,提示接近起源点,或起搏点位于折返环出口。12个导联 QRS 形态、振幅、切迹完全相同,即为靶点。瘢痕相关室速,起搏往往激动以同心圆方式传导,与原室速不同,不能说明不是起源点。

(六)射频消融禁忌证

①原发引起心律失常诱因未解除;②严重出凝血功能异常;③持续性房颤未规律抗凝;④严重感染;⑤预期生存寿命小于1年。

(七)并发症

①迷走反射。最常见,出现后立即吸氧,静脉注射阿托品1mg,必要时追加0.5mg,出现低血压休克,及时应用多巴胺,心功能良好者,快速补液扩容。②各种快速型心律失常。③房室传导阻滞,术后完全性房室传导阻滞可导致猝死,出现传导阻滞可使用阿托品及激素,三度房室传导阻滞需用药同时,立即置入临时起搏器,如房室传导阻滞无法恢复,结合病情,安置永久起搏器。④心脏压塞、穿孔、破裂。必要时心包穿刺或开胸手术。⑤冠状动脉损伤,急性冠脉闭塞。⑥血栓脱落、气体栓塞,肺栓塞常与穿刺包扎卧床有关。⑦肺静脉狭窄;左心房-食管瘘;膈神经损伤;食管周围迷走神经损伤。⑧气胸及其他穿刺并发症。

三、冷冻消融术

冷冻消融用于治疗房颤，采用液态存储的 N_2O，通过冷冻消融导管，到达体内组织靶点，气化后使接触局部温度降低，产生组织损伤。整个系统通过多重传感和真空状态，确保 N_2O 再次回输至控制系统，不泄漏于患者体内。

术前完善左心房及肺静脉 CTA 检查，评估肺静脉开口及走行。华法林维持 PT-INR 2~2.5，无需停药。新型口服抗凝药术前 12 小时内停药。术中注意肝素充分抗凝，维持 ACT300~400 秒，以防止血栓。目前常用 Medtronic CryoCath 系统。单次消融时间为 150~180 秒，一次有效消融后，建议再次相同时间巩固消融，不建议反复数次同一部位消融，以免额外损伤。消融最低温度大于-55℃，同样是为了避免过度损伤。消融结束，待球囊界面复温，从局部组织分离后再导管操作，以减少组织撕扯。

第三节　结构性心脏病介入治疗

心导管介入治疗技术目前已成功应用于结构性心脏病的治疗，包括瓣膜病及先天性心脏病，部分代替了外科手术治疗。主要技术有球囊扩张、瓣膜修复置换、封堵器封堵及化学消融。

一、经皮球囊瓣膜成形术

球囊扩张机制是经皮静脉或动脉穿刺，把球囊导管插至狭窄的心瓣膜口，借球囊充盈产生的膨胀力，对狭窄的心瓣膜进行机械性扩张，以恢复心血管正常的血流动力学。可用于二尖瓣狭窄、主动脉瓣狭窄、肺动脉瓣狭窄等。

（一）经皮球囊二尖瓣成形术（percutaneous balloon mitral valvuloplasty，PBMV）

正常成人二尖瓣口面积约为 $4cm^2$，当瓣口面积小于 $2cm^2$ 时，即发生有血流动力学意义的二尖瓣狭窄，小于 $1cm^2$ 则发生严重的机械性循环障碍。风湿性心脏病常易累及二尖瓣。

1. 适应证　①单纯二尖瓣狭窄，瓣口的面积在 0.5~1.5cm^2，瓣膜无明显变形，弹性好，无严重钙化，瓣膜下结构基本正常，左心房无血栓；②二尖瓣交界分离手术后再狭窄，心房纤颤，二尖瓣钙化，合并轻度二尖瓣或主动脉瓣关闭不全，可认为是相对适应证。

2. 禁忌证　①二尖瓣狭窄伴明显钙化；②瓣叶明显变形，瓣下结构严重异常；③二尖瓣或主动脉瓣中度以上关闭不全；④严重主动脉瓣狭窄；⑤风湿活动；⑥左心房血栓；⑦体循环栓塞史；⑧严重心律失常。

3. 操作方法　①顺行途径技术：球囊导管经股静脉入右心房，穿过房间隔进入左心房，顺血流方向置于二尖瓣口；②逆行途径技术：球囊导管经股动脉、主动脉至左心室。逆血流方向置于二尖瓣口。

目前较多采用的为单球囊（Inoue 球囊）技术，穿刺房间隔前行右心导管检查术，放置猪尾导管于主动脉根部，穿刺房间隔，导入 Mullins 鞘管，注入肝素 50~100U/kg，将猪尾导管送至左室内，描记左房、左室压力曲线，根据舒张期压力差计算二尖瓣口面积。经 Mullins 鞘管送入导引钢丝，退出鞘管，留置左房导引钢丝，送入 14F 扩张管扩张房间隔后撤出，沿导引钢丝送二尖瓣扩张囊至左房后，撤出导引钢丝，放入带环指导钢丝，导引二尖瓣扩张球囊至左室后，轻推造影剂至球囊前半部分充盈后，轻拉至二尖瓣口处，快速加压球囊，使腰部消失。

一次效果不理想者可反复数次或加大球囊直径。术后测跨瓣压，评价疗效，术毕插入延长管使球囊延长变细后退出球囊导管，伤口局部加压包扎，抗生素预防感染。

4. 判断疗效标准　左心房平均压≤11mmHg，二尖瓣压差≤18mmHg。二尖瓣口面积≥$2cm^2$。

5. 并发症　穿刺房间隔损伤心房游离壁引起心包压塞、瓣叶撕裂、腱索撕裂、二尖瓣关闭不全、血栓栓塞等。

（二）经皮球囊主动脉瓣成形术（percutaneous balloon aortic valvuloplasty，PBAV）

1. 适应证　①先天性或获得性主动脉瓣狭窄，左心室与主动脉压差≥50mmHg；②重症新生儿主动脉瓣狭窄、隔膜型主动脉瓣下狭窄，为相对适应证。

2. 禁忌证　①主动脉瓣狭窄伴中度以上主动脉瓣反流；②发育不良型主动脉瓣狭窄；③纤维肌性或管道样主动脉瓣下狭窄；④主动脉瓣上狭窄。

3. 操作方法　经股动脉穿刺插管，测量左心室-主动脉压差。并作左心室、升主动脉造影，以明确瓣口狭窄程度。将球囊送至主动脉瓣口，充胀球囊扩张瓣口。单一球囊难以达到足够的球/瓣比值者，可选用双球囊瓣膜成形术。不宜动脉插管者，可经房间隔穿刺法（或卵圆孔）。

4. 判断疗效标准　跨主动脉瓣压差下降50%以上；主动脉瓣口面积增大25%以上；主动脉瓣反流无明显加重。

5. 并发症　可发生较多严重并发症，包括主动脉瓣反流、左心室及升主动脉穿孔等，需要有外科的密切配合。

（三）经皮球囊肺动脉瓣成形术（percutaneous balloon pulmonary valvuloplasty，PBPV）

1. 适应证　①跨肺动脉瓣压差≥40mmHg；青少年及成人患者，跨肺动脉瓣压差≥30mmHg，同时合并劳力性呼吸困难、心绞痛、晕厥或先兆晕厥等症状；②肺动脉瓣狭窄手术后再狭窄；③复杂性先天性心脏病姑息治疗。

2. 禁忌证　①肺动脉瓣下漏斗部狭窄。肺动脉瓣狭窄伴先天性瓣下狭窄或伴瓣上狭窄；②重度发育不良型肺动脉瓣狭窄；③存在心内复合畸形；④伴重度三尖瓣反流需外科处理。

3. 操作方法　操作过程较二尖瓣成形术简单，先行右心导管检查和右心室造影，计算肺动脉瓣环直径，选用合适的球囊。然后将球囊导管经股静脉、右心房、右心室送入肺动脉，置球囊于肺动脉瓣口，充胀球囊，扩张狭窄的肺动脉瓣口。

4. 判断疗效标准　治疗后肺动脉瓣的压差≤25mmHg为临床效果优的标准；压差在25～50mmHg之间被认为效果良好。

5. 并发症　静脉损伤、心律失常、肺动脉瓣关闭不全、三尖瓣腱索损伤等。

二、经导管瓣膜修复和置换术

（一）经导管二尖瓣修复/置换术（TMVR）

慢性重度原发性二尖瓣反流患者，NYHA心功能Ⅲ～Ⅳ级、有明显症状、预期寿命较长、外科手术禁忌，可经导管行二尖瓣修补，如经导管二尖瓣夹合术（MitraClip系统等），经股静脉穿房间隔，使用夹子将二尖瓣中间夹住，成双孔，总二尖瓣瓣口面积减小，反流减少。

尚在研究阶段的有：瓣环环缩技术，可经冠状静脉窦间接二尖瓣环成型，或经股动脉二尖瓣环环缩。二尖瓣腱索植入技术，原理是将人工腱索经心尖途径送入左室，一端连接左室心肌，另一端连接二尖瓣，形成人工腱索从而改善二尖瓣反流程度，可用于二尖瓣脱垂/连枷的患者。经导管二尖瓣植入术（TMVI）是目前前沿研究方向，面临很多问题及挑战，包括瓣膜血栓、瓣膜支架的耐磨性、左心室流出道梗阻等。

（二）经导管主动脉瓣置换术

外科手术禁忌或高危，预期寿命超过12个月的主动脉狭窄患者，可考虑经导管主动脉瓣置换术（transcatheter aortic valve replacement，TAVR），根据CT扫描测量，据瓣环大小选择瓣膜大小，二叶式主动脉瓣膜严重钙化时，测出瓣膜往往偏大。根据瓣上结构评估指导瓣膜尺寸选择，有助于协助判断。

经导管三尖瓣修复术，可选择Mitralign系统，经股动脉三尖瓣环环缩。以及经导管肺动脉瓣置换术，均尚在研究阶段。虽然近年来在经导管心脏瓣膜治疗方面有了巨大突破，但在有明确证据之前切勿任意扩大适应证。

三、封堵术

封堵器是一个专门设计的用来封闭缺损的器械，针对不同缺损选择合适的封堵器，经导管送至缺损位置永久留置。

（一）房间隔缺损封堵术

1. 适应证　①年龄>1岁；②直径5~35mm的Ⅱ孔型左向右分流型，病理分型为中央型；③缺损边缘至冠状静脉窦，上、下腔静脉的距离≥5mm，至房室瓣≥7mm；④房间隔直径大于封堵伞左心房侧内径；⑤外科手术或二尖瓣成形术后残余左向右分流；⑥伴有肺动脉高压，封堵试验肺动脉压力下降大于原压力20%以上者。

2. 禁忌证　①Ⅰ孔型及冠状静脉窦型；②直径≤4mm或≥35mm，缺损边缘至冠状静脉窦，上、下腔静脉≤5mm；③心内膜炎及出血性患者；④下腔静脉血栓形成；⑤严重肺动脉高压右向左分流。

3. 操作方法　器械可采用Sideris闭合器置入系统，先行右心导管术及造影检查以确定房缺大小、位置；然后选择合适的闭合器经股静脉通过房间隔缺损送入左房，后撤长鞘管则使闭合器自动打开，轻拉闭合器遮盖住房缺口，最后导入逆向闭合器与之吻合，关闭房缺。

（二）室间隔缺损封堵术

1. 适应证

（1）膜部室缺：①年龄≥3岁；②缺损直径3~15mm，单纯性室缺，对心脏血流动力学有影响；③上缘距主动脉右冠瓣≥2mm，无主动脉瓣脱垂及反流。

（2）肌部室缺：缺损直径≥5mm。

（3）外科手术后残余分流。

2. 禁忌证　①活动性心内膜炎；②膜部缺损直径≥15mm，或放置后影响主动脉瓣或房室瓣功能；③重度肺动脉高压伴双向分流。

3. 操作方法　室间隔缺损的闭合方法与房缺闭合术类似，可应用Sidevis闭合系统或Rashkind伞。适用于先天性室缺，亦可用于心肌梗死、外伤后及心脏瓣膜狭窄经皮球囊成形术后。

（三）动脉导管未闭封堵术

1. 适应证（Amplatzer法）　①年龄≥6个月，体重≥4kg；左向右分流，动脉导管最窄直径≥20mm；不合并需外壳手术的心脏畸形；②外科术后残余分流≥14mm。

2. 禁忌证　①对动脉导管依赖的心脏畸形；②严重肺动脉高压右向左分流；③近1个月内严重感染。

3. 操作方法　Porstmarn 堵塞术多用 Ivalon 塞子行堵塞治疗。首先行左右心导管术并造影以了解动脉导管形态，然后建立动脉导管钢丝轨道，最后导入 Ivalon 塞子闭塞动脉导管。Rashkind 堵塞术则是应用 Rashkind 双盘闭合器关闭动脉导管。国内早期曾应用 Porstmann、Rashkind 及 Sideris 封堵装置封堵 PDA，操作复杂、并发症多、适应证不广、残余分流率高，未广泛应用。目前弹簧栓及 Amplatzer 蘑菇伞状 PDA 封堵器应用较广。

(四) 左心耳封堵术(left atrial appendage ocllusion，LAAO)

左心耳是左心房伸出的耳状小囊，形态变化大，多为狭长弯曲腔室，丰富的梳状肌和肌小梁使表面凹凸不平。窦性心律时左心耳有正常收缩能力，房颤时左心耳明显增大，不规律收缩，血液在左心耳淤积，易形成血栓。LAAO 通过穿刺股静脉，沿静脉入路将压缩的封堵装置依次送至右心房、房间隔、左心房，到达左心耳，最后打开封堵器闭合左心耳。有抗凝禁忌证或者抗凝风险高的慢性心房颤动患者可考虑行左心耳封堵。

封堵器脱落需要外科手术取出，封堵器放置后早期，表面可形成血栓，引发医源性脑卒中，需注意抗凝。左心耳并不是左心血栓的唯一来源，且左心耳有一定收缩和内分泌功能，封堵左心耳可能产生不良影响，但房颤时左心耳功能已基本丧失，与之相比，并发卒中对患者不良影响更显著。临床决策，需权衡利弊，目前应用的病例数量有限，仍需更大样本证实其远期疗效。

(五) 经皮左心室重建术(percutaneous ventricular restoration therapy)

室壁瘤形成是心肌梗死后的重要并发症。室壁反常运动，易形成附壁血栓，且容易发生室性心律失常。经皮左心室重建术或称降落伞技术(parachute procedure)，通过穿刺股动脉逆行送入心室隔离装置，隔离左心室的室壁瘤腔，起到封堵减容作用，以改善患者心脏功能，减少恶性室性心律失常。目前处于研究阶段。

四、化学消融术

经皮间隔心肌消融术(percutaneous transluminal septal myocardial ablation，PTSMA)可用于药物治疗无效，且左室流出道梗阻较重的肥厚型梗阻性心肌病患者。

(一) 适应证

①患者有明显症状，乏力、心绞痛、晕厥进行性加重，药物治疗效果不佳或不能耐受。无法接受外科手术，或手术间隔心肌切除失败，或室间隔化学消融术后复发。②有创左心室流出道压力阶差(left ventricular outflow tract gradient，LVOTG)，静息≥50mmHg，和(或)激发≥70mmHg。晕厥除外其他原因者，标准可放宽。③心脏超声，室间隔厚度≥15mm，梗阻位于室间隔基底段，与二尖瓣收缩期前向运动(systolic anterior motion，SAM)征相关，心肌声学造影证实拟消融的间隔支动脉支配肥厚梗阻的心肌。④冠脉造影证实间隔支动脉适合行消融治疗。

(二) 禁忌证

①非梗阻型心肌病；②室间隔弥漫性增厚；③终末期心衰；④合并其他心脏外科手术疾病。

（三）操作方法

经导管注入无水乙醇，化学闭塞支配肥厚室间隔的间隔支血管，造成肥厚室间隔缺血、坏死，减弱室间隔收缩力，使流出道增宽。

（四）判断疗效标准

LVOTG 下降≥50mmHg，或静息 LVOTG<30mmHg。

（五）并发症

酒精溢漏，前降支夹层，恶性心律失常，急性乳头肌功能不全，心脏压塞，肺栓塞等。

（王雪婷　邱朝晖）

第四篇

消 化 系 统

第一章

急性胃黏膜病变

急性胃黏膜病变(acute gastric mucosa lesion,AGML)是指机体在严重创伤、感染、休克等应激状态下,发生以胃黏膜损害为主的病理改变和上消化道出血为特征的临床病征。临床曾有许多不同命名,如应激性溃疡、急性糜烂性胃炎、急性出血性胃炎等。目前认为,从病理学的角度,将各种应激因素引起的急性胃黏膜损害和应激性浅表溃疡统称为AGML更为合适。但“应激”一词比较能够反映其病因和发病机制,现许多文献仍沿用“应激性溃疡”的名称。

【病因和发病机制】

AGML的发病机制十分复杂,目前认为涉及机体神经内分泌失调、胃黏膜屏障保护功能削弱及胃黏膜损伤因素作用相对增强等,是多因素综合作用的结果。

(一) 神经内分泌失调

应激状态下机体神经内分泌失调涉及中枢及神经肽、传导途径、递质释放、受体等一系列问题。下丘脑、多巴胺、5-羟色胺、儿茶酚胺等神经中枢及神经肽通过神经系统及垂体-肾上腺轴作用于胃肠靶器官,引起胃肠黏膜病理生理学改变,导致AGML的发生。

(二) 胃黏膜保护功能削弱

1. 黏液/碳酸氢盐屏障障碍　应激状态下黏液分泌量降低,成分及理化性质改变,导致对各种离子的选择通透性降低,对腔内有害成分缓冲能力削弱,促进黏膜上皮的坏死。

2. 胃黏膜循环障碍　被认为是AGML发生的最主要的病理生理过程,胃黏膜血流量降低,缺血加重了黏膜内酸中毒,自由基大量产生,胃黏膜微血管通透性增加。

(三) 胃黏膜损伤因素相对增强

胃酸在AGML发生中的作用不容忽视,在脑外伤等并发的AGML发生中,胃酸作用更加明显。应激状态下,胃黏膜局部许多炎症介质含量明显升高,胃十二指肠动力障碍,表现为胃肠平滑肌收缩的幅度增加、时间延长、频率加快,从而加重了黏膜缺血。

【诊断要点】

过去认为AGML的临床表现无前驱症状,以突发呕血、黑便等明显上消化道大出血为特征,但近期研究发现,AGML发生大出血前,多有不同程度的上腹隐痛、腹胀、恶心、呕吐咖啡渣样胃内容物。由于原有应激疾病症状更为突出,掩盖了上述消化系统症状。因此,机体处于应激状态,应积极区分高危对象,采取预防措施的同时进行有关检查,尽早明确诊断。

(一) 高危人群区分

高龄(>55岁)、颅脑损伤或手术大面积烧伤、休克、败血症、机械辅助呼吸3天以上、多脏器功能不全、重度黄疸、凝血机制障碍、肾等重要器官移植及其术后长期使用大剂量免疫抑制剂、近期有消化性溃疡或上消化道出血史、长期肠外营养等。

（二）胃肠监护

临床上 ICU 使用的连续胃腔内 pH 监测对预防 AGML 有一定意义，一般认为胃腔内 pH 小于 3.5~4.0，需采取预防措施。

（三）内镜检查

目前诊断 AGML 的主要手段，多表现为黏膜充血、水肿或点状出血，随病情发展还可观察到黏膜片状糜烂、渗血、浅表溃疡。

（四）其他检查

选择性胃十二指肠动脉造影、X 线钡餐或双重气钡造影、超声检查有一定的参考价值，但临床实践意义有限。

【病情判断】

AGML 文献报道死亡率差别很大，对病情的判断主要是针对原发病，监测血氧，血压，水、电解质及酸碱平衡，评价心、肺、脑、肝和肾等主要器官的功能。

【治疗】

防治 AGML 的基本原则是及时正确地处理原发病，维护重要脏器的正常功能，防止和及时纠正低血压，防止缺血、缺氧，控制感染，抑制胃酸。

（一）积极的内科治疗

1. 早期进食　可中和腔内胃酸，促进黏液分泌，增加黏液表面疏水性，促进黏膜上皮更新，对于不能进食的病人可行管饲。

2. 内脏血管扩张剂或微循环改善剂　前列腺素 E_2、硝酸甘油、多巴胺、莨菪碱类药物等均可改善胃黏膜微循环，升高黏膜内 pH，降低 AGML 发生。

3. 抑酸剂或抗酸剂　此类药物预防 AGML 效果确切。H_2 受体拮抗剂和质子泵抑制剂 PPI 是目前使用最为广泛的预防药物，能明显升高胃液 pH。一般使用雷尼替丁 100mg 静滴，每日 2~4 次；奥美拉唑 40mg 静滴，每日 2 次。近年有使用生长抑素 14 肽或其类似物 8 肽，可以减少门静脉与胃肠血流量，有利于保护胃黏膜及控制 AGML 出血，效果良好。

4. 黏膜保护剂　硫糖铝也可预防 AGML，效果同 H_2 受体拮抗剂，因其不影响胃酸的分泌，故医源性肺炎发生率低。

5. 激素　小剂量糖皮质激素可改善胃黏膜微循环，促进黏液分泌，稳定细胞膜，预防 AGML 的发生。

6. 抗自由基药物　还原性谷胱甘肽、别嘌呤醇、SOD 等均证实有预防 AGML 作用。

7. 其他药物　中药小红参、复方丹参等有拮抗自由基的作用，并通过调节整体来实现对局部病理改变的修复，为 AGML 的防治开辟新的途径。

8. 内镜治疗　对于 AGML 出血患者，在药物治疗基础上，还可联合内镜下止血治疗，措施包括内镜热凝固止血、氩气止血、镜下喷洒凝血酶或去甲肾上腺素等。

（二）外科治疗

经积极的内科治疗无效或 6~8 小时内输血 600~800ml 尚不能稳定血压，血细胞比容不升高，持续或短时间内反复大量出血者，仍需外科治疗。手术原则和方式应根据患者的全身情况、病变部位、范围大小及合并症等因素选择。在严重原发病或创伤的情况下发生 AGML 大出血，多为病情危重，应选择简单又有效的止血术式。

【常见误区】

1. 虽然 AGML 多发生在严重创伤休克和感染等疾病时,但患者自身状况的差异或对应激反应状况不同,有时不很严重的损伤和疾病也可以发生 AGML 并大出血。

2. 危重患者合并上腹胀,伴咖啡渣样胃内容物或黑便,为 AGML 早期表现,若不予以积极干预,容易随后合并上消化道大出血。

（黄耀星　贾林）

第二章

急性胃扩张

急性胃扩张是各种原因导致胃的麻痹、胃内压急剧升高及胃血流动力学改变最终引起胃的过度膨胀，胃腔内潴留大量液体，引起严重脱水、电解质紊乱和酸碱失衡以及循环衰竭。胃内压升高导致胃壁血管功障碍是急性胃扩张发病的关键因素，胃腔过度膨胀所致胃壁坏死穿孔是急性胃扩张最严重的并发症，死亡率极高。因近年本病的发病率明显降低，易造成临床误诊。

【病因和发病机制】

（一）急性胃扩张病因

1. 手术　腹部大手术患者发生急性胃扩张，可能与麻醉时过多的空气或氧气进入胃内以及手术时组织创伤及胃肠牵拉有关，多发生于手术后最初几天。但由于术后的常规胃肠减压，目前术后急性胃扩张已很少发生。

2. 暴饮暴食　由于大量进食，短时间内使胃腔过度膨胀，胃壁肌肉突然受到过度牵伸而呈现反向性麻痹。慢性消耗性疾病、营养障碍者尤易发生。

3. 胃壁神经肌肉麻痹　糖尿病酮症酸中毒患者，因多伴有自主神经病变可发生急性胃扩张；肺源性心脏病、尿毒症及肝硬化并发肝性脑病者，由于毒血症和以缺钾为主的电解质紊乱，也可出现急性胃扩张。

4. 其他　肠系膜上动脉或小肠系膜压迫十二指肠水平段造成机械性梗阻；高龄、贫血、低蛋白血症、电解质紊乱等也可导致胃肠功能减弱，诱发本病。

（二）发病机制

目前有两种学说：一种学说认为急性胃扩张是由于肠系膜上动脉和小肠系膜将十二指肠横部压迫于脊柱和主动脉上所致；另一种学说认为扩张是由于不同原因造成胃、肠壁原发性麻痹所致。胃内压急剧升高导致胃壁血管功能受阻是急性胃扩张发病的关键因素，由于胃张力下降、顺应性降低及胃麻痹导致食管上括约肌松弛，吞入的空气使得胃内压升高。胃黏膜分泌增加而进一步影响胃壁的静脉回流，大量血浆和血液渗出使胃高度膨胀，严重的胃扩张可导致胃壁破裂。

【诊断要点】

早期诊断是关键。临床上90%的急性胃扩张病人伴上腹部膨胀、频繁大量的呕吐及进行性胃痛，或从胃管吸出大量胃液，绝大部分可发现明显的腹部隆起，有时可叩出腹部振水音，立位X线腹部平片可发现充满气体和液体的扩张胃腔，有巨大的胃内液平面，严重者胃腔可达盆腔内。吞服少量钡剂可以勾画出扩大的胃轮廓，钡剂在胃内排空延缓甚至完全潴留，有时十二指肠水平有受压表现。如果穿孔则可出现皮下气肿及腹膜炎体征，X线膈下游离气体。

急性胃扩张的诊断并不复杂，但由于该病少见，且病程进展迅速，起病时易漏诊或误诊。一旦发生胃壁坏死，手术成功率很低。因此。对于年龄大、有慢性病史、消瘦、严重营养不良及长期服用抗胆碱能神经类解痉药患者，一旦出现腹痛、腹胀、呕吐等消化道症状，应考虑到急性胃扩张，严密观察病情并积极进行抢救。

【病情判断】

急性胃扩张开始临床表现轻微，多为上腹部饱胀，上腹或脐周持续性胀痛或隐痛，随后出现呕吐，初始量少而频繁，以后呕吐量逐渐增多。呕吐物开始为食物和胃液，后转为带胆汁的黄绿色或暗褐色、咖啡色液体，呕吐量虽大，但腹痛并不减轻。

若未得到及时诊治，大量内容物在胃及十二指肠内潴留，胃内压急剧增高，胃壁血液循环受影响，容易合并腹腔内高压，甚至腹腔间隔室综合征（ACS），此时测定膀胱内压力超过 $20cmH_2O$，病人可表现为口渴，脉搏快而细弱，尿少及血压偏低，合并脱水、碱中毒和休克，直至循环衰竭；若胃壁坏死、穿孔后还可出现腹膜炎体征。

【治疗】

（一）预防措施

普及卫生知识，积极宣传暴饮暴食的危害性；术前积极纠正各种诱发因素，若病人一般状态差，最好术前进行胃肠减压，直到术后胃肠功能完全恢复；术后病人饮食逐渐从流食过渡到普通饮食，避免暴饮暴食；术后预防腹腔感染，注意营养支持。

（二）保守治疗

急性胃扩张患者如未并发胃壁坏死或穿孔，均应首先采用非手术疗法。临床上大部分患者早期经过治疗，均能获得良好效果。

1. 禁食　待腹胀显著减轻、肠蠕动恢复后方可开始给予流质饮食。

2. 紧急胃肠减压　经胃管吸出胃内积液后，可先用温生理盐水洗胃，但量要少，以免造成胃穿孔；然后持续胃肠减压，引流量应作详细的记录；当吸出量逐渐减少并变清时，可在饮水后夹住胃管 2 小时，如无不适及饱胀感，可考虑拔除胃管，但一般应至少保留 36 小时。

3. 改变体位　以解除对十二指肠水平部的压迫，促进胃内容物的引流。

4. 支持治疗　纠正脱水与电解质紊乱、酸碱平衡失调，必要时输血，有休克者予抗休克治疗。

5. 促进胃张力和蠕动的恢复　口服莫沙必利、多潘立酮等治疗，中药也有一定疗效，可经胃管注入大承气汤等中药治疗。

（三）手术治疗

如果保守治疗失败、合并腹腔间隔室综合征或者怀疑胃穿孔，应及时进行手术治疗。手术方式以简单、有效为原则。手术可在胃前壁作 1 个小切口，清除胃内容物，进行胃修补及胃造瘘。胃壁坏死常发生于贲门下及胃底贲门处，范围小的胃壁坏死可行内翻缝合；对较大片坏死的病例，宜采用近侧胃部分切除加胃食管吻合术为妥。

【常见误区】

本病近年在临床上较少见，早期症状不典型时易造成漏诊或误诊。误诊原因归纳如下：

1. 病史采集不详细，不准确，未能询问出暴饮暴食史。

2. 早期症状不典型时，凭症状诊断，未做腹部 X 线或 CT 检查，易诊断为胃炎、肠梗阻、溃疡病等常见急症。

3. 腹腔穿刺容易穿到扩张的胃腔内而误诊为消化性溃疡穿孔。

4. 胃大部切除术后发生的急性残胃扩张，早期有上腹部胀满，呕吐物为咖啡样液体，易误诊为吻合口出血、术后胃瘫。

5. 小儿患急性胃扩张时，表达不清楚，病情发展快，早期更容易误诊。

（黄耀星　贾林）

第三章

难治性消化性溃疡

消化性溃疡(peptic ulcer,PU)是指胃肠道黏膜被胃酸和胃蛋白酶等自身消化而发生的溃疡,其深度达到或穿透黏膜肌层,其中以胃和十二指肠溃疡最为常见。随着对 PU 发病机制的深入了解,大多数 PU 通过根除幽门螺杆菌(Helicobacter pylori,Hp)或 6~8 周强力抑酸治疗能够愈合,对常规治疗 8~12 周仍难以愈合的消化性溃疡则定义为难治性消化性溃疡(refractory peptic ulcer)。

【病因和发病机制】

(一) Hp 的持续感染

Hp 感染是消化性溃疡的主要病因,根除 Hp 可加快消化性溃疡愈合,显著降低消化性溃疡的复发率。而造成 Hp 持续感染的主要原因有两点:第一,Hp 根除困难;第二,Hp 检测结果假阴性。

(二) 使用非甾体类抗炎药(NSAIDs)

NSAIDs 是 Hp 感染外 PU 的另一独立病因。尽管多数持续服用 NSAIDs 的 PU 病人在强力抑酸治疗下,溃疡可以得到愈合,但对难治性消化性溃疡,NSAIDs 无疑也是影响溃疡愈合和复发的因素。

(三) 吸烟

吸烟是难治性消化性溃疡的一个重要因素。多项研究表明,吸烟减少前列腺素的合成,降低胃黏膜的屏障功能,显著减少胃黏膜血流;吸烟者的胃酸和胃泌素水平增加和碳酸氢盐分泌减少;此外,吸烟也可降低 Hp 根除率,同样的方案吸烟者的 Hp 根除率相比不吸烟者低 10%~15%。

(四) 高胃酸分泌

胃泌素瘤、胃窦 G 细胞增生和特发性高酸分泌是造成高胃酸分泌的少见却重要的原因。所有难治性消化性溃疡病人都应检测血清胃泌素初筛,排除胃泌素瘤和胃窦 G 细胞增生;特发性高酸分泌者有遗传背景,是非 Hp、非 NSAIDs 溃疡的主要病因,其疗效比 Hp 或 NSAIDs 相关溃疡差,易发生出血等并发症。

(五) 抑酸不足

消化性溃疡的最终形成是由于胃酸、胃蛋白酶自身消化所致,这一概念在"Hp 时代"仍未改变,Hp 感染和摄入 NSAIDs 仅仅改变了胃十二指肠黏膜侵袭因素和防御因素之间的平衡。胃蛋白酶原的激活和胃蛋白酶活性的维持依赖胃酸,因此抑制酸分泌就能控制胃蛋白酶活性。抑酸强度越大,溃疡愈合率越高。药物当中,H_2 受体拮抗剂抑酸疗效随服用时间延长而降低,质子泵抑制剂(PPI)抑酸作用强大,是难治性溃疡首选。但 PPI 的生产工艺、服药时间、服药剂量以及病人自身基因多态性等，均可影响药物抑酸的疗效。

（六）巨大溃疡

巨大溃疡被定义为胃溃疡超过3cm或十二指肠溃疡超过2cm。内镜观察显示，溃疡的愈合速度一般为3mm/周，因此巨大溃疡愈合需要更长的时间。巨大溃疡在老年人中更为常见，在相同治疗条件下需更长的时间，约13%的难治性消化性溃疡满足巨大溃疡的诊断标准。

（七）伴存影响溃疡愈合的疾病

尿毒症、肝硬化或呼吸功能衰竭患者的消化性溃疡发病率比普通人群高，这些疾病通过不同机制增加消化性溃疡发生的危险性。因此伴存这些疾病的消化性溃疡患者溃疡愈合较慢，需要更积极的治疗。

（八）非消化性溃疡

发生于胃十二指肠的溃疡并非都是消化性溃疡，胃十二指肠癌、克罗恩病或结核等疾病类似于消化性溃疡表现。溃疡型早期胃癌的内镜和X线表现易与良性溃疡相混淆。原则上，内镜检查发现的胃溃疡均应取活检，X线钡餐检查发现的胃溃疡者均应作内镜检查，胃溃疡应尽可能内镜复查证实溃疡完全愈合，这样才能排除恶性；胃十二指肠克罗恩病罕见，如溃疡活检标本病理提示非干酪样肉芽肿或消化道其他部位存在与胃十二指肠溃疡类似的克罗恩病变，则提示为胃十二指肠克罗恩病；典型的胃十二指肠结核病理示干酪样肉芽肿，抗结核治疗有效。

【诊断要点】

符合消化性溃疡的临床诊断标准，包括慢性病程、周期性、节律性上腹痛症状，胃镜检查和黏膜活检可以起到确诊作用；经过规律抑制胃酸治疗8~12周后溃疡仍无愈合，考虑诊断为难治性消化性溃疡。最为重要的是明确溃疡难以愈合的因素，包括持续Hp感染、服用NSAID/阿司匹林、吸烟、特发性高酸分泌、伴存疾病（尿毒症、肝硬化或呼吸功能衰竭）等；注意有无溃疡并发症，如出血、穿孔、胃出口梗阻。

【病情判断】

难治性消化性溃疡病情反复，迁延时间较长，需注意溃疡并发症的判别。

（一）上消化道出血

本病最常见并发症，以十二指肠溃疡多于胃溃疡，10%~15%患者以出血为首发症状。临床表现取决于出血的部位、速度和出血量。每日出血量超过5ml大便隐血可阳性，每日出血量50~100ml可出现黑便，胃内积血250~300ml可呕血。一次出血量超过500ml可有头晕、乏力、心动过速和血压改变；3小时内输血1500ml方能纠正休克，称严重性出血。

（二）穿孔

急性穿孔以男性多见，部位多为十二指肠溃疡前壁或胃溃疡前壁；慢性穿孔常见于十二指肠溃疡后壁。临床表现为急腹症，X线可见膈下游离气体。

（三）幽门梗阻

多由十二指肠或幽门管溃疡所致，分为炎症充血或水肿引起的功能性幽门梗阻和瘢痕形成、粘连引起的器质性幽门梗阻。表现为胃潴留，呕吐宿食，体查有胃型和振水音。

（四）癌变

长期胃溃疡迁延不愈可有1%~3%的病人可发生癌变。

【治疗】

（一）病因的识别

在认识到病因之前，消化性溃疡一直被认为是慢性复发性疾病。不从病因着手，消化性溃疡的疗效进展缓慢，且易复发。同理，难治性消化性溃疡的治疗也应注重病因的识别。Hp 阴性的难治性消化性溃疡需考虑假阴性可能性，需注意 Hp 的检测时机，重复检测、联合检测可提高 Hp 检测的敏感性，当不能撤停 PPI 药物时，应该考虑幽门螺杆菌血清学测试；停用 NSAIDs 药物或改为服用 COX-2 抑制剂，注意询问患者有无使用非处方类的 NSAIDs 药物；患者还应避免吸烟，医生需意识高酸分泌可能与胃泌素瘤相关的可能性；如果通过上述方式仍未能找到难治性消化性溃疡的病因，则应该注意某些罕见疾病。

（二）抑酸治疗

抑酸药物可以用于消化性溃疡的治疗，且可暂时忽略溃疡的病因。药物包括 H2 受体阻滞剂和质子泵抑制剂（PPI），其中又以 PPI 作用最为强大。如果给予一个完整标准疗程的 PPI 治疗后，溃疡仍难以愈合，可以考虑翻倍剂量或者选择另一种类型的 PPI，必要时检测参与 PPI 代谢的基因型或进行胃内 24 小时-pH 监测，以确定是否存在抑酸不足。

（三）手术治疗

在 PPI 时代，应用手术治疗难治性溃疡的比例明显减少，然而在个案基础上手术仍然是必要的。如果没有紧急情况，手术须基于病人的依从性和意愿来慎重选择。

【常见误区】

（一）Hp 感染方面

1. Hp 未能根除　使用疗效低的根除方案，如使用单种抗生素方案、在高 Hp 耐药地区使用耐药抗生素（如甲硝唑、克拉霉素等）、没有联合使用铋剂、选用抑酸效能不足的 PPI、PPI 剂量不足够等。病人对治疗依从性差，无按时、按疗程服用药物，注意服药时有无合并吸烟等不良习惯。

2. Hp 检测结果假阴性　检测前服用 PPI 等药物、检测试验的敏感性较低、检测前未按要求停药满 4 周等。

（二）溃疡良恶性判别方面

1. 对于怀疑恶性溃疡而一次活检阴性者，须在短期内复查内镜并再次活检。

2. 强力抗酸分泌作用的药物治疗后，溃疡缩小或部分愈合不是判断良、恶性溃疡的可靠依据。

3. 对难治性胃溃疡，需内镜复查随访，直至证实溃疡愈合。

4. 虽然十二指肠溃疡罕见恶性，一般不作常规活检，但对难治性溃疡，尤其是内镜观察不能排除恶性的十二指肠溃疡也应该进行活检，以排除恶性。

（三）抑酸药物选择方面

1. 质子泵抑制剂（PPI）抑酸作用远远强大于 H_2 受体拮抗剂。

2. 国内部分 PPI 仿制品质量不够稳定，建议难治性消化性溃疡中使用原研药。

3. 服用 PPI 的时间对抑酸效果有影响，餐前 15~30 分钟服用可发挥最大疗效。

4. PPI 代谢速率受服用者 *CYP2C19* 基因多态性影响，服用相同剂量 PPI 后，快代谢个体的抑酸效果比慢代谢个体差，需根据基因情况选择相应 PPI。

（黄耀星　贾林）

第四章

急性出血性坏死性肠炎

急性出血性坏死性肠炎(acute hemorrhagic and necrotic enteritis)是一种以小肠广泛出血、坏死为特征的肠道非特异性炎症,临床表现复杂多变,可表现为腹痛、腹胀、恶心、呕吐、腹泻、便血等症状,部分严重的患者可出现小肠坏死、穿孔、休克及 DIC。本病病情凶险,早期表现常不典型,所以容易出现误诊,如治疗不当或延误,病情可迅速进展并导致患者死亡。本病全年均可发病,以夏秋季节发病率最高,患者中以青少年及儿童多见,男性多于女性,农村多于城市。

【病因和发病机制】

目前对急性出血性坏死性肠炎的发病原因尚不明确,可能为感染、免疫、饮食不当等多种因素共同作用所引起。多数患者发病前有暴饮暴食或不洁饮食史,可能是本病的重要诱因。国内外的多个研究发现,很多患者粪便培养中发现产气荚膜杆菌,产气荚膜杆菌产生的β毒素,能引起肠管麻痹及破坏肠道绒毛屏障,导致肠黏膜微循环障碍及肠道黏膜的变态反应,最后引起肠黏膜的出血及坏死,所以认为产气荚膜杆菌是引起急性出血坏死性肠炎的重要致病因素。

【诊断要点】

(一)症状

1. 腹痛　多数患者起病初期均有腹痛,以脐周或上腹部多见,腹痛性质为持续性剧痛,可伴阵发性加剧。病情严重者可出现全腹部剧烈绞痛。

2. 腹泻、便血　起病初期常出现黄色稀水样便,并逐步进展为血便,根据出血量的不同可表现为鲜血便、果酱样便或黑便,粪便常伴恶臭。轻症患者一般只出现腹泻,而无肉眼血便,但大便隐血多为阳性。普遍的患者都无里急后重。

3. 腹胀、恶心、呕吐常与腹痛、腹泻同时发生　由于患者出现肠道的麻痹,多表现出腹胀、恶心及呕吐,呕吐物为胆汁或咖啡样胃内容物。

4. 全身症状　起病初期可出现全身不适,乏力和发热等全身症状。发热常在38℃左右,部分患者可达40℃。严重的患者可出现中毒性休克,表现为四肢厥冷、皮肤花纹、血压下降等。

(二)体征

可见腹部饱胀,有时可见肠型;早期肠鸣音亢进,出现腹膜炎后肠鸣音可减弱或消失,患者出现肠梗阻后可有气过水声、或金属音;腹部触诊常有压痛,当合并急性腹膜炎时,会出现腹肌紧张及反跳痛;渗出液较多时叩诊可及移动性浊音。对有中毒性休克者,可有呼吸急促,心率增快,血压降低,神志障碍,皮肤花斑样等表现。

（三）辅助检查

1. 血常规 根据患者肠道出血量的不同,可出现不同程度的贫血。中性粒细胞可正常或升高,肠坏死明显时可出现类白血病反应,核左移明显,部分病人可出现中毒性颗粒。

2. 粪便常规 粪便多为血水样或果酱样,镜检可见大量红细胞、中等白细胞,大便隐血实验阳性。部分病例的粪培养可获得产气荚膜梭状芽胞杆菌,能帮助进一步确诊。

3. 腹部X线检查 早期可见节段性小肠积气和胃泡胀气,部分患者可有胃内液体潴留。其后可见小肠肠管扩张,肠壁水肿增厚,肠间隙增宽,全腹多个大小不等的液气平。肠穿孔时可见膈下游离气体。急性期应避免行钡餐灌肠及肠镜检查,以免加重出血和肠穿孔。

【病情判断】

临床上根据患者病情表现把其分为五型,各型之间无明确的界限,可发生动态转变。分型情况如下:

1. 肠炎型 以腹痛,腹泻、恶心、呕吐、低热等症状为主要表现,常误诊为急性胃肠炎。

2. 便血型 除有肠炎型的表现外,常伴有明显的便血。

3. 肠梗阻型 病人有明显的恶心、呕吐、腹胀、腹痛,并有排气、排便,肠鸣音消失等肠梗阻表现。

4. 腹膜炎型 患者腹痛症状重,并有腹膜刺激征表现,严重时有肠缺血坏死及肠壁穿孔。

5. 中毒休克型 患者全身症状较重,以高热、谵妄、昏迷、休克等为突出表现。

肠炎型及便血型一般只侵袭致肠黏膜的黏膜层及黏膜下层,所以病情较轻、预后较好。病变侵袭到肠壁肌层后可导致肠麻痹,表现为肠梗阻型,病情较重。腹膜炎型表示肠壁缺血坏死严重、中毒休克型则与大量毒素及血管活性物质吸收有关,这两型患者大多病情凶险,预后差,死亡率可达30%。

【治疗】

（一）内科治疗

1. 禁食 轻症患者可进食易吸收的碳水化合物类流质。伴有明显的腹胀、腹痛及呕吐的患者,应严格禁食,并予胃肠减压。病情好转后可逐步开放流质、半流质、软饭,再过渡到普通饮食。

2. 支持治疗 禁食期间应选择加强静脉补充营养物质一般儿童每日补液量80~100ml/kg,成人每天补液2000~3000ml。能量补给可选择高营养液,如10%葡萄糖、复方氨基酸和水解蛋白等。注意电解质的平衡,微量元素和维生素的补充。出血及渗出明显的患者应予以补充悬浮红细胞、血浆及白蛋白。有休克表现的应积极抗休克治疗,包括补充血容量,补充胶体液,对血压改善不佳的患者应加用血管活性药物。

3. 抗生素治疗 控制肠道内感染可减轻临床症状,常用的抗生素有氨基苷类、青霉素类、头孢类、喹诺酮类及硝基咪唑类。抗生素应早期、足量联合应用。一般选用两种作用机制不同的药物联合使用,可得到更好的疗效。

4. 肾上腺皮质激素治疗 肾上腺皮质激素可以抑制炎症反应,减轻中毒症状,但有加重肠出血和增加肠穿孔风险,一般用药不超过3~5天。儿童建议使用氢化可的松每天4~8mg/kg或地塞米松1~2.5mg/d静滴;成人使用氢化可的松200~300mg/d或地塞米松8~12mg/d或静滴。

5. 对症治疗 腹痛可用阿托品或山莨菪碱缓解,如效果不佳可在严密观察下用布桂嗪

(强痛定),曲马多,甚至哌替啶(杜冷丁)。高热、烦躁者可给予吸氧、解热药、镇静药或予物理降温。便血可以用维生素 K、酚磺乙胺、注射用血凝酶(立止血)等,大出血可以用奥曲肽(善宁)或生长抑素(思他宁)静脉滴注。有输血指征者可输血治疗。

(二) 外科治疗

本病经内科积极治疗后,大多可痊愈。对积极治疗后病情无好转者,如有以下情况可以考虑手术治疗:

1. 有明显肠坏死倾向。
2. 疑有肠穿孔。
3. 疑有绞窄性肠梗阻及不能排除的外科急腹症。
4. 便血或休克经内科积极保守治疗无效者。
5. 腹穿获脓性血性渗液者。当发展到肠管坏死或合并肠梗阻时,细菌会在肠腔快速生长繁殖,产生大量毒素,对机体造成严重损害,并加重病情。故外科手术切除坏死的肠段能阻止细菌毒素的进一步生成及吸收。

【常见误区】

因本病发病率不高,且早期症状不典型,所以容易与其他急腹症相混淆。临床医生需要仔细询问病史、体格检查、完善相关的辅助检查,尤其要重视 X 线特征,掌握上述的要点后,能帮助临床医师避免对本病的误诊及耽误患者的治疗。同时需根据患者的主要表现,与以下疾病相鉴别:腹泻为主要表现的患者需与急性胃肠炎、食物中毒及痢疾相鉴别;腹胀、肠梗阻为主要表现的需与肠梗阻、肠套叠相鉴别;腹痛及腹膜炎为主的患者可与上消化道穿孔、急性阑尾炎、急性胰腺炎相鉴别;以血便为主要表现需与肠系膜血管栓塞、消化道溃疡、小肠血管发育不良等相鉴别。

(吴坚炯　傅承宏)

第五章

重症溃疡性结肠炎

重症溃疡性结肠炎(severe ulcerative colitis,SUC)属于临床危急重症,极易并发中毒性巨结肠、消化道大出血、消化道穿孔等并发症而危及生命,其病死率曾高达75%,随着药物、手术及治疗理念的进步,SUC的病死率明显下降,2008年英国炎症性肠病学会的研究表明:急性SUC的病死率约2.9%,在一些治疗经验丰富的医疗机构,其病死率在1%以下,但SUC的手术率达38%~47%,累及全结肠患者,其3个月内手术率高达60%。SUC的临床治疗目前仍是难题,需要多学科联合协作诊治。

【病因和发病机制】

SUC的发病机制尚不清楚,目前认为是遗传、环境、感染、免疫等多因素所致,现研究主要集中在肠腔内细菌/食物抗原,结合个体的基因易感性、肠黏膜屏障功能受损,环境因素改变(饮食、吸烟、空气污染、精神应激、心理改变)等因素,引起肠黏膜组织内固有性和获得性免疫应答异常,肠黏膜组织内大量激活的T细胞、巨噬细胞和树突状细胞浸润,分泌高水平促炎症细胞因子(如TNF-α、IFN-γ、IL-2、IL-17A),导致Th1/Th2/Th17/Treg细胞之间免疫平衡失衡,诱导肠上皮细胞凋亡坏死,出现肠黏膜糜烂、溃疡形成、腺窝脓肿等炎症损伤。

SUC患者存在激素抵抗,且机制尚不清楚。目前认为激素抵抗发生机制主要由易感基因及基因突变所致,与异常调节因子等因素相关。

(一)基因的突变

多药耐药基因(*MDR-1*)编码产生的转运子P-糖蛋白,可以将进入细胞内的激素转运到细胞外,导致激素治疗效果下降甚至无效。糖皮质激素受体基因(*NR3C1*)的突变及多态性均可以从分子学水平导致激素抵抗的发生。

(二)激素受体(GR)功能紊乱

激素受体(GR)有GRα、GRβ两种类型,GRα具有生理活性,而GRβ无生理活性,但可以与GRα结合形成异二聚体干扰其活性,具有拮抗GRα的作用。研究显示GR总体表达水平及GRa/GRβ比例失衡与激素治疗效应之间均存在相关性。

(三)各种调节因子的作用

炎性因子IL-2、IL-4等可激活诱导AP-1、NF-KB表达增加,使其与GR形成复合物从而使GR有效数目减少效应降低,产生激素抵抗。

【诊断要点】

(一)溃疡性结肠炎的诊断要点

1. 病程4~6周以上,有黏液脓血便的典型症状和(或)全身症状及肠外表现。

2. 肠镜下表现　自直肠开始,从远端向近端呈弥漫性、连续性糜烂及浅表溃疡,可出现倒灌性回肠炎。

3. 排他诊断 感染性(细菌、病毒、寄生虫等)、缺血性肠病、放射性肠炎、克罗恩病、结直肠肿瘤等。

4. 病理 固有膜内弥漫性淋巴细胞、浆细胞、单核细胞等细胞浸润;隐窝结构改变或隐窝脓肿。

(二) 重症溃疡性结肠炎的诊断要点

1. Truelove 和 Witts 标准 便血>6 次/天;体温>37.8℃;脉搏≥90 次/分;血红蛋白≤105g/L;红细胞沉降率(血沉)≥30mm/h。

2. Mayo 评分 根据排便次数、便血程度、内镜改变及医师总体评价 4 项进行评分,总分≥11 分诊断为 SUC。

【病情判断】

(一) 尽快确定 UC 的诊断,明确是否 SUC

1. 仔细问诊及体格检查 了解患者既往病史、诊治经过及相关资料(特别是既往肠镜及病理),完善相关检查进行排他诊断(如感染性肠炎、缺血性肠炎、药物性肠炎、放射性肠炎等)。虽然 SUC 不推荐进行全结肠镜检查,如果病情允许,建议尽快行乙状结肠及直肠的内镜检查,检查过程中需操作轻柔,减少注气,避免诱发中毒性巨结肠或导致消化道穿孔的并发症。

2. 患者 UC 诊断明确后,尽早完善血液常规、生化及炎性指标等相关检查,就患者目前症状及体征,根据 Truelove 和 Witts 标准及 Mayo 评分明确是否为 SUC。

(二) 明确有无机会感染

1. 重点筛查艰难梭状芽胞杆菌(CDI)及 CMV 感染。如患者出现不明原因稳定的病情突然恶化,或伴有高热等中毒症状;激素抵抗或依赖的中重度 UC 患者,需要警惕 CDI 及 CMV 的感染。CDI 感染的筛查包括细胞毒素中和试验、酶联免疫吸附测定、聚合酶链反应技术、乳胶凝聚法及粪便培养等。CMV 感染的筛查包括血清学检查(CMV-IgM、CMV-IgG)、聚合酶链反应检测(血液、组织及粪便标本)、组织病理学检查(常规苏木素-伊红染色法及免疫组织化学法),其中病理组织学检查是金标准。

2. 由于已经用到或者需要用激素、免疫抑制剂或生物制剂,还需要筛查其他病毒感染(如乙肝、丙肝、EBV 等)及结核感染。

(三) 明确及警惕并发症的发生

SUC 在病程发展过程中易发生中毒性巨结肠、消化道出血、消化道穿孔,需仔细观察患者腹部体征变化,及时行腹部 X 线及 CT 检查。积极控制炎症反应,避免低钾、钡灌肠、抗胆碱能药物,以免诱发中毒性巨结肠。

(四) 预防静脉血栓

SUC 患者血栓发生率是正常人的 1.5~3.5 倍,而 SUC 发生静脉血栓的风险较缓解期明显增高,国内外共识意见均推荐:对 SUC 患者,如无消化道大出血等禁忌的情况下,均需予以低分子肝素进行预防性抗凝治疗。

【治疗】

SUC 治疗的目标:诱导病情缓解、预防并发症、尽量避免手术保留肠管、降低病死率,提高生活质量。

（一）糖皮质激素

SUC 应用糖皮质激素治疗的原则：足量、及时评估及转换。

我国指南推荐糖皮质激素的剂量需根据患者体重，琥珀酸氢化可的松 300～400mg/d 或甲泼尼龙 40～60mg/d。患者有临床应答，可改为口服激素并逐渐减量，一般 2～4 周过渡到 5-氨基水杨酸或硫唑嘌呤维持，有约 30%患者对激素治疗无效，需要及时评估及转换治疗。

对于何时评估激素疗效的时机，2012 年我国共识意见推荐 5 天进行判断，宜视病情的严重程度和恶化倾向，适当提早（如 3 天）或延迟（如 7 天）。欧洲共识意见推荐足量静脉激素治疗 3 天作为时间节点。目前临床预测激素疗效的判断指标有牛津指数、瑞典指数和 Ho 指数，最常用的是牛津指数。它认为激素治疗第 3 天血便 3～8 次/天且 CRP>45mg/L 或血便>8 次/天，预示 85%需要外科手术治疗。

糖皮质激素常见的不良反应：代谢性（血糖升高、高血压、高胆固醇血症、低钾血症、肾上腺皮质功能抑制）、骨骼肌肉系统（骨质疏松、股骨头坏死、肌病、生长延迟）、皮肤（痤疮、多血症、皮纹）、眼睛（白内障、青光眼）、神经系统（神经病变、失眠、精神异常）感染，以及其他病变（满月脸、水牛背、体重增加、消化性溃疡）等。

（二）拯救治疗

欧美及我国共识意见均推荐，SUC 激素治疗无效，需要及时进行拯救治疗，其常用药物包括：环孢素 A、生物制剂（如英夫利昔 IFX）、他克莫司（FK506）等。

1. 环孢素 A　环孢素 A 是通过钙调磷酸酶依赖性途径选择性抑制 T 淋巴细胞介导的 IL-2 的产生，同时下调其他炎性细胞因子的合成。具有起效快、半衰期短的特点。研究表明：环孢素 A 治疗 SUC 的短期有效率达 64%～90%，可有效减少急诊手术率，但其长期复发率较高，在治疗后的 3～7 年内其手术率达 50%。关于环孢素 A 的起始剂量仍存在不同意见，Van Assche 等研究表明，4mg/kg 组和 2mg/kg 组的 8 日临床有效率率分别为 84.2%和 85.7%，短期手术率分别为 13.1%和 8.6%，说明高剂量与低剂量组环孢素 A 在治疗 SUC 时，其短期临床疗效及副作用方面无明显差异。故一般推荐环孢素 A 初始从小剂量开始，即 2mg/（kg·d），并根据血药浓度进行调整，待症状缓解可改为口服，其剂量为 4mg/（kg·d），分 2 次服用。因环孢素 A 联合硫唑嘌呤较单药治疗的结肠切除率明显降低，因此目前推荐环孢素 A 和硫嘌呤类药物联用一段时间，再过渡到单用硫嘌呤类药物维持治疗，环孢素 A 的总疗程不超过 6 个月。

环孢素 A 的不良反应主要有：高血压（15.2%）、肌肉震颤（13.8%）、多毛症（9.7%）、肾脏或肝脏毒性（8.3%）、肌肉酸痛和肌肉痉挛（11.1%和 4.2%）及四肢麻木（5.5%）。47.2%和 19.4%的患者血清胆固醇和甘油三酯水平可有升高，血清胆固醇和镁浓度较低的患者使用环孢素可增加其神经系统并发症的发生，如癫痫发作。部分患者无法耐受其副作用而停药，导致停药最常见的不良反应是肌肉震颤和高血压，其次是消化系统及皮肤的副作用。因环孢素 A 不良反应发生率与剂量呈明显相关性，故用药期间需定期检测血药浓度、血常规、肝肾功能、血清镁、胆固醇等水平。环孢素 A 血药浓度监测推荐第 1 周检查 2 次，然后每周 1 次（持续 4 周），继之每 2 周 1 次，直至停药，推荐药物浓度为 150～250μg/L 或 300～350μg/L。

2. 生物制剂　IFX 是首个批准治疗 UC 的生物制剂，也是国内最常用的生物制剂。IFX 为重组抗 TNF-α 单克隆抗体，它主要通过与淋巴细胞表面的 TNF 结合诱导抗体依赖性细胞毒作用和促进淋巴细胞凋亡，发挥抗炎作用。ACT1 和 ACT2 这 2 项针对中重度 UC 的临床多中心随机双盲安慰剂对照试验表明：IFX 的诱导缓解率达到 61%～69%，明显高于安慰剂组，且 IFX 能减少患者的住院次数和手术风险。虽然我国指南没有明确提出，欧美指南推荐 IFX 可用于治疗 SUC 或激素和免疫抑制剂无效或不能耐受的 UC 患者，其推荐剂量为 5mg/(kg・d)，于 0、2、6 周进行诱导缓解，以后每隔 8 周进行维持治疗。

IFX 的不良反应主要有各种机会感染(结核、乙肝、CMV、EBV 等)、输液反应、迟发性变态反应、神经脱髓鞘等，有导致淋巴瘤和恶性黑色素瘤的风险，但发生率极低。需要在用药前进行感染筛查，用药过程中密切监测各种不良反应。

国外其他批注用于 UC 的生物制剂还有阿达木、戈利木和维多珠，其作用机制与 IFX 类似，多项研究表明对于治疗 SUC 的临床缓解率明显优于安慰剂。2015 年多伦多共识提出，既往使用激素、免疫抑制剂或抗 TNF 制剂无应答者推荐使用维多珠。

3. 他克莫司　他克莫司是一种具有免疫抑制作用的大环内酯物，能加强受体/激素的亲和力，增加 GR 的核定位，加强激素介导的转录作用。免疫抑制效果强于环孢素 A，不良反应较少。2012 年 ECCO 指南及多伦多共识意见均提出，他克莫司可用于 SUC 的拯救治疗。一般推荐剂量为 0.01~0.02mg/(kg・d)静滴，或 0.1~0.2mg/(kg・d)口服，适宜的血药浓度为 10~15μg/L。

他克莫司的不良反应有头痛、恶心、失眠、癫痫、感觉异常等，因其治疗窗窄，药物动力学个体差异大，需密切监测血药浓度。

4. 手术治疗　外科手术治疗是 SUC 的重要手段，选择合适的手术时机对于 SUC 患者至关重要。术前长期激素、免疫抑制剂等药物治疗，加之营养状态差是手术的高危因素，对于 SUC 患者需要进行多学科协作，准确把握手术时机，减少患者死亡率。需积极考虑手术治疗的情况有：①静脉激素治疗或拯救治疗无效者；②有中毒性巨结肠、消化道穿孔、消化道大出血内科治疗无效者；③既往使用过 IFX 和免疫抑制剂无效者。

SUC 首选的手术方式有全结肠切除术、回肠(储袋)-肛门吻合术。术后并发症有排便习惯改变、储袋炎、性能力及生育能力降低、肠梗阻、出血、吻合口病变(狭窄、瘘管、脓肿、癌变)等。

5. 其他治疗　除了上述常规治疗外，白细胞过滤分离法(LA)、造血干细胞移植(HSCT)、新型生物及靶向药物等治疗也开始逐渐进入临床试验及观察，可能会带来一定的前景和曙光。

【常见误区】

(一) 溃疡性结肠炎的诊断错误

溃疡性结肠炎属于排他诊断，在诊断过程中，需要追问病史、实验室检查、病理检查等对相关疾病进行排除，其中最常见的有感染性肠炎、放射性肠炎、缺血性肠病、克罗恩病、结肠癌等。

(二) 不重视寻找重症溃疡性结肠炎的诱因

在原本稳定的溃疡性结肠炎的病程中，突然出现疾病的加重，除了询问患者服药史、依从性等相关因素外，需要重点排查有无 CMV、CDI 等机会性感染可能，如果存在机会性感染，治疗的重点应该落在去除诱因上。

(三) 治疗不个体化，不注意药物的不良反应

对于重症溃疡性结肠炎患者，治疗策略的选择应个体化，并根据患者治疗反应进行随时调整，在用药过程中需要密切关注药物不良反应，特别是激素、免疫抑制剂及生物制剂，以免因药物不良反应导致更加严重的后果。

(田力　王晓艳)

第六章

缺血性肠病

缺血性肠病(ischemic bowel disease,IBD)是一类因肠系膜血运障碍所致的急危重症。是由于多种原因综合作用引起的肠道血液供应不足、回流受阻或局部血管异常、组织代谢需求超过了氧的供给,导致肠壁缺氧损伤,从而引起的急性和慢性炎症性病变。临床上可分为急性肠系膜缺血(AMI)、慢性肠系膜缺血(CMI)及缺血性结肠炎(IC),临床表现主要有腹痛、腹泻、便血、吸收不良等症状,重者可致肠穿孔、腹膜炎及休克。该病一般常见于65岁以上的老年患者。

【病因和发病机制】

缺血性肠病按病因可分为肠系膜动脉栓塞和血栓形成、肠系膜静脉血栓形成(mesenteric venous thrombosis,MVT)、非阻塞性肠系膜缺血(nonocclusive mesenteric ischemia,NOMI)以及其他病因。缺血性肠病的发病来源于肠道局部灌注不足和再灌注损伤。任何可导致体循环改变或肠系膜血管解剖或功能的改变均可导致缺血性肠病。

肠系膜动脉栓塞,栓子主要来源于心脏,高危因素主要包括心房颤动、充血性心力衰竭、细菌性心内膜炎、风湿性心脏病以及各种心脏瓣膜病。肠系膜上动脉(superior mesenteric artery,SMA)自腹主动脉呈锐角发出,因此栓塞部位以SMA居多,且30%以上SMA栓塞患者均有其他部位栓塞史。动脉血栓形成多发生在动脉硬化基础上,患者通常高龄,且有高血压、高血脂、糖尿病、常年吸烟史等动脉粥样硬化高危因素。

MVT的高危因素包括手术、外伤、炎症性肠病、恶性肿瘤等,骨髓增殖性肿瘤引起的高凝状态是MVT最常见的病因。MVT通常累及肠系膜上静脉至门静脉,较少累及肠系膜下静脉。其中有21%~49%的患者无明显高危因素,称为原发性MVT。

NOMI常见病因为肠系膜上动脉瘤、孤立的SMA夹层、继发于主动脉夹层的致命性肠缺血等。NOMI仅表现为肠缺血、坏死,但无肠系膜血管梗阻。其发病机制多为心力衰竭、心排出量降低所致外周血容量下降,血管活性药物如肾上腺素、抗利尿激素诱发,休克、心律失常、长期透析等可降低灌注压及引起交感神经兴奋的因素也被认为与NOMI形成有关。

引起缺血性肠病的其他病因还有真性红细胞增多症、血小板增多症、严重感染、长期口服避孕药、DIC及放化疗、恶性肿瘤、肠梗阻等。

【诊断要点】

缺血性肠病无统一的诊断标准,需结合病因、临床表现、相关辅助检查等进行综合判断。

(一)识别高危人群

年龄(>60岁),患有糖尿病、高血压、冠心病、低蛋白血症、慢性便秘、手术外伤、炎症感染、恶性肿瘤等患者。

（二）临床表现

缺血性肠病的早期症状及体征缺乏特异性。典型的“三联症”：突发剧烈腹痛、便血、发热。

（三）实验室检查

缺血性肠病的患者部分可出现白细胞计数升高和血红蛋白降低，血沉、血尿淀粉酶可升高。中性粒细胞与淋巴细胞比值能有效反映急性肠系膜缺血，粪便隐血试验阳性率接近100%。L-乳酸、D-乳酸、谷胱甘肽巯基转移酶（glutathione S transferase，GST）能反映肠道缺血指标，但其特异性差，临床应用有限。肠型脂肪酸结合蛋白（intestinal fatty acid binding protein，I-FABP）几乎仅存在于胃和小肠，当肠道缺血时释放入血，对诊断缺血性肠病的敏感性和特异性可高达90%和89%，对早期诊断有一定作用。D-二聚体在临床上可作为缺血性肠病的一个重要排除标准，其诊断敏感性可高达96%。

（四）影像学检查

缺血性肠病诊断金标准是选择性腹腔动脉造影（DSA）。缺点是有创性，且不能判断肠壁缺血坏死情况，且肾衰竭和造影剂过敏患者不适用。CT 血管造影（computed tomographic angiography，CTA）技术是目前普遍认可的无创性检查。MRI 特别是磁共振血管造影（magnetic resonance angiography，MRA）对缺血性肠病的诊断有比较高的敏感性和特异性，并且具有无创性的优点。彩色超声多普勒是诊断肠系膜血管病的一种无创、简单、经济的诊断方法，但其诊断准确率仅为50%～80%。

（五）内镜检查

肠镜目前被认为是缺血性肠病早期诊断和治疗的主要检查手段。它能明确病变的严重程度和范围，检测治疗效果，由于缺血性肠病的病检绝大部分无特异性，部分病例可见纤维素血栓和含铁血黄素沉着，却能根据活检信息进行鉴别诊断。缺血性肠病的肠镜下表现多样，可表现为一过型（黏膜充血、水肿、浅表溃疡等）、狭窄型（肠腔明显狭窄）及坏疽型（黏膜坏死、表面呈暗红色、溃疡形成等），由于肠镜检查有出血、穿孔等风险，需尽快、轻柔地完成内镜检查。

（六）其他检查

白蛋白-钴结合试验是诊断缺血性肠病的有价值指标，其特异性为85.7%，敏感性为100%。用放射性核素锝、铟标记血小板的单克隆抗体注射至人体，能很好地显示急性肠系膜血管闭塞的缺血区。

（七）鉴别诊断

缺血性肠病需要进行鉴别的常见疾病有：溃疡性结肠炎、克罗恩病、结肠癌、肠结核、感染性肠炎、消化道穿孔等。

【病情判断】

（一）一般情况评估

需要对患者年龄、发病时间、生命体征、既往病史、合并病史等进行评估，对于年龄大于70岁，诊断延迟超过24小时，伴休克、酸中毒的患者，预后差。

（二）肠道血供的评估

评估检查从无创到有创、间接到直接的不断进阶。无创评估检查方式首先CTA，肠系膜动脉造影是诊断的金标准。

术中肠道血供及肠道活力的评估除肉眼判断色泽外，还可通过超声多普勒检查、荧光素注入等方式进行判断。对于急腹症患者，如果影像学检查能够准确诊断出缺血性肠病，尽量减少手术探查。

【治疗】

缺血性肠病的治疗原则是及早、最大程度开通栓塞血管，恢复肠管血运，减少肠道坏死的程度。治疗方法主要包括内科保守治疗、腔内介入治疗和外科手术治疗。各治疗方法各有利弊，需根据患者的具体病情，并结合患者的全身状况，患者充分沟通前提下选择合适的治疗方案，使得患者获得最大限度的受益。

(一) 内科保守治疗

轻型缺血性肠病可行内科保守处理。如禁食；存在明显腹胀及肠梗阻患者需胃肠减压；积极进行病因治疗；有感染症状行抗感染治疗；控制血压、扩血管；改善微循环；无出血等禁忌，权衡利弊及获益可行抗凝、抗血小板及溶栓治疗；营养支持治疗等。对于保守治疗的患者，需密切观察生命体征、症状及腹部体征等情况，随时需要积极改变治疗方案。

对于因血栓引起的缺血性肠病患者，抗凝治疗的主要目的是：防止血栓的延伸并给机体自身纤溶提供机会和时间。对于尚未发生肠透壁性坏死、未出现腹膜炎体征的早期患者，首选保守性抗凝还是手术探查，目前仍存在争议。对于可疑肠透壁性坏死，有轻中度腹膜炎表现患者，研究表明：在权衡风险前提下，可先行抗凝治疗，待坏死肠段局限后行延期部分肠段切除术。抗凝治疗的过程中需密切监测患者的凝血功能。

(二) 腔内介入治疗

适用于症状较为严重或内科保守治疗失败的患者，且无肠管坏死征象。随着介入置管溶栓技术及各种取栓、碎栓、支架植入和血管成形等技术的发展与成熟，即使已发生局部肠管缺血坏死，只要患者一般情况允许，均可行腔内介入治疗迅速再通血管，恢复肠道血供，最大限度挽救剩余肠管，待坏死肠管形成局限包裹，血供完全恢复，侧支循环充分建立后再行手术切除。

常用的腔内介入治疗方法有：腔内导管抽栓、局部溶栓、局部灌注血管扩张药物、器械除栓、血管成形术及支架植入等。腔内介入治疗的患者术后应密切观察，一旦发现有肠坏死加重的情况，需及时积极进行腹腔镜或开腹探查，有效地切除坏死的肠管。

(三) 外科手术治疗

对于内科保守治疗和腔内治疗失败的患者，是外科手术治疗的绝对适应证。手术方法主要包括：Fogamy 导管取栓、外科切开取栓术、外科搭桥手术、切除坏死的肠管等。对于存在肠坏死的患者，外科手术治疗不但可以切除坏死的肠管，还可以更直观地判断肠管的血液供应情况。手术常见的并发症有：出血、短肠综合征、切口感染、脓毒症、血栓复发等。

【常见误区】

(一) 不重视鉴别诊断

缺血性肠病的诊断无明确标准，需考虑鉴别诊断的问题，比如感染性肠炎、炎症性肠病、肿瘤等，肠镜检查及活检在疾病的鉴别中尤为重要。

(二) 诊断不及时

对于高度怀疑缺血性肠病的患者，当 CT、MRI、腹部 B 超与症状不符时，需要尽快行选择性腹腔动脉造影(DSA)来明确。

（三）治疗方案未充分考虑患者一般状况

对于缺血性肠病患者治疗方案的选择需个体化，在早识别、早诊断的前提下，需要尽快进行肠道血供的评估，根据患者一般情况进行风险评估及预后分析，让患者获益最大。

（田力　孔令斌　王晓艳）

第七章

急性梗阻性化脓性胆管炎

急性梗阻性化脓性胆管炎(acute obstructive suppurative cholangitis,AOSC),又称急性重症胆管炎(acute cholangitis of severe type,ACST),是临床常见的危急重症,其发病急、进展快,病情凶险,且极易合并感染性休克,病死率高。

【病因和发病机制】

AOCS 的最常见原因是胆总管结石合并胆管梗阻,约占 80%以上。其他导致 AOCS 的原因包括:胆管蛔虫、术后胆管狭窄,肿瘤,十二指肠乳头狭窄,慢性胰腺炎、腹腔淋巴结或肿块压迫胆管或壶腹部等,致病菌以大肠埃希菌最常见。

胆管梗阻后胆管内压力迅速升高,细菌滋生,在脓性胆汁基础上,细菌及内毒素通过静脉反流入血,造成胆源性脓毒症或全身炎性反应综合征(SIRS),最终导致多器官功能衰竭(MODS)以及弥散性血管内凝血(DIC),预后差,病死率极高。

【诊断要点】

(一)典型的症状

夏柯(Charcot)综合征:寒战高热、黄疸以及腹痛;雷诺(Reynolds)五联症:黄疸、上腹痛、持续寒战发热、明显低血压以及精神症状。对于 AOSC 患者来说,Charcot 三联征的出现率不到 72%,Reynolds 五联症的患者只有 3.5%~7.7%。

(二)综合判断

在急性胆管炎基础上,合并有明显的感染毒血症状,结合局部体征、过去胆管病史或手术史、影像学检查或手术发现作综合判断。

【病情判断】

(一)病情严重程度分级

将 AOSC 分成 4 级。

Ⅰ级:患者为单纯急性梗阻性化脓性胆管炎,病变部位具有明显的局限性,患者以毒血症为主,多不伴休克。

Ⅱ级:患者以败血症及脓毒血症为主,多数伴感染性休克。

Ⅲ级:患者同时具有胆源性肝脓肿,以顽固性败血症及脓毒血症为主,多数患者伴有休克,患者内环境发生严重紊乱,并且纠正困难。

Ⅳ级:患者伴有严重感染,并且有多器官衰竭。

(二)并发症的诊断及评估

AOSC 易合并多器官功能衰竭(MODS),其累及器官的顺序为:肝、肾、肺、胃肠道、心血管、凝血系统、中枢神经系统。需密切监测并早期发现,降低病死率。

【治疗】

AOSC 的治疗的原则:解除梗阻、控制感染、充分引流。开腹手术因创伤大,且患者需急诊手术,术后易出现感染、肠梗阻等并发症。近年来,随着微创及内镜技术的发展,微创手术逐渐替代传统的开腹手术,并使 AOSC 的治疗策略趋向多元化。

（一）综合治疗

禁食禁饮,心电监护,持续胃肠减压,吸氧,保持呼吸道通畅,抗休克治疗包括纠正酸中毒及电解质紊乱,酌情使用激素,补充血容量,必要时应用血管活性药物。AOSC 时血压降低可能由于 Oddi 括约肌功能紊乱为主的多重原因所致,因此血管活性药物应用后血压改善只是暂时的,不应将其作为病情好转的指标,而应作为手术时机。

（二）抗感染治疗

AOSC 常为多重耐药菌感染,以革兰阴性菌为主。其选用抗生素的原则为:早期、足量、有效、根据药敏尽早选择敏感抗生素。在无药敏前可首选含 β 内酰胺酶抑制剂如头孢哌酮/舒巴坦等;第三、第四代头孢菌素如头孢哌酮、头孢曲松等;碳青霉烯类药物如美罗培南等。对于 AOSC 患者引流治疗是关键,任何抗感染治疗都不能替代胆管引流的治疗。

（三）胆管引流

尽早胆管引流减压是降低 AOSC 死亡率的关键。手术时机及手术方式的选择对患者预后起到非常重要的作用。特别是对于老年 AOSC 患者更应积极治疗,其手术方式包括:外科开腹手术及微创手术。

1. 内镜下十二指肠乳头括约肌切开(endoscopicsphincterotomy,EST) EST 成为目前较为安全及成熟的内镜微创诊治技术,其适应证包括:胆总管结石、胆总管末端狭窄、括约肌功能障碍以及上述病因引起的急性胆管炎,尤其是合并多种基础病变、不能长时间耐受麻醉及手术的高龄患者。

EST 术后并发症主要包括近期并发症和远期并发症。近期并发症主要有:急性胰腺炎、胆管感染、十二指肠穿孔、出血等,其中最常见的是急性胰腺炎,其发生率为 1.0%~3.5%;远期并发症主要有:胆总管结石复发性胆管炎、乳头狭窄、胆囊炎、癌变等。虽然 EST 操作简单、安全、风险较小,但因重视其并发症的发生。对于 AOSC 行 EST 治疗的患者,应尽量缩短操作时间,必要时可采用 EST 联合 ENBD 等治疗以达到胆管减压效果,且有助于胆汁培养而更好地选择敏感抗生素。

2. 内镜下十二指肠乳头气囊扩张术(endoscopic papillary dilation,EPBD) EPBD 与 EST 相比,操作更加简单、安全,对乳头括约肌影响较小,术中出血、穿孔等发生率较低。EPBD 的适应证包括:胆管良性狭窄、凝血功能障碍或乳头周围情况不适宜行 EST 者。由于 EPBD 保留部分 Oddi 括约肌生理功能,术后 Oddi 括约肌生理功能恢复较快,可有效减少结石复发、胆管感染、Oddi 括约肌狭窄等远期并发症的发生。

EPBD 术后并发症主要为急性胰腺炎、出血、穿孔等。对于合并较大结石的 AOSC,可联合 EPBD 及 EST 减少机械碎石所带来的风险,如果取石困难,应果断采取联合 ENBD 减压引流,病情稳定后再进一步治疗。

3. 内镜下鼻胆管引流术(endoscopicballoon nasobiliary drainage,ENBD) ENBD 是经内镜逆行胰胆管造影术(endoscopic retrograde cholangiopancreatography,ERCP)的基础上发展起来的微创技术,是目前较为常用的内镜下解除胆管梗阻的方法。主要适应证:梗阻性胆管炎的减压引流,ERCP 术后胆管炎及胰腺炎的预防,胆管良恶性肿瘤所致的狭窄或梗阻,胆源性胰腺炎,硬化性胆管炎的引流及药物关注等。

与 EST、ERBD 相比,ENBD 极少发生逆行感染;且能够随时对胆汁引流量进行监测,并对胆汁进行细菌培养和药敏试验,指导抗生素的使用;还可以通过 ENBD 管进行胆管造影,观察有无残余结石。ENBD 的并发症包括:引流管脱落、折叠;胆汁大量丢失引起电解质紊乱,引流管引起的咽部和鼻黏膜损伤,ERCP 相关性出血、胰腺炎等。AOSC 患者通常合并有十二指肠乳头肿大和脓性胆汁,一般可联合 EST 进行治疗。

4. 经内镜植入胆管塑料支架引流术(endoscopic retrograde biliary drainage, ERBD) ERBD 与 ENBD 类似,也是在 ERCP 基础上发展起来的解除胆管梗阻的方法,其主要适应证包括:胆管恶性肿瘤的姑息治疗及急性胆管炎的治疗。相比 ENBD,ERBD 属于一种内引流方式,患者不适感少,且不会发生电解质及内环境紊乱。

ERBD 最主要的不良反应是支架堵塞。AOSC 患者胆汁浓稠,其阻塞率明显增高,需定期更换,从而使得相关并发症及经济负担增加。

5. 经皮经肝胆管穿刺引流术(percutaneoustranshepatic cholangial drainage, PTCD) PTCD 是一种在 X 线或 B 超引导下经皮肝内胆管置管引流术,能够解除梗阻,减轻胆管压力,并且操作简单,患者痛苦小,是梗阻性黄疸的有效姑息性治疗手段。对于 AOSC 患者,能及时解除梗阻,缓解梗阻和中毒症状,迅速稳定病情,为后续手术治疗创造时机,尤其是对较高梗阻部位所致的 AOSC 有重要意义。

PTCD 的并发症包括胆管感染、出血、胆汁漏、胆汁性腹膜炎、引流管阻塞、移位、内环境及电解质紊乱等。对于 AOSC 患者易合并凝血功能异常及 DIC,行 PTCD 时要警惕出血的风险。

6. 三镜(腹腔镜、胆管镜、十二指肠镜)联合序贯治疗　内镜技术的广泛应用及技术成熟明显减少了急诊开腹手术的风险。EST、ENBD 等不仅及时解决梗阻,控制感染,对其病因诊断及治疗也争取了宝贵时间。对合并有结石的患者,通过十二指肠镜放置鼻胆管后,于腹腔镜行胆管探查取石并行一期缝合,有效缓解胆管压力,稳定患者生命体征。对于肿瘤引起的梗阻性黄疸及胆管炎尤其是不能耐受大手术的老年患者,可先行 ERBD、PTCD 减压,待全身情况好转可行腹腔镜胆肠吻合术等姑息性手术提高生活质量。

虽然腔镜技术较开腹手术具体创伤小、风险低,恢复快等优点,但毕竟是有创性操作,术前需制定合理的治疗策略,严格掌握手术适应证。三镜联合完全体现了胆管疾病的微创化治疗,是目前对于 AOSC 伴胆总管结石的最理想的治疗方法。

【常见误区】

(一) 诊断不及时

部分急性梗阻性化脓性胆管炎早期临床症状不典型,特别是老年患者,对其诊断需要进行综合判断,不仅需要根据临床表现,同时需要兼顾既往病史、影像学检查、局部体征等进行综合判断。

(二) 治疗策略选择恰当

急性梗阻性化脓性胆管炎治疗的关键是解除梗阻,临床上常常为了控制感染而不停升级抗生素,错误地把抗感染放在首要位置,对于解除梗阻采取哪种治疗方案,也需要根据患者一般状况、病因、手术风险评估等情况进行综合判断。

(田力　王晓艳)

第八章

门静脉高压症

正常门静脉压力 6~10mmHg,门静脉压力持续升高超过正常值 6~10mmHg,称为门静脉高压。门静脉高压症(portal hypertension,PHT)是指由各种原因导致的门静脉系统压力升高所引起的一组临床综合征,最常见病因为各种原因所致的肝硬化。

门静脉高压症基本病理生理特征是门静脉系统血流受阻和(或)血流量增加,门静脉及其属支血管内静力压升高并伴侧支循环形成,临床主要表现为腹水、食管胃静脉曲张(gastroesophageal varices,GOV)、食管胃静脉曲张破裂出血(esophagogastric variceal bleeding,EVB)和肝性脑病等,其中 EVB 病死率高,是最常见的消化系统急症之一。

【病因和发病机制】

肝硬化是门静脉高压的常见病因,但有 20%的门静脉高压继发于非肝硬化因素。按照病因分为肝硬化性门静脉高压症(cirrhotic portal hypertension,CPH)和非肝硬化性门静脉高压症(non-cirrhotic portal hypertension,NCPH)。NCPH 主要包括特发性门静脉高压、肝外门静脉血管阻塞、先天性肝纤维化、结节再生性增生和布加综合征等。NCPH 中 IPH 发病率较高。

(一)发病机制

门静脉高压症的发病机制复杂,主要学说有:前向血流学说、后向血流学说和液递物质学说。液递物质学说是目前的主流学说。

1. 前向血流学说认为内脏的高动力循环是 PHT 发生和维持的一个重要因素。肝硬化时门静脉血流量增加,肝内门静脉血流缓慢阻力增加是引起肝脏内高动力循环的关键。

2. 后向血流学说认为,肝小叶的病变使门静脉血不易流入小叶中央静脉,门静脉压力增高。肝硬化患者门静脉阻力较正常人高 5 倍以上,但门静脉系统的血流量则无明显增加。

3. 液递物质学说认为,肝功能损害时肝脏对内脏及外周血管活性物质的灭活能力下降,侧支循环的形成也使其逃避了肝脏的灭活,循环中血管舒张物质水平升高和内脏血管对内源性血管收缩物质的敏感性降低,导致体循环和内脏循环的一系列改变,比如内脏血流量增加、肝内血管阻力增加、动静脉短路开放等。目前,研究发现具有血管活性的液递物质如一氧化氮(NO)、内毒素、内皮素-1、硫化氢(hydrogen sulfide,H_2S)、胰高血糖素(glucagon)等参与门静脉高压形成。

(二)常见病因

各种原因引起的肝硬化是 PHT 的主要原因,约占 80%。根据 PTH 病因分类的依据不同常有以下分类方法:

1. 以发病机制为依据的 PTH 病因分类(表 4-8-1)

表 4-8-1　以发病机制为依据的 PHT 病因分类

分型	病　因
血液流动阻力增加	
窦前性	门脾静脉闭塞（血栓或肿瘤）、血吸虫病、先天性肝纤维化、类肉瘤病
窦性	所有病因的肝硬化、酒精性肝炎
窦后性	肝小静脉闭塞病、布加综合征、缩窄性心包炎
门静脉血流量增加	非肝脏疾病所致脾大、动脉-门静脉瘘

（1）门静脉血流增加：①非肝病性脾大：如戈谢病、热带性脾肿大、淋巴瘤等；②动静脉瘘：肝内或肝外的动静脉瘘均可以引起门静脉血流增加，导致门静脉高压，如腹外伤或继发肝-门动静脉瘘。

（2）门-脾静脉血栓形成或阻塞：门-脾静脉血栓形成可引起肝外窦前门静脉高压。脾静脉栓塞原因多为脾肿瘤、胰腺炎、外伤、假性囊肿、感染等；门静脉血栓则多见于感染、外伤、高凝状态以及肿瘤浸润压迫等。

（3）肝脏疾病：①急性：酒精性肝炎、酒精性脂肪肝、暴发型肝炎；②慢性：酒精性肝病、慢性肝炎活动期、自身免疫性肝炎、各种原因肝硬化、血吸虫病、Wilson 病、血色病、特发性门静脉高压、药物性肝病、先天性肝纤维化、结节病、转移性肿瘤等。

（4）肝静脉或下腔静脉阻塞性疾病　由于肝静脉流出道受阻所致，此类病因可引起肝内和肝外窦后性门静脉高压，如肝小静脉闭塞病、肝静脉血栓形成、下腔静脉血栓形成、下腔静脉膜性病变。

（5）心脏疾病由于下腔静脉回流受阻导致肝外门静脉高压，包括缩窄性心包炎、心肌病、心瓣膜病。

2. 依据引起 PTH 的原发病的器官不同进行分类见表 4-8-2。

表 4-8-2　以发病部位为依据的 PHT 病因分类

分型	病　因
肝前性	门静脉血栓形成、脾动静脉瘘、热带特发性脾大、脾毛细血管瘤
肝内性	
窦前性	血吸虫病、结节病、骨髓增殖性疾病、转移性肿瘤、肝内动静脉瘘、先天性肝纤维化、特发性门静脉高压症（早期）
窦前混合性	特发性门静脉高压症、原发性胆汁肝硬化（早期）、先天性肝纤维化、血吸虫病（晚期）、慢性活动性肝炎、氯化乙烯中毒等
窦混合性	酒精性肝硬化、原发性胆汁肝硬化（晚期）、隐源性肝硬化（晚期）、肝紫斑病、急性重型肝炎（暴发性肝炎）、甲氧嘌呤中毒、特发性门静脉高压
窦性	特发性门静脉高压症
窦后混合性	酒精性肝炎、维生素 A 中毒
窦后性	肝静脉血栓形成、肝小静脉闭塞病、部分结节性转化
肝后性	下腔静脉膜性阻塞、缩窄性心包炎、三尖瓣功能不全、严重心功能不全

【诊断要点】

诊断包括临床诊断、内镜诊断、影像诊断和门静脉-体循环血流动力学诊断。

（一）临床诊断

门体侧支循环开放、腹水与脾大同时存在是典型的PHT的临床三联症，尤其侧支循环开放最具诊断特异性。结合肝病病史对明确诊断有帮助。

（二）门静脉-体循环血流动力学检查

1. 肝静脉压力梯度（hepatic venous pressure gradient，HVPG） 是目前公认的诊断门静脉高压症的金标准。肝静脉楔压（wedged hepatic venous pressure，WHVP）和游离肝静脉压（free hepatic venous pressure，FHVP），两者差值即为HVPG。HVPG可相对准确地反映门静脉压力变化，其测量方法与直接测量门静脉压相比风险小、可重复性强。HVPG可预测疾病进展，是目前评估食管胃静脉曲张首次出血、再出血和生存率的最重要指标。对于等待肝移植的肝硬化患者，HVPG可独立预测其病死率。

正常情况下，HVPG为1~5mmHg（1mmHg=0.133kPa），HVPG>5mmHg即可诊断门静脉高压。

但HVPG为有创检查，有发生穿刺处出血、感染、血栓形成和心律失常等并发症的风险，对操作者的技术要求较高，未能在临床常规开展。

2. 术中测量门静脉自由压 是公认的测量门静脉压的可靠指标，但检测只能在术中进行，且术中所测压力值会受到手术应激、麻醉深度、麻醉通气导致腹内压变化等因素的影响，实测值往往低于清醒状态下门静脉压力值，故临床上未常规用于门静脉高压症的诊断。

（三）影像学检查

1. B超 超声下所见门静脉系统的形态和血流动力学变化是诊断门静脉高压症的直接证据。门静脉扩张（>13mm）、门静脉内血液反流和侧支循环开放诊断门静脉高压症的特异度可达100%。

胃左静脉、胃短静脉等侧支循环的开放对预测食管胃静脉曲张的出现有重要价值，侧支的数量及扩张程度可反映PHT的进展情况及预测出血的危险性。彩色多普勒超声可直接测量门静脉、脾静脉、肠系膜上静脉的内径及流速、肝动脉阻力指数（hepatic arterial resistance index，HARI）及搏动指数（hepatic arterial pulsatility index，HAPI），评价门静脉系统的血流动力学变化。超声造影技术通过静脉注射微泡造影剂增强超声波反射，可观察造影剂到达肝动脉、门静脉、肝静脉的时间，并绘制时间-强度曲线，反映门静脉系统的灌注情况。肝硬化门静脉高压症患者的造影剂肝静脉通过时间（hepatic venous transit time，HVTT）及肝动-静脉渡越时间（即造影剂到达肝静脉的时间与到达肝动脉的时间的差值）较非门静脉高压症患者缩短，而造影剂门静脉通过时间和肝动脉至门静脉渡越时间（即造影剂到达门静脉的时间与到达肝动脉的时间的差值）则比非门静脉高压症患者延长。

超声诊断脾大、腹水敏感准确，可间接提示门静脉高压症，还是食管静脉曲张形成的独立预测因素。超声对发现肝静脉、门静脉内血栓形成亦十分敏感，高危患者应定期复查超声，防止血栓形成加重门静脉高压。

超声检查对患者预后的评价亦有重要意义。一项对肝硬化代偿期患者的随访研究发现，肝脏萎缩，脾脏长径>14.5cm，平均门静脉血流速度<10cm/s，以及肝静脉搏动缺失均提示预后不良。

瞬时弹性超声（transient elastrography，TE；FibroScan）TE是一种无创、快速、客观的定量

检测肝纤维化的方法。利用肝组织的弹性模量与肝纤维化程度的相关性，采用超声瞬时弹性成像的方法测定肝脏硬度，并依此对肝纤维化程度进行评估和分级。TE 也可以检测脾脏的硬化情况。由于肝纤维化导致的门静脉阻力增加是门静脉高压症的病理生理基础，脾大也是门静脉高压的重要证据。近年来关于 TE 诊断门静脉高压症的研究越来越多，但未广泛应用于临床。

2. CT 及 MRI CT 增强后可以清晰地显示肝硬化程度（包括肝体积）、肝动脉和脾动脉直径、门静脉和脾静脉直径、入肝血流量，以及了解侧支血管的部位、直径及其范围。CT 发现门静脉增宽也是诊断门静脉高压症的有力证据。

MRI 可以清晰地显示门静脉系统的解剖结构及其周围的侧支血管，能够精确地对脾周血管海绵样变结构进行辨认。三维及四维动态增强磁共振门静脉造影技术组织分辨率更高，空间感更强，可多方位、多平面成像，受视野限制和肠腔气体干扰小，不仅可测量门静脉、肠系膜上静脉、脾静脉截面积和直径，而且还可利用血液流动增强效应及相位改变原理，通过相位对比法对门静脉流量、流速进行定量测量。已逐渐取代传统意义上的直接门静脉造影，成为门静脉成像的主流方法。它对侧支循环、门静脉血栓的发现优于彩色多普勒超声。

3. DSA 门静脉造影能够在一定的视野范围内准确显示门静脉系统血流情况，同时测量其分支血管直径。瞬时弹性成像近年来用于肝纤维化及肝硬化的无创性辅助诊断。

（四）内镜检查

1. 胃镜检查 确定患者是否存在食管、胃底静脉曲张（GOV）并评估曲张静脉破裂出血（EVB）的危险性的首选方法。食管、胃底静脉曲张出血的镜下表现：①曲张静脉有活动性出血；②曲张静脉上覆有“白色乳头”；③曲张静脉上覆有血凝块或除曲张静脉外无其他潜在出血原因。

2. 胶囊内镜检查 有研究发现胶囊内镜检查用于诊断食管胃静脉曲张的敏感度和特异度分别为 83% 和 85%。相比于胃镜，胶囊内镜检查耐受性良好，但其在评估静脉曲张的存在、大小和红色征等方面仍不理想，预测精度目前尚不满意。

3. 超声内镜（endoscopic ultrasound，EUS） 可在内镜检查的基础上，进一步了解曲张静脉内部解剖结构变化和黏膜血流的改变，可提高食管胃底静脉曲张早期的诊断率。

【病情判断】

若 HVPG 为 6~9mmHg，称为亚临床门静脉高压，出现并发症的可能性较小。当 HVPG ≥10mmHg 时称为有临床意义的门静脉高压（clinically significant portal hypertension，CSPH），患者发生食管胃静脉曲张、腹水、肝肾综合征等并发症的风险大大增加。大量研究表明，当 HVPG>12mmHg，静脉曲张破裂出血的发生率明显增加。急性静脉曲张破裂出血患者 48 小时内 HVPG>20mmHg 时，其止血失败率高，多数生存期<1 年，预后不良。

HVPG 对评估治疗效果也有重要意义。若治疗后患者 HVPG 降至 12mmHg 以下或降低超过 20%，食管静脉曲张首次出血或再出血风险可降低至 10% 以下，其他并发症如腹水、自发性细菌性腹膜炎、肝肾综合征等的发生率也明显降低。若患者经治疗后 HVPG 较基线降低超过 20%，无论是否降至 12mmHg 以下，其生存率均显著提高。

【治疗】

门静脉高压症的治疗方法较多，但目前尚无特效的治疗措施。主要是针对病因及并发症进行干预。肝硬化门静脉高压的分期和治疗目标见表 4-8-3。

表 4-8-3　肝硬化门静脉高压的分期和治疗目标

疾病分期	HVPG	静脉曲张	门静脉高压并发症	治疗目标
代偿期	<10mmHg	无	无	预防 CSPH
	≥10mmHg(CSPH)	无	无	预防失代偿事件
		有	有	预防失代偿事件(首次出血)
失代偿期	≥12mmHg	有	急性静脉曲张出血	控制出血、预防早期再出血及死亡
			静脉曲张破裂出血史无并发症	预防失代偿事件复发(再出血)和其他并发症
			静脉曲张破裂出血出血史伴并发症	预防失代偿事件复发和死亡/原位肝移植

注:HVPG=肝静脉压力梯度;①本表排除无静脉曲张出血(过去或现在)的失代偿期肝硬化(腹水、肝性脑病)患者;②其他并发症包括腹水、肝性脑病

门静脉高压症最常见的严重并发症为食管胃底静脉曲张破裂出血,起病急且死亡率较高。由于内镜治疗技术的发展,内镜下曲张静脉套扎术、内镜下硬化剂/组织胶注射治疗已成为治疗食管胃底静脉曲张及破裂出血的主要手段。但药物疗法对于预防首次出血及再次出血、联合内镜治疗提高止血成功率仍具有重要意义。

按照 2016 年美国肝脏病研究协会(American Association for the Study of Liver Disease, AASLD)关于门静脉高压症治疗的指导意见:①出血后一定要采取措施,以预防再出血(二级预防)——Class Ⅰ, Level A;②联合应用 β-blockers 及内镜下食管曲张静脉套扎(EVL)、食管曲张静脉硬化剂注射(EIS)或组织黏合剂等,效果最好——Class Ⅰ, Level A;③药物治疗及内镜下治疗仍然无法控制出血时,当患者肝功能属于 Child A、B 级者,首先推荐 TIPS,当 Child A 级时可做门-体分流手术——Class Ⅰ, Level A;其中有条件者可考虑行肝移植手术——Class Ⅰ, Level C。

(一) 药物治疗

1. 降低门静脉系统血流量的药物　非选择性 β 受体阻滞剂、生长抑素及其类似物、血管升压素及其类似物。通过收缩内脏血管和减少门静脉流入量而降低门静脉系统的血流量。β 受体阻滞剂多用于预防食管胃底静脉曲张的首次出血和再次出血,而生长抑素及其类似物、血管升压素多用于治疗急性出血。

(1) 非选择性 β 受体阻滞剂:可作为预防首次出血的一线用药,使用适应证:轻度静脉曲张的病人出血风险增加时(Child B、C 级或曲张静脉有红色征),才可应用非选择性 β 受体阻滞剂预防首次出血;对于中、重度静脉曲张病人,非选择性 β 受体阻滞剂可有效降低首次出血的风险并降低死亡率,同时也是预防首次出血最经济的方法。普萘洛尔的初始剂量为 20mg 每日 2 次,纳多洛尔的初始剂量为 40mg 每日 1 次,此后每 3~5 天逐渐加量,直至病人能耐受的最大剂量(心率下降至基础心率的 75%或降至 55 次/分,且收缩压>90mmHg)。突然停药可能导致急性出血甚至死亡,因而使用 β 受体阻滞剂时,若无严重并发症不应突然停药。

(2) 食管胃底静脉曲张破裂出血时可选用生长抑素及其类似物和(或)血管升压素及其类似物。

生长抑素及其类似物主要通过抑制胰高血糖素的释放来降低门静脉压力及侧支血流。

食管胃底静脉曲张破裂出血后，胃肠道内的积血具有类似进食样作用，使内脏血流增加，从而导致门静脉压力升高。

由于生长抑素在人体内半衰期仅为1~3分钟，目前临床上多使用半衰期为80~120分钟的奥曲肽，250μg生长抑素作为初始剂量静脉注射后，以250μg/h剂量维持。奥曲肽的初始剂量为50μg，维持剂量为50μg/h。

血管升压素是一种强效血管收缩物质。通过收缩内脏血管、减少门静脉血流量以降低门静脉压力。使用时一般0.2~0.4U/min静脉输入，最高可达0.8U/min。同时使用硝酸酯类药物使收缩压保持在90mmHg以上，使用时间仍不应超过24小时。特利升压素（三甘氨酰赖氨酸升压素）是合成的血管升压素类似物，不仅可对急性出血病人有效止血，且是唯一已证实能提高生存率的药物。活动性出血时以0.5mg/h静脉维持，出血停止后0.25mg/h静脉注射，维持5天。使用特利升压素时应特别注意监测血钠水平及神经系统症状。

2. 降低肝内血流阻力的药物　α1受体阻滞剂、硝酸酯类、血管紧张素转化酶抑制剂及血管紧张素受体阻滞剂。

α1受体阻滞剂如酚妥拉明、哌唑嗪等，可短期降低肝硬化病人的门静脉压力。α1受体阻滞剂可降低肝内血管阻力，也使全身血流阻力降低，激发肾素-血管紧张素-醛固酮系统，加重水钠潴留及腹水。因此α1受体阻滞剂不能单独用于治疗门静脉高压症。

硝酸酯类主要通过扩张静脉来降低门静脉压力。但单用硝酸酯类药物治疗与其他疗法相比其有效性、安全性都没有优势。因而临床上很少单用硝酸酯类药物治疗门静脉高压症。

肝硬化患者血管紧张素Ⅱ水平增加，可引起门静脉压力升高，但将血管紧张素Ⅱ受体拮抗剂（ARB）与血管紧张素转换酶抑制剂（ACEI）可能引起低血压和肾衰竭，因而目前不推荐ACEI/ARB类药物用于门静脉高压治疗。

3. 利尿剂、他汀类药物　对门静脉高压症也有一定治疗作用。

螺内酯可减少血容量和内脏血流，从而改善全身高循环状态、并降低门静脉压力及食管曲张静脉的压力，其与β受体阻滞剂合用可进一步降低HVPG及减少腹水。

辛伐他汀能改善内皮功能，促进肝脏血管内一氧化氮的产生，从而降低肝脏血管阻力。辛伐他汀同时降低门静脉压和HVPG，但对全身血流动力学无明显影响。最新研究表明，辛伐他汀降低门静脉压的效果可与普萘洛尔叠加，并能明显改善肝脏灌注及肝功能。

（二）内镜治疗

食管胃底静脉曲张破裂出血是肝硬化门静脉高压症的常见并发症，40%~60%的门静脉高压症患者存在食管胃底静脉曲张。内镜治疗包括内镜下食管曲张静脉套扎（endoscopic variceal ligation，EVL）、食管曲张静脉硬化剂注射（endoscopic injection sclerotherapy，EIS）和组织黏合剂等。内镜治疗以预防或有效地控制曲张静脉破裂出血，并尽可能使静脉曲张消失或减轻以防止其再出血为目的。

1. EVL和EIS　曲张静脉内硬化剂注射疗法可以同时闭锁曲张静脉的交通血管及滋养血管；曲张静脉外硬化剂注射疗法可以将周围残余的曲张静脉闭锁，但对于交通血管及滋养血管却无能为力。当发生急性出血时，硬化剂注射疗法是通过曲张静脉血栓形成、周围水肿组织的外部加压以及周围组织血管壁炎性反应后纤维化作用从而达到止血效果。

曲张静脉套扎术是通过橡皮圈机械套扎曲张静脉以达到闭锁曲张静脉的目的。套扎术比硬化剂注射疗法操作简单，术后并发症相对较少，但术后复发率较高，可以通过重复套扎来解决。

（1）适应证:急性食管静脉曲张出血;手术治疗后食管静脉曲张复发;中、重度食管静脉曲张虽无出血但有明显的出血危险倾向;既往有食管静脉曲张破裂出血史。

（2）禁忌证:有上消化道内镜检查禁忌证;出血性休克未纠正;肝性脑病≥Ⅱ期;过于粗大或细小的静脉曲张。

（3）疗程:首次 EVL 后间隔 10~14 天可行第 2 次套扎治疗;每次 EIS 间隔时间为 1 周,一般需要 3~5 次。治疗的最佳目标是静脉曲张消失或基本消失。建议疗程结束后 1 个月复查胃镜,此后每隔 6~12 个月再次胃镜复查。

2. 组织黏合剂治疗

（1）适应证:急性胃底静脉曲张出血;胃静脉曲张有红色征或表面糜烂且有出血史。

（2）方法:“三明治”夹心法。组织胶的注射总量根据胃底曲张静脉的大小进行估计,最好 1 次将曲张静脉闭塞。

食管、胃底静脉曲张破裂急性出血应首选药物和内镜套扎治疗,不推荐 NSBB+EVL 联合治疗。

（三）外科治疗

对于肝硬化门静脉高压症既往无出血史的患者,原则上不做预防性手术;合并食管、胃底曲张静脉破裂出血经规范内科治疗无效者可考虑施行门奇静脉断流术或分流术;择期外科治疗首选“选择性贲门周围血管离断术联合脾切除术”或腹腔镜下选择性贲门周围血管离断术联合脾切除术。外科急诊手术仅作为药物和内镜治疗失败的挽救治疗措施之一,而没有证据支持外科手术作为 TIPS 治疗失败的挽救治疗。预防术后门静脉血栓形成,应早期使用抗凝药物。

术前评估肝功能状况,即当肝脏显著萎缩、Child-Pugh C 级时,病人往往不能耐受常规手术。血流动力学变化是手术方式选择的主要依据。药物或内镜治疗不能控制的出血或出血一度停止后 5 天内再次出血,Child-PughA、B 级者行急诊手术有可能挽救患者生命;对 Child-Pugh C 级者肝移植是理想的选择。

门体分、断流手术均通过降低门脉压力,减少首次出血风险,但其肝性脑病发生率明显升高,病死率反而增加,因此均不适用于作为预防首次出血的措施。

1. 门奇静脉断流手术　门奇静脉断流手术是通过手术的方法阻断门奇静脉间的反常血流,以达到控制门静脉高压症合并食管、胃底曲张静脉破裂出血的目的。门奇静脉断流术是目前较为常见的手术方式。其术后 5 年和 10 年存活率分别为 91. 4%和 70. 7%;5 年和 10 年再出血发生率分别为 6. 2%和 13. 3%。

2. 分流术　分流术主要术式包括全门体静脉分流、部分性分流和选择性分流三大类。

主要手术适应证:①血流动力学研究显示门静脉已成为流出道者;②食管胃底静脉曲张粗大且多,估计断流等效果不佳者;③术中动态测定自由门静脉压(free portal pressure,FPP),其数值在脾动脉结扎、脾切除后>20mmHg,或断流术后≥22mmHg;④内镜及药物治疗无效或复发者;⑤门奇静脉断流术后再出血;⑥肝功能代偿良好(肝功能 Child-Pugh 评分≤8 分)。当前分流术以远端脾肾分流术(Warren 手术)为主流术式,对多种类型的肝硬化均获得较好的远期疗效。分流术从根本上分流部分门静脉血流,降低门静脉压力,达到止血预防再出血的目的。分流术也存在弊端,分流了部分门静脉血流,导致肝脏灌注量减少,大量未经肝脏解毒的血液进入体循环,导致肝功能异常和肝性脑病。

3. 断流联合分流手术　远期再出血发生率为 7. 7%,术后肝性脑病发生率则为 5. 1%,

显著提高患者的生活质量和长期存活率。断流联合分流的术式主要包括：贲门周围血管离断术联合近端脾肾分流术、门奇断流术联合肠腔侧侧分流等。尽管此类手术有一定的优势，但手术复杂，创伤较大，对患者肝功能要求高，术后并发症相对较多等，因此并不适合所有患者。

4. 腹腔镜选择性贲门周围血管离断术　腹腔镜选择性贲门周围血管离断术在近年来开始广泛应用于临床。腹腔镜选择性断流术手术切口小，以 4~5 个直径 0.5~1.0cm 的腹壁戳孔取代原来 20~30cm 的巨大腹壁切口，减少了手术创伤，减轻了术后疼痛，帮助患者术后快速康复；腹腔镜对手术视野的放大效应，使食管胃底周围的血管清晰可见，增加了手术的精细程度和安全性，精准离断食管旁静脉和冠状静脉汇入上消化道的穿支静脉，符合精准治疗原则。

5. 肝移植　肝移植作为终末期肝病唯一一种根治性治疗手段，可以从根本上解除患者门静脉高压状态和改善肝功能，提高患者生存质量及延长生存时间，适用于上消化道反复大出血、顽固性腹水、肝性脑病的肝功能 Child-Pugh C 级的患者。肝硬化门静脉高压症患者肝移植的主要适应证是伴有食管胃底静脉曲张出血的终末期肝病患者，如①反复上消化道大出血经内、外科和介入治疗无效者；②无法纠正的凝血功能障碍；③肝性脑病。禁忌证：①肝硬化基础上进行性肝功能衰竭、深度昏迷；②严重脑水肿、脑疝形成、颅内压 > 54cmH$_2$O（1cmH$_2$O = 0.098kPa）；③心、肺功能严重受损。

（四）其他治疗方法

1. 介入治疗

（1）经颈静脉肝内门体静脉支架分流术（transjugular intrahepatic portosystemic shunt，TIPS）：TIPS 能迅速降低门静脉压力，有效止血率达 90%以上。TIPS 具有创伤小、并发症发生率低等特点，推荐用于食管、胃底静脉曲张大出血的治疗，适用于 HVPG>20mmHg 和肝功能为 Child-Pugh B、C 级高危再出血患者，可提高生存率。①适应证：食管、胃底曲张静脉破裂出血经药物和内镜治疗效果不佳者；外科手术后曲张静脉再度破裂出血者；肝移植等待过程中发生静脉曲张破裂出血者。②禁忌证：Child-Pugh 评分 > 12 分，MELD 评分 > 18 分，APACHE Ⅱ >20 分，以及不可逆的休克状态；右心功能衰竭、中心静脉压 > 15mmHg；无法控制的肝性脑病；位于第一二肝门肝癌、肝内和全身感染性疾病。

（2）其他：经球囊导管阻塞下逆行闭塞静脉曲张术、脾动脉栓塞术、经皮经肝曲张静脉栓塞术等。

2. 三腔二囊管压迫止血　药物控制出血无效及无急诊内镜或无 TIPS 治疗条件的情况下，使用三腔二囊管压迫可使 80%~90%出血的病例得到控制，但再出血率高达 50%以上，并且患者痛苦大，并发症多，如吸入性肺炎、气管阻塞等。一般在药物或内镜治疗失败 24 小时内实施三腔二囊管压迫止血，作为挽救生命的措施，同时需要与药物治疗相结合。活动性出血停止后，尽快进行内镜下治疗。三腔二囊管压迫止血无绝对禁忌证。患者深度昏迷、不能配合操作或患方拒绝签署知情同意书者，不能进行三腔二囊管压迫止血。

【常见误区】

（一）门静脉高压症的病因诊断

肝硬化是门静脉高压的最常见原因，但约有 20%的门静脉高压继发于非肝硬化因素，称为非肝硬化性门静脉高压症（NCPH）。常见 NCPH 的病因为：特发性门静脉高压（IPH）、肝外门静脉血管阻塞（EHPVO），以及布加综合征、先天性肝纤维化和结节再生性增生等疾病。

在临床上如果有明确门静脉高压的证据，如反复发生的静脉曲张出血和脾脏肿大，但肝功能正常应鉴别诊断 CPH 与 NCPH。

目前无诊断 NCPH 的统一标准，临床上多采用排除性诊断，必要时需行肝穿刺活组织检查来确诊。

（二）门静脉高压症的治疗

1. 除了上述提到的治疗措施外，肝硬化相关性门静脉高压症还应在急性出血期过后，给予病因治疗及针对并发症的治疗措施。

2. 由于以 EVS 和 EVL 等内镜治疗成功率达 70%，可有效控制食管胃底曲张静脉破裂出血，已成为外科治疗的替代方法。各指南与专家共识均不推荐行预防性手术，仅当病人出血不能控制或出血停止后 24 小时内再出血；或经内科、内镜治疗无效且肝功能良好的 Child-Pugh A 或 B 级病人才考虑行手术治疗。

3. 准确判断门静脉高压症病人的肝脏储备功能是术前评估的重点。门静脉压力的高低与食管胃底曲张静脉破裂出血风险成正比。门静脉高压症的临床治疗应遵循个体化的原则，根据病人的年龄、肝功能储备水平、门静脉压力、脾功能亢进程度、内镜下食管静脉曲张程度、既往手术史和全身情况等多因素，通过精准的评估和多学科协作诊疗，制定合理的治疗方式。

（郭晓云）

第九章

顽固性腹水

顽固性腹水(refractory ascites)是指经药物治疗后腹水消退不满意或经放腹水治疗后药物不能防止腹水的早期复发者,并分为利尿剂抵抗性腹水和利尿剂难治性腹水。

【病因和发病机制】

腹水的病因 75%~85%起源于肝脏疾病,随着肝脏疾病的进展,每年 5%~10%发展为顽固性腹水。其发病机制主要包括以下几点:

1. 肝细胞不可逆性的严重损害,导致白蛋白合成减少,血浆白蛋白持续降低,白/球比例倒置,血浆胶体渗透压降低,腹水成为顽固性。

2. 肝脏分解能力明显降低,与钠水潴留相关的激素,RAA 系统的大量释放,交感神经兴奋性增强,前列腺素、激肽系统形成减少,心钠素活性降低,致使腹水量大而顽固。

3. 由于慢性肝病时免疫功能低下,原发性腹膜炎、内毒素血症使腹膜毛细血管通透性增加,蛋白分子易从管壁漏入腹水中,增加了腹水的胶体渗透压加速了腹水的形成而难以消退。

4. 肝硬化腹水并发肝肾综合征时,肾排钠、排水能力降低,导致钠、水潴留。

5. 若肝硬化腹水伴肝癌时,腹水急剧增多而不易消失。

6. 近年来研究表明,肝硬化腹水病人合并自发性腹膜炎,亦是腹水量大而顽固的常见原因。

【诊断要点】

诊断肝衰竭顽固性腹水应具备以下条件:

(一) 在限钠饮食(<90mmol/d)的基础上,强化利尿剂治疗(螺内酯 400mg/d 和呋塞米 160mg/d)至少 1 周,治疗无应答或早期复发。

1. 无应答　平均体重减少<0.8kg 超过 4 天,并且 24 小时入钠量>尿钠量(<78mmol/d)。

2. 早期复发　首次消退后 4 周内再次发生中度或者大量腹水。

(二) 出现利尿剂使用的严重并发症

肝性脑病、肾损害、低钠血症(血钠<125mmol/L)、低钾或高钾血症。

【病情判断】

顽固性腹水的中位生存期为 6~12 个月。肝硬化失代偿表现之一。肝硬化患者 10 年发展至腹水者达 60%~80%,一旦出现腹水 5 年生存率由 80%降至 50%。肝硬化腹水预后与下列因素有关:

1. 腹水出现较迅速,且有明显诱因(如胃肠出血)者,预后较好。

2. 腹水发生的原因,如为肝衰竭所致,临床表现黄疸及精神神经异常者,预后严重。如果腹水的形成与可逆性门静脉高压有关，则对治疗反应较好。

3. 利尿剂治疗反应良好者预后好，出现利尿剂使用的并发症预后差。

4. 出现肝肾综合征预后差。

5. 急性或亚急性重症肝炎发生腹水时，说明肝损害严重，预后不好。

6. 肝硬化腹水并发自发性腹膜炎者如诊治不及时，则预后差，病死率一般在33%~50%。

【治疗】

对顽固性腹水首先应注意并纠正以下因素：①有效血容量不足：腹水形成后，血液循环中有效血容量减少，肾皮质灌注不足，肾素、血管紧张素Ⅱ、醛固酮产生过多，肾小管的重吸收增加，自由水清除能减低，造成水钠潴留；②电解质紊乱：顽固性腹水患者常存在低钾、低钠等电解质紊乱；肝硬化腹水伴有低钠血症为稀释性低钠，利尿效果欠佳，且易诱发和加重肝性脑病；③可能存在的心功能障碍；④低蛋白血症；⑤大量腹水影响肾血流量；⑥腹腔感染（自发性腹膜炎，SBP）与内毒素血症。

（一）一般疗法

肝硬化腹水患者限钠和利尿治疗为一线治疗。

1. 限制钠盐摄入　2013年2月美国肝病学会（AASLD）公布了第4版成人肝硬化腹水诊疗指南，门脉高压腹水病人饮食中钠含量应控制在88mmol/d以下，约5.1g氯化钠。血钠>125mmol/L一般不限液体。10%~20%病人经限钠后能减少腹水的产生。治疗中不要忽视隐性的盐的摄入和药物中钠的摄入；给病人静脉滴注含钠药物如葡萄糖盐水、碳酸氢钠、磷霉素钠等的情况屡见不鲜。

2. 利尿剂　2010版欧洲《肝硬化腹水、自发性腹膜炎和肝肾综合征临床实践指南》推荐利尿剂首选螺内酯100mg和呋塞米40mg口服1日1次为起始剂量，每3~5日根据尿量调整用量，螺内酯和呋塞米同比增加，最大剂量为螺内酯400mg/d和呋塞米160mg/d。90%的顽固性腹水对利尿剂不敏感，是否继续使用利尿剂和机体对利尿剂的敏感性和耐受性有关，需要监测血钠，腹水钠离子及24小时尿钠。尿钠排泄率<30mmol/L时不建议使用利尿剂。

新型利尿剂托伐普坦是血管升压素Ⅱ受体拮抗剂，只排自由水，不依赖电解质。2012年我国《肝衰竭诊疗指南》指出托伐普坦是治疗稀释性低钠血症及顽固性腹水的新途径，但在用药过程中需注意监测血容量、肝功能等。托伐普坦的排钠与基线钠水平有关，当血钠低于132mmol/L时，排钠不明显；而当基础血钠高于132mmol/L时，排钠显著。在使用托伐普坦（3.75~15mg/d）一周后，低钠血症敏感患者的血清钠浓度显著升高，而24小时尿钠却无明显改变；而血钠浓度正常的患者，血钠浓度无明显改变，24小时尿钠明显增高。对于已经发生低钠血症的肝硬化腹水，托伐普坦不仅能有效纠正低钠血症，而且能减轻低钠所致的脑水肿。

3. 病因治疗　对于乙肝肝硬化的患者进行抗病毒治疗有利于肝硬化的病情控制，可降低慢加急性肝衰竭的病死率，减少顽固性腹水的发生，提高腹水患者的生存率。酒精性肝硬化患者的戒酒措施也是有效去除病因的治疗手段。

4. 营养支持　晚期肝硬化病人常有营养不良，血浆白蛋白明显减少。而支链氨基酸是在肌肉内进行分解，供给能源可占全身能量的20%~30%，并促进人体蛋白合成及抑制蛋白分解，增加血浆渗透压，有利于腹水的重吸收。顽固性腹水者，每日口服10~30g，可与主食混合摄入，也可250ml，每日静脉滴注1次。补充多种维生素。

（二）大量放腹水（large volume paracentesis，LVP）

大量抽腹水联合补充白蛋白是顽固性腹水的一线治疗方案。肝硬化伴顽固性腹水的病人，排除感染、肿瘤、门静脉血栓及布加综合征等原因后首先推荐使用 LVP。LVP 虽然不能从源头上防止腹水再发，但却能有效缓解临床症状。LVP 对自然病程不能产生影响。

抽腹水治疗联合使用白蛋白能有效降低循环功能障碍引起的肾功能损害及肝硬化相关并发症的发生。大量放腹水时按照每放 1L 腹水静脉补充 6~8g 白蛋白，以维持有效循环血量，不推荐使用其他血浆扩容剂。

1. LVP 的治疗效果评价

（1）LVP 能迅速消除顽固性腹水病人的腹胀，改善心、肺功能，缓解肝肾综合征。

（2）食管静脉曲张破裂出血病人合并顽固性腹水后采用 LVP 可暂时降低门脉压力；间断 LVP，可为顽固性腹水病人施行肝移植、TIPS 及门腔分流术创造条件。

2. 腹水量少或无症状及利尿剂敏感者无须 LVP 治疗，有并发症或已作 Leveen 分流术或曾作过一次或数次分流术失败的病人亦不宜用 LVP。

LVP 治疗的适应证如下：

（1）临床的实验室检查确诊为顽固性腹水。

（2）无肝性脑病，无消化道出血。

（3）血清胆红素<170μmol/L，凝血酶原活动度>40%，血小板计数>400×10^9/L，血浆肌酐<255μmol/L，尿钠<10mmol/L。

3. LVP 的并发症　LVP 的并发症有低血容量、肾功能障碍、电解质紊乱、感染，肝性脑病、消化道出血，只要 LVP 后注意输入适量胶体，限制水摄入，严格遵循无菌操作就可尽可能避免并发症的发生。

（三）腹水超滤浓缩回输

腹水超滤浓缩回输（cellfree and concentrated ascites reinfusion therapy，CART）是临床治疗顽固性腹水的方法之一。CART 始于 20 世纪 70 年代，是对腹水中的蛋白进行再利用的方法。CART 疗效与 LVP 联合白蛋白相当，对生存率和腹水复发率无影响。推荐腹水处理为 1000~2000ml/h 左右，超滤浓缩腹水回输量为 100~150ml/h。腹水浓缩仪器可将腹水浓缩 2~4 倍，每次回输蛋白高者达 60g，回输液中的钠盐大量被清除，回输后尿量明量增加，对呋塞米的敏感性亦增加，故如有条件，应争取进行腹水浓缩回输以增加疗效，减少并发症。

CART 较大的优点就是能够减少对白蛋白的需求。但 CART 存在设备成本高、操作繁琐的问题，还可能会出现纤维蛋白原减少、发热、感染及消化道出血等并发症。对于有放腹水禁忌的患者，治疗效果较差，且有诱发消化道出血的风险。

CART 的适应证：肝硬化伴有顽固性腹水，如非危重状态且无腹水感染或癌性腹水时，均可作为腹水回输的对象。对肝硬化伴低蛋白血症、肝肾综合征，腹水回输是有效的抢救措施。

CART 的禁忌证：癌性腹水、感染性腹水及乳糜样腹水应列为禁忌证。临床上已呈现出血倾向时，亦为相对禁忌。此外，严重心、肾疾患不宜进行腹水回输。

（四）其他内科疗法

1. 特利升压素的应用　特利升压素是人工合成的血管升压素类似物。最新研究表明，特利升压素是所有血管升压素受体激动剂，这或许是特利升压素治疗水钠潴留和低钠血症的重要原因。一项多中心研究显示：相较于常规治疗组［螺内酯（400mg/d）和呋塞米

(160mg/d)联合血浆白蛋白治疗(<2g/dl 者给予 12.5g,,每日 2 次;>2g/dl 者给予 12.5g/d)],实验组(在常规治疗基础上加用特利升压素,由 0.5mg/6h 逐步增加到 1mg/6h)腹水明显减少,用药 2 周后腹水减少者可达到 61.5%,患者的尿钠排泄也明显增加。对利尿剂无效的肝衰竭顽固性腹水,常规治疗加用特利升压素可以有效减少大量放腹水的需求,增加尿量,减小腹围。顽固性腹水患者常伴有低钠血症,低钠血症会增加肝衰竭的发病率和病死率,特利升压素在改善低钠血症,提高血钠浓度上具有显著作用。有研究发现特利升压素治疗后血钠浓度由平均基础值 120mmol/L 升高至 131mmol/L($P<0.01$),而且患者等待肝脏移植期间的生存率高于传统治疗组。

2. β 受体阻滞剂　普萘洛尔是预防肝硬化食管胃底静脉曲张破裂出血的常用药物,但在顽固性腹水患者的使用安全性上尚存争议。普萘洛尔不仅影响血流动力学及减少心排血量,降低体循环血压,减少肾灌注,降低肾小球滤过率;也可致内脏血管 β_2 受体阻滞,引起门静脉及其分支收缩,使门静脉血流量显著减少,而且抑制整个肾素-血管紧张素-醛固酮系统;肝动脉血流量减少,加重肝细胞缺氧,诱发肝性脑病。β 受体阻滞剂的治疗效益和风险在肝硬化的不同阶段也有所不同,根据肝硬化进展的不同阶段合理使用 β 受体阻滞剂,同时监测患者消化道出血、脓毒血症或肝肾综合征等。

3. 血管活性药物　抗醛固酮药、收缩血管活性药物、血管升压素 V_2 受体及血管紧张素受体拮抗剂均是防治肝硬化腹水的重要药物。

米多君(midodrine)为 α_1 受体激动剂,一项随机对照试验结果显示,米多君联合可乐定或标准利尿治疗肝硬化顽固性腹水,明显优于单纯标准利尿剂治疗。在一项涉及顽固性或复发性腹水患者的随机试验中,口服米多君剂量为每次 7.5mg,每日 3 次,能显著增加尿量、尿钠排泄、平均动脉压和生存率。因此,在利尿剂基础上,联合米多君可以提高顽固性腹水的治疗效果。

多巴胺在 2012 年的 AASLD 指南中不再推荐使用。

(五) 顽固性腹水的外科治疗

应用外科手术治疗顽固性腹水方法很多,目前常用的方法有以下几种:

1. 门脉分流术　门脉分流术能降低肝窦状间隙压、肝内淋巴液流量及肝淋巴管压力,对肝硬化及布加综合征(Budd-Chiari 综合征)引起的顽固性腹水有显著的治疗作用。由于门腔分流手术技术复杂,有可能损伤粗大的腹内淋巴管,造成肝淋巴瘘加重腹水,况且门腔分流术门静脉血分流量大,易并发肝性脑病,故目前很少单独应用于治疗顽固性腹水,只有在病人伴有食管静脉曲张又有腹水时施行,手术病死率高,要求选择肝功能条件较好者作为手术对象。

2. 胸导管分流术　胸导管的分流可以加速淋巴液排泄,降低肝窦压力,以治疗顽固性腹水和门脉高压性食管静脉曲张破裂出血。但因胸导管插管引流术可以引起大量淋巴液丢失,使水、电解质失调,而胸导管-颈内静脉吻合的内引流术,腹水消退率达 72.2%左右,又避免了淋巴液的丢失。在术式上还有胸导管-锁骨下静脉、胸导管-颈外静脉吻合。目前最常应用胸导管-颈内静脉吻合,手术在局麻下即可施行,创伤小,安全,治疗效果满意。对顽固性腹水持续时间长,即使肝动脉条件差的患者,只要一般情况尚可,均可接受此治疗。

3. 腹腔-颈静脉转流术(PVS)

(1) 方法:目前主要采用 Leveen 短路和 Denver 短路。Denver 分流管由多孔腹腔导管、压缩泵(内有瓣膜和静脉导管组成。泵安置在肋间隙;当腹腔与上腔静脉内的压力梯度>

98.07Pa时，瓣膜即开放，使腹水经分流管注入静脉。

（2）效果评价：PVS能矫正与腹水形成有关的许多异常环节，可以增加有效血容量和心排血量，降低外周血管阻力；升高血浆心钠素水平，而降低肾素活性、醛固酮、抗利尿激素水平。PVS后多数病人尿量增多，自由水廓清增多，纠正稀释性低钠血症。PVS还能增加肾血流量和GFR。PVS的并发症发生率较高，早期并发症有：①急性细菌感染；②发热；③血管内凝血；④食管静脉曲张破裂出血；⑤充血性心衰等。晚期并发症包括：①短路管阻塞；②各种细菌感染；③小肠梗阻。

目前认为PVS是治疗难治性腹水的有效方法。但PVS不能缩短总的住院时间，不能改善预后；治疗肝肾综合征无效；且并发症多；故仅限用于难治性腹水。

4. 经颈静脉肝内门体分流术（transjugular intrahepatic portosystemic shunt，TIPS） TIPS是治疗肝硬化顽固性腹水的有效方法之一，作为需要频繁进行治疗性腹穿（>3次/周）或频繁住院（>3次/月）或肝移植患者的过渡治疗。

根据国内介入治疗指南及Baveno Ⅵ推荐，TIPS的适应有：EGVB活动性出血期、EGVB二级预防、难治性腹水、难治性肝性胸腔积液、肝肾综合征、布加综合征和门静脉血栓。TIPS的相对禁忌证有：①Child-Pugh分级C级，评分>13；②肾功能不全；③严重右心功能不全；④中重度肺动脉高压；⑤严重凝血障碍；⑥未控制的肝内或全身感染；⑦胆管梗阻；⑧多囊肝；⑨广泛的原发或转移性肝脏恶性肿瘤；⑩门静脉海绵样变。

TIPS术后可使GFR、尿量的排泄增加，血浆肾素活性和醛固酮则下降。对于TIPS术而言，严格的患者筛选是疗效的保证。胆红素<3mg/dl及血小板计数>75×10^9/L的顽固性腹水患者较胆红素>3mg/dl及血小板计数<75×10^9/L的患者TIPS术后有生存优势。Albillos等Meta分析结果显示，TIPS后腹水再发生率显著低于穿刺放腹水（3个月33.8%比84.1%，12个月45.1%比81.0%），消化道出血、感染、肾衰竭的发生率与穿刺放腹水相当，但重度肝性脑病发病的情况较多。

TIPS还可以缓解60%～70%难治性肝性胸腔积液患者的症状。

TIPS术后，尿中钠排泄量显著增加，但肝性脑病、肝功能衰竭进展、高动力循环状态恶化引起的心力衰竭等已成为主要问题，且治疗费用也较高。因此，肝性脑病、心肺疾病、肾衰竭（肌酐3.3mg/dl以上）、肝功能衰竭（胆红素5.8mg/dl以上）、败血症及门静脉血栓被认为是TIPS的绝对禁忌证。2012年AASLD治疗指南中，还将70岁以上高龄、Child-Pugh评分12分以上作为TIPS的禁忌证。

TIPS以其较好的疗效、较小的手术创伤及较少的并发症逐渐取代了门-腔分流术。

5. 肝移植 顽固性腹水患者的中位生存时间仅6～12个月，肝移植既从根本上改善肝功能又可降低门静脉压力，因此对于肝硬化顽固性腹水伴肝肾功能损害的患者最理想的治疗是尽早接受肝移植。肝移植成功后，体内内分泌紊乱和水钠潴留得以纠正，腹水消除，患者生存期明显延长。严重的急性或晚期慢性肝病内科治疗已经达到极限，适合行肝移植：①急性肝衰竭；②肝硬化并发症：腹水，门静脉高压性胃病引起的慢性胃肠道失血，肝性脑病，肝癌，难治的静脉曲张出血，合成功能障碍；③有全身表现的肝脏代谢失常：a1-抗胰蛋白酶缺乏、家族性淀粉样变性、糖原贮积症、血色病、原发性草酸尿、Wilson病；④慢性肝病的全身并发症：肝肺综合征、门静脉性肺动脉高压。

肝病的严重程度是启动肝移植评估最初的关注要点，但是否移植还需考虑其他大量的重要因素。肝移植禁忌证：MELD评分<15，严重的心肺疾病，获得性免疫缺陷综合征，不间

断的酒精或违禁药物滥用，转移扩散的肝细胞癌，未控制的败血症，解剖异常不能进行肝移植的肝内胆管癌，肝外恶性肿瘤，急性重型肝炎（暴发性肝衰竭），持续颅内压>50mmHg 或脑灌注压<40mmHg，血管肉瘤，长期不依从，缺乏足够的社会支持系统者。

肝硬化顽固性腹水的治疗措施选择见表 4-9-1。

表 4-9-1　肝硬化顽固性腹水的治疗措施选择

一线治疗	戒酒，抗病毒及限盐饮食
	联合使用利尿剂
	停用非甾体类药物
	治疗性腹腔放液
	肝移植评估
二线治疗	停用 β 受体阻滞剂，血管紧张素转换酶抑制剂，血管紧张素受体拮抗剂
	血管活性药物的选择使用
	TIPS
三线治疗	腹腔静脉分流术（PVS）
	肝移植

（六）并发症的治疗

肝硬化腹水一旦合并原发性细菌性腹膜炎、肝肾综合征及肝癌时，腹水量大且顽固。另外，肝硬化腹水常伴有血容量不足、低钾血症、心功能障碍和腹压过高等，如不予处理，则利尿治疗无效，腹水顽固难治。

1. 自发性腹膜炎　自发性细菌性腹膜炎（SBP）是肝硬化腹水患者常见的并发症。肝硬化腹水患者均应进行诊断性腹腔穿刺，有腹腔感染症状、体征或实验室检查异常（如腹痛或肌紧张、发热、肝性脑病、肾衰竭、酸中毒或外周血白细胞增多）的患者应加做细菌培养及药敏实验。SBP 的诊断标准为腹水中性粒细胞计数≥0.25×10^{9}/L，并排除腹腔存在继发性感染。

SBP 的治疗：腹腔穿刺后及早开始经验性抗生素治疗，但使用抗生素治疗前应行腹水培养。选择静脉应用广谱抗生素，如三代头孢、碳氢酶烯类抗生素、广谱半合成青霉素等，直至细菌药敏结果回报。2012 年 AASLD 指南建议首选头孢噻肟。抗生素治疗后 48 小时重复腹腔穿刺术，中性粒细胞明显减少者治疗有效。治疗效果较差时则根据细菌药敏结果更换有效抗生素。腹水中性粒细胞计数<250/L，但腹水细菌培养阳性则诊断为细菌性腹水，如患者有炎症或感染征象应给予抗生素治疗，否则应进行第 2 次腹腔穿刺，再次细菌培养。

预防：2012 年 AASLD 指南建议对于肝硬化合并消化道出血的患者，应静滴头孢曲松（每日 1 次）或口服诺氟沙星（每日两次）共 7 天，活动性出血时静脉用药，血止后口服用药，总疗程 7 天。曾有 SBP 的肝硬化腹水患者应接受长期的预防性诺氟沙星（每天 1 次）或增效磺胺甲基异噁唑治疗。肝硬化腹水患者如果腹水白蛋白<15g/L 并出现肾功能损害（血肌酐≥1.2mg/dl，尿素氮≥25mg/dl，血钠≤130mmol/L），或出现肝衰竭（Child-Pugh 评分≥9 分且总胆红素≥3mg/dl），应接受长期口服诺氟沙星或增效磺胺甲基异噁唑治疗。每日使用抗生素的预防效果优于间断用药。

2. 肝肾综合征 肝肾综合征为排他性诊断,肝硬化腹水患者排除其他肾衰竭原因而肾功能明显异常可以诊断。

诊断标准:①肝硬化腹水;②血肌酐>132μmol/L;③至少停用 2 天利尿剂并经白蛋白扩容(白蛋白推荐剂量为每天 1g/kg 直到最大 100g/d)后血肌酐无改善;④无休克;⑤无肾毒性药物使用史;⑥无器质性肾脏疾病,且蛋白尿>500mg/d,血尿(每高倍镜电视野>50 个红细胞),和(或)异常的肾脏超声改变。

尿中的生化标志物,如中性粒细胞明胶酶相关脂质运载蛋白,可能有助于鉴别肝肾综合征与肝硬化患者的氮质血症。

治疗:静脉注射白蛋白联合血管活性药物(如奥曲肽和米多君)可用于Ⅰ型肝肾综合征的治疗。在重症监护室的Ⅰ型肝肾综合征患者,可静脉输注白蛋白联合去甲肾上腺素。合并Ⅰ型或Ⅱ型肝肾综合征的肝硬化腹水患者应尽快安排肝移植。

(七)其他治疗方法

人工肝支持系统(artificial liver support system,ALSS)在临床上的应用给肝衰竭顽固性腹水的治疗带来新的方向。ALSS 通过体外的机械、理化和生物装置,清除各种有害物质,补充必需物质,改善内环境,为肝细胞再生及肝功能恢复创造条件,或作为肝移植前的过渡治疗措施。在临床应用较多的血浆置换(plasma exchange,PE)能有效改善乙型肝炎慢加急性肝衰竭(HBV-acute on chronic liver failure,HBV-ACLF)患者的临床症状。血液透析或持续静脉血液滤过均有治疗肝硬化顽固性腹水及肝肾综合征的报道,但是其疗效及安全性仍需要更多病例验证。

【常见误区】

大量腹水不等同于顽固性腹水。顽固性腹水的诊断需严格按照规范治疗后腹水消退不满意或经放腹水治疗后药物不能防止腹水快速复发的要求。因而诊断时需要与可引起腹水的其他的疾病相鉴别,并确认已经过了规范治疗。

(郭晓云)

第十章

肝性脑病

肝性脑病(hepatic encephalopathy,HE)是由肝功能障碍和(或)门-体分流导致、除外已知脑部疾病,并以一系列非特异性神经或精神异常为主要表现的临床综合征,是严重肝病的常见并发症和主要死因之一,临床表现可从轻微的人格改变和智力减退到严重的意识紊乱甚至昏迷。隐匿性肝性脑病(covert hepatic encephalopathy,CHE)是肝性脑病的早期类型,其症状不明显,因多种原因而延误治疗者并非少见。超过 50%的轻微型肝性脑病患者在确诊 30 个月后会进展为显性肝性脑病,逐渐出现人格改变,如淡漠、易激惹、去抑制状态以及明显的认知和运动功能受损。因此,早发现、早诊治是避免病情进展、改善预后及降低病死率的有效措施。

【病因和发病机制】

肝性脑病患者绝大多数具有肝脏的基础疾病,其中最常见的病因是肝硬化。确定病因一般不难,但肝性脑病的发生常常存在诱发因素。因此,在治疗原发病的基础上,寻找和识别诱因对预防、治疗肝性脑病非常重要。

(一) 肝性脑病的病因

1. 导致急性肝衰竭的肝脏疾病　如重型肝炎、严重感染、自身免疫性肝病、妊娠期急性脂肪肝等,所致的肝性脑病被称为 A 型肝性脑病。A 型肝性脑病可能与颅内压增高和脑疝有关。

2. 门-体旁路形成或分流异常　所致的肝性脑病被归为 B 型肝性脑病,大部分患者无肝脏疾病。

3. 肝硬化　所致的肝性脑病是 C 型肝性脑病,是我国肝性脑病的主要原因。根据发作持续时间,可分为:①阵发性肝性脑病;②复发性肝性脑病:一般间隔 6 个月或以内,肝性脑病再次发作;③持续性肝性脑病:指持续存在的行为异常。

(二) 肝性脑病的常见诱因

肝性脑病常见的诱因有消化道出血、过度使用利尿剂、感染(如自发性腹膜炎)、电解质紊乱(如低钠血症、低钾血症)、便秘、高蛋白饮食、大量放腹水、尿毒症、使用镇静催眠药及麻醉药等。

(三) 发病机制

肝性脑病的发病机制至今尚未完全阐明,主要包含如下几个假说:氨中毒学说认为,在消化道产生的氨以 NH_3 为主要形态入血,通过血脑屏障后对中枢神经系统功能产生多方面的负性影响,造成肝性脑病的发生;γ-氨基丁酸/苯二氮䓬(γ-aminobutyric acid/benzodiazepine,GABA/BZ)神经递质学说认为,GABA/BZ 受体复合物中任一受体激活后,可使氯离子内流而促进神经元突触后膜的抑制功能,产生中枢抑制表现;假性神经递质学说认为,机体摄入的芳香族氨基酸(如酪氨酸、苯丙氨酸、色氨酸等)所产生的代谢物质通过血脑屏障入脑后，可形成相关的假性神经递质，阻碍正常的神经传导功能，而造成肝性脑病的发生；锰中毒学说认为，由于严重肝病患者锰的代谢障碍而积聚在体循环中，通过血脑屏障进入大脑后发挥其神经毒性。

【诊断要点】

（一）基础疾病

如急性肝衰竭、门-体旁路形成或分流异常和（或）肝硬化等基础疾病病史。

（二）可能诱因

如消化道出血、过度使用利尿剂、感染、电解质紊乱、便秘、高蛋白饮食、大量放腹水、尿毒症、使用镇静催眠药、麻醉药等。

（三）精神神经症状、体征

出现人格改变、精神障碍、昏睡或昏迷，和（或）具有智能障碍和（或）扑翼样震颤。

（四）辅助检查

肝功能、血氨、脑电图、神经心理学测试、诱发电位、临界闪烁频率等辅助检查结果异常，完善头部 CT 或 MRI 以排除颅内肿瘤、脑出血等已知脑部疾病。

其中，轻微型肝性脑病患者无明显临床表现，但可有神经心理学测试结果异常。

【病情判断】

（一）通过临床观察的主观评估

肝性脑病的临床表现因基础肝脏疾病、肝细胞损害的程度以及诱因不同而具有不同的临床特点。目前对评估肝性脑病严重程度应用最广的是 West-Haven 标准（表 4-10-1），但由于该标准是靠观察者主观评估，因在临床观察中很难注意到隐匿性肝性脑病患者的细微改变，所以对于早期肝性脑病患者的判断受到一定的限制。

表 4-10-1　West-Haven 标准（对精神状态的半定量分级）

分级	表　现
1 级	轻度认知障碍 欣快或焦虑 注意时间变短 加法计算能力下降 可有扑翼样震颤
2 级	嗜睡或淡漠 对时间或地点的轻度定向障碍 轻微人格改变 行为不适（如衣冠不整、随地大小便） 减法计算能力下降 有神经系统阳性体征，如腱反射亢进、巴宾斯基征阳性 有扑翼样震颤
3 级	嗜睡到半昏迷，但对语言刺激有反应 意识混乱 重度定向障碍 有神经系统阳性体征，如腱反射亢进、巴宾斯基征阳性 有扑翼样震颤
4 级	昏迷，对任何刺激，甚至疼痛刺激无反应

肝性脑病早期可无明显精神神经症状，仅在心理测验或神经生理测试中结果异常，即隐匿性肝性脑病，包括轻微型肝性脑病和部分 West-Haven 分级 1 级肝性脑病。轻微型肝性脑病患者无明显脑功能损害表现，但每天可出现细微变化，如体力稍有下降；音调变高，快速变换动作时稍显笨拙；精细动作、高注意力能力也可有明显下降。显性肝性脑病具有明显的临床表现，包括中枢神经系统功能紊乱（如人格改变、意识障碍等）以及运动和反射异常（如扑翼样震颤、定向力障碍、反射亢进、病理反射等）。患者的睡眠周期也会出现紊乱，表现为日间睡眠时间过长，而较少出现白夜颠倒的睡眠方式。此外，患者常有锥体外系受损表现，如表情缺乏、肌肉强直、运动徐缓、运动减少、反应迟钝、帕金森样震颤以及伴随自主活动减少的运动障碍，而类似于抽搐或舞蹈病的非自主性活动较少出现。其中，扑翼样震颤是显性肝性脑病的显著表现，常出现于肝性脑病的早期到中期，它并不是真正意义上的震颤，而是肌阵挛的一种类型，且可以很容易地由一些需要维持姿势紧张的动作引出，如需要手指分开的腕部过伸动作。对于出现显著意识改变的肝性脑病患者，Glasgow 昏迷评分（Glasgow coma scale，GCS，表 4-10-2）可用于评估患者昏迷程度。Glasgow 昏迷评分由 3 部分组成：睁眼反应，语言反应，运动反应。最低的 GCS 是 3 分（深昏迷或死亡），而最高的 GCS 是 15 分（完全清醒）。分数越低，表明意识障碍越严重、脑死亡或预后极差。

表 4-10-2　Glasgow 昏迷评分

	GCS					
	1	2	3	4	5	6
睁眼反应	睁眼不能	疼痛刺激下能睁眼	呼唤能睁眼	自然睁眼	—	—
语言反应	发声不能	费解的声音	可说出单字	可应答，答非所问；定向力障碍	说话有条理，定向力正常	—
运动反应	运动不能	疼痛刺激下肢体伸直，呈去大脑强直状态	疼痛刺激下肢体弯曲，呈去皮质强直状态	疼痛刺激下肢体会回缩或弯曲	予刺激，可定位出疼痛位置	可依指令动作

肝性脑病有一种以严重运动功能障碍为主的特殊类型，即肝性脊髓病，与长期显著性门体静脉分流有关，表现为伴有进行性下肢强直与无力以及相对轻微的持续性或反复性精神异常。

（二）通过辅助检查的客观评估

1. 肝功能检验　用于评估肝功能受损的严重程度。肝性脑病患者多有肝功能障碍，可表现为白蛋白降低、血清总胆红素升高。

2. 血氨　B 型和 C 型肝性脑病患者血氨大多升高，而 A 型肝性脑病患者血氨可能正常。高血氨水平并不能单独作为肝病患者并发肝性脑病的诊断、分期或预后的评价指标。

3. 神经生理学检查

（1）脑电图检查（electroencephalograph，EEG）：可检测到大脑皮质功能变化并将大脑皮质的自发性生物电位加以放大记录而获得的图形，但是脑电图容易受所合并的代谢紊乱影响，如低钠血症或药物。对于轻微型肝性脑病，脑电图中 α 频率多为低至 7.5~8Hz 的电活动，可出现中波幅 4~7Hz 的 θ 波。中后期患者脑电图可见多波幅 δ 波广泛存在，呈 1~3Hz。

（2）诱发电位（evoked potentials）：是中枢神经系统接受各种感受器官刺激过程中产生

的同步电位，而脑电图记录的是大脑自发性电活动，两者具有不同的特点。诱发电位可分为视觉诱发电位、听觉诱发电位和躯体诱发电位，其记录的刺激性电位结果比较客观，但敏感性和特异性均较差，对于早期肝性脑病的检测诊断价值不大。

（3）临界闪烁频率（critical flicker frequency，CFF）：是一种以闪烁灯光的频率来测定的心理生理学工具。测试中，初始闪烁频率设定为60Hz，以1∶1比例闪烁，随后在逐渐降低闪烁频率的过程中，受试者可慢慢识别闪烁的发生，此时受试者通过按压手中的相关按钮进行标识。临界闪烁频率检查不受年龄、性别、知识水平的影响，能够客观、方便、快捷地反映神经传导功能障碍水平，评估肝性脑病患者的临床进展。但是该检查需要多次测试特定的仪器，并保证患者双眼视野完好且无红绿色盲。

（4）影像学检查：①CT 和 MRI：主要用于排除脑血管意外、颅内肿瘤等已知的脑部疾病，并不能进行肝性脑病的诊断或分级。但是，对于肝性脑病患者，颅内出血的可能性至少增加5倍且不表现出明显颅内高压或运动功能障碍等症状，因此对于疑诊的患者，脑部影像学检查是十分重要的。②磁共振波谱成像（magnetic resonance spectroscopy，MRS）：是一种无创性分析组织代谢、生化改变和化合物定量分析的有效手段，其中氢质子磁共振波谱成像主要用来探测脑内代谢物质的变化，在肝性脑病患者中主要表现：谷氨酸盐/谷氨酰胺复合物信号升高，以及胆碱和肌醇信号降低。③正电子发射断层扫描（positron emission tomography，PET）：是利用正电子核素标记葡萄糖等人体代谢物作为示踪剂、通过探测放射性核素的分布来评估病灶对示踪剂的摄取情况、并定量分析人体内生物代谢信息的成像技术，可精确定位病灶及显示人体的器质性及功能性病变。肝硬化病人的脑血流及血氨代谢显示：脑内氨代谢速率升高以及血脑屏障对氨的渗透性升高。

（5）智能测试：简易智能量表（mini-metal state examination，MMSE）是以问卷调查的形式从定向力、记忆力、注意力、计算能力、回忆力以及语言能力等多方面对患者的智能情况进行评估（表4-10-3），可较全面地反映认知功能的轻度障碍。当受试者所得分数为25～30分时，表示正常；当所得分数<25分时，表示受试者存在一定的认知功能障碍；当所得分数为10～20分时，表示存在轻度至中度的痴呆；当所得分数<10分时，表示存在重度痴呆。但该检查耗时较长。

表 4-10-3 简易智能量表（MMSE）

姓名： 性别： 年龄：

评价项目	计分标准	实际得分
（一）定向力（最高为10分）		
1. 今年是哪一年？	1	
现在是什么季节？	1	
现在是几月份？	1	
今天是几号？	1	
今天是星期几？	1	
2. 你住在哪个国家？	1	
你住在哪个省？	1	
你住在哪个县（区）？	1	
咱们现在在哪个医院？	1	
咱们现在在第几层楼？	1	

续表

(二)记忆力(最高为3分)		
3. 现在我要告诉你三个东西的名称(名称间相互无关且缓慢、清楚地传达给受试者,约1秒钟1个),在我讲完后,请您重复说一遍并记住,等会儿我还会问您这三个东西。 皮球　国旗　树木 请您重复这3个名称,以受试者首次重复结果为主。	答对1个得1分。	
(三)注意力和计算力(最高为5分)		
4. 告诉受试者计算从100开始减7,一直连续减5次并说出结果(结果分别为93、86、79、72、65)。	答对1个正确得数得1分(无论前一次错误与否)	
(四)回忆能力(最高为3分)		
5. 现在请您再说一遍我刚才告诉您的3个东西。 皮球　国旗　树木	答对1个得1分	
(五)语言能力(最高为9分)		
6. 命名能力 (出示手表)请问这是什么? (出示笔)请问这是什么? 7. 复述能力 现在请您跟我重复下面说的一句话:四十四只石狮子(受试者仅复述1次)。 8. 三步指令 (检查者给受试者一张白纸)接下来请您按照我的指令来行动,现在开始:用右手拿着这张纸,用2只手把它对折起来,然后把折好的纸放在地上。 9. 阅读能力 (检查者给受试者一张上面印有“请闭上你的眼睛”这句话的纸)请您读一下纸上的文字并按照它的要求去做。 10. 书写能力 (检查者给受试者一张白纸)请您在这张纸上写下想对医生说的话。 11. 模仿能力 (检查者给受试者一张白纸以及一张画有2个交叉的五边形图案的纸)请您模仿这个图案画在这张白纸上。 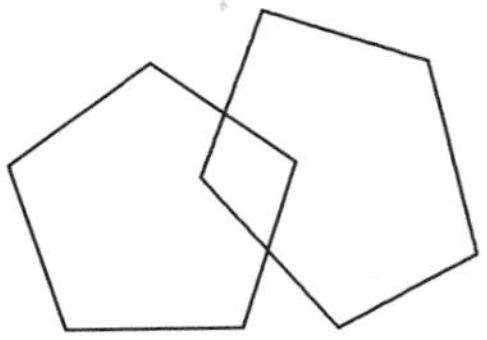	1 1 复述正确得1分 每个动作正确完成,可得1分,共3分 若受试者确实闭上了眼睛,则可得1分。 句子要有主语和动词且合乎情理,可得1分。 五边形需画出5个清楚的角和5个边。同时,两个五边形交叉处形成一个四边形。图案正确可得1分。	

来源:Zhan T,Stremmel W. The diagnosis and treatment of minimal hepatic encephalopathy. Deutsches Arzteblatt International,2012,109(10):180-187.

（6）神经心理学测试：主要用于轻微型和隐匿性肝性脑病患者。进行神经心理学测试时，应选择有经验的测试者，且如果被疑诊患者测试结果正常，建议6个月内再进行一次检查。

①肝性脑病心理测试评分(psychometric hepatic encephalopathy score，PHES)：由5个测试组成，包括数字连接试验A和B(number connection test A/B，NCT-A/B)、数字符号试验(digit symbol test，DST)、系列打点试验(serial-dotting test，SDT)和轨迹描绘试验(line-tracing test，LTT)。可以评估意识和精神运动变化的进展速度以及视觉运动的协调性。这些测试相对比较容易且有很好的外部真实性。目前共识认为数字连接试验A和数字符号试验均阳性则可诊断轻微型肝性脑病。对于文盲病人，图形连接测试替代了传统的数字连接测试，具有实用性。②连续反应时间测试(continuous Reaction Time test，CRT test)：是患者在听觉刺激下(通过电话)重复测试运动性反应时间(通过按按钮)。最重要的测试结果是连续反应时间指数，它可以评价反应时间的稳定性，且测试结果可区分实质性和代谢性脑功能障碍。③抑制性控制测试(inhibitory control test，ICT)：是由计算机协助完成的一项测试，可以在www. hecme. tv 网页上免费下载。此项测试有很好的可信度，但是对受试者的知识水平要求较高。④Stroop 测试：利用颜料颜色和字义上的矛盾，要求被试者说出字的颜色，在一定程度上影响被试者认知反应时间，来评价精神运动速度和意识的灵活性。目前，研究者已开发出相应的 Stroop 手机应用软件以更加快捷地筛查轻微型肝性脑病，这是一种可靠、快捷、灵敏、无创的有效手段。⑤SCAN 测试：是在进行数字记忆时增加相应的复杂性，来评估记忆的速度与准确性，可用于轻微型或隐匿性肝性脑病的预兆评价。

肝性脑病是一种多维度的功能障碍，因此对这些检查结果的解释和对临床的指导意义需要医者充分了解患者的病史、日常生活改变以及当前治疗方案等。

【治疗】

（一）治疗原则

肝性脑病的治疗是多维度的综合性措施，治疗原则如下：早期识别并积极纠正诱因；适当的营养支持；减少氨等有害物质的生成和吸收，促进氨的代谢；治疗原发病；根据临床类型、病情的严重程度制定个体化的治疗方案。对复发的难治性肝性脑病且合并肝衰竭，必要时可进行肝移植。

（二）早期识别并积极纠正诱因

大部分肝性脑病患者在积极纠正诱因后，症状可自行缓解，因此早期识别并纠正诱因是肝性脑病/轻微型肝性脑病治疗的基础。

对于过度使用利尿剂、大量放腹水的肝硬化患者，常出现低钾性碱中毒等电解质紊乱，从而诱发肝性脑病，因此应减少利尿剂的剂量，避免一次性大量放腹水，及时补充白蛋白和液体以纠正电解质紊乱，维持内环境稳态。消化道出血是肝硬化常见的并发症，可使肠道内大量积血，促进肠道氨的生成，此外血容量不足使大脑处于缺血、缺氧状态，耐受性降低，对氨等毒性物质的敏感性增加，从而诱发肝性脑病。因此，对于消化道出血的肝硬化患者，应积极识别出血程度，快速补充血容量(尽量选用新鲜的供血，陈血中血氨过高)，给予药物、内镜探查甚至血管介入栓塞治疗等及时止血，并促进肠道积血排出体外。对于被疑有感染的肝性脑病患者，应积极寻找感染源，早期进行抗感染治疗。对严重肝病患者慎用镇静催眠药、麻醉药及对肝功能有损害的药物，以免诱发肝性脑病。便秘可延长肠道氨的吸收时间，因此肝硬化患者应尽量保持大便通畅，必要时服用乳果糖促进排便，同时酸化肠道。

（三）营养支持治疗

肝硬化等严重肝病患者处于快速代谢状态，对营养的需求比健康人高，而长期限制蛋白质摄入则更容易导致营养不良、肌肉群减少，反而更容易出现肝性脑病。营养不良和肌肉减少是肝性脑病和其他肝硬化并发症进展的危险因素，目前已有研究证实肌肉萎缩是肝硬化患者预后不良的指标，因此应对肝性脑病患者进行营养状态测试，并积极给予个体化的营养支持。

欧美实践指南推荐肝性脑病患者每日能量摄入量为 35～40kcal/kg 体重（1kcal = 4.18kJ），每日蛋白质摄入量为 1.2～1.5g/kg 体重。推荐每天少食多餐，白天禁食时间不超过 3～6 小时，推荐进食晚间点心，避免快速进食。葡萄糖是最方便的能量来源，但是对于营养不良患者，仅补充葡萄糖是不够的。对于能配合的患者，可以口服营养液；对于不能摄入需要量的患者，可通过胃管补充营养液，或者予肠外营养。若对动物蛋白质不耐受，可补充支链氨基酸和（或）植物蛋白，从而降低总蛋白的摄入。有研究显示，口服富含支链氨基酸的营养配方能够明显地提高肝硬化患者的营养水平。另外，如果有明确的微量元素减少，推荐补充特定的微量元素。

（四）减少氨的生成与吸收

1. 清洁肠道　肝硬化患者可并发消化道出血和（或）合并便秘，可促进肠道内氨的生成，因此清洁肠道对肝性脑病的发生具有一定的预防作用。对于消化道出血患者，应及时止血。对于便秘患者，可应用聚乙二醇或硫酸镁等导泻，促进肠道内积血及其他毒物的清除；也可通过应用乳果糖、生理盐水或弱酸性溶液灌肠，从而清洁肠道。值得注意的是要避免用碱性溶液灌肠，以免再次诱发肝性脑病。

2. 不吸收双糖　乳果糖是美国药品管理局（FDA）批准用于治疗肝性脑病的一线药物，是可用于新药开发时进行随机对照试验的标准对照药物。乳果糖是肠道不吸收双糖，口服后在上消化道不吸收，在结肠内，乳果糖易被细菌分解为乳酸和醋酸，使肠道 pH 迅速下降。酸性环境促进肠腔内的氨与氢离子结合，生成无毒性的铵盐随粪便排出体外从而减少氨的吸收而降低血氨水平。肠道酸化后可抑制产氨的细菌（如大肠埃希菌）生长，亦可减少氨的生成。此外，乳果糖作为缓泻剂，能够促进肠蠕动，缩短有害物质在肠腔内停留的时间，从而减少氨的吸收。乳果糖的常用剂量为每次 15～45ml，2～3 次/天，以保持每天 2～3 次软便为宜。

乳梨醇也是肠道不吸收双糖，在结肠内被细菌分解为乙酸、丙酸而起到酸化肠道的作用，作用机制与乳果糖相似，但其甜度较低。常用剂量为 0.5g/kg，2 次/天，以保持每天 2～4 次软便为宜。

3. 抗生素　口服抗生素可抑制肠道中产氨的细菌，从而减少氨的生成。常用的抗生素包括利福昔明、甲硝唑、新霉素等。利福昔明是非氨基苷类抗生素，对肠道细菌有广谱、强效的抑制作用，且口服给药仅在局部胃肠道起作用，但长期应用利福昔明可增加胃肠道艰难梭菌感染的可能。在利福昔明与安慰剂、其他抗生素、乳果糖对比用于肝性脑病治疗的试验中显示：利福昔明具有良好的耐受性，等同或优于其他药物。

4. 益生菌制剂　益生菌制剂能够直接补充人体有益细菌，调节肠道菌群稳态，抑制肠道中的致病菌（如产尿素酶的细菌）生长，酸化肠道，降低肠道 pH，从而减少血氨的吸收和产生，减少肝性脑病的发生。益生菌制剂还可改善肠上皮细胞的营养状况，有效地维持肠道黏膜屏障；还可抑制肝细胞炎症和氧化应激反应，增加肝脏对氨及其他毒素的代谢，从而改善肝功能。有学者研究表明,乳果糖和益生菌能够明显改善轻微型肝性脑病患者病情,并预防轻微型肝性脑病向显性肝性脑病的进展。

(五)促进氨的代谢

L-鸟氨酸-L-门冬氨酸(L-ornithine L-aspartate,LOLA)L-鸟氨酸-L-门冬氨酸,是鸟氨酸和门冬氨酸的混合制剂,在体内可裂解为鸟氨酸和门冬氨酸。鸟氨酸是鸟氨酸循环的起始底物,促进鸟氨酸循环的建立及尿素的合成,是氨的主要去路,可有效降低血氨水平;鸟氨酸也可促进鸟氨酸转氨酶和氨甲酰磷酸合酶活性增加,促进氨转化成尿素而排出体外。门冬氨酸可促进谷氨酸和谷氨酰胺的合成,从而直接降低血氨浓度;也可参与促进肝细胞的修复与再生,可对肝脏有保护作用并改善肝脏功能。

(六)调节神经递质

1. γ-氨基丁酸/苯二氮䓬(γ-aminobutyric acid/benzodiazepine,GABA/BZ)复合受体抑制剂 肝性脑病患者的高血氨通过血脑屏障弥散入大脑后,可激活GABA/BZ复合体中的BZ受体,从而引发肝性脑病。因此理论上GABA/BZ复合受体抑制剂可竞争性抑制弥散入脑的氨,从而改善患者的症状。但此类药物的临床试验无确切的疗效,因此目前不推荐使用。

2. 支链氨基酸(branched-chain amino acid,BCAA) 支链氨基酸是由亮氨酸、缬氨酸、异亮氨酸等组成的复合氨基酸制剂,可竞争性抑制芳香族氨基酸进入脑组织,减少肝性脑病患者中假性神经递质的产生;可改善肝硬化病人的营养状况,改善其肝脏的纤维化程度,对肝脏功能有一定的保护作用,但目前对于口服支链氨基酸的疗效与安全性尚存在争议。

(七)抗幽门螺杆菌(Helicobacter pylori,Hp)治疗

幽门螺杆菌的感染可能与肝性脑病患者的高血氨水平有关。幽门螺杆菌可分解消化道中的尿素为氨、二氧化碳,而处于游离形态的氨进入血液循环后可能造成血氨水平上升。此外,幽门螺杆菌可破坏胃黏膜的防御机制,促进上皮细胞释放炎症介质及增强胃壁毛细血管通透性,促进氨进入血液循环,进一步升高血氨水平。

(八)治疗原发病

肝性脑病患者常有导致急慢性肝功能障碍的肝脏基础疾病和(或)门-体分流异常。因此治疗原发病可在一定程度上改善肝性脑病的症状,减缓肝性脑病的进展。首先应注重保护肝脏功能,尽量避免肝毒性药物的使用。此外,目前辅助肝性脑病治疗的人工肝支持治疗主要有血液灌流、血浆置换、血液滤过、血液透析等,可代替肝脏的部分功能,在不同程度上有效地清除血液中的炎性介质、氨及其他有害物质等,较为明显地缓解肝功能衰竭所致肝性脑病患者的病情。对于肝硬化患者合并严重的侧支循环开放,可择期行经颈静脉肝内门腔分流术(transjugular intrahepatic portosystemic shunt,TIPS)以阻断异常的肝外门体分流。对于其他治疗方法无效的严重肝功能衰竭或难治性肝性脑病,极大程度地损害了患者的生活质量,肝移植(liver transplantation,LT)则是最后的有效方式。严重的门体分流异常也可导致神经系统紊乱和持续性肝性脑病,甚至在肝移植后也可发生。因此,在移植前或移植过程中应明确是否存在分流并适时进行栓塞。

【常见误区】

(一)肝硬化患者以精神症状为突出表现,诊断为“肝性脑病”

肝硬化患者易出现多系统代谢紊乱及功能障碍,因此以精神异常为突出表现的肝硬化患者应警惕肝性脑病的同时,仍需与其他多种并发疾病进行鉴别而明确诊断。如肝硬化患者可在多种机制共同作用下合并低钠血症,使血浆渗透压下降,导致继发性脑水肿,表现为

一系列类似于肝性脑病的神经精神症状，因此容易误诊。而对肝硬化所致的肝源性糖尿病患者常规予胰岛素控制血糖的过程中，可能发生低血糖症，表现为无明显诱因的躁动不安、甚至昏迷，应与肝性脑病进行鉴别。此外，对长期饮酒史的肝硬化患者，因各种原因突然中断饮酒后突发一系列异常的精神症状，亦可能是酒精戒断综合征。若采集的病史不详细、准确，则很可能延误治疗，带来不可预知的后果。肝性脑病的诊断常常是通过病史、临床表现及排除其他疾病后得出，因此鉴别诊断对病情的判断具有不可替代的意义。

以下对于肝性脑病的鉴别十分重要：

1. 详细的病史采集，包括饮酒情况。

2. 对于肝病患者应进行系统的体格检查，注意是否可引出扑翼样震颤，重视各项神经系统体格检查。

3. 熟练地掌握肝性脑病的鉴别诊断（表 4-10-4）。

表 4-10-4　HE 的鉴别诊断

应与肝性脑病相鉴别的疾病或急性意识紊乱状态
糖尿病（低血糖症、酮症酸中毒、高渗状态、乳酸酸中毒）
酒精（中毒、戒断综合征、Wernicke 脑病）
药物（苯二氮䓬类、镇静药、阿片类）
神经系统感染
电解质紊乱（低钠血症和高钙血症）
非抽搐性癫痫
精神异常
颅内出血和脑卒中
痴呆（原发性和继发性）
颅内病灶（创伤、肿瘤、脑积水）
阻塞性睡眠呼吸暂停

4. 及时完善辅助检查，判断是否存在肝性脑病的相应诱因，并为鉴别诊断提供有效的依据。对伴有腹水、严重水肿应用利尿剂的肝硬化患者应注重持续动态监测肝肾功能及电解质情况。

5. 对于治疗无效或效果不佳的精神异常患者，必要时应请相关临床科室医师会诊。

（二）肝功异常患者出现嗜睡、言语不清等症状，首先推断发生了“肝性脑病”，忽略了伴发病（症）

非特异性肝性脑病症状不仅仅存在于肝性脑病本身，也可出现于其他疾病，如肿瘤、尿毒症等。因此当合并其他疾病的肝病患者出现类似于肝性脑病的突出症状时，临床医师不能仅仅只认为是肝性脑病。如具有消化系统肿瘤病史、肝功能异常的患者表现为神经精神症状，还应考虑由于消化系统肿瘤继发性导致癌性脑病的可能。另外，甲亢危象也可以出现意识障碍等脑病症状，当患者既往合并有肝功能异常病史时，若临床医师思维固定，只局限于肝性脑病的思考，而忽视了患者未规律服用抗甲状腺药物的治疗经过，并未及时复查甲状腺功能检查，也可误诊。因此重视病史的详细询问，综合考虑合并疾病，可明显降低肝性脑病的误诊率。

（三）转氨酶正常证明肝脏无病变

临床医师应明确，转氨酶正常并不意味着肝脏无病变。转氨酶升高，是在慢性肝病进展过程中由于各种致病因素引起肝细胞破裂而导致肝细胞膜通透性增加，胞质内的丙氨酸氨基转移酶（alanine aminotransferase，ALT）和天冬氨酸氨基转移酶（aspartate aminotransferase，AST）入血所致。而肝硬化患者作为进行性的慢性肝病，后期肝脏病理以肝纤维化、肝细胞萎缩为主，可能无肝细胞膜破裂，因此很多患者的 ALT 及 AST 并无明显变化。所以对肝功能的评估，应结合患者的病史、临床表现、影像学检查等综合分析、判断，才更加明确，否则容易忽略肝性脑病的诊断。

（四）较少剂量乳果糖效果不佳，可通过增大用量来弥补

乳果糖是治疗肝性脑病的一线药物，但是使用过量的话，会导致很多并发症，如误吸、脱水、高钠血症、严重的肛周皮肤刺激、甚至可以诱发肝性脑病。因此，当乳果糖治疗效果不佳时，可加用其他药物治疗。

（五）肝移植可使肝性脑病的症状完全好转

肝移植是治疗终末期肝衰竭和难治性肝性脑病的最终方法，可明显改善肝性脑病的病情，但是肝移植可能会诱发脑功能异常，加重神经系统退化，且需与其他原因导致的精神异常相鉴别，如小血管性脑血管病和阿尔兹海默病等，可行脑部 MRI 和磁共振波谱以辅助诊断。此外，肝移植带来的移植排斥反应也会对肝移植的预后带来不良的影响。

综上，肝性脑病是严重肝病的常见并发症，进展迅速，病死率高，预后不良。针对肝性脑病患者的病史、病因、诱因、诊断、病情评估、诊疗误区，应早期识别、以尽早规范制定个体化、多环节的综合治疗措施，以提高生活质量，延缓肝性脑病的进展。

（段志军）

第十一章

肝肾综合征

肝肾综合征(hepatorenal syndrome,HRS)是指在无明确肾脏实质性疾病的情况下,继发于严重肝功能障碍而出现的以自发性少尿、无尿、氮质血症、稀释性低钠血症等为临床表现的功能性肾衰竭,常见于肝硬化合并腹水、重度急性肝衰竭或重度酒精性肝炎等患者。一项对肝硬化患者合并肾功能不全的预后分析显示:肝硬化患者合并实质性肾病所致的肾衰竭、低血容量相关性肾衰竭、感染所致的肾衰竭以及肝肾综合征的3个月生存率分别为73%、46%、31%和15%。虽然肝肾综合征是功能性病变,但其在各种原因所致的肾衰竭中预后最差。因此,研究肝肾综合征的发病机制,利用各种敏感指标以早期发现、识别,早期诊治,是改善肝肾综合征预后的关键。

【病因和发病机制】

(一)病因

终末期肝病可合并肝肾综合征,包括肝硬化失代偿期、重度病毒性肝炎、重度酒精性肝炎、肝细胞癌、急性肝衰竭、妊娠性急性脂肪肝等。其中,肝肾综合征最常见于肝硬化失代偿期患者,有研究显示:对于失代偿期肝硬化合并腹水患者,1年内肝肾综合征的发生率为18%,5年内发生率为39%。

(二)诱因

大多数肝肾综合征患者具有明确的诱发因素,包括细菌感染、消化道出血、大量放液穿刺术、电解质紊乱(如低钠血症)、使用肾毒性药物等。其中,肝肾综合征最重要的危险因素是细菌感染,特别是自发性细菌性腹膜炎(spontaneous bacterial peritonitis,SBP)。在合并自发性细菌性腹膜炎的肝病患者中,约30%可发生肝肾综合征。

(三)发病机制

肝肾综合征是严重肝功能障碍晚期的常见并发症,是由于肾脏有效循环血容量不足而导致的功能性肾衰竭。其发病机制至今尚未完全阐明,目前主要包括以下假说:内脏血管舒张学说认为,终末期肝病通过多种机制共同作用使内脏血管舒张,引起有效动脉血容量减少及高动力循环状态,进而激活了交感-肾上腺髓质系统和肾素-血管紧张素-醛固酮系统,使得肾脏低灌注,最终造成肾功能下降以及肝肾综合征的发生(图4-11-1);二次打击学说认为,严重终末期肝病所导致的内脏血管舒张是肝肾综合征发病的始动因素,也是“第1次打击”,而当存在可致有效循环血量减少的诱因时,可使肾功能进一步恶化,产生对机体的“第2次打击”,诱发肝肾综合征的发生与进展。

【诊断要点】

1. 基础疾病　最常见的是肝硬化伴腹水。

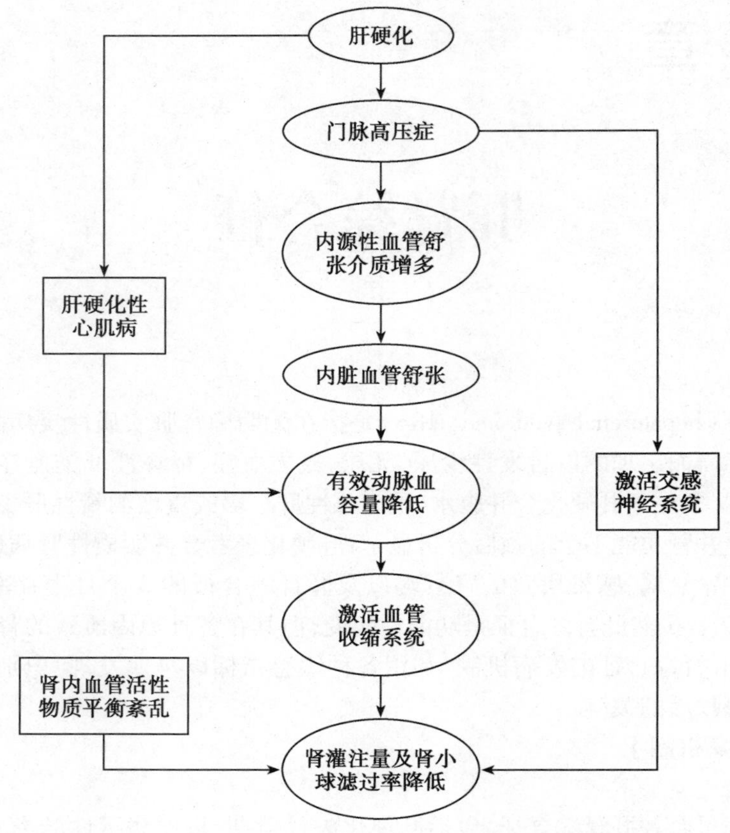

图 4-11-1　肝肾综合征的发病机制

2. 血肌酐水平>133μmol/L(1.5mg/dl)。若病程进展迅速,在 2 周内血肌酐水平升高至基线值的 2 倍,甚至高达>226μmol/L(2.5mg/dl),则为 1 型肝肾综合征;若病程进展缓慢,血肌酐水平维持在 133~226μmol/L(1.5~2.5mg/dl),则为 2 型肝肾综合征。

3. 在停用利尿剂 2 天和白蛋白扩容治疗后,血肌酐水平无明显改善("改善"指血肌酐水平降低至≤133μmol/L)。

4. 无休克。

5. 近期未使用肾毒性药物。

6. 无实质性肾疾病。若患者 24 小时尿蛋白>500mg,有镜下血尿(尿沉渣镜检每高倍视野红细胞计数>50)和(或)肾脏超声检查结果异常,则应怀疑有实质性肾疾病的可能。

有学者提出在用上述诊断标准(1、3~6)的同时,对有肝肾综合征发生风险的肝硬化患者,可通过急性肾损伤协作网(acute kidney injury network,AKIN)标准(表 4-11-1)早期评估肾损伤的程度。此标准对肝硬化合并肾衰竭(包括肝肾综合征所致的肾损伤)的诊断更加敏感,但其对预后的评估缺乏一定的特异性。

【病情判断】

(一)通过临床观察的主观评估

肝肾综合征常继发于严重的肝功能衰竭,以肾脏功能损害、心血管功能障碍以及交感神经和肾素-血管紧张素系统过度激活为特点,其临床表现无明显特异性,通常包括终末期肝病、肾损害以及循环异常的症状以及体征。

表 4-11-1　急性肾损伤网络(AKIN)标准对急性肾损伤的分级

分级	标　　准
1	血肌酐值较基线升高≥0.3mg/dl;或较基线升高 1.5~2.0 倍;或超过 6h 内尿量<0.5ml/(kg·h)
2	血肌酐值较基线升高 2.0~3.0 倍;或超过 12 小时的尿量<0.5ml/(kg·h)
3	血肌酐值较基线升高>3.0 倍;或血肌酐≥4.0mg/dl 伴急性升高≥0.5mg/dl;或需要肾脏替代治疗;或 24 小时尿量<0.3mg/(kg·h);或 12 小时内无尿

肝肾综合征所致的肾损害是功能性肾衰竭,主要表现为自发性少尿、无尿、氮质血症以及电解质紊乱(如稀释性低钠血症、低钾血症等),且患者既往无器质性肾脏病史。根据病程进展快慢,肝肾综合征可分为 2 型:1 型肝肾综合征所致的肾衰竭进展迅速,故又称急进型肝肾综合征。常发生于严重酒精性肝炎或终末期肝硬化合并感染性损害,特别是自发性细菌性腹膜炎。1 型肝肾综合征常合并循环功能的急性恶化,表现为低血压以及内源性血管收缩系统的激活。1 型肝肾综合征预后差,若不积极治疗,其中位生存期<2 周,1 个月和 3 个月的存活率分别为 25%和 10%。2 型肝肾综合征所致的肾衰竭进展缓慢,呈自发性,以轻度肾功能障碍为特点,故又称为渐进型肝肾综合征,常发生于合并难治性腹水患者。2 型肝肾综合征患者 3 个月的生存率约为 70%,其生存率较无氮质血症的肝硬化伴腹水患者要低,但高于 1 型肝肾综合征患者。

此外,在肝肾综合征早期,肝硬化患者的常规肾功能检查可正常(如血肌酐、尿素氮水平等),但存在相关的肾脏血流动力学紊乱,包括肾小球滤过率以及肾灌注量降低,称为亚临床肝肾综合征。在相应的诱因(如感染、大量使用利尿剂等)下,可进展为肝肾综合征。

(二) 通过辅助检查的客观评估

1. 血清肌酐和尿素氮　是诊断肝肾综合征的重要指标,以上诊断标准主要是通过血肌酐水平来辅助判断并诊断肝肾综合征的。肝肾综合征早期,由于各种代偿机制血肌酐和尿素氮水平可能在正常范围内,随着病程进展,这两项指标可升高。血肌酐容易受体重、种族、年龄和性别的影响,对于肝硬化患者,营养不良可使得肌酐的生成减少;钠水潴留可稀释性降低血肌酐水平;胆红素升高也对血肌酐的检测有一定的影响,因此肝硬化患者的血肌酐水平可能高估了实际的肾小球滤过率或肾功能。由于肝病所致的肝脏合成尿素能力降低,且外源性蛋白质摄入减少,可使尿素氮水平下降。因此,在评估肾功能时,除了动态监测血清肌酐和尿素氮水平外,还需结合其他较敏感的指标以协助判断并分析。

2. β_2-微球蛋白(β_2-microglobulin,β_2-MG)　是一种由机体有核细胞产生的小分子蛋白,经近端小管全部重吸收,是识别肾功能早期损害的十分敏感的指标。当肾小球滤过功能受损时,β_2-微球蛋白不能全部通过肾小球,而滞留于血液循环中,使得血 β_2-微球蛋白水平升高;当肾小管重吸收功能受损时,β_2-微球蛋白不能全部经近端小管重吸收,一部分可随尿液排出,使得尿 β_2-微球蛋白水平升高。因此 β_2-微球蛋白水平的变化可帮助临床医师早期识别亚临床肝肾综合征。

3. 血清胱抑素 C(cystine C,cysC)　是由机体有核细胞产生的一种碱性低分子蛋白,可经肾小球滤过而被清除,且不受性别、年龄、饮食等多种因素影响,是反映肾小球滤过功能的可靠的内源性指标,且能较敏感地反映肝硬化患者合并肾功能的早期损害。当肾小球滤过功能受损时,血胱抑素 C 水平则会升高。

4. 尿中性粒细胞明胶酶相关脂质运载蛋白(urinary neutrophil gelatinase-associated li-

pocalin,uNGAL） uNGAL 在正常人中含量为 20ng/ml,在肾前性氮质血症中含量为 20ng/ml,在慢性肾脏病患者中含量为 50ng/ml,在肝肾综合征中为 105ng/ml,以及在急性肾损伤中为 325ng/ml。其可以较敏感地反映肾功能的损伤,但其机制还未完全阐明。

5. 多普勒超声 由于终末期肝病患者内脏血管舒张,肾灌注量减少,进而肾血管收缩以代偿肾血容量的减少,而肾血管的收缩也会使肾动脉阻力增大。因此利用多普勒超声通过测定肾动脉阻力指数,可早期反映出肾血流量以及肾小球滤过率的情况。

【治疗】

（一）治疗原则

肝肾综合征预后很差,且其早期通过常规的肾功能检查很难发现,因此一旦确诊肝肾综合征,则应在密切监护下尽早开始治疗,从而防止肾衰竭的进展。肝肾综合征的主要治疗原则有:早期识别并积极纠正诱因;有条件的可考虑首选肝移植治疗,对于移植前或存在肝移植禁忌证的患者,首选血管收缩药物联合白蛋白治疗以改善生存期,此外,经颈静脉肝内门腔分流术、肾脏及肝脏替代治疗可作为缓解病情的辅助手段;针对病情的严重程度,制定个体化的综合性治疗措施。

（二）早期识别积极纠正诱因

早期纠正诱因,是改善肝肾综合征预后的重要措施。

1. 细菌感染是肝肾综合征最常见的诱因,特别是自发性细菌性腹膜炎。自发性细菌性腹膜炎多为革兰阴性需氧菌感染,一旦确诊,则应早期开始经验性抗生素治疗,并根据细菌培养和药敏试验结果选用敏感抗生素。早期推荐应用的多种抗生素包括头孢噻肟或其他第三代头孢菌素、阿莫西林/克拉维酸等。

2. 消化道出血是肝硬化患者的常见并发症,多因食管胃底静脉曲张出血,引起血容量的减少及感染,从而诱发肝肾综合征。对于消化道出血患者,首先应早期识别并严密监测生命体征,尽快建立有效的静脉通路及时补充血容量,给予血管活性药物、内镜检查甚至介入治疗及时止血,并预防性使用抗生素以减少反复出血和肝肾综合征的发生风险。

3. 对于腹水处理不当,如大量穿刺放腹水（>5L）且未予相应的扩容治疗者,容易出现穿刺后循环功能紊乱（post-paracentesis circulatory dysfunction,PCD）,很可能诱发肝肾综合征。一项 meta 分析显示,若大量穿刺放液后未及时予扩容对症治疗,大约 73%的患者可发生穿刺后循环功能紊乱,且予白蛋白治疗后可降低此类循环紊乱以及 1 型肝肾综合征的发生率和死亡率。因此对于一次大量放腹水超过 5L 的肝硬化患者,推荐予 8g/L 的白蛋白治疗。

4. 长期过量饮酒（>100g/d）患者常在饮酒突然中断后,发生以黄疸、发热、腹水和近端肌肉萎缩等为临床特点的酒精性肝炎,而当发生重度酒精性肝炎时血肌酐水平可升高,并诱发肝肾综合征。其常规治疗为泼尼松或己酮可可碱。一项双盲随机对照试验发现:短期应用己酮可可碱（每次 400mg,3 次/天）可防止重度酒精性肝炎患者并发肝肾综合征,但还需要进一步的研究。

5. 对于应用了肾毒性药物（如非甾体类抗炎药、氨基苷类抗生素、造影剂等）的患者,应尽早停药,以免加重肾功能的损害。

（三）血管收缩药物

目前肝肾综合征的药物治疗主要是血管收缩剂联合白蛋白。血管收缩剂能够对抗并改善由于内脏血管舒张而引起的有效血容量减少,使有效动脉压升高;它能够收缩已舒张的内脏血管,使回流到门静脉的血容量减少,从而可缓解门脉高压症;此外,它还可以抑制多种内源性血管收缩系统（如肾素-血管紧张素-醛固酮系统和交感神经系统）的活性，从而增加肾灌注量以及肾小球滤过率。另外，使用血管收缩剂联合白蛋白可在等待肝移植期间起到过渡性的桥梁作用。目前推荐用于肝肾综合征治疗的血管收缩药物有特利升压素（terliprssin）、去甲肾上腺素（noradrenaline）及米多君（midodrine，需与奥曲肽联合使用）（表 4-11-2）。

表 4-11-2　应用于肝肾综合征的血管收缩药物与白蛋白

药物名称	推荐剂量
特利升压素（后叶升压素类似物）	起始每 4~6 小时静脉滴注 0.5~2.0mg。若肌酐值未较初始值降低>25%，则每 2 天增加 1 倍剂量，直到达 12mg 的日最大量，最多治疗 14 天
去甲肾上腺素（α 肾上腺素能激动剂）	0.5~3.0mg/h 持续静脉滴注
米多君和奥曲肽（α 肾上腺素能激动剂和生长抑素类似物）	每 8 小时口服 7.5~12.5mg（米多君）以及每 8 小时皮下注射 100~200μg（奥曲肽）
白蛋白	首日补充 1g/kg（最多 100g），之后每天补充 20~40g

来源：Nadim MK，Kellum JA，Davenport A，et al. Hepatorenal syndrome：the 8th international consensus conference of the Acute Dialysis Quality Initiative（ADQI）group. Crit Care，2012，16（1）：R23.

1. 特利升压素　特利升压素是赖氨酸-后叶升压素的合成性激动剂，通过结合后叶升压素受体 V_1 从而发挥血管收缩效应。应用特利升压素联合白蛋白是治疗 1 型肝肾综合征的一线方法，对 40%~60%的 1 型肝肾综合征患者都有效；而由于应用血管收缩剂治疗 2 型肝肾综合征的研究较少，其疗效还不确切。特利升压素的用法以静脉滴注为主，其推荐剂量如表 4-11-2 所示。

约 30%的患者可能发生特利升压素的不良反应，甚至约 4%的患者由于严重不良反应而需停药。特利升压素的不良反应多为血管收缩效应所导致的轻度外周和内脏血管缺血，包括手指和足趾发绀、腹痛、腹泻、心律失常（多为心动过速）等。因此，为防止严重不良反应和治疗中断的发生，建议临床医师用药前应仔细评估患者是否存在特利升压素的禁忌证（如心肌梗死、恶性心律失常、脑血管或周围血管病变），密切动态关注不良反应的发生并每日根据患者的病情变化积极调整剂量以及治疗持续时间。

2. α 肾上腺素能受体激动剂　由于特利升压素价格较贵且有些国家并不能够获得此药，因此美国肝病研究协会建议可应用白蛋白联合米多君或奥曲肽，或单独应用去甲肾上腺素作为肝肾综合征的替代治疗方式。

去甲肾上腺素是由日本国家健康保险（the National Health Insurance）唯一批准用于肝肾综合征的药物。它可显著激活 α 肾上腺素能受体，从而发挥收缩血管的作用，且对心肌作用较小，因此理论上认为去甲肾上腺素可纠正肝肾综合征患者明显的全身血管阻力较低的情况。多项随机对照试验研究对比了特利升压素和去甲肾上腺素对肝肾综合征的疗效，显示两组肝肾综合征患者的逆转率和生存率无统计学差异。其推荐剂量见表 4-11-2。

米多君，又称甲氧胺福林，是 α 肾上腺素能受体激动剂，可通过结合外周交感神经系统的 α 受体，而使血管收缩。米多君的优点是可以口服，因此使用方便，且相比于特利升压素，价格较便宜。有研究表示，在难治性或复发性腹水患者中应用米多君，可增加尿量、尿钠排泄量、平均动脉压以及延长生存期。其推荐剂量见表 4-11-2。

3. 奥曲肽　奥曲肽是人工合成的八肽环状化合物，可选择性收缩内脏血管，且抑制血管舒张介质的活性，从而在一定程度上避免有效循环血量的减少。有研究显示联合应用米多君、奥曲肽和白蛋白可改善肝肾综合征患者的肾功能以及提高其生存率，但还缺乏相应的随机对照试验进一步明确其疗效。其推荐治疗剂量见表 4-11-2。

（四）经颈静脉肝内门腔分流术

经颈静脉肝内门腔分流术（transjugular intrahe pticporto systemic stent-shunt，TIPS），可建立肝内门-体分流，有效地降低了门静脉高压力，并降低内源性血管收缩系统（特别是肾素-血管紧张素-醛固酮系统）的活性，从而增加肾脏的血液灌注量并改善肾功能，可作为肝肾综合征的替代治疗手段。对于 1 型肝肾综合征患者，行 TIPS 手术后，可显著抑制内源性血管活性系统，降低血肌酐水平。肝硬化失代偿期合并难治性腹水患者常可并发 2 型肝肾综合征。有研究显示，相比于治疗性穿刺放液术，TIPS 可有效地改善 2 型肝肾综合征患者的肾功能、缓解腹水的进展以及改善其预后及生存期。但是 TIPS 能够增加心力衰竭和肝性脑病的发生风险，因此在行 TIPS 之前，应仔细评估患者的心功能以及详细询问其是否有肝性脑病的病史，排除手术禁忌证。

此外，TIPS 的适用性较低，其不适用于血胆红素>85.5μmol/L（5mg/dl）、有严重脑病或复发性脑病史、严重细菌感染、严重心或肺疾病、Child-Pugh 评分>11 的患者。

（五）肾脏和肝脏替代治疗

对于终末期肝病合并肝肾综合征患者，由于肝功能衰竭以及肾衰竭，对许多激素、其代谢产物甚至有毒物质的转化、降解及排泄能力减弱，导致代谢产物堆积，因此，终末期肝病合并肝肾综合征的患者易出现电解质紊乱及毒素的蓄积。而肾脏和肝脏替代治疗可通过清除体内滞留的毒素、改善内环境紊乱，暂时缓解患者的病情恶化，代替部分肾和（或）肝功能，为延长肝移植的等待时间提供多种选择。肾脏替代治疗的主要治疗方式包括血液透析、血液滤过、连续性肾脏替代治疗。肝脏替代治疗包括分子吸附再循环系统（molecular adsorbent recycling system，MARS）等。其中，分子吸附再循环系统是在血液透析进行的基础上，应用富含白蛋白的透析液来对血液中的毒素进行吸附，在其与血浆白蛋白解离后可再次与透析液中的白蛋白结合，从而有效地清除机体内与白蛋白结合的代谢毒素（如胆红素、胆汁酸、芳香族氨基酸、中链脂肪酸和相关的细胞因子等）以及水溶性代谢毒素（如尿素、肌酐、IL-6 等），以纠正体内的电解质紊乱。分子吸附再循环系统可降低肝肾综合征患者的血肌酐水平，但是其作用机制并不确切。因此关于体外白蛋白透析对于肝肾综合征患者生存期的疗效还需进一步的研究。

（六）肝移植

终末期肝病引起的肝功能障碍和门脉高压症是导致肝肾综合征的原因所在，因此对因治疗——肝移植是保证肝肾综合征患者长期生存期唯一有效的方法。

有研究表示，无论患者目前的治疗方案是什么，肝移植都可提高 1 型肝肾综合征患者的生存期。超过 50%的 1 型肝肾综合征患者在未进行肝移植情况下可能于 1 月内死亡，而 2 型肝肾综合征患者的中位生存期大约为 6 个月。相反，对肝移植后患者 1 年和 5 年的生存率，在 1 型肝肾综合征患者中分别为 77%和 69%，2 型肝肾综合征患者中分别为 74%和 61%。此外，有研究显示，移植前的肾功能是决定肝移植后生存期的主要因素。因此，在进行肝移植前，应用血管收缩剂联合白蛋白、必要时行 TIPS、血液透析等方式可在等待肝移植过程中起到过渡性治疗作用。而在肝移植后，临床医师应注意肾功能的继续损害（如肾小球滤过率），多数患者于肝移植手术后可能需要长期透析治疗。

【常见误区】

(一) 肝硬化患者出现肾功能障碍,诊断为"肝肾综合征"

肝肾综合征是继发于肝硬化等终末期肝病基础上的肾衰竭,因此在肝硬化病程中出现了肾功能障碍,临床医师在考虑肝肾综合征的同时,应积极完善检查以排除其他可能疾病。

第一,肝硬化患者由于治疗方法不当可出现肾功能障碍,容易误诊为"肝肾综合征"。如肝硬化合并腹水患者,由于水分摄入限制、多次大量放腹水且未及时补充胶体等而导致其有效血容量不足,表现为尿量减少甚至无尿、肌酐值升高等肾功能下降表现,容易误诊。第二,肝硬化患者因合并疾病导致肾功能障碍,容易误诊为"肝肾综合征"。肝硬化患者在感染诱因下合并急性肾小球肾炎,可出现肾功能急剧恶化,若临床医师过度重视肝病病史,则很容易误诊。对于严重肝病并发感染的患者,若因临床医师未加注意或经验不足而应用了肾毒性抗生素,则可能导致肾实质性损伤,也会出现一系列肾功能不全表现而误诊。此外,肝功能异常患者在酗酒、尿潴留、昏迷、医源性损伤等情况下突发少尿、腹水增多及肾功能异常,也容易误诊为肝肾综合征。

因此,对于肝硬化合并肾功能障碍的患者,临床医师应注意以下方面:

1. 详细的病史采集,评估是否存在相应的诱因以及可能导致肾实质损害的慢性疾病(如高血压、糖尿病等)。

2. 熟练掌握需与肝肾综合征鉴别的各系统疾病,包括肾前性肾衰竭、急性肾小管坏死、肾脏实质性病变、肝肾同时累及的疾病(如系统性红斑狼疮、病毒性肝炎、钩端螺旋体病、肿瘤等)等。

3. 明确有诊断与鉴别诊断意义的辅助检查,如对于合并急性肾小球肾炎的患者,可发现血清 C3 下降、抗链球菌溶血素"O"的效价升高、咽拭子培养可发现咽峡炎链球菌感染等。

4. 应熟练掌握药物的不良反应及禁忌证,避免使用可能对肝病患者的肾功能造成损伤的药物以促进肝肾综合征的进展。

(二) 仅仅用传统诊断标准确诊肝肾综合征后,再进行相应治疗

肝肾综合征是一个连续进展的过程,其早期——亚临床肝肾综合征时就可能已经出现了肾脏血流动力学紊乱及肾功能的轻度下降,但是在多种机制代偿下常规的肾功能检查结果可能正常。因此当仅仅用传统诊断标准(血肌酐水平>1.5mg/dl)确诊肝肾综合征时,机体的代偿能力及肾功能已经有不同程度的下降,并已出现急性功能性肾衰竭,预后较差。而有学者提出在应用诊断标准的同时,可合用急性肾损伤协作网(acute kidney injury network, AKIN)标准来早期判断肝硬化患者发生肾损伤的可能性,以早期识别、早期诊断及早期进行干预,从而降低并发肝肾综合征的风险,并有效地改善患者的预后。

一项研究评价了 AKIN 标准与传统诊断标准(血肌酐水平>1.5mg/dl)的效果时发现:AKIN 标准确诊的肾损伤患者 30 天死亡率要比无肾损伤患者高;AKIN 标准确诊合并急性肾损伤(无论血肌酐≤或>1.5mg/dl)的肝病患者,其 30 天生存期要差于无肾损伤的肝病患者。因此,应用 AKIN 标准可在一定程度上早期发现潜在性的急性肾损伤,而若仅仅使用传统诊断标准,则敏感性较低,很可能漏诊亚临床肝肾综合征的患者。这就要求医生在诊断肝肾综合征时应反复权衡 AKIN 标准与传统肾衰竭标准诊断的优点与缺点,在对患者的评估中,选择对患者获益较大的标准来辅助判断。

(段志军)

第十二章

妊娠急性脂肪肝

妊娠急性脂肪肝(acute fatty liver of pregnancy,AFLP)是发生于妊娠晚期的一种严重的并发症,起病急骤,病情凶险,主要表现为肝脏微泡性脂肪变性,以肝功能损伤、凝血功能障碍和肾功能损伤为主要表现。1934 年 Stander 以及 1940 年 Sheehan 首先描述为“黄色急性肝萎缩”,其后随着对疾病研究的深入,经及时诊断及分娩,并采取积极相应治疗,近年来预后明显改善,AFLP 孕妇病死率有了显著下降,为 0~12.5%,而胎儿病死率仍较高,15%~66%。

【病因和发病机制】

本病多见于初产妇,双胎以及三胎妊娠者、男胎孕妇发病率较高。国外报道 AFLP 的发病率在 1∶7000~1∶20 000。AFLP 病因尚不是十分明确,可能与以下因素有关。

(一) 遗传因素

国外大量研究表明,胎儿线粒体长链 3-羟酰-辅酶 A 脱氢酶(Long-chain 3-hydroxyacyl-CoA dehydrogenase,LCHAD)缺陷可导致 AFLP 发生。LCHAD 为脂肪酸 β-氧化途径中的线粒体三功能蛋白之一,可催化长链脂肪酸 β-氧化途径。LCHAD 缺乏最常见的变异是核苷酸位置 1528 位点 G 突变为 C(谷氨酸替代谷氨酰胺,E474Q),导致 MTP 复合体功能下降。早在 1990 年初,Treem 等和 Wilcken 等就指出子代存在 LCHAD 缺陷与孕妇发生 AFLP 有关。Sims 等报道 3 个存在 LCHAD 缺陷的家庭中,儿童 LCHAD 缺陷与 AFLP 的相关性。Ibdah JA 等研究表明,子代存在 LCHAD 缺陷孕妇发生 AFLP 或者 HELLP 综合征风险高达 79%。Zi 等对 27 例连续的 AFLP 患者子代血液标本进行检测发现 19%的新生儿存在 LCHAD 缺陷,认为胎儿 *G1528C* 突变与 AFLP 发生存在显著相关性。到目前发现,国外 30%~80% AFLP 患者的胎儿存在 LCHAD 缺陷。孕妇 LCHAD 缺陷与 AFLP 之间的相关性并没能确定,目前尚未得出统一的结论。目前国外的研究表明,中链酰基辅酶 A 脱氢酶(medium-chain acyl-CoA dehydrogenase,MCAD)、短链酰基辅酶 A 脱氢酶(short-chain acyl-CoA dehydrogenase,SCAD)、肉碱棕榈酰转移酶 1A(carnitine palmitoyl transferase 1 A,CPT1A)以及肉碱棕榈酰转移酶 2(carnitine palmitoyltransferase 2,CPT2)缺陷也可导致 AFLP 发生。

(二) 代谢和内分泌改变

因本病多发生在妊娠晚期,且只有终止妊娠才能治愈,故考虑与妊娠晚期胎儿胎盘单位内产生大量的雌激素,使脂肪酸代谢发生障碍,导致游离脂肪酸堆积在肝细胞、肾脏、胰腺和脑组织等器官,而造成多脏器功能损伤。

(三) 营养失调

饮食中缺乏蛋白质、维生素和长期摄入高胆固醇、高脂饮食等可能与本病有关。

【诊断要点】

目前较多的研究表明,早期诊断以及及时分娩对于提高母婴存活率较为关键。如何早期诊断一直是临床较为关注的问题。肝穿刺病理检查是 AFLP 诊断的金标准,但是由于患者常合并 DIC、凝血功能障碍、腹水等,肝穿刺活检存在风险,目前诊断主要依靠临床排除性诊断。

国内常用的 AFLP 诊断标准主要是:①症状,妊娠晚期出现厌食、乏力、恶心、呕吐、腹痛等表现;②典型的实验室检查结果,如白细胞升高,凝血功能障碍、血清肌酐水平升高等;③超声提示脂肪肝;④排除其他肝功能失代偿的病因,如病毒性肝炎、药物性肝炎以及胆管疾病和妊娠期肝内胆汁淤积。

目前国外公认的诊断标准是 Swansea 诊断标准:没有其他解释的情况下,在以下 14 项中至少满足 6 项:呕吐;腹痛;多饮/多尿;脑病;黄疸升高(>14μmol/L);低血糖(<4mmol/L);尿酸升高(>340μmol/L);白细胞计数升高($>11\times10^9$/L);腹水或者超声检查提示亮肝;转氨酶升高(AST 或 ALT>42IU/L);血氨升高(>47μmol/L);肾脏功能不全(Cr>150μmol/L);凝血功能障碍(PT>14 秒或者 APTT>34 秒);肝脏穿刺提示微泡脂肪变性。

【临床表现及并发症】

（一）临床表现

AFLP 发生在妊娠 28~40 周,多见于妊娠 35 周左右,但也有孕 22~28 周发病的报道。临床表现多样,早期可无症状,典型的前驱症状为恶心、呕吐、乏力等,由于症状缺乏特异性,疾病最初阶段容易误诊为消化系统疾病,其他症状包括头痛、上腹部或腹部疼痛(50%~80%)、发热、黄疸、瘙痒。若未能及时诊断和处理,1~2 周后病情迅速恶化,出现皮肤、巩膜黄染进行性加深、严重出血倾向、少尿、意识障碍等症状。实验室检查发现凝血功能重度异常,黄疸进行性升高,并出现中重度低血糖、肾功能损伤、肝功能衰竭等表现。大约 50%的患者还可合并先兆子痫。在分娩后第 1 周内,患者病情可能加重,出现黄疸进行性升高、肺水肿和(或)急性呼吸窘迫综合征(acute respiratory distress syndrome,ARDS)、肾衰竭、胰腺炎、产后大出血、严重感染等并发症,实验室检查结果可能更加恶化,少数病例可能发展为肝衰竭,需要进行肝脏移植。经过积极治疗,大部分患者在产后第二周病情逐渐稳定,尿量增加,出血停止,黄疸、肌酐水平下降,凝血功能恢复,各脏器功能逐渐恢复,进入恢复期,病情逐渐好转。住院时间依病情轻重不同有差别,平均为 11 天(4~31 天)。

（二）实验室检查

大约 98%的患者血常规检查白细胞明显升高,可达$(20\sim30)\times10^9$/L。无感染证据的白细胞计数$>15\times10^9$/L 是 AFLP 特征性的改变。肝功能:转氨酶水平轻中度升高,通常小于 1000U/L,且 AST/ALT>1,胆红素通常在 1~10mg/dl,但可以更高。疾病早期即出现血尿酸升高(占 80%)。血清肌酐水平、尿酸水平升高在妊娠中期就有可能出现。约 80%的患者中存在 PT、APTT 延长,PTA 下降、抗凝血酶Ⅲ下降、血小板下降、纤维蛋白原下降。在临床症状出现的数周前即出现凝血酶下降,提示该项检测对早期诊断有一定的意义。

（三）影像学检查

各种影像学检查对于诊断 AFLP 的价值较小,但可提供有价值的信息。超声和电子计算机 X 射线断层扫描、磁共振成像等检查,对于诊断胰腺炎有较大的帮助,而且对假性胰腺囊肿和出血性胰腺炎的进展评价有帮助。Knight 等对 57 例 AFLP 进行了前瞻性研究,对其中约 80%的患者进行了超声检查,只有 25%的患者存在脂肪肝的表现。在临床实践中,特别是重症患者可以通过临床表现,结合常规的实验室检查结果进行诊断,而不能因为需要影像学检查而延误治疗。

(四) 病理检查

肝脏穿刺病理检查是诊断 AFLP 的金标准,但由于病情危重且出血风险较大,目前并不常规进行。有学者建议在患者凝血功能未完全纠正,腹水未消退以及血小板未正常的情况下,不要进行经皮肝脏穿刺。肝脏穿刺后应该使用冷冻切片而不是 10%甲醛溶液固定,必须进行特殊的染色法来证明肝细胞存在微泡性脂肪改变(油红 O 染色、网硬蛋白染色等)。肝脏病理主要表现为窦周肝细胞微泡性脂肪变性。

(五) 并发症

1. 新生儿并发症　AFLP 患者,特别是危重症患者出现新生儿并发症的概率明显升高,主要表现为新生儿窒息、围生儿死亡。新生儿窒息发生率约为 70.3%,围生期死亡率为 1.8%~66%。

2. 孕妇围生期并发症　AFLP 患者主要临床表现为凝血功能异常、肝肾功能损伤,重症患者同时合并全身多脏器功能损伤表现,病变可累及胰腺、脑、心脏等部位。围生期并发症主要有产后出血(21.8%~62.5%)、急性肾功能损伤(63.6%~100%)、肝功能衰竭(60%)、低血糖症(40%~94.2%)、急性胰腺炎(7.4%~60%)、肺水肿和急性呼吸窘迫综合征(17%~42%)、弥散性血管内凝血(57.1%~100%)、脑水肿、尿崩症等。

【治疗】

(一) 早期识别高危患者

早期识别和密切观察罹患 AFLP 的孕妇是早期治疗的关键。既往有 AFLP 病史以及子女在 2 岁内出现脂肪酸代谢异常、不明原因死亡或者诊断为 Reye 综合征的孕妇需要到妇产科专科就诊。高风险的妇女必须给予高能量低脂肪饮食,避免禁食,避免使用 NSAIDs、水杨酸、四环素以及丙戊酸等能干扰脂肪酸代谢的药物。凝血酶原和肌酐水平在出现前驱症状和肝衰竭证据前就已经升高了,这样就可以早期发现和对再发病例进行处理。

(二) 及时终止妊娠

AFLP 的治疗原则是迅速终止妊娠及对症支持治疗。经过 50 年的努力,孕妇的死亡率有 85%降至 5%,Castro 等将其归功于对疾病认识水平的提高、早期胎儿监测及分娩、多学科团队协作以及强有力的支持治疗。2011 年美国肝脏病肝衰竭指南对于妊娠急性脂肪肝或 HELLP 综合征,需要产科会诊并及时分娩(推荐Ⅲ级)。

及时终止妊娠是挽救母婴生命的关键。多数学者认为自然分娩及引产会容易增加不适当的精神压力而加重病情,尽管剖宫产可能导致伤口裂开以及腹腔内出血等严重并发症,但剖宫产能改善母婴预后,并主张尽快施行剖宫产术。在任何时候都应该避免会阴切开。

(三) 强化止血治疗

因大部分患者均存在严重凝血功能障碍,凝血因子合成减少,纤维蛋白原降低,部分患者还出现血小板降低。早期积极纠正凝血功能损害,按比率输注新鲜冷冻血浆、血小板、红细胞悬液、补充凝血因子及纤维蛋白原等,积极预防 DIC 的发生。另外,在剖宫产术中常规可放置 2 根腹腔引流管,因为 AFLP 的患者术后经常并发腹水、DIC 和腹腔感染,加上低蛋白血症,术后切口极易愈合不良,放置腹腔引流管后可以观察和引流腹腔液体,减低张力,促进切口愈合。当出现难以控制的出血时,需要采取补救措施。髂内动脉栓塞治疗 AFLP 患者大出血已经取得成功。有报道使用Ⅶa 因子有一定的效果。

（四）对症支持治疗

一旦怀疑 AFLP，立即住院治疗，采取对症支持治疗和护肝治疗。支持治疗包括低脂低蛋白高碳水化合物饮食，纠正水电解质紊乱，有凝血功能障碍时输注大量新鲜或冷冻血浆、白蛋白、补充纤维蛋白原和血小板。所有的病人都必须严密控制血糖直到肝功能恢复正常以及患者能够规律进食，持续的静脉葡萄糖输注是 AFLP 患者的治疗要点之一。

（五）血液净化治疗

如发生肝性脑病、高胆红素血症、低凝血症、肾衰竭等并发症时，可行人工肝治疗，包括血浆置换、血液滤过、MARS 等方法。血浆置换可以清除循环中的内毒素，置换正常的凝血因子和白蛋白，干预凝血，最终改善凝血功能。当对治疗反应不佳或者出现继发性损伤而威胁到母体康复时使用，特别是进展性 AFLP 合并显著的肾功能损伤的患者作用更大。不同血液净化方法可以结合起来，整合和最大限度地发挥各自的优势，提高严重的 AFLP 患者的预后。

（六）肝移植

自 2000 年 Franco J 等首次报道以来，目前已经有多例 AFLP 行原位肝移植成功的报道。原位肝移植的指征是严重的 DIC、肝脏破裂、或者严重的肝性脑病，仅在肝功能无法恢复的患者中进行。但对 AFLP 患者进行原位肝脏移植是有争议的。Castro 等认为 AFLP 是一种可逆性的肝功能衰竭，使用原位肝移植来治疗并无必要。

（七）新生儿管理

目前胎儿的死亡率仍然比较高（23%～66%）。幸存的 LCHAD 缺乏症新生儿病情可能进展，出现心肌病、非酮性低血糖或者猝死，肝功能衰竭可能发生但是非常少见。这些孩子的最终表现为发育迟缓、肌病、神经病、视网膜病变以及心律失常。因此，需要对新生儿评价低血糖、肝衰竭、肌病或者其他脂肪酸代谢障碍的特征，对于早产的胎儿，需要使用激素刺激肺部成熟。

【病情判断】

强调早期诊断和识别轻型病例是近年 AFLP 最重要的研究进展之一。国外 Reyes 等报道，AFLP 发病至分娩在 1 周内的患者存活率 100%，而 2 周以上者 1/3 为疾病晚期，30% 在分娩当天或次日即死亡。因 AFLP 无特殊临床表现及特异性诊断措施，不易早期发现及诊断，出现典型脂肪肝表现时，多已发生严重肝肾功能损害、凝血功能障碍及多器官功能衰竭，丧失最佳治疗时机，延误救治造成母婴死亡。因此，AFLP 诊治的关键是与以下疾病相鉴别，早期诊断后采取相应治疗措施。

（一）溶血、肝酶升高、血小板减少综合征

溶血、肝酶升高、血小板减少综合征（hemolysis，elevated liver enzymes，low platelets syndrome，HELLP 综合征）以溶血（Hemolysis，H）、肝酶升高（elevated liver enzymes，EL）和血小板减少（low platelets，LP）为特点，是妊娠期高血压疾病的严重并发症。发病率为 0.1%～0.6%，较 AFLP 常见，多数病例在妊娠 28～36 周得到诊断。其临床特征与 AFLP 在某些方面有交叉重叠，临床难以区分。如多数患者主诉右上腹部或剑突下不适或疼痛，伴恶心、呕吐、乏力，血清转氨酶（AST>70U/L）、胆红素、尿酸升高。妊娠晚期患者出现腹痛时，要考虑 AFLP 及 HELLP 的鉴别诊断。

AFLP 最常见的症状是全身乏力、恶心和（或）呕吐、腹痛和黄疸。而 HELLP 综合征最常见的症状头痛、腹部疼痛和血尿。通常 AFLP 患者容易出现低血糖症、低胆固醇血症、低甘油三酯血症，血清转氨酶升高和抗凝血酶Ⅲ降低。弥散性血管内凝血、急性肾功能不全、

腹水、血肿、脑病和肝衰竭在 AFLP 多见。HELLP 综合征患者常表现为门静脉周围出血以及纤维蛋白沉着,而 AFLP 患者的病理学特点为微脂泡浸润。低血糖、高血氨、PT 和 APTT 延长有助于鉴别 AFLP 和 HELLP。HELLP 综合征常常发生在有高血压的患者,但是 AFLP 患者常常无高血压。约 50%的 AFLP 患者并无血小板降低。

(二)肝炎病毒导致的急性肝功能衰竭

AFLP 与妊娠暴发性肝炎(Fulminant hepatitis of pregnancy,FHP)由于临床表现相似,很难鉴别。妊娠期间肝炎病毒导致的急性肝功能衰竭鉴别要点:发病时肝炎病毒血清标志物检测阳性,血清转氨酶明显升高(大于 1000u/L),白细胞多正常,尿三胆阳性(尿胆素原、尿胆素和尿胆红素),DIC 不多见,肝性脑病较明显,体检和影像学检查多有肝脏缩小表现,肝组织病理学提示肝细胞广泛坏死。当 AFLP 与急性重型肝炎(暴发性肝炎)不能鉴别时亦应终止妊娠,因为结束分娩可改善前者的预后而并不使后者的病情恶化。

(三)先兆子痫

先兆子痫的定义为妊娠 20 周后出现血升高(收缩压≥140mmHg 或舒张压≥90mmHg),伴有蛋白尿或水肿。子痫是妊娠 20 周以后妊娠期高血压疾病的特殊表现,包括水肿、高血压和蛋白尿,特别于妊娠晚期,以抽搐及昏迷为特点,可并发肾衰竭、心力衰竭、肺水肿、颅内出血、胎盘早期剥离等。先兆子痫则是于抽搐前,在妊娠期高血压疾病基础上伴有头痛、头晕、视物模糊、上腹不适、恶心等症状,预示子痫即将发生的阶段。先兆子痫的患者,如果出现恶心、黄疸、转氨酶水平升高、PT 以及 APTT 时间延长,或者血小板减少等表现时,要警惕 AFLP。

(四)妊娠肝内胆汁淤积症

妊娠肝内胆汁淤积症(intrahepatic cholestasis of pregnancy,ICP)多发生在妊娠中晚期,以皮肤瘙痒、黄疸及胆汁淤积为特征。孕妇及胎儿循环中的总胆酸水平升高是其特异性的生化特征。该病孕妇预后多良好,主要对胎儿造成不良影响,易发生胎儿窘迫、早产、死产等。分娩后胆汁酸和血清转氨酶可迅速恢复正常。

【常见误区】

(一)关于 AFLP 诊断

肝穿刺病理检查是 AFLP 诊断的金标准,但在临床上应用受到一定限制。研究发现肝脏影像学检查提示存在脂肪肝的阳性率不足 50%,因此当临床高度怀疑 AFLP 诊断时,不必受影像学检查的影响。我们的研究资料表明,国外的 Swansea 诊断标准能够较好识别 AFLP 患者,并且可能与疾病的严重程度存在一定的相关性。

(二)关于肝衰竭的诊治

AFLP 患者常常合并急性肝衰竭,当患者出现肝性脑病、凝血功能急剧恶化、黄疸进行性升高时,需考虑肝衰竭。另外,需要结合临床情况鉴别是否存在产后大出血导致的凝血因子消耗、维生素 K1 缺乏导致的凝血因子合成减少等所致的凝血功能异常,并积极采取相应措施。

(三)关于产后大出血的治疗

产后大出血是 AFLP 患者最为常见的并发症,也是影响患者预后最主要的因素。在治疗中,切忌因为重度贫血而仅仅补充红细胞,由此可能导致稀释性低凝血症而加重凝血功能障碍。需要按比率输注新鲜冷冻血浆、血小板、红细胞悬液、补充凝血因子及纤维蛋白原等,尽量在分娩前及时纠正凝血功能紊乱。

(熊号峰)

第十三章

重症急性胰腺炎

重症急性胰腺炎(severe acute pancreatitis,SAP)指伴有持续的器官功能衰竭(持续48h以上)的急性胰腺炎(acute pancreatitis,AP),可累及一个或多个脏器。SAP占急性胰腺炎约为5%~10%,但病死率高达30%~50%。SAP病情凶险,多合并呼吸、肾脏、循环等多器官功能障碍,其救治需要多学科参与协作。

【病因】

SAP的病因较多,且存在地区差异。在确诊SAP基础上,应尽可能明确其病因,并努去除病因,以防复发。近年来,随着人民生活水平的提高,生活方式及饮食习惯的改变,饮酒、肥胖人群显著增加,AP的发病率有逐年增高的趋势,虽然大部分为轻型及自限性,但有相当一部分患者发展为SAP。常见病因有:

(一) 梗阻因素

1. 胆管疾病　本病的病因以胆管疾病最为常见。在我国有50%~70%的SAP由胆管结石、炎症或胆管蛔虫引起。传统的观点认为:胆石嵌顿于胆总管下端或胰胆管共同的通道引起胆汁反流,激活了胰蛋白酶,引起胰腺腺泡损伤。目前认为这可能是其诱因。

2. Oddi括约肌功能紊乱(SOD)　Oddi括约肌功能紊乱可使壶腹部的压力升高,影响胆汁与胰液的排泄,甚至使富含肠激酶的十二指肠液反流入胰管,激活胰腺消化酶,导致SAP。

3. 胰管梗阻　胰管结石、狭窄,乏特壶腹、胰腺及十二指肠肿瘤均可使胰液外流受阻,胰管内压增高,产生胰腺腺泡损伤,引致SAP。

(二) 饮食因素

暴饮暴食,特别是进食油腻或饮酒等,可使胰液分泌旺盛。饮酒可引起胃和十二指肠炎、Oddi括约肌痉挛,上述因素均可引起胰液分泌增加、排泌障碍而发病。酒精可刺激G细胞分泌胃泌素,从而使胃酸分泌增多,高酸进入十二指肠后刺激缩胆囊素及胰泌素分泌,导致胰液胆汁分泌增多,十二指肠液反流入胰管,引起胰管内压力增高,胰管上皮增生,以及消化功能紊乱等。如伴有剧烈呕吐而致十二指肠内压力骤增,亦可导致十二指肠液反流。大量脂质饮食除刺激胰腺分泌外还导致短暂的高脂血症,使血液黏滞度增高,加重胰腺的血液循环障碍。国外资料多强调过度饮酒是本病的主要原因。

(三) 代谢因素

1. 高甘油三酯血症　推测是由于脂质分解增加,引起毛细血管内脂酶活性增高,造成局部缺血、毛细血管损伤形成微血栓,后者又引起胰腺酶活性增高,促使胰腺组织破坏。

2. 内分泌因素　甲状旁腺功能亢进症并发急性胰腺炎者达7%~19%。可能是由于血清钙升高导致胰管内钙化和甲状旁腺素对胰有直接毒性。有报道孕妇易并发急性胰腺炎,可能是由于子宫胀大，腹腔压力增高，增加胰管的阻力，妊娠中毒症也能导致胰腺炎。孕妇易并发胆管疾病可能也是原因之一。多数孕妇的急性胰腺炎发生于临产前或产后。

（四）创伤因素

1. 事故　腹部挫伤。

2. 医源性　手术后胰腺炎占 5%～10%。手术直接损伤胰腺、感染、低血压以及低血流灌注均可诱发 SAP。近年来 ERCP（内镜逆行胰胆管造影术）发展较快，由 ERCP 及内镜下 Oddi 括约肌切开术或测压术引致的 SAP 的发病率也有所增加，主要是由于机械损伤和造影剂刺激胰腺及逆行带入炎性分泌物所致。

（五）先天性因素

随着 ERCP 技术的发展，越来越多地发现先天性异常如胰腺分裂、胰胆管汇流异常等可引起 SAP。

（六）其他

如感染（如流行性腮腺炎、病毒性肝炎、伤寒等）可损及胰腺而发生急性炎症；血管病变及过敏均可使胰腺受损、供血障碍而诱发本病；十二指肠降部阻塞或淤积可使十二指肠液反流入胰管而致胰腺炎。某些药物如肾上腺皮质激素、噻嗪类利尿剂、呋塞米、吲哚美辛（消炎痛）、水杨酸制剂、免疫抑制剂，也可引起 SAP。

【发病机制】

SAP 的发生发展是众多因素的综合结果，何为唯一或主要始动因素尚有争议。

（一）消化酶的作用

这是发生胰腺炎的最直接因素。在正常情况下，胰腺有一系列保护机制使胰腺免受蛋白酶的损害。在胰液排放受阻、胰腺缺血和大量饮酒等致病因素的作用下，胰蛋白酶大量激活，并激活糜蛋白酶、弹力蛋白酶、舒血管素和磷脂酶 A2（PLA2）等，造成胰腺自身消化。

（二）胰腺微循环障碍

微循环变化包括缺血和血管结构及代谢改变。其中在缺血中起重要作用的是血栓素 A_2（TXA_2）和前列腺素Ⅰa（PGFⅠa）及血管紧张素转化酶（ACE）。AP 时 PLA2 的释放加速花生四稀酸的释放，在环氧化酶、前列腺素合成酶和血栓素合成酶的作用下，生成大量的 PGI2 和 TXA2，后者可致血管强烈收缩和血小板聚集而形成微血栓，其造成急性胰腺炎时胰腺的血液灌注下降，使已有水肿的胰腺转化为坏死性胰腺炎。胰腺微血管的痉挛、通透性改变、滋养组织灌流损坏、缺血-再灌注损伤、白细胞黏附、氧自由基损害和血流动力学影响均可引起胰腺微循环淤滞和障碍。

（三）炎性介质与瀑布效应（cascade）

SAP 的发病不仅局限于胰腺本身，还可进一步触发体内单核-巨噬细胞、中性粒细胞和淋巴细胞等产生多种细胞因子，加剧胰腺和全身炎症反应。PLA2 可诱导前列腺素和血小板活化因子的合成，后者是一种强力的炎性介质，可引起血小板和中性粒细胞积聚、毛细血管通透性增强和消化道出血等损害。其他炎性介质有肿瘤坏死因子（TNF）和 IL-2、IL-6 等，过量的 TNF-α 进入血液循环，不但自身激活，还能促进其他细胞因子的产生，引起连锁和放大反应，即瀑布效应，致使脏器结构和功能损害，产生低血压、弥散性血管内凝血（DIC）、急性呼吸窘迫综合征（ARDS）等病理生理学改变，是 AP 易于从局部病变迅速发展为全身炎症反应综合征（systemic inflammatory response syndrome，SIRS）及多器官功能衰竭的重要原因。

（四）细菌及毒素移位

AP 时机体应激过度，肠道微循环损害、缺血甚至麻痹梗阻，必损害肠黏膜屏障，使细菌很容易从肠腔内移位，引起受损胰腺的继发感染，并可能发生多器官衰竭。

【分类和诊断】

（一）临床表现

SAP 的临床表现和病程，取决于其病因、病理类型和治疗是否及时。

1. 症状及体征

（1）腹痛：为本病的主要表现，多数为突然发病，常在饱餐和饮酒后发生。轻重不一，轻者上腹钝痛，重者呈腹绞痛、钻痛或刀割痛。疼痛常呈持续性伴阵发性加剧。疼痛的部位可因病变的部位不同而异，通常在中上腹部，如主要病变在胰体、尾部，则腹痛以中上腹及左上腹为主，并向左腰背放射。若病变在胰头部，或为胆源性胰腺炎，则以右上腹痛为主，并向右肩背部放射，若病变累及全胰，则腹痛呈上腹部束带状疼痛。疼痛的强度与病变的程度相一致，即病变越重则疼痛也越剧烈。随着渗出液扩散到腹腔及炎症的扩散，疼痛可弥漫至全腹，呈弥漫性腹膜炎。少数年老体弱患者有时腹痛轻微，甚至无腹痛。病人腹肌常紧张，并可有反跳痛。但急性胰腺炎的腹肌紧张不像消化道穿孔时那样表现为肌强硬。

（2）恶心、呕吐：大多数病人有恶心及呕吐，常在进食后发生，呕吐物为胃内容物，重者呕吐胆汁甚至血样物。呕吐系机体对腹痛或胰腺炎症刺激的一种防御性反射，亦可由肠道胀气、麻痹性肠梗阻或腹膜炎引起。酒精性胰腺炎者的呕吐常于腹痛时出现，胆源性胰腺炎者的呕吐则常在腹痛发生之后。

（3）腹胀：腹胀一般都比较严重，腹胀的程度，通常也反映了病情的严重程度，重症胰腺炎较轻症急性胰腺炎的腹胀更为严重。腹胀主要因胰腺炎大量渗出及产生炎症反应造成肠麻痹所致。

（4）发热：多为中等度以上的发热，少数为高热，一般持续 3～5 天。如发热持续不退或逐日升高，提示合并感染或并发胰腺脓肿。发热系胰腺炎症或坏死产物进入血液循环，作用于中枢神经系统体温调节中枢所致。

（5）黄疸：临床上约有 1/4 病人出现黄疸，由于胰头水肿压迫胆总管引起，但大多数情况下是由于伴发胆总管结石和胆管感染而致。病后 1～2 周出现黄疸者，多由于胰腺假性囊肿压迫胆总管所致。少数病人后期可因并发肝损害而引起肝细胞性黄疸。

（6）低血压及休克：重症急性胰腺炎时常发生低血压休克。病人烦躁不安，皮肤苍白、湿冷、呈花斑状，脉细弱，血压下降，少数严重者可在发病后短期内猝死。发生休克的机制为：①血液和血浆渗出到腹腔或后腹膜腔，引起血容量不足，血压下降。体液丧失可达血容量的 30%。②腹膜炎时大量液体流入腹腔或积聚于麻痹的肠腔内。③胰舒血管素原释放，被胰蛋白酶激活后致血浆中缓激肽生成增多。缓激肽可引起血管扩张，毛细血管通透性增加，使血压下降。④呕吐引起体液及电解质丢失。⑤坏死的胰腺释放心肌抑制因子（MDF）使心肌收缩不良。⑥并发肺栓塞、胃肠道出血。

（7）腹水、胸腔积液：胰腺炎时常有少量胸腔积液、腹水，系由于胰腺和腹膜在炎症过程中液体渗出或漏出引起。淋巴管阻塞或引流不畅可能也起作用。偶尔出现大量顽固性胸腹水。胰性胸腹水中淀粉酶含量甚高，可以区别其他原因的腹水。

（8）电解质紊乱：胰腺炎时，机体代谢紊乱，可以发生电解质平衡失调，特别是血钙降低，常低于 2.25mmol/L，如低于 1.75mmol/L 提示预后不良。血钙降低是由于大量钙沉积于脂肪坏死区，被脂肪酸结合形成钙皂所致，同时也由于胰高糖素分泌增加刺激降钙素分泌，抑制肾小管对钙的重吸收。

（9）胸膜炎和肺炎：系腹腔内炎性渗出物透过横膈微孔进入胸腔所致。

（10）皮下瘀斑：在重症急性胰腺炎中，由于血性渗出物透过腹膜后渗于皮下，可在肋腹部形成蓝绿-棕色斑，称为 Grey-Turner 征；如果在脐周出现蓝色斑，称为 Cullen 征。

2. 并发症

（1）局部并发症：包括急性液体积聚、急性坏死物积聚、胰腺假性囊肿、包裹性坏死和胰腺脓肿，其他局部并发症还包括胸腔积液、胃流出道梗阻、消化道瘘、腹腔出血、假性囊肿出血、脾静脉或门静脉血栓形成、坏死性结肠炎等。

（2）全身并发症：①器官功能衰竭：SAP 患者会出现持续性（超过 48 小时）器官功能衰竭，如出现 2 个以上称为多器官功能衰竭（multiple organ failure，MOF）。呼吸衰竭主要表现为急性呼吸窘迫综合征（acute respiratory distress syndrome，ARDS），循环衰竭主要表现为心动过速、低血压或休克，肾衰竭主要表现为少尿、无尿和血清肌酐升高。②全身炎症反应综合征（SIRS）：心率>90 次/分；体温<36℃或>38℃；WBC 计数$<4\times10^9$/L 或$>12\times10^9$/L；呼吸频率>20 次/分或 PCO_2<32mmHg。符合上述临床表现中的 2 项及以上，可以诊断为 SIRS。SIRS 持续存在有增加器官功能衰竭发生的风险。③胰性脑病：主要由 PLA2 引起脑灰、白质脱髓鞘作用所致，PAF 引起脑血管通透性增加，血管内渗透压低，容易发生弥漫性脑水肿。④IAH 和 ACS：SAP 时 IAH 和 ACS 的发生率分别约为 40%和 10%，IAH 已作为判定 SAP 预后的重要指标之一，容易导致多器官功能障碍综合征（MODS）。膀胱压（urinary bladder pressure，UBP）测定是诊断 ACS 的重要指标，膀胱压≥20mmHg，伴有少尿、无尿、呼吸困难、吸气压增高、血压降低时应考虑出现 ACS。⑤全身感染：SAP 患者可出现机体免疫功能异常，若合并脓毒症，病死率可高达 50%～80%。常见的细菌以革兰阴性杆菌感染为主，也可有真菌感染。⑥消化道出血：上消化道出血常由于胃黏膜糜烂或应激性溃疡，或因脾静脉阻塞引起食管静脉破裂；下消化道出血常由于结肠本身或支配结肠血管受累所致。还可源于各种胰漏。

（二）实验室检查

1. 血清淀粉酶和脂肪酶　大于正常值 3 倍是 AP 的诊断指标，但不能反映 AP 的严重程度。

2. 肝肾功能及血常规　肝功能检测可明确 AP 是否由胆源性因素引起，并判断是否存在肝功能损伤，血肌酐检测可以评估是否存在肾功能损伤。血常规中的白细胞计数和分类对于判断感染和全身炎症反应综合征（SIRS）有一定价值，血细胞比容（Hct）可反映 AP 是否伴有血容量不足。

3. 血糖、血脂和电解质　血糖水平可以反映胰腺坏死程度，血脂检测可明确 AP 是否由高脂血症引起，电解质检测（包括血钙）可以一定程度上反映 AP 的严重程度。

4. 炎症指标　C-反应蛋白（CRP）、IL-6 等可以反映全身炎症反应；血清降钙素原（PCT）是反映 AP 是否合并全身感染的重要指标，PCT>2. 0ng/ml 常提示脓毒血症；血清乳酸水平对于判断 AP 合并感染也有一定价值。

5. 动脉血气分析　可以反映血液 pH、动脉血氧分压、二氧化碳分压等指标，对于判断 AP 是否存在缺氧、ARDS 或肺水肿有重要价值，从而有助于判断 AP 的严重程度。

（三）影像血检查

影像学检查在急性胰腺炎的诊断上起很大的作用，有助于对本病的确诊和对其严重程度的判断。

1. X线检查　腹平片在急性胰腺炎时可显示哨兵袢（邻近胰腺的小肠扩张）、结肠截断征、腹膜前方的脂肪线消失、累及全部小肠的肠梗阻，还可观察有无游离气体以判断是否有胃肠穿孔。胸片若有间质性绒毛样浸润性肺水肿而不伴有心脏扩大时，应视为发生ARDS的征兆。

2. 超声检查　对假性囊肿可显示出液性暗区，出血性坏死型胰腺炎时，肿大的胰腺内可出现斑片状坏死灶。

3. ERCP　可了解胆管系统有无异常，如结石、狭窄等。同时亦可了解胰管情况，但ERCP作为侵入性检查不可能用于常规诊断。

4. CT检查　胰腺CT扫描是诊断AP并判断AP严重程度的首选影像学方法。建议在急诊患者就诊后12小时内完成CT平扫，可以评估胰腺坏死和胰周炎症的渗出范围，同时亦可鉴别其他急腹症。发病72小时后完成增强CT检查，可有效区分胰周液体积聚和胰腺坏死范围。增强CT为诊断AP有效检查方法，Balthazar CT评级（表4-13-1）、改良的CT严重指数评分（modified CT severity index，MCTSI）（表4-13-2）常用于炎症反应及坏死程度的判断。

表4-13-1　Balthazar CT评级

CT分级	Balthazar CT表现
A级	胰腺正常
B级	胰腺局部或弥漫性肿大，但胰周正常
C级	胰腺局部或弥漫性肿大，胰周脂肪结缔组织炎症性改变
D级	胰腺局部或弥漫性肿大，胰周脂肪结缔组织炎症性改变，胰腺实质内或胰周单发性积液
E级	广泛的胰腺内、外积液，包括胰腺和脂肪坏死，胰腺脓肿

注：MRI分级同CT分级

表4-13-2　MCTSI评分

特　征	评分
胰腺炎症反应	
正常胰腺	0
胰腺和（或）胰周炎性改变	2
单发或多个积液区或胰周脂肪坏死	4
胰腺坏死	
无胰腺坏死	0
坏死范围≤30%	2
坏死范围>30%	4
胰外并发症，包括胸腔积液、腹水、血管或胃肠道受累等	2

注：MCTSI评分为炎症反应与坏死评分之和

5. MRI 检查 磁共振检查无创伤性，无 X 线辐射，软组织分辨率高，可做任意切面的成像。急性胰腺炎时胰腺明显肿大，边缘模糊不清，由于炎症和水肿的改变，在 T1 加权像上表现为低信号，T2 加权像上出现高信号。但 MR 所获得的影像并不比 CT 更清晰。

【诊断、分类及病程分期】

(一) AP 的诊断

满足以下 3 个标准中的 2 个就可以诊断为急性胰腺炎：①腹痛（持续性急性发作，严重的上腹疼痛，通常放射至背部）；②血清淀粉酶（或脂肪酶）活性高于正常上限值的 3 倍；③在对比增强 CT、MRI 或腹部超声检查下呈现急性胰腺炎特征性表现。

(二) 分类

按照最新的 AP 分类标准，可将 AP 分为轻症（MAP）、中度重症（MSAP）和重症（SAP）三大类。诊断标准如下：

1. MAP（mild acute pancreatitis，MAP） 无局部或全身并发症，无器官功能衰竭，通常在 1~2 周内恢复。MAP 占 AP 的 60%~80%，病死率极低。

2. MSAP（moderately severe acute pancreatitis，MSAP） 具备 AP 的临床表现和生物化学改变，伴有一过性的器官功能衰竭（48 小时内可自行恢复），或伴有局部或全身并发症而不存在持续性的器官功能衰竭（48 小时内不能自行恢复）。有重症倾向的 AP 患者，要定期监测各项生命体征并持续评估。

3. SAP（severe acute pancreatitis，SAP） 具备 AP 的临床表现和生物化学改变，并伴有持续的器官功能衰竭（持续 48h 以上、不能自行恢复的呼吸系统、心血管或肾衰竭，可累及一个或多个脏器），SAP 病死率较高，为 36%~50%，如后期合并感染则病死率更高。新标准采用改良 Marshall 评分≥2 分定义为器官功能障碍或衰竭（表 4-13-3）。

表 4-13-3 改良 Marshall 评分系统

器官系统	评分				
	0	1	2	3	4
呼吸（PaO_2/FiO_2）	>400	301~400	201~300	101~200	≤101
肾脏[a]					
（血肌酐，μmol/L）	≤134	134~169	170~310	311~439	>439
（血肌酐，mg/dl）	≤1.4	1.4~1.8	1.9~3.6	3.6~4.9	>4.9
心血管（收缩压，mmHg）[b]	>90	<90，输液有应答	<90，输液无应答	<90，pH<7.3	<90，pH<7.2
非机械通气的患者，FiO_2 可按以下估算：					
吸氧（L/min）	FiO_2（%）				
室内空气	21				
2	25				
4	30				
6~8	40				
9~10	50				

注：[a] 既往有慢性肾衰竭患者的评分依据基线肾功能进一步恶化的程度而定，对于基线血肌酐 134μmol/L 或 1.4mg/dl 者尚无正式的修订方案；[b] 未使用正性肌力药物；1mmHg=0.133kPa

（三）病程

病程可分为两期，但不是所有病人都有两期病程，有的只有第一期，有的有两期，有的有三期。①急性反应期：自发病至两周左右，常可以有休克、呼衰、肾衰、脑病等主要并发症；②恢复期：2 周~2 个月，以全身细菌感染、深部真菌感染（后期）或双重感染为其主要临床表现。

【鉴别诊断】

（一）穿透性或穿孔性消化性溃疡

消化性溃疡尤其是后壁溃疡如发生穿透或穿孔。临床上可与胰腺炎时表现类似。上消化道 X 线造影和胃镜检查对于诊断消化性溃疡有价值，但不一定能除外胰腺炎。腹部平片或腹部透视如显示腹腔内游离气体。则可诊断为内腔穿孔，但约 2/3 的穿孔性消化性溃疡病人腹腔内可无游离气体。典型的胰腺炎时，疼痛往往逐渐加剧，以仰卧位为甚，坐位和前倾位可减轻，并向左腰背部放射。由于胰腺位于胃之后，炎症处于深部，通常只引起轻度肌紧张，不致达到板硬的程度。

（二）胆石症

胆石症与急性胰腺炎都有腹痛、背部痛、发热、黄疸及高淀粉酶血症的特点，胆总管结石主要临床表现是上腹部或右上腹阵发性剧烈绞痛，阻塞性黄疸，寒战与发热，称为 Charcot 三联症。镇静剂、麻醉剂、镇痛剂常有效，而重症急性胰腺炎的疼痛多位于上腹部，疼痛较急性胆囊炎或胆石症更为剧烈，且向左腰部放射，疼痛一般不能被镇痛解痉剂所缓解。重症急性胰腺炎的血、尿淀粉酶常升高，而急性胆囊炎、胆石症病人的血、尿淀粉酶多正常。B 超、CT 检查可发现结石及胆管系统扩张，高度提示胆石的诊断，X 线检查对胆石症诊断意义较大，含钙质的胆石在 X 线平片上呈不透 X 线的阴影，胆管造影可发现胆囊与胆总管内透 X 线的结石影像。不过本病也可诱发 AP。

（三）急性胆囊炎

急性胆囊炎多见于女性，发病年龄以 20~40 岁最多。急性胆囊炎疼痛一般位于右上腹部胆囊区，程度较剧烈而持久，常有间歇性加剧，可向右肩放射，墨菲征是一个有重要诊断意义的体征。胆囊平片可发现结石，B 超可发现胀大和充满积液的胆囊和结石征象。急性胆囊炎尤其是胆囊炎穿孔引起胆汁性腹膜炎与急性胰腺炎特别是坏死性胰腺炎更易混淆，一般言之，SAP 的疼痛较之胆囊炎激烈，疼痛较持久，不易为解痉、镇痛药所缓解。

（四）急性肠梗阻

急性机械性肠梗阻腹痛为急性发作，呈阵发性、波浪式绞痛，多位于脐周或下腹部；绞痛时伴有肠蠕动增加，可见膨胀的肠轮廓和肠型；X 线腹部透视可见梗阻以上的肠管扩张，其中充以液体及气体，形成液气平面。急性胰腺炎时发生的胰腺、腹腔的炎症和缺血是引起肠梗阻的主要原因，有时也可以看到上腹部有少数肠袢因肠麻痹而充气现象，故仅凭 X 线检查并不能做出鉴别。唯急性肠梗阻的腹痛阵发性加剧更为明显，而急性胰腺炎引致的肠梗阻常随胰腺炎病情的好转而消失，当然也随着胰腺炎病情的加重而加重。腹部穿刺均为血性渗出液，而后者其淀粉酶可明显增高。

（五）心绞痛和心肌梗死

少数急性心肌梗死病人可仅表现为上腹部急性疼痛，伴恶心、呕吐，甚至可有腹肌紧张，上腹压痛，类似外科急腹症，有时可被误诊为急性胰腺炎。因此，临床上遇到 40 岁以上的病人，罹患病因未明的急性腹痛，尤其是有高血压、动脉粥样硬化，或过去有心绞痛发作史者，要警惕急性心肌梗死的可能性。

（六）异位妊娠破裂

异位妊娠破裂发病年龄多在26~35岁妇女，大多可追问到停经史；大多有不规则阴道流血，量少；腹痛急性发作，大多位于全下腹，其次为右下腹与左下腹；腹部检查有明显压痛，腹肌紧张不一定存在；阴道检查发现宫颈提痛明显，后穹隆饱满膨出及触痛明显；腹腔穿刺或后穹隆穿刺可抽到不凝固之血液；妊娠试验及B超检查有助于确诊。

（七）急性胃肠炎

急性胃炎一般起病较急，在进食污染食物后数小时至24小时发病，散发性急性胃肠炎病人如就诊时未发生腹泻，而以剧烈的腹痛为主诉，可能误诊为AP。但急性胃炎一般有水样泻，呕吐之后腹痛往往减轻，病情常于短期内好转。

【病情判断及早期识别】

因急性胰腺炎起病初期很难判断患者究竟是否会进展至SAP，因此需要强调48小时"黄金"观察时间，对于有重症倾向的AP患者，要定期监测各项生命体征并持续评估。SAP因为伴有多脏器功能衰竭，病死率高，因此需要立即转入重症监护病房（ICU），其抢救成功率决定着所有AP的病死率，这也是最新分类的意义所在。目前我国不同医院收治AP和SAP的专科不同，因此需要急诊科、消化内科、ICU和普通外科的协作救治，在条件允许的情况下，为SAP患者开辟"绿色通道"，使该类患者能进入具备重症监护条件（包括呼吸机和血液滤过设备）的病房，最大程度进行早期干预，维持脏器功能，从而降低病死率。对于不具备收治条件的基层医院应在条件允许的情况下，及时将SAP患者转至有救治条件的单位。

（一）临床预测因子

1. 临床医师经验　根据患者入院时的临床表现和实验室数据判断，可能低估急性胰腺炎的严重程度。一项回顾性研究发现经验丰富的医师对入院SAP临床诊断的敏感性、特异性、阳性预测值和阴性预测值分别为39%、93%、66%和82%，因此单凭临床经验并不可靠。

2. 年龄　研究发现55~75岁患者AP预后较差，尤其75岁以上的患者更甚，与小于35岁的患者相比2周内死亡率可增高15倍。

3. 酒精性胰腺炎　酒精作为胰腺炎的病因之一，其与胰腺坏死的风险密切相关。

4. 肥胖　BMI>30kg/m^2可能是AP严重程度的独立危险因素。荟萃分析发现，肥胖患者发生SAP的OR为2.9（95%*CI* 1.8~4.6），发生全身并发症的OR为2.3（95%*CI* 1.4~3.8），发生局部并发症的OR为3.8（95%*CI* 2.4~6.6），死亡率OR为2.1（95%*CI* 1.0~4.8）。

（二）实验室预测因子

1. 血细胞比容（Hct）　AP患者因毛细血管渗漏综合征，大量液体积聚于第三间隙，导致血液浓缩和Hct增高，Hct增高与AP的严重程度的密切相关。但各项研究Hct cutoff值差异较大，但入院后第一个24小时内Hct正常或偏低常提示预后良好。

2. C反应蛋白（CRP）　CRP是由IL-1和IL-6刺激肝脏产生的一种全身性炎性反应急性期的非特异性标志物。发病48小时之内CRP高于150mg/L与AP的严重程度相关，其作为SAP预测的敏感性、特异性、阳性预测值、阴性预测值分别为80%、76%、67%和86%。

3. 降钙素原（PCT）　PCT生理条件下主要由甲状腺C细胞产生，病理情况下PCT可来源于肝、肺等多种器官组织，外周血单核细胞在脂多糖及细胞因子刺激下也可产生。当存在感染时，内毒素或细胞因子抑制PCT分解成降钙素，PCT释放入血，血中PCT水平则会明显升高。文献系统分析发现 PCT 预测 AP 严重程度的敏感性和特异性分别为 72%和 86%，预测胰腺坏死感染的敏感性和特异性分别为 80%和 91%。

4. 其他血清标志物　多个其他血清标志物已被用于研究预测 AP 的严重程度，包括尿胰蛋白酶原激活肽（TAP）、羧肽酶原-B、羧肽酶的活化肽、血清胰蛋白酶原-2、PLA2、血清淀粉样蛋白 A、P 物质，抗凝血酶Ⅲ、血小板活化因子、IL-1 等，但目前临床应用较少。

（三）影像学预测因子

1. CT　CT 扫描是 AP 重要的检查手段，增强 CT 用来评估胰腺坏死程度，也可用来评估 AP 的严重程度。CT 严重程度指数评分系统（CTSI）可以判断胰腺局部炎症反应的范围、胰周液体积聚、胰腺脓肿的形成、胰腺坏死的发生及程度。CTSI 可以有效地反映 AP 局部病变的情况，对局部并发症如胰腺囊肿、脓肿等有较高的预测价值。与 CTSI<5 分的 AP 患者相比，评分>5 分 AP 患者的死亡率增加 8 倍，住院时间延长 17 倍，手术概率增加 10 倍。近期提出的在 CTSI 基础之上提出改良的 CTSI（modified CT severity index，MCTSI），MCTSI＝胰腺炎性反应分级+胰腺坏死分级+胰腺外并发症，最高合计 10 分；与 CTSI 相比，MCTSI 与住院天数、手术治疗、感染、发生器官衰竭更加密切相关。

2. 磁共振成像（MRI）　MRI 正在被越来越多地用于诊断 AP，并评估其严重性。增强 MRI 和增强 CT 相比，早期评估 AP 严重程度、局部和全身并发症的能力相当，且与 CT 相比发现胆管结石和胰腺出血的能力更强。

（四）评分系统

1. Ranson 评分　为最早用来评估 AP 严重程度的评分系统。Ranson 标准包括 11 个参数，需在 48h 内进行评估。随着评分的增高，AP 的死亡率也会相应的增高。但近期的荟萃分析研究发现，Ranson 评分预测效能较低，尽管为临床常用指标，但其实用性大打折扣。

2. 急性生理与慢性健康评分（APACHE Ⅱ评分）　最初是应用于重症监护病房的危重患者，包括急性生理评分、年龄评分及 Glasgow 慢性健康评分 3 个部分，可每天进行评估。现广泛应用于 AP 严重性的评估，且具有良好的阴性预测值和适度的阳性预测值，缺点也显而易见（过于复杂）。APAcHE Ⅱ<8 分，死亡率<4%，如 APACHE Ⅱ>8 分死亡率可高达 11%~18%。APACHE Ⅱ评分较为复杂，且不能区分感染性和非感染性胰腺坏死，另外在发病 24 小时内的预测能力较差。

3. 急性胰腺炎严重程度床边评分（bedside index for severity in acute pancreatitis，BISAP）由 5 个住院相关变量——血尿素氮（BUN）、精神神经状态异常、全身炎症反应综合征（SIRS）、年龄、胸腔积液所组成。患者评分为 0 分，其死亡率<1%，但如果评分>5 分，死亡率可高达 22%。与 APACHE Ⅱ评分比较，其可在早期评估急性胰腺炎严重程度，尤其具有早期预测死亡的能力。与 APACHE Ⅱ评分、Ranson 评分、CTSI 评分相比，对于 AP 严重程度预测相似，但其入院 24 小时即可进行评估，简单易行，以便及时更改治疗方案（几种评分标准详见附录附表 4-6，附表 11 和 12）。

【治疗】

（一）基础治疗

1. 监护　对于所有急性胰腺炎病人都应加强护理与观察。SAP 患者应住入监护病房。心电监护；血气分析；血清电解质测定；中心静脉压测定；动态观察腹部体征和肠鸣音改变。

2. 一般治疗　禁食水，对有严重腹胀者应采取胃肠减压等措施。

3. 镇痛　疼痛剧烈时考虑镇痛治疗，在严密观察病情下可注射盐酸布桂嗪（强痛定）或盐酸哌替啶(杜冷丁)。不推荐应用吗啡或胆碱能受体拮抗剂,如阿托品、山莨菪碱(654-2)等,因前者会收缩奥狄氏括约肌,后者则会诱发或加重肠麻痹。

(二) 急性期治疗

SAP 起病急,病情凶险,病程长。根据临床分期进行针对性的治疗。SAP 急性期伴有循环、呼吸及肾脏的器官功能衰竭,急性期应给予良好的器官功能维护,同时要注意腹腔高压的处理。

1. 早期液体复苏　SAP 一经诊断应立即开始进行液体复苏。通常建议第一个 24 小时输注的液体总量占发病 72 小时输液总量的 33.3%。输液种类包括胶体、平衡液或 0.9% NaCl。平衡液是等渗晶体液的首选,次之为 0.9%NaCl;胶体首选人血白蛋白或血浆,关于羟乙基淀粉存在争议,肾功能正常的患者每天控制在 500ml 范围内。扩容时一般推荐的补液速度是 5~10ml/(kg·h),特殊情况下可达到 12ml/(kg·h)。液体复苏的目标为患者平均动脉压 65~85mmHg,心率<120 次/分,血乳酸显著下降,尿量>1ml/(kg·h),Hct 下降到 30%~35%(满足 2 项以上)。SIRS 消失也是液体复苏成功的标志之一。当判断患者液体复苏过量或组织间隙水肿时,可以适当提高胶体液输注比例,加用利尿剂以减轻组织和肺水肿。必要时可应用血管活性药物,包括去甲肾上腺素和多巴胺。

2. 呼吸功能支持　SAP 发生急性肺损伤时可给予鼻导管或面罩吸氧,维持氧饱和度在 95%以上,要动态监测患者血气分析结果。当进展至 ARDS 时,可予以有创机械通气。当患者病情好转时尽早脱机。

3. 肾功能支持　持续性肾脏替代疗法(CRRT)的指征是 SAP 伴急性肾衰竭,或经积极液体复苏后、持续 12 小时以上尿量≤0.5ml/(kg·h)。可根据病情选用合适的血液净化方式。

4. 腹腔高压/腹腔间隔室综合征(IAH/ACS)　IAH/ACS 是 SAP 常见并发症,需紧急处理:

(1) 密切监测腹腔压、腹腔灌注压(平均动脉压-腹腔压)、呼吸、心率、血压和肾功能等器官功能的变化,同时限制液体输入,根据 IAH 的变化调整机械通气压力参数。

(2) 降低空腔脏器容量,包括鼻胃管引流,促进胃肠道动力,放置肛管减压,必要时行内镜减压;充分镇静镇痛以降低腹壁肌肉张力,必要时行神经肌肉阻滞;经皮腹腔穿刺置管引流腹腔积液。

(3) 当存在持续性腹腔内高压(>25mmHg)伴有新发器官功能衰竭,且非手术减压措施无效,可行剖腹减压手术。

5. 肠道功能维护　SAP 患者根据病情变化,肠功能恢复的情况尽早启动肠内营养(入院 3~5 天内)。首选内镜引导或 X 线引导下放置鼻空肠管。初始给予 20~25kcal/(kg·d),逐渐过渡到 30~35kcal/(kg·d)。营养剂型可先采用短肽类制剂,再过渡到整蛋白类制剂,可根据患者血脂、血糖的情况调整不同的肠内营养剂型。

(三) 恢复期治疗

SAP 发病 2 周以后进入恢复期,以胰周液体或坏死物积聚为主要表现(多为无菌性),也可以合并感染。

1. 感染预防　SAP 的胰腺相关感染可能和急性期肠道的缺氧、细菌移位有关,且胰周积液范围越大越容易感染。对于早期预防性应用抗生素是否能减少胰腺相关感染尚有争议。需谨慎合理使用抗生素,且避免抗生素使用等级过高、时间过长导致的肠道菌群失调。

2. 感染治疗 SAP 患者恢复期出现持续高热(T>38.5℃)、血白细胞计数显著升高等迹象,应高度怀疑胰周感染合并的脓毒血症,特别是 CT 提示胰周气泡征。应采积极干预:

(1) 抗生素使用:首选抗菌谱为针对革兰阴性菌和厌氧菌为主、脂溶性强的药物。推荐方案:碳青霉烯类;青霉素+β-内酰胺酶抑制剂;第三代头孢菌素+β-内酰胺酶抑制剂+抗厌氧菌药物;喹诺酮类。针对耐药菌感染可选用万古霉素(替考拉宁)、利奈唑胺、替加环素等药物,疗程为7~14天。如出现无法用细菌感染来解释发热等表现时,可经验性应用抗真菌药。如伴有难以控制的腹泻时要怀疑难辨梭菌感染可能,可经验性予以口服万古霉素或甲硝唑。

(2) 微创穿刺引流:目前指南及相关研究建议首选 B 超或 CT 引导下经皮穿刺置管引流,也可采用经皮硬镜或软镜直视下清除胰周坏死组织。部分无穿刺路径的患者可考虑采用超声内镜引导下经胃壁穿刺引流术,放置支架或行鼻囊肿引流管冲洗,也可经支架进行胰周坏死组织清理。

(3) 外科手术治疗:如微创引流效果不好时,宜早期行外科手术。手术方式可分为微创手术和开放手术。微创手术主要包括小切口手术、视频辅助手术(腹腔镜、肾镜等)。开放手术包括经腹或经腹膜后途径的胰腺坏死组织清除并置管引流。

3. 胰酶替代治疗 SAP 恢复期的患者均存在胰腺外分泌功能不足(pancreatic exocrine insufficiency,PEI),可开始肠内营养时早期补充胰酶。

(四) 后期并发症的处理

SAP 患者后期可发生胰腺囊肿、感染、出血、消化道瘘等并发症,需要消化内镜、放射介入、外科等医师的积极干预。

1. 胰腺假性囊肿 大多数胰周液体积聚和坏死物积聚可在发病后数周内自行消失,毋需干预。无菌的假性囊肿及坏死物包裹大多数可自行吸收,少数直径>6cm 且有压迫症状等临床表现,或持续观察见直径增大,可考虑行微创穿刺引流或外科手术。

2. 胰周血管并发症 有 20%的 AP 在影像学检查时发现脾静脉血栓形成,后期可出现胰源性门脉高压(左侧门脉高压),导致胃底静脉曲张,甚至导致消化道出血,可考虑行脾切除术。

3. 消化道瘘 以十二指肠瘘与结肠瘘最为常见,可能与缺血坏死、胰液渗出或感染腐蚀有关。基本治疗原则为保持消化液引流通畅,十二指肠瘘可经空肠行肠内营养,有较高的自愈率,通常不需要手术治疗。空肠瘘可行胃肠外营养,或经跨瘘口的喂养管行肠内营养,管状瘘通常可以自愈,唇状瘘通常需要行肠瘘切除、肠吻合手术。结肠瘘腹腔污染严重,通常需要肠造口转流手术,较少自愈。

4. 胰瘘 治疗主要以非手术治疗为主,包括禁食、空肠营养、生长抑素应用等措施,大多数患者经过3~6个月的引流可以自愈。经 ERCP 植入胰管支架有一定治疗作用,但长期不闭合或有并发症的胰瘘则应外科手术。

(曾彦博 潘雪 李兆申)

第十四章

急性上消化道出血

上消化道出血(upper gastrointestinal bleeding,UGIB)系指十二指肠空肠交界处屈氏韧带(Treitz ligament)以上的消化道(即上消化道,包括食管、胃、十二指肠)疾患引起的出血。由于胰胆管开口于十二指肠降段乳头部,某些胰胆疾患引起的胰管或胆管的出血,经各自的十二指肠降段乳头开口进入十二指肠,临床表现与上消化道的出血类似,故亦属于UGIB的范畴。另外,胃-空肠吻合术后吻合口附近空肠肠袢疾患引起的出血一般认为亦为UGIB。

UGIB临床可表现为慢性隐性出血或急性显性出血。慢性隐性出血之初可不被发现,发展到一定阶段后可以失血性贫血为主要表现。本章主要讨论急性显性出血,即急性UGIB,主要表现包括呕血和(或)黑便,常常伴有血容量减少引起的急性周围循环障碍,是最常见的临床急症之一,发病率及病死率高。迄今尚未见我国人群年发病率的资料。据报道美国年发病率100~180/10^5,每年有20万人罹患UGIB,其中1万~2万病人死于UGIB。尽管临床医学发展迅速,但10多年来其病死率并未降低,仍高达10%左右。

【病因和发病机制】

UGIB的病因繁多,对2000~2011年我国15 733例UGIB患者临床流行病学资料分析显示我国UGIB最常见的原因分别是消化性溃疡(46.4%)、急性胃黏膜病变(12%)、上消化道恶性肿瘤(11.7%)和食管胃底静脉曲张(11.3%)。UGIB根据出血的病因可分为非静脉曲张性出血(nonvariceal upper gastrointestinal bleeding,NVUGIB)和静脉曲张性出血(variceal upper gastrointestinal bleeding,VUGIB)两类。在临床工作中大多数(80%~90%)UGIB是NVUGIB,我国NVUGIB发病率为19.4~57/10^5,发病后7天的再出血率为13.9%,病死率为8.6%。NVUGIB病因以消化性溃疡、上消化道肿瘤、应激性溃疡、急慢性上消化道黏膜炎性反应最为常见。近年来,服用NSAIDs(如:阿司匹林)或其他抗血小板药物也逐渐成为上消化道出血的重要原因,少见病因有马洛里-魏斯(Mallory-Weiss)综合征、上消化道血管畸形、Dieulafoy病、胃黏膜脱垂或套叠、急性胃扩张或扭转、物理化学和放射损伤、壶腹周围肿瘤、胰腺肿瘤、胰胆管道结石、胆管肿瘤等。某些全身性疾病,如感染、肝肾功能障碍、凝血功能障碍、结缔组织病等也可引起NVUGIB。美国NVUGIB的病因构成与国内资料不尽相同,其最常见的病因包括胃十二指肠消化性溃疡(20%~50%)、胃十二指肠糜烂(8%~15%)、糜烂性食管炎(5%~15%)、贲门黏膜撕裂(8%~15%)、动静脉畸形/移植动静脉内瘘(5%),其他原因有Dieulafoy病变、上消化道恶性肿瘤等。而欧洲NVUGIB的病因主要为消化性溃疡(28%~59%)(十二指肠溃疡17%~37%,胃溃疡11%~24%),食管/胃/十二指肠黏膜糜烂性疾病(1%~47%);马洛里-魏斯综合征(4%~7%),上消化道恶性肿瘤(2%~4%),其他诊断(2%~7%),不明原因者(7%~25%)。

（一）消化性溃疡

在全球范围内消化性溃疡（peptic ulcer，PU）均是UGIB最常见的病因。全球人群PU发病率10%左右，其发病与胃酸及胃蛋白酶的消化作用、幽门螺杆菌（Helicobacter pylori，Hp）感染、非甾体类抗炎药（non-steroidal inflammatory agents，NSAIDs）的使用关系密切。可见于酸性胃液接触的任何部位如食管、胃及十二指肠，也可见于胃肠吻合术后吻合口附近肠襻及含有异位胃黏膜的憩室（如麦克尔憩室等）内，其中以胃及十二指肠最常见。其病理特点为上消道管壁的慢性溃疡。临床上以慢性反复发作上腹痛为主要表现，某些患者出血前有显著腹痛，出血后腹痛缓解的现象，系由于进入胃腔的血液中和胃酸之故。15%~25%PU会并发出血（peptic ulcer bleeding，PUB），10%~15%PU以出血为首发症状，十二指肠溃疡并发出血的发生率尤高。PU并发出血的机制系由于溃疡侵蚀胃十二指肠壁的血管之故。当毛细血管受侵时只引起渗血，如侵蚀动脉则出血速度一般较快，出血量较大，胃小弯或十二指肠球部后壁溃疡因可侵蚀胃十二指肠动脉或其分支，可发生致命性大出血。内镜下非出血性消化性溃疡可表现为溃疡基底洁净、基底红斑征，出血性可见血管、血痂覆盖、活动性渗血、涌血或喷射状出血等。

（二）食管胃底静脉曲张破裂

食管胃底曲张静脉破裂出血（esophagiogastric vaceal bleeding，EGVB）是我国UGIB的常见病因，多由慢性乙型肝炎和酒精性肝硬化引起。据北京地区5191例成人UGIB病例统计，EGVB占25%，仅次于PUB。EGVB是临床上最为凶险的UGIB之一。50%以上为致命性大出血，止血后72小时内再出血率30%以上，病死率30%以上。EGVB患者多有慢性肝病病史，体检可发现有黄疸、肝掌、蜘蛛痣、脾大、腹壁静脉怒张、腹水等体征。大出血后，原先肿大的脾脏可以缩小。中华消化内镜学会按照食管静脉曲张的形态及出血的危险程度，将食管曲张静脉分为轻、中、重3级（表4-14-1）。EGVB的机制迄今尚未阐明，20世纪80年代以前认为系由于胃食管反流等原因引起黏膜炎症，引起静脉壁糜烂溃破所致；近20多年来多数学者认为出血系由于内脏血流增加和门静脉及其侧支阻力增加，引起静脉壁破裂所致。

表4-14-1　食管静脉曲张分级（grade，G）标准

分级	静脉曲张形态	静脉曲张表明红色征
轻度（GⅠ）	直线形或略有迂曲	无
中度（GⅡ）	直线形或略有迂曲	有
	蛇形迂曲隆起	无
重度（GⅢ）	蛇形迂曲隆起	有
	串珠状、结节状、瘤状	无或有

（三）应激性溃疡

应激性溃疡（stress ulcer，SU）是临床常见病症，也是UGIB最常见的原因之一。SU是指机体在各类严重创伤、危重疾病或严重心理应激状态下所引起的食管、胃或十二指肠等部位急性糜烂、溃疡，主要表现为UGIB，少数可并发穿孔。严重烧伤引起的溃疡又称Curling溃疡；颅脑外伤、脑肿瘤或神经外科手术等引起的溃疡又称Cushing溃疡。其并发UGIB的发生率及病死率均较高（表4-14-2），常常是基础疾病进展与恶化的标志，预后凶险。SU的概念迄今国内外的认识尚未统一，有人认为即为急性胃黏膜病变（acute gastric mucosal lesions，AGML）。但复习文献并结合实践，笔者认为严格来说，这二者并不是一个概念。首先，

AGML 在病因上除包括躯体和心理应激之外，还包括药物和酒精等损害因素，而 SU 一般仅指躯体和心理应激所致；其次，AGML 在病理学上包括溃疡、糜烂和出血等一切组织病理改变，而 SU 则一般指溃疡样病理改变；再次，AGML 顾名思义，指病变发生于胃部，而 SU 则可发生于上消化道任何部位；最后，AGML 一般急性发生，而 SU 不仅可以急性发生，也可是一个慢性病理生理发生过程。但二者均强调胃十二指肠黏膜病变的发生均由明确的外来或体内其他脏器系统疾患因素所致，故本文沿袭以往“应激性溃疡”称谓。SU 病因主要包括：①严重颅脑、颈脊髓外伤；②严重烧伤；③严重创伤、多发伤；④各种困难、复杂手术；⑤脓毒症；⑥多脏器功能障碍综合征（MODS）；⑦休克、心肺脑复苏后；⑧严重心理应激，如精神创伤、过度紧张等；⑨心脑血管意外等危重伤病。战时还可见于紧张、恐惧、过度疲劳等应激状态。一般认为各种应激因素作用于中枢神经系统，通过神经体液途径破坏胃十二指肠黏膜保护因子和攻击因子之间的平衡，引起 SU。其中，胃酸、胃肠黏膜缺血和胃黏膜屏障功能削弱在 SU 发生中具有最重要的作用。酒精或服用某些药物（如 NSAIDs、利血平等）可引起的胃黏膜损害多与其直接损害或抑制黏膜组织型环氧化酶，降低胃黏膜内具有细胞保护作用的前列腺素 E 等有关。SU 发生出血（stress ulcer bleeding，SUB）常常表现为上消化道（尤其是胃体等泌酸或酸性胃液接触部位）广泛而表浅的渗血。其机制迄今也未明了，可能与黏膜糜烂、溃疡侵蚀黏膜血管有关。

表 4-14-2 各种应激状态下消化道出血发生率

应激因素	上消化道出血发生率（%）	应激因素	上消化道出血发生率（%）
手术	3.2~10.9	脑血管意外	14.7~55.6
颅脑创伤	10.4~73.6	多脏器功能衰竭	43.5~85.0
大面积烧伤	18.9~37.0		

（四）上消化道肿瘤

上消化道肿瘤是临床常见病和多发病，也是 UGIB 常见原因之一。研究显示，肿瘤性出血占全部上消化道出血的 5%。79%肿瘤患者的首发症状表现为出血，其中 75%在出血时已有转移病灶。主要包括食管癌、胃癌、壶腹癌、平滑肌瘤、息肉等，其中以胃癌出血最多见。约 1/3 的胃癌患者在病程中发生 UGIB。多数情况下伴有慢性、少量出血，但当癌组织糜烂或溃疡侵蚀血管时可引起大出血。少数患者则以急性 UGIB 为最初表现其并发出血的机制与肿瘤无限制性生长致肿瘤表面组织缺血、坏死形成溃疡，侵蚀胃壁血管有关。食管癌出血也较常见，可表现呕血，常伴有吞咽困难等。十二指肠肿瘤者可同时伴有消化道梗阻、类溃疡样上腹痛或梗阻性黄疸的症状和体征。

（五）马洛里-魏斯综合征

马洛里-魏斯（Mallory-Weiss）综合征即贲门黏膜撕裂，系由于剧烈干呕或呕吐，造成胃内压和腹内压骤然升高，同时在呕吐产生的冲击力作用下，贲门或食管下端黏膜和黏膜下层的纵行性撕裂，有时可深达肌层。常为单发，亦可多发，裂伤长度一般 0.3~2cm。酗酒、剧烈咳嗽、突然用力等是重要的诱因。有食管裂孔疝者易并发本症。出血程度常不同，出血量有时较大，具有致命性危险。

（六）食管裂孔疝

食管裂孔疝好发于 50 岁以上者。可能与食管裂孔周围支持组织松弛有关。以食管裂孔滑动疝(胃经横膈食管裂孔进入胸腔)最易并发出血。食管裂孔滑动疝患者由于食管下段、贲门部抗反流的保护机制丧失,易并发食管黏膜水肿、充血、糜烂,甚至形成溃疡。食管炎以及疝囊里的胃出现炎症可出血。食管裂孔疝引起的 UGIB 以慢性渗血多见。患者平时常有胸骨后或剑突下烧灼痛,向左肩、颈、前胸放射,伴反酸、嗳气。在饱食、负重、弯腰或平卧时易发作,站立走动后缓解。

(七) 胆管出血

胆系结石、癌肿、炎症、手术和蛔虫感染等可引起胆管出血,典型表现为出血前右上腹绞痛、发热、黄疸、间歇性呕血或便血等。胆管出血的间歇性发作是由于出血后血凝块阻塞胆管,使出血暂停。随着胆汁分泌,胆管内压增加将血凝块排出胆管后,再次出血。此时,可触及因积血而肿大的胆囊,积血排出后,疼痛缓解,肿大的胆囊包块也随之消失。

(八) 其他

某些上消化道疾患,如胃黏膜下恒径动脉破裂(Dieulafoy 病)、遗传性出血性毛细血管扩张症(Renda-Osler-Weber syndrome)、胃窦血管扩张症(GAVE 综合征)、卓-艾综合征(Zollinger-Ellison syndrome)、吻合口出血、胰腺出血等也是 UGIB 的少见原因。此外,某些具有出血倾向的全身性疾病,如白血病、血小板减少性紫癜、尿毒症、流行性出血热、过敏性紫癜等可引起 UGIB。

【诊断要点】

UGIB 的全面诊断包括出血病因和出血部位、病情严重程度的判定。本节主要讨论出血病因和出血部位的诊断。出血病因(原发病)和出血部位的诊断主要依据病史和临床表现、实验室检查和器械辅助检查等。其中,病史询问和内镜检查是极有价值的诊断方法。

(一) 既往史及临床表现

急性 UGIB 的临床表现取决于出血量和速度,包括全身症状和胃肠道症状等。应重点了解患者出血的形式(呕血、黑便或便血)和时间、肝病史(凝血功能)、合并症(心肺疾患、恶性肿瘤、败血症、酗酒等)、过去服药史(NSAIDs、华法林等)。

1. 胃肠道症状　一般认为当出血量 50~70ml 以上时,可发生黑便(melena),呈柏油样,黏稠而发亮。粪便颜色发黑的原因是由于进入消化道的血液在肠内停留较长时间,血液中血红蛋白的铁与肠内硫化物经细菌作用结合成硫化铁之故。当出血量 250~300ml 以上时,可发生呕血(haematemesis),即呕吐鲜红色血液或棕褐色、咖啡色或咖啡渣样(coffee-ground)胃内容物,这是由于血液潴留胃内,与胃酸接触后转变为酸性血红蛋白,形成正铁血红素之故。当发生快速而大量的出血,加之肠蠕动过快,可发生便血(hemachezia),即经直肠排鲜红色、暗红色或紫红色血液。此时,须与下消化道出血相鉴别。发生呕血者必然会出现黑便,而黑便者未必会发生呕血。一般情况下呕血者的病情较单纯黑便者为重。

2. 全身症状和体征　小量而缓慢的消化道出血,一般无明显全身症状,或仅有轻度头昏、乏力。当急性大量出血时,可出现周围循环衰竭征象,以及发热等。周围循环衰竭征象包括心率增快、血压降低、脉压减小、晕厥、口干、尿量减少、冷汗、烦躁、面色苍白、皮肤湿冷等。UGIB 时发热的原因是由于急性血容量的减少,致使下丘脑体温调节中枢的体温调节功能障碍所致,而非感染或肠道积血吸收所致。若短期内失血量超过总循环血量的 1/3,可危及生命。

3. 原发病症状和体征　引起的 UGIB 的原发病常常有其特征性的病史和临床表现,通过仔细询问病史,对明确病因极有帮助,不可一味依赖器械检查。但应警惕并非所有肝硬化门脉高压患者的 UGIB 均是食管胃底曲张静脉破裂所致。有 25%～40%的肝硬化并发出血病例合并溃疡病或糜烂性胃炎出血，可能系肝功能减退或门腔分流，使正常存在于门静脉血液内的促胃分泌物质不被灭活，导致胃分泌过多，以及慢性门静脉淤血造成黏膜组织缺氧之故。

4. 真假消化道出血的鉴别　并非所有呕血和黑便者均存在消化道出血。某些口、鼻或咽部疾病出血患者，自觉或不自觉地吞下血液，就可引起黑便，甚至呕血；某些患者主诉“呕血”，但实际上可能系咯血，需加以鉴别（表 4-14-3）。某些药物（如铁剂、铋剂等）和食物（如动物血等）也可引起粪便发黑。而没有黑便或呕血者也不能一定排除消化道出血。特别是慢性少量出血时，可以直至严重贫血时，才被发现；某些患者急性大量失血，血液潴留在消化道内，可无呕血或黑便，仅表现为休克等急性周围循环衰竭。因此对于不明原因休克者，应予鉴别。

表 4-14-3　呕血与咯血的鉴别

	呕血	咯血
基本病因	PUB、EGVB、SUB、胃癌等	结核、支扩、肺癌、二尖瓣狭窄等
出血方式	呕出	咯出
出血先兆	上腹疼痛或不适、恶心、头晕或晕厥等	咳嗽、咽痒、胸闷、气急等
出血物性状	棕褐色、咖啡渣样、有时混杂食物、可呈酸性	鲜红色、含泡沫或痰液、呈碱性
	腹痛缓解，伴有黑便	痰中带血

（二）辅助检查

1. 实验室检查　急性消化道出血时，化验检查不仅有助于判定出血程度，而且还有助于明确病因。常用化验项目包括胃液或呕吐物及粪便隐血试验、外周血红细胞计数、血红蛋白浓度、血细胞比容（hemocrit，Hct）等。为明确病因、判断病情和指导治疗，尚需进行凝血功能试验（如出凝血时间、凝血酶原时间）、血肌酐和尿素氮、肝功能、肿瘤标志物等。

胃液、呕吐物或粪便隐血试验对于慢性隐性出血者有诊断价值，一般认为出血量 5ml 以上隐血试验即可阳性。放射性核素或免疫学测定法则可提高隐血试验的敏感性。需要强调的是，胃液或胃管抽取物隐血试验阳性有一定的假阳性，尤其是有时胃管损伤食管或胃黏膜后可有少量出血，不可仅据抽取物隐血试验阳性而确诊 UGIB。

血红蛋白浓度、红细胞计数、Hct 和网织红细胞计数对判断出血量、有无活动性出血有较高的价值。UGIB 后数小时内，血红蛋白浓度、红细胞计数、Hct 无变化，3～4 小时后组织液渗入循环血液内，使血液稀释，血红蛋白浓度、红细胞数和 Hct 下降，32 小时后血红蛋白浓度稀释到最大程度。因此，血常规检查不能作为早期诊断和病情评估的依据。大出血后 2～5 小时，白细胞计数可增高，出血停止后 3 天左右恢复正常。但肝硬化食管胃底静脉曲张破裂出血者，如原有脾功能亢进，则白细胞计数可不增高。大出血后 24 小时网织红细胞计数升高，4～7 天时达高峰；并可见骨髓增生征象，表现为晚幼红细胞、嗜多染色性红细胞和网织红细胞增多，后者在出血后 4～5 天可达 5%～15%。

血尿素氮的监测也可用于判断出血量、有无活动性出血和是否发生肾衰竭。UGIB 后一方面大量血液进入小肠，肠内积血中的蛋白成分经消化后的含氮产物被吸收；另一方面由于血容量减少导致肾血流量及肾小球滤过率下降。因而，大出血数小时后血尿素氮可升高，24～48 小时达高峰，但大多不超出 6. 7mmol/L。出血量大于 1000ml 时，血肌酐一般低于

133μmol/L，血尿素氮高于 14mmol/L。72 小时左右后降至正常，称为肠性氮质血症。若无活动性出血证据，且血容量已基本纠正而尿量仍少，则血尿素氮持续增高者，应考虑因休克时间过长或原有肾脏病变基础，已发生肾衰竭。

2. 内镜检查　内镜检查可直视食管、胃及十二指肠黏膜的病变，结合药物治疗是当前 UGIB 首选的诊断方法，阳性率达 80%~90%以上。急性 UGIB 者，只要条件许可，均应进行急诊内镜检查，可直接窥视病变，既能明确出血部位和病因、判断再出血的概率，亦可在内镜直视下进行止血治疗。实践证明：急性出血期内内镜检查相当安全，只要操作熟练，应用得当，不会加重出血。内镜检查应注意以下几点。

（1）宜尽早施行：距出血后检查时间愈早，检出率愈高。一般认为急诊内镜检查的最佳时机是在出血后 24 小时内。若延误时间，某些浅表性黏膜损害部分或全部修复，则检出率大大降低。国内报道 904 例 UGIB，出血灶检出率 24 小时内为 77%，48 小时降至 57.6%，72 小时则降至 38.2%。对有高危征象的患者，应在 12 小时内进行急诊内镜检查。对怀疑肝硬化静脉曲张出血的患者，应在住院后 12 小时内行急诊内镜检查。

（2）预防内镜检查的并发症：重点应准备好吸引器和气管插管等急救器材和药品，以备内镜检查时刺激引起呕血导致误吸。检查期间给予吸氧，以防发生心肌缺氧所致的严重并发症。

（3）掌握内镜检查的适应证和禁忌证：受检者的血红蛋白不应低于 50~60g/L；失血性休克或显著低血压（收缩压低于 80~90mmHg 或较基础收缩压降低 30mmHg 以上）者，应首先补充血容量，待血压稳定后再行内镜检查。

（4）提高内镜检出率：内镜检查前通过胃管以冰生理盐水冲洗胃腔直至胃液清亮，或内镜检查前 60~120 分钟给予红霉素（3mg/kg 或 250mg）可加速胃排空，从而可以提高内镜检查时视野的清晰度、缩短内镜检查时间、避免因视野不清而致使重复内镜检查。

（5）应准备好内镜下治疗的器材和药品。

（6）病情危重或合并有循环呼吸系统疾慢性重症患者内镜检查和治疗后须密切监测生命体征和再出血征象。

（7）内镜检查或治疗后一般不常规采用内镜复查，但对首次内镜检查时由于视野不清或技术原因而内镜诊断或治疗失败者，或反复出血者可重复内镜检查。

3. X 线钡剂造影　慢性隐性出血或少量出血者，X 线钡剂造影可作为内镜检查的补充手段或替代手段，对一些内镜检查禁忌或不愿行内镜检查者，不失为一种有效的诊断方法。特别是气钡双重对比造影可以检出胃黏膜表浅病变或溃疡，其诊断符合率与内镜检查相近似。但在急性活动性出血后不宜过早进行钡剂造影，否则会因按压腹部或钡剂刺激而引起再出血或加重出血。一般主张在出血停止、病情稳定 3~7 天后谨慎施行。有文献认为对某些诊断困难病例，可以用 Miller-Abbot 管达小肠，分段抽吸肠液，在带血肠液部位注入钡剂检查，可提高检出率。

4. 选择性动脉造影　经股动脉插管至胃左动脉、胃十二指肠动脉、脾动脉或胰十二指肠动脉血管造影，针对造影剂外溢征象，以明确出血部位并提示出血病因。急性出血期间，该方法安全有效，禁忌证包括碘过敏或肾衰竭等。一般认为出血的速度达到 0.5~1.0ml/min（750~1500ml/d）时，即可显示出血部位，阳性率可达 50%~77%。对无活动出血者也有一定的诊断价值。该项检查对肠血管畸形、小肠平滑肌瘤等有较高的诊断价值，但此项检查需要较高的操作技术和设备条件，并需选择检查时机。一些有严重的动脉硬化的患者，插管亦十分困难，不易成功。故临床一般不作为首选的检查手段。对内镜不能发现病灶，或不宜接受内镜检查，或高度怀疑小肠出血者，具有血管造影的指征。

5. 放射性核素扫描　放射性核素扫描的方法是采用核素（如^{99m}锝）标记患者的红细胞后，再从静脉注入患者体内，腹部γ闪烁扫描，具有能持续动态观察和灵敏度高的优点。当消化道出血仅占全身总血容量的1%时，即可检出。当有活动性出血，而出血速度能达到0.1ml/min，核素便可以显示出血部位。注射一次^{99m}锝标记的红细胞，可以监视患者消化道出血达24小时，故对间歇性出血的诊断有独特的价值。经验表明，若该项检查阴性，则选择性动脉造影检查亦往往阴性。该方法缺点是对出血的病因和定位诊断的作用有限，特异性差，其临床应用尚受到一定的限制。

6. 其他　以往有用棉线试验诊断出血部位的方法，但随着内镜检查的广泛开展，现已很少使用。对于经各种检查仍未能明确诊断而出血仍未停止者，可考虑剖腹探查，结合术中内镜检查，寻找病因。

【病情判断】

UGIB一经确诊，不仅要明确出血部位和出血病因，而且还应对患者的的病情进行评估，并根据再出血的危险性和病死率的高低进行分级。失血量和活动性出血是评估病情的重要方面。

（一）失血量的评估

一般根据呕血和黑便的量难以准确估计失血量。因为呕吐物与粪便分别混有胃内容物与粪便，另一方面部分血液尚贮留在胃肠道内，仍未排出体外。临床可以根据血容量减少导致周围循环的改变（伴随症状、脉搏和血压、化验检查）来判断失血量。根据失血量的多寡分为：大量出血（急性循环衰竭，需输血纠正者）、显性出血（呕血/黑便，不伴循环衰竭）和隐性出血（粪隐血试验阳性）。

1. 伴随症状　失血量在400ml以下时，血容量轻度减少，可由组织液及脾贮血所补偿，循环血量在1小时内即得改善，故可无自觉症状。出血量>400ml时可出现头晕、心悸、出汗、乏力、口干等症状；>700ml时上述症状显著，并出现晕厥、肢体冷感、皮肤苍白、血压下降等；出血量>1000ml时可产生休克等症状。

2. 脉搏和血压　脉搏和血压是评估失血量的主要指标。大量出血时，脉细弱，增至100~120次/分以上，失血量800~1600ml；脉细微或不能触及时，失血量1600ml以上。某些患者出血后，出现直立性低血压，即平卧位时脉搏、血压接近正常，但坐位或立位时，脉搏会立即增快，出现头晕、冷汗，提示大量失血。若无直立性低血压，且中心静脉压正常，则可排除大量出血。

急性失血800ml（血容量20%）以上时，收缩压可正常或稍升高、脉压缩小。急性失血800~1600ml时（血容量20%~40%），收缩压可降至70~80mmHg、脉压进一步缩小。急性失血1600ml以上时（血容量40%），收缩压可降至50~70mmHg，甚至降至0。

有人主张用休克指数来估计失血量，休克指数=脉率/收缩压，血容量正常时为0.58；失血<500ml时休克指数基本无变化；失血500~1000ml（血容量20%~30%）时，休克指数等于1；失血>1500ml（血容量30%~50%）时，休克指数为1.5。某些情况下，大量出血的UGIB患者，仅表现为急性周围循环衰竭或休克，此时应注意排除心源性休克、感染性休克或过敏性休克，以及腹腔内出血（异位妊娠或主动脉瘤破裂）等。

3. 实验室检查　血红蛋白测定、红细胞计数、Hct可评估失血量，但如前所述，早期不敏感。如出血前无贫血，血红蛋白在短时间内下降至7g以下，表示出血量大，在1500ml以上。如肌酐在133μmol/L以下，而血尿素氮增至14mmol/L以上时，提示失血量在1000ml以上。

（二）活动性出血的判断

消化道出血多为间歇性，临床上不能单凭血红蛋白下降或柏油样大便来判断出血是否继续。因为一次出血后，血红蛋白的下降有一定过程，而出血1000ml，柏油样便可持续1~3天，大便隐血可达1周，出血2000ml，柏油样便可持续4~5天，粪便隐血达2周。有下列表现，应认为有继续出血：①反复呕血，或黑便次数增多，或排出暗红以至鲜红色血便；②周围循环衰竭的表现经补液输血而血容量未见明显改善，或虽暂时好转而又恶化，经快速补液输血，中心静脉压仍有波动，稍有稳定又再下降；③红细胞计数、血红蛋白测定与Hct继续下降，网织红细胞计数持续增高；④补液与尿量足够的情况下，血尿素氮持续或再次增高；⑤胃管抽出物有较多新鲜血；⑥伴有肠鸣音活跃，但该指征仅作参考，因肠道内有积血时肠鸣音亦可活跃。如果患者自觉症状好转，能安稳入睡而无冷汗及烦躁不安，脉搏及血压恢复正常并稳定不再下降，则可以认为出血已减少、减慢甚至停止。Adamopoulos提出对活动性出血的危险因子进行计分：鼻胃管抽出新鲜血性胃液计6分、血流动力学不稳定计4分、血红蛋白<80g/L计4分、白细胞计数>12×10^9/L计3分。总积分<7分提示不存在活动性出血，积分≥11分表示存在活动性出血。该方法具有很高的敏感性（96%）、特异性（98%）、阳性预测值（96%）和阴性预测值（98%）。

（三）预后的评估

患者的预后主要取决于再出血危险性和病情的严重程度。不同原发病引起的UGIB再出血的危险性差别很大，如食管胃底静脉曲张破裂出血者，近期再出血率和病死率高达30%~50%以上，而非食管胃底静脉曲张破裂出血者，约80%UGIB患者出血会自行停止，仅20%UGIB会再出血或持续出血，并具有较高的病死率。国外一般根据患者的临床特征、化验检查和内镜特征，将UGIB患者的持续出血率、再出血率和病死率的高低进行分级。

在内镜检查前，根据患者的临床特征，可以初步进行再出血和病死率的分级。一般根据年龄、伴发病、失血量等指标将UGIB分为轻、中、重度（表4-14-4）。Barkun等统计分析认为：年龄超过65岁、休克、总体健康状况差、合并症、初始血红蛋白水平低、黑便、需要输血、粪便或胃管抽取物中存在新鲜血者，再出血危险性增高。而年龄超过60岁、休克、总体健康状况差、合并症、持续出血或反复出血、粪便或胃管抽取物中存在新鲜血、因其他疾患住院期间发生UGIB、血尿素氮或肌酐或血清转氨酶升高者，病死率增高。

表4-14-4 消化道出血严重程度分级

分级	年龄	伴发病	失血量（血容量%）	血压	脉搏	血红蛋白	症状
轻度	<60岁	无	<500ml（15%）	基本正常	正常	无变化	头晕
中度	<60岁	无	800~1000ml（20%）	下降	100次/分	70~100g/L	晕厥、口渴、少尿
重度	>60岁	有	>1500ml（>30%）	SBP<80mmHg	>120次/分	<70g/L	肢冷、少尿、意识模糊

根据内镜特征进行分级常比根据临床特征进行分级对判断预后、指导治疗更为准确，实用价值更高。如PUB者，内镜下一般采用Forrest分级方法（表4-14-5），初步确定再出血的

概率。欧洲内镜学会(European Society of Gastrointestinal Endoscopy,ESGE)认为Ⅰa、Ⅰb和Ⅱa期消化性溃疡是持续出血或再出血高危病变。文献报道Forrest分级预测再出血总准确性为71%,预测早期再出血(<48小时)敏感性为90%,迟发再出血的(≥48小时)敏感性为65%。近年来有文章提出不同看法,他们研究发现超声下对PUB动脉血流的判断对再出血风险的预测远高于单纯的PUB的内镜下表现,他们发现Forest Ⅰb溃疡的再出血率(4.9%),低于Forest Ⅰa(22.5%)、Forest Ⅱa(11.3%)及Forest Ⅱb(17.4%),分析这是由于Forest Ⅰb溃疡的小动脉较小所致,甚至建议在内镜下止血和口服药物后,Forest Ⅰb溃疡不需要再静脉使用PPI。但是由于研究样本太小,目前并没有就这一观点达成共识。另外,多部指南推荐使用临床验证的评分系统评估患者的病情严重度,以指导后续治疗。并据此进如Rockall评分、Glasgow-Blatchford(GBS)评分、Baylor出血评分、Longstreth评分、Saeed评分、AIMS65评分、Progetto Nazionale Emorragia Digestiva(PNED)评分等,主要根据临床、实验室和内镜检查指标对UGIB进行早期危险分层,有助于患者在最初72小时内早期干预和密切监测后获益,以及患者在内镜诊治后安全出院。其中以Rockall评分(表4-14-6)及GBS评分应用最为广泛,也最为可靠。Rockall评分系统主要用于再出血和死亡危险性的评估,该评分系统将患者分为高危、中危和低危人群,其取值范围为0~11分,其中0~2分为低危,3~4分为中危,5分及以上为高危,积分<3分者,再出血率仅4%,病死率仅0.1%,预后良好,总分>8分者,再出血29%,病死率25%,预后极差。其参考指标包括:

表4-14-5 消化性溃疡出血Forrest分级

Forrest分级	溃疡病变	再出血概率(%)
Ⅰa	喷泉样出血	55
Ⅰb	活动性渗血	55
Ⅱa	血管显露	43
Ⅱb	附着血凝块	22
Ⅱc	黑色基底	10
Ⅲ	基底洁净	5

表4-14-6 急性上消化道出血患者的Rockall再出血和死亡危险评分

变量	评分			
	0	1	2	3
年龄(岁)	<60	60~79	≥80	
休克	无休克(SBP>100mg,P<100次/分)	心动过速(SBP>100mg,P>100次/分)	低血压(SBP<100mg,P>100次/分)	
伴发病	无		心力衰竭,缺血性心脏病和任何主要的伴发病	肝衰竭、肾衰竭和肿瘤播散
内镜诊断	Mallory-Weiss综合征,无病变,无显著近期出血迹象	所有其他诊断	上消化道恶性疾病	

续表

变量	评分			
	0	1	2	3
内镜下近期出血征象	无或有黑点		上消化道中有血液，黏附血凝块，可见血管或喷血	

1. 年龄　病死率和年龄有密切相关性。40 岁以下患者罕见死亡，90 岁以上患者的死亡危险性为 30%。

2. 伴发病　UGIB 病死者一般均具有显著的全身性合并症，出血导致该全身性合并症失代偿。合并症的数量和严重程度与 UGIB 住院者的病死率密切相关。合并晚期肝肾疾病和癌肿播散的 UGIB 患者预后差。肝病患者的预后与肝病严重程度相关。

3. 休克　定义为脉率（P）>100 次/分，收缩压（SBP）<100mmHg。

4. 内镜检查结果　内镜检查正常、马洛里-魏斯综合征或基底洁净的 PU 的 UGIB 患者的再出血和死亡危险性极低。发生休克的活动性出血性溃疡患者的继续出血或死亡的危险性为 80%。非出血性溃疡可见血管的再出血率为 50%。

近几年，国内对 Rockall 评分也进行了研究。北京宣武医院对 341 例采用 Rockall 评分预测再出血、手术和死亡的上消化道出血的老年（年龄≥60 岁）患者进行了回顾性研究，提示 Rockall 评分是一项快速准确地预测上消化道出血老年患者再出血、手术和死亡的评分工具，但仍需要前瞻性随机对照试验验证其准确性和有效性，另外是否对中青年患者同样有效还需要进一步研究验证（表 4-14-6）。但由于该评分的变量中有内镜诊断的内容，因此限制了其在急诊诊疗中的早期应用。后又陆续提出 AIMS65 评分（5 项指标：白蛋白、国际标准化比值、格拉斯哥昏迷评分、收缩压、年龄）及 PNED 评分（7 项指标：年龄、是否存在肿瘤、肾功能不全、美国麻醉学者评分、肝硬化、再出血和内镜治疗失败），二者被认为能更为准确预测 UGIB 患者的死亡率。但目前临床应用最广泛的是 GBS 评分。GBS 评分根据患者入院时血红蛋白浓度、血尿素氮浓度、脉搏、收缩压、晕厥、黑便、合并肝病、心衰等进行分级，主要用于在内镜检查前预判哪些患者需要输血、内镜检查或手术等后续干预措施（GBS 评分为 0 的患者无须接受内镜检查和干预）。该评分基于简单的临床与实验室变量，无内镜检查需求且敏感性高，适合在急诊治疗中早期应用。其取值范围为 0~23 分，0~5 分为低危，6 分及以上为高危。近期研究认为，GBS 评分在预测上消化道出血患者病死率方面与 Rockall 评分准确性相当，而在预测输血率、手术率方面则优于 Rockall 评分。同时在评估患者是否需要内镜治疗及门诊患者的安全性方面优于 AIMS65 评分及 PNED 评分。

【治疗】

UGIB 急性期和缓解期的治疗方案视出血病因、严重程度和出血活动状况而定。约 80% UGIB 患者出血会自行停止，仅 20%UGIB 会再出血或持续出血、具有较高的病死率。因此，国外根据患者的临床特征、化验检查和内镜特征，将 UGIB 患者的持续出血率、再出血率和病死率的高低进行分级，给予个体化治疗，不仅可以提高治疗方案的针对性和疗效，而且可以避免浪费医疗资源。分级标准前文已经述及。

目前主张 UGIB 急性期低危患者以门诊治疗为主，中危患者可住入普通病房，高危患者应按临床重症进行处理，宜收入重症监护室，实施重症监测和救治。高危 UGIB 的救治应由富有经验的内科医师、普通外科医师、内镜医师、高年资护士等多学科协作实施。实施高危

UGIB 救治的医院应具备上消化道内镜诊疗设备和技术；血库应备有 O 型 Rh 阴性血液，并可提供 24 小时输血服务；常规配备吸引设备，救治人员应具备气管插管技术，以备意识障碍的 UGIB 患者误吸时急救。

急性期治疗方案包括生命体征和出血状况的监测、液体复苏和止血治疗。血流动力学稳定的患者可以饮水和进食清淡食物。缓解期治疗方案主要取决于出血的病因，如需要长期服用非甾体抗炎药者的一般推荐同时服用质子泵抑制剂；Hp 阳性者应根除 Hp 治疗；食管胃底静脉曲张者应行预防性曲张静脉套扎或硬化注射治疗，或口服非选择性 β 受体阻滞剂（普萘洛尔）。本节主要阐述急性期 UGIB 的治疗，重点讨论高危 UGIB 的治疗。危险性上消化道出血的预测指标包括难以纠正的低血压、鼻胃管抽出物可见红色或咖啡样胃内容物、心动过速、血红蛋白进行性下降或<80g/L。临床上常见的危险性上消化道出血多为累及较大血管的出血，包括严重的消化性溃疡出血、食管胃底静脉曲张破裂出血（EGVB）和侵蚀大血管的恶性肿瘤出血，严重基础疾病出血后对低血红蛋白耐受差的患者。此外，还见于并发慢性肝病及抗凝药物应用等其他原因所致凝血功能障碍的患者。凝血功能障碍（INR>1.5）是急性非静脉曲张性上消化道出血死亡的独立危险因素。

（一）监测

1. 出血的监测　如前所述，根据患者的呕血、黑便和便血的频度、颜色、性质和总量，可以初步判断出血量和活动性的状况。定期复查红细胞计数、血红蛋白、Hct 与血尿素氮等，需要注意 Hct 到 24～72 小时后才能真实反映出血程度。

以前认为活动性出血或重度 UGIB 患者应常规行胃管吸引，其对评估急诊内镜的需求、判断活动性出血、评估再出血和评估预后均有较高的价值。但近期有 meta 分析提示，与胃管吸引/灌洗相比，临床症状和实验室检查（失血性休克和血红蛋白<8g/dl）在判断严重的 UGIB 有相同的功效。同时由于插胃管/灌洗常给患者带来明显不适，且不能帮助临床医师准确判断患者是否需要内镜止血治疗，也无法改善内镜检查视野，对改善患者预后无明确价值，因此不建议常规留置胃管。

2. 生命体征监测　监测项目包括：①意识状态：既是急性失血严重程度的重要表现之一，也是患者呕吐误吸、导致窒息死亡和坠积性肺炎的重要原因。根据格拉斯哥昏迷评分（GCS）可以对患者的意识情况作出判断。GCS 评分<8 分表示患者昏迷，应当对呼吸道采取保护措施；②血流动力学状态：主要脉搏和血压，包括直立位血压和脉搏测定，注意排除高龄、口服 β 受体阻滞剂或抗胆碱能药物对脉搏和血压的影响，出现下述表现提示患者血流动力学状态不稳定，应立即收入抢救室开始液体复苏：心率>100 次/分，收缩压<90mmHg（或在未使用药物降压的情况下收缩压较平时水平下降>30mmHg），四肢末梢冷，出现发作性晕厥或其他休克的表现，以及持续的呕血或便血；③外周循环状态：肢体温度，皮肤和甲床色泽、周围静脉特别是颈静脉充盈情况；④每小时尿量，意识障碍和排尿困难者需留置尿管；⑤危重大出血者必要时进行中心静脉压、血清乳酸的测定；⑥老年患者常需心电、血氧饱和和呼吸监护；⑦呼吸。在众多监测指标中，需要强调的是，重点监测循环体征。

（二）液体复苏

大出血后，患者血容量不足，可处于休克状态，此时应首先补充血容量和恢复血压。建立一条通畅的静脉补液通道，应立即备血，及时补充血容量，输入生理盐水、平衡液、血浆、全血或其他血浆代用品，以维持重要脏器的有效灌注。

1. 液体复苏的途径和方法　对疑有 UGIB 的患者应当及时测量脉搏、血压、毛细血管再充盈时间,借以估计失血量,判断患者的血流动力学状态是否稳定。对于血流动力学紊乱的患者,应中心静脉穿刺置管或于肘窝等部位较粗的浅表静脉穿刺放置静脉导管(PICC)。出血急迫凶险时,需要迅速建立2条甚至2条以上通畅的静脉通路,必要时采用中心静脉穿刺置管,此时通常选择股静脉穿刺置管,简便快速。若来不及采用Seldinger法常规深静脉穿刺,可暂以静脉穿刺套管针或留置针直接施行股静脉穿刺,留置外套管以供输液用。少数情况下,可施行股动脉穿刺,直接输液。中心静脉导管虽然内径较粗,但每分钟内进入体内的液体量,仍然有限,可以通过挤压输液器等方法实施加压输液,以加快输液速度。此外,输液管接三通管,并将50ml或更大容量注射器接三通管,快速抽取所输液体后注射至体内,此法可在短时间内输入大量液体,起到快速液体复苏之用。

2. 液体复苏过程中的监测　应重点监测循环体征。尤其是高龄、心肺肾疾患者更应监测一般状况及循环体征,防止因输液量过多、过快引起的急性肺水肿。在前述众多的监测指标中,需要强调的是,对于急性大量出血者,应尽可能施行中心静脉压监测,以指导液体复苏。中心静脉压监测方法和注意事项等详见有关章节,此不赘述。出现以下征象一般提示血容量已补足:意识恢复;四肢末端由湿冷青紫转为温暖红润,肛温与皮温差减小(1℃);脉搏由快弱转为正常有力;收缩压接近正常,脉压>30mmHg;尿量>30ml/h[0.5ml/(kg·h)];中心静脉压恢复正常(5~13cmH_2O)。

3. 复苏液体的量和种类　常用液体包括0.9%氯化钠溶液、平衡液、全血或其他血浆代用品。多数患者经输注1~2L生理盐水可校正血容量的丢失,若患者仍处于休克,表明至少已丢失20%血容量,需要使用胶体扩容剂。因急性失血后血液浓缩,血较黏稠,输血并不能更有效地改善微循环的缺血、缺氧状态;此时应静脉输入5%~10%葡萄糖液。一般主张不要一开始单独输血而不输液,应先输液,或者紧急时输液、输血同时进行。输入库存血较多时,每600ml血应静脉补充葡萄糖酸钙10ml。对肝硬化或急性胃黏膜损害的患者,尽可能采用新鲜血,慎输生理盐水。输血指征包括:①收缩压<90mmHg或较基础收缩压下降>30mmHg;②血红蛋白<70g/L,血细胞比容<25%;③心率增快(>120次/分)。需要基于全面的临床状况决定是否输血,要有输血过多与输血不足同样有害的意识。有大样本临床随机对照研究表明,对UGIB患者采取限制性输血(Hb<70g/L时输血,目标为Hb浓度达70~90g/L)与开放性输血相比(Hb<90g/L时输血,目标为Hb浓度达90~110g/L),可改善患者的预后,减少再出血率和降低病死率。对活动性出血和血流动力学稳定的患者不要输注血小板;对活动性出血和血小板计数<50×10^9/L的患者输注血小板;对纤维蛋白原浓度<1g/L或活化部分凝血酶原时间(国际标准化比)>1.5倍正常值的患者,给予新鲜冷冻血浆。

4. 血容量充足的判定及输血目标　进行液体复苏及输血治疗需要达到以下目标:收缩压90~120mmHg;脉搏<100次/分;尿量>40ml/h;血Na^+<140mmol/L;意识清楚或好转;无显著脱水貌。对大量失血的患者输血达到血红蛋白80g/L,血细胞比容25%~30%为宜,不可过度,以免诱发再出血。血乳酸盐是反映组织缺氧高度敏感的指标之一,血乳酸盐水平与严重休克患者的预后及病死率密切相关,不仅可作为判断休克严重程度的良好指标,而且还可用于观察复苏的效果,血乳酸恢复正常是良好的复苏终点指标。

5. 血管活性药物的应用注意事项　UGIB者周围循环功能的异常是由于血容量急骤减少所致,因此改善循环的首要步骤是进行液体复苏。在足量液体复苏的前提下,可以适当地选用血管活性药物来改善组织和器官的灌注。使用最广泛的血管活性药物包括多巴胺,以中小剂量[2~10μg/(kg·min)]为佳。一方面改善灌注压,另一方面也能扩张小动脉,从而实现改善心、肺、脑和肾的循环。多巴胺疗效欠佳时，可适当地加用阿拉明等缩血管药物。极少情况下，为了维持心脑等重要脏器的灌注压，可短时小剂量地使用去甲肾上腺素。

（三）止血

常用的急性 UGIB 的止血措施主要有药物止血、压迫止血、内镜或放射等介入途径止血和手术止血等。应针对不同的病因，采取相应的止血方法。一般根据止血方法和疗效的差异，将急性 UGIB 分为两类，即食管胃底静脉曲张破裂出血和非食管胃底曲张静脉破裂出血。这两类出血的止血措施差异较大，现分别阐述。

1. 非食管静脉曲张出血的治疗

（1）内镜下止血：内镜检查在 UGIB 的诊断、危险分层及治疗中有重要作用。药物与内镜联合治疗是目前首选的治疗方式。与安慰剂或药物治疗相比较，内镜治疗 UGIB 起效迅速、疗效确切，能显著减少具有高危特征的 UGIB 患者再出血危险性、输血量、手术需求和病死率。内镜治疗不仅可作为 UGIB 的初始治疗，对于再出血者重复内镜治疗，也具有确切的效果。但是由于各个医院的运行方式和条件不同，能够完成急诊内镜检查的时间尚不能完全统一。对无法行内镜检查明确诊断的患者，可进行经验性诊断评估及治疗。对内镜检查阴性者，可行小肠镜检查、血管造影、胃肠钡剂造影或放射性核素扫描。内镜治疗方法可包括药物喷洒和注射、热凝治疗（高频电、微波、热探头、激光、氩气血浆凝固术等）和止血夹等。其中，联合注射治疗、热凝治疗或止血夹治疗某些 UGIB 患者疗效可能更佳。内镜治疗时机：相对 12 小时内出现的非静脉曲张破裂出血，成功复苏后 24 小时内早期内镜检查适合大多数上消化道出血患者。在出血 24 小时内，血流动力学情况稳定后，无严重合并症的患者应尽快行急诊内镜检查。对有高危征象的患者，应在 12 小时内进行急诊内镜检查。高危患者即尽管持续液体复苏但血流动力学仍不稳定（心动过速，低血压）；呕吐物为血性或鼻胃管抽吸出血性物质；有禁忌证不能中断抗凝治疗的。内镜下止血后再次出血的预测指标包括：血流动力学不稳定，胃镜检查有活动性出血，溃疡大小>2cm，溃疡部位在胃小弯或十二指肠后壁，血红蛋白<100g/L，需要输血等。

1）药物止血：药物治疗是于内镜直视下通过内镜孔道将喷洒导管或塑料导管对准出血灶喷洒止血药物，或经注射针将止血药物注入出血灶内或出血灶边缘，以实现止血目的的方法。该方法简便、安全、疗效确实，不需特殊设备，因而是非静脉曲张性 UGIB 的首选方法。一般认为药物止血有效率 80%左右，但有一定的再出血率。文献报道 PUB 者内镜下注射止血后再出血率 20%左右。具体包括：①喷洒止血：主要适用于黏膜或肿瘤糜烂渗血、面积较大但出血量不大的渗血。所用止血药物包括冰生理盐水溶液、去甲肾上腺素生理盐水溶液（80mg/L）、孟氏溶液（5%～10%碱式硫酸铁溶液）、凝血酶、巴曲亭等。此外，尚有羟基氰化丙烯酯、聚氨酯等。冰生理盐水溶液和去甲肾上腺素生理盐水溶液通过收缩胃黏膜血管，延缓血流速度，实现止血的目的。孟氏溶液是强烈的表面收敛剂，遇血后凝固，具有收缩出血灶周围血管和促进血液凝固的作用。近年来有使用喷剂 Homespray 进行止血的临床报道，其成分为颗粒状混合矿物质的纳米粉末，通过增加凝血因子的浓度、激活血小板和在受损血管上形成 1 个机械活塞来凝血。初步研究显示其具有较高的止血率和较低的再出血率，但目前尚缺乏 Homespray 与传统止血方法比较的高质量随机对照研究。②注射止血：适用于多种类型的出血，包括 PUB 和 Mallory-Weiss 综合征等。止血药物包括 1∶10 000 肾上腺素溶液、1%乙氧硬化醇、5%鱼肝油酸钠、高渗钠-肾上腺素盐水溶液（hypertonic saline-epinephrine，HS-E）。此外，尚有无水乙醇、纤维蛋白胶和凝血酶等。HS-E 为 1.5%的氯化钠溶液

20ml 加 0.1%肾上腺素 1ml，为减少疼痛可酌情加 2%利多卡因。ESGE2015 年指南建议，肾上腺素注射治疗不能作为内镜下单药治疗。肾上腺素局部注射联合一种热凝或机械止血方法，可进一步提高局部病灶的止血效果，是 NVUGIB 内镜下治疗的最优选择。Calvet 等的关于继发于消化性溃疡的上消化道出血的系统综述和 Meta 分析中，显示局部注射肾上腺素联合热凝止血或机械止血可使再出血率从 18.4%降到 10.6%，急诊外科手术的需求率可从 11.3%降到 7.6%，病死率可从 5.1%降到 2.6%。目前，国内也是把局部药物注射作为基础，联合其他内镜下止血措施进行止血治疗。但也有研究认为热凝和机械止血方法是在止血方面起到主要的作用，而肾上腺素的贡献有限。

2）电凝止血：内镜直视下将电极与出血灶接触，通以高频电时，电极处产生大量热能，致使组织蛋白凝固和血管收缩，出血停止。适用于喷射状出血、活动性渗血、血管显露等情况，但对食管静脉曲张出血，不适宜电凝止血。另外电凝对组织有一定的损伤，应注意避免造成即刻和迟发性穿孔。电凝止血根据电流回路途径可分为单极电凝头止血和双极电凝头止血。国内应用较多的是双极电凝，它通过局部组织凝固和直接压迫联合止血，新型的多级电凝止血器械有注水功能，通过注水冲洗，内镜下更容易辨认出血点。近期 Yamasaki 等报道用电凝止血治疗 39 例 PUB 患者，止血率 95%。Nunoue 等报道 56 例 PU 出血患者中止血率为 96%，术后再出血率为 0。表明电凝止血是治疗 PUB 的有效止血方法。

3）激光止血：激光照射止血病灶后，光子被组织吸收，转为热能，使蛋白质凝固，小血管内血栓形成，血管收缩闭塞而致出血停止。近年可供作止血的激光有氩激光（argon laser）及掺钕钇铝石榴石激光（Nd.YAG）两种。适用于 PU 的活动性出血或可见血管的新近出血、急性胃黏膜病变出血等。但对食管静脉曲张性出血、胃内深大溃疡基底部的出血、内镜视野不清的出血慎用。文献报道止血有效率 90%以上。由于价格昂贵、携带不便，现已少用。

4）微波止血：微波是波长很短的无线电波，波长介于超短波和红外线之间。生物体细胞属有机电解质，其中极性分子在微波场作用下引起极化，并随着微波电场的交替变换而来回转动，在转动过程中与相邻分子产生类似摩擦的热耗损，使组织加热到一定温度而发生凝固。一般使用 30~50W 微波发生器，照射时间 5~30 秒，微波组织凝固区范围直径达 3~5mm，凝固深度视电极插入的深度而定，一次照射后组织修复可在 2~4 周内完成，无穿孔等并发症。对于较大创面的出血，需在其不同部位作多点凝固，方能达到止血目的。佐藤报道 UGIB 病例微波止血有效率为 100%，但受治的病例数和病种不多，尚待进一步总结临床经验。

5）热探头止血：热探头（heater probe）止血法是将特制的探头通过内镜孔道插入消化道，在直视下接触并轻压出血病灶，通过主机加热探头，最高温度可达 150℃，从而使病灶处组织蛋白凝固，出血停止。该方法简便、安全，疗效确实，设备价格低廉。最近 Akin M 等报道高危出血的 PU 患者及 Mallory-Weiss 患者经热探头治疗 54 例，止血成功率 98%，再出血率 17%。但 Nunoue 报道 55 例高危出血的 PU 患者利用热探头止血成功率仅 67%，再出血率 12%。表明热探头止血在高危出血的 PU 患者中的应用还需要大样本的临床实验进一步验证。

6）氩气血浆凝固术：氩气血浆凝固术（argon plasma coagulation，APC）系于内镜直视下将由特氟隆管和钨丝组成的 APC 探头对准出血病灶（距离病灶 0.5~1.0cm），通以高频电使氩气电离，将热量传导至组织产生凝固止血效应。APC 穿透组织较浅（2~3mm），相当安全。适用于多种原因引起的消化道出血，止血有效率 95%。最近 Akin M 等报道 43 例高危出血的PU患者及Mallory-Weiss患者肾上腺素加APC止血率97.5%，再出血率19%，需要手术者9%，表明肾上腺素加APC是安全有效的治疗高危PU及Mallory-Weiss的方法。一般认为止血有效性、安全性和操作的简便性均等于或优于其他热凝疗法。

7）放置止血夹：该方法系将携有金属止血夹（clip）的持夹钳通过内镜活检孔道，以与靶组织大于45°的夹角，将出血病灶和附近组织夹紧，以阻断血流实现止血的目的。适用于内镜下息肉摘除术后、胃肠道黏膜血管畸形、食管贲门黏膜撕裂综合征及PU等所致的血管性出血，是小动脉出血或局灶性涌血的首选方法。具有创伤小、操作简便、止血效果确实的优点。近几年来，金属夹的改进较大，最大开口可达18mm。目前，临床上应用的改进型金属夹主要有：Resolution Clip金属夹，开口开可达11mm，尤其适用于大溃疡中心出血和溃疡瘢痕严重者；TriClip金属夹，有3个臂，可3个方向夹闭出血点，无须旋转，对小的点状出血如Dieulafoy病变有优势，且不易脱落；InScope Multi-Clip Applier金属夹，可多发重复释放，减少了内镜治疗过程中反复安装金属夹的麻烦；over-the-scope金属夹，可夹闭直径更大、更深的血管，从而施加更多的压力到供血动脉上，提高止血效果，常被用来夹闭瘘管和急性穿孔（除溃疡穿孔）。Honegger等报道在PUB出血时应用OTSC止血，成功率达85%（28/35）。Manno等则报道使用OTSC治疗PUB所致的UGIB成功率达100%（21/21）。尽管目前尚无关于OTSC对UGIB止血效果的随机对照研究，但作为一项二线内镜技术，OTSC具有广阔的应用前景。

8）内镜套圈结扎法：内镜套圈结扎法多用于食管胃底静脉曲张性UGIB的治疗，近年来已扩展用于Dieulafoy病变、Mallory-Weiss综合征、胃窦血管扩张（GAVE）、弥漫性胃窦血管扩张（DAVE）和结肠憩室出血等NVUGIB的治疗。但近期Krisnan A报道内镜圈套结扎法治疗74例NVUGIB患者，出血病变包括Dieulafoy病变（DL）、Mallory-Weiss撕裂（MWTs）、十二指肠溃疡、手术后吻合术出血以及息肉切除术后的胃溃疡，内镜治疗后96.5%的患者出血停止，无严重并发症的发生，初步表明内镜套圈结扎法有效、简便、安全。

（2）药物止血：

1）抑酸药物：生理情况下，凝血过程主要基于血管收缩、血小板黏附和聚集、纤维蛋白形成和稳定等过程。上消化道腔内pH环境对凝血过程影响显著。在酸性环境下，胃黏膜血管舒张，血管收缩减弱；血小板黏附和聚集力减弱；纤维蛋白凝块形成延迟；因而，血凝块难以形成，凝血机制障碍，出血不易停止。pH<5.9时，血小板聚集性几乎丧失。而且，酸性环境下，胃蛋白酶原被激活，聚集的血小板易于解聚、纤维蛋白凝块易被降解，因而，容易再出血。基础和临床研究均证实胃黏膜出血时间与胃内pH密切相关。胃内pH越低，胃内蛋白酶活性越高，胃黏膜出血时间越长。当pH≥6.0，胃黏膜出血时间显著降低。因此，提高胃内pH接近中性，可促进血小板聚集和纤维蛋白凝块的形成，避免血凝块过早溶解，有利于止血和预防再出血。目前临床常用的制酸剂主要包括组胺H_2受体拮抗剂（histamine 2 receptor antagonst，H_2RA）和质子泵抑制剂（proton pump inhibitors，PPIs）。

H_2受体拮抗剂：抑制胃酸分泌，常用药物包括西咪替丁（cimetidine）、雷尼替丁（ranitidine）、法莫替丁（famotidine）等。H_2RA药理参数（表4-14-7）。抑酸药物的最佳抑酸水平：胃内pH>4每天达到8小时以上，pH>6每天达到20小时以上。临床资料表明，H_2受体拮抗剂抑酸效果显著低于PPI，其治疗UGIB有以下缺陷：H_2受体拮抗剂制酸效果有限，难以达到维持胃内pH接近中性水平；易于快速产生耐受性，最初虽可快速提高胃内pH，但效果短暂,虽加大剂量持续静脉用药,在 24 小时内胃内 pH 也会恢复到 3.0~5.0 水平;突然停用 H_2RA 会导致胃酸分泌的反跳。因而,其疗效有限,甚至有争议。

表 4-14-7　三种 H_2RA 药理参数

	西咪替丁	雷尼替丁	法莫替丁
常用剂量(治疗量/维持量)(mg/d)	800/400	300/150	40/20
平均生物利用度(%)	60~80	50~60	40~50
血浆半衰期(h)	2~2.5	2.5~3	3~3.5
抑制 50%酸分泌血浆浓度(ng/ml)	500~600	100~200	20~30
24 小时抑酸率(%)	60	70	70
口服剂量尿中排出率(%)	60~70	60~70	60~70

PPIs:PPIs 是抑酸作用强大、快速、持久,无药物耐受性,可以维持胃内 pH 接近中性水平。因而,理论上具有促进纤维蛋白凝块的形成,并保护凝块不被溶解的药理作用。临床上被广泛应用于 UGIB 的治疗,并且在明确病因前,推荐使用 PPIs 进行经验性治疗。常用药物主要有奥美拉唑(omeprazole)、兰索拉唑(lansoprazole)、潘妥拉唑(pantoprazole)、雷贝拉唑(rabeprazole)和埃索美拉唑(esomeprazole)等。文献报道小剂量(如奥美拉唑 20mg/d)未见止血效果,一般推荐使用大剂量 PPIs 治疗 UGIB(80mg 静脉推注后,以 8mg/h 输注达 72 小时,或 20mg 口服,每 6 小时一次,持续 5 天)。奥美拉唑以 80mg 首剂静脉注射后,继以 8mg/h 静脉滴注,能维持较高的胃内 pH。pH≥6.0 的时间约占用药全程的 80%。国内研究报道华人奥美拉唑 40mg 每 12 小时静脉注射,或首剂 40mg 静脉推注,继以 4mg/h 滴速持续静脉滴注 24 小时,也可迅速提高胃内 pH 至 6.0,并能维持较高胃内 pH。剂量的差异可能与华人的壁细胞总数、最大胃酸分泌量、药物代谢特征等与西方人群不同有关。关于给药途径的研究认为高危者宜大剂量静脉给药,而低危者则可口服给药。根据 PPIs 在 UGIB 治疗方案中的地位和目的,可以分为两种,即单纯 PPIs 药物止血治疗或内镜止血治疗后的巩固治疗。①单纯药物止血治疗:美国 2012 年一项荟萃分析结果认为,静注 PPI 减少了高风险患者进行内镜检查和内镜下止血需求,但不能改善临床结果,如再出血、手术或死亡等。同时,荟萃分析显示,对于没有接受内镜治疗的患者来说,PPI 可见减少再出血率和手术率,但不能减少死亡率,因此如果没有条件进行内镜操作或内镜操作被延误,建议静脉注射 PPI 以减少进一步的出血。②内镜止血治疗后的巩固治疗:UGIB 患者内镜止血治疗后有一定的再出血率,资料证实 PPIs 可减少高危患者再出血率和病死率。在各种质子泵抑制剂药物中,埃索美拉唑是起效较快的药物,大剂量埃索美拉唑被推荐为急性 UGIB 紧急处理的药物选择之一。我国一项多中心随机对照研究发现,溃疡再出血高危患者,在内镜止血后,与应用西咪替丁相比,静脉应用大剂量埃索美拉唑(80mg 静脉推注后,以 8mg/h 输注达 72 小时)可降低再出血率(0.9%比 5.6%)。而且大剂量埃索美拉唑静脉滴注或后续口服具有良好的安全性,不增加不良事件。建议对内镜止血治疗后的高危患者如,如 Forest Ⅰa~Ⅱb 的溃疡,内镜止血困难或内镜止血效果不明确者,合并服用抗血小板药物和 NSAIDs 者,给予大剂量 PPI(如埃索美拉唑),静脉输注

72 小时,并可适当延长大剂量 PPI 疗程,然后改为标准剂量 PPI 静脉输注,2 次/天,3～5 天,此后口服标准剂量 PPI 至溃疡愈合。对于内镜黏膜下剥离术和或内镜下黏膜切除术后形成的人工溃疡,应按照 PU 的标准给予抑酸治疗,PPI 是胃内镜黏膜下剥离术后预防出血和促进人工溃疡愈合的首选药物,目前研究大多建议从手术当天起静脉应用标准剂量 PPI,2 次/天,2～3 天后改为口服标准剂量 PPI,1 次/天,疗程为 4～8 周。如是非胃酸导致的疾病所致的出血,建议在内镜止血后,停用 PPI。

2）生长抑素及其类似物:是由多个氨基酸组成的环状活性多肽,包括十四肽(环状 14 氨基酸肽,施他宁)和八肽(奥曲肽,善宁),治疗 UGIB 的药理机制为选择性地直接收缩内脏血管平滑肌,并抑制其他扩张血管物质(如胰高糖素、血管活性肠肽、P 物质、降钙素基因相关肽等)作用,间接阻断内脏血管扩张,可减少内脏血流量;直接作用于壁细胞生长抑素Ⅱ型受体,并通过抑制胃泌素分泌,从而抑制胃酸分泌,文献报道大剂量 SS 类似物奥曲肽(1.1mg/d)可升高胃内 pH 达最佳止血 pH 环境。因而,理论上具有防止胃酸反流消化血凝块中的纤维蛋白,减少再出血的危险性功效。一般认为其疗效等于或优于 H_2 受体拮抗剂,但未及内镜治疗效果。目前尚无足够的证据建议 UGIB 常规应用 SS 及其类似物,但可作为内镜治疗前后的辅助治疗,于内镜止血失败、禁忌或无内镜治疗条件时应用。对门脉高压性胃病出血者,奥曲肽止血效果显著优于血管升压素或奥美拉唑。这可能是由于其形成机制主要系门脉高压和胃酸侵蚀所致。对急性 UGIB 患者一般推荐生长抑素首剂量 250μg 快速静脉滴注(或缓慢推注),继以 250μg/h 静脉泵入(或滴注),疗程 5 天。对于高危患者,选择高剂量(500μg/h)生长抑素持续静脉泵入或滴注,在改善患者内脏血流动力学、控制出血和提高存活率方面均优于常规剂量。对难以控制的急性上消化道出血,可根据病情重复 250μg 冲击剂量快速静脉滴注,最多可达 3 次。奥曲肽是人工合成的 8 肽生长抑素类,奥曲肽 25μg 静脉推注后,继以 25～50μg/h,维持 2～3 天。伐普肽也是人工合成的生长抑素类似物。使用方法:50μg 静脉推注后,以 50μg/h 维持。

3）去甲肾上腺素:去甲肾上腺素可以刺激 α 肾上腺素能受体,收缩黏膜血管而止血。胃出血时以去甲肾上腺素 8mg,加入冰生理盐水 100～200ml,经胃管灌注或口服,每 0.5～1 小时一次,必要时可重复 3～4 次。SU 时应避免使用。

4）其他药物:巴曲酶、酚磺乙胺、氨甲苯酸、维生素 K_1、白芨、三七等止血药物也被应用于 UGIB 的治疗,但其确切疗效尚待进一步评估。近年来,凝血因子、冷冻血浆、纤维蛋白原等也被用于血友病等凝血功能障碍患者中。

(3）选择性血管造影介入治疗:在做选择性腹腔动脉和肠系膜上动脉造影以诊断 UGIB 病因的同时,可进行介入疗法,必要时作胃左动脉、胃十二指肠动脉、脾动脉或胰十二指肠动脉的超选择性血管造影,针对造影剂外溢或病变部位经血管导管滴注血管升压素或去甲肾上腺素,使小动脉和毛细血管收缩,出血停止。对注入血管升压素止血失败的胃肠壁血管畸形,以及上消化道恶性肿瘤出血而不能立即手术者,还可采用选择性动脉栓塞。垂体升压素,0.1～0.2U/min 连续 20 分钟,仍出血不止时,浓度加大至 0.4U/min。止血后 8～24 小时减量。注入人工栓子一般用明胶海绵,使出血的血管被栓塞而止血。

(4）手术治疗:尽管有以上多种治疗措施,但是仍有约 20% 的患者出血不能控制,此时应及时请外科进行手术干预。外科分流手术在降低再出血率方面非常有效,但可增加肝性脑病风险，与内镜及药物治疗相比并不能改善生存率。手术并发症及病死率高，只有当药物和介入治疗止血治疗无效、出血部位相对明确、疑为恶性病灶者，才考虑手术治疗止血。手术方式因病因和病情轻重而定。如出血性 PU 急诊手术术式包括部分或全胃切除术（毕Ⅰ式或Ⅱ式胃重建术）、迷走神经切断术、胃十二指肠动脉结扎术等。

2. 食管静脉曲张出血的治疗

（1）气囊压迫：气囊压迫方法系将三腔二囊管经口或鼻腔插入胃内，充气使胃气囊膨胀并以 0.5kg 左右牵引力向外牵拉，以压迫贲门和胃底部曲张静脉，必要时可使食管气囊充气膨胀，即可压迫食管下段的曲张静脉。该方法止血起效迅速、价廉实用、效果确实。对中小量食管静脉曲张破裂出血者效果较佳，对大出血可作为临时应急措施，止血有效率在 40%～90%，但约 50%患者在气囊放气后可再出血。一般胃气囊内注气 250～300ml 左右，理想压力保持 50mmHg，食管气囊内注气 100～150ml 左右，理想压力为 30～40mmHg。初压可维持 12～24 小时，以后每 4～6 小时放气 1 次，视出血活动程度，每次放气 5～30 分钟，然后再注气，以防止黏膜受压过久发生黏膜缺血糜烂、坏死。出血停止后，放气观察 24 小时若未再出血可予拔管。每次气囊放气或拔管前应先喝些石蜡油，以减少气囊摩擦食管壁，诱发再出血。气囊压迫常见并发症包括：①气囊向上移位，压迫或堵塞气道引起窒息。当患者烦躁不安、气囊放置位置不当、食管囊注气过多、胃囊注气过少或破裂、牵引力过大时尤易发生。为防止意外，应加强监护，病床备剪刀，紧急时剪断三腔二囊管，使胃气囊和食管气囊放气。②误吸致吸入性肺炎或窒息。插管过程中，可能诱发患者恶心，并呕吐大量血液和胃内容物。此时，极易造成误吸，因此一方面应做好解释，指导患者通过吞咽等方式积极主动配合插管。应备好吸引装置，以供误吸时急救用。③食管黏膜受压过久发生食管溃疡和穿孔。与三腔二囊管相比，四腔二囊管有一管腔专用于吸取食管气囊以上的分泌物，可减少吸入性肺炎的发生。

（2）内镜下止血：内镜下介入治疗是 EGVB 有效的抢救和止血措施。常用方法为内镜下食管曲张静脉套扎（EVL）、食管曲张静脉硬化剂注射（EIS）和组织黏合剂等为一线疗法。疗效可靠，与生长抑素及其类似物相近。因此，食管、胃底静脉曲张破裂急性出血应首选药物和内镜介入治疗，二者联合治疗则更为有效，并发症则更少。EVL 系将尼龙绳圈或橡皮圈通过套扎器，将曲张静脉基底部结扎，以阻断曲张静脉内的血流并闭塞血管，从而实现止血的目的。EIS 系将硬化剂（1%乙氧硬化醇、3%十四烷基磺酸钠）通过内镜专用注射针，于内镜直视下注射入曲张静脉内，以闭塞血管。EVL 和 EIS①适应证：急性食管静脉曲张出血；手术治疗后食管静脉曲张复发；中、重度食管静脉曲张虽无出血但有明显的出血危险倾向者；既往有食管静脉曲张破裂出血史。②禁忌证：有上消化道内镜检查禁忌证者；出血性休克未纠正；肝性脑病≥Ⅱ期；过于粗大或细小的静脉曲张。③疗程：首次 EVL 后间隔 10～14 天可行第 2 次套扎治疗；每次 EIS 间隔时间为 1 周，一般需要 3～5 次。这两种治疗的最佳目标是直至静脉曲张消失或基本消失。④随访：建议疗程结束后 1 个月复查胃镜，此后每隔 6～12 个月再次胃镜复查。组织黏合剂是将组织胶（氰丙烯酸盐、α 氰丙烯酸酯）等通过注射针在内镜下注入曲张静脉以达到止血目的。①适应证：急性胃底静脉曲张出血；胃静脉曲张有红色征或表面糜烂且有出血史。②方法："三明治"夹心法。总量根据胃底曲张静脉的大小进行估计，最好 1 次将曲张静脉闭塞。EGVB 内镜介入治疗适用于内科药物治疗失败、不能耐受手术或术后出血的 EGVB 患者。注射治疗或套扎治疗疗效相当，近期止血率 80%以上，但远期曲张静脉复发率和再出血率较高。并发症主要有食管狭窄、出血、穿孔、胸骨后疼痛等。

（3）药物止血

1）降低门脉压力药物：目前临床上常用的药物包括血管收缩剂和血管扩张剂。血管收缩剂通过收缩内脏动脉，减少门脉系统血流量及门静脉压力，而对肝内血管及门体侧支血管阻力影响不确定，有时增加其阻力；血管扩张剂通过降低肝内血管及门体侧支血管阻力从而降低门静脉压力。

血管收缩剂：①血管升压素（vasopressin，VP）及其衍生物：包括 VP、垂体后叶素、特利升压素等。VP 主要通过与分布于血管平滑肌上的 V_2 受体结合，收缩肠系膜动脉和脾动脉等内脏动脉血管，减少内脏血流量，相应地减少门脉系统血流量；此外，还可增加下食管括约肌张力，使食管下端静脉丛收缩，减少曲张静脉血流量。随机研究显示它能减少不能控制的曲张静脉出血，对中、小量出血有效，大出血时需配合气囊压迫。其总体止血率达 50%以上，但再出血率高，对生存率也无影响，且不良反应较多，临床较少应用。其常见并发症包括腹痛、腹泻、心肌或外周循环缺血、心动过速、高血压、低钠血症和液体潴留，约 25%病人需停药。高血压、冠心病患者使用时要慎重。VP 常用方法为 0.2～0.4U/min 持续静脉滴注 12～24 小时，如奏效可减半量，再用 8～12 小时后停药，不必逐渐减量；如无效，在严密监视下提高剂量至 0.4～0.8U/min，超过此剂量，不会进一步降低肝静脉嵌塞压，而副作用明显增加。国内常用制剂为垂体后叶素，其中含 VP 及催产素，用法同 VP。三甘氨酰赖氨酸升压素又称为特利升压素，是合成的 VP 类似物，在体内经氨基肽酶作用形成具有活性的 VP。作用时间长，副作用较 VP 少，出血控制率优于或相当于 VP。其用法为首剂 2mg 静脉输注，然后 2mg，每 4 小时 1 次。若出血控制可，逐渐减量至 1mg，每 4 小时 1 次。出血停止后可改为 2 次/日，1mg/次，一般维持 5 天，以预防早期再出血。特利升压素的主要不良反应包括心脏和外周器官的缺血、心律失常、高血压和肠道缺血，最高有效剂量应用不能超过 24 小时。②SS 及其类似物：SS 除前述药理治疗作用外，还可增加下食管括约肌张力，使食管下段静脉丛收缩，导致食管曲张静脉内血流量减少，其减少幅度大于 VP；减少肝动脉血流量，明显降低肝内血管阻力，因而可使门脉大部分血流通过阻力降低的肝内血管。但血流动力学研究表明 SS 降低门脉压力不稳定，作用较 VP 弱。SS 的人工合成物近年来用于治疗食管胃底静脉曲张破裂出血，取得了较好的疗效，但对死亡率无影响。控制出血、预防早期再出血及近期死亡率等方面效果与硬化疗法相当。与 VP 相比，止血率高而死亡率相似。SS 静脉注射后在 1 分钟内起效，15 分钟内即可达峰浓度，半衰期为 3 分钟左右，有利于早期迅速控制急性上消化道出血。SS 类似物奥曲肽皮下注射后吸收迅速而完全，30 分钟血浆浓度可达到高峰，消除半衰期为 100 分钟，静脉注射后其消除呈双相性，半衰期分别为 10 分钟和 90 分钟，在控制出血、预防早期再出血、住院天数、住院死亡率等方面亦与硬化疗法相当。SS 及其类似物全身不良反应少见，且较轻微。使用方法同前。

血管扩张剂：长效有机硝酸酯类主要与血管收缩剂合并应用，以预防其副作用。非选择性 β 受体阻滞剂普萘洛尔主要用于预防出血。无食管、胃底静脉曲张者不推荐使用非选择性 β 受体阻滞剂治疗。轻度静脉曲张者仅在有出血风险较大时（红色征阳性）推荐使用非选择性β受体阻滞剂治疗。有中、重度静脉曲张的病人则推荐使用非选择性β受体阻滞剂治疗。应用普萘洛尔起始剂量10mg，每8小时1次，渐增至最大耐受剂量。治疗达到以下标准时可有效预防静脉曲张破裂出血，即肝静脉压力梯度（HVPG）下降至12mmHg以下，或较基线水平下降>20%；静息心率下降到基础心率的75%或静息心率达50~60次/分。其他血管扩张剂如β受体阻滞剂（纳多洛尔、阿替洛尔、美多洛尔）、α1受体阻滞剂（酚妥拉明、哌唑嗪）、α2受体激动剂（可乐定）、钙通道阻滞剂（维拉帕米、硝苯地平、汉防己甲素及桂利嗪）、选择性S2受体阻滞剂（酮舍林、利坦舍林等）、血管紧张素转换酶抑制剂、新型高效扩血管药尼可地尔等对急性EGVB临床使用经验有限，此不赘述。

联合用药：联合用药旨在增加疗效，同时降低各自用药时的不良反应发率。硝酸甘油与VP合用，可明显提高EGVB止血率。合用硝酸甘油时可增加VP剂量至1.0u/min。在静脉滴注VP的同时予硝酸甘油舌下含化0.5mg，每30分钟1次，连用6小时；也可持续静脉滴注，从小剂量始，逐渐增大剂量，调整剂量至保持收缩压不低于90mmHg。VP与硝普钠合用既能减轻VP的不良血流动力学作用，又能保留甚至增强VP治疗门静脉高压症的作用。硝普钠的半衰期很短，联合用药实用、安全、合理，有应用前途。此外，也有VP联合硝酸异山梨醇酯（消心痛）、VP联合酚妥拉明的应用报道，但临床价值尚待进一步论证。

2）其他药物：肝硬化UGIB患者常存在胃黏膜和食管黏膜炎性水肿，在入院48小时内细菌感染率约20%，2周内增至35%~66%。止血率、再出血率和预后与细菌感染有密切关系。一般推荐肝硬化伴出血患者需要预防性抗生素治疗，以预防院内感染、菌血症和一过性腹膜炎。虽然控制胃酸不能直接对食管静脉曲张出血起止血作用，但严重肝病时常合并SU或糜烂性胃炎，故肝硬化发生UGIB时可给予控制胃酸的药物。雷尼替丁对肝功能无明显影响，较西咪替丁为好，可静脉滴入，每次50mg，每12小时一次。凝血机制障碍者可输注凝血酶原复合物、冷沉淀、新鲜血和新鲜血浆等。其他止血药物如维生素K_1、维生素C和巴曲酶可能有效，酚磺乙胺、氨甲苯酸等效果不肯定。促胃肠动力药、利尿剂、抗肝纤维化药物对于急性期EGVB并无明显止血功效。

（4）介入治疗

①经颈静脉肝内门-体静脉支架分流术（transjugular intrahepatic porto-systemic shunt，TIPSS）。TIPSS系通过植入金属支架实现门体侧侧H形吻合，一般操作成功率高达80%~90%，可有效控制急性出血达90%以上，再出血率从35%~50%降至10%~25%。具有创伤小、并发症发生率低等特点，适用于HVPG>20mmHg和肝功能Child-Pugh分级B、C级高危再出血病人，可显著提高存活率。适应证：食管、胃底曲张静脉破裂出血经药物和内镜治疗效果不佳者；外科手术后曲张静脉再度破裂出血者；肝移植等待过程中发生静脉曲张出血破裂出血者。禁忌证：肝功能Child-Pugh评分>12分，MELD评分>18分，PACHEⅡ>20分，以及不可逆的休克状态；右心功能衰竭、中心静脉压>15mmHg；无法控制的肝性脑病；位于第一、二肝门肝癌、肝内和全身感染性疾病。②经球囊导管阻塞下逆行闭塞静脉曲张术。采用球囊阻塞胃肾分流，逆行注入硬化剂闭塞胃底静脉曲张的介入方法适用于胃底静脉曲张大出血。该方法虽增加了门静脉入肝血流，可改善肝功能，但同时又可加重食管静脉曲张。因此，选用必须慎重权衡。③其他。脾动脉栓塞术、经皮经肝曲张静脉栓塞术等。具体适应证不同，

在此不一一赘述。

（5）手术治疗：约 20%病人出血常不能控制或出血一度停止后 24 小时内再度出血，经规范内科治疗无效者应行手术治疗。手术方式主要有门奇静脉断流术、分流术、联合手术和肝移植。分流术包括完全性门体静脉分流（即门体分流、脾肾分流、肠腔分流和脾腔分流）、部分性门体静脉分流（即分流直径小于 8mm，如限制性门腔静脉分流术、肠腔静脉侧侧分流术和传统脾肾静脉分流术）和选择性门体静脉分流（即选择性远端脾肾静脉分流术、远端脾腔静脉分流术、冠状静脉下腔静脉分流、冠状静脉左肾静脉分流）。分流术后门静脉压力降低，可防止胃食管曲张静脉再次破裂出血。完全性分流术后由于肝血供减少，如门体分流，肝性脑病发病率明显升高。部分性分流术旨在将门静脉压力降低至恰好低于出血的阈值，也就是 FPP 值<22mmHg（约相当于 HVPG<14~15mmHg），从而既能有效控制食管静脉破裂出血，又能维持一定的门静脉向肝血流，以降低肝性脑病的发生率。以聚四氟乙烯制作的人造血管作门腔或肠腔 H 形小直径（8mm）分流，可将门静脉压力降到出血阈值以下，又不降至门静脉血肝脏灌流完全丧失的程度，且不增加后续的肝移植难度，应用较广。而选择性分流只引流门静脉胃脾区和食管、胃底曲张静脉，达到有效控制出血的目的，但不降低门静脉压力和向肝血流。这两类术式可使 90%病人的再出血得到有效控制，同时可降低术后肝衰竭及肝性脑病的发生率。

门奇静脉断流术包括经胸食管下端曲张静脉缝扎术、经腹胃底曲张静脉冠状静脉缝扎术、胃底贲门周围血管阻断术、食管下端横断术、联合断流术等。通过手术阻断门静脉与体静脉之间的循环，以达到治疗出血目的。术后 5 年和 10 年存活率分别为 91.4%和 70.7%；与分流术相比，断流术操作简单易行，肝脏门静脉血供无显著减少，故不易出现术后肝功能损害和肝性脑病。但由于门静脉压力不降低，术后再出血发生率较高。5 年和 10 年再出血发生率分别为 6.2%和 13.3%。

联合手术结合分流、断流手术特点，既保持一定的门静脉压力及门静脉向肝血流，又疏通门静脉系统的高血流状态。远期再出血发生率为 7.7%，术后肝性脑病发生率则为 5.1%，显著提高病人的生活质量和长期存活率。但联合手术创伤和技术难度较大，且对病人肝功能要求高。

肝移植是治愈肝硬化门静脉高压症的唯一方法。主要适应证是伴有食管胃底静脉曲张出血的终末期肝病病人，如：①反复上消化道大出血经内、外科和介入治疗无效者。②无法纠正的凝血功能障碍。③肝性脑病。禁忌证：①肝硬化基础上进行性肝功能衰竭、深度昏迷。②严重脑水肿、脑疝形成、颅内压>54cmH$_2$O（1cmH$_2$O＝0.098kPa）。③心、肺功能严重受损。肝移植后门静脉压力恢复正常，在国外已作为药物及内镜治疗失败的胃食管静脉曲张出血患者常用的治疗方法。

总之，UGIB 是临床常见病症，根据病因可大致分为食管胃底静脉曲张性和非食管胃底静脉曲张性。UGIB 的诊断内容主要包括出血病因、出血部位、出血量和活动性出血情况，内镜检查是诊断 UGIB 的首选方法。根据患者的临床特征和内镜特征，将患者分为再出血和病死率高危组和低危组，进行个体化治疗十分必要。急性期治疗方案包括再出血征象和生命体征的监测、液体复苏以恢复重要脏器的灌注、采用内镜和药物等方法进行特异性的止血治疗等；缓解期宜针对病因进行特异性治疗（图 4-14-1）。

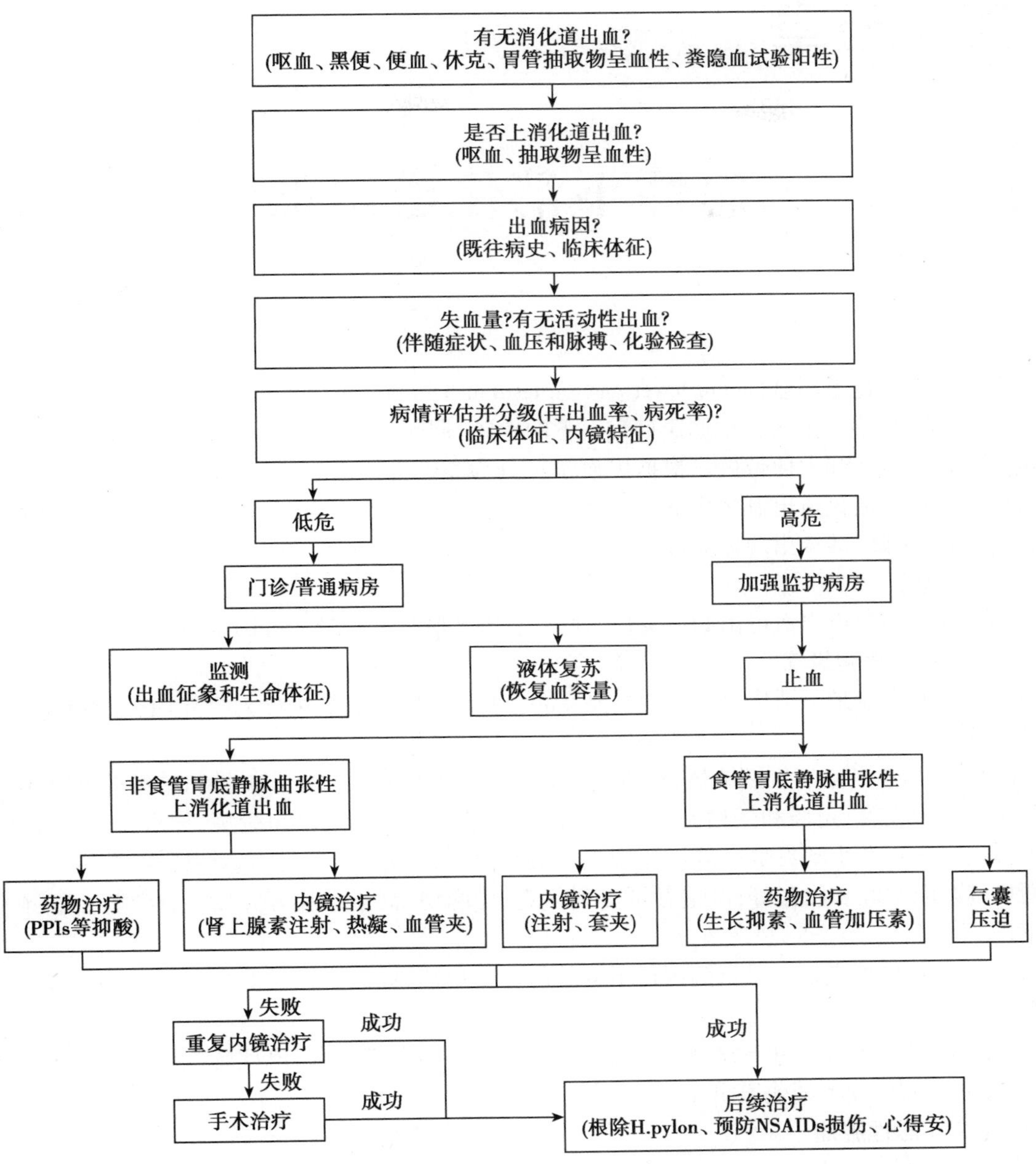

图 4-14-1　上消化道出血诊治流程

（刘晓　湛先保　李兆申）

第十五章

急性下消化道出血

急性下消化道出血(acute lower gastrointestinal hemorrhage)是指屈氏韧带以下的空肠、回肠、结肠部位(临床上通常把屈氏韧带以下的空肠、回肠、结肠称为下消化道)出血。临床上主要表现为血便和大便带血。根据出血量可分为急性大出血、显性出血和隐性出血。一般所说的急性下消化道出血多指下消化道大量出血,一次出血量超过450ml者,常可导致急性贫血,血压下降,甚至出现休克等。

【病因】

急性下消化道出血可由肠道炎症、肿瘤、息肉及肠道血管畸形等因素引起。

(一) 溃疡和炎症

溃疡和炎症是下消化道出血的主要原因。肠道炎症性病变可分为特异性炎症和非特异性炎症。

1. 特异性炎症　包括结核、梅毒、伤寒及肠道寄生虫感染等。小肠和结肠非常适合细菌及寄生虫发育、定居和繁殖,从而造成肠黏膜充血、水肿、糜烂和溃疡,导致出血的发生。急性出血坏死性小肠炎是一类与C型产气荚膜芽胞杆菌感染有关的急性肠炎,主要表现为便血、腹痛、呕吐和腹胀等,严重者可出现休克、肠麻痹,甚至穿孔等并发症,病情危重,预后不良。

2. 非特异性炎症　是指病因还不清楚的一些疾病,如溃疡性结肠炎、克罗恩病、嗜酸性胃肠炎等。

3. 放射性肠炎　由于放射损伤或治疗后引起的肠黏膜损害,出现肠道充血、水肿、糜烂和溃疡,从而出现下消化道出血。

(二) 恶性肿瘤

以结肠癌为多见,多见于中老年人群。小肠恶性肿瘤则相对少见,主要有淋巴瘤、间质肉瘤等。肿瘤活动性出血主要发生于肿瘤的中央坏死部位以及黏膜溃疡部位,侵及血管者则出血量更大。

(三) 息肉

无论是单发还是多发息肉均可以出现下消化道出血,以家族性腺瘤样息肉病更为明显。

(四) 良性肿瘤

以小肠间质瘤为多见,其他有脂肪瘤、腺瘤、血管瘤、神经纤维瘤和淋巴管瘤等。

(五) 憩室

憩室可发生在肠道的任何部位,以十二指肠降部最为常见。由于憩室颈部狭小,容易造成食物及粪便潴留,从而引起憩室部位炎症、溃疡,甚至出血。

（六）肠道血管性病变

肠道血管性病变引起的下消化道出血往往反复发作，出血量多少不一，诊断比较困难。

1. 肠道血管发育不良　发病原因不明，男女发病率相当，年龄一般小于60岁。早期病理变化为黏膜下静脉血管扩张呈簇状，后期形成动静脉瘘。伴出血者为50%~80%。

2. 肠道血管畸形　多见于老年人，随着年龄的增加有升高的趋势，也是引起下消化道出血的常见原因之一。随着检查技术的发展和普及，肠道血管畸形的检出率有明显增加。

3. 奥斯勒-韦伯-朗迪病（Osler-Weber-Rendusyndrome）　即遗传性毛细血管扩张症，好发于胃及近端小肠，消化道出血可能是唯一的临床表现。

（七）胆管胰腺疾病

胆管出血在临床上并不多见，常有典型的三联征，发热、黄疸和腹痛，多有外伤及胆管手术史。

（八）全身疾病

引起出凝血机制障碍的疾病都可能导致下消化道出血，如血液系统疾病、尿毒症、肝硬化、结缔组织病等。

【诊断要点】

（一）临床表现

对便血患者应详细了解病史，了解粪便的颜色、血与粪便是否相混、便血量及次数等对估计出血部位、病因有较大的价值。体检时要注意有无贫血、休克等情况，有无腹块及压痛等。对出血量较大或黑便的患者，应插入胃管持续引流胃液，以鉴别是否为上消化道出血，必要时行胃镜检查。对不能排除的全身性疾病所致的出血应行相应的检查，如血小板、凝血因子、肾功能和肝功能等。

1. 血便和大便带血　下消化道出血一般很少由胃部呕出，绝大多数都通过肠道排出而呈血便，或者血液与粪便混合排出。根据出血的速度、量，特别是在肠道停留的时间长短，血液的颜色从黑色到果酱色、红色不等。出血的位置越高，在肠道停留的时间越长，颜色就越深；位置越接近肛门，出血后排出越快，颜色就越红。

2. 循环衰竭的表现　根据出血的速度和量的多少，表现有不同的全身症状。若出血速度慢，量又少，一般无明显全身症状，仅在出血时间多后显示有贫血。若出血量多又快，则可出现心慌、冷汗、苍白，甚至血压下降等急性失血表现。

3. 原发疾病的症状　引起下消化道出血的原因甚多，不同的病因会出现不同的症状。如间质肉瘤引发的出血，常伴腹痛、腹块；克罗恩病和溃疡性结肠炎引起的出血一般都伴有腹泻、腹痛、发热；肠癌引起的出血则可能有肠梗阻和腹块。

（二）辅助检查

对于不能排除上消化道出血（UGIB）的患者，应通过胃镜或鼻胃管胃冲洗加以鉴别。同时，还可通过鼻胃管给予清肠剂（口服困难者），以完成肠镜检查前的肠道准备。近年来，内镜和影像技术的迅速发展使得结肠镜和CT血管成像在诊治下消化道出血中愈发重要。

1. 结肠镜检查　90%以上的LGIB患者可经急诊结肠镜检查而确诊。因结肠镜还可通过内镜下喷洒药物、黏膜下注射、套扎以及金属夹夹闭等技术实现内镜下止血。基于诊治一体化的优势，目前结肠镜检查已成为急性LGIB的首选诊疗手段。

存在血流动力学不稳的便血病人，应立即行胃镜检查以排除上消化道出血可能。血流动力学稳定的病人须在出血后 24 小时内进行结肠镜检查，但出血急性期也存在病情不稳定、肠道准备困难等不利因素，应结合病情实施个体化方案。结肠镜检查前的肠道准备对于保证内镜下清晰的视野以及后续的诊治至关重要。故只要病情允许，在结肠镜检查前应尽量完成肠道准备。聚乙二醇因其安全性较好，是目前常用的清肠剂。推荐剂量 3～6L，须在 3～4h 内口服完毕。而对于有持续性出血且不能耐受口服清肠剂的病人，在排除存在误吸高风险的基础上，可短期内置入鼻胃管以协助肠道准备。当然，不是所有 LGIB 病人结肠镜检查前都需要肠道准备。以下情况，如出血较快且血压不稳、可预判出血部位（息肉切除后出血）、直肠或左半结肠出血可能性高，可不做肠道准备直接行结肠镜检查。

2. CT 血管成像　多层螺旋 CT 血管成像（multidetector computed tomography angiography，MDCTA）较常规 CT 可获得高分辨率的薄层轴位图像，可检出 0.3ml/min 的急性 LGIB。MDCTA 对活动性消化道出血总体敏感性为 85.2%，特异性为 92.1%，具有简单、快速、无创等优势，基本可取代传统血管造影的诊断作用。同时，MDCTA 一旦明确出血部位，可立即通过超选择栓塞“罪犯血管”止血，在憩室引起的急性 LGIB 止血成功率达 85%。该项技术主要不足是造影剂肾毒性、射线暴露等。

3. 核素显像　利用 ^{99m} 锝（^{99m}TC）标记红细胞行放射性核素扫描消化道活动性出血，具有较高的敏感性，可检出 0.1～0.5ml/min 的出血。核素显像对急性 LGIB 的诊断阳性率为 45%～90%，但只能靠腹部投影大致判断出血部位，定位的精准度有限。因此，核素显像需要与其他检查手段联合诊断 LGIB。

【治疗】

（一）一般治疗

1. 监测生命体征，注意病情变化。出血量大的时候应住院治疗或卧床休息，严密监测血压、脉搏、心率、呼吸等变化。

2. 根据病情禁食或无渣饮食或静脉营养，有活动性出血的时候一般需要禁食，待病情稳定后进清淡饮食、软食、流质或半流质，注意保持正常的饮食习惯。

3. 补充有效血容量，积极抗休克治疗。迅速建立通畅的静脉通路，充分补充血容量，出血量较大者，则需输血，尽快尽早地使循环保持稳定。无血的情况下可先输注平衡盐液和糖盐水或其他血浆代用品。

4. 针对原发病的治疗，如怀疑有感染者，应选用足量有效的抗生素。特异及非特异性炎症采用相应的治疗。

（二）药物止血治疗

1. 肠道局部用药　可用冰盐水口服或胃管内注入，即 100ml 生理盐水中加入 8mg 去甲肾上腺素，每 2～4h 一次。凝血酶 400～2000U 溶于适量的生理盐水中，口服或胃管内注入，每 4～8 小时一次。出血量不大时也可口服云南白药。

2. 全身给药　静脉使用酚磺乙胺、氨甲苯酸、维生素 K、凝血酶原复合物等，对于有血管性出血也可使用生长抑素及其类似物。

（三）内镜治疗

病变位于内镜所及的局限性病变如息肉、血管畸形等，可通过内镜下行电凝、热探头、激光、微波等治疗。也可在局部注射高渗盐水、肾上腺素和硬化剂等止血治疗。

（四）动脉栓塞治疗

通过选择性动脉插管找到出血部位后，采用明胶海绵、聚乙烯醇颗粒、微弹簧圈及液体栓塞剂等对病变供血血管进行栓塞。对于肿瘤及动静脉瘘者，一般选用弹簧圈等永久性栓塞物质，在急性止血的同时，也是对原发病的治疗。而对于溃疡、糜烂、憩室及渗出性出血，可选用明胶海绵等临时性栓塞物质。一般要求尽量减少栓塞范围，达到止血目的，获得最佳效果。

（五）手术治疗

手术治疗既是病因治疗，也是止血的最有效手段。对出血部位、病因明确，适宜手术的患者均应手术。

1. 急诊手术　经保守治疗无法止血，24小时内输血量超过1500ml，血压仍不稳定者应急诊手术；对查明病因和出血部位，仍继续出血，或大出血合并有肠梗阻、肠穿孔、腹膜炎的患者应考虑急诊手术。急诊手术时因患者全身情况较差，肠道未清洁，行肠切除后是否行一期肠吻合应慎重选择。

2. 择期手术　对下消化道出血的病人，只要条件允许，应尽可能争取择期手术。术前充分的全身及肠道准备对手术的安全性及减少术后并发症非常重要。

（陈海涛　张文俊　李兆申）

第十六章

消化内镜在临床急救中的应用

第一节　消化道出血的内镜诊疗

消化道出血是临床常见急症。传统的方法是根据临床表现判断出血原因，根据经验进行治疗，致使消化道出血的诊治效果不理想。1970 年，美国学者 Palmer 首先提出上消化道出血积极诊断的概念。他主张诊断的施行不应限于止血后的时间，而要尽早联合采用胃肠钡餐造影、半可屈式胃镜等手段作诊断（当时尚无纤维胃镜）。虽然限于当时的条件，所采用的手段不尽理想，但可贵的是这种“急事急办”的新概念。随着纤维胃镜的快速发展，20 世纪 70 年代初期内镜医师将其应用于上消化道出血的诊断，并逐步运用到下消化道疾病的诊断。随着内镜技术和附件的发展，80 年代后期特别是近年来消化道出血的治疗也取得了长足进步，使许多患者成功止血，同时避免了创伤大的开腹手术。

一、内镜诊治时机

急诊胃镜检查的关键是“急”，即必须掌握好检查时间．这是因为检查时间的早晚直接与病变发现率有关。有学者报道，距末次出血 48 小时内检查，79%可见到浅表糜烂出血和溃疡出血的特征，为黑色溃疡底、附有凝血块的动脉残端，而 48 小时后，仅 4.8%见到上述特征。Allen 报道 77 例在末次出血后 48 小时内检查，90%可获得阳性结果，而 24 例在 48 小时后检查，阳性率降至 32%。目前多数学者主张把时间范围提得更早些，即距末次出血 12~24 小时进行检查，如超过 24 小时，可能发现不了任何确实的出血来源。急诊胃镜检查前应备好止血药物和器械。有循环衰竭征象者，如心率大于 120 次/分，收缩压小于 90mmHg 或基础收缩压降低大于 30mmHg、Hb 小于 50g/L，应先纠正循环衰竭后再行检查。危重患者检查时应进行心电监护。

二、诊断和治疗

消化道出血的急诊内镜诊断不但明确了出血的部位、性质、出血是否停止，还能对出血的预后做出判断，指导临床治疗。铃木（1974 年）认为急诊内镜检查所见与预后关系密切：幽门部急性多发性溃疡预后很好；应激性溃疡预后较好；慢性溃疡急剧恶化预后不良，应及早外科手术；而全身危重症合并溃疡．预后特别不良，也应及早外科手术。森藏（1979 年）以溃疡底性状为依据，发现白苔型、白苔（为主）加凝血块型预后良好；凝血块型（为主）加白苔型，凝血块型易再出血发生休克，需要密切监视。胃镜检查可根据溃疡基底特征判断患者再出血的风险，凡基底有血凝块、血管显露者易于再出血。检查时对出血性溃疡病变应作改良的 Forrest 分级。Forrest Ⅰa 级为喷射状出血，Forrest Ⅰb 级为活动性渗血，Forrest Ⅱa 级基底有血管裸露，Forrest Ⅱb 级基底有血凝块附着，Forrest Ⅱc 级为黑色基底，Forrest Ⅲ级为白苔为主的洁净基底。

对所有活动性出血，Forrest 分级Ⅰa 级至Ⅱb 级的病变，均应积极实施内镜治疗。治疗方法主要有以下几种：

1. 喷洒止血法　喷洒止血一般用于黏膜糜烂渗血、活检或息肉切除后的渗血、面积较大但出血量不大的情况下。所喷洒的药物有冰去甲肾上腺素溶液（8mg/100ml）、凝血酶（200~400U 加入 20ml 生理盐水）、抑肽酶 20~40 万 KIU、5%~10%孟氏溶液（Monsell's solution）等。操作方法是通过内镜活检孔道插入喷洒导管，靠近出血灶后喷洒药物。如去甲肾上腺素等对内镜无损害的溶液也可以直接通过内镜活检孔道喷洒。

2. 局部注射法　局部注射法是在内镜指示下经内镜注射针将止血剂或硬化剂注射至病灶及其周围，达到止血的目的。凡出血病灶，可见显露血管或有红斑/黑苔者，均可用注射法止血。

（1）硬化剂：常用 1%乙氧硬化醇（Aethoxysklerol）和 5%鱼肝油酸钠，注射后局部组织肿胀，压迫血管，血管内血栓形成，此法可用于各种病因所致的消化道出血。

（2）高渗钠-肾上腺素盐水溶液（HS-E）：肾上腺素有强力的血管收缩作用，而高渗钠可延长肾上腺素局部作用时间，并使黏膜下组织肿胀，使血管发生纤维化变性即血管内血栓形成。

（3）无水乙醇：采用医用 99.5%或纯乙醇，结核菌素注射器，内镜用注射针。注射方法是先将内镜注射针内的空气排尽，于出血点周围 1~2cm 处注射 3~4 点，每点 0.1~0.2ml，总量 0.5~1ml，穿刺深度要浅，并缓慢注入，以免引起坏死穿孔。

3. 高频电凝止血　高频电凝止血操作简单，适用于非喷射状出血、活动性渗血。有血凝块或黑苔、血管显露及散在的出血点等出血情况。是内镜下止血尤其是介入治疗后常用的止血方法。电凝头末端可谓棒状、球状或钳子状。为防止电凝后电凝头与组织粘连，部分末端置有喷头吸孔，可进行冲洗或吸引。操作时通常选用 10~20W，时间 1~2s，电凝头轻压出血灶中央，适量注水，每次通电 2s，反复数次，直至组织发白停止。

4. 微波止血　内镜微波凝固止血治疗是将微波能量集中于病灶，使组织蛋白凝固坏死、周围小血管痉挛、管腔变窄、凝固性血栓形成从而达到止血目的的一种治疗方法。操作方法是将微波同轴电缆经内镜活检孔道插入，瞄准出血病灶，将电极接触出血灶或插入出血灶 1~2mm，选择微波辐射功率 30~50W，时间 5~10s，辐射后靶组织表面立即出现白色凝固斑或呈棕黑色。一次辐射后仍有出血者，可反复数次直至出血停止。

5. 激光止血　激光光能在组织内转变成热能，造成组织蛋白凝固而止血。以前常用钇铝石榴石激光止血。因器械价格昂贵，操作烦琐，效果并不突出，因而现已较少用于临床止血。

6. 热探头　是将特制的热探头经内镜活检孔道插入消化道内，在直视下接触出血灶，使其蛋白凝固而止血。此法于 1978 年首先由美国 Robert 等研制成功并试用于临床，现国内已有厂家生产此类器械。操作方法基本同高频电。

7. 止血夹法　止血夹原理类似活检钳，但钳瓣呈夹子状，夹住小血管后，夹子部解体而仍夹住血管，数日后脱落有血凝块形成，从而达到止血目的。

8. 套扎法　本法原理类似内痔套扎，套扎后的病理过程为缺血，坏死及急性炎症，然后出现浅表溃疡、瘢痕和静脉血栓形成。目前市售有单环、多环及尼龙绳结扎器等三类。操作方法基本同食管静脉套扎术。

第二节 消化道异物的内镜诊疗

上消化道异物是临床常见的急症,传统处理方法是紧急外科手术取出异物或口服某些食物促使异物自然排出,危险性大、并发症多、痛苦大。随着内镜技术的进展和设备普及,内镜下消化道异物取出术逐渐开展起来,成功解决了很多患者的疾苦。海军军医大学附属长海医院自 1978 年 1 月至 2003 年 1 月曾经内镜诊断和治疗 802 例 1198 件上消化道异物,其中 780 例成功取出异物,避免了手术,且未发生明显并发症。

一、内镜诊治时机

内镜处理时机取决于临床表现、异物种类、部位、滞留时间等,原则上,高危异物以急诊内镜处理为主,普通异物常于择期内镜下处理。

1. 急诊内镜 存在以下情况的上消化道异物患者,须行急诊内镜:(1)易损伤黏膜、血管而导致穿孔等并发症的尖锐异物;(2)腐蚀性异物;(3)多个磁性异物或磁性异物合并金属异物;(4)食管内异物滞留大于 24 小时;(5)食管内异物出现气促、呼吸窘迫等气管严重受压合并梗阻表现;(6)食管内异物出现吞咽唾液困难等食管完全梗阻表现;(7)胃内或十二指肠内异物出现胃肠道梗阻、损伤表现。

2. 择期内镜 存在以下情况的上消化道异物患者,应在 24 小时内尽早安排内镜诊疗:(1)直径大于 2.5cm 的异物;(2)长度大于 6cm 的异物;(3)单个磁性异物;(4)自然排出失败的异物;(5)未达到急诊内镜指征的食管异物;(6)出现临床表现但未达到急诊内镜指征的胃内或十二指肠内异物。

二、诊断和治疗

根据病史、症状、体征及辅助检查做出诊断。术前详细了解吞入异物的时间、性质、形态及数量。并做急诊颈、胸、腹部 X 线透视及摄片或 CT 扫描,以确定吞入异物的大小、形状、位置及与邻近器官、大血管的关系,并排除消化道穿孔。

1. 异物处理原则 内镜取异物要根据异物的形状特点、内镜和辅助器械条件、异物所处消化道位置以及患者情况,综合考虑,采取不同方法,保证异物顺利取出,避免并发症发生。一般来说,细条形、薄片状异物如针头、牙签、橡皮筋等可用异物钳夹住拖出;长条形、有棱角等不易滑脱的异物如鸡骨、肉团、铁块、橡皮、打火机等可选用圈套器。三爪钳、网篮适用于球形、比较光滑的异物,如玻璃球、硬币、纽扣等。以下几种特殊异物的处理较为困难,容易出现并发症,操作时需更加注意。

(1) 边缘锋利的异物:刀片、剪刀等边缘锋利的异物多为故意吞服,吞服时以纸张或纸币包裹刀片吞下,在胃内包裹物与刀片分离,因此吞服时无损伤,取出时则危险性较大。本类病例一般采取三种方法:透明帽法、套管法和遮盖法。透明套管法是将透明的塑料帽套于胃镜前端,将异物拉入透明帽中随内镜一起退出。透明帽直径一般为 1cm 左右,较大异物不能采用此法。套管法是将直径 2cm、长度 50cm 左右的胃镜外套管从口腔插至贲门,将异物外拉入套管一并拉出,此法可取出较大的异物,安全性较高,但患者的痛苦较大。更大的边缘锋利异物不能进入透明帽和套管,可采用遮盖法,此法是应用薄膜橡胶(可利用橡胶手套)、塑料膜(输液袋)等剪成长方形,包裹于胃镜前端并用细线固定,形成喇叭口样,进镜时薄膜翻转贴于胃镜镜身,不影响观察寻找异物,发现异物后退镜至贲门将薄膜翻转下来,再用异物钳夹住异物拉入薄膜内,在薄膜的保护下随胃镜一起退出。此法可取出较大异物,并能防止出现并发症。

(2) 尖锐异物:对鱼刺、鸡骨、义齿等尖锐异物嵌顿于食管中时,应先将刺入管壁部分退出,使其尖端离开黏膜组织,再行拉出。也可根据实际情况将尖锐异物推入胃内,在调整异物方向、采取保护措施后取出,达到以退为进的目的,切不可见到异物就盲目外拉。对两端都刺入食管壁的鱼刺、鸡骨等尖锐异物的处理也较为棘手,按常规方法先拔出一端时,应注意避免另一端更深的刺入管壁损伤邻近组织器官。根据我们的体会,附有多个金属卡环的尖锐义齿的取出最为困难,本院胃镜取异物失败的 22 例中,有 7 例为义齿嵌顿病例(占 31.8%)。义齿的多个固定钢爪极易从不同方向刺入食管壁,嵌顿位置多为食管上段。加之管腔狭小、组织有出血、水肿、痉挛、患者不适反应大,使义齿的取出困难。此类义齿取出要注意以下几个原则:第一,取异物前仔细研究 X 片,明确义齿各个钢爪的情况,确定几个取出方案,准备几套不同取异物器械,在术中根据实际情况选择。第二,如情况许可,可将义齿推入胃内,从容调整义齿位置和采取适当保护措施后拖出。第三,义齿嵌顿取出时,经常出现一个钢爪拔出黏膜,另几个钢爪却更深更紧地刺入管壁,要综合考虑,不应顾此失彼。我们的做法是尽量使义齿一端的钢爪从刺入的黏膜中退出,用圈套器套住并将此端拉入外套管中,再调整另一端的方向,然后随外套管一起拉出。常规内镜处理失败者,可在双通道内镜下联合使用多个钳取器械尝试取出。

2. 特殊人群的处理

(1) 小儿患者:婴幼儿不会表达或表达不清楚,有时异物吞服史不甚明确,特别是吞服透 X 线异物时,异物的吞服时间及种类不详,需做好术前准备及多套应对方案。小儿自控能力差,不配合操作,加之消化管道相对较小较薄,容易发生并发症。随着胃镜制造技术的提高,普通内镜或鼻胃镜完全可以用于婴幼儿异物取出,本院儿童组 191 例中,157 例应用成人胃镜(占 82.2%),全部成功且未发生任何并发症。其余患者应用儿童胃镜或鼻胃镜。婴幼儿异物取出一般要在静脉麻醉下操作,并注意观察患儿临床表现及监测呼吸血压等指标,本组小儿未发生并发症,安全性及成功率均较高。术后仍要仔细观察患儿情况,待完全清醒后方可出院,以免发生意外。

(2) 在押吸毒人员:由于活动空间有限,吞服的异物多为日常生活用品及居住设施附件,如剃须刀、水龙头、剪刀等,此类异物有的边缘锐利、有的体积大、有的形状复杂,都为非常规异物,极易出现出血、穿孔、黏膜撕裂或剥脱等严重并发症。而且此类人员多不配合操作,加大了并发症的危险性。操作时要尽量采用套管、透明帽等保护措施,配合镇定药物一般可成功完成手术,必要时进行静脉麻醉。

(3) 老年人:伴有基础病变,心肺功能差,操作时要做好心肺功能监测,因多数为食物团块,应尽量采取将食物推入胃内、捣碎等简单方法,尽快结束手术。

总之,对不能经消化道排出、易损伤消化道和有毒的异物均应行急诊内镜,并根据实际情况采取适当的操作方法和器械取出异物。内镜处理上消化道异物尽管属于微创治疗,但受设备器械、技术方法、具体病变情况等因素的影响,仍存在一定的并发症发生率,主要包括黏膜损伤、出血、感染、穿孔、误吸等。义齿、骨刺等尖锐异物、食管上段异物、异物滞留大于

48 小时、内镜治疗前黏膜已损伤者更易出现内镜治疗的并发症。所以应在合理掌握适应证、选用合适的胃镜及器械的情况下、采取恰当的操作方法，保证内镜下异物取出术的安全、有效。

第三节　急性化脓性胆管炎的内镜诊疗

急性化脓性胆管炎（acute suppurative cholangitis，ASC）均由于胆管梗阻、胆汁淤滞产生细菌感染，胆管内压力增高导致胆管静脉反流而易并发脓毒血症和休克。常见的病因有：胆道结石、胆管良性狭窄、胆道恶性肿瘤以及先天性胆道畸形等各种引起胆道梗阻的因素。

在胆管梗阻时，由于肝细胞分泌排泄功能受损，抗生素在胆管内浓度明显下降或为零。如不及时有效控制病情，临床上可出现败血症，意识模糊，休克直至死亡。急性胆管炎治疗关键是胆管减压引流。传统方法是以急诊胆管手术减压引流，但往往急诊情况下，有时不能明确病因，加上患者年纪较大，肝功能不同程度受损，部分患者又有多次胆管手术史，常常伴有糖尿病、高血压、心脏病，手术麻醉风险大，手术并发症及死亡率较高。

目前急诊首选内镜下胆道引流术，可大大降低术后并发症的发生率及死亡率。内镜治疗具有损伤小，操作时间短，无须麻醉，不需要开腹手术等优点，能迅速有效解除胆道梗阻并引流减压，可使患者在有效控制胆道感染后，再根据病因决定是否需进一步手术治疗，明显降低了再手术率、术后死亡率及并发症发生率，尤其适合老年体弱、病重者。

常用的内镜治疗方法有内镜十二指肠乳头括约肌切开术（endoscopic sphincterotomy，EST），内镜鼻胆管引流术（endoscopic nasobiliary drainage，ENBD）和内镜胆道支架引流术。EST 的优势在于引流的同时可以取石，但重度急性胆管炎及凝血功能障碍时，不宜行该治疗。ENBD 则没有该禁忌证，引流的同时可以进行胆汁培养。内镜下放置塑料胆道支架引流与 ENBD 的引流效果没有明显差异，但前者无法观察胆汁引流情况，无法行胆道冲洗和造影。

（一）内镜诊治时机

ASC 起病急骤，发病前可以毫无先兆，可在胆管疾病慢性病程的任何一个阶段急性发作，突然发生右上腹疼痛。接着很快出现寒战、高热伴有恶心、呕吐。腹痛呈阵发性绞痛或持续性胀痛，绞痛可放射到右肩或右腰部。部分患者呈现典型临床病象：右上腹疼痛，寒战和（或）高热、黄疸三大临床症状，称夏科（Charcot）三联征。如还兼有低血压、神志障碍的合称雷诺氏德（Reynolds）五联征。病情发展非常迅速的，起病后一天可以发生畏寒和高热，很多病人在第一次发作后，即可出现不同程度的烦躁、谵妄或神志不清，表情淡漠甚至昏迷等症状。有的迅速出现低血压，有的先有短时的血压略高旋即下降，有的甚至没有明显的预兆，很快发生感染中毒性休克而死亡。另一部分病例则随着病情发展相继出现明显的代谢性酸中毒，少尿以至无尿和弥散性血管内凝血（DIC）等急性循环衰竭和急性肝肾衰竭，拖延 2~3 天后死亡。因此内镜干预时机越早越好。

（二）诊断和治疗

术前准备及操作步骤与 ERCP 相同。先将造影导管插入胆道，缓慢注入造影剂，证实为胆道后即立刻回抽胆汁使胆道减压，然后低压注入适量造影剂显影胆管，避免胆管压力增加造成感染胆汁返流入血。如急诊情况不适宜做内镜取石等治疗，即将引流管置于结石或病变近端。如有结石嵌顿，先做 EST，再做造影、置管。无论取石与否均常规放置鼻胆管引流，同时给予抗生素支持治疗。如患者有明显的食管静脉曲张等 ENBD 禁忌证时，可放置胆道塑料支架引流。术后观察治疗有效指标为临床症状好转或消失，体温下降、血白细胞计数降低、肝功能指标好转。胆总管结石引起的急性胆管炎，是单纯引流还是急诊取石，应根据具体情况而定。单发结石和结石较小者，取石较为方便，可予急诊取石。需要强调的是如果取石后仍有结石残留或怀疑结石残留者应放置鼻胆管引流，以防残留结石嵌顿，加重急性胆管炎。患者一般情况较差或结石不易取出者，可先放置鼻胆管引流以缓解症状，以后再行进一步治疗，不要过分强调一次完成取石。就急性化脓性胆管炎而言，单纯引流同样可达到治疗目的，为了取出结石而延长操作时间并无好处。对于这类患者采用最快速、简单的方法完成引流，待病情缓解后再行内镜取石或开腹手术。所以在急诊情况下，治疗原则应以有效、简便的胆道减压引流为主，不应一味追求彻底治愈疾病。

（三）疗效

内镜治疗急性化脓性胆管炎的原则是在感染性休克之前给予胆管引流。与开腹手术相比，内镜治疗具有手术时间短、创伤小、安全等优点。开腹手术还可能发生腹腔感染、伤口感染等。对于多次胆管手术患者，由于腹腔内的广泛粘连，开腹手术难度较高，易损伤周围脏器。

第四节 急性胆源性胰腺炎的内镜诊疗

急性胆源性胰腺炎（acute biliary pancreatitis，ABP）是消化系常见急症，特别是重症急性胆源性胰腺炎（severe acute biliary pancreatitis，SAP）并发症（15%～50%）和死亡率（20%～35%）都很高，因而早期诊断、采取适合的治疗措施就非常重要。近年来，通过内镜逆行胰胆管造影术（endoscopic retrograde cholangiopancreatography ERCP）进行内镜下乳头括约肌切开（Endoscopic Sphincterotomy，EST）及内镜鼻胆管引流术（endoscopoc nasobiliary drainage，ENBD），已成为ABP重要的治疗手段。ERCP及ENBD可以明确ABP的病因，指导采取合适的措施，降低死亡率和并发症。

一般来说，轻症ABP未合并急性胆管炎不推荐在急性发作时行ERCP术，可在发作过后的2～4周内行胆囊切除术，去除ABP病因，防止ABP复发。当ABP伴有胆道梗阻、胆管炎时可急诊24～72小时内行ERCP、EST术。也有部分学者提倡ABP均应立即行内镜诊治，认为ABP发作时行内镜检查易发现病因，并及时给予治疗，且不会增加并发症及死亡率，对于胆道恶性肿瘤所致ABP尤为重要。对重症ABP，目前比较一致的看法是应急诊行ERCP，采取有效措施，解除胆源性梗阻因素；对预计可能发展为重症的ABP，如保守治疗未见明显好转，也应24～72小时内急诊行ERCP、EST术。

（一）内镜诊治时机

多数学者认为内镜诊治的时机应是尽早为好，但尚缺少明确的标准，有的在发病后24小时、48小时、72小时内进行，也有的以出现胆系败血症表现为内镜介入时机。临床研究表明，ABP的严重程度与梗阻因素的持续时间有相关性。文献证明内镜治疗越早并发症发生率与死亡率越低。Neoptolemos在1998统计了有关ABP的内镜诊治情况，英文文献共27篇（1987—1997），1838例，并发症发生率为8%（149/1838），死亡率为2.4%（45/1838）。

（二）诊断和治疗

ABP常规给予禁食、胃肠减压、抑酶抑酸及预防感染治疗。对伴随梗阻性黄疸、化脓性胆管炎、胆总管扩张的SAP，治疗24小时未好转，24～72小时内急诊ERCP及ENBD。轻型胰腺炎具有胆总管结石、胆总管扩张等ERCP指征者，于症状消失、淀粉酶及白细胞正常后择期行 ERCP。ERCP 组患者术前 10~15 分钟静注地西泮 5~10mg、丁溴东莨菪碱 20mg 和(或)哌替啶 25~50mg。操作者应为有较丰富经验的医生和护士,尽量选择性胆管显影,胰管造影时控制造影次数(<3 次)、造影剂量及避免分支胰管和腺泡造影,常规作 X 线摄片。ERCP 术后常规禁食 12~24 小时,并常规给予预防感染、补液治疗。行 EPT 者静滴止血药。胰管显影、术后 3 小时淀粉酶高于正常者加抑酶抑酸治疗。

ERCP 在获取诊断同时提供即时治疗。急诊行 ERCP 及 EST、ENBD 创伤小,操作相对简单。去除嵌顿结石后,内镜下可见大量浓缩胆汁和脓液涌出,胆汁引流通畅,患者症状改善明显,如腹痛缓解、黄疸消退,住院时间缩短,血尿淀粉酶下降,并发症发生率和死亡率明显低于常规治疗。SAP 多伴有梗阻性黄疸、胆管感染甚至败血症,出血危险性相对加大,应力求简单有效的操作,不可一味追求一次完全解决问题,盲目实施复杂操作。

(三)疗效

有关 ABP 行 ERCP、EST 治疗的效果主要来自 3 组单或多中心的前瞻性随机临床研究结果。英国 Leicester 的 Neoptolemos 等将 121 例拟诊胆源性 AP 的患者根据 Glasgow 评分标准随机分为二组,预期的重症 ABP 分别为 25/59、28/62;Ⅰ组行常规治疗,Ⅱ组则在入院 72 小时内行 ERCP 术,如有 CBD 结石则行 EST 取石;预测的轻、重症 ABP 患者 ERCP 成功率分别为 94%、80%,对轻症 ABP,两组治疗结果相似,对预测为重症的 ABP 患者,ERCP 组并发症发生率为 24%,死亡率为 4%,平均住院时间为 9.5 天,常规治疗组则分别为 61%、18%,平均住院 17 天。中国香港的 Fan 等以血糖>198mg/dl、血尿素>45mg/dl 为标准区分重症胰腺炎,195 名患者随肌分为早期 ERCP 组(入院后 24 小时内)和常规治疗组,其中 127 人证实为 ABP;早期 ERCP 组 64/97 为 ABP,37/97 有 CBD 结石,行 EST 取石术,常现治疗组 63/98 为 ABP,22/63 因病情恶化行 ERCP 术;结果显示,轻症 ABP,两种疗法结果无差异,重症 ABP 早期 ERCP 组胆源性败血症发生率、并发症发生率、死亡率分别为 0、13%、3%,常规治疗组分别为 12%、18%、54%。本院的一组 ABP 诊治疗效也提示了急诊 ERCP 治疗 ABP 的价值。自 2000 年 1 月~2002 年 1 月对 91 例 ABP 患者作了 ERCP 及 ENBD,其中有 13 例重症急性胆源性胰腺炎取得了良好的治疗效果。56 例为胆管疾患,其中胆总管结石 26 例,胆囊结石 17 例,微胆石 4 例,胆管炎 9 例。乳头旁巨大憩室 3 例,乳头及胆总管下端炎症 5 例,2 例为胰管分裂,25 例 ERCP 未见异常。46 例做了内镜下治疗,其中内镜下十二指肠乳头括约肌切开术及取石术 21 例,2 例作了副乳头切开及扩张术,19 例作了鼻胆管引流术。ERCP 组中重症胰腺炎的腹痛缓解天数(4.4±2.0)天,体温正常时间(5.0±3.4)天,白细胞正常时间(6.5±5.4)天及平均住院天数(21.9±8.4)天明显短于对照组(8.4±6.1 天,16.1±19.0 天,19.1±19.3 天,41.3±20.0 天,$P<0.05$)。淀粉酶正常时间(3.4±1.6 天)与对照组(4.5±2.8 天)比较无差异($P>0.05$),并发症发生率(53.9%)和死亡率(0%)也低于对照组(80.0%,23.1%)。ERCP 后出现早期并发症 17 例(18.7%),其中胆管感染 2 例(2.2%),腹膜后积气 1 例(1.1%),消化道大出血 1 例(1.1%),胰腺炎加重 13 例。经内科保守治疗痊愈 15 例(88.2%),外科手术治疗 1 例(1.1%),死亡 1 例(1.1%)。因此,要操作得当,ABP 发作时行 ERCP、EST 术是安全有效的,不会增加并发症的发生和死亡率。

综上所述,急诊内镜在诊断和治疗消化道出血、异物、急性化脓性胆管炎、胆源性胰腺炎等消化道急重症方面具有其独特的优势,具有微创、安全有效、操作时间短等诸多优点。特别对不能耐受手术麻醉和操作的老年人和危重患者,更显示了急诊内镜的价值。

(汪鹏 王东 李兆申)

第五篇

泌 尿 系 统

第一章

急进性肾小球肾炎

急进性肾小球肾炎(rapidly progressive glomerulonephritis,RPGN)是一组以血尿、蛋白尿、肾功能快速和进行性受损,并常伴有少尿或无尿的临床综合征,是肾小球肾炎中最为严重的类型,预后极差,死亡率高。该病肾穿刺活检病理表现为肾小球广泛新月体形成,故也称之为新月体肾炎。

根据病理及免疫学检查,急进性肾小球肾炎有2种分类方法(表5-1-1),最常用的是三型分类方法:

表5-1-1 两种分类方法的关系

免疫病理表现	免疫学检查	五型分类	三型分类
IgG,C3线条样沉积	70%抗GBM抗体(+),ANCA(-)	Ⅰ	Ⅰ
	30%双抗体同时阳性	Ⅳ	
IgG,C3颗粒样沉积	双抗体均阴性	Ⅱ	Ⅱ
少量或阴性	70%~90%ANCA阳性	Ⅲ	Ⅲ
	10%~30%ANCA阴性	Ⅴ	

1. Ⅰ型为抗肾小球基底膜型　此型患者通常血清抗肾小球基底膜抗体(抗GBM)为阳性,免疫病理检查可见抗肾小球基底膜抗体沿基底膜呈线样沉积。

2. Ⅱ型为免疫复合物型　电镜下可见免疫复合物沿基底膜呈颗粒状沉积。

3. Ⅲ型为非免疫复合物型　也称寡免疫复合物型,该型患者血清抗中性粒细胞抗体(ANCA)多为阳性,为系统性小血管炎累及肾脏的表现。

在此基础上还可分为5型:Ⅰ型单纯抗GBM抗体型,Ⅱ型免疫复合物型,Ⅲ型少免疫沉积型且ANCA阳性,Ⅳ型抗GBM抗体和ANCA同时阳性,Ⅴ型少免疫沉积型且ANCA阴性。

【病因和发病机制】

本病病因较多,如细菌和病毒感染、自身免疫疾病、恶性肿瘤、药物毒物等,一般可按照引起本病的疾病分为三类:

1. 病因不明的称为原发性急进性肾炎。

2. 有明确原发病的称为继发性肾小球肾炎,如系统性红斑狼疮、弥漫性血管炎、肺出血-肾炎综合征、过敏性紫癜等。

3. 还有部分为继发于原发性肾小球肾炎的某些类型的,如:膜增生性小肾小球肾炎、膜性肾病、IgA肾病等。

【诊断要点】

（一）临床表现

多在发病前有急性上呼吸道感染或不明原因的发热，临床主要表现为血压升高，肉眼或镜下的血尿、蛋白尿，水肿等，但一般迅速进展，短期内出现少尿或者无尿，并出现肾功能的进行性受损，直至发展为尿毒症。发病时可伴有发热、乏力、肌痛、关节痛、腹痛、恶心、呕吐等表现，极少数会出现消化道出血。

（二）实验室及影像学检查

1. 尿常规可见异形红细胞，红细胞管型，尿蛋白等。

2. 肾功能检查为血尿素氮及血肌酐进行性上升。

3. 免疫学检查可有 GBM 抗体阳性、ANCA 阳性、血清补体 C3 降低，并一般伴有血沉及 C 反应蛋白的升高。

4. 影像学检查可见肾脏体积增大。

（三）病理检查

考虑本病的患者应尽早肾穿刺活检，肾活检病理检查结果为本病诊断金标准。

1. 大体标本　急性期肾脏肿大，为“蚤咬肾”表现。

2. 光镜下　肾小球内广泛新月体形成，50%以上的肾小球囊腔内有新月体形成，早期为细胞新月体，后期为纤维性新月体。

3. 免疫荧光检查　Ⅰ型急进性肾炎可见 IgG 和 C3 沿基底膜呈线样沉积；Ⅱ型 IgG 和 C3 则在系膜区或沿毛细血管壁呈颗粒状沉积；Ⅲ型肾小球内几乎不可见免疫复合物的沉积。

4. 电镜检查　Ⅱ型急进性肾炎系膜区和内皮下有电子致密物沉积，Ⅰ型和Ⅲ型则无电子致密物沉积。

【病情判断】

本病总体发病率不高，但可见于任何年龄的患者，Ⅰ型和Ⅱ型的急进性肾小球肾炎多见于青中年患者，而Ⅲ型常见于中老年患者，且男性居多。诊断本病时需排除可引起少尿的疾病，如急性肾小管坏死，急性间质性肾炎及梗阻性肾病。目前一般认为本病预后与以下相关：

（一）病理类型

Ⅲ型相对预后较好，Ⅱ型稍差，Ⅰ型则预后不佳。

（二）新月体的数量及类型

形成新月体的肾小球数量越多，预后越差；纤维性新月体预后较细胞性新月体差，如伴有肾小球硬化、肾间质纤维化则更不佳。

（三）治疗的时机

一般而言，及早治疗，预后相对较好。

【治疗】

明确诊断后，因及时进行强化免疫抑制治疗，早期、足量的强化治疗是提高急进性肾炎治疗效果的关键，在强化治疗的同时，也应重视基础及对症治疗。

（一）肾上腺皮质激素

病情危重时需予糖皮质激素进行冲击治疗，首选为甲泼尼龙。一般用法为：甲泼尼龙 10~30mg/(kg·d)，静脉缓慢滴注，连续 3 日，此为一个疗程。间隔 1 周后可重复一个疗程，一般不超过 3 个疗程。冲击治疗完成后需继续口服泼尼松 1.0~1.5mg/(kg·d),维持 8~12 周后,再缓慢减量。应用糖皮质激素治疗过程中需注意感染、消化道出血、股骨头坏死等副作用,定期随访血常规及肝肾功能。

(二) 激素联合免疫抑制治疗

患者进行激素治疗的同时,建议联合免疫抑制治疗,可根据患者情况,选择以下的免疫抑制剂联合治疗。

1. 环磷酰胺(CTX)　在进行糖皮质激素治疗的同时,一般需联合应用细胞毒药物,应用较多为环磷酰胺,目前较为常用的用法为环磷酰胺 0.5~1.0g/m^2 体表面积,每月一次,持续 6 个月,之后可根据情况逐渐减量,一般减为每 3 个月一次,总剂量控制在 8~12g。应用环磷酰胺易出现骨髓抑制、出血性膀胱炎、消化道不适等,如出现问题应及时就诊。

2. 环孢素 A(CsA)　一般 CsA 的起始剂量为 3~4mg/(kg·d),每 12 小时服用一次,服药一周后测定血药谷浓度,根据 CsA 的谷值浓度调整剂量,要求 CsA 浓度维持于 125~175ng/ml。同时可联合应用 CCB、ACEI、ARB,以减轻 CsA 的毒副作用。CsA 慎与具有肾脏毒性药物合用,若确必须,应随时调整剂量。严格实施血药浓度监测,并适时调整剂量是减少不良反应的有效措施。

3. 他克莫司(FK506)　一般 FK506 的起始剂量为 0.05~0.1mg/(kg·d),每 12 小时服用一次,根据血药浓度调整剂量,要求 FK506 的浓度维持于 5~10ng/ml,三个月后根据病情开始逐渐减量。抗真菌药(酮康唑、氟康唑、伏立康唑)、大环内酯类抗菌药(红霉素、克拉霉素)、钙拮抗剂(地尔硫䓬)等肝药酶抑制剂均可显著升高他克莫司的血药浓度;而利福平等肝药酶诱导剂则会使他克莫司的血药浓度明显降低。

4. 麦考酚吗乙酯(MMF)　一般 MMF 的治疗起始剂量在 1.0~2.0g/d,疗程大于 3 个月。MMF 主要由尿液排出,有严重慢性肾功能损害者,用量不宜超过每次 1g,一日 2 次。进食可降低 MMF 的血浆峰值近 40%,故应空腹服药。

5. 硫唑嘌呤(AZA)　一般硫唑嘌呤初始剂量为 1~3mg/(kg·d),治疗效果明显时,应减少维持量至可保持此治疗效果的最低水平。如 3 个月内病人情况无改善,应考虑停用。AZA 主要可引起白细胞及血小板减少,伴有出血倾向,过量时可引起骨髓抑制。

(三) 丙种球蛋白

当急进性肾小球肾炎患者出现合并感染或一般情况较差时,可予大剂量丙种球蛋白冲击,一般为 20g/d,静脉滴注,5~7 天为 1 疗程,必要时可重复数个疗程。

(四) 血浆置换

本方法主要针对 I 型患者有较好的效果,对于其他类型的患者效果不及 I 型。治疗时应用血浆分离装置将血浆分离,并补充大量的血浆及人血白蛋白,这样便可清除原体内血浆中的免疫复合物、自身抗体、补体、炎性介质等。行血浆置换一般 1~2 天一次,每次置换血浆 2~4L,病情稳定后可适当延长间隔时间,一般需持续治疗 10~14 天或者直到血浆中不再测得自身抗体。血浆置换是目前对于本病疗效较好的手段之一,但需早期施行,即肌酐<530μmol/L 时开始进行治疗。

(五) 对症治疗

包括降低血压,降低蛋白尿,控制感染,维持水电解质及酸碱平衡等。

(六) 替代治疗

1. 对于急性期血肌酐迅速上升至 500μmol/L 以上或连续 2 日以上出现少尿及无尿的

患者，需考虑肾脏替代治疗，可视情况行血液透析或腹膜透析；如患者有严重水钠潴留，药物难以纠正的高钾血症及酸中毒，也应考虑早点开始肾脏替代治疗。

2. 经过上述药物及其他治疗后，如肾功能仍未能回复的患者，需维持性透析治疗，也可在病情稳定半年后进行肾移植，但移植肾仍有复发风险。

【预后】

本病总体而言预后差，死亡率高；缓解者多转慢性。影响预后的因素有：免疫病理类型：Ⅲ型较好，Ⅰ型差，Ⅱ型居中，抗 GBM 抗体型在 RPGN 中预后最差，多发展至 ESRD；强化治疗是否及时；新月体的数目；新月体类型；是否存在肾间质病变；肾功能损伤程度等。

目前改善患者预后的重点：早期诊断，及时检测抗 GBM 抗体；及时处理合并肺出血等严重并发症的患者；及时开展血浆置换疗法。

（鲍宏达　汪年松）

第二章

急性肾损伤

急性肾损伤(acute kidney injury,AKI),既往称为急性肾衰竭,是指突发而又持续的肾功能下降,引起氮质废物体内潴留,水、电解质和酸碱平衡紊乱,所导致各系统并发症的临床综合征。AKI可见于临床多个科室,发病率高,且有逐年上升趋势,是常见的危重病之一。由于AKI病因各异,预后也不尽相同。据报道,普通住院患者中AKI的发生率为2.0%~20%,而ICU中高达22%~67%。随着社会老龄化程度的提高,AKI发生率也随之上升。新近许多研究发现,AKI患者快速进展为慢性肾脏病(chronic kidney disease,CKD)及终末期肾病(end-stage renal disease,ESRD)的风险明显增加。尽管AKI诊断及治疗取得了较大进展,但其诊治仍是一个严峻的课题。

【病因】

导致AKI发生的病因很多,可分为肾前性、肾性和肾后性三大类。

(一) 肾前性因素

1. 有效血容量减少　常见于各种原因导致的液体流失和出血,如腹泻、呕吐、利尿剂应用、消化道出血、大面积烧伤及低蛋白血症等。

2. 心排血量减少　见于急性心肌梗死、严重心律失常、心肌病、心脏瓣膜病及严重肺心病等导致的急性心功能下降。

3. 全身血管扩张　多见于脓毒症、药物(如降压药)、过敏及麻醉意外等。

4. 肾血管严重收缩　见于脓毒症、药物(如非甾体抗炎药)。

5. 肾动脉机械性闭锁　见于手术、血栓、栓塞等。

(二) 肾实质性因素

1. 急性肾小管坏死　多见于急性肾缺血、肾毒性药物应用及重金属中毒等。

2. 间质性肾炎　见于药物过敏、感染、肾移植急性排异反应及系统性疾病等;众多药物可引起急性间质性肾炎,其中抗生素占大多数,尤以β-内酰胺类(青霉素族、头孢菌素族等)最为常见。

3. 肾小管阻塞　见于结晶沉积(如尿酸,草酸)、蛋白沉积(轻链,肌红蛋白,血红蛋白)等。

4. 肾血管性疾病　见于系统性血管炎、恶性高血压、硬皮病、血栓性微血管病、DIC、肾动脉机械闭塞(如手术,血栓栓塞)及肾静脉血栓形成等。

5. 肾小球疾病　见于急进性肾炎、感染后肾炎、IgA肾病及膜增殖性肾炎等。继发性肾病如狼疮性肾炎、紫癜性肾炎等。

6. 感染　见于脓毒症、全身炎症反应综合征等。

7. 浸润 见于结节病、淋巴瘤及白血病等。

8. 其他。

(三) 肾后性因素

1. 肾外 输见于尿管肿瘤、结石,腹膜后和盆腔恶性肿瘤、腹膜后纤维化及腹主动脉瘤等。

2. 膀胱 见于前列腺增生、肿瘤及结石等。

3. 尿道 见于尿道狭窄、包茎等。

【诊断要点】

AKI 的早期诊断有助于进行早期干预,及时地逆转肾脏损害,改善预后,尤其在重症患者中更为重要。目前 AKI 的诊断多采用 2012 年改善全球肾脏病预后组织(KDIGO)制定的最新 AKI 诊断及分期标准。

(一) AKI 诊断标准

48 小时内血清肌酐增加≥0.3mg/dl(26.5μmol/L),或 7 日内血清肌酐较基线增加 1.5 倍。或尿量少于 0.5ml/(kg·h)超过 6 小时(排除梗阻性肾病或脱水状态)。血清肌酐基线值定义为患者入院时或出现临床表现一周内的血清肌酐值。

(二) AKI 分期标准(表 5-2-1)

表 5-2-1 AKI 的分期标准

分期	血清肌酐	尿量
1 期	增加≥26.5μmol/L 或增至基线值的(1.5~1.9 倍)	<0.5ml/(kg·h)持续 6~12 小时
2 期	增至基线值的 2.0~2.9 倍	<0.5ml/(kg·h)超过 12 小时
3 期	增至基线值的>3.0 倍;或血肌酐绝对值≥354μmol/L;或开始肾脏替代治疗;或<18 岁的患者,eGFR 下降至<35ml/(min·1.73m^2)	<0.3ml/(kg·h)超过 24 小时;或无尿超过 12 小时

注:血清肌酐和尿量标准只要满足一项即可成立诊断

目前 AKI 的诊断仍以血清肌酐和尿量为依据。需注意,如果患者缺少基线血清肌酐值,可以参考 3 个月内(最长不超过 1 年)的血清肌酐值,或者 24 小时内重复检测血清肌酐以帮助 AKI 的诊断。尿量测量必须精确,否则无法用于 AKI 的诊断。在已使用利尿剂、非少尿性 AKI、手术应激引起的短期(术后 12~24 小时)尿量减少等情况下,尿量不能用于 AKI 的诊断。

【病请判断】

AKI 患者应该全面询问病史和体检,尽可能早期识别,全面了解导致 AKI 的危险因素及其诱因,迅速判断 AKI 的病因,特别是注意是否存在可逆性因素。常见危险因素有老年人、既往有慢性肾脏病、糖尿病、心力衰竭及严重肝病史等。常见的 AKI 诱因有液体摄入量减少、体液丢失增加、脓毒血症、创伤、大型手术、造影剂应用、尿路梗阻及近期使用肾毒性药物等。建议及时监测血肌酐和尿量,根据 AKI 的严重程度进行分期诊断。

【治疗】

(一) 去除诱因

如容量缺失、感染、肾毒性食物或药物、解除尿路梗阻等。

（二）对症支持治疗

1. 营养支持 营养支持必须要考虑与肾衰竭相关的代谢紊乱和前炎症状态,原发病的发展和并发症,以及肾脏替代治疗造成的营养平衡紊乱。首选胃肠道营养。对于任何阶段的 AKI 患者,KDIGO 指南建议总热能摄入达到 20~30kcal/(kg·d)。不要限制蛋白质摄入,以预防或延迟肾脏替代的治疗。对于无需透析治疗的非分解代谢的 AKI 患者,补充蛋白质 0.8~1.0g/(kg·d),对于使用肾脏替代的 AKI 患者,补充 1.0~1.5g/(kg·d);对于使用连续肾脏替代治疗(CRRT)或高分解代谢的患者,应不超过 1.7g/(kg·d)。血糖可用胰岛素控制在 6.11~8.27mmol/L,根据需要补充微量元素和水溶性维生素。

2. 水、电解质平衡 少尿期应严格“量出为入”,必要时可通过测定中心静脉压和导尿管测定尿量密切监测出入量。控制钠、水摄入,纠正高钾血症,维持酸碱平衡。每日给液体量=尿量+显性失水(呕吐物、粪便和引流量)+不显性失水-内生水。KDIGO 指南不推荐使用利尿剂预防和治疗 AKI,除非在容量负荷过多时。在多尿期,仍应密切监测容量状态,防止容量不足、电解质紊乱。

（三）药物治疗

目前尚缺乏有效的治疗药物。造影剂肾病高风险患者,推荐使用等渗或低渗的碘对比剂。建议口服 N-乙酰半胱氨酸联合静脉等渗晶体液扩容。避免使用氨基糖苷类等肾毒性药物。治疗药物剂量必须适应 AKI 时药代动力学的改变。积极治疗 AKI 并发症,如高血压、心力衰竭、肺部感染、消化道出血、贫血等,可以改善患者的生存率。

（四）肾脏替代治疗(RRT)

1. 开始 RRT 时机 RRT 治疗方法包括血液透析、腹膜透析及连续性肾脏替代治疗(CRRT)。目前 RRT 最佳时机尚无统一标准。当存在危及生命的水、电解质及酸碱平衡紊乱时应紧急启动 RRT。决定是否开始 RRT,应全面考虑患者的临床背景,是否存在能被 RRT 改善的病情,综合实验室检测结果的变化趋势,而非仅观察尿素氮和肌酐水平。患者肾功能恢复至能满足自身需要时,停止 RRT。不建议使用利尿剂促进肾功能恢复,或减少 RRT 时间和频率。

2. 紧急 RRT 指征 严重并发症,经药物治疗等不能有效控制者:①容量过多,如急性心力衰竭;②电解质紊乱,如高钾血症(血钾>6.5mmol/L);③代谢性酸中毒,血气分析示 pH <7.15。

3. 治疗模式 应根据患者具体的临床情况、本单位的医护经验及现有设备来选择治疗模式。AKI 患者可选择连续性或间断性 RRT。血流动力学不稳定者,建议选择 CRRT,不建议间断 RRT。合并急性脑损伤,或其他原因导致颅内压增高,或广泛脑水肿的 AKI 患者,建议行 CRRT,不建议间断 RRT。

4. 治疗剂量 在每次 RRT 前应制订 RRT 的剂量,而且要经常评估实际治疗剂量以校正治疗处方。RRT 剂量必须保证治疗充分性,即达到电解质、酸碱、溶质及液体平衡的目标。AKI 患者间断或长期行 RRT 时,推荐每周尿素清除率(Kt/V)值为 3.9。AKI 患者行 CRRT,推荐超滤量为 20~25ml/(kg(kg·d)h)。通常应预设更高的超滤量。

【常见误区】

（一）急性肾损伤与血清肌酐

血清肌酐只是肾脏功能的指标而不是肾损伤的指标,由于肾小管可分泌,故造成了 GFR 高估现象。另外,血肌酐与肌肉含量、年龄、性别、药物因素、脱水状态等密切相关。肌酐浓度在肾脏功能损失 50%以上时才可发生改变,因此,AKI 后血肌酐的升高存在延迟性。此外,单独的血肌酐水平并不能反映出患者处于 AKI 疾病的具体阶段,也不能反映疾病是处于进展还是处于恢复状态,单独使用并不可靠。遗憾的是,目前临床上尚无能够替代肌酐的新的早期生物标志物来诊断 AKI。因此,目前 AKI 的诊断仍以血清肌酐和尿量为依据。

(二) 急性肾损伤与尿量

典型的急性肾损伤一般经过为少尿期、多尿期和恢复期。然而,由于损伤的肾单位的不同一性,甚至在同一个肾单位内,肾小球与肾小管受损程度亦不一致,因此并非所有的 AKI 都经历少尿和无尿。近年来非少尿型急性肾损伤的发病率逐年增高,可达 70%~80%。除了因为对本病的认识提高以外,由于肾毒性药物使用增多,而药物所致的急性肾小管坏死多是非少尿型。此外,急性肾损伤早期使用利尿剂、多巴胺和甘露醇等增加肾血流以及尿液的冲刷作用,也常常表现为非少尿型。

(三) 急性肾损伤与利尿剂

由于容量超负荷是 AKI 的主要症状之一,因此利尿剂的应用在 AKI 患者中很普遍。然而,急性肾损伤病因很复杂,并非所有类型的急性肾损伤均存在血容量增加,有些类型的急性肾损伤患者血容量不变,甚至减少。比如严重腹泻可引起肾前性的急性肾损伤,因此,并非所有类型的急性肾损伤均适合使用利尿剂,否则会进一步加重血容量不足,使得病情加重。因此大多指南不推荐使用利尿剂预防和治疗 AKI,除非在容量负荷过多时。

(四) 急性肾损伤的长期预后

以往认为 AKI 是一种急性可逆性损伤,受损伤的肾脏组织结构能够逐渐恢复正常,然而,近年来很多研究显示,AKI 患者出院后肾功能存在不同程度的损伤,与未发生 AKI 患者相比,这部分患者快速进展为 CKD、终末期肾病,甚至死亡的风险度明显增高。而且,AKI 还可以增加心血管疾病的风险。因此,AKI 的长期预后并不乐观,应予以重视,长期进行随访。

(李军辉 汪年松)

第三章

慢性肾衰竭

慢性肾脏病(chronic kidney disease,CKD)发病率不断增加,已成为全球性重大公共卫生问题。据2017世界肾脏大会发布的首个最新全球肾脏病健康报告显示,慢性肾脏病是一种常见病,来自世界各地的数据表明,CKD的患病率是10%~16%,而大多数人对患有肾病并不自知。

改善肾脏病全球预后组织(KDIGO)对CKD的定义为:大于3个月的,对健康产生影响的肾脏结构或功能的异常。包括蛋白尿(AER>30mg/24h,ACR>30mg/g),尿沉渣异常,小管功能障碍导致电解质或其他异常,组织学检测到的异常,影像学检查异常,有肾移植史,GFR下降[GFR<60ml/(min·1.73m^2)]。GFR<15ml/(min·1.73m^2)为肾衰竭。而广义的慢性肾衰竭(chronic renal failure,CRF)则指慢性肾脏病引起的肾小球滤过率(GFR)下降及其相关的代谢紊乱和临床症状组成的综合征,简称慢性肾衰。

【病因】

慢性肾衰的病因主要有慢性肾炎、糖尿病、高血压。其他包括肾小动脉硬化、继发性肾小球肾炎、肾小管间质病变(慢性肾盂肾炎、慢性尿酸性肾病、梗阻性肾病、药物性肾病等)、肾血管病变、遗传性肾病(如多囊肾、遗传性肾炎)等。糖尿病肾病是导致全球终末期肾病的主要原因,我国终末期肾病第一位原因是慢性肾炎,糖尿病肾病为第二位原因,占新入透析患者的近23%。

【诊断和分期】

出现下表中任何一项指标,持续时间超过3个月可诊断CKD(表5-3-1)。

表5-3-1 慢性肾脏病诊断

肾损伤标志	GFR下降
白蛋白尿	eGFR<60ml/(min·1.73m^2)
尿沉渣异常	
肾小管相关病变	
组织学异常	
影像学所见异常	
肾移植史	

诊断CRF需要熟悉CRF患者的病史特点,仔细询问病史和查体,并及时做必要的实验室检查,以尽早明确诊断,防止CRF的误诊。要重视肾功能的检查,也要重视血电解质矿物

质（K、Na、Cl、Ca、P 等）、动脉血液气体分析、影像学等检查。

KDIGO 专家组对慢性肾脏病（CKD）的分期方法提出了新的建议（表 5-3-2）。该分期方法将 GFR 正常（≥90ml/min）的肾病视为 1 期 CKD，其目的是为了加强对早期 CKD 的认知、警醒和 CRF 的早期防治；同时将终末期肾脏病（end stage renal disease，ESRD）的诊断放宽到 GFR<15ml/min，对晚期 CRF 的及时诊治有所帮助。显然，CKD 和 CRF 的含义上有相当大的重叠，前者范围更广，而后者则主要代表 CKD 患者中的 GFR 下降的那一部分患者。

表 5-3-2　慢性肾脏病的分期

	GFR[ml/(min·1.73m^2)]	蛋白尿分期和 ACR 范围（mg/g）		
		正常～轻度增加（<30mg/g）	中度增加（30～300mg/g）	重度增加（>mg/g）
G1	正常或以上（≥90）	1	1	2
G2	轻度下降（60～89）	1	1	2
G3a	轻～中度下降（45～59）	1	2	3
G3b	中～重度下降（30～44）	2	3	3
G4	重度下降（15～29）	3	3	≥4
G5	肾衰竭（≤15）	≥4	≥4	≥4

【病情判断】

CKD 的临床表现取决于基础疾病和肾脏疾病所处的阶段。大多数 CKD 患者的症状和临床表现常常是轻微的，直到 GFR 降至 5～10ml/min 时才出现急性心衰、严重高钾血症、消化道出血、眼底出血、中枢神经系统障碍等症状，甚至有生命危险。此时为了维持生命需要行肾脏替代治疗（renal replacement therapy，RRT）。

（一）水、电解质代谢紊乱

慢性肾衰时，酸碱平衡失调和各种电解质代谢紊乱相当常见。在这类代谢紊乱中，以代谢性酸中毒和水钠平衡紊乱最为常见。

1. 代谢性酸中毒　多数患者能耐受轻度慢性酸中毒，但如动脉血 HCO_3^-<15mmol/L，则可有较明显症状，如食欲减退、呕吐、虚弱无力、呼吸深长等。上述症状可能与酸中毒时，体内多种酶的活性受抑制有关。

2. 水钠代谢紊乱　肾功能不全时，肾脏对钠负荷过多或容量过多的适应能力逐渐下降。水钠平衡紊乱主要表现为水钠潴留，此时易出现血压升高、左心功能不全和脑水肿。水钠潴留还可表现为不同程度的体腔积液、眼睑（尤其是晨起眼睑水肿）或下肢水肿。

3. 钾代谢紊乱　当 GFR 降至 20～25ml/min 或更低时，肾脏排钾能力逐渐下降，此时易于出现高钾血症；尤其当钾摄入过多、酸中毒、感染、创伤、消化道出血等情况发生时，更易出现高钾血症。严重高钾血症（血清钾>6.5mmol/L）有一定危险，需及时治疗抢救。

4. 钙磷代谢紊乱　主要表现为钙缺乏和磷过多。在肾衰的早期，血钙、磷仍能维持在正常范围，且通常不引起临床症状，只在肾衰的中、晚期（GFR<20ml/min）时才会出现高磷血症、低钙血症。低钙血症、高磷血症、活性维生素 D 缺乏等可诱发继发性甲状旁腺功能亢进（简称甲旁亢）和肾性骨营养不良。

（二）蛋白质、糖类和脂肪的代谢紊乱

CRF 患者蛋白质代谢紊乱一般表现为蛋白质代谢产物蓄积（氮质血症），尿微量白蛋白是慢性肾脏病的早期信号，而持续性微量白蛋白尿或蛋白尿则提示肾损伤。糖代谢异常主要表现为糖耐量减低，主要与胰高血糖素升高、胰岛素受体障碍等因素有关，可表现为空腹血糖水平或餐后血糖水平升高，但一般较少出现自觉症状。慢性肾衰患者中高脂血症表现为轻到中度高甘油三酯血症，少数患者表现为轻度高胆固醇血症，或二者兼有。

（三）心血管系统表现

心血管病变是 CKD 患者的主要并发症之一和最常见的死因。尤其是进入终末期肾病阶段，则死亡率进一步增高（占尿毒症死因的 45%～60%）。

1. 高血压和左心室肥厚　大部分 CKD 患者有不同程度的高血压，多是由于钠水潴留、肾素-血管紧张素增高及某些舒张血管的因子不足所致。高血压可引起动脉硬化、左心室肥厚和心力衰竭。贫血和血液透析用的内瘘，会引起心高排血量状态，加重左心室负荷和左心室肥厚。

2. 心力衰竭　是尿毒症患者最常见死亡原因。随着肾功能的不断恶化，心力衰竭的患病率明显增加，至尿毒症期可达 65%～70%。其原因大多与水钠潴留、高血压及尿毒症心肌病变有关。

3. 尿毒症性心肌病　代谢废物的潴留和贫血等因素引起心肌病；部分患者可伴有冠状动脉粥样硬化性心脏病。各种心律失常的出现，与心肌损伤、缺氧、电解质紊乱、尿毒症毒素蓄积等因素有关。

4. 心包病变　心包积液原因多与尿毒症毒素蓄积、低蛋白血症、心力衰竭等因素有关。轻者可无症状，重者则可有心音低钝、遥远，少数情况下还可有心脏压塞。

5. 血管钙化和动脉粥样硬化　由于高磷血症、钙分布异常和“血管保护性蛋白”（如胎球蛋白 A）缺乏而引起的血管钙化，在心血管病变中亦起着重要作用。动脉粥样硬化往往进展迅速，血液透析患者的病变程度比透析前患者为重。除冠状动脉外，脑动脉和全身周围动脉亦同样发生动脉粥样硬化和钙化。

（四）呼吸系统症状

体液过多或酸中毒时均可出现气短、气促，严重酸中毒可致呼吸深长。体液过多、心功能不全可引起肺水肿或胸腔积液。由尿毒症毒素诱发的肺泡毛细血管渗透性增加、肺充血可引起“尿毒症肺水肿”，此时肺部 X 线检查可出现“蝴蝶翼”征，及时利尿或透析可迅速改善上述症状。

（五）胃肠道症状

主要表现有食欲减退、恶心、呕吐、口腔有尿味。消化道出血也较常见，其发生率比正常人明显增高，多是由于胃黏膜糜烂或消化性溃疡，尤以前者为最常见。

（六）血液系统表现

CRF 患者血液系统异常主要表现为肾性贫血和出血倾向。大多数患者一般均有轻、中度贫血，其原因主要由于红细胞生成素缺乏，故称为肾性贫血；如同时伴有缺铁、营养不良、出血等因素，可加重贫血程度。

（七）神经肌肉系统症状

早期症状可有疲乏、失眠、注意力不集中等。其后会出现性格改变、抑郁、记忆力减退、判断力降低。尿毒症时常有反应淡漠、谵妄、惊厥、幻觉、昏迷、精神异常等。周围神经病变

最常见的是肢端袜套样分布的感觉丧失，也可有肢体麻木、烧灼感或疼痛感、深反射迟钝或消失，并可有神经肌肉兴奋性增加，如肌肉震颤、痉挛、不宁腿综合征，以及肌萎缩、肌无力等。

（八）骨骼病变

肾性骨营养不良（即肾性骨病）相当常见，包括纤维囊性骨炎（高转化性骨病）、骨生成不良、骨软化症（低转化性骨病）及骨质疏松症。在透析前患者中骨骼X线发现异常者约35%，而出现骨痛、行走不便和自发性骨折相当少见（少于10%）。而骨活体组织检查（骨活检）约90%可发现异常，故早期诊断要靠骨活检。

【预防和治疗】

（一）早中期慢性肾衰竭的防治对策和措施

1. 及时、有效地控制高血压　24小时持续、有效地控制高血压，对保护靶器官具有重要作用，也是延缓、停止或逆转CRF进展的主要因素之一。透析前CRF（GFR≤10ml/min）患者的血压，一般应当控制在120～130/75～80mmHg以下。

2. ACEI和ARB的使用　血管紧张素转化酶抑制剂（ACEI）和血管紧张素Ⅱ受体拮抗剂（ARB）具有降压、减低高滤过、减轻蛋白尿的作用，这些药物能够减慢、在一些病例中甚至能够延缓肾衰竭的进展，降低死亡率。但注意有可能引起高钾、血清肌酐水平一过性增高等。

3. 严格控制血糖　严格控制血糖，使糖尿病患者空腹血糖控制5.0～7.2mmol/L（睡前6.1～8.3mmol/L），糖化血红蛋白（HbA_{1c}）<7%，可延缓患者CRF进展。

4. 控制蛋白尿　将患者蛋白尿控制在<0.5g/24h，或明显减轻微量白蛋白尿，均可改善其长期预后，包括延缓CRF病程进展和提高生存率。

5. 饮食治疗　除非有禁忌证，推荐成人低盐饮食，每日钠的摄入量<90mmol（<2g）（相当于5g氯化钠）。应用低蛋白、低磷饮食，单用或加用必需氨基酸或α-酮酸（EAA/α-KA），可能具有减轻肾小球硬化和肾间质纤维化的作用。

6. 其他　积极纠正贫血、减少尿毒症毒素蓄积、应用他汀类降脂药、戒烟等，很可能对肾功能有一定保护作用。积极寻找可逆因素，治疗原发病非常重要。

（二）CRF的药物治疗

1. 纠正酸中毒和水、电解质紊乱

（1）纠正代谢性酸中毒：代谢性酸中毒的处理，主要为口服碳酸氢钠（$NaHCO_3$），轻者1.5～3.0g/d即可；中、重度患者3～15g/d，必要时可静脉输入。对有明显心力衰竭的患者，要防止$NaHCO_3$输入量过多，输入速度宜慢，以免心脏负荷加重。

（2）水钠紊乱的防治：为防止出现水钠潴留需适当限制钠摄入量，一般NaCl摄入量应不超过6～8g/d。有明显水肿、高血压者，钠摄入量一般说来2～3g/d（NaCl摄入量5～7g/d），个别严重病例可限制为1～2g/d（NaCl 2.5～5g）。也可根据需要应用袢利尿剂。对严重肺水肿急性左心衰竭者，常需及时给予血液透析或持续性血液滤过，以免延误治疗时机。

（3）高钾血症的防治：①积极纠正酸中毒，除口服碳酸氢钠外，必要时（血钾>6mmol/L）可静脉给予碳酸氢钠10～25g，根据病情需要4～6小时后还可重复给予；②给予袢利尿剂，最好静脉或肌内注射呋塞米40～80mg（或布美他尼2～4mg）；③应用葡萄糖-胰岛素溶液输入（葡萄糖4～6g中，加胰岛素1U）；④口服降钾树脂，一般每次5～20g，3次/天，增加肠道钾排出；⑤对严重高钾血症（血钾>6.5mmol/L），且伴有少尿、利尿效果欠佳者，应及时给予血液透析治疗。

2. 高血压的治疗 血管紧张素转化酶抑制剂(ACEI)、血管紧张素Ⅱ受体拮抗剂(ARB)、Ca^{2+}通道拮抗剂、袢利尿剂、β受体阻滞剂、血管扩张剂等均可应用,以ACEI、ARB、钙通道拮抗剂的应用较为广泛。透析前慢性肾衰患者的血压应<130/80mmHg,但维持透析患者血压一般不超过140/90mmHg即可。

3. 贫血的治疗和rHuEPO的应用 目前的治疗药物主要为刺激红细胞生成类药物(ESA)及铁剂。排除失血等因素,Hb<100~110g/L或Hct<30%~33%,即可开始应用rHuEPO治疗。一般开始用量为每周80~120U/kg,分2~3次注射(或2000~3000U/次,每周2~3次),皮下或静脉注射。直至Hb上升至110g/L如Hb>130g/L,宜谨慎观察。补充铁剂治疗作为CKD贫血的初始治疗往往是有效的,静脉给药较口服给药效果更快更理想。有活动性恶性肿瘤或者近期有恶性肿瘤病史的患者不推荐ESA治疗。在维持达标的前提下,每个月调整用量1次,适当减少EPO的用量。个别透析患者rHuEPO剂量可能需有所增加(每次3000~4000U,每周3次),但不应盲目单纯加大剂量,而应当首先分析影响rHuEPO疗效的原因,有针对性地调整治疗方案。

4. 低钙血症、高磷血症和肾性骨病的治疗 矿物质代谢异常在CKD2期即已出现,患者如未得到及时诊治,终将发生代谢性骨病(肾性骨营养不良)。2005年,KDIGO将肾性骨营养不良重新定义并扩大诊断为慢性肾脏病矿物质和骨异常(CKD-MBD),包括以下三种异常:①钙、磷、甲状旁腺激素和维生素D代谢异常;②骨转运、骨矿化、骨容量和骨的生长异常;③血管和软组织钙化。

当GFR小于30ml/min时,除限制磷摄入外,以碳酸钙较好。$CaCO_3$口服一般每次0.5~2g,每日3次,餐中服用。对明显高磷血症[血磷>7mg/dl(2.26mmol/L)]或血清Ca、P乘积>65mg/d1者,则应用不含钙的磷结合剂。

对明显低钙血症患者,可口服1,25$(OH)_2D_3$,凡口服骨化三醇患者,治疗中均需要监测血Ca、P、PTH浓度,使透析前患者血iPTH保持在35~110pg/ml;使透析患者血钙磷乘积尽量接近目标值的低限(Ca×P<55mg/dl或4.52mmol/L),血PTH保持在150~300pg/ml,以防止生成不良性骨病。对已有生成不良性骨病的患者,不宜应用骨化三醇或其类似物。

5. 高脂血症的治疗 透析前慢性肾衰患者与一般高血脂者治疗原则相同,应积极治疗。但对维持透析患者,高脂血症的标准宜放宽,血胆固醇水平保持在6.5~7.8mmol/L(250~300mg/d1),血甘油三酯水平保持在1.7~2.3mmol/L(150~200mg/d1)为好。

6. 口服吸附疗法和导泻疗法 口服氧化淀粉或活性炭制剂、口服大黄制剂或甘露醇(导泻疗法)等,应用胃肠道途径增加尿毒症毒素的排出。

7. 其他 ①合并糖尿病的患者,要注意控制血糖。推荐糖化血红蛋白(HbA1c)的目标值为7.0%;对于有低血糖风险的患者,HbA1c的目标值不低于7.0%,建议对于有合并疾病、预期寿命有限和有低血糖风险的患者,HbA1c的目标值可以高于7.0%;②高尿酸血症通常不需药物治疗,但如有痛风,则予降尿酸药物治疗;③皮肤瘙痒:口服抗组胺药物,控制高磷血症及强化透析,对部分患者有效。

(三)尿毒症的替代治疗

当GFR10ml/min以下(Scr>707μmol/L)并有明显尿毒症临床表现,经治疗不能缓解时,则应进行透析治疗。KDIGO指南强调肾脏替代治疗开始的时机重点考虑临床症状。对糖尿病肾病,可适当提前(GFR 10~15ml/min)安排透析。血液透析和腹膜透析的疗效相近,但各有其优缺点，在临床应用上可互为补充。但透析疗法仅可部分替代而不能代替其内分泌和代谢功能。患者通常应先做一个时期透析，待病情稳定并符合有关条件后，可考虑进行肾移植术。

1. 血液透析　选择血液透析的患者应在 RRT 开始时拥有有效、永久的血管通路。自体动静脉内瘘具备极好的长期通畅率，与其他类型的血管通路相比，一直有着最低的死亡风险。血透治疗一般每周做 3 次，每次 4~6 小时。在开始血液透析 4~8 周内，尿毒症症状逐渐好转。透析治疗间断地清除溶质的方式使血容量、溶质浓度的波动较大，不符合生理状态，甚至产生一些不良反应。研究提示，增加透析频率（如每日透析），而每周透析总时间不变，则透析更充分，更符合生理特点。长期坚持透析，选择合理的透析模式，配合药物治疗，大多数患者能较好的生活、工作。

2. 腹膜透析　持续性不卧床腹膜透析疗法（CAPD）设备简单，易于操作，安全有效，可在患者家中自行操作。选择腹膜透析的患者在开始透析前 3~4 周应行腹透管置入术；每日将透析液输入腹腔，并交换 4 次（6 小时一次），每次约 2L。CAPD 持续地进行透析，对尿毒症毒素持续地被清除，血容量不会出现明显波动，故患者也感觉较好。CAPD 在保存残存肾功能方面优于血透。由于装置和操作的改进，腹膜炎等并发症已大为减少。CAPD 尤其适用于老人、心血管功能不稳定者、糖尿病患者。

3. 肾移植　成功的肾移植会恢复正常的肾功能（包括内分泌和代谢功能），可使患者几乎完全康复。移植肾可由尸体供肾或亲属供肾（由兄弟姐妹或父母供肾），以后者肾移植的效果更好。要在 ABO 血型配型和 HLA 配型合适的基础上，选择供肾者。肾移植需长期使用免疫抑制剂，以防排斥反应，常用的药物为糖皮质激素、环孢素（或他克莫司）、硫唑嘌呤（或麦考酚吗乙酯）等。近年肾移植的疗效已明显改善，尸体供肾移植肾的存活率有较大提高，其 1 年存活率约为 90%，5 年存活率约为 70%。由于移植后长期使用免疫抑制剂，故并发感染者增加，恶性肿瘤的患病率也有增高。

（陈廷芳　汪年松）

第四章

肾病综合征

肾病综合征(nephrotic syndrome,NS)是肾小球疾病的常见表现,是一组以大量蛋白尿(尿蛋白>3.5g/24h)、低白蛋白血症(<30g/L)、水肿和高脂血症为主要表现的临床综合征。尽管具有共同的临床表现、病理生理和代谢变化,甚至治疗方面也有共同的规律,但由于其由不同的病因、病理所引起,所以其临床表现、发病机制和防治措施又各有其特点。

【病因和发病机制】

NS 的分类根据病因分为原发性和继发性,前者诊断主要依靠排除继发性 NS。继发性 NS 的病因常见于糖尿病肾病、狼疮性肾炎、肾淀粉样变性、药物、肿瘤等。

引起原发性 NS 的病理类型有多种,以微小病变肾病、肾小球局灶节段硬化、系膜增生性肾炎、膜性肾病、系膜毛细血管性肾炎等几种类型最为常见。本章重点讨论原发性 NS。

【诊断要点及病情判断】

(一) 首先明确是否存在 NS

1. 大量蛋白尿(尿蛋白>3.5g/24h) 以白蛋白为主。采用尿蛋白电泳用于排除因低渗尿红细胞溶解破坏造成的假性大量尿蛋白和鉴别多发性骨髓瘤大量轻链造成的大量尿蛋白。

2. 低白蛋白血症(白蛋白<30g/L) 血浆白蛋白水平与尿蛋白丢失量不完全平行,可出现在肌肉发达、高蛋白饮食、营养不良及肝脏代偿性合成功能下降等患者。

3. 水肿 肾小球滤过率(glomerular filtration rate,GFR)低于正常值的 50%、血浆白蛋白浓度大于 20g/L 和高血压,提示原发性肾性钠潴留导致水肿;GFR 超过正常值的 75%,微小病变急性发作或严重低白蛋白血症(低于 10g/L),提示胶体渗透压下降导致的充盈不足。

4. 高脂血症 血浆胆固醇、甘油三酯和脂蛋白(a)水平均明显增高。

前两项是诊断 NS 的必要条件,后两项为次要条件。临床上只要满足上述 2 项必要条件,NS 的诊断即成立。

(二) 确定原发还是继发

对于 NS 患者,首先排除继发性 NS。继发性 NS 原因很多,通常小儿应着重排除遗传性疾病、感染性疾病如乙肝病毒感染,及过敏性紫癜等引起的继发性 NS;中青年着重除外结缔组织病如狼疮性肾炎,感染相关肾炎及药物引起的继发性 NS;老年则需除外代谢性疾病如糖尿病,异常蛋白血症如肾淀粉样变、多发性骨髓瘤、轻链沉积病,以及肿瘤相关的 NS。对于继发性 NS 的排除诊断,主要依靠全身系统受累的病史、体检及实验室检查。必要时行肾活检病理检查。

（三）明确病理类型

NS 并非独立疾病，在肾活检基础上完善病理类型的诊断尤为重要。原发性肾小球肾炎所致的 NS 常见的病理类型分为以下五种类型（表 5-4-1）。

表 5-4-1 成年人 NS 常见的肾小球疾病

疾病	相关因素	血清学检查
微小病变（MCD）	过敏、NSAID、霍奇金病	无
局灶节段硬化（FSGS）	HIV 感染 帕米磷酸盐、海洛因	HIV 抗体
膜性肾病（MN）	药物：金制剂、青霉胺、NSAIDs 感染：乙肝和丙肝、疟疾 狼疮性肾炎 恶性肿瘤：乳腺、肺、胃肠道	抗 PLA_2R 抗体 HBsAg、丙肝抗体 抗 ds-DNA 抗体
Ⅰ型膜增殖性肾炎（Ⅰ型 MPGN）	C4 肾炎因子	C3，C4 下降
致密物沉积病（Ⅱ型 MPGN）	C3 肾炎因子	C3 下降，C4 正常
冷球蛋白血症 MPGN	丙肝	丙肝抗体，类风湿因子，C3、C4 和 CH50 下降
淀粉样变	骨髓瘤 类风湿关节炎、支气管扩张、克罗恩病、慢性炎症状态、家族性地中海热	血浆游离轻链 血、尿免疫固定电泳 C 反应蛋白
糖尿病肾病	其他糖尿病微血管病变如视网膜病变	无

1. 微小病变型（minimal change disease，MCD） MCD 可发生于各年龄段，成人占 10%～15%，儿童 90%～95%。镜下血尿常见于成人，也可发生急性肾损伤（acute kidney injury，AKI）。MCD 可能为原发性，或继发于药物、肿瘤或感染，常常与变态反应相关。与儿童不同，成人患者确诊 MCD 需行肾活检。MCD 的组织学特征是光镜下肾小球外观正常，免疫荧光显微镜下无补体或免疫球蛋白沉积。电子显微镜下弥漫性足细胞足突消失。诊断依据是电子显微镜下的特征性表现及排除其他具有足突消失疾病。

2. 系膜增生性肾小球肾炎（mesangial proliferative glomerulonephritis，MsPGN） 好发于青少年，常有前驱感染，隐匿起病或急性发作，血尿发生率高。继发原因包括系统性红斑狼疮、过敏性紫癜、糖尿病等。光镜可见肾小球弥漫性系膜细胞增生伴系膜基质增多，而肾小球毛细血管壁和基底膜正常。按免疫荧光结果可分为 IgA 肾病（单纯 IgA 或以 IgA 沉积为主）和非 IgA 系膜增生性肾小球肾炎（以 IgG 或 IgM 沉积为主），常伴有 C3 沉积。电镜下可见系膜区有电子致密物沉积。

3. 局灶节段性硬化（focal segmental glomerular sclerosis，FSGS） 成人特发性 NS 较常见，占所有病例的 35%。继发原因包括人类免疫缺陷病毒感染、反流性肾病、既往肾小球损伤愈合及重度肥胖。光镜改变以系膜基质增多、血浆蛋白沉积、球囊粘连、玻璃样变性为特征，伴或不伴球性硬化。免疫荧光呈现 IgM 和 C3 沉积。电镜可见弥漫性足细胞足突消失，继发性常常是局灶性，并局限于硬化区域。诊断时需注意：

（1）肾穿刺取样误差，将 FSGS 患者错误归类为 MCD。

（2）原发性 FSGS 通常表现为急性发作性，对免疫抑制治疗有反应，而继发性 FSGS 表现为随着时间缓慢进展的蛋白尿和肾功能不全，尿蛋白通常呈非肾病性，即使蛋白排泄超过 3～4g/d，也不常见低白蛋白血症和水肿，最好使用旨在降低肾小球内压的治疗。

（3）识别有塌陷性的 FSGS，主要特征为整个肾小球毛细血管丛塌陷和硬化而非节段性损伤的趋势，以及通常出现严重肾小管损伤，肾功能进展快速，尚无最佳治疗方案。

4. 膜性肾病（membraneous nephropathy，MN） MN 是非糖尿病成人 NS 最常见的病因之一，在活检诊断中的比例高达 1/3。约 70%的特发性 MN 病例是由针对磷脂酶 A2 受体（足细胞表面）的自身抗体所导致，还有小部分是足细胞抗原 1 型血小板反应蛋白 7A 域（THSD7A）的抗体。继发性病因包括乙型肝炎、自身免疫性疾病、甲状腺炎、恶性肿瘤及使用某些药物（如金制剂、青霉胺、卡托普利和 NSAIDs）。MN 还可能与其他肾小球疾病同时出现，如糖尿病肾病和新月体性肾小球肾炎。MN 的病理学特征为光镜下肾小球基底膜弥漫性增厚、银染显示“钉突”、免疫荧光显示弥漫性颗粒状 IgG 和补体沉积物及电子显微镜显示上皮下致密沉积物。继发性 MN 中还可见系膜和（或）内皮下沉积物，提示相关的免疫复合物疾病。MN 的诊断应尽可能通过肾组织活检确定。对于无法行肾活检的患者，应检测血清抗 PLA2R 自身抗体。抗 PLA2R 抗体阳性的肾病患者极有可能有 MN。为了评估可能的继发性膜性肾 MN，应行血样检测抗核抗体、补体及乙型肝炎和丙型肝炎血清学。MN 患者常规行抗 PLA2R 自身抗体检查。对于大多数患者，检查呈阳性可排除继发性病因。MN 患者应行适龄癌症筛查。诊断为 MN 后，癌症筛查频率部分取决于疾病是原发性还是继发性；若为继发性，则还取决于是否有继发性 MN 的其他明确病因。

5. 膜增生性肾小球肾炎（membraneous proliferative glomerulonephritis，MPGN） MPGN 临床表现多种多样，主要表现为 NS，常伴有血尿、高血压和肾功能下降，持续低补体血症是其最重要的血清学特征。光镜下表现为系膜细胞和基质弥漫重度增生，向内皮和基底膜之间插入，肾小球毛细血管壁增厚，呈“双轨征”为其典型特征性病理改变。根据发病机制对 MPGN 进行分类。

（1）免疫复合物介导型：可见于慢性感染、自身免疫性疾病和单克隆免疫球蛋白血症，免疫荧光显示系膜区和毛细血管壁补体和免疫球蛋白染色阳性。

（2）补体介导型：相对少见，由补体旁路调节机制异常和持续活化所引起。血清 C3 水平通常低，C4 水平正常。免疫荧光显示沿肾小球系膜区和毛细血管壁广泛 C3 沉积，但无明显的免疫球蛋白沉积。电镜下可进一步区分为致密物沉积病（dense deposit disease，DDD）和 C3 肾小球肾炎（C3 glomerulonephritis，C3 GN）。DDD 表现为沿肾小球基底膜和系膜分布的特征性腊肠状波浪形的致密高渗物质沉积。而 C3GN 表现为致密物沉积，但没有致密物沉积病的典型表现。

（3）无免疫球蛋白或补体沉积型：常见于血栓性微血管病恢复期、抗磷抗体脂综合征、骨髓移植相关肾病、慢性同种异体移植肾肾病、恶性高血压等，免疫荧光显示无补体和免疫球蛋白沉积，电镜下也未看到沿毛细血管壁电子致密物沉积。

（四）是否存在 NS 的并发症

1. 感染 NS 患者易发生感染。尚不楚 NS 患者正常防御机制受损的机制，经尿液丢失所致的低水平免疫球蛋白可能起作用。

2. 血栓栓塞 血栓栓塞是 NS 常见的甚至严重致死性的并发症之一。NS 患者动脉和静脉血栓形成和肺栓塞的发生率升高（10%～40%的患者出现）。临床上以肾静脉血栓（re-

nal venous thrombosis,RVT)和深静脉血栓(deep venous thrombosis,DVT)最为常见,部分可呈典型肺梗死表现。RVT 可急性发作,或者慢性起病。急性发作的表现包括腰痛、肉眼血尿和肾功能下降。大多数患者慢性起病,无症状,只有在发生肺血栓栓塞时才会怀疑为肾静脉血栓形成的诊断。MN 中肾静脉血栓的发生率最高,可达 50%以上,特别是在蛋白排泄大于 10g/d 的患者中。诊断 RVT 金标准是选择性肾静脉造影。临床常通过螺旋 CT 造影、磁共振或多普勒超声来诊断。

3. AKI　部分 NS 患者,尤其是有 MCD 和严重低蛋白血症的老年人,易发生 AKI。尚不清楚其作用机制,可能与低血容量、间质性水肿、缺血性肾小管损伤和使用 NSAIDs 有关,也见于塌陷性 FSGS 和新月体性肾小球肾炎合并 MN(表 5-4-2)。

表 5-4-2　NS 合并急性肾损伤原因

NS 合并急性肾损伤原因
容量丢失引起肾前性 AKI
容量丢失和(或)脓毒血症引起的急性肾小管坏死
肾内水肿
肾静脉血栓
不明原因的肾小球病变变种(例如膜性肾病合并新月体肾炎)
药物治疗的不良反应
各种药物包括利尿剂引起的过敏性间质性肾炎
NSAIDs、利尿剂和 ACEI/ARB 合用时出现的血流动力学变化

4. 代谢紊乱　NS 患者存在明显的低白蛋白血症,蛋白代谢呈负平衡。但上述变化可能被同时增加的水肿所致体重增加所掩盖。继发于胃肠道水肿的胃肠道症状可能加重蛋白质营养不良。长期低白蛋白血症可造成患者营养不良、贫血、机体抵抗力下降、生长发育迟缓、甲状腺素水平低下、钙磷代谢紊乱、维生素 D 缺乏等。

【治疗】

(一) 水肿

大多数患者的外周水肿和腹水由原发性肾脏钠潴留所致。

1. 利尿剂和限制钠摄入　所有肾病性水肿患者的初始管理为利尿和限制膳食钠摄入(约 2g/d),并监测低血容量的临床征象。通常在治疗的初始阶段,每天能够耐受排出 2~3L 的液体,且不会导致乏力、直立性低血压、四肢冰冷及不能用其他原因解释的血清肌酐升高等血浆容量不足的表现。治疗时需要密切监测,如果出现这些临床表现,应该暂时停止利尿治疗。首选袢利尿剂。由于存在利尿剂抵抗,常需增加利尿剂的剂量,调整利尿剂的使用间隔。连续测量体重是评估利尿剂治疗的重要指导。

2. 利尿剂抵抗　大多数患者对袢利尿剂反应良好,但患者的尿钠排泄通常较非肾病患者少,甚至在其肾功能正常或接近正常时也是如此。利尿剂抵抗的相关因素包括:

(1) 所有常用的利尿剂都具有高蛋白结合率。低白蛋白血症时,蛋白结合率下降,利尿剂转运至肾脏的速率减慢。

(2) 进入肾小管腔的部分利尿剂与滤过的白蛋白相结合,致使利尿剂失去活性。

(3) 亨利袢可能对袢利尿剂有相对抵抗性。

因此,NS 患者的有效利尿剂量通常更高,静脉使用呋塞米的最大剂量可至 80~120mg;对于效应不足的患者,可能需要添加噻嗪类利尿剂,以在肾小管的多个位点上阻断钠的重吸收；通过使用白蛋白联合袢利尿剂的溶液，可增强对显著低白蛋白血症患者的利尿作用；血管紧张素转换酶抑制剂降低白蛋白尿，提高血浆白蛋白浓度，此外还可抑制近端小管钠的重吸收，增强对利尿剂的反应。

（二）蛋白尿

在缺乏针对基础疾病的具体治疗时，应尽可能降低肾小球内压，减慢病情进展的速度。这通常需要通过应用血管紧张素转化酶抑制剂（ACEI）或血管紧张素受体拮抗剂（ARB）来实现。这些药物的潜在不良反应包括 GFR 的急剧下降和高钾血症；在开始使用这些药物和逐渐调整剂量期间，应监测患者的血清肌酐和血清钾水平。

（三）高脂血症

NS 导致的脂质异常可随疾病的缓解而逆转。尚未确定持续性肾病患者高脂血症的最佳治疗方案。除了治疗基础肾小球疾病外，可选择的治疗方案还包括：

1. 膳食调整。

2. 使用 ACEI 或 ARB 来减少蛋白质排泄可使血浆总胆固醇和低密度胆固醇及脂蛋白（a）水平下降 10%～20%。

3. 他汀类药物能够使血浆总胆固醇和低密度胆固醇浓度降低 20%～45%，同时降低甘油三酯的水平。但发生肌肉损伤的风险增加。使用普伐他汀和氟伐他汀时产生肌肉毒性的可能性较小，但降低血清胆固醇的效果较差；同时使用吉非贝齐或环孢素的患者，使用他汀类药物产生肌肉毒性的风险明显增加。

（四）深静脉血栓

预防性抗凝必须同时权衡出血风险。当不清楚抗凝相关的出血风险时，可应用多种预测模型进行评估，包括心房颤动的抗凝及危险因素风险评分。对于没有抗凝禁忌证（活动性大出血、重度失代偿凝血病、血小板减少或重度血小板功能障碍、未控制的高血压、近期或计划行手术或侵入性操作）的 NS 患者，建议对以下情况给予预防性抗凝：

1. 无论何种原因引起的 NS　存在抗凝的潜在适应证（心房颤动、遗传性易栓症、特定外科手术、重度心力衰竭、长期制动、病态肥胖和既往特发性血栓栓塞事件史且出血风险不高）；血清白蛋白浓度小于 20g/L 同时有低至中度出血风险。

2. MN 患者　抗凝相关的出血风险低且血清白蛋白小于 30g/L；抗凝相关的出血风险中等且血清白蛋白浓度小于 20g/L；有高出血风险的患者，不考虑给予预防性抗凝。

抗凝治疗适用于偶然发现的 RVT 患者；已发生非肾性血栓栓塞事件或急性 RVT 的 NS 患者给予抗凝治疗。对急性 RVT 患者应用溶栓治疗（联合或不联合导管取栓术）。当给予抗凝时，建议只要患者肾病未愈就持续使用华法林，疗程至少 6～12 个月，目标 INR 值是 2.0～3.0。

（五）免疫抑制

原则上根据肾活检病理结果选择治疗药物及疗程。

1. 对治疗的反应　依据蛋白尿的相对减少量和白蛋白水平来分类，下列为常用定义：

（1）完全缓解是指尿蛋白减少至 300mg/d 以下（尿蛋白肌酐比<200mg/g）和血白蛋白<35g/L。

（2）部分缓解是指尿蛋白减少 50%，绝对值为 0.3～3.5g/d；血清白蛋白浓度正常。

（3）复发是指完全或部分缓解持续一月以上，再次出现尿蛋白 3.5g/d 以上；每年复发 3 次或以上，则认为是频繁复发。

(4) 糖皮质激素依赖是指正在治疗或治疗完成 2 周以内复发或需持续使用以维持缓解。

(5) 糖皮质激素抵抗是指使用足量泼尼松治疗 16 周后尿蛋白未达到部分缓解的标准。

2. 糖皮质激素　原发性 NS 治疗的最基本药物仍为糖皮质激素。糖皮质激素激素使用的原则为:

(1) 起始剂量要足,成人泼尼松 1mg/(kg·d),最大剂量不超过 60~80mg/d;儿童可用至 2mg/(kg·d),最大剂量不超过 80mg/d。足量治疗维持 4~12 周,视病理类型而定。

(2) NS 缓解后逐渐递减药物。

(3) 激素治疗的总疗程一般在 6~12 个月,对于常复发的 NS 患者,在激素减至 0.5mg/(kg·d)或接近 NS 复发的剂量时,维持足够长的时间,然后再逐渐减量。激素剂量在 10mg 左右时,不良反应明显减少。

目前常用的激素是泼尼松,在有肝功能损害的患者选用泼尼松龙或甲泼尼龙口服。糖皮质激素治疗 NS 时要注意个体化,应尽可能采用每天一次顿服。长程糖皮质激素治疗时应注意药物副作用(如高血糖、高血压、股骨头无菌性坏死、消化道溃疡、感染等),定期进行相关检查。

3. 环磷酰胺(cyclophosphamide,CTX)　CTX 是临床应用最多的烷化剂。CTX 的一般剂量为 2mg/(kg·d),口服 2~3 个月;或每次 0.5~0.75g/m^2,静脉滴注,每月一次。病情稳定后减量,累积剂量一般不超过 10~12g。CTX 的主要副作用为骨髓抑制、肝功能损害、性腺抑制、脱发、出血性膀胱炎、感染加重及消化道反应。使用过程中应定期检查血常规和肝功能。

4. 钙调磷酸酶抑制剂(calcineurin inhibitor,CNI)　CNI 可通过选择性抑制钙调磷酸酶,降低 T 细胞中 IL-2 和其他细胞因子的转录。

(1) 环孢素 A(cyclosporin A,CsA):起始剂量为 3~4mg/(kg·d),血药浓度应维持在谷浓度 100~200ng/ml。完全缓解后继续给予至少 6 个月;部分缓解后继续使用 1 年,维持剂量通常不超过 3mg/(kg·d)。

(2) 他克莫司(tacrolimus,FK506):起始剂量 0.1mg/(kg·d)(分两次给药),或一次 4mg,一日两次。调整剂量至谷浓度 5~10ng/ml。副作用主要为齿龈增生、多毛、高血压、神经毒性及高血糖、高血脂等代谢异常,肾功能不全及小管间质病变严重的患者慎用。

5. 吗替麦考酚酯(mycophenolate mofetil,MMF)　MMF 可逆性抑制一磷酸腺苷脱氢酶发挥作用,导致 B 细胞和 T 细胞增殖减少及抗体生成减少。口服生物利用度好,与白蛋白高度结合,肝功能障碍或低蛋白血症其水平明显升高。目标剂量 1.5~3g/d,分两次使用。严重肾功能不全需调整剂量,GFR 低于 25ml/min,最大剂量不超过 2g/d。最常见不良反应为胃肠道症状和白细胞减少,可增加发生感染、淋巴瘤的风险。用于治疗激素抵抗和激素依赖的原发性 NS 有一定疗效。主要抑制 T、B 淋巴细胞增殖。能增加 NS 的缓解率、降低复发率、减少激素等的不良反应。具体剂量、疗程视个体而异。

6. 单克隆抗体

(1) 利妥昔单抗:是一种嵌合型的抗 CD20 单克隆抗体,可耗竭 B 淋巴细胞。该药似乎可有效延长激素依赖型或 CNI 依赖型患者的缓解期。使用方法:一次 375mg/m^2,第 1、8 天静脉使用。使用过程中需监测 $CD19^+$B 细胞。该药副作用少,首次使用需注意如低血压、发热、皮疹、腹泻和支气管痉挛等不良反应,及继发于中性粒细胞减少和(或)低丙种球蛋白血症的严重感染。

（2）依库珠单抗：是一种人源化单克隆抗体，与C5有高度亲和性，阻止C5降解，影响C5a和膜攻击复合物（C5b-9）形成。使用方案：每周静脉使用900mg，连续4~5周，之后每2周使用1200mg，持续1年。

（六）各种病理类型原发性NS的治疗

1. MCD　首选泼尼松，初始剂量为每日1mg/kg（最大剂量为80mg/d），持续12~16周，随后6个月内逐渐减量至停药。较短的疗程往往伴有复发。通常患者的蛋白尿在治疗有反应后2~3周内转阴。90%以上患者在4个月内完全缓解，50%~65%的患者将会有一次复发，10%~25%的患者会反复复发。部分缓解不是MCD的特征，如果出现则应怀疑误诊，常见于因采样误差而遗漏的FSGS。

对于复发患者采取以下治疗方案：

（1）对不频繁复发且无明显副作用的患者，可重复给予较短疗程，即足量的口服泼尼松治疗1个月后在第2个月逐渐减量至停药。

（2）对于频繁复发且无明显副作用的患者，长期给予低剂量口服泼尼松（大约为一次15mg，隔日1次）维持类固醇诱导的缓解；低剂量泼尼松后仍继续复发，以每周5mg的速度逐渐增加剂量至获得稳定缓解；如增加泼尼松的剂量产生不能耐受的副作用，则应将患者视为糖皮质激素依赖。

（3）对于不能耐受长期应用糖皮质激素且频繁复发的患者，建议给予CTX而非CsA，通常在泼尼松诱导或维持缓解后开始使用。

（4）对CTX治疗后继续复发的患者、糖皮质激素抵抗型或依赖型患者的患者，建议使用CsA或FK506联合低剂量泼尼松（0.15mg/kg）进行治疗。

（5）对于频繁复发或糖皮质激素依赖型的、CTX和CsA治疗后持续复发的患者，建议尝试利妥昔单抗治疗。

2. MsPGN　病变轻，系膜细胞增生较少，以IgM或IgG沉积为主，按微小病变激素治疗方案，适当延长疗程；病情重，系膜细胞增生显著，激素依赖或无效者，需加用细胞毒药物，可减少复发；合并高血压的患者常规使用ACEI/ARB。部分患者的病理表现以系膜区IgM沉积为主，对糖皮质激素的反应不足50%，预后较差。

3. FSGS　首选糖皮质激素，泼尼松每日1次，剂量1mg/kg（最大剂量为60~80mg/d）。总疗程至少需要6个月。8~12周内完全缓解，继续使用初始剂量1~2周，之后2~3个月逐渐减量停药，每2~3周减量1/3；如12周时仅部分缓解，3~9个月内缓慢减少至停药，每6周左右减量1/3；12~16周尿蛋白明显减轻，未达到部分缓解，是否继续使用取决于副作用程度及尿蛋白是否继续下降。对于存在使用糖皮质激素高风险、复发（缓解后2个月以上）、激素依赖和激素抵抗的患者，建议CNI（CsA或FK506）联用小剂量糖皮质激素。患者对糖皮质激素反应低的因素包括小管间质病变重且血肌酐浓度高、大量尿蛋白（>10g/d）、家族性病史等。对于肾脏病理中严重血管或间质病变的患者，或eGFR低于30~40ml/（min·1.72m^2）的患者，不建议使用CNI，建议使用MMF，加或不加小剂量糖皮质激素。常规联用ACEI/ARB。

4. MN

（1）特发性MN的5年自发缓解率达25%~40%。因此，基于24小时尿蛋白定量和肌酐清除率，对疾病进展风险分类，指导治疗决策

1）低风险：随访6个月期间，蛋白定量低于4g/d且肌酐清除率维持正常。对于6个月

期间保持低风险的患者，推荐继续观察，而非给予免疫抑制治疗。监测频率为每 3 个月监测 1 次，为期 2 年，之后一年监测 2 次以评估可能需要治疗的疾病进展情况。

2）中等风险：尿蛋白定量为 4~8g/d 且持续 6 个月以上，eGFR 正常或接近正常且在 6~12 个月的观察期间维持稳定。对于中等风险且尿蛋白在观察 6 个月后没有继续下降的患者，推荐启用免疫抑制治疗，使用以细胞毒药物（CTX）或 CNI（CsA 或 FK506）为基础的方案，并且均联合使用糖皮质激素。如果治疗 4~6 个月后没有观察到蛋白尿大量减少（较峰值水平下降 30%~50%），则考虑为治疗无效。如初始治疗无效，建议使用另一种方案进行治疗，给药方案与进行初始治疗所介绍的方案一样。对于使用细胞毒药物进行初始治疗的患者，在开始使用 CNI 治疗前，通常要在停止细胞毒药物治疗后先等待 3~6 个月，除非患者具有严重症状或继发于活动性 MN 的血清肌酐升高。

3）高风险：尿蛋白定量>8g/d 并持续 3 个月和（或）GFR 低于正常或在 3 个月内下降。对于高风险的患者，推荐以细胞毒药物或以 CNI 为基础的方案，并且均需联合使用糖皮质激素。肾功能下降者建议使用 CTX。

（2）复发患者：蛋白尿复发可出现在 25%~30%的接受 CTX 治疗的患者，在使用 CNI 治疗的患者中复发率更高。

①对于使用 CNI 作为初始治疗的患者，建议使用与初始方案相同的给药方式再进行一个疗程的治疗，或者选用以 CTX 为基础的方案，尤其是对于不能耐受初始方案的患者；②对于使用以 CTX 为基础的方案作为初始治疗的患者，选择包括重复原治疗方案，或者换成以 CNI 为基础的治疗。

（3）耐药患者：耐药患者是指处于中度或高度风险且以 CTX 和以 CNI 为基础的方案试用治疗均失败的患者。在仔细评估进一步免疫抑制治疗的潜在风险和获益后，可考虑试用利妥昔单抗。

5. MPGN

（1）治疗基础病：如考虑丙型、乙型肝炎病毒感染所致的 MPGN，抗病毒治疗后通常可缓解；对细菌性心内膜炎早期抗生素治疗、多发性骨髓瘤的治疗可使 MPGN 部分缓解。

（2）特发性免疫复合物介导的 MPGN 治疗取决于肾功能障碍的严重程度。

①血肌酐正常的患者，建议在 ACEI/ARB 的基础上加用泼尼松，剂量为 1mg/（kg·d），持续 12~16 周。治疗有效，则应在 6~8 个月的时间里逐渐减少至隔日用药；治疗 12~16 周后，蛋白尿的降低少于 30%，则建议逐渐减量并停用，加用 CNI。②血清肌酐升高伴或不伴有高血压且无新月体的患者，给予泼尼松进行初始治疗。如对治疗没有反应或血清肌酐和（或）蛋白尿升高，加用 CTX；CTX 无效可用利妥昔单抗治疗。③对于伴或不伴新月体的快速进展性疾病患者，推荐使用糖皮质激素和 CTX 进行治疗。

（3）C3GN 和 DDD 都不常见，尚无高质量的证据，治疗应基于基础病因。自身抗体引起的疾病，如 C3 致炎因子（C3 nephritis factor，C3NeF）或抗 H 因子抗体等建议初始治疗包括血浆置换、利妥昔单抗或依库珠单抗；基因缺陷引起，建议输新鲜冷冻血浆；C3 基因突变引起，行血浆置换。

（齐华林）

第五章

血液净化

第一节 血液透析

血液透析(hemodialysis,HD)是利用半透膜原理,将血液与透析液通过体外循环同时引入透析器,在透析器内隔开并反向流动,借助膜两侧的溶质梯度、渗透梯度,通过弥散、对流清除体内的代谢废物和过多的水分,同时补充机体需要的物质,维持电解质和酸碱平衡,从而达到治疗目的。HD 替代了正常肾脏的部分排泄功能,延长患者的生命,是救治及慢性肾衰竭的治疗方式之一。

一、原 理

(一) 溶质清除

血液中的溶质通过弥散或对流转运清除。这种转运依赖多种因素,包括:血液与透析液之间某种特定溶质的浓度梯度、血液与透析液的流动方式与流量、透析膜的特性、溶质的大小与理化性质等。

1. 弥散转运 半透膜两侧溶液中溶质从浓度高侧向浓度低侧转运,称为弥散。弥散转运是血透患者清除代谢废物的主要方式。当各空心纤维内的血流接触纤维外的透析液时,通过纤维上的微孔,溶质弥散顺着浓度梯度从血液转运到透析液或从透析液转运至血液(双向),发生弥散转运。弥散转运的程度取决于血液与透析液间溶质的浓度差、膜的表面积、膜的孔隙率与厚度、溶质分子大小以及血液与透析液的流速。血液与透析液沿相对的方向流过透析器,流速分别为 300~500ml/min 和 500~800ml/min。这种逆向流动始终保持着较高的浓度梯度,可以代谢废物弥散清除率最大化的必要措施。

2. 对流转运 溶质伴随溶剂一起通过半透膜的移动称为对流。其驱动来源于膜两侧的渗透压或静水压差。溶剂跨膜转运时会有效地带动溶质,但溶质能否通过透析膜取决于其与膜孔径的相对大小。半透膜对溶质的通透性称为筛选系数,用以评价某种溶质对流转运的潜能,采用某种溶质在滤出液中与在动脉血浆中浓度的比值表示。越接近 1,溶质转运越高;越接近 0,溶质转运越低。

3. 血液和透析液流速 无论弥散还是对流,溶质的清除率都会受血液及透析液流速的影响。提高流速可增加清除率,直至达到平台,此后再增加流速也不会进一步提高清除率。小分子溶质(如尿素和电解质)弥散的流速依赖性最为显著,达到平台时的流速也更高。大分子的溶质弥散相对较慢,浓度梯度会持续存在,透析时间长短是决定溶质清除的主要因素。

（二）液体清除

液体清除通过跨膜的静水压差完成。该跨膜压（transmembrane pressure，TMP）促使液体从压力高侧（血液室）通过透析膜向压力低侧（透析液室）移动（在一侧施加正压或另一侧给予负压），使患者体内的水分得以清除。这个过程称为超滤。如果水分从透析侧向血液侧移动，则称为反超滤。渗透性取决于透析膜的厚度、孔径及透析器结构和型号。

二、血液透析方法学

（一）透析器

透析器是溶质和水的交换场所，是透析治疗的核心部分。其中血液流经部分称为血室，透析液流经部分为透析液室。根据透析器构型，分为中空纤维型和平板型，以中空纤维型最常用。中空纤维型的壁为半透膜，血液在纤维内流动，而透析液在纤维外流动。每个透析器有数千根纤维。根据膜材料分为纤维膜、改良纤维膜和合成膜。透析器性能采用溶质清除效率、生物相容性、血室容积、膜面积和超滤系数来评估。在此特别介绍透析器的两个重要参数。

1. KoA 是特定透析器清除效能的量化指标，其取决于膜的孔隙率及厚度、溶质大小以及血液和透析液流速。当前可用的各种透析器中，尿素 KoA 通常范围在 200～1100，是指某一特定透析器的 KoA 应为血液流速 300～400ml/min 时的测量值。建议是首次透析根据 KoA 值选择透析器：

（1）对于体型较小的患者和因 ARF（早期需要逐步清除溶质）进行透析的患者，可能需要采用 KoA 小于 300 的透析器进行治疗，随后再换用更高效的透析器。长期 HD 患者可能需要用 KoA 为 300～600 的透析器治疗。

（2）需要高效透析的患者（如体型较大患者），可能需采用 KoA 大于 600 的透析器。

透析器的选择还应参考透析充分性测定值、预估所需的生物相容性以及具体患者的特点。

2. 超滤系数（ultrafiltration coefficient，Kuf） 是指在每毫米汞柱压力梯度下，液体跨膜转运的体积（ml/h），用于衡量透析器对水的通透能力。取决于透析膜面积及性能。根据 Kuf 将透析器分为三类：低通量透析器，Kuf<8ml/（mmHg·h）；中通量透析器，Kuf 8～20ml/（mmHg·h）；高通量透析器，Kuf>20ml/（mmHg·h）。

（二）透析液

透析机将水和浓缩透析液混合，形成最终透析液。透析用水的潜在污染物包括铝、铜或氯胺、细菌以及内毒素和（或）炎症细胞因子。为了清除这些以及其他污染物，需联合使用各种净化方法来处理透析用水，包括反渗透法、去离子树脂及活性炭。透析液成分主要包括电解质、碱基和葡萄糖。透析液电解质浓度与正常血清相近，可根据患者病情调整。透析液碱基有碳酸氢盐和醋酸盐两种，由于醋酸引起低血压、恶心和呕吐等，且肝功能损害时易在体内蓄积，故目前多采用碳酸氢盐。常规透析液无糖，其优点是透析液易保存，不足是容易发生低血糖反应。碳酸氢盐透析液成分见表 5-5-1。

（三）透析机

透析机能为 HD 提供动力并监测其安全性的设备必须包括以下部分：一个是使血液在患者和透析器间流动的血泵，即血液循环控制系统；另一个是输送透析液的透析液供给系统以及监测装置。监控装置包括：用来检测血流吸力过大或阻力过大的压力监测器、防止空气从回流血进入患者体内的静脉气壶和空气探测器、监测透析液溶质浓度的持续测量装置、透析液温度监测器以及透析液尿素监测器。压力监测器分别安装在血泵近端及透析器远端，用来预防患者血管通路处的血液流出吸力过高和回流阻力过高。出现压力测量值异常可能提示用于长期透析的动静脉通路存在狭窄；尽管不完全准确，但持续异常可能提示需行进一步检查和采取补救措施。

表 5-5-1　碳酸氢盐透析液成分及浓度范围

成分	浓度(mmol/L)	成分	浓度(mmol/L)
钠	135～145	醋酸根	2.5～10
钾	0～3	碳酸氢根	27～35
钙	1.25～1.75	葡萄糖	0～5.5
镁	0.25～0.75	pH	7.1～7.3
氯	98～112		

（四）血管通路

血管通路指体外循环血液引出和回流的通路。对血管通路方式的选择主要根据肾衰竭的类型(估计透析时间的长短)、透析的紧急性、患者自身血管条件等因素。血管通路要求充足的血流量，一般在 250～400ml/min，包括永久性血管通路和临时中心静脉导管。永久性血管通路适用于终末期肾病维持性 HD 患者，包括自体动静脉内瘘、人造血管和带袖套中心静脉导管。临时血管通路适用于急性肾损伤需要紧急透析、动静脉内瘘成熟前或内瘘失功等，常选择颈内静脉、股静脉和锁骨下静脉，一般能保留 2～3 周，常见并发症感染、血流量不足。

（五）抗凝方法

1. 标准抗凝方案

(1) 持续肝素抗凝：由于机体对肝素的敏感性和代谢速率差异大，故肝素的应用必须个体化。血透开始前 5～15 分钟静脉首剂注射 50～100U/kg，然后静脉持续输注 1000U/h，ACT 维持在 200～250 秒(正常为 90～140 秒)，结束前 1 小时停药。肝素可引起出血、过敏、血小板减少等不良反应。发生出血可使用鱼精蛋白治疗，剂量为肝素总量的 1/2。出血停止后再次出现出血称为反跳，可再次予以鱼精蛋白对抗。

(2) 低分子肝素抗凝：低分子肝素抗栓作用强，不易出血，半衰期长，约 2 小时。透析前静脉注射 60～80U/kg，一般不追加用药。使用低分子肝素时不能准确监测 APTT；在此情况下，测定抗Xa 因子水平能更好地表明抗凝程度。此外，一旦患者发生肝素诱导的血小板减少症(heparin-induced thrombocytopenia，HIT)，则低分子肝素不能用作安全的替代选择。

2. 有出血风险的 HD 患者的抗凝治疗

(1) 无肝素 HD：方案要求制备含 2000～5000U 肝素的 1L 生理盐水，用其预充透析器和透析管路。在开始透析治疗前，排放肝素化的盐水出体外管路。迅速将体外血液流速增加至 250～500ml/min，每 15～30 分钟用 25～30ml 的生理盐水冲洗动脉端，尽量减少血液浓缩。在透析期间，必须排出冲洗所用生理盐水等体积的液体，以防出现血容量过多。并仔细监测动脉和静脉压力警报器，以发现早期凝血。

(2) 小剂量肝素法：该方案首剂 10～50U/kg，通常每 30 分钟快速静脉给予 500U 的肝素，维持 ACT>150 秒但<200 秒。或者持续输注肝素，并同时频繁监测 ACT 来获得相同程度

的抗凝效果。

（3）体外局部肝素抗凝法：透析器入口端持续输注肝素，首剂 500U，然后 500～750U/h 维持，静脉端予以相应剂量鱼精蛋白中和。通过调整输注泵速度，将透析器管路中的全血 ACT 维持在 250 秒，并维持回流至患者体内的血液 ACT 在透析前的基线水平。

（4）局部枸橼酸盐抗凝：枸橼酸盐与钙结合而诱导血浆中的游离钙浓度下降，从而阻止了凝血级联反应的进展。方案为向透析器的动脉端持续输注等渗枸橼酸钠（102mmol/L）溶液。调整枸橼酸盐的输注速率，将动脉端的 ACT 维持在 200 秒以上。以 0.5ml/min 的速度向静脉回流管线输注 5%的氯化钙，来逆转局部抗凝作用。需要根据血浆钙浓度频繁的测定结果，来不断地调整输注速度，以防发生低钙血症或高钙血症。

三、血液透析指征

（一）急性肾损伤（AKI）

HD 能清除体内过多的水分和毒素，纠正电解质和酸碱失衡，为临床用药及营养治疗创造条件，避免出现多器官功能障碍等并发症。AKI 患者需急诊 HD 的合理指征通常包括：利尿剂难以纠正的容量超负荷，尤其氧需求不断增加的患者，如心力衰竭、肺水肿、明显水肿；严重高钾血症（血浆钾浓度>6.5mmol/L）或钾水平每日上升 1～2mmol/L；无尿 2 天或少尿 4 天以上；尿毒症征象如心包炎、脑病或其他原因不明的意识状态改变；严重代谢性酸中毒（pH<7.1）；可透析药物的中毒性剂量。

（二）慢性肾衰竭

当 eGFR 为 10～15ml/（min·1.73m^2）时可出现尿毒症相关症状和体征，但通常直到 eGFR<10ml/（min·1.73m^2）时才明显。

1. 绝对适应证　有透析绝对适应证的患者应立即开始透析治疗。

（1）尿毒症心包炎或尿毒症胸膜炎。

（2）尿毒症脑病：认知功能明显改变且没有其他病因；eGFR>5ml/（min·1.73m^2）时，通常不会发生。

2. 一般适应证

（1）营养状况恶化。

（2）持续的或难以纠正的容量超负荷。

（3）乏力和不适。

（4）轻度认知功能障碍。

（5）难治性酸中毒、高钾血症和高磷血症。

（三）急性药物、毒物中毒

见“血液灌流”节。

（四）其他疾病

难治性充血性心力衰竭、急性肺水肿，严重低钠血症、高钠血症、高钾血症、高钙血症等严重电解质紊乱。

（五）禁忌证

HD 无绝对禁忌证；相对禁忌证为休克或低血压尚未纠正、严重活动性出血未充分止血、严重心律失常、精神障碍不能合作等。

四、透析充分性评估和透析剂量、处方

（一）透析充分性评估

透析充分性指给予患者的透析剂量能使透析相关并发症的发病率和死亡率降至最低水平。衡量透析充分性的指标包括血压、贫血、营养状况等临床状况和实验室检查如酸碱电解质平衡状况、骨矿物质代谢、肌酐、尿素氮水平等。所有用于评估溶质清除充分性的量化评估方法都是基于尿素的清除。

1. Kt/V　Kt/V 是测定透析剂量的首选方法，K 代表透析器的尿素清除率，t 为单次透析时间，V 为尿素分布容积。尿素分布容积近似等于总体水量，根据超滤过程中丢失的容量进行校正。目前推荐运用单室模型计算 Kt/V：$Kt/V=-\ln(R-0.03)+[(4-3.5R)\times(UF\div W)]$，UF 指超滤量（单位：L），W 指透析后体重（单位：kg），R 指透析后与透析前尿素氮的比值，Ln 为自然对数。检测透析后尿素氮的时机和方法会影响 Kt/V。目前推荐在透析结束后约 2 分钟进行测量。抽血方法：先把血泵减慢到 100ml/min 持续 15 秒，然后停止血泵，采血测定尿素氮。

2. 尿素下降率（urea reduction ration，URR）　尿素下降率指单次透析中尿素（BUN）下降的分数。URR 准确性低于 Kt/V，推荐大于 65%。计算公式：URR＝[1－（透析后 BUN÷透析前 BUN）]。

3. 溶质清除指数（solute removal index，SRI）　溶质清除指数是透析过程中尿素清除总量的测定，可通过透析液中尿素浓度乘以消耗的透析液量来计算。因为 SRI 不依赖于 BUN 的变化，所以它不受透析后血样采集时机的影响。

（二）透析剂量和透析处方

1. Kt/V 目标值　2006 年 K/DOQI 指南推荐，对尚有极少残余肾功能[$<2ml/(min\cdot1.73m^2)$]的 HD 患者，获得充分透析的最低剂量应是每次透析 Kt/V 最低值为 1.2，目标值 1.4。

2. 最小透析频率和时间　无论 Kt/V 值多少，常规处方为每次透析至少 4 小时，且一周至少进行 3 次透析。

3. 患者特异性参数　为了纠正液体、酸碱电解质平衡及矿物质代谢紊乱，维持透析中血流动力学稳定，需要根据患者情况对透析处方作个体调整。应该定期（通常 1 个月 1 次）评估，内容包括：每次透析的超滤量、透析期间的血流动力学稳定性、血压控制情况以及是否存在透析中或透析间期症状。

4. 评估透析方案的频率　对于稳定的 HD 患者，每月评估 1 次透析方案，包括 Kt/V。

5. 实际透析剂量低的原因　以 Kt/V 作为评价指标，多种因素可导致患者透析不充分，包括血流量低、透析时间短和通路再循环。体重增加、钠清除受损、透析液流速低、血液管道效应以及穿刺针规格也可能是未被识别的导致透析不充分的原因。采用中心静脉导管透析也与透析不充分有关。

6. 优化透析方案以达到 Kt/V 目标值　应对 Kt/V 低于目标值的患者进行仔细评价。最初的评价包括内瘘功能、透析治疗时间、采集血样方法、透析器和患者特异性变量、透析设备校准。采取以下措施：提高有效的透析时间、纠正血液取样错误，评估压力监测情况以减少透析器凝血和瘘再循环的措施，校正血液流速和透析液流速。如存在明显的心肺再循环导致的透析效率下降，增加透析时间是唯一有效的方法。

五、并发症及处理

（一）急性并发症

急性并发症指透析过程中或结束后早期发生的并发症，严重时危及生命。

1. 失衡综合征　发生在透析中或透析后不久的一组以神经系统症状为主的综合征。轻者头痛、恶心呕吐、烦躁不安、肌肉痉挛，重者可出现定向障碍、癫痫及昏迷。轻者对症治疗，减慢血流速度，考虑提前终止透析；肌肉痉挛可予以高渗葡萄糖或高渗盐水；重者停止透析，注意气道管理。预防措施包括紧急透析者采用低血流量、诱导透析，逐步增加透析时间；慢性透析患者适当增加透析液钠浓度。

2. 透析器反应　①A 型（变态反应）：常发生在开始透析后最初几分钟，也可延至透析开始后半小时或更长时间。表现为呼吸困难、窒息、濒死感，偶有心搏骤停；轻者表现为瘙痒、荨麻疹、咳嗽、流涕、腹痛等。遇到上述情况，应立即中止透析，不回输透析器和管路内血液，同时抗变态反应处理，应用肾上腺素、糖皮质激素。透析器充分预冲可预防。另外需注意透析前是否使用环氧乙烷消毒、是否合并使用血管紧张素转换酶抑制剂。②B 型（非特异型）：常发生于透析开始后 20～40 分钟。主要表现为胸痛、背痛，注意与冠心病鉴别。以支持治疗为主，予以吸氧、对症处理，可继续透析。换用不同透析膜可能有效。

3. 低血压　透析过程中最常见的并发症。透析中低血压的常见原因包括快速或过度超滤、血浆渗透压迅速降低、制定的目标体重过低、自主神经病变以及心脏储备减少。其他因素包括使用降压药或者在透析前即刻或在透析期间进食。在少数情况下，透析诱导性低血压患者可能存在全身性感染、心律失常、心脏压塞、心脏瓣膜病、心肌梗死、溶血、出血、空气栓塞和对透析膜有反应等情况。低血压患者通常有头晕目眩、肌肉痉挛、恶心、呕吐及呼吸困难。在检测到血压下降前，可能会观察到迷走神经症状，包括打呵欠、叹息和声音嘶哑。透析期间发生低血压的患者应当停止超滤；初始治疗包括将患者置于头低脚高仰卧位、给予氧疗和快速静脉等张盐水 250～500ml。预防措施包括重新评估目标体重；透析期间避免进食；调整降压药给药时间；限制透析间期的钠摄入；确保透析液中钙浓度≥2. 25mmol/L、镁浓度≥1. 0mmol/L。进一步评估心脏功能；低温透析；延长透析时间。对于采用上述措施后仍有透析中低血压的患者，建议应用米多君，一般在透析前 15～30 分钟给予 2. 5～5mg 米多君。或改用其他透析方式；使用红细胞生成刺激剂纠正贫血至目标水平，可通过改善心脏功能而降低透析中低血压的发生率。

（二）远期并发症

主要指长期 HD 治疗过程中出现的并发症，包括心脑血管并发症、贫血、感染、营养不良等。还可出现抑郁、焦虑等心理障碍及周围神经病变。

第二节　血液灌流

血液灌流（heperfusion，HP）是借助血液体外循环技术，让抗凝血液通过一个含有吸附剂如活性炭和树脂等的装置，以达到清除体内内源性和外源性毒素的一种血液净化技术，主要用于治疗药物和毒物中毒、肝功能衰竭等疾病（图 5-5-1，见文末彩图）。

一、吸附剂种类及原理

（一）活性炭

1. 原理　药物或毒物通过范德华力不可逆地与其结合。

2. 结构　多孔性结构，孔径分布较宽，孔隙率较高，因此吸附能力强、速度快、吸附容量高。

3. 影响吸附作用的因素　包括比表面积越大，吸附能力越强；溶质分子量越小，吸附率越高；直链分子比支链分子更易被吸附；温度越高，吸附率越高；pH 越低，有利于带负电荷的溶质吸附。

4. 吸附谱　对无极性、疏水分子吸附能力强，如肌酐、尿酸、胍类物质、中分子物质及外源性小分子物质特别是药物、毒物，但特异性差，因此多种药物中毒或中毒物质不明时选择活性炭；对水溶性分子具有更大的亲和力；包被聚合物的炭对分子质量较大的化学物质的吸附不太有效。

5. 缺点　非特异性吸附；机械强度低，可脱落形成微栓塞；接触血液后可能导致红细胞、白细胞、血小板破坏，引起血小板与白细胞减少、补体活化、溶血、变态反应、热原反应。

（二）树脂

1. 原理　药物与树脂通过物理吸附及疏水基团的相互作用可逆结合，使用有机溶剂可洗脱。

2. 特点　具有多孔性、高比表面积（$500m^2/g$）的特点，对脂溶性分子具有更大的亲和力。

3. 影响吸附的因素　孔径与表面积是影响树脂吸附特性的两个重要因素。所以在制备过程中调节树脂的孔径大小与比表面积大小改善吸附效果，并可通过改变系统内的亲水、疏水平衡条件而达到吸附增加与解吸附的作用。

4. 缺点　直接与血液接触可能会导致有形成分的变化特别是血小板减少，但包裹后血小板减少可明显减轻。

5. 两种树脂比较（表 5-5-2）

表 5-5-2　两种树脂比较

	结构特点	吸附特点	缺　点
离子交换树脂	带有极性基团	极性大、溶于水的物质	对血液电解质平衡有影响，少用于灌流
吸附树脂	不带有可交换基团	亲脂性、带有疏水基团的物质如：有机磷农药、胆红素	血小板减少，单次可降低 50%

二、血液灌流方法学

（一）血液灌流器

血液灌流选择含有 100～300g 活性炭或 300～650g 树脂的圆柱形容器。通常为一次性使用。使用前应正确连接血液的入口和出口，不能反接。根据吸附剂含量和患者中毒程度，每个灌流器可使用 1～3 小时，必要时应及时更换。灌流器的选择取决于患者体型和所涉及的药物。例如小灌流器用于儿童，而 XAD-4 应该用于去除脂溶性药物，如格鲁米特。常见的国内外灌流器见表 5-5-3。

表 5-5-3 国内外常用的灌流器

公司	灌流器	吸附剂	包裹材料	吸附剂量
健凡	HA	树脂	无	130g,230g,280g,330g
Gmbro	Adsorba	活性炭	醋酸纤维素	150g,300g
Extracorpooreal	Hemoresin	XAD-4 树脂	火棉胶	350g
Asahi	Hemosorba	球形活性炭	聚甲基丙烯酸羟乙酯	170g
Cytosorbents	Cytosorb	聚苯乙烯二乙烯基苯共聚物	无	300g

（二）血液灌流机

通常采用普通血透机、床旁血液滤过机替代。专用 HP 机有加温装置及报警系统，可根据需要设定温度。使用普通血液透析机做 HP 时，可将血液灌流器置于透析器前串联使用，用透析液加温，或者将静脉回路水浴于 40℃温水中。

（三）血管通路

通常需要 HP 治疗的急性中毒患者，病情危重，特别在需要辅助呼吸治疗的情况下，首选股静脉置入双腔导管，该技术简便、安全、迅速，且并发症少，适用于急诊抢救。也可采用锁骨下静脉和颈内静脉，注意出血、气胸等并发症。维持性血液透析患者选用永久性血管通路。

（四）治疗开始阶段注意事项

1. 灌流器应垂直放置，静脉端向上，动脉端（血液入口）朝下（在灌流器底部），固定于固定支架上，血流与标记方向一致。

2. 动脉血路上的气泡捕捉器应垂直，避免空气进入灌流器，减少吸附面积。

3. 灌流治疗前，应将生理盐水充满动静脉管路和灌流器均匀预冲，泵速 200~300ml/min，液体总量可参考产品说明书；然后用生理盐水 500ml+肝素 50~100mg 闭路循环 20 分钟；冲洗结束前，采用生理盐水 500ml+肝素 20mg 充满灌流器。

（五）抗凝方法

肝素在 HP 中可被吸附（20mg/h），同时吸附剂表面积表面粗糙，比一般透析膜大，血液流速缓慢，故肝素的用量高于普通血液透析时的剂量。首剂 0.6~1.5mg/kg，以后每小时追加 8~10mg。由于灌流器种类不同、患者个体差异大，最好在治疗过程中监测活化凝血时间（activated clotting time，ACT）和活化部分凝血活酶时间（activated partial thromboplastin time，APTT）。推荐将 ACT 保持在正常值的 2~2.5 倍，或者将 APTT 保持在 60~70 秒。

（六）血流量设定

HP 血流量通常设定为 100~200ml/min。血流量从 50ml/min 开始，每 5 分钟增加 50~80ml，15~20 分钟增加至 200ml/min。流速越快，吸附效率越低，治疗所需时间越长。

（七）治疗结束措施

1. 结束治疗前，将灌流器翻转至动脉端朝上，静脉端朝下。

2. 采用空气回血，因为生理盐水回血可能导致被吸附的药物重新释放入血。

3. 结束前可静脉注射鱼精蛋白对抗肝素，用量为肝素总量的 1/2~2/3。

（八）总灌流时间

1. 一般2~3小时结束，>3小时后需更换灌流器。

2. 反跳现象 HP结束后血药浓度明显下降，病情明显好转，但经过几小时或几天再次加重，这个现象称为反跳。可能与某些药物的脂溶性较高，外周脂肪组织中的药物再次重分配的结果。因此，在治疗后密切观察病情变化，如有反跳现象应再次HP治疗。

3. 总疗程取决于中毒、疾病情况。

（九）治疗过程的监测与管理

1. 密切注意血路动静脉压力变化 动脉压出现低压报警，常见于导管贴壁或血栓引起的导管血流不畅；动脉压高压报警，提示灌流器内凝血，应增加肝素剂量；静脉压出现低压报警，多见于灌流器内凝血；静脉压高压报警，提示除泡器内凝血、滤网堵塞；动脉除泡器液平面开始上升，静脉液平面下降，提示灌流器出现凝血，应增加肝素剂量，必要时更换灌流器。还需注意，血流量不足的另外一个重要原因是患者出现低血压。

2. 生命体征监测 密切观察呼吸、心率、血压的变化。血压下降，减慢泵速，适当补充容量，必要时加用升压药物，如无效，应终止血液灌流。

3. 凝血指标监测 见抗凝方法。

三、并发症

（一）血小板减少

使用包被或不包被的活性炭或树脂时血小板平均丢失30%；降低的血小板计数通常会在单次血液灌流后24~48小时内恢复正常。使用树脂时血小板减少程度比使用活性炭时更大。通常在开始治疗前后1小时测定。

（二）生物相容性不良反应

开始治疗0.5~1小时出现寒战发热，予以静脉注射地塞米松，可不中断治疗；如出现低血压，应在吸附装置远端给予血管加压药，减少升压药被吸附。

（三）栓塞

治疗过程中出现明显的胸闷、呼吸困难，一旦确诊，立即终止治疗，予以吸氧等处理。采用微囊技术后，很少炭粒栓塞。

（四）其他副作用

包括低钙血症、低血糖和白细胞计数一过性降低；这些并发症通常都很轻微，且可自行纠正或人为纠正。

四、HP临床应用

（一）应用指征

通常在药物或毒物中毒在体内蓄积速度超过肝脏或肾脏的内源性清除的速率时，才采用血液灌流。HP能清除的药物见表5-5-4。

1. 在药物中毒患者中，血液灌流应适用于以下情况

（1）尽管给予了强化支持治疗，但病情仍进行性恶化。

（2）重度中毒伴中脑功能抑制，从而导致通气不足、低体温和低血压。

（3）出现昏迷相关的并发症（如肺炎或败血症），以及存在并发症的基础疾病（如阻塞性气道疾病）。

表 5-5-4 HP 清除的药物或毒物

分类	药物/毒物
催眠药	巴比妥类、格鲁米特、甲苯喹唑酮、地西泮、氯丙嗪、氯氮䓬、水合氯醛
解热镇痛药	阿司匹林、对乙酰氨基酚、杨酸类
抗抑郁药	阿米替林、丙米嗪、三环类抗抑郁药
心血管药物	地戈辛、硫氮䓬酮、异环丙吡胺、美托洛尔、奎尼丁、普鲁卡因胺
抗生素	庆大霉素、异烟肼、氨苄西林、克林霉素
抗肿瘤药	多柔比星、甲氨蝶呤
毒物	有机磷、杀虫剂、除草剂、有机氯、重铬酸钾、百草枯、毒蕈
其他	醇类、酚类、氨茶碱、四氯化碳、环氧乙烷

2. 还适用于以下其他疾病

(1) 肝、心或肾功能不全引起的正常药物排泄功能受损。

(2) 当存在代谢和(或)延迟效应的物质中毒时，如甲醇、乙二醇、蕈类中毒和百草枯中毒。

(3) 肝功能衰竭，通过 HP 来清除肝毒素也许能预防或延迟肝性脑病，同时可作为肝移植的过渡治疗。

(4) 终末期肾病合并铝中毒；血液灌流联用螯合剂(去铁胺)以去除铝。

(二) 相对禁忌证

1. 作用迅速的毒物如氯化物或毒物代谢清除率超过灌流清除率。

2. 常规血液透析清除好，而且又可诱导酸中毒者如乙酰水杨酸、非那西丁、咖啡因等。

3. 药物或毒物作用不可逆如百草枯，或分布容积较大者如三环类抗抑郁药。

4. 没有严重毒性的药物如对乙酰氨基酚等。

(三) HP 治疗评价

1. 血液透析和血液灌流都同样能很好地去除某一种毒物，则优选血液透析，因为血液透析还可纠正并发的酸碱平衡紊乱。例如，药物或毒物的分子量较小、水溶性强而蛋白结合率较低，则可以通过常规血液透析有效清除。血液透析与 HP(活性炭、树脂)的部分药物清除定性和定量比较见表 5-5-5、表 5-5-6。

表 5-5-5 HP 与 HD 对某些药物清除率比较

药 物	HD	HP	
		活性炭	中性大孔树脂
镇静催眠药			
巴比妥类	+~++	+++	+++
格鲁米特	-~±	+++	++~+++
甲苯喹唑酮	±~+	+++	+++
地西泮	+++	++~+++	-
水合氯醛	++	+++	

续表

药　物	HD	HP	
		活性炭	中性大孔树脂
眠尔通	++	+++	
解热镇痛药			
水杨酸类	+++	+++	++~+++
对乙基氨基酚	++~+++	+++~++++	
三环类抗忧郁药	-~±	++	++~+++
洋地黄类	+	++	++~+++
奎尼丁	±~+		++
抗癌药	+	+~++	
异烟肼	+	++	
有机磷			
甲基对硫磷	-	+++	
乐果	++	+++	
敌敌畏	?	+++	
有机氯			
二二三	-	+++	
生物毒素			
毒蕈	+	++	
其他			
锂	+++	-	
乙醇	+++	++	
氯仿、三氯乙烯		+++	
百草枯		+++	+++

注：QB=200ml/min；(-)表示无清除；(±)：表示 0~10ml/min；(+)：表示 11~50ml/min；(++)：50~100ml/min；(+++)：101~200ml/min；(++++)：>200ml/min

表 5-5-6　血液透析、活性炭、树脂对某些药物的清除率*

药物名称	标准血液透析	活性炭	XAD-4 树脂
对乙酰氨基酚	0.4	0.5	0.7
异戊巴比妥	0.26	0.3	0.9
阿司匹林	0.5	0.51	—
二乙基溴比乙酰脲	0.31	0.55	1.0
地高辛	0.2	0.3~0.6	0.4
乙氯维诺	0.32	0.7	1.0

续表

药物名称	标准血液透析	活性炭	XAD-4 树脂
格鲁米特	0. 16	0. 65	0. 8
百草枯	0. 5	0. 6	0. 9[#]
苯巴比妥[$]	0. 27	0. 5	0. 85
茶碱	0. 5	0. 7	0. 75
三环抗抑郁剂	0. 35	0. 35	0. 8

注：[*] 血流量 200ml/min 时计算；[#]离子交换树脂处理；[$]高通量透析膜清除率可达 0. 36~0. 47

2. HP 适用于清除脂溶性、分子量较大、蛋白结合率较高的药物或毒物。如果中毒导致急性肾衰竭或慢性肾衰竭基础上出现了药物或毒物中毒，则经常需要以透析与灌流相结合的方法进行治疗。

3. HP 治疗本身只能清除药物和毒物，不能直接消除药物或毒物已产生的效应，所以应同时应用其他相应的药物治疗，以改善病理生理过程，从而增高治疗的有效性。如有机磷中毒时，灌流只能清除血浆中的药物，而不能恢复乙酰胆碱酯酶的活性，复活剂与阿托品的应用十分重要。

4. 与标准的血液透析相比，利用血液灌流法联合血液滤过可使去铁胺-铝螯合剂的清除加倍。但由于治疗周期长(约需要 1 年)，灌流器费用昂贵，最经济的选择是使用和重复使用高通量血液透析器。急性铝中毒时，高通量透析(用去铁胺作为螯合剂)优于活性炭 HP。

5. 研究表明，对流经肢体、肝脏或脑部的血液进行局部血液灌流可能会明显限制抗肿瘤药物毒性；局部应用可减少全身暴露。

(齐华林)

第六篇

血液系统

第一章

肝炎相关再生障碍性贫血

肝炎相关再生障碍性贫血(hepatitis associated aplastic anemia,HAAA)是由肝炎引起骨髓造血功能衰竭症,为获得性再生障碍性贫血(AA)的特殊类型之一。由 Lorenz 与 Quaiser 在 1955 年首次报道。其外周血细胞减少、骨髓造血衰竭常在特发性急性黄疸型肝炎后 6 个月内的急性肝炎恢复期,与肝损害的严重程度无显著关系。病理为继发的骨髓造血功能衰竭,主要表现为全血细胞减少、骨髓增生减低,属于重型再障。其发生率占再生障碍性贫血病因的 0.3%~8%,多见于年轻患者,男性发病多于女性。HAAA 病情进展迅速,预后较差。其病因及发病机制尚不十分明确,可由急性肝炎、慢性肝炎、重型肝炎引起,免疫发病机制起重要作用。

【病因】

HAAA 确切发病原因尚不清楚,迄今已知的肝炎病毒血清学和病毒学参数在绝大多数患者均呈阴性。推测肝炎和再障可能均因免疫损伤所致,与药物、辐射、毒物无肯定关系。

HAAA 患者骨髓造血衰竭的发生与前期急性肝炎时间上的密切关联,提示二者病因相同、发病机制相似。接受强化免疫抑制治疗(IST)疗效较好及未观察到病毒感染暴发,重型 HAAA 患者接受 IST 并没有加重肝脏毒性,反而会使肝转氨酶水平明显下降,改善肝功能,结合患者 T 细胞 CD4/CD8 倒置,IST 能抑制细胞毒 T 细胞,明确提示 HAAA 骨髓造血衰竭由 T 细胞免疫异常所致,推测不论肝炎抑或 AA 均由免疫损伤导致。细胞毒性 T 细胞激活、$CD4^+$调节性 T 细胞减少及功能异常、$CD8^+$细胞功能异常等可能与 HAAA 发生、发展有关。

【发病机制】

(一)导致肝炎的病毒对骨髓造血干细胞的抑制

肝炎病毒的遗传物质可整合到宿主造血细胞中,直接破坏造血干细胞,引起造血功能障碍。

(二)肝炎病毒损伤造血微环境

使骨髓基质细胞造血正调控细胞因子生成减少,抑制造血细胞的增殖,使骨髓造血组织萎缩,血细胞生成障碍。

(三)病毒介导的免疫异常在 HAAA 中起重要作用

肝脏和骨髓都属于单核-巨噬细胞系统的器官,而且在机体的不同阶段产生血细胞,骨髓造血细胞和肝细胞具有相似的抗原。病毒通过免疫应答作用于造血细胞,引起机体细胞及体液免疫异常,主要表现为淋巴细胞总数下降,$CD4^+/CD8^+$比例下降,抑制造血干细胞活性;T 细胞产生抗体抑制骨髓中造血祖细胞粒巨噬细胞集落形成单位(CFU-GM)、红系爆式集落形成单位(BFU-E)、红系细胞集落形成单位(CFU-E)的生成。

（四）细胞因子在 HAAA 中的作用

γ干扰素分泌增加，抑制造血干细胞的增殖，亦可诱导造血干细胞的凋亡。骨髓基质中的成纤维细胞生成 IL-6 减少，从而对骨髓造血功能正调控减弱。

（五）其他

如肝脏灭活和解毒功能下降，代谢产物堆积引起骨髓造血功能受抑。例如雌激素灭活减少，直接抑制骨髓造血功能。

现在有研究认为 HAAA 的患者在全血细胞减少发生前可能存在造血干/祖细胞量/质的缺陷，这些有缺陷的造血干/祖细胞可被病毒感染激发的免疫反应进一步损伤。部分患者可通过自身修复机制而维持相对稳定，表现为轻型 AA，如导致骨髓造血功能破坏迅速，临床上表现为重型再障（SAA）。

【临床表现】

HAAA 通常患者以急性肝炎首发，黄疸、转氨酶明显升高，1～2 个月后随肝炎好转肝功能逐渐恢复，患者开始出现进行性血细胞减少、骨髓造血功能衰竭，且多进展为 SAA 或极重型再障（VSAA）。对于肝炎和再障之间的发病间期目前无统一标准，多数学者认为 HAAA 是发生在急性肝炎 6 个月以内的 SAA，少部分可长达数年。

HAAA 的临床表现与一般 AA 相似，但病情严重，发展迅速。发病与肝炎轻重无关。HAAA 患者全血细胞明显减少，骨髓活检脂肪面积增加，造血细胞面积减少。

主要临床表现有以下几点：

（一）贫血

皮肤黏膜苍白，精神萎靡，倦怠乏力等缺氧症状，呈进行性加重。

（二）出血

血小板迅速减少可致出血。出现皮肤瘀斑，口腔黏膜出血、鼻出血，严重者可有内脏、眼底出血甚至颅内出血。

（三）感染

中性粒细胞减少常导致感染发热。感染可发生于皮肤黏膜、口咽部、呼吸道、消化道及泌尿系统等各部位。感染病原体可有病毒、细菌及真菌等。外周血粒细胞明显低下时，软组织感染无脓肿形成，炎症区域界限不清。故对 HAAA 高热而无明显感染灶者也应考虑感染的可能性。

【诊断要点】

1. HAAA 在肝炎病程中，或肝炎恢复期，或肝炎痊愈时出现。发病急骤，潜伏期长短与肝炎严重程度无关。80%发生于急性黄疸型肝炎后。

2. 初发症状　以出血、发热为特点。一般无肝、脾及淋巴结肿大。迅速全血细胞减少，血象和骨髓象与原发性再障相似。

3. HAAA 的诊断及分型标准采用中华医学会血液病分会制定的诊治指南。临床分型：

（1）Ⅰ型：多见，占肝炎后再障病例的 80%～90%，发病以青少年为主，表现为：①既往无慢性肝炎史；②肝炎后与再障发生的时间在 1 年以内（4 周以内占 30%，10 周以内 68.1%），部分病例可发生在肝炎后 3～6 个月；③肝炎较易控制，而 AA 表现重；④AA 治疗困难，平均生存 10～64 周。

（2）Ⅱ型：少见，多发生于中年。表现为：①常在慢性肝炎或肝硬化过程中发生；②再障发生在肝炎后 1 年以上；③发病年龄高于Ⅰ型（平均 40 岁左右）；④生存期较Ⅰ型长。

4. 鉴别诊断 除外引起全血细胞减少的其他疾病，如阵发性睡眠性血红蛋白尿症、骨髓增生异常综合征（MDS）、急性造血功能停滞、骨髓纤维化、急性白血病、噬血淋巴组织细胞增生症等。HAAA 无明显前驱症状，且多发生在肝炎的恢复期，故对肝炎原因未明的患者需监测血常规，必要时行骨髓穿刺，及早发现和治疗 HAAA。

【病情判断】

1. 重症贫血伴严重出血，尤其是内脏出血者，病死率高。

2. 白细胞极度减少，中性粒细胞绝对值<0.5×10^9/L 者，易出现严重感染，多数发展成脓毒症。预后不良。

3. 重型肝炎伴发 AA，或再障并发于亚急性重型肝炎者，预后极差。

4. 多因素分析提示年龄大，确诊后延迟治疗是长期生存的不利因素。

HAAA 多半病情重，预后不良。无积极治疗死亡率可达 80%以上，平均生存期仅为 2 个半月左右。死亡原因主要为出血、感染。

【治疗】

HAAA 的治疗包括肝炎常规治疗和再障治疗，对再障治疗介绍如下：

（一）对症治疗

血红蛋白低于 80g/L 时应输注红细胞，血小板计数低于 20×10^9/L 伴有出血时应输血小板悬液。如没有明显出血，可将血小板输注阈值降低至 15×10^9/L。HAAA 造血衰竭发生迅速而严重，感染的预防与治疗应更加积极，并注意保护性隔离，一旦考虑为感染则经验性应用广谱抗生素。纠正水电解质及酸碱平衡紊乱，出血时可选用止血药物配合治疗。

（二）治疗方案

常规治疗 AA 的雄激素等药物对 HAAA 常难奏效，治疗重型 AA 的方案可用于 HAAA。

1. 异基因造血干细胞移植（allo-HSCT） 近年来由于预处理方案的改进，使移植物排斥（GR）和移植物抗宿主病（GVHD）的发生率大幅度降低。同胞 HLA 全相合 HSCT 生存率可达 80%以上，是治疗<50 岁的重型 AA 的最佳选择。

2. 强化免疫抑制治疗（IS）

（1）抗人胸腺细胞球蛋白（ATG）及抗人淋巴细胞球蛋白（ALG）：对于不适于 allo-HSCT 的患者适用。治疗结果与病情的严重程度有关，长期生存者中慢性再生障碍性贫血（CAA）多于 SAA（91%±9% *vs* 48%±7%）。常见不良反应有：①过敏反应，在治疗过程中发生，半数为发热、寒战，多形性皮疹。②血清病，发生率为 30%～50%，见于用药后 3～14 天，表现为高热、关节痛。对治疗后长期生存患者应注意随访，少数患者可发生 MDS、PNH、实体瘤等相关性疾病。

（2）环孢素（CsA）：CsA 可增加 AA 患者 CFU-GM 集落形成，抑制 T 细胞增殖，调节 CD4/CD8 的比例失调，保护残存造血干细胞，为治疗 AA 的一线药物。通常用量 5～8mg/(kg·d)，分 2 次口服，连用 3～6 个月，一般与其他治疗 AA 药物合用。血象持续稳定 3 个月后缓慢减量。不良反应有多毛、牙龈肿胀、厌食、腹泻、震颤，停药或对症处理后均较快消失。由于 CsA 有肝、肾毒性，在治疗前或治疗中应及时监测，酌情调节药量并对症处理。

（3）大剂量免疫球蛋白（HD-IVIG）静脉滴注治疗：由于大剂量丙种球蛋白输注可以：①调节 CD4、CD8 比值使之恢复正常；②直接增强免疫，有利于控制感染；③通过阻断巨噬细胞的 Fc 受体与带有抗体的血细胞结合保护血细胞。可使部分患者白细胞，血小板数增加，输血减少，因此可以作为应急治疗措施使用。用法：0.4g/(kg·d)×5 天。

3. 造血细胞因子(HGF) 红细胞生成素(Epo)可使部分患者延长输血间隔时间。粒细胞集落刺激因子(G-CSF)和粒-巨噬细胞集落刺激因子(GM-CSF)除了刺激粒系祖细胞增殖和分化外,同时有刺激G0期多能干细胞进入细胞周期的作用,可使中性粒细胞绝对值升高,并减少感染,但对骨髓残存造血干细胞过少者疗效欠佳。促血小板生长因子(TPO)能促进巨核细胞分化,促进血小板形成,能使部分AA患者血小板计数升高。最近研究还显示血小板受体激动剂艾曲泊帕,对AA患者造血干细胞和巨核细胞均有刺激作用,可促进患者全血细胞恢复。因为再障患者体内造血细胞因子会生理性升高,所以这些细胞因子在使用时需要剂量较大,时间较长,联合使用易产生疗效。

4. 免疫抑制剂、细胞因子等联合应用 抗胸腺细胞球蛋白(ATG)/抗淋巴细胞球蛋白(ALG)、CsA及HFC等免疫抑制剂的序贯或联合应用可以提高疗效,减少血制品输注,可在IST及HSCT患者中根据情况选用。

一个关于儿童HAAA病例Meta分析:50例儿童HAAA,免疫抑制治疗(IST)13例,糖皮质激素联合雄性激素等非IST治疗27例,10例仅予对症支持治疗。结果10例对症支持治疗者均无效,IST总有效率(69.2%)显著高于非IST治疗(18.5%)($P<0.01$)。北京儿童医院40例HAAA(SAA/VSAA),HSCT或IST治疗有效率80%,2年OS(74.2±13.2)%,远高于其他治疗组(25.2±10.7)%。多因素生存分析显示HSCT或IST是独立的预后因素。提示重症HAAA需应用更为积极的HSCT治疗或以ATG为主的免疫抑制治疗。

综上,HAAA的标准疗法:对年龄≥50岁或年龄虽<50岁但无人类白细胞抗原(HLA)相合同胞供者的患者,首选抗胸腺细胞球蛋白(ATG)/抗淋巴细胞球蛋白(ALG)和环孢素(CsA)的IST加促造血治疗;对年龄<50岁且有HLA相合同胞供者的重型AA患者,首选HLA相合同胞供者HSCT。HLA相合无关供者或亲缘HLA半相合HSCT可用于ATG/ALG和CsA治疗无效的年轻SAA患者。HSCT前须尽量控制出血和感染。依赖于输血的非重型AA可采用CsA为主的方案治疗,如治疗6个月无效则按SAA治疗。

【常见误区】

1. AA骨髓损害呈向心性萎缩,造血细胞分布不均,根据单一部位骨髓增生程度,不能完全除外AA,必要时应多部位穿刺及活检。

2. 有慢性溶血病史患者,感染等因素造成溶血加重,可出现黄疸,全血细胞减少,网织红细胞缺如,骨髓增生减低似AA表现,为再障危象。治疗溶血后可很快好转,造血恢复。

3. 血细胞减少,骨髓增生减低,但可见骨髓细胞形态发育异常或存在细胞遗传学改变,注意增生减低的MDS。

4. 发热、全血细胞减少、肝功能损伤同时存在,并伴有低纤维蛋白原、高铁蛋白等表现,应注意骨髓增生程度及是否可见噬血细胞,警惕噬血细胞性淋巴组织细胞增多症可能。

5. 注意掌握输血指征,反复输血易造成输注无效、继发性血色病等问题。

(刘璇 张学军)

第二章

难治性贫血

难治性贫血(refractory anemia,RA)是骨髓增生异常综合征(myelodysplastic syndromes,MDS)既往分型中的一个亚型。MDS是起源于造血干细胞的一组异质性髓系克隆性疾病,特点是髓系细胞分化及发育异常,表现为无效造血、难治性血细胞减少、造血功能衰竭,高风险向急性髓系白血病(AML)转化。MDS的分型包括1982年法国、美国和英国成立的协作组(FAB协作组)提出的以形态学为基础的FAB分型,该分型标准曾在国际上被广泛应用,直至被2001年世界卫生组织(WHO)提出新的骨髓增生异常综合征(WHO 2001)分型标准所替代。且2008年WHO对MDS(WHO 2001)分型标准进行了进一步修订,形成了新的MDS分型标准,即MDS(WHO 2008)分型标准,且MDS(WHO 2008)分型标准在国际上被广泛采用。上述三种MDS分型标准中均包含了RA这一亚型,但在三种MDS分型标准中,RA的定义有所不同。在MDS中,仅少数患者表现为单纯的贫血,大多数MDS患者除了贫血外常伴有中性粒细胞减少和(或)血小板减少,且有少数MDS患者在疾病初期不表现为贫血,而仅表现为中性粒细胞减少和(或)血小板减少,用"难治性贫血"这一名词不能很好地概括该疾病的临床特征。因此,在2016年WHO对MDS分型的进一步修订中,MDS(WHO 2016)分型标准取消了RA这一概念名词。因此,本章节主要以MDS(WHO 2008)分型标准为基础对RA亚型进行阐述。

【病因和发病机制】

MDS是一种造血干细胞克隆性疾病,大多为老年患者,儿童少见。迄今为止,原发性MDS病因尚不明,继发性MDS可发生于烷化剂、放射性核素、苯等溶剂密切接触后,淋巴瘤或浆细胞瘤也可伴发MDS,长期饮烈性酒亦可能导致MDS的发生。

MDS的发生和进展是一个多步骤过程。因环境或生活中的有毒因素或机体自发性突变,在易感个体中导致造血干、祖细胞的初始性变故。这些受损的造血干、祖细胞一方面逐渐对正常干、祖细胞形成生长或存活优势,成为单克隆造血,伴有基因组不稳定性,易于发生细胞遗传学异常。另一方面诱发免疫反应,导致T细胞介导的自身免疫骨髓抑制,进一步损害造血细胞的增殖和分化。持续性的自身免疫性攻击诱发单个核细胞和基质细胞产生过多TNF-α等细胞因子,诱发造血细胞过度凋亡,导致无效造血。过度增殖和凋亡可导致端粒过度缩短,后者进一步加剧基因组不稳定性,导致MDS常见的5q-、7q-、20q-等染色体核型异常。最新的研究表明,MDS的发病机制中表观遗传调控异常具有非常重要的地位,在多种表观遗传相关分子共同参与下,组蛋白氨基酸残基去乙酰化或甲基化,抑癌基因启动子甲基化,使各种转录因子无法与DNA结合而导致抑癌基因如*P53*、*p15INK4B*失活,这些都与MDS的进展和预后有着密切的关系。MDS是一组异质性疾病,不同病人的临床表现和预后差异较大，RA 只是其中一种亚型。MDS 患者约半数左右是由于骨髓无效造血加重，外周血血细胞减少进行性加重而导致感染和出血死亡；部分患者是由于发生白血病转变而死亡。

【诊断要点】

MDS 的诊断依赖于骨髓细胞分析中所发现细胞发育异常的形态学表现、骨髓和外周血原始细胞比例升高和细胞遗传学异常。MDS 的诊断一定程度上仍然是排他性诊断，应首先排除其他可能导致反应性血细胞减少或细胞发育异常的因素或疾病，常见需要与 MDS 鉴别的因素或疾病包括：①营养性贫血（维生素 B_{12} 和叶酸缺乏）；②接受细胞毒性药物、细胞因子治疗或接触有血液毒性的化学或生物制剂等；③慢性病性贫血（感染、非感染性炎症或肿瘤）、病毒感染；④自身免疫性血细胞减少、甲状腺疾病；⑤重金属中毒、过度饮酒；⑥其他可累及造血干细胞的疾病，如再生障碍性贫血、纯红细胞再生障碍性贫血、原发性骨髓纤维化、大颗粒淋巴细胞白血病（LGL）、阵发性睡眠性血红蛋白尿症（PNH）、急性白血病（尤其是伴有血细胞发育异常的形态学特点的急性髓系白血病）及其他先天性或遗传性血液病（如先天性红细胞生成异常性贫血、遗传性铁粒幼细胞性贫血等）。

MDS 诊断标准：MDS 诊断需满足以下两个必要条件和一个确定标准。

（一）必要条件

1. 持续一系或多系血细胞减少　红细胞减少或血红蛋白（HGB<110g/L）、中性粒细胞［中性粒细胞绝对计数（ANC）<$1.5\times10^9/L$］、血小板（PLT<$100\times10^9/L$）减少。

2. 排除其他可以导致血细胞减少和发育异常的造血及非造血系统疾患。

（二）确定标准

1. 发育异常　骨髓涂片中红细胞系、粒细胞系、巨核细胞系中发育异常细胞的比例≥10%。

2. 环状铁粒幼红细胞占有核红细胞比例≥15%。

3. 原始细胞　骨髓涂片中达 5%~19%。

4. MDS 常见染色体异常。

（三）辅助标准

1. 流式细胞术检查结果显示骨髓细胞表型异常，提示红细胞系和（或）髓系存在单克隆细胞群。

2. 遗传学分析提示存在明确的单克隆细胞群。

3. 骨髓和（或）外周血中祖细胞的 CFU（±集簇）形成显著和持久减少。

当患者符合必要条件、未达确定标准（不典型的染色体异常、发育异常细胞<10%、原始细胞比例≤4%等）、存在输血依赖的大细胞性贫血等常见 MDS 临床表现、临床表现高度疑似 MDS 时，应进行 MDS 辅助诊断标准的检测。符合者基本为伴有骨髓功能衰竭的克隆性髓系疾病，此类患者诊断为高度疑似 MDS。若辅助检测未能够进行，或结果呈阴性，则对患者进行随访，或暂时归为意义未明的特发性血细胞减少症（idiopathic cytopenia of undetermined significance，ICUS）。部分 ICUS 可逐渐发展为典型 MDS，因此应严密监测，随访过程中如患者出现典型的细胞遗传学异常，即使仍然缺乏原始细胞增加及细胞发育异常的表现，应诊断为 MDS。

MDS（WHO 2008）分型：2008 年 WHO 推出了修订的 MDS 分型标准（WHO 2008）（表 6-2-1）。目前，WHO 2008 分型已被广泛接受，MDS 患者均应按照 WHO 2008 分型标准进行诊断分型。

表 6-2-1 2008 年 MDS 的 WHO 分型

WHO 类型	外周血	骨髓
难治性血细胞减少伴单系发育异常(RCUD)*	1 系或两系减少 原始细胞<1%	1 系发育异常,达 10%或以上; 原始细胞<5% 环形铁幼粒细胞<15%
难治性贫血(RA) 难治性中性粒细胞减少(RN) 难治性血小板减少(RT)		
难治性贫血伴环状铁粒幼红细胞(RARS)	贫血 无原始细胞	原始细胞<5%,环形铁幼粒细胞≥15%
难治性血细胞减少伴多系发育异常(RCMD)	血细胞减少 原始细胞<1% 无 Auer 小体 单核细胞绝对值<1×10⁹/L	2~3 系发育异常,发育异常细胞达 10%或以上; 原始细胞<5% 无 Auer 小体 ±环形铁幼粒细胞≥15%
难治性贫血伴原始细胞增多-1(RAEB-1)#	血细胞减少 原始细胞<5% 无 Auer 小体 单核细胞绝对值<1×10⁹/L	1 系或多系发育异常, 原始细胞 5%~9% 无 Auer 小体
难治性贫血伴原始细胞增多-2(RAEB-2)§	血细胞减少 原始细胞 5%~19% 有或无 Auer 小体 单核细胞绝对值<1×10⁹/L	1 系或多系发育异常, 原始细胞 10%~19% 有或无 Auer 小体
MDS-未分类(MDS-U)##	血细胞减少 原始细胞≤1%	1 系或多系发育异常细胞<10%同时伴细胞遗传学异常; 原始细胞<5%
孤立 5q⁻的 MDS	贫血 血小板正常或增高 原始细胞<1%	少分叶巨核细胞正常或增多 原始细胞<5% 细胞遗传学异常仅见 5q⁻ 无 Auer 小体

说明:* RCUD 中有时可见两系血细胞减少,全血减少者应诊断为 MDS-U;
如果骨髓中原始细胞<5%,但血液中在 2%到 4%,诊断分型为 RAEB-1;
如果骨髓中原始细胞<5%,但血液中为 1%,诊断分型为 MDS-U;
§ 如果骨髓 Auer 小体阳性,血液中原始细胞<5%,骨髓原始细胞中<10%,则应诊断分型为 RAEB-2

【病情判断】

MDS 患者的病情判断主要采用预后积分系统进行判断。MDS 患者的自然病程和预后差异很大,不同预后分组的患者生存期有明显的差异。目前临床上主要采用以下三个预后积分系统对 MDS 患者进行预后判断:国际预后评分系统(IPSS)、基于 WHO 分类的预后积分系统(WPSS)和修订的 IPSS(IPSS-R)。

IPSS 是基于 FAB 分型的基础上提出的,可评估 MDS 患者的自然病程。危险度的分级根据以下 3 个因素评价:骨髓原始细胞比例、血细胞减少的系别和骨髓的染色体核型(表 6-2-2)。WPSS 是基于 WHO 分型基础上提出的预后评分系统。MDS 患者的红细胞输注依赖及铁超负荷不仅导致器官损害,也可直接损害造血系统功能,从而可能影响 MDS 患者的自然病程。2011 年修订的 WPSS 预后评分系统将评分依据中的红细胞输注依赖改为血红蛋白水平。因此,WPSS 的危险度分级根据以下 3 个因素评价:WHO 分型、染色体核型和是否有严重贫血。

WPSS 作为一个时间连续性的评价系统，可在患者病程中的任何阶段对 MDS 患者预后进行评估（表 6-2-3）。IPSS-R 是 2012 年 MDS 预后国际工作组依据全球 5 个 MDS 数据库，共 7012 例 MDS 患者研究结果的基础上提出的。对 IPSS 预后积分系统进行了修订，对染色体核型、骨髓原始细胞比例和血细胞减少程度进行了细化分组。染色体核型分析结果是 IPSS-R 分类最重要的参数，由 IPSS 的 3 个级别改为 IPSS-R 的 5 个级别。同时，MDS 患者的临床表现也与血细胞减少的程度密切相关，因此 IPSS-R 对 MDS 患者血细胞减少的程度进行了量化，有利于对 MDS 患者的预后进行更准确的判断。因此，IPSS-R 的预后判断包括以下 5 个参数：细胞遗传学（染色体核型）、骨髓原始细胞比例、血红蛋白、血小板计数和中性粒细胞绝对值（表 6-2-4）。

表 6-2-2　MDS 的国际预后积分系统（IPSS）

预后参数	积分				
	0	0.5	1.0	1.5	2.0
骨髓原始细胞比例（%）	<5	5~10	—	11~20	21~30
染色体核型[*]	良好	中等	不良	—	—
外周血细胞减少[#]	0~1 系	2~3 系	—	—	—
危度划分：低危：0 分；中危Ⅰ：0.5~1 分；中危Ⅱ：1.5~2.0 分；高危：≥2.5 分					

注：[*] 预后良好核型：正常核型，-Y，5q-，20q-；预后不良核型：复杂核型异常（≥3 种异常），7 号染色体异常；预后中等核型：除上述两类以外的其他核型异常。[#] 血细胞减少的标准：血红蛋白（Hb）<100/L，中性粒细胞（ANC）绝对数<1.8×10^9/L，血小板计数（PLT）<100×10^9/L

表 6-2-3　MDS 的 WHO 分型预后积分系统（WPSS，2011 年）

预后参数	积分			
	0	1	2	3
WHO 分型	RCUD、RARS、伴有单纯 5q-	RCMD	RAEB-1	RAEB-2
染色体核型[a]	好	中等	差	
严重贫血[b]	无	有		

注：[a]：预后好核型：正常核型，-Y，5q-，20q-；预后中等核型：其余异常；预后差核型：复杂（≥3 个异常）或 7 号染色体异常。[b]：男性患者 Hb<90g/L，女性患者 Hb<80g/L。WPSS 危险度分类：极低危：0 分；低危：1 分；中危：2 分；高危：3 分；极高危：5~6 分

表 6-2-4　MDS 的修订国际预后积分系统（IPSS-R）

预后参数	积分						
	0	0.5	1	1.5	2	3	4
细胞遗传学[a]	极好		好		中等	差	极差
骨髓原始细胞比例（%）	≤2		2~5		5~10	>10	
血红蛋白（g/L）	≥100		80~100	<80			
血小板计数（×10^9/L）	≥100	50~100	<50				
中性粒细胞绝对值（×10^9/L）	≥0.8	<0.8					

注：[a]：极好：-Y，11q-；好：正常核型，5q-，12p-，20q-，5q-附加另一种异常；中等：7q-，+8，+19，i(17q)，其他 1 个或 2 个独立克隆的染色体异常；差：-7，inv(3)/t(3q)/del(3q)，-7/7q-附加另一种异常，复杂异常（3 个）；极差：复杂异常（>3 个）。IPSS-R 危险度分类：极低危：≤1.5 分；低危：>1.5~3 分；中危：>3~4.5 分；高危：>4.5~6 分；极高危>6 分

【治疗】

MDS 患者的治疗应根据预后分组进行,同时结合患者年龄、体能状况、治疗依从性等进行综合分析,选择治疗方案。MDS 患者可按预后分组系统分为两组:相对低危组(IPSS 的低危组、中危-1 组,IPSS-R 的极低危组、低危组和中危组,WPSS 的极低危组、低危组和中危组)和相对高危组(IPSS 的中危-2 组、高危组,IPSS-R 的中危组、高危组和极高危组,WPSS 的高危组和极高危组)。IPSS-R 中危组患者根据其他预后因素如发病年龄、体能状况、血清铁蛋白水平和 LDH 水平决定采取相对低危组或相对高危组方案,且对相对低危方案疗效不佳者亦可采用相对高危组治疗方案。相对低危组 MDS 患者的治疗目标是改善造血、提高生活质量,相对高危组 MDS 治疗目标是延缓疾病进展、延长生存期和治愈。

(一) 支持治疗

是所有 MDS 患者治疗的核心选择,提高患者的生活质量。主要包括抗感染,纠正贫血、血小板减少和中性粒细胞减少。但是长期输血可导致铁负荷过多及继发性血色病,导致心、肝、胰、性腺并发症。

1. 感染的预防　对中性粒细胞减少的 MDS 患者,目前不支持抗细菌或抗真菌预防性的常规应用。在严重中性粒细胞减少的患者中,为了保持白细胞计数 $>1\times10^9/L$,预防性小剂量 G-CSF 的应用可予考虑。

2. 感染的治疗　MDS 患者的中性粒细胞减少性脓毒症,必须如其他中性粒细胞减少症患者,用静脉抗生素治疗(例如化学治疗后)。

3. 祛铁治疗　推荐祛铁治疗用于 MDS 患者。对于那些需长期输血治疗的患者,一旦接受过 5g 铁(约 25U 的悬浮红细胞)的输入,或血清铁蛋白 >1000μg/L 的应考虑祛铁治疗。祛铁胺(desferrioxamine)20~40mg/kg,可采取每 12 小时静脉输注或皮下注射一次,每周 5~7 天。在启用祛铁胺之前,听力检测和眼科检查是必要的。如果血清铁蛋白浓度在 2000μg/L 以下,祛铁胺须减量,并且不超过 25mg/kg。亦可用地拉罗司进行去铁治疗。

4. 成分输血　一般在 Hb<60g/L 或伴有明显贫血症状时可给予红细胞输注。患者为老年、机体代偿能力受限、需氧量增加时,可放宽输注指征。$PLT<10\times10^9/L$ 或有活动性出血时,应给予血小板输注。

(二) 低强度治疗方案

1. 造血生长因子　G-CSF 不推荐常规应用,仅用于中性粒细胞减少患者发生耐抗生素药物的感染和发热,或与红细胞生成素(EPO)联合应用。G-CSF 剂量 1~2μg/(kg·d),或必要时应用。输血依赖的相对低危组 MDS 患者可采用 EPO±G-CSF 治疗,治疗前 EPO 水平<500U/L 和红细胞输注依赖较轻(每月<4U)的 MDS 患者 EPO 治疗反应率更高。红细胞生成素(EPO)剂量 6000~10 000U/次,3~6 次/周,皮下注射。

2. 免疫抑制或免疫调节药物　为提高疗效,免疫抑制剂和免疫调节剂可联合应用,如环孢素联合沙利度胺可提高疗效。在联合用药中要注意可能出现的不良反应,尤其是要监测肝肾功能,出现明显肝肾功能不全时要考虑减量或停药。

(1) 环孢素(CSA):3~5mg/(kg·d),分两次服用,间隔 12 小时,根据 CSA 血浆药物浓度调整用量,使 CSA 浓度 C_0 值在 100~200μg/ml,C_2 值在 400~600μg/ml,必要时可调整为间隔 8 小时用药。CSA 可考虑用于具备下列条件的患者:≤60 岁的 IPSS 低危或中危-1、骨髓原始细胞比例<5%或骨髓增生低下、正常核型或单纯+8、存在输血依赖、HLA-DR15 或存在 PNH 克隆。

（2）沙利度胺（thalidomide）：是免疫调节剂，剂量为 50mg/d，睡前一次服用，若无明显不良反应，一周后加量至 100mg/d，持续服用。注意疲乏、便秘、嗜睡和周围神经病变、血栓等不良反应。

（3）来那度胺（lenalidomide）：为沙利度胺衍生物，无周围神经毒性，但便秘、疲乏、嗜睡仍存在，可出现中性粒细胞减少和血小板减少等不良反应。对于伴有 5q-的 IPSS 低危或中危-1 MDS 患者，如存在输血依赖性贫血应首选来那度胺治疗，部分患者可减轻或脱离输血依赖，并获得细胞遗传学缓解，生存期延长。来那度胺的常用剂量为 10mg/d，21～28 天为 1 个疗程。伴有 5q-的 MDS 患者，如出现下列情况不建议应用来那度胺：骨髓原始细胞比例>5%；复杂染色体异常；IPSS 中危 2 或高危组；检出 *p53* 基因突变。

（三）去甲基化药物治疗

去甲基化药物可应用于相对高危组 MDS 患者，与支持治疗组相比，去甲基化药物治疗组可降低患者向 AML 进展的风险、改善生存。相对低危组 MDS 患者如出现严重血细胞减少和（或）输血依赖，也可应用去甲基化药物治疗，以改善血细胞减少、改善输血依赖。应用去甲基化药物治疗期间，要注意血细胞减少所致并发症，应密切监测血常规，必要时给予抗感染和输血支持治疗。目前去甲基化药物的基本用法如下：

1. 地西他滨（decitabine）　20mg/（m^2·d），静滴 1 小时，连用 5 天，每 4～6 周一疗程。连用 2～4 个疗程评价疗效。或根据临床试验调整用药方案和剂量。

2. 阿扎胞苷（Azacitidine，AZA）　75mg/（m^2·d），皮下注射，连用 7 天，每 28 天为一疗程。连用 2～4 个疗程评价疗效。或根据临床试验调整用药方案和剂量。

（四）化疗

相对高危组 MDS，尤其是原始细胞比例增高的患者预后较差，化疗是其治疗方式之一，但标准 AML 诱导方案完全缓解率低、缓解时间短，且高龄患者常难以耐受。预激方案（阿糖胞苷 10mg/m^2，每 12 小时一次，皮下注射，第 1～14 天基础上加用 G-CSF，并联合阿克拉霉素或高三尖杉酯碱）在国内广泛应用于相对高危组 MDS 患者，治疗相对高危组 MDS 患者的完全缓解率可达 40%～60%，且老年或身体功能较差的患者对预激方案的耐受性优于常规 AML 化疗方案。

（五）异基因造血干细胞移植（allo-HSCT）

allo-HSCT 是目前唯一能根治 MDS 的方法。allo-HSCT 的适应证：①年龄<65 岁、相对高危组 MDS 患者；②年龄<65 岁、伴有严重血细胞减少、经其他治疗无效的中低危患者。造血干细胞来源包括同胞全相合供者、非血缘供者和单倍型相合血缘供者。

【常见误区】

难治性贫血在临床上不是一个独立的疾病种类，它是骨髓增生异常综合征既往分型中的一个亚型。在诊断难治性贫血时要首先满足 MDS 的诊断标准，再进行 MDS 的分型。MDS 患者在临床上可不表现为单纯的贫血，常伴有血小板减少和（或）中性粒细胞减少。在诊断 MDS 中的难点在于要排除其他可以导致血细胞减少和发育异常的造血及非造血系统疾患。因此，对于血细胞减少，怀疑 MDS 的患者应进行详细地病史询问，规范细致的体格检查和全面的化验检查以帮助明确诊断。对于因血细胞减少而出现严重合并症的危重患者，首先应进行积极的支持治疗（包括成分输血、预防和治疗感染等），改善患者一般状况后，才有可能采取进一步的治疗措施。

（徐泽锋　肖志坚）

第三章

免疫性血小板减少症

原发免疫性血小板减少症(primary immune thrombocytopenia,ITP)既往亦称特发性血小板减少性紫癜,是一种获得性自身免疫性出血性疾病,约占出血性疾病总数的1/3,成人的年发病率为5~10/10万,育龄期女性发病率高于同年龄组男性,60岁以上老年人是该病的高发群体。

【病因和发病机制】

该病主要发病机制是由于患者对自身抗原的免疫失耐受,导致免疫介导的血小板破坏增多和免疫介导的巨核细胞产生血小板不足。临床表现以皮肤黏膜出血为主,严重者可发生内脏出血,甚至颅内出血,出血风险随年龄增长而增加。部分患者仅有血小板减少而没有出血症状。部分患者有明显的乏力症状。

【诊断要点】

ITP的诊断是临床排除性诊断,其诊断要点如下:

1. 至少2次血常规检查示血小板计数减少,血细胞形态无异常。

2. 脾脏一般不增大。

3. 骨髓检查　巨核细胞数增多或正常、有成熟障碍。

4. 须排除其他继发性血小板减少症　如自身免疫性疾病、甲状腺疾病、淋巴系统增殖性疾病、骨髓增生异常(再生障碍性贫血和骨髓增生异常综合征)、恶性血液病、慢性肝病脾功能亢进、常见变异性免疫缺陷病(CVID)以及感染等所致的继发性血小板减少,血小板消耗性减少,药物诱导的血小板减少,同种免疫性血小板减少,妊娠血小板减少,假性血小板减少以及先天性血小板减少等。

5. 诊断ITP的特殊实验室检查　①血小板抗体的检测:MAIPA法和流式微球检测抗原特异性自身抗体的特异性较高,可以鉴别免疫性与非免疫性血小板减少,有助于ITP的诊断。主要应用于下述情况:骨髓衰竭合并免疫性血小板减少;一线及二线治疗无效的ITP患者;药物性血小板减少;单克隆丙种球蛋白血症和获得性自身抗体介导的血小板无力症等罕见的复杂疾病。但该试验不能鉴别原发性ITP与继发性ITP。②血小板生成素(TPO)检测:可以鉴别血小板生成减少(TPO水平升高)和血小板破坏增加(TPO水平正常),有助于鉴别ITP与不典型再生障碍性贫血或低增生性骨髓增生异常综合征。上述项目不作为ITP的常规检测。

【病情判断】

(一) 新诊断的ITP

确诊后3个月以内的ITP患者。

(二) 持续性ITP

确诊后3~12个月血小板持续减少的ITP患者,包括没有自发缓解和停止治疗后不能维持完全缓解的患者。

（三）慢性 ITP

慢性 ITP 指血小板持续减少超过 12 个月的 ITP 患者。

（四）重症 ITP

PLT<10×10⁹/L 且就诊时存在需要治疗的出血症状或常规治疗中发生新的出血而需要加用其他升血小板药物治疗或增加现有治疗药物剂量。

（五）难治性 ITP

难治性 ITP 指满足以下所有条件的患者：①进行诊断再评估仍确诊为 ITP；②脾切除无效或术后复发。

【治疗】

治疗原则：英国血液学会的血液标准化委员会提出的“安全”血小板水平见表 6-3-1。成人 ITP 的治疗应根据病情采取不同方法，血小板数超过 $30\times10^9/L$ 而无症状的患者，不需要治疗。若患者有出血症状，无论血小板减少程度如何，都应积极治疗。

表 6-3-1　进行有关操作或手术时血小板的安全水平

操作或手术	血小板计数	操作或手术	血小板计数
口腔护理	$\geqslant10\times10^9/L$	大手术	$\geqslant80\times10^9/L$
拔牙	$\geqslant30\times10^9/L$	正常分娩	$\geqslant50\times10^9/L$
小手术	$\geqslant50\times10^9/L$	硬膜外麻醉	$>80\times10^9/L$

（一）治疗药物

1. 一线治疗药物

（1）肾上腺糖皮质激素：①泼尼松：起始剂量为 1.0mg/(kg·d)（分次或顿服），病情稳定后快速减至最小维持量（<15mg/d），如不能维持应考虑二线治疗，治疗 4 周仍无反应，说明泼尼松治疗无效，应迅速减量至停用；②大剂量地塞米松（HD-DXM）：40mg/d×4 天，建议口服用药，无效患者可在半个月后重复 1 个疗程。治疗过程中应注意监测血压、血糖的变化，预防感染，保护胃黏膜。

（2）静脉丙种球蛋白（IVIg）：主要用于①ITP 的紧急治疗；②不能耐受肾上腺糖皮质激素的患者；③脾切除术前准备；④妊娠或分娩前；⑤部分慢作用药物发挥疗效之前。常用剂量 400mg/(kg·d)×5 天或 1000mg/kg 给药 1 次（严重者每天 1 次，连用 2 天）。必要时可以重复。IVIg 慎用于 IgA 缺乏、糖尿病和肾功能不全的患者。

2. 二线治疗药物　促血小板生成药物包括重组人血小板生成素（rhTPO）、艾曲波帕（Eltrombopag）和罗米司亭（romiplostim）。此类药物起效快（1~2 周），但停药后疗效一般不能维持，需要进行个体化的维持治疗。①rhTPO：剂量 1.0μg/(kg·d)×14 天，PLT≥$100\times10^9/L$ 时停药。应用 14 天血小板计数不升者视为无效，应停药。②艾曲波帕：25mg/d（顿服），根据血小板计数调整剂量，维持 PLT≥$50\times10^9/L$，PLT≥$100\times10^9/L$ 时减量，PLT≥$200\times10^9/L$ 时停药，最大剂量 75mg/d。用药过程中需要监测肝功能。③罗米司亭：血小板生成素拟肽（Nplate，AMG531），首次应用从 1μg/kg 每周 1 次皮下注射开始，若 PLT<$50\times10^9/L$ 则每周增加 1μg/kg，最大剂量 10μg/kg。若持续 2 周 PLT≥$100\times10^9/L$，开始每周减量 1μg/kg。PLT≥$200\times10^9/L$ 时停药。最大剂量应用 4 周血小板计数不升者视为无效，应停药。

3. 抗 CD20 单克隆抗体 推荐剂量：375mg/m^2 每周 1 次静脉滴注，共 4 次。一般在首次注射 4~8 周内起效。小剂量利妥昔单抗（100mg 每周 1 次，共 4 次或者 375mg/m^2×1 次静脉滴注。

4. 脾切除术 ①糖皮质激素正规治疗无效，病程迁延 6 个月以上；②泼尼松治疗有效但需要维持治疗；③有使用糖皮质激素的禁忌证。

5. 其他药物治疗 包括硫唑嘌呤、环孢素 A、达那唑、长春碱类等。

6. 紧急治疗 重症 ITP 患者（PLT<10×10^9/L）发生胃肠道、泌尿生殖道、中枢神经系统或其他部位的活动性出血或需要急诊手术时，应迅速提高血小板计数至 50×10^9/L 以上。对于病情十分危急，需要立即提升血小板水平的患者应给予随机供者的血小板输注，还可选用静脉输注丙种球蛋白（IVIg）（1000mg/（kg · d）×1 ~ 2 天和（或）甲泼尼龙（1000mg/d×3 天）和（或）促血小板生成药物。其他治疗措施包括停用抑制血小板功能的药物、控制高血压、局部加压止血、口服避孕药控制月经过多，以及应用纤溶抑制剂（如氨甲环酸、6-氨基己酸）等。如上述治疗措施仍不能控制出血，可以考虑使用重组人活化因子Ⅶ（rhFⅦa）。

（二）治疗疗效判断

完全反应（CR）：治疗后 PLT≥100×10^9/L 且没有出血。

有效（CR）：治疗后 PLT≥30×10^9/L 并且至少比基础血小板计数增加 2 倍且没有出血。

无效（NR）：治疗后 PLT<30×10^9/L 或者血小板计数增加不到基础值的 2 倍或者有出血。

复发：治疗有效后，血小板计数降至 30×10^9/L 以下或者不到基础值的 2 倍或者出现出血症状。

【常见误区】

（一）糖皮质激素治疗效果不佳或者糖皮质激素依赖的 ITP 患者

不建议长期使用，要充分考虑到药物长期应用可能出现的不良反应。长期应用糖皮质激素治疗的部分患者可出现骨质疏松、股骨头坏死，应及时进行检查并给予二膦酸盐预防治疗。长期应用糖皮质激素还可出现高血压、糖尿病、急性胃黏膜病变等不良反应，也应及时检查处理。

（二）使用利妥昔单抗治疗 ITP 患者时

一定要检查肝炎以及 HIV 等相关病毒，若病毒阳性患者谨慎使用利妥昔单抗治疗。

（三）若需要脾切除患者但不能耐受手术

可以实施脾区照射。

（四）妊娠合并 ITP 的治疗

妊娠早期，治疗原则与一般成人 ITP 相同，本病在分娩后可能自发缓解，IVIg 可作为一种替代治疗措施。根据英国血液学会的血液标准化委员会的建议，若孕妇血小板数在 20×10^9/L 以上且不需要立即分娩时，可以不给予任何处理，但应密切观察临床与血液学指标。血小板数在 50×10^9/L 以上对于正常阴道分娩是安全的，对于剖宫产而言也是安全的。

（五）ITP 患者围术期的治疗

若血小板数在 80×10^9/L 以上，患者一般能较好的耐受手术。患者如需进行手术，必须考虑手术本身和使用的麻醉两个方面。当然，若能保证患者的血小板数在正常水平，则更好。可采用的方法有肾上腺皮质激素和 IVIg 等，使用糖皮质激素时必须考虑到其可能延缓手术切口的愈合。若为急诊手术，必要时也可以补充新鲜血小板悬液。

（张 磊）

第四章

血栓性血小板减少性紫癜

血栓性血小板减少性紫癜(TTP)为一组微血管血栓出血综合征,其主要临床特征包括微血管病性溶血性贫血、血小板减少、神经精神症状、发热和肾脏受累等。TTP 的主要发病机制涉及血管性血友病因子(vWF)裂解蛋白酶(ADAMTS13)活性缺乏、血管内皮细胞 vWF 异常释放、血小板异常活化等方面。

【病因和发病机制】

TTP 分为遗传性和获得性两种,后者根据有无原发病分为特发性和继发性。遗传性 1TrP 系 *ADAMTS13* 基因突变导致酶活性降低或缺乏所致,常在感染、应激或妊娠等诱发因素作用下发病。特发性 TTP 多因患者体内存在抗 ADAMTS13 自身抗体(抑制物),导致 ADAMTS13 活性降低或缺乏,是主要的临床类型。继发性 TTP 系因感染、药物、肿瘤、自身免疫性疾病、造血干细胞移植等因素引发,发病机制复杂,预后不佳。

【诊断要点】

该病诊断目前主要靠临床表现。多数学者认为满足三联征即可:微血管病溶血性贫血、血小板减少和神经系统症状。但也有部分学者仍然强调五联症。国外 Cuttorman 提出的诊断标准如下:

(一)主要表现

溶血性贫血,外周血涂片可见红细胞碎片或者异型红细胞;血小板计数$<100\times10^9/L$。

(二)次要表现

发热,体温超过 38℃;神经系统症状;肾损害,肌酐$>177\mu mol/L$ 及(或)血尿、蛋白尿、管型尿。

以上 2 个主要表现加上任一次要表现即可考虑 TTP 之诊断。

目前若实验室检查发现 ADAMTS13 酶活性显著降低($<10\%$)患者伴随临床症状,即可确诊 TTP,同时可以检测 ADAMTS13 抗体,以确定是否获得性 TTP 还是先天性 TTP。

【病情判断】

典型病例临床上具有五联症:①发热;②血小板减少:以皮肤、黏膜为主,严重者可有内脏或颅内出血;③微血管病性溶血性贫血:多为轻中度贫血,可伴黄疸,反复发作者可有脾肿大;④神经精神症状:表现为意识紊乱、头痛、失语、惊厥、视力障碍、谵妄、偏瘫以及局灶性感觉或运动障碍等,以发作性、多变性为特点;⑤肾脏损害:可出现蛋白尿、血尿、管型尿,血尿素氮及肌酐升高。严重者可发生急性。

【治疗】

1. 血浆置换是本病的首选治疗手段。血浆置换的作用原理可能是新鲜血浆的输入取代了原有的 ADAMTS13，去除了自身抗体和 vWF 超大多聚体。如果条件允许应该尽早进行血浆置换。血浆置换的血浆剂量为 40ml/(kg·d)，一般选用新鲜冻存血浆(FFP)。血浆置换治疗中止的指征为血小板数目正常和神经系统症状恢复，血红蛋白水平稳定，乳酸脱氢酶正常。如果患者对开始的血浆置换不敏感，可以考虑用冷上清替代 FFP，因为血浆中的冻存上清被认为是 TTP 的有效治疗成分。血浆置换在各项指标恢复正常后还应该在继续用一段时间，如果病情无反复，可以在一两周的时间内逐步减量。复发患者多发生在血浆置换减量后 1 周到 1 个月时间内。大约有 12%~40%的病人在治疗后还会出现少量并发症，但是一般都能够耐受。这些并发症的原因多与枸橼酸毒性有关，常见症状包括感觉异常、抽动、肌紧张、低钙时的手足抽搐。

2. 研究利妥昔单抗可以减少 80%复发风险，剂量为 375mg/m^2，每周一次，共四次；建议在血浆之后给予利妥昔单抗治疗，尽量避免在使用利妥昔单抗治疗后 12 小时内做血浆置换。

3. 糖皮质激素单用无效，通常与血浆置换/输注联和应用。有些人认为大剂量泼尼松(200mg/d)对于没有神经系统合并症的中度 TTP 能够获得比较好的疗效。

4. 抗血小板药物(如阿司匹林、双嘧达莫等)的有效率约 10%，因此，仅可以作为辅助药物使用。

5. 重组人 ADAMTS13 和抗 VWF 抗体未来可能应用于治疗 TTP。

【常见误区】

对高度疑似和确诊病例，输注血小板应十分谨慎，仅在出现危及生命的严重出血时才考虑使用。TTP 复发是指在完全缓解 30 天后再发生临床表现。TTP 疾病复发率约为 30%，多出现在疾病首次发作后的 1 年内。遗传性 TTP 及抑制物阳性的特发性 TTP 患者易复发。定期检测血小板计数和 ADAMTS13 活性有助于预后判断，对抑制物检测持续阳性者需注意疾病复发。

（张 磊）

第五章

急性粒细胞缺乏症

急性粒细胞缺乏症是指外周血中性粒细胞绝对计数低于 $0.5\times10^9/L$，也称中性粒细胞缺乏症（或粒细胞缺乏症，agranulocytosis）。急性粒细胞缺乏症，极易合并严重感染，病情危重，死亡率高。诊断、处理不及时，不恰当，有生命危险，需积极救治。

【病因】

中性粒细胞缺乏症的病因分原发性（或先天性）和继发性（或获得性），以继发性多见。

中性粒细胞生长的细胞动力学骨髓中分干细胞池（祖细胞）、分裂池（原始粒细胞、早幼粒细胞及中幼粒细胞）和贮备池（晚幼粒细胞、杆状核、分叶核）。

髓外分循环池和边缘池（血管壁）。外周血粒细胞主要来自循环池。因此，循环池粒细胞的数量取决于：干细胞分化增殖能力，有效贮备量，释放速度，外周血细胞破坏的程度，循环池和边缘池的粒细胞比例，以及组织中所需粒细胞量。

【发病机制】

（一）中性粒细胞生成障碍

1. 细胞毒药物、电离辐射、化学及物理因素等　可直接损伤、抑制造血干细胞/祖细胞及分裂早期细胞。

2. 感染　病毒及细菌感染均可造成粒细胞减少。其机制为中性粒细胞消耗增加和感染时产生的负性造血调控因子的作用。

3. 恶性肿瘤浸润骨髓　骨髓正常造血受抑制，引起中性粒细胞减少，常伴贫血及血小板减少。

4. 造血原料缺乏或骨髓无效造血　维生素 B_{12}、叶酸缺乏或代谢障碍，再生障碍性贫血，急性白血病，骨髓增生异常综合征等，粒细胞分化成熟障碍，造血细胞阻滞于干细胞池或分裂池，且可以在骨髓原位或稀释入血后不久便被破坏，即无效造血。

以上均为常见的继发性中性粒细胞缺乏原因。

5. 家族遗传因素　见于小儿遗传性粒细胞缺乏症，是一种常染色体隐性遗传疾病。

（二）粒细胞破坏或消耗过多

1. 免疫性因素

（1）药物诱发的免疫性粒细胞减少：药物进入体内后作为半抗原与粒细胞蛋白结合后形成全抗原，刺激机体产生抗体。当该种药物再次进入体内后，抗原抗体结合，大量粒细胞被凝集破坏。

（2）自身免疫性粒细胞减少：与抗粒细胞自身抗体有关。见于自身免疫性疾病如系统性红斑狼疮、类风湿关节炎及某些肝炎等。

2. 非免疫性因素　严重感染时中性粒细胞被消耗过多；脾功能亢进（脾亢）时大量粒细胞滞留在脾脏中遭到破坏；恶性组织细胞病时大量粒细胞被吞噬。

【诊断要点】

1. 外周血中性粒细胞<0.5×10^9/L，即可诊断粒细胞缺乏症。淋巴细胞相对增多，红细胞和血小板一般正常。

2. 骨髓象　因粒细胞减少的原因不同，骨髓象各异。红系和巨核系基本正常。

3. 多有引起粒细胞缺乏的病史。如放射线接触史、化疗药物应用史等。

4. 注意与其他疾病鉴别　如低增生性急性白血病、再生障碍性贫血、巨幼红细胞性贫血等。

【病情判断】

1. 起病急，虚弱、出汗、畏寒、高热。

2. 可伴有呼吸道、消化道、泌尿或生殖道等部位黏膜的感染、溃疡或脓肿。表现出菌血症、脓毒血症或败血症。

3. 严重者出现感染性休克、全身衰竭，甚至死亡。

4. 如患者症状减轻，体温下降，外周血白细胞上升是疾病好转的现象。

5. 判定病情危重指标

（1）中性粒细胞计数<0.5×10^9/L或缺如。

（2）合并肛周脓肿、肺脓肿，伴发热、寒战。

（3）伴红系、巨核系受损，有贫血、出血。

（4）粒缺伴深部真菌感染。

【治疗】

（一）重在预防粒细胞缺乏症的发生

1. 加强自身保护，减少或避免接触放射性核素或其他放射源的照射。

2. 使用能够引起中性粒细胞减少的药物时，应定期检测血常规，必要时停用或改用其他药物治疗。

（二）明确诊断急性粒细胞缺乏症

1. 寻找并因，并病因治疗。

2. 有条件者置患者于层流室，或隔离病室，并定期对隔离病室内进行彻底消毒。

3. 患者日用品要用氯己定溶液擦洗，食品要高压消毒。

4. 高蛋白、高热量饮食。

5. 做好口腔、泌尿道、肛周等部位护理。

6. 保持大便通畅。

（三）控制感染

控制感染对于粒细胞缺乏症的病人来讲，至关重要。

1. 明确感染的类型及部位　对感染者行血、尿、便及感染病灶分泌物的细菌培养、药敏试验及相应部位的影像学检查。

2. 病原菌未明确前，根据临床经验给予广谱抗生素（覆盖革兰阴性菌和革兰阳性菌）。

3. 病原菌明确后，则根据药敏试验调整抗生素。若3~5天无效，可加用抗真菌治疗。

4. 病毒感染可用抗病毒药物。

5. 静脉用免疫球蛋白有助于重症感染的治疗。

（四）促进粒细胞生成造血细胞因子

可以诱导造血干细胞进入增殖周期，促进粒细胞增殖、分化成熟与释放，缩短粒细胞缺乏的时间；并增强粒细胞的趋化、吞噬和杀菌活性。

如重组人粒细胞集落刺激因子（rhG-CSF）和粒-巨噬细胞集落刺激因子（rhGM-CSF）。常用剂量为 2~10μg/（kg·d），常见副作用有发热、肌肉骨骼酸痛、皮疹等。

（五）免疫抑制剂

自身免疫性粒细胞减少和免疫介导机制所致的粒细胞缺乏可用糖皮质激素等免疫抑制剂治疗。伴有感染者，一定要在应用有效抗生素基础上使用。

（六）其他生白药物

B 族维生素（维生素 B_4、B_6）、鲨肝醇、利血生等，但缺乏肯定疗效。

（七）中性粒细胞输注

对于粒细胞缺乏伴严重感染者，可给予中性粒细胞输注。1 次/天，连续 3 天方可起效。现已少用。

（八）中药

人参、黄芪、当归等对于粒细胞的恢复有一定作用，可以用于粒细胞缺乏症的治疗。

【常见误区】

1. 重症感染常会引起的粒细胞减少甚至缺乏，与其他原因引起的急性粒细胞缺乏症易相混淆，前者外周血或骨髓可见中性粒细胞核左移或核分叶过多，胞质内常见中毒颗粒及空泡。

2. 粒细胞缺乏如伴有红细胞和血小板的减少，应与低增生性的急性白血病、再生障碍性贫血、巨幼红细胞性贫血等相鉴别，骨髓形态及骨髓病理基本可以区别开来。

3. 传染性单核细胞增多症可有粒细胞减少，但传单外周血及骨髓均可见异形淋巴细胞增多，常超过 20%；嗜异凝集试验阳性；EB 病毒检测阳性。

（李亚荣 唐艳 马骏）

第六章

白血病急症

白血病(leukemia)是一类造血干/祖细胞的恶性克隆性疾病,因白血病细胞自我更新增强、增殖失控、分化障碍、凋亡受阻,而停滞在细胞发育的不同阶段。在骨髓和其他造血组织中,白血病细胞大量增生累积,使正常造血受抑制并浸润其他器官和组织。

根据白血病的细胞成熟程度和自然病程不同,可分为急性白血病和慢性白血病。急性白血病病情发展迅速,自然病程较短。预后较差。慢性白血病以慢性粒细胞型白血病多见,病情发展较缓慢,但若发生急性变,临床预后极差,病情进展较为迅速,故也属白血病急诊范围。

【病因】

白血病的病因尚不完全清楚。

(一)电离辐射

电离辐射引起白血病已在动物实验得以证实。日本广岛及长崎受原子弹袭击后,幸存者中白血病发病率比未受照射的人群高 30 倍和 17 倍,患者多为急性白血病(AL)和慢性白血病(CML)。研究表明,大面积和大剂量照射可使骨髓抑制和机体免疫力下降,DNA 突变、断裂和重组,导致白血病的发生。

(二)化学因素

多年接触苯以及含有苯的有机溶剂与白血病发生有关。乙双吗啉有极强的致染色体畸变和致白血病的作用。化学物质所致的白血病以 AML 为多。

(三)病毒感染

成人 T 细胞白血病(ATL)是由人类 T 淋巴细胞病毒 1(human T lymphocytotrophic virus-1, HTLV-1)所致。

(四)遗传因素

Down 综合征(唐氏综合征)有 21 号染色体三体改变,其白血病发病率比正常人群高 20 倍。先天性再生障碍性贫血(Fanconi 贫血)、Bloom 综合征(侏儒面部毛细血管扩张)、共济失调-毛细血管扩张症及先天性免疫球蛋白缺乏症等患者的白血病发病率均较高,表明白血病与遗传因素有关。家族性白血病约占白血病的 0.7%。单卵孪生子,如果一个人发生白血病,另一个人的发病率为 1/5,比双卵孪生者高 12 倍。

(五)某些血液病

某些血液病也可发展为白血病。如骨髓增生异常综合征、真性红细胞增多症、骨髓纤维化、原发性血小板增多症、阵发性睡眠性血红蛋白尿、淋巴瘤等。

【分类】

急性白血病可分为急性非淋巴细胞白血病（AML）和急性淋巴细胞白血病（ALL）两大类。

（一）AML 的 FAB 分型

Mo（急性髓细胞白血病微分化型，minimally differentiated AML）：骨髓原始细胞>30%，无嗜天青颗粒及 Auer 小体，核仁明显，光镜下髓过氧化物酶（MPO）及苏丹黑 B 阳性细胞<3%；在电镜下，MPO 阳性；CD33 或 CD13 等髓系抗原可呈阳性，淋系抗原通常为阴性。血小板抗原阴性。

M1（急性粒细胞白血病未分化型，AML without maturation）：原粒细胞（Ⅰ型+Ⅱ型，原粒细胞质中无颗粒为Ⅰ型，出现少数颗粒为Ⅱ型）占骨髓非红系有核细胞（NEC，指不包括浆细胞、淋巴细胞、组织嗜碱细胞、巨噬细胞及所有红系有核细胞的骨髓有核细胞计数）的 90%以上，其中至少 3%以上细胞为 MPO 阳性。

M2（急性粒细胞白血病部分分化型，AML with maturation）：原粒细胞占骨髓 NEC 的 30%～89%，其他粒细胞≥10%，单核细胞<20%。

M3（急性早幼粒细胞白血病，acute promyelocytic leukemia，APL）：骨髓中以颗粒增多的早幼粒细胞为主，此类细胞在 NEC 中≥30%。

M4（急性粒一单核细胞白血病，acute myelomonocytic leukemia，AMMoL）：骨髓中原始细胞占 NEC 的 30%以上，各阶段粒细胞≥20%，各阶段单核细胞≥20%。

M4 Eo（AML with eosinophilia）：除上述 M4 型各特点外，嗜酸性粒细胞在 NEC 中≥5%。

M5（急性单核细胞白血病，acute monocytic leukemia，AMoL）：骨髓 NEC 中原单核、幼单核≥30%，且原单核、幼单核及单核细胞≥80%。如果原单核细胞≥80%为 M5a，<80%为 M5b。

M6（红白血病，erythroleukemia，EL）：骨髓中幼红细胞≥50%，NEC 中原始细胞（Ⅰ型+Ⅱ型）≥30%。

M7（急性巨核细胞白血病，acute megakaryoblastic leukemia，AMeL）：骨髓中原始巨核细胞≥30%。血小板抗原阳性，血小板过氧化酶阳性。

（二）ALL 的 FAB 分型

L1：原始和幼淋巴细胞以小细胞（直径≤12μm）为主。

L2：原始和幼淋巴细胞以大细胞（直径>12μm）为主。

L3（Burkitt 型）：原始和幼淋巴细胞以大细胞为主，大小较一致，细胞内有明显空泡，胞质嗜碱性，染色深。

【临床表现】

（一）急性白血病

多数急性白血病患者起病急骤、高热、严重的出血倾向、骨痛、重度贫血。

1. 高热　半数以上患者发病即有发热，且多为高热，可伴有恶寒、出汗等。发热常由感染所致，感染部位可见于身体各个部位。患者可伴败血症，败血症是急性白血病致死的主要原因之一。

2. 出血　急性白血病患者可有不同程度的出血，轻者皮肤、黏膜出血，脑出血是急性白血病患者死亡的又一常见原因。

3. 组织与器官受浸润的表现。

（1）肝、脾和淋巴结不同程度的肿大。

（2）骨骼疼痛：以胸骨下端为重，也可全身骨痛。

（3）绿色瘤：白细胞累及骨膜，形成白细胞浸润性肉瘤。多见于眼眶部位，可致眼球突出、复视或失明。

（4）口腔、黏膜浸润表现：牙龈增生（M4 或 M5），皮肤结节、斑丘疹等。

（5）中枢神经系统白血病：多见于急性淋巴细胞型白血病，患者头痛、头晕，可有恶心、呕吐，颈项强直，甚至出现昏迷等。

（6）男性患者可出现睾丸浸润，表现为睾丸肿大。

4. 实验室检查

（1）血液：白细胞计数可增高、减少或正常。可见数量不等早期幼稚细胞（白血病细胞）。血红蛋白、红细胞计数有不同程度下降，红细胞形态正常。血小板计数呈不同程度下降。网织红细胞计数减少。

（2）骨髓：绝大多数急性白血病患者骨髓增生呈极度活跃，以粒系、单核系或粒-单核系，淋巴系统恶性增生，出现大量的白血病细胞，或红系、粒系、单核系、淋巴系、巨核系造血受抑制，细胞数量明显减少。

（3）细胞化学有助于对各类型急性白血病分型有鉴别作用（表 6-6-1）。

表 6-6-1　急性白血病常见类型鉴别

	急淋白血病	急粒白血病	急单白血病
过氧化物酶（POX）	（-）	分化差原始细胞（-）~（+） 分化好原始细胞（+）~（+++）	（-）~（+）
糖原反应（PAS）	（+）成块或颗粒状	（+）或（-）弥漫性淡红色	（-）~（+）呈弥漫性淡红色或颗粒状
非特异酯酶	（-）	（-）~（+）NaF 抑制不敏感	（+）能被 NaF 抑制
中性粒细胞碱性磷酸酶	增加	减少或（-）	正常或增加

（4）免疫学：根据白血病细胞表达的系列相关抗原，确定其来源。造血干/祖细胞表达 CD34，APL 细胞通常表达 CD13、CD33 和 CD117，不表达 HLA-DR 和 CD34，还可表达 CD9。其他常用的免疫分型标志见表 6-6-2。

表 6-6-2　白血病免疫学积分系统（EGIL，1998）

分值	B 系	T 系	髓系
2	CyCD79a CyCD22 CyIgM	CD3 TCRα/β TCRγ/β	CyMPO
1	CD19 CD20 CD10	CD2 CD5 CD8 CD10	CD117 CD13 CD33 CD65
0.5	TdT CD24	TdT CD7 CD1a	CD14 CD15 CD64

（5）染色体改变：急性白血病常伴有染色体和基因的改变，有些特异性的染色体和基因，对急性白血病的某些类型治疗有预后提示的意义（表 6-6-3、表 6-6-4）。

表 6-6-3 AML 常见染色体和分子学异常的预后意义

预后	染色体	分子学异常
良好	t(15;17)(p22;q12) t(8;21)(q22;q22) Inv(16)(p13q22)/t(16;16)(p13;q22)	正常核型伴有孤立的 NPM1 突变
中等	正常核型 孤立的+8 孤立的 t(9;11)(p22;q23) 其他异常	t(8;21)或 Inv(16)伴有 C-KIT 突变
不良	复杂核型(≥3 种异常) t(6;9)(p23;q34) 11q23 异常,除外 t(9;11) del(5q)、-5、del(7q)、-7 t(9;22)	正常核型伴有单独的 FLT3-ITD

表 6-6-4 ALL 常见染色体和分子学异常的检出率

染色体核型	基因	发生率(成人)	发生率(儿童)
超二倍体	—	7%	25%
亚二倍体	—	2%	1%
t(9;22)(q34;q11.2):Ph^+	BCR-ABL1	25%	3%
t(12;21)(p13;q22)	TEL-AML1	2%	22%
t(v;11q23):如 t(4;11)、t(9;11)、t(11;19)	MLL	10%	8%
t(1;19)	E2A-PBX1	3%	5%
t(5;14)(q31;q32)	IL3-IGH	<1%	<1%
t(8;14)、t(2;8)、t(8;22)	C-MYC	4%	2%
t(1;14)(p32;q11)	TAL1	12%	7%
t(10;14)(q24;q11)	HOX11	8%	1%
T(5;14)(q35;q32)	HOX11L2	1%	3%

(二) 慢性粒细胞白血病急性变

慢性粒细胞白血病也是一种造血系统的恶性肿瘤性疾病。本病发展相对较为缓慢,但若发生急性变,则临床表现变化较快,死亡率非常高,因此,应对慢性粒细胞白血病急性变高度重视。

慢性粒细胞白血病急性变,为 CML 的终末期,临床与 AL 类似。多数急粒变,少数为急淋变或急单变,偶有巨核细胞及红细胞等类型的急性变。急性变预后极差,往往在数月内死亡。外周血中原粒+早幼粒细胞>30%,骨髓中原始细胞或原淋+幼淋或原单+幼单>20%,原粒+早幼粒细胞>50%,出现髓外原始细胞浸润。

【病情判断】

白血病类型不同,病情转归及预后大不相同。

1. 急性白血病一般病情较危重,常因血小板低大出血,因感染而高热,因重度贫血等危及生命,需要紧急对症处理。而慢性白血病病情相对缓和。

2. 治疗前,急性白血病患者外周血白细胞计数>50×10^9/L 和(或)血小板<30×10^9/L 预后较差。高白血症时需紧急处理,避免发生白细胞淤滞综合征。

3. 急性淋巴细胞白血病临床缓解率和无病生存期比急性非淋巴细胞白血病要高和长。

4. 急性淋巴细胞白血病中的 L1 亚型预后比 L2 亚型和 L3 亚型好。

5. 急性白血病患者的发病年龄儿童预后较好,成年人预后差,60 岁以上的老年患者预后更差。

6. 取得完全缓解的治疗疗程越少,临床预后越好。

7. 继发于骨髓增生异常综合征(MDS)、放疗、化疗后引起的白血病预后差。

8. 白血病患者出现和(或)存在多药耐药(MDR)者预后较差。

9. 急非淋有 5、7、5q、7q 及超二倍体的细胞遗传学异常者预后较差,而 t(8;21),Inv(16)或 21 号为三染色体者预后较好;急淋患者有(9;22)者预后较差。

10. 慢性淋巴细胞白血病的预后比慢性粒细胞白血病好,慢性粒细胞白血病急性变后临床预后极差。

【治疗】

根据患者的 MICM 结果及临床特点进行预后危险分层,按照患方意愿、经济能力,选择并设计最佳完整、系统的治疗方案。适合行异基因造血干细胞移植(allo-HSCT)者应抽血做 HLA 配型。

(一) 一般治疗

1. 紧急处理高白细胞血症　当循环血液中白细胞数>200×10^9/L,患者可产生白细胞淤滞(leukostasis),表现为呼吸困难、低氧血症、反应迟钝、言语不清、颅内出血等。病理学检查显示白血病血栓栓塞与出血并存。高白细胞不仅会增加患者早期死亡率,也增加髓外白血病的发病率和复发率。因此当血中白细胞>100×10^9/L 时,就应紧急使用血细胞分离机,单采清除过高的白细胞(M3 型一般不推荐),同时给以水化和化疗。可根据白血病类型给予相应的方案化疗,也可先用所谓化疗前短期预处理:ALL 用地塞米松 10mg/m^2,静脉注射;AML 用羟基脲 1.5~2.5g/6h(总量 6~10g/d)约 36 小时,然后进行联合化疗。需预防白血病细胞溶解诱发的高尿酸血症、酸中毒、电解质紊乱、凝血异常等并发症。

2. 控制出血倾向　尽管白血病出血的原因是多方面的,但血小板数量减少是导致出血的主要原因之一,假若周围血小板计数<30×10^9/L,应输注机采血小板治疗。若患者出血为 DIC 所致,应针对 DIC 进行处理。患者鼻出血难以止血时可采用油纱填塞鼻腔压迫止血。若女性患者阴道流血不止者,除一般的止血治疗措施外,还可给予丙酸睾酮 20~50mg 肌内注射,每日 1 次,直至流血停止。尤其要注意颅内出血的防治。

3. 感染的预防和治疗　患者可出现程度不同的发热,体温 37.8~41℃。患者感染的原因主要是由正常功能的粒细胞数量较少引起的,尤其是在化疗期间和(或)同时大量应用糖皮质激素治疗的患者,感染更易发生。G-CSF 可缩短粒细胞缺乏期,用于 ALL,老年、强化疗或伴感染的 AML。一旦患者发生感染,应做细菌培养和药敏试验,并迅速进行经验性抗生素治疗。抗生素治疗常常需要联合应用,在病原尚不明确的情况下,一般选用广谱抗生素治疗,白血病患者的发热在查找病原时除细菌、病毒感染外,真菌感染也不少见,另外其他少见感染如卡氏肺囊虫病等也可发生。当化疗后患者白细胞明显减少或缺乏情况下,有条件时可进入空气层流室治疗,以防继发严重的感染。

4. 纠正贫血　贫血是由于白血病细胞系统恶性增生而使红细胞系统造血抑制所致,最好的纠正贫血的方法是抑制恶性增生的造血细胞系统,使患者尽快获得临床缓解。若病程中患者伴有重度贫血,可吸氧、输浓缩红细胞,维持 Hb>80g/L,但白细胞淤滞时不宜马上输红细胞以免进一步增加血粘度。为预防输血相关移植物抗宿主病(TA-GVHD),输血前应将含细胞成分的血液辐照 25~30Gy,以灭活其中的淋巴细胞。

5. 肿瘤溶解综合征(tumor lysis syndrome TLS)　是血液肿瘤科常见的急症,临床表现主要有高尿酸血症、高钾血症、高磷酸血症、低钙血症等,最终导致肾衰竭、心律失常、癫痫、神经系统并发症,甚至死亡。其发生原因是肿瘤细胞溶解破坏,细胞内容物释放、沉积所致。TLS 常见于急性淋巴细胞白血病(ALL)、Burkitt 淋巴瘤/白血病、急性髓系白血病(AML)、慢性粒细胞白血病(CML)急变期。根据 TLS 发生的危险程度提出不同的预防和治疗措施。在没有肾功能不全的情况下,常采用加强水化[3L/(m^2·d)或 200ml/(kg·d)]和碱化[别嘌醇每次 100~300mg,每日 3 次]的方法,同时纠正电解质紊乱。使尿量保持在[100ml/(m^2·h)或 3ml/(kg·h)]以上。

6. 防治高尿酸血症　大量白血病细胞破坏,尤其在化疗期间,可致血清和尿中尿酸含量明显升高。高血尿酸经肾小管时积聚在该部位而致阻塞发生高尿酸血症肾病。具体措施包括:①患者多饮水;②碱化尿液,可给予苏打片 3g/d 口服或给予 5%碳酸氢钠 250ml 静脉滴注每日 1 次;③别嘌醇 100mg,每日 3 次口服治疗,以阻断次黄嘌呤和黄嘌呤代谢,从而抑制尿酸合成;④患者出现少尿或无尿时,按急性肾衰竭处理,有条件可行血液透析治疗。

7. 平衡营养疗法　白血病系严重消耗性疾病,尤其是伴有高热患者,化疗或放疗引起的消化道不良反应导致消化道功能紊乱,因此,患者应注意平衡营养疗法,给予高蛋白、高热量、易消化吸收食物,维持水、电解质平衡,纠正酸碱平衡紊乱。必要时可经静脉营养治疗。

(二) 抗白血病治疗

化学治疗仍然是目前治疗急性白血病的主要手段,慢性粒细胞白血病急性变则按急性白血病进行治疗。化疗的目的是使患者获得完全缓解,并通过强化巩固治疗使患者达长期生存或完全康复。

抗白血病治疗的第一阶段是诱导缓解治疗,主要方法是联合化疗,目标是使患者迅速获得完全缓解(complete remission,CR)。所谓 CR,即白血病的症状和体征消失,外周血中性粒细胞绝对值>1.5×10^9/L,血小板计数>100×10^9/L,白细胞分类中无白血病细胞;骨髓中原始粒Ⅰ型+Ⅱ型(原单+幼单或原淋+幼淋)≤5%,M3 型原粒+早幼粒≤5%,无 Auer 小体,红细胞及巨核细胞系正常;无髓外白血病。理想的 CR 为初诊时免疫学、细胞遗传学和分子生物学异常标志均消失。

达到 CR 后进入抗白血病治疗的第二阶段,即缓解后治疗,主要方法为化疗和 HSCT。诱导缓解获 CR 后,体内的白血病细胞由发病时的 10^{10}~10^{12} 降至 10^8~10^9,这些残留的白血病细胞称为微小残留病灶(MRD)。必须进一步降低 MRD,以防止复发、争取长期无病生存(DFS)甚至治愈(DFS 持续 10 年以上)。

1. ALL 治疗　诱导缓解治疗:长春新碱(VCR)和泼尼松(P)组成的 VP 方案是 ALL 的基础用药。VP 方案能使 50%的成人 ALL 获 CR,CR 期 3~8 个月。再加上柔红霉素(DNR)、左旋门冬酰胺酶(L-ASP)即DVLP方案是目前ALL常采用的诱导方案。L-ASP可提高患者无病生存(DFS),主要副作用为肝功能损害、胰腺炎、凝血因子及清蛋白合成减少和变态反应。

2. AML治疗

(1) 诱导缓解治疗:非APL亚型采用蒽环类药物联合标准剂量Ara-C(即3+7方案)化疗,最常用的是ⅠA方案(Ⅰ为IDA,即去甲氧柔红霉素)和DA方案,60岁以下患者的总CR率为50%~80%。

(2) M3可应用维甲酸进行诱导缓解治疗,完全缓解率可达85%,在获得完全缓解后还需进行联合化疗或交替维持治疗。三氧化二砷制剂的M3完全缓解率可达65%~98%。巩固强化治疗可应用原诱导缓解治疗方案,也可应用与原治疗方案无交叉耐药的新方案,或应用中剂量或大剂量阿糖胞苷为主的单一方案治疗。

(三) 髓外白血病的防治

髓外白血病的防治主要是指中枢神经系统白血病和睾丸白血病的防治,由于中枢神经系统的特殊解剖结构,化疗药物透过血脑屏障率较小。白血病细胞浸润睾丸而化疗药物对睾丸白血病疗效不佳,因此也是白血病复发的根源,有人称之为白血病细胞的庇护所,所以在急性白血病,尤其是急性淋巴细胞白血病,特别是伴有周围血白细胞数量>50×10^9/L的急性淋巴细胞白血病,在联合化疗治疗过程中或患者获得完全缓解后,应给予鞘内注射甲氨蝶呤每次10mg,每2周1次,共注射3~6次作为预防治疗。如患者出现头痛、颅内高压或脑膜刺激征,脑脊液穿刺检查时压力>1.76kPa,脑脊液中蛋白定量>0.4g/L或定性(panel)实验(+),脑脊液中白细胞成人>8×10^6/L或儿童>10×10^6/L,可见到白血病细胞即可明确中枢神经系统白血病诊断。可用甲氨蝶呤10~15mg/次,缓慢鞘内注射,每周2~3次,直到患者临床症状消失,脑脊液转为正常为止,随后再进行预防治疗。若患者用甲氨蝶呤鞘内注射时有不良反应则可同时给予地塞米松5~10mg鞘内注射以减轻不良反应。除鞘内注射药物外,还可采用颅部放射线照射(2400~3000cGy)和脊髓照射(1200~1800cGy)。

睾丸白血病的治疗必须放射治疗,总剂量为2000cGy,治疗时必须两侧睾丸同时放射治疗才行。

(四) 骨髓移植

骨髓移植HSCT对治愈成人ALL至关重要。allo-HSCT可使40%~65%的患者长期存活。主要适应证:①复发难治ALL;②CR2期ALL;③CR1期高危ALL:如细胞遗传学分析为Ph^+、亚二倍体者;MLL基因重排阳性者;WBC≥30×10^9/L的前B-ALL和WBC≥100×10^9/L的T-ALL;获CR时间>4~6周;CR后在巩固维持治疗期间MRD持续存在或仍不断升高者。

【预后】

急性白血病未经治疗的患者的平均生存期仅为3个月左右,经过血液病学工作者的努力,越来越多的急性白血病患者得以长期缓解以至于长期存活或得到治愈,但慢性粒细胞白血病急性变患者,虽然临床积极治疗但临床预后仍较差,因此有条件者可在慢性粒细胞白血病的慢性期获得治疗缓解后尽早进行骨髓移植治疗,提高患者的生存和生命质量。

【常见误区】

(一) 原始细胞是否就是白血病细胞

原始细胞增多是急性白血病或MDS的重要特征。WHO定为:骨髓内原始细胞≥20%,即可诊断急性白血病,这时的原始细胞即为白血病细胞;原始细胞在5%~20%,考虑为MDS-

RAEB，此时的原始细胞不叫白血病细胞。此外，重症感染的类白血病反应、化疗后白细胞低应用粒细胞集落刺激因子后，外周血都可能见到原始细胞，此时的原始细胞也不是白血病细胞。白血病细胞具有如CD34、TDT、CD117、CD99等标志。

（二）不能仅凭细胞形态学作为诊断白血病依据

观察细胞形态是诊断白血病最常见的重要方法，但仅凭细胞形态诊断白血病不准确，易误诊、漏诊。要依据MICM标准。如原始细胞<20%，但出现t(8;21)/AML1-ETO阳性等急性白血病特异性染色体或基因者，也可诊断为急性白血病。

（三）部分白血病不用移植可以治愈

不是所有的白血病都不能治愈。急性早幼粒细胞白血病(M3)(维A酸联合砷剂，加或不加化疗药物治疗)、慢性粒细胞白血病(甲磺酸伊马替尼治疗)是可以治愈的。

（四）白血病造血干细胞移植不再是可望而不可即

1. 造血干细胞移植包括骨髓移植、外周血干细胞移植和脐血移植；

2. 中华骨髓库的建立，为移植储备着更多的可选资源；

3. 除了自体造血干细胞移植(auto-HSCT)外，同种异体造血干细胞移植(allo-HSCT)也有了新的突破；

4. 移植技术的不断进步，allo-HSCT分为同基因(遗传基因完全相同的同卵双生个体间)和异基因移植(有血缘供者和非血缘供者)。根据HLA配型相合程度可分为完全相合、部分相合和单倍型相合移植。

5. 随着移植技术的不断发展，HSCT已成为了一项常规治疗技术，安全性提高，患者生存期延长。

（李亚荣　胡春梅）

第七章

恶性组织细胞病

恶性组织细胞病(malignant histicytosis,简称恶组),是一种单核-巨噬细胞系统的恶性疾病。具有发热、肝、脾、淋巴结肿大、脏器功能衰竭及全血细胞减少等临床特征。病变累及多个器官,受累组织中出现形态异常的组织细胞,呈灶性增生,常伴有嗜血现象。

【病因和发病机制】

病因尚不明了。恶组常作为继发于其他肿瘤的第2恶性肿瘤报道,推测可能与化疗或原发肿瘤抑制免疫系统,导致染色体异常,克隆恶性突变有关。因此,也有人认为本病的发生可能与患者的免疫功能低下有关。

【诊断要点】

异常组织细胞浸润是诊断本病的主要依据。受累组织活检可以见到大量恶性组织细胞浸润。

恶组患者常有如下特征:

(一)不明原因的长期发热且不能用感染性疾病解释

1. 发热为突出的表现,90%以上病人发热为首发症状。

2. 体温可高达40℃以上,热型不定。

3. 抗生素治疗一般无效。皮质激素尚可降温,但不持久。只有化疗有效时体温才能恢复正常。

(二)贫血较常见

急性型早期即出现贫血,呈进行性加重。少数起病缓慢的病例,最早出现的突出症状为乏力和贫血。

(三)出血

以皮肤瘀点、瘀斑多见。其次鼻出血、牙龈出血等也可发生。

(四)多脏器受累且进行性恶化

表现多样化。各器官不一定全部受到累及。

1. 皮肤及皮下组织受累　出血性丘疹、红斑、大疱、剥脱性红斑等。多见于四肢,呈向心性分布。

2. 眼及鼻咽部受累　鼻塞、鼻出血、鼻黏膜糜烂、眼肌麻痹、失明等。

3. 肺部受累　咳嗽、咯血、气喘、胸痛、胸腔积液。

4. 浆膜受累　胸、腹腔积液及心包积液。

5. 肠道受累　持续性或间歇性腹痛、腹泻与便秘交替或脓血便。

6. 泌尿道受累　血尿、蛋白尿、尿素氮、肌酐升高、尿毒症。

7. 神经系统受累　脑膜炎、脑实质改变、感觉与运动障碍、吞咽困难、失明、截瘫等。

（五）肝、脾、淋巴结肿大

几乎所有患者脾脏均受到恶性组织细胞不同程度的浸润，结构破坏。绝大部分患者肝脏受到累及，肝实质细胞破坏。淋巴结的结构晚期常被破坏。

（六）全血细胞减少

1. 贫血进行性加重。

2. 白细胞计数高低不一，晚期几乎均减低。

3. 血小板渐进性减少。

4. 少数患者可有少量幼粒、幼红细胞出现。血涂片片尾部位可能见到少数体积较大的恶性组织细胞或不典型的单核细胞。

5. 中性粒细胞碱性磷酸酶阳性率和积分极低，多数患者为阴性。

（七）骨髓受累

70%左右病人骨髓受累，且病变呈灶性分布，需要多部位穿刺活检。

1. 大多数患者骨髓增生活跃或明显活跃，晚期可出现增生低下。

2. 多数病例可见到多少不一的异常组织细胞，体积较大，细胞形态、成熟程度不一致。

3. 异形组织细胞中，尤以多核巨组织细胞对恶组诊断有意义。

4. 约 1/4 的患者有嗜血现象。

【病情判断】

恶组临床过程分为急性型和慢性型。

1. 急性型　起病急，进展快，病程不超过 6 个月，疗效极差。

2. 慢性型（病程在一年以上）　少见，主要表现为慢性脾大。两种类型的病理组织变化及细胞形态并无本质区别。绝大多数患者起病急骤，进展快，多表现高热、伴恶寒、乏力、肝、脾、淋巴结肿大。由于患者骨髓被大量异常组织细胞浸润，表现全血细胞减少，尤其贫血呈进行性加重。有的患者由于肝实质细胞损害和淋巴结压迫胆管而出现黄疸。此外，由于受累病灶部位和范围不同，会出现相应的临床症状，如脊髓压迫、脑出血、尿崩症、心肌炎、心包炎、消化道出血、皮肤结节或口腔溃疡等。

【治疗】

本病疗效较差。

（一）支持治疗

1. 降温　物理、化学降温，必要时适当应用糖皮质激素。

2. 预防和治疗继发感染。

3. 输血纠正贫血。

4. 输注血小板预防出血。

5. 注意水电解质平衡等综合对症治疗。

（二）化疗

一般采用治疗恶性淋巴瘤或治疗急性白血病的化疗方案，可使半数或 2/3 患者获得部分或完全缓解。

1. CHOP 方案

环磷酰胺（C）750mg/m^2，静脉滴注，第 1 天。

多柔比星（H）50mg/m^2，静脉滴注，第 1 天。

长春新碱(O)1.4mg/m²,静注,第1天。

泼尼松(P)100mg/d,口服,第1~5天。

2. 复发后再治疗效果更差。

3. 疾病缓解高热退去,全身状况好转,血象和骨髓象逐渐好转以至恢复正常。

【预后】

1. 本病如果不治疗,进展迅速,100%死亡。

2. 轻型起病,进展缓慢,不治疗可存活1年以上。对治疗有反应者,生存期可延长。

3. 重症者病程进展快,大部分患者在1年内死亡。

4. 本病死因高热衰竭、出血和感染。

【常见误区】

在做出恶组的临床诊断时,需要排除以下疾病:

(一) 反应性细胞组织增多症(reactive histiocytosis,RH)

又称嗜血综合征,是一种单核-巨噬细胞系统的良性疾病,多与感染、免疫调节紊乱性疾病、结缔组织病、免疫抑制等有关。症状随原发病而不同,常有发热,全血细胞减少,肝、脾或淋巴结肿大,这与恶组易混淆。但受侵组织或骨髓见到的组织细胞多为正常形态,大小较为一致。嗜血组织细胞占骨髓涂片有核细胞2%~3%以上。疾病呈良性过程。抗生素、激素治疗有效。

(二) 间变性大细胞淋巴瘤

间变性大细胞淋巴瘤与恶组在临床上、组织病理上易发生混淆,但活检组织免疫组化结果可以相鉴别。前者通常呈$CD30^{+}$,多数表达T细胞,少数表达B细胞免疫表型,而后者均不表达T、B细胞的免疫表型。

(三) 霍奇金淋巴瘤(HD)

恶组时的多核型异常组织细胞与HD所见的R-S细胞类似,但两者的结构不同。恶组时多核型组织细胞的核仁与胞质均嗜碱性或双嗜性,而HD时的多核巨细胞核仁与胞质均嗜酸性。此外,HD可见肿块形成,早期即有淋巴结肿大,而恶组不形成肿块,淋巴结肿大常在后期才明显。HD受累淋巴结病变分布于滤泡间,而恶组分布于窦状隙。恶组时异常组织细胞吞噬作用明显。

(李亚荣)

第八章

血 友 病

早在 18 世纪 Schloein 就提出了血友病这一概念。1893 年 Wright 首次发现血友病患者的凝血时间延长，认为本病是原发性出血性疾病。1947 年人们认识到血友病患者的凝血时间延长与因子Ⅷ(FⅧ)水平下降有关，随后于 1952 年发现 Christmas 病是由于因子Ⅸ(FⅨ)水平下降所致，之后将 FⅧ水平下降的血友病命名为血友病 A，将 Christmas 病命名为血友病 B。目前认为血友病的发病率为(15~20)/10^5 男性人口，没有地区和种族差异，其中血友病 A 占 85%，血友病 B 占 15%左右。血友病的患病率由于受生存期的影响，各地可有差别，欧美各国血友病的患病率为(5~10)/10^5，日本约为 10/10^5，非洲约为 5/10^5，我国则为 2.73/10^5。上述一些国家或地区报道的患病率较低，还有可能是由于部分轻型患者漏诊所致。

【病因和发病机制】

血友病是一种 X 染色体连锁的隐性遗传性出血性疾病，可分为血友病 A 和血友病 B 两种。FⅧⅢ和 FⅨ皆位于 X 染色体长臂末端，因此血友病 A 和血友病 B 都是 X 染色体遗传性疾病，具有 X 染色体连锁遗传的特点。根据血友病的遗传规律可以有以下四种情况：

1. 男性患者与正常女性所生的男孩均是正常者，所生的女孩均是携带者。

2. 女性携带者与正常男性所生的男孩有 50%的几率为血友病患者，所生的女孩有 50%的几率是携带者。

3. 女性携带者和男性患者所生的男孩有 50%的几率是血友病患者，所生女孩携带者和血友病患者各占 50%，此种婚配情况很少见。

4. 男性血友病患者和女性血友病患者所生的男孩和女孩均患血友病，此种婚配情况至今尚未发现一例。

【诊断要点】

血友病的诊断有赖于临床表现、家族史和实验室检查，必须指出约 1/3 的患者无家族史。血小板计数正常、凝血酶原时间(PT)正常、凝血酶时间(TT)正常、出血时间正常；血块回缩试验正常，纤维蛋白原定量正常。重型血友病患者激活的部分凝血活酶时间(APTT)延长，轻型血友病患者 APTT 仅轻度延长或正常。确诊试验：确诊血友病有赖于 FⅧ活性(FⅧ：C)、FⅨ活性(FⅨ：C)以及血管性血友病因子抗原(VWF：Ag)的测定。血友病 A 患者 FⅧ：C 减低或缺乏，VWF：Ag 正常，FⅧ：C/VWF：Ag 明显降低。血友病 B 患者 FⅨ：C 减低或缺乏。

【病情判断】

根据 FⅧ或 FⅨ的活性水平可将血友病分为 3 型：重型(<1%)、中间型(1%~5%)和轻型(5%~25%)。血友病 A 和血友病 B 的临床表现相同，其出血的严重程度依凝血因子活性

缺乏的程度而异，轻型患者一般很少出血，只有在大的损伤或手术后才发生；重型患者则自幼即有出血，身体的任何部位都可出血；中间型患者出血的严重程度介于轻型和重型之间。外伤或手术后延迟性出血是血友病的一种特征。关节出血是血友病患者最常见的出血，约占所有出血的 75%。经常受累的关节依次为膝关节>肘关节>踝关节>肩关节>髋关节>腕关节。血肿也是血友病常见的出血体征之一，包括皮下血肿、肌肉血肿、腹膜后血肿、咽部和咽后部血肿等。常见的肌肉血肿依次为：小腿>大腿>臀部>前臂。此外，胃肠道和泌尿道出血也是血友病患者较常见的出血症状。部分患者还可发生中枢和周围神经系统出血。

假肿瘤：假肿瘤是血友病罕见但非常严重的并发症，是由于腱索、肌肉包膜和骨膜下等处因出血而形成的由一个或多个充满血液的小腔组成的囊肿。随着囊肿的增大，邻近肌肉、神经和骨骼受到压迫和破坏。假肿瘤可发生于身体的任何部位，但主要见于大腿、臀部和骨盆等处。

【治疗】

总的原则是及时治疗。血友病患者应避免肌内注射和外伤。禁服阿司匹林或其他非甾体类解热镇痛药以及所有可能影响血小板聚集的药物。注意口腔卫生，防止龋齿。

（一）替代治疗

替代治疗是血友病最有效的治疗手段，其目的是将患者血浆因子Ⅷ或因子Ⅸ水平提高至止血水平。血友病 A 的替代治疗可选用新鲜血浆、新鲜冷冻血浆、冷沉淀、因子Ⅷ浓制剂和重组因子Ⅷ等。每输注 1U/kg 体重的因子Ⅷ可使体内因子Ⅷ水平提高 2%，因子Ⅷ在体内的半衰期 8～12 小时，要使体内因子Ⅷ保持在一定水平需每 8～12 小时输注一次。血友病 B 的替代治疗可选用新鲜血浆、新鲜冷冻血浆、凝血酶原复合物、因子Ⅸ浓制剂和重组因子Ⅸ等。每输注 1U/kg 体重的因子Ⅸ可使体内因子Ⅸ水平提高 1%，因子Ⅸ在体内的半衰期约为 24 小时，要使体内因子Ⅸ保持在一定水平需每天输注一次。在严重出血时应考虑应用因子Ⅷ或因子Ⅸ浓制剂，因为输血浆不易迅速达到止血水平，且所需血浆量过大。由于血液制品有传播肝炎和艾滋病等血源传播性疾病的可能，故在行替代治疗时应尽可能选用经过病毒灭活处理的因子Ⅷ或因子Ⅸ浓制剂。不同部位出血达到止血目的所需相应凝血因子的水平见表 6-8-1，需长期持续应用替代治疗者应注意产生该因子抑制物的可能。

表 6-8-1　不同部位出血止血所需凝血因子水平

出血部位	适宜因子水平（%）	出血部位	适宜因子水平（%）
肌肉	20～30	胃肠道	40～60
关节	30～50	咽喉部/舌	60～100
牙龈	30～50	颅内	60～100
泌尿道	30～50	腹膜后	60～100

（二）1-去氨基-8-D-精氨酸升压素（DDAVP）

该药是一种人工合成的抗利尿激素的类似物，有抗利尿作用和增加血浆内因子Ⅷ水平的作用，静脉注射后可使 FⅧ：C 和 vWF：Ag 增加2～3 倍。适用于轻型血友病 A 和血友病 A 的携带者。每次剂量一般为 0.3μg/kg 体重，用 50ml 生理盐水稀释后静脉滴注，15～30 分钟以上滴完。因该药有激活纤溶系统的作用，需同时合用氨甲环酸或 6 氨基己酸。每 12 小时一次，2～5 天为一疗程。不良反应包括暂时性面色潮红和水潴留等。

（三）他药物治疗

①抗纤溶药物:可保护已形成的血凝块不被溶解,在拔牙时与替代治疗合用可明显减少血浆或因子浓制剂的用量,但有血尿时不宜应用,以免导致尿路堵塞。常用药物有6-氨基己酸、氨甲苯酸等;②肾上腺皮质激素:对控制血尿、加速急性关节出血的吸收、减少局部炎症反应等有辅助作用。

【常见误区】

（一）制物的治疗

抑制物的累计发生率在重型血友病A患者为20%~30%,轻型和中间型血友病A患者为5%~10%,血友病B患者低于5%。抑制物发生的危险因素包括遗传和非遗传两大类。遗传因素主要有基因突变、种族和家族史等;非遗传因素包括外伤史、暴露日、输注剂量、药物品种及治疗策略等。遗传性因素是抑制物产生的前提和基础,非遗传因素是抑制物产生的触发因素,二者共同参与了抑制物的发生、发展,也决定了抑制物的严重程度和持续时间。

（二）急性出血的治疗

对于血友病A患者,低效价者可以加大剂量使用FⅧ制剂以中和抗体,高效价者使用基因重组的活化FⅦ制剂或凝血酶原复合物;对于血友病B患者,低效价者可以加大剂量使用FⅨ制剂,高效价者使用基因重组的活化FⅦ制剂控制出血。

（三）免疫耐受诱导治疗(ITI)

ITI是指让抑制物阳性患者长期规律性频繁接受凝血因子产品,从而达到外周免疫耐受。总体而言,血友病A抑制物阳性患者ITI成功率约为70%,血友病B抑制物阳性患者ITI成功率仅为30%且有变态反应及不可逆性肾损伤风险,因此血友病B抑制物患者在实施ITI时应慎重。

（四）血友病患者的手术问题

原则上血友病患者应尽量避免各种手术,如必须手术时应进行充分的替代治疗,并且应注意以下几点:①必须有一个相对固定的医疗小组,包括手术者,擅长血友病诊治的专科医生和出凝血实验室检验人员;②手术前必须进行抑制物筛选;③尽量避免扩大创面或增加新的损伤,尽可能一次手术解决所有问题,以免额外增加患者的经济负担甚至危及患者的生命。口腔手术时,应用抗纤溶药物(如6-氨基己酸和氨甲苯酸等)可使口腔局部的出血减轻。6-氨基己酸的应用使拔牙后凝血因子的用量大大减少,国内外的临床实践证明术前将因子Ⅷ和因子Ⅸ水平提高到50%~80%的水平,术后仅给予6-氨基己酸(首剂200mg/kg,最大剂量10g;维持剂量100mg/kg,最大剂量24小时内30g,每6小时一次,共5~7天),即可达到止血目的;若创面较大,可于拔牙后第3~4天在补充一次凝血因子。如经过上述处理仍有出血,则必须进行正规的替代治疗。

（张 磊）

第九章

急性溶血危象

溶血是指红细胞破裂，血红蛋白逸出称红细胞溶解，简称溶血。可由多种病因引起。获得性溶血性贫血最常见的原因之一，是由针对患者红细胞上抗原的自身抗体介导的红细胞免疫性破坏。该组疾病称为自身免疫性溶血性贫血（autoimmune hemolytic anemia，AIHA），其临床表现很大程度上取决于异常免疫反应生成的抗体类型。一些体外因素如低渗溶液、机械性强力振荡、突然低温冷冻（-20℃～-25℃）以及酒精、乙醚、胆碱盐等也可引起溶血。急性溶血危象常起病急，溶血突然加重，严重者可危及生命。

【病因和发病机制】

（一）临床分类

1. 急性溶血　常为血管内溶血，如血型不合的输血，冷凝集素综合征。突然寒战、高热、气促、烦躁、恶心、呕吐、腹部及腰背部酸痛、皮肤苍白及多汗、心率快、血压低、黄疸显著，血管内溶血可有血红蛋白尿，并可导致少尿、无尿，DIC、神志淡漠或昏迷、休克、心功能不全等多脏器功能衰竭。

2. 慢性溶血急性加重　多为血管外溶血，如温抗体性 AIHA 急性加重，冷温抗体混合型 AIHA。一般以慢性贫血、黄疸、脾大为主要表现，但由于感染、药物、外伤、寒冷等诱因可急性发作，表现和急性溶血相似，甚至发生溶血危象。如果引起急性骨髓造血功能停滞，出现全血细胞减少、网织红细胞减少或不见、骨髓呈增生减低，则称再障危象。

（二）溶血性贫血的病因学分类

1. 红细胞外因素

（1）免疫性：如 AIHA[按自身抗体与红细胞结合所需的最适温度分为温抗体型、冷抗体型（包括冷凝集素综合征及阵发性冷性血红蛋白尿症）]、新生儿溶血病、血型不合的输血、冷凝集素病、阵发性冷性血红蛋白尿、药物免疫性溶血性贫血。

（2）感染性：疟疾、细菌性感染、病毒感染及支原体、衣原体感染。

（3）化学因素：铅、苯、苯胺等中毒。

（4）物理因素：急性放射损伤、大面积灼伤。

（5）机械因素：微血管病性溶血性贫血、DIC、心脏瓣膜和人工瓣膜置换术后、行军性血红蛋白尿等。

（6）其他：尿毒症、脾功能亢进、肿瘤、毒蛇咬伤等。

2. 红细胞内因素

（1）红细胞膜异常

1）遗传性红细胞膜缺陷：如遗传性球形红细胞增多症、遗传性椭圆形红细胞增多症、遗传性棘形细胞增多症、遗传性口形细胞增多症等。

2）获得性血细胞膜糖化肌醇磷脂（GPI）锚连膜蛋白异常：阵发性睡眠性血红蛋白尿等。

（2）先天性红细胞酶缺陷

1）红细胞无氧糖酵解途径酶缺陷，以己糖激酶丙酮酸激酶缺乏最为常见。

2）磷酸戊糖途径酶缺陷：以葡萄糖-6-磷酸脱氢酶（G-6-PD）缺陷最为常见。

3）核苷酸代谢酶缺陷、氧化还原酶缺陷等均较少见。

（3）遗传性珠蛋白生成障碍

1）肽链分子合成量的异常：海洋性贫血，α、β、γ型。

2）肽链分子结构异常：血红蛋白C、D、E、S等以及不稳定血红蛋白病。

（4）血红素异常：先天性红细胞卟啉代谢异常。

（三）溶血的病理生理机制

1. 红细胞破坏、血红蛋白降解

（1）血管内溶血：血型不合输血、冷凝集素综合征、阵发性冷性血红蛋白尿、输注低渗溶液或阵发性睡眠性血红蛋白尿时，溶血主要在血管内发生。受损的红细胞发生溶血，释放游离血红蛋白形成血红蛋白血症。血红蛋白可引起肾小管阻塞、细胞坏死。游离血红蛋白能与血液中的结合珠蛋白相结合，结合体分子量大，不能通过肾小球排出，由肝细胞从血中清除。未被结合的游离血红蛋白能够从肾小球滤出，形成血红蛋白尿排出体外。部分血红蛋白在近端肾小管被重吸收，在近曲小管上皮细胞内分解为卟啉、铁及珠蛋白。反复血管内溶血时，铁以铁蛋白或含铁血黄素的形式沉积在肾小管上皮细胞内。如近曲小管上皮细胞脱落随尿排出，即形成含铁血黄素尿。所以血管内溶血过程会导致如下实验室检查结果：

1）血清游离血红蛋白增加大于40mg/L。

2）血清结合珠蛋白低于0.5g/L；溶血停止3~4天后，结合珠蛋白才恢复原来水平。

3）血红蛋白尿尿常规示隐血阳性，尿蛋白阳性，红细胞阴性。

4）含铁血黄素尿（Rous试验）：镜检经铁染色的尿沉渣，在脱落上皮细胞内发现含铁血黄素。主要见于慢性血管内溶血。

（2）血管外溶血：见于遗传性球形细胞增多症和温抗体型AIHA等，起病缓慢。存在缺陷或结合抗体的红细胞主要在脾脏由单核-巨噬细胞系统破坏，释出的血红蛋白分解为珠蛋白和血红素。血红素分解为铁和卟啉。铁可再利用，卟啉则分解为游离胆红素，后者经肝细胞摄取，与葡萄糖醛酸结合形成结合胆红素从胆汁中排出。胆汁中结合胆红素经肠道细菌作用，被还原为粪胆原，大部分随粪便排出。小部分粪胆原被肠道吸收后通过肾脏排出，称为尿胆原。幼红细胞成熟前在骨髓内破坏，称为无效性红细胞生成或原位溶血，可伴有溶血性黄疸，是一种特殊的血管外溶血。血管外溶血的实验室检查如下：

1）血清胆红素增高：以血清游离胆红素（间接胆红素）增高为主，结合胆红素（直接胆红素）少于总胆红素的15%。黄疸的有无除取决于溶血程度外，还与肝处理胆红素的能力有关，因此溶血性贫血不一定都有黄疸。慢性溶血性贫血由于长期高胆红素血症导致肝功能损害，可合并肝细胞性黄疸。

2）尿常规：尿胆原呈强阳性，而胆红素阴性。

血管内溶血与血管外溶血区别诊断见表6-9-1。

表 6-9-1 血管内溶血与血管外溶血鉴别诊断

检查项目	血管内溶血	血管外溶血
病程	2~3 天内发生,属急性	慢性或潜在性
游离血红蛋白	阳性	阴性
血清结合珠蛋白	减低	减低
血红蛋白尿	阳性	阴性
含铁血黄素尿	阳性	阴性
血清游离胆红素	正常	增加

2. 红细胞代偿性增生 循环红细胞减少,可引起骨髓红系代偿性增生。此时外周血网织红细胞比例增加,可达 0.05~0.20。血涂片检查可见有核红细胞,在严重溶血时尚可见到幼粒细胞。骨髓涂片检查显示骨髓增生,红系比例增高,以中幼和晚幼红细胞为主,粒红比例可以倒置。部分红细胞含有核碎片,如 Howell-Jolly 小体和 Cabot 环。

3. 红细胞具有缺陷或寿命缩短 可通过针对各类溶血性贫血发病机制的实验室检查来发现红细胞的缺陷(先天性或获得性)。红细胞的寿命可以用放射性核素 Cr 标记红细胞的方法进行测定。

【诊断要点】

(一) 溶血性贫血诊断思路

1. 确定是否存在溶血 不同类型的溶血性贫血均有红细胞破坏增加和骨髓代偿增生的共同特点:

(1) 红细胞破坏增加的依据:红细胞和血红蛋白降低。血清总胆红素增高,以间接胆红素增高为主,结合珠蛋白降低或消失,血浆游离血红蛋白升高。尿血红蛋白阳性,尿胆原增加。

(2) 骨髓代偿性增生的证据:网织红细胞增加,外周血涂片可见嗜多色性,嗜碱点彩红细胞和 Howell-Jolly 小体等,白细胞和血小板可增加。骨髓增生活跃,呈粒红比例降低或倒置,幼稚红细胞增生,成熟红细胞的形态特点与外周血所见相同。

2. 根据病因和特殊实验室检查明确其类型 溶血性贫血的病因诊断:对证实为溶血者,通过红细胞形态、红细胞脆性、G-6-PD 酶活性检测、血红蛋白电泳、Coombs 试验、冷凝集素及 Ham 试验等特殊检查明确病因。

3. 溶血危象 目前溶血危象缺乏统一的诊断标准。如果红细胞破坏加速,超过了骨髓的造血代偿能力,则表现为贫血,如此种破坏发生急骤,严重贫血,同时血液循环中出现大量游离血红蛋白,引起危及生命的临床表现时称为溶血危象。

(二) 诊断步骤

1. 病史 注意有无家族史,既往溶血的发作史,近期用药史以及化学因素、外伤、手术及感染史。

2. 有急性溶血的表现,如起病急、突发寒战、高热、气促、恶心、呕吐、腰背痛、苍白和黄疸,如为血管内溶血则有血红蛋白尿表现。

(三) 实验室检查

1. 红细胞破坏过多 表现为血红蛋白减低,血浆游离血红蛋白>0.04g/L,一般急性溶血危象时常大于 1g/L。血清结合珠蛋白<0.2g/L,或测不出。血清间接胆红素增多,尿中尿胆原增高,尿含铁血黄素阳性,血红蛋白尿等。

2. 红细胞代偿性增生 表现为网织红细胞增高,重症者可不高或消失;外周血片可见有核红细胞或可见到破碎红细胞,骨髓中幼红细胞显著增生,但亦可表现为发育停滞。

3. 特异检查 如有明确的感染、化学毒物接触史,以及服用或注射某些药物病史而发病者,应考虑为 AIHA 或 G-6-PD 缺乏,应做 Coombs 试验或高铁血红蛋白还原实验;如 Coombs 试验阳性同时出现严重血管内溶血,应注意冷凝集素综合征或冷温抗体混合型 AIHA。

4. 生化检测 血清乳酸脱氢酶极度升高,25%患者出现 ALT 升高;可出现高钾血症、代谢性酸中毒、低钙血症;溶血危象时易发生急性肾衰竭。

(四) 尚应注意与急性失血性贫血、无效性红细胞生成及骨髓转移癌等鉴别。

【病情判断】

1. 能及早发现并有效控制病因者预后好。如感染引起者,随感染的有效控制而病情稳定;药物引起者及时停药等。

2. 早期延误诊断,肾衰竭严重者预后不良。

3. 发病急骤,出现休克及多脏器功能衰竭者,预后差。

4. 血红蛋白<40g/L,虽经及时抢救,但贫血仍不能纠正者预后很差。

5. 高龄患者,有心、脑、肾功能不全等并存病者,预后极差。

6. 年老体弱,骨髓增生低下,体内铁的贮存不足,同时又有感染、恶性肿瘤者,预后险恶。

【治疗】

(一) 一般治疗

卧床休息,镇静、吸氧,保证足够液体量,监测血压记录出入量。充分水化碱化、保护脏器功能、纠正酸碱失衡与水电解质紊乱等,综合治疗避免溶血危象并发症,如心功能衰竭、肾衰竭、弥散性血管内凝血等是抢救成功的关键。保暖是冷抗体型 AIHA 重要的治疗措施。

(二) 去除病因

溶血危象的治疗应注意快速去除病因。立即停用可能诱发急性溶血的有关药物,避免再用一切可以诱发溶血发作的药物。存在感染诱因(如支原体等)应积极治疗感染,积极治疗原发病。

(三) 输血支持

对于合并溶血危象的患者输血是挽救生命的重要抢救措施之一,以维持足够携氧能力,改善机体缺氧状态。AIHA 由于存在自身抗体,增加了交叉配血难度,增大了同种抗体致溶血性输血反应的危险,故洗涤红细胞是 AIHA 的首选。输血指征:

1. 血红蛋白<40g/L 或血细胞比容<0.13 者,并在安静状态下有显著的贫血症状者。

2. 血红蛋白>40g/L,但起病急、进展快,伴有心慌、憋气、心功能不全者。

3. 出现嗜睡、反应迟钝、昏迷等中枢神经系统症状。

4. 因溶血危象导致低血容量性休克,危及生命者。

AIHA 患者配血困难时,选择多份 ABO 血型相同的血液做配型试验,采用患者血清与献血者红细胞反应最弱的血液输注,同时应用肾上腺糖皮质激素联合环磷酰胺可以减少输血时再次发生溶血的可能。病情十分危急时,如没有洗涤红细胞供应也可给予输用浓缩红细胞或悬浮红细胞。输血前常规使用糖皮质激素和抗过敏药物预防输血反应,对冷抗体和混合抗体型的 AIHA 输血时注意保温，输注速度应缓慢。一般将患者血红蛋白提升至 60g/L 以上即可维持基本生命体征。如输血后发生溶血和弥散性血管内凝血应及时停止输血。

（四）AIHA 的治疗

迅速脱离致病因（如药物），控制原发病（如感染、肿瘤），才有好的效果。该病的一线治疗为糖皮质激素，二线治疗包括脾切除和利妥昔单抗、环磷酰胺、长春新碱、硫唑嘌呤等免疫抑制剂。

1. 肾上腺皮质激素　作为一线治疗，其有效率在 70%左右，20%患者可获得完全缓解，但复发率可达 80%。AIHA 患者在无糖皮质激素使用禁忌情况下应用。使用糖皮质激素治疗推荐按泼尼松计算，剂量为 0.5~1.5mg/(kg・d)，可以根据具体情况换算为地塞米松、甲泼尼龙等静脉输注。糖皮质激素用至 HGB 水平稳定于 100g/L 以上考虑减量。急性重型 AIHA 可能需要每天 100~200mg 的甲泼尼龙 10~14 天才能控制病情，有效者在 4 周内逐渐减至泼尼松剂量 20~30mg/d，以后每月递减（减少 2.5~10.0mg），在此过程中严密监测 HGB 水平和网织红细胞绝对值变化。若使用推荐剂量治疗 4 周仍未达到上述疗效，应考虑二线用药。泼尼松剂量减至 5mg/d 并持续缓解 2~3 个月，考虑停用糖皮质激素，总疗程 8~10 个月。糖皮质激素对部分 PNH 患者也有效，可给予泼尼松 0.25~1mg/(kg・d)，酌情短周期应用。

2. 免疫抑制剂　如环磷酰胺、硫唑嘌呤及环孢素等，用于糖皮质激素不缓解的 AIHA，重型 AIHA 及冷抗体型 AIHA 等。一般有效率为 40%~60%，多数情况下仍需与糖皮质激素联用。

3. 利妥昔单抗、抗补体 C3 的单抗　用于对糖激素治疗效果欠佳的 AIHA，利妥昔单抗每周 $375mg/m^2$（或每周 100mg），连续 4 周。治疗难治性温抗体型 AIHA 效果良好，疗效持续时间长。HBV 感染患者应在病毒药有效控制并持续给药的情况下使用利妥昔单抗。

4. 血浆置换及静注人免疫球蛋白治疗，血浆置换对 IgM 型冷抗体型 AIHA 有效。特别对于严重的 AIHA 患者，糖皮质激素治疗无效或暂时疗效欠佳时，血液净化、血浆置换疗法可以帮助迅速清除自身抗体、补体、免疫复合物、胆红素等从而缓解症状，对吸附在红细胞上温抗体效果不佳。静注人免疫球蛋白有减少自身抗体产生、封闭自身抗体的受体的作用，减少对致敏红细胞的破坏。但静注人免疫球蛋白并不能迅速降低自身抗体水平，如联合糖皮质激素治疗，对病情控制有较好效果。

（五）脾切除

当溶血危象已控制，且确诊为异常红细胞主要在脾脏破坏者，如遗传性球形红细胞增多症，需用较大剂量肾上腺皮质激素维持治疗的 AIHA 以及某些类型的血红蛋白病等，可择期考虑脾切除手术。

【常见误区】

1. AIHA 和遗传性球形红细胞增多症的血涂片中都会出现球形红细胞，应当结合病史、家族史和临床表现综合分析诊断。应当注意与遗传性球形红细胞增多症不同，AIHA 的红细胞脆性不会增加甚至会减低。在严重溶血时，一些检查的特异性不强，可能存在化验误差，故单次 Coombs 试验阴性不能除外 AIHA，必要时应进行复查。

2. 严重溶血与神经系统症状、肾功能损伤及血小板下降同时存在时，注意血栓性血小板减少性紫癜这一少见且致命的内科急症。

3. 严重红细胞自凝现象可能会影响合血时的血型定型，出现与实际血型不符的情况，应高度注意。

4. 有报道常规交叉配血无法准确判断配血结果是否相容时，采用体外溶血试验能筛查到“凝集-不溶”血红细胞，输血效果好，血红蛋白提升快，无不良反应。

5. 慢性先天性溶血性贫血病程中出现溶血危象，除有急速溶血的相应症状外，还要注意贫血、黄疸、肝脾肿大三大特征的既往病史。特别是以休克就诊的患者注意向亲属询问病史。

（刘璇　张学军　马骏）

第十章

弥散性血管内凝血

弥散性血管内凝血(disseminated intravascular coagulation,DIC)是一个综合征,不是一个独立的疾病,是在各种致病因素的作用下,在毛细血管、小动脉、小静脉内广泛纤维蛋白沉积和血小板聚集,形成广泛的微血栓,导致循环功能和其他内脏功能障碍、消耗性凝血病、继发性纤维蛋白溶解,产生休克、出血、栓塞、溶血等临床表现。

【病因和发病机制】

DIC 发病机制因病因或原发病不同而不尽相同,大致可归为两大类,即内皮损伤和组织损伤,但最终结果都是形成凝血酶或纤溶酶,导致体内产生大量凝血或纤溶活性物质。凝血酶与纤溶酶之间的平衡决定了 DIC 患者的临床表现,若以生成凝血酶为主,则患者表现为血栓形成、器官缺血和出血;若以生成纤溶酶为主,则患者主要表现为出血。许多因素均可诱发 DIC,归纳起来大致有以下几方面:感染、产科意外、外科手术和创伤、恶性肿瘤以及其他因素如溶血反应、脂肪栓塞、急性坏死性胰腺炎、急性出血性坏死性肠炎、急性血管炎、糖尿病酸中毒、低氧血症、急性肝衰竭、晚期肝硬化、中暑(heat illness)、急性肾小管坏死、肾病综合征等。

根据 DIC 的病理生理变化过程可将 DIC 分为以下三期:高凝血期、消耗性低凝血期和继发性纤溶期。必须指出,在临床实践中,DIC 患者往往各期相互交叉,并无明显界限。此外,根据机体的代偿功能状况,DIC 还可分为过度代偿期、代偿期和失代偿期。

【诊断要点】

在 DIC 诊断中,基础疾病和临床表现是两个很重要的部分,不可或缺,同时还需要结合实验室指标来综合评估,任何单一的常规实验诊断指标用于诊断 DIC 的价值十分有限。此外,DIC 是一个动态的病理过程,检测结果只反映这一过程的某一瞬间,利用积分系统动态评分可更有利于 DIC 的诊断。

DIC 诊断必须符合以下三方面的条件才能成立:有引起 DIC 的病因、有与 DIC 相关的临床表现以及支持 DIC 的实验室指标。

(一) 存在易引起 DIC 的原发疾病。

(二)有下列两项以上临床表现

1. 多发性出血倾向。

2. 不易用原发病解释的微循环衰竭或休克。

3. 多发性微血管栓塞的症状和体征,如皮肤、皮下、黏膜栓塞坏死及早期出现的肾、肺、脑等器官功能障碍。

（三）主要诊断指标

同时有下列三项以上异常：

1. 血小板计数低于 100×10^9/L 或进行性下降（肝病、白血病患者血小板数可低于 50×10^9/L）；或有下述两项以上血浆血小板活化产物升高：①β 血小板球蛋白；②PF4；③TXB_2；④颗粒膜蛋白（GMP）140。

2. 血浆 Fg<1.5g/L 或进行性下降或超过 4g/L（白血病及其他恶性肿瘤<1.8g/L，肝病<1.0g/L）。

3. 3P 试验阳性或血浆 FDP>20mg/L（肝病 FDP>60mg/L），或 D-二聚体水平升高（阳性）。

4. PT 缩短或延长 3 秒以上，或呈动态变化（肝病者 PT 延长 5 秒以上）。

5. 纤溶酶原含量及活性降低。

6. AT-Ⅲ含量及活性降低。

7. 血浆 FⅧ：C 活性低于50%（肝病者为必备项目）。

（四）疑难病例应有下列一项以上异常

1. FⅧ：C 降低，vWF：Ag 升高，FⅧ：C/vWF：Ag 比值降低。

2. 血浆凝血酶-抗凝血酶复合物（TAT）浓度升高或 F1+2 水平升高。

3. 血浆纤溶酶和抗纤溶酶复合物浓度升高。

4. 血（尿）FPA 水平升高。

【病情判断】

根据患者不同的临床表现，DIC 可分为急性型和慢性型两种。

（一）急性型

起病急骤，病情凶险，出血症状较明显且严重。多见于严重感染、羊水栓塞、溶血性输血反应、大面积烧伤等。

（二）慢性型

此型还包括过去所谓的“亚急性 DIC”。起病缓慢，病程较长，可持续数周以上，临床表现以血栓为多见，早期出血不严重。多见于肿瘤转移、死胎潴留、巨大海绵窦性血管瘤等。

急性和慢性 DIC 预后迥异。急性 DIC 病死率为 50%～80%，慢性 DIC 患者预后可因原发疾病不同而异，但较急性 DIC 为好。无论急、慢性 DIC，尽早去除诱因是改善预后的关键。

【治疗】

治疗原则首先积极终止导致 DIC 的病因，同时有效地进行全身支持治疗，包括补充血管容量，纠正休克、酸中毒、低氧血症、水电解质及酸碱失衡。

（一）治疗必须个体化

如果患者并无出血或血栓症状，且激发因素已经去除，则不需给予特殊处理。

（二）病因及原发病治疗

原发病的治疗是 DIC 治疗的一项根本措施，如控制感染、抗肿瘤治疗、清除子宫内容物如死胎、胎盘等。积极治疗原发病至关重要，对原发病不能控制往往是治疗失败的主要原因。

（三）支持治疗

DIC 同时存在缺氧、血容量不足、低血压和休克等可影响 DIC 疗效，必须予以纠正。患者如有明显出血，应酌情补充凝血因子（如 FFP、冷沉淀等）、浓缩血小板悬液或新鲜全血。

①新鲜冷冻血浆：除含有凝血因子外，还有抗纤溶酶，如α2-抗纤溶酶和α2-巨球蛋白，亦有抗凝血酶Ⅲ。②冷沉淀剂：每袋约含因子Ⅷ 80~100U，纤维蛋白原300mg。③血小板悬液：使用指征是有颅内出血先兆者，如头痛及血小板低（<20×10^9/L），并有黏膜出血（鼻出血、牙龈出血等）。④纤维蛋白原制剂每1g纤维蛋白原制剂可升高血浆纤维蛋白浓度0.25g/L，一般每次用2~4g，因半衰期4天；故每隔4天，重复使用，但有时用1次则可。

（四）肝素

早期高凝状态、多发性栓塞现象及经大量代替治疗无效者，可以使用肝素。剂量可能是病因、病情、病程及临床经验差异，一般可以小剂量给予持续静脉滴注，肝素5~10U/kg体重每小时持续滴注。

（五）抗纤溶药物

目前一般不主张使用，因为抗纤溶药物可能会促发血管内微血栓的形成。在DIC晚期，纤溶亢进成为出血的主要原因时，可以谨慎使用抗纤溶药物，警惕使用该类药物可能致DIC进一步恶化：常用药物有6-氨基己酸和对羧基苄胺（PAMBA）；限于继发性纤溶期，一般选用EACA，冲击剂量为4~6g，然后每1~2小时给予1g，总共一般超过48小时，以免引起血栓形成。

【常见误区】

（一）DIC容易误诊的疾病

血栓性血小板减少性紫癜（TTP）TTP是一组以血小板血栓为主的微血管血栓出血综合征，其主要临床特征包括微血管病性溶血性贫血、血小板减少、神经精神症状、发热和肾脏受累等。遗传性TTP系*ADAMTS13*基因突变导致酶活性降低或缺乏所致；特发性TTP因患者体内存在抗ADAMTS13自身抗体（抑制物）而导致ADAMTS13活性降低或缺乏；继发性TTP由感染、药物、肿瘤、自身免疫性疾病等因素引发。

（二）原发性纤溶亢进

严重肝病、恶性肿瘤、感染、中暑、冻伤可引起纤溶酶原激活物抑制物（PAI）活性减低，导致纤溶活性亢进、纤维蛋白原减少、其降解产物FDP明显增加，引起临床广泛、严重出血，但无血栓栓塞和微循环衰竭表现。原发性纤溶亢进时无血管内凝血存在，无血小板消耗与激活，因此，血小板计数正常。由于不是继发性纤溶亢进，故D-二聚体正常或轻度增高。

（三）严重肝病

多有肝病病史，黄疸、肝功能损害症状较为突出，血小板减少程度较轻、较少，凝血因子Ⅷ活性（FⅧ：C）正常或升高，纤溶亢进与微血管病性溶血表现少见，但需注意严重肝病合并DIC的情况。

（张　磊）

第十一章

误输异型血

误输异型血是指输入与受血者血型不合的红细胞,在输血后红细胞凝集发生溶血反应,从而产生一系列病理生理变化,甚至危及病人生命。目前已发现人的红细胞血型至少有15个系统,约250多种抗原。其中最重要的是ABO与Rh系统,常说的同型血主要是指ABO系统,同时也包括Rh系统。因此,一般所谓的同型血从广义上来认识,并未反映真实情况。这也许是ABO系统中同型输血后有时也发生某种不良反应的原因之一。

输血虽是一项临床常用相对安全的治疗和抢救措施,但如果意外情况下误输异型血会引起严重后果,甚至死亡。

【病因】

(一) A、B、O血型不合

常因血库人员粗心配错血型或医护人员错输血引起。值得提出的是,O型血并非为“万能供血者”,因一部分A及AB型和极少数B型血中存在有抗O(H)凝集素,能使O型细胞发生凝集;如输血量大,输入的抗A和抗B抗体在受血者体内达不到稀释、中和与吸收,可与受血者A或B红细胞抗原发生特异性反应。此外,30%~40%的O型血浆中含具有凝血能力的免疫性抗A或抗B抗体,它不能被血型物质中和,如效价>1∶16或贫血严重时,即可造成溶血反应。因此切勿滥用“危险的”万能输血者。如在急救中一时找不到同型血,可使用受者的红细胞和O型血清作凝集试验,如效价<1∶64者可以输注,且输入量越少越好,必要时可输去血浆的或洗涤的O型血。

(二) A亚型不合

抗A1血清可将A型红细胞分为A1(有A、A1抗原)及A2型(只有A抗原)。如果A2型输给A1型患者,一般不出现反应;但若A2型受血者曾输过A1型血或曾怀过A1型胎儿,而产生了免疫性A1抗体,再输A2型血时可产生溶血反应。此外,1%~2% A2型及25% A2B型人血清中含天然抗A1抗体,首次输血即可发生溶血反应。

(三) 供血者之间血型不合

主要见于一次大量输血或短期内相继输入不同输血员(血型抗原不同,并有足够的相应抗体)的血,而发生溶血反应。

(四) Rh和其他血型系统不合

如受血者多次接受输血,在某种血型抗原的刺激下或孕妇怀有某种血型不合的胎儿后,可产生特异性免疫性的血型抗体,如再次输此种相应抗原的血液即可引起溶血反应。

(五) 新生儿

由于大部分新生儿尚未产生足够强的ABO血型规则抗体,抗体量少,故在给新生儿交叉配血时应高度重视 ABO 血型的正确性，仔细查对，认真观察试验结果。以免给新生儿误输 ABO 异型血造成溶血性输血反应。

（六）有肠道疾患的 O 型或 A 型患者

有肠道疾患的 O 型或 A 型患者，可因肠道细菌影响而形成类 B 物质，致使患者红细胞上获得类 B 抗原，与抗 B 抗体发生凝集，表现为 B 或 AB 型，此凝集不受温度影响，盐水稀释也不能使凝集减弱。随疾病恢复，类 B 抗原即可消失。提醒我们在进行输血前一定要做血型正反定型鉴定和交叉配血试验，目的在于重复校对受血者和供血者的血型，防止亚型和可能发生的不规则凝集。

【诊断要点】

1. A、B、O 血型不合者症状凶险，意识清醒者，输入 10~20ml 异型血后即有头胀痛、面潮红、心前区压迫感、腰背部剧痛、恶心呕吐、寒战高热、呼吸困难及血压下降等临床表现，可出现黄疸或尿少、无尿等肾功能不全症状。手术麻醉等意识不清状态下可以出现血压下降、血红蛋白尿或无尿、手术野渗血不止（DIC 的表现）等，如处理不及时可迅速危及生命。

2. 输入 A、B、O 以外的血型抗原，其抗体呈不完全性，不能用盐水介质交叉试验测定，输血后致敏的红细胞在血管外由单核-巨噬细胞系统清除。其临床表现轻微，有发热、恶寒、黄疸、贫血及血清胆红素的升高，常发生在数周以前妊娠或输过血的患者。

3. Rh 血型抗体的作用较弱，常在输血后 1~2 小时或 5~7 天出现症状，主要为血管外溶血，以高胆红素血症为特征。

4. 约半数患者有凝血障碍，如输入严重血型不合血可使红细胞大量破坏，红细胞膜磷脂类凝血激活物质大量增多，加上低血压和组织缺氧，可致弥散性血管内凝血（DIC）。麻醉期间如有原因不明的手术区渗血或低血压，应想到溶血反应，可立即抽血观察血浆色泽，如输入异型血 25ml，血浆血红蛋白可增高，血浆可呈红色，尿呈酱油色。

【病情判断】

病情严重与否，与下列诸因素有关：

1. 输入异型血的数量。
2. 发现的早晚。
3. 溶血反应的程度。
4. 肾衰竭的程度。
5. 有无周围循环衰竭及 DIC 的出现。

【治疗】

（一）一旦发现或可疑有溶血反应

应立即停止输血，观察体温、脉搏、血压、尿色、尿量和出血倾向。并将剩血再次交叉配合。

（二）溶血性休克的防治

1. 立即皮下或肌注 1∶1000 肾上腺素 0.5~1ml，必要时可用 0.1~0.5ml 加于生理盐水 10ml 中静注，或用地塞米松 5mg 肌注或静注。

2. 血压低、血容量不足者可先补充血容量，一般可输注血浆，右旋糖酐或 5%白蛋白；如无血容量不足，可用多巴胺 20~60mg 加入 5%葡萄糖 500ml 内静滴，禁用能使肾动脉强烈收缩的升压药，如去甲肾上腺素和血管紧张素等。

3. 溶血原因查明者，可输同型新鲜血，以补充凝血因子及纠正溶血性贫血。如患者血型未能明确鉴定而病情急需要输血时，可选择输注相容性的O型洗涤红细胞及AB型血浆。

（三）预防肾衰竭

应早期静滴（15~30分钟）20%甘露醇200ml，如2小时后尿量<100ml，可再用1次；若尿量<10~15ml/h，且与血容量不足有关，则应先补充血容量，增加肾血液灌注后利尿，可应用呋塞米、依他尼酸等利尿剂。

（四）血红蛋白尿的治疗

如有血红蛋白尿，则在利尿同时静滴5%碳酸氢钠100~200ml，以防血红蛋白在酸性尿液中沉积而阻塞肾小管。但不能过量，以免发生碱中毒和肺水肿。肾上腺皮质激素仅用于休克期，可大剂量应用数日，但一般不超过3天。

（五）出血倾向者的治疗

有出血倾向者，可在更换全部输血器后，再输入同型新鲜血。

（六）DIC的治疗

对诊断明确的DIC，必须在监测试管法凝血时间同时立即应用肝素类抗凝剂。

（七）肾衰竭的治疗

一旦发生肾衰竭，应准确记录出入量，严格限制水的摄入，纠正水和电解质紊乱。给高碳水化合物、低蛋白、低钾饮食。如发生尿毒症、酸中毒和高钾血症，应及时给予相应处理，必要时行透析疗法。多尿期应及时补充水和电解质。

（刘璇　张学军）

第十二章

造血干细胞移植

造血干细胞移植（hematopoietic stem cell transplantation，HSCT）是将正常供体或自体的造血干细胞（hematopoietic stem cell，HSC）通过血管输注给患者，重建其造血和免疫功能。移植前需对患者行全身照射、化疗和免疫抑制等预处理。对于恶性血液病及多种其他疾病，HSCT是一种潜在可治愈的治疗手段。

根据干细胞来源HSCT可分为骨髓移植、外周血干细胞移植和脐血移植。依据供者来源分自体造血干细胞移植（auto-hematopoietic stem cells transplantation，auto-HSCT）和同种异体造血干细胞移植（allogeneic-hematopoietic stem cells transplantation，allo-HSCT），后者又分为同基因和异基因移植，同基因移植指遗传基因完全相同的同卵双生个体间的移植，异基因移植又可分为有血缘供者和非血缘供者。根据HLA（human leukocyte antigens，HLA）配型相合程度可分为完全相合、部分相合和单倍型相合移植。随着40余年来移植技术的发展，HSCT的适应证得以拓宽、安全性提高，患者生存期延长，已成为了一项常规治疗技术。

【适应证】

（一）恶性血液病

allo-HSCT是恶性血液病有效甚至唯一的根治手段。主要用于中、高危组成人和儿童急性白血病、药物疗效不佳的慢性粒细胞白血病和慢性淋巴细胞白血病、部分难治的骨髓增生异常综合征、难治复发及auto-HSCT效果不佳的恶性淋巴瘤和多发性骨髓、中高危或疾病进展期骨髓增殖性肿瘤等恶性血液系统疾病。对于不具备异基因移植条件的部分恶性血液病患者，auto-HSCT可实现HSC支持下的大剂量化、放疗，最大限度地杀伤肿瘤细胞后重建造血与免疫系统。

（二）非恶性血液病

重型再生障碍性贫血、珠蛋白生成障碍性贫血、异常血红蛋白病及阵发性睡眠性血红蛋白尿症等。

（三）恶性实体瘤

神经母细胞瘤、软组织肉瘤、生殖细胞肿瘤、乳腺癌、小细胞肺癌等对化疗或放疗敏感的一些实体瘤，应用高剂量治疗联合auto-HSCT，可确保高剂量治疗后骨髓造血和免疫功能重建。

（四）免疫缺陷性疾病

重型联合免疫缺陷病和系统性红斑狼疮、类风湿关节炎等自身免疫性疾病。

（五）遗传代谢性疾病

范可尼贫血、戈谢病和尼曼-匹克病等。

（六）急性放射病。

【移植流程】

（一）供体选择

allo-HSCT 的供体首选 HLA 相合同胞，次选 HLA 相合无血缘供体。高危白血病如无 HLA 相配的供者，亲缘同胞可作为 HLA 部分相合或单倍型相合移植的供者。auto-HSCT 供体是患者自身，应能承受大剂量化、放疗和能动员采集到未被肿瘤细胞污染的足量的 HSC。脐血移植除了配型，还应确定新生儿无遗传性疾病。

（二）造血干细胞动员和采集

骨髓采集通常采取硬膜外麻醉或全身麻醉，以双侧髂后上棘为穿刺点，$(2\sim4)\times10^8$/kg（供者体重）有核细胞数是常用的采集目标值。外周血中的 HSC 量少，仅为骨髓的 1%，难以满足移植要求，多采用造血生长因子（G-CSF 或 GM-CSF）动员，使外周血中 $CD34^+$ 细胞比例升高。正常供体在应用造血生长因子后的第 4~6 天，通过血细胞分离机采集并计数外周血中单个核细胞，采集 $CD34^+$ 细胞比例 $>2\times10^6$/kg（供者体重）可保证快速而稳定的造血重建。脐血中的 HSC 和免疫细胞均相对不成熟，细胞总数相对少，造血重建速度慢，不植活者相对多。

（三）移植前患者预处理

预处理主要采用全身照射、细胞毒药物和免疫抑制剂。目的是清除基础疾病和抑制受体免疫功能以免排斥移植物。根据放、化疗强度，将预处理方案分为清髓性预处理和减低预处理强度/非清髓性预处理。清髓性预处理适宜于大多数患者尤其是年轻的恶性病患者，非清髓性预处理主要适用于肿瘤负荷小、疾病进展缓慢、对移植物抗白血病敏感，且不适合常规移植的患者。

（四）移植物植活的判定

可根据供、受者间性别、红细胞血型和 HLA 的不同，通过细胞学和分子遗传学方法评判移植物是否植活。检测到供者的性染色体，或受者的单核苷酸序列多态性、短串联重复序列与供者一致、出现供者 HLA 抗原或血型转换成供者血型是植活的直接证据。连续三天中性粒细胞绝对值超过 0.5×10^9/L 可判定中性粒细胞植活；血小板植活为连续 7 天血小板计数不低于 20×10^9/L，并脱离血小板输注；红细胞植活为血红蛋白不低于 80g/L 且脱离输血。HSCT 在造血重建前需成分输血支持。

【并发症】

（一）预处理

相关毒性通常与方案组成药物有关，口腔黏膜炎、恶心、呕吐和腹泻等胃肠道反应，出血性膀胱炎和急性出血性肺损伤等。

（二）移植物抗宿主病

移植物抗宿主病（graft versus host disease，GVHD）是异基因造血干细胞移植后患者，来源于供者的淋巴细胞攻击受者脏器产生的临床病理综合征。GVHD 是 HSCT 常见而重要的并发症。急性 GVHD 所累及的靶器官主要为皮肤、消化道和肝脏，有时可侵犯关节。慢性 GVHD 临床表现类似于自身免疫性疾病，可以累及全身的任何一个或多个器官，临床症状多样。常应用激素和免疫抑制剂治疗。

（三）感染

移植后患者由于粒细胞缺乏及免疫功能低下等，细菌、病毒和真菌等感染常见，是移植后主要的并发症及致死原因。有效的预防措施、及早诊断和规范、合理的抗生素应用可降低感染的病死率。

（四）其他

肝静脉闭塞病和一些远期并发症，如白内障、继发肿瘤等也时有发生。

（李亚荣 孙艳）

第七篇

内分泌系统

第一章

甲状腺危象

甲状腺危象(thyroidstorm),又称甲亢危象(thyroidcrisis),是甲状腺毒症病情极度加重、危及患者生命的严重合并症,常见于甲亢病情尚未控制时,一些诱因引起原有甲亢症状突然加剧而出现的一组临床症候群,包括高热、大汗、严重心动过速、呕吐、腹泻、烦躁不安、谵妄,以至昏迷。本病不常见,仅占甲状腺毒症住院患者的1%~5%,女性多于男性(3∶1~5∶1),可发生于任何年龄,但病死率高达8%~25%。近年来,随着医疗条件、技术的改善,尤其对甲亢患者充分的术前准备,甲亢危象已很少发生。但若延误诊治,病死率仍然较高。因此,预防危象的发生,早期诊断、及时治疗具有重要的临床意义。

【发病诱因】

甲亢危象由内科疾病引发的较由外科情况引起者多见,且病情往往更严重。常见的诱因包括:

(一)感染

约占内科危象的4/5,主要是上呼吸道感染,其次是胃肠道和泌尿系感染,其他感染少见。

(二)应激

严重创伤、精神紧张、恐惧、过度劳累、高温、饥饿、心脑血管意外、肺梗死、糖尿病酮症酸中毒、低血糖、严重脱水、电解质紊乱、药物反应(如过敏、洋地黄中毒等)、分娩及妊娠中毒症等均可诱发危象。

(三)不恰当停用抗甲状腺药物

突然停用碘剂,原有的甲亢症状可迅速加重。不规则使用或停用硫脲类抗甲状腺药物而引起危象者相对较少。

(四)放射性碘治疗

放射性碘治疗甲亢引起放射性甲状腺炎,使大量甲状腺激素短时间内释入血,导致病情突然加重,较少见。

(五)药物

某些药物也可增加发生甲亢危象的风险,如非甾体类抗炎药、水杨酸盐(如阿司匹林)、三环类抗抑郁药、胰岛素、噻嗪类利尿剂、胺碘酮、含碘造影剂、锂盐、糖皮质激素、氟氢可的松等。

(六)外科手术

危象可发生于术中或术后。在手术后4~16小时内发生危象者,首先考虑与手术有关;而在术后16小时以上出现危象者,需寻找感染灶或其他可能诱发危象的原因。甲状腺本身的手术或身体其他部位的急症手术均能诱发危象。手术诱发危象的因素较多，包括术前准备不充分、甲亢病情控制不良、术中挤压刺激甲状腺、手术时间过长、出血过多、采用乙醚麻醉、输血输液反应、术后感染等。

【发病机制】

甲亢危象确切的发病机制和病理生理过程尚未完全阐明，一般认为其发病是由多方面因素导致的结果。

（一）血液循环中甲状腺激素水平骤增

甲状腺手术、^{131}I 治疗后或不恰当停用碘剂，大量甲状腺激素释放入血，使甲亢病情急剧恶化。

（二）血液循环中游离甲状腺激素水平升高

感染或应激状态下，血液循环中甲状腺素结合球蛋白浓度降低，从而使游离甲状腺激素水平升高，导致甲亢危象。

（三）机体对甲状腺激素的耐受力降低

主要因为在强烈刺激下，肾上腺皮质功能相对不足。临床观察到有些甲亢危象患者血中甲状腺激素水平并不增加，但对甲状腺激素反应的敏感性明显升高。

（四）肾上腺素能活性增加

甲状腺毒症患者肾上腺能结合位点增多，在各种应激状态下，交感神经系统兴奋性增高，肾上腺髓质突然释放大量儿茶酚胺。甲状腺激素可通过直接或间接的方式增强儿茶酚胺的作用。

【诊断要点】

任何一个甲亢患者，当原有病情突然加重，即应考虑甲亢危象的可能。甲亢危象的诊断主要基于：①甲亢病史和诱发因素；②典型的症状和体征；③FT_3、FT_4 升高而 TSH 不可测。典型的甲亢危象表现为高热、大汗淋漓、心动过速、频繁腹泻、呕吐、黄疸、谵妄、抽搐，甚至昏迷，但在出现多器官功能衰竭前，及早识别全身各系统的症状和体征，这才是临床的难点，也是降低死亡率的关键。

（一）高热

体温骤升，可高达 39℃以上，伴皮肤潮红，大汗淋漓，继而可汗闭，皮肤苍白，脱水。高热是危象的特征表现。

（二）循环系统

出现与发热不匹配的严重心动过速，可达 160 次/分以上，包括窦性心动过速、室上性心动过速，严重者出现室性心动过速。脉压增大，也可并发房颤、充血性心力衰竭或可逆性舒张性心肌病，最终使血压下降，导致心源性休克。

（三）呼吸系统

呼吸浅快，甚至呼吸衰竭。

（四）消化系统

早期出现食欲减退、恶心、呕吐、腹痛、腹泻。随病情进展，出现肝功能异常、黄疸。黄疸提示预后不良。

（五）神经精神症状

易激惹、烦躁不安较常见，也可出现精神错乱，甚至抽搐、谵妄，最后陷入昏迷。

（六）电解质紊乱和酸碱失衡

由于进食少、大量出汗、呕吐、腹泻，机体水、电解质失衡，部分患者可出现低钾血症和

(或)低钠血症。由于甲状腺素促进骨钙动员,血钙水平常升高。此外,由于脂肪分解加速,血酮体增加,可导致酮症酸中毒、乳酸酸中毒。

(七) 血液系统

即使在无感染的情况下,也可出现白细胞轻中度增多,伴核左移。甲亢危象患者的血液处于高凝状态,约18%的甲亢危象直接死因为血栓栓塞事件。

如出现以上典型的多系统受累表现,一般不难诊断甲亢危象。但有些病例临床症状不典型,仅表现单一症状性甲亢或病情隐匿性发展,更应加强临床警惕性。另外有一小部分患者以虚弱无力、表情淡漠为突出表现,伴恶病质、嗜睡、体温轻度增高或不高、皮肤干燥冰冷、心率加快不明显甚或缓慢、脉压小、腱反射减退,最后陷入昏迷,这类患者被称之为"淡漠型"甲亢危象,易误诊为恶性肿瘤、抑郁性精神病等,临床误诊机会较多,需加以鉴别。女性妊娠期体内亦处于高代谢状态,甲亢危象的症状体征有时易被误诊、漏诊,需提高警惕。对不能用其他原因解释的高热、昏迷,尤其伴有脉压增大、体温与心率增快不成比例者,均应想到甲亢危象的可能。当甲亢患者术后并发脓毒血症、败血症、出血、药物及输液反应时,有时难以鉴别甲亢危象和甲亢伴感染。因此,当出现发热伴明显心动过速时,即使危象的其他征象不明显,亦应重视危象可能,严密观察病情,切勿轻易将发热解释为感染。此时除控制感染外,应加强甲亢的控制措施,必要时按甲亢危象处理。

【病情判断】

甲亢危象起病急骤,病情危重。其预后与诱因性质、有无并发症、年龄及机体状况、是否及时诊治等因素有关。既往单用碘剂治疗病死率在60%以上,并用硫脲类药物后降至40%。目前加用糖皮质激素和抗交感神经药物,多数患者病情可在24小时内好转,3~7天内得到控制,病情持续10d以上缓解者为数很少,病死率已降至8%~25%。随着医疗技术的发展,透析疗法及血浆置换等疗法的广泛应用,其预后仍会有所改善。

【治疗】

一旦临床诊断甲亢危象,无须等待实验室结果,应尽早按照甲亢危象积极果断处理,快速降低血液循环中甲状腺素水平,去除潜在诱因。

(一) 支持治疗

1. 监护　保持呼吸道通畅、吸氧、心电监护、必要时进行辅助通气等。

2. 退热镇静　可予物理降温,包括头部及腋窝等近大血管处放置冰袋、酒精擦浴、冰生理盐水灌肠等。也可用解热剂,首选对乙酰氨基酚,最好不用阿司匹林,因为后者既可进一步增高患者的代谢率,还可竞争性地与甲状腺素结合球蛋白结合而使甲状腺激素游离出来,使病情加重。人工冬眠(哌替啶100mg,或氯丙嗪及异丙嗪各50mg,混合后持续泵入)适用于高热、躁动不安者,既可降温,又有镇静作用。躁动者也可肌肉或静脉注射地西泮5~10mg或水合氯醛15ml保留灌肠。

3. 积极治疗诱因　对有感染证据、或无感染证据但基础疾病十分严重的患者,应及时应用足量有效的抗生素。当病原学不明确时,建议覆盖革兰阳性菌和革兰阴性菌。

4. 全身支持治疗　静脉输液以补充足够的水分,并给以足够的热量和维生素,注意调节电解质平衡和酸碱平衡紊乱。有心力衰竭者应控制液体入量,予强心剂和血管活性药物,有肝功能异常及黄疸者给予保肝和退黄药物。

(二) 迅速减少甲状腺激素的合成与释放

1. 大剂量抗甲状腺药物　首选丙硫氧嘧啶(PTU),该药既能有效抑制甲状腺激素的合成,又可抑制外周组织中5′脱碘酶的活性,阻断T_4向T_3的转换。口服或经胃管鼻饲给予较大剂量 PTU，首剂 500~1000mg，之后给予 250mg，每 4 小时一次，必要时直肠给药。用药后 1 小时起效，可阻止甲状腺内碘化物有机结合。无 PTU 者可用甲巯咪唑（MMI）20~30mg，每 6 小时一次。

2. 无机碘溶液　使用碘剂阻断甲状腺激素的释放，治疗甲亢危象的疗效迅速且肯定。碘剂应在抗甲状腺药物治疗 1 小时后开始使用。可口服复方碘溶液，每次 10~30 滴，每 6 小时一次，首次剂量宜大。也可用碘化钠 1g 溶于 500ml 液体中静脉滴注，1~3g/24h。危象控制后即停用。若患者对碘剂过敏，可用碳酸锂替代，使用时应注意监测血锂水平，避免中毒。

（三）降低外周组织对甲状腺激素的反应

普萘洛尔是常用的 β 受体阻滞剂，既可对抗循环中甲状腺激素对交感神经的兴奋作用，又能抑制外周组织 T_4 向 T_3 转换，从而有效地控制心血管和神经肌肉的危象表现。一般口服 20~40mg，每 4 小时一次，必要时可增加剂量；或静脉缓慢注射 1~2mg，每分钟 0.5mg，可重复使用。严重的心力衰竭、房室传导阻滞或哮喘者慎用或禁用。也可使用其他 β 受体阻滞剂如兰地洛尔、艾索洛尔。

（四）糖皮质激素

糖皮质激素既可纠正甲亢危象时肾上腺皮质激素的相对不足，提高机体的应激耐受能力，又可以抑制甲状腺激素的合成及外周组织 T_4 向 T_3 的转化。常用氢化可的松首剂 300mg，此后 100mg，每 8 小时静脉滴注一次，也可用静脉注射地塞米松 2mg，每 6 小时一次。待病情好转后即减量、直至停用。应用糖皮质激素时需注意防止二重感染。

（五）血浆置换疗法和血液透析

当按照上述常规治疗 24~48 小时后治疗反应不好，病情仍十分危重，可考虑血浆置换疗法或血液透析。血浆置换疗法通过提高甲状腺结合球蛋白的水平，清除循环中过多的游离甲状腺激素。新鲜冷冻血浆（FFP）的血浆置换效果优于白蛋白溶液。通常，FFP 用量是抽提血浆体积的 1~1.5 倍。但 1 次血浆置换降低 T_3、T_4 维持时间不超过 36 小时，需每 2~3 天重复一次，直至临床症状改善，FT_3、FT_4 水平降低。当患者合并多器官功能衰竭、血流动力学不稳定时，可联合血浆置换和持续血液透析。血液透析不仅能改善肝衰竭、肾衰竭，还能移除全身炎症反应综合征（SIRS）时体内大量的细胞因子。

（六）妊娠期甲亢危象

妊娠期甲亢危象的处理原则与其他人群相似，但由于 PTU 和 MMI 均能透过胎盘，有潜在致畸风险，因此推荐早孕期首选 PTU，而中晚孕期首选 MMI。除非有其他紧急终止妊娠的指征，不建议在甲亢危象期间分娩。

【预防】

1. 治疗甲状腺原发疾病，不任意停药。
2. 甲亢手术或放射性碘治疗之前要充分准备，使甲状腺功能接近正常。
3. 其他疾病需手术治疗时，术前应做 T_3、T_4 等检查，警惕不典型甲亢。
4. 避免精神刺激，积极防治合并症。

【常见误区】

1. 以表情淡漠、虚弱无力为突出表现的“淡漠型”甲亢危象，易被误诊为恶性肿瘤、抑郁性精神病等，临床需提高警惕和认识。

2. 甲亢同时合并感染、败血症等其他疾病时，常只重视感染的治疗，忽略甲亢危象的可能和处理。

（周翔　陈适　潘慧）

第二章

甲状旁腺功能亢进症危象

甲状旁腺功能亢进症(甲旁亢)是甲状旁腺分泌过多的PTH引起的钙、磷和骨代谢紊乱的一种全身性疾病,表现为骨吸收增加的骨骼病变、肾结石、高钙血症和低磷血症等。重度甲旁亢症患者在应激时出现恶心、呕吐、多尿、脱水等症状,从而使血钙迅速升高,当血钙>3.50mmol/L时,发生甲旁亢危象。该危象是由于甲状旁腺激素分泌过多,引起极度高血钙所产生的一系列急性重症症候群。临床表现以极度衰竭、顽固性恶心、呕吐、腹痛、高热、心律失常、休克、意识障碍甚至昏迷等为特征。国外曾有报道以老年妇女多见,国内相关报道少见。本症临床虽属少见,但起病急骤,进展迅速而危重,若不能及时诊断与处理,病死率极高。

【病因和发病机制】

甲旁亢危象是重症甲旁亢患者在应激因素作用下,导致病情突然加剧的结果。诱发因素一般见于感染、手术、创伤、严重脱水、精神刺激、长期卧床、内科急诊伴发溃疡病抗酸治疗、反复按压甲状旁腺瘤等激发血钙增高的因素。原发甲旁亢组织病理有腺瘤、增生、腺癌三种。其中甲状旁腺腺瘤最多见,占78%~90%,大都单个腺体受累。甲状旁腺增生,占15%~20%,腺癌仅占极少数,但是腺癌的血钙升高更明显,病情相对进展更快,在上述诱因作用下更易发生甲旁亢危象。

本症发病机制迄今尚未完全阐明。目前已知肿瘤内部出血可导致甲状旁腺激素突然释放。国外报道甲旁亢危象多发生在老年妇女,可能与绝经期妇女雌激素骤减抑制甲状旁腺激素合成的作用减弱有关。危象症状主要为急性进行性加重的高血钙(≥3.50mmol/L)所致。

【诊断要点】

(一) 甲旁亢临床表现

1. 高钙血症　引起淡漠、性格改变、记忆力减退、烦躁等,偶见躁狂、昏迷。高钙引起肌肉兴奋性降低,胃肠蠕动减慢,出现腹胀、食欲差、便秘、恶心、呕吐等,易疲劳、肌无力、甚至肌萎缩。高钙可刺激胃泌素的分泌,引起消化道溃疡的发生。高钙可激活胰蛋白酶引起反复发作性胰腺炎等并发症。

2. 骨骼　广泛脱钙、纤维囊性骨炎、病理性骨折、骨畸形。

3. 泌尿系统　烦渴、多尿、多饮,反复泌尿系结石或肾钙盐沉着症,容易发生泌尿系感染、甚至肾功能不全。

(二) 危象表现

在应激因素激发下甲状旁腺功能亢进症状突然加重。

1. 明显衰弱、烦渴、恶心、呕吐、发热、厌食、消化道出血。

2. 多尿可致脱水,血压下降,甚至休克。

3. 神志改变 精神萎靡、嗜睡甚至昏迷。

4. 各种心律失常及传导阻滞。

（三）实验室检查

1. 血清钙增高,一般多在≥3.50mmol/L;血清磷<0.8mmol/L;碱性磷酸酶水平升高。

2. 血清 PTH 显著增高。

3. 尿钙>10mmol/24h(400mg/24h)。

4. 心电图有高血钙表现,QT 间期缩短。

5. X 线片骨骼可有多种表现,以指骨骨膜下骨皮质吸收,纤维囊性骨炎对本病诊断最具价值。

【病情判断】

根据上述临床表现,化验室检查血钙>3.50mmol/L,能除外其他原因的高血钙,即可确立诊断。甲旁亢危象起病急骤,进展迅速、病情凶险,如能早期诊断并施以恰当的急救措施,早期手术预后多良好。但对老年极度衰竭失去手术条件、腺癌转移难以切除、有不可逆转的合并症或未能及时诊断、延误治疗者预后均差,病死率极高。

甲旁亢危象的症状与血钙水平并非完全呈平衡关系,少数患者表现典型甲旁亢危象昏迷,而血钙低于 3.50mmol/L,考虑与血钙短期内迅速升高有关。诊断时不能一味依据血钙水平诊断,从而延误诊断及治疗。

【治疗】

（一）扩容利尿,促进尿钙排泄

1. 补液 大量输液增加尿钙排出,每日需补生理盐水 4000~6000ml,甚至更多。输液量控制在 1000ml/4h,最初 6 小时输总量的 1/2~1/3,小儿、老年、心肾衰竭者必须监测心功能。

2. 利尿 当血容量补足后予以静脉注射呋塞米 40~80mg,每 2~4 小时一次(噻嗪类利尿剂能减少钙排泄,应禁用)。治疗有效者血钙 24 小时内可降低 0.5~1mmol/L。但需注意电解质紊乱和酸碱平衡,适量补钾补镁。

（二）抑制骨吸收药物

1. 降钙素 抑制破骨细胞,作用迅速而无明显副作用。100~200U,每 6 小时或每 8 小时皮下或肌内注射。使用降钙素 2~6 小时血钙平均下降 0.5mmol/L。平均 20~24 小时作用减弱。有拮抗 PTH、抑制骨盐溶解作用,与磷酸盐合用可产生协同作用。

2. 双膦酸盐 抑制骨吸收,能使血钙沉积于骨,从而降低血钙。但双膦酸盐起效较慢,需与降钙素重叠使用。肾功能严重损害者(肌酐清除率≤30ml/min)应禁用。

3. 普卡霉素 能抑制维生素 D 羟化反应,抑制骨吸收。可按 10~25μg/kg 适量生理盐水稀释后静注一次,观察 24~36 小时如血钙不下降者,可再注射一次。

（三）肾上腺皮质激素

可予以氢化可的松 200~400mg/d,一半有效。部分不能降低血钙,但有抗休克和改善全身症状作用。

（四）西咪替丁

西咪替丁治疗甲旁亢危象的机制尚不十分清楚,可能与阻滞 PTH 的合成和(或)释放有关,从而降低血钙。200mg,每 6 小时一次。肾功能不全和肾病继发甲旁亢慎用。

（五）透析治疗

经上述治疗无效者，应紧急施行血液透析或腹膜透析。

积极降低血钙、加强支持疗法，为手术创造条件。一旦患者一般情况允许，应即刻手术切除肿瘤。

【常见误区】

（一） 部分甲状旁腺功能亢进症的患者可能仅仅表现为消化道系统症状如恶心、呕吐、腹胀、便秘等，首诊于消化内科。需要临床医生综合患者其他系统的临床表现及电解质结果，明确高钙血症的诊断，进一步明确的甲状旁腺功能亢进症的病因。

（二） 部分甲状旁腺功能亢进症患者因反复尿路结石而急腹症就诊于泌尿外科或急诊科，注意关注血钙水平，防止漏诊。对于确定甲旁亢的患者，需仔细询问家族史，排除多发性内分泌腺瘤病的可能。

（三） 临床上需要区分假性甲旁亢及异位甲旁亢。异位甲旁亢指非甲状旁腺肿瘤分泌 $PTH_{1\text{-}84}$，引起的甲状旁腺功能亢进症；假性加旁亢是在既往临床化验检查不能区分 PTH 及 PTHrP 时，恶性肿瘤分泌 PTH 或 PTHrP 引起的甲状旁腺功能亢进症。

（四） 临床上发现血钙正常的甲状旁腺功能亢进症时需要考虑以下三种情况：血钙正常的原发性甲旁亢；原发性甲旁亢伴维生素 D 缺乏；维生素 D 缺乏引起的继发性甲旁亢。第一种情况需要排除其他引起 PTH 升高的所有病因才能诊断，而后两种类型主要依赖补充维生素 D 以鉴别，待维生素 D 水平大于 30ng/ml 时，观察血钙及 PTH 水平变化。若血钙升高，PTH 仍高于正常者考虑原发性甲旁亢合并维生素 D 缺乏；若血钙无升高，PTH 降低或恢复正常者考虑维生素 D 缺乏引起的继发性甲旁亢。及时识别上述三种情况，明确诊断，防止危象的发生。

（五） 血钙、血磷、碱性磷酸酶、PTH 要同时测定。在甲旁亢患者出现肾功能异常时，可能出现正常血磷；在甲旁亢的早期也可以出现正常碱性磷酸酶。

（六） 原发性甲状旁腺功能亢进症手术后可能会发生严重的低钙血症，尤其是术前碱性磷酸酶很高、纤维囊性骨炎、骨密度极低的患者，原因可能与骨饥饿、骨修复；暂时性骨或肾对 PTH 作用抵抗；因切除甲状旁腺腺瘤，其他甲状旁腺功能仍待回复有关。

（张坤 潘慧）

第三章

低血钾危象

血清钾低于 3.5mmol/L(16mg/dl),称低钾血症。临床上一般的低钾血症,症状多较轻,治疗也较容易,而低血钾危象(hypokalemia crisis)发生时,临床表现较为复杂,症状各异,变化多端,极易误诊和漏诊。如诊治不及时,可危及患者生命。

【病因】

引起低血钾危象的主要原因是钾摄入不足、钾排出增多及钾在体内分布异常。

(一) 摄入不足

常见于消化性疾病需禁食或长期厌食、少食、偏食等原因。因为每天要从尿中排出一定量的钾,如无钾饮食,前 2 周尿排钾每日为 30~50mmol,2 周以后,每日为 5~10mmol。所以对钾排出与饮食关系的观点是:多食多排,少食少排,不食也排。若摄入不足或太少,每日摄入量不足 3~4g 并持续 2~3 周可致低血钾。

(二) 排出增多

钾的排泄主要有三条途径:主要经胃肠道或肾丢失,汗液次之。

1. 肾脏失钾过多　临床上长时间应用排钾利尿剂,或大量使用渗透性利尿药物;较长时间的应用肾上腺皮质激素;某些肾上腺皮质疾病如原发性醛固酮增多症、Batter 综合征、肾素瘤、肾动脉狭窄等所致的继发性醛固酮增多症,库欣综合征、11 或 17 羟化酶缺乏症等致去氧皮质酮分泌增多;某些肾脏病如肾小管酸中毒;某些抗生素的应用,如青霉素、庆大霉素、羧苄西林、多黏菌素 B 等;各种原因的碱中毒、酸中毒恢复期。

2. 消化道丢钾　消化液内含有丰富的钾,当反复呕吐、腹泻或胃肠引流时,大量的钾丢失。

(三) 分布异常

分布异常即钾向细胞内转移引起低钾血症,临床上主要见于碱中毒、甲状腺性周期性瘫痪、家族性低血钾性周期性瘫痪、胰岛素使用剂量过大等。

一般低钾血症,经适当治疗多能很快好转。但当重症低血钾在未得到治疗或治疗不妥以及又有一些促发因素存在的情况下,极易发生低血钾危象。

【诊断要点】

(一) 有明显的低钾原因

(二) 血清钾<3.0mmol/L

有下列情况存在,而又不能用原发病或其他疾病解释者,应考虑为低血钾危象。

1. 突然出现的四肢弛缓性瘫痪、胸闷、心悸、烦躁不安、神志模糊以及面色苍白或口唇发绀。

2. 呼吸困难、过度换气或屏气。

3. 声音嘶哑或欲说话而发不出声。

4. 阿斯综合征。

5. 血压下降或休克。

6. 心音低钝或伴有各种心律失常(尤其严重的室性心律失常)。

7. 严重的肠麻痹。

8. 心搏骤停。

9. 难以解释的心力衰竭。

至于血钾低至何种程度才可发生低血钾危象,根据有关资料介绍和我们的观察,不能单以血清钾的数值来划界,它除与血清钾降低的程度和发生的急缓有关外,还与是否伴有失水、缺氧和其他离子(如镁、钠、钙、氯等)是否同时降低、降低的程度以及其细胞内外的比值有关,尚待进一步研究。

(三) 心电图(参见第十四篇第二章部分急危重病的心电图特点及识别)

1. 具有一般低血钾的心电图特点 ①u 波增高,甚至可超过同一导联 T 波振幅;②T 波低平或倒置;③ST 段下垂性改变,可达 0.5mm 以上;④QT 间期延长,出现各种心律失常,而以窦性心动过速,期前收缩、阵发性心动过速为常见。

2. 危象发生时可伴有严重的心律失常,如三度房室传导阻滞、室性心动过速、室颤等。严重的心律失常发生时,一般低血钾的心电图特点可不明显或消失。

3. 用其他原因不能解释的高尖 P 波。

【病情判断】

低血钾危象发生后有下列情况者多提示预后不良。

1. 经治疗后血钾持续不升、症状不减者。

2. 危象反复发作者。

3. 难以治疗的室性心律失常或室性心律失常反复发作者。

4. 高尖 p 波出现者。

【治疗】

(一) 去除低钾原因

(二) 迅速补钾

抢救低血钾危象的关键措施是静脉补钾,此时一般不能拘泥于 3‰的浓度,一般可将浓度升至 6‰,个别严重患者可达 6‰~10‰。24 小时补钾量一般要在 8~10g,对合并严重室性心律失常者,24 小时补钾量可在 10g 以上。补钾的速度一般可参考以下因素:①治疗开始时血钾水平与心电图变化;②肾脏排泄功能:每小时尿量超过 25ml 时方可静脉滴钾;③患者对疼痛的耐受程度;④滴注钾盐时的心电图变化。

危象发生后补钾过快或过慢都可造成不利影响,至于何种滴速最合适,一般每小时不超过 1g,但也要根据病情和患者的具体情况来定。此时一般应采取心电监护,并定时做血钾测定。待血清钾恢复正常后,再口服补钾维持 5 天左右为宜。

(三) 镁盐的补充

重症低钾患者多伴有低镁、低钠、低氯及低钙,而低镁多先于低钾。因此,重症低钾单纯补钾治疗多不能奏效,如同时给以镁盐治疗,低钾多能迅速纠正。其原因是镁可使细胞膜活性增加,泵功能增强,从而有利于钾内流和防止钾的过度丢失。镁的补充剂量一般是每日用

10%～25%硫酸镁 2.5～5g 加入 5%的葡萄糖盐水 500ml 中,静脉滴注,或与钾盐同时加入液体中静脉滴注。

（四）其他

除以上治疗外,还可根据患者的具体情况,补充其他电解质,纠正酸碱平衡紊乱。补钾治疗后常出现手足抽搐,此时应补钙。另外,还可给予支持疗法等。

（陈适　潘慧　杨志寅）

第四章

重症高钾血症

血清钾高于5.5mmol/L时称为高钾血症（hyperkalemia），而重症高钾血症，除血钾明显高于正常外，亦与血清钾升高的急缓和临床症状的轻重密切相关，如静脉注射氯化钾所致的重症高钾血症。虽然注入其体内的总量可能并不很大，但其病情来势之凶，常令医生措手不及。所以，重症高钾血症的诊断不能单靠血清钾的高低来诊断，而应结合临床综合判断。

【病因】

引起高钾血症的病因主要为钾摄入过多、肾排钾减少，细胞内钾移至细胞外液。

（一）钾摄入过多

主要见于大量静脉输入含钾溶液、快速大量输血、含钾药物过量应用等。

（二）肾排钾减少

主要见于急性肾衰竭少尿或无尿期，严重慢性肾衰竭，肾上腺皮质功能减退（醛固酮缺乏症、Addison病），潴钾利尿剂使用等。

（三）钾分布改变

组织损伤，缺氧或使用某些药物时，可导致细胞内钾移至细胞外液而引起高钾血症。主要见于大面积肌挫伤、大量出血，严重电灼，挤压伤，术中阻断血流时间过长致组织缺氧，使用β受体阻滞剂、琥珀酰胆碱、洋地黄等过量，酸中毒。

【诊断要点】

（一）临床表现

1. 有导致高血钾的原因。

2. 轻者可表现肌肉无力，重者可出现吞咽、发音及呼吸困难、甚至上行性瘫痪，亦可有皮肤苍白、湿冷、动作迟钝、嗜睡等。

3. 重症高钾血症的危重表现是对心肌的抑制作用，可使心肌收缩功能降低，使心脏停搏于舒张期。出现各种心律失常：心率缓慢、室性期前收缩、房室传导阻滞、心室颤动至心室停搏。

（二）辅助检查

1. 血清钾　>5.5mmol/L或更高。

2. 心电图　先出现QT间期缩短、高尖T波，继之R波振幅降低，P波消失，PR间期延长，ST段压低，QRS波逐渐增宽；窦性心动过缓、房室传导阻滞、室性期前收缩、室性心动过速及心室颤动等。

【病情判断】

血清钾为6~8mmol/L时，最初心电图的T波变高变尖，基底狭窄，在V_1~V_4导联明显；

血钾为 8~10mmol/L 时,即产生窦房阻滞或停搏,P 波先变小,继而消失,PR 间期延长,心室内传导阻滞,QRS 波增宽;血钾>10mmol/L 时,QRS 波、ST 段和 T 波融合而成双相曲折波形。出现心室自搏心律、心室停搏或室颤,心脏停搏于舒张状态。

【治疗】

高钾血症对机体的主要威胁是心脏抑制,治疗原则是注射钙剂对抗 K^+ 的心脏毒性,将细胞外 K^+ 暂时移至细胞内,将 K^+ 清除至体外,同时去除高钾血症原因。

(一) 对抗钾对心脏的抑制

1. 注射钙剂 可对抗钾对心肌的毒性,尤其出现心律失常者,10%葡萄糖酸钙 10~30ml(溶于 25%葡萄糖 40ml 内)缓慢静注(3~5 分钟),此法收效快,一般给药 1~3 分钟见效,能使心脏的毒性表现及心电图改变很快好转,但不能改变血钾浓度,持续时间仅 30~60 分钟。必须继续在 1L GS 中加入 10%葡萄糖酸钙 20~40ml 静滴。钙剂仅为一种短时急救药物,必须同时使用其他方法降低血钾。

2. 酸中毒的治疗 危重病人可立即用 5%碳酸氢钠溶液 60~100ml 缓慢静脉滴注,多在数分钟显效。其机制是:①药物性碱血症,可使钾迅速转入细胞内;②增加远曲小管中钠含量,促进 Na^+、K^+ 交换,促使钾排出;③Na^+ 本身可拮抗钾对心脏的抑制;④Na^+ 增加血浆渗透压、扩容,可起到稀释性降钾作用;⑤Na^+ 有抗迷走神经作用,可提高心率。注射中要防止肺水肿。

3. 高渗盐水 应用本法存在争议。一般用 3%~5%氯化钠溶液 100~200ml 静脉滴注,因可增加血容量,所以用药时要注意心肺功能。

4. 葡萄糖和胰岛素 可促使血钾转移至细胞内。应及时静注 25%~50%葡萄糖溶液 60~100ml,每 2~3g 糖加胰岛素 1U,继以静滴 10%GS 500ml,内加胰岛素 15U。遇有心肾疾病须限制入液量的病人,可用 25%GS 静滴,胰岛素与葡萄糖之比为 1U:(3~4)g,以免发生低血糖。

(二) 促进钾的排泄

1. 应用排钾利尿剂 促使钾的排泄,如呋塞米及氢氯噻嗪类等。

2. 阳离子交换树脂 常用聚苯乙烯磺酸钠树脂治疗。

3. 透析疗法 经以上治疗效果不明显,可行血液透析治疗。

(三) 限制钾的摄入

给以无钾饮食。对窦性心动过缓或房室传导阻滞者,可用阿托品、异丙基肾上腺素或施行临时心脏起搏治疗。

(潘慧 于世鹏 杨志寅)

第五章

高钙危象

高钙血症(hypercalcemia)是内分泌临床常见的代谢紊乱之一,轻者无症状,仅常规筛查中发现血钙增高,重者可危及生命。按血钙升高水平可将高钙血症分为轻、中和重度。轻度:血钙<3.0mmol/L;中度:血钙3.0~3.5mmol/L;重度:血钙>3.5mmol/L,同时可导致一系列严重的临床征象,称高血钙危象(hypercalcemia crisis)。

【病因和发病机制】

能够引起高钙的疾病较多。其中以原发性甲状旁腺功能亢进及恶性肿瘤最多,约占总致病因素的90%以上。

(一) PTH依赖性高钙血症

1. 原发性甲状旁腺功能亢进症　散发性主要见于甲状旁腺腺瘤、增生及腺癌。家族性见于多发性内分泌腺瘤(MEN)Ⅰ型和Ⅱa型。

2. 散发性甲状旁腺功能亢进症　见于肾衰、低磷骨软化长期服用中性磷的患者。

3. 异位甲状旁腺功能亢进症　非甲状旁腺肿瘤分泌PTH引起的高钙血症。

4. 家族性低尿钙性高钙血症

(二) PTH不相关性高钙血症

1. 恶性肿瘤　发生机制为①肿瘤细胞直接溶解骨质;②肿瘤细胞释放多种体液性或局部性因子,激活破骨细胞,促进骨吸收,使血钙升高,以乳腺癌、骨髓瘤、肺癌为常见。亦可见于支气管癌,肾上腺癌,其他泌尿生殖道癌(肾癌、前列腺癌、卵巢癌),肝、胰、食管、结肠恶性肿瘤,神经母细胞瘤和各种肉瘤。白血病中以急性淋巴细胞性白细胞病多见,也可发生于急性、慢性粒细胞性白血病和干细胞性白血病。

2. 内分泌疾病　甲状腺功能亢进症、肾上腺皮质功能减退症、肢端肥大症、血管活性肠肽瘤(VIP瘤)等。

3. 肉芽肿性疾病　结节病、结核等引起1α羟化酶活性增强使胃肠道钙吸收增加。患者对维生素D高度敏感,有时单凭阳光照射也可引起高血钙危象。

4. 医源性高钙血症　维生素D中毒、维生素A过量、长期使用噻嗪类利尿剂、雌激素和抗雌激素制剂等。

5. 其他　乳碱综合征,制动(Paget病患者),急、慢性肾衰竭,婴儿特发性高钙血症。

【诊断要点】

(一) 明确高钙血症

需多次重复血钙测定,除外实验室误差及止血带绑扎时间过长等人为因素造成的高钙血症,还需注意患者是否有脱水,机体血浆蛋白浓度升高等情况。

（二）高钙血症的临床表现

1. 精神神经表现 一般血清钙3.0~3.5mmol/L时可出现神经衰弱症候群，如头昏、失眠、情绪不稳定、记忆力减退、软弱、淡漠、忧郁、腱反射减退。3.5~4.0mmol/L时可出现精神神经兴奋症状，甚至出现谵妄、惊厥、昏迷。老年患者有可能在血钙中度升高时就会出现高钙危象的症状。

2. 消化系统症状 血钙>3mmol/L时，常有食欲减退、恶心、呕吐、便秘等。严重高血钙可表现腹部胀满甚至肠绞痛。高血钙能促使胃泌素分泌易发生消化性溃疡。由于钙在胰腺管碱性环境中促使碳酸钙或磷酸钙形成，阻塞胰管，加之胰泌素、胃泌素分泌增加易并发胰腺炎。

3. 肾脏症状 高血钙使肾脏浓缩功能受损，肾小管回吸收功能减退从而引起多尿、烦渴、多饮及氮质血症，尿中排钾增多易出现低钾性碱中毒，尿钙排泄增加易发生肾结石及肾钙化，重者可导致慢性肾衰竭。

4. 高血钙危象 表现全身软弱、嗜睡、昏睡、木僵、精神异常、心律失常、氮质血症及昏迷等，可引起突然死亡。

（三）血钙增高，尿钙增加

二者多呈平行关系。但在乳碱综合征高血钙时，尿钙正常或降低，骨髓瘤等合并肾衰竭时可无尿钙增加。

（四）心电图

ST段降低，T波倒置，QT间期缩短，与洋地黄作用有许多相似之处。应注意鉴别。可出现心动过缓、心律失常、心搏骤停。

【病情判断】

高钙血症的临床症状与血钙增高程度多呈平行关系，但有例外，主要与血钙增长的速度及病者的敏感性相关。由于高钙血症造成的各系统功能紊乱会影响病因治疗，高钙危象会危及生命，所以降低血钙缓解症状、延长生命往往成为当务之急。待血钙降低后只要能去除病因，而无诸如慢性肾衰竭等难以逆转原发病者，预后多属良好，否则预后较差。高血钙危象病死率较高，需认真对待，积极组织抢救。

【治疗】

当血钙≥3.5mmol/L时，不管有无临床症状，均需立即采取有效措施降低血钙。

（一）病因治疗

降低血钙是高钙血症最根本的治疗方法。由于甲状旁腺瘤引起者，应积极创造条件择期手术，若腺瘤能被切除，血钙多在2~3天后恢复正常。恶性肿瘤患者一般在化疗或手术切除后血钙下降。使用噻嗪类利尿剂、大剂量维生素D等医源性高钙血症患者，多在停止有关药物治疗后，高钙血症即能得到满意的控制。

（二）扩容、促进尿钙排泄

1. 生理盐水 高钙血症时由于恶心、呕吐、多尿引起的脱水非常多见，因此，不论何种原因的高钙血症，均需首先使用生理盐水补充细胞外液容量。开始24~48小时每日持续静滴3000~4000ml，可使血钙降低0.25~0.75mmol/L。补液一方面纠正脱水，另一方面是为了增加肾小球滤过率增加尿钙的排泄。但老年人及心肾功能不全患者使用时需特别谨慎，可同步胃肠道补充盐水。

2. 利尿 细胞外液容量补足后可使用呋塞米，剂量20~40mg静脉注射，每2~6小时一次，促进尿钙的排出。最好能监测中心静脉压、血及尿电解质，防止发生水、电解质紊乱。因噻嗪类利尿剂可减少尿钙的排泄，加重高钙血症，因此绝对禁忌。

（三）抑制骨吸收

1. 降钙素　作用于破骨细胞膜上的降钙素受体，抑制破骨细胞骨吸收，同时减少肾小管的重吸收，增加尿钙排泄。起效快，但不如双膦酸盐效果显著。常用剂量：鲑鱼降钙素2～8U/kg，鳗鱼降钙素0.4～1.6U/kg，均为皮下或肌内注射，每6～12小时重复注射，使用2～6小时内血钙下降0.5mmol/L，一般停药后24小时内血钙回升。

2. 双膦酸盐　双膦酸盐在胃肠道吸收很少，因此，治疗高钙血症时采用静脉给药。予以唑来膦酸（zoledronic acid），成人每次4mg，用100ml 0.9%氯化钠注射液或5%葡萄糖注射液稀释后静脉滴注，滴注时间应不少于15分钟。伊班膦酸（ibandronic acid），推荐剂量为4mg。

3. 普卡霉素　一种溶解细胞抗生素，降低血钙的作用主要是抑制维生素D羟化反应、增加粪钙排泄和抑制骨吸收。对恶性肿瘤引起的高血钙疗效较好，其他原因的高血钙疗效较差。剂量15～25μg/kg静脉滴注，持续4～6小时即有效，必要时5～7天后可重复使用。

（四）肾上腺皮质激素

可直接影响骨吸收和骨形成，亦影响肾脏、肠道钙的转运，对甲状旁腺激素的合成及分泌有间接作用，并可抑制降钙素的“脱逸现象”。对结节病、乳碱综合征、维生素D中毒等肠道钙吸收增加者疗效显著。对白血病、乳癌等恶性肿瘤高血钙亦有较好疗效，但对PTH引起的高血钙无效。可用氢化可的松200～300mg/d静脉滴注，共用3～5天。起效慢，作用时间短。

（五）其他

1. 腹膜透析或血液透析　主要用于治疗顽固性或肾功能不全的高钙危象。宜用低钙或无钙透析液。

2. 活动　卧床的患者应尽早活动，以避免和缓解长期卧床造成的高钙血症。

【常见误区】

（一）对于既往无明显甲状旁腺功能亢进症临床表现的患者，入院后发现血钙明显升高，需要仔细询问患者用药史，明确是否应用如噻嗪类利尿剂、锂剂、维生素A、茶碱类药物、铝制剂等药物引起的高钙血症。

（二）血清白蛋白浓度每降低1.0g/dl，血清钙浓度便降低0.8mg/dl（0.2mmol/L），因此在低白蛋白血症时，需对血清钙浓度进行矫正：血清钙浓度矫正值（mg/dl）= 钙测定值（mg/dl）+［0.8×（4－白蛋白（g/dl））］或血清钙矫正值（mmol/L）= 血清总钙（mmol/L）－0.025×血清白蛋白浓度（g/L）+1.0（mmol/L）；在多发性骨髓瘤患者中常常合并低白蛋白血症，血钙测定结果往往在正常范围，从而容易漏诊高钙血症而延误诊断。

（三）在高钙危象治疗过程中需要在扩容的基础上予以利尿剂促进尿钙的排泄，建议选择呋塞米，禁用噻嗪类利尿剂，因为噻嗪类利尿剂可促进尿钙回吸收，升高血钙。

（四）在使用双膦酸盐和降钙素抑制骨吸收治疗时，不必分开应用，建议同时应用，降钙素起效迅速但容易逸脱，双膦酸盐起效慢但作用持久，两者合用，可以更快而有效的降低血钙。

（五）在血液系统肿瘤、维生素D中毒、结节病、肉芽肿等引起的高钙血症时应用糖皮质激素治疗有效，但对于原发性甲状旁腺功能亢进症及异位甲旁亢治疗无效。

（张坤　班博　潘慧）

第六章

低钙血症

低钙血症(hypocalcemia)指当血清白蛋白浓度在正常范围时,血钙低于2.1mmol/L。严重降低者可致呼吸困难、心律失常,甚至因心肌痉挛猝死。常见原因为甲状旁腺激素减少或作用抵抗及维生素D缺乏或代谢异常,使骨钙释放减少、肾小管及肠道钙吸收障碍,从而使血钙下降。低钙血症的临床症状不仅取决于血钙降低的程度,尤为重要的是血钙降低的速度,游离钙下降得速度越快,出现症状的可能性越大。酸中毒或低白蛋白血症时仅有蛋白结合钙降低,此时血钙低于正常,但离子钙不低,不发生临床症状;反之,碱中毒或高蛋白血症时,游离钙降低,但蛋白结合钙增高,故血清钙仍可正常,也会发生低钙血症的临床症状。所以判断低钙血症时,注意白蛋白水平,蛋白血症时需要计算校正的钙浓度。

【病因】

1. 原发性甲状旁腺功能减退症。
2. 甲状腺及甲状旁腺切除术后。
3. 假性甲状旁腺功能减退症。
4. 维生素D缺乏及维生素D抵抗症　维生素D摄入不足、肝肾功能不全、抗癫痫药物使用、维生素D依赖性佝偻病Ⅰ型和Ⅱ型。
5. 自身免疫多腺体功能减退或家族遗传性甲状旁腺功能减退。
6. 母亲甲旁亢的新生儿暂时性的甲状旁腺功能减退症。
7. 碱中毒　碱中毒会增加游离钙与血清蛋白的结合,使游离钙下降。
8. 严重低镁血症　低镁血症抑制PTH分泌,甚至出现靶器官对PTH抵抗。
9. 急性胰腺炎　伴发低钙血症的胰腺炎往往很严重,预后不良。
10. 甲状旁腺先天缺如或发育不良　如DiGeorge综合征。
11. 急慢性酒精中毒。
12. 医源性因素　如输入大量含枸橼酸血液,使用皮质激素、钙络合剂等。
13. 快速过量的骨矿化　见于骨饥饿综合征、广泛成骨性骨转移、维生素D缺乏的佝偻病或骨软化的病人,使用维生素D治疗早期、超剂量氟化物使用等。

【诊断要点】

(一) 发现低钙血症

首先测定血清蛋白浓度,校正血钙值=总钙mg/dl+0.8(40-清蛋白浓度g/L)。有条件测定游离钙水平,尤其低钾血症或过度换气的碱中毒患者。

(二) 低钙血症的临床表现

1. 早期表现　易疲乏、记忆减退、思维迟缓、烦躁易怒、触觉迟钝、四肢、口唇或舌有麻木感、烧灼感，一过性肌痉挛等非特异性症状。感觉异常多持续存在，也是手足抽搦发作的前兆。在无抽搦发作时，可出现面神经叩击征（Chvostek sign）和束臂征（Trousseau sign）。

2. 手足抽搐为特征性症状 发作时以疼痛性、紧张性肌收缩为特征。肘、腕及掌指关节屈曲，指间关节伸直，大拇指内收呈鹰爪状。双足跖曲，膝关节及髋关节屈曲。严重者全身骨骼肌及平滑肌均发生痉挛。可伴有恐惧、焦虑、抑郁、幻觉、哮鸣、喉鸣、窒息或呼吸暂停、心动过速及心律失常。部分患者出现颅内压增高，惊厥或意识丧失。

3. 体检 可发现皮肤粗糙、色素沉着、毛发脱落、指甲脆软及白内障等。儿童可出现生长发育障碍、智力低下、牙齿钙化不全、齿釉发育障碍。个别病儿可呈现特殊体型（脸圆颈短、第四五掌骨短，见于假性甲状旁腺功能减退症）、特殊面容（Di George 综合征）及佝偻病外观等。

（三）血钙降低

如能测离子钙则更准确。

（四）心电图

QT 间期延长，T 波平坦或倒置。

【病情判断】

低钙血症病情与血钙下降程度、速度、时限、原发病等因素有关，若短时间内血钙迅速下降或伴碱中毒时，可出现威胁生命的严重后果。对于交感神经兴奋性增高的患者，可能会发生喉头痉挛、支气管哮喘以至呼吸困难等表现，甚至危及生命。

【治疗】

（一）针对原发病

病因治疗。

（二）急性低钙血症的处理

对于有手足搐搦等低钙血症症状及体征的患者，无论其低钙血症处于何种程度，均需采取积极静脉补钙治疗。

1. 静脉补钙 立即缓慢静脉注射 10%葡萄糖酸钙 10~20ml（10 分钟左右），如果症状反复，可在数小时内重复给药。重症难以缓解者可持续静脉滴注钙剂，将 10%的葡萄糖酸钙 100ml（930mg 元素钙）加入 5%葡萄糖液 1000ml 内，按每小时 50ml 速度（45mg 元素钙）静脉滴注。钙剂的最高浓度控制在 100ml 稀释液中不超过 20ml 的 10%葡萄糖酸钙，否则将刺激血管，若溶液外渗，会刺激周围软组织。输液中需定期检测血钙，防止高钙的发生。同时注意有无低镁血症，必要时补充镁剂。

2. 口服补钙 如低血钙仍持续存在，可同时每日口服 1000~2000mg 元素钙，并服用快速起效的 1,25-$(OH)_2D_3$ 或双氢速固醇（AT10）。使用洋地黄制剂的患者应慎用静脉补钙，易出现洋地黄中毒性心律失常。

（三）慢性低血钙的处理

治疗慢性低血钙，通常是长期或终身的过程。因此必须根据低血钙的病因及病人的经济情况、耐受能力，选择不同类型的维生素 D 及其衍生物和钙剂。一般饮食钙和口服钙剂两者相加元素钙总和为每日 1000~2000mg。在补钙基础上酌情补充维生素 D，宜用 1,25$(OH)_2D_3$ 和 1-αOHD_3，0.25~1.0μg/d。要了解不同钙盐的元素钙含量，同时明确不同维生素 D 剂型达到最大作用时间及停药后作用消失时间。1,25$(OH)_2D_3$ 和 1-αOHD_3 大约 1 周达到最大作用，停药后作用消失时间也大约 1 周。而维生素 D_3 达到最大作用时间约需

1 个月，停药后作用消失甚至达 4 个月之久。同时，避免过量补充钙和维生素 D，防止高钙血症的发生。

【常见误区】

（一） 低钙血症的患者可能因为反复抽搐、癫痫发作，而长年就诊于神经内科，长期应用抗癫痫药物治疗，延误诊断及治疗。待纠正血钙后，也可能因长期低钙高磷引起的颅内异位钙化，导致抗癫痫药物不能停用。

（二） 对于较年轻就发生双眼白内障的患者，建议完善电解质及甲状旁腺激素测定，防止漏诊甲状旁腺功能减退症。

（三） 治疗甲状旁腺功能减退症引起的低钙血症时，通常需要固定钙剂剂量，据血钙及尿钙水平调整维生素 D 剂量，调量阶段需要每月复查血钙、尿钙，防止维生素 D 过量引起的高钙血症。普通维生素 D 及活性维生素 D 制剂均可选用或者两者合用。

（四） 对于低钙血症的诊断，需要关注血浆白蛋白水平，在低白蛋白血症时，血清钙水平会被低估，需要使用白蛋白矫正血清钙公式从新判断，具体公式见本节诊断要点。

（五） 对于部分假性甲旁减患者，有体征性的外观表现（Alright 症），如身材矮胖，脸圆，颈短，盾状胸，第 4、5 掌骨或跖骨短等。对于这样体征及同时伴有低钙血症患者，警惕假性甲旁减。

（张坤　陈适　潘慧）

第七章

垂体危象

垂体危象又称腺垂体功能减退危象，是腺垂体功能减退基础上，各种应激因素侵袭下，病情急剧恶化所致的危重征象。应激因素如感染、败血症、腹泻、寒冷、急性心肌梗死、脑血管意外、手术、外伤、麻醉及使用镇静药等。

【病因和发病机制】

引起腺垂体功能减退的病因很多，常见的腺垂体功能减退的病因主要为下丘脑病变和垂体本身的病变。

（一）垂体缺血性坏死及萎缩

分娩时大量失血和休克，或 DIC 垂体发生缺血性坏死及萎缩，又称“席汉综合征”。动脉硬化引起垂体梗死、颞动脉炎、海绵窦栓塞引起垂体缺血等。

（二）垂体、下丘脑附近肿瘤压迫浸润

常见于嫌色细胞瘤、颅咽管瘤、脑膜瘤、视交叉或下丘脑胶质瘤等压迫破坏垂体正常血供，或干扰下丘脑释放或抑制激素的分泌。

（三）感染和浸润性疾病

感染性脑膜炎或脑膜脑炎、结节病、组织细胞增生症，血色病、转移性肿瘤（均见于乳腺癌、肺癌）可侵及下丘脑-垂体，导致垂体功能减退。

（四）手术、创伤或放射性损伤

垂体肿瘤等治疗性垂体切除发生垂体功能不全。鼻咽癌等头颈部肿瘤施行放射治疗，由于下丘脑受损可继发腺垂体功能不足。颅底骨折致垂体柄折断或垂体门脉血管中断，可并发垂体前后叶功能减退。

（五）垂体卒中

广义的垂体卒中包括垂体腺瘤性垂体卒中以及非垂体腺瘤性垂体卒中。垂体腺瘤可以自发出现垂体卒中，某些由于包括轻度的外伤、脑脊液压力变化、动脉血压的变化、雌激素水平升高、溴隐亭治疗等均可诱发。非腺瘤性垂体卒中的原因很多，产时或产后大出血、糖尿病、动脉硬化、高血压、心衰、急性溶血反应等均可引起。

（六）其他

下丘脑、垂体发育过程中相关基因缺陷导致的先天性垂体功能减退症；少数患者无明显病因。

腺垂体功能减退是危象发生的基础，感染、呕吐、腹泻、脱水、饥饿、寒冷、暴饮、创伤、手术、精神刺激、水负荷试验、胰岛素与麻醉、镇静剂的应用、甲状腺或可的松药物不适当的替代治疗等因素，均可激发危象的发生。

垂体危象的发病机制主要是腺垂体功能减退，导致许多内分泌腺尤其是肾上腺皮质与甲状腺功能减退，肾上腺皮质激素与甲状腺素等严重缺乏，以致机体应激能力和抵抗力明显降低，在应激状态下，激素需要量增加，而患者激素分泌明显不足，不能适应机体需要，以致病情加重而出现各种代谢紊乱及神经系统功能障碍。可以是单纯肾上腺皮质激素缺乏或甲状腺激素缺乏，也可二者同时出现。

【诊断要点】

（一）病史

多数患者危象发生前已有腺垂体功能减退的病史，已有相应激素减低的症状及体征。部分患者病情较轻仅表现激素水平降低而无明显临床症状，或激素储备功能不足，在应激因素促发下而出现危象。通常发病较隐匿，可以发生在应激后数小时或数天不等。

（二）临床表现

垂体危象的主要临床表现为胃肠道、心血管以及中枢神经系统的多系统症状。

1. 消化系统　肾上腺皮质激素缺乏可导致胃酸分泌减少、吸收不良以及电解质紊乱，患者可在原有的厌食、腹胀、腹泻的基础上，发展为恶心、呕吐，甚至进食不能。甲状腺激素缺乏可加重上述症状，同时降低对外界刺激的反应性，加重病情。

2. 循环系统　肾上腺皮质激素和（或）甲状腺激素缺乏可使水钠丢失，出现低钠血症、血容量降低，表现为脉搏细弱、皮肤干冷、心率过快或过缓、血压降低、直立性低血压甚至休克。

3. 呼吸系统　合并甲状腺激素缺乏的患者可因黏液性水肿出现阻塞性呼吸困难，严重时可出现限制性通气障碍，甚至呼吸衰竭。

4. 精神神经系统　患者可表现为精神萎靡、烦躁不安、嗜睡、神志不清、谵妄或昏迷，有些患者可表现为精神错乱而被误诊为精神疾病。中枢神经系统抑制药可诱发昏迷。一般剂量的镇静剂或麻醉药即可使患者陷入长时间的昏睡甚至昏迷。

5. 垂体卒中　垂体卒中可以使垂体腺瘤的首发表现，大多数患者最先出现的症状为剧烈头痛，多伴有恶心、呕吐。若有出血，血肿压迫下丘脑，可出现体温调节、呼吸、血压、心律等异常；增大的垂体还可向上压迫中脑和脑干，出现不同程度的意识障碍；还有部分患者可以有发热。约一半以上的患者出现视觉异常和视神经受累，表现为视力下降和视野缺损。此外，垂体卒中可加重原有的腺垂体功能减退。

非垂体腺瘤性垂体卒中，以腺垂体功能减退为主要表现，包括肾上腺皮质功能减退、甲状腺功能减退、性腺功能减退、生长激素缺乏等临床症状。

6. 其他表现　低血糖患者可表现为无力、出汗、视物不清或复视、低血糖昏迷。单纯肾上腺皮质激素缺乏的患者因感染诱发危象时可表现为高热，而合并甲状腺激素缺乏的患者可表现为低体温。低温性昏迷多因冬季寒冷诱发，特征为体温过低及昏迷。因腺垂体功能减退本身有排水障碍，进水过多可引起水中毒，出现水中毒性昏迷，主要表现为水潴留、低钠血症以及血细胞比容降低。

（三）辅助检查

1. 血常规　伴有严重感染者血白细胞总数和中性粒细胞数明显升高；合并甲状腺功能减退者可出现贫血，表现为红系或三系均减低。

2. 血生化 空腹血糖、游离脂肪酸、血钠、血氯多降低,血钾可升高或降低,二氧化碳结合力降低,血胆固醇多增高。

3. 激素检测 血 ACTH、血皮质醇、24 小时尿游离皮质醇、TSH、FT_3、FT_4、LH、FSH、E_2、T 均明显降低。基础状态的 GH 水平不能反映真实情况,应当做 GH 兴奋试验,同时合并肾上腺轴和甲状腺轴功能减退时,应当在充分替代治疗后,再做 GH 水平的评价。在做 GH 兴奋试验时,避免使用低血糖兴奋试验,防止避免诱发垂体危象。

4. 鞍区影像学检查 首选 MRI,阳性率高,可表现为下丘脑及垂体占位病变、弥漫性病变、囊性变或空泡蝶鞍。其次可选择鞍区 CT,对于有鞍底骨质破坏及垂体卒中急性期,CT 比 MRI 有价值。X 线检查已被 MRI 及 CT 逐步取代。

【病情判断】

对任何难以解释的低血糖、低血钠、频繁而顽固的呕吐、休克、昏迷,尤其是感染等应激因素不重,或仅用一般剂量的镇静剂而陷入休克、昏迷者,均应想到垂体危象的可能。病情危重指标:①低血糖昏迷超过 8~12 小时以上;②合并心肺功能不全;③合并严重感染、休克。

【治疗】

(一) 纠正低血糖

立即静脉注射 50%葡萄糖液 40~60ml,继以 10%葡萄糖液 500~1000ml 持续静滴,第一个 24 小时内糖摄入量不应低于 150~200g。在患者血压稳定、饮食基本恢复到危象前水平时,停用静脉输液。

(二) 肾上腺皮质激素的使用

原则是积极补充糖皮质激素,足量起始,根据病情缓解程度逐渐减量直至替代剂量。危象时需静脉给予应激量。在注射 50%葡萄糖后,给予氢化可地松 100mg,2~4 小时滴入,第一个 24 小时可用氢化可的松 200~300mg,但低温性昏迷者氢化可的松用量不宜过大。第 2,3 天根据病情和机体反应可减为 200、100mg,无特殊情况,第 4 天可改为口服,1~2 周内递减到维持量。

(三) 甲状腺制剂的应用

应在补充糖皮质激素的基础上,小剂量起始,逐渐增加甲状腺激素的用量直至生理替代剂量。对于严重的甲状腺功能减退、黏液性水肿昏迷的患者,可以静脉补充 T_3 或口服(胃管内)给予左甲状腺素。LT_4 一般从 25μg/d 开始,每 4~7 天增加 25μg/d,维持量为 100~150μg/d。

(四) 纠正水、电解质紊乱

严重低钠血症患者,需静脉补含钠液体,但最关键的是补充糖皮质激素。合并尿崩症患者,胃管内给予醋酸去氨加压素片(弥凝),同时应根据尿量给予补液。

(五) 纠正休克

危象患者血压下降很常见,失水、血容量不足及低血糖、皮质激素缺乏是其主要原因。经上述治疗多数患者血压逐渐恢复,休克得到纠正。个别严重低血压者仍要及时应用升压药。

(六) 高热与低温的治疗

高热者可用各种物理及化学降温法。低温者注意保暖,每小时体温上升不宜超过 0.5℃,以免体温恢复过快基础代谢增加,加重氧耗及周围血管扩张而发生休克。

（七）垂体卒中者

应予大量激素替代治疗、止血剂等，严重颅压增高、视力减退、昏迷、病情进行性恶化者，应手术减压。

（八）积极治疗诱发病及并发病

感染是危象最常见、最重要的诱因，控制感染是危象治疗的关键之一。对吗啡、巴比妥类、氯丙嗪等麻醉镇静剂，胰岛素等降糖药物应禁用或慎用。

（袁仙仙　潘慧）

第八章

肾上腺皮质功能减退危象

肾上腺皮质功能减退症按照病因可以分为原发性(肾上腺疾病)、继发性[下丘脑和(或)垂体疾病]和药源性(外源性糖皮质激素治疗中不适当撤药)三种。在急性应激时,如呕吐、腹泻、感染、手术、创伤、心肌梗死、糖尿病病人发生低血糖以及情绪应激等,肾上腺皮质功能减退的患者内源性糖皮质激素产生不足或外源性糖皮质激素补充不足,可导致肾上腺皮质功能减退危象,简称肾上腺危象(adrenal crisis)。肾上腺危象的发生,若不及时处理,会导致癫痫发作、严重脑病包括昏迷,甚至死亡。

【病因与发病机制】

诱发肾上腺危象最常见的病因是胃肠道疾病和急性感染引起的发热,约占90%以上。其他常见的诱因包括手术应激、外伤、剧烈体育活动、妊娠、精神应激以及外源性糖皮质激素治疗不足,少见的诱因例如飞机延误、黄蜂咬伤等。在这些应激状态下,患者内源性糖皮质激素产生不足或外源性糖皮质激素补充不足,从而导致肾上腺危象的发生。与继发性肾上腺皮质功能减退相比,原发性肾上腺皮质功能减退症发生肾上腺危象的风险更高。

(一) 原发性肾上腺皮质功能减退

原发性肾上腺皮质功能减退是由于自身免疫、感染、出血坏死等原因造成肾上腺的破坏,通常肾上腺皮质束状带、网状带及球状带均受到破坏,从而导致糖皮质激素、盐皮质激素以及肾上腺雄激素缺乏,引起不同程度的肾上腺皮质功能减退。肾上腺出血或坏死可引起急性肾上腺皮质功能不全。糖皮质激素与盐皮质激素缺乏会增加尿钠的排泄、减少尿钾排泄,造成低钠血症、高钾血症以及低血压。糖皮质激素缺乏时,抗利尿激素不适当分泌,以及对肾小管的作用增加,进一步促进低钠血症的发生。由于糖皮质激素负反馈减弱,垂体ACTH以及其他POMC肽分泌增加,作用于皮肤MSH受体,从而引起皮肤及黏膜色素沉着。

(二) 继发性肾上腺皮质功能减退

继发性肾上腺皮质功能减退是由于各种原因引起下丘脑和(或)垂体分泌CRH和(或)ACTH分泌减少所致,因肾素-血管紧张素-醛固酮系统是完整的,一般不伴有盐皮质激素的缺乏。继发性肾上腺皮质功能减退出现低血压,是由于糖皮质激素缺乏,血管对血管紧张素Ⅱ和去甲肾上腺素的反应性下降,血管紧张性降低所致。此外,ACTH和POMC分泌减少,不会出现皮肤色素沉着。

(三) 药源性肾上腺皮质功能减退

通常是由于长期外源性糖皮质激素治疗过程中不适当撤药所致。

【诊断要点】

（一）临床表现（表 7-8-1）

表 7-8-1　肾上腺危象临床表现

临床表现	出现概率
低血压、休克	>90%
腹痛、背部疼痛、下胸部疼痛	86%
发热	66%
厌食、恶心或呕吐	47%
神经精神症状，如昏迷或定向障碍	42%
腹肌紧张、反跳痛	22%
低血糖	儿童常见，成人少见
突然剧烈头痛，视力下降或视野缺损	见于垂体卒中

肾上腺危象的病人通常表现为胃肠道症状，厌食、恶心、呕吐、腹痛（有时伴有腹膜刺激征）、腹泻，肌肉疼痛或痉挛以及低血压，易被误诊为胃肠炎或急腹症而延误治疗。神经系统症状包括神志改变、抽搐、肌病以及屈曲痉挛。若得不到及时治疗，病人很快进展为低血压休克和昏迷。慢性原发性肾上腺皮质功能减退患者可有典型的皮肤黏膜色素沉着，有助于明确诊断。

（二）实验室检查

典型的表现为低钠血症、高钾血症（见于原发性肾上腺皮质功能减退症），肾前性肾衰导致血尿素氮升高，低血糖（原发性肾上腺皮质功能减退症儿童常见），有时会有轻度高钙血症。

诊断肾上腺皮质功能减退需要依靠功能试验，但肾上腺危象时除外。在开始治疗前抽血化验血皮质醇、ACTH、醛固酮、肾素、硫酸脱氢表雄酮，血浆皮质醇降低，ACTH 低或高，硫酸脱氢表雄酮降低。

【病情判断】

根据病史与体征，结合实验室检查，典型病例不难诊断。肾上腺皮质功能减退患者有典型肾上腺危象的症状应立即开始治疗。对于既往未诊断肾上腺皮质功能减退且病情不稳定的患者，诊断不能延误治疗，若可能的话，在开始治疗前抽血化验血皮质醇、ACTH、电解质（血钠、血钾）、血肌酐、尿素、血糖，以及醛固酮、硫酸脱氢表雄酮、肾素以帮助明确诊断。同时积极寻找诱因，例如细菌或病毒感染。

【治疗】

（一）保持呼吸道通畅，建立静脉通道

（二）补液和补充糖皮质激素是肾上腺危象的主要治疗方案

1. 补液　需要及时补液来纠正血容量不足和低钠血症，以 1L/h 的速度静脉给予等渗盐溶液 3～4L；在接下来 24～48 小时，缓慢静脉输注等渗盐溶液，需要密切监测血流动力学以及血电解质水平，以避免容量负荷过重或快速纠正低钠血症而导致渗透性脱髓鞘病变的发生。若存在低血糖，需要静脉输注葡萄糖溶液。

2. 补充糖皮质激素　立即静脉推注氢化可的松100mg，随后氢化可的松100~300mg/d，持续静滴或每6小时给药一次。一旦患者病情稳定，糖皮质激素剂量可以在1~3天内逐渐减量至口服维持剂量，当氢化可的松剂量减量至50mg/d以下时，应开始盐皮质激素替代治疗。

（三）积极治疗原发病、处理诱因及对症治疗

根据并发疾病的严重程度，转入重症监护室治疗；预防应激性溃疡；使用低剂量肝素；抗生素治疗感染。

（袁仙仙　陈适　潘慧）

第九章

糖尿病酮症酸中毒及昏迷

糖尿病酮症酸中毒(diabetic ketoacidosis,DKA)是糖尿病最常见的急性并发症,也是内科常见的严重急症之一。主要是由于糖尿病患者体内胰岛素严重缺乏,而升糖激素如糖皮质激素、肾上腺素、生长激素、胰高血糖素等相对升高,导致糖、脂肪、蛋白质代谢紊乱,从而出现显著的高血糖、高酮血症、代谢性酸中毒、电解质紊乱、脱水等,甚至昏迷及死亡。随着胰岛素的广泛应用,糖尿病急性并发症的病死率已明显下降,但如果不能及时诊断或处理不当,仍可威胁糖尿病患者的生命,因此需引起足够的重视。

【病因和发病机制】

(一)病因

糖尿病患者体内胰岛素相对或绝对缺乏,同时升糖激素如糖皮质激素、肾上腺素、生长激素、胰高血糖素等增多,使机体产生大量酮体。当酮体的生成速度明显大于组织的利用速度及肾脏的排泄能力时,血酮体在体内蓄积。酮体包含乙酰乙酸、β 羟丁酸和丙酮。乙酰乙酸和 β 羟丁酸为较强的有机酸,其蓄积会引起代谢性酸中毒。

(二)常见诱因

糖尿病酮症酸中毒的发生,往往存在一定的诱因。任何加重胰岛素缺乏或胰岛素抵抗或增加升糖激素分泌的因素均可诱发其发生。常见的诱因包括:

1. 感染　是最常见的诱因。以呼吸道、泌尿道、消化道感染最常见,皮肤的感染常被忽视。

2. 胰岛素使用不当　擅自中断胰岛素治疗或减少胰岛素用量,尤其在 1 型糖尿病患者中,极易发生 DKA。

3. 糖脂负荷增加　进食过多的高糖、高脂饮食或静脉输入过多的葡萄糖。

4. 应激状态　如精神创伤、过度劳累、过度激动、心肌梗死、脑梗死、大手术、妊娠和分娩等。

5. 其他诱因　如免疫系统疾病使用大量糖皮质激素治疗过程中。

(三)发病机制

酮体是机体动员脂肪时,脂肪酸 β 氧化的正常代谢产物。脂肪酸 β 氧化生成乙酰乙酸辅酶 A,再在 β 羟 β 甲基戊二酰单酰辅酶 A(HMG-CoA)作用转化为乙酰乙酸,脱去羟基生成丙酮或还原为 β 羟丁酸。胰岛素和升糖激素调节其生成和利用,使其保持在正常的范围内。而糖尿病发生时,胰岛素缺乏、升糖激素增多,从而激活线粒体的肉碱系统,使酮体生成增多。乙酰乙酸和 β 羟丁酸均为较强的有机酸,大量有机酸蓄积超出体液和呼吸缓冲系统的代偿能力时,血 pH 下降,出现代谢性酸中毒。酮体主要是从肾脏排出,部分丙酮可经呼吸排出。过多的酮体经尿液排出，从而产生尿酮。

【诊断要点】

（一）临床表现

除诱发疾病表现外，早期 DKA 表现为糖尿病本身症状如多尿、口干、多饮的加重，乏力明显，伴有食欲减退、食欲减退。随代谢紊乱加重，会出现恶心、呕吐、头痛、头晕、反应迟钝等表现，有时会出现腹痛，需要与急腹症相鉴别。随渗透性利尿及代谢性酸中毒的加重，脱水及脑缺氧表现逐渐突出，表现为皮肤黏膜干燥、弹性差，眼凹深陷，脉搏细速，血压降低，四肢冰凉，少尿或无尿，呼吸加深加快，呼出的气体中有烂苹果气味，嗜睡甚至昏迷。

（二）实验室检查

1. 尿液

（1）尿糖：多为强阳性。

（2）尿酮体阳性。

（3）尿比重：多大于 1.020，提示血容量不足、尿液浓缩。

（4）尿蛋白：可有少量尿蛋白。如有泌尿系感染，尿中白细胞及红细胞阳性。

2. 血糖　常明显升高，多在 16.7～33.3mmol/L，有时高达 33.3～55.5mmol/L。如血糖超过 33.3mmol/L 则可能 DKA 合并高渗综合征。

3. 血酮　目前主要采用定量方法测定 β 羟丁酸含量。发生酮症时血酮体较正常人群升高 5～10 倍以上。

4. 血生化　CO_2 结合力下降，多小于 15mmol/L；由于酸中毒、脱水，血钾正常或偏高，随胰岛素补充及补液治疗，血钾会迅速下降，需密切监测。因高糖可引起稀释性低钠血症，严重高糖会发生假性低钠血症，血钠、氯在正常或正常底限。因脱水血液浓缩，尿素氮及肌酐升高，随补液扩容治疗，可降至正常。

5. 血气分析　代偿期血 pH 尚在正常范围，碳酸氢盐降低、阴离子间隙（AG）增大。随酸中毒加重，失代偿期，血 pH 降低，AG 进一步扩大。

6. 血常规　因血液浓缩，即使无感染，白细胞及中性粒细胞计数均明显增高，血细胞比容和血红蛋白水平亦升高。

【病情判断】

糖尿病酮症酸中毒病情的严重程度取决于患者年龄、基础疾病、一般情况及酸中毒、电解质紊乱的严重程度。以下情况均提示病情危重：

1. 血 pH 明显减低，尤其低于 7.0。

2. 中枢神经系统症状逐渐加重，嗜睡，甚至昏迷，提示脑水肿加重。

3. 心肌酶水平明显升高，高渗、循环血容量下降、血液黏稠度增加可能诱发急性心肌梗死，加之酸中毒会加重组织缺氧，继而引起心力衰竭。

4. 氧分压下降，DKA 常常合并肺部感染，严重酸中毒会引起呼吸中枢麻痹、低氧血症，诱发呼吸窘迫综合征。

【治疗】

一经确诊立即予以积极治疗。急症抢救的成功，取决于处理方法的得当。

（一）一般治疗

密切监测生命体征，加强基础护理。

（二）补液

补液是 DKA 治疗首要而关键的措施。只有补液使循环血容量和肾脏灌注恢复，才能使胰岛素发挥正常生理作用。补液量及速度应根据脱水程度、年龄、心肺功能等综合判定。老年尤其伴心血管疾病患者补液速度不宜太快，补液量也应控制，最好监测中心静脉压调整输液量及速度。血糖>33.3mmol/L、血钠>150mmol/L 可先给予 0.45%低渗盐水，有休克者可适当补充胶体液，一般主张应用等渗 0.9%氯化钠溶液。轻度糖尿病酮症酸中毒患者，建议口服补液，安全有效。一般第一个 24 小时补液量 3000~6000ml，甚至 6000~8000ml。严重脱水患者，既往无心肾功能不全者，可建立两条输液通路。当血糖降至 13.9mmol/L 时，应予以 5%葡萄糖液或 5%葡萄糖生理盐水继续补液。

（三）小剂量胰岛素治疗

DKA 是胰岛素治疗的绝对适应证。胰岛素抑制脂肪分解，从而抑制酮体的生成，还可抑制糖原异生并改善末梢组织对酮体及葡萄糖的利用。小剂量胰岛素治疗采用短效胰岛素静脉给药，按每小时每千克体重 0.1U 计算。生理盐水中加入 8~12U 胰岛素，在开始 2 小时内持续静脉滴注，使每小时血糖下降 3.9~5.6mmol/L。如滴注 2 小时血糖无明显下降时，可将胰岛素剂量加倍。当血糖降至 13.9mmol/L 时改用 5%葡萄糖液，按 2~6g 葡萄糖加 1U 胰岛素的比例继续静滴，使血糖维持在 8~11mmol/L，酸中毒纠正，酮体消失，患者能进食后可改胰岛素皮下注射。胰岛素输液泵更容易控制胰岛素的输入速度。

（四）纠正电解质紊乱

常伴有钾、钠、氯、钙、磷、镁等多种电解质的丢失。血钠、氯可通过补充生理盐水而纠正。血钾缺失常较严重，治疗前因脱水、酸中毒，血钾可正常甚至偏高，若此时血钾低于正常，更提示机体严重缺钾。补液及胰岛素应用 4~6 小时后血钾常明显降低，应预防性补钾。治疗前血钾正常或低于正常者，每小时尿量>40ml，治疗开始时就应补钾。少尿或无尿者，待尿量增加或血钾进一步下降时再予以补钾。治疗前血钾水平高于正常者暂不补钾，密切监测血钾变化。最初 2~4 小时每小时补钾 13~20mmol（氯化钾 1~1.5g），一般第 1 天 6~10g。能进食者可改为口服补钾治疗，3~6g/d，持续 5~7 天。

（五）纠正酸碱失衡

DKA 纠正酸中毒过程中碱性制剂应用慎重。一般当 pH>7.1 时可通过积极补液和使用胰岛素治疗，酸中毒常能纠正，不必使用碱性药物。但严重酸中毒会使周围血管扩张，心肌收缩力降低，呼吸中枢及中枢神经系统功能受抑制，从而危及生命，应及时予以补碱纠正。一般认为血 pH<7.0、严重高血钾或难以纠正的低血压时，可给 5%碳酸氢钠 100ml，稀释成 1.25%后静脉滴入，监测血气，当血 pH 达 7.1~7.2 时停止补碱。

（六）处理诱因和并发症

有感染者应及时使用抗生素，使用抗生素前完善细菌学检查。伴发脑水肿患者死亡率较高，与脑缺氧、酸中毒、补碱过多过快、血糖下降过快等有关。常见于治疗后临床表现明显改善、神志清醒后又转入昏迷状态者，眼底检查可见视盘水肿（视乳头水肿）。可适量应用脱水剂（甘露醇、呋塞米），肾功能不全者禁用。当发生急性胃黏膜病变时，予以 H_2 受体拮抗剂或质子泵抑制剂，并静脉或口服止血药物。使用胰岛素、补液、纠正电解质紊乱及酸碱失衡等处理休克仍不能纠正者，可酌用升压药物。因酸中毒引起严重呕吐或伴有急性胃扩张时，可用 5%$NaHCO_3$ 洗胃治疗。对有心肌梗死、心力衰竭、肾衰竭等合并症者可针对病情紧急处理。

根据糖尿病病史、临床特点，结合实验室检查如血糖血酮增高，尿糖尿酮体阳性，兼有血pH、HCO_3^-、CO_2CP降低，糖尿病酮症酸中毒的诊断不难确立。部分患者临床表现不典型或受多因素的影响使病情复杂化，易致误诊，故分析判断病情时尚需注意下述问题。

【常见误区】

1. 少数病例在发生酮症酸中毒及昏迷前并未诊断糖尿病。因此凡遇原因不明的恶心、呕吐、体重下降迅速者；原因不明的神志改变及发生昏迷；有明显的失水征象甚至休克仍表现多尿者；呼吸深快，能够平卧不感到呼吸困难者等，均应想到酮症酸中毒的可能。

2. 提高对本病非典型表现的警惕性。如腹痛严重者可类似急腹症；体质极度衰弱者可无深而快的呼吸；若生成酮体的主要是β-羟丁酸而非丙酮时，呼吸可无烂苹果味。酸中毒程度与精神症状并非呈正相关，有的患者酸中毒严重而无明显意识障碍。

3. 老年糖尿病患者合并症较多，如脑血管意外、心肌梗死、肾衰竭等，酮症酸中毒的表现常与并发症的症状混淆，诊断时应加强警惕性。

4. 酮症酸中毒也可见于饥饿及酗酒者，这类患者无糖尿病史，血糖不高可鉴别。此外，糖尿病除并发酮症酸中毒昏迷外，尚可并发高渗性昏迷、乳酸酸中毒性昏迷、低血糖昏迷等。根据临床表现，血糖、血酮、尿糖、尿酮、酸碱指标及血浆渗透压测定等不难鉴别。

5. 某些糖尿病酮症性昏迷系混合性因素所致。这些昏迷可同时或先后并存。如酮症酸中毒伴乳酸性酸中毒、酮症酸中毒性昏迷伴高渗性昏迷、脑血管意外性昏迷伴酮症酸中毒性昏迷等。当病情用单一性因素难以解释，或按单一性因素昏迷治疗后意识无改善者，应想到混合性昏迷的可能。

6. 某些实验室检查结果与临床表现不相符时，需结合临床综合判断。如肾功能不全时尿糖可阴性，对肾功能不全尤其老年患者宜同时测定血糖与尿糖。酮症酸中毒初期增加的酮体主要是β-羟丁酸，而硝基氢氰酸盐主要与乙酰乙酸及丙酮起反应，故尿酮测定可出现阴性。病变晚期出现循环衰竭时乳酸增高，乙酰乙酸转变为β-羟丁酸，尿酮定性也可出现假阴性，此时易误判为病情(酮症)好转。严重的酮症酸中毒可出现类白血病反应，易误诊为重症感染。

（张坤 潘慧）

第十章

高渗性高血糖状态

高渗性高血糖状态（hyperosmolar hyperglycemic state，HHS），又称高渗性高血糖综合征、高渗性非酮症糖尿病昏迷、高渗性昏迷，是糖尿病的急性严重并发症之一。发生率为糖尿病酮症酸中毒（DKA）的 1/10～1/6，可继发于创伤、感染等各种严重疾病。临床特征为严重高血糖、高血浆渗透压、严重脱水，伴有不同程度的意识障碍，但无明显酮症酸中毒。多发生于老年 2 型糖尿病患者，好发年龄为 50～70 岁，约 2/3 病例于发病前无糖尿病病史或有轻度高血糖病史。处理和抢救原则与 DKA 相近。本症病情多严重，病死率往往高于 DKA，且随年龄增长病死率增加，65～75 岁的老年患者病死率可达 20%～40%。

【病因和发病机制】

（一）病因

1. 基本病因　本症基本病因为胰岛素相对或绝对缺乏以及水摄入不足。可以为 2 型糖尿病的首诊表现，糖尿病患者在下列诱因作用下也可发病。

2. 诱因

（1）各种应激状态，如各种急性感染、急性心肌梗死、脑血管意外、重大的精神创伤、严重外伤及大手术等。以感染最为常见，可见于 30%～60%的患者。

（2）水摄入不足或严重脱水。

（3）不合理的治疗致糖负荷增加，如糖尿病患者停止使用或未按医嘱使用糖尿病治疗药物，或对未明确糖尿病病史的患者早期过量的输入大量的葡萄糖，因口渴大量饮用含糖液体均可导致本病的发生。

（4）某些抑制胰岛素分泌或拮抗胰岛素作用的药物，如糖皮质激素、二氮嗪、苯妥英钠、氯丙嗪、奥曲肽、噻嗪类利尿剂、脱水剂（如甘露醇）、β 受体阻滞剂及免疫抑制剂等。

（5）肾功能减退。

（二）发病机制

本症的发病机制，尚未十分明了，可能的机制如下：

1. 升糖激素和胰岛素抵抗　患者常有糖尿病或 IGT，在严重感染、外伤、心脑血管意外、大手术等诱因作用下，儿茶酚胺和皮质醇分泌增加，进一步抑制胰岛素分泌，加重胰岛素抵抗，使血糖和血浆渗透压明显升高。同时，严重脱水既刺激儿茶酚胺、糖皮质激素和胰高血糖素分泌，又同时抑制胰岛素分泌。

2. 严重失水与脑细胞脱水　严重高血糖导致渗透性利尿，失水大于失盐，低血容量又引起继发性醛固酮增多，使尿钠排出进一步减少，以上病理生理改变导致高血糖、高血钠、高血浆渗透压，以及低血容量、电解质紊乱和细胞内脱水，使得心、脑、肾等组织器官灌注不足和功能障碍，血浆渗透压进一步升高，同时，脑细胞脱水和脑供血不足使 HHS 的神经精神症状较 DKA 更为显著。HHS 也可合并酮症存在，但血酮水平不如 DKA 升高明显，说明血浆胰岛素水平尚足以抑制脂肪分解和酮体生成，但不能够抑制过高的血糖。同时，严重失水及严重高血糖可能会抑制酮体的生成。DKA 及 HHS 常重叠并存，即以 HHS 为主，兼有轻度酮症或 DKA，或者在 DKA 时有一过性的高渗状态。

【诊断要点】

（一）临床表现

可出现发热、食欲减退、恶心、呕吐、反应迟钝、表情淡漠等。病情日益加重，逐渐出现典型表现，主要有严重失水和神经精神系统的症状体征：①全部患者有明显失水表现，皮肤干燥、弹性减退，眼球凹陷，唇舌干裂，极度虚弱，可出现血压下降（收缩压<100mmHg），心动加速（心率>100 次/分），少数呈休克状态，可伴少尿或无尿。②中枢神经系统的损害明显，且逐日加重，最终出现不同程度的意识障碍；当血浆渗透压>350mOsm/L 时，可有定向障碍、幻觉、木僵、上肢拍击样粗震颤、癫痫样抽搐、失语、偏瘫、偏盲、肢体瘫痪、嗜睡、昏迷、锥体束征阳性等表现；治疗后，上述症状、体征多可恢复正常，但少数患者可遗留永久性脑功能障碍。

（二）实验室检查

1. 尿液检查 尿糖强阳性，尿酮体阴性或弱阳性，可伴有蛋白尿和管型尿。

2. 血液检查 血糖大多高于 33. 3mmol/L，最高可达 267mmol/L；血酮体正常或轻度升高（<3. 0mmol/L）；血清 HCO_3^->15mmol/L，或动脉血 pH>7. 30；血钠多升高，可达 155mmol/L 以上；血钾多正常或降低，少数也可升高；常见 BUN 及 Cr 升高；二氧化碳结合力正常或偏低，合并酸中毒者，可明显降低。

3. 血浆渗透压 血浆总渗透压>350mOsm/（kg · H_2O），有效渗透压>320mOsm/（kg · H_2O）。血浆渗透压可以用渗透压计直接测量，也可根据公式计算。若渗透溶质均以 mmol/L 为单位，则血浆渗透压可根据以下公式计算：

$$血浆渗透压(mmol/L)=2\times[Na^{+}+K^{+}]+血糖+BUN$$

血浆有效渗透压计算时将上式中 BUN 去掉即可。

【病情判断】

根据极度高血糖，高血浆渗透压状态，无明显酮症酸中毒，重度脱水和突出的精神神经系统表现，结合病史不难诊断。但患者多为老年，多无糖尿病史，可继发于各种严重疾患，临床表现复杂多变，误诊漏诊率较高。

避免误诊和漏诊的关键在于加强对本症的认识与提高临床警惕性，凡遇下列情况应想到本症的可能：①中老年患者发生原因不明的意识障碍，尤其是曾给予大量葡萄糖和（或）肾上腺皮质激素者；②重度脱水或处于休克状态而尿量无明显减少甚至多尿者；③意识障碍同时伴局灶性或刺激性神经系统症状体征者；④神经精神症状用一种疾病难以解释或相应治疗无效者；⑤脑脊液糖浓度升高而颅压偏低者；⑥意识障碍而伴高张性脱水者。对上述症状可疑者，应立即做相关的实验室检查，如血糖、血电解质、尿素氮、肌酐、血气分析、尿糖、尿酮体、心电图等。

本症应与酮症酸中毒、乳酸性酸中毒、低血糖性昏迷等糖尿病的并发症鉴别，避免混淆。只要检测血糖就可以鉴别 HHS 与低血糖昏迷；只要检测血乳酸即可鉴别乳酸性酸中毒与 HHS，虽然 DKA 和 HHS 均可合并高乳酸血症，但血乳酸均<5mmol/L；只要检测血浆渗透压

即可鉴别 DKA 与 HHS。

由于患者多为老年人,神经系统症状表现突出,也易误诊为脑血管意外等疾病,均需注意鉴别。文献报道误诊为病毒性脑膜炎、癫痫、尿毒性脑病者也非少见。特别是本症多表现白细胞增高,感染既为最常见的诱因,又是常见的并发症,极易用感染中毒解释神志改变和血压降低等。

HHS 病死率较高,力争早期诊断与治疗是降低病死率的关键,一般年迈体衰、有严重并发症及诊断治疗延误者预后多不良。

【治疗】

HHS 的病情危重,病死率高达 40%以上,故需特别强调有效预防、早期诊断和积极治疗。HHS 的治疗原则:尽快补液以恢复血容量,积极纠正失水状态,降低血糖,降低血浆渗透压,纠正电解质紊乱,积极寻找和消除诱因,防治并发症,降低病死率。

(一) 补液

一般脱水比 DKA 更重,常表现为重度脱水,失水量可达体液量的 20%,估计失水量的一半要在 12 小时内补足,最初 1~2 小时内输入 1~2L 液体,其余的于 24 小时内补充。

HHS 患者补充液体的种类和速度常是临床关注的要点,一般先静脉输入生理盐水。生理盐水渗透压相对于患者血浆渗透压而言是低渗液。如果补液 2 小时后,血浆总渗透压仍大于 350mOsm/(kg · H_2O),血钠>150mmol/L,而血压正常,可改输低渗盐水(0.45%或 0.6%的氯化钠溶液);但要注意不要过量,因为过量可导致溶血、脑水肿等。补液速度宜先快后慢,且要注意监测尿量和心功能,必要时在中心静脉压及血浆渗透压监测下调整补液量及补液速度,当渗透压降至 330mOsm/(kg · H_2O),或血钠降至 150mmol/L 需改为等渗液体,同时减慢输液速度,根据血渗透压的下降速度进行调整,禁忌一次性或持续输入大量低渗液体。血钠的下降速度应控制在 24 小时内不超过 10mmol/L。

(二) 小剂量胰岛素治疗

胰岛素治疗原则与 DKA 相同,但所需剂量较小,一般采用持续静脉滴注短效胰岛素 0.05~0.1U/(kg · h)即可以有效的抑制酮体生成和糖原异生,使血糖平稳下降,控制血糖下降速度不超过 5mmol/L/h,每 1~2 小时复查血糖,并根据血糖下降情况调整胰岛素滴注速度。当血糖降至 13.9mmol/L 时,可以给 5%葡萄糖液和小剂量胰岛素混合静滴。对 HHS 患者也可采用胰岛素泵治疗。当病人清醒或能少量进食时,也可以逐渐减少输液量,并将胰岛素改为分次餐前皮下注射。

(三) 纠正电解质紊乱

尽管患者血钠偏高,血钾可正常,但体钠、体钾总量是减少的。给予盐水能起到补钠作用,勿需另外补钠。由于胰岛素的应用,肾功能的改善及渗透性利尿等因素,血钾可降至危险水平,需要及时补充。何时补钾应根据血钾结果及尿量情况,最初血钾正常或降低者,可在治疗开始按 1000ml 液体加氯化钾 3.0g 的浓度补充。若最初血钾偏高,可在补液及胰岛素治疗的 2~4 小时以后开始补钾。补钾时每小时尿量应>50ml,并经常检测血钾及做心电图检查。如病情允许尽量口服补钾,这样比较安全。待血钾恢复正常后,可继续口服钾盐数天。

(四) 纠正酸中毒

本症发生酸中毒者并不少见。轻度酸中毒可在使用胰岛素和补钾后自行纠正,无须处理。pH 低于 7.0,可考虑给予 5%碳酸氢钠酌情纠正,补碱宜少,宜慢,切忌使用高渗溶液及乳酸钠，以免加重高血浆渗透状态或可能存在的乳酸酸中毒，监测 pH，待 pH 上升到 7.0 以上时停用碱剂。若合并 DKA，可参照 DKA 治疗原则纠正酸中毒；若伴发乳酸酸中毒，应注意识别，随着失水的纠正和胰岛素的应用，乳酸酸中毒多可自行恢复。

（五）积极处理诱发病及并发症

1. 对心力衰竭、心律失常、肾衰竭、脑水肿等均要及时给予相应治疗。

2. 抗凝治疗　HHS 患者更易合并动静脉血栓，有文献认为所有不存在禁忌证的患者，应在全部住院期间接受低分子量肝素（LMWH）治疗。然而，患有 HHS 的患者往往是老年人，患出血的风险增加，目前仍存在争议。只有疑似血栓或急性冠脉综合征的患者才应考虑完全抗凝。

3. 抗感染治疗　感染是 HHS 最常见的诱因，当有临床证据或影像学和（或）实验室检查表明感染存在时，应给予抗生素。据文献报道，高渗性昏迷的纠正及意识清醒后死亡的病例，多半是感染所造成。要特别重视预防和控制感染，尽早使用强有力的抗生素。感染控制后对增加胰岛素的敏感性，纠正休克，预防肾衰，减轻病情的恶化，降低病死率都具重要意义。

【常见误区】

（一）低钠血症

补液过多过快，血钠下降迅速，易出现低钠血症，同时渗透压下降过快，均会导致脑水肿和中脑脑桥脱髓鞘改变，使得患者意识障碍进一步加重，病情恶化。值得注意的是与 DKA 不同，HHS 在 24 小时内不太可能完全纠正电解质和渗透性异常，而过快的矫正可能是有害的。因此，要求治疗过程中血钠降低应平稳缓慢，控制在 24 小时不超过 10mmol/L。电解质和渗透性的完全正常化可能需要 72 小时。

（二）低血糖症

应注意高血糖是维持患者血容量的重要因素，如血糖迅速降低而补液不足，将导致血容量和血压进一步下降。同时，HHS 患者对胰岛素较 DKA 患者敏感，如果胰岛素用量过大，易出现低血糖症，患者再度昏迷，所以在治疗过程中注意胰岛素用量宜小，使血糖平稳下降，下降速度控制在 5mmol/L/h 之内，目标血糖值可控制在 10～15mmol/L。

（宁冬平　潘慧）

第十一章

乳酸性酸中毒

乳酸性酸中毒(lacatocidosis)属代谢性酸中毒,是各种不同原因引起的血乳酸持久性增高(>5mmol/L),而 pH<7.35 所致的临床综合征。临床少见,起病急,死亡率高(50%~80%)。糖尿病乳酸性酸中毒(diabetic lacatocidosis)是糖尿病患者葡萄糖氧化过程受阻滞,增强了葡萄糖酵解,产生大量乳酸,如乳酸脱氢酶不足时,乳酸不能继续氧化成丙酮酸,使乳酸的合成大于降解和排泄,体内乳酸聚集而引起的一种糖尿病急性并发症。

【病因】

乳酸是糖酵解的中间代谢产物。正常情况下,肝脏可利用机体代谢过程中产生的乳酸为底物,通过糖异生合成葡萄糖,即所谓的 Cori 循环,或转变为糖原加以储存,少量乳酸经肾自尿液排出,机体乳酸的产生和利用之间保持平衡,血乳酸浓度相对恒定。在各种因素作用下,机体乳酸生成过多及清除障碍,使血乳酸明显升高,大大超过肝脏的处理能力,同时超过乳酸肾阈值(7.7mmol/L),则可通过肾脏由尿中排泄,因此在肝肾功能不全时,易出现高乳酸血症,严重时可发生乳酸性酸中毒。常见原因:

(一) 组织缺氧型乳酸性酸中毒(A 类)

1. 由于心肌梗死、心力衰竭、严重创伤、出血感染等引起的心源性、感染性、失血性休克。

2. CO 中毒、肺梗死。

3. 急性胰腺炎伴休克。

由于组织缺氧导致大量乳酸产生,远超过机体的清除能力,同时也可能伴有清除能力下降。T2DM 患者常并发心血管疾病,因此也可表现为此类。在各种休克的抢救过程中,常需使用较大剂量的儿茶酚胺类升压药。许多缩血管药物可恶化组织灌注,细胞缺血、缺氧更为严重。细胞内,尤其是线粒体的呼吸链缺氧可导致严重的高乳酸血症。

(二) 非组织缺氧型乳酸性酸中毒(B 类)

1. 乙醇、甲醇、木糖醇、山梨醇、果糖、乙酰氨基酚、水杨酸盐、链脲菌素、儿茶酚胺类、氰化物类、异烟肼、乙烯乙二醇均可引起本症。

2. 肝病、尿毒症、恶性肿瘤、白血病、严重感染伴败血症、惊厥、贫血、饥饿均可引起本症。

3. 葡萄糖-6-磷酸脱氢酶缺乏、果糖 1,6-二氧酸酶缺乏、丙酮酸羧化酶缺乏、丙酮酸脱氢酶缺乏、氧化磷酸化缺陷等遗传性疾病也可引起本症。

(三) 糖尿病乳酸性酸中毒

1. 糖尿病患者常有丙酮酸氧化障碍及乳酸代谢缺陷,平时即存在高乳酸血症。

2. 糖尿病急性并发症如感染、酮症酸中毒、高渗性高血糖状态时,可造成乳酸堆积,诱发乳酸性酸中毒。乳酸性酸中毒可与酮症酸中毒同时存在。

3. 高龄糖尿病患者或合并的心、肝、肾脏疾病使组织器官灌注不良，低氧血症；患者糖化血红蛋白水平增高，血红蛋白携氧能力下降，更易造成局部缺氧引起乳酸生成增加；此外肝肾功能障碍影响乳酸的代谢、转化及排出，进而导致乳酸性酸中毒。

4. 双胍类降糖药，尤其是苯乙双胍（降糖灵）引起者多见且严重。苯乙双胍增加糖的无氧酵解，使乳酸增加，降低肝和肌肉细胞对乳酸的摄取，并降低肾脏对乳酸的排泄功能。二甲双胍致乳酸酸中毒少见，治疗中亦要警惕慎用。

【诊断要点】

（一）病史

危重病人有缺氧及休克状态或酗酒、应用某些药物（木糖醇、山梨醇、果糖、乙酰氨基酚、水杨酸盐、链脲菌素、儿茶酚胺类、氰化物类、异烟肼、乙烯乙二醇），肝病、尿毒症、恶性肿瘤、白血病、严重感染伴败血症、惊厥、贫血、饥饿，葡萄糖-6-磷酸脱氢酶缺乏，果糖1,6-二磷酸酶缺乏，丙酮酸羧化酶缺乏，丙酮酸脱氢酶缺乏，氧化磷酸化缺陷等遗传性疾病。糖尿病患者用过量双胍类药物（苯乙双胍超过75mg/d，二甲双胍超过2000mg/d）后出现病情加重；糖尿病病人有肝肾功能不全、缺氧或手术等同时使用双胍类降糖药物；糖尿病患者出现多种原因休克，又出现代谢性酸中毒者，应高度怀疑本病。当糖尿病酮症酸中毒抢救中酮症已消失，但pH仍低时要考虑乳酸酸中毒存在，尤其在抢救中有休克、神志丧失、肾功能损害者更要警惕。

（二）临床表现

患者可出现不同程度的酸中毒症状，如恶心、呕吐、腹痛、腹胀、酸中毒呼吸、倦怠、乏力，逐渐出现神志障碍、循环不良等。糖尿病乳酸性酸中毒症状与体征无特异性。

1. 轻症　可仅有乏力、恶心、食欲降低、头昏、嗜睡、呼吸稍深快。

2. 中至重度　可有恶心、呕吐、头痛、头昏、全身酸软、口唇发绀、呼吸深大，但无酮味、血压下降、脉弱、心率快，可有脱水表现，意识障碍、四肢反射减弱、肌张力下降、瞳孔扩大、深度昏迷或出现休克。

（三）实验室检查

血乳酸>5mmol/L，血 HCO_3^- 下降（≤10mmol/L），pH降低（多<7.20，甚至<6.80）；血渗透压正常，阴离子间隙扩大（>18mmol/L）。多数糖尿病人血糖升高，但常在13.9mmol/L（250mg/dl）以下；血酮体和尿酮体正常，偶有升高；血乳酸/丙酮酸比值≥30（丙酮酸正常值为0.045~0.145mmol/L）；本病可伴有酮症酸中毒、高渗性高血糖状态，使诊断更加复杂。

【病情判断】

乳酸性酸中毒是糖尿病急性并发症之一，发生率低，但由于目前尚无直接消除血内（尤其脑内）乳酸的措施，故临床疗效差，死亡率较高（高达50%以上），预后较差。

【治疗】

乳酸性酸中毒现尚缺乏有效的治疗，一旦发生死亡率极高，应重视预防，严格掌握双胍类药物的适应证和禁忌证，用药期间定期监测肝肾功能，尽可能不用苯乙双胍，预防处理诱发因素，早发现、早诊断，积极进行治疗。

（一）去除诱因，治疗原发病

1. 诱因及原发病的治疗

（1）一旦考虑糖尿病乳酸性酸中毒，应立即停用双胍类等可导致乳酸性酸中毒的药物、保持气道通畅并给氧。吸氧可提高组织供氧量，纠正缺氧，促进乳酸氧化，糖尿病人动脉血氧分压多偏低,吸氧有利于纠正乳酸酸中毒。对于由肺部疾病导致缺氧者,应针对原发病因及时处理,必要时作气管切开或机械通气,以保证充分氧合。

（2）如血压低、合并脱水或休克,应积极补液扩容改善组织灌注,纠正休克,利尿排酸,补充生理盐水维持足够的心排血量与组织灌注,必要时可予血管活性药,监测中心静脉压,但一定注意尽量避免应用肾上腺素或去甲肾上腺素等强烈缩血管药物,以防组织的灌注量进一步减少。补液应以生理盐水和葡萄糖为主,补液量应根据患者的脱水情况和心肺功能等情况来决定。

（3）如病因不明的严重乳酸性酸中毒患者,应首先考虑有感染性休克的可能,尽早行病原体培养,并依据经验,尽早选用抗生素治疗。

2. 糖尿病的治疗　对于因胰岛素绝对或相对不足引起血糖>13.9mmol/L,需要用小剂量胰岛素治疗控制血糖,以0.1U/(kg·h)速度持续静脉滴注,促进三羧酸循环,使乳酸降解,但应小剂量,维持时间长,防止低血糖。如果血糖正常或偏低,应同时给予胰岛素与葡萄糖,以减少糖类的无氧酵解,有利于血乳酸清除,糖与胰岛素比例根据血糖水平而定。注意监测血钾和血钙,酌情补钾和补钙,预防低钾血症和低钙血症发生。

（二）纠正酸中毒

积极纠正酸中毒,当pH<7.2,HCO_3^-<10.05mmol/L时,患者肺脏能维持有效的通气量,而排出CO_2,肾脏有能力避免钠水潴留,就应及时补充5%碳酸氢钠100~200ml(5~10g),用生理盐水稀释为1.25%的浓度。严重者血pH<7.0,HCO_3^-<5mmol/L,可重复使用,直到血pH>7.2,再停止补碱。注意补碱不宜过多、过快,否则可加重缺氧及颅内酸中毒。

（三）透析治疗

如果患者对钠水潴留不能耐受,合并肾功能不全或严重心衰及血钠较高的危重患者,尤其是因苯乙双胍引起的乳酸性酸中毒,可用不含乳酸钠的透析液进行血液透析或腹膜透析,清除药物,加快乳酸的排泄。

（四）支持对症治疗

积极改善心肺功能、保护肝肾功能、促进脑功能恢复,加强营养和护理等综合治疗,同时进行糖尿病教育。

【常见误区】

（一）快速大量输注碳酸氢钠

过多过快给予碳酸氢钠,可引起以下不良反应:

1. 过度的血液碱化　可使氧离曲线左移,加重组织缺氧,细胞内液和脑脊液进一步酸化,诱发脑水肿。

2. 动脉及组织毛细血管PCO_2增加　如果输入的碳酸氢盐所产生的CO_2不能被有效清除,则所造成的PCO_2升高将会阻碍碳酸分解,pH也将不会升高。

3. 乳酸产生加速,加重酸中毒　酸血症可能通过抑制糖酵解(由磷酸果糖激酶活性降低所介导)而抑制乳酸的产生。因此,给予外源性碳酸氢盐以增高pH可能会加速乳酸的产生。

4. 离子钙降低　pH升高可降低钙离子浓度,这可能会对心脏功能产生不良影响。

5. 高钠血症。

由于上述原因,故临床治疗中补碱不宜过多和过快,务必慎用。

（二）二甲双胍的禁忌证

目前由于苯乙双胍易引起乳酸性酸中毒,故临床已较少使用。同时,由于近年对二甲双胍作用机制的深入研究,使得二甲双胍的使用范围明显增多,除了用于 2 型糖尿病,在肥胖、代谢综合征及多囊卵巢综合征患者中的使用也日益广泛,尽管与二甲双胍有关的乳酸酸中毒相对罕见,但高病死率使其仍是一个令人担忧的问题,因此二甲双胍的禁忌证作为一个常见误区即应当引起高度重视。

二甲双胍的禁忌证:

1. 肾功能损害　eGFR<30ml/(min · 1.73m^2)。

2. 合并活动性或进行性肝脏疾病。

3. 当前酗酒。

4. 不稳定的心力衰竭或急性心力衰竭合并灌注不足和低氧血症。

5. 二甲双胍治疗期间既往发生过乳酸酸中毒。

6. 感染或其他原因引起组织灌注减少或血流动力学不稳定。

7. 母系遗传性糖尿病伴耳聋(maternally-inherited diabetes and deafness,MIDD)　这种遗传性糖尿病综合征的患者使用二甲双胍治疗后,发生乳酸酸中毒的风险增加。

8. 在静脉用碘化造影剂之前 48 小时停用二甲双胍,之后还需停药 48~72 小时,复查肾功能结果正常后可继续用药。如果患者发生造影剂诱发的急性肾衰竭,可避免因二甲双胍血浆浓度过高导致乳酸酸中毒发生。

（宁冬平　潘慧）

第十二章

甲状腺功能减退危象

甲状腺功能减退危象(hypothyroidism crisis,HC),又称黏液性水肿昏迷,是甲状腺功能减退症极度加重、以极低代谢状态、意识改变、低体温为显著特征的一种严重临床状态,病情重笃,往往威胁患者生命。本病十分罕见,多见于老年女性,常有长期甲状腺功能减退病史,发病率约 2.2/110 万,随着对本病的认识和救治能力提高,死亡率已从 60%~70%下降至 20%~25%。

【发病机制】

任何原因导致的甲状腺功能减退症均可导致黏液性水肿昏迷,常见的诱发因素包括寒冷低温、感染、应激状态(如外伤、手术、心脑血管意外、胃肠道出血、代谢障碍等)、药物因素(如麻醉药、镇静剂、胺碘酮、碳酸锂等)。

黏液性水肿昏迷的具体发病机制迄今尚未完全阐明。体温过低是本病的突出特征之一,由于几乎所有病例都发生在冬季,加温疗法能使体温上升,尸解发现大脑有黏液水肿变化,因而认为,下丘脑黏液水肿物质沉淀导致体温调节系统功能丧失,是造成体温过低的因素。此外,由于甲状腺激素缺乏,机体基础代谢明显降低,热量产生不足,也可导致体温过低。低体温抑制大脑代谢相关的酶系统活性,从而影响大脑功能。亦有学者认为,糖代谢障碍、低钠血症、二氧化碳中毒等也参与了黏液水肿昏迷的发生与发展。单凭某一因素解释整个发病过程及全部临床表现都是困难的,因此黏液水肿昏迷的确切发病机制有待继续深入研究。

【诊断要点】

(一)诱发因素

几乎均发生于冬季,感染、低体温、药物(胺碘酮、锂剂、麻醉药、镇静剂等)、心血管意外事件、创伤、代谢性紊乱等是常见的诱因。

(二)临床症状

在严重的甲状腺功能减退症中,机体处于极低代谢状态,几乎全身各器官系统的功能均受到抑制。早期表现为畏寒、皮肤干燥、便秘、虚弱、乏力、表情淡漠、嗜睡、体重增加和月经紊乱。体检可见典型的黏液性水肿外貌,颈部可能有甲状腺肿大或手术瘢痕。黏液性水肿昏迷的标志是低体温和意识状态改变。

1. 低体温　是甲状腺功能减退危象的突出表现。一般在 36℃以下,严重者可低于 34℃,少数体温正常或发热者多提示有感染存在,临床勿漏诊。

2. 神经系统　25%患者昏迷前可有癫痫发作,开始时呈嗜睡状态,于数日至数月内逐渐进展为完全昏迷状态。昏迷程度很深,呼吸浅慢,无自主性运动及局限性神经症状,四肢伸直，肌张力松弛，腱反射消失，可伴巴宾斯基征阳性。

3. 低通气　通气不足主要是由于患者对缺氧和高碳酸血症的反应性下降、呼吸中枢受抑制所致。此外，黏液性水肿导致的胸腔积液、舌体、声带水肿可加重低通气状态。

4. 低血糖　主要与甲状腺激素不足，肝糖原生成减少有关。此外，若同时合并肾上腺皮质激素的相对不足，也可引起低血糖的发生。

5. 低钠血症与水中毒　主要由于抗利尿激素分泌增加以及肾脏排水机制受损所致。低钠血症可诱发危象，加重昏迷程度，形成恶性循环。

6. 循环系统　休克和恶性心律失常风险显著升高，典型的心电图表现包括：心动过缓、不同程度的传导阻滞、T 波低平或倒置、QT 间期延长。此外，过量的 T_4 替代治疗增加心肌梗死的风险。

7. 消化系统　由于黏多糖沉积导致的消化道平滑肌水肿，可引起胃肠道蠕动减弱，甚至发生麻痹性肠梗阻。此外，也可出现腹水、消化道出血等并发症。

8. 血液系统　甲状腺功能减退危象患者凝血功能受损，处于出血高风险状态。粒细胞减少、贫血多继发于全身感染、出血等原因。

（三）辅助检查

1. 可有贫血、低钠血症及低氯血症，部分患者出现血糖降低、肌酸激酶升高、低氧血症以及高碳酸血症。

2. 血 FT_3、FT_4 明显降低，原发性甲减时血 TSH 浓度明显增高，继发于垂体或下丘脑疾病者 TSH 浓度正常或稍低。

3. 心电图呈现心动过缓，T 波低平或倒置，PR 及 QT 间期延长，低电压等。

4. 超声心动图可见心包积液，胸部 X 线可见心影增大、胸腔积液，垂体或头颅 MRI 有助于与其他可引起神志改变的中枢神经系统疾病相鉴别。

【病情判断】

最初 48 小时的有效救治至关重要。黏液性水肿昏迷患者病情危重，应予早期诊断，积极治疗。治疗有效者 24 小时内可见明显好转，1 周内可恢复。预后不良的危险因素包括：高龄、持续低体温或心动过缓、深度昏迷、多器官功能衰竭（APACHE Ⅱ评分≥20，SOFA 评分≥6）。病死率可高达 50%以上。

【治疗】

（一）即刻补充甲状腺素

对于黏液性水肿昏迷患者的甲状腺激素治疗的最佳方案尚有争议。快速增加血清甲状腺激素浓度有增加心肌梗死或致死性心律失常的风险。T_3、T_4 均可用于治疗黏液性水肿昏迷，但甲状腺片作用较慢且弱，不适合紧急情况使用。T_3 起效迅速，作用强，易透过血脑屏障，但对心脏毒性较大，易导致循环衰竭，而且代谢快，需频繁给药，难以维持稳定激素浓度。优选 T_3 还是 T_4 尚无定论。目前认为，单独 T_4、单独 T_3，以及联合用药方案均可。

单独 T_4 方案：首次以负荷剂量静脉注射 T_4 300～500μg，以后每天 50～100μg，直至患者苏醒改口服给药。也有学者主张，甲减危象患者往往合并严重的系统性疾病，外周 T_4 向 T_3 转换减少，因此适当剂量的 T_3 给药是必要的。可使用单独 T_3 方案：首次静脉注射 T_3 10～20μg，第 1 个 24 小时每 4 小时注射 10μg，第 2～3 个 24 小时减量至每 6 小时注射 10μg，直至苏醒过渡至口服 T_4。也可采用 T_3、T_4 联合方案：首剂以负荷剂量注射 T_4 200μg 和 T_3 25μg，此后每天给 T_4 50～100μg，T_3 10μg 每 8 小时一次，直至患者苏醒。有心脏病者，起始量为一般用量的 1/5～1/4，治疗同时应给予心脏监护。

（二）肾上腺皮质激素

由于可能合并肾上腺皮质功能绝对或相对不全，建议补充糖皮质激素，每 8 小时静滴氢化可的松 100mg，待患者清醒及血压稳定后逐渐减量。若合并休克、低血糖、低血钠，糖皮质激素的应用更为重要。

（三）支持性治疗

1. 改善呼吸及循环状况　心电监护，监测血气，保持气道通畅，必要时气管插管或切开，若出现呼吸衰竭，建议插管维持至患者完全清醒。

2. 保暖　可用增加室温及被褥等办法保暖，室温调节要逐渐递增，过快提高体温可舒张外周血管，可能导致低血压或休克，反而对身体不利。

3. 维持水电解质平衡　患者可有低血糖和糖利用障碍，可补给葡萄糖及 B 族维生素。患者代谢率降低，需水量减少，补液不宜过多。有水中毒及低血钠者更需严格限制液体量，程度严重者可用少量应用高渗盐水。水中毒明显者可考虑予考尼伐坦，该药已被美国 FDA 批准用于治疗不恰当抗利尿激素分泌综合征的治疗。

4. 抗休克　经上述积极处理休克仍不能纠正者，可予扩容、少量应用升压药，但应注意儿茶酚胺类药物与甲状腺素制剂合用时易发生心律失常。

5. 治疗合并症　注意合并症如感染、充血性心力衰竭、糖尿病等疾病的治疗。

【常见误区】

1. 尽管本病命名为“黏液性水肿昏迷”，但患者通常并不表现为昏迷，而是程度不一的意识改变，从表情淡漠、抑郁症样表现，到意识模糊、嗜睡，甚至出现局灶性或全身性癫痫发作，昏迷是本病的危重状态。

2. 许多黏液性水肿昏迷患者伴有感染，但并无发热体征，需高度警惕，积极寻找感染证据，昏迷期间可经验性给予广谱抗生素。

（周翔　潘慧）

第十三章

低血糖危象

低血糖危象(hypoglycemia crisis)是指多种病因导致血葡萄糖降低,引起交感神经过度兴奋和中枢神经系统异常的症状和体征。其病因多种,发病机制复杂。成人血糖浓度低于2.8mmol/L(50mg/dl)认为是低血糖,低于2.5mmol/(45mg/dl)可致低血糖危象。

【病因和发病机制】

(一) 病因分类

1. 低血糖时胰岛素分泌过多

(1) 胰岛素腺瘤或胰岛B细胞增生症:大部分为空腹低血糖,也有少部分表现为餐后低血糖。

能引起低血糖症的主要器质性疾病包括肝脏疾病、内分泌疾病和恶性肿瘤。

(2) 胰岛素自身免疫综合征:抗胰岛素抗体及抗胰岛素受体抗体的存在,均会导致低血糖的发生。抗胰岛素抗体与含巯基的药物的使用有关;抗胰岛素受体抗体阳性者多合并其他自身免疫系统疾病,如系统性红斑狼疮。

(3) 使用口服降糖药或胰岛素引起。

2. 低血糖时胰岛素分泌不多　能引起低血糖症的主要器质性疾病包括肝脏疾病、内分泌疾病和恶性肿瘤。

(1) 胰外肿瘤:多为较大的胸、腹腔恶性肿瘤。它们能分泌胰岛素样物质IGF-2或者消耗过多糖类,进而引起低血糖。

(2) 内分泌疾病:拮抗胰岛素的激素缺乏,见于脑腺垂体功能减退、肾上腺皮质功能减退、甲状腺功能减退、生长激素不足等。

(3) 严重的肝脏、肾脏疾病:可因肝糖原分解及糖异生障碍引起低血糖。

(4) 先天性糖代谢障碍:与糖代谢相关的酶缺乏,糖原分解障碍或葡萄糖生成减少。如糖原累积病、果糖不耐受或半乳糖血症,果糖1,6-二磷酸酶缺乏症等,主要见于儿童。

3. 功能性低血糖

(1) 反应性低血糖:主要为自主神经功能失调,迷走神经功能亢进,刺激胰岛B细胞致胰岛素分泌增多。

(2) 早期糖尿病:胰岛素释放延迟,餐后至血糖升高时才使胰岛素过量释放。

(3) 胃肠手术:常见于胃切除术、迷走神经切断术、幽门成形术、胃肠吻合术等患者。由于餐后糖类吸收过速,刺激胰岛素过量释放。

(4) 酒精性低血糖:乙醇抑制糖原异生所致。

(5) 营养物质:亮氨酸、精氨酸、果糖、半乳糖、乙醇等可刺激胰岛素分泌,对这些物质敏感者可出现低血糖。

（6）应用水杨酸、保泰松、PAS、氨基酸、普萘洛尔、美卡拉明（美加明）、抗组胺药，长期应用肾上腺皮质激素突然停药等。

（二）发病机制

正常空腹血糖水平波动在3.6~6.2mmol/L，餐后葡萄糖分子进入血液循环，使血糖升高，但最高不超过9.4mmol/L。正常血糖是外源性葡萄糖及内源性葡萄糖共同维持的稳态。内源性葡萄糖来源于肝糖原分解及糖异生。在禁食状态下，释放入血的葡萄糖50%来源于肝糖原分解，其余来源于糖异生。肝肾均能利用乳酸、甘油及氨基酸进行糖异生，肝脏糖异生产生的葡萄糖，不断释放入血维持血糖。肾脏在禁食状态下也会释放很少量的葡萄糖，只有在低血糖纠正过程中发挥重要作用。低血糖症对机体的影响以神经系统为主，尤其是交感神经和中枢神经系统。交感神经受低血糖刺激后，儿茶酚胺分泌增多，后者可刺激胰高血糖素的分泌使血糖水平增高，同时作用于β肾上腺素能受体而致交感神经过度兴奋，表现为心悸、大汗、手抖等。葡萄糖是大脑能量供应的主要来源，但脑细胞储存的葡萄糖仅能维持数分钟脑部活动对能量的要求，所以低血糖发作时会产生神经系统异常的表现，如癫痫样发作、嗜睡、甚至昏迷，较长时间的低血糖会对大脑产生不可逆的损害。

【诊断要点】

（一）低血糖危象发作

1. 交感神经过度兴奋　因大量释放肾上腺素临床上多表现为饥饿感、心悸、乏力、面色苍白、大汗、肢冷、手颤、瞳孔散大和血压轻度升高。

2. 中枢神经系统表现　精神不集中、反应迟钝、焦虑不安、视物模糊、步态不稳、躁动易怒、幻觉、行为怪异、肌肉颤动、癫痫样抽搐、瘫痪、昏迷等精神神经症状。

（二）低血糖症

依据Whipple三联症确定：

1. 低血糖症状。

2. 发作时血糖<2.5mmol/L。

3. 供糖后低血糖症状迅速缓解。

（三）实验室检查

1. 血糖　需要多次监测，空腹及发作时血糖更有意义。

2. 血胰岛素　低血糖时测定才有意义。同一管血测量FBG<3.0mmol/L，胰岛素浓度≥3μU/ml，C肽（C-P）≥0.6ng/ml，胰岛素原≥5pmol/L，β羟丁酸≤2.7mmol/L，且血中胰岛素抗体（-），且除外磺脲类用药史时，高度怀疑胰岛素瘤。

3. 糖耐量试验（OGTT）　不同病因低血糖血糖的变化曲线不同。

4. 饥饿试验　禁食24~72小时，血糖<2.5mmol/L为阳性，胰岛素瘤病人90%以上呈现阳性结果。

5. 药物激发试验　胰高血糖素试验（国内无药）。

6. 激素测定　若由内分泌引起的低血糖，可测定生长激素、皮质醇、甲状腺素、肾上腺皮质激素等以明确诊断。

【病情判断】

低血糖症可在症状发作时经生化检查较容易明确诊断，但更重要的是要明确低血糖的病因。诊断低血糖病因时应根据详细的病史、体格检查和实验室检查综合判定。长期反复发作的低血糖症可致神经系统永久性损害。低血糖症的预后与原发病的性质,病因能否去除,血糖降低的速度、程度、持续时间、发作频率、能否及时诊治等因素相关。功能性低血糖一般症状较轻,明确病因,予以对症处理,多能自行恢复。胰岛素瘤、肝源性、酒精中毒性低血糖症状常较严重,多不能自行恢复,可引起癫痫样发作甚至昏迷,如不能及时救治,可导致死亡。若昏迷时间持续6小时以上,即使治疗恢复亦可能遗留神经系统永久性损害。

【治疗】

(一)低血糖危象发作时的治疗

1. 已明确低血糖危象而神志尚未完全丧失者　采血测血糖、胰岛素后,立即予以口服葡萄糖10~20g,每15~30分钟测定血糖,反复予以葡萄糖口服,直至血糖升至正常,维持血糖在正常范围数小时。

2. 意识障碍的重症患者　立即静脉注射50%葡萄糖液20~40ml,症状不能改善者可重复注射直至清醒,清醒后以10%葡萄糖液静脉滴注,维持每小时供糖12g,将血糖浓度保持在较高水平,并密切观察数小时甚至48小时。

3. 胰高血糖素　输入葡萄糖后仍不见效者,可给胰高血糖素0.5~1mg,皮下、肌内或静脉注射。用药后患者多于5~20分钟内清醒,否则可重复给药。胰高血糖素起效迅速,维持时间较短,仅为1~1.5小时。清醒后嘱患者进食或继续静脉输入葡萄糖,避免血糖再次下降。目前国内无胰高血糖素。

4. 对垂体及肾上腺皮质功能减退所致的低血糖,经上述处理无效者　可给氢化可的松100~200mg静滴。

5. 经上述处理,维持血糖在正常范围30分钟以上,仍存在意识障碍,考虑存在脑水肿。可给予20%甘露醇250ml,快速静滴,20~30分钟滴完;并予以地塞米松10mg静脉注射,根据血糖及意识障碍恢复情况增减用量。

(二)病因治疗

1. 胰岛素瘤患者　确诊后应尽早手术切除。恶性胰岛素瘤尽量切除原发病灶、转移淋巴结及转移病灶。胰岛素瘤有可能为多发,所以强调术中血糖监测是判断有无肿瘤残存的简便有效方法。肿瘤切除1小时内,血糖升至术前基础值的1倍或5.6mmol/L,就认为切除完全。对高龄、体衰不能承受手术或转移性恶性胰岛素瘤可试用化疗药物如链脲霉素和氟尿嘧啶联合治疗,或普卡霉素等。

2. 肝源性低血糖患者　需进行保肝治疗,随着肝功能的好转低血糖可获改善。多进食高蛋白、高碳水化合物,必要时睡前加餐以免发生清晨低血糖。

3. 胰外肿瘤　治疗以手术切除为首选。但许多病例发现时已不能手术,可加强支持疗法,供给丰富的碳水化合物维持血糖。根据肿瘤的性质选择放疗或化疗。

4. 功能性低血糖患者　宜少食多餐,饮食中减少碳水化合物含量,适当增加吸收慢的蛋白质及脂肪,多数病例能防止低血糖的发作。精神紧张、易激动、多焦虑者可适当应用地西泮或镇静药物,苯妥英钠有轻度升高血糖作用亦可应用。也可应用阿托品或普鲁苯辛,以减轻迷走神经张力,部分患者用药后葡萄糖耐量曲线可获改善。对有糖尿病型葡萄糖耐量曲线的患者,应按葡萄糖耐量低减(IGT)处理。

5. 胰岛素自身免疫综合征　糖皮质激素治疗可减轻低血糖的发生。

(张坤　潘慧)

第八篇

结缔组织及神经系统

第一章

重症系统性红斑狼疮

系统性红斑狼疮（systemic lupus erythematosus，SLE）是一种累及多系统、多器官、血清中有多种自身抗体的自身免疫性疾病。临床表现复杂多样。男女之比约为1∶10，育龄女性高发。在某些诱因作用下，SLE可能暴发性起病或原有病情突然加重，出现某些组织器官，如心脏、肺、肾脏、消化系统、血液系统、神经系统等严重损伤，甚至功能衰竭称为重症系统性红斑狼疮（refractory SLE）。狼疮危象是指急性的危及生命的重症狼疮，包括急进性狼疮肾炎、严重中枢神经系统损伤、严重溶血性贫血、血小板减少性紫癜、粒细胞缺乏症、严重心脏损害、严重狼疮性肺炎、严重狼疮性肝炎等。部分患者可并发血栓性微血管病和巨噬细胞活化综合征。重症狼疮患者如不及时治疗，死亡风险极高。

【病因和发病机制】

（一）病因

目前尚不明确，可能与遗传因素、环境因素、免疫因素和内分泌因素有关。

1. 遗传因素　SLE不是遗传病，但有家族集聚倾向。5%的SLE患者有家族史。同卵双生子共患SLE的频率明显高于双卵双生子。HLA-DR2或DR3为SLE的遗传易感基因。

2. 环境因素　长时间日光照射和紫外线暴露可能是诱导皮肤型和系统性红斑狼疮患者发病和病情加重的重要因素。紫外线暴露时，上皮细胞中无抗原性的DNA转化为具有抗原性的胸腺嘧啶二聚体，刺激免疫系统，诱发全身性免疫反应。其次感染、药物、毒素、精神压力、饮食和物理化学因素等亦可能是其发病或复发因素。

3. 内分泌因素　育龄期女性高发、妊娠期发病或病情加重等现象说明SLE发病与性激素水平密切相关。

4. 免疫因素　为主要病因。在上述各种诱因的作用下，抑制性T细胞活性减低、B淋巴细胞高度活化而产生多种自身抗体，导致多种组织、脏器损伤。

（二）发病机制

现有研究表明，免疫复合物的形成及沉积是SLE主要发病机制。SLE患者免疫耐受被破坏，免疫功能异常，体内产生多种非特异性自身抗体，自身抗体与自身抗原相结合产生免疫复合物沉积于关节、浆膜、肾脏及小血管，引起小血管炎，导致多个组织和器官损伤。

【诊断要点】

重症红斑狼疮的诊断应按照以下步骤：首先要确定系统性红斑狼疮的诊断；然后评估有无重要脏器损伤；并应排除其他原因所致脏器损伤；最后确定重症狼疮诊断。

（一）确定系统性红斑狼疮的诊断

符合美国风湿病学会2009年SLE分类诊断标准（表8-1-1）。

表 8-1-1　美国风湿病学会 2009 年 SLE 分类诊断标准

临床标准	免疫学标准
1. 急性或亚急性皮肤狼疮表现 2. 慢性皮肤狼疮表现 3. 口腔或鼻咽部溃疡 4. 非瘢痕性脱发 5. 炎性滑膜炎，并可观察到 2 个或更多的外周关节有肿胀或压痛，伴晨僵 6. 浆膜炎 7. 肾脏病变　用尿蛋白/肌酐比值(或 24 小时尿蛋白)算，至少 500mg 蛋白/24h，或有红细胞管型 8. 神经病变　癫痫发作，精神病，多发性单神经炎，脊髓炎，外周或脑神经病变，脑炎(急性精神混乱状态) 9. 溶血性贫血 10. 白细胞减少(至少 1 次细胞计数<$4.0×10^9/L$)或淋巴细胞减少(至少 1 次细胞计数<$1.0×10^9/L$)；血小板减少症(至少 1 次细胞计数<$100×10^9/L$)	1. ANA 效价高于实验室参考标准 2. 抗 dsDNA 抗体效价高于实验室参考标准(ELISA 法测需 2 次高于实验室参考标准) 3. 抗 Sm 抗体阳性 4. 抗磷脂抗体　狼疮抗凝物阳性/梅毒血清学试验假阳性/抗心磷脂抗体是正常水平 2 倍以上或抗 $β_2$-GP1 中效价以上升高 5. 补体减低　C3、C4、CH50 6. 无溶血性贫血，但直接 Coombs 试验阳性

确诊条件(若满足下列两条之一则归类于系统性红斑狼疮)：

1. 肾脏病理证实为狼疮肾炎并伴 ANA 或抗 dsDNA 阳性。

2. 以上临床及免疫指标中有 4 条以上符合(至少包含 1 项临床指标和 1 项免疫学指标)。该标准敏感性 94%，特异性 92%。

(二) 重要脏器损伤表现

1. 严重肾脏损伤　肾脏是 SLE 最常受累器官。重症狼疮肾炎以严重肾病综合征多见，其次为慢性持续进展的肾小球肾炎或急进性肾小球肾炎。当肾病综合征伴有血尿、高血压和肾功能损害时，肾功能恶化风险较大，在感染、摄入不足等诱因作用下，慢性肾功能不全急性加重，2~3 年可进展为尿毒症，其肾脏病理常为弥漫增殖型狼疮性肾炎。另一类重症狼疮肾炎表现为急进性肾小球肾炎，起病急骤，发展迅速，出现少尿甚至无尿，肾功能在短期内迅速恶化，数周或数月则发展至尿毒症。其肾脏病理改变常为严重的弥漫增殖型、新月体肾炎或伴有严重的血管炎。

2. 血液系统损伤表现

(1) 重度血小板减少：血小板计数<$50×10^9/L$ 为重度血小板减少。血小板计数<$20×10^9/L$ 甚至数千临床亦不少见。当合并凝血功能异常时，除皮肤、黏膜出血外，呼吸道、消化道、泌尿道以及颅内等重要脏器出血风险显著增加，临床表现为咯血、呕血、黑便、血尿、偏瘫、失语、抽搐，甚至昏迷等。血小板减少与骨髓巨核细胞成熟障碍及血清中存在抗血小板抗体、抗磷脂抗体等因素有关。另外，由于狼疮患者血清中可能存在多种凝血因子的自身抗体，导致凝血功能异常，出血风险加大。

(2) 狼疮溶血危象：10%~40%的患者有慢性溶血性贫血。但在某些诱因作用下，少数患者呈现急性溶血性贫血。表现为重度贫血，可伴发热、腰痛、黄疸“三联征”，甚至出现溶血危象等。多数患者 Coombs 试验阳性，也可冷凝集素阳性。

(3) 粒细胞缺乏症：外周血中性粒细胞<$0.5×10^9/L$ 为粒细胞缺乏。粒细胞缺乏与免疫机制、药物和骨髓增生异常有关。多数免疫异常引起粒细胞缺乏经糖皮质激素治疗可迅速

恢复。

3. 重症狼疮肺损伤

（1）急性狼疮肺炎：见于1%~10%的SLE患者。临床症状多而肺部体征少：表现为起病急剧，发热、咳嗽、严重者可有进行性呼吸困难、发绀。50%患者合并胸腔积液。CT为大小不等、新旧交替的多形性、迁移性、弥漫性斑片状肺泡浸润影，以中下肺为多见。抗生素治疗无效，糖皮质激素和免疫抑制剂有效。该病进展较快，短期死亡率50%，主要死于呼吸衰竭、肺栓塞和肺出血。

（2）狼疮肺泡出血：发生率4%，死亡率极高（50%~90%）。起病急剧，咳嗽、咯血、气促、迅速出现低氧血症，伴有血红蛋白减低。胸部X线或CT提示双肺大片边界不清的肺泡渗出性病变。纤维支气管镜可见弥漫性肺泡出血表现。

（3）狼疮肺动脉高压：我国系统性红斑狼疮注册研究数据库资料显示，约3.8%的狼疮患者发生原发性肺动脉高压。与肺血管炎和肺血栓形成有关。最常见症状为活动后气短、呼吸困难。心包炎、胸膜炎和抗u_1RNP抗体阳性是SLE患者发生肺动脉高压的独立危险因素。重症患者猝死风险很高。早期糖皮质激素和免疫抑制剂有效，部分患者可恢复，晚期多死于右心衰竭。

4. 狼疮心脏损伤　50%~55%的系统性红斑狼疮患者有心脏受累，心包、心肌、心内膜和冠状血管均可有不同程度受累，少数患者可累及窦房结，引起病窦综合征。

（1）心包炎：心包积液最多见，多数患者有少量心包积液，少数呈中量或大量积液，心脏压塞罕见。可出现心悸、气短、呼吸困难、心界扩大、心音遥远。心脏超声和X线检查有助诊断。

（2）心肌炎：心悸、气短为主要症状。常见心动过速、心律失常（奔马律、房性或室性心律失常）、心脏扩大或心力衰竭，伴或不伴心肌酶升高，上述症状和体征不能以其他原因解释。心电图、心脏超声、心脏磁共振检查有助于诊断。

（3）心内膜炎：为非细菌性心内膜炎，临床少见。常无症状。心脏超声可见二尖瓣或三尖瓣疣状赘生物，1个或多个，可延伸至腱索，又称Libman-Sacks心内膜炎。2/3患者抗磷脂抗体阳性。

（4）冠状血管受累：表现反复心绞痛、心律失常甚至心肌梗死，为SLE主要死亡原因之一。冠状血管受累常见两种病因：一方面是免疫复合物和补体沉积于血管壁引起的冠状血管炎，见于活动期SLE患者；另一方面由于高血压、脂质代谢紊乱、糖尿病以及长期糖皮质激素治疗发生的早发冠状动脉粥样硬化，常见于长病程SLE患者。其临床表现及辅助检查与一般心肌梗死相似。

活动期SLE患者出现上述异常表现并排除其他原因引起的心脏损害，支持狼疮心脏损伤。

5. 重症狼疮消化系统损害　SLE消化系统受累包括胃食管溃疡、肠系膜血管炎、假性麻痹性肠梗阻、肠坏死、肠出血、重症肝炎和胰腺炎等。

（1）假性麻痹性肠梗阻：由于肠系膜血管炎导致肠道供血功能障碍，出现动力性肠梗阻，表现为腹痛腹胀、恶心呕吐、饭后加重。肠鸣音减弱或消失。CT可见肠壁水肿、浆膜面模糊、呈现“双轮征”，后期可有肠管扩张。如发生肠管缺血、坏死，可危及生命。

（2）重症狼疮性肝炎：非典型消化道症状，肝功能检查丙氨酸氨基转移酶、天冬氨酸氨基转移酶、碱性磷酸酶、谷氨酰转肽酶和胆红素均可不同程度升高；严重患者可有重度黄疸、肝硬化或肝坏死。肝脏病理活检缺乏特异性。

（3）急性胰腺炎或慢性胰腺炎急性加重：急性胰腺炎发病率约8%。出现持续性上腹部剧痛，向后背放射，恶心、呕吐、发热、血清淀粉酶升高，严重者可能发生出血坏死性胰腺炎，死亡风险极高。

（4）蛋白丢失性肠病：难以解释的坠积性水肿、腹水和低蛋白血症。辅助检查提示血清中白蛋白和球蛋白均显著下降。可能与肠壁内血管炎或微血栓形成有关。核素标记的血清白蛋白显像有助于临床诊断。

对于SLE肠道受累患者，无论初发或复发病例，均以糖皮质激素联合免疫抑制剂作为一线治疗。

6. 狼疮神经系统损伤　狼疮患者发生神经系统损伤提示病情严重。狼疮中枢神经系统损伤又称神经精神性狼疮，中枢神经系统损伤多于外周神经损伤。以癫痫发作多见，其次为狼疮性脑膜炎、颅高压、器质性脑病、脑神经炎、横贯性脊髓炎、周围神经脱髓鞘病变等。抗核糖体P蛋白抗体、抗双链DNA抗体、抗心磷脂抗体、抗神经元抗体与狼疮神经系统损伤密切相关。

（1）中枢神经系统损伤：急性或暴发性发病，临床表现复杂多样，脑膜、脑实质、颅内小血管、静脉窦等均可受累，表现为间断或持续性癫痫发作、狼疮性头痛、偏瘫、意识障碍、定向、识别、计算能力障碍及记忆力下降或丧失、性格或行为异常、抑郁或躁狂等。横贯性脊髓炎时，出现不同程度偏瘫、截瘫、脊髓出血。由于狼疮中枢神经系统损伤以小血管受累为主，因此头颅磁共振（MRI）检查优于CT平扫。MRI可见皮质下白质局灶性损害、脑白质脱髓鞘改变、皮质萎缩、脑梗死、脑出血、后循环脑病综合征等，年轻患者早发狼疮性脑萎缩值得临床关注。脑电图呈局灶性棘波、尖波或弥漫性慢波。脑脊液压力增高、蛋白升高和白细胞数、糖和氯化物多正常。

（2）周围神经损伤：周围神经脱髓鞘病变为主，表现单神经炎或多发性单神经炎；当脱髓鞘病变广泛时，患者出现四肢对称性弛缓性瘫痪，呈继发性吉兰-巴雷综合征（Guillain-Barrés syndrome，GBS）。脑神经受累时，表现复视、味觉减退、眼球运动异常等相应脑神经受累体征；视神经炎最常见，在成人系统性红斑狼疮患者约3.6%、儿童约1.6%，表现为视物模糊、视力下降、眼睑下垂、复视、视野缩窄、头痛等不典型临床症状。

7. 继发巨噬细胞活化综合征（macrophage activation syndrome，MAS）　临床少见，但预后差。临床表现发热、肝脾肿大、淋巴结增大、血细胞减少、肝功能异常、凝血功能异常，重症患者可能发生多脏器功能衰竭。实验室检查血常规有两系或三系减少、转氨酶升高、血沉降低以及“三高一低”现象（乳酸脱氢酶增高、甘油三酯增高、血清铁蛋白升高、纤维蛋白原降低）。部分患者骨髓穿刺可见嗜血细胞。主要机制为疾病活动或病毒感染，特别是EB病毒感染，导致NK细胞活性减低，$CD8^{+}$T细胞过度增生，巨噬细胞持续活化造成细胞因子（如TNF-α、IL-1、IL-6）在短期内的瀑布样释放。本病由于没有特异性临床症状及实验室指标，对于持续发热伴血细胞减少，激素疗效不佳患者应高度警惕。去除感染因素后，可应用地塞米松和钙调磷脂酶抑制剂等治疗。静脉输注免疫球蛋白（intravenous infusion of immunoglobulin，IVIG），VP16及血浆置换部分患者有效。

8. 继发血栓性血小板减少性紫癜（thrombotic thrombocytopenic purpura，TTP）　90%以上TTP患者有发热，伴有皮肤黏膜或脏器出血，血栓性微血管病性溶血性贫血，不同程度肾功能异常，以及突发的神经精神症状（意识紊乱多见）。当SLE患者有血栓性微血管病性溶血性贫血、血小板减少和中枢神经系统病变“三联征”时，即可诊断为继发性 TTP。实验室检查可见贫血、血小板减少、外周血涂片可见破碎红细胞；镜下血尿、血肌酐、尿素氮升高；直接 Coombs 试验阴性。骨髓象可见红系显著增生，巨核细胞数正常或增多，颗粒性巨核细胞多见，显示成熟障碍。头颅 MRI 有梗死或出血等非特异性表现。TTP 病死率极高，未经治疗者病死率可高达 90%。血浆置换为首选治疗措施，可快速清除体内促血小板聚集物，应及早进行。糖皮质激素单独使用治疗效果不佳，需联合环磷酰胺、环孢素 A、长春新碱或硫唑嘌呤等免疫抑制剂。

（三）排除其他原因所致脏器损伤

具有典型临床症状和实验室检查的患者诊断多无困难。任何系统或脏器损伤均可为 SLE 的首发症状，这些症状往往又缺乏特异性，极易导致误诊和漏诊。这就需要详细询问病史、仔细体格检查，并辅以相应的实验室和影像学检查，排除其他基础疾病、各种感染、药物、变态反应等病因引起的肾脏、肺脏、心脏、消化系统、血液系统、神经系统等损伤后，可确定狼疮所致重要脏器损害。

【病情判断】

诊断明确后则要判断患者的病情以便采取个体化的治疗措施。可以根据以下三方面来判定。

（一）疾病的活动性或急性发作

有多种标准做这方面的评估。现用的标准有 SLEDAI、SLAM、SIS、BILAG 等，较为简明实用的为 SLEDAI 评分（表 8-1-2）。

表 8-1-2　系统性红斑狼疮病情活动度积分表（SLEDAI 积分表）

计分	临床表现	定　义
8	癫痫样发作	近期发作，除外代谢、感染、药物因素
8	精神症状	严重的认知障碍、活动能力改变，包括幻觉，思维无连贯性、不合理，思维内容缺乏、无衔接，行为紧张、怪异、缺乏条理。除外尿毒症、药物影响
8	器质性脑病综合征	大脑功能异常，定向力、记忆力或其他智能障碍，临床表现突出并有波动性，包括意识模糊、对周围环境注意力不集中，至少同时有以下两项：认知障碍、语言不连贯、嗜睡或睡眠倒错、精神运动增加或减少。除外代谢、感染、药物所致
8	视觉障碍	SLE 视网膜病变，包括絮状渗出，视网膜出血、严重脉络膜渗出或出血及视神经炎。除外高血压、感染、药物所致
8	脑神经病变	累及脑神经的新出现的感觉、运动神经病变
8	狼疮性头痛	严重持续性头痛，可以是偏头痛，但对镇痛药无效
8	脑血管意外	新发的脑血管意外，除外动脉硬化
8	血管炎	溃疡、坏疽、痛性指端结节、甲周梗死、片状出血或经活检、血管造影证实
4	关节炎	2 个以上关节痛和炎性体征（压痛、肿胀、积液）
4	肌炎	近端肌痛或无力，伴肌酸磷酸激酶升高，或肌电图改变或活检证实
4	管型尿	颗粒管型或 RBC 管型
4	血尿	RBC>5/HP，除外结石、感染和其他原因

续表

计分	临床表现	定义
4	蛋白尿	>0.5g/24h
4	脓尿	WBC>5/HP,除外感染
2	脱发	新出现或复发的异常斑片状或弥散性脱发
2	皮疹	炎性皮疹
2	黏膜溃疡	新出现或复发的口腔或鼻黏膜溃疡
2	胸膜炎	胸膜炎性胸痛伴胸膜摩擦音、渗出或胸膜肥厚
2	心包炎	心包疼痛,加上以下至少一项:心包摩擦音、心包积液或心电图、超声心动证实
2	低补体	CH50、C3、C4 低于正常低限
2	抗 ds-DNA 增加	>25%或高于检测范围
1	发热	>38℃,排除感染原因
1	血小板减少	$<100\times10^9/L$
1	白细胞减少	$<3.0\times10^9/L$,排除药物原因

注:上述计分为前 10 天之内的症状和检查:0~4 分,基本无活动;5~9 分,轻度活动;10~14 分,中度活动;≥15 分重度活动

(二) 病情的严重性

依据于受累器官的部位和程度。例如出现脑受累表明病情严重;出现肾病变者,其严重性又高于仅有发热、皮疹者,有肾功能不全者较仅有蛋白尿的狼疮肾炎为严重。

SLE 患者发生狼疮危象、巨噬细胞活化综合征、血栓性微血管病等往往出现一个或多个脏器严重损害而危及患者生命,则属于危重症 SLE,需采取强有力的治疗措施。

(三) 并发症

有动脉粥样硬化、感染、高血压、糖尿病等则往往使病情加重。

【治疗】

(一) 一般治疗

卧床休息,避免日光暴晒,积极防治感染及各种并发症。非药物性治疗尤为重要:①进行心理治疗使患者对疾病树立乐观情绪;②急性活动期要卧床休息,病情稳定的慢性患者可适当工作,但注意勿过劳;③及早发现和治疗感染;④避免使用可能诱发狼疮的药物,如避孕药等;⑤避免强阳光暴晒和紫外线照射;⑥缓解期才可作防疫注射,但尽可能不用活疫苗。

(二) 药物治疗

1. 糖皮质激素　糖皮质激素(以下简称"激素")具有强有力的抗炎、抗增殖、免疫抑制作用,是目前治疗各种重症 SLE 的主要药物之一。重症 SLE 患者初始均需要大剂量或冲击剂量的激素治疗,而不选择小或中等剂量。

(1) 大剂量激素治疗:口服醋酸泼尼松 1~2mg/(kg·d),或相当剂量的甲泼尼龙口服或静滴,疗程 4~6 周,病情稳定 2 周以上再缓慢减量。适用于本病所致持续发热、或有 1 个以上的尚未危及生命的重要脏器损伤患者。

(2) 大剂量"冲击"疗法:甲泼尼龙琥珀酸钠 500~1000mg,加入 5%葡萄糖 250~500ml 静脉滴注每天 1 次,连续 3~5 天;之后改为口服醋酸泼尼松 1~2mg/(kg·d),或相当剂量的

甲泼尼龙口服或静滴。如病情控制不佳,1~2 周后可重复冲击治疗,以期快速控制病情活动,获得诱导缓解。适用于狼疮性肾炎近期肾功能进行性恶化、重症神经精神性狼疮、重度血小板减少性紫癜或溶血危象、狼疮肺泡出血、狼疮性心脏病:包括冠状血管炎、大量心包积液伴心脏压塞以及肠出血、肠坏死、狼疮危象、巨噬细胞活化综合征等。

(3) 注意事项:①大剂量或"冲击"剂量激素治疗前后,均应注意有无感染、电解质紊乱、糖尿病、消化性溃疡、其他原因所致心肾功能不全等相对禁忌证;②大剂量"冲击"治疗时,静脉滴注不宜过快,低钾血症时有致心搏骤停风险,应注意心功能监护;③用药期间,应注意防治其不良反应,如继发感染、上消化道出血、高血压、无菌性骨坏死、骨质疏松、糖尿病和精神症状等。

2. 免疫抑制剂　所有重症 SLE 患者均应在激素治疗基础上加用免疫抑制剂治疗,协同控制疾病活动、减少激素用量。

(1) 环磷酰胺(CTX):非选择性细胞毒性药物,作用于细胞周期 S 期,快速抑制细胞增殖、抑制细胞免疫和体液免疫。目前多借鉴欧洲抗风湿病联盟(EULAR)狼疮肾炎的"脉冲式"治疗方案:每次 500mg 加入 100ml 生理盐水,静滴 15~30 分钟,每两周 1 次。适用于重症狼疮肾炎、重症狼疮肺炎、肺泡出血和肺动脉高压、狼疮性神经系统损伤、心脏性损伤、自身免疫性溶血性贫血等等。环磷酰胺治疗的副作用包括:白细胞减少和感染风险增加、性腺抑制(尤其是女性的卵巢功能衰竭)、胃肠道反应、脱发、肝功能损害、出血性膀胱炎、膀胱纤维化等等。

(2) 吗替麦考酚酯(MMF):可逆性抑制次黄嘌呤核苷酸脱氢酶,抑制嘌呤从头合成,抑制淋巴细胞的合成和增殖。剂量 2~3g/d,分 2 次口服,我国大多数患者 MMF 的耐受剂量低于 2g/d。适用于弥漫增殖性狼疮肾炎、特别是单纯 V 型肾病综合征、重症狼疮肺损伤、神经精神性狼疮、骨髓增生不良性贫血、自身免疫性溶血性贫血等多种重症 SLE 治疗;尤其是环磷酰胺不耐受或有禁忌患者和育龄期女性。也用于 SLE 缓解期的维持治疗。临床起效较快,6~8 周。不良反应相对较少,主要是白细胞减少、恶心、腹泻和继发感染,性腺抑制作用低于环磷酰胺。针对狼疮肾炎患者,接受 6 个月的 MMF 或静脉环磷酰胺治疗失败者,美国风湿病学会指南建议转换治疗药物,从静脉环磷酰胺转到 MMF,或从 MMF 转到静脉环磷酰胺,同时联合 3 天甲泼尼龙冲击治疗。

(3) 钙调磷脂酶抑制剂:是一种非细胞毒免疫抑制剂,特异性抑制 T 淋巴细胞产生 IL-2,发挥选择性的细胞免疫抑制作用。目前主要有两种:环孢素 A(CsA)和他克莫司(TAC)。环孢素 A 口服 3~5mg/(kg·d)分 2 次口服;他克莫司 2~3mg/d,顿服或分次口服。主要用于白细胞减少、血小板减少等血液系统受累患者;以及激素和其他药物治疗无效者;特别是对部分 V 型狼疮性肾炎有效。主要副作用为多毛、牙龈增生、高血压和肾毒性。用药期间注意监测肾功能及高血压、高尿酸血症、高血钾等,有条件者应测血药浓度,调整剂量,血肌酐较用药前升高 30%,需要减药或停药。

3. 免疫球蛋白　大剂量免疫球蛋白(IVIG)"冲击"治疗已经广泛用于重症 SLE 的治疗,且多数患者疗效肯定。200~400mg/(kg·d)静脉滴注,连用 3~5 天为 1 疗程。适用于重症 SLE 合并严重感染、重症血小板减少性紫癜、全血细胞减少、肝肾功能损害等。禁忌证:禁用于免疫球蛋白缺陷者。

作用机制:①IVIG 与患者体内单核-巨噬细胞上的 Fc 受体结合,使其丧失抗原递呈功能,中断免疫反应;②IVIG 可中和患者的致病性自身抗体;③IVIG 与患者自身抗体竞争性结合于靶组织部位,从而起到保护作用;④通过负反馈机制抑制浆细胞产生自身抗体;⑤抑制NK细胞的功能;⑥充当活化补体成分的受体,防止补体介导性免疫损害;⑦IVIG有直接修复髓鞘的功能。

4. 生物制剂 近年来生物制剂也逐渐用于重症或难治性SLE的治疗。目前主要是针对B淋巴细胞的生物制剂。利妥昔单抗(Rituximab,CD20单抗)是生物制剂的代表药物,除此之外,还包括阿巴昔普(abatancept)、贝利木单抗(belimumab,BAFF)等。其中,阿巴昔普已被美国FDA批准用于重症SLE的治疗。

(三) 血液净化治疗

对于危重症SLE患者,在大剂量激素和免疫抑制剂治疗基础上,可以采用血液净化治疗,如血浆置换、免疫吸附法等。其目的是通过体外循环,选择性或非选择性地清除血液中自身抗体、免疫复合物等致病物质,从而达到净化血液,缓解病情的目的。一般每周2~3次,持续1~3周。适用于重症SLE伴有高水平循环免疫复合物、或传统治疗难以控制的重症狼疮。应与泼尼松及环磷酰胺配合使用。不良反应少见:主要有发热、血清变态反应、感染、凝血功能障碍等。

【严重并发症治疗】

(一) 急进性狼疮肾炎

积极纠正水、电解质、酸碱平衡紊乱、低蛋白血症,防治感染,纠正高血压,心力衰竭等合并症,必要时可进行血液透析、免疫吸附、血浆置换等支持治疗。肾脏穿刺有助于判断急慢性损伤程度,指导治疗方案和判断预后。对明显活动、非纤维化/硬化等表现的患者,应积极使用激素[泼尼松2mg/(kg·d)],或使用大剂量甲泼尼龙冲击疗法,同时用环磷酰胺0.4~0.6g,静脉冲击治疗,每2周1次。疗效不佳患者,可转换为MMF治疗。

(二) 神经精神性狼疮

弥漫性神经精神狼疮在控制SLE的基础药物上强调对症治疗,癫痫大发作或癫痫持续状态时需积极抗癫痫治疗,注意加强护理。抗磷脂抗体相关神经精神狼疮,应加用抗凝或抗血小板聚集药物,继发灾难性抗磷脂综合征患者可选择血浆置换治疗。重症患者应采用大剂量甲泼尼龙和IVIG冲击治疗。在除外中枢神经系统感染的情况下,神经精神性狼疮包括横贯性脊髓炎在内,可试用地塞米松10mg,鞘内注射,每周1次,共2~4次。生物制剂对部分难治性神经精神性狼疮有效。

(三) 重度狼疮性血小板减少性紫癜

常规激素治疗无效[1mg/(kg·d)]时,应加大激素用量至2mg/(kg·d)以上。还可静脉滴注长春新碱(VCR)1~2mg/每周×(3~6)次。静脉滴注大剂量IVIG对重症血小板减少性紫癜有效,可按400mg/(kg·d),静脉滴注,连续3~5天为1个疗程。文献显示,针对B淋巴细胞的利妥昔单抗可用于难治性血小板减少症的治疗。

(四) 急性狼疮肺炎

SLE肺脏损害极易和重症肺部感染混淆,应结合SLE病情全面评估,参考影像学、血气分析和纤维支气管镜等检查协助诊断,以求早期发现、及时诊断。一般治疗策略包括氧疗、必要时机械通气,控制感染和支持治疗。大剂量甲泼尼龙和IVIG冲击治疗、血浆置换有助于控制病情进展。

(雷玲彦 郭惠芳)

第二章

重症多发性肌炎和皮肌炎

特发性炎症性肌病包括多发性肌炎(polymyositis,PM)、皮肌炎(dermatomyositis,DM)、包涵体肌炎、肿瘤相关性肌炎和皮肌炎、免疫介导的坏死性肌炎等多种临床类型,其中多发性肌炎和皮肌炎最为常见。男女发病率之比为1∶3,PM发病率是DM的2倍。PM/DM的典型临床表现是对称性近端肌无力,DM患者皮肤损害呈多样性,典型皮损为向阳性皮疹、Gottron征、“技工手”、甲周红斑;重症PM/DM均可累及内脏(以肺、心脏、胃肠道受累多见),可伴发肿瘤和其他结缔组织病。特别是部分少/无肌病皮肌炎常常发生急进性间质性肺炎,预后极差。

【病因和发病机制】

PM/DM病因和发病机制尚不清楚。目前主要认为是由感染因素和遗传因素相互作用、细胞免疫和体液免疫反应共同参与的结果。

(一) 感染因素

目前研究发现,细菌、病毒、真菌、寄生虫感染均可能诱发PM/DM,其中病毒感染关系最密切,如柯萨奇病毒、腺病毒、微小RNA病毒、黏病毒等。电镜下,患者肌纤维中可观察到病毒颗粒样物质,但无病毒感染的直接证据。

(二) 遗传因素

部分PM/DM患者有家族集聚倾向。不同种族间的遗传基因易感性也各不相同,欧美白种人患者携带HLA-DRB1*0301、DQA1*0501遗传风险因子较多;HLA-DRB1*04.07.12是我国北方汉族PM/DM的高危遗传风险因子。

(三) 免疫因素

1. 细胞免疫异常　细胞介导免疫反应参与了PM/DM的发病过程,特别是在PM的免疫病理损伤过程中表现尤为明显,在PM受累的肌纤维中可见大量肌炎特异性$CD8^+$T细胞浸润。

2. 体液免疫异常　PM/DM患者血清中可检测到一种或多种肌炎特异性自身抗体和肌炎相关性自身抗体。提示体液免疫反应参与了PM/DM的病理损伤。DM是体液免疫介导为主的自身免疫反应,微血管炎表现更为突出。

【诊断要点】

患者表现:①对称性四肢近端肌痛肌无力;②肌酶谱异常升高;③肌电图提示肌源性损害;④肌肉病理学检查排除免疫介导的坏死性肌炎、包涵体肌炎、各种代谢性肌病、肌营养不良症等,符合上述4点可诊PM。典型特征性皮疹伴有①~④项中任何3点,可诊断DM。当患者出现严重骨骼肌损伤,或者严重呼吸系统、胃肠道、心肌受累时,称为重症PM/DM。

（一）临床表现

多数 PM/DM 亚急性起病，缓慢进展，少数患者急剧起病，快速进展。可伴不规则发热、关节痛。

1. 特征性皮肤病变

（1）向阳性皮疹：发生率 60%～80%。上下眼睑、内眦或眶周水肿性紫红色皮疹，一侧或双侧，日晒后可加重；也可见于前额、发迹、颊部、耳前、颈胸部 V 区，可波及双肩、双上肢以及背部呈披肩样改变（亦称“披肩征”）。闭眼近睑缘处可见明显扩张的树枝状毛细血管，与疾病活动相关，部分有破溃。

（2）Gottron 征（戈谢征）：发生率约 80%。关节伸面红色或紫红色斑丘疹，大小不一，边缘不规整，可融合成片，多见于掌指关节、指间关节、趾关节、肘关节、膝关节等部位，可伴有毛细血管扩张、坏死、色素减退或沉着。

（3）“技工手”：手指的掌面和示指的桡侧皮肤呈过度角化、皲裂、粗糙，酷似技术工人的手，故名“技工手”，部分患者足底亦可呈上述类似改变。

（4）甲周红斑：指甲根部皱襞处毛细血管扩张性红斑或瘀点，甲襞及甲床有不规则增厚，局部色素沉着或色素脱失。

（5）Holster 征：一个特异性高但常被忽略的 DM 特征，臀部侧面的红色或紫红色皮疹亦称“手枪套征”。

（6）恶性红斑：皮疹呈现淡红色甚至棕红色，损害广泛，尤以头面部为著，像酒醉样外观，伴较多深褐色、灰褐针头大小色素斑，并可见成团扩张的毛细血管，常提示伴发恶性肿瘤之可能。

2. 横纹肌受累　横纹肌是 PM/DM 侵犯的主要靶器官，表现对称性四肢近端肌无力，上台阶、下蹲起立、举臂、翻身困难。颈前屈肌、咽部肌群受累导致平卧位抬头、发声、吞咽困难及呛咳。50%伴有肌痛和肌肉压痛。部分病情危重患者四肢远端肌肉也受累，晚期出现肌萎缩。肌无力症状轻重不一，与病情严重程度不平行；疾病早期肌酶显著升高，但肌无力可不明显；疾病晚期肌酶不高，但肌萎缩明显，肌力可很差。

3. 呼吸系统受累　PM/DM 均常累及呼吸系统，以间质性肺炎和胸膜炎多见，重症患者亦可波及呼吸肌，引起呼吸肌麻痹。间质性肺炎和呼吸肌受累往往提示预后不佳。少数 DM 患者只有典型皮肤表现，无明显肌无力、肌酶谱、肌电图以及肌活检异常，称为无/少肌病皮肌炎（amyophathic dermatomyositis，ADM），部分 ADM 患者的间质性肺炎快速进展，特别是抗 MDA5 抗体阳性患者，短期容易发生呼吸衰竭，预后极差。重症或难治性 PM/DM 恶性肿瘤风险增加。间质性肺损伤伴有发热、多关节炎、雷诺现象及抗合成酶抗体阳性时称为抗合成酶综合征。

4. 消化道受累　重症患者病变波及食管上 1/3 骨骼肌和咽部肌群时，发生吞咽困难、饮水呛咳、液体从鼻腔反流。波及食管下 2/3 和肠道时，出现食管反流、胃灼热、腹胀、吸收障碍、重度消瘦、营养不良等非特异性表现，甚至非机械性肠梗阻。

5. 心肌受累　临床较少见。若侵犯心肌，则出现心肌炎表现，提示病情危重，尤以合并肿瘤者多见。抗信号识别颗粒（SRP）抗体阳性者，病情重，常有心脏受累，对激素反应差，预后不佳。

（二）实验室及其他检查

1. 一般检查　白细胞计数正常或升高，部分患者可有不同程度贫血。20%～50%患者血沉增快，CRP 增高，与疾病严重程度不平行。

2. 肌酶谱　血肌酸磷酸激酶（CK）、乳酸脱氢酶、丙氨酸氨基转移酶、天冬氨酸氨基转移酶、醛缩酶均可升高，CK 敏感性最高，CK 水平越高肌肉损伤程度越重，但血清 CK 增高常早于肌无力。

3. 免疫学检查　包括肌炎相关自身抗体和肌炎特异性自身抗体，前者包括抗核抗体（60%~80%阳性）、类风湿因子（20%阳性）等；后者包括抗氨基酰 tRNA 合成酶抗体（抗 ARS 抗体），抗信号识别颗粒抗体（抗 SRP 抗体）、抗 Mi-2 抗体三大类。目前已知抗合成酶抗体有抗 Jo-1 抗体、抗 PL-7 抗体、抗 PL-12 抗体、抗 EJ 抗体、抗 KS 抗体、抗 OJ 抗体、抗 Ha 抗体、抗 Zo 抗体等等。肌炎抗体的检测对病情评估和预后判断有一定价值。

（1）抗 MDA-5（抗 CADM-140）抗体：为 DM 特异性自身抗体，与无肌病性皮肌炎和急性/亚急性间质性肺炎相关，提示预后不良，常合并铁蛋白升高，肝功能异常。抗 MDA-5 抗体阳性患者需尽早治疗，联合免疫抑制治疗（高剂量糖皮质激素，口服钙调磷脂酶抑制剂，静脉用 CTX）有可能改善抗 MDA-5 抗体阳性患者预后。

（2）抗信号识别颗粒（SRP）抗体：阳性率<5%，见于重症 PM，尤以合并肿瘤者多见，多在秋季以急性重型肌炎发病，黑人妇女多见，常有肌痛，活检有肌坏死，常有心脏受累，对激素反应差，常需多种免疫抑制剂，5 年存活率仅 30%。

（3）抗 Jo-1 抗体：抗原是 50kDa 的组氨酰 tRNA 合成酶。对 PM 有高度特异性，阳性率 18%~45%，多在春季发病，40%~60%出现间质性肺炎，多有非畸形性、非糜烂性关节炎，发热和雷诺现象，对激素反应较好，但病情持续，常需免疫抑制剂，5 年存活率 60%。

（4）抗 HMG-CoA 还原酶抗体：尽管该抗体独立于肌炎相关抗体，但因其与他汀类肌病或免疫介导坏死性肌病密切相关，且与恶性肿瘤可能存在一定关联，因此也被临床重视。抗 HMG-CoA 还原酶抗体检测，可用于对即将使用、尤其是需要长期使用他汀类患者的肌肉损害风险进行评估。

4. 肌电图　90%异常，多数呈肌源性损害，缺乏特异性；晚期呈神经源性和肌源性混合性损害。

5. 肌肉病理活检　是肌源性损害性疾病诊断鉴别的重要依据。PM 肌肉病理：肌纤维大小不一、变性、坏死和再生；免疫组化肌细胞表达 MHC-Ⅰ类分子、以 $CD8^+T$ 细胞浸润为主。DM 肌肉病理：束周萎缩是 DM 特征性病理改变，其次是毛细血管床减少和血管周围炎明显，浸润的炎细胞以 B 细胞和 $CD4^+T$ 细胞以及 MHC-Ⅱ类分子为主。

6. 磁共振成像（MRI）　急性期受累肌肉 MRI 的 STIR 显像呈现：肌组织内弥漫或片状增强信号（水肿改变），多为对称性病变，T1 等信号，T2 高信号，但非特异性。肌肉 MRI 可以协助诊断、选择肌活检部位、评估病情严重程度及预后、评估治疗效果。

【病情判断】

（一）依据肌肉受累程度评估病情

根据肌无力程度和受累范围评估肌肉受累严重性，特别注意有无咽喉部肌群、呼吸肌、心肌和胃肠道平滑肌受累。起病急骤、肌肉受累广泛、显著乏力的患者预后不良。

（二）依据肺间质病变严重性评估病情

肺脏病变广泛、进展迅速者，特别是抗 MDA5 阳性的 ADM 患者需高度警惕疾病快速进展。

（三）所有 PM/DM 均应排查恶性肿瘤

尤其男性、年龄>50 岁、恶性红斑、激素治疗效果不佳者，伴发肿瘤的机会增多。

（四）影响预后的因素

如高龄、继发间质肺炎或胃肠道受累、合并恶性肿瘤、延误激素治疗、抗 MDA5 抗体阳性、抗 SRP 抗体阳性等。

【治疗】

重症患者应卧床休息、可适当被动运动，防止肌肉萎缩。由于 PM/DM 的高度异质性，临床表现和预后不一，使得治疗方案亦因人而异。

（一）糖皮质激素

PM/DM 治疗的一线药物。开始予大剂量应用：醋酸泼尼松 1~2mg/(kg・d)，肌酶恢复正常或稳定后可开始减量，通常需要 4~8 周。病情快速进展或有呼吸肌无力、急进性间质性肺炎、呼吸困难、吞咽困难的重症患者需用甲泼尼龙 500~1000mg/d 冲击治疗，静脉滴注，连用 3~5d，冲击治疗后改用口服泼尼松 1mg/(kg・d)，待病情稳定逐渐减量。

（二）免疫抑制剂

PM/DM 治疗的二线药物，与激素联用用于重症炎性肌病者。

1. 甲氨蝶呤(MTX)　最常用的二线药物。每次 7.5~15mg，静脉滴注或口服，每周 1 次，可逐周加量至 30mg/W，我国患者耐受剂量一般<20mg/W。待病情稳定后逐渐减量，维持治疗数月或数年。不良反应：胃肠道反应、口腔黏膜糜烂、肝功能损害、骨髓抑制，偶见 MTX 导致的肺炎和肺纤维化。

2. 硫唑嘌呤(AZA)　常用剂量 1~3mg/(kg・d)，口服，成人用量 100~200mg/d。不良反应：骨髓抑制、胃肠道反应、肝功能损害等。我国少数患者对 AZA 耐受性很差，短期用药即可引起严重粒细胞缺乏、甚至急性造血功能停滞。

3. 环孢素(CsA)和他克莫司(TAC)　属于钙调磷脂酶抑制剂。近年来逐渐用于 PM/DM 治疗；CsA 常用剂量 3~5mg/(kg・d)；TAC 常用剂量 1~2mg/d；主要用于 MTX 或 AZA 不耐受或难治性 PM/DM，特别是继发间质性肺炎患者。不良反应：多毛、牙龈增生、肝肾脏损伤。

4. 环磷酰胺(CTX)　主要用于 PM/DM 继发性间质性肺炎，对肌病无效。尚无统一的应用标准，口服 2~2.5mg/(kg・d)/或 0.5~1.0g/平方米体表面积/月。不良反应主要有骨髓抑制、血细胞减少、出血性膀胱炎、卵巢毒性等。

（三）静注人免疫球蛋白(IVIG)

PM/DM 治疗的二线联合药物，已广泛用于临床。最适用于重症 PM/DM 和对激素、免疫抑制剂效果不佳的 PM/DM。用法：一次 IVIG 400mg/(kg・d)，连用 5 天；或 1g/kg，共 2 天。不良反应：较少见，偶有头痛寒战，胸闷不适等；禁用于免疫球蛋白缺陷者。

治疗机制：①IVIG 能干扰协同共刺激分子的表达，影响抗原呈递和识别；②减少自身抗体的产生和加速自身抗体的清除；③抑制补体结合及补体膜攻击复合物的形成；④调节吞噬细胞表面 Fc 受体表达；⑤抑制致病性细胞因子和黏附分子的表达；⑥调节 T 细胞活化及分化功能。

（四）二线药物联合疗法

部分重症、复发性或难治性 PM/DM 可应用二线药物联合治疗，如 MTX+CsA 用于激素抵抗患者；CTX+CsA 用于 DM 继发间质性肺炎；IVIG 与各种免疫抑制剂联合应用，具有协同效应。但上述联合治疗方法均缺乏大量随机对照研究。

（雷玲彦　郭惠芳）

第三章

晕　厥

晕厥(syncope)是指突然发作的自限性的短暂意识丧失,同时伴有肌张力丧失而不能维持自主体位,特点为发生迅速、一过性、自限性并能够完全恢复。近似晕厥(near syncope)或先兆晕厥(pre-syncope)是指一过性黑矇、头晕、肌张力丧失或减低,但不伴意识丧失。晕厥常持续几秒钟至几分钟自行恢复,其实质是脑血流量暂时减少。晕厥首次发作年龄呈双峰分布,分别在 10~30 岁和 65 岁之上发作人数较多。导致晕厥的病因很多,机制复杂,涉及多个学科。因此,规范晕厥的诊断与治疗十分重要。

【病因和发病机制】

晕厥的病因主要分四类(表 8-3-1)。

表 8-3-1　晕厥分类

晕厥诊断与治疗中国专家共识(2014 年更新版)
晕厥分类
1. 神经介导的反射性晕厥
(1) 血管迷走性晕厥(情绪变化如紧张、疼痛、恐惧、激动,直立体位等)
(2) 情境性晕厥(咳嗽、打喷嚏,胃肠道刺激,排尿,运动后、Valsalva 动作等)
(3) 颈动脉窦性晕厥(穿紧领衣服,突然转头)
2. 直立性低血压性晕厥
(1) 自主神经功能衰竭(单纯自主神经功能衰竭、多系统萎缩、糖尿病、尿毒症、脊髓损伤)
(2) 药物引起(酒精、血管扩张剂、利尿剂、抗抑郁药)
(3) 血容量不足(出血、腹泻、呕吐等)
3. 心源性晕厥
(1) 心律失常性晕厥(心动过缓、心动过速、遗传性心律失常等)
(2) 器质性心血管疾病性晕厥(心脏瓣膜病、急性心肌梗死、心脏肿物等)
4. 其他方面:肺栓塞、急性主动脉夹层、肺动脉高压、发绀性先心病

(一) 神经介导的反射性晕厥

血管迷走神经性晕厥(VVS)是最常见原因。其发病机制为交感神经异常激动导致的迷走神经过度反应,最终心率减慢(心脏抑制型)、血压下降(血管抑制型)或者两者皆有(混合型)导致晕厥。

(二) 直立性低血压及直立不耐受综合征

主要机制为自主神经功能减退(ANF),ANF 时交感神经反射通路传出活性慢性受损,因此血管收缩减弱。起立时,血压下降,出现晕厥或近似晕厥。

（三）心源性晕厥

心源性晕厥包括心律失常性晕厥和器质性心血管疾病性晕厥，是危险性最高、预后较差的一类晕厥。心律失常是心源性晕厥最常见原因。心律失常引起血流动力学障碍，导致心排血量和脑血流明显下降。而对于器质性心血管疾病患者来说，当血液循环的需求超过心脏代偿能力，心排血量不能相应增加时，脑灌注不足就会出现晕厥。

（四）其他原因

肺栓塞等疾病导致的脑灌注不足。

【临床表现】

（一）晕厥前期

晕厥发生前数分钟通常会有一些先兆症状，如乏力、头晕、恶心、面色苍白、大汗、视物不清、恍惚、心动过速等。

（二）晕厥期

此期患者意识丧失，并伴有血压下降、脉弱、瞳孔散大、心动过速转为心动过缓，有时可伴尿失禁。

（三）恢复期

晕厥患者得到及时处理很快恢复后，可留有头痛、头晕、恶心、面色苍白、乏力等症状，经休息后症状可完全消失。

【辅助检查】

（一）颈动脉窦按摩（CSM）

对年龄>40 岁，不明原因的晕厥患者建议进行 CSM 检查。单侧按压 5～10 秒，阳性标准为血压下降>50mmHg，或 RR 间期>3 秒。颈动脉杂音、颈动脉狭窄>50%、心肌梗死和脑卒中患者禁用。

（二）直立位评价

1. 卧立位试验　用于诊断不同类型的直立不耐受综合征。出现症状性血压下降，与基线值相比收缩压下降≥20mmHg，或舒张压下降≥10mmHg，即为阳性。

2. 直立倾斜试验　是目前诊断血管迷走神经晕厥最有效的方法。若置有静脉通道，建议在倾斜开始前平卧 20 分钟，若无静脉通道，则至少平卧 5 分钟。倾斜角度应在 60°～70°。直立倾斜试验的终点是出现低血压/心动过缓或迟发型直立性低血压，伴有晕厥或先兆晕厥。

3. 心电监测　包括 12 导联心电图、Holter、事件记录器。

4. 超声心动图　是诊断结构性心脏病非常重要的技术，在以左心室射血分数（LVEF）为基础的危险分层中具有重要作用。

5. 运动试验　运动诱发的晕厥较常见。在运动过程中或之后不久出现晕厥的患者应进行运动试验。因为晕厥会在运动过程中或之后即刻发生，运动过程中及恢复期要密切监测心电图和血压。发生在运动过程中的晕厥可能是心源性的，而运动之后发生的晕厥几乎都是由于反射机制所致。诊断标准：①运动过程中或运动后即刻出现晕厥伴心电图异常或严重的低血压即可诊断。②运动过程中出现二度Ⅱ型或三度房室传导阻滞即使没有晕厥也可诊断。

6. 心脏导管检查　对于可疑心肌缺血或梗死的患者应行冠状动脉造影，除外心肌缺血导致的心律失常。

7. 神经评估

（1）神经评估适用于短暂性意识丧失（T-LOC）可疑为癫痫的患者；考虑晕厥为 ANF 所致时建议进行神经系统评估，以便发现潜在疾病。不建议检查脑电图、颈动脉超声、头部 CT 或 MRI，除非怀疑 T-LOC 为非晕厥性原因。

（2）神经科相关检查：包括脑电图、CT、MRI 及神经血管检查。

8. 总结

（1）40 岁以上患者建议首先进行颈动脉窦按摩。

（2）对于有心脏病病史或怀疑此次晕厥与器质性心脏病或其他心血管疾病有关的患者，建议进行超声心动图检查。

（3）对于怀疑因心律失常而导致晕厥的患者，应给予实时心电监测。

（4）若晕厥与体位变化有关或怀疑反射性晕厥时，应进行相关检查，如卧立位试验或直立倾斜试验等。

（5）仅在怀疑非晕厥原因造成的 T-LOC 的情况下，需神经科检查或血液检查。

【诊断及鉴别诊断】

（一）首先确定是否是晕厥

短暂意识丧失（T-LOC）包括各种机制导致的、以自限性意识丧失为特征的所有临床病症，而晕厥是短暂意识丧失的一种形式。晕厥指由于短暂的全脑组织缺血导致的 T-LOC，特点为发生迅速、短暂、自限性、并能够完全恢复的意识丧失。

首先应排除无意识丧失的类似晕厥的疾病，如跌倒发作、心理性假性晕厥及颈动脉系统缺血等。其次，排除伴有部分或完全意识丧失而没有脑血管低灌注的疾病，如癫痫、代谢性疾病包括低血糖、低氧血症、伴有低碳酸血症的过度通气和中毒。后循环系统短暂脑缺血发作是否诊断为晕厥目前观点不一。

晕厥鉴别诊断的一个重要内容是癫痫发作，癫痫可引起 T-LOC，患者无反应、摔倒、然后遗忘，这种情况仅在强直、阵挛、强直-阵挛及全身发作时出现。在儿童失神发作和成人部分复杂癫痫表现为意识的变化，而不是丧失。癫痫和晕厥发作均可伴肢体运动。癫痫的运动可持续 1 分钟以上，晕厥持续数秒钟。癫痫发作时的抽搐粗大，有节奏，一般是同步的，而晕厥发作一般是非同步、幅度小而无节奏。但是，同步阵挛也可发生在晕厥患者。晕厥患者的痉挛运动仅发生在意识丧失出现后及摔倒后，而癫痫患者则不同。晕厥通常有诱因，癫痫则少有诱因，反射性癫痫的诱因如闪光与晕厥不同。典型的癫痫先兆包括腹部感觉异常和（或）闻到罕见的不愉快的气味。感觉异常在晕厥患者少有发生。癫痫发作常发生咬舌，一般位于舌的侧面，而晕厥一般在舌尖。两者均可发生尿失禁。癫痫发作后患者可能会较长时间处于混乱状态，而晕厥发作后患者一般会立即头脑清醒。癫痫发作后常出现头痛、肌肉痛、肌酸激酶和催乳素升高。

（二）确定晕厥类型

1. 反射性晕厥

（1）血管迷走神经性晕厥：晕厥由情绪紧张和长时间站立诱发，并有典型表现如伴有出汗、面色苍白、恶心及呕吐等。一般无心脏病史。

（2）情境性晕厥：晕厥发生于特定触发因素之后。

（3）颈动脉窦过敏综合征：晕厥伴随转头动作、颈动脉窦受压（如局部肿瘤、剃须、衣领过紧）。

2. 直立性低血压性晕厥

（1）发生在起立动作后。

（2）晕厥时记录到血压降低。

（3）发生在开始应用或调整引起血压降低的药物剂量之后。

（4）存在自主神经疾病或帕金森病。

（5）出血(肠道出血、异位妊娠)。

3. 心源性晕厥

（1）心律失常性晕厥:心电图有如下表现之一:

①清醒状态下持续性窦性心动过缓<40 次/分,或反复性窦房传导阻滞或窦性停搏≥3s;②莫氏二度Ⅱ型或三度房室传导阻滞;③交替性左束支和右束支传导阻滞;④室性心动过速或快速型阵发性室上性心动过速;⑤非持续性多形性室性心动过速、长 QT 或短 QT 综合征、Brugada 综合征等。

（2）器质性心血管疾病性晕厥:晕厥发生在伴有心房黏液瘤、重度主动脉狭窄、肺动脉高压、肺栓塞或急性主动脉夹层、急性心肌缺血或心肌梗死时。

（三）对晕厥进行危险分层

当初步评估后尚无法明确晕厥原因时,应立即对患者的主要心血管事件及心脏性猝死的风险进行评估。晕厥的短期危险因素包括:

1. 主要危险因素

（1）心电图异常。

（2）心脏疾病史。

（3）低血压。

（4）心力衰竭。

2. 次要危险因素

（1）年龄>60 岁。

（2）呼吸困难。

（3）贫血。

（4）高血压。

（5）脑血管疾病。

（6）早发猝死家族史。

高危时尽快早期评估与治疗;低危但频繁发作时应行心脏或神经介导方面的检查,或根据心电图结果进行诊断和治疗;若低危仅一次或很少发生晕厥,则无需进一步评估。

【治疗】

晕厥的治疗原则是延长患者生命,防止躯体损伤,预防复发。

晕厥的病因对选择治疗很重要。晕厥的标准治疗应针对导致全脑低灌注的病因,但若病因不明确或目前治疗无效,则应该针对全脑低灌注的发病机制。

（一）反射性晕厥

1. 反射性晕厥非药物治疗的基石是教育,让患者相信这是一种良性情况。一般来讲,最初的治疗涉及让患者了解这一疾病及如何避免诱因相关方面的教育。早期识别前驱症状,采取某些动作以终止发作[如仰卧位,身体反压调整(PCMs)]。避免引起血压降低的药物。对于不可预测的频繁发作的晕厥需给予其他治疗,特别是:

（1）非常频繁发作影响到生活质量。

（2）反复晕厥没有或仅有非常短时的晕厥先兆，但病人暴露于有外伤危险的情况下。

（3）晕厥发生在高危作业时（如驾驶、飞行、竞技性体育运动等）。

2. 反射性晕厥的治疗

（1）PCMs：非药物的物理治疗，为反射性晕厥的一线治疗。PCMs 即双腿肌肉等长收缩 PC-Ms（双腿交叉），或双上肢肌肉等长收缩 PCMs（双手紧握和上肢紧绷），使用这种方法，在反射性晕厥发作时能够显著升高血压，多数情况下可使患者避免或延迟意识丧失。

（2）倾斜训练：可能会减少晕厥复发，但是患者依从性较差，治疗受到影响。

（3）药物治疗：这些药物包括 β 受体阻滞剂、丙吡胺、东莨菪碱、茶碱、米多君、可乐定和 5-羟色胺重吸收抑制剂。对于偶发患者不建议长期治疗。在长时间站立或从事常常诱发晕厥的活动前 1 小时服用单剂量的药物避免晕厥发生，对有些患者可能有用。

（4）心脏起搏：起搏治疗反射性晕厥的随机对照试验得出了相反的结果。而颈动脉窦晕厥心脏起搏治疗可能有效，双腔起搏一般优于单腔心室起搏。

（二）直立性低血压（OH）和直立性不耐受综合征的治疗

即使教育和生活方式的改变使血压升高幅度较小（10~15mmHg），但其亦同样可以显著改善 OH 的症状。药物诱发的自主神经衰竭的治疗原则是消除药物作用。扩张细胞外容量是重要的治疗目标。对无高血压的患者，应指导摄入足够的盐和水。每天达到 2~3L 液体和 10g 氯化钠。同时在生活方式上，如睡眠时床头抬高可预防夜间多尿，可维持更好的体液分布，改善夜间高血压。老年患者可使用腹带或弹力袜治疗。有晕厥先兆症状的患者应鼓励他们进行“PCMs”，如下肢交叉和蹲坐。与反射性晕厥相比，在慢性自主神经衰竭患者中，进行物理一线治疗结合使用 α 受体激动剂米多君是有用的，但是不能治愈，也不是对所有患者都有效。

（三）心源性晕厥

1. 心律失常性晕厥的治疗　治疗目标仍然是预防症状复发，改善生活质量，延长生存期。窦房结功能异常和房室传导系统疾病导致的晕厥，应进行起搏治疗。对于那些合并 LVEF 受损、心衰的患者，应行双心室起搏。对房室结折返性心动过速、房室折返性心动过速以及典型心房扑动相关性晕厥的患者治疗上首选导管消融。对于这些患者，药物治疗仅限于准备消融前或者消融失败的患者。尖端扭转性室性心动过速导致的晕厥并不少见，如果是药物引起的获得性长 QT 综合征所致，治疗是立即终止应用可疑药物。对于与房颤或非典型左房扑动有关的晕厥的治疗应该个体化。对心脏正常或仅有心功能轻度受损的心脏病患者，室性心动过速引起的晕厥，可选择导管消融或药物治疗。对于心功能受损且有晕厥的患者、非可逆性原因导致的室性心动过速或心室颤动的患者，应植入 ICD。

2. 继发于器质性心脏病或心血管疾病晕厥的治疗　目标不仅是防止晕厥再发，而且要治疗基础疾病和减少心脏性猝死（SCD）的风险。缺血或非缺血性心肌病急性或慢性冠心病且 LVEF 受损的患者，死亡风险是增加的。必须进行缺血评价，如果符合指征应行再血管化治疗。除此之外必须进行心律失常评价，包括心室刺激在内的电生理检查。晕厥患者左室功能有一定储备并且电生理检查阴性的话，不必积极予以 ICD 治疗。对于慢性心衰，LVEF 明显下降的患者应予 ICD 治疗。肥厚型心肌病晕厥是肥厚型心肌病发生 SCD 的一个主要危险因素，特别是近期发生过晕厥（<6 个月），其相对风险>5。相反的，年龄较大（>40 岁）且为远期晕厥史（>5 年）的患者以及有典型血管迷走性晕厥的患者发生 SCD 的风险低。同时严重流出道梗阻、心动过缓、运动时血压不能相应升高以及反射性晕厥等也能导致肥厚型心肌病出现晕厥。有无其他 SCD 危险因素如家族性 SCD、非持续性 VT 的发生频率、运动低血压以及显著心肌肥厚有助于危险性评估。研究表明 ICD 对有高危因素的肥厚型心肌病有效。

【总结】

一般认为,神经介导的反射性晕厥是导致晕厥的最主要原因,其中尤以血管迷走性晕厥为重。心源性晕厥是第二位原因,住院的老年患者中心源性晕厥发病率较高。<40 岁的患者中,直立性低血压所导致的晕厥较为少见,因直立性低血压而导致的晕厥多见于老年人。反射性晕厥是年轻人群中最为常见的晕厥原因;而老年患者通常病情较为复杂,且相关病史也不及年轻人群可靠。

综上所述,有意识丧失或疑似患者,首先应该明确是否为晕厥,第二步是寻找晕厥的原因。对于不明原因的晕厥,重要的是危险分层。对有高危因素的不明原因晕厥及已经明确为心源性晕厥的患者应积极诊断治疗。反射性晕厥的患者大都预后良好,不必做烦琐检查,一般也无须药物治疗。

(郁金泰　杨位霞)

第四章

头 痛

第一节 总 论

头痛是很常见的临床症状，一般指头颅上半部即眉弓、耳廓上缘、枕外隆突连线以上的疼痛。因其出现涉及多种疾病，故明确诊断尤为重要。

头痛的起病方式有突发性、急性、亚急性、慢性或反复发作性。病程分为持续性、连续性、进展性、反复性等，头痛病程的长短与病情轻重和预后有一定的关系。性质分为胀痛、钝痛、跳痛、隐痛、针刺样、牵涉样、烧灼样等。头痛强度的判断要避免被主观描述误导，需要明确头痛对患者日常活动的影响程度，是否影响入睡或睡眠质量等。伴随症状有恶心、呕吐，眩晕，视力障碍以及闪光、偏盲、复视，自主神经症状如面色苍白、大汗、心悸、呕吐、腹泻，精神症状如失眠、焦虑、紧张、淡漠、欣快，体位改变等。

头痛按照发生机制分类为：

1. 血管性头痛（颅内外动脉的扩张） 多见于颅内感染、代谢性疾病、中毒性疾病。

2. 牵引性头痛（颅内痛觉敏感组织被牵拉或移位） 多见于颅内肿瘤、颅内血肿、脑积水和低颅压。

3. 紧张型头痛（颅外肌肉的收缩）。

4. 牵涉性头痛（眼、耳、鼻、牙齿病变疼痛的扩散）。

5. 脑膜刺激性头痛（颅内感觉敏感组织炎症）。

6. 高级神经活动障碍性头痛（神经介质产生或传递障碍）。

7. 传导神经受损型头痛（传导痛觉的脑神经和颈神经受损或炎症），如三叉神经痛、枕神经痛等。

头痛的分类很复杂，各国及不同学者对其分类繁多，国际头痛协会（IHS）于 2013 年 6 月发表了国际头痛分类第三版（β 版），共分三部分，14 类（表 8-4-1 及图 8-4-1）。

治疗原则为积极预防和治疗各种原发病，对症治疗，可使用除吗啡类以外的止痛药。酌情加各种镇静剂、苯二氮䓬类剂或抗抑郁剂，也可针对头痛机制使用各种物理疗法等。

在各种类别头痛中，继发性头痛多可根据病史、实验室检查、影像学检查等鉴别并针对病因治疗；原发性头痛中，以偏头痛最为多发，而且诊断正确率并不乐观。

表 8-4-1 头痛疾患的临床分类[国际头痛分类第三版(ICHD-3β)]

原发性头痛	偏头痛
	紧张型头痛
	三叉自主神经性头痛
	其他原发性头痛
继发性头痛	头和(或)颈部外伤所致头痛
	头和(或)颈部血管疾患所致头痛
	非血管性颅内疾患所致头痛
痛性脑神经病、其他面痛和其他头痛	物质或其戒断所致头痛
	感染所致头痛
	内环境稳态失衡所致头痛
	头颅、颈部、眼、耳、鼻、鼻窦、牙齿、口腔或其他面部或颈部结构疾患所致头痛或面痛
	精神疾患所致头痛
	痛性脑神经病和其他面痛
	其他头痛疾患

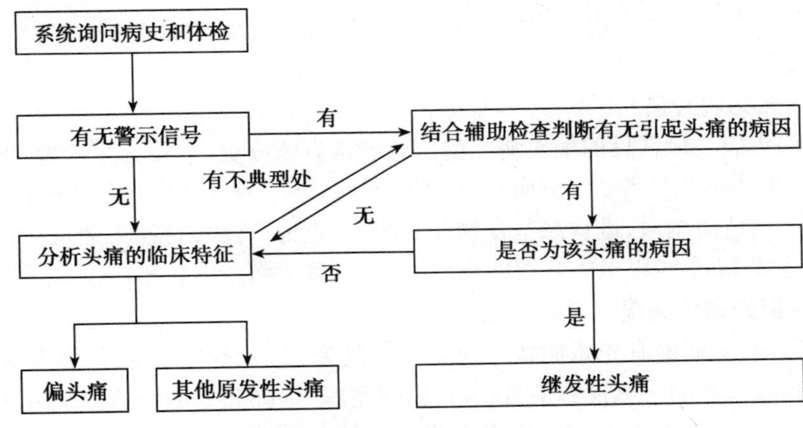

图 8-4-1 头痛的诊断

第二节 偏头痛

偏头痛是一组反复发作的头痛疾患，女性发病风险明显高于男性，成年男女比在 1∶3~1∶2，女性患病率随年龄增长变化的趋势比男性显著。偏头痛起病时间通常在 10~30 岁，危险因素有家族史、教育程度低、高工作负担等。

【诱因】

遗传、饮食、内分泌及精神因素等与偏头痛有一定关系，并且有明显的家族聚集性。偏头痛发作的诱因：睡眠障碍、过劳、饮食、心理、内分泌、药物作用等。常见诱发偏头痛的食物：酒、巧克力、奶酪、腌制品、熏制品、发酵食品、咖啡、茶、碳酸饮料、味精、糖精、柑橘类水果等。心理因素包括紧张、焦虑、烦恼、抑郁等。内分泌因素包括月经来潮、排卵、口服避孕药、激素替代治疗等。

【发病机制】

偏头痛的发病机制目前尚不清楚，血管扩张学说已经被影像学研究证实，即偏头痛发生时并非一定有血管扩张，脑膜和颅外动脉扩张只是偏头痛发作中的附带现象。目前多认为，偏头痛患者由于多个易感基因与环境因素之间的复杂相互作用导致中枢神经系统兴奋/抑制平衡功能失调，三叉神经血管通路被反复激活进而敏化，从而导致头痛发作及其他伴随症状。

【分类】

ICHD-3β 对偏头痛分类见表 8-4-2。

表 8-4-2　偏头痛分类

无先兆偏头痛	
先兆偏头痛	
	典型先兆偏头痛
	脑干先兆偏头痛
	偏瘫性偏头痛
	视网膜性偏头痛
	慢性偏头痛
偏头痛的并发症	
很可能的偏头痛	
可能与偏头痛相关的发作性综合征	

【临床表现】

（一）无先兆偏头痛

无先兆偏头痛是最常见的偏头痛类型。患者常有家族史，主要为一侧搏动性头痛，多无明确先兆，持续时间较先兆性偏头痛长，程度较其轻，伴恶心、呕吐、出汗、畏光等症状。头痛的诱发因素包括情绪刺激，进食某些食物如乳酪、巧克力、饮酒，月经来潮及应用血管活性药物等。症状持续 72 小时以上不缓解的重度头痛，称偏头痛持续状态。

（二）典型先兆偏头痛

多有家族史，头痛前有先兆症状。视觉先兆最为常见，多为暗点、闪光和黑蒙。部分有短暂的单眼盲或双眼的一侧视野偏盲，也可出现嗜睡、烦躁和偏侧肢体感觉或运动障碍。先兆症状持续 10~20 分钟，头痛即将出现之前达到高峰，随即出现搏动性头痛。头痛的部位可以是框上、眶后或额颈部。多为钝痛，可以有搏动感，程度逐渐增强，达到最高峰后持续数小时或 1~2 天。头痛时常伴面色苍白、恶心、畏光、出汗，重者伴呕吐。每周、每月或数月发作一次，偶有一日发作数次者，间歇期无症状。

（三）脑干先兆偏头痛

临床少见。多见于有偏头痛家族史的女性，起病年龄多在 35 岁以下，与月经周期有显著联系。有明确的先兆症状：构音障碍、眩晕、耳鸣、听力下降、复视、视觉先兆、共济失调、意识障碍、双侧肢体感觉异常等。先兆症状多持续 10~30 分钟，其后出现头痛。

（四）偏瘫性偏头痛

临床少见。多起病于儿童或青少年期，常在成年后偏瘫发作停止，代之以其他类型头痛。临床特点为头痛发作的同时或过后出现同侧或对侧肢体的不同程度瘫痪，上下肢力量减退等症状。

（五）慢性偏头痛

慢性偏头痛是偏头痛的常见并发症，多源自无先兆偏头痛。通过行为干预和药物治疗降低发作频率,控制体重、避免肥胖,治疗睡眠障碍、精神障碍,尽可能避免使用阿片类和苯巴比妥类药物均有助于阻止发作性偏头痛发展为慢性偏头痛。

(六)可能与偏头痛发作相关的发作性综合征

表现为发作性呕吐和剧烈恶心,可伴有厌食、恶心、呕吐、面色苍白、眼球震颤等。

【诊断】

(一)偏头痛的诊断可概括为(图8-4-1)。

(二)IHS的诊断标准ICHD-3β

1. 无先兆偏头痛诊断标准

(1)符合下述第2~4项,发作至少5次。

(2)未治疗或未成功治疗,每次头痛发作持续4~72小时。

(3)头痛至少具备以下特征中的2项:①单侧性;②搏动性;③中或重度疼痛;④常规体力活动会加重头痛,或头痛导致患者回避常规体力劳动。

(4)发作期间有至少1项以下表现:①恶心和(或)呕吐;②畏光和畏声。

(5)不能更好地符合ICHD-3β其他诊断。

2. 先兆偏头痛诊断标准

(1)发作次数>2次,且符合下述第(2)项。

(2)一种或一种以上能够完全可逆的先兆症状:①视觉症状;②感觉症状;③言语和(或)语言症状;④运动症状;⑤脑干症状;⑥视网膜症状。

(3)以下4种特征中至少具备两种:①至少有1种先兆症状逐渐扩散≥5分钟,和(或)2种或2种以上症状接连出现;②各种先兆症状单独出现持续5~60分钟;③至少一种先兆症状是单侧的;④先兆伴随头痛出现,或在其后60分钟之内出现头痛。

(4)不能更好地符合ICHD-3β其他诊断,并排除短暂性脑缺血发作。

3. 慢性偏头痛诊断标准

(1)头痛[紧张型样和(或)偏头痛样]每个月发作≥15天,持续3个月以上,并符合(2)(3)诊断标准。

(2)至少5次头痛发作,符合无先兆偏头痛第(2)~(4)项诊断标准,和(或)符合先兆偏头痛第(2)(3)项诊断标准。

(3)每月病程≥8天,持续3个月以上,符合以下任何一项标准:①先兆偏头痛第(3)(4)项诊断标准;②先兆偏头痛第(2)(3)项诊断标准;③发作开始时患者认为是偏头痛,并使用曲普坦类药物或麦角衍化物得以化解。

(4)不能更好地符合ICHD-3β的其他诊断。

【鉴别诊断】

偏头痛应与以下疾病鉴别:

(一)紧张型头痛(TTH)

TTH是慢性头痛中最常见的一种。TTH的发病涉及中枢神经系统、周围神经系统和环境中的多种因素。该病与偏头痛的鉴别要点是:

1. 头痛部位　多为双侧性,以颈枕部或双颞部常见,亦可在额顶部或全头部,亦可局限于帽圈范围内,也可扩散至肩、颈、背部。

2. 头痛性质　钝痛、胀痛、紧缩样疼痛或枕颈区僵硬感,区别于偏头痛的搏动性痛或跳痛。

3. 疼痛程度　一般较偏头痛轻，属轻、中度疼痛，虽有时可影响日常生活，但很少因头痛卧床不起，而偏头痛常为中、重度疼痛。

4. 诱因　常以疲劳、紧张、压力过大为诱因，与一般性体力活动或声、光等刺激无关。

5. 疼痛持续时间　一般为数小时至1~2天内。

6. 伴随症状　较少，偏头痛则常伴恶心、呕吐、面色苍白等自主神经症状。

7. 治疗　所有TTH均应考虑非药物治疗：认知行为治疗、控制疼痛训练、针灸治疗、手法捏脊等。急性发作时依序选择对乙酰氨基酚（1000mg）、阿司匹林（500~1000mg）、双氯芬酸（50~100mg）或酮洛芬（25~50mg）或布洛芬（200~800mg）或萘普生（375~550mg）。预防性用药的主要药物是三环类抗抑郁药阿米替林（10~25mg起始剂量，缓慢加量到有效剂量30~75mg）。

（二）丛集性头痛

曾归类为偏头痛亚型，近年来研究发现无论从临床特点或发病机制等方面均与偏头痛有实质性区别。本病与偏头痛的主要鉴别要点是：

1. 性别年龄　男性多见，据统计男：女比例为3.6∶1。中年多发，30~50岁为发病高峰，尚无10岁以前发病的报道。

2. 头痛发作时间　呈丛集性分布，发作频率为0.5~8.0次/天。

3. 发作时间常有规律性　有统计50%~70%准时在夜间某一时段发作，称为“闹钟式发作”。

4. 疼痛部位　基本都是单侧性，以单侧眶部、眶上、额部或颞部最为常见。

5. 伴随症状　发作时伴眼结膜充血、眼睑水肿、流泪、流涕、鼻塞以及不同程度的Horner综合征等。

6. 发作突然，无先兆。

7. 无或很少有家族史，而偏头痛有家族史者占13.0%~30.5%。

8. 5-HT受体阻滞剂与一般镇痛剂无效，激素有效。

9. 发病率明显低于偏头痛，有报道在各种血管性头痛中偏头痛占85%，而本病仅占10%左右。

10. 诱因　都可因饮酒诱发，曲普坦类药都可能有效，而偏头痛常与情绪波动、过劳、声、光刺激以及食用富含酪胺的食物等有关。

11. 发作频度　本病平均1~2次/年，偏头痛为1~2次/月。

12. 每次发作持续时间　一般为15~20分钟，很少大于2小时，而偏头痛为数小时至数日。

13. 治疗　因疼痛剧烈需要镇痛治疗迅速起效，首选非重复呼吸面罩吸入100%纯氧，流量7~15ml/min，持续吸氧15~20分钟。或曲普坦类药物皮下注射、佐米曲坦鼻喷雾剂治疗。

（三）头痛型癫痫

在幼儿或儿童中，偏头痛的头痛发作或偏头痛等值症状（无头痛性偏头痛）中反复发作性胀痛、呕吐与头痛型癫痫极相似，均表现为间断性反复发作，持续时间达几小时，每次发作症状基本相同，头痛型癫痫也可表现为搏动性痛等。二者鉴别困难。有下列一项或多项表现者多考虑头痛型癫痫：

1. 发作突然，无先兆，持续时间短暂，一般小于5分钟；偏头痛或其等值症状发作多逐渐加重，发作过程相对缓慢而持续时间较长。

2. 发作时伴有一定程度的意识障碍，如定向障碍、知觉障碍或意识恍惚，发作后出现嗜睡或深睡，但无恶心、呕吐等胃肠道症状。

3. 伴有其他类型癫痫发作。

4. 脑电图检查有明显的痫样放电。

5. 有癫痫家族史。

6. 用抗痫药治疗有效，但用抗偏头痛药治疗无效。

（四）颞动脉炎

颞动脉炎是一种原因不明的非感染性动脉炎，为位于颞部及眼眶周围的疼痛，也可迁延至额部及枕部，早期呈搏动性剧痛并反复发作。颞动脉炎有以下特点：

1. 多在中老年发病。

2. 除疼痛外，还伴有烧灼感，这在其他血管性头痛中罕见。

3. 伴有发热、无力、游走性多发性肌肉痛等全身症状。

4. 颞动脉可有明显病理改变，早期肿胀、搏动增强，后期变粗变硬如绳索状，且无搏动，有明显压痛。

5. 活检可见巨细胞性或肉芽肿性动脉炎。

6. 激素治疗显效。

（五）抑郁症躯体化障碍性头痛

头痛常作为抑郁症躯体化障碍的主要症状表现，呈慢性迁延性，持续 6 个月以上，伴有躯体（如颈、背、腰等）不适，以焦虑情绪，头痛为主诉，疑病倾向明显，反复到处就医，并伴以包括情感、认知、生理等多种成分的复杂生理心理过程的情绪反应。据报道偏头痛患者的重症抑郁终生患病率高达 40.7%。二者明显相关。

（六）慢性每日头痛

一种慢性持续性功能性头痛。特点是每日持续较长时间（大于 4 小时）的头痛，每月累计头痛大于 15 天，临床排除相关器质性疾患。有人认为长期发作的偏头痛与紧张性头痛可进展为此类型。

（七）颈性偏头痛

发病机制未明，可能与颈椎病或枕大孔区病变对枕颈神经根、交感神经与椎动脉的刺激与压迫有关。区别于偏头痛的特点是：

1. 疼痛部位　枕颈部与枕部。

2. 转颈、咳嗽等可诱发。

3. 患侧上肢麻木、乏力及其他颈神经根刺激症状。

4. 常伴咽部不适感或阻塞感，可伴耳与耳内疼痛。

5. 每次发作部位常固定不变。

6. 颈椎影像学检查常见有增生肥大、椎间孔狭窄或颈椎曲度异常等。

（八）头部炸裂样感觉综合征

英国学者 Poarce1988 年首次报道。多在夜眠中突然发作，头部呈炸裂样感觉而惊醒，伴惊恐、心动过速、大汗，每次发作可间隔数月至数年不等。作者认为本病实质上并非真性头痛，可能是焦虑性惊恐发作表现形式之一。

（九）托洛萨-亨特综合征（痛性眼肌麻痹）

托洛萨-亨特综合征是一种伴有头痛和眼肌麻痹的特发性眼眶和海绵窦炎性疾病，以壮年多见。常表现为眼球后及眶周的顽固性胀痛、刺痛和撕裂样疼痛，伴有恶心和呕吐，头痛数天后出现疼痛侧动眼、滑车或展神经麻痹，病变多为单侧，表现为上睑下垂、眼球运动障碍和瞳孔光反射消失，持续数日至数周缓解，数月至数年后又复发。皮质类固醇治疗有效。

（十）非偏头痛性血管性头痛

高血压或低血压、颅内动脉瘤或动静脉畸形、脑动脉硬化症、慢性硬膜下血肿等均可出现类似偏头痛样头痛，常无典型偏头痛发作过程，部分病例有局限性神经功能缺失、癫痫发作或认知功能障碍，颅脑 CT、MRI 等检查可显示病变。

1. 短暂性脑缺血发作（TIA）　椎—基动脉系统 TIA 头痛常位于枕部、枕下部，神经缺失症状多持续数分钟或数小时，它与偏瘫型或基底动脉型偏头痛有许多相同之处。但 TIA 多发生在中年以后；有高血压、动脉硬化、糖尿病、血粘度增高、颈椎病等病史；压迫颈动脉或转颈可能诱发症状出现；一次发作时间不超过 24 小时。偏瘫型或基底动脉型偏头痛多发生于青少年；有其他型偏头痛发作和偏头痛家族史；部分病人一次发作神经缺失症状可持续数天或数周。

2. 蛛网膜下腔出血　表现为突然发生剧烈头痛，呈胀痛或爆裂样疼痛，难以忍受。可为局限性或全头痛，有时可出现在上颈段，持续不能缓解或进行性加重；多伴有恶心、呕吐；可有意识障碍或烦躁、谵妄、幻觉的精神症状；少数出现部分性或全面性癫痫发作。头颅 CT 可鉴别。

3. 脑出血　表现为突发头痛，可伴有呕吐、眩晕、复视、共济失调、感觉障碍、失语、偏瘫等严重症状。头颅 CT 可鉴别。

4. 颅内占位引起的头痛　2/3 的颅内肿瘤患者有头痛，其中 1/2 患者以头痛为最主要的主诉。这种头痛一般为中等强度，非搏动性间歇发作，常伴有恶心、呕吐，在熟睡中可被痛醒。头颅 CT 或 MRI 能确诊。

5. 颈动脉痛　常为一侧面部、颈部、下颌或眶周的搏动性、刀割样疼痛，亦可为钝痛；颈部活动、吞咽、咀嚼或咳嗽等可诱发或加重，颈部常有触痛。每次发作可持续数日至数周，慢性病例可持续数周至数年。病因包括颈动脉壁间动脉瘤、颈动脉炎或动脉粥样硬化。

6. 良性颅内压增高性头痛　表现为枕部压迫感，躺下头痛加重，全天发作，有慢性进行性步态改变、智力功能障碍和括约肌失禁三联征。

【治疗及预防】

（一）发作期的急性对症用药

成功的药物治疗应至少达到以下 4 项治疗目标之中的 3 项：①药物对大多数发作有效；②头痛在 2 小时之内消失；③患者在 2 小时之内能恢复正常生活功能；④药物能使患者对日常活动安排的自如性感到满意。若达标<3 项，则应考虑换药。

用药原则：如果头痛程度为轻度，可先给予非特异性镇痛药，无效后再给予特异性镇痛药。如果头痛程度为中至重度则直接给特异性镇痛药。①非特异性镇痛药：非甾体类抗炎药（NSAIDs）：布洛芬、酮洛芬、双氯芬酸、吲哚美辛（消炎痛）、阿司匹林、对乙酰氨基酚等。还可辅以抗组胺药、胃肠动力药等。②特异性镇痛药：曲普坦类药物是 5-HT 受体激动剂，其通过刺激 5-HT 受体抑制脑膜降钙素基因相关肽（CGRP）和致炎类肽的释放所导致的神经源性炎症，从而终止疼痛信号从外周返回至 TCC；CGRP 导致血管扩张，曲普坦类药物通过刺激 5-HT 受体使已扩张的血管产生收缩。麦角生物碱类药：除了激活 5-HT 受体之外，还激活 α、β 肾上腺素能受体，多巴胺 D1、D2 受体等，因此不良反应较大，主要是恶心、呕吐、腹痛、腹泻、肌肉无力及胸区疼痛，剂量过大可引起血管痉挛，导致重要器官供血不足。

（二）防性用药

适用于以下患者：①中至重度偏头痛每月发作 2 次以上，每次持续 2 天以上，或发作不频繁，但是严重影响日常生活者；②治疗性用药无效，或有禁忌证，或有严重不良反应者；③治疗性用药过度使用者；④特殊类型的发作，如偏瘫性偏头痛、脑干先兆偏头痛、先兆时间长的偏头痛等，或可能导致永久性神经功能缺损者；⑤1 周超过 2 次的频繁发作，或发作程度逐渐加重，或可能导致治疗性用药过度使用者；⑥患者希望尽可能减少发作者。

首选药：①抗惊厥药丙戊酸盐；②β 肾上腺素能受体阻滞剂普萘洛尔；③抑制去甲肾上腺素及 5-羟色胺再摄取药物阿米替林；④钙通道阻滞剂氟桂利嗪。非药物治疗也可有一定疗效：针灸、推拿、生物反馈结合肌肉松弛训练、冥想、心理治疗、高压氧疗法等。

第三节　紧张型头痛

紧张型头痛（TTH）以前曾称紧张性头痛、肌收缩性头痛、心因性肌源性头痛等，是头痛中最常见的一种。近年的流行病学资料显示，紧张型头痛的全球患病率是 38%，终生患病率是 46%，占头痛患者的 70%~80%。约半数患者会表现影响日常活动的发作。

【病因和发病机制】

病因与发病机制尚未完全明确。既往多认为疼痛是由于头颈部肌肉不自主收缩和头皮动脉收缩导致缺血所致。但是，目前许多研究都不支持这种假说。当前多认为，紧张型头痛的发病涉及中枢神经系统、周围神经系统和环境中的多种因素，不同亚型的紧张型头痛中这些因素的作用不同。肌筋膜触发点在紧张型头痛发病机制中具有重要作用。压迫或牵伸肌肉组织中的某些部位时，会诱发此部位疼痛和远隔部位的疼痛（牵涉痛），此部位即为触发点。牵涉痛的机制可能是头颈部的感觉传入信号都汇集在三叉神经复合体（TCC）同一个二级神经元内。源自触发点的疼痛刺激，传递信号至 TCC，可能导致此二级神经元的中枢性敏化，继而可能导致其上级神经元（丘脑、躯体感觉皮质等）敏化，放射至皮质产生疼痛感觉。当前，学者们多认为触发点及周围神经系统在复发性紧张型头痛，尤其是少发复发性紧张型头痛发病机制中占有主导地位；而慢性紧张型头痛发病机制中，则是中枢神经系统占主导地位；在频发复发性紧张型头痛发病机制中，中枢神经系统可能也占重要地位。

【临床表现】

男性与女性的患病率之比约为 4∶5。发病年龄高峰在 25~30 岁，以后随年龄增长而稍有减少。疼痛部位通常为双侧性，枕项部、颈部或额部多见，也常为整个头顶部。疼痛感觉多为压迫感、紧束感、胀痛、要爆炸的感觉、钝痛、酸痛等，可阵发性加重，无持续搏动感、恶心、呕吐，不会同时伴有畏光和畏声。日常体力活动不导致疼痛加重，应激和精神紧张常加重病情。疼痛多为轻至中度，多不影响日常活动。起病多为渐进性，持续数天，也可持续数周、数月，甚至数年。

ICHD-3β 根据发作频率和是否有颅骨膜压痛将紧张型头痛作了分类如表 8-4-3。

表 8-4-3　紧张型头痛分类

偶发性紧张型头痛	偶发性紧张型头痛伴颅骨膜压痛
	偶发性紧张型头痛不伴颅骨膜压痛
频发性紧张型头痛	频发性紧张型头痛伴颅骨膜压痛
	频发性紧张型头痛不伴颅骨膜压痛
慢性紧张型头痛	慢性紧张型头痛伴颅骨膜压痛
	慢性紧张型头痛不伴颅骨膜压痛
可能的紧张型头痛	可能的偶发性紧张型头痛
	可能的频发性紧张型头痛
	可能的慢性紧张型头痛

根据 ICHD-3β,手法触诊即可判断是否伴颅骨膜压痛。用示指和中指两个手指紧压并做小范围旋转的动作,在额部、颞部、咬肌、翼状肌、胸锁乳突肌、斜方肌等处触诊,如辅以压力控制设备精确控制触诊时的压力则更佳。触诊时还应观察是否有牵涉痛,无牵涉痛的压痛处称为压痛点,有牵涉痛之处则称为触发点。根据发作频率和是否有颅骨膜压痛对紧张型头痛进行分类的方法,有助于病理生理机制的研究和临床上选用合适的药物。

【诊断】

根据病史及临床表现,并排除脑部、颈部疾病如颅内占位性病变、炎症、外伤以及颈椎病等通常可确诊。确诊前仍应重视继发性头痛的各种警兆。诊断与分型应参照 ICHD-3β。

(一) 偶发性紧张型头痛(IETTH)诊断标准

1. 符合下述第 2~4 项的发作至少 10 次,每月平均发作时间<1 天,每年发作时间<12 天。

2. 每次头痛发作持续 30 分钟~7 天。

3. 头痛具有至少 2 项以下特征　①双侧性;②压迫感/紧束感(非搏动性);③轻或中度疼痛;④常规体力活动(如:步行或上楼)不会加重头痛。

4. 以下两项均符合　①无恶心或呕吐(可有食欲缺乏);②不会同时兼有畏光和畏声。

5. 不是由其他疾病所致。

(二) 频发性紧张型头痛(FETTH)诊断标准

1. 符合下述第 2~4 项的发作至少 10 次,平均每月发作时间 1~14 天,持续至少 3 个月,每年发作时间≥12 天,<180 天。

2. 每次头痛发作持续 30 分钟~7 天。

3. 头痛具有至少 2 项以下特征　①双侧性;②压迫感/紧束感(非搏动性);③轻或中度疼痛;④常规体力活动(如步行或上楼)不会加重头痛。

4. 以下两项均符合　①无恶心或呕吐(可有食欲缺乏);②不会同时兼有畏光和畏声。

5. 不是由其他疾病所致。

(三) 慢性紧张型头痛(CTTH)诊断标准

1. 发作符合下述第 2~4 项的发作,每月平均发作时间>15 天,持续超过 3 个月,每年发作时间>180 天。

2. 每次头痛发作持续数小时,或长期持续。

3. 头痛具有至少 2 项以下特征　①双侧性;②压迫感/紧束感(非搏动性);③轻或中度疼痛;④常规体力活动(如:步行或上楼)不会加重头痛。

4. 以下两项均符合　①畏光、畏声和轻度恶心三者中最多只有一项；②既无中度或重度恶心，也无呕吐。

5. 不是由其他疾病所致。

【治疗及预防】

（一）所有紧张型头痛患者均应考虑非药物治疗

应教育患者头痛原因和可能触发因素，当药物有禁忌证或不能耐受时，或是孕妇及哺乳者，应首先考虑非药物治疗。松弛训练、认知行为治疗、控制疼痛训练等心理治疗可能有效，尤其是对于儿童和青春期 CTTH 患者。针灸、结缔组织手法、物理治疗等疗法也可以尝试。

（二）急性发作时的药物治疗

可选择对乙酰氨基酚（1000mg）、阿司匹林（500～1000mg）、双氯芬酸（50～100mg）或酮洛芬（25～50mg）或布洛芬（200～400mg）。有些研究显示，选择性非甾体抗炎药（NSAIDs）可能比对乙酰氨基酚和阿司匹林疗效更佳。单种镇痛药每月使用不要超过 14 天，加有咖啡因的复合镇痛药制剂每月使用不要超过 9 天，以免导致反跳性头痛或药物过度使用性头痛（medication-overuse headache，MOH）。如果短期用药难以缓解，应考虑加用非药物治疗和预防性用药。

（三）预防性用药

对于 CTTH、FETTH、伴有颅骨膜压痛或存在药物过度使用的患者，应考虑预防性用药。预防性用药的原则是：起始剂量小；缓慢加量（通常 1 周加 1 次剂量）至最小有效剂量；起效后维持 2～4 周；判定药物是否有效，应足量治疗至少 4～8 周；同时治疗精神障碍等伴发疾病。最主要的预防性药物是三环类抗抑郁药，阿米替林是唯一被多项临床对照研究证实有效的药物，应作首选。睡前 1～2 小时服用 1 次以减少镇静副作用，起始剂量为 10mg，每周加量 10mg，最大日剂量为 75mg，当日剂量大时可改为日服 2 次。其他三环类药物（去甲替林，12.5～50mg/d；氯米帕明，50～150mg/d；普罗替林，15～50mg/d）和四环类药物（马普替林，30～150mg/d；米安色林，20～60mg/d）也可选用。去甲肾上腺素再摄取抑制剂（SNRIs）有研究证实可能有效，其耐受性较三环类和四环类抗抑郁药更好，可作次选。米氮平，15～30mg/d；文拉法辛缓释剂，37.5～225mg/d。5-羟色胺再摄取抑制剂（SSRIs）也可选用，但其疗效尚未证实，不应常规使用。肌肉松弛药也可尝试，但其疗效也尚未明确，不应常规使用。预防性用药应每 6～12 个月尝试减少用量至停药。

【预后】

有研究显示，多种疗法并用，1 年内可使 ETTH 患者发作频率减少 50%、强度减少 75%；CTTH 患者则分别减少 32%和 30%。预后不佳的影响因素有：合并偏头痛、未婚、睡眠障碍和固定的生活方式。

预后好的影响因素有高龄和非 CTTH 患者。

第四节　丛集性头痛

丛集性头痛（cluster headache）是原发性神经血管性头痛之一。其特点为短暂、剧烈爆炸样头痛发作，位于一侧眼眶、球后和额颞部，伴同侧眼球结合膜充血、流泪、鼻塞和（或）Horner 综合征。丛集期持续数周至数月，好发于男性，无家族遗传史，为少见的头痛类型，中国 1986 年全国流行病学调查显示，我国丛集性头痛患病率极低，为 0.0048%。

【病因和发病机制】

丛集性头痛的确切病因与发病机制仍不清楚。目前,多认为丛集性头痛的发病机制与偏头痛有区别,下丘脑在启动丛集性头痛的发作中占有关键性地位。PET、基于三维像素的形态计量法、fMRI 和^{1}H-MRS 等影像学研究均揭示了下丘脑在丛集性头痛发病机制中的关键作用。下丘脑的血液供应丰富,其对血液和脑脊液中的化学信使(如神经递质)以及来自神经元的神经递质输入信号敏感。下丘脑与皮质-边缘通路有联系,后者正是涉及痛觉的情绪反应与认知方面的结构。下丘脑与内源性痛觉调制系统也有联系,下丘脑的视前内侧核、室旁核和弓状核等核团对痛觉或痛觉所致的自主神经反应可能有抑制作用。下丘脑启动了丛集性头痛的发作,这一学说较好地解释了丛集性头痛发作的生物钟性特点、发作时的自主神经症状及发作中的情绪反应。遗传因素在丛集性头痛的发病中起一定作用。3%~20%的患者有家族史。

【临床表现】

过去的研究显示,男性患病率是女性的 7 倍。但近年来的多个研究显示,女性的发病率有所上升,男女患病率之比为(2.5~3.5)∶1。发病年龄多在 20~40 岁,高峰在 25~30 岁。ICHD-ⅡR1 根据发作期和缓解期长短将丛集性头痛分为发作丛集性头痛(episodic cluster headache)和慢性丛集性头痛(chronic cluster headache)。临床特点为某段时期内频繁出现短暂发作性极剧烈的难以忍受的单侧头痛。此段发作时期多为 2~12 周。发作时,5~10 分钟内达疼痛高峰,多持续 15~180 分钟(平均约 45 分钟)。症状可突然停止,也可缓慢缓解。频率多为隔天 1 次至每天 8 次。疼痛多为固定位于一侧三叉神经第一支的分布区,即一侧眼球深部、眼眶及眶周、额部和颞部,可放射至鼻、颊、上颌骨、上颚、牙龈和牙齿,少数可放射至耳、枕部和颈部,甚至整个半侧头部。部分患者因此首诊于眼科、耳鼻喉科和口腔科等科室,常被误诊。疼痛剧烈难忍,为持续性钻痛、撕裂牵拉痛、绞痛、烧灼痛、尖锐刺痛等,一般无搏动感。约 80%患者每次发作都在同一侧;也有少数患者发作不固定在同一侧。缓解期时症状完全缓解,一般数月甚至数年。10%~15%的患者为慢性丛集性头痛,病程超过 1 年,无缓解期或其间的缓解期<1 个月。明确的触发因素是饮酒,其他可能的触发因素有强烈气味(各种溶剂气味、油漆味、烟草味、香水味等)、快速动眼睡眠、硝酸甘油、组胺、抑郁、应激、创伤等。但是,这些触发因素只在发作时期中起触发加重的作用;而在缓解期时,这些触发因素则完全不起作用。发作常具有周期性,分为年周期节律和日周期节律。日周期节律多见,头痛常固定在每天的某些时刻发作,多在夜间,尤其是入睡后 1~2 小时。某些患者还可有年周期节律,于每年的某些特定季节发作。绝大多数患者头痛发作时伴有自主神经症状,仅约 3%的患者没有或只有轻微的自主神经症状。表现为副交感神经兴奋和交感神经抑制,头痛侧出现以下症状:流泪、结膜充血、鼻充血、鼻塞、流涕、头面部变红或苍白、头面部流汗、瞳孔缩小、上睑下垂、头面部水肿(眼睑、眶周、颊部、牙龈、上腭等)、疼痛处皮温变低(眶上区多见)、头面部皮肤痛觉过敏(hyperalgesia)或异常性疼痛(allodynia)等。还可有全身性症状,如心动过缓、眩晕、共济失调、晕厥、血压升高、胃酸增多等。绝大多数患者头痛发作时还有情绪与行为反应:不安、坐卧不宁、攻击性增强、捶头、砸物、头撞墙等。患者发作前多无先兆,约 50%有畏光、畏声,约 30%有恶心、呕吐。

【诊断及鉴别诊断】

(一)诊断

根据既往发作的病史及典型临床表现,并排除其他疾病(如:海绵窦、垂体等部位的疾病），通常可确诊。诊断与分型应参照ICHD-3β。

1. 从集性头痛诊断标准

（1）符合下述第（2）~（4）项的发作至少5次。

（2）重度或极重度单侧眼眶、眶上区和（或）颞部疼痛，若不治疗，症状可持续15~180分钟。

（3）头痛至少伴有1项以下特征：①同侧结膜充血和（或）流泪；②同侧鼻充血和（或）流涕；③同侧眼睑水肿；④同侧额部和面部流汗；⑤同侧瞳孔缩小和（或）上睑下垂；⑥不安感或激惹。

（4）发作频率隔天1次至每天8次。

（5）不是由其他疾病所致。

2. 发作性丛集性头痛诊断标准

（1）发作符合丛集性头痛诊断标准的第（1）~（5）项并连续发作。

（2）至少有2个发作时期持续7天~1年，之间的缓解期≥1个月。

3. 慢性丛集性头痛诊断标准

（1）发作符合丛集性头痛诊断标准的第（1）~（5）项。

（2）反复发作持续1年以上，其间没有缓解期，或缓解期<1个月。

（二）鉴别诊断

丛集性头痛应与以下疾病鉴别：

1. 偏头痛　主要依靠临床表现鉴别。两者均可因饮酒诱发，曲坦类药物都可能有效，都可有自主神经症状。但是，偏头痛远较丛集性头痛常见；偏头痛女性多见，而丛集性头痛则是男性多见；偏头痛发作无丛集性特征，无年周期节律和日周期节律，缓解期不像丛集性头痛通常长达数月至数年；偏头痛每次发作时间多超过4小时，而丛集性头痛一般不超过3小时，偏头痛患者一般需安静，避免活动，而丛集性头痛患者常坐卧不安、激越；偏头痛的疼痛程度通常远较丛集性头痛轻；丛集性头痛的畏光和声音恐怖以及流泪、结膜充血、鼻充血、鼻塞、鼻溢等自主神经症状局限于疼痛单侧。要注意的是，少数偏头痛患者可同时伴发丛集性头痛。

2. 其他三叉自主神经性头痛　包括阵发性半侧颅痛、短暂单侧神经痛样头痛伴结膜充血和流泪（SUNCT）等。鉴别要点是发作持续时间和频率。阵发性半侧颅痛：女性多见；其持续时间一般较丛集性头痛短，为2~30分钟；发作频率多较丛集性头痛高，每天5~40次；足量吲哚美辛能止痛。SUNCT非常罕见。其持续时间很短，5~240秒；发作频率通常远较丛集性头痛高，每天3~200次。抗惊厥药可能有效。

【治疗与预防】

（一）发作期的治疗

此病疼痛剧烈，所以需要镇痛治疗。口服起效慢，因此少用。首选治疗方法有2种：①使用面罩吸氧，吸入浓度为100%的纯氧，流量至少7ml/min，最大可至15ml/min，持续吸氧15~20分钟。其对60%~70%患者有效，通常5分钟内起效，30分钟内疗效明显。尤其适合曲普坦类药物禁忌或24小时之内频繁发作的患者。②皮下注射舒马普坦6mg，约75%患者在20分钟内头痛明显缓解，最快10分钟起效，24小时最大剂量12mg，给药间隔至少1小时。常见不良反应：注射部位短暂刺痛灼热感，一过性的胸、喉等处的疼痛、重压感或发紧感，木、麻、热或冷等感觉异常等。其次，还可选用舒马普坦20mg喷鼻，2小时后可重复给药,日最大剂量40mg;佐米曲普坦5～10mg喷鼻。曲普坦类药物疗效较好,便于携带,但是24小时内最多只能给药2次,而且价格昂贵。

(二) 缓解期的预防

应根据患者的丛集性头痛分型、严重程度、相关禁忌及药物疗效等情况选用预防性治疗方法。①对于每天发作不超过2次、发作时期不超过2个月、舒马普坦见效快的轻型复发性丛集性头痛的患者,首选维拉帕米,其次是锂盐,再次可选用美西麦角、酒石酸麦角胺、托吡酯、丙戊酸盐等,若均无效或有禁忌,可考虑苯噻啶;②对于每天发作超过2次、发作时期超过2个月、每天需要注射2次舒马普坦的重型复发性丛集性头痛的患者,在开始使用维拉帕米或锂盐之时,可联合使用皮质激素以迅速见效;③对于慢性丛集性头痛的患者,与复发性丛集性头痛的患者类似,每天发作次数少的患者可首选维拉帕米或锂盐,而每天发作次数多的患者应联合使用皮质激素;④若所有药物治疗的疗效均欠佳,可考虑用皮质激素和麻醉剂行头痛侧的枕神经封闭治疗。若仍无效,可考虑枕神经刺激术。若枕神经刺激术治疗1年仍无效,可考虑深部脑刺激术刺激下丘脑后下部。若所有尝试都无效,可非常谨慎地考虑三叉神经毁损术等外科手术治疗。

第五节　药物滥用性头痛

药物过度使用性头痛(medication-overuse headache,MOH)仅次于紧张型头痛和偏头痛,是临床第三常见的头痛类型,患病率约1%,常导致头痛慢性迁延(尤其在老年人群中),并常促使原发性头痛由复发性进展为慢性,致残率和疾病负担较高。在ICHD-Ⅱ R1中列在“物质或其戒断所致的头痛”此大类之下。药物过度使用性头痛包括8个亚型:①麦角胺过度使用性头痛;②曲普坦类药物过度使用性头痛;③镇痛药过度使用性头痛;④阿片样物质过度使用性头痛;⑤镇痛药复方制剂过度使用性头痛;⑥急性头痛用药联合使用所致的药物过度使用性头痛;⑦其他药物过度使用所致的头痛;⑧可能的药物过度使用性头痛。所有治疗头痛的急性对症药物,如果使用不当或长期使用几乎都可能使容易头痛的患者发生药物过度使用性头痛。阿司匹林、对乙酰氨基酚、麦角生物碱类药物、曲普坦类药物、巴比妥类药物、阿片类药物、镇痛药及各种复方镇痛制剂等药物过度使用会引发药物过度使用性头痛。选择性NSAIDs是否引发药物过度使用性头痛尚存在争议。曲普坦类药物较麦角生物碱类药物和镇痛药更易引发药物过度使用性头痛。双氢麦角胺被认为不会导致药物过度使用性头痛。近年来的国外研究显示,引发药物过度使用性头痛的最常见药物,依序是:对乙酰氨基酚、曲普坦类药物、巴比妥类药物、阿片类药物等。

【发病机制】

尚不清楚,有各种假说与推测。药物反复刺激痛觉传导通路可能导致中枢性超敏化;细胞适应了过度的镇痛刺激,使得细胞膜转导发生障碍,导致中枢神经系统对治疗不起反应;药物直接抑制了中枢神经系统的痛觉调制能力;药物使患者血液中5-羟色胺水平下降,进而使中枢神经系统5-羟色胺受体上调,从而导致痛觉过敏状态的出现。

【临床表现】

男女患病率之比约为1∶3.5。多见于30岁以上的患者。药物过度使用性头痛的危险因素有女性、焦虑、抑郁、物质滥用、慢性严重头痛、低教育程度等。患者可有原发性头痛、抑郁、焦虑或药物滥用等家族史。有数据分析显示,65%的药物过度使用性头痛患者,其原发性头痛类型为偏头痛,27%为紧张型头痛,8%为偏头痛合并紧张型头痛或其他类型的原发性头痛。原发性头痛平均病程为20.4年,药物过度使用的平均时程为10.3年,出现每日头痛的平均病程为5.9年。药物过度使用性头痛的头痛特征是否与所过度使用的药物有关,目前仍存争议。患者常有隐匿性头痛史,并长期使用治疗头痛的急性对症药物。头痛每天或几乎每天发生,头痛特征(强度、性质、部位等)可不断变化,每天或几乎每天使用急性对症药物,在过度使用急性对症药物期间预防性药物的疗效常不佳,常伴有所过度使用药物的其他不良反应。

【诊断】

诊断完全依靠患者的病史,因此开放性提问和详细准确的病史收集至关重要。原发性头痛患者每天或几乎每天头痛,头痛程度、类型和部位不断变化,每天或几乎每天使用治疗头痛的急性对症药物,并且当过度使用急性对症药物并造成所使用的预防性药物疗效不佳时,要考虑药物过度使用性头痛的诊断。每月超过15天以上呈现偏头痛样表现或偏头痛样混合紧张型头痛样表现的患者,最常见的原因是偏头痛的急性对症药物和(或)镇痛药的过度使用。ETTH发展为CTTH时,要考虑镇痛药过度使用的可能。既往有原发性头痛史的患者,若其头痛表现形式出现转变或是恶化,均要考虑药物过度使用性头痛的可能。

ICHD-3β的诊断标准如下:

1. 既往存在头痛疾患的患者,每月头痛发作≥15天。
2. 规律过度使用1种或多种用于头痛急性期治疗和(或)对症治疗的药物超过3个月。
3. 不能更好地符合ICHD-3β其他诊断。

【治疗】

药物过度使用性头痛的治疗目标是减缓头痛程度与发作频率、减少急性对症药物的用药量、提高急性对症药物和预防性药物的疗效、减轻残疾和改善生活质量。药物过度使用性头痛的复发率高,1年之内的复发可能性尤其大。治疗策略应是长程综合性治疗,治疗手段应包括以下方面:

(一) 长程规律随诊至少1年,撤去过度使用的急性对症药物之前应向患者说明可能会出现的戒断症状。

(二)预防性药物

尽管其初期疗效不如非药物过度使用性头痛患者,但是应尽早给予。有研究显示,在撤去过度使用的急性对症药物之前给予预防性药物可能比立即撤药效果更好,因为预防性药物要逐渐增量达到治疗剂量和有效的血药浓度可能需要4~6周。首选托吡酯或丙戊酸盐,也可考虑加巴喷丁、唑尼沙胺、左乙拉西坦、氯硝西泮等抗惊厥药。患者常因为恐惧头痛复发而过度使用急性对症药物,预防性药物有助于减少头痛发作而缓解患者的焦虑与恐惧,从而减少急性对症药物的使用。

(三)撤去过度使用的急性对症药物

有些药物可以立即撤去,如:对乙酰氨基酚。而有些药物需要缓慢撤去,如巴比妥类药物、苯二氮䓬类药物、阿片样物质等。

(四)治疗戒断症状

常见的戒断症状包括恶心、呕吐、焦虑、睡眠障碍、反跳性头痛、低血压、心动过速等。在撤去巴比妥类药物时还可能出现痛性发作或幻觉等少见症状。戒断症状通常持续2~10天。持续时间上,一般而言,镇痛药>麦角生物碱类药物>曲普坦类药物。撤药时住院治疗可能疗效更理想,尤其是过度使用巴比妥类药物、伴有抑郁或焦虑的患者。而自律性高、具有强烈撤药动机、非巴比妥类药物过度使用、过度使用单种药物、不伴精神障碍等患者可选择门诊治疗。戒断症状的治疗方法有:静脉补液(尤其是频繁呕吐的患者)、止吐(如甲氧氯普胺)、镇静(如氯丙嗪、苯二氮䓬类)、皮质激素、阿司匹林、肠道外使用双氢麦角胺(尤其是以前未使用过麦角生物碱类药物的偏头痛患者)、皮下注射舒马曲坦或口服那拉曲坦或镇痛药(重度反跳性头痛的患者可谨慎使用)、行为治疗、抗焦虑药等。

(五) 行为治疗

包括生物反馈、松弛训练、压力管理、认知行为治疗等,需要长程进行。

(六) 长程治疗原发性头痛

原发性头痛,尤其是慢性偏头痛和 CTTH,必须得到有效治疗。否则,对于此类患者,单纯撤药疗效不佳。

【预后】

预后不佳的影响因素有:病程长、多种镇痛药联合使用、紧张型头痛患者、大剂量使用镇痛药、过度使用巴比妥类药物或阿片样物质等。

第六节 低颅压性头痛

低颅压性头痛是以直立性头痛为特征的临床表现,脑脊液压力<60mmH_2O 的临床综合征。在 ICHD-3β 列入继发性头痛中非血管性颅内疾患所致的头痛中的低颅压所致的头痛,其下又分为 3 个亚型:硬膜穿刺后头痛、脑脊液漏头痛和自发性低颅压所致的头痛。

【病因和发病机制】

任何原因所致的脑脊液容量减少均可导致颅内压降低,引起低颅压性头痛。目前认为脑脊液漏是低颅压性头痛的主要病因,尤其在年轻患者中。腰椎穿刺术是常见病因,外伤、手术、剧烈运动、脱水、严重感染、中毒、休克、糖尿病昏迷、尿毒症、头部放疗及某些结缔组织疾病也可引起低颅压性头痛。

脑脊液生成减少、吸收过快或外漏均可引起低颅压。脑脊液容量减少削弱了脑脊液对浸在其中脑组织的缓冲支撑作用,直立时重力牵拉使脑组织下移而刺激覆盖在脑组织表面的血管及其他颅内疼痛敏感结构,导致头痛。此外,脑脊液容量减少还能直接激活腺苷受体,继而促使脑血管扩张,拉伸刺激脑部疼痛敏感结构,导致头痛。自发性低颅压的主要病因是自发性脑脊液漏,通常发生在脊膜,尤其是颈胸段交界处和胸段,可能源自硬脊膜结构薄弱。约 1/3 患者有外伤史。

【临床表现】

直立性头痛是低颅压的特征性临床表现,即坐起或站立时头痛,可伴恶心呕吐,平卧后头痛、呕吐等症状很快缓解。

腰椎穿刺(腰穿)后头痛很少在腰穿后立即出现,多在腰穿后 24~48 小时出现。头痛多为双侧对称性,多位于枕部、额部,也可扩展到全头部或放射至颈肩背部,可伴颈强。摇头、咳嗽、喷嚏、用力时也可引发头痛。常为钝痛、胀痛,也可为搏动样疼痛。偶见单侧或双侧展神经麻痹或自觉血流杂音,听力障碍或面神经麻痹罕见。腰穿后头痛的独立危险因素有:女性、31~50 岁、既往有硬膜穿刺后头痛病史、穿刺时穿刺针斜面垂直于脊柱长轴等。

脑脊液漏头痛多见于外伤、神经管闭合不全、颅脑、鼻和脊髓手术后等。

自发性低颅压头痛所致的头痛是一组排除其他原因所致的继发性低颅压的临床少见综合征。头痛多为直立性，通常直立15分钟内出现，少数可延至数小时。头痛通常为双侧性，多位于枕部或枕骨下方。头痛可轻微而被忽视，也可重至影响日常生活，部分患者还可伴有恶心呕吐、颈项强痛，还可伴有耳闷胀感、耳鸣、听觉过敏、眩晕、失衡、复视、面瘫、视物模糊等症状。极少数病例还可出现帕金森症状、痴呆、四肢麻痹、垂体功能减退、意识水平降低和昏迷等。

【辅助检查】

1. 腰穿 侧卧位脑脊液压力 $<60mmH_2O$，细胞数正常或轻度增高。脑脊膜血管通透性增加合并腰段蛛网膜下腔脑脊液流速缓慢，可能导致脑脊液蛋白含量增高或黄变。糖和氯化物正常。

2. 影像学 病程短、病情轻的低颅压头痛患者头部影像学可正常，病程长、病情重者可出现特征性表现，头部磁共振平扫及增强、头部CT、脊柱磁共振成像、脊髓造影均可见异常。

【诊断及鉴别诊断】

ICHD-3β 的诊断标准如下

1. 任何符合诊断标准第三条："头痛的发生发展在时间上与脑脊液压力低或脑脊液漏出的证据"的头痛。

2. 脑脊液压力低（$<60mmH_2O$）和（或）影像学有脑脊液漏出的证据。

3. 头痛的发生发展在时间上与脑脊液压力低或脑脊液漏出相关，或因为头痛而发现脑脊液压力低或脑脊液漏出。

4. 不能更好地符合ICHD-3其他诊断。

低颅压性头痛的诊断应注意与蛛网膜下腔出血、中枢神经系统感染、脑静脉系统血栓形成、转移性脑膜癌、硬膜下积液或血肿、肥厚性脑膜炎、姿势性直立性心动过速综合征相鉴别。

【治疗】

多数低颅压性头痛呈自限性，去枕平卧、口服补液、绑腹带。静脉输注大量生理盐水，还可注射糖皮质激素、咖啡因和茶碱。对少数症状难以缓解者，应行脊髓造影明确漏口部位。首选在腰段硬膜外注射自体血10~20ml，即硬膜外血贴片。或可选用经皮注射血纤维蛋白密封剂。上述方法均无效时可考虑手术治疗。

【预后】

大多数患者预后良好，早期诊断及时治疗很重要。

（郁金泰）

第五章

昏迷与昏睡

昏迷与昏睡是近来临床常见的危急重症之一，占急诊内科病例的 15%。昏迷是意识障碍的一种，表现为觉醒度下降。脑干上行网状激活系统、丘脑非特异性核团及双侧大脑皮质大面积损害，均有可能导致患者陷入昏迷或昏睡的状态。临床上往往表现为意识的中断，感觉与行动功能全部丧失，对剧烈的刺激无法做出反应。由于患者不能配合查体及询问病史，家属提供的信息也并不全面，迅速、准确地明确患者病因并采取针对性治疗挽救患者的生命就显得尤为重要。本章将对昏迷常见的病因分析、临床的监测与治疗进行介绍。

【病因和发病机制】

由于昏迷患者病因多且复杂，早期的准确诊断及迅速有效的治疗是降低病死率和死亡率的关键。

（一）脑血管疾病

常见的引起昏迷的脑血管病主要包括脑出血和脑梗死，往往伴有动脉粥样硬化、高血压、高血脂、高同型半胱氨酸血症等基础疾病。

脑梗死可造成患者脑组织区域性血液供应障碍，使脑组织发生缺血缺氧及变性坏死，引起相应的神经功能缺失。可直接引起患者脑干网状上行系统、丘脑非特异性核团、双侧大脑皮质结构损伤，或通过影响神经递质的代谢、神经突触的信号传导及改变内环境等其他机制引发昏迷。梗死血管的支配范围不同，还会引起其他症状如偏瘫、失语、眼球运动障碍、瞳孔异常、偏盲、行为及记忆力异常等。

脑出血患者常以剧烈疼痛起病，颅内压升高，使脑血流量急剧下降，血管瘤破裂伴发的冲击作用是约 50%患者发病时出现意识丧失的原因。血液的凝固使 CSF 回流受阻，出现交通性脑积水和脑室扩张；血细胞的分解引起化学性脑膜炎及脑功能紊乱，释放的活性物质如 5-HT 可刺激血管及脑膜，这些均可造成痫性发作、昏迷及去大脑强直等。

（二）糖尿病及其并发症

近年来，随着人们生活方式的不断改变以及我国人口老龄化的不断加剧，代谢性疾病特别是糖尿病的发生率逐年上升，其相关并发症引起的昏迷也越发受到重视。

低血糖昏迷是由于大脑不能利用糖原功能所致，大脑只能利用葡萄糖有氧代谢作为自己的能量供给，本身几乎无能量储备，对缺血缺氧十分敏感。此外，当发生低血糖时，各种酸性代谢产物，炎症因子及神经毒性氨基酸等物质的积累，也会对脑功能造成损伤引发昏迷。

酮症酸中毒昏迷患者多见于 1 型糖尿病，由于患者胰岛素不足导致糖类分解减少，脂肪分解过多，使得血中酮体含量增加，酸性代谢产物积累。当 $pH<7.2$ 时呼吸深长，中枢神经受抑制而出现头痛、全身痛、倦怠、嗜睡、意识渐模糊，终至木僵昏迷。

高渗性高血糖昏迷是由于某种诱因导致患者糖代谢紊乱，血糖急剧升高（血糖多超过33mmol/L），出现严重的高渗性脱水，1/3 的患者会出现昏迷及神经精神症状。

（三）急性中毒

中毒引起的昏迷在临床也十分常见，例如酒精性中毒、农药中毒、CO 中毒、镇静剂麻醉药中毒等。急性中毒患者常有明确的中毒史或比较典型的临床表现，如呼吸散发明显的酒精味或大蒜味、针尖样瞳孔，樱桃红色嘴唇等。急性酒精性中毒是由于一次性摄入过多酒精使得大脑中枢神经系统受阿片类代谢物质影响，由过度兴奋转为抑制，麻痹呼吸中枢及血管运动中枢，导致多系统功能衰竭，出现昏迷、窒息、休克等，临床上分为兴奋期、共济失调期、昏迷期。

（四）严重创伤

颅脑创伤是目前青壮年致死的一大重要原因，其中重型颅脑损伤占创伤性颅脑损伤的20%，多是由交通事故、摔伤、暴力打击、高空坠落、利器砍伤等引起，具有病情重、变化快、致残率高、致死率高等特点。临床上往往表现为头痛、呕吐、瞳孔散大、对光反射消失、呼吸障碍、生命体征改变、意识丧失、昏迷等。

【临床表现】

（一）昏睡

昏睡是一种严重的意识障碍，患者意识水平较模糊更低，环境意识及自我意识均丧失，定向力缺乏，处于沉睡状态，不易唤醒，需经高声呼唤或强烈刺激方可唤醒，对言语反应尚未完全丧失，醒后可做含糊、不完全的应答，往往答非所问，停止刺激后继续进入熟睡状态。

（二）昏迷

昏迷是一种最为严重的意识障碍。表现为意识中断，完全失去对外界的反应。昏迷按严重程度可分为三级：

1. 轻度昏迷　患者的意识完全丧失，可偶有较少无意识自发动作。被动体位，对外界事物、声、光刺激无反应。对强烈刺激如掐大腿内侧或压迫眶上孔可出现痛苦表情，用针划足底可有防御反射性屈曲或躲避运动，但不能觉醒。各种反射及生命体征无明显改变。轻度昏迷时患者的各种反射（如吞咽反射、咳嗽反射、角膜反射及瞳孔反射等）都存在，同时血压、心率、呼吸大多正常。

2. 中度昏迷　患者对外界正常刺激均无反应，不自主运动极少，各种反射（包括对强刺激的防御反射）均减弱（这是与轻度昏迷的区别）。有大小便潴留或失禁。呼吸、脉搏、血压可有改变，并可出现病理反射。

3. 重度昏迷　患者对外界一切刺激均无反应，全身肌肉松弛，眼球固定，瞳孔散大，无任何自主动作，可有去大脑强直现象。角膜反射、瞳孔反射、咳嗽反射及吞咽反射均消失；各种浅深反射和病理反射消失。呼吸不规则，血压明显下降，生命体征不稳定，大小便失禁。

三种昏迷程度的鉴别见表 8-5-1。

表 8-5-1　三种昏迷程度的鉴别

昏迷程度	疼痛刺激	无意识自发动作	腱反射	光反射	生命体征	病理征
浅昏迷	有反应	可有	存在	存在	无变化	阳性
中昏迷	重刺激有	很少	减弱	迟钝	变化	阳性
深昏迷	无	无	消失	消失	变化	无

【诊断和鉴别诊断】

考虑到昏迷病人起病急、病情重，医务人员需要尽快明确患者病情，以便尽早采取治疗措施，不能因为检查贻误抢救时机。

（一）病史询问

昏迷患者在询问病情方面可能不能配合，应尽可能从家人、朋友、同事处了解有用信息。

1. 昏迷起病急缓及发病过程　即昏迷发生的具体时间、病程长短、病情是逐渐加重还是减轻等。如昏迷起病于早期且短暂，常见于一过性脑供血不足、阿斯综合征、癫痫等；如病程长且逐渐加重，常见于脑血管病、感染性脑病、中毒性脑病等。

2. 昏迷伴随症状　昏迷前呕吐提示颅内压升高，应考虑脑出血、颅内占位性病变；昏迷伴发热应考虑感染性脑病、中暑、甲状腺危象等；昏迷伴偏瘫提示脑梗死、脑出血等

3. 昏迷前进食史、服药史、有毒有害化学物品接触史等　患者是否有煤气中毒、镇静催眠药服用史、抗精神病服药史、心脏病服药史、降糖药物服用史等。

4. 既往病史　有无糖尿病、高血压、脑血管病、心脏病、甲亢、精神病、肝肾功能损伤等慢性病史，有无手术史、外伤史。

（二）生命体征

1. 意识　目前多采用格拉斯哥昏迷评分量表（表 8-5-2，附表 10），评分越低（3~8 分）提示脑损伤越重，昏迷也越重。

表 8-5-2　格拉斯哥昏迷评分量表

检查项目	患者反应	评分
睁眼反应（E）	任何刺激不睁眼	1 分
	疼痛刺激不睁眼	2 分
	语言刺激时睁眼	3 分
	自己睁眼	4 分
言语反应（Y）	无语言	1 分
	难以理解	2 分
	能理解，不连贯	3 分
	对话含糊	4 分
	正常	5 分
非偏瘫侧运动反应（M）	对任何疼痛无运动反应	1 分
	痛刺激时有伸展反应	2 分
	痛刺激时有屈曲反应	3 分
	痛刺激时有逃避反应	4 分
	痛刺激时能拨开医生的手	5 分
	正常（执行指令）	6 分

2. 体温　昏迷发热见于各种颅内外感染、脑出血或蛛网膜下腔出血、中暑、中枢性高热等；昏迷伴体温过低可见于休克、低血糖、镇静安眠药中毒、甲状腺功能减退、垂体功能减退、肾上腺皮质功能减退和冻僵等。

3. 心率和脉搏　脉搏过快提示发热、感染、休克、心力衰竭等；脉搏缓慢提示心脏传导阻滞、阿斯综合征。

4. 血压　血压升高提示颅内高压、脑出血，血压下降提示低血糖、低血压休克、心肌梗死等。

5. 呼吸　库式呼吸提示代谢性酸中毒，鼾式呼吸伴偏瘫提示脑出血，呼吸过慢叹息样

提示吗啡中毒，呼吸气味呈酒味提示酒精中毒，大蒜味提示有机磷中毒，苦杏仁味提示氰化物中毒，氨味提示尿毒症，肝臭提示肝性脑病，烂苹果味提示糖尿病酸中毒。

（三）神经系统查体

全面而准确的神经系统查体对昏迷患者的诊断尤为重要，目的为判断脑干功能的完整性以及是否存在不对称的神经系统体征，发现不对称体征提示脑内有局灶性病变，有助于定位诊断。其中神志情况、意识状态、言语应答、脑干反射（瞳孔对光反射、角膜反射、头眼反射、前庭眼反射和咳嗽反射）、肢体运动、感觉功能等对昏迷的诊断及昏迷程度的判断十分准确、可靠。

（四）辅助检查

常规生化检查如血常规、血糖、电解质、动脉血气分析、肝功能（血氨）、肾功能等对诊断及鉴别诊断都十分重要。也可行神经系统相关辅助检查。

1. 神经电生理　与昏迷有关的脑电图模式有全面抑制、暴发抑制、癫痫样活动、三项波、α/θ、周期性痫样放电等。脑电图对非惊厥性癫痫或非惊厥性癫痫持续状态具有无可替代的诊断优势。对代谢性昏迷的病人，EEG可发现背景频率减慢和广泛α活动，单纯疱疹性脑炎病人有以颞区为主的单侧或双侧周期性尖波，EEG对鉴别闭锁综合征、精神病、持续植物状态和脑死亡有一定价值，72小时内的EEG连续监测对判断缺氧型昏迷患者的预后有极大的帮助。

2. 神经影像学检测　头颅CT、磁共振等，可以清晰直观地显示颅脑有无病变，以及病变的性质、结构、形态。通过脑组织灰白质信号的强弱变化、脑血管形态及走行的改变、占位效应及中线有无移位可判断脑损伤的严重程度。

3. 颅内压监测　颅内压监测分为有创和无创两种，有创监测精确性和量化程度高，但受仪器设备和操作技术的要求太高的影响，临床普及程度受到了一定限制。无创颅内压检测技术发展迅速，可以通过视网膜、耳鼓膜、生物电阻抗等多种技术实现。对于TBI（GCS≤8）的病人，持续的颅内压监测必不可少，当颅内压大于20mmHg连续5分钟时，提示颅内压增高，预后不良。

（五）鉴别诊断

1. 晕厥　晕厥是由一过性的脑缺血、缺氧引起的短暂性的意识障碍，数分钟后即可恢复正常，常伴有血压下降、四肢厥冷、出冷汗等一过性自主神经症状。

2. 嗜睡　嗜睡是意识障碍的早期表现。患者表现为睡眠时间过度延长，但通过刺激即可被叫醒，醒后可配合检查及回答简单问题，停止刺激后很快入睡。与昏睡的主要区别是能否通过语言刺激被叫醒。

3. 谵妄　是一种急性的脑高级功能障碍，认知能力下降，语言功能障碍，错觉、幻觉、睡眠觉醒周期紊乱。颅内的严重病变及其他系统引起的酸碱平衡失调、电解质紊乱、高热中毒均可引起谵妄。患者多表现为紧张、恐惧、兴奋不安，甚至可有冲动和攻击行为。病程为波动性，夜间重，白天轻，持续数小时或数天。

4. 去皮质综合征　多见于缺氧性脑病、严重颅脑外伤、中毒等导致的双侧大脑皮质广泛性损害，皮质功能减退或丧失，皮质下功能仍保存。患者表现为意识丧失，大小便失禁，四肢中枢性瘫痪，腱反射亢进，锥体束征阳性，病理征阳性，但无自发动作。身体姿势为上肢屈曲内收，腕及手指屈曲，双下肢伸直，足屈曲，称为去皮质强直。

5. 闭锁综合征　病变位于脑桥基底部，主要见于基底动脉脑桥分支双侧闭塞，损伤双侧皮质脊髓束及三叉神经以下的皮质脑干束。患者意识清楚，语言理解无障碍，但失去了运动功能，仅能以瞬目及眼球垂直运动与周围建立联系，脑电图正常有助于与正常意识障碍鉴别。

【治疗】

（一）生命支持

生命支持是一切治疗的基础，且贯穿始终。脑保护必须从生命体征的维持开始。

1. 呼吸　将患者呼吸道分泌物清理干净，呕吐者头偏向一侧，保持患者呼吸道通畅，避免患者因阻塞呼吸道而窒息。可给予恰当的吸氧治疗，使脉搏氧饱和度维持在95%以上，动脉氧分压维持在80mmHg以上。对于呼吸衰竭的病人，如有必要，可切开气管实施气管插管进行人工辅助通气。

2. 循环　对心搏呼吸骤停患者，快速给予有效的心肺复苏术；迅速建立两条以上静脉通道维持患者有效血液循环；对心肌梗死致昏迷的患者，立即行扩冠、抗血小板聚集、调脂等早期处理，窗口期患者行PCI治疗。密切监测患者血压，若患者出现休克现象或有一定的休克倾向，应对患者采取血容量补充，并给予强心苷类或拟交感胺等药物，维持有效血液循环，从而维持患者的整体循环稳定。对于血压过高者，酌情给予适量扩血管药物。

3. 体温　对于高热患者可采用物理降温及药物赖氨匹林退烧。亚低温治疗可使脑细胞代谢率和脑耗氧量下降，减轻脑水肿，减少自由基生成，促进神经功能缺损恢复，对重度颅脑损伤的病人预后有明显的改善。

4. 内环境　控制血糖、血压及液体出入量。调控电解质、pH处于正常范围，纠正时应先快后慢，同时密切关注相关指标，避免矫枉过正。

（二）对症治疗

1. 血糖调节紊乱　对低血糖患者应及时补充糖分，首先快速输注50%葡萄糖溶液40~80ml，之后给予5%~10%葡萄糖注射液48小时持续静脉注射治疗；酮症酸中毒者迅速补液扩容并静脉滴注小剂量胰岛素并纠正脱水状态；高渗昏迷者需立即补液，并补充胰岛素纠正血糖含量。

2. 脑血管病　对脑血管意外昏迷患者，予以控制颅内压、保护脑细胞等对症处理；对于脑出血引发昏迷的患者，要保证患者呼吸的畅通，严格控制其血压，给予甘露醇脱水、呋塞米利尿，保证患者血液循环的正常以及营养的补充，加强脑保护措施等处理，保守治疗无效时转送神经外科处理。

3. 其他器官功能紊乱　急性左心衰致心源性昏迷予以利尿、扩血管、强心治疗；对肝性脑病所致昏迷患者，及时消除诱因、禁食蛋白质，给予灌肠或导泻的同时积极纠正氨基酸代谢紊乱，维持水电解质、酸碱平衡，防止脑水肿等并发症发生；对肺性脑病昏迷患者，给予呼吸机辅助呼吸、抗感染、纠正酸碱失衡等干预救治。

4. 中毒　对药物中毒或疑似药物中毒者给予彻底洗胃，或者立即服用特效解毒剂，严重者行血液灌流治疗；药物中毒昏迷患者，宜及时洗胃、导泻，根据具体中毒物给予相应特效解毒剂干预处理，如给予有机磷农药中毒患者解磷定和阿托品治疗，对酒精中毒患者给予纳洛酮治疗。

5. 外伤　对于交通事故导致的昏迷患者，此类患者多伴随大量失血，所以要及时进行输血并且做好止血的准备，对于骨折的患者要注意接骨的手法，避免二次损伤。

（郁金泰）

第六章

急性癫痫发作和癫痫持续状态

【基本概念】

（一）癫痫发作(epilepticseizure)

癫痫发作是多种原因导致的脑部神经元异常过度、同步化放电活动所造成的一过性临床表现，具有发作性、短暂性、重复性和刻板性的共同特点。按照有无急性诱因，癫痫发作大体上可分为诱发性发作(provoked seizure)和非诱发性发作(unprovoked seizure)。诱发性发作是由明确诱因导致的癫痫发作。最常见于中枢神经系统疾病或全身系统性疾病的急性期，是一种急性症状性发作(acute symptomatic seizure)。非诱发性发作则找不到明确的急性诱因。例如，病毒性脑炎急性期出现的癫痫发作是诱发性发作，而脑炎数年后出现的癫痫发作则为非诱发性发作。

（二）癫痫(epilepsy)的概念性定义和实用性定义

1. 概念性定义(conceptual definition)　即癫痫的理论定义，癫痫是一种以具有持久的致痫倾向和相应的神经生物、认知、社会心理等方面后果为特征的脑部疾病。

2. 实用性定义(practical definition)　即癫痫的临床定义，传统定义认为“出现≥2 次(间隔至少 24 小时)非诱发性癫痫发作时，就可诊断癫痫”。该定义对于尽早诊断癫痫有积极意义，但由于多数情况下很难确定某个体首次发作后的再发风险，该定义缺乏临床可操作性。2014 年国际抗癫痫联盟(International League Against Epilepsy，ILAE)推出了新的癫痫临床定义(表 8-6-1)，新定义的推出对癫痫的诊断和治疗有着重要意义。

表 8-6-1　2014 年 ILAE 癫痫的临床实用性定义

癫痫临床实用性定义
癫痫是一种脑部疾病，符合如下任何一种情况可确定为癫痫： 1. 至少 2 次间隔>24 小时的非诱发性(或)反射性发作 2. 一次非诱发性(或)反射性发作，并且在未来 10 年内，再次发作风险与两次非诱发性发作后的再发风险相当时(至少 60%) 3. 诊断某种癫痫综合征 符合如下任何一种情况，可认为癫痫不存在： 1. 已经超过了某种年龄依赖癫痫综合征的患病年龄 2. 已经 10 年无发作，并且近 5 年已停用抗癫痫药物

（三）癫痫综合征的定义

癫痫综合征是在癫痫发作中，一组具有相似症状和体征特性的特定癫痫现象。

（四）癫痫持续状态（status epilepticus，SE）的定义

癫痫持续状态，传统的定义认为SE为一次癫痫发作持续30分钟以上，或频繁发作且间歇期意识未能恢复。2015年ILAE新版指南进行了新的定义及分类，将SE定义为终止癫痫发作的机制失效或新的致痫机制导致了异常持久（t1）的痫性发作，且可能造成长期损伤（t2），引起包括神经元损害甚至死亡、神经网络结构改变等较严重的后果。该指南较符合当前的临床工作实践，且提出了全新的癫痫发作t1及t2时间概念（表8-6-2）。

表8-6-2 不同发作类型的癫痫持续状态t1和t2值

发作类型	t1	t2
强直-阵挛发作	5分钟	30分钟
伴意识障碍的局灶发作	10分钟	>60分钟
失神发作	10~15分钟	未确定

【流行病学】

据世界卫生组织（World Health Organization，WHO）估计，全球大约有5千万癫痫患者。国内流行病学资料显示，我国癫痫的患病率在4‰~7‰。近年来，国内外学者更重视活动性癫痫的患病率，即在最近某段时间（1年或2年）内仍有发作的癫痫病例数与同期平均人口之比。我国活动性癫痫患病率为4.6‰，年发病率在30/10万左右。据此估算，我国约有600万左右的活动性癫痫患者，同时每年有40万左右新发癫痫患者。癫痫是神经内科最常见的疾病之一。癫痫患者的死亡危险性为一般人群的2~3倍。

第一节 急性癫痫发作

【病因和发病机制】

（一）癫痫的病因

1. 传统的癫痫病因学分类 引起癫痫的病因非常复杂，根据病因学不同，癫痫可分为三大类：

（1）特发性癫痫（idiopathic epilepsy）：临床上青少年期发病，找不到病因，亦无神经系统阳性体征，可能与遗传因素密切相关，具有特征性临床及脑电图表现。

（2）症状性癫痫（symptomatic epilepsy）：能找到有引起癫痫发作的病因或神经系统有可疑疾病。

（3）隐源性癫痫（cryptogenic epilepsy）：推测是症状性癫痫，但现有的检查手段不能发现明确的病因。

2. 2017年ILAE癫痫病因学分类（表8-6-3） 由于"隐源性"一词内涵模糊，是将临床上的推测作为科学分类的基础，不利于癫痫的科

表8-6-3 2017年ILAE癫痫病因学分类

病因	常见疾病
遗传性	皮质发育畸形 神经皮肤综合征 进行性肌阵挛性癫痫
结构性	脑外伤 海马硬化 脑卒中或血管畸形
代谢性	肝性脑病 尿毒症 系统性红斑狼疮
免疫性	自身免疫性癫痫
感染性	脑膜炎或脑炎
病因不明	HIV脑病

学分类。为解决这一问题,2017 年 ILAE 推出了新的癫痫病因学分类,将癫痫分为六大类:①遗传性;②结构性;③代谢性;④免疫性;⑤感染性;⑥病因不明。

(二) 癫痫的发病机制

癫痫的发病机制复杂,目前主要认为是由于中枢性神经系统的兴奋性与抑制性失衡所致,研究表明其与神经递质失衡、免疫及炎症因子、分子遗传机制等有密切关系。

1. 神经递质及受体　目前已经发现有较多的神经递质与癫痫发生有关,其中谷氨酸(Glu)与 γ 氨基丁酸(GABA)分别是中枢神经系统中最重要的兴奋性神经递质与抑制性神经递质,两者均与癫痫发作密切关系。研究认为癫痫发作可能是由于 Glu 早期胞内合成增加、后期胞外大量释放,导致谷氨酸蓄积作用于离子型受体,使突触过度兴奋,从而诱发痫性发作。癫痫患者脑脊液 GABA 水平明显降低,提示脑脊液 GABA 水平与癫痫发作有一定的关系,GABA 受体激活后可产生早期抑制性突触后电位,其兴奋或抑制能阻止或诱发癫痫发作。

2. 免疫及炎症因子　强大的免疫反应可降低癫痫发作的阈值、增强神经兴奋性、促进突触重建、导致血脑屏障受损,进而引发癫痫。有统计表明,癫痫患者的免疫系统功能紊乱远远多于其他人群。癫痫患者中淋巴细胞亚群 T3、T4 细胞含量下降,T8 细胞增加,T4/T8 比值下降。炎症细胞因子是人体免疫反应和炎症反应的重要调节者,细胞因子的失调和过度产生会导致神经元变性,可以诱导癫痫发作。

3. 分子遗传机制　遗传学和分子生物学研究证实部分癫痫综合征是由于编码离子通道蛋白的基因突变导致神经元过度兴奋引起的。包括单或多基因突变、染色体异常、线粒体突变等。

【诊断要点】

(一) 诊断原则

根据 2015 年版中国癫痫诊疗指南,癫痫的诊断可分为五个步骤:

1. 确定发作性事件是否为癫痫发作　涉及发作性事件的鉴别,包括诱发性癫痫发作和非诱发性癫痫发作的鉴别。传统上,临床出现两次(间隔至少 24 小时)非诱发性癫痫发作时就可诊断癫痫。

2. 确定癫痫发作的类型　按照 ILAE 癫痫发作分类来确定。

3. 确定癫痫及癫痫综合征的类型　按照 ILAE 癫痫及癫痫综合征分类系统来确定。

4. 确定病因。

5. 确定残障和共患病。

(二) 诊断手段

1. 病史采集要点　由于患者发作时多数有意识障碍,叙述不清发作的情况,必须详细询问其亲属或目击者。采集病史时应重点询问以下内容:

(1) 现病史:①首次发作年龄;②发作前状态或促发因素(觉醒、清醒、睡眠、饮酒、心理压力、前驱症状及与月经的关系等);③发作最初时的症状/体征(先兆、运动性表现等);④发作时表现(意识状态、睁/闭眼、姿势、肌张力、运动症状、舌咬伤、尿失禁等);⑤发作演变过程和持续时间;⑥发作后表现(清醒、烦躁、Todd 麻痹、失语、遗忘等);⑦发作频率和严重程度(包括持续状态史);⑧脑电图检查及其他辅助检查情况(血压、血糖、电解质、心电图、头部影像学等);⑨其他发作形式(如有,应按上述要点询问发作细节);⑩抗癫痫药物使用情况(种类、剂量、疗程、疗效、副作用、依从性等);⑪发作间期状态(精神症状、记忆力、焦虑、抑郁等);⑫发作后精神运动发育情况。

(2) 既往史:①围生(早产、难产、缺氧窒息、产伤等);②中枢神经系统其他病史(感染、外伤、脑卒中、遗传代谢疾病等);③生长发育史(精神运动发育迟滞、倒退);④有无新生儿惊厥及热惊厥史(简单型、复杂型)。

(3) 家族史:各级亲属中是否有癫痫发作或与之相关的疾病(如偏头痛、热惊厥、睡眠障碍、遗传代谢疾病等)。

(4) 疾病的影响:①求学困难;②失业;③不能驾车;④被过度保护;⑤心理压力等。

2. 体格检查要点 全身检查重点应放在神经系统,包括:意识状态、精神状态、局灶体征(偏瘫/偏盲等)、各种反射及病理征等。注意观察头颅形状和大小、外貌、身体畸形及排查某些神经皮肤综合征。体格检查对癫痫的病因诊断有初步提示作用。有些体征则可能提示抗癫痫药物的不良反应。

3. 进一步检查项目

(1) 脑电图(EEG):癫痫发作最本质的特征是脑神经元异常过度放电,而EEG是能够反映脑电活动最直观、便捷的检查方法,是诊断癫痫发作、确定发作和癫痫的类型最重要的辅助手段,为癫痫患者的常规检查。当然,临床应用中也必须充分了解EEG(尤其头皮EEG)检查的局限性,必要时可延长监测时间或多次检查。

(2) 神经影像学检查:包括CT和MRI,可确定脑结构异常或病变,对癫痫及癫痫综合征诊断和分类颇有帮助,有时可以做出病因诊断。磁共振成像(MRI)较敏感,对于发现脑部结构性异常有很高的价值。头部CT检查在显示钙化性或出血性病变时较MRI有优势。其他影像学检查,如功能磁共振(fMRI)、磁共振波谱(MRS)、单光子发射计算机断层扫描(SPECT)、正电子发射断层扫描(PET)等,能从不同角度反映脑部代谢变化,辅助癫痫灶的定位。

(3) 其他辅助检查:为明确癫痫发作的病因,应根据患者的具体情况选择性的进行检查。常用的辅助检查如下:

1) 血液检查:包括血常规、血糖、电解质、肝肾功能、血气、丙酮酸、乳酸等方面的检查,能够帮助查找病因。临床怀疑中毒时,应进行毒物筛查。

2) 尿液检查:包括尿常规及遗传代谢病的筛查。

3) 脑脊液检查:主要为排除颅内感染性疾病,对某些遗传代谢病的诊断也有帮助。

4) 心电图:有助于发现容易误诊为癫痫发作的某些心源性发作(如心律失常所致的晕厥发作),从而避免因使用某些抗癫痫药物而可能导致严重后果。

5) 基因检测:目前已经成为重要的辅助诊断手段之一。通过检测已知的癫痫致病基因,可以用于癫痫的病因学诊断。

(三) 鉴别诊断要点

1. 晕厥(syncope) 为脑血流灌注短暂、全面不足所致的意识瞬间丧失,主要由血管运动失调或心血管疾病引起,多有明显的诱因,如疼痛、情绪激动等。晕厥发生前一般先有头晕、胸闷、眼前发黑等症状,发作时面色苍白、出汗,有时脉搏微弱。少数患者可伴短暂抽搐、尿失禁,有时需脑电图和心电图检测来鉴别。

2. 假性痫性发作(pseudoepileptic seizures) 又称心因性发作,多有情绪或心理诱发因素,发作形式不典型,非刻板,发作时间相当长,意识不丧失,一般不伴有自伤和尿失禁,脑电图正常,伴有过度换气的恐惧发作或焦虑发作可能出现感觉症状、抽搐等(表8-6-4)。

表 8-6-4　癫痫发作与假性痫性发作的鉴别

特点	癫痫发作	假性痫性发作
发作场合	任何情况下	有精神诱因及有人在场
发作特点	突然刻板发作	发作形式多样，有强烈自我表现，如闭眼、哭叫、手足抽动和过度换气等
眼位	上睑抬起、眼球上窜或向一侧偏转	眼睑紧闭、眼球乱动
面色和黏膜	发绀	苍白或发红
瞳孔	散大、对光反射消失	正常、对光反射存在
对抗被动运动	不能	可以
摔伤、舌咬伤、尿失禁	可有	无
持续时间及终止方式	1~2 分钟，自行停止	可长达数小时
锥体束征	Babinski 征常(+)	(-)

3. 短暂性脑缺血发作(TIA)　为脑局部血液灌注不足所致的功能障碍，表现为功能抑制的现象。多见于老年人，常有动脉硬化、冠心病、高血压、糖尿病等病史，临床症状多为缺失症状(感觉丧失或减退、肢体瘫痪)、肢体抽动不规则，也无头部和颈部的转动，症状常持续 15 分钟到数小时，脑电图无明显痫性放电；而癫痫见于任何年龄，以青少年为多，前述危险因素不突出，癫痫多为刺激症状(感觉异常、肢体抽搐)，发作持续时间多为数分钟，极少超过半小时，脑电图上多有痫性放电。

4. 低血糖症　血糖水平低于 2mmol/L 时可产生局部癫痫样抽动或四肢强直发作，伴意识丧失，常见于胰岛 β 细胞瘤或长期服用降糖药的 2 型糖尿病患者，病史有助于诊断。

【病情判断】

(一) 紧急评估

包括病情评价和身体状况评价。观察患者发作形式，了解病情和病史，明确癫痫的诊断；同时评估心肺功能，维持呼吸道通畅，必要时给予药物或设备支持，维持生命体征稳定。

(二) 判断发作类型

根据 2017 年国际抗癫痫联盟(International League Against Epilepsy，ILAE)推出的新的癫痫分类系统，癫痫发作主要分为全面性起源、局灶性起源和未知起源三种类型(见表 8-6-5 及表 8-6-6，1981 年 ILAE 癫痫分类系统)。

表 8-6-5　2017 年 ILAE 癫痫分类系统

局灶性起源	全面性起源	未知起源
运动性 自动症 失张力发作 阵挛发作 癫痫样痉挛发作 过度运动发作 肌阵挛发作 强直发作 非运动性 自主神经性发作 行为终止 认知性发作 情绪性发作 感觉性发作	运动性 强直-阵挛发作 阵挛发作 强直发作 肌阵挛发作 失张力发作 肌阵挛-强直-阵挛发作 肌阵挛-失张力发作 癫痫样痉挛发作 非运动性(失神) 典型发作 不典型发作 肌阵挛发作 眼睑肌阵挛发作	运动性 强直-阵挛发作 癫痫样痉挛发作 非运动性 行为终止
局灶性进展为双侧强直-阵挛性		无法分类

表 8-6-6　1981 年 ILAE 癫痫分类系统

部分性发作	全身(全面)发作	不能分类的发作
单纯部分性发作	失神发作和不典型失神发作	因资料不充足或不完全以及迄今分类标准尚无法归类的发作
运动性发作	肌阵挛发作	
感觉性发作	阵挛发作	
自主神经性发作	强直发作	
精神症状性发作	全面性强直阵挛发作	
复杂部分性发作	失张力发作	
单纯部分性发作后出现意识障碍		
发作开始就有意识障碍		
部分性发作继发全面性发作		
单纯部分性发作继发全面发作		
复杂部分性发作继发全面发作		
单纯部分性发作继发复杂部分性发作再继发全面性发作		

1. 全面性起源　发作最初的临床症状表明在发作开始时即有双侧半球受累,往往伴有意识障碍。运动性症状是双侧性的。发作期 EEG 最初为双侧半球广泛性放电。

(1) 运动性发作

1) 强直-阵挛发作:为最常见的发作类型,常见于儿童及青少年。意识丧失、双侧强直后出现阵挛是此型发作的主要临床特征。

①发作前期:表现为头及双眼转动及反复发声。②肌阵挛期:表现为肢体及面部不规则抖动,10~20 秒后进入强直期。③强直期:表现为四肢肌肉强直性收缩,肘半屈并外展,下肢屈曲外旋,牙关紧闭也有半张开,头及躯干稍屈曲因而头离开枕头。此后继之以四肢伸直,牙关紧闭可以咬破舌头,由于空气从喉中突然喷出产生“强直性癫痫喊叫”,此种状态持续时间较长,而后肘半屈前壁紧靠前胸,双下肢伸直外旋。此时血压心率增加、出汗、膀胱压力增高导致遗尿。膈肌及胸廓肌肉强直性收缩可出现青紫。④阵挛期:表现为强直收缩和张力丧失交替出现,瞳孔散大或缩小。此期约持续 30 秒,停止后因括约肌松弛而尿失禁。⑤发作后期:发作后即刻呼吸节律恢复,瞳孔散大,有时可有短时窒息。此后于短时间松弛后肌张力增高尤其是面及咀嚼肌。呼吸成鼾声,唾液呈泡沫状喷出,如舌被咬破则为粉红色泡沫。还可以有恶心、呕吐。此期持续数秒至 4 分钟。最后患者可以入睡数分钟至数小时,清醒后头痛,全身酸痛乏力;

2) 阵挛发作:各个肌群以规则的间隔短暂地收缩,间隔为 0.2 秒,每秒 5 次。可以是身体一部分的阵挛,也可以是两侧阵挛,常为面及双上肢,包括躯干及下肢者较少。特征是重复阵挛性抽动伴意识丧失,之前无强直期。

3) 强直发作:表现为全身骨骼肌持续性收缩,常伴有明显的自主神经症状,如面色苍白等,如发作时处于站立位可突然摔倒。

4) 肌阵挛发作:表现为快速、短暂、触电样肌肉收缩,可遍及全身,也可限于某个肌群或某个肢体,常成簇发生,声、光等刺激可诱发。

5) 失张力发作:是姿势性张力丧失所致。部分或全身肌肉张力突然降低导致垂颈(点头)、张口、肢体下垂(持物坠落)或躯干失张力跌倒或猝倒发作,持续数秒或 1 分钟,时间短者意识障碍可不明显,发作后立即清醒和站起。

6）肌阵挛-强直-阵挛发作。

7）肌阵挛-失张力发作。

8）癫痫样痉挛发作：表现为突然、短暂的躯干肌和双侧肢体的强直性屈曲或者伸展性收缩，多表现为发作性点头，偶有发作性后仰。其肌肉收缩的整个过程大约1~3秒，常成簇发作。常见于婴儿痉挛，其他婴儿综合征有时也可见到。

（2）非运动性发作（失神）

1）典型发作：表现为动作中止，凝视，呼之不应，不伴有或伴有轻微的运动症状，发作开始和结束均突然。通常持续5~20秒，罕见超过1分钟者。发作时EEG呈规律性双侧同步3Hz的棘慢波综合暴发。主要见于儿童失神癫痫和青少年失神癫痫。

2）不典型发作：表现为意识障碍发生与结束均较缓慢，可伴有轻度的运动症状，发作时EEG可以表现为慢的棘慢波综合节律。主要见于Lennox-Gastaut综合征，也可见于其他多种儿童癫痫综合征。

3）肌阵挛发作。

4）眼睑肌阵挛发作：表现为眼睑肌不自主、快速、无节律、闪电样收缩。

2. 局灶性起源（意识清楚/意识障碍）

（1）运动性发作

1）自动症（automatisms）：是指在癫痫发作过程中或发作后意识模糊状态下出现的具有一定协调性和适应性的无意识活动。自动症均在意识障碍的基础上发生，伴有遗忘。

2）失张力发作。

3）阵挛发作。

4）癫痫样痉挛发作。

5）过度运动发作。

6）肌阵挛发作。

7）强直发作。

（2）非运动性发作

1）自主神经性发作：出现苍白、面部及全身潮红、多汗、立毛、瞳孔散大、呕吐、腹痛、肠鸣、烦渴和欲排尿感等。

2）行为终止：发作时患者不能完成自主运动，主要侵犯肢体远端，而近端肌肉张力常保持，发作时意识清楚，发作常持续30秒以上。

3）认知性发作。

4）情绪性发作。

5）感觉性发作。

（3）局灶性进展为双侧强直-阵挛性。

3. 未知起源/不能归类

（1）运动性发作

1）强直-阵挛发作。

2）癫痫样痉挛发作。

（2）非运动性发作：行为终止。

（三）明确病因

急查血糖、电解质和肝肾功能、血常规、凝血功能、抗癫痫药物血药浓度、血氨等。控制发作后，尽快完成头部影像学检查以排除出血、肿瘤、血管畸形等疾病，心电图检查排除心脏原因导致的大脑缺血缺氧。

【治疗】

(一) 癫痫的药物治疗

癫痫的治疗,目前仍以抗癫痫药物治疗为主要的治疗手段,药物治疗应达到三个目的:控制发作或最大限度地减少发作次数;长期治疗无明显不良反应;使患者维持或恢复其原有的生理、心理和社会功能状态。

1. 抗癫痫药物(antiepileptic drugs,AEDs)治疗原则 药物治疗的一般原则:①确诊后及早治疗;②合理选择抗癫痫药。应该根据癫痫的发作类型或癫痫综合征选用药物;③尽量单药治疗,只有单药治疗确实无效时,再考虑合理的联合用药;④必要的治疗药物检测,根据药代动力学参数和临床效应调整剂量;⑤简化服药方法。根据药物半衰期给药,分配好服药间隔;⑥规律服药。合理换药或停药、避免自行调药、停药以及滥用药物;⑦定期随诊。注意不良反应;⑧新型抗癫痫药物的合理应用;⑨停药后反复,可恢复原方案重新治疗,多数仍然有效;⑩始终突出治疗的个体化原则。

2. 开始药物治疗的原则

(1) 当癫痫诊断明确时应开始抗癫痫药治疗,除非一些特殊情况需与患者或监护人进行讨论并达成一致。①抗癫痫药治疗的起始决定需要与患者或其监护人进行充分的讨论,衡量风险和受益后决定,讨论时要考虑到癫痫综合征的类型及预后;②通常情况下,第二次癫痫发作后推荐开始用抗癫痫药治疗;③虽然已有两次发作,但发作间隔期在一年以上,可以暂时推迟药物治疗;④以下情况抗癫痫药治疗在第一次无诱因发作后开始,并与患者或监护人进行商议:患者有脑功能缺陷;脑电图提示明确的痫样放电;患者或监护人认为不能承受再发一次的风险;头颅影像显示脑结构损害。

(2) 应尽可能依据癫痫综合征类型选择抗癫痫药物,如果癫痫综合征诊断不明确,应根据癫痫发作类型作出决定。

3. 正确选择抗癫痫药物 根据发作类型选择药物是癫痫治疗的基本原则,70%左右新诊断的癫痫患者可以通过服用单一 AEDs 使发作得以控制,因此初始治疗的药物选择非常重要。2015 年在对大量循证医学资料汇总后,中国抗癫痫协会推出了《2015 年新版癫痫指南》,其中针对不同发作类型癫痫发作的治疗指南,可供临床参考。

(1) 根据发作类型选药

1) 全面强直阵挛发作:丙戊酸是新诊断的全面强直阵挛发作患者的一线用药。如果丙戊酸不适用则使用拉莫三嗪、左乙拉西坦或苯巴比妥。如果患者也有肌阵挛发作或疑诊青少年肌阵挛癫痫,拉莫三嗪可能会加重肌阵挛发作。卡马西平和奥卡西平可用于仅有全面强直阵挛发作的患者。当一线药物治疗无效或不能耐受时,拉莫三嗪、氯巴占、左乙拉西坦、丙戊酸、托吡酯或苯巴比妥可作为添加治疗。如果患者同时有失神或肌阵挛发作,或者怀疑青少年肌阵挛癫痫,则不能使用卡马西平、奥卡西平、加巴喷丁、苯妥英钠、普瑞巴林、替加滨或氨己烯酸。

2) 强直或失张力发作:丙戊酸是强直或失张力发作患者的一线药物治疗。如果丙戊酸无效或不能耐受,可选拉莫三嗪添加治疗。如果添加治疗仍然无效或者不能耐受,可考虑托吡酯。不建议应用卡马西平、奥卡西平、加巴喷丁、普瑞巴林、替加滨或氨己烯酸。

3) 失神发作:乙琥胺或丙戊酸是治疗失神发作的一线用药。如果出现全面强直阵挛发作的风险高,如无禁忌,应优先考虑丙戊酸。当乙琥胺和丙戊酸不适用、无效或不能耐受时,可考虑拉莫三嗪。如果两个一线抗癫痫药无效,可考虑乙琥胺、丙戊酸和拉莫三嗪三种药中的两药联合使用。如果联合治疗无效或不能耐受，可考虑选用氯硝西泮、氯巴占、左乙拉西坦、托吡酯或唑尼沙胺。不能选用卡马西平、加巴喷丁、奥卡西平、苯妥英钠、普瑞巴林、替加滨或氨己烯酸。

4）肌阵挛发作：丙戊酸是新诊断肌阵挛发作患者的一线用药。如果丙戊酸不适用或不耐受，可考虑使用左乙拉西坦或托吡酯。注意，与左乙拉西坦和丙戊酸比较，托吡酯的副作用相对大。当一线治疗无效或无法耐受，左乙拉西坦、丙戊酸或托吡酯可作为肌阵挛发作患者的添加用药。如果添加用药无效或无法耐受，可考虑选用氯巴占、氯硝西泮或唑尼沙胺。不能使用卡马西平、加巴喷丁、奥卡西平、苯妥英钠、普瑞巴林、替加滨或氨己烯酸。

5）局灶性发作：卡马西平、拉莫三嗪或左乙拉西坦作为一线用药用于新诊断局灶性发作的患者。奥卡西平也可作为一线用药用于儿童新诊断局灶性发作的治疗。如果卡马西平、奥卡西平、拉莫三嗪或左乙拉西坦不合适或不耐受，可考虑丙戊酸。如果以上五个抗癫痫药中的第一个药物无效，可从中选择另一种药物。如果第二个耐受性好的抗癫痫药无效可考虑联合治疗。

当一线治疗无效或不能耐受时，卡马西平、奥卡西平、拉莫三嗪、左乙拉西坦、丙戊酸、托吡酯、氯巴占、加巴喷丁、唑尼沙胺均可作为局灶性发作的添加用药。如果添加治疗无效或不能耐受，可考虑的其他抗癫痫药有苯巴比妥，苯妥英钠。

AEDs 治疗谱（表 8-6-7）及按照癫痫发作类型选用 AEDs（表 8-6-8）。

表 8-6-7　AEDs 治疗谱

AEDs	局灶性癫痫/局灶继发 GTCS	原发性 GTCS	肌阵挛（全面性发作）	失神癫痫
VPA	有效	有效	有效	有效
CBZ	有效	有效	加重	加重
PHT	有效	有效	加重	加重
CNZ	有效?	有效?	有效	有效
LTG	有效	有效	可能加重	有效
LEV	有效	有效	有效	有效
TPM	有效	有效	有效?	有效?
ZNS	有效	有效	有效?	有效?

注：广谱 AEDs：VPA，LEV，LTG，TPM，ZNS；丙戊酸 VPA，卡马西平 CBZ，苯妥英钠 PHT，氯硝西泮 CNZ，奥卡西平 OXC，拉莫三嗪 LTG，左乙拉西坦 LEV，托吡酯 TPM，唑尼沙胺 ZNS，拉科酰胺 LAC，加巴喷丁 GBP，普瑞巴林 PRG

表 8-6-8　按照癫痫发作类型选用 AEDs

癫痫发作类型	一线 AEDs	二线 AEDs
局灶性	CBZ，PHT，PB	VPA
	LEV，OXC，LTG，TPM	LAC，GBP，ZNS，PRG
全面性强直阵挛发作	VPA，PB，PHT	CBZ
	LEV，LTG，TPM	OXC
肌阵挛（全面性）	CNS，VPA，PB	PHT
	LEV	TPM，ZNS
失神	VPA，乙琥胺，	CNS
	LTG	LEV，ZNS，TPM

注：AEDs 选择的次序是：一线治疗第一行的第一个，一线治疗第二行的第一个

（2）特殊人群用药

1）儿童癫痫患者：儿童正处在生长发育的重要阶段，因此在选择AEDs时，应充分考虑到药物对患儿认知功能及生长发育的影响。在用药过程中，应注意观察患儿对药物的反应，严格掌握开始用药的指征，达到最大限度控制癫痫发作而无不良反应或不良反应很轻的目的。儿童首次发作后是否开始抗癫痫药治疗需要考虑癫痫的病因、发作类型、癫痫综合征等。如良性婴儿癫痫首次丛集性发作后，可以暂不用抗癫痫药，继续观察，若间隔24小时再出现发作再开始用抗癫痫药治疗；儿童良性癫痫伴中央颞区棘波，间隔时间很长的复发，也不一定急于用抗癫痫药治疗。但如导致癫痫发作的病因持续存在，首次发作后即应给予AEDs治疗。

2）女性癫痫患者：由于女性特殊的生理特点，治疗措施应充分考虑到生殖、妊娠及分娩等多方面情况。例如：持续应用丙戊酸对于胎儿可能造成的风险，应当警惕大剂量丙戊酸（超过800mg/d）以及联合丙戊酸的多药治疗，可能造成较大的风险。

3）老年癫痫患者：老年人由于生理或病理变化对药效学和药代动力学的影响，通常对AEDs较敏感，应尽可能缓慢加量、维持较低的有效治疗剂量，加强必要的血药浓度检测。同时，老年癫痫患者常合并慢性病（高血压、糖尿病等），需服用其他药物的情况很常见，应系统性考虑患者服用的非AEDs与AEDs的相互作用以及多种AEDs联合应用之间的相互作用。

（二）癫痫的手术治疗

癫痫的手术治疗是以控制或者减轻癫痫发作、改善患者生活质量为目的的干预性治疗手段，现已成为除药物治疗以外的一项最主要的癫痫治疗方法。为了达到最佳治疗效果，必须严格掌握癫痫的手术适应证及禁忌证。

1. 手术适应证　①药物难治性癫痫；②病变相关性癫痫，即应用现代神经影像学技术和电生理监测技术，能明确引起癫痫发作的“责任病变”；③术后无严重功能障碍的风险。

2. 手术禁忌证　①有进展性神经系统变性疾病或代谢性疾病者；②合并严重的全身性疾病者；③合并有严重精神障碍、严重的认知功能障碍者；④由于身体某些器官问题和（或）营养状况不能耐受手术者；⑤确诊为良性癫痫患者；⑥患者及其家属不同意手术。

3. 常用的方法　①前颞叶切除术和选择性杏仁核、海马切除术；②镍业以外的脑皮质切除术；③癫痫病灶切除术；④大脑半球切除术；⑤胼胝体切开术；⑥多处软脑膜下横切术。

【常见误区】

（一）诊断误区

1. 将非痫性发作性疾病误诊为癫痫

（1）误区：主要是将一些发作性疾病及不自主运动疾病或正常小儿的一些特殊动作误诊为癫痫，如假性痫性发作、睡眠中发作事件（夜惊症、夜游症、睡眠肌阵挛）、运动诱发性运动障碍等。

（2）分析：癫痫是一类临床综合征，具有短暂性、突发性、刻板性、反复性四大临床特点。

确诊的依据主要有：①临床反复发作表现与相关病史、体征。②发作期或间歇期EEG提示有癫痫样波放电，目前认为VEEG（video-EEG，视频脑电图）是鉴别发作性质及类型的最有效的检查方法，亦是国际上普遍采用的癫痫综合征分类的重要依据之一，对癫痫诊断总阳性率达85%~90%。③抗癫痫药物（AEDs）反馈治疗有效：药物的效果也是反证判定诊断正确与否的一个重要方面。④神经影像学及实验室检查可能异常。癫痫发作期血清催乳素含量明显增多，以全面强直阵挛发作（GTCS）增加最为显著，而非痫性发作则不增加，这也为鉴别发作性质提供了重要生化检验依据。

（3）对策：①详细询问病史和体格检查，要询问患者本人是否有先兆和目击者，最好能演示发作表现。②选择最有价值的 VEEG 检查捕捉发作期脑电。③发作期血清催乳素含量的测定。

2. 癫痫发作漏诊为非痫性发作

（1）误区：症状不典型或者完全没有抽筋发作的癫痫易被漏诊，颞叶癫痫伴意识障碍的局灶发作、自主神经性癫痫常会被误诊为精神病、肠胃炎、心脏病、神经性头痛等。

（2）分析：癫痫发作形式多样，一般以抽搐最为多见。但有时发作形式不典型，不出现抽搐和意识障碍，仅表现为：突然发呆、愣神、幻听、幻觉、痴笑；难以解释的肢痛、腹痛、头痛、胸闷、心悸、气促、头晕、大汗淋漓、皮肤潮红等自主神经功能紊乱症状；嘴、舌部、口角或肢端的发作性麻木感、触电感、针刺感或感觉缺失感等感觉精神症状。

（3）对策：①出现临床发作性表现，无抽搐症状，只出现以自主神经功能紊乱、消化系统、心血管系统或泌尿系统异常为主要表现症状，多次检查均未发现泌尿系统、消化系统或心血管系统异常；对有癫痫家族史，既往有高热惊厥、外伤及出生后窒息等病史，可疑患癫痫者。要及时反复行 VEEG 检查，最好捕捉发作期间 VEEG，争取做到早诊断、早治疗。②常规 EEG 即使正常也不能完全排除癫痫诊断，必要时可正确选用 AEDs 进一步诊断性反馈治疗。

3. 癫痫发作类型、综合征分类错误

（1）误区：主要是将失神发作自动症与伴意识障碍的局灶发作、失神发作肌阵挛与肌阵挛发作、失张力发作与肌阵挛发作相混淆；多种癫痫综合征不能及时正确确诊。

（2）分析：明确癫痫发作类型和综合征，对于确定治疗方案和判断预后意义重大。失神发作、自动症由于发作时可有咂嘴、舔舌、摸索、转圈、搓手等表现，常被误诊为伴意识障碍的局灶发作，失神发作、肌阵挛伴有眼、头面或上肢肌阵挛，常被误诊为肌阵挛发作；EEG 特征性异常是鉴别的重要依据，典型失神发作为全导暴发 3Hz 棘慢综合波节律，易为过度换气诱发，伴意识障碍的局灶发作多为颞区尖棘波放电，肌阵挛发作多为多棘波群发放。

（3）对策：①详细精确询问病史和体格检查，要仔细、全面了解发作时的表现，最好是直接目击发作者陈述或演示发作表现，同时询问发作前先兆和预感以及发作后表现。如果发作非常频繁。医生应争取观察到 2 次以上发作。②最好选择 VEEG 长程监测捕捉发作期同步变化。

4. 癫痫的临床诊断不全面

（1）误区：对癫痫病因、发作类型或综合征追查不彻底，对癫痫并发症认识不足。

（2）分析：癫痫完整的诊断应包括临床诊断、EEG 诊断和病因诊断。临床诊断就是要根据其病史、辅助检查，首先要确定它是癫痫发作还是癫痫综合征，其次是要明确发作分类。EEG 诊断是最有诊断价值的辅助检查，能对疾病的定位和定性诊断及治疗提供依据。病因诊断也是癫痫诊断的一个重要内容，不同的病因所造成的脑损害不同，临床表现、治疗方案、疾病预后也不相同。难治性癫痫患者发作的时间越长，智能障碍、忧郁焦虑程度、精神心理障碍等并发症就越明显。

（3）对策：①癫痫确诊后必须做神经影像学、神经心理学和相关实验室检查明确病因。②详细询问病史，结合发病年龄、病因、促发因素、脑电图特点、发作特点等明确为某种发作类型或综合征。③在治疗随诊过程中注意患者的心理精神和行为智能变化。

（二）治疗误区

1. 用药原则错误

（1）未明确诊断癫痫即开始抗癫痫治疗：癫痫的确诊依据是临床发作症状和脑电图提示有癫痫样波发放。其症状必须具备反复性、刻板性、突然性和短暂性四个特点。临床上很多发作性疾病易被误诊为癫痫，因此一定要结合临床发作表现特点、EEG及神经影像、生化检查结果进行综合分析，准确把握开始用药的指征。

（2）未能明确病因和对因治疗：许多继发性癫痫通常要对因治疗，如电解质紊乱、胰岛细胞瘤性低血糖、特发性甲状旁腺功能减退症、脑肿瘤、脑寄生虫病、戒酒或者戒毒引起痫性发作都必须针对病因或者诱因治疗。有确定病因继发的癫痫一般要针对原发病治疗，才能彻底控制癫痫发作。

（3）未按癫痫发作类型和综合征选择药物：根据发作类型和综合征选用最适合的AEDs是癫痫治疗最重要原则之一，癫痫治疗选药不当，不但疗效差甚至会加重病情或诱发新的发作，例如以卡马西平、苯妥因钠治疗失神发作和青肌阵挛发作会导致发作更加频繁。临床一般根据发作类型和综合征后参照相关治疗指南首选一线药物。多种发作类型同时存在或不能明确发作类型时，可先选用广谱AEDs，如丙戊酸、拉莫三嗪。

（4）未能确保用药最大耐受量或剂量过大：癫痫治疗中由于单凭经验、用所谓的“常规剂量”，或过于担忧药物的不良反应而未能应用最大耐受量而使处于“亚治疗状态”导致发作控制不良。同样，由于发作控制不好无限制地加量不但无效反而会加重发作，长期超量还会导致严重的不良反应。癫痫早期治疗应以低剂量并逐渐加量至控制发作且无明显毒副作用的最低有效剂量。按照个体化给药原则，监测血药浓度为临床提供用药剂量参考依据。

（5）不首选单药治疗，滥用多药治疗：优先一线单药，必要时联合用药是一个重要原则，50%以上的癫痫单药治疗有效。应用第一种AEDs肯定无效后才能逐步替换用第二种药或联合用药。多药治疗要严格掌握适应证，多药治疗会不良反应增加，相互干扰血药浓度，主要适用于多种类型癫痫发作和顽固性癫痫。

（6）药物减量、撤停过早：过早减量、撤停药物，可导致癫痫复发甚至诱发持续状态。轻率停药、频繁换药是导致癫痫治疗失败的重要原因，是导致医源性难治性癫痫的常见原因。一般应在发作完全控制2~5年后，再根据不同发作类型、脑电图恢复情况，必须在专科医师指导下综合考虑减量和停药的时间。逐步缓慢停药前必须复查脑电图。有些由脑部器质性疾病引起的患者，在病因未去除之前需终生服药。

2. 滥用外科治疗　手术适应证掌握不严格、术前致痫灶定位不准确、脑功能区定位不精确、术中致痫灶切除不彻底均可导致治疗失败或严重并发症。目前研究认为必须进行严格的术前综合评估分析才能保障疗效和安全性。

第二节　癫痫持续状态

【病因】

任何类型的癫痫均可出现癫痫持续状态。根据病因学不同，癫痫持续状态可以分为五大类：

（一）急性症状性（acute symptomatic）

SE发生与感染性、代谢性、中毒性或血管性等因素所导致的脑急性损伤（通常<7天）

有关。

（二）远期症状性（remote symptomatic）

SE 发生与既往脑损伤或先天皮层发育异常等静止性脑部病灶有关。

（三）进行性脑病（progressive）

SE 发生与进展性疾病累及脑部有关，例如脑肿瘤、遗传代谢病、神经变性病、自身免疫性疾病等。

（四）隐源性或特发性（cryptogenic 或 idiopathic）

与基因有关或原因不明。

（五）热性惊厥（febrile seizure）

符合儿童热性惊厥的诊断标准。

【诊断要点】

根据 2015 年 ILAE 新版指南对 SE 的新定义，任何类型的癫痫发作，只要发展为异常持久（t1）的痫性发作，且可能造成长期损伤（t2），引起包括神经元损害甚至死亡、神经网络结构改变等较严重的后果，即可考虑癫痫持续状态（SE）的诊断。

不同类型的癫痫发作具有不同的 t1 值和 t2 值：①强直-阵挛发作 t1 为 5 分钟，t2 为 30 分钟；②伴意识障碍的局灶性发作 t1 为 10 分钟，t2 为>60 分钟；③失神发作 t1 为 10～15 分钟，t2 未确定。

【病情判断】

（一）癫痫持续状态的病因评估

1. 新发生的癫痫持续状态　查血电解质、头颅影像学；如临床怀疑相关疾病：行血/尿毒物检测、遗传代谢相关检查；如伴有发热，查血常规、CSF。

2. 癫痫患者发生癫痫持续状态　查抗癫痫药血浓度、血电解质、血糖、根据情况复查头颅影像学；如伴有发热，查血常规、CSF。

（二）判断癫痫持续状态的发作类型

2012 年，美国神经重症协会根据患者是否发生全身或局部肌肉抽搐，将癫痫持续状态分为惊厥性和非惊厥性，临床上以惊厥性 SE 多见。

1. 非惊厥性癫痫持续状态（non-convulsive SE，NCSE）　NCSE 是指持续性脑电发作导致的非惊厥性临床症状，通常定义为>30 分钟。诊断 NCSE 必须结合临床和 EEG，需满足：①明确的和持久的（>30 分钟）行为、意识状态或感知觉改变；②通过临床或神经心理检查证实上述改变；③EEG 持续或接近持续的阵发性放电；④不伴持续性的惊厥症状如肌肉强直、阵挛等。

2. 惊厥性癫痫持续状态（convulsive SE，CSE）　根据惊厥发作类型进一步分为全面性及局灶性。

（三）判断全面性惊厥性癫痫持续状态的病情程度

按照癫痫发作持续时间及对治疗的反应，可以对全面性惊厥性 SE 进行分类：

1. 早期癫痫持续状态：癫痫发作>5 分钟。

2. 确定性癫痫持续状态（established SE）：癫痫发作>30 分钟。

3. 难治性癫痫持续状态（refractory SE，RSE）：经足量的一种苯二氮䓬类药物以及随后的一种可接受的抗癫痫药物治疗后，患者仍有临床或脑电图发作。发作通常>60 分钟，对二线药物治疗无效，需全身麻醉治疗。

4. 超难治性癫痫持续状态(super RSE):难治性癫痫持续状态经麻醉药治疗 24 小时后仍不能终止发作,其中包括减停麻醉药物过程中复发。

【治疗】

（一）治疗原则

1. 尽早治疗,遵循 SE 处理流程,尽快终止发作。

2. 查找 SE 病因,如有可能进行对因治疗。

3. 支持治疗,维持患者呼吸、循环及水电解质平衡。

（二）非惊厥性癫痫持续状态(NCSE)的治疗

由于 NCSE 患者可见于多种病因及多种临床情况下,目前缺乏 NCSE 处理的统一流程,需进行个体化治疗方案的选择。主要处理原则:

1. 积极寻找病因,进行病因治疗(例如病毒性脑炎、代谢性或中毒性脑病)。

2. 对于癫痫患者的 NCSE,例如不典型失神持续状态、失张力持续状态等可临时应用苯二氮䓬类药物,并进行口服抗癫痫药的调整。

3. 对于危重患者 CSE 后的 NCSE,治疗原则同 CSE,应使用 CSE 三线药物(麻醉药),并在 EEG 监测下进行治疗。

4. 对于缺氧后脑损伤患者 NCSE,尤其伴有低血压者,治疗可相对保守。

（三）惊厥性癫痫持续状态(CSE)的治疗(图 8-6-1)

1. 院前治疗　早期 SE 多数发生在院外,有效的院前治疗可以明显缩短 SE 的持续时间。院前治疗的选择:咪达唑仑(鼻腔/口腔/肌注)或地西泮(直肠给药)。

2. 院内治疗　根据 2014 年由中华医学会神经病学分会神经重症协作组织撰写的《惊厥性癫痫持续状态监护与治疗(成人)中国专家共识》,CSE 的处理意见如下:

(1) 初始治疗首选劳拉西泮 0.1mg/kg(1~2mg/min)静脉注射。若无劳拉西泮,可选地西泮 10mg(2~5mg/min)后续苯妥英钠 18mg/kg(<50mg/min)静脉输注。若无苯妥英钠,可选地西泮 10mg(2~5mg/min)静脉注射后续 4mg/h 静脉泵注,或丙戊酸 15~45mg/kg[<6mg/(kg·min)]静脉推注后续 1~2mg/(kg·h)静脉泵注,或苯巴比妥 15~20mg/kg(50~100mg/min)静脉注射,或左乙拉西坦 1000~3000mg 静脉注射,或咪达唑仑 10mg 肌内注射(静脉通路无法建立时;B 级推荐)。

(2) 首选药物失败,可后续其他 AEDs(D 级推荐)。

(3) CSE 终止标准为临床发作终止,脑电图痫性放电消失,患者意识恢复。CSE 终止后,即刻予以同种或同类肌内注射或口服药物过渡治疗,如苯巴比妥、丙戊酸、左乙拉西坦、氯硝西泮等;注意口服药物的替换需达到稳态血药浓度(5~7 个半衰期),在此期间,静脉药物至少持续 24 小时,并根据替换药物的血药浓度监测结果逐渐减量(A 级推荐)。

(4) 另外,CSE 治疗期间推荐脑电图监测,以指导药物治疗(A 级推荐)。

（四）难治性癫痫持续状态(RSE)的治疗

一旦初始治疗失败,31%~43%的患者将进入 RSE,其中 50%的患者可能进展为超难治性 SE(super-RSE)。此时,紧急处理除了即刻静脉输注麻醉药物外,还须予以必要的生命支持与器官保护,以防惊厥时间过长导致不可逆的脑损伤和重要脏器功能损伤。应按以下原则处理 RSE:

1. 推荐选择咪达唑仑[0.2mg/kg 静脉注射,后续持续静脉泵注 0.05~0.40mg/(kg·h)],或丙泊酚[2~3mg/kg 静脉注射,可追加 1~2mg/kg 直至发作控制,后续持续静脉泵注

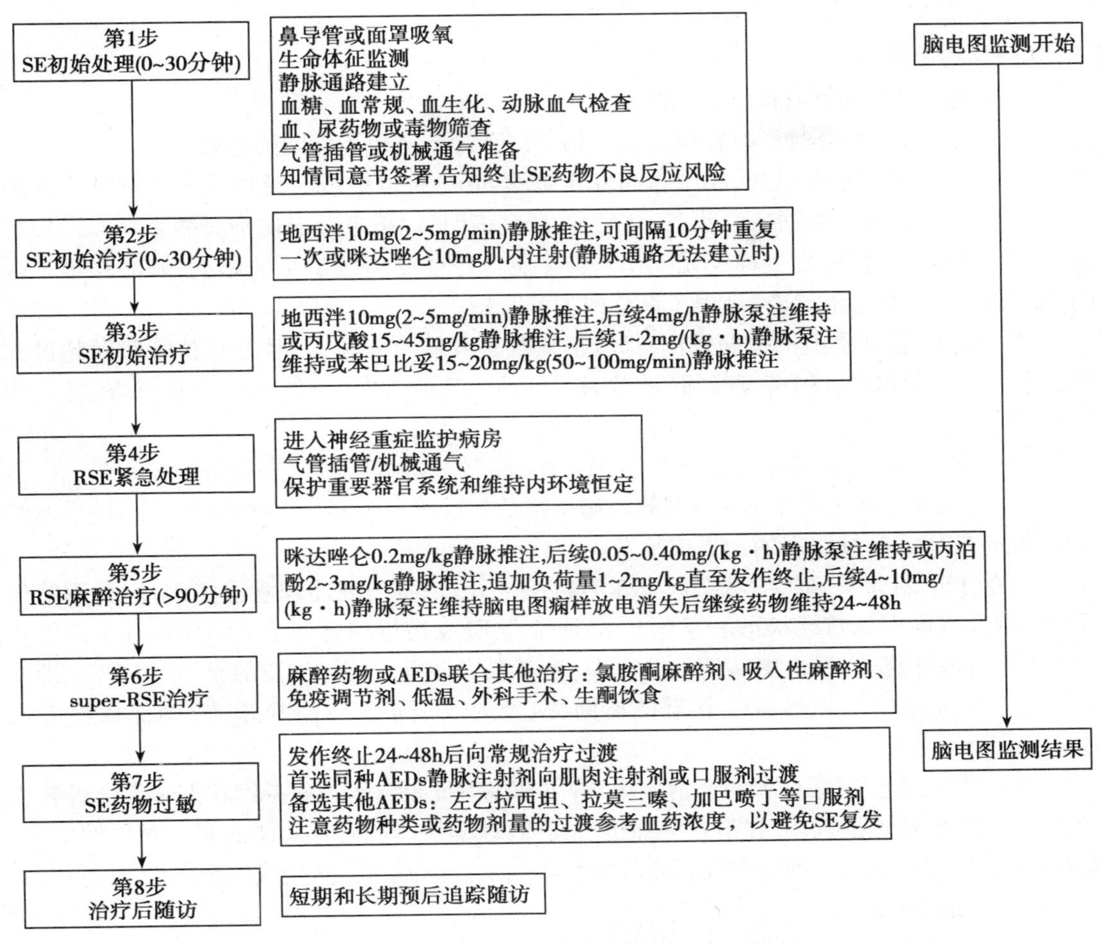

图 8-6-1　惊厥性癫痫持续状态终止流程

4~10mg/(kg·h);B 级推荐]。

2. 尽管戊巴比妥有证据显示疗效确切,但考虑到药物不良反应,故不作为常规推荐(A 级推荐)。

3. 推荐的脑电图监测目标为脑电图痫样放电停止,并维持 24~48 小时(A 级推荐)。

4. RSE 终止后,即刻予以口服 AEDs,如左乙拉西坦、卡马西平(或奥卡西平)、丙戊酸等单药或联合药物治疗。口服药物的替换需达到稳态血药浓度(5~7 个半衰期),静脉用药至少持续 24~48 小时,方可依据替换药物血药浓度逐渐减少静脉输注麻醉药物(A 级推荐)。

(五)超难治性 SE(super-RSE)的治疗

super-RSE 因常用麻醉药物不能终止抽搐发作而正处于积极探索与研究阶段。目前常采用以下原则进行治疗:

1. 推荐联合多种治疗方法控制 super-RSE,如氯胺酮麻醉和吸入性药物麻醉(请麻醉科协助)、轻度低温、免疫调节、外科手术和生酮饮食等,但须权衡利弊(C 级推荐)。

2. 联合治疗和手术患者须在神经重症监护病房(neuro-intensive care unit,NICU)严密监护(A 级推荐)。

【常见误区】

（一）诊断误区

1. 未能及时判断癫痫持续状态的发生

（1）误区:未能掌握癫痫持续状态的最新界定时间,造成了诊断的延误。

（2）分析:传统定义认为,单次癫痫发作持续 30 分钟以上或频繁反复发作且发作间期不能恢复意识,诊断为癫痫持续状态。但目前研究表明,如果患者出现全面强直阵挛发作持续 5 分钟以上即有可能发生神经元损伤。许多临床医生受传统定义的影响,未能在第一时间做出癫痫持续状态的诊断,延误了最佳的治疗时机。

（3）对策:任何类型的癫痫发作,都应密切观察其病情变化,一旦发作持续时间超过此种发作类型大多数患者的持续时间(通常为 5 分钟),就应考虑癫痫持续状态的诊断,并须用 AEDs 紧急处理。

2. 未能准确判断癫痫持续状态的终止

（1）误区:将部分缓解或不典型的癫痫持续状态误诊为癫痫持续状态的终止,过早的终止治疗,造成癫痫持续状态的加重或复发。

（2）分析:许多癫痫持续状态的发作不典型,不出现肌肉抽搐和意识障碍,因此不能仅凭临床症状判断癫痫持续状态是否终止,必须结合 EEG 进行综合评估。癫痫持续状态终止标准为临床发作终止,脑电图痫性放电消失,患者意识恢复。值得注意的是,常规 EEG 即使正常也不能完全排除癫痫持续状态的诊断,应及时反复进行 VEEG 检查,确保痫性放电消失。

（3）对策:密切观察患者的病情变化,若出现以下征象提示癫痫持续状态未完全缓解或再次发作:①出现颈抵抗;②强迫性头部扭转;③眼球偏斜、震颤;④肢体的张力对称性增高;⑤在静脉输液过程中,出现肌肉强直或阵挛性收缩及液体滴速突然变慢以至停滞。

（二）治疗误区

1. 未对内环境进行监测

（1）误区:临床医生往往将治疗的重点全部放在终止癫痫持续状态的临床症状,而忽视了对癫痫持续状态引起的内环境紊乱的处理。

（2）分析:癫痫持续状态患者经常出现内环境紊乱,如呼吸性或代谢性酸中毒(35%)、高氮质血症、高钾血症、低钠血症、低血糖或高血糖等,其不仅直接导致神经元损伤,还会引起其他多器官功能损伤,严重影响癫痫持续状态患者的预后。

（3）对策:在处理癫痫持续状态时,不仅要及时终止癫痫持续状态的临床症状,还应注重内环境的监测和维持,其中酸碱和电解质平衡极为重要。通常代谢性酸中毒随着发作的终止而迅速改善,故不强调过早应用碳酸氢钠溶液。但对持续大量静脉输注以丙二醇或甲醇为溶剂的巴比妥类药物或麻醉剂患者,一旦出现高阴离子间隙性酸中毒,应考虑丙二醇或甲醇中毒可能,须停药或换药。

2. 未针对病因治疗

（1）误区:目前的抗癫痫药主要是控制发作。只重视对症治疗,而忽视病因治疗,是导致癫痫持续状态反复再发的主要原因。

（2）分析:随着现代医学的发展,能查明病因的症状性癫痫越来越多,而原因不明的所谓原发性癫痫越来越少。忽视对病因的治疗往往导致癫痫持续状态治疗的失败,并进一步造成癫痫持续状态反复再发。

（3）对策：选用合理的实验室检查及影像学检查，查明导致癫痫持续状态的病因。在癫痫持续状态发作过程中，应急查血糖、电解质和肝肾功能、血常规等。控制发作后，尽快完成头部影像学检查以排除出血、肿瘤、血管畸形等疾病，心电图检查排除心脏原因导致的大脑缺血缺氧。查明病因后，针对病因制定具体的治疗方案，做到对症治疗与病因治疗并重。

（郁金泰）

第七章

急性脑卒中

脑卒中(stroke)是脑局部血流异常而引起的神经功能损伤,并可导致脑损伤。急性脑卒中(acute stroke)分为出血性卒中和缺血性卒中两大类。出血性卒中包括脑出血和蛛网膜下腔出血。缺血性卒中是由于脑局部血液循环障碍所导致的神经功能缺损综合征,症状持续时间至少 24 小时或存在经影像学证实的新发梗死灶,其引起的神经系统局灶性症状和体征与脑受累血管的血供区域相一致。我国卒中发生率为 336/10 万人,卒中死亡率为 103. 1~136. 7/10 万人。而全球卒中的复发患者占所有卒中人群的 25%~30%。因此,卒中的诊疗及二级预防尤为重要。

第一节　短暂性脑缺血发作

短暂性脑缺血发作(transient ischemic attack,TIA)是脑、脊髓或视网膜局灶性缺血所致的、未发生急性脑梗死的短暂性神经功能障碍,弥散加权磁共振(DWI)检查及其他结构影像学检查未发现脑急性梗死证据;对于 24 小时内未发现脑相应部位急性梗死证据者为临床确诊 TIA。TIA 与缺血性卒中有着密不可分的联系,大量研究显示,TIA 患者在近期有很高的卒中发生风险。相关荟萃分析指出,TIA 患者发病后第 2、7、30 天和第 90 天内的卒中复发风险分别为 3. 5%、5. 2%、8. 0%和 9. 2%,上述数据证实 TIA 是急性缺血性脑血管病之一,是完全性缺血性卒中的危险信号。

【病因和发病机制】

关于 TIA 的病因和发病机制学说很多,主要有以下几个方面。

(一) 微血栓

来源于颈部大动脉,尤其是动脉分叉处的动脉粥样硬化斑块破裂后栓子脱落或心源性(多见于心房颤动患者)的微栓子脱落,随血液流入脑中,阻塞远端血管引起临床症状。而当微栓子崩解或向远端转移后,局部血流恢复,症状便消失。

(二) 血流动力学改变

在各种原因引起的颈部或颅内动脉狭窄的基础上,当出现低血压或血压波动时,狭窄部位远端血管的血流减少,可发生短暂性脑缺血症状,当血压回升后,局部脑血流恢复正常,TIA 的症状消失。这种类型的 TIA 占很大部分。此外,脑动脉狭窄导致的 TIA 发作多具有短暂、刻板、频繁的特点。

(三) 血液成分改变

血液系统疾病如贫血、白血病、血小板增多症、异常蛋白血症、血纤维蛋白原含量增高和各种原因所致的血液高凝状态等都可能引起 TIA。真性红细胞增多症，血液中红细胞在脑部微血管中淤积，阻塞微血管也可导致 TIA。

（四）其他

颅内动脉炎和脑盗血综合征也会引起 TIA。当无名动脉和锁骨下动脉狭窄或闭塞时，上肢活动也有可能引起椎动脉-锁骨下动脉盗血现象，导致椎基底动脉系统 TIA。脑血管痉挛或受压也可引起脑缺血发作。

【诊断要点】

多数 TIA 患者就诊时临床症状已经消失，故诊断主要依靠病史。中老年人突然出现局灶性脑损害症状，符合颈内动脉系统与椎基底动脉系统及其分支缺血后的表现，持续数分钟或数小时后完全恢复，应高度怀疑为 TIA。如头部 CT 和 MRI 正常或未显示责任病灶，在排除其他疾病后，即可诊断 TIA。诊断流程为：首先确定是否为 TIA；其次判断是哪个系统的 TIA；然后根据病因发病机制进行分类；最后对 TIA 危险因素评估。

TIA 患者发生脑卒中风险高，根据各种风险因素制定相应评分工具包括 ABCD 评分工具，评估指标包括：年龄、血压、临床特征、症状持续时间等，并赋予相应的分值（表 8-7-1）。ABCD 评分更注重单侧肢体无力及症状持续时间的分值，适宜评价 TIA 后 7 天内的脑卒中风险，而 California 评分（年龄大于 60 岁、糖尿病、症状持续时间超过 10 分钟以及出现肢体无力或言语障碍症状为 TIA 后卒中的独立预测因子，每项赋值 1 分）则将糖尿病作为脑卒中风险因素之一。这两种评分系统整合在一起，形成 ABCD2 评分标准，用来预测 TIA 后 2 天内的脑卒中风险。在 ABCD2 评分基础上增加"7 天内有 TIA 再次发作史"内容，总分增加 2 分，制定出 ABCD3 评分；在 ABCD3 的基础上增加了 TIA 再次发作病史、同侧颈动脉狭窄和 DWI 异常信号，提出了 ABCD3-Ⅰ评分方法。在 ABCD2 评分基础上增加 TIA 发作频率与影像学检查（ABCD3 和 ABCD3-Ⅰ），能更有效的评估 TIA 患者的早期脑卒中风险。在临床应用中，建议怀疑 TIA 患者应早期行 ABCD2 评估，并尽早进行全面检查与评估。

表 8-7-1　不同 ABCD 评分风险分层界值（分）

ABCD 评分系统	低危	中危	高危
ABCD 分值	0~2	3~4	5~6
ABCD2 分值	0~3	4~5	6~7
ABCD3 分值	0~3	4~5	6~9
ABCD3-Ⅰ分值	0~3	4~7	8~13

【病情判断】

TIA 患者多伴有高血压、糖尿病、血脂异常、动脉粥样硬化和心脏病等脑血管病的危险因素。起病突然，迅速出现局灶性神经系统或视网膜的功能缺损，一半多在 1~2 小时内恢复，不遗留神经功能缺损体征，且影像学检查未发现急性脑梗死证据。其发作具有发作性、短暂性、可逆性、反复性的临床特征，而临床症状多种多样，取决于受累血管的分布。

颈动脉系统 TIA：常见症状有病变对侧发作性的肢体单瘫、偏瘫和面瘫，病变对侧单肢或偏身麻木。特征性的症状有病变侧单眼一过性黑朦或失明，对侧偏瘫及感觉障碍；同侧 Horner 征，对侧偏瘫及感觉障碍；优势半球受累可出现失语，非优势半球受累可出现体象障碍。

椎基底动脉系统 TIA：最常见症状是眩晕、恶心和呕吐，大多数不伴耳鸣，迷路动脉缺血的表现少数伴有耳鸣。交叉性感觉障碍和脑神经交叉性瘫痪是椎基底动脉系统 TIA 的特征性症状。

除了根据典型的临床表现判断病情以外，还可通过各项辅助检查来帮助判断。常规化验如血常规、凝血功能、血糖和血脂等对于病因的查找、预后的判断及卒中的预防是十分必要的。还可通过心电图及超声心动图判断是否有心源性栓子的可能。MRI 弥散加权成像有助于发现新发梗死灶。TIA 发作时，灌注加权成像可显示脑局部缺血性改变。MRS 可显示脑组织代谢损伤，主要表现为脑白质区 N-乙酰天门冬氨酸和胆碱复合物水平降低。通过经颅多普勒（TCD）检查可检测微栓子，能发现狭窄或闭塞的颅内大动脉，并判断其狭窄程度，可评估侧支循环的代偿，了解血液循环状况。通过颈动脉超声对颈部动脉和椎基底动脉段进行检查，可发现动脉硬化斑块并评价斑块性质，也可判断血管狭窄的程度及是否存在闭塞。数字减影血管造影（DSA）检查是评估颅内外血管病变最为准确的诊断方法。CT 血管造影（CTA）及 CT 灌注成像（CTPI）联合应用可在 TIA 后快速、直观和准确地显示颅内外供血动脉的异常改变，提供血管狭窄部位、程度、血管内软硬斑块、血管畸形和侧支循环等情况，并获得相应供血区脑组织的血流异常灌注情况，为 TIA 和病因学诊断和发病机制判定提供了重要的信息，对指导临床医师选择最佳治疗方案、提高诊疗效率及观察疗效有着非常重要的作用。正电子发射体层摄影（positron emission tomography，PET）能定量检测脑血流量（cerebral blood flow，CBF），是体外检测局部脑血流量（regional cerebral blood flow，rCBF）和局部脑血容量（regional cerebral blood volume，rCBV）的"金标准"。单光子发射计算机体层摄影（singe photon emission computed tomography，SPECT）利用注入人体内的放射性核素发射的单光子为射线源，由于不同组织浓聚放射性核素浓度的不同而构成反映人体功能的解剖图像，可定性分析局部脑血流量。

【治疗】

TIA 是卒中的高危因素，应给予足够重视，积极筛查病因及危险因素，全面评估，积极给予相应治疗，同时应遵循个体化原则。

（一）病因治疗

1. 高血压　对于发病前未经降压治疗的 TIA 患者，若发病后数日收缩压≥140mmHg 或舒张压≥90mmHg，应给予降压药物治疗。若有高血压病史并曾经接受降压治疗，为了预防脑卒中复发或其他血管事件，应在发病初期的数天内恢复降压治疗。

2. 血脂异常　对于有动脉粥样硬化病因、低密度脂蛋白胆固醇≥100mg/dl 的 TIA 患者，无论其有无其他动脉粥样硬化性心血管疾病，均应使用他汀类药物强化降脂治疗以降低脑卒中和心血管事件的风险；对于假定有动脉粥样硬化病因、低密度脂蛋白胆固醇<100mg/dl 的 TIA 患者，无其他动脉粥样硬化性心血管疾病的证据，仍推荐使用他汀类药物强化降脂治疗以降低脑卒中和心血管事件的风险。

3. 糖代谢紊乱　TIA 患者应通过空腹血糖、糖化血红蛋白或口服葡萄糖耐量试验筛查糖尿病。并通过综合临床情况确定筛查的项目和时机，认识到疾病在急性期可能引起暂时的血糖紊乱。一般来说，在发病后短期内糖化血红蛋白的结果可能较其他筛查试验更为准确。

4. 肥胖　TIA 患者应测量体重指数筛查肥胖症，尽管控制体重有助于降低心血管事件的风险，但其对 TIA 患者的获益尚不明确。

5. 缺乏体育运动　对于有能力并愿意增加运动量的缺血性脑卒中患者，推荐采取综合的、行为导向的运动方案。

6. 营养　对于有 TIA 病史的患者，应给予营养评估，以判断是否有营养过剩或营养不良；对于有 TIA 病史的患者，若合并有营养不良，应接受个体化的营养辅导，不应常规补充单一维生素或复合维生素；对于有 TIA 病史的患者，需要减少钠盐的摄入（<2. 4g/d），若进一步减少钠盐摄入（<1. 5g/d）则可产生更明显的降压效果；对于有 TIA 病史的患者，需要指导他们以地中海式饮食（强调多吃蔬菜、水果、全麦食品、低脂乳制品、家禽、鱼类、豆类、橄榄油和坚果，并限制糖和红肉的摄入）取代高脂饮食。

7. 睡眠呼吸暂停　在 TIA 患者中睡眠呼吸暂停的发生率非常高，并且已证明对普通人群进行睡眠呼吸暂停的相关治疗将改善他们的预后，因此对于缺血性脑卒中患者，可以给予睡眠监测。对于合并睡眠呼吸暂停的 TIA 患者可考虑进行持续气道正压通气治疗改善预后。

8. 心房颤动　对于 TIA 患者，若没有其他明显病因，应在事件发生后 6 个月内进行约 30 天的心率监测，明确是否有房颤的发生。对阵发性或永久性房颤患者，可应用维生素 K 拮抗剂、阿哌沙班、达比加群预防脑卒中复发。对于合并房颤的 TIA 患者，不能口服抗凝药时，推荐单用阿司匹林治疗。

9. 高同型半胱氨酸血症　高同型半胱氨酸血症对近期发生缺血性脑卒中或 TIA 且血同型半胱氨酸轻度到中度增高的患者，补充叶酸、维生素 B_6 以及维生素 B_{12} 可降低同型半胱氨酸水平。但目前尚无足够证据支持降低同型半胱氨酸水平能够减少脑卒中复发风险。

10. 高凝状态　对于刚发病的缺血性脑卒中患者，若存在凝血功能检测异常，且患者没有进行抗凝治疗则推荐进行抗血小板治疗。

11. 吸烟、饮酒　医护人员强烈建议每个有吸烟史的 TIA 患者进行戒烟并建议 TIA 患者避免接触烟雾环境（被动吸烟）。咨询辅导、尼古丁替代制品和口服戒烟药物有助于患者戒烟。对于有缺血性脑卒中、TIA 或出血性脑卒中的大量饮酒者，应戒酒或减少乙醇摄入量。

（二）药物治疗

1. 抗血小板药物　使用抗血小板制剂能预防动脉粥样硬化所致的血栓性 TIA 进一步发展为卒中。首选阿司匹林，其用量开始 300mg/d，2 周后改为 80mg/d。阿司匹林对血小板的作用取决于药物的吸收率。当服用阿司匹林过程中仍有发作或因为消化道不良反应，病人不能耐受治疗时改为氯吡格雷 75mg/d。盐酸噻氯匹啶能阻止二磷酸腺苷（ADP）凝聚血小板，但腹泻、中性粒细胞减少是噻氯匹啶常见的副作用，但均为可逆性，故建议每 2 周全血细胞计数，以便早期发现副作用。氯吡格雷抑制 ADP 凝聚血小板，副作用较噻氯匹啶少，因此其应用较为广泛。对于发病 24 小时内且 ABCD2 评分≥4 分的非心源性 TIA 患者可给予阿司匹林联合氯吡格雷的双重抗血小板治疗，双抗治疗持续时间不超过 3 周。对存在颅内大动脉粥样硬化性严重狭窄的急性非心源性 TIA 患者，可考虑给予阿司匹林联合氯吡格雷的双重抗血小板治疗，双抗治疗持续时间不超过 3 个月。

2. 抗凝药　不主张常规抗凝治疗 TIA。当怀疑心源性栓子引起，既往大血管狭窄，症状频繁发作或症状持续时间前组血管超过 8 分钟，后组血管超过 12 分钟时，可实行抗凝治疗。此时在全部检查过程完成前应使用抗凝治疗。慢性心房纤颤者可使用华法林，其在老年人群更有效。机械性心瓣膜存在是抗凝治疗适应证。颅外颈内动脉内膜剥脱，严重的颈内动脉狭窄需行内膜剥脱术，抗磷脂抗体综合征，脑静脉窦血栓形成等所致 TIA 对抗凝治疗反应良好。

3. 钙拮抗剂　使用钙拮抗剂能阻止细胞内钙超载，防止血管痉挛，增加血流量，改善微循环。尼莫地平 20~40mg，3 次/日；盐酸氟桂利嗪 5~10mg，每日睡前口服一次。

4. 其他　可应用中医中药，也可用改善循环药物。如患者血纤蛋白原明显升高，可以考虑应用降纤药物如巴曲酶、降纤酶、蚓激酶等。

（三）手术和介入治疗

常用方法包括颈动脉内膜切除术和动脉血管成形术。对 2~4 周内发生有症状的、大脑半球性、非致残性颈动脉缺血事件且同侧颈动脉狭窄程度为 70%~90%的患者可行颈动脉内膜切除术，对于有症状的视网膜短暂性缺血患者也可能有益。颈动脉手术可能适用于同侧颈动脉狭窄程度为 50%~69%且不伴严重神经学缺陷的颈动脉区域 TIA 患者。同侧颈动脉狭窄程度<50%的颈动脉区域 TIA 患者，不建议行颈动脉内膜切除术。

【常见误区】

TIA 的症状和局灶性运动性癫痫、内耳眩晕症及晕厥发作相类似，故应注意疾病鉴别：

（一）局灶性运动性癫痫

局灶性运动性癫痫多数为脑部器质性病变，年轻人多见，多为一侧肢体或身体某部位的一系列重复抽搐动作，大多见于一侧口角、眼睑、手指或足趾，也可涉及一侧面部或一个肢体的远端。较严重的发作后，发作部位可能遗留下暂时性受累肌肉的瘫痪，即 Todd 麻痹。局部抽搐偶然持续数小时、数天，甚至数周，则成持续性部分性癫痫。应与颈内动脉型 TIA 发作鉴别，若患者有癫痫发作病史，脑 CT 扫描或 MRI 可发现脑内病灶，脑电图检查有癫痫电波。抗癫痫药可控制发作。而颈内动脉型 TIA 发作脑电图检查正常，且发作持续时间小于 24 小时。

（二）内耳眩晕症

内耳眩晕症多见于中、青年伴有耳鸣，内耳眩晕症发作持续时间长，可以达到数天，之后逐渐缓解，神经系统检查没有定位体征，尤其是没有脑干定位体征。应和椎-基底动脉 TIA 鉴别，其共同点是均有眩晕，但 TIA 老年人多见，而内耳眩晕症给予甘露醇及对症治疗有效。

（三）晕厥发作

晕厥发作是指突然发生的短暂性意识丧失状态，是暂时性的、广泛性脑供血不足而引起的短暂性意识丧失，多见于年轻女性。常由低血糖、碱中毒以及脑组织本身损伤所致，也可继发于脑的血液循环障碍。常为急性起病、短暂性意识丧失。患者多在晕厥发作前出现前驱症状，表现为全身不适感、视力模糊、耳鸣、恶心、面色苍白、出冷汗、四肢无力，随之很快发生晕厥。发作时，随意运动和感觉丧失，有时呼吸暂停，心率减慢，甚至心脏停搏，此时难以触及桡动脉、颈动脉的搏动。发作后检查可以无阳性体征。而 TIA 发作以老年人多见，发作持续时间小于 24 小时，多在体位改变、活动过度、颈部突然转动或屈伸等情况下发病，发病无先兆，一般无意识障碍。

第二节　缺血性脑卒中

急性缺血性脑卒中（acute cerebral ischemic stroke，ACIS）是最常见的卒中类型，约占全部脑卒中的 60%~80%。急性期的时间划分尚不统一，一般指发病后 2 周内。在我国，脑卒中是第一位致死病因，是成年人致残的首位因素。我国 40 岁以上人群中有 1182 万人罹患过脑卒中，且卒中发病率正在以每年 8.7%的速度增加，复发率已高居世界首位，达 11.2%。我国每年新发病例大于250万，每年死亡病例大于150万，存活者约2/3遗留有不同程度的残疾，其中70%~80%的脑卒中患者因为残疾不能独立生活。急性缺血性脑卒中又叫急性脑梗死，其发病率高于出血性脑卒中，占全部脑卒中的60%~80%。急性缺血性脑卒中的处理应强调早期诊断、早期治疗、早期康复和早期预防再发。

【病因和发病机制】

脑梗死的病因主要是各种原因导致的颅内及颈部大动脉粥样硬化，也包括主动脉弓粥样硬化。高血压、糖尿病及血脂异常等脑血管病危险因素及反复动脉内膜损伤在粥样硬化形成过程中起着重要的作用。颈动脉窦部、大脑中动脉近端及椎动脉近端等动脉分支附近血液易发生湍流，故易发生动脉粥样硬化。大动脉粥样硬化导致脑梗死的机制主要包括血栓形成、动脉到动脉栓塞、载体动脉病变堵塞穿支动脉及低灌注。

（一）血栓形成

动脉粥样硬化病变可促使血小板黏附聚集和释放，进而导致血栓形成。随粥样硬化病变的发展和反复的血栓形成，最终导致管腔闭塞。研究表明，高同型半胱氨酸血症与大动脉粥样硬化性卒中大动脉血栓的形成有较强的相关性。

（二）动脉到动脉栓塞

是指动脉粥样硬化病变部位脱落的栓子堵塞远端血管。这些栓子可以是动脉粥样硬化斑块碎片或血栓部分或完全脱落所形成。

（三）载体动脉病变堵塞穿支动脉

动脉粥样硬化斑块或血栓形成直接堵塞穿支动脉。

（四）低灌注

由于动脉粥样硬化导致的血管狭窄部位血流减少，当出现低血压或血压波动时，其供血区血流减少，严重时可导致脑组织缺血缺氧性坏死。

（五）混合机制

同一患者可同时存在不同的发病机制，如对于动脉粥样硬化性颈内动脉严重狭窄的患者，其发生脑梗死机制可以使动脉到动脉栓塞合并低灌注。

【诊断要点】

急性缺血性脑卒中诊断流程应包括如下步骤：确定是否为脑卒中，排除非血管性疾病；判断是否为缺血性脑卒中，进行脑CT/MRI检查排除出血性脑卒中；判断卒中严重程度，根据神经功能缺损量表评估；根据实验室检查结果评估能否进行溶栓治疗，核对适应证和禁忌证（见溶栓部分相关内容）；根据病因进行分型，参考TOAST标准，据TOAST分型分为：①心源性脑栓塞（CE）；②大动脉粥样硬化性卒中（LAA）；③小动脉卒中（SAA）；④其他原因引发的缺血性卒中（SOE）；⑤原因不明的缺血性卒中（SUE）。结合病史、实验室、脑病变和血管病变等影像学检查资料确定病因。

急性缺血性脑卒中（急性脑梗死）诊断标准：①急性起病；②局灶神经功能缺损（一侧面部或肢体无力或麻木，语言障碍等），少数为全面神经功能缺损；③症状或体征持续时间不限（当影像学显示有责任缺血性病灶时），或持续24小时以上（当缺乏影像学责任病灶时）；④排除非血管性病因；⑤脑CT/MRI排除脑出血。

【病情判断】

脑梗死发病后多数患者意识清醒，少数可有程度不同的意识障碍，一般生命体征无明显改变。如果大脑半球较大面积梗死、缺血、水肿，可影响间脑和脑干的功能，起病后不久出现意识障碍甚至脑疝、死亡；若发病后即有意识不清，要考虑椎-基底动脉系统脑梗死。脑梗死的临床症状复杂，它与脑损害的部位、脑缺血性血管大小的严重程度、发病前有无其他疾病，以及有无合并其他重要脏器疾病等有关，轻者可以完全没有症状，即无症状性脑梗死；也可以表现为反复发作的肢体瘫痪或眩晕，即短暂性脑缺血发作；重者不仅可以有肢体瘫痪甚至可以急性昏迷死亡。

脑梗死以腔隙性梗死最多，临床表现：亚急性起病、头昏、头晕步态不稳、肢体无力，少数有饮水呛咳、吞咽困难，也可有偏瘫偏身感觉减退，部分患者没有定位体征。中等面积梗死以基底核区侧脑室体旁丘脑、双侧额叶、颞叶区发病多见，临床表现：突发性头痛、眩晕、频繁恶心呕吐、神志清楚，偏身瘫痪或偏身感觉障碍、偏盲中枢性面瘫及舌瘫假性延髓性麻痹失语等。大面积梗死患者起病急骤，临床表现危重可以有偏瘫偏身感觉减退甚至四肢瘫、脑疝、昏迷等。

脑梗死亦可通过各种实验室及影像学检查来辅助判断病情。血液化检查有利于发现脑梗死的危险因素。脑梗死的脑 CT 扫描的主要表现：①病灶的低密度：是脑梗死重要的特征性表现，此征象可能系脑组织缺血性水肿所致。②局部脑组织肿胀：表现为脑沟消失，脑池、脑室受压变形，中线结构向对侧移位即脑 CT 扫描显示有占位效应，此征象可在发病后 4~6 小时观察到。③致密动脉影：为主要脑动脉密度增高影，常见于大脑中动脉，是由于血栓或栓子较对侧或周围脑组织密度高而衬托出来，部分患者在缺血 24 小时内可出现。脑 MRI 检查能较早期发现脑梗死特别是脑干和小脑的病灶。T1 在病灶区呈低信号，T2 呈高信号，脑 MRI 检查能较早发现较小的梗死病灶，脑 MRI 弥散成像能反映新的梗死病变。MRI 在缺血性脑梗死早期诊断和鉴别诊断的评价中已显示出优势，近年来超导高档磁共振设备投入临床应用，基于平面回波（EPI）技术的磁共振弥散加权成像（DWI）及血流灌注加权成像（PWI）的应用，对脑梗死的早期诊断，以及在急性脑梗死区血流灌注变化等研究都取得了一定进展。DSA、MRA、经颅多普勒超声检查的主要目的是寻找脑血管病的血管方面的病因。经颅多普勒超声检查价格便宜方便能够及早发现较大的血管（如大脑前动脉大脑中动脉、大脑后动脉及基底动脉等）的异常。脑 MRA 检查简单、方便，可以排除较大动脉的血管病变，帮助了解血管闭塞的部位及程度。DSA 能够发现较小的血管病变并且可以及时应用介入治疗。

根据脑梗死发生的速度、病情是否稳定以及严重程度，将脑梗死分为以下 5 种类型：

1. 完全型脑梗死　指脑缺血 6 小时内病情即达到高峰，常表现为完全性偏瘫，一般病情较重。

2. 进展型脑梗死　指缺血发作 6 小时后病情仍在进行性加重，此类患者占 40%以上。血栓的扩展、其他血管或侧支血管阻塞、脑水肿、高血糖高温、感染心肺功能不全、电解质紊乱等多可造成其进展，以前两种原因最多见。

3. 缓慢进展型脑梗死　起病 2 周内症状仍在进展。

4. 稳定型脑梗死　发病后病情无明显变化，一般认为颈内动脉系统缺血发作 24 小时以上，椎-基底动脉系统缺血发作 72 小时以上者，如病情稳定，可考虑稳定型脑卒中。此类型脑卒中脑 CT 扫描可见与临床表现相符的梗死灶机会多，提示脑组织已经有了不可逆的病损。

5. 可逆性缺血性神经功能缺损（RIND）　是指缺血性局灶性神经功能障碍在 24~72 小时才恢复，最迟在 4 周之内完全恢复者，不留后遗症。脑 CT 扫描没有相应部位的梗死病灶。

【治疗】

（一）一般处理

1. 呼吸与吸氧

（1）必要时吸氧，应维持氧饱和度>94%。气道功能严重障碍者应给予气道支持（气管插管或切开）及辅助呼吸。

（2）无低氧血症的患者不需常规吸氧。

2. 心脏监测与心脏病变处理　脑梗死后24小时内应常规进行心电图检查，根据病情，有条件时进行持续心电监护24小时或以上，以便早期发现阵发性心房颤动或严重心律失常等心脏病变；避免或慎用增加心脏负担的药物。

3. 体温控制

（1）对体温升高的患者应寻找和处理发热原因，如存在感染应给予抗生素治疗。

（2）对体温>38℃的患者应给予退热措施。

4. 血压控制

（1）高血压：由于病前存在高血压、疼痛、恶心呕吐、颅内压增高、意识模糊、焦虑、卒中后应激状态等，约70%的缺血性卒中患者急性期血压升高。多数患者在卒中后24小时内血压自发降低。病情稳定而无颅内高压或其他严重并发症的患者，24小时后血压水平基本可反映其病前水平。目前关于卒中后早期是否应该立即降压、降压目标值、卒中后何时开始恢复原用降压药及降压药物的选择等问题尚缺乏充分的可靠研究证据。目前给予的控制血压的推荐意见：①准备溶栓者血压应控制在收缩压<180mmHg、舒张压<100mmHg。②缺血性脑卒中后24小时内血压升高的患者应谨慎处理。应先处理紧张焦虑、疼痛、恶心呕吐及颅内压增高等情况。血压持续升高，收缩压≥200mmHg或舒张压≥110mmHg，或伴有严重心功能不全、主动脉夹层、高血压脑病的患者，可予降压治疗，并严密观察血压变化。可选用拉贝洛尔、尼卡地平等静脉药物，避免使用引起血压急剧下降的药物。③卒中后若病情稳定，血压持续≥140/90mmHg，无禁忌证，可于起病数天后恢复使用发病前服用的降压药物或开始启动降压治疗。

（2）卒中后低血压：卒中后低血压很少见，原因有主动脉夹层、血容量减少以及心排血量减少等。应积极寻找和处理原因，必要时可采用扩容升压措施。可静脉输注0.9%氯化钠溶液纠正低血容量，处理可能引起心排血量减少的心脏问题。

5. 血糖

（1）高血糖：约40%的患者存在卒中后高血糖，当血糖超过10mmol/L时可给予胰岛素治疗。应加强血糖监测，血糖值可控制在7.7~10mmol/L。

（2）低血糖：卒中后低血糖发生率较低，尽管缺乏对其处理的临床试验，但因低血糖直接导致脑缺血损伤和水肿加重而对预后不利，故应尽快纠正。血糖低于3.3mmol/L时，可给予10%~20%葡萄糖口服或注射治疗。目标是达到正常血糖。

6. 营养支持　卒中后由于呕吐、吞咽困难可引起脱水及营养不良可导致神经功能恢复减慢。应重视卒中后液体及营养状况评估，必要时给予补液和营养支持。正常经口进食者毋需额外补充营养；不能正常经口进食者可鼻饲，持续时间长者可行胃造口管饲补充营养。

（二）特异性治疗

特异性治疗指针对缺血损伤病理生理机制中某一特定环节进行的干预。近年研究热点为改善脑血液循环的多种措施（如溶栓、抗血小板、抗凝、降纤、扩容等方法）及神经保护的多种药物。

1. 改善脑血液循环

（1）溶栓：溶栓治疗是目前最重要的恢复血流措施，重组组织型纤溶酶原激活剂（rtPA）和尿激酶是我国目前使用的主要溶栓药，现认为有效抢救半暗带组织的时间窗为4.5小时内或6小时内。

静脉溶栓：包括应用rtPA和尿激酶。对缺血性脑卒中发病3小时内和3～4.5小时的患者，静脉溶栓的适应证：①由缺血性卒中导致的神经功能缺损症状；②症状出现<3小时；③年龄≥18岁；④患者或家属签署知情同意书。

禁忌证：①近3个月有重大头颅外伤史或卒中史；②可疑蛛网膜下腔出血；③近1周内有在不易压迫止血部位的动脉穿刺；④既往有颅内出血；⑤颅内肿瘤，动静脉畸形，动脉瘤；⑥近期有颅内或椎管内手术；⑦血压升高：收缩压≥180mmHg，或舒张压≥100mmHg；⑧活动性内出血；⑨急性出血倾向，包括血小板计数低于100×10^9/L或其他情况；⑩48小时内接受过肝素治疗（APTT超出正常范围上限）；⑪已口服抗凝剂者INR>1.7或PT>15秒；⑫目前正在使用凝血酶抑制剂或Xa因子抑制剂，各种敏感的实验室检查异常（如APTT，INR，血小板计数、ECT；TT或恰当的Xa因子活性测定等）；⑬血糖<2.7mmol/L；⑭CT提示多脑叶梗死（低密度影>1/3大脑半球）。

相对禁忌证，下列情况需谨慎考虑和权衡溶栓的利弊：①轻型卒中或症状快速改善的卒中；②妊娠；③痫性发作后出现的神经功能损害症状；④近2周内有大型外科手术或严重外伤；⑤近3周内有胃肠或泌尿系统出血；⑥近3个月内有心肌梗死史。目前有研究认为对于静脉rtPA溶栓的急性缺血性卒中患者，近期缺血性卒中与脑内出血风险增加无关，但是与死亡和出院时不良预后升高有关。

使用方法：尿激酶100万～150万IU溶于生理盐水100～200ml，持续静脉滴注30分钟。用药期间应严密监护患者：将患者收入重症监护病房或卒中单元进行监护；定期进行血压和神经功能检查，静脉溶栓治疗中及结束后2小时内，每15分钟进行一次血压测量和神经功能评估，然后每30分钟1次，持续6小时，以后每小时1次直至治疗后24小时；如出现严重头痛、高血压、恶心或呕吐，或神经症状体征恶化，应立即停用溶栓药物并进行脑CT检查；如收缩压≥180mmHg或舒张压≥100mmHg，应增加血压监测次数，并给与降压药物；鼻饲管、导尿管及动脉内测压管在病情许可的情况下应延迟安置；溶栓24小时后，给与抗凝药或抗血小板药物前应复查颅脑CT/MRI。溶栓患者的抗血小板或特殊情况下溶栓后还需抗凝治疗者，应推迟到溶栓24小时后开始。

（2）血管内介入治疗：包括动脉溶栓、桥接、机械取栓、血管成形和支架术。当患者满足下列条件时，应接受支架取栓器血管内治疗：卒中前mRS评分为0或1分；急性缺血性卒中，发病4.5小时内根据专业医学协会指南接受了rtPA溶栓治疗；梗死是由颈内动脉或大脑中动脉M1段闭塞所致；年龄≥18岁；NISS评分≥6分；ASPECTS评分≥6分；可在6小时内起始治疗（腹股沟穿刺）。

静脉溶栓是血管再通的首选方法。静脉溶栓或血管内治疗都应尽可能减少时间延误。发病6小时内由大脑中动脉闭塞导致的严重卒中且不适合静脉溶栓的患者，经过严格选择后可在有条件的医院进行动脉溶栓。由后循环大动脉闭塞导致的严重卒中且不适合静脉溶栓的患者，经过严格选择后可在有条件的单位进行动脉溶栓，虽目前有在发病24小时内使用的经验，但也应尽早进行避免时间延误。机械取栓在严格选择患者的情况下单用或与药物溶栓合用可能对血管再通有效，但临床效果还需更多随机对照试验验证。对静脉溶栓禁忌的部分患者使用机械取栓可能是合理的。对于静脉溶栓无效的大动脉闭塞患者，进行补救性动脉溶栓或机械取栓（发病8小时内）可能是合理的。紧急动脉支架和血管成型术的获益尚未证实，应限于临床试验的环境下使用。

2. 抗血小板

（1）不符合溶栓适应证且无禁忌证的缺血性脑卒中患者应在发病后尽早给予口服阿司匹林150~300mg/d。急性期后可改为预防剂量（50~325mg/d）。

（2）溶栓治疗者，阿司匹林等抗血小板药物应在溶栓24小时后开始使用。

（3）对不能耐受阿司匹林者，可考虑选用氯吡格雷等抗血小板治疗。

3. 抗凝

（1）对大多数急性缺血性脑卒中患者，不推荐无选择地早期进行抗凝治疗。

（2）关于少数特殊患者的抗凝治疗，在谨慎评估风险/效益比后慎重选择。

（3）特殊情况下溶栓后还需抗凝治疗的患者，应在24小时后使用抗凝剂。

（4）对缺血性卒中同侧颈内动脉有严重狭窄者，使用急性抗凝的疗效尚待进一步研究证实。

（5）凝血酶抑制剂治疗急性缺血性卒中的有效性尚待更多研究进一步证实。维生素K拮抗剂与抗血小板药物相比降低缺血性卒中发生率，并且不显著增加脑出血复发风险。需要随机对照试验验证抗凝治疗对脑出血合并房颤患者的临床净获益。目前这些药物只在临床研究环境中或根据具体情况个体化使用。

4. 降纤　对不适合溶栓并经过严格筛选的脑梗死患者，特别是高纤维蛋白血症者可选用降纤治疗。目前常用降纤药物有降纤酶、巴曲酶、安克洛酶；其他降纤制剂如蚓激酶、蕲蛇酶等临床也有应用。

5. 扩容　对一般缺血性脑卒中患者，目前尚无充分随机对照试验支持扩容升压可改善预后。对于低血压或脑血流低灌注所致的急性脑梗死如分水岭梗死可考虑扩容治疗，但应注意可能加重脑水肿、心功能衰竭等并发症。

6. 扩张血管　对一般缺血性脑卒中患者，不推荐扩血管治疗。对于低血压或脑血流低灌注所致的急性脑梗死如分水岭梗死可考虑扩容治疗，但应注意可能加重脑水肿、心功能衰竭等并发症。

7. 其他改善脑血液循环药物

（1）丁基苯酞：丁基苯酞是近年国内开发的Ⅰ类新药，主要作用机制为改善脑缺血区的微循环，促进缺血区血管新生增加缺血区脑血流。几项评价急性脑梗死患者口服丁基苯酞的多中心随机、双盲、安慰剂对照试验显示：丁基苯酞治疗组神经功能缺损和生活能力评分均较对照组显著改善，安全性好。

（2）人尿激肽原酶：人尿激肽原酶是近年国内开发的另一个Ⅰ类新药，具有改善脑动脉循环的作用。一项评价急性脑梗死患者静脉使用人尿激肽原酶的多中心随机、双盲、安慰剂对照试验显示：人尿激肽原酶治疗组的功能结局较安慰剂组明显改善并安全。

（三）神经保护

理论上，针对急性缺血或再灌注后细胞损伤的药物（神经保护剂）可保护脑细胞，提高对缺血缺氧的耐受性。但缺乏有说服力的大样本临床观察资料。

1. 依达拉奉　是一种抗氧化剂和自由基清除剂，国内外多个随机双盲安慰剂对照试验提示依达拉奉能改善急性脑梗死的功能结局并安全。

2. 胞磷胆碱 Meta 分析提示卒中后 24 小时内口服胞磷胆碱的患者 3 个月全面功能恢复的可能性显著高于安慰剂组，安全性与安慰剂组相似。

3. Cerebrolysin（旧称脑活素） 是一种有神经营养和神经保护作用的药物，一项随机双盲安慰剂对照试验提示其安全并能改善预后。

4. 其他 钙拮抗剂、兴奋性氨基酸拮抗剂、神经节苷脂、NXY-059、镁剂、吡拉西坦等在动物实验中的疗效都未得到临床试验证实。

（四）其他疗法

高压氧和亚低温的疗效和安全性还需开展高质量的随机对照试验证实。对大脑半球的大面积梗死，可视性开颅减压术和部分脑组织切除术。较大面积小脑梗死，尤其是影响到脑干功能或引起脑脊液循环阻塞的，可行后颅窝开颅减压和直接切除部分梗死的小脑，以解除脑干压迫，伴有脑积水危险的患者应进行脑室引流。对于血栓切除术的前循环急性缺血性卒中患者，与支架可回收装置作为一线治疗方案相比，采用接触抽吸术作为一线治疗方案并未增加手术结束时成功血运重建率。

（五）中医中药

多种药物如三七、丹参、红花、水蛭、地龙、银杏叶制剂等国内常有应用。中成药和针刺治疗急性脑梗死的疗效尚需更多高质量随机对照试验进一步证实，可根据具体情况和患者意愿决定是否选用。

（六）急性期并发症的处理

1. 脑水肿与颅内压增高 严重脑水肿和颅内压增高是急性重症脑梗死的常见并发症，是死亡的主要原因之一。

（1）卧床，床头可抬高至 20°~45°避免和处理引起颅内压增高的因素，避免头颈部过度扭曲、激动、用力、发热、癫痫、呼吸道不通畅、咳嗽、便秘等。

（2）可使用甘露醇 20%静脉滴注；必要时也可用甘油果糖或呋塞米等。

（3）对于发病 48 小时内、60 岁以下的恶性大脑中动脉梗死伴严重颅内压增高患者，可请脑外科会诊考虑是否行减压术。60 岁以上患者手术减压可降低死亡和严重残疾，但独立生活能力并未显著改善。因此应更加慎重，可根据患者年龄及患者/家属对这种可能结局的价值观来选择是否手术。

（4）对压迫脑干的大面积小脑梗死患者可请脑外科会诊协助处理。

2. 梗死后出血（出血转化） 脑梗死出血转化发生率约为 8.5%~30%，其中有症状的约为 1.5%~5%。心源性脑栓塞、大面积脑梗死、影像学显示占位效应、早期低密度征、年龄大于 70 岁、应用抗栓药物（尤其是抗凝药物）或溶栓药物等会增加出血转化的风险。症状性出血转化时应停用抗栓（抗血小板、抗凝）治疗等致出血药物。

3. 癫痫 缺血性脑卒中后癫痫的早期发生率为 2%~33%，晚期发生率为 3%~67%。目前缺乏卒中后是否需预防性使用抗癫痫药或治疗卒中后癫痫的证据。不推荐预防性应用抗癫痫药物。孤立发作一次或急性期痫性发作控制后，不建议长期使用抗癫痫药物。卒中后 2~3 个月再发的癫痫，建议按癫痫常规治疗进行长期药物治疗。卒中后癫痫持续状态，建议按癫痫持续状态治疗原则处理。

4. 吞咽困难 约 50%的卒中患者入院时存在吞咽困难，3 个月时降为 15%左右。为防治卒中后肺炎与营养不良，应重视吞咽困难的评估与处理。于患者进食前采用饮水试验进行吞咽功能评估。吞咽困难短期内不能恢复者可早期置入鼻胃管进食，吞咽困难长期不能恢复者可行胃造口进食。

5. 肺炎　约5.6%的卒中患者合并肺炎，误吸是主要原因。意识障碍、吞咽困难是导致误吸的主要危险因素，其他包括呕吐、活动减少等。肺炎是卒中患者死亡的主要原因之一，15%~25%卒中患者死于细菌性肺炎。早期评估和处理吞咽困难和误吸问题，对意识障碍患者应特别注意预防肺炎。疑有肺炎的发热患者应给予抗生素治疗。

6. 排尿障碍与尿路感染　排尿障碍在卒中早期很常见，主要包括尿失禁与尿潴留。对排尿障碍进行早期评估和康复治疗，记录排尿日记。尿失禁者应尽量避免留置尿管，可定时使用便盆或便壶，白天每2小时一次，晚上每4小时一次。尿潴留者应测定膀胱残余尿，排尿时可在耻骨上施压加强排尿。必要时可间歇性导尿或留置导尿。有尿路感染者应给予抗生素治疗，但不推荐预防性使用抗生素。

7. 深静脉血栓形成和肺栓塞　深静脉血栓形成(deepveinthrombosis，DVT)的危险因素包括静脉血流淤滞、静脉系统内皮损伤和血液高凝状态。瘫痪重、年老及心房颤动者发生DVT的比例更高，症状性DVT发生率为2%。DVT最重要的并发症为肺栓塞。鼓励患者尽早活动、抬高下肢；尽量避免下肢(尤其是瘫痪侧)静脉输液。对于发生DVT及肺栓塞高风险且无禁忌者，可给予低分子肝素或普通肝素，有抗凝禁忌者给予阿司匹林治疗。可联合加压治疗(长筒袜或交替式压迫装置)和药物预防DVT，不推荐常规单独使用加压治疗；但对有抗栓禁忌的缺血性卒中患者，推荐单独应用加压治疗预防DVT和肺栓塞。对于无抗凝和溶栓禁忌的DVT或肺栓塞患者，首先建议肝素抗凝治疗，症状无缓解的近端DVT或肺栓塞患者可给予溶栓治疗。

(七) 早期康复

卒中后在病情稳定的情况下应尽早开始坐、站、走等活动。卧床者病情允许时应注意良姿位摆放。应重视语言、运动和心理等多方面的康复训练，目的是尽量恢复日常生活自理能力。

(八) 早期开始二级预防

急性期卒中复发的风险很高，卒中后应尽早开始二级预防。

【常见误区】

由于脑梗死的症状体征与下列疾病相似，诊断时需与下列疾病鉴别。

(一) 脑出血

多在活动时或情绪激动时发病，有高血压病史而且血压波动较大，起病急，头痛、呕吐，意识障碍较多见，脑CT扫描可见高密度出血灶。

(二) 蛛网膜下腔出血

各年龄组均可见，以青壮年多见，多在动态时起病，病进展急骤，头痛剧烈，多伴有恶心呕吐，多无局灶性神经功能缺损的症状和体征情况，头颅CT、头颅MRI及脑脊液检查有助于明确诊断。

(三) 硬膜下血肿或硬膜外血肿

多有头外伤史，病情进行性加重，出现急性脑部受压的症状，如意识障碍，头痛、恶心、呕吐等颅高压症状，瞳孔改变及偏瘫等。某些硬膜下血肿，外伤史不明确，发病较慢，老年人头痛不重，应注意鉴别。头部CT检查在颅骨内板的下方，可发现局限性或新月形高密度区，骨窗可见颅骨骨折线。

（四）脑肿瘤

缓慢进展型脑梗死，注意与脑肿瘤鉴别，原发脑肿瘤发病缓慢，脑转移肿瘤发病有时与急性脑血管病相似，应及时做脑 CT 扫描，如果脑肿瘤与脑梗死不能鉴别，最好做脑 MRI 检查，以明确诊断。

第三节 脑 出 血

脑出血（cerebral hemorrhage，ICH）又称脑溢血，是指非外伤性脑实质内的自发性出血，病因多样，绝大多数是高血压小动脉硬化的血管破裂引起，故也称高血压性脑出血。脑出血与高血压的密切关系在于：高血压患者约有 1/3 的机会发生脑出血，而约 95%的脑出血患者有高血压。脑出血是中老年人常见的急性脑血管病，病死率和致残率都很高，是我国脑血管病中死亡率最高的临床类型。

【病因和发病机制】

长期的血压增高可以使得全身动脉壁发生透明变性，使得原本较为坚韧的动脉壁变薄、脆性增加，同时可以出现一些较为细小的动脉瘤或者囊状的动脉壁扩张，因此脑动脉对血压升高的耐受性下降。骤然升高的血压可以使这些细小动脉发生突然破裂，出现脑出血，此后血凝块聚集在血管外脑组织内，可以释放各种血管活性物质，这些物质可以使得周围动脉进一步收缩，出现周围血管的再次破裂，导致恶性循环的发生，这也就解释了为何临床上多见短时间（多在首次出血 3 小时以内）再次出血的表现。在多次反复之后局部脑组织内形成较大的血凝块，压迫破裂的血管，此时血肿形成，出血才逐渐停止。临床上常见的脑出血以基底核区最为多见，研究尸检发现是因为供应此处的豆纹动脉从大脑中动脉呈直角发出，拐角较大，在原有血管病变的基础上，受到压力较高的血流冲击后易导致血管破裂。脑出血发生后血凝块即开始吸收，这个过程血肿块可释放血红蛋白降解产物，高浓度的血红蛋白对神经细胞有较为明显的毒性作用。而出血发生后人体内全身凝血机制激活，血液内凝血酶浓度增加，聚集在脑组织内可以导致脑水肿，这是脑出血后最为常见的继发改变，临床上甚至遇到出血量不大症状不明显，但脑水肿最终夺取患者生命的情况。

脑出血的最常见的病因是高血压，此类脑出血属于高血压的一种最严重也是最高级别的并发症之一，可在短时间内出现极为严重的症状，甚至短时间内影响患者呼吸、心搏等基本生理活动，造成患者的死亡。在顾及其他所有诱因的基础之上，必须要强调的一点就是高血压必须得到有效的控制，才能有效地避免高血压脑出血的发生。在高血压长期作用的基础上，任何可以诱发血压短期增高的因素都可以导致高血压脑出血的发生。日常生活中可以诱发血压突然增高的因素很多主要有气候变化、情绪改变、吸烟、长期饮酒等不良生活习惯。此外，经常过度劳累，缺少体育锻炼，也会使血粘度增加，破坏血管条件，导致脑出血的发生。

【诊断要点】

中年以上高血压患者突然头痛、呕吐、意识障碍、偏瘫或脑膜刺激征，应高度怀疑脑出血。但如果昏迷严重而局灶症状不明显，应与肝性脑病、尿毒症昏迷、低血糖昏迷、药物毒物所致昏迷相鉴别，此类疾病多为弥漫性脑损伤，可以缺乏神经系统局灶体征。此时病史、体格检查和相关实验室及影像学检查有助于鉴别诊断。

【病情判断】

脑出血患者的病情除和出血部位有关外,还有一些指标与其相关:

(一) 意识障碍程度

意识障碍是人体大脑功能发生紊乱的一种表现。根据意识障碍发生的程度不同,临床分为3种:昏迷、昏睡、嗜睡。昏迷是最严重的一种表现,是病情危重的指标之一,系指意识不清、呼之不应、推之不动、重压眶上切迹和刺激无反应;昏睡是指病人不能自动醒来,强烈而持续地呼唤、推摇可能会睁开眼睛、呻吟和躲避,但不能进行有效的交谈;嗜睡是指给予强烈而持续的刺激病人可暂时醒来,可以进行交谈,但是当刺激停止时就又入睡了。意识障碍程度越重,病情越严重,疾病越凶险。没有意识障碍的脑出血,即一直保持清醒的脑出血病人,一般没有生命危险。

(二) 血压

脑出血时如果血压较高、出血量大,可形成血肿,使脑内压力增高,而由于延髓的血管舒缩．可使血压进一步升高,甚至引起再次出血。因此,脑出血的急性期血压越高,危险性越大,预后越差。

(三) 年龄

随着年龄的增加,身体重要器官如心、肾等脏器的功能日趋减退,一旦发生脑出血,全身各系统容易发生并发症而导致死亡。据统计,年龄小于49岁的脑出血病人,恢复满意率达到90%以上,而60岁以上的病人病死率则明显上升。

(四) 实验室及影像学检查

血常规,尿常规和血糖:重症脑血管病患者在急性期血常规检查可见白细胞增高,可有尿糖与蛋白尿阳性,脑出血急性期血糖增高由应激反应引起,血糖升高不仅直接反映机体代谢状态,而且反映病情的严重程度。血糖越高,应激性溃疡、脑疝、代谢性酸中毒、氮质血症等并发症发生率越高,预后越差。头颅CT检查:临床疑诊脑出血时首选CT检查,可显示圆形或卵圆形均匀高密度血肿,边界清楚,并可确定血肿部位,大小,形态,以及是否破入脑室,血肿周围水肿带和占位效应等;如脑室大量积血可见高密度铸型,脑室扩张,1周后血肿周围可见环形增强,血肿吸收后变为低密度或囊性变,CT动态观察可发现进展型脑出血。CT检查对诊断脑出血非常可靠,不仅可以反映出血的具体部位,还可以估计出血量的多少、血肿的大小和由于出血造成的脑组织移位、受破坏的程度,为预测脑出血的病情提供了可靠、客观的依据。一般来说,血肿位于脑组织深部者比位于表浅者更加凶险;同一部位的血肿,血肿越大,危险性越大;同样大的血肿,出血快者较出血慢者凶险。MRI检查:可发现CT不能确定的脑干或小脑小量出血,能分辨病程4~5周后CT不能辨认的脑出血,区别陈旧性脑出血与脑梗死,显示血管畸形流空现象,并可根据血肿信号的动态变化(受血肿内血红蛋白变化的影响)判断出血时间。①超急性期(0~2小时):血肿为T1低信号,T2高信号,与脑梗死不易区别;②急性期(2~48小时):为T1等信号,T2低信号;③亚急性期(3天~3周):T1,T2均呈高信号;④慢性期(>3周):呈T1低信号,T2高信号。DSA全脑血管造影检查:脑血管造影曾经是脑出血的主要诊断手段,因其不能显示血肿本身,仅能根据血肿周围相关血管的移位来推测血肿的部位及大小,且DSA检查为一项有创检查,目前一线应用已明显减少。值得一提的是,DSA在脑出血原因的鉴别上仍意义重大,因其可直观地看到脑血管的走行及形态,当怀疑有脑血管畸形或动脉瘤破裂的病人应该需要做DSA检查明确诊断。

【治疗】

基本治疗原则:脱水降颅压,减轻脑水肿;调整血压;防止继续出血;保护血肿周围脑组织;促进神经功能恢复;防治并发症。

（一）内科治疗

1. 一般治疗

（1）卧床休息:一般应卧床休息2~4周,避免情绪波动及血压升高。

（2）保持呼吸道通畅:昏迷者应将头歪向一侧,以利于口腔分泌物及呕吐物流出,并可防止舌根后坠阻塞呼吸道,随时吸出口腔内的分泌物和呕吐物,必要时行气管切开。

（3）吸氧:有意识障碍、血氧饱和度下降或缺氧现象的患者应给予吸氧。

（4）鼻饲:昏迷或吞咽困难的患者,可通过鼻饲管进食。

（5）对症治疗:过度烦躁不安的患者可适量用镇静药;便秘者可选用缓泻剂。

（6）预防感染:加强口腔护理,及时吸痰,保持呼吸道通畅;留置导尿时应做膀胱冲洗;昏迷患者可酌情使用抗生素预防感染。

（7）观察病情:严密注意患者的意识、瞳孔大小、血压、呼吸等改变,有条件时应对昏迷患者进行监护。

2. 颅内压监测和治疗　脑室出血后脑积水或血肿/周围水肿的占位效应是自发性脑出血后颅内压升高的常见病因。对合并脑积水(尤其是伴意识水平下降者)进行脑室引流,GCS评分≤8分(参见本篇第五章表8-5-2格拉斯哥昏迷评分)。昏迷程度以E、V、M三者分数加总来评估,正常人的昏迷指数是满分15分,昏迷程度越重者的昏迷指数越低分(轻度昏迷:13~14分。中度昏迷:9~12分。重度昏迷:3~8分),或有小脑幕疝的临床证据,或严重脑室内出血/脑积水者还应考虑颅内压监测,并推荐将脑灌注压维持在50~70mmHg。

渗透性脱水剂甘露醇是最重要的降颅压药物。20%甘露醇用量为125~250ml,快速静脉滴注,每6~8小时一次,使血浆渗透压维持在310~320mOsm/kg,用药时间不宜过长,建议用5~7天。可同时应用呋塞米20~40mg,静脉或肌内注射,二者交替使用,维持渗透梯度。用药过程中应检测尿量、水及电解质平衡。甘油果糖500ml静脉滴注,每日1~2次,脱水作用温和,没有反跳现象,适用于肾功能不全患者。20%血清白蛋白50~100ml静脉滴注,每日一次,能提高血浆胶体渗透压,减轻脑水肿,但价格昂贵,应用受限。皮质类固醇激素对ICH后颅内压升高无效且增加并发症的发生风险,故不推荐使用。

3. 调控血压　脑出血后高收缩压与血肿扩大、神经功能恶化、残疾和死亡均具有相关性。对收缩压150~220mmHg、无急性降压禁忌证的自发性脑出血患者将收缩压紧急降至140mmHg是安全的,可能会改善患者功能预后。对起病时收缩压>220mmHg者应在持续血压监测下积极予以静脉降压。

4. 止血和凝血功能障碍、使用抗血小板药物和深静脉血栓的预防　止血异常的危险因素包括口服抗凝血药/抗血小板药物、获得性/先天性凝血因子缺乏、遗传性/获得性血小板功能或数量异常等。合并严重凝血因子缺乏或严重血小板减少的ICH患者应补充凝血因子或血小板,接受肝素治疗者可使用鱼精蛋白,服用抗血小板药物者输注血小板的效果不确切。服用维生素K拮抗剂引起国际标准化比值(international normalized ratio,INR)升高者应停用维生素K拮抗剂并输注维生素K依赖的凝血因子和维生素K。凝血酶原复合物(prothrombin complex concentrates. PCCs)较冷冻新鲜血浆的并发症更少,纠正自发性脑出血的速度更快。不推荐将重组活化凝血因子Ⅶa(recombinant activated factor Ⅶa,rFⅦa)用于维生素K拮抗剂相关的自发性脑出血。对服用新型维生素K拮抗剂(达比加群、利伐沙班和阿哌沙班)者可考虑使用Ⅷ因子旁路活性抑制物、其他PCCs或者rFⅦa进行个体化治疗。发病前2小时内服用上述药物者均可考虑使用活性炭,服用达比加群者还应考虑血液透析。尚不推荐对自发性脑出血患者非选择性应用rFⅦa。自发性脑出血患者有较高的发生血栓栓塞疾病的风险,在住院当日即应开始下肢间歇充气加压治疗以预防深静脉血栓,但分级加压弹力袜效果不确切。活动受限者在确定出血停止后,可于发病1~4天后皮下注射小剂量低分子肝素或普通肝素。已经发生症状性深静脉血栓或肺栓塞的患者可考虑全身性抗凝或放置下腔静脉滤器。应结合距离首次出血的时间、血肿是否稳定、出血的原因及患者的全身状况等因素选择治疗方式。

5. 体温管理　自发性脑出血后发热以脑室内出血者常见,多与血肿扩大有关,且可能影响患者预后,故应控制发热,但亚低温治疗效果不确切。

6. 癫痫处理　自发性脑出血后癫痫的危险因素包括出血严重程度、血肿位于皮质和迟发的首次癫痫发作。目前推荐对有临床癫痫发作者和意识状态改变且脑电图有痫性放电者进行抗癫痫药物治疗,但不建议预防性应用抗癫痫药物。与脑损伤程度不符的意识障碍加重者需予以持续脑电监测。

7. 内科并发症的处理　自发性脑出血后常见并发症包括肺炎、误吸、呼吸衰竭/窘迫、肺栓塞和败血症。吞咽困难和误吸是发生肺炎的主要危险因素,故在经口进食前均应进行吞咽困难程度评估以降低肺炎风险。自发性脑出血患者可同时合并心肌梗死,故应进行心电图和心肌酶检查。

(二)外科治疗(血肿清除)

手术适应证:目前认为,患者无意识障碍时多无须手术;有明显意识障碍、脑疝尚不明时,外科治疗明显优于内科;深昏迷患者、双瞳扩大、生命体征趋于衰竭者,内外科治疗方法均不理想。目前手术适应证主要参考:大脑出血量>30ml,小脑出血量>10ml;患者出血后意识障碍情况,Ⅰ级一般不需手术,Ⅴ级病情处于晚期也无法手术,Ⅱ级~Ⅳ级需要手术治疗,Ⅱ级患者若一般情况可,也可首选内科保守治疗,根据病情变化再决定,Ⅳ级患者若出血时间短出血量大,进展快,脑疝形成时间长,则无法手术;另外,位置较为表浅的出血一般多可手术,而较为深在出血如脑干局部出血,若无意识障碍,可保守治疗。对于出血量较少但患者病情明显加重的需要警惕是否存在持续出血,术前应充分考虑。此外,患者的一般情况需要考虑,是否存在心肺功能下降,高龄患者手术后一般恢复较差,效果一般,选择手术需要慎重。

【常见误区】

脑出血的发病较为危急,部分症状与脑梗死极为相似,在CT普及之前,脑梗死与脑出血的误诊率较高,随着目前诊疗水平的提高,CT检查后基本能明确诊断,但仍需要进行仔细慎重的鉴别诊断。

(一)与其他脑血管病鉴别

如脑梗死、蛛网膜下腔出血,根据发病过程、症状、体征及影像学检查确诊。脑梗死的原因是由于脑组织缺血造成,常见病因是脑动脉粥样硬化,起病一般较缓,出现轻度的意识障碍,血压稍有升高,可见CT出现脑内低密度病灶。

(二)颅内占位病变,颅脑外伤、脑膜炎等疾病

根据发病急缓程度,外伤史、发热等其他临床表现以及CT、MRI,脑脊液等检查做出诊断。脑内原发性肿瘤可出现脑出血相类似的症状,如头痛、呕吐及肢体症状等,增强的影像学检查有助于诊断。

(三) 其他原因

昏迷病人应与一氧化碳中毒、肝性脑病,尿毒症、低血糖等引起的意识障碍相鉴别。主要详细询问病史,体征以及 CT、脑脊液等检查。血液系统疾病如白血病、血小板减少性紫癜、再生障碍性贫血等,可以出现颅内出血,当怀疑有这些原因的时候需要仔细检查,排除其他原因引起的类似症状。

第四节 蛛网膜下腔出血

蛛网膜下腔出血(subarachnoid hemorrhage,SAH)指脑底部或脑表面的病变血管破裂,血液直接流入蛛网膜下腔引起的一种临床综合征,又称为原发性蛛网膜下腔出血,约占急性脑卒中的 10%,是一种非常严重的常见疾病。世界卫生组织调查显示中国发病率约为 2.0/10 万人年。还可见因脑实质内,脑室出血,硬膜外或硬膜下血管破裂,血液穿破脑组织流入蛛网膜下腔,称为继发性蛛网膜下腔出血。

【病因和发病机制】

自发性蛛网膜下腔出血有 80%是由动脉瘤破裂血液流入蛛网膜下腔所致。小部分病人是由脑血管畸形、烟雾病、血液病等原因所致。

(一) 颅内动脉瘤

占 80%,好发于脑底动脉环的大动脉分支处,以脑底动脉环的前半部较多见。

(二) 脑血管畸形

主要是动静脉畸形,多见于青少年,动静脉畸形多位于大脑半球大脑中动脉分布区。

(三) 脑底异常血管网病(moyamoya 病)

约占 1%。

(四) 其他

夹层动脉瘤、血管炎、颅内静脉系统血栓形成、结缔组织病、血液病、颅内肿瘤、凝血障碍性疾病、抗凝治疗并发症等。

【诊断要点】

根据突然发生的剧烈头痛、呕吐、脑膜刺激征阳性及头颅 CT 相应改变可诊断为蛛网膜下腔出血,如果 CT 未发现异常或没有条件进行 CT 检查时,可根据临床表现结合腰穿 CSF 呈均匀一致血性、压力增高等特点考虑蛛网膜下腔出血的诊断。

动脉瘤性蛛网膜下腔出血发生 3 天内,头部 CT 诊断的敏感性接近 100%;5~7 天后 CT 阴性率迅速上升至 50%。因此,急性起病的剧烈头痛者应高度怀疑动脉瘤性蛛网膜下腔出血,并首选 CT 检查;未能明确者应行腰穿检查。此外,对 CT 未能确诊者也可采用液体衰减反转恢复(FLAIR)、质子密度、磁共振扩散加权成像(DWI)和梯度回旋序列等特殊 MR 成像序列检查,但结果阴性者仍需进行脑脊液检查。CT 血管造影(CTA)对直径<3mm 的动脉瘤显影仍不可靠,其部分容积平均效应还可能造成动脉瘤颈变宽的假象,因此除典型的中脑周围动脉瘤性蛛网膜下腔出血之外,对 CTA 未能发现动脉瘤者仍推荐 DSA 检查,并认为三维旋转 DSA 有助于确诊动脉瘤并指导治疗决策(栓塞还是手术)。

【病情判断】

蛛网膜下腔出血常为突然起病，以数秒或数分钟速度发生的头痛是常见的起病方式。患者常能清楚的描述发病时间和情景。情绪激动、剧烈运动，如突然用力、咳嗽、恶心、呕吐、排便等是常见的发病诱因。

常见的临床表现有突然发生剧烈头痛，呈胀痛或爆裂样疼痛，难以忍受。可为局限性或全头痛，有时上颈段也可出现疼痛，持续不能缓解或进行性加重；多伴有恶心、呕吐；可有意识障碍或烦躁、谵妄、幻觉等精神症状；少数出现部分性或全面性癫痫发作；也可以头昏、眩晕等症状起病。发病数小时后可见脑膜刺激征阳性，部分患者检眼镜检查可发现玻璃体膜下出血、视神经盘水肿或视网膜出血，少数可出现局灶性神经功能缺损体征如动眼神经麻痹、轻偏瘫、失语或感觉障碍等。

本病常有再出血、脑血管痉挛、脑积水等并发症。再出血是一种严重的并发症，其病死率约为 50%，发病后 12 小时内发生的风险最大，以后 4 周内再出血的风险均较高；如果在病情稳定或好转的情况下，突然发生剧烈头痛、恶心呕吐、意识障碍加深、抽搐、原有症状和体征突然加重或重新出现时，应警惕再出血的发生。对于蛛网膜下腔出血，有 20%~30% 的蛛网膜下腔出血患者会出现脑血管痉挛，继发脑梗死。急性梗阻性脑积水常发生于出血后一周内，主要是蛛网膜下腔和脑室内血凝块堵塞脑脊液循环通路所致。

除外上述临床症状，腰穿及影像学检查亦可用于病情的判断：

1. 脑脊液（CSF）检查　通常 CT 检查已确诊者，腰穿不作为临床常规检查。如果出血量少或者起病时间较长，CT 检查可无阳性发现，而临床可疑下腔出血需要行腰穿检查 CSF。最好于发病 12 小时后进行腰椎穿刺，并注意与穿刺误伤鉴别。均匀血性脑脊液是蛛网膜下腔出血的特征性表现，且示新鲜出血，如 CSF 黄变或者发现吞噬红细胞、含铁血黄素或胆红素结晶的吞噬细胞等，则提示已存在不同时间的 SAH。

2. 头颅 CT　是诊断 SAH 的首选方法，CT 显示蛛网膜下腔内高密度影可以确诊 SAH。动态 CT 检查还有助于了解出血的吸收情况，判断有无再出血、继发脑梗死、脑积水及其程度等。CT 对于蛛网膜下腔出血诊断的敏感性在发病后 3 天为 100%，但发病后 5~7 天就降至 50%。

3. 头 MRI　当病后数天 CT 的敏感性降低时，MRI 可发挥较大作用。4 天后 T1 像能清楚地显示外渗的血液，血液高信号可持续至少 2 周，在 FLAIR 像则持续更长时间。因此，当病后 1~2 周，CT 不能提供蛛网膜下腔出血的证据时，MRI 可作为诊断蛛网膜下腔出血和了解破裂动脉瘤部位的一种重要方法。

4. 脑血管造影（DSA）　是诊断颅内动脉瘤最有价值的方法，阳性率达 95%，可以清楚显示动脉瘤的位置、大小、与载瘤动脉的关系、有无血管痉挛等，血管畸形和烟雾病也能清楚显示。条件具备、病情许可时应争取尽早行全脑 DSA 检查以确定出血原因和决定治疗方法、判断预后。但由于血管造影可加重神经功能损害，如脑缺血、动脉瘤再次破裂出血等，因此造影时机宜避开脑血管痉挛和再出血的高峰期，即出血 3 天内或 3~4 周后进行为宜。

5. CT 血管成像（CTA）和 MR 血管成像（MRA）　CTA 和 MRA 是无创性的脑血管显影方法，但敏感性、准确性不如 DSA。主要用于动脉瘤患者的随访以及急性期不能耐受 DSA 检查的患者。

6. 其他　经颅超声多普勒（TCD）动态检测颅内主要动脉流速是及时发现脑血管痉挛（CVS）倾向和痉挛程度的最灵敏的方法。

【治疗】

确诊SAH之后，应尽早行脑血管造影或CT血管成像（CTA）检查，一旦证实为颅内动脉瘤破裂，尽快准备实施开颅夹闭手术或血管内介入栓塞治疗。SAH治疗目的主要是防治再出血、血管痉挛及脑积水等并发症，降低死亡率和致残率。

（一）动脉瘤性蛛网膜下腔出血的治疗

1. 一般治疗

（1）重症监护：对于动脉瘤性蛛网膜下腔出血，指南建议将患者安置在神经科重症监护病房，由专业医护人员进行监测和治疗。除对生命体征、意识、心电图、血氧饱和度常规监测外，还应当嘱咐患者卧床休息并使用止吐、通便、镇痛等药物以避免加重颅内压增高。

（2）血糖：大约30%的患者并发高血糖症，高血糖症的出血常提示预后不良，指南建议血糖控制在10mmol/L以下，以预防不良并发症的发生。

（3）体温：发热是不良预后的独立危险因素，即使应用解热镇痛药物，仍然有过半数的患者出现发热。目前还缺乏控制体温可以改善预后的证据，但严格应控制高热患者的体温，防止出现持续高热，影响疾病预后。

（4）血压：高血压是否可以成为动脉瘤性蛛网膜下腔出血的独立危险因素尚存在争议。虽然高血压可能会导致动脉瘤破裂再出血，但过度控制血压却会增加脑梗死的风险。因此，血压的控制标准需要根据患者年龄、既往血压状态、心脏病史等综合考虑。指南建议，在手术夹闭或介入栓塞动脉瘤之前，可以使用镇痛药物和尼莫地平将收缩压控制在180mmHg以内，如果血压控制不理想，可加用其他降压药物。另外，血压也不能过低，平均动脉压应控制在90mmHg以上。

2. 血栓预防　有研究表明，动脉瘤性蛛网膜下腔出血患者手术夹闭动脉瘤后皮下注射低分子肝素钙（依诺肝素，每日1次，每次40mg）并不能降低脑梗死的发生率，却增加颅内出血的风险。如果并发下肢深静脉血栓形成，应在动脉瘤夹闭术后12小时以上或介入栓塞后考虑使用低分子肝素钙治疗。由于充气加压装置与弹力袜对预防颅内血肿患者深静脉血栓形成所取得的积极效果，因此建议在夹闭或栓塞动脉瘤之前，给该类患者常规使用充气加压装置和（或）弹力袜来预防深静脉血栓形成。

3. 抗癫痫治疗　大约7%的患者在发病时合并癫痫，另外还有10%患者在数周内发生迟发性癫痫，但癫痫与患者的预后关系尚无定论，故不需要常规对患者行动态脑电图监测。是否需要常规进行抗癫痫治疗还必须权衡抗癫痫药物导致的不良反应。指南建议对伴有癫痫发作的动脉瘤性蛛网膜下腔出血患者，应当服用抗癫痫药物，而不必常规进行预防性使用抗癫痫药物。

4. 抗纤溶治疗　抗纤溶药物（如环甲环酸）可以降低该类蛛网膜下腔出血患者再出血发生率，但增加脑梗死的风险。目前尚无安全有效预防再出血的药物，因此此类药物临床应用还需要进一步评价。

5. 介入栓塞或手术夹闭破裂动脉瘤　动脉瘤性蛛网膜下腔出血治疗的主要目标是闭塞动脉瘤以防止动脉瘤复发和再出血，主要有介入栓塞和手术夹闭两种方法。动脉瘤治疗方式的选择常常是根据临床医师的个人倾向和医疗中心的技术优势。动脉瘤的治疗需要神经外科和神经介入科医师组成脑血管病治疗团队进行合作。如果条件允许，应当将病情及治疗方案与患者和（或）家属共同讨论后再做决定。对于介入栓塞及外科手术均合适的动脉瘤患者，应首先考虑介入栓塞。大于70岁的高龄患者，没有明显颅内血肿占位效应动脉瘤，大脑后循环动脉瘤，窄颈动脉瘤、单叶动脉瘤可首选介入栓塞。而年轻患者、伴有颅内血肿占位效应动脉瘤、大脑中动脉动脉瘤、胼周动脉瘤、宽颈动脉瘤、动脉瘤颈有血管分支的动脉瘤可首选手术夹闭。

6. 常见并发症的处理

（1）动脉瘤性蛛网膜下腔出血合并脑积水：大约20%的患者并发急性脑积水，10%的患者并发慢性脑积水。脑室外引流术可以缓解高颅压并引流血性脑脊液，但是有导致再出血和感染的可能。另外，大约一半的急性脑积水患者的神经功能症状可自行缓解，故急性脑积水患者手术指征还存在争议。CT证实脑积水并伴有第三、第四脑室血肿的患者，可行脑室外引流术（GCP）；持续腰大池外引流也是治疗急性脑积水行之有效的方法，对不伴有第三、第四脑室血肿，但有烦躁不安或意识障碍的脑积水动脉瘤性蛛网膜下腔出血患者，排除脑疝可能后，可行腰大池外引流术；对合并慢性症状性脑积水患者可以考虑行脑室腹腔或脑室心房分流术。

（2）迟发性脑血管痉挛（DCI）的防治：DCI的预防、检测和治疗在蛛网膜下腔出血并发症处理中尤为重要。基于现有证据，尼莫地平对正常血容量管理和维护是防止DCI的最可靠的方法。一项荟萃分析表明口服尼莫地平（每4小时1次，每次60mg）可以降低患者脑梗死发生率并改善神经功能，而静脉注射尼莫地平及其他类型钙离子拮抗剂均不能改善预后。故指南建议术后口服（或鼻饲）尼莫地平片（每4小时1次，每次60mg）以防止迟发性脑血管痉挛的发生，不能口服或鼻饲的患者可考虑静脉使用尼莫地平。他汀类药物防治DCI效果还需要进一步研究。指南不建议使用硫酸镁来预防DCI。早期诊断和早期治疗是治疗DCI的关键。诱发高血压和体积优化是一线治疗的基石。对于内科难治性血管痉挛的抢救治疗主要依靠血管内介入和循环优化。

（3）“3H”疗法：术后使用“3H”疗法，即“高血压、高容量、高稀释度”，可以通过改善患者血流动力学来防治DCI，但有导致脑水肿、梗死部位继发脑出血、脑白质病、心肌梗死和心功能不全的风险。至今缺乏临床对照研究来证实此疗法的效果。

（二）非动脉瘤性SAH的治疗

大约15%的非外伤性SAH患者全脑血管造影不能发现任何病变，此类患者可分为中脑周围蛛网膜下腔出血（PMSAH）和非PMSAH。PMSAH出血仅限于中脑周围脑池和桥前池，出血点可能来源于幕下引流静脉。对于CTA不能明确诊断或怀疑PMSAH的患者，可行DSA检查以排除动脉瘤及其他血管异常。考虑到DSA属于有创检查，首次DSA检查结果阴性的SAH患者，不需要复查DSA。PMSAH再出血和DCI的发生率很低，临床症状较轻，不需要预防性使用尼莫地平和其他钙离子拮抗剂。非PMSAH出血不局限于中脑周围脑池和桥前池，DSA造影未发现责任血管。由于此类患者复查DSA后5%~35%可以发现责任血管，因此对于首次CTA或DSA阴性的非PMSAH患者，应在3周后复查CTA或DSA。

（三）未破裂动脉瘤的治疗

未破裂颅内动脉瘤（unruptured intracranial aneurysms，UIA）可在偶然出现神经系统症状或伴有破裂动脉瘤时被发现。是否需要对UIA进行手术或介入干预必须考虑其自然病史。国际未破裂动脉瘤研究公布的结果表明，排除颈内动脉海绵窦段动脉瘤，直径为7~12mm、13~24mm和>25mm动脉瘤，年破裂率分别为1.2%、3.1%和8.6%；直径<7mm动脉瘤，既往有动脉瘤性蛛网膜下腔出血病史，年破裂率为0.4%，既往无动脉瘤性蛛网膜下腔出血病史，年破裂率为0.15%。介入栓塞对于UIA的长期疗效尚不肯定。另外，如果动脉瘤没有完全

栓塞,则动脉瘤可以再通、生长和破裂,而手术夹闭此类动脉瘤风险很大,故介入栓塞适用于高龄、基底动脉尖动脉瘤、窄颈动脉瘤和先前伴有脑梗死的患者。指南建议 UIA 破裂出血的风险与动脉瘤的直径相关(直径越大,破裂风险越高),目前尚无特异性预测动脉瘤破裂风险的计算方法,很多因素会影响到动脉瘤破裂率,包括动脉瘤特点(如大小、位置)和患者自身因素(如年龄、吸烟史、既往动脉瘤性蛛网膜下腔出血史),故对 UIA 病例的自然史应进行个体化的评估。另外,分析干预措施的风险,获益时还需综合考虑患者的预期寿命及干预措施可能引起的并发症。

【常见误区】

蛛网膜下腔出血的临床表现、实验室及影像学检查与下列疾病相类似,需仔细鉴别:

(一) 脑出血

脑出血深昏迷时与 SAH 不易鉴别,但脑出血多有高血压,伴有偏瘫、失语等局灶性神经功能缺失症状和体征。也可行细致的神经功能检查、头颅 CT 和 DSA 检查以鉴别。

(二) 颅内感染

结核性、真菌性、细菌性和病毒性脑膜炎等,虽有头痛、呕吐和脑膜刺激征,但常先有发热,且发病不如 SAH 急骤,CSF 形状提示感染而非出血,头 CT 无蛛网膜下腔出血表现,可依据此鉴别。

(三) 瘤卒中或颅内转移瘤

约 1.5%脑肿瘤可发生瘤卒中形成瘤内或瘤旁血肿合并 SAH,癌瘤颅内转移、脑膜癌病或 CNS 白血病有时可为血性 CSF,但根据详细的病史、CSF 检出瘤/癌细胞及头部 CT 可以鉴别。

(四) 其他

有些老年人 SAH 起病以精神症状为主,起病较缓慢,临床症状不明显,或表现意识障碍和脑实质损害症状较重,容易漏诊或误诊,应注意询问病史及体格检查,并行头颅 CT 或 CSF 检查以明确诊断。

(郁金泰)

第八章

中枢神经系统感染

病原微生物侵犯中枢神经系统的实质、被膜及血管等引起的急性或慢性炎症性(或非炎症性)疾病即为中枢神经系统感染性疾病,这些病原微生物包括病毒、细菌,真菌、螺旋体、寄生虫、立克次体、朊蛋白等。有些病原体侵犯中枢神经可引起急性脑炎或脑膜炎,进展迅速,危及生命;有些病原体感染则呈隐匿起病,进展缓慢,不属于内科危重症研究的范畴。

病毒、细菌是最主要的病原微生物,其他的感染类型相对少见,如神经梅毒,20 世纪 50 年代在我国几乎绝迹,近年来因艾滋病的流行,导致发病人数又有所增加。朊蛋白引起的颅内感染多为个例,少见。

临床上根据病原微生物侵犯部位不同,又可分为三种:①脑炎、脊髓炎及脑脊髓炎:主要侵犯脑实质、脊髓实质;②脑膜炎、脊膜炎及脑脊膜炎:主要侵犯脑和脊髓软膜;③脑膜脑炎:脑实质和脑膜同时受累。感染途径包括:①血行感染:病原体经血液进入神经系统,如使用不洁注射器、胎盘垂直传播等;②直接感染:开放性颅外伤或者邻近组织感染导致病原体直接侵犯神经系统;③神经干逆行感染:如狂犬病毒首先感染皮肤,再经神经末梢进入神经干,逆行入颅内,引起中枢神经系统感染。

第一节　病毒感染性疾病

随着抗病毒药物的发展,病毒性脑炎的死亡率已经大幅度降低,但发病率仍呈上升趋势,WHO 最新数据显示:全球每年发病率约为 3.5~7.4/10 万人口。病毒类病原菌种类繁多,目前国内外报道有 130 多种病毒可引起脑炎病变,单纯疱疹病毒(HSV)1 型和 2 型、流行性乙型脑炎病毒(JEV)、人类肠道病毒(HEV)、水痘 . 带状疱疹病毒(VZV)、巨细胞病毒(CMV)、流行性腮腺炎病毒(MuV)、风疹病毒(RV)等均为中枢神经系统感染常见的病毒;病毒性脑炎往往起病较急,病情较重。

一、单纯疱疹病毒性脑炎

单纯疱疹病毒性脑炎在世界范围内被公认为是病毒性脑炎最重要的病原体,且老人、儿童多发,早期症状不典型,诊断困难,部分患者起病急,进展迅速,预后常遗留较严重的后遗症。未经治疗的患者死亡率高达 80%。

【发病机制】

HSV 的传播可通过亲密接触、性传播及飞沫传播,HSV 主要经黏膜感染并侵入人体,先在局部繁殖并导致感觉神经末梢感染,机体免疫力无法将其完全清除,未被清除的病毒潜伏在神经节中的神经细胞，一旦机体抵抗力下降，HSV 再度活化，引起中枢神经系统感染的发生。

【临床表现】

多数患者急性起病，原发感染潜伏期为 2~21 天，前驱期可有发热、头痛、肌痛、嗜睡、全身不适等症状，25%患者有口唇疱疹史；临床常见症状包括头痛，通常较为剧烈，伴有恶心、呕吐，可有轻微意识改变及精神症状。早期表现缺乏特异性，可在数日内快速进展，出现意识模糊、谵妄、昏睡、昏迷或去皮质状态，重症患者因广泛脑组织坏死、脑水肿引起颅内压增高，甚至脑疝引起死亡。

【辅助检查】

（一）实验室检查

1. 血常规检查　可有白细胞轻度增高。

2. 脑脊液常规、生化检查　脑脊液的细胞学改变具有一定特征性，可以提高早期诊断率。当有以下特征时，可提示病毒感染：脑脊液压力正常或轻度增高，重症患者因脑组织水肿，可有明显的增高；外观清亮透明；涂片及细菌培养均为阴性；有核细胞数目增多为（50~100）$\times 10^6$，淋巴细胞为主，若红细胞增多，排除穿刺处损伤，可提示出血性坏死型脑炎；蛋白质轻度增高，糖、氯化物无明显变化。

3. 血清免疫学检测　实验室常运用酶联免疫吸附实验的方法检测患者血清和脑脊液中病毒特异性的 IgM、IgG 抗体，可在病毒效价较低的情况下检测出病毒。检测病毒特异性 IgM 抗体对于诊断病毒感染非常重要，一旦在脑脊液中检测出 IgM，说明神经系统受到病毒感染或者血脑屏障受到破坏。

（二）脑组织活检

是单纯疱疹性脑炎的诊断金标准。

（三）影像学检查

1. 颅脑 CT 可见额叶、颞叶局灶性低密度区，界限不清，形状不规则，可见不规则高密度影和片状出血灶，可有占位效应。

2. 颅脑 MRI　可很好的显示颞叶，表现为大脑半球额叶、颞叶、岛叶大片状长 T1、长 T2 信号，Flair 图像上可见病灶为高信号，边缘模糊，多累及皮质及白质，病变伴出血，严重时可有占位效应。MRI 在发病的 2~4 周灵敏度和特异性较高。

【临床诊断】

1. 口唇或生殖道疱疹，或有疱疹病史。
2. 起病急，病情重，有上呼吸道感染的前驱症状。
3. 明显的精神行为异常，意识障碍及早期出现的局灶性神经系统损害体征。
4. 脑脊液病毒感染征象。
5. 影像学改变。
6. 脑电图以颞、额区损害为主的脑弥漫性异常。
7. 特异性抗病毒感染治疗有效。
8. 血清免疫学检查发现 HSV 特异性抗体。
9. 脑组织活检发现细胞核内包涵体等。

【治疗】

本病起病急，进展迅速，早期诊断治疗是关键，主要包括抗病毒治疗，免疫治疗和对症支持。

（一）抗病毒治疗

1. 阿昔洛韦　常用剂量为15～30mg/（kg·d），分3次静脉滴注，连用14～21天，复查腰椎穿刺以确认脑脊液单纯疱疹病毒PCR阴性；如仍为阳性，需继续阿昔洛韦静脉治疗，每周复查病毒PCR直至阴性。阿昔洛韦效果理想，是临床常用的一类抗病毒药物。

早期诊断往往不明确，部分患者推荐阿昔洛韦经验性治疗：

（1）如起初的脑脊液和（或）影像学检查提示病毒性脑炎，或入院6小时内这些结果尚未知晓，或患者症状加重或恶化，应开始静脉滴注阿昔洛韦（10mg/kg，每天3次）治疗。

（2）如第一次脑脊液或影像学检查正常，但临床仍然怀疑单纯疱疹病毒或水痘-带状疱疹病毒脑炎，阿昔洛韦仍应在入院6小时内开始使用，同时等待进一步的诊断性检查。

（3）对于先前存在肾功能不全的患者，阿昔洛韦剂量应减少。

2. 更昔洛韦　对阿昔洛韦耐药并有DNA聚合酶改变的突变株对更昔洛韦更敏感。用量为5～10mg/（kg·d），每12小时一次，静脉滴注，疗程14～21天。

（二）免疫治疗

1. 干扰素　具有广谱抗病毒活性，对宿主影响极小。用量60×10^{6}IU/d，连续肌注30天。

2. 转移因子　剂量为每次皮下注射1支，每周1～2次。

（三）肾上腺皮质激素

治疗尚有争议，但对以病情危重，影像学检查有出血灶的患者可酌情使用，可有效控制炎症反应，减轻水肿，防止颅内压增高。用量：地塞米松10～15mg，静注，每天1次，10～14天。或甲泼尼龙800～1000mg，静注，每日1次，连用3～5天后改泼尼松口服，每日60mg清晨顿服，逐渐减量。

（四）抗菌治疗

合并细菌、真菌感染，根据药敏试验选择适当的抗生素治疗。

（五）对症支持

对于重症，昏迷的患者，对症支持至关重要。高热患者代谢较快，应给予高热量，高纤维素，易吸收的饮食；维持水电解质平衡；保持呼吸道通畅，及时吸痰，防止呼吸道感染。高热者给予物理降温，抗惊厥治疗；颅内压增高的患者，及时脱水降压治疗；加强护理，防止压疮及呼吸道感染等并发症。

【预后】

单纯疱疹病毒性脑炎进展较快，若早期治疗及时，病情较轻，则预后良好；病情较重，控制不佳者，死亡率高，且常遗留严重的后遗症。

二、病毒性脑膜炎

病毒性脑膜炎是一组由各种病毒感染引起的脑膜急性炎症性疾病，临床以头痛、发热和脑膜刺激症为主要临床表现，大多呈良性病程。

【发病机制】

病毒性脑膜炎是最常见的脑膜炎类型，90%是由肠道病毒引起，包括脊髓灰质炎病毒、柯萨奇病毒A和B、Echo病毒等，其次为单纯疱疹病毒2（HSV-2），水痘-带状疱疹病毒、流行性腮腺炎病毒等。病毒主要通过两种途径进入脑内：造血系统或神经系统。肠道病毒主要通过粪口途径介导或通过呼吸道飞沫和污染物（如餐具）进行传播，大部分在消化道发生最初的感染，肠道细胞上有与肠道病毒结合的特殊受体，病毒经肠道入血，产生病毒血症，再经脉络丛侵犯脑膜，引起脑膜炎症改变。

【临床表现】

肠道病毒性脑膜炎多为散发，暴发通常发生在夏季和初秋，热带和亚热带可终年发病。儿童多见，成人亦可罹患。多为急性起病，出现病毒性脑膜炎经典三联征：突发的发热，颈项强直和脑膜刺激征，并且出现病毒感染的全身中毒症状如头痛、恶心、呕吐、食欲减退等。肠道病毒性脑膜炎也可能伴有局灶性囊泡、疱疹性咽峡炎以及广泛性斑丘疹和皮疹。临床表现可根据患者的年龄、免疫状态和病毒种类及亚型的不同而出现变化，幼儿及免疫状态差的老年人颈项强直轻微甚至缺如。儿童病程常超过 1 周，成人可持续 2 周或更长时间。

【辅助检查】

病毒性脑膜炎脑脊液压力正常或增高，白细胞数值正常或增高，早期以多形核细胞为主，8~48 小时后以淋巴细胞为主，蛋白质含量轻度增高，糖和氯化物含量正常。聚合酶链反应（PCR）可以快速、准确地检测 EV、HSV、VZV 和 EBV。

【诊断】

本病诊断主要根据急性起病的全身感染中毒症状、病毒性脑膜炎三联征及实验室辅助检查，确诊需要脑脊液病原学检查。

【治疗】

本病是一种自限性疾病，多呈良性病程，免疫状态正常的患者多在 7~10 天完全恢复，部分患者在恢复后会出现短期的记忆力丧失，认知功能障碍、睡眠障碍等。主要治疗措施是对症治疗，支持治疗和防治并发症。对症治疗如预防性使用甘露醇脱水，头痛给予镇痛药，癫痫发作首选卡马西平，抗病毒治疗可明显缩短病程和缓解症状，目前针对肠道病毒感染临床上使用或实验性使用的药物有免疫血清球蛋白和抗微小核糖核酸病毒的药物普来可那立。

第二节 细菌感染性疾病

引起神经系统感染最常见的细菌主要有肺炎球菌、脑膜炎双球菌及流感嗜血杆菌 B 型，其次为金黄色葡萄球菌、链球菌、大肠埃希菌，变性杆菌、厌氧杆菌、沙门菌及铜绿假单胞等；新生儿脑膜炎感染最常见的病原体是无乳链球菌和大肠埃希菌；儿童脑膜炎感染最常见的病原体是脑膜炎奈瑟菌和肺炎链球菌；成人脑膜炎感染最常见的病原体是肺炎链球菌和脑膜炎奈瑟菌，另一种成人重要致病菌是李斯特菌。肺外结核中，有 5%~15% 的患者累及神经系统引起神经系统的感染，多隐匿起病，慢性病程。

一、化脓性脑膜炎

化脓性脑膜炎是由化脓菌感染引起的脑脊膜炎症，好发于婴幼儿和儿童，常急性起病，进展快，致残率高。

【发病机制】

感染途径可分为直接感染和间接感染。直接感染主要是颅骨或脑实质骨折、神经外科手术，导致病原菌直接侵入；间接感染可因来源于心、肺或其他脏器的感染波及脑室及蛛网膜下腔。病原菌进入蛛网膜下腔，大量繁殖，菌壁抗原成分及某些接到炎性反应的细胞因子，刺激血管内皮，促使中性粒细胞进入中枢神经系统，引发软脑膜的炎性病理改变。

【临床表现】

多呈暴发性或急性起病，急性期常有如下临床表现。

（一）感染症状

常有高热，寒战，剧烈头痛，婴幼儿常有易激惹，嗜睡，惊厥发作，角弓反张等。

（二）脑膜刺激症

表现为颈项强直，凯尔尼格（Kernig）征和巴宾斯基（Brudzinski）征，新生儿、老年人或昏迷患者不明显。

（三）颅内压增高

表现为剧烈头痛，喷射性呕吐，视盘水肿（视乳头水肿）及意识障碍，此时腰穿应慎重，防止形成脑疝。

（四）局灶症状

部分患者出现局灶性神经功能缺损，如偏瘫、失语等。

成人患者最常见的临床特征是发热、头痛、颈项强直和精神状态改变；Kernig 征和 Brudzinski 征的敏感性较低而假阳性率较高，因此，不能依靠特殊体征做出细菌性脑膜炎的诊断；由于成人患者经典体征可能并不出现，因此，不应当仅因为缺乏经典发病体征而除外细菌性脑膜炎的诊断。

【辅助检查】

（一）实验室检查

1. 血常规　白细胞计数增高，通常为（10～30）$\times10^9$/L，中性粒细胞为主。

2. 脑脊液检查　脑脊液压力增高，外观浑浊，脓性或絮状，细胞计数增多，中性粒细胞为主，可达细胞总数 90%以上，通常为（1000～10 000）$\times10^6$/L，有时脓细胞聚集呈块状物，此时细菌培养，多呈阳性。蛋白升高；糖含量降低，通常低至 2. 2mmol/L，氯化物也降低。

中枢神经系统病毒感染和细菌感染脑脊液变化的对比（表 8-8-1）。

表 8-8-1　中枢神经系统病毒感染和细菌感染脑脊液变化的对比

脑脊液成分	病毒感染	细菌感染
外观	清亮透明	浑浊、脓性或絮状
细胞成分	白细胞增高，淋巴细胞为主	中性粒细胞增高为主
蛋白质	正常或轻度升高	升高明显
糖、氯化物	无明显改变	明显降低

研究显示：在成人和儿童细菌性脑膜炎患者中，≥90%的患者可出现典型的脑脊液检查特征，也可出现脑脊液检查完全正常的情况，但极为少见；脑脊液乳酸水平在鉴别诊断细菌性脑膜炎和无菌性脑膜炎时，具有良好的敏感性和特异性；根据细菌性脑膜炎的界定标准，进行脑脊液培养时，60%～90%的培养结果可呈阳性。而之前接受过抗菌药物治疗者，脑脊液培养检出率会降低 10%～20%。脑脊液革兰染色具有良好的诊断特异性，而敏感性不一，视所感染病原体而定；对于脑脊液培养和革兰染色结果均为阴性的患者，采用 PCR 法对于明确病原体具有额外价值。对于疑似细菌性脑膜炎的患者，强烈建议检查脑脊液白细胞计数、蛋白和葡萄糖水平，并进行脑脊液培养和革兰染色。对于脑脊液培养阴性的患者，可通过 PCR 法检出致病微生物，也可能通过免疫层析抗原检测法发现致病微生物。对于疑似细

菌性脑膜炎的患者,强烈建议在第一次抗菌药物给药以前进行血培养。

（二）影像学检查

早期CT和MRI可正常,有神经系统并发症时,可见硬膜下积液,室管膜炎及局灶性脑脓肿,MRI的T1加权像上显示蛛网膜下腔高信号,T2加权像呈脑膜高信号。

【诊断】

根据临床症状,脑膜刺激征阳性,脑脊液检查中以多核白细胞为主的炎症变化,应考虑该病,确诊需病原学证据,如细菌培养等。

【治疗】

化脓性脑膜炎为内科急症,治疗首先应维持血压,纠正休克基础上有针对性的选择易通过血脑屏障的抗生素进行治疗,治疗原则主要包括抗菌治疗、激素治疗及对症治疗。

（一）抗菌治疗

原则是及早使用抗生素。

1. 未确定病原菌　三代头孢的头孢曲松和头孢噻肟是治疗化脓性脑膜炎的首选。

2. 确定病原菌　肺炎球菌对青霉素敏感者,成人每天2000万~2400万U,儿童为40万U/kg,对青霉素耐药的可选用头孢曲松,必要时联合万古霉素,2周为一个疗程,通常开始治疗后24~36小时复查脑脊液,评价治疗效果;脑膜炎球菌,首选青霉素,耐药者选择头孢噻肟或头孢曲松;革兰阴性杆菌感染,通常铜绿假单胞菌使用头孢他啶,其他的使用头孢曲松及头孢噻肟,效果较好,疗程为3个周。

（二）激素治疗

皮质类固醇类药物可显著减少耳聋和神经后遗症的发生,但并不降低总体死亡率。可稳定血脑屏障,减轻炎症反应,病情较重而无禁忌者可以使用,儿童患者应加用地塞米松0.6mg/(kg·d),静脉滴注,连用3~5天,但不推荐新生儿使用地塞米松治疗;暴发性感染的成人患者,如伴有颅内高压,严重菌血症及急性肾上腺功能不全,也应使用糖皮质激素,通常给予地塞米松10mg静脉滴注,连用3~5天。

（三）对症支持治疗

高颅压的患者应及时脱水降压;高热患者应及时物理降温,预防惊厥治疗;有癫痫发作者应给予药物及时终止发作。

对于细菌培养未检出病原体的细菌性脑膜炎患者,推荐依据经验性治疗方案进行治疗,疗程最短持续2周,不推荐儿童和成人细菌性脑膜炎患者接受短疗程抗菌药物治疗。

【预后】

本病病死率和致残率高,少数患者可遗留智力障碍,癫痫,脑积水等后遗症,预后主要取决于病原菌致病力,机体的情况,是否及时使用抗生素及抗生素效果。

二、结核性脑膜炎

结核性脑膜炎是由结核杆菌引起的脑膜和脊膜的非化脓性炎症性疾病。在肺外结核中大约有5%~15%的患者累及神经系统。其中结核性脑膜炎最为常见,占神经系统结核的70%,近年来,由于结核杆菌的基因变异、抗结核药物研制的相对滞后和AIDS病患者的增多,国内外结核病的发病率及病死率逐渐增高。

【发病机制】

结核性脑膜炎约占全身性结核病的6%,结核杆菌经血播散后在软脑膜种植,形成结核结节,结节破溃后大量结核菌进入蛛网膜下腔引起结核性脑膜炎。

【临床表现】

多起病隐匿,慢性病程,也可出现急性或亚急性病程,自然病程发展一般表现:

(一)结核中毒症状

低热、盗汗、食欲减退、全身倦怠无力、精神萎靡不振等,合并其他部位结核病时可出现相应症状,如肺结核表现为咳嗽、咳痰,亦可伴电解质紊乱,尤以低钠血症多见。

(二)脑膜刺激征和颅内压增高

早期表现为发热、头痛、呕吐及脑膜刺激征。脑膜刺激征多以头痛为首发症状,这是由于持续剧烈的脑膜炎症或颅内高压刺激软脑膜神经末梢和三叉神经终末感受器。大多数患者脑膜刺激征阳性,表现为颈项强直、Kernig 征和 Brudzinski 征阳性,系颈、腰、骶部脊神经根受累致颈肌、伸肌收缩诱发。颅内压增高在早期由于脑膜、脉络丛和室管膜炎性反应,脑脊液生成增多,蛛网膜颗粒吸收下降,形成交通性脑积水所致。颅内压多为轻、中度增高,通常持续 1~2 周。晚期蛛网膜、脉络丛粘连,呈完全或不完全性梗阻性脑积水,此时,颅内压多明显增高,表现为头痛、呕吐和视盘(视乳头)水肿。严重时出现去脑强直或去皮质状态。

(三)脑实质损害

如早期未能及时治疗,发病 4~8 周时常出现脑实质损害症状,如精神萎靡、淡漠、谵妄和妄想,部分性、全身性癫痫发作或癫痫持续状态,昏睡或意识模糊;肢体瘫痪如因结核性动脉炎所致,可呈卒中样发病,出现偏瘫、交叉瘫等。如由结核瘤或脑脊髓蛛网膜炎引起,表现为类似肿瘤的慢性瘫痪。老年结核性脑膜炎患者也可以偏瘫或单瘫就诊,易误诊为脑出血。

(四)脑神经损害

颅底炎性渗出物的刺激、粘连、压迫,可导致脑神经的损害,以动眼、外展、面和视神经最易受累,表现为视力减退、复视和面神经麻痹等。眼底检查可见视乳头水肿、脉络膜结节;结核性脑膜炎伴血行播散型肺结核患者脉络膜结节常见,此为其特征性表现。

(五)老年人结核性脑膜炎的特点

头痛、呕吐较轻,颅内压增高症状不明显,约半数患者脑脊液改变不典型,但在动脉硬化基础上发生结核性动脉内膜炎而引起脑梗死的较多。

(六)脊髓损害症状

累及脊膜、脊神经根和脊髓时,可出现神经根性疼痛,受损平面以下感觉和运动障碍,马尾神经损害患者可出现尿潴留、尿失禁和大便秘结、失禁等。

【辅助检查】

(一)实验室检查

1. 血常规及生化检查大多正常,部分患者血沉可增高,伴有抗利尿激素分泌异常综合征的患者可出现低钠和低氯血症。

2. 脑脊液检查 脑脊液压力增高,可达 400mmH_2O 或以上,外观无色透明或微黄,呈“毛玻璃”样,静置后可有薄膜形成;淋巴细胞数目显著增多,常为$(50\sim500)\times10^6/L$;蛋白质增高,通常为 1~2g/L,糖及氯化物下降,呈“三高二低的表现。脑脊液葡萄糖/血糖比值<0. 50 具有重要诊断意义,典型的脑脊液改变可高度提示诊断。脑脊液抗酸染色仅少数为阳性,脑脊液培养出结核杆菌可确诊,但需要大量的脑脊液和数周的时间。

3. 结核菌素实验 约 50%的患者皮肤结核菌素实验呈阳性。

（二）影像学检查

1. 胸片 半数患者胸部X片可见活动性或陈旧性结核感染证据。

2. 颅脑CT和MRI 可显示基底池、皮质脑膜、脑实质多灶的对比增强和脑积水。脑膜可增厚，增强扫描增厚的脑膜呈明显的线性强化。

【诊断】

根据结核病史及接触史，出现头痛、呕吐等症状及脑膜刺激征的表现，结合典型脑脊液特征性改变，脑脊液抗酸涂片、结核分枝杆菌培养等可做出诊断。由于结核性脑膜炎临床症状和脑脊液改变不典型，且病情进展迅速，病残率和病死率高，早期诊断困难，需多次、多方式进行相关检查以免误诊或漏诊。

2009年病毒性脑膜炎国际专家共识制定了结核性脑膜炎的临床诊断标准：

（一）确诊的结核性脑膜炎

①符合临床标准，同时具备以下一项或多项条件，即脑脊液检出抗酸杆菌；脑脊液结核杆菌培养阳性；脑脊液结核杆菌核酸扩增试验（NAAT）阳性。②脑组织或脊髓组织发现抗酸杆菌生长或呈结核病病理改变，同时存在临床征象和相应的脑脊液改变，或尸检呈现脑膜炎症反应。

（二）很可能的结核性脑膜炎

符合临床标准，同时具备以下各项条件，即临床评分≥10分（无神经影像学表现），或临床评分≥12分（伴神经影像学表现）；脑脊液或神经影像学评分≥2分；排除其他类型脑膜炎。

（三）可能的结核性脑膜炎

符合临床标准，同时具备以下各项条件，即临床评分6~9分（无神经影像学表现），或临床评分9~11分（伴神经影像学表现）；未行腰椎穿刺脑脊液检查或神经影像学检查者不得确定诊断。

【治疗】

本病的治疗原则是早给药、合理选药、联合用药及系统治疗，只要患者临床症状、体征及实验室检查高度提示本病，即使抗酸染色阴性亦应立即开始抗结核治疗。

（一）抗结核治疗

异烟肼、利福平、吡嗪酰胺、乙胺丁醇、链霉素是治疗结核性脑膜炎最有效的联合用药方案，儿童因乙胺丁醇的视神经毒性作用、孕妇因链霉素对听神经的影响而尽量不选用。

1. 异烟肼 可抑制结核杆菌的DNA合成，对细胞内外结核杆菌均有杀灭作用，无论脑膜有无炎症，均能通过血脑屏障，迅速渗入到脑脊液中。发病早期的杀菌作用最强，单独应用易耐药。主要不良反应有肝功能损害和周围神经病变。

2. 利福平 对细胞内外结核杆菌均有杀灭作用，但不能通过正常的脑膜，只部分通过炎性脑膜。单独应用易耐药，主要不良反应有肝毒性、变态反应等。

3. 吡嗪酰胺 酸性环境中杀菌作用强，是针对酸性环境中缓慢生长的吞噬细胞内结核杆菌的最佳杀菌药物，血-脑屏障通透性极高，因此在结核性脑膜炎的治疗中具有极为重要的地位；主要不良反应有肝损害、关节酸痛、肿胀、强直、活动受限、血尿酸增加等。

4. 乙胺丁醇 抑菌药，对生长繁殖状态的细菌有作用，对静止状态的细菌几乎无影响。主要不良反应有视神经损害、末梢神经炎、变态反应等。

5. 链霉素 仅对吞噬细胞外的结核杆菌有杀灭作用，为半效杀菌药。主要通过干扰氨基酰-tRNA 与核蛋白体 30S 亚单位的结合，抑制 70S 复合物的形成，抑制肽链延长、蛋白质合成，导致细菌死亡。链霉素可通过部分炎性的血脑屏障，主要不良反应有耳毒性和肾毒性。

（二）皮质激素

糖皮质激素在结核性脑膜炎的治疗中起辅助作用，用于脑水肿引起的颅内压增高，伴局灶性神经体征和蛛网膜下腔阻塞的重症患者。可降低毛细血管通透性而减少纤维蛋白渗出、防止或减少蛛网膜粘连和交通性脑积水，同时具有抑制脑脊液分泌作用。

（三）药物鞘内注射

鞘内注射药物以异烟肼和地塞米松联合应用为宜。

（四）降颅内压

颅内压增高的患者可选用渗透性利尿剂，如 20% 甘露醇，甘油果糖或甘油盐水等。

（五）对症及全身支持治疗

对重症及昏迷的患者至关重要，维持营养，维持水电解质平衡，保持呼吸道通畅，高热者给予物理降温。加强护理，预防压疮、呼吸道感染的发生。

【预后】

预后与患者的年龄、病情、治疗情况有关，发病时昏迷是预后不良的重要指征；临床症状完全消失，脑脊液恢复正常提示预后良好。经过治疗结核性脑膜炎死亡率仍可达 1/3。

第三节　真菌感染性疾病

近年来，中枢神经系统真菌感染发生率有增高的趋势，HIV 感染，长期激素和免疫抑制剂应用、糖尿病、环境因素及人口老龄化等均是真菌感染的高危因素。颅内真菌感染诊断治疗往往较为困难，预后较差，是中枢神经系统感染控制的难点。中枢神经系统最常感染的真菌有念珠菌、曲霉菌、毛霉菌、隐球菌、酵母菌等。以下重点介绍新型隐球菌脑膜炎：

新型隐球菌脑膜炎是中枢神经系统最常见的真菌感染，由新型隐球菌感染引起，病情重，病死率高。虽然发病率低，但临床表现与结核性脑膜炎相似，常易误诊。

【发病机制】

新型隐球菌遍布自然界，是条件致病菌，宿主免疫力低下的时候可致病。本病常见于全身性免疫缺陷性疾病，慢性衰竭性疾病等，也可单独发生。

【临床表现】

隐球菌病的临床表现各不相同，可表现为无症状性疾病、局部肺病或播散性病变。播散性病变可见于任何器官，但较易侵袭中枢神经系统引起脑膜脑炎，偶尔还可导致局灶性颅内肉芽肿，称为隐球菌瘤。

（一）起病隐匿，进展缓慢

脑膜脑炎的患者，典型表现为头痛、发热、嗜睡和昏迷。头痛剧烈，可持续数周至数月，伴有精神状态、性格的改变。免疫功能低下的患者可呈急性发病，发热、头痛、恶心等全身不适常为首发症状。

（二）多数患者有明显的颈项强直和 Kernig 征

少数出现精神症状如烦躁不安、记忆减退。大脑、小脑或脑干的较大肉芽肿引起肢体瘫痪和共济失调等局灶性体征。大多数患者出现颅内压增高的症状和体征，如视盘水肿及后期视神经萎缩，突发性感音性耳聋、脑神经麻痹、运动和感觉功能缺损、小脑功能障碍、癫痫、不同程度的意识障碍和交通性脑积水等。

【辅助检查】

（一）脑脊液常规及生化检查

颅内压常升高，淋巴细胞轻、中度增高，一般为$(10\sim500)\times10^6/L$，蛋白含量增高，葡萄糖和氯化物正常或稍低，但缺乏特异性。HIV感染的晚期，出现新型隐球菌脑膜脑炎的患者，脑脊液可表现出典型的白细胞计数和蛋白水平增高，可伴有葡萄糖水平降低。

（二）脑脊液病原学检查

包括涂片镜检、脑脊液培养和脑脊液离心沉淀涂片做墨汁染色，墨汁染色可将背景染蓝，呈现特征性的"繁星之夜"表现。检出隐球菌可以确定诊断；真菌培养亦是常用的方法。菌量较大或感染急性期脑脊液图片可在镜下发现特征性的菌丝或分生孢子，但阳性率低。

（三）侧流分析法

侧流分析法是一种免疫层析实验。金结合的抗隐球菌单克隆抗体与隐球菌抗原结合后可在测试膜上沉淀为测试条带，而对照羊IgG抗体沉淀为对照条带。阳性结果为出现测试条带和对照条带，阴性结果只有对照条带。侧流分析法的敏感性和特异性均较高，它的发明革新了隐球菌的诊断。

（四）免疫学检查

免疫方法直接检测脑脊液中真菌细菌壁和胞质抗原是诊断侵袭性真菌深部感染的最直接方法。

（五）影像学检查

CT和MRI可诊断脑积水，多数患者肺部X线可有异常，可类似于结核病灶，肺炎样或肺部占位样病变。

【诊断】

诊断依据慢性消耗性疾病或全身免疫缺陷性疾病的病史，慢性隐匿病程，临床脑膜炎的症状和体征，脑脊液墨汁染色检出隐球菌等可确诊。

【治疗】

如不进行治疗，隐球菌脑膜脑炎常为致死性，早期诊断和及时治疗对挽救患者生命十分重要。能有效对抗隐球菌的经典抗菌药物为多烯类（两性霉素B制剂）、唑类和氟胞嘧啶。典型的隐球菌脑膜炎的治疗包括2周的诱导治疗期、8周的巩固治疗期以及额外的、防止复发的维持治疗期。

（一）有效控制危险因素

积极提高患者免疫力；去除感染源，如拔出引流、分流系统、静脉内留置导管，进行鼻窦抗真菌药物冲洗等。

（二）使用抗真菌药物

1. 两性霉素B　是目前最强的抗真菌药物，主张和5-氟胞嘧啶联合治疗以减轻严重的副作用及用量；成人首次用量为1～2mg/d，加入5%的葡萄糖液500ml内静脉滴注，6小时滴完；以后每日增加剂量2～5mg，直至1mg/(kg·d)，通常维持12周；也可经小脑延髓，侧脑室，椎管内给药，增加脑局部药浓度。

2. 氟康唑　氟康唑可通过血脑屏障，耐受性好，口服吸收好，是治疗隐脑有效地抗真菌药。用量为每日200～400mg，每日1次口服，5～10天血药浓度可达稳态，疗程一般6～12个月。

3. 5-氟胞嘧啶　可干扰真菌细胞中嘧啶的生物合成。单用效果差，一般与两性霉素 B 连用。

世界卫生组织和美国感染病协会推荐的治疗指南(表 8-8-2)。

表 8-8-2　世界卫生组织和美国感染病协会推荐的治疗指南

	世界卫生组织	美国感染病协会
诱导期 2 周	两性霉素 B、去氧胆酸盐 0.7~1mg/(kg·d)+氟胞嘧啶 100mg/(kg·d)	两性霉素 B、去氧胆酸盐 1mg/(kg·d)+氟康唑 800mg/d
巩固期 8 周	氟康唑 400~800mg/d	氟康唑 400mg/d
维持期	氟康唑 200mg/d	氟康唑 200mg/d

两性霉素的毒性较强，使用镇痛药和 4~6 小时缓慢静滴，可减少头痛、寒战、发热和局灶性反应；肾毒性常见，可引起肾小球滤过率降低，停用两性霉素后可纠正肾功能不全；其他的肾毒性还包括低钾血症和低镁血症。足够的等张补液预先水化，可最小化两性霉素引起的肾毒性；每周两次监测电解质。贫血是两性霉素 B 治疗另一常见的副作用，因此治疗期间应至少每周一次监测血红蛋白的含量。

氟胞嘧啶具有骨髓毒性，可致中性粒细胞减少、血小板减少、贫血或全血细胞减少，停药后可缓解。此外，治疗隐球菌脑膜炎、并发症以及其他感染(如结核)的药物相互作用，也对优化治疗提出了挑战，因此必须对患者的临床状态进行监测。

(三) 对症及全身支持治疗

颅内压增高者除了抗真菌治疗之外，还需要对增加的颅内压进行治疗，以减少死亡率。脑脊液开放压≥25cmH_2O 的患者，需要重做腰椎穿刺直至压力正常，倘若压力持续增高则需引流；脑积水者行分流减压术，并注意水电平衡。本病病程长，消耗大，应注意全面护理，全身营养及防治其他感染。

【预后】

本病常进行性加重，预后不良，死亡率高，未治疗者平均病程 6 个月，经过治疗的患者数年内病情常反复发作、缓解，进行性加重。

(郁金泰)

第九章

脊髓压迫症

脊髓压迫症(compressive myelopathy)是一组椎骨及椎管内占位性病变引起的脊髓受压综合征。病变呈进行性发展,脊髓、脊神经根及其供应血管受压并日趋严重,一旦超过代偿能力,最终会造成脊髓水肿、变性、坏死等病理变化,出现脊髓半切或横贯性损害及椎管阻塞,引起受压平面以下的肢体运动、感觉、反射及自主神经障碍。

【病因】

(一) 肿瘤

常见,约占33%以上,绝大多数起源于脊髓组织及邻近结构。神经鞘膜瘤约占47%,是髓外硬膜内最常见的肿瘤;其次是脊髓内肿瘤,以神经胶质细胞瘤常见,髓内恶性胶质细胞瘤不足11%;硬膜外以转移癌多见,脊柱恶性肿瘤可沿椎管周围静脉丛侵犯脊髓。

(二) 炎症

脊髓非特异性炎症、结核性脑脊髓膜炎、椎管狭窄、椎管内反复注药及多个椎间盘病变、反复手术和脊髓麻醉等可导致蛛网膜粘连,结核和寄生虫可引起慢性肉芽肿、蛛网膜炎、蛛网膜囊肿,蛛网膜粘连或囊肿压迫血管影响血液供应,引起脊髓、神经根受损症状;化脓性炎症血行播散可引起急性硬膜外或硬膜下脓肿。

(三) 脊柱病变

脊柱骨折、结核、脱位、椎间盘脱出、后韧带骨化和黄韧带肥厚均可导致椎管狭窄、脊柱裂、脊髓膨出、脊椎的原发肿瘤及转移瘤等,从而造成脊髓压迫。

(四) 先天性疾病

颅骨凹陷、寰椎枕化、脊髓血管畸形、颈椎融合畸形等都可造成不同程度的脊髓压迫。

【发病机制】

脊髓在骨性的椎管腔内其组织结构和生物学特性与脑组织相类似,含水分丰富质软而脆弱、不可压缩、对血氧缺乏较为敏感等特性决定了脊髓对压迫性和缺血性损害的病理变化和临床表现。脊髓受压后的变化与受压迫的部位、外界压迫的性质及发生速度有关。

机械性和血管性因素均可导致脊髓原发性损伤,是引起脊髓急性慢性压迫的常见原因,原发性损伤常由直接创伤导致并且是不可逆的。脊髓由于长期低灌注导致缺血性改变,从而引起细胞损伤(继发性损伤)。

脊髓压迫症发病机制主要包括以下三方面:

(一) 机械性受压

脊柱骨折、肿瘤等硬性结构直接压迫脊髓或脊神经根,引起脊髓受压、移位和神经根刺激或麻痹等症状,髓内病变直接侵犯髓内组织,症状较早出现,髓外硬膜内占位性病变症状进展缓慢，由于硬脊膜的阻挡，硬膜外占位性病变对脊髓的压迫作用相对很轻，症状往往发生在脊髓腔明显梗阻之后。

（二）浸润性改变

脊柱及脊髓的转移瘤、脓肿、白血病等浸润脊膜、脊神经根和脊髓，使其充血、肿胀，引起脊髓受压。

（三）缺血性改变

供应脊髓的血管被挤压，引起相应节段脊髓缺血性改变，发生缺血、水肿、坏死、软化等病理变化，从而出现脊髓压迫症状，另外，脊髓局部神经细胞及传导束坏死、充血及水肿，椎管内储备空间缩小，静脉回流受阻，使脊髓水肿进一步加重，动脉受压后血运受阻使脊髓缺血、坏死，也可导致脊髓传导功能完全丧失，出现肢体麻木、无力，甚至大小便障碍。

【临床表现】

（一）根据病程的发展可分为三类

1. 急性脊髓压迫症　多表现为脊髓休克，数小时至数日出现脊髓横贯性损害，表现为病变平面以下弛缓性瘫痪、各种感觉消失、反射消失、尿潴留。

2. 亚急性脊髓压迫症　介于急性与慢性之间，出现持续性神经根痛，侧索受压出现锥体束征、感觉障碍及括约肌功能障碍。

3. 慢性脊髓压迫症　缓慢进展，临床上髓外与髓内病变表现不同。髓外压迫病变通常可分为三期：①早期根痛期：出现神经根痛及脊髓刺激症状；②脊髓部分受压期：表现为脊髓半侧切综合征；③脊髓完全受压期：出现脊髓完全横贯性损害。三期并非完全孤立，常相互叠加。髓内压迫病变神经根刺激不明显，可早期出现尿便障碍和受损节段以下分离性感觉障碍。

（二）主要症状

1. 神经根症状　根性症状对判断脊髓病变位置很有价值。①病变刺激后根引起自发性疼痛，如电击、烧灼、刀割或撕裂样。咳嗽、排便和用力等增加腹压动作，都可使疼痛加剧，改变体位可使疼痛加重或减轻。有时出现相应阶段束带感。检查时发现过敏带，后期为阶段性感觉消失。②脊髓前根刺激症状，支配肌群出现肌束颤动，以后出现肌无力或肌萎缩。

2. 感觉障碍　①脊髓丘脑束受损出现对侧躯体较病变部位低 2~3 个节段水平的痛温觉减退或消失。感觉传导纤维在脊髓内存在一定的排列顺序，使髓内与髓外病变感觉障碍水平顺序不同。髓外压迫的感觉障碍是由下肢向上发展；而髓内压迫的感觉障碍是自病变节段向下发展，鞍区（$S_{3\sim5}$）感觉保留至最后才受累，称为“马鞍回避”；②后索受压出现受损平面以下同侧深感觉减退或缺失。

3. 运动障碍　急性脊髓损害早期表现为脊髓休克，2~4 周后表现为痉挛性瘫痪。慢性脊髓损伤，当单侧锥体束受压时，引起病变以下同侧肢体痉挛性瘫痪，肌张力增高，腱反射亢进和病理征阳性；双侧锥体束受压，初期引起双侧肢体伸直样痉挛性瘫痪，晚期呈屈曲样痉挛性瘫痪。脊髓前角及前根受压可引起病变节段支配肌群弛缓性瘫痪，伴肌束震颤和肌萎缩。

4. 反射异常　脊髓休克时各种反射均不能引出。受压节段因后根、前根或前角受损出现相应节段的腱反射减弱或消失，锥体束受损则损害水平以下同侧腱反射亢进、病理反射阳性、腹壁反射及提睾反射消失。

5. 自主神经症状　自主神经低级中枢位于脊髓侧角，病变节段以下出现泌汗括约肌功能障碍，髓内病变早期出现括约肌功能障碍，圆锥以上病变早期出现尿潴留和便秘，晚期为反射性膀胱，而马尾及圆锥病变则出现尿便失禁。

【辅助检查】

（一）脑脊液检查

腰椎穿刺测定脑脊液动力变化，常规及生化检查是诊断脊髓压迫症的重要方法。

1. 压颈试验　可证明椎管是否有梗阻，但压颈试验正常并不能排除椎管梗阻。椎管部分阻塞：初压正常或略增高，压颈试验后上升较快而解除压力后下降较慢或上升慢下降；椎管完全阻塞：在阻塞平面以下测压力很低甚至测不出，颈静脉加压对脑脊液压力无影响。

2. 脑脊液常规及生化改变　细胞计数一般均在正常范围，炎性病变多有白细胞升高；有出血坏死的肿瘤者的红细胞和白细胞均升高；椎管严重梗阻时出现脑脊液-蛋白分离，细胞数正常，蛋白含量超过 10g/L 时，脑脊液流出后自动凝结，称为弗洛因综合征（Froin syndrome）。

（二）影像学检查

1. 脊柱 X 线　摄片正位、侧位，必要时加摄斜位。骨折、脱位、错位、结核、骨质破坏及椎管狭窄、椎旁脓肿、良性肿瘤、椎弓根间距增宽、椎弓根变形、椎间孔扩大、椎体后缘凹陷或骨质疏松均可有阳性发现。

2. CT 及 MRI　可显示脊髓受压，MRI 能清晰显示椎管内病变的性质和周围结构变化等。CT 有助于显示肿瘤与骨质之间的关系及骨质破坏情况。

3. 脊髓造影　可显示脊髓的形态位置及脊髓腔状态，椎管完全梗阻时，上行造影只显示压迫性病变下界，上行造影可显示病变上界。核素扫描可判断椎管梗阻部位，随着 CT、MRI 应用，这种检查方法很少应用。

【诊断】

诊断脊髓压迫症的基本步骤如下：首先必须明确脊髓损害是否存在脊髓压迫，其次确定脊髓压迫的部位或节段，进而分析压迫是在脊髓内、髓外硬膜内或硬膜外病变，以及压迫的程度，最后确定病变性质。

（一）明确是否存在脊髓压迫

根据病史中是否有脊柱外伤；慢性脊髓压迫症的典型表现分为根痛期、脊髓部分压迫期及脊髓完全受压期，脑脊液检查压颈试验阳性及 MRI 能提供最有价值的信息。

（二）脊髓压迫的纵向定位

早期的节段性症状对病变的节段定位有重大价值，如根痛、感觉障碍的平面、腱反射改变、肌肉萎缩、棘突压痛及叩痛等，脊髓造影和脊髓 MRI 也可以帮助定位。如出现呼吸困难、发音低沉，表明病变位于高颈髓（$C_{1\sim4}$）；脐孔症阳性可见于 T_{10} 病变；圆锥病变（$S_{3\sim5}$）可出现性功能障碍、大小便失禁或潴留等。

（三）脊髓压迫的横向定位

定位脊髓压迫的病变位于髓内、髓外硬膜下或是硬膜外。患者的症状、体征及发展顺序对于横向定位很有帮助（表 8-9-1）。

（四）脊髓压迫病变性质

脊髓压迫定性诊断根据病变部位及发展速度。

1. 髓内、外肿瘤　最常见。髓外硬膜下多为神经纤维瘤，髓内肿瘤多为胶质瘤，硬膜外多为转移瘤。

表 8-9-1 脊髓压迫症横向定位诊断

	髓内病变	髓外硬膜内病变	硬膜外病变
早期症状	多为双侧	从一侧开始	多一侧开始
神经根痛	少见	早期,明显	早期
感觉障碍	分离性	传导束性,一侧开始	多为双侧传导束性
痛温觉障碍	自上而下	自下而上	自下而上
肌无力、肌萎缩	早期	少见	少见
锥体束征	不明显	早期,一侧	早期,双侧
括约肌功能障碍	早期	晚期	较晚期
棘突压痛、叩痛	无	较常见	常见
椎管梗阻	晚期	早期	较早期
CSF 蛋白增高	不明显	明显	较早期
脊柱 X 线平片	无改变	可有改变	明显改变
脊髓造影	脊髓梭形膨大	杯口状	锯齿状
MRI 检查	梭形膨大	髓外占位及脊髓移位	硬膜外占位及脊髓移位

2. 硬膜外压迫 多见于椎间盘突出和转移瘤。椎间盘突出常有外伤史;转移瘤进展较快,根痛及骨质破坏明显。

3. 炎性病变 一般发病快,伴有发热与其他炎症特征。

4. 血肿压迫 常有外伤史,症状、体征进展迅速。急性压迫多为外伤性硬膜外血肿,进展迅速;硬膜外脓肿起病呈急性或亚急性,常有感染特性。

【鉴别诊断】

脊髓压迫症早期常有根痛症状,要与某些内脏疾病相鉴别,如心绞痛、胸膜炎、胆囊炎、胃、十二指肠溃疡以及肾结石等。当出现脊髓受压体征之后则需进一步与非压迫性脊髓病变相鉴别。

(一) 急性脊髓炎

急性起病,病前常有感冒或腹泻等全身的炎症症状,脊髓损害症状骤然出现,数小时至数天内发展达高峰,常呈横贯性损伤症状、体征,肢体多呈松弛性瘫痪,常合并有感觉和括约肌功能障碍。若细菌性所致者以中性粒细胞增多为主,脑脊液的蛋白质含量亦明显增高,MRI 可见病变脊髓水肿,髓内异常信号,可有增强。

(二) 脊髓空洞症

起病隐袭,缓慢进展,早期症状常为节段性分离性感觉障碍,可伴有肌无力、肌萎缩、皮肤关节营养障碍,脑脊液检查一般正常,MRI 可见髓内长条形空洞。

(三) 肌萎缩侧索硬化症

一种神经元变性疾病,主要累及脊髓前角细胞、延髓运动神经核及锥体束,无感觉障碍,多以手部起病,伴肌肉萎缩和束颤,查体可有腱反射亢进、病理征阳性,电生理显示广泛神经源性损害,脑脊液检查一般无异常,MRI 检查无明显异常。

【治疗】

应及早明确诊断,尽快去除脊髓受压的病因,手术是唯一切实有效的措施。同时应积极防治并发症,早期康复和加强护理。

（一）病因治疗

根据病变部位和病变性质决定手术方法。急性压迫病变力争发病6小时内减压；硬膜外转移肿瘤或淋巴瘤者应作放射治疗或化学治疗；髓内肿瘤者应视病灶边界是否清楚予以肿瘤摘除或放射治疗；恶性肿瘤或转移瘤如不能切除，可行椎板减压术，术后配合放化疗；颈椎病和椎管狭窄者应作椎管减压，椎间盘突出者应作髓核摘除；硬脊膜外脓肿应紧急手术，并给予足量抗生素；脊柱结核在根治术同时进行抗结核治疗。

（二）药物治疗

1. 激素　脊髓急性损伤早期应用大剂量甲泼尼龙静脉内注射可改善损伤后脊髓血流和微血管灌注，使脊髓功能得到改善。

2. 胃肠动力药物　西沙必利能改善脊髓损伤患者的结肠和肛门直肠功能障碍，促进排便。

（三）护理与防治并发症

1. 预防感染　主要是预防呼吸道感染、泌尿系统感染。

2. 预防深静脉血栓　对所有卧床休息的患者都要穿长筒弹力袜，并间断进行下肢气动脉冲按摩，常规皮下注射低分子肝素，防止静脉血栓的形成。

3. 由于长期卧床，患者易产生压疮，坚持2~3小时翻身1次，经常变换体位，身体着力部位垫以气圈、棉垫或棉圈。防止拖拉患者以免皮肤磨破；加强营养，提高机体抵抗力。日常的肠道功能和膀胱功能应密切观察，给予相应对症处理。

（四）康复治疗

1. 脊髓功能恢复往往需要较长时间，甚至不能完全恢复，患者可能出现抑郁，医护人员应告知患者脊髓功能恢复的程序，树立信心，积极配合治疗，必要时加用抗焦虑抑郁药物。术前进行系统的心理支持性心理干预、内脏系统及肢体功能的康复训练。术前术后采用神经发育疗法和“运动想象”疗法，依据筋骨并重、主动与被动结合、器具与手法结合的原则。康复治疗可显著提高疗效，促进神经功能的恢复。

2. 康复治疗的目的是通过对患者功能的重新训练及重建，促进中枢神经系统的代偿功能，从而使患者恢复步行、恢复小大便功能，以及恢复生活自理，重返工作岗位。包括按摩、被动运动、主动运动、坐起锻炼等功能训练；另外可以进行功能重建，包括功能性神经肌肉电刺激、肌腱转移手术、交叉步态矫正术、大网膜脊髓移植术等。

（郁金泰）

第十章

颅内压增高和急性脑疝

颅内压增高（intracranial hypertension，ICH）是由各种原因引起的颅腔内压力持续增高超过 $200mmH_2O$，从而出现以头痛、呕吐和视盘（视神经乳头）水肿为主要表现的一种综合征。颅内压增高会使颅内重要结构受压、移位，引发脑疝危象，严重者会因呼吸循环衰竭而死亡。颅内压增高是神经科常见的急危重症，因此，需要快速诊断病因，持续监测颅内压和及时采取有效的治疗。

第一节 概　述

颅腔与脑组织、脑脊液和血液是颅内压形成的物质基础。颅腔内容物对颅腔壁产生的生理性压力，称为颅内压（intracranial pressure，ICP）。成人的正常颅内压为 $70\sim200mmH_2O$，儿童为 $50\sim100mmH_2O$。正常情况下，颅内压与人体侧卧位时经腰做蛛网膜下腔穿刺（腰穿）时测得的脑脊液压力基本一致，因此临床工作中常用脑脊液压力代表颅内压。

【调节与代偿】

正常成年人颅缝闭合，颅腔密闭其容积固定不变为 1400~1500ml，其内容物中脑组织体积为 $1150\sim1350cm^3$，占 80%以上；脑脊液总量约 150ml，约占 10%；血液则依据血流量的不同占 2%~11%。

生理状态下，颅内压受呼吸和血压的影响可有小范围的波动。吸气时颅内压稍降，呼气时颅内压稍增；舒张期压力略降，收缩期压力略增。依据 Monroe-Kellie 学说，颅腔内容物中有一种增多，将通过另一种或两种的等量减少，来维持颅内压的平衡状态。否则将导致颅内压的改变，颅内增加的临界容积约为 5%，超过此范围，颅内压开始增高。颅腔内体积/压力曲线是非线性关系，当颅腔内容物体积增大或颅腔容积缩减超过颅腔容积的 8%~10%时，就会产生严重的颅内压增高。

（一）脑脊液的调节作用

脑脊液是缓冲颅内压变化的最主要因素。当颅内压增高时，一部分脑脊液很容易被挤入到脊髓蛛网膜下腔，同时增加吸收，减少分泌，以减少颅内脑脊液量，降低颅内压。依靠脑脊液的调节能力，最多可减少颅腔总容积的 10%，在颅内压增高的一般情况下，可以通过侧脑室穿刺放出脑脊液，达到降低颅内压的目的，但如果不能去除病因，最终将导致恶性颅内压增高。

（二）脑血流的调节作用

在血压正常范围内（60~180mmHg）通过脑阻力血管的自动调节作用影响脑血流量，进而调节颅内压。当动脉压增高，管壁承受压力增大，血管收缩，使血流减少；反之，动脉压降低，管壁承受压力减小，血管扩张，使血流增多。值得注意的是，一旦脑血流量过少，影响脑正常功能时，宁可使颅内压稍稍增高，以增加颅内血流量，保障正常脑功能。

（三）脑组织的调节作用

慢性颅内压增高时，会出现脑萎缩，从而降低颅内压，这是一病理性调节过程。当发生脑水肿时，应用脱水剂使细胞内或细胞外间隙的水分进入血液循环中，减小脑组织体积，降低颅内压力。

【监测】

临床上颅内压监测的方法有很多，大致分为有创颅内压监测（invasive intracranial pressure monitoring）和无创颅内压监测（non-invasive intracranial pressure monitoring）。

（一）有创颅内压监测

1. 脑室内压力监测（intraventricular measurements）　最为准确，通常被作为"金标准"（gold standard），该方法除了具有测得的 ICP 值准确性很高的优点以外，同时还兼备治疗功能。即在监测 ICP 的过程中，脑脊液可以通过插入侧脑室的导管直接引流至颅外，从而使 ICP 降低。该方法的缺点是容易造成颅内感染。

2. 光纤探头法　使用光纤探头法设计的 ICP 监测装置具有较理想的性能，光纤探头法监测 ICP 的感染率<1%，监护时间可相对延长；缺点是仍需要开颅，准确性低于脑室内插管法，而且也不能引流脑脊液达到降低颅内压的治疗目的，排放脑脊液需要另置引流导管。

3. 腰大池置管法　该方法能将脑脊液引流出颅内，降低颅内压。此外，如果被监测者发生了颅内感染，可以通过该装置向鞘内注射敏感抗生素，使得脑脊液中抗感染的抗生素浓度提高，达到治疗的功效。其缺点是被监测者不能是急性颅内压增高的患者，因为该方法极易诱发脑疝。

（二）无创颅内压监测

有经颅多普勒（transcranial Doppler，TCD）法，红外分光镜检查法，耳骨膜移位（tympanic membrane displacement，TMD）法，闪光视觉诱发电位（flash visual evoked potentials，FVEP）法等。临床应用较多的是经颅多普勒法和神经影像学检查，但监测的可靠性、精确性远不如有创监测。

第二节　颅内压增高

【类型】

一般临床上根据病因或病变进展速度进行分类。

（一）根据病因不同可分为两类（表 8-10-1）

表 8-10-1　根据病因分类

	弥漫性颅内压增高	局灶性颅内压增高
原因	颅腔狭小或脑实质体积增大	颅内局限的扩张性病变
特点	脑组织无明显移位	易形成脑疝
常见疾病	弥漫性脑膜脑炎、弥漫性脑水肿、交通性脑积水、静脉窦血栓等	脑出血、脑血栓、脑肿瘤、脑外伤、局限性炎症、梗阻性脑积水、脑寄生虫病等

（二）根据病变进展速度可分为三类（表 8-10-2）

表 8-10-2 根据病变进展速度分类

	急性颅内压增高	亚急性颅内压增高	慢性颅内压增高
特点	病情发展快，症状和体征严重，生命体征（血压、呼吸、脉搏、体温）变化剧烈	病情发展较快，症状和体征较轻	病情发展较慢，可长期无颅内压增高的症状、体征
常见疾病	急性颅脑损伤引起的颅内血肿、高血压性脑出血等	颅内恶性肿瘤、转移瘤、各种颅内炎症等	颅内良性肿瘤、慢性硬膜下血肿等

【病理生理】

（一）引起颅内压增高的机制

1. 脑体积增大　颅内容积不能适应颅内容物体积的增大，代偿失常，最常见于脑水肿、脑挫裂伤、颅内血肿等。

2. 脑血容量增加　由于脑血流过度灌注或静脉回流受阻，如脑肿胀、静脉窦血栓等，或是由于呼吸道梗阻引起的二氧化碳蓄积或高碳酸血症，使脑血管扩张，脑血容量急剧增加，均可产生颅内压增高。

3. 脑脊液量增加　由于脑脊液循环和（或）吸收障碍，脑脊液量过多，常见于梗阻性脑积水、交通性脑积水和颅内炎症等。

4. 颅腔容积缩小，改变了压力—容积关系　如大面积颅骨凹陷骨折、狭颅症等。

（二）影响颅内压增高因素

1. 年龄　婴幼儿及小儿的颅缝未闭合或尚未牢固融合，颅内压增高可使颅缝裂开而相应地增加颅腔容积，从而延缓病情进展。老年人由于脑萎缩使颅内的代偿空间增多，故病程亦较长。

2. 病变扩张速度　根据实验数据，若颅内压在代偿范围内（临界点以下），释放少量的脑脊液仅引起颅内压的轻度降低，这一现象称为体积压力反应（volume-pressure response）。因此，当颅内占位性病变时，随着病变的缓慢增长，可以长期不出现颅内压增高症状，一旦由于颅内压代偿功能失调（超过临界点），则病情将迅速发展，往往在短期内即出现颅内高压危象或脑疝。

3. 病变部位　①颅脑中线或颅后窝的占位性病变：容易阻塞脑脊液循环通路而发生梗阻性脑积水，故颅内压增高症状可早期出现而且严重。②颅内大静脉窦附近的占位性病变：由于早期即可压迫静脉窦，引起颅内静脉血液的回流或脑脊液的吸收障碍，颅内压增高症状亦可早期出现。

4. 伴发脑水肿程度　脑转移性肿瘤，脑肿瘤放射治疗后，炎症性反应等均可伴有较明显的脑水肿，故早期即可出现颅内压增高症状。

5. 全身系统性疾病　电解质及酸碱平衡失调、尿毒症、肝性脑病、毒血症、肺部感染等都可引起继发性脑水肿而导致颅内高压。高热往往会加重颅内压增高的程度。

（三）颅内压增高导致的后果（图 8-10-1）

1. 颅内静脉压升高，脑血流量减少引起脑组织缺血缺氧，进而导致脑死亡。

$$\text{脑血流量(CBF)}=\frac{\text{平均动脉压(MFA)}-\text{颅内压(ICP)}}{\text{脑血管阻力(CVR)}}$$

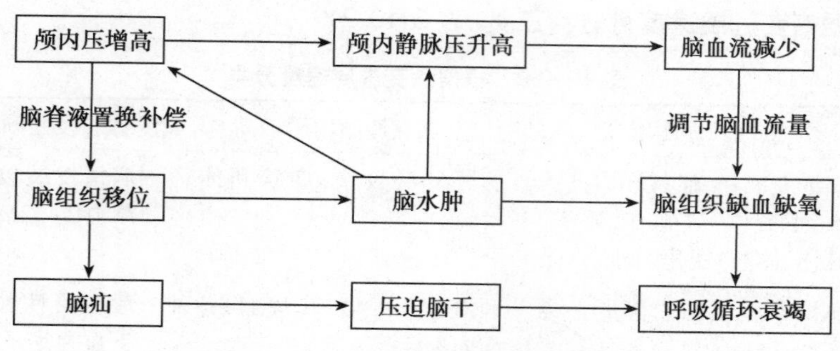

图 8-10-1 颅内压增高导致的后果

由于,灌注压(CBF)=平均动脉压(MAP)-颅内压(ICP)

因此,上式可改写成:

$$\text{脑血流量(CBF)}=\frac{\text{灌注压(CBF)}}{\text{脑血管阻力(CVR)}}$$

正常成年人每分钟约有1200ml血液进入颅内,脑灌注压为70~90mmHg,脑血管阻力为1.2~2.5mmHg,在此范围内脑血管具有良好的自动调节能力,若颅内压增高,可通过脑血管的扩张,降低脑血管阻力,使脑血流维持稳定。但若颅内压继续增高,灌注压低于40mmHg时,脑血管将处于麻痹状态,不能通过自主扩张来降低脑血管阻力,从而导致脑血流量减少,脑缺血。一旦颅内压增高至近平均动脉压(MAP)水平时,颅内血流几乎完全停止,造成严重脑缺血,甚至脑死亡。

2. 脑移位和脑疝(brain hernia) 见本章第三节。

3. 脑水肿(cerebral edema) 颅内压增高直接影响脑的代谢和血流量从而产生脑水肿,可分为三种类型包括血管源性脑水肿、细胞毒性脑水肿及混合性脑水肿。血管源性脑水肿主要是由于毛细血管通透性增加,水分潴留在神经细胞和胶质细胞间隙,使脑体积增加,常见于脑损伤、脑肿瘤初期。细胞毒性脑水肿主要是由于脑细胞代谢功能障碍,钠离子、水分子潴留在神经细胞和胶质细胞内,常见于脑缺血、脑缺氧初期。颅内压增高时,由于以上两种因素常同时存在或先后出现,所以临床多见混合性脑水肿。

4. 库欣(Cushing)反应 颅内压急剧增高时,病人出现血压升高(全身血管加压反应)、呼吸减慢、心跳和脉搏减缓(又称"一高两慢"),称为库欣反应。这种危象多见于急性颅内压增高患者,慢性进展性病例不出现。

5. 胃肠功能紊乱及消化道出血 部分颅内压增高的患者首先出现呕吐等胃肠功能紊乱的症状。具体机制尚不明确。

6. 神经源性肺水肿 发生率高达5%~10%,病人表现为呼吸急促,痰鸣,并有大量泡沫状血性痰。主要是由于下丘脑、延髓受压导致α-肾上腺素能神经活性增强,血管反应性增高,左心室负荷过重,左心房及静脉压升高,肺毛细血管压力增高,液体外渗,引起肺水肿。

【临床表现】

头痛、呕吐和视盘(视神经乳头)水肿是颅内压增高典型表现,俗称"三主征"。

(一)头痛

以阵发性胀痛、撕裂痛多见,常呈进行性加重,部位多在额叶、颞叶,可从颈枕部向前放射至眼眶,早晨或晚上较重,Valsalva动作、体力劳动、低头活动时常诱发或加重头痛。

（二）呕吐

多出现在晨起时，与进食无关的频繁的喷射性呕吐。呕吐后头痛可略轻，呕吐多因颅内压力刺激延髓呕吐中枢或迷走神经而引起。

（三）视盘（视神经乳头）水肿

颅内压力增高，眼底静脉回流受阻，而引起视盘（视乳头）水肿表现为视神经乳头充血，边缘模糊不清，中央凹陷消失，视盘隆起，静脉怒张。如果不能及时降低颅内压，会导致视神经缺血，出现视神经继发性萎缩，甚至失明。

（四）其他

颅内压增高还可引起一侧或双侧展神经麻痹，出现复视。部分患者会出现嗜睡、昏睡、昏迷等意识障碍，伴有瞳孔散大、对光反射消失。晚期，生命体征发生变化，血压升高、脉搏徐缓、呼吸不规则、体温升高等，终因呼吸循环衰竭而死亡。

【诊断】

（一）诊断原则

首先多方检查发现引起颅内压增高症的原发疾病；同时要评估有无引起颅内压增高症的可能性（尤其急性颅内压增高）；更要注意观察发现颅内压增高三联征及有关的局部症状；特别要注意颅内压增高的并发症，如各种类型的脑疝；若是脑水肿都有颅内压增高，观察其严重程度，积极恰当治疗脑水肿，缓解颅内压增高。

（二）临床诊断

当出现头痛、呕吐剧烈、视盘水肿、烦躁、精神萎靡、嗜睡、惊厥、尖叫、面色苍灰或昏迷等症状时，应考虑颅内压增高。另外可表现血压偏高、婴儿前囟张力增高、呼吸节律改变、心率增快或减慢、肌张力增高、眼底小动脉痉挛或视盘水肿等。

（三）颅内压监测

颅内压监测通常仅用于颅脑外伤后。通过腰椎穿刺测脑脊液压力、侧脑室穿刺脑脊液测压、硬脑膜下测压以及前囟测压等方式可以监测颅内压增高的情况。颅内压增高严重时，腰椎穿刺为禁忌证，如必须做，则应在术前、术中或术后静脉予以降颅压药物，并在术中控制脑脊液滴速，以免诱发脑疝。

（四）辅助检查

对于疑诊病例，应及时选择恰当辅助检查，尽早诊断和治疗。腰穿测压、脑脊液常规及生化检查可对病因进行鉴别。电子计算机 X 线断层扫描（CT）、磁共振成像（MRI）、数字减影血管造影（DSA）等可对颅内压增高进行定性及定位诊断。

【鉴别诊断】

以下疾病均可导致颅内压增高，应该认真鉴别，以明确治疗方法，去除病因，从而降低颅内压。

（一）颅脑损伤

颅内血肿、脑挫裂伤伴脑水肿是颅脑损伤导致颅内高压的最常见病因，颅脑损伤后患者常迅速进入昏迷状态，伴呕吐。脑内血肿可依部位不同而出现偏瘫、失语、抽搐发作等。颅脑 CT 能直接地确定颅内血肿的大小、部位和类型，以及能发现脑血管造影所不能诊断的脑室内出血。

（二）脑血管性疾病

主要为出血性脑血管病，如蛛网膜下腔出血、脑软化灶内出血、以及脑血栓等。一般起病较急，颅内压增高的表现在1~3日内发展到高峰。表现为头痛、头晕、呕吐、肢体瘫痪、失语、大小便失禁等。发病时患者常有显著的血压升高，伴有不同程度的意识障碍，多数患者脑膜刺激征阳性，脑脊液压力增高并常呈血性，脑CT可明确出血量的大小与出血部位。

（三）高血压脑病

血压突然显著升高至250/150mmHg以上，舒张压增高较收缩压更为显著，常见于急进型高血压、急慢性肾炎或子痫。常同时出现严重头痛、恶心、呕吐、颈项强直等颅内压增高症状；神经精神症状包括视力障碍、偏瘫、失语、癫痫样抽搐或肢体肌肉强直、意识障碍等；眼底可呈高血压眼底、视网膜动脉痉挛，甚至视网膜有出血、渗出物和视盘（视神经乳头）水肿。辅助CT检查可见脑水肿、脑室变窄；脑电图显示弥漫性慢波，α节律丧失，对光刺激无反应。一般不做腰椎穿刺检查。

（四）颅内肿瘤

脑肿瘤引起颅内压变化的共同特点为慢性进行性的典型颅内压增高表现。一般来说，肿瘤体积越大，颅内压增高越明显。但肿瘤的生长部位、生长速度以及良、恶性对颅内压的变化也有重要影响。头颅CT可明确肿瘤生长的部位与性质。

（五）颅内感染

细菌性或病毒性脑膜炎、脑炎，常伴有颅内压增高，随着炎症好转，颅内压可逐渐恢复正常。脑脊液常有炎性改变，如脑脊液白细胞增多，蛋白量增多，或有糖或氯化物的降低，补体结合试验阳性等。头颅CT可见有炎性改变。

（六）良性颅内压增高

又名"假脑瘤综合征"，患者仅有颅内压增高症状和体征，但无占位性病变存在。病因可能是蛛网膜炎、耳源性脑积水、静脉窦血栓等，但经常病因不能明确。临床表现除慢性颅内压增高外，一般无局灶性体征。

（七）其他

全身性疾病引起颅内压增高的情况在临床上也相当多见。如感染中毒性脑病、尿毒症、水电解质及酸碱平衡失调、糖尿病昏迷、肝性脑病、食物中毒等。这些病发展到严重程度均可出现颅内压增高的表现。结合疾病史及全身检查多能明确诊断。

【治疗】

（一）一般治疗

凡有颅内压增高的患者，均应留院观察，密切关注病人的意识、瞳孔、血压、脉搏、呼吸、体温及神经系统体征等的变化。有条件者应作颅内压监护。频繁呕吐者暂禁食，以防吸入性肺炎。输液量应以维持出入液量的平衡为度，勿过多过快，注意补充电解质并维持酸碱平衡。可使头部抬高30°~45°以降低颅内压；对可加剧颅内压增高而诱发脑疝的各种因素，如疼痛、烦躁、剧咳、尿便不畅、抽搐等应及时对症处理；对意识不清、痰液较多者，应吸痰，必要时行气管切开，确保呼吸道通畅。去除病因是抢救颅内压增高症成功的关键。如颅内占位性病变应手术治疗，颅内感染给予足量抗生素等。

（二）脱水及糖皮质激素治疗

常用药物：20%的甘露醇250ml快速静脉滴注，每4~6小时1次；呋塞米20~40mg，每天静脉推注2~4次，常与甘露醇交替使用；甘果糖（甘油果糖）注射液250~500ml，每天静脉滴注2~3次；地塞米松5~10mg，静脉或肌内注射，2~3次/天，或氢化可的松100mg静脉滴注，1~2次/天；20%的人血白蛋白10~20g或浓缩干血浆等大分子的胶体静脉输入；近期新药七叶皂苷钠具有类固醇激素样作用,适用于颅内压增高不严重者,每次 20~40mg,2~3 次/天。如颅内压增高不严重,也可口服 50%的甘油盐水、氢氯噻嗪(双氢克脲噻)及氨苯蝶啶等。

（三）其他治疗

亚低温冬眠治疗,可通过降低脑组织的代谢活动,减少耗氧量,防止脑水肿的发生与发展,起到降低颅内压的作用;脑脊液体外引流,有颅内压监测装置的患者,可经脑室缓慢放出少许脑脊液,以缓解颅内压增高;辅助过度换气,排除体内 CO_2,动脉血的 CO_2 分压每下降 1mmHg,可使脑血流量递减 2%,从而使颅内压相应下降。

第三节 急性脑疝

【病因和分类】

当颅内各分腔存在压力差,某分腔的压力大于邻近分腔压力,脑组织从高压力区向低压力区移位,导致脑组织、血管、脑神经等重要结构移位、受压,有时被挤入硬脑膜间隙或孔道中,从而出现一系列严重临床症状,称为脑疝(brain hernia)。常见病因有颅内血肿、脑出血、大面积脑梗死、颅内肿瘤、颅内脓肿,医源性因素,如腰穿。

根据移位的脑组织及其通过的硬脑膜间隙和孔道,可将脑疝分为以下常见的三类:①颞叶钩回疝或小脑幕切迹疝,为颞叶海马回、钩回通过小脑幕切迹推移致幕下;②小脑扁桃体疝或枕骨大孔疝,为小脑扁桃体及延髓经枕骨大孔推挤向椎管内;③扣带回疝或大脑镰下疝,一侧半球的扣带回经镰下孔被挤入对侧。

【临床表现】

（一）小脑幕切迹疝

1. 颅内压增高的症状。

2. 瞳孔改变 病初患侧瞳孔变小,对光反射迟钝,随病情进展,患侧瞳孔逐渐散大,对光反射消失,并有患侧上睑下垂、眼球外斜。

3. 运动障碍 病变对侧肢体的肌力减弱或麻痹,病理征阳性。

4. 意识改变。

5. 生命体征紊乱 心率减慢或不规则,血压忽高忽低,呼吸不规则,大汗淋漓或汗闭,面色潮红或苍白。最终因呼吸循环衰竭而致呼吸停止,血压下降,心脏停搏。

（二）枕骨大孔疝

特点:生命体征紊乱出现较早,可迅速出现呼吸骤停,意识障碍出现较晚。

（三）大脑镰下疝

特点:对侧下肢轻瘫,排尿障碍等,一般活体不易诊断。

【诊断】

脑疝是颅内压增高的最终病理表现,预后极差,因此脑疝的预防远重要于治疗。脑疝的诊断主要根据病史和临床症状、体征,其次可借助一些辅助检查,如应用颈总动脉造影诊断小脑幕切迹疝;椎动脉造影诊断枕骨大孔疝;目前临床应用较多的是颅脑 CT,其为脑疝的诊断提供了有价值的帮助。总体来看,凡诊断脑疝必须具备如下条件:①病人一定有颅内压增高的表现;②除部分慢性枕骨大孔疝的病人外,病人一定有不同程度的意识障碍;③病人生命体征改变;④具有脑疝的特有症状,如小脑幕切迹疝病人生命体征有改变,枕骨大孔疝病人呼吸停止。但具有上述条件的病人不一定都有脑疝。

【鉴别诊断】

（一）枕骨大孔疝

多由颅后窝病变引起，意识障碍发生较晚，慢性者意识多无明显障碍，两侧瞳孔对称的先缩小后散大，一般不出现锥体束受损症状；呼吸可突然停止，早期出现呼吸衰竭，病程短，病情进展快。

（二）小脑幕切迹疝

多由幕上病变引起，患者存在意识障碍，先一侧瞳孔散大，对光反应消失，上眼睑下垂，眼球固定，继而对侧瞳孔也按上述规律变化；晚期会有呼吸停止、轻度偏瘫，病程长，病情进展慢。

【治疗】

脑疝治疗的总原则：快速静脉输注高渗降颅内压药物，缓解病情，争取时间。针对引起脑疝的原发病变采取有效的措施，如清除血肿、切除肿瘤等是治疗脑疝的关键。气管切开，纠正脑脊液循环障碍和解决脑缺氧可明显改善脑疝症状。目前，临床上常用的颅脑手术前的辅助性抢救措施是侧脑室外引流术，经额、眶、枕部快速钻颅或锥颅，穿刺侧脑室并安置硅胶引流管行脑脊液体外引流，以迅速降低颅内压，缓解病情，特别适于严重脑积水患者。

（一）枕骨大孔疝的治疗

枕骨大孔疝是一种临床急症，一旦发生或怀疑发生则必须紧急处理。如呼吸停止时可行脑室穿刺放液，给予呼吸中枢兴奋剂，并在人工辅助呼吸同时针对病因进行处理。若由颅后窝占位性病变所引起，则应在清除病变后，再进行枕肌下减压术。如颅内压仍很高，还可考虑切除部分小脑半球。

（二）小脑幕切迹疝的治疗

清除局限性颅内占位性病变，施行颞肌下减压术，如颅内压仍高，则同时进行辅助性手术。

（三）大脑镰下疝

去除病因，在可能的情况下同时结扎下矢状窦，切开大脑镰。

【预后】

已经发生脑疝的病人预后的关键取决于原发病变性质、严重程度以及对脑疝的早期诊断和治疗。如果病人已经失去了预防脑疝的机会，临床病变已发展到脑疝阶段，则我们在脑疝的前驱期与脑疝代偿期能尽快对原发病变作出诊断并积极地采取有效的治疗措施，防治脑血液循环障碍和脑缺氧所带来的损害，其预后多半比较好。但如果病人已进入脑疝失代偿期，脑干因受压太久，发生脑循环障碍、脑缺氧，或已造成不可逆性损伤时，即使采取各种措施积极抢救，其预后依然不理想。

（郁金泰）

第十一章

神经肌肉性呼吸衰竭

一些迅速进展的神经系统疾病可能累及正常呼吸功能，而从中枢到肌肉的任何一个神经功能障碍都可能改变呼吸力学，从而引发神经肌肉性呼吸衰竭。神经系统急危重症中常会遇到呼吸衰竭的患者，呼吸衰竭还可能作为部分患者就诊的主要症状。该章主要介绍神经肌肉性呼吸衰竭的起因和病理生理机制、临床诊断要点、病情判断及治疗，并为诊治中的常见误区提供了实践性评估和修正指导。

【病因和发病机制】

（一）呼吸衰竭的病因

在一些迅速进展的神经系统疾病中，正常呼吸可能受到累及，从脑干到肌肉的任何一项神经性功能障碍都可能改变呼吸力学。引发呼吸衰竭的疾病主要分为以下五类疾病：

1. 脑、脊髓病变　急性卒中、急性压迫性、感染性中枢神经系统疾病均能能导致急性延髓背外侧损伤。此外，急性外伤性脊髓损伤为脊髓性呼吸衰竭最常见的原因。

2. 前角病变　肌萎缩侧索硬化可导致脊髓与延髓同时受累，急性脊髓灰质炎则主要影响脊髓前角运动神经元。

3. 周围神经、神经根病变　最常见的为吉兰-巴雷综合征（Guillain-Barre syndrome，GBS）。GBS是一种自身免疫性周围神经病，以周围神经和神经根的急性炎症性脱髓鞘为病理特点。GBS患者中近50%有面部和口咽肌肉受累，呼吸衰竭发生在约20%～30%患者中。白喉、莱姆病等可损伤外周神经。此外，膈神经损伤可能导致明显的呼吸困难，并使患者不能平躺。许多膈神经损伤原因较多，可能由于神经肌肉萎缩、神经受牵张损伤、臂丛神经病变等。部分膈神经损伤可能源于肿瘤、动脉瘤、前胸部手术、带状疱疹感染及脊柱按摩过度等神经压迫。

4. 神经肌肉接头病变　重症肌无力（myasthenia gravis，MG）可以急性呼吸衰竭为主要表现。重症肌无力危象可发生在20%～40%的住院患者中。

5. 肌肉病变　炎症性肌病、周期性瘫痪等均可累及呼吸肌造成呼吸衰竭。长期机械通气后可出现膈肌萎缩。发展中国家，因破伤风和肉毒中毒而发生的急性神经肌肉性呼吸衰竭仍然很普遍，但在发达国家较少见。

（二）呼吸衰竭的发病机制

产生呼吸的中枢主要位于延髓，接受来自呼吸肌化学感受器和肺部机械感受器的反馈。控制呼吸节律的神经元位于两侧腹侧呼吸组的延髓疑核。腹侧呼吸组包括吸气和呼气神经元，驱动脊髓呼吸神经元支配肋间肌、腹壁肌及上呼吸道肌肉。研究已确认了前包钦格复合体的关键作用，复合体中抑制性神经元在触发中枢性窒息中起着重要作用。疑核发出神经支配软腭、咽和喉的扩张肌。急性脑干病变中疑核受累患者更易表现为无法清除分泌物并无法维持气道的开放。在急性脊髓病变中，中高位颈髓和膈运动神经元以上水平受累会引起呼气肌和吸气肌完全麻痹，需要立即进行机械通气。在脊髓相关疾病急性期，交感神经中断，迷走神经占主导，导致气管支气管分泌物增加，有可能阻塞气道。

呼吸功能中起关键作用的为膈肌、肋间内肌和胸廓等。吸气时，膈肌向下收缩，肺扩张，胸腔增长，肋骨上升，胸廓增宽。胸锁乳突肌和斜方肌（受第Ⅺ对脑神经和脊髓1、2段支配）、肋间外肌（受脊髓胸段支配）也可提供吸气的力量，膈肌麻痹时将动员这些肌肉辅助通气。当膈肌麻痹时，膈顶上升到呼气位置，肺容量减少。急性神经源性疾病可能还会影响吞咽、味觉、咽和喉部肌肉，口咽障碍通常先于明显的呼吸衰竭。呼气时，胸廓回弹，肋间内肌和腹壁肌肉辅助，可协助产生有力的呼气和咳嗽。腹壁肌肉麻痹将导致咳嗽无力，呼吸道分泌物无法清除，易继发肺部感染、呼吸衰竭。

神经肌肉性疾病引起的限制性呼吸衰竭分为三个阶段：①呼吸肌无力早期征象为肺底部的微型肺不张，早期阶段中患者会因呼吸过快而出现呼吸性碱中毒，PO_2 正常或轻微下降；②随着呼吸肌无力加重，开始出现广泛的肺泡换气不足，表现为呼吸频率加快而 PCO_2 正常，这一阶段尚未形成呼吸性酸中毒；③随着肺泡进一步塌陷，造成严重的低氧血症，血流/通气严重失衡，出现呼吸性酸中毒及高碳酸血症。而一旦形成高碳酸血症，就要进行气管插管。

【诊断要点】

临床上我们需要尽可能识别神经肌肉性呼吸衰竭的早期阶段，正确评估患者所处的临床阶段，需要结合症状、体格检查、动脉血气、胸片及床旁呼吸功能监测等检查。一旦罹患神经肌肉疾病的患者出现呼吸无力，就必须马上进行呼吸功能的监测。这些监测至少包括肺活量、吸气负压和呼气流量。

当患者出现疲劳、出汗、呼吸费力、烦躁、憋闷、莫名的不安感等情况，常提示可能出现呼吸衰竭；呼吸频率加快（>20次/分），伴有心动过速（>100次/分），单次吸气后不能完整读出一个句子（称“断续性语言”），或口腔及呼吸道分泌物滞留，咳嗽力弱，有时出现反常呼吸。视诊可见胸锁乳突肌、肋间肌及腹肌等起伏明显，反常式呼吸（每次吸气时腹肌内凹而非外凸）常提示即将发生呼吸衰竭。口咽肌肉无力患者由于存在唾液的吞咽困难，尤其需要警惕急性呼吸衰竭，口腔大量唾液咽下存在窒息风险，需引起临床医生的重视。

专业的神经科查体可协助判断患者是否存在中枢病变（如吞咽困难、构音障碍等）的情况。MG或GBS可出现眼睑下垂或眼肌瘫痪，GBS会同时存在腱反射消失。脊髓损伤、ALS及肌病患者眼球活动正常，但肢体无力明显。GBS、MG、ALS、白喉及肉毒毒素中毒则常见口咽部及喉部肌无力。

辅助检查中，肺部影像学检查可发现肺部固缩征象（多见于肺不张或吸入性肺炎），呼吸道阻塞或肺水肿的征象一般难以见到。此外，床旁呼吸功能监测至关重要，如肺活量、吸气负压及呼气流量等。肺活量低于30ml/kg，咳嗽会减少，潮气量下降可导致进行性肺不张，提示呼吸功能已受影响，但此时动脉血气分析可能仅表现为动脉血氧分压轻度减低。一旦肺活量降至10ml/kg以下，会出现高碳酸血症，是呼吸功能不全发展至晚期的一个指标。但由于病人依从性的原因，神经肌肉疾病患者肺活量的下降在检测肺功能的特异性不高。吸气负压可能是反映呼吸力量最好的检测指标。

【治疗】

对于存在进展性全身功能减退的患者而言，尽早发现呼吸衰竭的征象并在其发生失代偿前预测气管插管或呼吸机的使用至关重要。插管的延误会导致误吸，大量口腔分泌物、呕吐、反复咳嗽但力弱者存在误吸危险，尤其是仰卧位，并可能加剧肺炎的发展。早期进行积极地肺部护理，保持呼吸道通畅，可以减少并发症的发生。然而，对于通气不足和气道不接受保护的患者，唯一有效的治疗手段为气管插管和机械通气。急性高位颈髓病变者，急需紧急插管和机械通气。GBS 患者，根据其起病到入院的时间、是否存在面部无力或口咽障碍、肢体麻痹严重程度来综合评价插管的必要性。延髓肌无力快速出现（发病后 3 天内）预示着患者有较高的呼吸衰竭风险。

（一）口腔分泌物的管理

分泌物的管理很重要，需要及时经常清理，可使用吸引棒，也可以用抗胆碱能类药物进行管理，如莨菪碱片和三环类抗抑郁药物，两种药物都会在数小时内产生效果。然而，随着症状加重，这些措施的作用只是暂时的。

（二）经鼻吸氧

经鼻吸氧要合理掌握流量，使血氧饱和度达到 90%～95% 为宜，同时需注意长时间吸氧可能引起神经肌肉性呼吸衰竭患者 CO_2 潴留，导致高碳酸血症性昏迷或突发呼吸骤停。

（三）机械通气

任何呼吸衰竭或氧饱和度下降的患者，必须考虑机械通气，不论是插管还是非侵入性。

（四）双相气道正压通气（BiPAP）

无创机械通气在病情稍轻患者中的作用和使用时机也还不明确。无创呼吸机可通过一个预设的吸气压力协助自主呼吸。BiPAP 的主要目标是维持足够的气体交换同时避免插管，在新近拔管的患者避免重插管。其局限性包括面罩紧贴舒适性不佳、患者无法休息睡眠、漏气及胃胀气。

（五）高流量、鼻插管通气

被认为是代替 BiPAP 通气的另一种选择，可通过大口径双侧鼻塞提供每分钟 50L，吸入氧浓度 1.0 的氧气，但使用时必须谨慎，以避免快速高碳酸血症。BiPAP 对 MG、ALS、慢性肌肉疾病（如自身免疫性坏死性肌病）导致的呼吸衰竭是有用的。对 GBS 则不可靠，因为 GBS 中膈肌无力太严重，仅有压力支持治疗是不够的。

（六）气管插管时机

有一些明确的临床指征，如无法咳出分泌物、呼吸急促、大汗淋漓、血流动力学不稳定、异常动脉血气（低氧血症，早期高碳酸血症）等提示有插管指征。临床医师需密切观察病情，及时发现。若患者出现呼吸负担增加或有其他细微迹象，如不安、焦虑、胸锁乳突肌收缩、鼻翼扇动、口张开，也应该预先考虑气管插管。

（七）气管切开术

需要长期机械通气的患者需进行气管切开造口，也便于气道分泌物的管理，还可以避免气管插管相关的气管软化塌陷和插管后气管狭窄。多数高位颈髓创伤性损伤患者需要早期气管切开以减少呼吸道并发症。在许多神经肌肉疾病和严重疾病中，气管切开的时机还有争议，2 周内实施对死亡率几乎没有影响，但可以减少一些呼吸机相关肺炎。

（八）机械通气病人的脱机

在试图使患者脱机之前必须考虑到一些先决条件。GBS 患者机械通气可能需要很长时间,重症肌无力患者可能仅短期需要,急性脊髓疾病则可能是永久性。C2-C3 水平段脊髓损伤的患者膈肌功能可能恢复,然而完全高位四肢瘫痪的患者完全恢复自主呼吸的概率<5%,并且肯定超过一年。对炎症性、脱髓鞘或感染后脊髓炎患者的脱机经验有限,恢复可能性多大也尚不清楚,主要依赖于损伤的程度和恢复的程度。在使用大剂量激素治疗后也可能可以脱机。GBS 患者机械通气预计需要数周到数月。GBS 患者中 PImax 超过-50cmH_2O、肺活量从插管前到拔管前提高 4ml/kg 与成功的拔管关系密切,但这些肺功能的测量依赖于患者的配合,并且在插管期间测量十分困难,所以这些带有主观意志性的测量结果并不能视为一个明确的阈值,也没有哪一个单一的值能够预测拔管成功与否。重症肌无力患者脱机之前,首先应明确肌无力症状恢复良好。此外,还要明确没有重大的肺部问题、没有显著的肺不张、胸腔积液,以及清理分泌物困难的临床证据。分泌物量和胸部 X 线片正常是急性神经肌肉呼吸衰竭患者成功拔管重要预测因素。肺功能测试可在一定程度上预测脱机,但不甚可靠。反映咳出分泌物的最大呼气压和腹部肌肉强度可能是成功脱机最好的预测因素。

由于长时间插管会有并发症,所以应该尽可能早进行脱机,同时也避免不必要的早期气管造口。一旦肺活量达到 10~15ml/kg,自主潮气量达到 7ml/kg,即可开始脱机。但拔管失败可能造成患者生理上损伤,但长时间通气也有伤害。如果没有稳定的状态,充沛的心肺功能,感染没得到有效控制,没有足够的意识产生咳嗽,脱机不能启动。

【常见疾病呼吸衰竭管理】

GBS 最严重的并发症是呼吸衰竭。当出现呼吸减弱时需进入 ICU 严密观察,监测动脉血气分析,呼吸功能持续下降需考虑气管插管。气管插管的时间取决于周围神经受累的程度。在气管插管当天应进行肺功能评分,在第 12 天再次进行评分,可帮助评估患者是否需要长期机械辅助通气。如果评分改善,则患者可能在 2 周内拔管,如果评分差,则需考虑气管切开。气管切开后要积极预防肺炎、肺不张等。患者若无法将胳膊抬离床面或电生理学证据表明轴索变性时,很可能需要长时间机械通气;对于这些患者,应尽早考虑气管切开。

MG 危象时,最重要的是处理呼吸衰竭,快速识别即将要发生的呼吸肌麻痹是成功抢救肌无力危象的关键。动脉血气分析必不可少,但仔细观察患者的脉率和血压以及呼吸功能监测比反复的血气监测更为重要。尤其是床边肺活量测定。一些客观指标:肺活量的下降,肺活量<1L(<20~25mg/kg),或者最大吸气负压<20cmH_2O。另外,最大呼气正压<40cmH_2O。符合这些指标,一般我们就判断符合呼吸衰竭,需要机械通气。有时无法快速得出这些结果,比较简便的方法是检测血气分析,血气显示 PO_2<60mmHg 或 PCO_2>50mmHg 就可以诊断为呼吸衰竭。

第一节 重症肌无力

重症肌无力(myasthenia gravis,MG)是一种累及神经肌肉接头处突触后膜乙酸胆碱受体的获得性自身免疫疾病。任何年龄均可发病,最常见于 20~50 岁。多见于两个年龄组:15~30 岁的年轻女性和 60~75 岁老年男性。10%的患者合并有胸腺瘤。临床特征为部分或全身骨骼肌极易疲劳,活动后加重,休息后好转,胆碱酯酶抑制剂治疗后症状减轻。

【病因和发病机制】

研究表明 MG 是一种自身免疫疾病,发病机制与自身抗体介导的突触后膜 AchR 的损害有关。主要由 AchR 抗体介导,在细胞免疫和补体参与下,突触后膜的 AchR 被大量破坏,不能产生足够的终板电位，导致突触后膜传递障碍而产生肌无力。在 AchR 抗体中，有些直接竞争性抑制 Ach 与 AchR 的结合，有些干扰 Ach 与 AchR 的结合。当 AchR 抗体与 AchR 结合后，可通过激活补体使 AchR 降解和结构改变，突触后膜 AchR 的绝对数目减少。在 80%～90%的 MG 患者中可测到 AchR 抗体。近几年又发现肌肉特异性受体酪氨酸激酶抗体(muscle specific receptor tyrosine kinase antibody，MUSK-Ab)。MUSK 能激活发育中集聚蛋白介导的 AchR 在突触后膜的聚集作用，多数学者认为 MUSK-Ab 可能抑制了这种聚集作用，从而导致神经-肌肉接头处的传递障碍。有人依据抗体的不同，将 MG 分为 AchR-Ab 阳性 MG(AchR-MG)，MUSK-Ab 阳性 MG(MuSK-MG)和血清抗体阴性 MG(seronegative MG，SN-MG)。但是引起 MG 免疫应答的始动环节仍不清楚。几乎所有的 MG 患者都存在胸腺异常，因此推测诱发免疫反应的起始部位在胸腺。胸腺中存在肌样细胞，与肌细胞存在共同抗原 AchR。特定的遗传素质个体中，由于某些因素导致肌样细胞的 AchR 构型发生变化，被免疫系统错误识别而产生 AchR 抗体，后者通过血液循环到达神经-肌肉接头与突触后膜的 AchR 发生交叉反应。此外，突触后膜的 AchR 的免疫原性改变也可能是另一种始动因素。

【临床表现】

重症肌无力是一种极具特征性的疾病。第一为波动性的肌无力，肌无力在一天的过程中变化不定。肌肉连续收缩后出现严重无力甚至瘫痪，经短暂休息后可见症状减轻或好转。肌无力多于下午或傍晚劳累后加重，晨起和休息后减轻，称之为"晨轻暮重"。第二为无力肌肉的分布。全身骨骼肌均可受累，但脑神经支配的肌肉更常见。大约 40%的患者首先出现眼肌受累。延髓肌无力可出现言语不清、饮水呛咳、吞咽困难。四肢肌肉受累以近端为主，腱反射及感觉通常正常。单一肢体或隔肌无力极少见。第三为对胆碱酯酶抑制剂的治疗有效，这种反应是可重复的，这一重要的临床特征也常常被用于确诊。

【诊断及鉴别诊断】

根据特征性的临床表现、对胆碱酯酶抑制剂的阳性反应及相应的神经-肌肉接头处传递障碍的电生理特征，诊断 MG 并不困难。血清中 AchR 抗体及 MuSK 抗体的检测、胸腺 CT 等检查有助于确诊。电生理检查是具有确诊价值的检查方法。重复神经电刺激的典型表现为动作电位波幅在第 5 波比第 1 波低频刺激时递减 10%以上，高频刺激时递减 3000，且递减幅度与病情相关。新斯的明试验作用在 15～30 分钟达高峰，一般用于肢体和呼吸肌无力的评价。

在神经重症监护单元，MG 主要与其他可引起口咽及呼吸肌无力的其他神经肌肉疾病相鉴别，如 Lambert-Eaton 肌无力综合征、GBS、周期性瘫痪、肌营养不良、线粒体肌病、多发性肌炎、运动神经元病、肉毒中毒等。脑干病变累及多组脑神经时，也可能表现出与 MG 相似的症状，须注意鉴别。

【治疗】

重症肌无力危象是指重症肌无力患者病情恶化，全身肌无力累及呼吸肌以致呼吸衰竭，是导致 MG 患者死亡的主要原因。20%～30%的 MG 患者一生中出现过肌无力危象。重症肌无力危象是因呼吸肌、上呼吸道肌肉或两者均受累所致。它可由一系列因素所促发，包括：全身型 MG 的控制不良、治疗的反应(激素和抗胆碱酯酶药物)、药物、感染、误吸、手术创伤、精神应激、甲状腺功能亢进等，其中以感染最常见，尤其是呼吸道感染。但也有约 1/3 的患者没有明确的诱因。MG 患者有许多药物应当禁用或慎用，包括氨基苷类、大环内酯类、喹诺酮类抗生素、抗疟疾药、抗癫痫药苯妥英钠和卡马西平、抗精神病药氯丙嗪、舒必利及氯氮平、锂剂、β受体阻滞剂、钙通道阻滞剂、神经肌肉阻滞剂、利多卡因、长效的苯二氮䓬类、巴氯芬、肉毒毒素等。

重症肌无力危象分为肌无力危象、胆碱能危象及反拗危象。以往,诊断为MG并服用胆碱酯酶抑制剂治疗的患者通常都要进行肌无力危象和胆碱能危象的鉴别。静脉注射1~2mg依酚氯铵,如果肌无力改善,则可能是肌无力危象,需要增加抗胆碱酯酶药物的剂量。如果没有改善或肌无力症状加重,则可能是胆碱能危象。这一方法在现在已很少用于已恶化的MG患者。胆碱能危象在现今的治疗中也并不常见,主要因为全身型MG患者优先接受免疫治疗,抗胆碱酯酶药物被大大限制在短期用于症状的控制。少数大剂量口服抗胆碱酯酶药物的患者的临床表现也足以与肌无力危象鉴别,前者常有瞳孔缩小、肌束震颤、唾液分泌增加、心动过缓、腹泻及大小便失禁等。而患者一旦出现呼吸肌无力需要呼吸支持时,这两种危象鉴别的价值有限,因为这两种情况下的初始治疗方案是一样的,即首先停用抗胆碱酯酶药物。

(一) 呼吸支持

重症肌无力危象最重要的治疗是处理呼吸衰竭,快速识别将要发生的呼吸肌麻痹是成功治疗重症肌无力危象的关键。AchR-MG呼吸肌无力首先出现在肋间肌和附属呼吸肌,然后是膈肌。MuSK-MG在呼吸衰竭之前会出现延髓肌的无力。一旦患者诊断为重症肌无力危象,就必须给予选择性通气并评估是否需要立即气管插管。动脉血气分析对于诊断呼吸衰竭必不可少,但仔细观察患者的脉率和血压以及呼吸功能监测比反复的血气分析监测更重要。最简单和直接评估呼吸功能的方法是床边肺活量测定。“20/30/40”规则对于指导何时气管插管很有价值。在发生呼吸衰竭前,观测到呼吸功能的减退更重要。与GBS患者不同,症状恶化的MG患者若能在早期给予无创正压通气,则有可能避免气管插管。当肺活量降低至15ml/kg以下时,通常需要气管插管并予机械通气。

意识清醒的患者可考虑经鼻气管插管,除了患者更舒适外,出现插管运动移位的可能性也更小。机械通气的基本目标是帮助肺扩张并使呼吸肌得到休息。呼吸机可以选择SIMV或AC模式,设置高通气量,建议附加压力支持。可以参考如下设置潮气量12ml/kg,初始呼吸频率12次/分,呼气末正压5~15cmH_2O,吸气峰流30~40L/分。如果患者气管插管时间超过两周,或对气管插管难以耐受、吸痰困难、气管插管失败的则需要考虑气管切开。紧急情况下,如果无法气管插管,可以行环甲膜穿刺。在仅给予机械通气而无特异性治疗的情况下。小部分患者在几天后就能自主呼吸并耐受拔管,两周左右,这一比例能达到50%左右。床边肺功能检测能帮助判断是否可以脱机和拔管。发现以下危险因素与延长插管时间有关:插管前血清碳酸氢盐≥30mg/dl、插管后最大肺活量<25ml/kg及年龄>50岁。

(二) 胆碱酯酶抑制剂

一旦患者气管插管机械通气就应该停用胆碱酯酶抑制剂,在症状改善后逐渐重新给药。重新使用该药的最佳时间还不确定。溴吡斯的明的最大有效剂量能达到每3小时120mg,但可导致口腔、支气管的分泌液增多,加重呼吸道阻塞。持续性使用胆碱酯酶抑制剂作为重症肌无力危象的方法是有争议的。一是增加了心脏并发症的风险,可能诱发冠状动脉痉挛致心律失常和心肌梗死,二是导致唾液和气道黏液的过多分泌,增加了吸入性肺炎的风险。

(三) 特异性治疗

1. 血浆置换 血浆置换在MG中的应用尚缺乏大规模的随机对照研究。但许多非对照临床系列研究都表明对重症肌无力危象是有效的。血浆置换被推荐用于MG的短期治疗，尤其是严重病例用于缓解症状以及用于手术前准备。与免疫抑制剂的合用也未显示较单用免疫抑制剂有任何长期获益。血浆置换的疗效短暂，在一周内即可出现改善，效果持续 1～3 个月。血浆置换后，与免疫抑制剂相关的早期症状恶化发生率明显下降。

2. IVIG　IVIG 的应用适应证与血浆置换相同。大样本研究显示 IVIG 和血浆置换的效果是相当的，这其中有一项是前瞻性研究。没有足够的证据表明序贯使用血浆置换和 IVIG 能带来更多的获益。但有一些小型的病例研究发现，在 IVIG 治疗失败后，使用血浆置换可产生显著的效果。IVIG 推荐的治疗总剂量是 2g/kg。

3. 肾上腺皮质激素和免疫抑制剂　尽管从没有在任何双盲、安慰剂对照试验中研究过肾上腺皮质激素的有效性，但大量的观察性研究表明口服泼尼松对 70%～80%MG 患者的症状缓解高度有效。重症肌无力危象予血浆置换或 IVIG 治疗 5 天仍无改善者，应开始给予肾上腺皮质激素治疗，通常为泼尼松 60mg/d。在 MG 治疗中需要应用免疫抑制剂时，口服泼尼松是首选药物。有 10%～15%的患者在治疗初期有一过性的症状恶化，如果没有气管插管则应该密切监测其呼吸功能。对于应用的剂量一直存有争议。有研究表明大剂量的甲泼尼龙冲击治疗较常规泼尼松治疗并没有明显的优越性。对危象患者，不管是否应用血浆置换或 IVIG，都应给予肾上腺皮质激素。严重危象患者，可每日给予 1mg/kg 泼尼松，显著的症状改善在 10～14 天后才会出现。如果有改善，患者持续治疗至少 4 周后再缓慢减量至最低有效剂量长期维持。减量过程要慢，可先改为 2mg/kg 隔日给药，然后每 2 周减 2. 5mg。症状较轻和使用血浆置换或 IVIg 治疗后迅速缓解的患者，起始剂量可稍微减少。在出现危象前就一直使用肾上腺皮质激素的患者应继续用药，或增加剂量。对于顽固性病例，可以加用免疫抑制剂。硫唑嘌呤是唯一进行过双盲对照临床研究，并被证明有效的药物。它和肾上腺皮质激素的联合用药较单用肾上腺皮质激素更为有效，且可以减少后者的用量。硫唑嘌呤起效较慢，通常延迟到 4～12 个月后，6～24 个月获得最佳疗效，这限制了它在危象治疗中的应用。

4. 胸腺切除　胸腺切除可以去除患者自身免疫反应的始动抗原，术后多数患者病情缓和和改善，单纯眼肌型和轻度重症肌无力者效果不明显。推荐对合并胸腺瘤的患者，不论病情如何都应实施胸腺切除。AchR 抗体阳性早发全身型 MG 和对胆碱酯酶抑制剂反应差的患者建议胸腺切除，理想的是在起病的第一年实施。美国神经病学学会指南认为，在非胸腺瘤患者，为增加症状缓解和改善可能性，胸腺切除可作为一种选择，且切除后数月至数年后才体现疗效。胸腺切除应在病情平稳时实施，手术本身可诱发危象。术前有肌无力危象史和延髓肌无力症状是术后出现危象的预测因子。然而，有证据显示，非胸腺切除患者可能有更高的复发危象的风险，且出现危象后病情更重，需要更长时间的机械通气和住院时间。

5. 一般治疗　对有吞咽障碍者，放置鼻胃管并给予肠内营养。长期卧床者要预防深静脉血栓的形成。加强护理，勤吸痰，湿化气道。合并呼吸道感染者，选择对神经-肌肉接头无阻滞作用的抗生素积极控制感染。密切监测患者的生命体征，及时处理可能出现的自主神经功能紊乱症状，如血压波动、心律失常等。

对于重症肌无力危象的治疗，死亡的主要原因包括肺炎、肺栓塞、肾上腺皮质激素相关的消化道出血、心律失常及静脉置管并发症等。早期气管插管、防止吸入性肺炎及积极的治疗可导致死亡率下降。

第二节　吉兰-巴雷综合征

吉兰-巴雷综合征（Guillain-Barre syndrome）又称急性炎性脱髓鞘性多发性神经炎（acute inflammatory demyelinating polyneuritis, AIDP），是一种自身免疫介导的周围神经病，以急性起病的周围神经和脑神经功能障碍为特征。

【病因和发病机制】

GBS 的病因尚不明确。约 70%以上的 GBS 患者在发病前 8 周有前驱因素，高峰在发病前 1~2 周。半数以上的患者有呼吸道或胃肠道感染症状。约 30%患者病前有空肠弯曲菌感染，以腹泻为前驱症状的患者感染率高达 80%以上。其他感染因子主要为肺炎支原体、巨细胞病毒、EB 病毒、嗜流感病毒、腺病毒、单疱病毒等。少数患者有手术史或疫苗接种史。目前认为 GBS 是一种自身免疫性疾病，由于细菌或病毒的某些组分与周围神经髓鞘的某些成分相似，机体免疫系统发生错误识别，产生自身免疫性 T 细胞和抗体对周围神经进行免疫攻击，导致周围神经髓鞘脱失。研究表明 GBS 早期主要由细胞免疫介导，而后期主要为体液免疫介导。在患者的血清及脑脊液中可测得多种炎性介质、细胞因子及自身抗体。

【临床表现】

急性或亚急性起病，病前 1~4 周常有呼吸道或消化道感染症状。主要症状为对称性的肢体无力，通常远端无力超过近端，大多最初影响下肢，常由双下肢开始逐渐累及躯干肌、脑神经，当呼吸肌受累时则出现呼吸困难。肌无力大多为对称性，偶有不对称的。脑神经受累较多见，其中以双侧面神经麻痹最常见，其次为舌咽和迷走神经麻痹，约 10%的患者有动眼神经受累。严重患者可出现吞咽功能障碍。几乎所有患者都有感觉异常，主观感觉障碍远较客观为重，常描述为麻木、刺痛及烧灼感等，多为对称性肢体远端手套-袜子样分布。约 30%的患者有肌肉压痛，少数表现出神经根刺激症状。四肢腱反射减弱或消失，往往与肌无力症状相平行。自主神经功能障碍较明显，表现为皮肤潮红、出汗异常、心动过速、直立性低血压、高血压等，可有一过性膀胱括约肌功能障碍。多数病例进展迅速，多在 1~2 周达高峰，50%的患者在 2 周后停止进展，80%在 3 周后，90%在 4 周后。除典型病例外，尚有一些临床表现不典型的变异性，如 Miller-Fisher 综合征，表现为共济失调、腱反射消失及眼外肌麻痹三联征，有或无轻度肢体无力。

【诊断要点】

根据患者急性或亚急性起病，起病前有感染史，四肢对称性松弛性瘫痪和脑神经损害，末梢型感觉障碍，脑脊液示蛋白-细胞分离，肌电图早期 F 波或 H 反射延迟或消失，诊断应该不难。可参考如下诊断标准：

（一）诊断必需的要点

①进行性一个肢体以上的瘫痪，瘫痪程度不等，从双下肢轻度无力到四肢完全瘫痪、延髓麻痹、面肌瘫痪和眼外肌麻痹。②腱反射消失，双侧二头肌反射及膝反射减弱，而远端腱反射消失亦可。

（二）支持诊断要点

1. 临床特征　①进行性发展，4 周内达高峰；②相对对称性；③轻度感觉症状和体征；④脑神经损害；⑤进展停止后 2~4 周开始恢复；⑥自主神经功能障碍；⑦病初无发热。
2. 脑脊液示蛋白-细胞分离。
3. 电生理　神经传导速度减慢，潜伏期延长，F 波异常。

（三）怀疑诊断的要点

①明显而持久的不对称性瘫痪；②持久的膀胱、直肠功能障碍；③发病时有膀胱、直肠功能障碍；④脑脊液单核细胞>50×10^6/L；⑤脑脊液中出现多形核白细胞；⑥存在明确的感觉平面。

【治疗】

（一）免疫治疗

1. 血浆置换　有条件者应尽早应用。推荐对非卧床患者发病4周内，卧床患者发病2周内应用，可缩短恢复时间和改善预后。方法：每次血浆交换量为30~50ml/kg，通常建议隔天一次，共5次。在症状出现2周内应用效果更佳。禁忌证主要是严重感染、心律失常、心功能不全、凝血系统疾病等。

2. IVIg　推荐尽早应用。方法：静脉滴注入血免疫球蛋白0.4g/(kg·d)，1次/天，连续3~5天。主要副作用有流感样症状、肾功能损害、血栓栓塞事件、变态反应、无菌性脑膜炎、稀释性低钠血症等。

以上两种治疗均是GBS的有效治疗方法，其疗效相当。其中IVIG因安全、方便且易于管理，常为GBS的首选治疗方法。联合应用两种治疗并不能增加疗效，同样增加疗程也未发现比单疗程治疗更加有效。

3. 肾上腺皮质激素　肾上腺皮质激素对GBS的治疗没有明显疗效改善。然而需要详细询问病史以鉴别慢性炎性脱髓鞘性多发性神经根神经病（CIDP），后者对肾上腺皮质激素有较好的反应。

（二）支持治疗

1. 呼吸道管理　本病最严重的并发症是呼吸衰竭，也是治疗的关键之一。当出现呼吸减弱时需进入NICU以密切观察，监测动脉血气分析，呼吸功能持续下降需考虑气管插管。无创通气并不能避免气管插管。气管插管的时间取决于周围神经受累的程度。在气管插管当天应进行肺功能评分，在第12天再次进行评分可以帮助评估患者是否需要长期机械辅助通气。如果评分改善则患者可能在2周内拔管。如果评分更差则表示患者可能需要长期机械通气，此时需考虑气管切开。脱机和拔管的标准没有插管那么明确，一般在SIMV模式下，通过减小呼吸频率和压力支持至最小，患者仍能自主呼吸时可考虑脱机，此时患者的肺活量至少12~15ml/kg。气管插管或切开后要积极预防肺炎、肺不张等，需勤吸痰，湿化呼吸道，有感染时及时应用抗生素。

2. 长期NICU患者的一般支持治疗　对于少数可能需要长期在NICU中治疗的患者，应当积极预防深静脉血栓，预防胃肠道疾病，尽早肠内营养，处理疼痛及精神支持。疼痛有时会很棘手，可能对麻醉药无效，可以试用非甾体抗炎药，某些顽固性病例可尝试给予单次剂量甲泼尼龙60mg。

（三）一般治疗

急性期应给予足量B族维生素、ATP、辅酶A等。加强护理，防止压疮形成，早期肢体被动活动，防止关节挛缩，尽早康复治疗。

【病情判断】

本病具有自限性，多为单相病程，预后较好。约15%的患者能完全恢复，70%的患者有轻度后遗症但不影响日常生活，10%的患者有严重后遗症，3%左右的患者死于并发症。年龄超过60岁，病情进展快速，有呼吸衰竭，神经电生理示严重轴索变性的患者预后差。

（郁金泰）

第十二章

脑 死 亡

脑死亡是包括脑干在内的全脑功能不可逆转的丧失,即死亡。随着近代医疗及器官移植的不断发展,在现代强化监护治疗下没有有效脑功能而能通过医疗设备保持循环与呼吸功能的个体来说,有很多医疗、法律、伦理问题需要阐述,脑死亡的判断对是否继续进行抢救治疗、器官捐献与移植具有明示作用,对脑死亡判定标准的研究也越来越有意义。1968 年在第 22 届世界医学大会上,美国哈佛医学院脑死亡定义审查特别委员会提出了"脑功能不可逆性丧失"作为新的死亡标准,并制定了世界上第一个脑死亡诊断标准:①不可逆的深度昏迷;②无自发呼吸;③脑干反射消失;④脑电活动消失(电静息)。凡符合以上标准,并在 24~72 小时内重复测试,结果无变化,即可宣告死亡。但需排除体温过低、服用过巴比妥类及其他中枢神经系统抑制剂等情况。此后许多国家开始支持并完善对脑死亡的判定,但脑死亡的判定往往会有些争议或例外情况,不同国家或地区对脑死亡的判定也各不相同。20 世纪 70 年代,我国开始了脑死亡判定的理论研讨与临床实践。2003 年卫生部脑死亡判定标准起草小组起草制定了脑死亡判定相关的征求意见稿,脑死亡判定进入实质性程序,到 2013 年,由国家卫生和计划生育委员会脑损伤质控评价中心制定并发布《脑死亡判定标准与技术规范(成人质控版)》及《脑死亡判定标准与技术规范(儿童质控版)》。

【病因】

引起脑死亡的病因有很多,大体可分两类。

(一)原发性颅内病变

严重颅脑损伤、脑出血性卒中、大面积脑梗死、蛛网膜下腔出血、颅内肿瘤、脑炎等。

(二)继发性脑损害

心搏骤停、心脏直视手术脑栓塞、溺水、心肺复苏后等。其基本病理生理改变是流体动力学问题。任何能使颅内压增高的损伤,都可能最终导致脑死亡,例如急性脑出血、脑梗死、代谢性脑病。颅内压急剧增加使脑灌注减少,加剧了大脑的缺血缺氧,使脑细胞进一步损伤、水肿,从而使颅内压升高,形成一个正反馈循环,最终导致颅内循环停止,全脑缺氧。颅内高压往往伴随脑疝的形成,脑组织由上向下位移,压迫脑干,影响脑干功能。但这一模式变化并不是所有脑死亡都适用。

【病理】

脑死亡病理变化具有特殊性,肉眼可见脑组织肿胀,皮质充血明显成暗黑色,有时整个脑组织成"豆腐脑"状,且常常会出现"呼吸脑(respirator brain)",即小脑扁桃体疝入枕大孔甚至椎管腔中。光镜下可见脑组织大片坏死,神经元大多呈核固缩,脑组织血管内外红细胞自溶呈空泡状。

【判定标准】

根据 2013 年《脑死亡判定标准与技术规范(成人质控版)》。

(一) 判定的先决条件

1. 昏迷原因明确　原发性脑损伤引起的昏迷包括颅脑外伤、脑血管疾病等;继发性脑损伤引起的昏迷主要为心搏骤停、麻醉意外、溺水、窒息等所致的缺氧性脑病。昏迷原因不明确者不能实施脑死亡判定。

2. 排除了各种原因的可逆性昏迷　可逆性昏迷包括急性中毒,如一氧化碳中毒、乙醇中毒、镇静催眠药物中毒、麻醉药物中毒、抗精神病药物中毒、肌肉松弛药物中毒等;低温(膀胱温度或肛温≤32℃);严重电解质及酸碱平衡紊乱;严重代谢及内分泌功能障碍,如肝性脑病、尿毒症性脑病、低血糖或高血糖性脑病等。

(二) 临床判定

1. 深昏迷　拇指分别强力压迫患者两侧眶上切迹或针刺面部,不应有任何面部肌肉活动。格拉斯哥昏迷评分(Glasgow Coma Scale,GCS)为 3 分。并注意脊髓自动反射与肢体自发运动的鉴别,排除大脑强直、去皮质强直和痉挛发作。

2. 脑干反射消失

(1) 瞳孔对光反射消失:双侧直接和间接对光反射检查均无缩瞳反应即可判定为瞳孔对光反射消失。脑死亡者多数双侧瞳孔散大(>5mm),少数瞳孔可缩小或双侧不等大。因此,瞳孔大小不作为脑死亡判定的必要条件。另外,眼部疾病或外伤可影响瞳孔对光反射的判定,判定结果应慎重。

(2) 角膜反射消失:双眼均无眨眼动作、上下眼睑和眼周肌肉无微弱收缩即可判定为角膜反射消失。应注意眼部疾病或外伤、三叉神经或面神经病变均可影响角膜反射判定,判定结果应慎重。

(3) 头眼反射消失:当头部向左侧或向右侧快速转动时,眼球无相反方向转动,保持在中位,即可判定为头眼反射消失,又称“玩偶眼”。当患有眼外肌疾病时,判定结果应慎重。颈椎外伤时禁止此项检查,以免损伤脊髓。

(4) 前庭眼反射消失:与耳鼻喉科使用的温度试验不同,该检查为向耳内注入 0~4℃盐水 20ml,注入时间 20~30 秒,观察 1~3 分钟无眼球震颤(包括微弱眼球运动)可判定前庭眼反射消失。检查前应注意两侧鼓膜有破损时不进行此检查,外耳道内无血块或堵塞物,头面部或眼部外伤、出血、水肿可影响前庭眼反射判定,判定结果应慎重。

(5) 咳嗽反射消失:用长度超过人工气道的吸引管刺激受检者气管黏膜,无咳嗽动作(包括无胸、腹部运动),判定为咳嗽反射消失。

上述 5 项脑干反射全部消失,即可判定为脑干反射消失。若 5 项脑干反射中有不能判定的项目时,应增加确认试验项目。

3. 无自主呼吸　靠呼吸机维持通气,自主呼吸激发试验结果 $PaCO_2$≥60mmHg 或 $PaCO_2$ 超过原有水平 20mmHg,仍无呼吸运动,可判定无自主呼吸。

以上 3 项临床判定必须全部具备。

(三) 确认试验

1. 短潜伏期体感诱发电位(short-latency somatosensory evoked potential,SLSEP)　正中神经 SLSEP 显示双侧 N9 和(或)N13 存在,P14、N18 和 N20 消失。

2. 脑电图　脑电图显示电静息(脑电波活动≤2μV)。

3. 经颅多普勒超声(transcranial doppler,TCD) TCD 显示颅内前循环和后循环血流呈振荡波、尖小收缩波或血流信号消失。

以上 3 项确认试验至少具备 2 项。

(四) 判定步骤要求

脑死亡判定分为以下 3 个步骤:第 1 步进行脑死亡临床判定,符合判定标准(昏迷、脑干反射消失、无自主呼吸)的进入下一步。第 2 步进行脑死亡确认试验,至少 2 项符合脑死亡判定标准的进入下一步。第 3 步进行脑死亡自主呼吸激发试验,无自主呼吸。上述 3 个步骤均符合脑死亡判定标准时,确认为脑死亡。

(五) 判定人员要求

实施脑死亡判定的医师至少 2 名,并要求为从事临床工作 5 年以上的执业医师。

(六) 判定时间

临床判定和确认试验结果均符合脑死亡判定标准者可首次判定为脑死亡。首次判定 12 小时后再次复查,结果仍符合脑死亡判定标准者,方可最终确认。

相比其他国家脑死亡判定标准,我国对脑死亡的判定更为严格,在我国脑死亡的判定是全脑死亡,并需二次复查。而英国、加拿大则应用脑干死亡为脑死亡判定标准,且加拿大不需要二次确认。

【其他辅助检查】

(一) CTA

数字减影血管造影(digital subtraction angiography,DSA)被认为是脑死亡诊断辅助检查中的"金标准",在大脑前循环颈内动脉虹吸段以及后循环枕骨大孔以上无血流信号,可支持脑死亡诊断,但 DSA 对技术要求较高,耗时长,且费用不菲,并不方便用于实际临床工作中。相对于传统的血管造影检查,CTA 是一项非侵入性的检查,相比 DSA 对脑血管血流灌注的观察更为简便。有实验研究表明,以 CTA 静脉相上检测到脑血流终止作为标准诊断脑死亡,CTA 对其诊断的敏感性可达到 75.9%,对临床评估为脑死亡的患者行 CTA 与核医学脑血管造影并对比,证实 CTA 在确诊脑死亡上迅速高效,且无假阴性结果。亦有学者提出将 CTA 和 CT 灌注成像(CT perfusion,CTP)联合用于脑死亡患者的确诊辅助试验,以此提高诊断的阳性率和特异性。

(二) DWI

DWI 目前唯一能够检测活体组织内水分子扩散运动的无创方法,在一些国家和地区亦用于脑死亡的辅助诊断。国外有研究对符合脑死亡临床标准的患者进行 DWI 检查,发现小脑、顶叶、枕叶、颞叶、额叶、脑桥、丘脑、基底神经核的灰质和白质的 ADC 值较正常组均明显降低,对脑死亡诊断的特异性、灵敏度和阳性及阴性预测率均达到 100%。但也有研究表示 DWI 在脑死亡诊断存在一定限制,脑损伤的起始时间对 DWI 结果有影响,可出现假正常值。DWI 目前在我国脑死亡诊断中的报道非常少见。

(三) PET/SPECT

PET(正电子发射断层成像术)和 SPECT(单光子发射计算机断层成像术)是目前世界范围先进的核医学影像技术。PET 常用的放射示踪剂为 F-18 氟代脱氧葡萄糖(FDG),通过示踪剂在糖代谢过程中在脑部的聚集,反映生命活动情况。对患者头部进行扫描,在静态和动态扫描相中均不见 FDG 聚集,出现"empty skull(空颅脑)",可提示支持脑死亡诊断。SPECT 可选择多种示踪剂对不同疾病,不同区域实现体内功能和代谢显像。对脑死亡的判断偏向应用亲脂性放射性药物^{99m}Tc-HMPAO 来反映脑死亡，因脑血流灌注缺失，仅在颅骨和蝶旁窦见放射性药物。同时 SPECT 能重建矢状、冠状、横断面，对后颅窝血液灌注的评估有很好优势。但 PET、SPECT 费用高，技术难度大，目前只在一些发达国家有用于脑死亡诊断的报道。

【脑死亡与易混淆疾病】

（一）植物状态（vegetative state）

大脑半球严重受损而脑干功能相对保留，患者对自身和外界的认知功能全部消失，呼之不应，无法与外界交流，自主呼吸、脑干反射存在。植物状态可以是暂时的，也可以呈持续性植物状态。当颅脑外伤后植物状态持续 12 个月以上，其他原因持续 3 个月以上成为持续植物状态（persistent vegetative state）。脑电图主要表现多数 S 或 Q 活动，少数背景活动。

（二）闭锁综合征（locked-in syndrome）

双侧脑桥基底部病变，多见于基底动脉脑桥分支双侧闭塞。患者四肢全瘫，双侧面瘫，舌、咽、构音及吞咽运动障碍，但患者意识清醒，语言理解无障碍，只能通过眼球上下运动示意。脑电图正常或有轻度慢波。

（三）无动性缄默症（akinetic mutism）

脑干上部和丘脑的网状激活系统受损，大脑半球及其传出通路无病变。患者能注视周围环境及人物但不能活动与语言，二便失禁，强刺激不能改变其意识状态，存在觉醒-睡眠周期。

（四）去皮质强直及去大脑强直

去皮质强直损害主要是大脑皮质，去大脑强直主要在中脑、脑桥上部水平。二者均具有典型体征，前者上肢屈曲内收，下肢伸直内旋；后者角弓反正，四肢均外展伸直及旋前。

【脑死亡的后期处理】

在照料患者时，最好尊重患者家属意愿、宗教或个人信仰，根据经济条件，医院医疗资源考虑生命支持时间。解释最终状况和临床情况下循环衰竭可能发生在几小时或几天内也是很重要的。在我国考虑到脑死亡尚未立法及传统思想对家属的影响，医护人员普遍对脑死亡后器官捐献认知不足导致脑死亡转化率低。在器官移植方面，因早期器官摘取是关键，对有可能进行器官捐献的病例应尽快进行宣教、解释，尽可能保护其器官处于正常状态，使供体器官放到受体后还能存活，所以医生与患者家属应建立良好的沟通关系，同时应做好有效的护理措施，包括做好预防措施、预防院内感染、维持生命体征、肾功能的维护、肝功能的维护、心脏功能的维护、眼角膜的保护、高热的护理、加强基础护理等，对脑死亡无偿器官捐献供体的器官实施有效护理是确保器官捐献和器官移植手术成功的关键因素之一，对增加供体捐献的器官数量及利用率、缓解目前器官短缺现状及挽救等待移植的患者都具有重要意义。

（郁金泰）

第十三章

神经科介入治疗

第一节　缺血性脑血管病介入治疗

脑血管病是指脑部血管或与脑部血管相关的颈部血管发生病变，从而引起颅内血液循环障碍、脑组织受损的一组疾病，在人类各种疾病死因的排序中，脑血管病已成为人类的首要死亡原因。脑血管病按其性质可分为两大类：一类是缺血性脑血管病，约占脑血管病病人的85%，是由于脑动脉狭窄或闭塞导致血流减少或完全中断，使脑部血液循环障碍、脑组织受损。另一类是出血性脑血管疾病，是由长期高血压、先天性血管畸形等原因引起。

【病因】

（一）脑动脉狭窄或闭塞

脑组织的供血主要是靠双侧颈内动脉和椎动脉，动脉粥样硬化可造成颈内动脉或椎动脉狭窄，严重时可导致血管闭塞，在缺血性脑血管病中，由弓上颅外动脉粥样硬化引起的缺血性脑血管病占相当比例。动脉粥样硬化常见的部位有颈总动脉起始部、颈总动脉的颈内动脉分叉部、颈内动脉起始处1~2cm、锁骨下动脉起始部、椎动脉起始部。颅内动脉病变常见部位：颈内动脉的虹吸部、大脑中动脉主干、椎动脉的远端、椎-基底动脉结合部和基底动脉中部。动脉硬化则多累及脑内小动脉。轻度狭窄不影响脑血流量，一般认为在脑血管狭窄80%以上时才足以使血流量减少。单根血管狭窄或闭塞，如果侧支循环良好，可以不影响脑血供，但如果侧支循环不良或多血管狭窄或闭塞，就会使局部或全脑血流量下降，当全脑血流量下降到缺血阈值时，就会出现脑缺血症状。

（二）脑动脉栓塞

动脉粥样硬化斑块的溃疡面上常附着有血小板凝块、胆固醇碎片和附壁血栓，不稳定斑块形成栓子随血流进入颈内动脉，堵塞远端动脉造成脑栓塞。小的粥样物质脱落可造成腔隙性脑梗死，而大块斑块脱落则可造成大面积脑梗死。同时有多个斑块脱落，在血流冲击下，堵塞不同血管则表现为多发性脑梗死。粥样物质堵塞远端血管后，在血流冲击下破碎或溶解移向远端后，血流恢复、缺血缓解，临床表现为TIA。心源性栓子如细菌性心内膜炎、房颤、先天性心脏病、风湿性心脏病、心脏手术等形成的栓子也可随血流进入脑内造成脑栓塞。此外，空气、脂肪栓子进入血流也可引起脑栓塞。

（三）血流动力学因素

血液黏滞度增高、低血压等血流因素异常均可以引起脑缺血，尤其在有脑血管的严重狭窄或多条动脉狭窄时。

【分类与临床表现】

（一）短暂性脑缺血发作

短暂性脑缺血发作（transient ischemic attack，TIA）是以短暂的局灶性神经功能障碍、在24小时内症状完全消失、不遗留神经系统阳性体征为特点的脑缺血发作。TIA可以反复发作，发作间隙不等，临床症状与受累血管有关。颈内动脉TIA多表现为病灶对侧肢体麻木、感觉减退或感觉异常，伴有对侧肢体无力、对侧中枢性面瘫及失语等。椎动脉TIA表现为头昏、眩晕、黑矇、复视、共济失调或吞咽困难等，可有部位不固定的肢体无力。

（二）脑梗死

1. 可逆性缺血性神经功能缺失又称可逆性脑缺血发作，表现为局限性神经功能缺失，与TIA不同之处在于时间超过24小时，但一般病情可在1~3周恢复，可有局灶性神经系统阳性体征，CT和MRI可见有小范围脑梗死灶。

2. 进行性卒中，脑缺血症状逐渐加重，在6小时至数日达到高峰，脑内有梗死灶，进行性卒中多见于椎动脉系统脑缺血。

3. 完全性卒中，脑缺血发展迅速，在6小时内达到高峰，病人常有偏瘫、失语、感觉障碍等明显的神经功能缺陷。

（三）烟雾病

又称脑底血管网状增生症，主要变现为颅内大动脉闭塞及脑底网状新生血管形成。

【诊断与检查】

（一）病史和体征

询问症状出现的时间最为重要，其他神经症状及病情进展，血管及心脏病危险因素，用药史、偏头痛、癫痫发作、感染、创伤及妊娠史等。

一般体格检查与神经系统检查，评估气道、呼吸和循环功能后，立即进行一般体格检查和神经系统检查。

评估病情严重程度，临床上常用的卒中量表有：中国脑卒中病人临床神经功能缺损程度评分量表，美国国立卫生研究院卒中量表（the National Institutes of Health Stroke Scale，NIH-SS），是目前国际上最常用的量表，斯堪的纳维亚卒中量表（Scandinavian Stroke Scale，SSS）也是较实用的量表之一。

（二）CT检查

急诊平扫CT可准确识别绝大多数颅内出血，对于鉴别出血性卒中有重要意义。TIA病人CT扫描可无明显异常，完全性卒中病人缺血区域可有低密度改变，一般在脑缺血24小时后CT才有较明显的低密度区域。灌注CT可区别可逆性与不可逆性缺血，因此可识别缺血半暗带，对指导急性脑梗死溶栓治疗有一定参考价值，CT血管造影检查可以评估某血管堵塞的程度，对是否拉栓或溶栓有较好的参考价值。

（三）MRI检查

MRI对缺血较为敏感，在缺血6小时左右缺血区域即可出现长T1长T2改变，可以明确病变的部位、范围、性质及程度，在识别急性小梗死灶及后颅窝梗死方面明显优于平扫CT。可识别亚临床缺血灶，无电离辐射，不需碘造影剂。弥散加权成像（DWI）在症状出现数分钟内就可发现缺血灶并可早期确定大小、部位与时间，对早期发现小梗死灶较标准MRI更敏感。灌注加权成像（PWI）可显示脑血流动力学状态，弥散-灌注不匹配（PWI显示低灌注区而无与之相应大小的弥散异常）提示可能存在的缺血半暗带。

（四）血管病变检查

颅内、颅外血管病变检查有助于了解卒中的发病机制及病因，常用检查有颈动脉超声检查、经颅多普勒超声（transcranial doppler，TCD）、CTA、MRA 和 DSA。劲动脉超声对发现颅外血管病变，特别是狭窄和斑块很有帮助，TCD 可检查颅内血流、微栓子及监测治疗效果。CTA 和 MRA 都可显示颅内大血管近端狭窄或闭塞，但对远端或分支显示不清。相对于 CTA，MRA 可在显示血管病变的同时清除显示脑病变。DSA 的准确性最高，是当前血管病变检查的金标准。

（五）SPECT、PET 检查

单光子发射计算机断层成像术（single-photon emission computed tomography，SPECT）可以反映局部脑血流量的变化，因显像剂能通过血脑屏障，快速进入脑组织，其进入脑组织量与脑血流量成正比，故其分布可以反映局部脑血流量，血流减少或梗死时，病变部位脑组织放射性信号减低或缺失。正电子发射计算机断层成像术（emission computed tomography，PET）可以观察脑缺血时脑组织血流灌注、氧代谢，葡萄糖代谢的异常变化。

【治疗】

主要包括内科治疗、手术治疗和血管内介入治疗。

（一）内科治疗

1. 一般治疗

（1）急性期监测生命体征，严密观察病情，吸氧、保持呼吸道通畅，有效控制体温、血压、血糖，纠正电解质紊乱等。

（2）必要时吸氧，应维持氧饱和度>94%。气道功能严重障碍者应给予气道支持（气管插管或切开）及辅助呼吸，无低氧血症的病人不需常规吸氧。

（3）脑梗死后 24 小时应常规进行心电图检查，根据病情，可进行持续 24 小时或以上心电监护，以便早期发现阵发性心房纤颤或严重心律失常等心脏病变，避免使用增加心脏负担的药物。对于体温升高者应寻找和处理发热原因，如存在感染应给予抗生素治疗，对体温>38℃的病人应给予退热治疗。

（4）控制血压。约 70%的缺血性脑卒中病人急性期可有血压升高，多数病人血压在卒中后 24 小时内自发降低，24 小时后血压水平基本可反映病前水平。原因有：病前存在高血压、疼痛、恶心呕吐、颅内压升高、意识模糊、焦虑、卒中后应激状态等。准备溶栓者，血压应控制在<180/100mmHg，缺血性脑卒中 24 小时内血压升高的病人应谨慎处理。应先处理病人紧张焦虑、疼痛、恶心呕吐及颅内压增高的情况，血压持续升高，血压>200/110mmHg，或伴有严重心功能不全、主动脉夹层、高血压脑病病人，可给予降压治疗，并严密观察血压变化，可选用拉贝洛尔、尼卡地平等静脉药物，避免使用可引起血压急剧下降的药物。卒中后如病情稳定，血压≥140/90mmHg，无禁忌证，可于起病数天后恢复发病前服用的降压药物或开始启动降压治疗。卒中后低血压的病人应积极寻找和处理原因，必要时可采用扩容升压措施。

（5）控制血糖，血糖>10. 0mmol/L 时可给予胰岛素治疗，应加强血糖监测，使血糖维持在 7. 7~10. 0mmol/L。血糖<3. 3mmol/L 时，可给予 10%~20%葡萄糖口服或注射治疗，使达到正常血糖水平。

2. 脱水降颅压治疗　根据病情，如有颅内压增高时，可以静脉滴注 20%甘露醇 125~250ml，每 6~8 小时一次，对老年及肾功能不全病人可用呋塞米代替甘露醇。

3. 扩容治疗　目前缺乏血管扩张剂能改善缺血性脑卒中临床预后的大样本高质量随

机对照试验证据，但对于低灌注、高黏滞度脑缺血病人可以采用扩容治疗，在脱水治疗时也要注意补充血容量，以稀释血液，降低血液黏滞度。

4. 脑保护治疗　以尼莫地平为代表的钙离子拮抗剂，在缺血后早期（6~12 小时内）应用，可以改善缺血区脑血流，缩小"半影区"范围，但对梗死区本身无作用。甘露醇、维生素 C、维生素 E 具有自由基清除作用。兴奋性氨基酸受体拮抗剂、γ-氨基丁酸受体激动剂等均可减少脑缺血性损害，起到神经保护作用。

5. 溶栓治疗　溶栓治疗是目前最重要的恢复血流措施，重组织型纤溶酶原激活物（recombinant tissue plasminogen activator，rt-PA）和尿激酶是目前使用的主要溶栓药，现在认为有效抢救半暗带组织的时间窗为 4.5 小时内或 6 小时内。对缺血性脑卒中发病 3 小时内或 3~4.5 小时内的病人，应按照适应证和禁忌证严格筛选病人，尽快静脉给予 rt-PA 溶栓治疗。使用方法：rt-PA0.9mg/kg（最大剂量为 90mg）静脉滴注，其中 10%在最初 1 分钟内静脉推注，其余持续滴注 1 小时，用药期间及用药 24 小时内严密观察病人病情。如没有条件使用 rt-PA，且发病在 6 小时内，可考虑静脉给予尿激酶。使用方法：尿激酶 100 万~150 万 IU，溶于 100~200ml 生理盐水，持续静脉滴注 30 分钟，用药期间严密监护病人病情。

6. 抗血小板治疗　不符合溶栓适应证且无禁忌证的缺血性脑卒中病人应在发病后尽早给予口服阿司匹林 150~300mg/d，急性期可改为预防剂量 50~325mg/d。溶栓治疗者，阿司匹林等抗血小板药物应在溶栓 24 小时后开始使用，对不能耐受阿司匹林者，可考虑选用氯吡格雷等抗血小板治疗。

7. 抗凝治疗　不作为 TIA 的常规治疗，可以用于急性脑梗死的治疗，但仍有争议。

（二）手术治疗

主要有血管内膜剥脱术和颅外、颅内血管吻合术、慢性闭塞病变的开通手术等。血管内膜剥脱术可以切除粥样斑块而扩大管腔，同时消除栓子产生的来源。颅外、颅内血管吻合术主要适用于近端血管狭窄造成的脑供血不足，血栓性栓塞不宜行颅外、颅内血管吻合术。目前也有医生尝试急性动脉血栓的切开动脉血管壁，把血栓取出，在严格把握适应证的病人中取得很好的效果。

（三）介入治疗

临床常用的介入治疗有动脉溶栓、导管抽栓、机械取栓、球囊碎栓、支架置入等。

1. 急性缺血性脑卒中早期血管内介入治疗适应证

（1）年龄>18 岁。

（2）大血管闭塞重症病人尽早实施血管内介入治疗。需要动脉溶栓者，建议前循环闭塞发病时间在 6 小时以内，后循环大血管闭塞发病时间在 24 小时以内；需要机械取栓者，建议前循环闭塞发病时间在 8 小时以内，后循环大血管闭塞发病时间在 24 小时以内。

（3）CT 排除颅内出血、蛛网膜下腔出血。

（4）急性缺血性脑卒中，影像学检查证实为大血管闭塞。

（5）签署知情同意书。

2. 急性缺血性脑卒中早期血管内介入治疗禁忌证：

（1）若进行动脉溶栓，参考静脉溶栓禁忌证标准。

（2）活动性出血或已知有出血倾向者。

（3）CT 显示早期明确的前循环大面积脑梗死（超过大脑半球 1/3）。

（4）血小板计数 $<100\times10^9$/L。

（5）严重心、肝、肾功能不全或严重糖尿病病人。

（6）近2周内进行过大型外科手术。

（7）近3周内有胃肠或泌尿系统出血。

（8）血糖<2.7mmol/L或>22.2mmol/L。

（9）药物无法控制的严重高血压。

（10）预期生存期少于90天。

（11）妊娠。

3. 动脉溶栓技术要点　能配合治疗者采用局麻，有意识障碍或烦躁者，给予神经镇静镇痛麻醉。股动脉穿刺，置6F导管鞘。肝素化后先行主动脉弓造影，明确弓上血管开口状态，同时进行脑灌注造影，然后分段进行颈总动脉、颈内动脉造影及锁骨下动脉、椎-基底动脉造影。如动脉硬化严重，操作困难，不必勉强进行超选造影。通过全面造影，应该明确以下几点：①闭塞血管，尤其注意豆纹动脉是否闭塞；②有无同时存在不宜溶栓的疾病，如颅内动脉瘤、动静脉畸形等；③各动脉粥样硬化情况，是否存在狭窄、夹层等；④侧支循环状况。更换导引导管及微导管对闭塞动脉进行超选择性溶栓。建议在路图下进行插管，以防动脉粥样硬化斑块脱落，给药时微导管的头端应尽量靠近血栓，如微导管操作困难，应及时放弃选择性溶栓方案，抓紧时间在主干血管给药。给药过程中，随时评估病人神经系统体征变化，反复进行闭塞血管造影，一旦观察到血管再通或病人临床表现明显改善，如瘫痪肢体肌力由1级恢复到4级，应立即终止溶栓治疗。如病人临床表现明显加重，应该考虑是否有出血，必要时停止治疗并中和肝素，术后检查CT，根据病情发展给予保守或手术治疗。溶栓成功，但累及动脉有狭窄，易出现术后再梗死者，可以同时行支架血管内成形术。造影无明显闭塞的病人，但病人体征确切，可根据术前估计的闭塞血管，在相应主干动脉给予少量溶栓药物。溶栓结束后，不中和肝素，保留导管鞘6小时后拔除。

4. 球囊成形与支架置入技术要点　急诊介入治疗中的球囊碎栓及支架置入的治疗模式目前并无较多证据。理论上对闭塞血管采用球囊碎栓及支架置入的治疗模式可能导致血栓移位、闭塞穿支动脉或栓子向血管远端移动，影响再通效果。同时可能导致血管夹层、穿孔等严重并发症的发生。但对于动脉粥样硬化性病变导致的原位血栓形成、血管夹层或颅内-颅外串联病变等机械取栓难度较大或不能获得理想再通的病人，球囊碎栓及支架置入可能是合理的选择。

颅外段支架术技术要点，放置支架前步骤同动脉溶栓治疗，但应选用较大动脉鞘（8~9F）。将导引导管头端置于颈总动脉近狭窄处，使保护装置距离病变约2cm，撤出保护装置外鞘，打开保护伞。选择合适的扩张球囊通过保护伞导丝到达狭窄段，扩张球囊，满意后撤出球囊，沿保护伞导丝置入所选择的支架至狭窄段，仔细调整支架位置，使其完全覆盖狭窄段，释放支架，撤出支架输送杆，造影观察狭窄段已经扩张满意，沿导丝置入保护伞外鞘，将保护伞收入鞘内，撤出保护伞。术后保留动脉鞘，自然中和肝素。

颅内动脉支架术技术要点：全身麻醉，肝素化，控制血压，置动脉鞘，在路图下小心将微导丝穿过狭窄段并使其头端位于远端合适位置，沿导丝将所选球囊或支架置入狭窄段。造影观察位置准确后开始扩张球囊或释放支架，扩张球囊压力应遵循低压、缓慢的原则。血管成形后注意观察支架位置及残余狭窄的情况，术后抗凝2~3天，维持APTT在60~90秒。

5. 机械取栓技术要点　目前绝大多数观点认为在各个单一模式横向比较中，支架型取栓装置无论从再通率、病人获益情况等均明显好于其他单一治疗模式。而机械取栓从第一代的 Merci 装置、Penumbra 抽吸装置，到以 Solitaire 系统、Trevo 系统为代表的第二代支架样取栓装置也获得了较大进展。尤其是 Solitaire 系统，经过荷兰血管内治疗急性缺血性卒中的多中心随机临床试验（MR CLEAN）、前循环近端闭塞小病灶性卒中的血管内治疗并强调最短化 CT 至再通临床试验（ESCAPE）、延长急性神经功能缺损至动脉内溶栓时间的临床试验（EXTEND-IA）、血管内机械取栓治疗急性缺血性卒中的试验（SWIFTPRIME）等多项国外多中心临床研究经验，其临床效果获得公认，成为目前的临床上首选治疗方法。

Solitaire 支架操作方法如下，在 DSA 操作完成后，以 0.965mm（0.038In）超滑导丝尽可能将 6～8F 指引导管置于离病变位置较近的目标血管以利增强支撑，如路径较差可考虑加用以 Navien 等为代表的中间导管。

指引导管到位后撤出导丝，以 0.356mm（0.014In）微导丝及取栓微导管在路图下通过闭塞段血管，造影确认微导管位于闭塞病变以远的真腔内。排气后将 Solitaire 支架自 Y 型阀置入并于透视下送抵微导管头端。再次造影明确闭塞近端的具体位置后，缓慢回撤微导管至 Solitaire 支架完全打开。再次造影观察评估闭塞再通及远端再灌注情况。无论再灌注是否达到改良脑梗死溶栓标准 2b 及以上，均应保留支架于目标血管内至少 5 分钟，以便支架与血栓充分贴合，后将 Solitaire 支架连同输送装置一并自指引导管撤出体外。

回撤支架的同时用 50ml 注射器自 Y 型阀末端回抽血液约 20ml。部分情况下，单次回撤支架并不能完全解决闭塞病变，多数病人可能残留原位血栓或出现再闭塞。Solitaire 支架允许多次重复使用，但同一支架一般不超过 3 次，且每次重复操作前应仔细检查支架情况，避免因支架变形、断裂等造成医源性损伤。

再通手术完成后，暂缓撤除指引导管、微导丝等辅助器械，观察 10～15 分钟经指引导管复查血管造影，复评 MTICI 评分。如效果满意，进一步撤除器械，缝合血管或加压包扎，结束手术。除 Solitaire 系统外，美国食品药品管理局 2012 年批准 trevo 系统应用于介入再通治疗，新型 Revive SE 自膨式颅内取栓装置也已引入国内，目前已有小样本应用的报道。具体临床效果尚待更为系统的进一步评价。

【介入围术期并发症及处理】

（一）颅内出血

无论采取何种再通治疗模式，均有 1.5%～15.0%的缺血性脑卒中的急诊介入治疗病人出现颅内出血，其中约 40%为症状性出血。具体治疗方式目前尚未取得共识，临床多以外科治疗和对症处理为主，以控制颅内压、维持生命体征为主要目的。其中，肝素抗凝引起的出血，可予鱼精蛋白中和；rt-PA 引起的出血，可应用新鲜冷冻血浆等，但临床效果仍待进一步验证。

（二）脑血管栓塞

在再通手术中，常发生责任血管的邻近分支或次级分支血管栓塞。此时可根据原定再通模式、栓塞位置、病人整体情况等综合选择进一步的处理策略。一般而言，对可能导致严重功能缺损的主干血管应积极干预，首选机械取栓方式。而对于大脑中动脉 M3 段以远、大脑后动脉 P2 段以远等功能意义不大且取栓装置不易到达的次级分支血管栓塞，或支架置入操作后远端血管分支闭塞等有较大操作难度的栓塞事件，要视具体情况而有所取舍，无须追求血管影像上的完美；根据部分中心及参考心脏科经验，血小板膜糖蛋白Ⅱb/ⅢA 受体抑制剂（如替罗非班）具备一定的应用前景，但具体获益情况仍需要进一步明确。不建议在未经审慎考虑的前提下应用尿激酶、rt-PA 等溶栓药物。

（三）血管再通后闭塞

血管再通后闭塞多见于动脉粥样硬化性中-重度血管狭窄伴发原位闭塞的病人，在机械取栓术后由于内膜损伤导致血小板聚集增多、原狭窄并未解除导致血流速度减慢，栓子清除能力下降，均易于发生再闭塞。另外，在血管成形及支架置入的手术模式中，由于抗血小板作用的不充分，也可导致支架内血栓形成而致闭塞。目前对于血管再通后闭塞并无共识的处理范式，可考虑急诊支架置入或动脉/静脉使用血小板膜糖蛋白Ⅱb/ⅢA受体抑制剂。

（四）过度灌注脑损伤

血管再通后过度灌注综合征是一种非常严重的并发症，可能与血管再通后血流量显著增加有关，应严密监测血压及临床症状和体征。处理方法如下：①对术后血压仍高者将原有血压下降20~30mmHg；②并发脑水肿时，给予甘露醇脱水，必要时行去颅骨瓣减压术。

【血管再通分级】

血管再通分级标准是衡量血管内介入治疗后血流恢复的客观影像学指标。目前采用的是MTICI（modified Thrombolysis in Cerebral Infarction）评分标准，其可以判断血管的再通情况及其远端血管支配脑组织的灌注情况。MTICI评分共5个级别，其中0级代表无灌注，3级代表完全恢复血流灌注，其中2b级和3级提示再通成功。MTICl分级标准见表8-13-1。

表8-13-1 MTICI分级标准

MTICI分级（级）	描述
0	无血流灌注
1	仅有微量血流通过闭塞段
2a	远端缺血区有部分血流灌注（<50%）
2b	远端缺血区有血流灌注（>50%）
3	远端缺血区血流完全恢复灌注

第二节 颈内动脉海绵窦动静脉瘘的介入治疗

颈内动脉海绵窦瘘（carotid-cavernous fistula，CCF）是指颅内海绵窦段的颈内动脉本身或其在海绵窦段内的分支破裂，与海绵窦之间形成异常的动、静脉沟通，导致海绵窦内的压力增高而出现一系列临床表现。人体内唯一的一处动脉通过静脉的结构即是海绵窦，又因为高发概率的颅脑外伤，故海绵窦区极易发生动静脉瘘，其中外伤性颈内动脉海绵窦瘘（tramatic carotid-cavernous fistula，TCCF）占75%以上。

【病因】

复杂的病因中外伤引起者占75%以上，如颅底骨折撕裂、骨片刺破、异物穿通伤、火器伤；其他因素可发生自发性CCF，如动脉瘤破裂、动脉炎、动脉粥样硬化、妊娠期间自发性CCF。

【临床表现】

1. 搏动性突眼 因为海绵窦内的压力增高，影响了眼静脉的回流造成，文献报道95%以上有此表现。

2. 震颤与杂音 因严重影响患者的工作和休息，成为患者就诊的主要原因，所以治疗过程中以杂音消失为标准。

3. 球结膜水肿和充血 由眼静脉的回流受限造成，是病人就诊的原因之一。

4. 眼球运动受限（不多见）　是因为通过海绵窦的脑神经（动眼、滑车及展神经）受压所致。

5. 视力减退。

6. 神经功能障碍及蛛网膜下腔出血　在外伤的早期出现，与外伤的部位和严重程度有关。

7. 致命性鼻出血　可能与假性动脉瘤有关。

【诊断】

经股动脉穿刺插管的选择性全脑血管造影是确诊的最好方法，不仅可明确显示瘘口部位、大小、盗血情况、回流静脉类型等，而且可通过对侧颈内动脉、椎动脉造影了解颅内侧支循环，为闭塞瘘口或闭塞瘘口远、近段颈内动脉提供参考。

【治疗】

海绵窦动静脉瘘球囊栓塞术是本病的首选治疗方法。

【适应证】

（一）外伤性颈内动脉-海绵窦瘘。

（二）颈动脉-海绵窦瘘急诊治疗的适应证

①大出血和鼻出血；②由于瘘逆行盗取对侧颈内动脉或椎基动脉系统的血液，继发颅内缺血性脑卒中；③发生颅内蛛网膜下腔出血；④异常静脉引流到皮质静脉，增加了脑出血和静脉高压的机会；⑤视力恶化迅速有导致失明危险者。

（三）因手术或栓塞失败

将瘘口近心段颈内动脉闭塞，而瘘口远段颈内动脉未闭，因盗取颅内血液，且以眼静脉为主要回流者，可采用经眼上静脉入路行栓塞治疗；如回流以岩上（下）窦为主者，可采用经股（或颈内）静脉入路，经岩上（下）窦达海绵窦后部行栓塞治疗。

【禁忌证】

1. 不能耐受手术的病人或严重心、肺、肝、肾功能不全者。

2. 硬脑膜动静脉瘘的海绵窦型，由于有多支颈外与颈内动脉供血，瘘口微小，球囊无法进入瘘口或海绵窦内者。

【手术步骤】

经动脉入路　一般多采用经股动脉穿刺插管。

1. 会阴及两侧腹股沟常规消毒，铺无菌巾。用1%或2%利多卡因在右（或左）侧腹股沟韧带下2~3cm，股动脉搏动明显处逐层进行浸润麻醉，并给病人神经安定麻醉。用16G或18G穿刺针穿刺右（或左）侧股动脉，采用Seldings法循序插入6F或8F导管鞘，导管鞘侧臂带三通连接管与动脉加压输液管相连，排净管道内气泡，调节加压输液袋速度缓慢滴入，并用消毒胶布固定导管鞘。

2. 将5F脑血管造影导管经6F管鞘插入。在电视监视下，分别选择插入左、右颈内、外动脉与椎动脉行选择性脑血管造影，明确诊断并了解颅内侧支循环情况后，将5F造影导管暂留置在健侧颈内动脉或椎动脉。

3. 经8F导管鞘插入8F导引管，在电视监视下插入患侧颈内动脉，达C_2水平。8F导引管尾端接一"Y"形带阀接头，"Y"形阀侧臂与带三通软连接管的动脉加压输液管道相连，排净管道内空气后，缓慢滴入生理盐水。

4. 在插入微导管前给病人全身肝素化，方法同"脑动静脉畸形栓塞术"。

5. 根据脑血管造影所见瘘口大小，选择适宜球囊装在同轴导管内导管或 Magic-BD 导管末端，步骤为：①用剪刀剪去球囊颈部多余部分；②将直径 0.8mm 的乳胶条切取 0.6mm 长，用一短针灸针从切取一段乳胶条中心穿过制成球囊阀；③将球囊阀移至同轴导管内导管末端或 Magic-BD 导管末端 Teflon 导管中 1/3 段，并用每毫升含碘 180mg 非离子造影剂充满导管；④用球囊镊将球囊颈张开，把带阀之同轴导管内导管或 Magic-BD 导管插入球囊颈部，使阀恰位于球囊颈中 1/3 部；⑤抽出 Magic-BD 导管内导丝，在其尾部接一抽吸非离子造影剂的 1ml 注射器，或在同轴内导管尾端接一单纯带阀接头，再接一抽吸非离子造影剂的 1ml 注射器，试验球囊膨胀与回缩情况，使装载满意。

6. 将装球囊的同轴导管或 Magic-BD 导管（用前再将导丝插入）经 Y 形带阀接头，有阀臂送入 8F 导引管内，在电视监视下将其慢慢送入患侧颈内动脉，利用血流将球囊带入颈动脉海绵窦瘘口或海绵窦腔内，当在电视下看到球囊突然改变方向时，即表明球囊已进入海绵窦瘘口或海绵窦腔内。

7. 用每毫升含碘 180mg 的非离子等渗造影剂，慢慢经微导管将球囊充盈（不能超过球囊容量），当经导引管注入造影剂证实瘘口已完全堵塞为止，慢慢牵拉内导管或 Magic-BD 导管，将球囊解脱，留于病变部位。如一个球囊不能将瘘口堵塞，也可以放入多个球囊。堵塞瘘后再重复颈内动脉造影，了解瘘堵塞是否完全，颈内动脉是否通畅，并观察病人栓塞前后变化，自觉颅内轰鸣声及听诊眼眶杂音是否消失。

8. 如球囊无法进入瘘口或海绵窦腔，需同时闭塞颈内动脉时，则必须先做颈内动脉闭塞试验，同时经对侧颈内动脉、椎动脉造影了解前、后交通动脉侧支循环是否良好，病人是否能耐受患侧颈内动脉闭塞。只有证明颅内侧支循环良好，病人能耐受患侧颈内动脉闭塞时，方可用球囊闭塞颈内动脉。而且需在颈内动脉颈段投放第二个保护性球囊或弹簧圈。也可只放入一个球囊在瘘口部位，同时堵断瘘口近、远段颈内动脉，球囊内充填以永久性栓塞剂 HEMA。

9. 治疗结束，拔出导引管与导管鞘，酌情用鱼精蛋白中和肝素，穿刺部位压迫 15~20 分钟，无出血时盖无菌纱布，加压包扎。

【并发症】

1. 穿刺部位血肿，是因为局部加压力量不够或肝素化未完全解除，所以术后应仔细检查，避免此类事情的发生。

2. 脑神经瘫痪。

3. 假性动脉瘤，CCF 治疗后定期造影复查是有必要的。

4. 球囊早脱致脑梗死。

5. 脑过度灌注，病人表现为剧烈的头痛，经用脱水药后 3~5 天。

第三节　颅内动静脉畸形的介入治疗

颅内动静脉畸形是一团发育异常的病理脑血管，不经过毛细血管床，直接向静脉引流，形成动静脉之间的短路，多由一支或几支动脉供血，引流静脉也可一支或几支，会导致血流动力学的紊乱。

【病因】

胚胎期如有某种因素影响原始脑血管网正常发育，毛细血管不健全，动静脉直接相通形成短路,可发展成为脑动静脉畸形。

【临床表现】

（一）颅内出血

小的出血,症状多不明显。出血量大,可以导致患者头痛,呕吐,意识障碍,甚至脑疝,导致死亡。

（二）癫痫发作

年龄越小,癫痫出现的概率越高,多是由于额叶及颞叶的动静脉畸形导致。有些患者表现为大发作,也有患者表现为局灶发作。长期癫痫发作,会导致患者智力减退。

（三）头痛

几乎一半的患者有慢性头痛病史,表现为单侧局部或者全头痛,间断发作或持续发作,有些患者出现迁移性头痛。突发出血,会导致急性头痛。

（四）神经功能缺失

突发出血导致的脑内血肿,可以造成患者急性偏瘫,偏盲,偏身感觉障碍,失语。有些未出血的患者,也会导致进行性的神经功能缺失,如运动、感觉、视力、视野、语言、记忆力、智力、计算力等功能障碍。

（五）其他症状

有些患者,可以出现颅内吹风样杂音,常见于较大,较表浅的动静脉畸形。婴幼儿及儿童动静脉畸形,可以导致心功能障碍。

【影像学检查】

（一）CT检查

出血时,CT可以确定出血的部位及程度,有些病变可以表现为混杂密度区。CT血管造影检查可提高动静脉畸形的诊断敏感性。

（二）磁共振成像

由于病变内高速血流出现的流空现象,血管团、供血动脉和引流静脉均表现为黑色,对动静脉畸形的诊断敏感性较CT明显增强。

（三）全脑动脉造影

是确诊的必需手段,诊断的金标准,可以确定畸形血管团的位置,大小,范围,供血动脉,引流静脉及血流速度。

（四）脑电图检查

有癫痫发作的患者,可行脑电图检查,确认癫痫病灶的范围。

【治疗】

颅内动静脉畸形的治疗,目前临床工作中以开颅手术治疗为主,放射治疗及介入栓塞治疗是有益的补充。其中介入栓塞治疗完全治愈动静脉畸形可能性小,可作为开颅手术或放射治疗的补充治疗,但由于其微创、不损伤脑组织,且介入技术、材料及对颅内动静脉畸形的认识不多更新,其在临床工作中应用越来越多。另外,笔者认为对于较难治疗的颅内动静脉畸形,高并发症及风险的患者暂时观察也是一种不错的选择。

（一）手术治疗

是治疗颅内动静脉畸形最彻底、有效的方法,可以消除病变出血的风险,改善脑血供,还能控制癫痫发作。

（二）放射治疗

对于病变小于 3cm 的，位于重要功能区，或者位置深在，不能手术的患者，可以选择立体性放射治疗，常选伽马刀治疗。但是通常 1~3 年后才见效，这期间有出血的可能。

（三）介入栓塞治疗

1. 颅内动静脉畸形介入栓塞治疗　适应证：①病变广泛深在，不适宜直接手术者；②病变位于脑重要功能区，如运动区、言语区和脑干，手术后会产生严重并发症和后遗症者；③高血流病变、盗血严重、手术切除出血多或手术后可能发生过度灌注综合征者，可先行部分畸形血管团或供血动脉栓塞，再行手术切除。

2. 颅内动静脉畸形介入栓塞治疗　禁忌证：①病变为低血流者，供血动脉太细，微导管无法插入，或微导管不能到达畸形病灶内，不能避开供应正常脑组织的穿支动脉者；②超选择性脑血管造影显示病灶为穿支供血者，区域性功能闭塞试验产生相应神经功能缺失者；③严重动脉硬化，动脉扭曲，导引管无法插入颈内动脉或椎动脉者。

3. 颅内动静脉畸形介入栓塞治疗手术步骤　一般多采用经股动脉穿刺插管入路，也有少数可采用静脉入路。

（1）会阴及两侧腹股沟常规消毒，铺无菌巾。

（2）用 1%或 2%利多卡因在右（或左）侧腹股沟韧带下 2~3cm，股动脉搏动明显处逐层进行浸润麻醉，并给病人神经安定麻醉。

（3）用 16G 或 18G 穿刺针穿刺右（或左）侧股动脉，采用 Seldings 法循序插入 6F 导管鞘，导管鞘侧臂带三通连接管与动脉加压输液管相连，排净管道内气泡，调节加压输液袋速度缓慢滴入，并用消毒胶布固定导管鞘。

（4）经 6F 导管鞘插入 5F 造影导管，在电视监视下将其依次插入左、右颈内、外动脉，左、右椎动脉进行选择性全脑血管造影（造影剂注入速度和用量：颈内动脉 6ml/s，总量 8ml；颈外动脉 4ml/s，总量 6ml；椎动脉 5ml/s，总量 7ml）。了解病变部位、范围、供血动脉、畸形血管团、引流静脉、盗血现象及动静脉循环时间等。明确诊断后，将 5F 或 6F 导引导管插入病变侧颈内或椎动脉，导引导管末端达第 2 颈椎平面。

（5）在插入微导管前，给病人实施全身肝素化，按 1mg/kg 静脉注射，一般成年人首次剂量为 50mg，2 小时后如继续治疗，则按 0.5mg/kg 体重追加，成年人给 25mg 静脉注射，以此类推，目的是使得活性凝血时间维持在 250~300 秒。

（6）在导引管尾端与一 Y 形阀接头连接，Y 形阀接头与三通连接管相连，再连接于动脉加压输液袋输液管，排净管道内气泡后，调节加压输液袋速度缓慢滴入。再将栓塞微导管经 Y 形带阀接头阀臂端插入导引管内，待微导管前部软而可弯曲的部分插入后扭紧阀，抽出微导管内不锈钢导丝。微导管型号的选择视病变部位、大小、供血动脉粗细及供血动脉弯曲度而定，一般病变靠近主干血管、大病灶、供血动脉粗且较直，选用 1.8 或 1.5F 微导管；如病灶位于颅内末梢血管、病灶较小、供血动脉较细且弯曲度较多，则选用 1.2 或 1.5F 微导管。利用微导管末端塑型以及体外捻转导管导向方法，将微导管送至病变供血动脉，而后再将微导管前端送入 AVM 病灶内。

（7）经微导管对病变进行超选择脑血管造影（用高压注射器注入造影剂按 1ml/s，总量 3ml），对病变的血管结构进行分析，决定对动静脉畸形是否行血管内栓塞治疗，并选择栓塞材料及注射方法。

（8）如病变为非重要功能区，单支动脉终末型供血，则宜首选正丁基-2-氰丙烯酸盐（N-

BUTYL-2-cyanoacrylate,NBCA)或 ONXY(由次乙烯醇异分子聚合物、二甲基亚砜、钽粉混合而成,有 ONXY-18 及 ONXY-35 两种规格)栓塞。

以 NBCA 为例说明操作方法和要求:①根据病变血流情况和动静脉循环时间,将 NBCA 调制成 17%~25%的混合液;②请麻醉师观察病人情况,对高血流病人实施控制性低血压,把病人血压降至基础血压的 2/3 水平;③用 5%葡萄糖溶液反复冲洗微导管并充满微导管;④请投照技术人员准备好 X 线机;⑤直接注射时,用 1ml 注射器抽吸 NBCA 混合液,连接微导管尾端,启动机器后,在电视监视下将 NBCA 直接注入,等病变血流变慢或引流静脉端有 NBCA 时立即停止注射,手术者与助手配合,一起将微导管连同导引管从病人体内抽出。或采用"三明治"注射技术(sandwich technique),用 1ml 注射器先抽入 5%葡萄糖 0.5ml,再抽吸 NBCA 混合液(其量视病变大小而定),接于充满 5%葡萄糖溶液的微导管末端,(使 NBCA 夹于 5%葡萄糖中间,在体外不与血液直接接触),在电视监视下将其注入,并很快抽出微导管;⑥如需行病变第二支供血动脉及病灶栓塞时,再插入第二根微导管。

(9) 如病变位于重要功能区或病变深在而广泛,不适于用 NBCA 或 ONXY 栓塞时,可采用真丝线段栓塞,现临床应用极少。

操作方法与要求:①根据病变血流高低及供血动脉大小,将 3-0 或 5-0 真丝医用缝合线制成 0.5~2.5cm 等不同规格,一般高血流量,供血动脉较粗者选用较长者,反之则选用短者。②用 1ml 注射器抽吸注射用生理盐水 0.8ml 左右,用眼科镊将真丝线段送入 1ml 注射器内,将注射器连接于微导管尾端,利用盐水冲击经微导管将真丝线段推入病灶内。真丝线段推注量视病变大小不同而异。③在推注真丝线段过程中,不断推注 40%非离子造影剂监视病变栓塞情况,如见病变血流变慢或畸形血管团消失时即应停止推注,同时间断推注每毫升含 1mg 的罂粟碱 1~2ml,以预防血管痉挛。④在推注真丝线段过程中观察病人神志、语言功能、肢体运动情况等,如有异常立即停止治疗。如无异常,可将微导管插入另外一支供血动脉进行栓塞治疗,直至将病灶完全栓塞。

(10) 栓塞完毕,尽快了解病人病情变化,注意有无不良反应及并发症出现,并做相应处理。如病人情况良好,可通过导引管进行与栓塞前同样条件的脑血管造影,了解病变栓塞结果,并与栓塞前比较。

(11) 治疗结束时,先酌情静脉注入鱼精蛋白(按 1ml 含鱼精蛋白 10mg,可中和肝素 1000U 计算),再拔出导引管、导管鞘。穿刺部位压迫 15~20 分钟,待无出血时,局部盖无菌纱布,用沙袋压迫 5~6 小时。

【介入栓塞治疗并发症及处理】

脑动静脉畸形血管内栓塞治疗的主要并发症有误栓正常脑供血动脉、引流静脉或静脉窦致神经功能缺失、过度灌注综合征、颅内出血、导管断于脑血管内和脑血管痉挛等。

(一) 误栓塞的主要原因

1. 微导管插管不到位,没有避开供应正常脑组织的穿支。

2. 脑动静脉畸形的供血方式不是终末供血,而是穿支供血,栓塞时无法避开供应正常脑组织的穿支,为避免这种并发症,一定要将微导管送到位,且如果不能避开供应正常脑组织的穿支时不能实施栓塞治疗。

3. 引流静脉或静脉窦栓塞 多见于高血流病变,动静脉循环时间短,应用 NBCA 栓塞时浓度调配不当,NBCA 很快流入回流静脉或静脉窦将其栓塞,而供应动脉、畸形血管团尚未栓塞,会立即发生颅内出血。为预防此种并发症,在高血流病变应用 NBCA 栓塞时,一定要根据动静脉循环时间来调配好 NBCA 的浓度，或改用真丝线段栓塞，或先用真丝线段、GDC 或 Liquid coil 部分栓塞病变，待其血流由高变低时再用 NBCA 栓塞。

（二）过度灌注综合征

主要发生在高血流病变栓塞时，尤其应用 NBCA 栓塞时，由于在瞬间将动静脉短路堵塞，原被病变盗去的血液迅速回流向正常脑血管，因正常脑血管长期处于低血流状态，其自动调节功能失调，不能适应颅内血流动力学的变化，将会出现过度灌注，致严重脑水肿、脑肿胀甚至发生不可控制的颅内出血。为预防此种情况发生，对高血流的巨大病变栓塞时，应逐渐闭塞动静脉短路，每次只能栓塞病变体积的 1/3 或 1/4；同时在栓塞时，甚至栓塞后酌情采用控制性低血压措施，将病人血压降至基础血压的 2/3 水平；或采用真丝线段栓塞逐渐闭塞动静脉短路，慢慢改变颅内血流动力学。对老年人、动脉粥样硬化与高血压病人更应慎重。

（三）颅内出血的原因

除见于误栓引流静脉与静脉窦和过度灌注综合征外，也见于以下情况。

1. 微导管进入病变内，用 NBCA 或 ONXY 栓塞时，导管粘住病变，拔管时牵拉出血。

2. 用真丝线段栓塞时，因导管在血管内停留时间较长，加之推注线段时的刺激，使脑血管痉挛牵住微导管，用力牵拉时将病变血管拉破致出血。为预防脑血管痉挛，在推注真丝线段过程中，应间断从微导管内推注罂粟碱溶液。

（四）导管断于脑血管内的原因。

1. 用 NBCA 或 ONXY 栓塞时微导管与病变粘住。

2. 用真丝线段栓塞时，因脑血管痉挛致导管不能拔出，牵拉时将微导管拉断。

3. 导管材料存在的质量问题。

第四节 颅内动脉瘤血管内介入治疗

颅内动脉瘤（intracranial aneurysm）是颅内动脉壁异常瘤样突起，因动脉瘤破裂所致蛛网膜下腔出血（subarachnoid hemorrhage，SAH）约占 70%，年发生率（6～35.3）/10 万。在脑血管意外中，动脉瘤破裂出血仅次于脑血栓和高血压性脑出血，居第三位。

【病因】

获得性内弹力层破坏是囊性脑动脉瘤形成的必要条件。与颅外血管相比，脑血管中膜层和外膜层缺乏弹力纤维，中层肌纤维少、外膜薄、内弹力层更加发达隆凸，在蛛网膜下腔内支撑结缔组织少，以及血流动力学改变，均可促使动脉瘤形成。

颅内动脉瘤的发病原因不完全清楚，以先天因素多见（>90%），如动脉壁发育异常或缺陷、异常薄弱等；后天因素多见于动脉粥样硬化、动脉感染（“真菌性动脉瘤”）、动脉创伤及栓塞（如心房黏液瘤）等。

【病理】

囊性动脉瘤呈球形，外观紫红色，瘤壁极薄，术中可见瘤内的血流漩涡。瘤顶部最为薄弱，98%动脉瘤出血见于瘤顶。经光镜和电镜检查可发现。

1. 动脉瘤内皮细胞坏死剥脱或空泡变性，甚至内皮细胞完全消失，基膜裸露、瘤腔内可见大小不等的血栓。

2. 动脉瘤壁内很少见弹力板及平滑肌细胞成分，靠近腔侧的内膜层部位可见大量的巨噬细胞、胞质内充满脂滴或空泡。

3. 动脉瘤外膜极薄，主要为纤维细胞及胶原、瘤壁的全层，均可见少量炎性细胞浸润，主要为淋巴细胞。

【分类】

（一）按位置分类

颅内动脉瘤多位于大脑动脉环（Willis 环）周围，其中颈内动脉系统约占颅内动脉瘤的90%，①颈内动脉动脉瘤；②大脑前动脉-前交通动脉动脉瘤；③大脑中动脉动脉瘤。椎基底动脉系统动脉瘤约占颅内动脉瘤的10%，包括：①椎动脉动脉瘤；②基底动脉干动脉瘤；③大脑后动脉动脉瘤；④小脑上动脉动脉瘤；⑤小脑下前动脉动脉瘤；⑥小脑下后动脉动脉瘤；⑦基底动脉分叉部动脉瘤。

（二）按大小分类

分为小型动脉瘤（≤0. 5cm）、一般动脉瘤（0. 5～1. 5cm）、大型动脉瘤（1. 5～2. 5cm）和巨型动脉瘤（≥2. 5cm）。

（三）按形态分类

分为囊状动脉瘤、梭形动脉瘤、蛇形动脉瘤和夹层动脉瘤。

【临床表现】

（一）出血症状

多起病急骤，往往有先兆症状，97%病人出现剧烈和突发“爆炸样”头痛、畏光，50%病人伴有恶心、呕吐，面色苍白，全身冷汗。以一过性意识障碍为多见，严重者昏迷，甚至出现脑疝而死亡。

（二）局灶性神经症状

以一侧动眼神经麻痹常见，提示同侧颈内动脉-后交通动脉瘤或大脑后动脉瘤。

（三）癫痫发作

因蛛网膜下腔出血相邻区域脑软化，有的病人可发生抽搐，多为癫痫大发作。

（四）迟发性脑出血

迟发性脑出血（delayed ischemic deficits，DID）发生率为35%，死亡率为10%～15%。

（五）脑积水

蛛网膜下腔出血病人中约有20%可能发生脑积水，可行脑室-腹腔分流术治疗。蛛网膜下腔出血 Hunt-Hess 分级见表8-13-2。

表8-13-2　蛛网膜下腔出血 Hunt-Hess 分级

分级	描述
0	未破裂动脉瘤
Ⅰ	无症状或轻度头痛或轻度颈强直
Ⅰa	无急性脑膜/脑反应，但有固定的神经功能丧失
Ⅱ	脑神经麻痹（如Ⅲ、Ⅳ脑神经），中、重度头痛，颈强直
Ⅲ	轻度局灶性神经功能缺失，嗜睡或意识模糊
Ⅳ	木僵，中至重度偏侧不全麻痹，早期去脑强直
Ⅴ	深昏迷，去脑强直，濒死状态

【影像学检查】

（一）颅脑 CT 检查

可以确定 SAH、血肿部位大小、脑积水和脑梗死，CT 可以判断多发动脉瘤哪个动脉瘤出血，大约70%病人可以预测动脉瘤位置：纵裂出血常提示前动脉或前交通动脉动脉瘤，侧裂出血常提示后交通或中动脉动脉瘤，脑室内出血，特别是第Ⅲ和第Ⅳ脑室，动脉瘤多在颅后窝，如小脑下后动脉动脉瘤或椎动脉动脉瘤。巨大动脉瘤周围水肿呈低密度，瘤内层状血栓呈高密度，瘤腔中心的流动血液呈低密度，在CT上呈现特有的“靶环征”。CT血管造影（CTA）检查可从不同角度了解动脉瘤与载瘤动脉，显示动脉瘤与相邻骨性结构的关系，可以筛选可疑动脉瘤与动静脉畸形病人。

Fisher分级法根据CT的出血量，分为4级，蛛网膜下腔出血Fisher分级见表8-13-3。

表8-13-3　蛛网膜下腔出血Fisher分级

Fisher分级	CT出血量
1级	无出血
2级	弥散出血或脑室出血厚度<1mm
3级	局部凝血和（或）≥1mm
4级	脑内或脑室内血肿伴弥散或无蛛网膜下腔出血

（二）颅脑MRI检查

优于颅脑CT检查，动脉瘤内可见流空影。MRA和CTA可提示动脉瘤部位，常见于动脉瘤筛查，有助于从不同角度了解动脉瘤与载瘤动脉关系。急性蛛网膜下腔出血后24~48小时内，MRI很难查出，可能是由于血液被脑脊液稀释，去氧血红蛋白为等信号所致。4~7天敏感性增加。MRA不需造影剂，可显示不同部位动脉瘤，旋转血管影像以观察动脉瘤颈、动脉瘤内血流情况，还可显示整个脑静脉系统，发现静脉和静脉窦的病变；

（三）数字减影血管造影（DSA）检查

该项检查是确诊颅内动脉瘤的金标准，对于判断动脉瘤的位置、形态、内径、数目、瘤蒂宽窄、有无血管痉挛、痉挛的范围及程度和手术决策十分重要。经股动脉插管，行双侧颈内动脉、双侧椎动脉全脑四血管造影，多方位投照，以除外其他血管动脉瘤和评价侧支循环，避免遗漏多发动脉瘤。其中Hunt-Hess分级Ⅰ、Ⅱ级病人应尽早进行血管造影，Ⅲ、Ⅳ级病人应待病情稳定后，再行造影检查，Ⅴ级病人只行CT以除外血肿和脑积水。怀疑脊髓动静脉畸形者还应行脊髓动脉造影。

（四）腰椎穿刺检查

如果CT检查阴性，对怀疑蛛网膜下腔出血者可行腰椎穿刺。为避免因脑脊液压力变化造成动脉瘤再破裂出血，最好采用细腰椎穿刺针（≤20G）穿刺。且颅内压增高时慎用，最好在怀疑出血6小时后进行腰穿，最佳腰穿时间是怀疑出血12小时。

（五）经颅多普勒超声（TCD）检查

在血容量一定的情况下，血流速度与血流的横截面积成反比，故可用TCD间接测定脑血管痉挛程度。

【治疗】

主要包括非手术治疗、手术治疗和血管内介入治疗。

（一）非手术治疗

1. 非手术治疗适应证　对于蛛网膜下腔出血病人主要目的在于防止再出血和防治脑血管痉挛，适应证包括以下几种情况。

（1）病人全身情况不能耐受开颅手术。

（2）诊断不明确、需进一步检查者。

（3）病人拒绝手术或手术失败者。

2. 非手术治疗方法

（1）绝对卧床14~21天，适当抬高头部。避免情绪激动，防治便秘。为预防动脉瘤再次出血，病人应在ICU监护。

（2）防治脑动脉痉挛，可通过TCD检测脑血流变化，及时发现脑血管痉挛。早期可试用钙离子拮抗剂改善微循环。

（3）防止感染、加强营养，维持水、电解质平衡，严密观察病人生命体征及神经功能变化。

（4）降低血压是减少再出血的重要措施之一，但由于动脉瘤出血后多伴有脑动脉痉挛，脑供血减少，如果降压过多会导致脑供血不足，通常降压幅度为平时血压的90%即可，如有缺血症状应给予适当地回升。

（5）降低颅内压能够增加脑血流量、延缓血脑屏障的损害、减轻脑水肿、加强脑保护。

（二）手术治疗

开颅夹闭动脉瘤仍是首选治疗方法。通过阻断动脉瘤的血液供应，避免再出血，保持载瘤动脉及供血动脉通畅，维持脑组织正常血液循环。

为便于判断动脉瘤病情，选择造影和手术时机，评价疗效，根据Hunt-Hess分级，病情在Ⅰ、Ⅱ级的病人应尽早进行血管造影和手术治疗。Ⅲ级以上提示出血严重，可能伴发脑血管痉挛和脑积水，手术危险较大，待病情好转后再行手术治疗。Ⅲ级以下病人，出血后3~4天内手术夹闭动脉瘤，可防止再出血。椎-基底动脉或巨大动脉瘤，Ⅲ级以上提示出血严重或存在脑血管痉挛和脑积水，手术危险性大，应待病情好转后再行手术治疗。

（三）血管内介入治疗

颅内动脉瘤介入治疗发展迅速，治疗方法从最初的血管内球囊闭塞载瘤动脉发展为直接栓塞动脉瘤腔，栓塞材料也从可脱性球囊发展为微弹簧圈。与外科瘤颈夹闭术相比，采用血管内瘤腔栓塞术治疗的病人数量明显增加，疗效满意。特别是出血早期及老弱病人，介入治疗因其创伤小，入路简单而相对开颅手术有较大优越性。

1. 可脱性球囊技术　虽然被广泛采用，但仍存在不少问题。

（1）难以直接闭塞瘤颈宽大、形状不规则的动脉瘤。

（2）在用可脱性球囊闭塞动脉瘤瘤腔时，由于球囊体积小于动脉瘤体积，球囊形状与动脉瘤形状不相互匹配，或充盈后球囊泄露，使球囊与动脉瘤间出现腔隙等因素导致动脉瘤为完全闭塞时，球囊在载瘤动脉血流冲击下，出现往复运动，撞击动脉瘤瘤壁及瘤颈部，即所谓“水锤效应”。

2. GDC（Guiglielmi Detachable Coil）　GDC的问世使颅内动脉瘤的血管内治疗有了突破性进展。GDC是将铂金弹簧圈焊接到外涂绝缘层的不锈钢推送杆上而成，弹簧圈与推送杆间有一非绝缘的裸区，通以直流电后裸区电解，弹簧圈与推送杆脱离。其优点是柔软易解脱，可控性强，安全可靠，在电解前可随意推拉弹簧圈，调整弹簧圈的位置。

3. 液体栓塞材料　弹簧圈为固体栓塞材料，与动脉瘤不能完全匹配，可以使用非黏附性液体栓塞材料用于动脉瘤的栓塞。Onyx液体栓塞系统由乙烯-乙烯基醇（EVAL）和二甲基亚砜（MDSO）组成，这是一类大分子聚合物，当遇水性溶液时又沉淀为固体而起到栓塞作用。使用过程中必须用球囊封堵瘤颈，然后将预先处理过的Onyx缓慢注入瘤腔，待其成型后再去除球囊。

4. 颅内动脉瘤血管内治疗适应证

（1）病人临床症状很重，Hunt-Hess 分级为Ⅳ～Ⅴ级，病情不稳定。

（2）动脉瘤解剖位置复杂，外科手术风险大，如颈内动脉海绵窦段动脉瘤、基底动脉末端动脉瘤。

（3）后颅凹窄颈动脉瘤。

（4）早期出现脑血管痉挛病人。

（5）动脉瘤没有明显适合手术夹闭的颈部，应首先选择血管内治疗去尝试。

（6）多发性动脉瘤且处于重要解剖区域，外科手术风险大。

5. 颅内动脉瘤血管内治疗禁忌证　除了病人心肝肾肺等器官不能耐受手术，血管条件差栓塞通路不能建立者为绝对禁忌证。以往认为小而宽颈的动脉瘤、直径小于 2mm 的小动脉瘤、不能容纳最小型栓塞物者及瘤颈狭窄难以通过导管的动脉瘤为血管内介入治疗的相对禁忌证，但随着目前栓塞材料及治疗理念的更新，越来越多的此类动脉瘤被血管内介入治疗手段治愈。

6. 颅内动脉瘤血管内栓塞治疗步骤

（1）麻醉：动脉瘤血管内栓塞治疗的病人应在理想的全麻下进行。良好的麻醉可保持病人稳定的头位，减少术中动脉瘤再破裂的机会。

（2）肝素化：为防止动脉瘤栓塞过程中的血栓并发症，全身肝素化非常必要。常用的全身肝素化有三种方法：①手术开始时静脉内注射肝素 60～125U/kg，以后每隔 1 小时按半量给药，24 小时总量不超过 500u/kg；②插好导管后静脉内注射肝素 2000～4000U，以后每隔 1 小时给药 1000～2000U；③配制一定浓度的肝素盐水（儿童按 1000ml 生理盐水加 2000U 肝素，成人按 1000ml 生理盐水加 4000U 肝素），在每一灌注线内（同轴导管、导管鞘内）持续缓慢滴注。

（3）导引导管的放置：Seldinger 技术穿刺股动脉，放置 6F 导管鞘。造影导管行全脑血管造影，以了解脑血管的整体状况以及动脉瘤的位置、大小、形态、方向，选择栓塞治疗的最佳工作位置。用 260cm 导丝将造影导管交换为导引导管，导引导管尽量靠近头端以保证其稳定性。导管交换过程中，导引导管尾端要通过 Y 形阀接高压持续生理盐水滴注系统，以减少血栓并发症。

（4）微导管超选择性插管：根据动脉瘤的大小、形态和位置，选择相应的微导丝和微导管。根据动脉瘤与载瘤动脉的角度情况，将微导管用热蒸汽塑成一定的角度。超选择插管要在清晰路图技术（road mapping）下进行，微导管经 Y 形阀接持续滴注系统，微导丝先进入动脉瘤，然后沿导丝将微导管缓慢跟进。大多数情况下，微导管的头端放置在动脉瘤的中部或近 1/3 处，注意微导管不能贴动脉瘤壁。对于小于 3mm 的动脉瘤，微导管头端放置在动脉瘤入口处较为合适，这样可减少放置弹簧圈的阻力，也便于弹簧圈的成型。

（5）微弹簧圈的放置：选择适当的 GDC，第一枚 GDC 的直径略小于动脉瘤最大内径且大于瘤颈，这样弹簧圈在栓入过程中可以多次经过瘤颈，在动脉瘤内编筐以支撑后续的 GDC。第二枚 GDC 也可选择与第一枚直径相同的弹簧圈，但长度不一定相同，以使动脉瘤更为密实填塞，但要根据第一枚弹簧圈的填塞情况进行选择。后续 GDC 的选择应逐渐减小直径和长度，动脉瘤从周边到中心逐步填塞直到完全填塞为止。

7. 特殊血管内技术

（1）载瘤动脉球囊重塑形技术（remodeling technique）：经典的 Remodeling Technique 又

叫载瘤动脉-瘤颈球囊重塑技术，即球囊辅助下弹簧圈技术，为法国学者 Moret 最早设计使用。需要双侧股动脉穿刺插管，通常先从右侧股动脉穿刺置入 6F 导管鞘，再插入 6F 导引导管并放置在患侧颈内动脉或椎动脉 C_2 椎体平面，沿指引导管送入不可脱球囊微导管，暂时阻断血流，将球囊放于动脉瘤颈开口处。经 6F 指引导管将栓塞动脉瘤的微导管在导丝导引下送入动脉瘤内，经微导管送入适当的 GDC，当有 1～2 环弹簧圈进入动脉瘤内后将球囊充盈并封住动脉瘤口，继续将 GDC 的其余部分送入动脉瘤内，缓慢抽瘪球囊恢复血流，并观察弹簧圈是否移动，通过导引导管造影判断弹簧圈的位置和成形是否满意，然后解脱 GDC。每放置一枚弹簧圈都要重复上述过程，直到动脉瘤栓塞满意为止。在撤除微导管时，要将球囊充盈以防止在微导管撤除过程中弹簧圈移位。每次球囊充盈时间不要超过 4 分钟，以免出现缺血症状。

（2）支架辅助下弹簧圈技术：该技术的要点是先骑跨动脉瘤口放置柔顺性极佳的颅内支架，再通过支架网眼将微导管插入到动脉瘤腔内，放置微弹簧圈闭塞动脉瘤，能有效地永久封堵瘤颈，放置栓塞中或栓塞后弹簧圈逃逸，使宽颈动脉瘤的治疗变得更加安全、有效。或者并行放置支架导管和栓塞微导管，栓塞微导管不需要穿支架的网眼，并可采用支架半释放或全释放技术来保证弹簧圈栓塞的安全性。

（3）Trispan 技术：Trispan 是一种三叶草结构的新型栓塞辅助材料，主要用于基底动脉顶端的宽颈动脉瘤。该技术的要点是先将 Trispan 放置在动脉瘤颈部从而封住瘤颈，再将微导管置入动脉瘤腔内，放置弹簧圈，待动脉瘤完全闭塞后，电解释放 Trispan。

（4）双微导管技术：该技术的要点是在同一导引导管内置入二根微导管，第一根 GDC 送入后暂不解脱，待送入第二根传统 GDC 与第一根在动脉瘤内交织在一起后再解脱第一根 GDC，然后陆续交替填入 GDC 直到紧密填塞动脉瘤。由于第二根微导管的参与，不但对技术要求高，而且可能增加血栓栓塞性并发症的风险，所以全身肝素化和持续导管滴注非常必要。

（5）带膜支架载瘤动脉重塑技术：带膜支架治疗颅内动脉瘤最近十余年才应用于临床，主要由于其对技术条件要求高，且应用适应证窄。带膜支架硬度高、顺应性差、对到位段血管要求高，同时还会阻断沿途分支，主要用于颈内动脉虹吸段较直的脉络膜前动脉以下段动脉瘤。

（6）血流导向装置（flow diverter devices，FDD）：血管内应用血流导向装置治疗颅内动脉瘤已收到广泛认可，Pipeline 栓塞装置（Pipeline embolization device，PED）于 2011 年获得美国食品药品管理局许可，最初用于大型、巨大型和复杂动脉瘤的治疗，后来也应用于小型及简单动脉瘤。PED 改变了以往动脉瘤治疗的理念，通过改变动脉瘤腔、瘤颈、载瘤动脉血流动力学状态诱发瘤内血栓形成，新生内膜覆盖血流转向装置网孔后将动脉瘤与载瘤动脉完全隔离，达到解剖上的完全治愈。对于瘤体上有血管分支的动脉瘤，PED 治疗有其特殊优势，一方面可以保持分支血管通畅，同时还可促进动脉瘤内血栓形成。

【颅内动脉瘤血管内治疗的并发症及处理】

（一）脑缺血事件

1. 脑梗死是颅内动脉瘤介入治疗比较常见的并发症，主要原因有以下几种情况。

（1）脑血栓形成。

（2）球囊或微弹簧圈到位不准确造成正常动脉的栓塞。

（3）动脉瘤内原已存在的血栓溢出栓塞正常动脉。

（4）大型动脉瘤栓塞后导致载瘤动脉的机械压迫。

（5）脑血管痉挛。

2. 脑缺血事件处理及预防

（1）介入治疗应在正规的全身肝素化下进行。

（2）栓塞成功后，如发现重要动脉内血栓形成，应立即给予尿激酶等溶栓治疗。动脉瘤栓塞后应予以正规的抗血小板治疗。

（3）介入治疗前、后及术中给予血管扩张药物。

（4）操作务必轻柔，避免动脉内膜损伤。

（5）可脱性球囊装置在导管内输送应牢靠。

（二）动脉瘤破裂出血

1. 动脉瘤破裂的主要原因

（1）操作不当。

（2）微导管自身具有不稳定性。

（3）弹簧圈使用不当。

（4）动脉瘤壁不规则。

2. 动脉瘤破裂出血的处理

（1）如果动脉瘤破裂在栓塞过程早期出现，可按急性出血的动脉瘤处理。

（2）如果动脉瘤破裂时微导管已经到位，不要撤除微导管，应快速的放置弹簧圈以防止进一步出血。

（3）如果微导丝穿破动脉瘤，不要急于将微导丝撤除，应将微导管跟近动脉瘤壁的破口处再撤除微导丝。

（三）弹簧圈解旋、断裂和移位

为防止弹簧圈解旋和断裂，要尽量避免反复推拉弹簧圈。当推送或撤除弹簧圈有阻力时，一定要查明原因，不要勉强推送或回撤。弹簧圈移位多见于宽颈动脉瘤，为防止弹簧圈移位，第一枚弹簧圈的直径不要小于瘤颈。对于宽颈动脉瘤，最好应用再塑形技术或支架技术。如果发生弹簧圈解旋、断裂或移位，应根据情况应用弹簧圈回收器将弹簧圈取出。

（四）脑血管痉挛

由导管机械刺激所致，故操作时应尽量轻柔。由于血管痉挛，微导管可被固定，一时难以拔除，此时可注入罂粟碱 15~30mg（溶于 10ml 生理盐水中），并应用药物使病人镇静，停止操作 10~20 分钟，一般痉挛可缓解。

第五节 颅内肿瘤的介入治疗

颅内肿瘤又称脑肿瘤、颅脑肿瘤，是指发生于颅腔内的神经系统肿瘤，包括起源于神经上皮、外周神经、脑膜和生殖细胞的肿瘤，淋巴和造血组织肿瘤，蝶鞍区的颅咽管瘤，以及转移性肿瘤等。

颅内肿瘤的介入治疗在临床上开展的不多，原因是颅内肿瘤约有一半是良性的，手术是最好的选择，而颅内恶性肿瘤大部分是恶性胶质瘤，存在血脑屏障阻断抗肿瘤药进入肿瘤细胞内，所以颅内肿瘤的介入治疗作用有限，有关介入治疗的项目开展较少。但是，随着脑血管造影的广泛开展和其他介入治疗新方法的出现，人们开始对颅内肿瘤的介入治疗进行了不懈的研究和探索，事实证明并不是介入治疗没有任何作用，尤其是对颅内富血供的肿瘤是有较好效果的。下面以脑膜瘤的介入栓塞术为例，来说明颅内肿瘤的介入治疗。

脑膜瘤约占颅内肿瘤的20%。好发于矢状窦旁、大脑镰旁、大脑凸面、蝶骨嵴和外侧裂、颅前窝底及嗅沟、鞍区、小脑幕、颅中窝底、小脑脑桥角、脑室内、斜坡和枕骨大孔区等。脑膜瘤血运丰富。Manelfe将血液供应方式分为四型：1型为单纯颈外动脉供血；2型为颈内、外动脉联合供血，以颈外动脉为主；3型为颈内、外动脉联合供血，以颈内动脉为主；4型为单纯颈内动脉供血。有的脑膜瘤还有椎基底动脉参与供血。脑血管造影是了解脑膜瘤血液供应方式的主要手段。

脑膜瘤术前栓塞能大大减少肿瘤血液供应，减少术中出血，有利于手术操作，降低手术死亡和致残率，使过去认为不能手术者变为可手术，使手术难度大的变为较容易。因此，近年来对颅内血供丰富的脑膜瘤，一般在手术前3~7天采用术前栓塞作为手术的一项重要辅助措施。

脑膜瘤术前栓塞材料多采用固体微粒栓子，尤以明胶海绵为宜。脑膜瘤的栓塞是靠自然血流，加上推注造影剂或生理盐水的力量，把微粒带到肿瘤中心，行肿瘤内栓塞，最好是接近肿瘤供血动脉的主干栓塞，如栓塞能达到手术切除肿瘤时几乎没有出血，应视为栓塞效果满意。其他栓塞材料如Ivalon、冻干硬脑膜、真丝微粒、NBCA、ONXY和弹簧圈等，球囊应用很少。

【适应证】

脑膜瘤术前栓塞术适用于血供丰富的脑膜瘤，尤其是有颈外动脉参与供血者，均可实施颈外动脉供血支术前栓塞，作为手术的一项重要辅助措施。

【禁忌证】

1. 脑膜瘤的血供虽丰富，但主要为颈内动脉供血，非主要为颈外动脉供血者。

2. 脑膜瘤虽有丰富的颈外动脉供血，但由于供血的颈外动脉分支与颈内动脉或椎基底动脉间有危险吻合，且超选择插管导管无法避开危险吻合者。

【手术步骤】

（一）经动脉入路

1. 一般多采用经股动脉穿刺插管。会阴及两侧腹股沟常规消毒，铺无菌巾。用1%或2%利多卡因在右（或左）侧腹股沟韧带下2~3cm，股动脉搏动明显处逐层进行浸润麻醉，并给病人神经安定麻醉。右侧股动脉插入6F导管鞘。

2. 将5F脑血管造影导管经6F导管鞘分别选择插入左、右颈内动脉、椎动脉行选择性血管造影，了解脑膜瘤的供血来源、肿瘤染色情况、引流静脉、静脉窦受累情况，颈外动脉供血情况及其与颈内、椎基底动脉有无危险吻合。

3. 如病人为术前栓塞的适应证，将导管超选择插入颈外动脉的供血分支，并避开危险吻合。如普通导管无法达到超选择插管目的，在给肝素化后，更换6F导引管，经6F导引管插入微导管行超选择插管。

4. 超选择插管成功后，将明胶海绵用剪刀剪成碎屑使成<250μm的微粒，并用生理盐水或40%造影剂稀释，用1、2或3ml注射器抽吸明胶海绵微粒，在电视监视下，经导管间断推注，同时注意观察病人病情变化，每推注1~2管微粒，即推注一次生理盐水，以防微粒将导管堵塞，同时间断注入造影剂监视栓塞情况，如见造影剂流速变慢或有反流时即停止推注微粒。

5. 经造影导管或导引管造影了解栓塞结果。

(二) 栓塞结束

酌情用鱼精蛋白中和肝素,拔出导管与导管鞘,穿刺部位压迫 15~20 分钟,无出血时局部盖无菌纱布,加压包扎。

【并发症】

1. 脑膜瘤术前栓塞的主要并发症为注射时微粒逆入或经危险吻合误入颈内动脉而造成的神经功能障碍。

2. 颈外动脉栓塞,可能引起头皮切口缘坏死或愈合困难。

(宋国红 单广振)

第九篇

感染性疾病

第一章

重型病毒性肝炎

重型病毒性肝炎是由肝炎病毒或其他病毒感染引起的严重肝脏损害，以大量肝细胞坏死为主要病理特点，导致肝脏合成、解毒、排泄和生物转化等功能发生严重障碍或失代偿，出现以凝血机制障碍和黄疸、肝性脑病、腹水等为主要表现的一组临床症候群。重型肝炎疾病的特点：病情重、合并症多、预后差、死亡率高。

【病因】

常见肝炎病毒包括甲型（HAV）、乙型（HBV）、丙型（HCV）、丁型（HDV）、戊型（HEV）肝炎病毒。除 HBV 为 DNA 病毒外，余均为 RNA 病毒。其中 HAV、HEV 为经口感染。HBV 主要传播途径为血液体液传播、母婴垂直传播、医源性感染。HCV 感染途径与 HBV 相同，而且以输血和血制品传播为主。HDV 为有缺陷的单股负链 RNA 病毒，需依附 HBV 复制，传播途径亦同 HBV 病毒。在我国，引起重型肝炎的最常见原因为 HBV 感染，约占 81.82%；丙型肝炎次之，占 14.88%；甲型肝炎占 2.7%；HEV 仅在感染妊娠妇女时易发生重型肝炎。两种或两种以上肝炎病毒的同时感染或重叠感染是造成重型肝炎的重要因素，尤其是 HBV 和 HDV、HBV 和 HEV 混合感染。其他能引起重型肝炎的病毒如巨细胞病毒、腺病毒、人类细小病毒、EB 病毒、单纯疱疹病毒、水痘带状疱疹病毒等，这些病毒引起重型肝炎多见于器官移植术后、免疫抑制治疗、肿瘤化疗后。

【诊断要点】

（一）流行病学

近期内有无与肝炎患者密切接触史，有无输血、血制品、针灸史等。在流行地区应注意有无水源、食物污染史。

（二）根据病情发展速度，分为三型

1. 急性重型肝炎　以急性黄疸型肝炎起病，2 周内出现极度乏力，消化道症状明显，迅速出现Ⅱ度以上（按Ⅳ度划分）肝性脑病，凝血酶原活动度低于 40%并排除其他原因者，肝浊音界进行性缩小，黄疸急剧加深；或黄疸很浅，甚至尚未出现黄疸，但有上述表现者均应考虑本病。

2. 亚急性重型肝炎　以急性黄疸型肝炎起病，15 天～24 周出现极度乏力，消化道症状明显，同时凝血酶原时间明显延长，凝血酶原活动度低于 40%并排除其他原因者，黄疸迅速加深，每天上升≥17.1μmol/L 或血清总胆红素大于正常 10 倍，首先出现Ⅱ度以上肝性脑病者，称脑病型（包括脑水肿、脑疝等）；首先出现腹水及其相关症候（包括胸腔积液等）者，称为腹水型。

3. 慢性重型肝炎　其发病基础有：

（1）慢性肝炎或肝硬化病史。

（2）慢性乙型肝炎病毒携带史。

（3）无肝病史及无 HBsAg 携带史，但有慢性肝病体征（如肝掌、蜘蛛痣等）、影像学改变（如脾脏增厚等）及生化检测改变者（如丙种球蛋白升高，白/球蛋白比值下降或倒置）。

（4）肝穿检查支持慢性肝炎。

（5）慢性乙型或丙型肝炎，或慢性 HBsAg 携带者重叠甲型、戊型或其他肝炎病毒感染时要具体分析，应除外由甲型、戊型和其他型肝炎病毒引起的急性或亚急性重型肝炎。慢性重型肝炎起病时的临床表现同亚急性重型肝炎，随着病情发展而加重，达到重型肝炎诊断标准（凝血酶原活动度低于 40%，血清总胆红素大于正常 10 倍）。

亚急性重型和慢性重型肝炎可根据其临床表现分为早、中、晚三期。

（1）早期：符合重型肝炎的基本条件，如严重乏力及消化道症状，黄疸迅速加深，血清胆红素大于正常 10 倍，凝血酶原活动度 30%～40%，或经病理学证实。但未发生明显的脑病，亦未出现腹水。

（2）中期：有Ⅱ度肝性脑病或明显腹水、出血倾向（出血点或瘀斑），凝血酶原活动度 20%～30%。

（3）晚期：有难治性并发症如肝肾综合征、消化道大出血、严重出血倾向（注射部位瘀斑等）、严重感染、难以纠正的电解质紊乱或Ⅱ度以上肝性脑病、脑水肿、凝血酶原活动度 ≤20%。

（三）各型病毒性肝炎病原学诊断

1. 甲型肝炎　急性肝炎患者血清抗-HAV IgM 阳性，可确诊为 HAV 近期感染。在慢性乙型肝炎或自身免疫性肝病患者血清中检测抗-HAV IgM 阳性时，判断 HAV 重叠感染应慎重，须排除类风湿因子（RF）及其他原因引起的假阳性。接种甲型肝炎疫苗后 2～3 周 8%～20%接种者可产生抗-HAV IgM，应注意鉴别。

2. 乙型肝炎　有以下任何一项阳性，可诊断为现症 HBV 感染：①血清 HBsAg 阳性；②血清 HBV DNA 阳性；③血清抗-HBc IgM 阳性；④肝内 HBcAg 和（或）HBsAg 阳性，或 HBV DNA 阳性。

3. 丙型肝炎　①急性丙型肝炎诊断：临床符合急性肝炎，血清或肝内 HCV RNA 阳性；或抗-HCV 阳性，但无其他型肝炎病毒的急性感染标志。②慢性丙型肝炎诊断：临床符合慢性肝炎，除外其他型肝炎，血清抗-HCV 阳性，或血清和（或）肝内 HCV RNA 阳性。

4. 丁型肝炎

（1）急性丁型肝炎的诊断：①急性 HDV、HBV 同时感染：急性肝炎患者，除急性 HBV 感染标志阳性外，血清抗-HDV IgM 阳性，抗-HDV IgG 低效价阳性；或血清和（或）肝内 HDVAg 及 HDV RNA 阳性。②HDV、HBV 重叠感染：慢性乙型肝炎病人或慢性 HBsAg 携带者，血清 HDV RNA 和（或）HDVAg 阳性，或抗-HDV IgM 和抗-HDV IgG 阳性，肝内 HDV RNA 和（或）肝内 HDVAg 阳性。

（2）慢性丁型肝炎诊断：临床符合慢性肝炎，血清抗-HDV IgG 持续高效价，HDV RNA 持续阳性，肝内 HDV RNA 和（或）HDV Ag 阳性。

5. 戊型肝炎　急性肝炎患者血清抗-HEV 阳转或效价由低到高，或抗-HEV 阳性>1∶20，或斑点杂交法或逆转录聚合酶链反应法（RT-PCR）检测血清和（或）粪便 HEV RNA 阳性。目前抗-HEV IgM 的检测试剂尚未标准化，抗-HEV IgM 检测可作为急性戊型肝炎诊断的参考。

（四）实验室检查

1. PTA 凝血酶原时间（PT）和凝血酶原活动度）PTA）是诊断重型肝炎的重要依据。当PT延长致PTA<40%时应疑为重型肝炎，PTA的变化也是判断重型肝炎预后的最敏感实验室指标。

2. 肝功能测定 ALT、AST均升高。ALT快速下降致ALT/AST<1，伴胆红素不断升高——“胆酶分离”现象，总胆红素常大于171μmol/L。

3. 胆碱酯酶 由肝细胞合成，其活性降低提示肝细胞已有较明显损伤，其值越低提示病情越重。

4. 血清白蛋白、血脂及血糖 重型肝炎时白蛋白明显下降，超过40%的重型肝炎患者有低血糖反应，故应注意监测血糖。肝细胞严重损伤时，胆固醇在肝内合成减少，故血浆胆固醇明显下降，胆固醇越低，预后越险恶，但梗阻性黄疸时胆固醇升高。

（五）并发症

1. 肝性脑病 肝功能不全所引起的神经精神综合征，根据临床症状、体征及脑电波异常程度分为4度：Ⅰ度，轻型肝性脑病，以精神症状为主，有性格行为改变，定时、定向、计算力等异常。Ⅱ度，中型肝性脑病，以神经症状为主，可出现扑翼样震颤，肌张力增强，腱反射亢进，嗜睡，脑电图有异常θ波，性格行为异常，属昏迷前期。Ⅲ度，重型肝性脑病，昏睡状态，对刺激尚有反应，脑电图见异常θ波和三相慢波，属昏迷期。Ⅳ度，深昏迷状态，对刺激无反应，腱反射消失。

2. 上消化道出血 急性重型肝炎常因凝血因子下降所致胃黏膜广泛糜烂和溃疡出血，而亚重肝、慢重肝常因门脉高压食管胃底静脉曲张破裂出血，上消化道出血可诱发肝性脑病、腹水及腹腔感染、肝肾综合征等。

3. 肝肾综合征 是严重肝病的终末期表现。主要表现为少尿或无尿、氮质血症、电解质平衡失调。

4. 腹水及自发性腹膜炎 重型肝炎因低白蛋白血症及醛固酮灭活减少而导致腹水。因肠道细菌易位和免疫功能低下出现自发性腹膜炎。

5. 脑水肿。

6. 低血糖。

【病情判断】

重型肝炎的预后极差，死亡率极高。国外报道为60%~80%，国内报道大多也在60%以上。影响预后的因素如下：

1. 小于2岁或大于60岁、孕妇。

2. 混合感染者。

3. 凝血酶原活动度低，血清胆固醇水平低，血清丙氨酸氨基转移酶低而胆红素剧增者。

4. 血清AFP阳性者，预后相对要好，反之预后差。

【治疗】

（一）内科综合治疗

目前重型病毒性肝炎尚缺乏特效药物和手段，原则上强调早诊断、早治疗，根据不同原因采取相应的综合治疗措施，积极防治各种并发症。

1. 一般支持治疗

（1）卧床休息：减少体力消耗，减轻肝脏负担。

（2）加强病情监护。

（3）饮食方面：高碳水化合物、低脂、适量蛋白质饮食；进食不足者，每日静脉补给足够的液体和维生素，保证每日 1500kal 以上总热量。

（4）积极纠正低蛋白血症：补充白蛋白或新鲜血浆，酌情补充凝血因子。

（5）纠正水电解质和酸碱平衡紊乱：特别要注意纠正低钠、低氯、低钾血症和碱中毒。

（6）注意消毒隔离，加强口腔护理，预防院内感染发生。

2. 针对病因和发病机制治疗

（1）针对病因治疗或特异性治疗：在知情同意基础上可尽早酌情使用核苷类似物如拉米夫定、阿德福韦酯、恩替卡韦等抗病毒治疗，不推荐使用干扰素。

（2）免疫调节治疗：目前对于肾上腺皮质激素在肝衰竭治疗中的应用尚存在不同意见，在重型肝炎，若病情进展迅速且无严重感染、出血等并发症者，可酌情使用。糖皮质激素尤其是合并使用核苷（酸）类似物抗病毒药物时，可提高急性加重的慢性乙型肝炎患者生存率，但尚需进一步研究证实。为调节重型肝炎患者机体免疫功能、减少感染等并发症，可酌情使用胸腺素 α1 等免疫调节剂。

（3）促肝细胞生长治疗：为减少肝细胞坏死、促肝细胞再生，可酌情使用促肝细胞生长素和前列腺素 E1 脂质体等药物，但确切疗效有待确认。

（4）其他治疗：肠道微生态制剂、乳果糖、拉克替醇可减少肠道细菌易位或内毒素血症；减少肠腔内毒素的产生，清洁肠道可用抗生素如甲硝唑，新霉素等。可酌情选用改善微循环药物及抗氧化剂如 N-乙酰半胱氨酸（NAC）和还原型谷胱甘肽、减轻胆汁淤积（腺苷蛋氨酸等）、保护肝细胞（甘草酸制剂等）。

3. 预防并发症

（1）肝性脑病：去除严重感染、出血、电解质紊乱等诱因。限制蛋白质饮食。使用乳果糖、拉克替醇，口服或高位灌肠，可酸化肠道，促进氨排出，减少肠源性毒素吸收。根据患者电解质和酸碱平衡情况选择精氨酸、门冬氨酸-鸟氨酸等降血氨药物。酌情使用支链氨基酸或支链氨基酸-精氨酸混合制剂以纠正氨基酸失衡。

（2）脑水肿：有颅内高压的患者给予高渗性脱水剂，如 20% 甘露醇或甘油果糖，但肝肾综合征患者慎用。袢利尿剂如呋塞米可与渗透性脱水剂交替使用。

（3）肝肾综合征：大剂量袢利尿剂冲击，可用呋塞米持续泵入。限制液体入量，24 小时总入量不超过尿量加 500～700ml。肾灌注压不足者可应用白蛋白扩容或特利升压素，但急性肝衰竭患者慎用特利升压素，以免因脑血流量增加而加重脑水肿。

（4）感染：重症病毒性肝炎患者常因机体免疫功能低下、肠道微生态失衡、肠黏膜屏障作用降低及侵入性操作而合并感染，包括自发性腹膜炎、肺部感染、败血症等。感染常见病原体为大肠埃希菌等革兰阴性杆菌、葡萄球菌、肺炎链球菌、厌氧菌、肠球菌、假丝酵母菌等真菌。对感染患者，应首先根据经验选用强效或联合应用抗生素，同时加用微生态调节剂，并尽可能在应用抗生素前急性病原体分离及药敏试验，根据药敏试验结果调整用药。

（5）出血：门静脉高压性出血者，为降低门静脉压力首选生长抑素类似物，也可选用垂体后叶素，选择采取三腔二囊管压迫、内镜下硬化剂或套扎治疗或手术止血。对弥散性血管内凝血患者可予新鲜血浆、凝血酶原复合物、纤维蛋白原等补充凝血因子。血小板显著减少患者可输注血小板，对纤溶亢进证据的患者可应用氨甲环酸或氨甲苯酸等抗纤溶药物。

（二）人工肝支持治疗

通过体外的机械、物理化学、生物转至清除各种有害物质，补充必须物质，改善内环境，暂时替代衰竭肝脏部分功能的治疗方法，为肝细胞再生及肝功能恢复、及肝移植创造条件和等待机会。适用于重型病毒性肝炎早中期，PTA 在 20%～40%、血小板>$50×10^9$/L 患者。重型肝炎晚期患者因并发症多应慎用。人工肝治疗的并发症有变态反应、低血压、继发感染、出血、失衡综合征、溶血、空气栓塞、水电解质及酸碱平衡紊乱等。

（三）干细胞移植

是近年的研究热点，可望为治疗重型肝炎提供新方法。

（四）肝移植

是重型病毒性肝炎最有效的治疗手段，适用于经内科和人工肝治疗疗效欠佳者。绝对禁忌证：①难以控制的全身感染；②肝外有难以根治的恶性肿瘤；③难以戒除的酗酒和吸毒；④合并严重心肺等重要脏器器质性病变；⑤难以控制的精神疾病。相对禁忌证：①年龄>65岁；②肝脏恶性肿瘤伴门静脉主干癌栓或转移；③合并糖尿病、心肌病等预后不佳的疾病；④严重感染；⑤HIV；⑥明显门静脉血栓成形等解剖结构异常。为预防移植肝再感染肝炎病毒，HBV 患者术前拉米夫定、阿德福韦酯、恩替卡韦等核苷酸抗病毒药使用 1 个月以上，术中和术后较长时间应用高效价乙型肝炎免疫球蛋白与核苷抗病毒药物。

（五）护理

1. 卧床休息，饮食宜低盐、低脂肪、高糖，保证充足的热量。
2. 心理护理　消除其恐惧、悲观、绝望等消极情绪，帮助患者树立战胜疾病的信心。
3. 并发症的护理　肝性脑病者注意保持大便通畅，可用灌肠方法保持大便至少每天一次，灌肠时勿用碱性液（如肥皂水）而应使用酸性液或乳果糖。在上消化道大出血期间，患者应严格禁食，注意观察粪便的颜色、次数及量以判断有无继续出血的迹象。

【治愈出院标准】

HAE、HEV 感染者隔离期满；主要症状消失；肝功能检查正常。

（熊伍军　胡丽娟）

第二章

肾综合征出血热

肾综合征出血热(hemorrhagic fever with renal syndrome,HFRS)是由汉坦病毒(Hantavirus)感染引起的广泛小血管和毛细血管损伤,以发热、出血、低血压休克和肾脏损害为主要临床表现的急性自然疫源性疾病。又称流行性出血热(epidemic hemorrhagic fever,EHF)。发病具有明显的地区差异性,亚洲最高,其中我国是世界上受肾综合征出血热危害最为严重的国家,占世界报道病例总数的90.94%。该病的储存宿主和传染源为啮齿类动物(黑线姬鼠、褐家鼠和实验室鼠)。动物感染后,病毒可随其尿液、粪便、唾液及血液排出体外。人类可通过吸入含病毒的气溶胶颗粒、消化道或皮肤黏膜破损处直接接触污染物后而感染汉坦病毒。此外,也可通过虫媒传播(螨传播)和垂直传播。但很少在人与人之间传播。所有人群对汉坦病毒具有普遍易感性,感染病毒后大部分人群呈隐性感染状态,而只有小部分人发病。病后可获得稳固而持久的免疫,极少有第二次感染发病。

【病因和发病机制】

本病病原是汉坦病毒,属于布尼亚病毒科的有包膜病毒属。汉坦病毒具有单链反义RNA基因组,基因组分为3个片段。L片段(或大片段)编码复制酶,即RNA依赖性RNA聚合酶;M片段(中片段)编码包膜糖蛋白G1和G2;S片段编码核衣壳蛋白N。包膜糖蛋白可通过全身内皮细胞与血小板细胞表面整合素-β3介导汉坦病毒附着于细胞。

HFRS的发病机制尚不清楚。目前认为,多种因素参与肾损伤,主要是病毒感染所致包括肾脏在内的全身微血管性损害;诱发Ⅰ型变态反应,释放大量血管活性物质,血管通透性增加,继而引起广泛血管渗漏;诱发Ⅲ型变态反应,致循环免疫复合物沉积于血管病,通过经典和旁路途径激活补体,引起血管损害。血管病变可通过以下途径损伤肾脏:①血浆大量外渗造成低血容量、低血压,肾脏血流灌注不足;②肾血流量减少,激活肾素和血管紧张素,进一步加重肾脏缺血;③微血管病变致肾间质水肿、出血,压迫肾小管;④肾血流量减少,少尿,导致T-H(Tamm-Horsfall)蛋白及滤过的血浆蛋白形成管型,堵塞肾小管。这些因素均可促进肾小管坏死。

【诊断要点】

(一) 流行病学资料

询问病史时应了解患者是否发病前2月内到过疫区,是否存在因职业(如务农、林业、动物实验)或其他情形(如露营)而暴露于啮齿动物的风险。

(二) 典型临床表现

1. 潜伏期1~2周,多数以突然发热起病,体温在1~2天内升至39~40℃,以稽留热或弛张热型为主,持续3~7天。常伴有"三痛"(头痛、腰痛、眼眶痛)和"三红"(颜面、颈部、上胸部潮红）等特殊的全身中毒症状表现。

2. 典型患者经历发热期、低血压休克期、少尿期、多尿期及恢复期，全程一般4~6周。非典型病例可以出现越期现象，而重型可以出现发热、休克和少尿重叠。

3. 肾损害表现为一过性非选择性蛋白尿，尿蛋白定量0~12.3g/d（平均2.6g/d），25%患者出现肾病范围蛋白尿；镜下血尿多见；肾小球滤过率（glomerular filtration rate，GFR）下降，大部分患者肾功能能恢复到基线水平。我国及日本患者尿中可出现膜状物（纤维蛋白与细胞碎屑的凝集物），北欧患者可有长线样管型，均认为对本病有诊断价值。

（三）肾脏病理

通常不需要做肾活检，但如果肾脏病的临床病程并不符合HFRS的典型表现，即肾功能未在临床恢复期后恢复至基线水平，则可能需要活检。

光镜下以小血管内皮细胞肿胀、变性坏死和纤维素样坏死，间质水肿出血及炎症细胞浸润，及肾小管上皮细胞不同程度变性坏死为主要表现。肾小球病变轻微。免疫荧光可见IgG或IgM及C3呈颗粒样沉积于肾小球毛细血管壁和系膜区、肾小管上皮细胞和基底膜、小血管壁及肾间质。电镜下肾小球基底膜内、内皮下及系膜区可见电子致密物。此外，还在肾小管上皮细胞胞质内质网中存在病毒样颗粒。

（四）实验室检查

1. 血常规　早期白细胞数正常或偏低，病程3~4日后明显增高，高达（15~20）×10^9/L。中性粒细胞早期增多，重症患者可出现类白血病反应。可以出现血小板下降，多出现在发病第二天，黏附和聚集功能下降，并可见异型血小板。

2. 尿常规　发病第二天可出现，尿蛋白程度与肾损害呈正相关。有血尿患者，肾损害病情较严重，部分患者尿中可出现膜状物。尿沉渣可见巨大融合细胞，此细胞能检出病毒抗原。

3. 肾功能　发热期偶有血肌酐增高，肾小管功能显示乙酰-β-D氨基葡萄糖苷酶（NAG）升高。

4. 生化检测　白细胞增多、C反应蛋白升高、血小板减少、血清肌酐水平升高、蛋白尿和血尿。

5. 血清学检查　为诊断急性或既往汉坦病毒感染的主要方法。血清中特异性IgM抗体在发病第二天出现阳性，1周后达高峰；IgG抗体出现较晚，高峰出现在发病2周以后，可长期存在；特异性IgM抗体阳性（1∶20）或（双份血清）发病4天内或2周后IgG抗体效价上升4倍或以上（1∶40）具有诊断价值。

6. 血清、唾液和肾组织聚合酶链反应（polymerase chain reaction，PCR）可证实汉坦病毒的存在。

【病情判断】

1. 仔细识别和判断各期的临床表现，但并非所有病例都经过五期，重者各期交叉重叠，轻者可越期，仅有发热期和多尿期。

2. 野生型临床表现典型，病情经过较重，出现休克、出血、肾脏损害多见，病死率高；家鼠型临床表现不典型，临床经过轻，较少出现休克、出血和肾损害，病程较短，多数患者发热后直接进入多尿期或恢复期，病死率低。

3. 根据病情轻重分为四型，轻型表现为发热（38℃左右）、全身中毒症状轻，血压正常，皮肤黏膜有出血点，肾损害以轻微蛋白尿为主；中型表现为高热（39℃以上）、全身中毒症状重，有明显的球结膜水肿，开始出现低血压，皮肤黏膜有明显出血，肾损害表现为尿蛋白增加，有明显的少尿期；重型可以出现中毒性精神症状，呈现临床休克，皮肤瘀斑、腔道出血等出血现象较重，肾损害严重，少尿持续5日；危重型表现为难治性休克、出血现象严重，有重要脏器出血，肾损害极为严重，合并出现心力衰竭和肺水肿。

4. 本病死亡率一般在5%～10%，与病型轻重、治疗是否及时、得当密切相关。重型患者主要死亡原因是难治性休克、出血（主要是脑出血、肺出血）等。

【治疗】

早诊断、早休息、早治疗、就地或就近治疗是本病治疗的关键。

（一）抗病毒治疗

目前尚没有针对汉坦病毒的特异性抗病毒治疗，常静脉用利巴韦林。使用方法：负荷剂量33mg/kg，继以16mg/kg，每6小时一次，连续4天，8mg/kg每8小时一次，连续3天，共计7天。可减少出血和少尿风险，降低死亡率。

（二）一般治疗

早期卧床休息，给予高热量、高纤维素的易消化饮食。

（三）液体疗法

1. 发热期 补液量一般在1500ml，根据液体丢失酌情增加，尽量口服；发病第3～4日，应给与静脉补液，以平衡盐液为主，兼顾热量补充。如尿量每日少于1000ml以下，考虑应用利尿剂。

2. 低血压期 早期、快速、适量补充血容量是治疗低血压休克的关键措施。由于大量血浆蛋白外渗，故给予足量胶体液。可使用白蛋白、血浆，不主张使用代血浆。如血压回升不满意，可使用血管活性药物，如多巴胺、间羟胺（阿拉明）等。

3. 少尿期 严格限水，每日入量500～600ml（不显性失水与内生水之差），同时给予利尿剂治疗。

4. 多尿期 适量补液，补液量可为每日尿量的2/3，同时维持电解质平衡。补液以口服为主，必要时静脉补液。

5. 恢复期 加强营养，给予高糖、高蛋白、多维生素食物，口服补液为主。

（四）改善毛细血管通透性，减轻外渗

艾替班特是缓激肽2型受体的一种选择性拮抗剂，可改善毛细血管通透性，并抑制血管舒张，减轻外渗，被批准用于治疗急性遗传性血管性水肿的药物。难治性休克时可考虑使用。

（五）对症处理

头痛和背痛可能需要镇痛药，但应避免使用非甾体抗炎药物；血小板减少患者需要输注血小板，也可尝试使用皮质类固醇药物。

（六）急性肾损伤

少尿期后病情迅速进展，并出现严重意识障碍、肌酐进行性上升、肺水肿和难以纠正的高钾血症、酸中毒等，宜尽早透析，首选血液透析。根据患者肾功能恢复及整体情况调整透析频率。研究表明，尿量是成功停止透析的最重要预测指标之一。如果尿量小于400～600ml/d（不使用利尿剂的情况下），停止透析成功的可能性较小。

（七）合并症处理

最常合并心衰、肺水肿、出血及中枢神经系统等合并症。合并心衰和肺水肿透析效果快而明显；一旦合并大出血，应鉴别出血原因有针对性治疗。密切监测出凝血指标，有明显出血可输注新鲜血浆。

（齐华林）

第三章

狂 犬 病

狂犬病(rabies)又称"恐水病(hydrophobia)",是由狂犬病毒(Rabies virus)引起的主要侵犯中枢神经系统的急性人畜共患传染病。临床表现为高度兴奋,恐惧不安,恐水、畏风,发作性咽喉肌痉挛及进行性瘫痪而死亡。该病目前尚无特效治疗,一旦发病死亡率可达100%。本病的传染源为携带狂犬病毒的动物,我国狂犬病的主要传染源是病犬,其次为猫、猪、牛、马等家畜。值得注意的是,一些貌似健康的犬等动物唾液中可能带有狂犬病毒,也可传播狂犬病。人狂犬病多因被病犬或其他病兽咬伤而感染。人群普遍易感,人被病犬咬伤后未采取预防措施者的发病率为10%~30%。

【病因】

狂犬病的病原体是狂犬病毒。狂犬病毒属于弹状病毒科(Rhabdoviridae)拉沙病毒属(Lyssavirus),形似子弹,大小为(75~80)nm×180nm。病毒分核心和外壳两部分,核心由RNA、核蛋白、磷蛋白和聚合酶组成,外壳由基质蛋白和糖蛋白组成。病毒的基因组为负链单股RNA,含5个结构基因,为G、N、L、P和M基因,分别编码五种结构蛋白,即糖蛋白、核蛋白、转录酶蛋白、磷蛋白和基质蛋白。糖蛋白是一种跨膜蛋白,能与乙酰胆碱受体结合使病毒具有神经毒性,同时可诱发宿主体内产生中和抗体和血凝抗体。核蛋白为狂犬病毒群特异性抗原,可刺激机体产生补体结合抗体。

病毒可接种于鸡胚、鼠脑等,也可在地鼠肾细胞及二倍体细胞中增殖、传代。从患者和动物分离的病毒是存在于自然界中的野毒株,称为"街毒株(street strain)",其致病力强,潜伏期长,能在涎腺中繁殖,各种途径感染后均可使动物发病。街毒株病毒在动物脑内传代50代以上后,毒力减弱,对人和犬失去致病力,称为"固定株(fixed strain)"。固定株虽毒力下降,但仍保留其主要抗原性,可用于制备狂犬病减毒活疫苗。

狂犬病毒对外界抵抗力不强,易被紫外线、苯扎溴铵(新洁尔灭)、碘酒、乙醇、高锰酸钾、甲醛等灭活。病毒对热敏感,加热60℃ 30分钟或100℃ 2分钟可灭活。但在冷冻干燥或-70℃能存活数年。

【诊断要点】

狂犬病的诊断主要依据流行病学史、典型临床表现可作出临床诊断。确诊则需依靠病毒抗原、特异性抗体、核酸等的检测,或病毒分离、脑组织的特殊检查等。

（一）流行病学资料

是否有被狂犬或其他动物咬伤或抓伤史。

（二）典型临床表现

该病分狂躁型(80%)和麻痹型(20%)两种类型。狂躁型病程分为三期,即前驱期、兴奋期(或痉挛期)和麻痹期。前驱期:可有低热、乏力、头痛、烦躁、恐惧、恶心、全身不适等症状,对风、光、声刺激开始敏感,并有咽喉紧缩感。50%~80%病人已经愈合的伤口部位及其附近有麻木、痒、刺痛或蚁行感。本期约2~3天。兴奋期:患者多神志清楚而处于兴奋状态,表现为极度恐惧、烦躁,对水、风、声等刺激非常敏感。恐水是狂犬病的特殊症状,多表现在饮水、听流水声或谈及饮水时,出现严重咽喉肌痉挛,患者常伴有声嘶和脱水。本期约1~3天。麻痹期:痉挛减少或停止,出现松弛性瘫痪,尤以肢体瘫痪为多见。患者由安静进入昏迷,最后因呼吸、循环衰竭而死亡。本期约6~18小时。麻痹型患者由于损害脊髓和延髓,不涉及脑干或高位中枢神经系统,所以临床以麻痹为主,主要表现为虚弱、瘫痪、嗜睡、共济失调、大小便失禁等。该类型病程较长,部分病人可存活30余天。

(三)实验室检查

1. 血常规和脑脊液检查　外周血白细胞总数轻至中度增多,中性粒细胞可占80%以上。脑脊液呈病毒性脑炎表现。

2. 病原学检查　可取病人唾液、脑脊液等接种鼠脑分离病毒。

3. 抗原检测　可应用荧光抗体检查脑组织涂片、角膜印片、冷冻皮肤切片中的病毒抗原。该方法快速、灵敏、特异,阳性率可达98%。

4. 抗体检测　可采用快速荧光焦点抑制试验检测血液或脑脊液中的中和抗体。亦可采用ELISA进行特异性抗体检测,但主要用于流行病学调查,亦可用于狂犬病的诊断。

5. 内基小体检查　死者或动物脑组织切片染色可镜下发现内基小体,阳性率为70%~80%。

6. 核酸检测　取病人唾液或脑脊液等样本行RT-PCR检测病毒核酸。

【病情判断】

狂犬病是所有传染病中最凶险的病毒性疾病,迄今尚无特效治疗。本病一旦出现典型症状、体征,生存的可能性极小,病死率几乎达100%。

【治疗】

狂犬病发病后的治疗措施主要为对症、支持等综合治疗。

(一)隔离患者

单室严格隔离病人,防止唾液污染。应尽量保持室内安静,避免风、光、水、声等刺激。

(二)对症治疗

狂躁时用镇静药,吸氧,保持呼吸道通畅,维持水、电解质、酸碱平衡。纠正心律失常,保持血压稳定。出现脑水肿时予以甘露醇脱水。

(三)抗病毒治疗

临床曾有应用干扰素α、阿糖腺苷、大剂量人抗狂犬病免疫球蛋白等治疗,但均未成功。

【常见误区】

部分病人由于被动物咬伤史不明确,早期常被误诊为神经、精神系统疾病。发病后症状不典型者,亦易误诊为精神病、破伤风、病毒性脑膜脑炎及脑型钩端螺旋体病等。麻痹型可误诊为脊髓灰质炎或吉兰-巴雷综合征。本病尚需与类狂犬病性癔症即假性狂犬病相鉴别,该类患者有被犬咬伤史或与患病动物接触史,经数小时或数天出现类似狂犬病症状,如咽喉部有紧缩感、精神兴奋等症状,但无发热、畏风、流涎,无咽喉肌肉痉挛。

(汤正好　臧国庆)

第四章

中毒性细菌性痢疾

细菌性痢疾(bacillary dysentery),简称菌痢,是由志贺菌(Genus shigella)引起的常见急性肠道传染病,以结肠黏膜化脓性溃疡性炎症为主要病变,以发热、腹泻、腹痛、里急后重、黏液脓血便为主要临床表现。中毒型细菌性痢疾(bacillary dysentery, toxic type)是急性细菌性痢疾的危重型。临床特征为急起高热、反复惊厥、嗜睡、昏迷,迅速发生循环衰竭和(或)呼吸衰竭,而早期肠道症状可很轻或缺如,以2~7岁体质较好的儿童多见,病死率高,必须积极抢救。菌痢终年散发,夏秋季多见。主要传播途径为染菌的食物、饮水和手经口传播。传染源为急慢性菌痢患者与带菌者。

【病因】

病原菌为志贺菌,又称痢疾杆菌,分类于肠杆菌科中的志贺菌属,是革兰阴性细长杆菌,兼性厌氧,但最适宜于需氧生长,不具动力,在普通培养基中生长良好,最适温度为37℃。志贺菌对热、阳光直射、1%含氯石灰等一般消毒剂均较敏感。在水果、蔬菜及腌菜中能生存10日左右;在牛奶中可生存24日之久;在阴暗潮湿及冷冻条件下生存数周。

根据菌体O抗原结构不同可分为A(痢疾志贺菌)、B(福氏志贺菌)、C(鲍氏志贺菌)、D(宋内志贺菌)四群,我国以福氏志贺菌多见。痢疾杆菌具有侵袭肠黏膜能力,侵入人体后释放内毒素,还可产生外毒素,具有神经毒、细胞毒和肠毒素作用。志贺菌进入机体后是否发病取决于三个要素:细菌数量、致病力和人体抵抗力。病菌裂解产生内毒素引起全身中毒症状,内毒素激活人体免疫系统,产生炎症细胞因子等生物活性物质,引起全身炎症反应综合征,导致微血管痉挛、缺血和缺氧,引起DIC、重要脏器衰竭、脑水肿和脑疝,即中毒型菌痢。

【诊断要点】

(一)流行病学资料

流行季节,患者来自流行地区,有菌痢患者接触史。

(二)典型临床表现

2~7岁的健壮儿童,夏秋季突起高热、伴反复惊厥、脑病和(或)休克。中毒症状很重,而肠道炎症反应较轻。

(三)按临床表现可分为

1. 休克型(皮肤内脏微循环障碍型) 主要表现为感染性休克,早期为微循环障碍,可见精神萎靡,面色灰白之四肢厥冷,脉细速、呼吸急促,血压正常或偏低,脉压小,后期微循环淤血、缺氧、口唇及甲床发绀、皮肤花斑、血压下降或测不出,可伴心、肺、血液、肾脏等多系统功能障碍。

2. 脑型(脑微循环障碍型) 因脑缺氧、水肿而发生反复惊厥、昏迷和呼吸衰竭。早期有嗜睡、呕吐、头痛、血压偏高、心率相对缓慢。随病情进展很快进入昏迷、频繁或持续惊厥。瞳孔大小不等,对光反射消失,呼吸深浅不匀、节律不整、甚至呼吸停止。此型较严重,病死率高。

3. 肺型(肺微循环障碍型) 又称呼吸窘迫综合征,以肺微循环障碍为主,常在中毒性痢疾脑型或休克型基础上发展而来,病情危重、病死率高。

4. 混合型 上述两型或三型同时或先后出现,是最为凶险的一型,病死率很高。

(四) 粪便检查

外观呈黏液脓血便。应尽早在发病早期,未使用抗生素之前采集粪便脓血部分及时送检。需直肠拭子或生理盐水灌肠采集的大便直接镜检查或细菌培养,镜下可见大量脓细胞和红细胞,如有巨噬细胞则有助于诊断。培养可检出志贺菌属痢疾杆菌。

(五) 其他检查

1. 血液检查 白细胞总数多增高至(10~20)$\times10^9$ 以上,中性粒细胞为主,并可见核左移;当有 DIC 时,血小板明显减少。

2. 免疫学检查 应用荧光物质标记的痢疾杆菌特异性多价抗体来检测大便标本中的致病菌。

3. 特异性核酸检测 采用核酸杂交或 PCR 可直接检查粪便中的痢疾杆菌核酸。

4. 肠镜检查 可见黏膜弥漫性充血、水肿伴大量渗出、浅表溃疡、偶有假膜形成。

(六) 并发症

1. 败血症。
2. 弥散性血管内凝血(DIC)。
3. 急性呼吸窘迫综合征。
4. 急性溶血性尿毒症综合征。
5. 心功能不全及中毒性心肌炎。

【病情判断】

中毒性菌痢常呈现严重的毒血症,如不及时治疗,死亡率很高,具备以下几项,预后不良:

1. 老年、幼儿、孕妇。
2. 严重休克、脱水。
3. 心肺功能衰竭者。

【治疗】

(一) 一般治疗

1. 严密隔离 患者应及时行消化道隔离,直至症状消失,大便培养连续 2 次阴性为止。
2. 卧床休息。
3. 饮食 一般以流质或半流质为宜,忌食多渣多油或有刺激性的食物。

(二) 抗菌治疗

为迅速控制感染,通常选用两种痢疾杆菌敏感的抗生素静脉滴注。因近年来痢疾杆菌对氨苄西林、庆大霉素等耐药菌株日益增多,故可选用阿米卡星、头孢噻肟钠或头孢曲松钠;喹诺酮类药物也是目前较理想的药物,但儿童慎用。

（三）对症治疗

1. 高热和惊厥的治疗　应用安乃近及物理降温,无效或伴躁动不安、反复惊厥或惊跳者,可给予亚冬眠疗法,以氯丙嗪与异丙嗪各 1～2mg/kg 肌注,必要时静脉滴注,病情稳定后延长至 2～6 小时注射 1 次,一般 5～7 次即可撤除,尽快使体温保持在 37℃左右。还可给予地西泮(安定)、水合氯醛或巴比妥钠。

2. 循环衰竭的处理

(1) 扩充血容量:可快速静脉输入低分子右旋糖酐或葡萄糖氯化钠溶液,首剂 10～20ml/kg,全日总液量 50～100ml/kg,具体视患者病情及尿量而定。若有酸中毒,可给 5%碳酸氢钠滴入。

(2) 血管活性药:针对微血管痉挛应用血管扩张剂,采用山莨菪碱,成人剂量为每次 10～20mg,儿童每次 0.3～0.5mg/kg,或阿托品成人每次 1～2mg,儿童每次 0.03～0.05mg/kg,注射间隔和次数视病情轻重和症状缓急而定,轻症每隔 30～60 分钟肌注或静脉注射 1 次;重症每隔 10～20 分钟静脉注射 1 次,待面色红润、循环呼吸好转、四肢温暖、血压回升即可停药,一般用 3～6 次即可奏效。如上述方法治疗后周围循环不见好转,可考虑以多巴胺与羟胺联合应用。

(3) 强心治疗:有左心衰和肺水肿者,应给予毛花苷丙(西地兰)等治疗。

(4) 抗凝治疗:有 DIC 者采用低分子肝素抗凝疗法。

(5) 肾上腺皮质激素的应用:氢化可的松每日 5～10mg/kg 静脉滴注,可减轻中毒症状、降低周围血管阻力、加强心肌收缩、减轻脑水肿、保护细胞和改善代谢,成人 200～500mg/d,一般用药 3～5 日。

3. 呼吸衰竭　应保持呼吸道通畅、给氧、脱水疗法(如甘露醇)、严格控制入液量。必要时给予洛贝林(山梗菜碱)、尼可刹米等肌注或静注。重危病例应给予心肺监护器、气管插管或应用人工呼吸器。

4. 水与电解质紊乱　应补充失液量及钾、钠离子,但需慎防用量过大速度过快而引起肺水肿、脑水肿。

（四）护理

1. 高热护理　绝对卧床休息,监测体温变化,高热时给物理降温或遵医嘱使用退热药。使体温在短时间内降至 37℃左右,防高热惊厥致脑缺氧、脑水肿加重。

2. 休克的护理　记录 24 小时液体出入量,观察病人神志、面色、体温、脉搏、呼吸、血压、瞳孔的变化。

3. 预防受伤的护理　加强看护,可加床栏防止坠床。抽搐病人用纱布包裹压舌板垫于上、下齿之间,防止舌咬伤。

4. 腹泻的护理　供给易消化、流质饮食,多饮水。观察大便的次数、量及性状,正确估计水分丢失量,作为补液参考。及时采集大便标本送检,常规检查标本应取脓血部分,细菌培养标本应取黏液微带血部分(应在使用抗生素前、不可与尿混合),必要时用取便器或肛门拭子采取标本。

5. 预防感染的传播 消化道隔离至临床症状消失后1周或连续3次便培养阴性为止，加强饮水、饮食，粪便的管理及灭蝇。

6. 健康教育 对家长及患儿进行卫生教育，讲究饮食卫生，养成良好的洗手习惯，提高预防意识。

【治愈出院标准】

临床症状完全消失，并且最少持续3天以上，而且连续3次进行大便检测均查不到痢疾杆菌时，才认为彻底治愈可以出院。

（熊伍军）

第五章

葡萄球菌败血症

葡萄球菌败血症(staphylococcus septicemia)是指葡萄球菌通过不同途径侵入血液循环，在血液中持续存在并迅速繁殖和播散，产生毒素和其他代谢产物引起急性、全身性的严重感染。葡萄球菌侵入的门户常是人体皮肤和黏膜屏障，常先在该处引起不同程度的局部炎症反应，轻者可自愈或治愈。当人体处于免疫缺陷状态或患有各种严重基础疾病时，病原菌侵入血流发生败血症，常有高热寒战、全身无力等毒血症表现，重者可发生中毒性休克、弥散性血管内凝血(DIC)或迁徙性炎症，严重者可发生多器官功能障碍综合征(MODS)。

【病因和发病机制】

(一)病因

葡萄球菌属在败血症病原菌中占有重要地位。根据葡萄球菌的生化特性可将其分为凝固酶阳性葡萄球菌(coagulase positive staphylococcus)与凝固酶阴性葡萄球菌(coagulase negative staphylococcus)。前者代表菌种为金黄色葡萄球菌，产生金黄色色素，凝固酶阳性，致病力强，可存在于人的前鼻孔、皮肤湿润部位、肠道和会阴部，但无局部症状或体征；后者代表菌种为表皮葡萄球菌，凝固酶阴性，可存在于正常皮肤表面，一般不致病，亦可成为条件致病菌。金黄色葡萄球菌败血症原发感染灶多见于皮肤化脓性感染如毛囊炎、严重的疖痈、急性蜂窝织炎，骨与关节化脓性炎症，医院内感染，大面积烧伤并吸入伤时。表皮葡萄球菌是导管并发感染的主要病原菌。每当人体常驻病原微生物与人体免疫系统的天然平衡受到破坏时，就由正常栖居菌变为具有致病性的病原菌。因此，免疫功能低下的病人常发生表皮葡萄球菌感染，血管内带有人工装置时也容易发生凝固酶阴性的葡萄球菌感染。

(二)发病机制

1. 人体因素　机体防御功能受损是疾病发生的关键因素，主要见于：

(1)皮肤黏膜受损：轻的损伤可以自愈，若损伤较重或反复损伤，则可引起明显的局部炎症反应。

(2)免疫功能低下：各种引起中性粒细胞缺乏或减少的因素如急性白血病、骨髓移植术后等，药物因素如糖皮质激素、细胞毒药物及广谱抗菌药物等，年龄因素如新生儿及老龄人口。

(3)局部生理屏障的破坏：各种创伤性内镜检查、气管插管及穿刺等诊疗手段在临床上的广泛应用。

(4)各种慢性病：肝硬化、晚期糖尿病、肾病综合征、血液病等。

(5)自身基础和环境因素：营养不良、精神压力过大及强烈的应激反应后。

2. 病原菌因素

(1)细菌主动攻击作用：包括黏附作用及各种毒力因子如肠毒素、细胞毒素、与毒力有关的酶及其他蛋白质与多糖成分的损伤作用。

（2）细菌逃避吞噬和对抗调理作用：细菌表面厚厚的高分子复合多糖荚膜能阻止肽聚糖抗原大分子与抗体发生反应，从而保护细菌对抗多形核粒细胞吞噬作用和干扰调理作用。

【诊断要点】

（一）有原发感染灶

金黄色葡萄球菌败血症原发灶多为皮肤黏膜化脓性炎症，如疖、痈、蜂窝织炎，尤其是有挤压疖肿史者、骨髓炎、烧伤、肺炎或五官与口腔的严重感染；表皮葡萄球菌败血症多由院内感染所致，常见于导管、人工组织代用品及脑脊液分流器等装置并发的感染、免疫功能低下的病人。

（二）典型临床表现

金黄色葡萄球菌引起的败血症发病急骤，高热，多呈稽留热或弛张热，寒战发生率低。多形性皮疹，呈斑疹、丘疹、疱疹及猩红热样皮疹，可伴关节肿痛和迁徙性病灶，多为化脓性关节炎、心内膜炎、心包炎、皮下脓肿、肺脓肿、骨髓炎等；表皮葡萄球菌引起的败血症临床表现较金黄色葡萄球菌相对为轻，皮疹少见，潜伏期长，很少有迁徙性感染灶，有时除发热外无其他线索。

（三）外周血象

白细胞总数明显升高，多为（10~30）×10^9/L，中性粒细胞百分比增高，多在 80%以上，常有明显的核左移及白细胞内出现中毒颗粒。

（四）病原学检查

血培养和骨髓培养可获病原菌，应在治疗前及在寒战、高热时取血做培养。原发灶分泌物如脓液、胸腹水等涂片检查和培养有助于判断败血症的病原菌。培养显示阳性结果后应立即做药物敏感试验，测定最低抑菌浓度（MIC）和最低杀菌浓度（MBC），供选择抗菌药物参考。

【病情判断】

葡萄球菌败血症病死率高，其中金葡菌败血症占有重要地位，病死率约在 30%左右，影响预后的因素归纳如下：

1. 年龄因素，高龄、婴幼儿预后差。
2. 免疫功能缺陷或有严重及难治性原发性疾病如中性粒细胞减少症、肝硬化、慢性肾病、糖尿病、血液病、严重烧伤及肿瘤病人发生败血症者。
3. 并发严重毒血症，感染性休克及弥散性血管内凝血，感染中毒性脑病及中毒性心肌炎者。
4. 有难以清除及严重的多发性及迁徙性病灶，如化脓性心包炎、脑脓肿和肺脓肿等。
5. 院内感染致病菌多已耐药，常见的有耐甲氧西林菌株，所以较院外感染预后差。
6. 抗菌药物的选择以及疗程。

【治疗】

（一）一般支持及对症治疗

1. 卧床休息，加强护理，严重者定时翻身，防治继发性肺炎和压疮。
2. 优质蛋白及易消化的饮食。
3. 保持水、电解质及酸碱平衡。
4. 贫血、消瘦与全身衰竭者可酌情输新鲜血、血浆和白蛋白等支持治疗。

5. 严重毒血症患者在足量有效的抗菌药物治疗下，短期（3~5 天）中等量肾上腺皮质激素治疗减轻中毒反应，也有一定的抗炎、抗休克作用，同时对病程中发生的并发症予相应治疗。

（二）抗菌治疗

抗菌药物的使用要遵循早期、足量、足疗程、有效杀菌剂及个体化的原则。首先按经验性治疗，根据患者年龄、原发病性质、免疫缺陷状况和临床表现推测可能的致病菌，予经验性抗感染治疗。如获阳性培养，可选用合适抗生素，初始剂量足，宜用静脉注射或滴注，疗程持续 3 周以上或至热退后 7~10 天，如有迁徙灶，则需用药至病灶消失。针对不同药敏结果可选抗生素有：

1. 对甲氧西林敏感不产青霉素酶菌株　首选青霉素，用量为青霉素 G 300 万~400 万 U，每 4~6 小时一次，次选一代头孢菌素、红霉素或林可霉素。

2. 对甲氧西林敏感产青霉素酶菌株　选用半合成耐酶青霉素如氟氯西林 0. 25~2g/6h，次选药物有一代头孢菌素如头孢唑林 2g/8h、红霉素或林可霉素。

3. 对甲氧西林耐药菌株　万古霉素、去甲万古霉素是对所有耐第二代青霉素的葡萄球菌敏感的抗生素，并可选用对 β-内酰胺酶类抗生素过敏患者的治疗，成人 1g/12h，静滴，速度以半小时不超过 0. 5g 为宜，儿童每日 20~40mg/kg，对于肾功能损害的患者减少剂量；脂肽类抗生素达托霉素对于肌酐清除率（CLCR）≥30ml/min 的患者推荐剂量为每 24 小时 6mg/kg，对于肌酐清除率（CLCR）<30ml/min，包括血液透析或腹膜透析的患者推荐剂量为每 48 小时 6mg/kg；其他可选药物有替考拉宁、利奈唑胺、甲氧苄啶-磺胺甲噁唑（TMP-SMX）等。次选药物如利福平对耐药金葡菌有抑菌和杀菌作用。替加环素也具有抗 MRSA 活性。

（三）局部病灶处理

原发性和迁徙性化脓病灶均应尽早穿刺抽脓或切开引流，可以局部注射抗菌药物。

【常见误区】

1. 仅一次病原菌培养阴性并不能做出排除诊断，要多次且不同部位采血培养，一般 2~3 次，血量要够，推荐 10~30ml。对于严重怀疑该病但血培养阴性者可做骨髓培养。

2. 因表皮葡萄球菌可存在于正常皮肤表面，属于条件致病菌，血培养阳性时不能直接做出诊断，需鉴别是污染菌还是致病菌，所以需两次血培养获得相同病原，或血培养与脓液、胸腔积液、腹水等其他标本培养结果相同才可确诊。

3. 一些年老体弱、免疫功能低下的患者血象可不高，要避免漏诊。

（徐金富　刘杨）

第六章

革兰阴性杆菌败血症

革兰阴性杆菌败血症(Gram-negative bacteria septicemia)是医院感染中常见的由革兰阴性杆菌所致的败血症,近年来其发病率逐渐增高,已占败血症总数的1/3以上,以大肠埃希菌、克雷伯杆菌、变形杆菌、铜绿假单胞菌为多见,侵入途径以呼吸道、消化道、泌尿道为主,不少病人有基础疾病,如白血病、肾病综合征等。随着抗生素等药物的广泛应用,在对革兰阴性杆菌感染的治疗取得了较大进展的同时,耐药性问题也给治疗带来了新的困难。

【病因和发病机制】

革兰阴性杆菌主要寄居于人肠道中,其中部分寄居于女性生殖道。大肠埃希菌、铜绿假单胞菌、变形杆菌、产气肠杆菌、克雷伯杆菌、沙雷菌等均是肠道的正常寄殖菌群,一般在人体健康情况下并无致病性,均为条件致病菌。故所致败血症多继发于慢性疾病(如肝硬化、血液病、恶性肿瘤等)、腹部手术、外伤及烧伤、局灶性感染等基础上。其入侵途径主要有肠道、胆管和泌尿道,其次为呼吸道、女性生殖道和皮肤。

发病机制与细菌死亡后释放出的内毒素有关。内毒素作用于粒细胞、单核细胞等可导致内源性致热原的释放而引起发热。内毒素还可启动内外凝血系统,损伤心肌及血管内皮细胞,引起神经内分泌系统的反应,促使各种血管活性物质分泌增加,从而导致微循环障碍和有效循环血容量不足,严重者可发生播散性血管内凝血(DIC)、酸中毒、感染性休克等。

【诊断要点】

1. 本病起病急,有原发病灶,如呼吸道、泌尿道、皮肤黏膜等部位的化脓性感染。发热多呈间歇型或弛张型,伴寒战、大汗。

2. 发生感染性休克者约占1/3,大多发生于病程早期(1~5天),常有寒战,呕吐、腹泻,神志改变如谵妄、昏迷等,血压较低,酸中毒明显等症状。

3. 血常规检查中,白细胞总数可高达$(70\sim80)\times10^9/L$,或低至$1\times10^9/L$以下,在正常范围内或稍低者也占相当比例。中性粒细胞百分比大多增高,也有小部分在正常范围内。中性粒细胞内可见核左移及中毒颗粒。

4. 细菌学检查中,血培养应在用抗生素前做,必要时反复送检,以提高阳性率。骨髓培养阳性率高,有助于明确诊断和指导治疗。另外,在脓液、渗出液、穿刺液细菌培养及涂片找到病原体有助于诊断。

5. 鲎细胞溶解物试验可检测出血中极微量的内毒素(0.0001μg/ml),有助于与革兰阳性球菌败血症的鉴别,有助于诊断,但缺乏特异性。

【病情判断】

本病多为继发性感染,患者病前一般情况多较差,常有严重原发疾病或有影响免疫功能的药物干预,感染常严重,且因医院内感染致病菌耐药较严重导致治疗效果不理想,病死率约为40%。根据受累器官选择相应检查:如X线、超声波、B超、心电图等辅助检查,可根据结果了解病因、并发症和预后。

影响预后的因素包括:①年龄:婴幼儿、高龄患者病死率高;②基础疾病:有基础疾病的患者病死率相对更高;③感染获得地点:院内获得性感染病死率高于社区获得性感染;④并发症:有并发症病死率高;⑤治疗:及时正确的早期抗菌治疗能降低病死率。

【治疗】

（一）一般治疗

嘱卧床休息,营养支持,加强血压、脉搏、体温、呼吸监护,加强口腔、皮肤护理,注意防止压疮。

（二）对症治疗

及时输液以维持水和电解质平衡,积极纠正酸中毒,并按需补液,输血、血浆或白蛋白,必要时给丙种球蛋白肌注(适用于丙种球蛋白减少或缺乏症)。有严重毒血症、感染性休克等患者可短程采用中等量肾上腺皮质激素。有心功能不全者及时给予强心药物、扩血管药物及利尿剂。脓性病灶不论其为原发性或迁徙性,均应在适宜抗菌药物应用下及时予以切开引流。出现感染性休克时及时抗休克处理。

（三）病因治疗

败血症诊断一旦成立,在未明确病原菌种类前应根据情况进行抗菌药物经验治疗,之后根据血培养等和药敏试验结果调整用药。

革兰阴性杆菌抗感染常以第三代头孢或碳青霉烯类为主,若肾功能良好,可与氨基苷类或广谱半合成青霉素合用,肾功能减退者适当调整用量。第三代头孢菌素,如头孢他啶4~6g/d,分2~3次静脉滴注或静脉注射,对铜绿假单胞菌有较强的抗菌活性;再如头孢噻肟、头孢曲松、头孢哌酮,2~8g/d,分2~4次静脉滴注或静脉注射。氨基苷类,如庆大霉素16万~24万U/d,分2~3次肌内注射或静脉滴注。广谱半合成青霉素,如氨苄西林2~4g/d分4次肌内注射,或4~8g/d分2~4次静脉滴注或静脉注射。针对耐药细菌感染,可选择喹诺酮类抗生素,如左氧氟沙星200~400mg/d,分2次静脉滴注。

大肠埃希菌败血症用头孢噻肟或头孢曲松,或亚胺培南加氨基苷类。

克雷伯杆菌败血症用哌拉西林/他唑巴坦,或头孢哌酮/舒巴坦,或亚胺培南加氟喹诺酮等。

铜绿假单胞菌败血症用头孢他啶或哌拉西林/他唑巴坦,或头孢哌酮/舒巴坦;对于多重耐药铜绿假单胞菌感染,可选用头孢他啶加氟喹诺酮类,或用亚胺培南加阿米卡星。

多重耐药鲍曼不动杆菌败血症以含舒巴坦制剂、多黏菌素B等为主,联合其他抗菌药物(亚胺培南或美罗培南,替加环素,或氨苄西林/舒巴坦,或利福平,或氟喹诺酮等),或头孢吡肟联合氨苄西林/舒巴坦等。

应注意,在实际临床应用中应综合考虑感染病原菌及其敏感性、感染部位及感染的严重程度、患者病理生理状况和抗菌药物的作用特点。

【常见误区】

在检测血液中微量内毒素过程中,由于鲎试剂还能被β-葡聚糖激活,因此使用纤维素膜进行血液透析的患者和接受抗肿瘤香菇多糖治疗的患者可能有非内毒素的阳性反应;同理,深度真菌感染的患者也会因真菌代谢产物β-葡聚糖引发非内毒素阳性反应。另一类非内毒素反应则与β-葡聚糖没有关系，是血液中的内源性因子引起的葡聚糖样反应，肝硬化患者、接受人工心肺机进行体外循环的患者，接受食管血管曲张手术的患者，均会产生不同程度葡聚糖样反应；腹动脉瘤手术患者的葡聚糖样反应同时伴随磷酸激酶升高；健康人的静脉血偶尔也会表现出葡聚糖样反应，而动脉血则不会。葡聚糖样反应多发生在病态的人群中，很容易被误认为是内毒素，若采用内毒素专一的鲎试验，葡聚糖样反应则不复存在。

另应注意，革兰阴性杆菌败血症病情发展较快，特别是在发病初期和应用抗菌药物治疗后，应注意动态评估，当未达到预计治疗效果时，不能盲目对抗菌药物进行升级换代，而应对病情进行重新评估，另外需注意有无并发症等。

（徐金富　张怡）

第七章

暴发型流行性脑脊髓膜炎

流行性脑脊髓膜炎(epidemic cerebrospinal meningitis)简称“流脑”,是由脑膜炎双球菌引起、经呼吸道传染的一种化脓性脑膜炎,属于我国《传染病防治法》中的乙类传染病。其临床特征为发热、头痛、呕吐、皮肤瘀斑瘀点和颈项强直,脑脊液呈化脓性改变。人类为脑膜炎双球菌的唯一宿主。脑膜炎双球菌存在于患者或带菌者的鼻咽分泌物中,经飞沫传播,冬春季为本病的流行季节,患者以儿童多见。重症患者病情迅速进展,常合并弥散性血管内凝血、呼吸循环衰竭、脑水肿等,病死率高,称为暴发型流行性脑脊髓膜炎。

【病因】

本病的致病菌是脑膜炎双球菌,又名脑膜炎奈瑟菌(*Neisseria meningitidis*),是一种革兰阴性球菌,直径0.6~0.8μm。在急性期患者的脑脊液中,该细菌呈肾形成双排列,凹面相对,因此得名。

根据免疫原性和多糖荚膜结构,脑膜炎双球菌可分为A、B、C、D、X、Y、Z、29E、W135、L、H、I、K 13个血清群,90%以上流行性脑脊髓膜炎由A、B、C、W135、Y和X六群引起。

【诊断要点】

暴发型流行性脑脊髓膜炎为流行性脑脊髓膜炎的危重型,诊断主要依靠流行病学,临床表现和病原学明确。

(一)流行病学资料

流行季节,有流行性脑脊髓膜炎患者的接触史。

(二)典型临床表现

1. 暴发休克型　多见于儿童,急起高热、寒战或体温不升,头痛呕吐,精神萎靡,并有轻重不等的意识障碍,短期内全身皮肤瘀斑瘀点迅速出现并增多,扩大融合成片,伴有严重的循环衰竭而出现面色苍白、口唇及指端发绀,四肢厥冷,皮肤花斑,脉细速,血压下降,脉压小或血压测不到,迅速广泛的瘀斑和休克是本病的特点,可于数小时内死亡。

2. 暴发脑膜脑炎型　以脑实质损害和脑水肿症状为突出表现,如高热,剧烈头痛,烦躁不安,呕吐频繁,惊厥,锥体束征阳性,迅速出现昏迷,血压增高,心率减慢,部分患者发展为脑疝。

3. 混合型　兼有上述二种暴发型的临床特点,病情最重,死亡率高达80%。

(三)实验室检查

1. 血液常规　白细胞数显著增高,一般为$(10\sim20)\times10^9/L$,以中性粒细胞占80%~90%。

2. 脑脊液　脑脊液压力增高,典型脑脊液改变如浑浊米汤样或脓样,白细胞增多,白细

胞计数在 1000×10^6/L 以上，中性粒细胞为主。脑脊液蛋白增高可达 1~5g/L，脑脊液葡萄糖降低，常低于 2.22mmol/L。

3. 细菌学检查

（1）直接涂片：用针刺破皮肤瘀斑瘀点，挤出少量组织液涂片，染色后镜检。或者脑脊液离心后，沉淀物涂片镜检，发现革兰阴性双球菌。

（2）培养：血液、脑脊液和瘀点组织液接种于巧克力琼脂平板，见圆形、灰褐色、光滑、边缘整齐的小菌落，分解葡萄糖、麦芽糖，产生少量酸，氧化酶试验阳性，快速乳胶凝集试验阳性，为脑膜炎奈瑟菌。

（3）核酸聚合酶链反应检出脑膜炎双球菌的脱氧核糖核酸。

【病情判断】

既往流行性脑脊髓膜炎的病死率为 70%，自抗生素治疗以来，病死率降至 5%~10%。但暴发型流行性脑脊髓膜炎的病死率高，以下因素提示预后不良：

1. 暴发型脑脊髓膜炎。
2. 年龄<2 岁或高龄。
3. 反复惊厥，持续昏迷者。
4. 治疗不及时或治疗不彻底者。

【治疗】

（一）一般及对症治疗

卧床休息，保持空气流通，给予流质饮食，昏迷者宜鼻饲营养支持。

（二）抗菌治疗

一旦怀疑为此病，尽早、足量给予敏感的抗菌药物。

1. 青霉素 G　治疗首选，为敏感的杀菌药物。30 万 U/(kg·d)，分 3~4 次静滴，每日最大剂量 2400 万 U。近年也有耐青霉素的脑膜炎奈瑟菌的报道。

2. 头孢菌素类　也可考虑首选三代头孢，尤其对于耐青霉素的脑膜炎奈瑟菌。如头孢噻肟儿童 100mg/kg，成人 2g，每 8 小时一次或者头孢曲松儿童 80mg/kg，成人 2g，每 12 小时一次。

3. 氯霉素　对青霉素过敏者可考虑，成人每日 2~3g，>2 岁儿童 50mg/kg 分次静滴，但需考虑对骨髓造血抑制作用，不做首选。

（三）暴发型流行性脑脊髓膜炎的治疗

1. 休克型　原则为纠酸、扩容和抗感染。

（1）尽早应用有效抗生素。

（2）抗休克：治疗方法同感染性休克。①扩充血容量：常用 0.9%氯化钠，首剂 20ml/kg，10~20 分钟静推，根据循环与组织灌注情况可再次给予 0.9%氯化钠，按 10~20ml/kg 给药 1~2 次，第 1 小时输液可达 40~60ml/kg。其后酌情使用晶体液和胶体液治疗。②纠正酸中毒：选用 5%碳酸氢钠。③血管活性药物：首选多巴胺。开始 5μg/(kg·min)，根据情况调整，最大不超过 20μg/(kg·min)。也可选择山莨菪碱 0.3~1.0mg/kg，每 10~15 分钟静注一次，血压上升后逐渐减量停用。

（3）肾上腺皮质激素：短期大量使用，可减轻毒血症，增强心悸收缩力和抑制血小板凝集，有利于纠正休克。氢化可的松，成人 200~500mg/d，儿童 8~10mg/(kg·d)。或者地塞米松成人 10~20mg/d，儿童 0.2~0.5mg/(kg·d)，一般不超过 3 日。

(4) 纠正凝血障碍:疑有 DIC 者,或皮肤瘀斑瘀点不断增加,伴血小板减少者,尽早应用肝素,每次 0.5~1mg/kg 静脉输注,4~6 小时重复一次,同时输入新鲜全血、血浆及血小板,补充凝血因子。

2. 脑膜脑炎型　尽早应用有效抗菌药物,同时减轻脑水肿,防治脑疝和呼吸衰竭。

(1) 减轻脑水肿:防治脑疝首选 20%甘露醇,每次 0.5~1g/kg,快速静脉滴注,每 4~6 小时一次。可同时联用呋塞米、白蛋白等。

(2) 呼吸衰竭的处理:给予吸氧处理。如已有呼吸衰竭,可给予间羟胺(可拉明)、洛贝林等呼吸兴奋剂,必要时气管插管或气管切开,呼吸机辅助呼吸。

(四) 持续惊厥或昏迷处理

给予清除呼吸道分泌物,抗惊厥药物等处理。

【常见误区】

1. 在冬末春初的流行季节,患者早期往往以呼吸道症状就诊,容易漏诊。

2. 患者表现不明原因的重症感染征象,并有循环衰竭表现或不同程度的意识障碍,虽无皮肤瘀斑,也应考虑暴发型流行性脑脊髓膜炎的可能性。

3. 诊断为流行性脑脊髓膜炎的患者,短期内皮肤瘀斑瘀点扩大并融合成片,需考虑暴发型可能,严密观察病情,及时处理。

【预防】

接种疫苗是主要的预防措施。

(李　刚)

第八章

流行性乙型脑炎

流行性乙型脑炎(epidemic encephalitis B),又称日本脑炎,简称“乙脑”,是由日本脑炎病毒(Japanese encephalitis virus,JEV)引起、经蚊虫叮咬传播的一种传染性病毒性脑炎,主要分布在亚洲和东南亚地区,属于我国《传染病防治法》中的乙类传染病。其临床特征为急性起病,表现高热、意识障碍、惊厥、强直性痉挛和脑膜刺激征,病死率20%~30%。夏秋季为本病的流行季节,30%~50%存活者遗留后遗症。

【病因和发病机制】

乙脑病毒属于黄病毒科(*Flaviviridae*),黄病毒属。为单股正链RNA,全长约11kb,含有一个开放性读码框,能编码三个结构蛋白:核衣壳蛋白(C)、膜蛋白前体(prM)和包膜蛋白(E)和7个非结构蛋白(NS1,NS2A,NS2B,NS3,NS4A,NS4B,NS5)。

乙脑的传播媒介主要是三带喙库蚊(*Culex tritaeniorhynchus*),人类被携带乙脑病毒的蚊虫叮咬后,乙脑病毒在局部淋巴结复制,由短暂病毒血症侵入神经系统,由内皮细胞内吞作用进入脑组织。大部分人群为隐性感染,症状性感染和隐性感染的比例为1:(25~1000)。根据乙脑病毒基因序列可分为5个基因型,不同的基因型具有明显的地域界限。南太平洋地区如澳大利亚和新几内亚主要是Ⅰ型和Ⅱ型,菲律宾、泰国、柬埔寨和越南是Ⅱ型和Ⅲ型,东亚地区如中国、日本和韩国主要是Ⅰ型和Ⅲ型,南亚地区如印度、尼泊尔和斯里兰卡主要是Ⅲ型。Ⅳ型和Ⅴ型主要分布在印度尼西亚和马来西亚。

【诊断要点】

诊断主要根据流行病学资料,临床表现和辅助检查的综合分析,确诊需要病毒学检查。

(一)流行病学资料

本病多见于夏末秋初,7~9月,流行地区好发于15岁以下儿童。非流行地区成人和儿童均可罹患。

(二)临床表现

可急性、亚急性起病,感染病毒后经过5~15天潜伏期。病程可以分为4期:

1. 前驱期　表现高热、头痛、恶心、呕吐等非特异症状。

2. 脑炎期　前驱期症状出现后2~4天出现脑炎表现如行为异常、不同程度意识障碍、癫痫发作、脑膜刺激征、病理反射、运功障碍,及呼吸衰竭。

3. 恢复期　患者体温下降,受损的神经系统功能逐渐恢复。病程数周后,1/3患者能恢复正常神经功能。

4. 后遗症期　发病6个月后,部分患者遗留不同程度失语、瘫痪和智能障碍。

（三）实验室检查

1. 血液常规　白细胞增高，一般在（10~20）$\times 10^9$/L，中性粒细胞分类增高。

2. 脑脊液　呈无色、清亮、透明状，压力轻度升高，白细胞计数增加，早期以中性粒细胞增高为主，晚期以单核细胞增高，蛋白质轻度增高。

3. 病毒检查

（1）乙脑病毒特异性 IgM 检测：用 ELISA、微量间接免疫荧光法测到血清中或脑脊液中特异性 IgM。

（2）血凝抑制实验：检测乙脑病毒抗原，特异性低，但敏感性高，简便易行。

（3）病毒分离与鉴定：死亡患者脑组织可分离到乙型脑炎病毒。

4. 影像学检查　典型的头颅 CT 发现丘脑和基底核的低密度，可伴有出血。磁共振可发现位于丘脑、基底核、黑质、小脑、脑桥、大脑皮质和脊髓的病灶，T1 低信号 T2 高信号。

5. 脑电图　可发现弥漫性慢波，癫痫样放电和 α 昏迷。

【病情判断】

提示预后不良的因素包括高龄或低龄、高热、深昏迷、低钠血症、癫痫发作、颅压增高等。

【治疗】

本病缺乏特异性治疗，多为对症处理和支持疗法。

（一）一般治疗

注意营养支持，保证水分和能量供应，昏迷患者宜采用鼻饲。加强护理，定期翻身，保持气道通畅等。

（二）对症治疗

1. 高热

（1）物理降温：冰敷体表大血管部位，酒精或温水擦浴，冰毯等。

（2）药物降温：常选用对乙酰氨基酚（扑热息痛）。

2. 抗惊厥治疗　可给予镇静止痉药物。

（1）地西泮：缓慢静脉推注，儿童每次 0.1~0.3mg/kg，成人每次 10mg，其后缓慢滴注维持或者咪达唑仑 0.05~0.2mg/kg 负荷剂量后维持。

（2）苯妥英钠：负荷剂量 15~29mg/kg，按 0.5~1.5mg/（kg·min）速度推注，维持剂量 5~8mg/（kg·d），分 2 次给药。

（3）苯巴比妥：3~5mg/（kg·d），分 2 次给药。同时，积极处理诱发惊厥的原因，比如降低颅内压、纠正低氧等。

3. 防治脑水肿

（1）甘露醇：0.25~0.5mg/kg，每 4~6 小时一次。

（2）呋塞米：每次 1mg/kg，每 12 小时一次。

4. 呼吸衰竭的治疗　如呼吸道分泌物较多，可吸痰保持气道通畅。如因呼吸中枢受累出现的呼吸衰竭，需气管插管或气管切开，人工呼吸机辅助呼吸或使用呼吸兴奋剂。

（三）抗病毒治疗

地塞米松、利巴韦林和 IFN-2α 治疗乙型脑炎的临床试验均未证实有效。

（四）康复锻炼

针对不同神经功能障碍进行言语、吞咽和肢体功能训练。

【预防】

接种乙脑病毒疫苗、灭蚊和清除疫源地有助于预防乙型脑炎的发病。

（李 刚）

第九章

艾 滋 病

艾滋病，即获得性免疫缺陷综合征（acquired immunodeficiency syndrome，AIDS），是由人类免疫缺陷病毒（human immunodeficiency virus，HIV）感染而导致的一组临床综合征。传播途径包括性接触、血液和母婴垂直传播。HIV 主要侵犯 $CD4^+T$ 淋巴细胞、单核-巨噬细胞和树突状细胞等靶细胞，导致机体免疫功能受损，进而继发各种机会性感染和肿瘤。目前主要治疗方法为高效抗反转录病毒治疗（highly active antiretroviral therapy，HAART），该疗法被证实为 HIV 感染最有效的治疗手段。

【病因和发病机制】

HIV 属于反转录病毒科慢病毒属中的人类慢病毒组，分为 HIV-1 型和 HIV-2 型。目前世界范围流行的主要是 HIV-1 型。HIV-1 为直径约 100～120nm 的球形颗粒，由核心和包膜两部分组成。核心包括两条单股 RNA 链、核心结构蛋白和病毒复制所必需的酶类，含有反转录酶（RT，P51/P66）、整合酶（INT，P32）和蛋白酶（PT，P10）。核心外面为病毒衣壳蛋白（P24，P17）。包膜位于病毒最外面，来自于宿主细胞，包膜上嵌有外膜糖蛋白 gp120 和跨膜糖蛋白 gp41。HIV-2 的超微结构及细胞嗜性与 HIV-1 相似，其核苷酸和氨基酸序列与 HIV-1 相比明显不同。

HIV 进入人体后，在 24～48 小时内到达局部淋巴结，5 天左右在外周血中可以检测到病毒成分，继而产生病毒血症，导致急性感染。HIV 主要侵犯 $CD4^+T$ 淋巴细胞、单核巨噬细胞和树突状细胞等靶细胞，通过吸附于靶细胞第一受体（CD4，主要受体），并在第二受体（CCR5 和 CXCR4 等辅助受体）的协助下进入宿主细胞，随后经环化和整合、转录和翻译、装配、成熟和出芽，最终形成成熟的病毒颗粒。由于机体免疫系统不能完全清除病毒，从而形成慢性感染。感染 HIV 后体内 $CD4^+T$ 淋巴细胞数量不断减少，可分为 3 个阶段：

（一）急性感染期

$CD4^+T$ 淋巴细胞数量短期内一过性迅速减少，大多数感染者未经特殊治疗，$CD4^+T$ 淋巴细胞数可自行恢复至正常水平或接近正常水平。

（二）无症状感染期

$CD4^+T$ 淋巴细胞数量持续缓慢减少［多在（800～350）$\times10^6$/L］，此期持续数月至十数年不等，平均持续 8 年左右。

（三）有症状期

$CD4^+$ T 淋巴细胞再次较快速的减少，多在 350×10^6/L 以下，部分晚期病人降至 200×10^6/L 以下，并快速减少。除了数量减少外，$CD4^+T$ 淋巴细胞还可出现功能障碍，使 AIDS 病人容易继发各种机会性感染和肿瘤。此外，HIV 感染后，$CD4^+$、$CD8^+T$ 淋巴细胞表达 CD69、

CD38 和 HLA-DR 等免疫激活标志物水平异常升高，提示存在异常免疫激活。

【诊断要点】

（一）流行病学史

不安全性行为史、静脉注射毒品史、输入未经抗 HIV 抗体检测的血液或血液制品、HIV 抗体阳性者所生子女或职业暴露史等。

（二）临床表现

各期表现不同，见下述。

（三）实验室检查

诊断 HIV 感染必须是经确认试验证实的 HIV 抗体阳性，而 HIV-RNA 和 P24 抗原检测有助于诊断 HIV/AIDS，尤其是能缩短抗体“窗口期”和帮助早期诊断新生儿 HIV 感染。

1. 急性期诊断标准　病人近期内有流行病学史和临床表现（以发热最为常见，可伴有咽痛、盗汗、恶心、呕吐、腹泻、皮疹、关节疼痛、淋巴结肿大及神经系统症状），结合实验室 HIV 抗体由阴性转为阳性即可诊断，或仅实验室检查 HIV 抗体由阴性转为阳性即可诊断。

2. 无症状期诊断标准　有流行病学史，结合 HIV 抗体阳性即可诊断，或仅实验室检查 HIV 抗体阳性即可诊断。

3. 艾滋病期诊断标准

（1）有流行病学史、实验室检查 HIV 抗体阳性，加下述各项中的任何一项，即可诊断为艾滋病：原因不明的持续不规则发热 38℃以上，超过 1 个月；腹泻次数多于 3 次/日，超过 1 个月；6 个月内体重下降 10%以上；反复发作的口腔真菌感染；反复发作的单纯疱疹病毒或带状疱疹病毒感染；肺孢子菌肺炎（peumocystis jiroveci pneumonia，PCP）；反复发生的细菌性肺炎；活动性结核或非结核分支杆菌病；深部真菌感染；中枢神经系统占位性病变；中青年人出现痴呆；活动性巨细胞病毒感染；弓形虫脑病；马尔尼菲青霉菌感染；反复发生的败血症；皮肤黏膜或内脏的卡波西肉瘤、淋巴瘤。或者有下列情况。

（2）HIV 抗体阳性，而 $CD4^+T$ 淋巴细胞数 $<200\times10^6/L$，也可诊断为艾滋病。

【病情判断】

HIV 感染可导致机体细胞免疫缺陷，继发各种机会性感染或肿瘤。HIV 感染的成年患者，在 $CD4^+T$ 淋巴细胞计数高时接受 HAART 治疗，可取得较好的治疗效果。当 $CD4^+T$ 淋巴细胞计数低于 $200\times10^6/L$，预期寿命明显降低。围生期 HIV 感染的婴儿平均于 4～8 个月内发病，并于 1～5 年内死亡。新生儿期感染 HIV，常在 1 岁前出现临床症状和体征，50%婴儿在半年内死亡。未接受抗反转录病毒治疗的 HIV 儿童约 20%于第 1 年进展为艾滋病，多数儿童于 5 年内死亡。接受抗反转录病毒治疗的儿童 10 年存活率大于 60%。

【治疗】

（一）抗反转录病毒治疗

高效抗反转录病毒治疗（highly active antiretroviral therapy，HAART）是艾滋病最根本的治疗方法，需要终生用药，其治疗目标：最大限度地抑制病毒复制，重建或者维持免疫功能，降低 HIV 相关性疾病的发病率和病死率，提高患者生活质量，减少艾滋病传播。

（二）抗反转录病毒治疗的指征和时机

1. 成人及青少年有下列情况之一建议开始抗反转录病毒治疗：

（1）艾滋病期患者。

（2）急性期。

（3）无症状期，但 CD4^{+}T 淋巴细胞<500×10^{6}/L。

（4）CD4^{+}T 淋巴细胞≥500×10^{6}/L，如果同时存在以下情况则建议治疗：CD4^{+}T 淋巴细胞每年降低大于 100×10^{6}/L、HIV-RNA>10^{3} 拷贝/ml、心血管疾病高风险、合并活动性 HBV/HCV 感染、HIV 相关肾脏疾病、妊娠。开始 HAART 前，如果存在严重的机会性感染或既往慢性疾病急性发作，应控制病情稳定后再治疗。

2. 婴幼儿和儿童有下列情况之一建议开始抗反转录病毒治疗：

（1）小于 1 岁的婴幼儿。

（2）1~5 岁的儿童，无论 CD4^{+}T 淋巴细胞计数结果或世界卫生组织临床分期如何，均应启动抗病毒治疗，以下情况应优先启动治疗：所有 1~2 岁人类免疫缺陷病毒感染患儿、重症或晚期艾滋病患儿（世界卫生组织临床 3 或 4 期）、CD4^{+}T 淋巴细胞比例<25%，或总数<750×10^{6}/L（以两者数值较低者为准）。

（3）5 岁及以上的儿童及青少年，CD4^{+}T 淋巴细胞计数≤500×10^{6}/L 时应当启动抗病毒治疗，以下情况应优先启动治疗：重症或晚期艾滋病患儿或 CD4^{+}T 淋巴细胞计数≤350×10^{6}/L。其他应该启动治疗的情况包括活动性结核病患者，合并感染乙型肝炎病毒的重症慢性肝病患者。

（三）抗反转录病毒治疗药物

目前国际上共有 6 大类 30 多种，包括核苷类反转录酶抑制剂（nucleoside reverse transcriptase inhibitors，NRTIs）、非核苷类反转录酶抑制剂（nonnucleoside reverse transcriptase inhibitors，NNRTIs）、蛋白酶抑制剂（protease inhibitors，PIs）、整合酶抑制剂（integrase strand transfer inhibitors，INSTIs）、融合抑制剂（fusion inhibitor，FIs）及 CCR5 抑制剂（CCR5 antagonist）。国内抗反转录病毒治疗药物有前 4 类，共 18 种（包含复合制剂）。

（四）抗反转录病毒治疗方案

1. 成人及青少年推荐用药方案

（1）初治患者一线治疗推荐方案：替诺福韦（阿巴卡韦）+拉米夫定（恩曲他滨）+基于非核苷类反转录酶抑制剂：依非韦伦或基于蛋白酶抑制剂：（洛匹那韦/利托那韦）或阿扎那韦或其他：拉替拉韦。

（2）替代方案为：齐多夫定+拉米夫定+依非韦伦或奈韦拉平或利匹韦林。

2. 儿童推荐用药方案

（1）<3 岁：首选一线方案：阿巴卡韦或齐多夫定+拉米夫定+（洛匹那韦/利托那韦）；备选一线方案：阿巴卡韦+拉米夫定+奈韦拉平或齐多夫定+拉米夫定+奈韦拉平。

（2）3~10 岁：首选一线方案：阿巴卡韦+拉米夫定+依非韦伦；备选一线方案：齐多夫定/替诺福韦+拉米夫定+奈韦拉平/依非韦伦/（洛匹那韦/利托那韦）。

（3）>10 岁：首选一线方案：阿巴卡韦+拉米夫定+依非韦伦；备选一线方案：替诺福韦/齐多夫定+拉米夫定+奈韦拉平/依非韦伦/（洛匹那韦/利托那韦）。

3. 抗反转录病毒药物用法

（1）替诺福韦（Tenofovir disoproxil，TDF）成人：300mg/次，1 次/天，与食物同服。

（2）阿巴卡韦（Abacavir，ABC）成人：300mg/次，2 次/天，新生儿/婴幼儿：不建议用本药，儿童：8mg/kg，2 次/天，最大剂量 300mg，2 次/天。

（3）拉米夫定（Lamividine，3TC）成人：150mg/次，2 次/天或 300mg/次，1 次/天，新生儿：2mg/kg，2 次/天，儿童：4mg/kg，2 次/天。

(4) 恩曲他滨(Emtricitabine,FTC):成人 0.2g/次,1 次/天,可与食物同服。

(5) 依非韦伦(Efavirenz,EFV)成人:600mg/次,1 次/天,儿童:15~25kg,200~300mg,1 次/天,25~40kg,300~400mg,1 次/天,>40kg,600mg,1 次/天,睡前服用。

(6) 洛匹那韦/利托那韦(Lopinavir/Ritonavir,LPV/r):成人 2 片/次,2 次/天(每粒含量:LPV 200mg,RTV 50mg),儿童:7~15kg,LPV 12mg/kg 和 RTV 3mg/kg,2 次/天,15~40kg,LPV 10mg/kg 和 RTV 2.5mg/kg,2 次/天。

(7) 阿扎那韦(Atazanavir,ATV):400mg/次,1 次/天。

(8) 拉替拉韦(Raltegravir,RAL)成人:400mg/次,2 次/天。

(9) 齐多夫定(Zidovudine,AZT)成人:300mg/次,2 次/天,新生儿/婴幼儿:2mg/kg,4 次/天,儿童:160mg/m^2 体表面积,3 次/天。

(10) 奈韦拉平(Nevirapine,NVP)成人:200mg/次,2 次/天,新生儿/婴幼儿:5mg/kg,2 次/天,儿童:<8 岁,4mg/kg,2 次/天,>8 岁,7mg/kg,2 次/天。注意:奈韦拉平有导入期,即在开始治疗的最初 14 天,需先从治疗量的一半开始(每天 1 次),如果无严重的不良反应才可以增加到足量(每天 2 次)。

(11) 利匹韦林(Rilpivirine,RPV)25mg/次,1 次/天,随进餐服用。

(五) 常见机会性感染和肿瘤的治疗

1. 常见机会性感染的治疗

(1) 肺孢子菌肺炎:首选复方磺胺甲噁唑,轻中度患者口服甲氧苄啶(TMP)15~20mg/(kg·d),磺胺甲噁唑(SMZ)75~100mg/(kg·d),分 3~4 次,疗程 21 天,必要时可延长疗程。替代方案:①克林霉素加伯氨喹;②氨苯砜加甲氧苄啶(TMP)或喷他脒。重者联合糖皮质激素,甚至呼吸支持。

(2) 结核病:艾滋病患者结核病的治疗原则与非艾滋病患者相同,抗结核药物使用时应注意与抗病毒药物之间的相互作用及配伍禁忌。治疗药物:异烟肼(H)、利福平(R)、利福布汀(LB)、乙胺丁醇(E)、吡嗪酰胺(Z),根据情况也可选用对氨基水杨酸钠(PAS)、丁胺卡那(A)、喹诺酮类抗菌药物及链霉素(S)等。

(3) 非结核分支杆菌感染:首选方案为克拉霉素 500mg/次,2 次/天,或阿奇毒素 500mg/d+乙胺丁醇 15mg/(kg·d),同时联合应用利福布汀 300~600mg/d,可提高生存率并降低耐药。严重感染及严重免疫抑制($CD4^+$T 淋巴细胞计数<50 000/ml)患者可加用阿米卡星 10mg/kg 肌内注射,每天一次;或喹诺酮类抗菌药物,如左氧氟沙星或莫西沙星,疗程 9~12 个月。其他分枝杆菌感染的治疗需根据具体鉴定的菌种以及药物敏感检测结果采取相应的治疗措施。

(4) 巨细胞病毒(CMV)感染:应用更昔洛韦或膦甲酸钠,累及神经中枢时需两者合用。

(5) 单纯疱疹和水痘-带状疱疹病毒感染:主要治疗药物包括阿昔洛韦、泛昔洛韦、伐昔洛韦和膦甲酸钠,不同部位和类型的感染,治疗疗程不同。

(6) 弓形虫脑病:①首选治疗:乙胺嘧啶+磺胺嘧啶+甲酰四氢叶酸;②替代治疗:SMZ-TMP 加或不加克林霉素/阿奇霉素。

(7) 真菌感染:深部真菌感染根据真菌的种类可选两性霉素 B、卡泊芬净、伏立康唑、伊曲康唑、氟康唑、氟胞嘧啶等。

2. 肿瘤的治疗　主要有淋巴瘤和卡波西肉瘤。确诊依赖病理活检。治疗需根据患者的免疫状态给予个体化综合性治疗,包括手术、化学治疗和放射治疗。

【常见误区】

（一）日常接触会感染艾滋病

HIV 主要存在于感染者的血液、精液、阴道分泌物、胸腹水、脑脊液和乳汁中，通过三条途径传播：性传播（包括同性、异性和双性性接触）、血液传播（包括共用针具静脉吸毒、介入性医疗操作、纹身等）、母婴垂直传播（包括经胎盘、分娩时和哺乳传播）。因此，握手拥抱、礼节性亲吻、同吃同饮等日常生活接触不会传播 HIV。

（二）艾滋病不能根治，检测没用

虽然艾滋病目前无法治愈，但完全可以治疗。目前国内艾滋病诊治工作中面临的最大问题在于 HIV 感染者未能及早被发现，大部分感染者在进入艾滋病发病期后才被确诊，错失了最佳治疗时机。艾滋病其实就是一种慢性病，如果及早开展抗反转录病毒治疗，患者寿命可延长 30 年以上，生存时间几乎和常人无异。

（吴学杰　徐峰）

第十章

疟疾

疟疾是经按蚊叮咬或输入带疟原虫者的血液所引起的虫媒传染病。本病典型表现为周期性发作，全身发冷、发热、出汗，热退。多次发作后，可引起贫血和脾肿大。

【病因】

寄生于人体的疟原虫共有四种，即间日疟原虫，三日疟原虫，恶性疟原虫和卵形疟原虫。我国主要是间日疟原虫和恶性疟原虫，其他二种少见，近年可见国外输入的一些病例。红细胞内期疟原虫裂殖子胀破红细胞，裂殖子和疟原虫的代谢产物、残余和变性的血红蛋白以及红细胞碎片等进入血流，一部分可被多形核白细胞及单核吞噬细胞吞食，刺激这些细胞产生内源性致热原，与疟原虫代谢产物作用于下丘脑体温调节中枢引起发热。

【诊断要点】

（一）典型的疟疾

多呈周期性发作，表现为间歇性寒热发作。一般在发作时先有明显的寒战，全身发抖，面色苍白，口唇发绀，寒战一般持续约10分钟至数小时，接着体温迅速上升，常达40℃或更高，面色潮红，皮肤干热，烦躁不安，高热持续2~6小时后，全身大汗淋漓，大汗后体温降至正常或正常以下。经过一段间歇期后，又开始重复上述间歇性定时寒战、高热发作。反复发作可伴贫血和脾肿大。

（二）典型临床发作

可分为前驱期、发冷（寒战）期、出汗期和间歇期。前驱期：患者有疲乏、头疼、不适、厌食、畏寒和低热。此期镜检多为阴性。发冷期或寒战期：一般持续数分钟至1小时，常伴头痛、恶心和呕吐，此时体温多已超过38℃。镜检疟原虫时，大部分为裂殖体和环状体。发热期：一般持续3~4小时，头痛加剧，体温高者可超过40℃。多次发作的病人，可只出现微寒和低热，或头晕、头痛，肌肉关节酸痛和三叉神经痛而无明显的高热。所见的原虫以小滋养体为主。出汗期：可微汗至大汗淋漓。此期体温迅速恢复正常，上述各种症状逐渐消失。间歇期是指前后两次发作的间隔时间，时间长短取决于虫种和免疫力。恶性疟发病很不规则，短仅数小时，长达24~48小时；间日疟和卵形疟约为48小时；三日疟为72小时。

（三）凶险型疟疾

主要见于恶性疟，间日疟偶见。①脑型：多见于无免疫力而又未及时治疗者。临床上分为嗜睡、昏睡和昏迷三级。表现为剧烈头痛、高热、抽搐、急性神经紊乱、意识障碍、昏迷等。②超高热型：以起病较急体温迅速上升至40℃以上并持续不退为特点。③厥冷型：病人软弱无力，皮肤湿冷、苍白或轻度发绀，可有阵发性上腹剧痛常伴有顽固性呕吐或水样便，很快虚脱以致昏迷，多因循环衰竭而死亡。④胃肠型：有明显腹痛、腹泻和里急后重感，本型预后较好、病死率较低。

（四）黑尿热

是恶性间日疟引起的一种严重并发病，是一种急性血管溶血，并引起血红蛋白和溶血性黄疸，重者发生急性肾功能不全。其原因可能是自身免疫反应，也可能与 G-6-PD 缺陷有关。临床以骤起寒战高热、腰痛、酱油色尿、严重贫血、黄疸、蛋白及管型尿为特点。本病地理分布与恶性疟疾一致，国内除西南和沿海个别地区外，其他地区少见。

（五）疟疾再燃、疟疾复发

疟疾再燃是由于疟疾治疗不彻底，或机体产生的免疫力仅杀死红细胞内大部分虫体，疟疾发作停止后，残存于红细胞内的疟原虫经大量增殖而引起疟疾再发作。经药物治疗或免疫作用，红内期的疟原虫全部被杀灭，疟疾发作停止，肝细胞内的迟发型子孢子休眠体复苏，经裂体增殖产生的裂殖子侵入红细胞发育，再次引起疟疾发作，这一现象为疟疾复发。

（六）居住或近期到过疟疾流行地区，在夏秋季节发病，可作为参考。特别注意有无国外流行区居住或旅游史。

（七）实验室检查

血涂片查找疟原虫是确诊依据。血涂片找疟原虫应当在寒战发作时采血，此时原虫数多、易找。需要时应多次重复查找。如临床高度怀疑而血涂片多次阴性者可做骨髓穿刺涂片查找疟原虫。

（八）临床表现疑似疟疾

对临床表现疑似疟疾，但多次检查未找到疟原虫。可试用杀灭红内期原虫的药物（如氯喹）诊断性治疗，用药 48 小时发热控制者，可能为疟疾。但需注意耐氯喹疟原虫。

（九）鉴别诊断

应注意与其他疾病诊断，如病毒感染、败血症、伤寒、血吸虫病、钩端螺旋体病、急性肾盂肾炎、布氏杆菌病等鉴别；脑型疟应与脑膜炎、脑炎、癫痫、脑脓肿、脑瘤、脑血管意外等鉴别；黑尿热应与急性溶血性贫血鉴别。

【病情判断】

恶性疟疾虽高发于非洲热带地区，但在中国也可见。此种由恶性疟原虫感染所致的传染病，常以畏寒、发热、头痛为首发症状，可出现昏迷、甚至呼吸衰竭，并发症多，若不及时治疗，可危及生命。

【治疗】

（一）基础治疗及护理

1. 发作期及退热后应予以休息。要注意水分的补给，对食欲不佳者给予流质或半流质饮食，至恢复期给高蛋白饮食；吐泻不能进食者，则适当补液。

2. 寒战时注意保暖，大汗应及时用干毛巾或温湿毛巾擦干，并随时更换汗湿的衣被，以免受凉；高热时采用物理降温，过高热患者因高热难忍可药物降温；凶险发热者应严密观察病情，及时发现生命体征的变化，记录出入量。

3. 按虫媒传染病隔离。

（二）病原治疗

目的是杀灭红细胞内期疟原虫以控制发作，同时要杀灭红细胞外期的疟原虫以防止复发，并杀灭配子体以防止传播。

1. 控制临床发作　氯喹杀灭红细胞内滋养体和裂殖体；用药后 24~48 小时退热，48~72

小时疟原虫转阴。用法:每片 0.25g,成人首剂 1.0g,6~8 小时后 0.5g,第 2~3 天,每日各 0.5g。

2. 防止复发、中断传播 伯氨喹杀灭肝细胞内迟发子孢子,有病因预防和防止复发作用,杀灭 RBC 配子体防止传播。用法:每片 13.2mg,一日 3 次,共 8 天。

3. 耐氯喹疟疾治疗 可选用青蒿素、双氢青蒿素、青蒿琥酯、蒿甲醚、磷酸咯萘啶。

(三)凶险疟疾发作的治疗

目的是迅速杀灭疟原虫;同时改善微循环,防止毛细血管内皮细胞崩裂;维持水电平衡。

1. 快速高效抗疟药 可选用青蒿素和青蒿琥酯等。青蒿素成人首剂 1g,口服,6~8 小时后 0.5g,第 2、3 日各 0.5g;双氢青蒿素成人首剂 120mg,口服,第 2~7 日各 60mg;青蒿琥酯 60mg,5% SB 0.6ml 溶解,加 5% GS 5.4ml,浓度为 10mg/ml,首剂、4、24、48 小时各一次缓慢静注,神清改口 100mg,每日一次,共 2~3 天;蒿甲醚首剂 300mg 肌注,第 2、3 天各 150mg 肌注;磷酸咯萘啶 3~6mg/kg,生理盐水或 5%葡萄糖 250ml 静滴,12 小时可重复,清醒后改口服 200~400mg,共 2~3 天。

2. 循环功能障碍者,按感染性休克处理。

3. 脑水肿应脱水;心衰肺水肿应强心利尿;呼衰应用呼吸兴奋药,或人工呼吸器;肾衰严重者可行血液透析。

(四)对症支持

1. 黑尿热者首先停用奎宁及伯喹,继之给激素,碱化尿液,利尿等。

2. 高热惊厥者,给予物理、药物降温及镇静止惊。

【常见误区】

1. 在非流行区,偶尔出现疟疾病例或者输入性,容易忽略。

2. 外周血涂片没有查到疟原虫,不能轻易否定疟疾。

3. 发热伴头痛、甚至昏迷的患者,容易考虑病毒或者细菌性脑膜炎或脑炎等诊断,但应注意与脑型疟鉴别。

(余永胜 臧国庆)

第十一章

急性血吸虫病

急性血吸虫病是由于人在短期内一次感染或再次感染大量血吸虫尾蚴而出现的以急性发热、肝脾肿大及周围血液嗜酸性粒细胞增多等为主要表现的一种疾病。主要临床特征为发热、尾蚴性皮炎，以及腹痛、腹泻等消化道症状和咳嗽、胸痛等呼吸系统症状。重型患者可有反应迟钝、心肌损害、重度贫血、恶病质等。个别病例可出现偏瘫、昏迷、癫痫等脑型血吸虫病表现或直接进展为晚期血吸虫病。急性血吸虫病多发生于夏秋，7~9 月常见，常为初次重度感染。本病的传染源为病人和保虫宿主，粪便入水、钉螺的存在和接触疫水是本病传播的三个重要环节。人群普遍易感，主要通过接触疫水感染。

【病因】

血吸虫又称裂体吸虫，扁形动物门，吸虫纲，复殖目，裂体科，寄生于人体的有 5 种，即埃及血吸虫、曼氏血吸虫、日本血吸虫、湄公血吸虫和间插血吸虫，以前三种最为重要。埃及血吸虫主要分布于非洲、南欧和中东。曼氏血吸虫主要分布于非洲和南美洲北部，日本血吸虫主要见于亚洲，如中国、日本、菲律宾、印度尼西亚。在我国因只有日本血吸虫流行，故通常将日本血吸虫病简称为血吸虫病。

【诊断要点】

（一）流行病学资料

流行季节（7~9 月），发病前 2 周至 3 月有血吸虫疫水接触史。

（二）典型临床表现

突起以发热、肝区压痛、咳嗽及周围血嗜酸性粒细胞增多为主要特征，伴腹胀、腹泻、呕吐等消化道症状及荨麻疹、血管神经性水肿、出血性紫癜等变态反应。根据发热程度、每克粪便虫卵数（EPG）及毒血症轻重等，将急性血吸虫病分为轻、中、重 3 型（表 9-11-1）。

表 9-11-1　急性血吸虫病临床分型及特征

临床特征	临床分型		
	轻型	中型	重型
发热	低热型，多低于 38℃	间歇热或弛张热，多在 38~40℃	稽留热，常达 40℃或以上
神经系统症状	无	无	可有
黄疸、腹水	无	无	可有
周围血象	嗜酸性粒细胞增多	嗜酸性粒细胞、中性粒细胞增多	中性粒细胞增多，嗜酸性粒细胞可不增多
EPG	<50	50~100	>100

（三）实验室检查

1. 粪便检查　粪检找到血吸虫虫卵和粪便孵化找到毛蚴是确诊血吸虫的直接依据，急性期检出率高，早期应及时送检。

2. 血清学试验　包括间接血凝试验、酶联免疫吸附试验、环卵沉淀试验、皮内实验、循环抗原酶免疫法，阳性率高。

3. 直肠黏膜活检　通过直肠或乙状结肠镜，取病变处黏膜，置光镜下压片检查有无虫卵。

（四）影像学检查

腹部B超和CT可见肝脾肿大。

（五）并发症

1. 类赫氏反应　约50%的患者于服用吡喹酮后当天可发生寒战、高热、大汗，重者出现血压下降、休克、意识障碍等类赫氏反应的表现。主要是血吸虫成虫大量死亡释出异性蛋白刺激机体所致。凡急性血吸虫病患者给予首剂吡喹酮后出现三联征（即寒战继之高热，症状加重，心率呼吸加快、血压下降），即可诊断。

2. 沙门菌-血吸虫综合征　沙门菌可寄生于虫体肠道或黏附于虫体表面，因此血吸虫感染可并发沙门菌血症即沙门菌-血吸虫综合征。患者可表现为长期间歇性发热，沙门菌培养阳性。

3. 复燃　20%～30%的患者于体温恢复正常后不久又升高，是为复燃。此因多次接触疫水、重复感染所致。

【治疗】

血吸虫病一旦确诊应立即治疗。

（一）一般治疗

包括卧床休息，进食易消化吸收的食物，补充蛋白质、维生素，保持营养供给，高热、中毒症状严重者给予补液、维持水、电解质平衡及内环境稳定等对症支持治疗。

（二）病原治疗

轻型患者可尽早进行病原治疗；重型患者先紧急行一般治疗，以迅速改善机体状况，再行病原治疗。病原治疗首选吡喹酮，成人总量一般为120mg/kg（儿童140mg/kg），6日疗法，每日总剂量分3次服，其中50%剂量在前两天服完，其余50%剂量在第3～6天分次服完。体重超过60kg者仍按60kg计算。轻型患者在服药1个疗程后2～4天内，体温即可降至正常；中型或重型患者需治毕1周或更长时间体温才降至正常。

（三）预防性服药

在血吸虫病流行区、流行季节，对有疫水接触但又不能确定是否感染血吸虫的高危人群适时进行预防性服药治疗，能有效预防血吸虫病的急性发作，如蒿甲醚和青蒿琥酯能杀灭5～21天的血吸虫童虫，吡喹酮能杀灭早期入侵的血吸虫童虫。蒿甲醚按6mg/kg顿服（接触疫水后15天），以后每15天一次，连服4～10次；青蒿琥酯按6mg/kg服（接触疫水后7天），以后每天一次，连服8～15次；吡喹酮按40mg/kg顿服（接触疫水后4～5周）。以上均可预防血吸虫病的急性发作。

（四）并发症的治疗

1. 类赫氏反应　为防止或减轻类赫氏反应，可同时应用糖皮质激素。

2. 沙门菌-血吸虫综合征　可联用抗生素和吡喹酮。抗生素可选用第三代喹诺酮或头孢菌素。

3. 复燃　复燃患者可再给予吡喹酮，总剂量 60mg/kg 2 日疗法，或 120mg/kg 3～4 日疗法。青蒿琥酯联合吡喹酮治疗急性血吸虫病能显著降低复燃率，并减轻临床症状，疗效优于单用吡喹酮。

（五）护理

1. 高热者进行物理降温。

2. 心理护理。

3. 加强对疫区群众的健康教育宣传活动，采取行之有效的预防措施，从而降低急性血吸虫病的发病率。

【治愈出院标准】

临床症状消失，肿大的肝脾缩小，周围血白细胞正常，嗜酸性粒细胞明显下降或接近正常，粪检虫卵消失或仅见变性虫卵。

（熊伍军）

第十二章

钩端螺旋体病

钩端螺旋体病(leptospirosis)简称钩体病，是由致病性钩端螺旋体引起的动物源性传染病，鼠类和猪是两大主要传染源。临床特征是急性发热和全身酸痛，轻者可于数日自愈，重者可出现肺出血、溶血性贫血、心肌炎等、肝肾衰竭或脑膜脑炎，甚至死亡。夏季是本病的流行季节，全世界均有流行，在东南亚地区尤为严重，我国以长江流域及其以南地区多见。它主要传播途径是接触污染的水源，与家畜直接接触也能感染。

【病因和发病机制】

(一) 病因

致病性钩端螺旋体(主要为问号钩端螺旋体种)即本病的病原。钩体细长，平均6~10μm，有12~18个螺旋，两端弯曲成钩状，使菌体呈C或S字形。钩体由菌体、轴丝及外模组成。革兰染色阴性，姬姆萨染色呈淡红色，镀银染色呈黑色或褐灰色。

钩体的抗原结构复杂，血清学分型的群和型众多，目前发现23个血群，200个血清型，其中以黄疸出血群、犬群、七日热群、波摩那群分布最广。我国主要菌群除上述菌群外，还有流感伤寒群、澳洲群、制热群、爪哇群等；波摩那群在我国分布最广，为洪水型和雨水型的主要菌群；黄疸出血群(赖型)的毒力最强，为长江流域以黑线姬鼠为主要传染源的稻田型的主要菌群。

钩体对热、酸、干燥和大多数消毒剂都敏感，在人体的胃液中可生存30分钟，在胆汁中会迅速死亡并被降解，在碱性尿中可生存24小时，但在酸性尿中则迅速死亡。

(二) 发病机制

钩体在经皮肤或其他黏膜进入人体后，局部一般无炎症反应，需经淋巴管或微血管在全身散播。钩体在血流中繁殖、散播可形成钩体败血症，多数患者经机体免疫防御后清除病原体，一般内脏损害轻；少数患者钩体在体内迅速繁殖，可引起严重的内脏损害，出现相应脏器的并发症，如肺出血、肝炎、间质性肾炎、脑膜脑炎等，部分患者可出现迟发型变态反应，表现发热、反应性脑膜炎、眼部炎症和闭塞性脑动脉炎等。

【诊断要点】

钩端螺旋体病是由致病钩端螺旋体感染所引起的疾病，诊断主要还是依据病原体特异性检查。

(一) 流行病学

流行季节，在潜伏期内有流行地区旅行史，有直接接触污染的水源，有与患病家畜直接接触。

（二）典型临床特征

钩体病潜伏期 2~20 天，平均 7~13 天，临床表现复杂，轻重差异很大，与钩体菌型和宿主免疫状态相关。根据临床表现的主要特点，可分为以下几型。

1. 单纯型　又称流感伤寒型或感染中毒型，主要为单纯败血症症状，临床特征：

（1）发热，多为稽留高热（39℃以上）。

（2）全身肌肉酸痛、乏力，腓肠肌压痛为较特异性表现。

（3）浅表淋巴结肿大、疼痛，质软、局部无红肿，不化脓。病程较短，退热后病情可逐渐自愈。

2. 肺出血型　早期与单纯型相同，但病情会逐渐加重，出现不同程度的肺出血。根据其程度分为：

（1）普通肺出血型：仅有血痰或少量咯血，肺部啰音多不明显，无呼吸衰竭表现。

（2）肺弥漫性出血型：大量血痰或咯鲜血，有的出现鼻出血，肺部啰音明显，有呼吸衰竭表现。

3. 黄疸出血型　早期与单纯型相同，但病情会逐渐加重，出现肝肾损害的临床表现。根据其程度分为：

（1）轻度：轻度肝功能损害，表现轻度黄疸，血清总胆红素<85μmol/L，有厌食、ALT 身高，但 2 周内会逐渐好转。

（2）中度：中度肝功能损害，血清总胆红素 85~170μmol/L，出现出血倾向。可合并肾功能受损出现蛋白尿、管型尿等。

（3）重度：肝功能严重损害，甚至衰竭。血清总胆红素>170μmol/L，出现明显皮肤瘙痒、倾向严重，甚至肝性脑病。可合并肾功能损害，出现少尿，甚至尿毒症，死亡风险高。

4. 肾衰竭型　肾衰多由溶血性黄疸引起，其他原因相对少见，因此此型多与黄疸出血型同时出现。

5. 脑膜脑炎型　在单纯型表现基础上出现神经系统症状，出现头痛、烦躁、喷射样呕吐，甚至意识障碍，可出现脑膜刺激征。重者可因严重脑水肿发生脑疝死亡。

6. 后期并发症　少数患者恢复后可再出现后发热、反应性脑膜炎、眼炎，可能与迟发型变态反应有关。波摩那型钩体病后数月至 1 年可出现闭塞性脑动脉炎。

（三）实验室检查

1. 一般检查　血常规无特异性，多正常或仅表现轻度中性粒细胞升高；尿常规出现尿蛋白、管型尿提示病情累及肾脏；出现血清胆红素升高或 ALT 升高提示累及肝脏，但 ALT 升高多不明显，ALT 明显升高提示肝功能严重受损；如出现氮质血症或肌酐升高提示肾脏有衰竭。胸部 X 线或 CT 可有肺纹理增加表现，弱出现广泛弥漫性渗出提示肺脏受累严重。

2. 特异性检查

（1）血涂片：离心纯化后样本可在显微镜下见到钩体，给予特殊染色（镀银）、免疫荧光法、免疫酶染色法可提高标本敏感性。

（2）钩体培养：可取患者血培养 1 周，脑膜脑炎型患者可取脑脊液培养，发病 1 周以上患者可取尿培养。

（3）血清检测：免疫抗体检测目前多采用酶联免疫吸附试验测定 IgM 抗体，特异性、敏感性更高，钩体抗原 PCR 检测目前也应用于临床早期诊断。

【病情判断】

钩体病预后与疾病临床类型,起病后接受治疗的时机等相关。总体来说,老人、孕妇、儿童或免疫缺陷人群多有脏器受累,预后较差。治疗延误,出现脏器功能衰竭或严重脑病患者病死率高。其中重症黄疸出血型病死率最高,约 30%~50%,肺弥漫性出血型病死率约 10%~20%,脑膜脑炎型较少见,单纯型亦有死亡,1%~1.5%,应注意各类型之间可出现转化。

【治疗】

治疗原则:接触隔离,卧床休息,营养支持,早期及时抗感染,防治并发症。

(一) 一般治疗

1. 接触隔离　患者血样、尿样、痰样等注意隔开,注意对痰尿污染物的消毒,防止交叉感染。

2. 卧床休息。

3. 营养支持　给予易消化高热量半流质,补充足够维生素,静脉补液维持水电解质酸碱平衡。

(二) 病原治疗

钩体病对多种抗生素敏感,多选择青霉素类。

1. 青霉素　首选药物,尽早应用,常用量 400 000U,每 6~8 小时一次肌内注射,小儿每日 50 000U/kg,分 4~6 次肌注,疗程 5~7 天,通常给予氢化可的松 200~500mg 静脉滴注预防赫氏反应。赫氏反应为抗生素使螺旋体大量裂解毒素释放有关,主要表现为用药后数小时内出现突发寒战、高热,大汗,继而可出现低血压休克,小剂量分次给药有助于降低此反应发生概率,如有赫氏反应,应尽早给予镇静剂、物理降温,加用皮质激素减轻毒血症状。

2. 其他抗生素　如青霉素过敏,可改用庆大霉素每日 160 000~240 000U,分 2 次肌注;或四环素每日 1.5~2.0g 分 4 次口服,疗程 1 周;也可选用链霉素、氯霉素、头孢噻吩以及合成药物甲唑醇和咪唑酸酯。

(三) 对症治疗

1. 钩体毒血症　高热可给予物理降温或其他退热药物,烦躁不安可给予镇静剂,严重时可给予甲泼尼龙 80mg 或等效量其他类型皮质激素。

2. 肺水肿和心功能不全　保持呼吸道通畅,气道梗阻应立即气管插管,必要时可切开。呼吸衰竭者可予以辅助通气,心功能不全者可给予毛花苷丙 0.4mg 推注。

3. 黄疸出血型肝炎　轻中度者给予一般支持及抗感染治疗基础上保肝治疗,重度患者注意防肝性脑病,注意出血倾向。

4. 肾衰竭　补液、注意出入量,严重氮质血症者应予以床旁透析。

5. 脑膜脑炎型　对症治疗,如甘露醇脱水,呼吸兴奋剂,皮质激素抗炎等。

6. 后发症　后发热、反应性脑膜炎等后发症,一般仅采取对症治疗,短期即可缓解。必要时,可短期加用肾上腺皮质激素,则恢复更快。

(揭志军)

第十三章

伤　寒

伤寒(typhoid fever)是由伤寒杆菌引起的急性肠道传染病,我国《传染病防治法》将其列为乙类传染病。病变特点是全身单核-巨噬细胞系统的巨噬细胞反应性增生,小肠淋巴组织增生、坏死、溃疡形成,以回肠末端淋巴结的病变最为明显。临床上主要表现为持续性高热,腹痛、腹泻,神志淡漠,相对缓脉,脾肿大,皮肤玫瑰疹及白细胞减少等。本病以儿童及青壮年患者多见,病程较长,病情经过复杂,并发症较多。

自1948年以来,氯霉素治疗伤寒已有50余年的历史,曾被作为治疗伤寒的首选药物。由于抗生素的广泛使用,近年来伤寒杆菌对氯霉素的耐药菌株明显增多。20世纪50年代已发现耐氯霉素的伤寒菌株,有些伤寒菌株则呈多重耐药性,发生过由耐药菌株引起的伤寒流行,临床表现多较严重。有的菌株对庆大霉素、卡那霉素、氨苄西林和复方磺胺甲噁唑等也普遍耐药,因此这些药物只用于敏感菌株的治疗。

带菌者或患者为伤寒的唯一传染源。传播途径为污染的水(常暴发流行)和食物(有时暴发流行)、日常生活接触(散发)等。人群对伤寒普遍易感。

【病因与发病机制】

(一)病因

伤寒杆菌系沙门菌属的D群,是一种活动的、革兰染色阴性的短棒状杆菌,长2~3μm,宽约0.6μm,菌体有周鞭毛,能运动,不产生芽胞,无荚膜,在普通培养基上易生长,在含有胆汁的培养基上生长更好。

伤寒杆菌有菌体(O)、鞭毛(H)及毒力(Vi)抗原,三者均能产生相应的抗体,测定"O""H"抗体常用于临床诊断。"Vi"抗体检测有助于伤寒慢性带菌者的调查。

(二)发病机制

伤寒沙门菌侵入人体后是否发病取决于所侵入细菌的数量、致病性以及宿主的防御能力。临床观察提示被激活的巨噬细胞对伤寒沙门菌的细胞内杀伤机制起重要作用,巨噬细胞吞噬伤寒沙门菌、红细胞、淋巴细胞及细胞碎片,称为"伤寒细胞"(typhoid cell)。伤寒细胞聚集成团,形成小结节,称为"伤寒小结"(typhoid nodule)或"伤寒肉芽肿"(typhoid granuloma),具有病理诊断意义。

伤寒沙门菌释放脂多糖内毒素可激活单核吞噬细胞释放白细胞介素-1和肿瘤坏死因子等细胞因子,引起持续发热、表情淡漠、相对缓脉、休克和白细胞减少等表现。

【诊断要点】

流行病学资料显示,发病多在夏秋季节,以青壮年及年长儿童多见。目前多为散在发病,偶可引起局部暴发流行。接触伤寒患者或伤寒慢性带菌者粪便污染的食物,或进入伤寒流行疫区后，在几日至 3 周可发病。

（一）临床表现

典型者可有以下几种表现。

1. 发热 多数渐起持续性发热，极期体温呈稽留热型。如果没有进行有效的抗菌治疗，热程可持续 2 周以上。

2. 消化道症状 食物不振、腹部不适、腹泻或便秘，极期明显腹胀。右下腹可有深压痛。

3. 神经系统症状 表情淡漠、反应迟钝、耳鸣、重听或听力下降；重症可出现谵妄、颈项强直甚至昏迷。儿童可出现抽搐。

4. 玫瑰疹 为色淡红、稍高出皮肤的小斑丘疹，称为玫瑰疹（rose spots）。以躯干上部多见，四肢罕见，约于发病第 3 天出现，约 1 周消退。

5. 脾肿大，肝脏亦可同时肿大。

6. 相对缓脉 成年人常见，并发心肌炎时，相对缓脉不明显。

但近年来由于进行预防接种，抗生素和退热药物、免疫抑制剂的广泛应用，使伤寒临床表现变异较大，轻症不典型伤寒占了多数。耐药菌株伤寒则病程长、并发症多、病情复杂，这些需在诊断时加以注意。

（二）并发症

1. 肠出血 肠出血为常见的严重并发症。多出现在病程第 2～3 周，发生率为 2%～15%。大量出血时，常表现为体温突然下降，头晕、口渴、恶心和烦躁不安等症状；体检可发现患者有面色苍白、手足冰冷、呼吸急促、脉搏细速、血压下降等休克体征。

2. 肠穿孔 肠穿孔为最严重的并发症。发生率为 1%～4%。常发生于病程第 2～3 周，穿孔部位多发生在回肠末段，成人比小儿多见。临床表现为右下腹突然疼痛，伴恶心、呕吐以及四肢冰冷、呼吸急促、脉搏细速、体温和血压下降等休克表现（休克期）经过 1～2 小时后，腹痛和休克症状可暂时缓解（平静期）。但是，不久体温迅速上升，腹痛持续存在并加剧；出现腹胀，腹壁紧张，全腹压痛和反跳痛，肠鸣音减弱或消失，移动性浊音阳性等腹膜炎体征；白细胞较原先升高，腹部 X 线检查可发现膈下有游离气体（腹膜炎期）。

3. 中毒性肝炎 中毒性肝炎常发生在病程第 1～3 周。发生率为 10%～50%。体检可发现肝脏肿大和压痛。血清丙氨酸氨基转移酶轻至中度升高。

4. 中毒性心肌炎 中毒性心肌炎常出现在病程等 2～3 周。患者有严重的毒血症状，主要表现为脉搏增快、血压下降，第一心音低钝、心律失常。心肌酶谱异常，心电图检查可出现 PR 间期延长、ST 段下降或平坦、T 波改变等异常。

5. 其他 包括溶血性尿毒综合征，甚至出现 DIC、多脏器功能衰竭。伤寒杆菌随血流扩散，还可引起任何器官的局灶性感染，如支气管炎、肺炎、急性胆囊炎、脓肿、肾盂肾炎、关节炎等。

（三）实验室检查

1. 白细胞数减少或正常 以中性粒细胞减少、嗜酸性粒细胞减少或消失、单核细胞增多为特征。血小板计数突然下降，应警惕出现溶血尿毒综合征或弥散性血管内凝血等严重并发症。

2. 伤寒杆菌培养 血、尿、粪均应做伤寒杆菌培养。

①血培养是确诊伤寒的依据之一，病程早期即可阳性，第 7～10 天阳性率可达 90%；②骨髓培养阳性率高于血培养，持续阳性时间长，受病期、药物干扰因素少。在发病 2 周后

开始阳性,至第3、4周阳性率可达85%;③粪便培养:第3~4病周阳性率可达80%,病后第6周迅速下降,3%的患者排菌可超过1年;④尿培养阳性率不高,约30%,初期多为阴性;⑤还可留取十二指肠引流液培养液,但操作不便,很少使用。玫瑰疹刮取液培养在必要时亦可进行。

3. 伤寒血清凝集试验(肥达反应) 对伤寒、副伤寒有辅助诊断价值,但有人提出可靠性差,故判断其意义时注意以下几点:

①抗体效价与被检查所在地区群体效价有关。我国多数地区,"O"1∶80、"H"1∶160;或者O抗体效价有4倍以上的升高,可确定为阳性;②连续2次以上效价上升更具有意义;③早期"O"抗体上升更具有诊断意义;④经临床及病原学证实的伤寒,约10%早期结果阴性,其中又有约5%肥达反应在第3周后出现阳性,只有5%始终为阴性;⑤回忆反应:即做过伤寒预防接种或隐性感染过伤寒者,在患其他疾病发热时,以"H"抗体上升为主,第2周复查转阴,称为回忆反应。

近年有研究以更敏感的方法,如被动血凝试验(PHA)、对流免疫电泳(CIE)、酶联免疫吸附测定(ELISA)、免疫荧光试验(IFT)等检测伤寒杆菌抗体或抗原用作早期诊断,阳性率较高。DNA探针、聚合酶链反应(PCR)技术检测伤寒杆菌亦有用于临床的报道。

【病情判断】

在未使用抗生素的年代,伤寒病死率在10%以上,自氯霉素使用后,病死率逐年降低,在发达国家病死率已低于1%。伤寒患者病情危重的指标有以下几项:

①中毒症状严重(如谵妄、昏迷等);②有肠出血、肠穿孔发生;③出现中毒性心肌炎等其他严重并发症;④病原菌为耐药伤寒杆菌株;⑤补体C3下降,可作为中毒性休克先兆;⑥婴儿、孕妇、老年、营养不良、明显贫血患者。

【治疗要点】

(一)一般治疗及护理

1. 卧床休息,注意维护皮肤和口腔清洁;定期更换体位,以防发生肺炎和压疮。

2. 床边隔离,观察体温、脉搏、血压和粪便性状等变化。临床症状消失后,每隔5~7天送粪便进行伤寒沙门菌培养,连续2次阴性才可解除隔离。

3. 发热期给流质或半流质饮食,补充水和足够热量、维生素;注意纠正电解质紊乱。恢复期逐渐增加饮食量,一般于热退后5~7天改用少渣饮食。

(二)对症治疗

1. 高热 以物理降温为主,使用冰袋冷敷和(或)25%~30%乙醇四肢擦浴。发汗退热药,如阿司匹林有时会引起低血压,慎用。

2. 便秘 可用生理盐水低压灌肠或开塞露注入肛门,禁用口服泻剂和高压灌肠。

3. 腹胀 饮食应减少豆奶、牛奶等容易产气的食物。可用肛管排气、腹部热敷、松节油涂擦或针灸,忌用新斯的明等促进肠蠕动的药物。

4. 腹泻 应选择低糖低脂肪的食物。酌情给予小檗碱(黄连素)0.3g,口服,每天3次,一般不使用鸦片制剂,以免引起肠蠕动减弱,产生腹中积气。

5. 中毒症状严重或合并中毒性心肌炎等 可在使用足量、有效抗生素配合下,应用肾上腺皮质激素减轻毒血症症状,如氢化可的松每日100~300mg或地塞米松每日2~4mg,以不超过3天为妥。

（三）病原治疗

1. 喹诺酮类 为合成的抗菌药物，如培氟沙星、氧氟沙星、环丙沙星、诺氟沙星等。抗菌谱广、杀菌作用强、近期病原清除率高，对耐氯霉素菌株有强大抗菌作用。临床疗效较满意，渐趋列为治疗伤寒的首选药物。

培氟沙星（培福新）成人每日剂量800mg，分2次口服；氧氟沙星（氟嗪酸、泰利必妥）成人每日剂量600mg，分3次口服；环丙沙星成人每日剂量500~750mg，分3次口服。体温正常后继续服用2周。用药后一般在5天左右退热。此类药物孕妇、婴儿慎用。使用期注意观察血象变化。

2. 氯霉素 仍是治疗非多重耐药伤寒菌株所致伤寒散发病例的有效药物。用法为成人每日1.5~2g，分3~4次口服，退热后减半，再用10~14天，总疗程2~3周。重症可由静脉滴入，病情改善后口服。治疗期间密切观察血象变化，尤其粒细胞减少症的发生。

3. 头孢菌素 第二、三代头孢菌素对伤寒亦有较好疗效。头孢曲松、头孢他啶等，每日剂量2~4g，分2~3次静脉滴注，疗程1~2周。由于需静脉给药、且价格昂贵，一般不列为首选药物。

4. 复方磺胺甲噁唑（SMZ-TMP） 成人每日口服2次，每次2片，首剂加倍。疗程10~14天，疗效较好。有磺胺药过敏、肝肾功能不良、妊娠、贫血及婴儿不宜服用。

5. 其他药物 尚可选用阿莫西林、氨苄西林等。

（四）并发症的治疗

1. 肠出血 暂时禁食，绝对卧床休息，密切监测血压和粪便出血量。如果患者烦躁不安，给予地西泮或者苯巴比妥。补充血容量，维持水、电解质和酸碱平衡。应用止血药，如维生素K_1、卡巴克络、酚磺乙胺等，必要时输血，内科止血治疗无效时，应考虑手术治疗。

2. 肠穿孔 禁食，胃肠减压，给予有效的抗菌治疗，控制腹膜炎症，如联合氨基苷类、第三代头孢菌素或碳青霉烯类等抗菌药物。警惕感染性休克的发生。并发腹膜炎时，及时手术。

3. 中毒性心肌炎 严格卧床休息。保护心肌药物，如高渗葡萄糖、维生素B_1、腺苷三磷酸等；必要时加用肾上腺皮质激素；如果出现心力衰竭，应给予洋地黄和利尿剂维持至症状消失。

（揭志军）

第十四章

重型霍乱

霍乱(cholera)是一种由霍乱弧菌引起的以腹泻为主要临床表现的急性肠道传染病。临床表现轻重不一,轻者仅有轻度腹泻;重者剧烈吐泻大量米泔水样排泄物,并引起严重脱水、酸碱失衡、周围循环衰竭及急性肾衰竭。霍乱是一个古老的疾病,自 19 世纪初以来,曾先后发生 7 次世界大流行,现在仍是全球重要的公共卫生问题之一,世界卫生组织将其列为检疫的传染病之一,我国《传染病防治法》将其列为甲类传染病。霍乱的传染源是病人和带菌者,人群普遍易感,主要通过水、食物、生活密切接触和苍蝇媒介而传播,以经水传播最为重要,患者吐泻物和带菌者粪便污染水源后易引起局部暴发流行,病发高峰期在夏季。口服霍乱疫苗有效预防霍乱已经取得重大进展。

【病因】

1883 年由德国科学家 Robert Koch 首先发现霍乱弧菌。霍乱弧菌为革兰染色阴性、短小弯曲的杆菌,两端钝圆或稍平,菌体单端有一根鞭毛,超过体长的 4~5 倍,运动活泼,繁殖速度快。根据菌体(O)抗原之不同,已将霍乱弧菌分出 200 个以上的 O 血清群,但仅发现 O1 和 O139 这两种霍乱弧菌的血清型能够引起疾病暴发,O1 群霍乱包括两个生物型,即古典生物型和埃尔托生物型。霍乱弧菌对干燥、日光、热、酸及一般消毒剂均敏感,而对低温和碱耐受力较强,在碱性肉汤或碱性蛋白胨中生长良好。

霍乱弧菌产生致病性的是内毒素及外毒素。正常胃酸可杀死弧菌,当胃酸低下时或入侵病毒菌数量增多时,未被胃酸杀死的弧菌进入小肠,在碱性肠液内迅速繁殖,并产生大量强烈的外毒素,刺激肠壁隐窝细胞分泌水、氯化物及碳酸氢盐的功能增强,同时抑制绒毛细胞对钠离子的正常吸收,致肠腔内大量液体与电解质聚积,引起剧烈腹泻。

【诊断要点】

根据病情程度可将霍乱分为轻、中、重三型,带菌者和轻症病人远较中、重型病人多。重型霍乱属于霍乱的危重型。诊断主要依据流行病学史、临床表现及细菌培养确立。

(一) 流行病学史

生活在霍乱流行区,或 5 天内到过霍乱流行区,或发病前 5 天内有饮用生水或进食海(水)产品或其他不洁食物和饮料史;与霍乱患者或带菌者有密切接触史或共同暴露史。

(二) 临床表现

典型霍乱病程可分为三期:泻吐期、脱水虚脱期、恢复期。重型霍乱患者腹泻次数 20 次/天以上,为水样或米泔水样便,量多,有明显失水体征,极度烦躁,甚至昏迷,皮肤弹性消失,眼窝深凹,明显发绀,严重肌肉痉挛,脉搏微弱而速,甚或无脉,血压(收缩压)儿童<6.67kPa(50mmHg),成人<9.33kPa(70mmHg)或测不到等循环衰竭的表现,尿量<200ml/d

或无尿，脱水程度儿童相当于体重10%以上，成人8%以上。

（三）粪便检查

应在使用抗菌药物之前。常规镜检可见黏液和少许红、白细胞；取粪便或早期培养物涂片作革兰染色镜检，可见革兰阴性稍弯曲的弧菌；悬滴检查将新鲜粪便作悬滴或暗视野显微镜检，可见运动活泼呈穿梭状的弧菌；粪便培养O1群或O139群霍乱弧菌阳性者可确诊。

（四）其他检查

1. 血液检查　红细胞计数和血红蛋白增高，白细胞计数增高，中性粒细胞及大单核细胞计数增多。血清钾、钠、氯化物和碳酸盐降低，血pH下降，尿素氮增加。治疗前由于细胞内钾离子外移，血清钾可在正常范围内，当酸中毒纠正后，钾离子移入细胞内而出现低钾血症。

2. 尿液检查　可发现尿呈酸性，有管型或蛋白尿。

3. 血清学检查　抗菌抗体病后5天即可出现，两周达高峰，故病后2周血清抗体效价1:100以上或双份血清抗体效价增长4倍以上有诊断意义。

（五）并发症

1. 急性肾衰竭　表现为少尿、无尿，尿比重低于1.018，多固定于1.010。由于液体大量丢失或者静脉补液太少、太慢，患者严重脱水而导致。

2. 代谢性酸中毒。

3. 低钾综合征。

4. 急性肺水肿及心力衰竭　代谢性酸中毒可导致肺动脉高压或大量输注盐水且输注速度过快，可诱发急性肺水肿及心力衰竭。表现为气促或端坐呼吸，咳粉红色泡沫状痰。

【病情判断】

随着诊疗技术的提高，霍乱总死亡率已经降低至1%~2%，重型霍乱若具备以下几项，则提示预后不良：

1. 老年、幼儿、孕妇。
2. 营养不良的儿童、艾滋病毒感染者或免疫力低下者。
3. 严重脱水、休克。
4. 并发急性肾衰竭。

【治疗】

霍乱治疗原则：严格隔离，及时补液，辅以抗菌以及对症治疗。

（一）一般治疗

1. 严格隔离　应对患者进行严密隔离，直至症状消失6天后、粪便细菌培养连续3次阴性。对患者泻吐物及食具等均须彻底消毒。根据《传染病防治法》，迅速逐级上报疫情。

2. 饮食　可给予流质饮食，但剧烈呕吐者禁食，恢复期逐渐增加饮食。

3. 卧床休息。

（二）液体疗法

补充液体和电解质是治疗霍乱的关键治疗，原则上应早期，快速，足量，先盐后糖，先快后慢，适时补碱，及时补钾。

1. 静脉补液　重型霍乱应在24小时内输液总量约为8000~12 000ml或更多。先给予含糖541溶液，由静脉推注1000~2000ml，按每分钟40~80ml甚至100ml速度进行，需时20~30分钟，以后按每分钟20~30ml的速度通过两条静脉输液管快速滴注2500~3500ml或更多,直至休克纠正为止。以后相应减慢速度,补足入院前后累计丢失量后即按每天生理需要量加上排出量的原则补液。

2. 口服补液　重型霍乱经静脉补液后纠正休克者,可逐渐过渡到口服补液。口服补液配方为每升水中含葡萄糖 20g、氯化钠 3.5g、碳酸氢钠 2.5g、氯化钾 1.5g。

（三）抗菌药物

抗菌药物只能作为液体疗法的辅助治疗,给重度脱水病人适当的抗菌治疗,可缩短腹泻时间,减少排便量,缩短病程。抗菌药物的选择可根据各地菌株耐药情况而定,药物疗效以口服为佳,疗程 3 天。常用抗菌药物有:多西环素(成人 200mg/次,2 次/日)、四环素(成人 0.5g/次,4 次/日)、环丙沙星(成人 0.25g/次,2 次/日)、诺氟沙星(成人 0.2g/次,3 次/日)、复方新诺明(SMZ-TMP)(成人 2 片/次,2 次/日)。应按全程总量服用,陪护和接触者同时服用疗法同病人,如抗生素治疗 48 小时继续腹泻就要怀疑耐药,可选用多西环素(强力霉素)、卡那霉素等。

（四）对症治疗

1. 剧烈吐泻　频繁呕吐可给阿托品,剧烈腹泻可用山莨菪碱 10~20mg 或氢化可的松 100~300mg 静脉滴注;早期采用氯丙嗪 1~2mg/kg 口服或肌内注射,对肠上皮细胞腺苷酸环化酶有抑制作用,可减少腹泻量。

2. 肌肉痉挛　通常补液后消失。严重者可予 10%葡萄糖酸钙 10ml 加 50%葡萄糖 20ml 缓慢静脉注射。

（五）并发症治疗

1. 急性肾衰竭　如有严重高血容量表现如全身水肿及肺水肿,血钾高过 7.5mmol/L 或心电图有高钾表现,严重酸中毒,二氧化碳结合力 6.74mmol/L,且用碱性药物不能纠正,血浆非蛋白氮显著增高(>142mmol/L)等情况,早期应用血液透析,效果较好。如无条件可进行腹膜透析。

2. 代谢性酸中毒　须立即给予碱性药物注射。在估计患者体重后,可快速静脉滴入 5%碳酸氢钠 5ml/kg 或 11.2%乳酸钠 3ml/kg,根据患者情况或血浆二氧化碳结合力测定结果判断是否需要重复给药。

3. 低钾综合征　只要腹泻仍存在即应补钾,故对严重腹泻脱水引起休克、少尿的患者也应早期应用含钾不甚高的 541 溶液。

4. 急性肺水肿及心力衰竭　暂停输液或减慢输液速度;绝对卧床休息,半卧位,吸氧,必要时给予镇静剂如吗啡 5~10mg 肌注,或地西泮(苯甲二氮䓬类)5mg 或 10mg 肌注;呋塞米 20~40mg,2 分钟内静注;地塞米松 5~10mg 加 50%葡萄糖 20ml 缓慢静注;毛花苷丙 0.4mg 加 25%~50%葡萄糖 20ml 缓慢静注 10 分钟以上,必要时 2~4 小时后再注射 0.2~0.4mg;必要时应用血管扩张剂。

5. 中毒性休克　经输液疗法,估计液体已补足,但血压仍低或测不出,可用氢化可的松 100~300mg 或地塞米松 10~20mg 加入液体中,并加用血管活性药物如多巴胺、间羟胺等。

（六）护理

1. 采取严密隔离与消化道隔离,注意在未使用抗生素之前采集粪便及时送检。

2. 严密监测生命体征 1~2 小时一次、记录 24 小时出入量、注意神志、休克征象、低钾表现。

3. 快速输液中应防止心功能不全和急性肺水肿。

【治愈出院标准】

1. 临床症状消失已 6 天,粪便隔日培养 1 次,连续 3 次阴性,可解除隔离出院。

2. 如无细菌培养条件,须隔离患者至临床症状消失后 15 天方可出院。

3. 陪护者与密切接触者同时采便,2 次阴性时可解除医学观察。

（熊伍军　简易成）

第十五章

埃博拉病毒病

埃博拉病毒病(Ebola virus disease,EVD),既往又称埃博拉出血热(Ebola hemorrhagic fever,EHF),是由埃博拉病毒(Ebola virus,EBOV)感染引起的一种急性出血性传染病。EBOV于1976年被首次发现,分为扎伊尔型、本迪布焦型、塔伊森林型、苏丹型和莱斯顿型5种亚型。除莱斯顿型对人不致病外,其余4型感染后均可导致人发病。EVD主要通过接触病人或感染动物的血液、体液、分泌物和排泄物及其污染物等而感染。临床表现主要为高热、头痛、极度乏力、食欲减退、腹泻、呕吐、出血和多器官功能障碍等。EVD死亡率高,病死率最高可达90%。目前尚无特异性治疗措施,主要治疗措施包括对症和支持治疗,控制继发感染,预防与控制出血,治疗肾衰竭等并发症。

目前埃博拉病毒是全球传染性最强、致死率最高的病毒之一,该病毒是引起人类和灵长类动物发生埃博拉出血热的烈性病毒,其导致的EVD是当今最致命的病毒性出血热。EBOV的生物安全级别为4级,而艾滋病为3级,重症急性呼吸综合征为3级。由此,可见其传染性及危害性之强。

【病因和发病机制】

EBOV属于丝状病毒科,为单股负链RNA病毒,呈长短不一的丝状体,直径80nm,病毒基因组长约18.9kb。EBOV的主要病毒蛋白包括核蛋白(NP)及VP35、VP40、糖蛋白(GP)、VP30、VP24和RNA聚合酶(L)7种蛋白。NP与VP30、VP35及基因组RNA组成核糖体蛋白,此外,VP35还可拮抗Ⅰ型干扰素的作用。VP24和VP40则在病毒成熟出芽释放过程中具有非常重要的作用,VP24还可抑制IFN-α信号转导通路,逃避宿主免疫系统的监视。GP为Ⅰ型跨膜糖蛋白,其作用包括介导病毒入侵宿主细胞,导致细胞病变;破坏微血管,引起血管渗漏,导致出血热晚期阶段的出血热症状;介导EBOV逃避宿主免疫应答。

目前,EVD的发病机制尚不十分清楚。许多研究表明,固有免疫系统在EBOV感染中起核心作用。人体感染EBOV后,可检测到伴随大量细胞因子的炎症反应。EBOV可侵犯多种细胞,包括单核细胞、巨噬细胞、树突状细胞、成纤维细胞、肝细胞、肾上腺细胞,以及多种内皮和上皮细胞。EBOV感染机体后,最初是从感染部位迁徙到局部淋巴结,继而引起病毒血症,再侵犯各系统的组织器官,以肝脾损害为主。EBOV感染的单核细胞和巨噬细胞组织因子的表达和释放是引起凝血异常的一个关键因素,通过促发凝血机制,进而导致凝血因子失调及后续凝血功能障碍,使微小血管内产生凝血,致肝、脾、肾和肾上腺等器官缺血坏死,最终引发弥散性血管内凝血(disseminated or diffuse intravascular coagulation,DIC)或多器官功能衰竭(multiple organ dysfunction syndrome,MODS)。

【诊断要点】

诊断 EVD 主要根据流行病学史、临床表现和相关病原学检查综合判断。

(一) 诊断依据

1. 流行病学史

(1) 来自疫区或21天内有疫区旅行史。

(2) 21天内接触过来自或曾到过疫区的发热者。

(3) 21天内接触过患者及其血液、体液、分泌物或尸体等。

(4) 接触过被感染的动物。

2. 临床表现 急性起病,发热伴乏力、头痛、肌痛、咽痛等;并可出现恶心、呕吐、腹痛、腹泻、皮疹等。多在病程3~4天后疾病进展。持续高热,感染中毒症状及消化道症状加重,出现不同程度出血,包括皮肤黏膜出血、呕血、咯血、便血、血尿等;严重者可出现意识障碍、休克及多脏器受累。患者多在发病后2周内死于出血,多器官功能障碍等。

3. 实验室检查

(1) 病原学检测:①病毒核酸检测:通常采用实时定量 PCR 进行病毒核酸检测;②病毒抗原检测:用 ELISA 检测埃博拉病毒核蛋白抗原,病毒抗原检测阳性可确诊;

(2) 血清学检测:①病毒特异性 IgM 抗体:ELISA 检测 IgM 抗体阳性可确诊;②病毒特异性 IgG 抗体:采用间接法 ELISA 检测 IgG 抗体。单份血清埃博拉病毒 IgG 抗体阳性提示曾感染埃博拉病毒,双份血清埃博拉病毒 IgG 抗体由阴性转阳性或恢复期抗体效价较急性期4倍或者以上增高者可确诊。

(二) 病例定义

1. 留观病例 具备上述流行病学史中任何一项的发热(体温≥37.4℃)患者。

2. 疑似病例 具备上述流行病学史中任何一项,且符合以下三种情形之一者:

(1) 体温≥38.6℃,出现严重头痛、肌肉痛、呕吐、腹泻、腹痛。

(2) 发热伴不明原因出血。

(3) 不明原因猝死。

3. 确诊病例 留观或疑似病例经实验室检查符合下列情形之一者:

(1) 病毒核酸检测阳性。

(2) 病毒抗原检测阳性。

(3) 分离到病毒。

(4) 病毒抗体检测阳性。

【病情判断】

患者若出现反复剧烈腹痛、恶心和呕吐、极度乏力、呼吸急促、休克等症状多提示预后不佳。与死亡相关的危险因素包括患者年龄(≥45岁)和部分症状如腹泻、结膜炎、呼吸困难或吞咽困难、意识错乱或定向力障碍及昏迷、不明原因出血、牙龈出血、鼻出血、注射部位出血及阴道出血。

【治疗】

(一) 一般支持对症治疗

目前对 EVD 尚缺乏特效疗法,主要采用对症和支持治疗,包括患者隔离、营养支持以及控制体温、止痛、补液等对症治疗,预防控制出血,控制继发感染,治疗肾衰竭、出血和弥散性血管内凝血等并发症。轻中症患者卧床休息,可进少渣易消化半流质饮食,保证充分热量;

呕吐和腹泻次数少，无明显乏力和食欲减退的患者，可给予口服补液盐，而对于呕吐腹泻、发热等症状较重的患者可给予止吐、止泻及退热药物。对合并感染，如疟疾、伤寒以及继发性细菌感染患者，在明确诊断的基础上予以针对性治疗。

（二）抗病毒治疗

目前尚无有效的抗病毒治疗药物，对于轻中度患者可能不需要抗病毒治疗，仅给予对症支持治疗即可恢复。目前已经用于和正在研发的抗病毒药物有如下几种：法匹洛韦（Favipiravir）、小分子干扰 RNA、Brincidofovir 等。

（三）免疫治疗

免疫治疗效果并不确切，还处在研究阶段，主要措施有：

1. 单克隆抗体　ZMapp 是三个单克隆抗体的混合制剂，可与病毒糖蛋白作用，从而起到被动免疫的作用。

2. 血及血制品。

3. 干扰素。

（四）重症病例的治疗

在有条件的诊治机构，对于重症患者的治疗原则是在对症治疗的基础上防治并发症，实施有效的呼吸支持（包括氧疗、无创/有创机械通气）、循环支持、肝脏和肾脏支持等治疗。

【常见误区】

（一）埃博拉病毒可通过空气传播

埃博拉病毒主要通过患者的血液、分泌物（如汗液、乳汁、唾液等）、呕吐物、排泄物（如尿液、粪便）以及其他体液传播。截至目前，仍无足够证据证明自然状态下埃博拉病毒可以经气溶胶传播。一般认为在自然状态下埃博拉病毒经气溶胶传播的可能性较小。

（二）感染埃博拉病毒者 100%会死亡

埃博拉病毒分为扎伊尔型、本迪布焦型、塔伊森林型、苏丹型和莱斯顿型 5 种亚型。除莱斯顿型对人不致病外，其余 4 型感染后均可导致人发病。致病性由强至弱依次为扎伊尔型、苏丹型、本迪布焦型和塔伊森林型，且前 3 种亚型曾引起人类 EVD 疫情，病死率为 40%～90%。因此，感染埃博拉病毒者并非 100%都会死亡。

（吴学杰　徐峰）

第十六章

严重急性呼吸综合征

严重急性呼吸综合征(severe acute respiratory syndrome,SARS),又称传染性非典型肺炎(atypical pneumonia)。SARS 的病原体为新型冠状病毒,世界卫生组织(WHO)已正式将此病毒命名为 SARS 病毒。SARS 是一种发病急、传染性极强的呼吸道传染病。2002 年 11 月 16 日,该病首先在中国广东佛山市发现,当时由于其症状与典型肺炎有着显著的区别,暂被命名为非典型肺炎。其后的几个月内,相继在世界 30 多个国家或地区暴发流行,尤其是在我国流行较重。SARS 的主要特点是:起病急,高热,有呼吸道症状,胸部 X 线片可见肺部阴影,外周血白细胞降低(尤其是淋巴细胞减少)等。部分病人病程进展迅猛,可快速恶化为急性呼吸窘迫综合征(ARDS)。

【病因】

SARS 的病原体为冠状病毒的新属,从 SARS 的病理特征和传播情况来看,该病属于严重威胁人类健康的疾病。病毒源头是中国广东佛山市,起于 2002 年 11 月 16 日。传播途径有飞沫直接传播和非直接传播两种,主要通过鼻、口、眼、手等途径。此外,该病临床症状最重时传染力最强,而发病初期,一般相对较弱。我国专家的研究揭示出 SARS 传播的五大特点:有慢性病的老年人感染 SARS 后易成超级传播者;所有感染者均与上一代患者有症状期接触;接触越是密切,就越容易被感染;未发现潜伏期 SARS 病人具有传染性;隔离病人终止了进一步传播。SARS 第一代的传播潜伏期在 4~5 天,第二代在 10 天左右。经过调查,现已寻找到 SARS 的一些流行病学规律:男女之间发病无差别,从年龄看青壮年占 70%~80%,与既往的呼吸道传染病患者体弱的老少患者居多不同;因最初起病时防护措施不够,医务人员属 SARS 高发人群,但经采取措施后医务人员的感染率已从最初的 33%左右下降到 24%左右;在家庭和医院有聚集感染现象。

【发病机制】

初步研究提示 SARS 患者细胞免疫损伤可能为本病发生的重要机制之一。临床病程的轻重程度和结局可能与接受病毒感染的负荷、机体抵抗病毒的能力(主要包括机体非特异性和特异性的免疫应答)和是否及时采取有效的治疗等有关。此外,影响病程发展的危险因素还有患者的年龄、孕妇、疲劳、以前是否患有其他疾病(糖尿病、高血压等)等。

SARS 病毒侵入人体后,开始破坏正常的组织细胞。在通常情况下,如果人体自身的抗体能够有效地与病毒抗原结合,就可引导白细胞将病毒杀死,患者症状就会逐渐减轻,直到痊愈。然而对于人体从未见过的 SARS 病毒,抗体无法与病毒抗原有效结合,反而转向攻击其他的正常体细胞。有关专家认为,SARS 患者免疫系统过度反应,破坏肺叶末端的微小肺泡，使组成肺泡结构的细胞坏死，因此导致患者极度呼吸困难。

【病理】

病人肺组织表现为有不同程度弥漫性肺泡损伤的病理变化，肺部充血、透明膜形成，肺泡上皮增生，间质中炎性细胞浸润、肺泡中肺细胞脱屑。有的肺组织还发现肺泡内出血、毛细支气管中炎症坏死碎片、进行性肺炎、甚至肺泡中可发现多核的融合细胞。除上述改变外，其肺泡内还可以看到许多巨噬细胞，甚至发现了包涵体，有些病人的淋巴结和脾脏还出现了明显的萎缩，提示病人的免疫功能明显下降，因此才会在短时间内病情急转直下，有些病人从发病到死亡只有短短数天。

【诊断要点】

（一）临床表现

潜伏期 2~12 天，通常在 4~5 天。起病急骤，发热为首发症状，体温一般>38℃，亦可 39℃以上持续数日，偶有畏寒，同时伴有头痛、关节酸痛和全身酸痛、乏力、腹泻。有明显的呼吸道症状：干咳、少痰，个别病人偶有血丝痰，部分病人出现呼吸加速、气促，肺部闻及湿啰音等。病程发展迅猛，少数病人进展为 ARDS，极个别病人出现呼吸衰竭或多器官功能衰竭。

SARS 的临床表现缺乏一般流感的流涕、咽痛等症状，也没有通常感冒常见的白色或黄色痰液。白细胞正常或降低；特别是 X 线胸片特点与临床状况分离，一般的肺炎先有很重的临床表现，后在 X 线胸片上看到肺部有阴影变化；但 SARS 在临床症状还不严重时，X 线片中已显示病人肺部有絮状阴影，并呈快速发展趋势；SARS 用抗生素治疗基本无效。另外，大多数病人可自愈，个别患者病情凶险，约 7%的病人需呼吸支持。

SARS 的流行病学特征是聚集发病，除了关系密切的聚发病例外，该综合征有可能在其他病人中传播。早期临床表现不易与其他常见冬季呼吸道病毒感染相区别。一些 SARS 特征值得注意：没有上呼吸道症状、有干咳、听诊表现轻微、胸部 X 线显示实变，在遇到这种临床表现组合时，医师要高度警觉是否有 SARS 可能。出现淋巴细胞减少、白细胞减少、血小板减少、肝脏酶和肌酸激酶升高时，也要引起怀疑。

（二）胸部影像学检查

肺部 X 线基本为渗出性病变，表现为片状、斑片状浸润阴影或网格状改变。开始为单侧或双侧局部出现病灶，随着病情的进展，最后双肺均可受累。很难与支气管肺炎相区别，但肺外带受累明显，可作为病变的特征之一。

胸片变化与病情进展关系密切，症状加重的患者肺部浸润性改变进行性加重，肺野透光度降低，受累面积增加；而治疗有效者伴有肺部阴影吸收。因此，有必要定时复查胸片。

常规 CT 与高分辨 CT（HRCT）有助于在早期发现胸片尚未显示的异常改变，常可见到周边肺实质出现边界不清的毛玻璃样改变，通常位于胸膜下区。

（三）实验室检查

1. 外周血白细胞降低，尤其 T 淋巴细胞亚群 $CD3^{+}$ $CD4^{+}$ $CD8^{+}$明显下降，血小板减少等。

2. SARS 病毒实验室检测方法

（1）抗体检测：该方法用于因 SARS 冠状病毒感染所引起的抗体应答的测试。不同类型的抗体（IgM、IgG）是在不同的感染过程中出现的并且抗体水平会发生改变。在感染的早期这些抗体有可能是测不到的。IgG 通常在病例恢复后仍然可以测到。

免疫荧光检验法(FAT):用于 SARS 病例的血清中的 IgM 抗体的测定,约在发病后的 10 天出现阳性结果。此方法也可用于 IgG 抗体的测定,需要借助于荧光免疫显微镜进行测定。

酶联免疫吸附反应(ELISA):用于 SARS 病例血清中的 IgM 和 IgG 抗体的混合物的测定,约在疾病开始后的 21 天出现可靠的阳性结果。ELISA 虽然也是利用抗原抗体反应的原理,但它与 FAT 相比,自动化程度更高,检测结果在 1.5 小时就能出来。通过肉眼观察就可对检测结果做出初步判断。该方法快速、准确(准确率 95%以上)。

抗体检测结果判定:①阳性:抗体检测结果阳性显示以前曾有过 SARS 冠状病毒的感染。急性期到恢复期发生从阴性到阳性的血清转化,或者是抗体滴定增长了四倍,显示近期有感染。②阴性:如果在疾病发生的 21 天后抗体检测结果仍是阴性,表明没有受到 SARS 冠状病毒的感染。

(2) 分子检测(PCR 方法):WHO 于 2003 年 4 月 29 日提出了采用聚合酶链反应(PCR)检测 SARS 冠状病毒 RNA 的建议。PCR 方法可以检测出在各种样本(血液,粪便,呼吸道分泌物,组织切片)中的 SARS 病毒的遗传基因物质。PCR 实验的关键部分-引物的合成方法已经在 WHO 的官方网站的网络实验室上公布。引物已被世界上许多国家所使用。目前已研制出了包括引物、阳性和阴性控制器的 PCR 检测工具。

PCR 检测结果判定:①阳性:对于能够保证质量控制程序的阳性结果,除了显示在样品中有 SARS 冠状病毒的基因物质(即 RNA)的存在,并且还意味着有活病毒的存在或者是存在着大量的病毒足够感染其他人。②阴性:PCR 检测的阴性结果并不能够排除 SARS 病毒的存在。用 PCR 方法对 SARS 冠状病毒进行检测,由于以下原因结果可能出现阴性:①病人没有被 SARS 冠状病毒所感染;病例是由其他的病原体(病毒、细菌和真菌)感染引起的,或者是由于非感染性的原因引起的。②检测结果是不正确的(假阴性)。目前的检测方法需要进一步的改进以提高其灵敏性。③样品并不是在有病毒或基因物质存在的时候收集到的。病毒和基因物质有可能仅仅存在于一个较短的时期内,取决于用于检测的样品的种类。

(3) 细胞培养:从 SARS 患者所采集的样本(如呼吸道分泌物,血液或粪便)中的病毒,可以通过感染性细胞培养并产生出病毒而检测出来。一旦病毒被分离,它会被进一步的检测实验来确定是否为 SARS 病毒。

细胞培养结果判定:①阳性:表明在所测试的样品中有活的 SARS 冠状病毒的存在。②阴性:并不能排除 SARS 冠状病毒的存在。以下原因可能出现阴性结果:①病人没有被 SARS 冠状病毒所感染;②检测结果是不正确的(假阴性)。目前的检测方法需要进一步的改进以提高其灵敏性;③样品并不是在有病毒或基因物质存在的时候收集到的。

(4) 基因芯片检测:基因芯片方法能够更有效地发现处于潜伏期而未发病的感染者,避免感染者在社区内扩散病毒。中国成功研制一种可广泛应用于检验检疫,严防非典型肺炎冠状病毒传出、传入国门的“SARS 冠状病毒全基因组芯片”及检测技术,覆盖了 SARS 冠状病毒基因组的全部序列,能够在检测 SARS 冠状病毒的同时全面监测病毒全基因组变化,能灵敏和准确地检出病毒。更为重要的是,这种芯片在检测 SARS 病毒的同时,可给出病毒基因组更详细的信息。

【诊断与鉴别诊断】

（一）流行病学史

①与发病者有密切接触史，或属受传染的群体发病者之一，或有明确传染他人的证据；②发病前2周内曾到过或居住于报道有传染性非典型肺炎病人并出现继发感染疫情的区域。

（二）症状与体征

起病急，以发热为首发症状，体温一般>38℃，偶有畏寒；可伴有头痛、关节酸痛、肌肉酸痛、乏力、腹泻；常无上呼吸道卡他症状；可有咳嗽，多为干咳、少痰，偶有血丝痰；可有胸闷，严重者出现呼吸加速，气促，或明显呼吸窘迫。肺部体征不明显，部分病人可闻少许湿啰音，或有肺实变体征。注意：有少数病人不以发热为首发症状，尤其是有近期手术史或有基础疾病的病人。

（三）实验室检查

外周血白细胞计数一般不升高，或降低；常有淋巴细胞计数减少。

（四）胸部X线检查

肺部有不同程度的片状、斑片状浸润性阴影或呈网状改变，部分病人进展迅速，呈大片状阴影；常为多叶或双侧改变，阴影吸收消散较慢；肺部阴影与症状体征可不一致。若检查结果阴性，1~2天后应予复查。

（五）抗菌药物治疗无明显效果

疑似诊断标准：符合上述1.1+2+3条或1.2+2+4条或2+3+4条。临床诊断标准：符合上述1.1+2+4条及以上，或1.2+2+4+5条，或1.2+2+3+4条。医学观察诊断标准：符合上述1.2+2+3条。

符合医学观察标准的病人，如条件允许应在指定地点接受隔离观察；也可允许患者在家中隔离观察。在家中隔离观察时应注意通风，避免与家人的密切接触，并由疾病控制部门进行医学观察，每天测体温。观察中的病人病情符合疑似或临床诊断标准时要立即由专门的交通工具转往集中收治传染性非典型肺炎和疑似病人的医院进行隔离治疗。

鉴别诊断：临床上要注意排除上感、流感、细菌性或真菌性肺炎、艾滋病合并肺部感染、军团病、肺结核、流行性出血热、肺部肿瘤、非感染性间质性疾病、肺水肿、肺不张、肺栓塞、肺嗜酸性粒细胞浸润症、肺血管炎等临床表现类似的呼吸系统疾患。

重症SARS诊断标准，符合下列标准中的1条即可诊断为重症SARS：

1. 呼吸困难，呼吸频率>30次/分钟。

2. 低氧血症，在吸氧3~5L/min条件下，动脉血氧分压（PaO_2）<70mmHg，或经皮血氧饱和度（SpO_2）<93%；或已可诊为急性肺损伤（ALI）或急性呼吸窘迫综合征（ARDS）。

3. 多叶病变且病变范围超过1/3或X线胸片显示48小时内病灶进展>50%。

4. 休克或多器官功能障碍综合征（MODS）。

5. 具有严重基础性疾病或合并其他感染或年龄>50岁。

【治疗】

目前尚无特效治疗办法。主要治疗方法有：

（一）一般治疗

卧床休息，适当补充液体和维生素，重视营养支持以改善全身症状。密切观察病情变化

（发病 2 周内均可能属于进展期），定期复查胸片及血白细胞计数。

（二）对症治疗

主要是治疗发热，用解热镇痛和止咳药等。

（三）抗生素的选择

选用大环内酯类、氟喹诺酮类、四环素类等有时有一定疗效，其原因尚不清楚。如有合并细菌感染的情况出现，可选用上述抗生素进行治疗。

（四）选用抗病毒药物

（五）糖皮质激素的应用

肺部病变进展迅速者，皮质激素有一定的疗效，对于出现急性肺损伤/ARDS 者应及时足量应用。

（六）重症病人的处理和治疗

有明显呼吸困难或达到重症肺炎诊断标准者要进行监护，及时氧疗，必要时可使用无创正压通气，治疗后无改善，或不能耐受无创正压通气者，可考虑进行有创的正压通气治疗。临床实践经验提示：对呼吸困难者尽早使用呼吸机，对低氧患者及时给予吸氧，防止病情恶化；如出现严重中毒症状或重症患者，应给予糖皮质激素，以减少肺组织损伤和炎性渗出；要重视支持疗法改善全身症状；对合并细菌感染时，可用大环内酯类、氟喹诺酮类等抗生素治疗；完善系统治疗，加重症监护，是抢救重症患者的关键。

（七）重症病人亦可使用免疫增强药物，如胸腺肽、丙种球蛋白和干扰素等治疗。

（八）中药

从北京和广东等地中医防治 SARS 的结果来看，早期使用中医药，可以阻断病情的进一步发展，也可明显减轻发热、呕吐、腹泻、食欲减退等症状，还可缩短发热时间和病程，减少后遗症。在国家中医药管理局、国家药品监督管理局的积极支持下，由中国中医研究院牵头，北京中医药大学、中国医学科学院药物所、军事医学科学院药物所等单位，初步筛选出了针对非典型肺炎不同病理环节和改善其临床症状可能有效的 8 个中成药，结合临床情况，说明中药可以对非典型肺炎的治疗发挥一定的作用。

1. 针对肺部急性炎症，对肺指数、炎性因子（NO）、炎性渗出有明显改善作用的药物　清开灵注射液、鱼腥草注射液、板蓝根冲剂。

2. 针对高热症状，退热作用时间长、起效快、降温幅度大于 35% 的药物　新雪颗粒、金莲清热颗粒。

3. 针对急性呼吸窘迫综合征（ARDS）的药物　清开灵注射液、灯盏细辛注射液。

4. 针对多脏器损伤，对内毒素引起的多脏器损伤有明显保护作用的药物　清开灵注射液、复方苦参注射液、香丹注射液。清开灵注射液在退热、抗内毒素致肺水肿和化学性肺损伤、多脏器功能损害及血小板下降等方面都有明显的作用，可以考虑将清开灵注射液作为中西医结合治疗非典型肺炎的基础用药，配合其他药物进行综合治疗。

【常见误区】

（一）SARS 目前属于“一过性”急性呼吸道传播性疾病

病原体特点、发病机制、临床转归等内容均缺乏深入认识，但它具有呼吸系统病毒感染的典型特征，宜密切关注其快速进展的临床特点。

（二）SARS 是一种传播速度较快严重危害人类健康的传染性疾病

尚无特异性治疗措施，因此控制传染源和切断传播途径是预防和控制 SARS 流行的主要措施。所有工作人员应严格遵守医院隔离和感染控制制度，严格隔离 SARS 患者以及可疑的 SARS 患者。患者在接触他人或被转运时应戴口罩（N95 型）并穿隔离衣，工作人员在接触患者前后要强调洗手，医务人员和卫生保健人员在接触患者或进行诊疗操作时应有严密的防护措施，包括隔离衣、隔离帽、手套、鞋套、口罩和眼罩等。对患者使用或接触过的物品进行定时清洗和消毒。用密闭的负压吸引装置对气管插管患者进行吸痰。

（任涛　任淑敏　杨志寅）

第十七章

高　　热

发热是指病理性的体温升高，亦是人体对于致病因子的一种全身性反应。若致热源直接作用于体温调节中枢，或体温调节中枢功能紊乱，或各种原因引起的产热过多或散热过少，体温超出正常范围(腋温在37.2℃以上，口腔温度在37.7℃以上，直肠体温在37.5℃以上，或一昼夜间体温波动在1℃以上)，则称为发热。高热是指体温在39℃以上。其病因一般为感染性，但亦可为非感染性。临床上大多数高热患者，一般诊断并不困难，但亦有少数患者，由于临床表现不典型，尚需进一步查找原因。

【病因和诊断要点】

(一) 感染性疾病

1. 结核病　能引起高热的结核病主要是粟粒性肺结核，但亦可累及其他部位，如肝、脾、脑膜、心包等。临床上多有结核中毒症状，红细胞沉降率明显增速，结核菌素试验阳性，胸部X线摄片大多能明确诊断，必要时可作抗结核治疗试验(一般治疗2周均能退热)。

2. 败血症　败血症中最常见的是金黄色葡萄球菌败血症及革兰染色阴性杆菌败血症。潜在约一半以上有皮肤病变，多有皮疹、关节肿痛、病程较长时在软组织、肺部等部位可出现化脓性病灶。革兰染色阴性杆菌败血症多继发于肠道、胆管、尿路感染。热型呈弛张型，并有寒战、多汗等，但也可类似伤寒。年老体弱发病者，往往出现败血症休克。

3. 伤寒、副伤寒　在夏、秋季节，如发热伴皮疹、相对缓脉、白细胞计数减少、嗜酸性粒细胞消失等，应疑及本病。血、尿、粪、骨髓及玫瑰疹刮取物中培养出伤寒杆菌可诊断。必要时亦可用氯霉素或复方磺胺甲噁唑治疗观察。

4. 疟疾　疟疾症状的典型发作：①发冷期：寒战、肢体厥冷，鸡皮样皮肤，口唇，指甲发绀，颜面苍白，全身肌肉关节酸痛，持续10~60分钟，寒战停止，体温迅速上升，此期患者常有重病感；②发热期：寒战停止后继以高热和脸色潮红，体温可达39~40℃，伴头疼、口渴，脉搏快而饱满，呼吸急促，一般持续4~8小时；③出汗期：高热后患者突发全身大汗，体温骤然下降，顿感舒服轻松，常安然入睡，此时持续2~3小时。血液涂片(薄片或厚片)染色查疟原虫，鉴别疟原虫种类，通常找到即可确诊。部分患者可缺乏疟疾典型发作的热型，外周血象中找不到疟原虫。对畏寒、高热、白细胞计数低等可疑患者，除进一步检查外，还可作诊断性治疗。

5. 胆管感染　对于畏寒、高热、腹痛、黄疸、白细胞增高和碱性磷酸酶升高者，一般容易诊断。临床上肝外胆管梗阻导致的胆管感染时主要表现为上腹疼痛、高热寒战和黄疸的Charcot三联症，严重者伴发感染性休克及神志改变称Reynolds五联症。肝内胆管梗阻引起的胆管感染则主要以反复的发热寒战为主要症状，可有肝区触叩痛表现，实验室检查血象升高，可有肝功能损害。但个别患者可无腹痛、黄疸，此时如结合以往有不典型“胃痛”史，特别是年龄在40岁以上女性患者，更应考虑本病。

6. 其他　尿路感染、细菌性心内膜炎、波状热、急性血吸虫病、脓胸、肝脓肿以及身体其他部位的化脓性感染亦可出现高热。

（二）结缔组织病

1. 风湿热　多见于青年人，女性多于男性。不典型的患者可无关节肿痛，而表现为原因不明的发热，如发现血沉加速、黏蛋白增高、抗链球菌溶血素“O”效价增高，亦可确定诊断；亦可用水杨酸类药物或肾上腺皮质激素进行诊断性治疗。

2. 系统性红斑狼疮　多见于女性，急性发作期有高热，典型的表现有面部红斑，多系统受累的表现，如关节痛、风湿样关节炎、肾炎、肝脏损害、胸膜炎、间质性肺炎、心内膜炎、血小板减少性紫癜、溶血性贫血，神经系统症状、肢端动脉痉挛现象，白细胞计数偏低，红细胞沉降率明显加速，外周血中找到红斑狼疮细胞（约有20%的患者找不到狼疮细胞），抗核抗体阳性。已确诊患者，如用大剂量激素，发热仍不退，应考虑合并感染。

3. 类风湿关节炎　少年类风湿关节炎（Still病），发病多见于15~16岁少年，关节症状表现轻微，多有高热、复发性皮疹、淋巴结肿大、心肌炎、虹膜睫状体炎。

4. 变应性亚败血症　以高热、复发性皮疹、关节痛为主要表现。抗生素治疗无效而皮质激素有效，本综合征难与Still病鉴别。

（三）肿瘤性发热

常表现为间歇热或不规则热，体温在38℃左右，甚至40℃以上，应用抗生素无效，血象检查一般正常，可有轻度白细胞升高或贫血。

1. 淋巴瘤　以发热为主要症状或首发症状者约占1/3。周期性发热伴肝脾肿大是其特征性表现。有时病灶在深部淋巴结，往往给诊断造成困难。

2. 恶性组织细胞增多症　一般发热时间较长，伴有三系细胞减少、肝脾淋巴结肿大、消瘦黄疸等。临床表现与淋巴瘤很相似，但其病程更凶险，如果血象中三系细胞均下降，出血倾向，进行性脾肿大有助于诊断。

3. 白血病与其他实质性肿瘤　白血病、肝癌、肾肿瘤、肾上腺肿瘤、鼻咽癌、结肠癌均可引起发热。

（四）药物热

随着各种药物的广泛使用，药物热逐渐增多。一般认为，药物热系过敏性血管炎，可同时伴发荨麻疹、肌肉关节痛等血清病样反应，常与特异性体质有关。药物热的判定没有特异性标准，主要采取排除性诊断判断用药与发热两者之间的关联性，如用药后出现发热但不能用原发疾病如感染或其他原因解释，发热患者体温正常后又出现发热但排除继发感染和其他致热原因，停用药物后体温下降明显，再次使用相同药物又引起相似症状的发热等再激发试验对于确诊药物热具有重要意义。几乎所有的药物均可致热，但药物热常见于抗菌药、抗结核药、中药制剂、酶类及生物生化药等。这种发热与一般药物变态反应不同，多数出现于用药后一定时期，不伴有皮疹及嗜酸性粒细胞增高，停药后热即退，不再复发。

（五）其他

中暑、甲状腺功能亢进并发危象、贝赫切特病（白塞病）、韦格肉芽肿等均可引起高热。

【处理】

（一）尽快找出病因

以便对照病因做相应的治疗。^{18}F-FDG PET/CT 显像对恶性肿瘤的临床分期有重要价值。骨穿、腰穿、淋巴结或肝脾等穿刺活检，是目前发热待查中较为常用的检查手段。

（二）物理降温

温水或乙醇擦浴，温度为 41～43℃的酒精擦浴降温效果优于传统的酒精擦浴法。用冰水灌肠或湿敷前额和大血管处，或用布包裹的冰袋枕于头部。

（三）根据病情需要亦可选用药物降温

常用的退热剂包括解热镇痛剂，如对乙酰氨基酚、布洛芬、萘普生、阿司匹林、赖氨匹林、双氯芬酸二乙胺乳胶剂（扶他林）、吲哚美辛等，剂型和给药途径包括口服、肌内注射、静脉注射、透皮贴及栓剂直肠给药等。如复方奎宁、阿司匹林、布洛芬、吲哚美辛等，但剂量一般要小。必要时可给予激素，如地塞米松、泼尼松、甲泼尼龙等。

（四）烦躁不安

可选用镇静剂，如苯巴比妥 0.1g 肌内注射，儿童剂量酌减。对反复惊厥或一般降温措施效果不佳者，可酌情选用氯丙嗪与异丙嗪。

（五）发热较重，白细胞显著升高而未查明原因时，可给抗生素或磺胺药治疗。

（六）其他对症处理措施

加强监护，包括体温、脉搏、呼吸、血压、24 小时出入量的监测及重要脏器功能的监测。高热时食欲减退，同时不显性失水增多，可出现血容量减低，应及时补充水分、电解质和维生素。不能口服者可给予静脉补液，并注意补充热量及细胞能量。对重要脏器功能异常者，应给予相应的脏器保护措施及药物治疗。

（揭志军）

第十篇

心理行为及精神科

心理行为或精神科常发生一些急危重症，综合医院的临床各科也会遇到涉及心理行为及精神科的急危重症。临床医师均应迅速探究病因，把握诊断要点，作出相应治疗计划及措施，对避免不良后果发生至关重要。

第一章

常见紧急精神病理状态

第一节 昏迷状态

昏迷是严重的意识障碍，往往就诊于内科、神经内科或急诊科，为常见急诊之一。

【病因】

常见病因：①感染性疾病；②颅脑疾病；③代谢障碍和内分泌疾病；④心血管疾病；⑤中毒；⑥物理性损伤；⑦精神因素。病理基础是由于上脑干和中脑病变损害了脑干网状结构和上行激活系统或大脑皮层广泛受损。

【诊断要点】

（一）意识

意识清晰度显著降低，意识完全丧失，对外界刺激及自身需要均无反应。

1. 体检时应关注以下要点：体温、脉搏、血压、呼吸；皮肤颜色、温度、干湿度、瘀斑、出血点、化脓性病灶等；瞳孔大小、对光反射情况等；有无瘫痪、去皮质强直和不自主运动；生理反射和病理反射，脑膜刺激征。

2. 精神检查时应关注以下要点：意识状态、感知觉和姿态等；言语、表情、动作和行为等。

（二）鉴别

仔细检查鉴别真正昏迷与心因性意识障碍，如癔症性昏睡、心因性意识模糊等。

【病情判断】

（一）昏迷严重程度的判断

国际上通用格拉斯哥（Glasgow）昏迷评分法判定昏迷的严重程度（表10-1-1）：3～4分为深昏迷，5～7分为昏迷，8～12分为意识模糊或浅昏迷，13～15分为清醒。

表10-1-1 格拉斯哥昏迷评分法判定昏迷的严重程度

运动反应（评分）	言语反应（评分）	睁眼反应（评分）
按命令做动作（6）	回答定向正确（5）	有意识自发睁眼（4）
刺痛时有定位动作（5）	词不达意（4）	喊叫能睁眼（3）
刺痛时有躲避动作（4）	词语错乱（3）	疼痛刺激睁眼（2）
刺痛时上肢屈曲（3）	仅能发音或吐词不清（2）	不睁眼（1）
刺痛时四肢伸直（2）	不语（1）	
无反应（1）		

（二）昏睡

在强烈或反复刺激下能够唤醒，并睁眼看人，但不能对答或对答缓慢；刺激一停止则又陷入深睡状态；虽然意识并未完全丧失，但仍为严重的意识障碍。

（三）癔症性昏睡

受严重精神因素刺激后出现的意识障碍，表现为终日卧床不动、呼之不醒、推之不动、紧闭双目，但可偶见翻身动作；若翻开眼睑则可见眼球转动或躲避、瞳孔正常、对光反应存在；患者对痛觉刺激反应常减弱，肌张力常增高，活动其肢体时多有抵抗，腱反射正常或亢进，无病理反应。

【治疗】

（一）病因治疗

尽快查明并及时去除病因，必要时请相关科室会诊和及时转诊。

（二）支持和对症治疗

（三）其他治疗

癔症性昏睡患者可以自行苏醒，可给予包括电刺激在内的相关物理治疗以促使苏醒；但苏醒后需给予心理治疗以预防复发。

【常见误区】

过于依赖辅助检查，忽视对患者详细病史的了解和完整的体格检查。

第二节 谵妄状态

谵妄指意识清晰度降低背景下出现了显著意识内容改变，常被直接送往精神科急诊。

【病因】

凡可引起昏迷的原因都可以引起谵妄状态。生物学因素是谵妄产生的必备条件；易感因素包括年龄、成瘾物质滥用、过度疲劳或紧张、环境过于单调或恐惧等。此外，由感染或躯体疾病等诱发的精神病性障碍也可出现谵妄，少数急性狂躁患者在疾病严重阶段也可发生谵妄。谵妄的病理基础是整个大脑皮层功能的障碍。

【诊断要点】

（一）具有谵妄的临床特征

以意识障碍为主要表现的症状群，症状波动，病程相对短暂。典型和严重的伴随症状包括大量生动且恐怖的错觉和幻觉（以幻视多见）、恐怖情绪和冲动行为、判断理解障碍、言语不连贯、睡眠紊乱等。

（二）存在相应的生物学因素

寻找病因作出病因学诊断。

（三）实验室检查有助于谵妄诊断

如谵妄时脑电图主要表现为慢波，初期可仅有 α 波减慢。如果病程中连续做脑电图检查每次都正常，基本上不考虑谵妄的诊断。

【病情判断】

1. 意识清晰度降低，有定向障碍，可有波动性，往往傍晚或夜间加重。

2. 精神运动兴奋，兴奋不安，不停扭动身体或循衣摸床；问话不答或答不切题；有时喃喃自语，不连贯。

3. 出现幻觉或错觉，尤以幻视较为多见；错觉、幻觉内容多为恐怖性、迫害性。

4. 可有冲动行为，毁物，伤人或自伤，或越窗逃走，造成意外事故。

【治疗】

（一）病因治疗

病因治疗是根治谵妄的唯一手段，尤其是许多导致谵妄的疾病十分凶险，如不及时治疗往往可能导致脑组织永久性损害，甚至危及生命。

（二）对症和支持治疗

病因未明之前，积极对症处理往往是行之有效的手段。措施包括：维持内环境平衡，如补充水分与电解质、维生素，保证充分的营养摄入等；促进大脑代谢功能的恢复，如处理或预防颅内水肿，保持氧气供应，纠正低血糖等；处理躯体症状，如控制抽搐，降温，控制感染等。

（三）控制兴奋躁动

可给予抗精神病药和或苯二氮䓬类药物。用药剂量应偏小，缓慢递增，症状好转即减量。苯二氮䓬类可首选，如地西泮、阿普唑仑、劳拉西泮、氯硝西泮等，常规用量即可。巴比妥类因加重意识障碍应慎用。氟哌啶醇易出现锥体外系不良反应也应慎用。

（四）加强护理，注意安全，防止意外事故的发生。

【常见误区】

1. 过于关注症状表现而忽视了病因的寻找，难以从根本上缓解症状。

2. 在整体治疗中，忽视支持治疗和对症治疗的重要地位。

3. 轻视护理监测，难以保障安全以及杜绝意外事故发生。

第三节 兴奋状态

兴奋状态（或称为精神运动性兴奋）系指患者的动作和言语明显增多。兴奋状态时，患者或缺乏自我保护，常致外伤、骨折或其他外科疾病，常扰乱公共秩序、难以管理；或较长时间处于兴奋状态者，体力消耗过度，加上饮食和睡眠减少，可能出现脱水、电解质紊乱，严重者全身衰竭，甚或伴发感染。因此，送来急诊时，往往病情严重。

【病因】

（一）精神分裂症

包括紧张型、青春型和偏执型精神分裂症。

（二）情感性精神病

躁狂发作、抑郁发作、焦虑状态。

（三）癔症性精神病

情感暴发。

（四）急性反应性精神病

反应性兴奋。

（五）人格障碍

包括反社会型人格障碍、冲动型人格障碍、表演型人格障碍等。

（六）精神发育迟滞

包括冲动性兴奋和类躁狂发作。

（七）癫痫

包括意识模糊状态、精神运动性发作。

（八）躯体疾病、中毒和脑器质性疾病

包括谵妄状态和类躁狂发作、物质滥用及中毒。

【诊断要点】

1. 一般为急性起病。
2. 病程为数小时或数周。
3. 临床表现为情绪亢奋、躁动、言语和行为明显增多，易冲动、易激惹。
4. 既往多有精神障碍史。

【病情判断】

1. 具体起病时间、形式、详细临床表现情况。
2. 有无伤人、毁物、自伤和被伤害的情况。
3. 是否遭受车祸、电击、溺水和坠地等意外伤害的状况。
4. 了解患者近期的进食及睡眠情况。
5. 是否有饮酒、吸毒、滥用药物情况及程度是否严重。
6. 近期有无发热、抽搐、昏迷或被动物咬伤、抓伤的经历。
7. 既往有无精神疾病及家族史。

【治疗】

（一）控制兴奋躁动

1. 苯二氮䓬类药物　可给予阿普唑仑、氯硝西泮、地西泮、劳拉西泮等，可口服、静脉注射，如地西泮 5~10mg 或氯硝西泮 1~3mg 静脉注射。若与抗精神病药物合用，应减少抗精神病药物的用量。

2. 抗精神病药物　镇静作用较强，控制兴奋效果较好。可给予氯丙嗪、氟哌啶醇、奋乃静、氯氮平等，可口服、肌内注射或静脉注射，初始剂量不宜过大，可视病情逐步增大药量。新型抗精神病药物如奥氮平也可试用。为尽快控制兴奋，多用注射用药，如氟哌啶醇 5~20mg 肌注或奋乃静 5~10mg 肌注，单次应用仍不能控制者，2~4 小时可重复注射 1 次。

3. 电惊厥治疗　可快速控制兴奋，常 1 次见效，适用于控制躁狂症和精神分裂症的严重兴奋状态，对于紧张型精神分裂症尤其有效。

（二）处理原发病及并发症

查找病因，对因治疗，及时处理并发症，降低危害及损伤。

（三）支持治疗

（四）其他处理

住院治疗，或给予保护性约束。

【常见误区】

1. 忽视对原发疾病病因的查找与处理。
2. 对不配合的患者缺乏详细的体格检查。
3. 对既往病史缺乏详细的了解。
4. 非自愿治疗与约束时不注意相关的法规与完善知情同意。

第四节 抑郁状态

抑郁状态为情感低落症候群，常因出现消极行为或已导致严重后果而送来精神科急诊。

【病因】

抑郁状态可原发于精神障碍，也可继发于脑部、躯体疾病及药物使用。

（一）出现抑郁状态的常见精神障碍

①抑郁发作；②恶劣心境；③适应障碍中的短期抑郁反应、中期抑郁反应及长期抑郁反应；④精神分裂症后抑郁等。

（二）继发性抑郁状态

继发于脑器质性疾病的抑郁状态；继发于躯体疾病的抑郁状态；药源性抑郁状态等。

【诊断要点】

（一）原发于精神障碍的抑郁状态

一般为慢性或亚急性起病。表现为情绪低落、悲观、兴趣减退、乐趣丧失、动作和语言明显减少，多伴睡眠障碍和食欲差，严重者自责消极，甚至出现自伤自杀行为。常具有精神障碍既往史。

（二）继发于脑器质性疾病的抑郁

各种脑器质性疾病均可伴发抑郁状态，多数患者可达到抑郁诊断的严重程度，多以焦虑、疑病和精神衰弱状态为主。病史和检查发现脑器质性病变的症状和体征。实验室检查和特殊检查也能提供佐证。癫痫患者在发作期间也可出现抑郁情绪，有的感到极度抑郁，并有自杀企图，抑郁可持续数日，突然终止，具有发作特点。

（三）继发于躯体疾病的抑郁

各种躯体疾病均可伴发抑郁状态。抑郁常不严重，多有焦虑、疑病和神经衰弱症状。病史、体格检查及实验室检查可辅助诊断。

（四）药源性抑郁

抗精神病药物、抗高血压药（利血平）、甲基多巴、左旋多巴、普萘洛尔、口服避孕药、激素、阿的平等可引起抑郁状态。减少或停用上述致抑郁药物后，抑郁状态明显减轻甚至完全缓解，可证实诊断。

【病情判断】

1. 起病缓急、临床症状严重程度及波动情况。
2. 有无自伤自杀等消极观念和行为。
3. 有无遭受车祸、电击、溺水和坠地等意外伤害的状况。
4. 近期饮食及睡眠情况。
5. 是否有饮酒、吸毒、滥用药物情况及其严重程度。
6. 近期有无发热、抽搐、昏迷及药物过敏史。

【治疗】

1. 严防消极行为尽快治疗是预防自伤自杀等消极行为的积极之举；加强监护是预防自杀的被动措施，但治疗未奏效之前，加强监护更为重要。

2. 药物治疗对原发于精神障碍抑郁状态的治疗，一般可选用 SSRIs、SNRIs、NaSSA、三环类抗抑郁药等治疗，可辅助使用苯二氮䓬类药物治疗；利培酮等对伴有精神病性症状的抑郁有治疗和增效作用。及时转往精神科进行系统抗抑郁治疗非常必要。

对继发性抑郁状态的治疗，首先积极治疗原发疾病，必要时可用抗抑郁药物治疗。年老及合并多种疾病者，首选 SSRIs 类抗抑郁药治疗。

【常见误区】

1. 忽视对患者行为的详细观察与积极监护。
2. 忽视系统规范的抗抑郁治疗。
3. 不注重对继发性抑郁的诊断和处理能力提升。
4. 不注重及时请相关科室联合会诊与治疗。

第五节　木僵状态

木僵状态为意识清晰状态下出现的精神运动性抑制综合征。

【病因】

（一）出现木僵状态的常见精神障碍

精神分裂症紧张型（紧张性木僵）、情感性精神障碍（抑郁性木僵）、急性应激障碍（反应性木僵）。

（二）继发性木僵状态

脑器质性疾病（器质性木僵）、药物（药源性木僵）。

【诊断要点】

（一）临床表现

行为、动作和语言活动的完全抑制或普遍减少，至少持续 24h。

（二）分类

木僵根据发病机制分为五类，诊断要点分述如下：

1. 紧张性木僵　紧张型精神分裂症患者的特征性表现之一，常与紧张性兴奋交替出现。患者木僵程度不一，轻时言语、动作显著减少，行为举止缓慢笨拙。严重时运动完全抑制，不语、不饮、不食、僵住不动，任何刺激都不能引起相应的反应或躲避。可有流涎、大小便潴留、蜡样屈曲、空气枕头等。意识一般清晰，能感知外界情况，事后能完全回忆经过。

2. 心因性木僵　急剧而强烈的精神创伤作用下产生，如亲人的突然死亡、意外灾害、性侵犯等。临床表现为程度不一的行为、动作和语言活动的完全抑制或普遍减少。分离性木僵状态是心因性木僵的一种特殊形式，亦称癔症性木僵（昏睡），患者常具有情感反应强烈、表情夸张，寻求别人注意和自我中心等表演性人格特征。当环境改变和外因消除后，症状即可消失，患者对此能完全回忆。

3. 抑郁性木僵　内源性抑郁症的一种表现形式，患者可缺乏任何自主行动和要求，反应极端迟钝，以致呆坐不动或卧床不起，呼之不应，叫之不语。反复劝导或追问下可对外界刺激做出相应反应，如点头，或微动嘴唇、低声回答。患者可有明显情绪低沉，郁郁寡欢等。

4. 器质性木僵　较少见，常由于脑炎、第三脑室肿瘤、癫痫、脑外伤或急性物质中毒等所致。表现为不语、不动，肌张力一般增高，可有意识障碍和病理反射等。病史询问、体检及辅助检查可发现相应躯体疾病。

5. 药源性木僵　常发生于大剂量抗精神病药物或其他药物（如异烟肼等）治疗过程中、骤停或骤换抗精神病药物或多种抗精神病药物不恰当联合使用时。尤其儿童、老年人、脑损伤以及躯体疾病患者更易出现。如木僵前已有药物不良反应,则药源性木僵可能更大。

(三) 与昏迷的鉴别

昏迷患者无内在的精神活动,对一切刺激均无反应。随昏迷程度加深,浅反射由减退至消失,同时深反射由亢进至消失。患者醒后不能回忆当时经过。

【病情判断】

症状轻者称为亚木僵状态;重者全身肌肉紧张,随意运动完全抑制,称为木僵状态。

1. 有无感染、中毒、缺氧、脑血管病、脑外伤、癫痫、肝硬化、尿毒症、甲减等。
2. 是否为首发,既往有无精神疾病史。
3. 病前是否有明显心理社会因素。
4. 起病时间、形式、演变过程及具体临床表现。
5. 意识、瞳孔、呼吸、脉搏、心率、血压体温是否正常。
6. 全身营养状况如何。
7. 躯体及神经系统检查有无异常体征。

【治疗】

(一) 病因治疗

一般需住院治疗,应及早明确木僵的原因,针对病因采取适当治疗。

(二) 电休克治疗

解除紧张性木僵和抑郁性木僵的最好方法,一般 2~3 次即可明显改善。

(三) 支持疗法

需要补充液体和营养,或进行鼻饲;加强护理,防止压疮。

【常见误区】

1. 对病史了解及相关检查不够详细认真,难以及时明确病因。
2. 查找病因时未能注意联络会诊的重要性。
3. 治疗中忽视细致监护和相关支持治疗的重要性。

第六节 急性幻觉与妄想状态

急性幻觉妄想状态是指突然出现大量持久的幻觉或妄想为突出症状的精神病理状态,可能会导致患者出现明显的行为障碍。

【病因】

出现幻觉与妄想状态的常见精神障碍包括:①精神分裂症;②情感性精神障碍;③急性反应性精神病;④癔症性精神病;⑤酒精中毒性幻觉症;⑥其他精神活性物质或非成瘾性物质所致精神障碍;⑦急性器质性精神障碍等。

【诊断要点】

(一) 急性幻觉状态

突然出现大量持久的幻觉,在精神症状中占主要地位。不同精神障碍的幻觉各有特点。精神分裂症的幻觉常在意识清晰情况下出现,持续时间较长,以幻听最常见,同时伴有思维、情感、意志行为障碍。严重抑郁和躁狂发作出现的幻觉常与心境相一致。急性反应性精神病的幻觉以幻听、幻视多见,内容与应激源密切相关。癔症性精神病发作时可出现形象鲜明的幻觉,以幻听、幻视多见,内容涉及以往生活经历,带有强烈感情色彩,常伴有意识范围狭窄,症状可受暗示影响而改变。慢性酒精中毒患者在意识清晰状态下出现幻听,内容多为威胁、攻击性语言,常伴有被害妄想。急性器质性精神障碍可出现谵妄状态和器质性幻觉症。

（二）急性妄想状态

突然出现的以妄想为突出症状的精神病理状态。不同精神障碍的妄想各有特点。精神分裂症可突然出现原发性妄想,内容荒诞离奇并有泛化趋势。急性短暂性精神病指一组起病急骤、以精神病性症状为主的短暂精神障碍,能完全缓解,预后好。急性反应性精神病由强烈并持续一定时间的精神创伤引起,妄想内容相对稳定,与应激源密切相关,容易被人理解。情感性精神障碍的妄想多与心境相一致。酒精中毒性妄想症以嫉妒妄想、被害妄想多见。急性器质性精神障碍可出现谵妄状态和器质性妄想症。

【病情判断】

1. 有无感染、中毒、缺氧、脑血管病、脑外伤、癫痫或肝硬化、尿毒症、甲减等。
2. 是否为首发,既往有无精神疾病史。
3. 有无过量饮酒、吸毒及使用其他精神活性物质的情况。
4. 病前是否存在明显的社会心理因素,患者的性格特征和文化水平如何。
5. 有无伴发的自伤、自杀和暴力行为。
6. 意识、瞳孔、呼吸、脉搏、心率、血压体温是否正常。
7. 躯体及神经系统检查有无异常体征。

【治疗】

（一）在对症治疗的同时积极查找原发病因

在急性期可使用抗精神病药物或苯二氮䓬类药物等,以免对患者和他人造成伤害。

（二）预防症状复发

及早收入院,积极观察监护,查找病因。

【常见误区】

1. 只重视对症处理紧急状态,忽视了病因查找。
2. 忽视后续对患者的监护和预防复发。
3. 未关注紧急状态处理中的相关法规和知情同意原则。

第七节　惊 恐 发 作

惊恐发作为一种急性焦虑障碍,发作常使患者感到十分恐惧,也使亲属感到十分惊骇,因此必定去看急诊,并且绝大多数就近看内科急诊。

【病因】

躯体疾病、药物使用、精神障碍均可能出现惊恐发作。

（一）躯体疾病

包括二尖瓣脱垂、低血糖、嗜铬细胞瘤、甲状腺功能亢进、急性心肌梗死等。

（二）药物所致

包括咖啡因、苯丙胺、撤药反应如巴比妥酸盐戒断反应等。

（三）精神障碍

包括焦虑性神经症(急性焦虑症及广泛性焦虑症)、恐怖性神经症、强迫性神经症、精神分裂症、抑郁症等。

【诊断要点】

1. 在没有客观危险的环境下发作，或发作无明显而固定的诱因。

2. 两次发作期间，除了害怕再发作外，没有其他明显的症状。

3. 临床表现具有以下特征：①突然感到强烈的恐慌感、濒死感、发疯感；②可伴有显著自主神经症状，如过度换气、头晕、多汗、面部潮红或苍白、震颤、手脚麻木、胃肠道不适等；③发作突然，10 分钟内达到高峰，一般不超过 1 小时，发作时意识清晰，事后能回忆，可自行缓解；④发作不局限于某一特定情况和环境，具有不可预测性；⑤发作间期，多数患者因害怕再次发作而紧张不安，并可出现一些自主神经活动亢进，称为预期性焦虑。有的患者因担心发作得不到帮助而主动回避一些社交活动。

【病情判断】

1. 是否为首次发作。

2. 发作前是否存在精神刺激因素，起病缓急、持续时间及发作间期的表现。

3. 是否存有精神活性物质使用的情况。

4. 患者的个性特征、社会支持性结构和社会性压力如何。

5. 既往有无精神疾病史，有无消极观念及行为。

6. 患者的一般生命体征，神经系统检查有无异常。

7. 重点检查患者症状所涉及的器官，以排除器质性疾病的可能。

【治疗】

（一）惊恐发作的处理

若患者处于惊恐发作中，可立即肌注、口服或舌下含化罗拉西泮 2~4mg，或其他苯二氮䓬类药，如地西泮 10mg 静脉缓注。若出现过度换气，可让患者用一塑料袋或纸袋罩住患者的口和鼻（不完全密封），吸入较多量的二氧化碳，以减轻过度换气引起的碱血症，从而减轻惊恐发作。

（二）惊恐发作的预防

主要针对原发病的治疗。对与药物有关的惊恐发作，临床中应避免拟交感药。对巴比妥类依赖者，在撤除服用药物时易逐步进行，避免出现戒断而发生惊恐发作。对心脏神经官能症的惊恐发作，黛力新口服可取得很好效果。丁螺环酮类药物，无明显镇静作用，不与其他催眠药或酒精相互作用，不产生戒断反应，临床常用。

（三）心理治疗

药物控制惊恐发作后，常需配合心理治疗以便消除预期焦虑和恐怖性回避。具体措施包括支持性心理治疗和认知行为治疗（呼吸行为训练、暴露疗法、放松训练和认知重建）等。

【常见误区】

1. 未重视可能的躯体疾病与药物使用原因的查找。

2. 未关注后继的心理治疗，未重视复发的预防。

第八节 急性痴呆

急性痴呆，指患者原本大脑发育基本成熟，智能发育正常，但由于各种有害因素致使大脑发生器质性损害造成的智能缺损状态。患者学习、工作难以胜任，严重者生活不能自理。

【病因】

（一）急性真性痴呆

脑部感染、脑血管疾病、脑变性疾病、颅脑外伤、各种中毒等。

（二）精神因素所致假性痴呆

包括癔症性痴呆、刚塞尔（Ganser）综合征及童样痴呆等。

【诊断要点】

1. 急性或亚急性起病，病程一般不超过6个月，日常生活或社会功能受损。
2. 记忆力减退出现较早，学习新事物的能力受损最明显。
3. 以思维和信息处理过程减退为特征的智能损害。
4. 情感障碍，如抑郁、淡漠或敌意等。
5. 意志减退，如懒散、主动性降低。
6. 无意识障碍。
7. 头颅影像学检查有助于诊断，但病变与临床情况不一定平行。

【病情判断】

1. 有无发病诱因，病前有无遭受重大刺激。
2. 记忆力、生活自理能力、计算、理解、判断力、言语能力如何。
3. 发病时有无意识障碍。
4. 有无颅脑外伤及头痛、恶心呕吐、肢体无力。
5. 既往有无精神疾病史，病前性格如何。
6. 一般生命体征是否正常，神经系统检查有无异常。

【治疗】

（一）急性真性痴呆的治疗

积极进行病因治疗。改善认知功能药物对阿尔兹海默病及血管性痴呆有一定疗效。小剂量抗精神病药物利培酮、奋乃静等可有效控制精神病性症状。苯二氮䓬类药物可有效控制焦虑症状。加强康复训练与护理也很重要。

（二）假性痴呆的治疗

精神因素所致，一般可自行缓解。对缓解慢或波动者可给予电刺激治疗，常有良好效果。小剂量抗精神病药物或苯二氮䓬类药物可让患者进入睡眠状态，觉醒后痴呆状态可能缓解。催眠治疗也可能有效。

【常见误区】

1. 未详细向知情人了解病史，未能积极查找病因。
2. 未注意对患者的监护，以防意外情况发生。

第九节　抽动与抽搐

抽动是肢体或头面部某群肌肉不自主收缩而出现外显动作。抽搐是一个或一侧肢体或全身肌肉强烈或节律性的收缩，意识可有障碍也可没有障碍。

【病因】

（一）躯体疾病

风湿性舞蹈症、甲状旁腺功能减退症（手足抽搐）等。

（二）神经系统疾病

癫痫、亨廷顿(Huntington)舞蹈症等。

（三）精神障碍

癔症、秽语抽动综合征、迟发性运动障碍、习惯性痉挛(抽动症)、面肌痉挛等。

【诊断要点】

本节主要介绍精神障碍中出现的抽动或抽搐。

（一）癔症

1. 癔症性震颤　震颤粗大，注意集中或随意运动时明显。可一肢、两肢或全身受累。

2. 肌肉阵挛或抽搐　某群肌肉协调快速收缩，表现为眨眼、摇头、面肌抽动、肢体抽搐、舞蹈样动作、咀嚼运动或斜颈等。

3. 癔症性痉挛发作由精神因素引起，无先兆，在人多场合突然发作，自感心慌难受，继之躺床或躺地，呼之不应，呼吸急迫时而停顿闭气，全身挺直。角弓反张状。肢体抖动，或滚来滚去，双手乱抓，扯头发、捶胸、撕衣、咬人。有时表情痛苦，两眼噙泪。发作 10 多分钟至几十分钟后全身肌肉松弛，进入昏睡。或以情感暴发、叫喊哭闹而结束。发作时无跌伤，无舌唇咬伤，无大小便失禁及病理反射，脑电图多正常。

（二）秽语抽动综合征

发生于儿童期，原因未明，为反复、迅速、无目的、不自主的单一或多部位肌群收缩。表现为头面部肌肉抽动(多为首发症状)，点头、眨眼、努嘴等，甚至逐渐发展至躯干扭动，或一侧投掷运动，转圈行走，踢脚等，此称抽动症。不自主运动均具有突然、短暂和闪电特点。抽动发作频繁，一日十余次至数百次，在抽动发作数日或数年后，可出现暴发性异常喉音，如犬吠声、吼叫声、或嘿嘿、啊哈、尖叫“啊”声，并随之发出咒骂或淫秽词句，部分患者有模仿言语或动作，此称抽动秽语综合征。抽动和发声虽不自主，但可克制一定时间，不过克制后补偿性抽动或发声增多。精神松弛时抽动和发声减轻，睡眠时消失。人多或紧张时加重。病程迁延，不影响智力，不发生衰退，但影响注意和社交，学习、工作和生活均间接受影响。

（三）迟发性运动障碍

不自主节律性刻板式运动。最常见为口-舌-颊三联征，表现吸吮、舐舌、转舌、鼓腮、噘嘴、咀嚼和歪颈等，严重者可出现不自主摇摆、舞蹈指划样动作、手足徐动、四肢躯干扭转性运动等。本症常为长期服用大剂量抗精神病药引起的特殊而持久的锥体外系反应。长期服用大剂量抗精神病药史及上述表现是本症的诊断依据。

（四）习惯性痉挛(抽动症)

一组肌群突然快速收缩出现的多种多样的抽动，如眨眼、皱眉、皱额、努嘴、吸鼻、点头、摇头、吞咽、咳嗽、呃逆、敲打肩膀或手臂等，可单独或数种联合交替发生。多见于儿童，且多有敏感、羞怯、不合群、容易兴奋和激动等特点。排除风湿病的风湿性舞蹈症后，一般诊断不难。

（五）面肌痉挛

阵发性不规则半侧面部肌肉抽动，开始为眼轮匝肌间歇性抽动，然后逐渐扩展至同侧面部的其他肌肉。发生与停止均不能随意。精神紧张、疲倦和自动运动可加剧，入睡时消失。中年以后的女性多见。

【病情判断】

1. 有无意识障碍。

2. 有无局限性神经系统体征如失语、偏瘫等。

3. 精神检查情况，如感知觉、思维、情感状况等。

【治疗】

本节主要介绍精神障碍中出现的抽动或抽搐的处理。

（一）癔症的处理

用小剂量抗精神病药合并苯二氮䓬类药物，使患者进入睡眠状态，清醒后给予心理治疗。

（二）秽语抽动综合征的处理

可用氟哌啶醇 1~4mg，每日 2 次（早晨、中午服用为好），剂量宜小，以控制症状为目的，防止出现锥体外系反应。也可选用硫必利（泰必利）0.1g，每日 2~3 次。小剂量利培酮治疗也可取得较好效果。

（三）习惯性痉挛的处理

首选心理治疗，使患儿建立和充满解除不良习惯的信心，消除各种紧张因素。可给予小剂量苯二氮䓬类药物，或小剂量氟哌啶醇 1~2mg，每日 2 次。

（四）面肌痉挛的处理

（五）器质性因素者

应及时去除病因。病因不明者，可用苯妥英钠、卡马西平、托吡酯（妥泰）。亦可采用心理治疗或生物反馈疗法。

【常见误区】

鉴别诊断重视不足；未重视后继的心理支持治疗。

第十节 自伤与自杀

自伤是一类有意伤害自体的行为，目的只是伤害自己身体而非结束自己生命。自杀行为包括自杀姿态、自杀企图与既成自杀。自杀是综合医院常见急诊，也是精神科常见急诊。

【病因】

（一）自伤

可分为蓄意自伤和非蓄意自伤

1. 蓄意性自伤自杀未遂导致的自伤、蓄意自伤综合征、Munchausen 综合征等。

2. 非蓄意性自伤精神分裂症、抑郁症、精神发育迟滞、痴呆、癫痫、人格障碍等。

（二）自杀

原因基本上分为三类，包括精神障碍原因自杀、躯体疾病原因自杀、非疾病人群自杀等。

【诊断要点】

（一）蓄意性自伤

1. 自杀未遂导致的自伤患者有明确的死亡意愿，因方法不当而造成自伤。

2. 蓄意自伤综合征多发于青春后期，反复发生非致死性的躯体自伤，形式多样。

3. Munchausen 综合征反复伪装严重躯体疾病而多次住院，目的只想扮演患者角色，为了伪装疾病而采用自伤方法。除伪装疾病外患者还可伴有病理性谎言。

（二）非蓄意性自伤

1. 精神分裂症患者在幻觉妄想影响下出现自伤，常伴有分裂症其他症状。

2. 抑郁症患者自伤很可能是自杀的后果,也可为采用痛苦方式惩罚自己。

3. 精神发育迟滞和痴呆由于缺乏自我保护能力而误伤自己身体;有些患者自制力降低,在受刺激后发生自伤行为。

4. 癫痫 患者在意识朦胧状态下可发生自伤或暴力行为。

5. 人格障碍常见于边缘性人格障碍、表演性人格障碍等的自伤行为。

(三)精神障碍原因自杀

导致自杀的主要原因,占全部自杀者的30%~40%,其中精神分裂症、抑郁症、酒中毒和药物依赖最为常见,人格障碍、癔症性精神障碍患者也可发生。

(四)躯体疾病原因自杀

慢性躯体疾病、恶性疾病(如癌症、艾滋病)、疼痛性疾病终末期常出现自杀,主要与伴发的抑郁情绪有关。

(五)非疾病人群自杀

主要由个人因素和心理社会因素所致。自杀心理因素主要包括感情受到伤害、为了逃避或解脱某种困境、难以应付的痛苦情感、为了引起他人注意。

【病情判断】

1. 是否有明确的死亡意愿。
2. 自伤、自伤手段对生命的威胁程度。
3. 消极行为是否有详细的计划。
4. 近期是否经历过重大生活事件。
5. 是否有难以忍受的重大躯体疾病。
6. 以往是否有过消极行为。
7. 酒精或其他精神活性物质使用史。
8. 是否有消极行为和精神疾病家族史。

【治疗】

不少自杀企图者在昏迷状态下收住急诊科病房。如能肯定服用过量的致命药物,应设法排出毒物和增加排泄;予以对症治疗以保证患者生存;如能识别何种药物,应使用拮抗剂。危及生命的自伤病例必须住院,以治疗躯体损伤并作精神科检查。多数病例在躯体损伤得到治疗后,即可出院,但每个病例都应密切随访。住院时间长短因人而异。精神障碍、器质性脑病或癫痫、重度抑郁及危机状况尚未排除者,应收住精神科病房加以观察监护。

对所有企图自杀者都应尽快作精神科检查。精神科检查可以确定自杀部分原因而有助于对症治疗;了解自杀企图及其背景,自杀前生活事件以及自杀发生环境;对当前困难与问题的评估;对个人和家庭关系的详细了解;对患者精神状态应作充分评估,尤其是识别抑郁或其他精神障碍以及酒精或药物滥用,并作特殊治疗。

【常见误区】

1. 自伤者不会自杀。
2. 未能高度警惕有消极观念的患者,未能预防消极行为的发生。
3. 未能对已出现严重后果的患者实施多部门联合诊治。
4. 未能重视后续的心理干预。

第十一节　冲动与暴力行为

暴力行为是十分严重的临床紧急状态，必须得到及时有效处理，以避免重大损失。

【病因】

可能产生冲动和暴力行为的情况包括：器质性精神障碍、癫痫、酒精和药物滥用、精神病性障碍、情感障碍、人格障碍、精神发育迟滞、病理性激情等。

【诊断要点】

（一）器质性精神障碍

在急性期谵妄状态下可能因错觉、幻觉或妄想的影响而出现冲动和暴力攻击行为。

（二）癫痫

在发作期意识状态变化情况下可能出现暴力行为，往往缺乏目的性。癫痫病史及脑电图改变有助于诊断。

（三）酒精和药物滥用

酒精和精神活性物质使用后可出现易激惹，进而演变为暴力行为，物质滥用史有助于诊断。

（四）精神病性障碍

在幻觉妄想支配下会出现暴力行为，精神分裂症病史有助于诊断。

（五）情感障碍

躁狂患者在治疗初期由于易激惹性增高引起。抑郁患者也可发生暴力行为。

（六）人格障碍

较多见于反社会性人格障碍、边缘性人格障碍患者。

（七）精神发育迟滞

患者自我控制能力下降，容易发生冲动暴力行为。

（八）病理性激情

突然发生的短暂的病理性情绪状态，常伴有意识障碍、运动性兴奋及暴力行为。发生突然，持续时间短，数分钟至数小时后自行恢复，发作后部分或完全遗忘。

【病情判断】

1. 冲动与暴力行为的形式、时间和后果，是否为首发。
2. 既往器质性疾病和精神疾病史。
3. 人格特征。
4. 酒精和药物使用情况。
5. 冲动、暴力行为和精神疾病家族史。
6. 体格检查所见异常情况。
7. 精神检查所异常情况。

【治疗】

（一）劝导患者停止暴力行为

言语要和蔼，避免激惹患者。

（二）身体约束或隔离

劝说无效时可采取强制措施约束患者，以保护自身和他人安全。

（三）药物治疗

药物镇静可以单独或与身体约束结合使用。

【常见误区】

1. 未能关注劝导中的方式方法，冷静细致不足，警惕性不高。
2. 约束和隔离不适度，可造成意外伤害。
3. 未能注意治疗过程中的相关法规及知情同意原则。

（王传升）

第二章

常见精神药物不良反应

第一节　急性肌张力障碍

严重锥体外系反应之一，为抗精神病药常见副作用，有的抗抑郁药也可发生。哌嗪类和丁酰苯类药物尤其常见，含氟类抗精神病药更易发生。常发生于治疗初期。

【病因】

抗精神病药阻滞 DA 受体导致黑质纹状体 DA 功能低下，使乙酰胆碱（Ach）功能相对亢进，DA-Ach 平衡失调所致。

【诊断要点】

（一）临床表现

表现为个别肌群的持续性痉挛，受累肌群不同，症状表现也不同，可出现各种奇怪动作和姿势。呈急性发作。无意识障碍。

1. 动眼危象表现双眼向上凝视。
2. 痉挛性斜颈表现头颈扭向一边，角弓反张，张口等。
3. 扭转性痉挛表现头、颈、躯干、四肢扭转及痉挛等。
4. 成组肌群痉挛不同肌群有不同表现，如吐吞或缩舌不能，咬肌痉挛，下颌脱臼，面肌痉挛，咽部肌肉痉挛等，造成咀嚼困难、吞咽困难、构音困难等。

（二）其他

上述表现可混合存在，同时伴有焦虑、恐惧以及瞳孔散大、心率增快和出汗等自主神经症状。历时数分钟或至数小时。可有暗示性增高，在暗示或自我暗示下发作或暂时缓解。

【病情判断】

1. 患者发作时表现，已发生多长时间？
2. 患者曾患什么精神科疾病，目前所用药物名称、剂量、时间。
3. 有无高热、抽搐、昏迷、药物过敏史。
4. 平时饮食、睡眠如何？
5. 一般生命体征是否正常。
6. 神经系统有无异常体征。
7. 哪些肌群肌张力有问题，感觉如何？

【治疗】

1. 立即肌注东莨菪碱 0.3～0.6mg 或苯甲托品 2mg，症状将于几分钟或几十分钟后缓解。

2. 加用口服抗胆碱能药物，如盐酸苯海索 2~4mg，每日 2~3 次。

3. 可用 50%葡萄糖液 80ml 加维生素 C 1.0g 静脉推注。

4. 若上述处理后仍有发生，应考虑减少抗精神病药剂量，或选用锥体外系副作用较小的药物等。

5. 若有重症肌无力或青光眼者，禁用抗胆碱能药，可尝试抗组胺药物二乙嗪（二乙氨苯嗪）250mg 肌注，或口服苯海拉明、异丙嗪 25~50mg，每日 2~3 次。

【常见误区】

1. 忽视积极预防，用药前未全面评估药物耐受性。

2. 未能关注营养支持治疗，尤其是对躯体情况较差的患者。

3. 未关注适当的心理干预，未能及时消除患者紧张情绪。

第二节 静坐不能

静坐不能为常见锥体外系反应之一，在药物治疗 1~2 周最常见，易被误诊为原有精神症状加剧而给予错误治疗。

【病因】

静坐不能系抗精神病药物等所致精神性焦虑与躯体性焦虑。

【诊断要点】

1. 多发生于用药早期。

2. 临床表现为焦虑不安、坐卧不宁，来回踱步或原地踏步，无法控制，自感受内部力量驱使，伴有心慌甚至有不能承受而自杀的念头或行动，伴有入睡不能或睡眠减少。

3. 近期患者没有明显的心理刺激因素；症状的出现和以前的疾病表现无关，没有加重和变化。

4. 辅助检查和体格检查无异常表现。

【病情判断】

1. 症状出现的时间、强度、变化特点，既往有无类似表现。

2. 患者所患疾病，服用什么药物，剂量多少。

3. 患者主观感觉如何，情绪反应，有无主动治疗要求。

4. 患者的一般生命体征是否正常；心、肺、腹部有无异常；神经系统有无阳性体征。

5. 患者有无同时存在明显的精神症状。

6. 患者的合作程度如何，能否配合检查。

【治疗】

1. 采用急性肌张力障碍的治疗方法。

2. 减药、停药或换药（第二代抗精神病药）。

3. 可用苯二氮䓬类药及普萘洛尔、多赛平或抗组胺药。

4. 对症支持治疗与心理干预。

【常见误区】

1. 对病史症状了解不详细，易误诊为精神症状加重。

2. 发作时忽视对患者的保护，易导致意外情况发生。

3. 忽视心理疏导与干预的作用，导致患者治疗依从性降低。

第三节 药源性震颤麻痹综合征

本症也称谓药源性帕金森症，是抗精神药物尤其第一代抗精神病药物中哌嗪类和丁酰苯类常见的不良反应，应用含氟类药物或女性和老年患者更易发生。

【病因】

与急性肌张力障碍相同，药物阻滞 DA 受体，DA 与受体结合受阻。

【诊断要点】

（一）服用抗精神病药物 1~4 周，且多为第一代药物，剂量较大

（二）具有以下临床表现

1. 运动不能或动作迟缓，步态拖曳，步小而前倾，双手摆动幅度小或似推小车状。
2. 震颤双手和下肢于静止时出现明显而有节奏的震颤，口周震颤（称兔唇综合征）。
3. 模具样面容或称假面具样面容，患者表情呆板，肌张力增高。
4. 自主神经症状、流涎、多汗、皮脂溢出等。多伴有不适感、抑郁情绪和静坐不能。

（三）可排除其他锥体外系疾病

【病情判断】

1. 患者的一般生命体征如何。
2. 意识状态如何，能否配合检查。
3. 四肢肌张力如何，躯体运动如何。
4. 患者有无明显的精神症状。

【治疗】

同静坐不能的治疗要点。

【常见误区】

1. 发作时忽视对患者的保护，易导致意外情况发生。
2. 忽视心理疏导与干预的作用，导致患者治疗依从性降低。

第四节 迟发性运动障碍

迟发性运动障碍是一种特殊而持久的锥体外系反应，较为严重，处理较为困难。主要见于长期服用大剂量抗精神病药物的患者。缓慢发生的迟发性运动障碍多不去急诊，而停药诱发者，起病多较急，有可能前去急诊。

【病因】

与急性肌张力障碍相同，药物阻滞 DA 受体，DA 与受体结合受阻。

【诊断要点】

（一）长期服用抗精神病药物史

（二）具有以下临床表现

不自主、有节律的重复式运动。最常见者为口-舌-颊三联症，患者重复地转舌、舐舌、咀嚼、噘嘴、鼓腮、转颈等。亦可表现为肢体不自主摆动，舞蹈指划样动作，手足徐动或四肢躯干扭转性运动等。偶可为胃肠道型迟发性运动障碍，在突然停药后出现胃部不适、恶心和呕吐。上述不自主运动在情绪紧张或激动时加重，睡眠时消失。

（三）可排除其他锥体外系等疾病

【病情判断】

1. 症状出现的时间、形式、有无波动？
2. 患者躯体形态如何，有无不自主运动？
3. 患者面部表情有无变化，咀嚼功能如何？
4. 病情加重、缓解和服药、情绪激动等因素的关系？
5. 正在服用什么药物，剂量多少及服用时间？
6. 患者一般生命体征有无异常？
7. 患者神情体态、意识状况如何，能否配合检查？

【治疗】

1. 减药或停药，若需继续治疗可换用锥体外系副作用小的药物。
2. 停用一切抗胆碱能药物。
3. 可试用硫必利(泰必利)、异丙嗪、丙戊酸钠、碳酸锂、普萘洛尔、苯二氮䓬类药等，但效果不能肯定。

【常见误区】

1. 药物调整未能充分权衡利弊，造成病情的波动。
2. 忽视心理疏导与干预的作用，导致治疗依从性降低。

第五节　恶性综合征

恶性综合征为少见但严重的副作用，死亡率较高。多发生于治疗开始的1周内，可见于任何抗精神病药物的任何治疗阶段，氟哌啶醇引起者最为常见。脑器质性损害者较易发生。

【病因】

发病机制未明，可能与药物的锥体外系反应和体温调节障碍有关。可能为一种特殊的变态反应，也或可能是一种遗传性的神经肌肉缺陷。DA受体阻断参与本征病理的可能性大。也可能存在GABA神经异常。

【诊断要点】

（一）抗精神病药物使用史

（二）具有以下临床表现

持续高热、肌肉僵直、震颤、吞咽困难、意识障碍、表情淡漠、自主神经功能紊乱和心血管症状，如心动过速、出汗、排尿困难、血压升高等。若未及时处理，可迅速发生心力衰竭、虚脱或死亡。

（三）实验室检查

可见白细胞和肌酸磷酸激酶升高。

【病情判断】

1. 症状出现的时间、表现，有无肌肉强直、吞咽困难、高热、多汗。
2. 曾患什么疾病，有无高热、抽搐、昏迷及药物过敏史。
3. 目前所服抗精神病药物情况，种类、剂量、时间等。
4. 患者的意识状态如何，目前有无明显精神症状。
5. 患者一般生命体征状况，神经系统有无阳性体征。

6. 实验室相关检查有无异常。

【治疗】

1. 早期发现,早期治疗。

2. 立即停用所有的抗精神病药。

3. 谨慎试用左旋多巴,金刚烷胺或溴隐亭,7.5~60mg/每 8 小时 1 次,可静脉给药。也可试用硝苯呋海因(丹曲林钠)0.8~2.5mg/kg 或每 6 小时静脉滴注 60mg。或用苯二氮䓬类及抗胆碱能药。亦可选用毒扁豆碱 1mg 静脉缓推,1 小时后可重复一次。

4. 支持和对症疗法退热、补液、纠正电解质紊乱和酸碱平衡失调、加强护理、预防感染等。

5. 中药安宫牛黄丸每日 1 粒,可连用 2~3 天。

【常见误区】

1. 未能做到以预防为主,抗精神病药物治疗中警惕性不高。

2. 忽视对患者的认真监护与观察。

第六节　5-羟色胺综合征

选择性 5-羟色胺再摄取阻滞剂(SSRIs)用于抑郁发作的治疗安全、有效。若使用不当也可 5-羟色胺综合征。若认识不足、处理不及时亦可造成严重后果。

【病因】

具有 5-羟色胺因药物相互作用,即潜在的药代动力学上的交互作用,可引起剂量效应的质量(即作用性质的变化),导致潜在的致命反应即中枢性 5-HT 综合征。

【诊断要点】

1. 正在服用 SSRIs 药物,如氟西汀、帕罗西汀、氟伏沙明(氟伏草胺)、舍曲林、西酞普兰等。

2. 表现突发高热、强直、肌痉挛、大汗、胃肠道症状、精神错乱,甚至昏迷。

【病情判断】

1. 症状出现时间、精神状态变化、神经肌肉兴奋性异常及自主运动功能障碍。

2. 患者抗抑郁药物服用史,尤其是联合用药。

3. 有无高热、抽搐、昏迷及药物过敏史,既往有无类似发作。

4. 有无感染、代谢性疾病,药物滥用和撤药反应。

5. 一般生命体征如何;心、肺、腹部有无异常;神经系统有无阳性体征。

【治疗】

立即停止原治疗用药。维持呼吸道通畅,确保足够氧气吸入。对症与支持疗法。密切观察生命体征,必要时作对症处理。药物所致癫痫发作可用地西泮控制。

【常见误区】

1. 未能做到以预防为主,抗抑郁药物治疗中警惕性不高。

2. 忽视对患者的认真监护与观察。

第七节　粒细胞缺乏症

粒细胞缺乏症为一种特异质性药物反应,周围血液中白细胞数量 $<0.5\times10^9/L$,同时分类

中性细胞显著减少甚至完全消失。

【病因】

几乎所有抗精神病药物对白细胞都有一定程度的抑制作用。在所有抗精神病药物导致的粒细胞缺乏症中，以氯氮平为常见。卡马西平也可导致。

【诊断要点】

1. 在服用抗精神病药物等过程中，突然出现高热、呼吸道感染、败血症等。
2. 实验室检查外周血象白细胞小于 1×10^9/L，粒细胞可减少至 0。
3. 在考虑药源性致死性粒细胞缺乏症时，须排除白血病及其他原因所致粒细胞减少。

【病情判断】

1. 精神障碍史以及近期服用药物情况。
2. 有无同时服用潜在骨髓抑制的药物。
3. 近期有无发热、感染等症状，有无疲乏无力、食欲减退等。
4. 既往有无血液系统疾病史；有无淋巴结、肝脾肿大等。
5. 近期有无监测血象及结果如何。
6. 患者一般生命体征有无异常，神经系统检查有无异常。

【治疗】

1. 立即停用精神药物，禁用一切能引起白细胞减少的药物。
2. 加用升白细胞药物如利血升 10~20mg，每日 3 次；鲨肝醇 50~100mg，每日 3 次；维生素 $B_4$10~20mg，每日 3 次；维生素 B_{12}100mg，im，每日 1 次；或阿胶、人参、红花、鹿茸等中药。严重者可用白细胞集落刺激因子。
3. 应用足量抗生素控制或预防感染。
4. 并发症治疗心功能障碍、肾功能障碍及剥脱性皮炎都应给予合理治疗。

【常见误区】

1. 未能预防为主，在相关药物治疗时忽视监测血象变化。
2. 治疗中未能关注药物相互作用，未能合理用药。

第八节 麻痹性肠梗阻

具有抗胆碱能作用的药物在治疗中引起的完全性或不完全性肠梗阻。

【病因】

抗精神病药物、三环类抗抑郁药和抗胆碱能药物等具有较强的抗胆碱能作用，抑制肠壁平滑肌的收缩而发生麻痹性肠梗阻。

【诊断要点】

1. 有较长时间的肛门排便和排气史。
2. 腹胀及腹痛感，严重时有呕吐。麻痹性肠梗阻为溢出性。
3. 有使用精神药物史，特别是抗精神病药物、三环类抗抑郁药和抗胆碱能药物。
4. 体格检查可见全服膨隆，腹部呈球形，体位变化移动不明显。腹部张力增大，可压痛。鼓音明显，肝浊音界缩小。肠鸣音减弱或消失。
5. 梗阻 4~6 小时 X 线检查可见肠腔胀气、液平面。
6. 排除躯体或精神障碍。

【病情判断】

1. 肛门停止排便和排气的时间。
2. 有无相关药物使用史。
3. 有无腹胀及胀痛感,有无呕吐。
4. 既往有无其他躯体疾病史。
5. 患者一般生命体征是否正常。
6. 患者腹部有无特殊的异常体征。
7. 相关的辅助检查情况。

【治疗】

1. 停用抗精神病药物、三环类抗抑郁药和抗胆碱能药物。
2. 禁食。
3. 对完全肠梗阻者,请普外科会诊,专科手术治疗。
4. 对不完全肠梗阻者,应给予胃肠减压,留观。
5. 其他对症支持治疗。

【常见误区】

1. 未能结合药物使用史认真查找病因。
2. 具有抗胆碱能作用的药物治疗中忽视对患者一般躯体状况的观察。

第九节　尿　潴　留

抗胆碱能作用强的药物治疗过程中出现的排尿困难及尿液潴留。男性较女性多见。

【病因】

在抗胆碱能作用强的药物治疗过程中,尤其三环类抗抑郁剂快速增量过程中,抗胆碱能药物抑制了膀胱括约肌舒张,使膀胱括约肌的收缩相对增强所致。

【诊断要点】

1. 有较长时间的未解小便史,下腹部有胀痛感。
2. 有使用抗精神病药物、三环类抗抑郁药和抗胆碱能药物史。
3. 体格检查可见下腹膨隆,触之囊性感,不能用手推移。按压时有尿意,排尿或导尿后缩小或消失。耻骨上方叩诊为圆形浊音区。
4. 排除躯体和精神障碍。

【病情判断】

1. 没有小便的时间多久。
2. 下腹部有无胀痛感。
3. 是否有其他躯体疾病史。
4. 患者一般生命体征如何。

【治疗】

1. 减少或停止原有药物的使用。
2. 新斯的明 0.5~1mg 或毒扁豆碱 2mg 肌注,可暂时解决患者的排尿困难。

【常见误区】

在减少或停止原用药物过程中,未能兼顾原有精神疾病的治疗,导致恶化或复发。

第十节　直立性低血压

药源性直立性低血压为部分药物治疗过程中发生与体位改变相关的血压降低症候群，多见于氯丙嗪、氯普噻吨(泰尔登)、氯氮平治疗的1周内易。胺氧化酶抑制剂苯乙肼及三环类阿米替林也可引起。采取肌内注射、静脉给药更易发生。

【病因】

相关药物阻断了外周肾上腺素受体；升压反射抑制和对心肌活动的影响也起部分作用。

【诊断要点】

1. 有精神药物使用史。

2. 具有以下表现血压降低多发生在突然改变体位时，如由卧位、蹲位突然转为直立。患者感到头晕或眩晕、眼花、心慌、甚至晕厥、跌倒。患者面色苍白、脉速、血压降低。

3. 排除躯体或精神障碍。

【病情判断】

1. 有无精神药物使用史，发生时体位有无突然改变。

2. 有无类似发作史。

3. 有无跌倒，面色如何，脉搏及血压状况。

4. 患者一般生命体征状况；躯体及神经系统检查有无异常。

【治疗】

（一）以预防为主

服药后卧床休息1~2小时。不要突然改变体位，站立时宜缓慢站起。年老、体弱、敏感者，不宜选用易引起低血压的药物。

（二）发生低血压时

让患者就地平卧，取头低足高位，数分钟血压可回升，意识恢复。

（三）若血压持久不升

可给去甲肾上腺素0.5~2mg，加入5%葡萄糖液或生理盐水100ml内静滴；禁用肾上腺素，因为肾上腺素有可能使血压更低。

【常见误区】

在减少或停止原用药物过程中，未能兼顾原有精神疾病的治疗，导致恶化或复发。

第十一节　高血压危象

服用抗抑郁药尤其是五羟色胺与去甲肾上腺素再摄取抑制剂(SNRIs)可能会导致血压升高；若同时合并选择性5-HT再摄取抑制剂或单胺氧化酶抑制剂时，可引起严重高血压，出现头痛、烦躁、眩晕、恶心、呕吐、心悸、气急及视力模糊等严重症状，以及伴有动脉痉挛累及相应的靶器官引起缺血症状，称高血压危象。

【病因】

一般见于患者原有高血压未得到有效控制，同时单独或联合使用使用了上述药物。

【诊断要点】

（一）精神药物使用史

（二）血压显著增高

收缩压可达200mmHg以上，严重时舒张压也显著增高。

（三）自主神经功能失调征象

发热感，多汗，口干，寒战，手足震颤，心悸等。

（四）靶器官急性损害的表现

包括：①视物模糊，视力丧失，眼底检查可见视网膜出血，渗出，视盘（视乳头）水肿；②胸闷，心绞痛，心悸，气急，咳嗽，甚至咯泡沫痰；③尿频，尿少，血浆肌酐和尿素氮增高；④一过性感觉障碍，偏瘫，失语，严重者烦躁不安或嗜睡；⑤恶心，呕吐；⑥急性左心衰竭。

【病情判断】

1. 判断靶器官损害程度，是否出现靶器官损害及哪个靶器官受累。

2. 服用药物的种类、剂量、是否有合并用药。

3. 既往血压情况。

【治疗】

（一）立即停用所服精神药物，监护生命体征

（二）根据病情选择用药，以适宜速度达到降压目的

在30~60分钟内将血压降低到安全水平。建议第1~2小时内使平均动脉血压迅速下降不超过25%。然后应放慢降压速度，加用口服降压药，逐步减慢静脉给药速度，在后续2~6小时内将血压降至约160/100~110mmHg，根据患者具体病情适当调整。若患者可耐受且临床情况稳定，在以后24~48小时逐步降低血压，达到正常水平。

硝普钠起效快，最为理想。硝普钠：30~100mg，加入5%葡萄糖溶液500ml，避光作静脉滴注，滴速每分钟0.5~10μg/kg，使用时应监测血压，根据血压下降情况调整滴速。或拉贝洛尔20mg静脉缓慢推注，必要时每隔10分钟注射一次，直到产生满意疗效或总剂量200mg为止。或酚妥拉明5mg缓慢静脉注射。

（三）防治脑水肿

20%甘露醇静脉注射，4~8小时可重复1次，或呋塞米40mg静脉推注每天2~6次。

（四）积极防治心力衰竭

【常见误区】

1. 血压高低完全代表患者危重程度，血压绝对值更为重要。其实，血压高低并不完全代表患者危重程度，较基础血压升高的幅度比血压绝对值更为重要。

2. 未能严禁使用氨茶碱、麻黄碱等兴奋剂或血管扩张剂。

第十二节　剥脱性皮炎

剥脱性皮炎是抗精神病药物引起的皮肤变态反应，多见于酚噻嗪类抗精神病药物氯丙嗪，常伴有粒细胞缺乏症、中毒性肝炎等。

【病因】

由抗精神病药物所引起的一种较为严重的皮肤变态反应。

【诊断要点】

1. 在服用抗精神病药物的基础上出现。

2. 起病急，分布广，全身皮肤和黏膜出现剥脱性炎症。全身红肿、烧灼感、发热；曝光区红肿严重时，应想到出现剥脱性皮炎的可能性。

【病情判断】

1. 服用何种药物,何时开始服用,皮疹出现的时间。

2. 皮肤病变出现的部位、面积大小、皮损的严重程度。

3. 是否伴有发热、意识障碍等表现。

4. 既往有无药物、食物过敏史。

5. 患者的一般生命体征及相关实验室检查是否异常。

【治疗】

（一）及时停药

一旦发现皮疹,红斑扩大时,应及时停药。

（二）局部治疗

以炉甘石洗剂外用止痒,也可用皮质类固醇软膏外用。糜烂处用氧化锌油涂盖,渗出部位可用高锰酸钾浸泡或用呋喃西林清洗,用油纱布覆盖。

（三）抗过敏治疗

以皮质类固醇治疗为主。一般剂量为氢化可的松 100~300mg/d 或地塞米松 20~40mg/d。恢复期反复发作病人,亦可使用葡萄糖酸钙。其他抗过敏药物一般不选用,尤其是抗精神病药物酚噻嗪类引起的,禁用异丙嗪(非那根)。

（四）抗感染治疗

控制感染是避免死亡的主要措施之一。

（五）对症及支持治疗

注意患者的症状和体征,给予对症处理,如高热予物理降温或药物降温,大小便障碍的处理等。输液、补充各种维生素,纠正水、电解质紊乱。

【常见误区】

1. 未能做到预防为主,精神药物治疗不合理,未能细致观察。

2. 在停止原用药物过程中,未能兼顾原有精神疾病的治疗,导致恶化或复发。

（王传升）

第三章

精神药物急性中毒

精神障碍患者有意(自杀)或无意(用药知识缺乏)吞服大量精神药物,使机体尤其中枢神经功能受到严重影响,甚至完全抑制的一种紧急状态。精神药物急性中毒时必须迅速作出诊断和采取积极的抢救措施。

第一节　抗精神病药物急性中毒

抗精神病药物不但为精神科常用药,各医疗机构也较常用;加之精神科处方一般用量大、时间长,若患者将一次处方总量顿服而下,便可发生急性中毒。但其单一药物致死率远较巴比妥类低。若抗精神病药物与其他药合用,死亡率明显升高。

【病因】

抗精神病药物急性中毒的病因主要为误服或企图自杀而一次大量服用。

【诊断要点】

(一) 有明确抗精神病药物服药史及药物来源

(二) 有临床中毒表现

不同药物具有不同的临床表现。可表现中枢抑制及α-肾上腺素能阻滞现象。意识障碍依中毒轻重而表现为嗜睡乃至昏迷。瞳孔缩小(氯氮平中毒时扩大),腱反射减退或消失,体温多降低,心率增快,血压低甚至休克。吩噻嗪类、哌嗪系和丁酰苯类中毒早期可见兴奋、谵妄、共济失调及急性肌张力障碍。硫利达嗪(甲硫达嗪)可出现心肌受损,心律失常。氯氮平可致粒性白细胞减少。氯丙嗪、氯普噻吨(泰尔登)可致黄疸,肝功能损害等。

(三) 胃内容物检测证实

【病情判断】

(一) 有无混合中毒

是否可能服用其他药物。

(二) 关注动态变化

来院时可能中毒表现尚轻,但随着药物吸收,症状可能逐渐加重。

(三) 意识障碍分级,瞳孔大小及对光反射,体温、血压等生命体征动态监测

【治疗】

(一) 按中毒抢救原则与措施执行。中毒药物的抗胆碱能作用可使胃排空延迟,所以过量数小时后都应洗胃。

（二）低血压的处理

补充血容量；升压药选用多巴胺 20~60mg，间羟胺 20~40mg 或去甲肾上素 2~4mg，加入 10%葡萄糖液 500ml 静滴，使血压维持在 90/60mmHg，尿量每小时不低于 30ml。氯丙嗪中毒禁用肾上腺素升压，因为氯丙嗪阻断 α-肾上腺素受体后，肾上腺素不能发挥缩血管作用，可使肾上腺素升压作用翻转为降压作用。

（三）癫痫发作的处理

氯丙嗪、氯氮平中毒者癫痫发作较常见，可选用地西泮 10~20mg 缓慢静脉推注，也可选用氯硝西泮 2mg 肌内注射。有呼吸抑制者可选用苯妥英钠 0.1~0.25g，肌内注射，或从胃管内注入。

（四）解毒和保护肝脏

可静滴葡萄糖醛酸内酯 600~800mg/d 和维生素 C。

（五）严重中毒者

应尽早做血液灌流，利尿及血液透析效果不佳。由于多数抗精神病药物蛋白结合率较高，血液透析效果不显著。

【常见误区】

1. 未能考虑到抗精神病药物抗胆碱能作用导致的胃排空延迟现象，过量数小时即认为超出了洗胃时机而未能进行洗胃。

2. 未能考虑到多数抗精神病药物的蛋白结合率较高，而仍采用效果不显著的血液透析，而未能选择血液灌流。

3. 氯丙嗪中毒导致低血压时，错误使用肾上腺素升压。

第二节 三环抗抑郁药急性中毒

三环抗抑郁药（TCA）急性中毒较抗精神病药中毒严重，来势急骤，并发症复杂，死亡率较高。

【病因】

三环抗抑郁药急性中毒的病因主要为误服或企图自杀而一次大量服用。

【诊断要点】

（一）有明确服用 TCA 药及药物来源史

一次服用 1.5~2.0g TCA 即可引起急性中毒，吞服 2.5g 可致死。

（二）有临床中毒表现

TCA 抗胆碱能作用较强，中毒主要表现在神经和心血管系统，并以“昏迷、惊厥、心律失常”三联征为主要临床相。中枢抗胆碱能症状有嗜睡、昏睡，或兴奋，或二者交替出现，伴共济失调、肌阵挛、反射亢进、高热、谵妄、惊厥、昏迷等。外周抗胆碱症状有大汗淋漓、瞳孔扩大、肠麻痹、尿潴留等。心血管毒性反应可出现各类心律失常，室内传导阻滞（QRS 波增宽，时限>0.11s）为中毒严重的标志，有心脏停搏的危险。

（三）胃内容物及血药浓度检测证实

药物血清浓度达到 1000ng/ml 即可证实超量中毒。

【病情判断】

1. 意识状态如何，是否存在抽搐、心律失常等严重表现。

2. 有无高热、低血压、肠麻痹、瞳孔扩大、呼吸抑制及心脏骤停。

3. 是否同时服用其他药物。

【治疗】

（一）按中毒抢救原则与措施执行

（二）心律失常者

可选用利多卡因 50~100mg 静注，或普萘洛尔 5mg 静注，或苯妥英钠 250mg 缓慢静注。禁用普鲁卡因胺及奎尼丁，因其均加重室内传导阻滞。

（三）抗胆碱酯酶药的应用

使用目的是治疗并发症而并非解毒。目前尚无 TCA 中毒的特殊拮抗药。TCA 中毒主要是抗胆碱能作用所致，临床使用抗胆碱酯酶药，可保护胆碱能神经末稍释放的乙酰胆碱不被灭活而积聚，作用 M 胆碱受体呈现拟胆碱药类似作用。

临床上可供选用的抗胆碱酯酶药有毒扁豆碱和新斯的明。毒扁豆碱药脂容性好，易通过血脑屏障，中枢作用较强，缓慢静注 2mg，可较快缓解 TCA 所致的中枢抗胆碱能效应。亦可做毒扁豆碱试验，用毒扁豆碱 1~2mg 静脉注射，如患者意识清醒片刻，有助于 TCA 中毒的诊断，也说明中毒不太严重。但患者未清醒也不能排除 TCA 中毒，有可能中毒严重。该药半衰期仅 0.5 小时，须每隔 0.5~1 小时重复给药。新斯的明不易通过血脑屏障，对骨骼肌作用较强，对解除外周抗胆碱能效应及 TCA 心脏毒性作用有一定效果。

（四）对症和支持治疗

保持呼吸道通畅，吸氧、保温、预防感染等，出现并发症者给予相应处理。如心衰、肺水肿、脑水肿和癫痫发作等。

（五）严重中毒者应尽早做血液灌流，利尿及血液透析效果不佳，原因为 TCA 蛋白质结合率高，水溶性差。

【常见误区】

1. 未能考虑联合用药的影响。三环类抗抑郁药物与吩噻嗪类、苯妥英钠、阿司匹林、氨基比林、异烟肼、东莨菪碱等合用时，应注意观察不良反应，以免发生中毒。

2. 未能考虑到三环类抗抑郁药物抗胆碱能作用导致的胃排空延迟现象，过量数小时即认为超出了洗胃时机而未能进行洗胃。

3. 未能考虑到三环类抗抑郁药物蛋白结合率高且水溶性差的特点，而采用强力利尿及血液透析等排毒效果不理想的措施。

4. 因抗胆碱能作用导致延迟吸收，未能注意观察及防止“反跳现象”。

第三节　锂盐急性中毒

锂的安全范围较窄，治疗剂量与中毒剂量很接近，治疗过程中易发生急性中毒。

【病因】

锂中毒原因包括药物加量过快，联用神经阻滞剂，充血性心力衰竭，糖尿病，高血压，慢性肾衰竭，感染，电解质紊乱，高热等。同时肾锂廓清率下降、肾脏疾病的影响、钠摄入减少、患者自服过量、年老体弱以及血锂浓度控制不当等也是常见原因。

【诊断要点】

（一）患者处于较大剂量的锂盐治疗期，或者有顿服大量锂盐史。

（二）有临床中毒表现

常见副作用加重提示中毒早期的可能。当患者淡漠、呆滞、嗜睡、频发呕吐和腹泻，粗大肢体震颤，则为轻度中毒表现。进一步发展出现意识模糊、昏睡、眩晕、耳鸣、共济失调、吐词不清、阵发性肌张力增高，角弓反张和癫痫发作，此为中度中毒。重度中毒出现昏迷，可伴发心肾功能障碍、高热、白细胞增多，甚至呈白血病样反应。也有白细胞减少，甚至粒细胞缺乏者。心电图出现房室传导阻滞，心室颤动。脑电图示额部Q及S波增多。极期出现呼吸抑制、尿少、尿闭、血压下降、昏迷。

（三）血锂浓度监测

急性期治疗血锂浓度应维持在0.8～1.2mmol/L，血锂浓度治疗上限为1.4mmol/L，超过2.0mmol/L，可出现急性中毒，3.5mmol/L以上即可危及生命。若无条件查血锂浓度，前两条也可诊断。

【病情判断】

1. 患者有无急慢性肾炎、肾功能不全、严重心血管疾病。

2. 粗大震颤提示血锂浓度已接近中毒水平。

3. 血锂浓度越高，脑电图改变越明显，监测脑电图有一定价值。

4. 低钾血症的心电图改变亦可发生，应注意电解质紊乱。

5. 是否存在重度意识障碍、惊厥、心律失常。

【治疗】

锂盐中毒目前尚无特殊解毒剂。因此应以预防为主，早发现、早处理。抢救原则为促使锂排泄和对症及支持治疗。

（一）停服锂盐

对一次性过量服用者给予立即洗胃。

（二）促进锂的排泄

锂几乎全由肾脏排出，肾功能正常者，输入足够液体以增加尿量，加速锂的排泄。钠可促进锂的排泄，故给予生理盐水1000～1500ml/d。也可使用利尿剂、氨茶碱或甘露醇。但不宜用排钠利尿剂（呋塞米、利尿酸类）和保钾排钠类利尿剂（螺内酯、氨苯蝶啶等），在使用利尿剂时，应注意电解质紊乱和肺水肿的发生。

（三）透析疗法

肾功能不全者，血锂>3.5mmol/L和病情重笃者，宜早用血液透析。

（四）对症和支持治疗

心律失常者可在心电图监护下应用抗心律失常药，但地高辛、奎尼丁不宜使用。心肌损害者可给能量合剂。肺水肿、脑水肿及严重低血压者可给予地塞米松。抗感染时不宜选用四环素类。癫痫发作者可给予地西泮及苯妥英钠。

【常见误区】

1. 锂盐治疗过程中未能关注中毒症状及体征，未能实时监测血药浓度。

2. 未能考虑到药物相互作用。非甾体类抗炎药、抗精神病药、噻嗪类利尿剂等均能导致锂盐水平升高。

第四节　镇静催眠药急性中毒

既往作为催眠药的巴比妥类已少用，中毒已少见。目前苯二氮䓬类为常用安眠药，顿服治疗量10~20倍以上即可发生急性中毒。苯二氮䓬类药物安全性高，严重中毒后果较少见。但与其他镇静药合用危险性增加。

【病因】

常见的镇静催眠药急性中毒的病因主要有误服、有意自杀或用药过量。

【诊断要点】

（一）有服用大剂量镇静催眠药物史

（二）有中毒临床表现

不同药物的中毒表现有所不同。

1. 苯二氮䓬类中毒表现轻中度中毒表现为言语含糊不清、共济失调、运动协调性下降；某些个体，尤其是老年或有躯体疾病者可表现为极度激越、呼吸抑制、意识模糊和谵妄等。重度中毒时，出现呼吸抑制、木僵或昏迷。

2. 巴比妥类中毒表现醉酒样状态，呼吸急而浅、发绀、瞳孔先缩小后扩大等。严重者可昏迷、血压下降、呈潮式呼吸、肾衰竭，甚至死亡。

3. 水合氯醛、副醛中毒表现呼吸特殊气味，心、肾、肝等脏器功能损害症状。

（三）胃内容物、血和尿检测证实

【病情判断】

1. 血液、尿液、胃液中药物浓度测定有参考意义。

2. 血液生化检查，如血糖、尿素氮、肌酐和电解质等。

3. 动脉血气分析。

【治疗】

（一）按中毒抢救原则与措施执行，如保持呼吸道通畅、对症治疗等

（二）洗胃

对口服巴比妥中毒者最适用；导眠能等脂溶性药物可用蓖麻油洗胃；水合氯醛、副醛吸收迅速，洗胃无意义；地西泮等非水溶性药物，催吐较洗胃更好。洗胃后可常规置留活性炭及硫酸钠。

（三）输液

苯乙哌啶酮中毒不宜大量补液，以免发生心力衰竭；水合氯醛及巴比妥类中毒，可加用葡醛内酯（肝泰乐）以起保肝解毒作用。

（四）利尿剂使用

以甘露醇等高渗利尿为主。巴比妥中毒可加用碳酸氢钠等，碱化尿液有利于排泄。地西泮中毒使用利尿剂效果不大，因为地西泮与蛋白结合牢固。

（五）拮抗剂的使用

氟马西尼是苯二氮䓬类受体拮抗剂，能够逆转苯二氮䓬类药物的镇静效应。可首次静脉注射氟马西尼0.1mg，然后将0.4mg氟马西尼加入5%葡萄糖溶液或生理盐水稀释后维持静滴4~6小时。

（六）纳洛酮的使用

纳洛酮是阿片受体拮抗剂，脂溶性高，能通过血脑屏障，可对抗巴比妥类和苯二氮䓬类药物中毒时的昏迷状态和呼吸抑制，具有抗休克和促醒作用。使用时首先静脉注射纳洛酮0.4mg，然后将1.2mg纳洛酮加入5%葡萄糖溶液或生理盐水缓慢静脉滴注维持，必要时可加大剂量至4mg。

（七）透析疗法

脂溶性药物宜用类脂透析；水溶性药物则予以血透。

（八）防"反跳"出现，中毒症状解除后仍需连续观察24小时以上。

【常见误区】

1. 存在潜在的呼吸功能减退性疾病时，未能尽量避免镇静催眠药的使用。
2. 与酒精或阿片类等中枢神经系统抑制剂混合使用，易导致严重后果。

（王传升）

第四章

精神活性物质使用相关急诊

第一节　酒精使用相关急诊

酒精使用相关急诊包括急性酒精中毒、酒精戒断综合征及酒精中毒性韦尼克脑病等。

一、急性酒精中毒

急性酒精中毒指短时间内摄入大量酒精或含酒精饮料后出现的中枢神经系统功能紊乱状态，多表现为意识障碍和行为障碍，严重者损伤脏器功能，导致呼吸循环衰竭，危及生命。

【病因】

短时间内摄入大量酒精或含酒精饮料可引起急性中毒。常见临床类型是普通性醉酒，少数饮酒者可发生病理性醉酒或复杂性醉酒。

【诊断要点】

1. 最近摄入酒精。

2. 酒精摄入过程中或不久之后即出现具有临床意义的适应不良行为或心理改变（如不恰当的攻击行为或性行为，情绪不稳定，判断力受损，社交或职业损害）。

3. 酒精摄入过程中或不久之后出现下列一项或多项症状或体征：①言语模糊不清；②共济失调；③步态不稳；④眼球震颤；⑤注意和记忆受损；⑥木僵或昏迷。

4. 体征或症状不是由于其他躯体疾病所致，也不能用其他精神障碍或其他物质中毒加以解释。

【病情判断】

1. 评估饮酒史、近期饮酒情况、是否合并其他物质使用？

2. 评估临床特征，有无意识障碍、呼吸抑制、外伤、危险行为等？

3. 有无酒中毒相关躯体损害？

【治疗】

（一）一般处理措施

（二）促进体内酒精含量下降

1. 清除酒精及其代谢产物如大量饮酒发生在2小时之内，吸考虑洗胃。应关注洗胃指征及注意事项。必要时可以采用血液透析等。

2. 促进酒精氧化代谢可用50%葡萄糖100ml静脉注射，同时肌注维生素B_1、B_6、B_{12}、维生素C等。可使用乙醛脱氢酶激活剂美他多辛，每次0.9g静脉滴注。

（三）对症解酒治疗及预防并发症

可使用阿片受体拮抗抗剂纳洛酮 0.4~0.8mg 静脉注射，必要时每 20 分钟 1 次；或纳洛酮 1.2~2.0mg 加入液体中持续静脉点滴。也有使用高度选择性和特异性长效阿片受体拮抗剂盐酸纳美芬的报道。也可选用苯二氮䓬受体拮抗剂氟马西尼，采用小剂量分次静脉注射方式，每次静注 0.1mg，每分钟 1 次，总量可达 5mg。

（四）慎重使用镇静剂

如地西泮、抗精神病药物氟哌啶醇或奥氮平等。

（五）对症支持治疗

如维持呼吸功能，纠正水、电解质平衡紊乱，防治脑水肿，纠正低血糖，胃黏膜保护剂的使用，预防感染等。

【常见误区】

1. 对饮酒史、近期饮酒情况等评估不足，忽略酒精中毒抢救后应有的干预。

2. 抢救中使用镇静剂使用不慎重。

二、酒精戒断综合征

酒精依赖后停止饮酒或减少饮酒量后出现的一组中枢神经系统亢奋的症状或体征，包括单纯性戒断反应、戒断性震颤谵妄及戒断性癫痫。

【病因】

酒精依赖后停止饮酒或减少饮酒量。

【诊断要点】

1. 长期大量饮酒后，停止或减少饮酒。

2. 停止或减少饮酒之后的数小时或数天内出现下列症状或体征中的至少 2 项：①自主神经系统活动亢进（如出汗或脉率超过 100 次/分）；②手部震颤加重；③失眠；④恶心或呕吐；⑤短暂的视、触或听幻觉或错觉；⑥精神运动性激越；⑦焦虑；⑧癫痫发作。

3. 上述症状或体征引起具有显著临床意义的痛苦，或导致社交、职业或其他重要功能损害。

4. 上述体征或症状不是由于其他躯体疾病所致，也不能用其他精神障碍或其他物质中毒或戒断加以解释。

【病情判断】

1. 评估饮酒史、近期饮酒情况、是否合并其他物质使用？

2. 评估戒断严重程度，有无意识障碍、谵妄、癫痫发作等？

3. 可参考临床机构酒精依赖戒断评估量表（CIWA-Ar）。

【治疗】

（一）单纯性戒断反应的治疗

主要选用与乙醇有类似药理作用的苯二氮䓬类药物来缓解戒断反应。首次要足量，不仅可以抑制戒断症状，还可以预防震颤谵妄、戒断性癫痫的发生。通常地西泮 10~20mg 静脉注射，或口服 30mg/d，分 3 次口服，2~3 日后逐渐减量，不必加用抗精神病药物。也可选用奥沙西泮和劳拉西泮。用药时间不宜太长，以免发生新的药物依赖。如戒断后期有焦虑抑郁和睡眠障碍，可试用抗抑郁药物。

（二）震颤谵妄的治疗

首选苯二氮䓬类药物。地西泮一次 10mg，2～3 次/日。如口服困难则选择注射途径，地西泮 30～40mg 加入补液中静脉滴注，可根据严重程度调整剂量，最大剂量一般不超过 120mg/日，一般持续 1 周，直到谵妄消失为止。控制精神症状可选用氟哌啶醇肌内注射，5mg/次，1～3 次/日，剂量可根据反应增减；也可选用非典型抗精神病药物。恰当的护理、水电解质和酸碱平衡紊乱的纠正、B 族维生素及叶酸的补充、感染的预防等也十分重要。

（三）戒断性癫痫的治疗

首选静脉注射地西泮。也可选用丙戊酸或苯巴比妥类药物治疗。原有癫痫病史者，在戒断初期就应使用大剂量苯二氮䓬类药物或预防性使用抗癫痫药物。

【常见误区】

1. 对近期饮酒情况、戒断严重程度等评估不足，或戒断治疗药物使用量不足，未能良好预防戒断性谵妄及癫痫的发生。
2. 戒断治疗药物使用时间过长。
3. 未能重视 B 族维生素及叶酸的补充。
4. 未充分重视戒断后的药物-心理-社会干预来预防复饮。

三、酒精中毒性韦尼克脑病

长期大量饮酒可引发急性或慢性器质性脑病，包括韦尼克脑病（Wernicke encephalopathy）、酒精中毒性遗忘综合征、酒精中毒性痴呆。此处主要介绍韦尼克脑病。韦尼克脑病为发生于长期大量饮酒者中的代谢性脑病，为临床上最严重的酒精中毒性脑病，起病急骤，病因明确，如早期诊断并治疗，预后良好；若误诊及延误治疗，可危及生命。

【病因】

韦尼克脑病为多种原因引起的硫胺素（维生素 B_1）缺乏所导致的急症。在引起维生素 B_1 缺乏的众多原因中，长期大量饮酒为常见原因。

【诊断要点】

（一）长期大量的饮酒史

（二）临床特征

一般急性起病，病情发展迅速。典型患者表现为眼球运动异常、共济失调、精神错乱三联征。三联征共同出现者并不多见，多以不同组合形式出现。最早出现眼球震颤，随后出现共济运动障碍。约 80%患者可出现精神症状。

（三）神经影像学检查

MRI 检查较为敏感，特征性表现为第三脑室及中脑导水管周围对称性分布的长 T1、长 T2 信号，有早期诊断价值。MRI 的其他表现有乳头体、小脑蚓部及大脑萎缩，其中以乳头体萎缩最明显。

（四）实验室检查

血清维生素 B_1 水平降低，酮醇基转移酶活性降低，丙酮酸脱氢酶活性降低，血清丙酮酸或乳酸升高，有助于诊断。

临床上如果患者有明确的酗酒史，且符合下述两点，即应高度怀疑韦尼克脑病：①急性意识模糊或意识改变；②动眼神经功能异常；③共济失调或其他小脑功能异常；④具有明显的营养不良病史，并有低血压及体温降低之一。

临床上确诊韦尼克脑病需要满足以下要点：①患者有长期酗酒史、营养不良等病史；②以持续的眼球运动异常、共济失调、精神错乱三联征为临床特征；③维生素 B_1 治疗有效；④排除其他原因引起的急性器质性脑病。

【病情判断】

1. 评估饮酒史、近期饮酒情况、是否合并其他物质使用？
2. 评估临床特征，有无眼球运动异常、共济失调、精神错乱等？
3. 评估一般生命体征、营养状况等。

【治疗】

韦尼克脑病属于临床急诊范畴。一旦怀疑是韦尼克脑病，则应立即进行救治。

（一）经胃肠道外途径快速大量补充维生素 B_1

及时并充分补充维生素 B_1 是最重要的措施，治疗应与诊断性检查同时进行。目前对应用维生素 B_1 的最佳剂量、剂型、治疗时间或日用次数仍无一致定论。鉴于血浆中游离维生素 B_1 的半衰期仅仅 96min，每日 2~3 次给药优于单次给药。目前美国推荐的治疗方案为：对那些怀疑为韦尼克脑病的患者，至少给予维生素 B_1 100~200mg，连续肌内注射 5 日。欧洲神经学会联合会推荐，维生素 B_1 200mg，每日 3 次，最好以静脉注射代替肌内注射（应注意维生素 B_1 的制剂是否适合静脉注射），一直使用至韦尼克脑病症状和体征没有进一步改善为止。在英国 NICE 有关高危或确诊韦尼克脑病或韦尼克-柯萨可夫综合征患者的预防指南中，推荐对酒滥用或依赖者，如果存在营养不良、失代偿性肝病、急性酒戒断或准备医疗戒酒前及其过程中，均应口服维生素 B_1 作为预防性使用，剂量应为处方集中推荐剂量的上限。如果医疗条件允许的情况下，应先胃肠道外使用维生素 B_1，而后口服维生素 B_1 维持。对韦尼克脑病患者的初始治疗为胃肠道外使用维生素 B_1 至少连续 5 天，后续维生素 B_1 口服治疗。此外尚有学者认为酒滥用患者的维生素 B_1 需求量较非饮酒人群高，推荐 500mg，3 次/日口服或肌内注射治疗，但目前尚无证据证明超过推荐剂量有明确的疗效。胃肠道外使用维生素 B_1 后均应后续口服维生素 B_1 维持。

（二）妥善处理精神症状

可参阅震颤谵妄进行处理。

（三）积极进行躯体支持治疗

韦尼克脑病患者常伴发营养不良以及其他躯体疾病，应在其他相关科室联络-会诊下积极进行躯体支持治疗。

（四）停止饮酒并妥善处理戒断综合征

请参阅酒精戒断综合征的治疗。

【常见误区】

1. 未能遵循“一旦怀疑是韦尼克脑病，则应立即进行救治”的原则。
2. 补充维生素 B_1 不及时，剂量不足，未能同时补充其他 B 族维生素。
3. 输注葡萄糖液前未能首先补充维生素 B_1。

第二节 阿片类物质使用相关急诊

阿片类物质使用相关急诊主要包括阿片类物质中毒与阿片戒断综合征。

一、阿片类物质中毒

【病因】

阿片类物质使用量超过躯体耐受剂量时可出现急性中毒。常见于以下4种情况:①阿片依赖者停止使用后戒断出现并迅速达到高峰,补偿性超量使用;②阿片依赖者停止使用后躯体耐受性下降,使用原来剂量的阿片类物质导致中毒;③阿片类物质单独使用并未超过躯体耐受量,但合并其他物质使用因药物相互作用或药物效应叠加导致中毒;④阿片类物质纯度的改变,共患病,误用等。

【诊断要点】

1. 最近使用阿片类物质。

2. 在使用阿片类物质的过程中或不久后,出现具有显著临床意义的问题行为或心理改变(如开始有欣快感,接着出现淡漠、烦躁不安、精神运动性激越或迟滞、判断受损)。

3. 在使用阿片类物质的过程中或不久后,出现瞳孔缩小(严重中毒导致缺氧时瞳孔扩大),以及出现下列体征或症状中的1项(或更多):①嗜睡或昏迷;②言语含混不清;③注意力或记忆力损害。

4. 上述体征或症状不能归因于其他躯体疾病,也不能用其他精神障碍或其他物质中毒或戒断加以解释。

阿片类物质中毒的表现是其药理作用的延续,可以顺推而出。典型的中毒三联征是昏迷、呼吸抑制、针尖样瞳孔。

【病情判断】

1. 评估吸毒史、近期吸毒情况、是否合并其他物质使用?

2. 评估中毒表现,如昏迷、呼吸抑制、针尖样瞳孔等。

3. 评估一般生命体征、营养状况、传染性疾病等。

【治疗】

(一) 使用阿片受体拮抗剂

优先使用纳洛酮,宁早勿晚,宁滥勿缺,宁多勿少。首选纳洛酮静脉注射。成人常用量为0.4mg~2mg/次,每2~3min重复1次。在给予纳洛酮的数分钟内,中毒表现即应开始恢复。若使用剂量达到10mg仍未见自主呼吸或意识状态恢复,则应考虑存在继发医学状况。

(二) 支持治疗

维持呼吸及血氧水平,维持水、电解质平衡,营养支持等。

【常见误区】

1. 阿片受体拮抗剂的使用不及时,剂量不足。

2. 未重视中毒抢救后应进行的评估及干预。

二、阿片类物质戒断综合征

【病因】

阿片类物质依赖者停止使用或减少使用量,或使用了阿片受体拮抗剂。

【诊断要点】

(一) 存在下列两者情况之一

①长期大量使用阿片类物质(即数周或更长时间)后停止(或减少)使用;②在使用阿片

类物质一段时间后，使用阿片类物质拮抗剂。

（二）在上述情况后的数分钟或数天内出现下列3项（或更多）症状或体征

①心境烦躁不安；②恶心呕吐；③肌肉疼痛；④流泪、流涕；⑤瞳孔扩大、竖毛或出汗；⑥腹泻；⑦打呵欠；⑧发热；⑨失眠。

（三） 上述症状或体征引起显著临床意义的痛苦，或导致社交、职业或其他主要功能方面的损害。

（四） 上述体征或症状不能归因于其他躯体疾病，也不能用其他精神障碍或其他物质中毒或戒断加以解释。

阿片类物质的代谢速度不同，戒断综合征出现的快慢不同。使用剂量、使用时间长短、使用途径和停药速度等不同，戒断综合征强烈程度也不相同。短效药物，如吗啡、海洛因一般在停药后8~12小时出现，极期在48~72小时，持续7~10天。长效药物，如美沙酮戒断症状出现在1~3天，性质与短效药物相似，极期在3~8天，症状持续数周。

【病情判断】

1. 评估吸毒史、近期吸毒情况、是否合并其他物质使用？
2. 评估戒断严重程度，瞳孔扩大、竖毛或出汗，有无危险行为等。
3. 可参考阿片戒断症状评价量表（OASI）等。

【治疗】

急性戒断综合征治疗包括替代治疗和非替代治疗。两者均可减轻毒品使用后的戒断综合征，消除躯体依赖，避免可能出现的躯体健康问题。

（一）替代治疗

利用与毒品有相似作用的药物来替代毒品，以减轻戒断反应，然后在一定时间内（14~21天）逐渐减少替代药物，直至停用。目前常用美沙酮或丁丙诺啡替代治疗，使用剂量视情况而定，原则是控制症状、逐日减量、先快后慢、只减不加、停药坚决。

美沙酮替代治疗常用美沙酮口服液（阿片受体全激动剂，半衰期约15h，单次用药可有效控制戒断反应12~24小时）。首日剂量20~40mg，原则上不超过60mg/d。稳定控制戒断反应后维持原剂量1~2天，逐日递减前1日剂量的20%，减至5~10mg/d时，改为每1~3日减少1mg，直至减完。

丁丙诺啡替代治疗常用丁丙诺啡舌下含片（阿片受体部分激动剂，具有“顶限效应”，作用时间可达24小时，停药容易）。治疗可分为诱导期和减量期。诱导期首次给药于停止海洛因使用12~24小时，出现轻度戒断反应时；首次剂量4mg，观察2~4小时，依据情况可增加4mg；3日内可调整至12~16mg/d；至少稳定2天后进入减量期。减量期以慢速减量疗效更好，应尽量减缓减量速度，通常减量时间为10~14天；每2~3天减量2mg。

（二）非替代治疗

可采用可乐定、镇静催眠药、莨菪碱类药物、中药、针灸等。可乐定为α_2受体激动剂，首次剂量不易太大，0.1~0.2mg，每4~6小时一次，最大量1.0mg/d；第2~4天改为0.2~0.4mg，每4~6小时一次，最大量1.2mg/d；第5天起，每天减少0.2mg。常用中药制剂包括参附胶囊、益安口服液及安君宁等。

【常见误区】

1. 替代戒断药物使用不规范。

2. 未充分重视戒断后的药物-心理-社会干预来预防复吸。

第三节　苯丙胺类物质中毒

苯丙胺类物质是目前最为流行的滥用物质，是作用最强的拟交感神经胺类中枢兴奋剂之一，包括苯丙胺、甲基苯丙胺（冰毒）、摇头丸\MDMA等。相关急诊主要包括苯丙胺类物质急性中毒以及慢性中毒时出现的精神障碍等。

【病因】

苯丙胺类物质使用量超过躯体耐受剂量时可出现急性中毒。采用静脉注射方式的使用者，为追求最大快感，可每隔2～3h注射1次，常出现急性中毒。长期大量滥用可导致慢性中毒，表现为精神病性障碍、认知功能障碍等。

【诊断要点】

1. 最近使用苯丙胺类物质。

2. 在使用苯丙胺类物质的过程中或不久后，出现具有临床意义的问题行为或心理改变（如欣快或情感迟钝，社交功能改变，过度警觉，人际关系敏感，焦虑、紧张或愤怒，刻板行为，判断受损）。

3. 在使用苯丙胺类物质的过程中或不久后，出现下列2项（或更多）的症状或体征：①心动过速或心动过缓；②瞳孔扩大；③血压升高或降低；④出汗或寒战；⑤恶心或呕吐；⑥体重减轻；⑦精神运动性激越或迟滞；⑧肌力减弱、呼吸抑制、胸痛或心律失常；⑨意识模糊、抽搐、运动障碍、肌张力障碍或昏迷。

4. 上述症状或体征不能归因于其他躯体疾病，也不能用其他精神障碍或其他物质中毒来更好解释。

【病情判断】

1. 评估吸毒史、近期吸毒情况、是否合并其他物质使用？

2. 评估中毒表现，如意识障碍、精神运动性激越、精神病性障碍等。

3. 评估一般生命体征、相关躯体损害、传染性疾病等。

【治疗】

（一）常规支持性治疗

如足量补液，利尿、促进排泄，维持水、电解质平衡等。

（二）急性精神障碍的治疗

兴奋激越、行为紊乱、谵妄者可选用小剂量抗精神病药物，如氟哌啶醇针剂2.5～10mg肌内注射，也可选用苯二氮䓬类药物，如地西泮10～20mg静脉缓慢注射。出现精神病障碍可口服抗精神病药物利培酮2～4mg/d、奥氮平5～20mg/d、氟哌啶醇5～10mg/d等。焦虑或抑郁者可选择抗焦虑药物或抗抑郁药物治疗。精神障碍有效控制后即可逐渐停止治疗药物。

（三）急性躯体障碍的治疗

急性中毒常出现高热、代谢性酸中毒、肌痉挛、高血压等症状。恶性高热与骨骼肌紧张或痉挛密切相关，除物理降温（冰敷、醇浴）外，松弛骨骼肌是控制高体温的有效方法。可静脉缓注硫喷妥钠0.1g~0.2g或肌肉松弛剂琥珀酰胆碱来松弛肌肉。高血压可用β受体阻滞剂处理,高血压危象时可用酚妥拉明或硝普钠。同时应畅通呼吸道,给氧,镇静止痉,有条件者可行透析治疗。

【常见误区】

1. 未充分重视戒断后的心理社会干预来预防复吸。

2. 联络会诊不足,对急性躯体障碍的治疗不充分。

第四节 氯胺酮中毒

氯胺酮为非竞争性NMDA受体拮抗剂,具有分离性麻醉效应,临床主要用于儿科急症手术。非医疗性使用时俗称“K粉”,常用于俱乐部狂欢、易化性侵犯及增加性体验。

【病因】

氯胺酮使用量超过躯体耐受剂量时可出现急性中毒。常见于非医疗性使用时,如俱乐部狂欢、易化性侵犯及增加性体验等。

【诊断要点】

1. 最近使用氯胺酮。

2. 在氯胺酮使用过程中或使用后不久出现有临床意义的问题行为或心理改变,且有理由推断症状的出现是氯胺酮的使用所致。

3. 症状表现符合氯胺酮使用的药理学效应。如知觉障碍(人格解体、现实解体)、幻觉妄想状态、兴奋激越状态、谵妄状态等。症状表现与使用剂量、使用者的耐受性等有关,具有自限性。

4. 症状表现不能归因于其他躯体疾病,也不能用其他精神障碍或其他物质中毒来解释。

【病情判断】

1. 评估吸毒史、近期吸毒情况、是否合并其他物质使用?

2. 评估中毒表现,如谵妄状态、兴奋激越状态、幻觉妄想状态等。

3. 评估一般生命体征、相关躯体损害等。

【治疗】

(一) 目前尚无对抗氯胺酮中毒的有效拮抗剂

治疗原则与措施同其他药物中毒类似,以支持性治疗与对症处理为主。

(二) 急性精神症状的治疗

对有激越攻击行为者,可使用地西泮10mg或更高剂量等效的苯二氮䓬类药物肌注,持续滴定,直到患者出现满意的镇静状态(剂量要个体化)。若不能很好控制,可选用氟哌啶醇2.5~10mg/次,肌内注射,每日2~3次,一天总量不宜超过20mg。也可选用利培酮、奥氮平等第二代抗精神病药物常规剂量口服。

(三) 急性躯体症状的治疗

中、重度氯胺酮中毒最常出现自限性窦性心动过速伴有胸痛,一般不需特殊处理。少数患者可出现心力衰竭,则应请心内科医师协助治疗。下尿路症状、上腹痛、颅内出血、发热、抽搐、横纹肌溶解、急性肾衰竭、呼吸兴奋或抑制、支气管分泌物增加等,一旦出现可行对症处理，必要时请相关科室会诊，指导治疗。如出现呼吸心脏骤停，应遵循 C-A-B（胸外按压、开放气道、人工呼吸）这一心肺复苏急救程序进行急救，给予必要的呼吸、循环支持，并及时转送到有条件的医院进行抢救。

【常见误区】

1. 未充分重视戒断后的心理社会干预来预防复吸。
2. 联络会诊不足，对急性躯体障碍的治疗不充分。

（张瑞岭）

第五章

常见精神障碍患者危急情况

第一节 噎食窒息

噎食是指食物堵塞咽喉部或卡在食管的狭窄处，甚至误入气管引起呼吸窒息。

【病因】

1. 服用抗精神病药物出现锥体外系反应，引起吞咽运动不协调，抑制吞咽反应而致。

2. 脑器质性疾病患者，吞咽反射迟钝，因抢食、急骤进食而发生噎食。

3. 癫痫患者进食时如果发生抽搐发作也可能造成噎食。

【诊断要点】

1. 有上述基础疾病史。

2. 患者在进食中突然发生严重的呛咳、呼吸困难、出现面色苍白或青紫等危象。

【治疗】

（一） 噎食一旦发生，需要紧急呼救，拨打“120”，迅速送医院治疗。

（二）就地抢救

分秒必争，立即清除口咽部食物，疏通呼吸道。迅速用手掏出患者口中的食物，如患者牙关紧闭，可用筷子等撬开口腔，掏出食物，并解开衣领。如果抠出食物后，患者仍无缓解，应立即将患者腹部俯卧于凳子上，让上半身悬空，猛压其腰部迫使膈肌猛然上移而逼迫肺内气体猛然外冲，使气流将进入气管的食团冲出。如果重复5~6次不见效，应立即用大号针头在环甲骨上沿正中部位插入气管，并尽早进行气管插管。如果心搏停搏，应立即进行胸外心脏按摩，同时给予对症抢救处理。专人守护直到患者完全恢复。必要时，行气管切开术，并做好气管切开的护理，预防并发症的发生。

第二节 出走行为

出走行为是指患者未经家人同意，擅自离家的行为。

【病因】

（一）精神症状

①患者否认有病，不愿接受治疗而出走；②患者受幻觉、妄想支配，认为没有安全感而设法离开；③患者为实现某种病态心理（如上访、告状等）离开住处；④有自杀观念的患者，为达到自杀目的而寻求机会离开医院或家庭。

（二）居住条件不符合需求而出走。

（三）看护人员疏忽，家人态度生硬，方法简单，缺乏耐心等均会因不良刺激而出走。

【诊断要点】

1. 意识清楚者多采用隐蔽方法出走，平时创造条件，遇到机会便可出走。

2. 处于朦胧状态或意识不清的患者，出走方法简单，不讲究方式，不知道避讳，旁若无人。其出走无目的、无计划，多受幻觉妄想支配，一旦成功出走，寻找困难，危险性大。

3. 部分患者出走前焦虑、坐卧不安、徘徊不止、频繁如厕、东张西望、夜间不眠等。

【治疗】

1. 加强对患者的健康指导，使其适应居住环境和周围的人，减少或消除不适应感。

2. 密切观察病情，了解患者的心理反应及有无出走企图。对不安心患者，多与其接触，了解其想法和原因，给予安慰与解释，力求消除患者出走的想法。

3. 将患者安置在家人的视野范围内，注意患者活动情况。对可能会出走患者，适当控制其活动范围。

4. 患者外出活动时，禁止单独活动，要有家人陪伴。

5. 丰富患者娱乐生活，鼓励参加集体活动，消除其紧张和顾虑。

6. 加强家人的戒备心，避免患者伺机出走。

7. 家庭成员应善待患者，避免不必要的刺激或激惹。

8. 加强与家属的联系，减少患者的孤独感。

9. 当患者出走行为发生时，应立即组织人员寻找。

第三节　吞食异物

【病因】

患者在各种精神症状（如思维障碍或抑郁情绪等）的支配下发生吞食异物现象。

【诊断要点】

1. 有相关的精神疾病等。

2. 患者自述或其他人报告吞食异物的行为。

3. 相应的临床表现、体检发现以及辅助检查发现（如X线或B超等）。

【治疗】

（一）发现患者吞食异物后

首选稳定患者情绪，检查患者口腔及咽部是否被异物损伤，尽快了解患者所吞食异物的种类，并及时报告医生。

（二）根据具体情况采取急救措施，必要时将患者安排在重症监护室内

1. 若异物在咽喉部，应设法取出，并做好伤口的处理。

2. 对不明吞食异物种类者，或吞服金属类异物者，立即遵医嘱进行X线或B超检查。

3. 吞服的是较小的固体异物或较光滑的物品，按医嘱给予非可溶行膳食纤维饮食，促进异物排泄，并定时观察异物的排泄情况。

4. 若吞服药物及其他有毒物质，则立即洗胃，必要时转院会诊。

（三）在异物排出体外期间

密切观察病情变化，特别是有无黑便、便血、胃部/腹部疼痛，有无四肢厥冷、出汗等紧急情况、及时报告医生，做好转院/抢救准备。

第四节 自缢

【病因】

患者在各种精神症状（如思维障碍或抑郁情绪等）的支配下或严重心理应激状态下发生自缢行为。自缢常是自杀的一种方法。

【诊断要点】

1. 有相关的精神疾病或严重心理应激状态等。

2. 现场发现自缢行为。

【治疗】

1. 发现自缢，应立即解脱自缢的绳带套；如悬挂于高处，应同时抱住患者，防止坠地跌伤，同时呼叫求助。

2. 将患者就地平放或放置硬板床上，松解衣领和腰带，如患者心跳尚存，可将患者下颌抬起，使呼吸道通畅，并给氧吸入。

3. 如患者心跳停止，立即进行徒手心肺复苏术。

4. 通知医务人员到达现场，医生接手处置患者，立即建立静脉通道，遵医嘱及时进行给氧、加取药物等抢救处置。

5. 根据医生指令转运患者至ICU（二人担架或平车搬运法）。

6. 及时整理、收藏自缢物品，清理现场，疏散患者及家属，做好协调工作。

7. 在抢救结束后6h内，据实、准确记录抢救过程。

（苏中华）

第六章

常见脑器质性精神障碍

第一节　脑器质性精神障碍常见综合征

脑器质性精神障碍是由脑部疾病导致的精神障碍，是器质性精神障碍的重要组成部分，临床上以急性或慢性脑病综合征为主要表现。

【病因】

病因或病理改变是脑变性疾病、脑血管病、颅内感染、脑外伤、脑瘤或其他原因导致大脑功能紊乱。功能紊乱可能是原发的，如直接或主要是影响脑部的疾病、脑损伤，或是继发性的，如某些全身性疾病，脑只是众多的受损器官之一。

【诊断要点】

（一）急性脑病综合征

由脑部急性病变引起，起病急剧，以意识障碍为主的综合征。除不同程度的意识障碍外，同时有注意、定向、知觉、思维、记忆、情绪、行为障碍及睡眠-觉醒周期紊乱，恢复后往往遗忘。自知力常受损，病程短暂，轻重波动，预后与病因及脑部损害程度有关，多数 4 周或更短时间内恢复，但持续 6 个月者也不少见，甚可演变成痴呆。

（二）慢性脑病综合征

由急性脑病综合征转化或由缓慢病程发展形成。

1. 遗忘综合征（Korsakov 综合征）　近记忆障碍突出，远记忆相对保存，即刻回忆尚可，智能及其他认知功能尚好。学习新知识能力明显下降，可伴有顺行性遗忘或逆行性遗忘，可有时间、地点、人物定向障碍，尤以时间定向障碍突出。虚构为本征的显著特点，当然并非一定存在。预后取决于病变性质。

2. 智能损害综合征（痴呆）　以智能减退为主。慢性、进行性病程，常有记忆、思维、定向、理解、计算、学习能力、语言和判断功能等多种高级皮层功能紊乱。意识清晰。

3. 人格改变　人格特征和行为模式在脑部疾病、脑损伤或其他躯体疾病后，发生了明显改变，认知、情感、行为出现异常，为器质性障碍的残留或伴发障碍。

4. 神经衰弱综合征　精神方面表现：注意力涣散，记忆力减退；常有内感性不适、感觉过敏、难以忍受高声和亮光、容易紧张、易疲劳、倦怠；思维迟钝、理解困难；情绪不稳、易激动或焦虑不安；睡眠浅、噩梦多。躯体方面表现为：头痛、眩晕、肢体麻木无力、酸痛、出虚汗、心悸；一般状况较差，如食欲减退、胃肠功能紊乱、消瘦。

【治疗】

1. 病因治疗。

2. 支持疗法纠正水、电解质和酸碱平衡紊乱，吸氧、减轻脑水肿。

3. 促大脑代谢、益智药应用。

4. 治疗感染及并发症。

5. 抗精神病药应选用锥外反应小的药物，宜低剂量，不宜久用，如用利培酮 0.5～2mg/d，有不良反应立即减量或停药。

第二节　急性病毒性脑炎所致精神障碍

脑炎(encephalitis)是指由病原体引起的脑实质炎症，依据病原体的不同可分为病毒性脑炎、立克次体脑炎、细菌性脑炎、真菌性脑炎、螺旋体脑炎、寄生虫性脑炎。如同时存在明显的脑膜刺激症，则称之为脑膜脑炎。本节重点介绍病毒性脑炎(virus encephalitis)。

【病因】

病毒性脑炎由颅内病毒感染所致，除已明确病毒类型的各种急性脑炎(如流行性乙型脑炎、单纯疱疹病毒脑炎等)外，还有慢病毒感染所致脑炎(如亚急性硬化性全脑炎，进行性多灶性白质脑病等)。

病理为病毒直接侵入引起脑组织的炎性变化，导致免疫性脱髓鞘变化，也可因免疫机制障碍而发病，确切发病机制尚待进一步探讨。

【诊断要点】

(一) 大多数亚急性和慢性感染患者，起病隐袭，进行性发展

以急性或亚急性起病者，大多数 2 周内症状达到高峰，主要是脑部受损征象，一般具有弥漫性脑损害的症状及体征，有的病例可有局灶性病变的临床表现，智能障碍明显或可进展为痴呆。

(二) 部分病例发病前可有前驱症状

表现为上呼吸道感染或消化道症状，如头痛，微热或中度发热，恶心，呕吐，腹泻等。

(三) 精神障碍发生率达 81%

可出现在各个病期，甚至构成本病主要临床症状。以精神障碍为首发症状者，常被误诊为精神病。精神障碍多见意识障碍、精神分裂样症状、智能障碍等。

(四) 神经系统症状及体征可与前驱症状同时发生或间隔数天，或紧接着前驱症状出现

脑神经损害可见中枢性面瘫，视盘水肿，以及其他脑神经损害的症状。运动功能障碍中，约有半数以癫痫发作起病，其中以大发作最多见，其次为局灶性发作和肌痉挛发作，有的可有多种类型发作，发生率为 27%～86%。瘫痪以偏瘫最多见，肌张力改变的发生率达 40%～70%。病理反射检出率达 50%～80%，多为双侧性，部分患者掌颏反射和吸吮反射阳性，疾病进展期常出现不随意运动。脑膜刺激征约占 30%～60%，自主神经功能障碍中，出汗增多为本病特征性表现之一。大小便失禁尤其尿失禁较突出，占 30%～89%，且为早期症状之一。

(五) 下列辅助检查可辅助诊断

1. 实验室检查　①外周血白细胞总数正常或轻度增高，中性粒细胞增多，红细胞沉降率(血沉)正常或轻度加快；②脑脊液常规检查，脑脊液压力增高，白细胞和(或)蛋白质轻度增高，糖及氯化物正常，免疫活性细胞为主的细胞反应等；③脑脊液及血中的 IgM 及 IgG 抗体检测；④有条件单位还可早期进行病毒分离。

2. 特殊检查　①脑电图检查多呈弥漫性改变或在此基础上出现局灶性改变，且随临床症状好转而恢复正常；②脑超声波检查可在急性期显示脑水肿，可见中线移位；③头颅 CT 检查在脱髓鞘脑炎的诊断上有一定价值，可见低密度区、脑水肿、占位性病变或液化灶。

【治疗】

病毒性脑炎经积极治疗一般预后较好。治疗以病因治疗为主，同时给予积极的对症治疗、支持治疗、护理及康复期治疗的综合治疗措施。

（一）一般治疗

注意卧床休息，防止自伤、伤人、毁物、自杀。给予高蛋白质、高维生素饮食，维持水、电解质及酸碱平衡，吸氧、吸痰。预防压疮、坠积性肺炎及泌尿系感染。

（二）抗病毒药物治疗

在感染极早期用药较为有效。①碘苷（疱疹净）：用于治疗单纯疱疹病毒脑炎有一定疗效，剂量为 50~100mg/（kg·d）加葡萄糖液静滴，3~5 天为 1 疗程。②阿糖胞苷：用于水痘带状疱疹病毒、单纯疱疹病毒及巨细胞病毒感染，剂量 1~8mg/（kg·d）静注或静滴，连用 3~5 天。③阿糖腺苷：对单纯疱疹病毒最有效，剂量为 10~15mg/（kg·d），6~12h 内静滴完，用 3~5 天。④阿糖腺嘌呤：主要用于疱疹性脑炎，剂量为 15mg（kg·d），每天静滴 12h，共 10 天。⑤阿昔洛韦（无环鸟苷）：可能在治疗单纯疱疹病毒脑炎方面有效，每次 5mg/kg，每 8h 静滴 1 次，连续 7 天为 1 疗程。⑥利巴韦林（病毒唑）：0.5~1g/d，小儿 20~30mg/（kg·d），静脉滴注，连用 7~10 天。⑦大蒜注射液：40~80ml，静滴，1 次/日，15~30 天为 1 疗程。

（三）免疫疗法

近年来研究证明，病毒感染伴发组织损害部分是免疫反应的结果，故发展了以下免疫治疗。

1. 干扰素（interferon）及其诱生剂　干扰素及其诱生剂能抑制病毒血症并防止病毒侵入脑部，在病毒感染潜伏期使用效果较显著。诱生干扰素的增效剂可望提高疗效。

2. 转移因子　适用于免疫缺损患者，通过逆转细胞的免疫缺陷，可使疾病缓解。有人用来治疗急性病毒性脑炎有些效果。

3. 肾上腺皮质激素　尽管临床应用已久，但目前意见尚未完全一致。考虑激素有抗炎、消除水肿、稳定溶酶体系统而防止抗原抗体反应时产生有害物质，故选择适当时机使用，掌握适当剂量和疗程，是有治疗价值的。不少学者主张早期、大剂量、短疗程的方法。一般用地塞米松 15~20mg 加糖盐水 500ml，1 次/d，10~14 天，之后改口服，渐减量。

（四）人工冬眠疗法

对于高热、躁动不安及癫痫不能控制者，氯丙嗪 50mg、异丙嗪 50mg 和哌替啶 100mg 混合，每次半量肌注。

（五）精神障碍的治疗

精神障碍显著时可合并抗精神病药物治疗，如奋乃静 4~28mg/d，氯丙嗪片 50~200mg/d，利培酮 1~2mg/d，氟哌啶醇注射液 5~10mg/d。

第三节　多发性梗死性痴呆

多发性梗死性痴呆（MID）在我国老年期痴呆中居首位，约占 50%~70%，占所有痴呆的 12%~20%，是血管性痴呆（VD）的最主要表现形式。

【病因】

不同部位、不同数量、不同体积的脑部梗死是多发性梗死性痴呆的原因。有学者认为梗死大于 50mm 即可引起痴呆，梗死灶数目越多越易引起痴呆。痴呆与梗死部位有关，梗死部位频率依次为基底核区、额叶、颞叶、枕叶。目前研究表明 MID 发病还与发病时间长短、年龄、文化程度、发病次数、遗传等有关。

【诊断要点】

既往有猝死史；病程波动，呈阶梯样进展；常合并有高血压、糖尿病、冠心病、高血脂和其他部位的动脉粥样硬化；智商低下（低于 85 分）；符合痴呆的诊断标准。

下列痴呆测试工具可供参考，如 MMSE、Blessed 痴呆量表和长谷川痴呆量表等。

下列辅助检查对 MID 的诊断和治疗评价有帮助：影像学检查如 MRI 和 CT；PET 与 SPECT；TCD；EEG；事件相关电位（ERP）。

MID 主要与阿尔兹海默病（AD）鉴别，以 Haekinski 缺血量表法最为常用。

【治疗】

治疗原则：改善脑血流、预防脑梗死，促进大脑代谢。常用药物：脑代谢调节药可改善认识功能；血管扩张剂用于增加脑血流量；精神药物可改善不同精神症状；生物制剂，如神经生长因子、脑活素等也可选择使用。

（苏中华）

第七章

躯体疾病所致精神障碍

在原发性躯体疾病基础上或过程中出现的急性或慢性精神症状，为原发躯体疾病全部症状中的一部分，也称症状性精神病。

【病因】

（一）躯体感染

流行性感冒、肺炎、疟疾、急性细菌性痢疾、伤寒、流行性出血热等。

（二）躯体疾病

①心血管性疾病，冠心病、心律失常、风湿性心脏病、心内膜炎、先天性心脏病等；②呼吸系统疾病，肺性脑病、支气管哮喘等；③肾脏疾病，肾性脑病、肾脏透析所致精神障碍等；④消化系统疾病，肝性脑病、急性胰腺炎、慢性胰腺炎、胰腺癌等；⑤内分泌系统，甲状腺功能亢进或减退、甲状旁腺功能减退、脑垂体前叶功能亢进或减退、肾上腺皮质醇增多症或减退、性腺功能异常、糖尿病、低血糖等；⑥营养缺乏，烟酸缺乏症、叶酸缺乏症、水电解质代谢紊乱等；⑦风湿性疾病，系统性红斑狼疮、硬皮症、多发性肌炎或皮肌炎、结节性动脉周围炎等；⑧血液病，白血病、贫血、再生障碍性贫血等。

【诊断要点】

（一）诊断分为三个步骤

确定躯体疾病的性质和诊断；确定精神障碍性质、特点和症状群诊断；尽可能确定躯体疾病与精神症状之间的因果关系。

（二）诊断应建立在详细了解病史、细致观察躯体疾病与精神障碍两者发生的时间先后顺序、疾病严重程度、症状发生和消失规律等基础之上。必要时需要试验治疗，或经过较长一段时间的动态观察方能明确诊断。

（三）躯体疾病伴发精神障碍病因各异

临床可表现为意识障碍综合征、脑衰弱综合征、幻觉症、遗忘综合征、器质性情感障碍综合征等，具有以下共同临床特征：

1. 一般起病急剧在急性期意识障碍常见，恢复期偶有人格改变或智力损害。

2. 精神障碍的病程往往取决于躯体疾病的病程和轻重程度，随躯体疾病的发生或恶化而发生，随躯体疾病的恢复而好转，其严重程度同躯体疾病呈平行关系。

3. 从急性期到恢复期的过渡期间可有焦虑抑郁、幻觉妄想、兴奋或木僵等精神症状，并在躯体疾病的整个病程中，具有多变和错综复杂的特点。

4. 预后一般良好，多为可逆性的，病情恢复后多不遗留精神缺陷。

【治疗】

（一）对因治疗

病因治疗是根本。感染性疾病要加强感染的控制，躯体疾病应加紧原发性躯体疾病的治疗。许多患者，原发疾病一旦得到有效控制，其伴发精神症状亦随之消失。

（二）对症治疗

主要根据不同的精神症候群采用不同的精神药物治疗。对意识障碍、严重兴奋躁动影响躯体疾病治疗者，一般使用苯二氮䓬类药物或高效价抗精神病药物，如地西泮 10mg，每日 2 次，或氯硝西泮 2mg，每日 2 次，氟哌啶醇或奋乃静 5～10mg，im，即时或每日 2 次。对幻觉妄想需较长时间服用抗精神病药物者，可使用奋乃静 8～32mg/d，或氟哌啶醇 4～20mg/d，或利培酮 1～3mg/d，奥氮平 5～15mg/d 等。对器质性抑郁或脑衰弱综合征者，可用 SSRIs 联合苯二氮䓬类药物。

（三）支持性治疗

输液、供给能量，注意水和电解质平衡，预防继发性感染等。

（苏中华）

第八章

心理危机及干预

目前公认的心理危机的含义是：个体处于有威胁的应激状态，当对个体心理生理刺激强烈到超过自身承受能力时，正常个体维持与其相平衡的状态就会被打乱，个体的心理反应将会变得越来越无组织性及目的性，若不能使用惯用应对机制解决应激，就会导致焦虑、紧张、无助、情绪紊乱等。危机不仅使个体体验到巨大痛苦，还可导致自杀、攻击行为等。心理危机干预是给处于危机中的个体及时帮助，使症状得到立即缓解和永久消失，使个体很快恢复到危机前的心理生理和社会功能水平，并获得新的应付技能，以应付将来心理危机的发生。

一、影响心理危机发生的因素

（一）应激事件的知觉和评价

即个体对应激事件发生的意义，对自己将来的理解和估计。

（二）状态支持

即个体周围环境中的人能否提供有效的帮助。

（三）有效的应对方式

即个体常用的应付方式，如哭泣、愤怒、外跑、倾诉等。

二、心理危机的一般过程

（一）易感状态

应激事件发生后，如运用通常办法不能解决问题后，可能导致个体心理危机出现前的易感状态。个体一方面动员心理应对策略，增加紧张感；另一方面有不平衡的感觉。处于易感状态的个体可以体验到受威胁、失落、恐惧和挑战感，同时也希望问题能够被解决。如果危机不能够被解决，紧张将进一步发展，而进入危机活动状态。

（二）危机活动状态

一些人由于不能耐受如此高的紧张强度而出现精神崩溃，而另一些人会采取适应不良行为。这些适应不良行为一方面可以带来继发性获益，如过瘾后的快感，受到他人照顾，另一方面可能导致社会功能的进一步损害。

（三）重整期

心理危机的延伸部分，此期患者的紧张和焦虑水平已经下降，并有一定的认识能力。应激后的个体适应能力较应激前可能减低或相等，少数甚至会提高一些。职业化的危机干预有可能使个体的适应水平增加或至少保持原有水平。

三、心理危机干预模式

Belkin 等提出了三种基本的心理危机干预模式，为不同的危机干预策略和方法奠定了基础，即平衡模式、认知模式和心理社会转变模式。

（一）平衡模式

危机中的个体通常处于一种心理或情绪的失衡状态，原有的应对机制和问题解决方法不能满足需要。平衡模式最适合早期干预，此时个体已经失去了自我控制，分不清问题解决方向，不能做出适当选择。此时危机干预者主要的精力应该集中在稳定求助者的心理和情绪上，在重新达到某种程度的稳定之前，不应采取其他措施。

（二）认知模式

认知模式的认识基础是危机起源于对事件的错误思维而不是事件本身。该模式的基本原则是通过改变个体思维方式，尤其是通过意识到其认知中的非理性和自我否定部分，重新获得理性和自我肯定，从而使求助者获得对危机的控制。认知模式最适合于危机稳定下来并接近危机前平衡状态的求助者。

（三）心理社会转变模式

该模式认为个体是遗传和社会环境共同作用的产物。社会环境影响不断变化，个体在不停地发展和成长。因此对危机的考察也应该从个体内部和外部因素着手，除考虑求助者的心理资源和应对方式外，还要了解同伴、家庭、职业、社区对其的影响。危机干预的目的在于把求助者的内部资源与社会支持、环境资源充分调动和结合起来，从而使求助者有更多的问题解决方式可以选择。同认知模式一样，心理社会转变模式也适合于达到较稳定状态的求助者。

四、心理危机干预的步骤

Gillil 和 James 提出了心理危机干预六步法。

（一）确定问题

从求助者角度，确定和理解求助者本人所认识的问题。

（二）保证求助者安全

将保证求助者安全作为首要目标，把求助者对自我和他人的生理、心理危险性降到最低。

（三）给予支持

强调与求助者的沟通和交流，使求助者了解危机干预者完全可以信任，能够给予其关心和帮助。

（四）提出并验证变通的应对方式

让求助者认识到有许多变通的应对方式可供选择，其中有些选择比别的选择更合适。

（五）制定计划

与求助者共同制定行动步骤来矫正求助者情绪的失衡状态。

（六）得到承诺

让求助者复述所制定的计划，并从求助者那里得到会明确按照计划行事的保证。

五、心理危机干预中的评估

评估不仅是心理危机干预的重要步骤之一，也贯穿危机干预过程的始终。危机干预者的评估技巧显著影响危机干预效果。在有限时间内干预者必须迅速准确掌握求助者所处的情境与反应。危机评估可以从危机性质、求助者功能水平、应付机制和支持系统、自伤或伤人危险性方面来进行，以确定需要实施的干预策略。

（一）对危机性质进行评估

首先要了解危机是一次性的还是复发性的。对于一次性境遇性危机，往往通过直接的干预，求助者就能较快恢复到危机前的平衡状态，通常能够应用正常的应对机制和现有的资源；而复发性慢性危机的求助者，则往往需要较长时间的干预，需建立新的应对策略。慢性危机的求助者一般需转诊，继续进行较长期的治疗。

（二）对求助者功能水平进行评估

可从认知、情感和行为三个方面评估求助者的功能水平。认知评估包括侵犯、威胁和丧失三项内容；情感评估包括愤怒/敌意、恐惧/焦虑、沮丧/忧愁三项内容；行为评估包括接近、回避、失去能动性三项内容。对求助者现有功能水平的评估将决定危机干预者在以后的咨询中选择何种策略和干预的程度。另外，危机干预者还应该尽可能地把求助者当前的状态与危机前的功能水平进行比较，以便确定危机发生后求助者情感、认知、行为功能水平的损害程度。此外，对功能水平的评估还应贯穿于危机干预的整个过程，在实施一定阶段的干预后，求助者的危机是否得到化解，也可以通过情绪、行为等反映出来。干预过程中的评估有利于检验干预的效果。

（三）对求助者应对机制、支持系统和其他资源进行评估

（四）危险性评估

包括对求助者自伤和伤人可能性的评估。

对自杀的咨询和干预，因人而异。尽管不可能针对每一个有自杀危险的人制定清楚的、简单的干预策略，但实际工作中有一些共同的干预原则和策略。对于成年求助者，危机干预者要尽快和求助者建立起一种能够沟通及可信赖的关系，然后通过让其讲出自己现在的痛苦，来减少其无助感，最后重建求助者的希望感。多数求助者认为自己失去了生活的控制能力。危机干预者可以使用上述的危机干预六步法来帮助其接受自己能控制自己的想法、感觉、行为的事实，并且帮助其认识哪些是外部状况和事件。诚恳地、富有同情心地、令人信赖地帮助求助者重新获得希望，使其认识那些通常对其有效的、可行的选择。

下面的建议适用于任何进行自杀干预和预防的人：不要对求助者责备或说教；不要对求助者的选择、行为提出批评；不要与求助者讨论自杀的是非对错；不要被求助者告诉你的危机已经过去的话所误导；不要否定求助者的自杀意念；不要让求助者一个人留下，或者因为周围的人或事而转移目标；在急性危机阶段，不要诊断、分析求助者的行为或对其进行解释；不要让求助者保留自杀危机的秘密；不要把过去或现在的自杀行为说成是光荣的、浪漫的或神秘的；不要忘记追踪观察。

六、心理危机干预中的常见误区

预防和干预自杀的过程中，常见误区主要包括以下几方面：

（一）说出自杀的人不会自杀

不少人错误地认为说出自杀的人一般不会自杀。自杀者一般会通过诉说、日记或者其他形式表达出来，这可视为自杀者的“求救信号”，不可忽视。

（二）经历自杀心理冲突的人，情绪变好意味着危机结束

这是常见的误区。事实上，有些想好计划的自杀者会突然改变麻木回避的态度，对亲人表现出“热情”，对其他人送出自己的“珍贵礼物”。

（三）自杀的人有心理疾病

研究表明，选择自杀的人大部分并没有心理疾病，大多是因为遭遇生活事件或者情绪问题而冲动自杀。

（四）不是真正想死的人毋需认真处理

自杀者就算本意不是真正想自杀，但是出于对周围人冷漠和言语刺激的愤怒，悲剧真的可能会发生。因此，尊重始终是处理自杀危机最重要的原则。

（五）自杀未遂后再次自杀风险就会降低

重复自杀未遂后一年是成功自杀最强的预示因素。曾有过非致死性自杀未遂的人10%~15%最终自杀死亡。因此，自杀未遂者应该是重点关注和监测的人群，不应该因为自杀未遂而放松警惕。

（况　利）

第九章

急 会 诊

精神科急会诊是急诊医学的一个分支，也是临床精神病学的一个分支。临床上，常见的精神科急会诊主要为脑器质性精神障碍及躯体疾病所致精神障碍（75%~85%），以及各种急性精神病性障碍、自杀暴力行为、精神药物中毒、酒精或精神活性物质所致精神障碍以及心理危机问题等。申请急会诊理由多为幻觉妄想、兴奋冲动、谵妄、意识障碍或言行怪异、治疗不合作等，使通科医生处理困难，被视为急会诊范围。

一、急会诊涉及精神障碍的常见问题

1. 脑器质性或躯体疾病所致精神障碍，如意识模糊状态或谵妄状态。
2. 合并躯体疾病和妊娠的精神障碍患者。
3. 精神药物过量和中毒以及精神药物不良反应。
4. 躯体疾病或严重传染病合并严重心理问题，如抑郁或自杀等。
5. 部分精神障碍患者或发生自杀的精神障碍患者。
6. 各种急性精神障碍的急诊处理如自杀行为。
7. 与精神活性物质滥用有关的精神障碍。
8. 社会心理危机问题，如天灾人祸、重大事故等。

二、精神科急会诊的目标

迅速处理危险行为，保护医患双方不受伤害；快速识别并尽快消除威胁患者生命的临床情况；对患者进行精神科诊断和躯体疾病的诊断，制订包括多个相关科室和精神专科的整体治疗方案，并决定下一步处理方向。

三、精神科急会诊的评估诊断

精神科急会诊的评估诊断应当包括躯体疾病的诊断和精神科的专科诊断，依赖于详尽可靠的病史、全面的体格检查和相关的实验室检查、深入的精神检查。首先应当通过病史、体格检查和辅助检查等明确有无或伴发躯体疾病，如有则需诊断；其次，根据患者症状确定精神科专科诊断。因为时间紧急，专科诊断往往只能根据其主要表现作出初步的状态诊断，如幻觉妄想综合征、木僵状态、躁狂状态、焦虑状态、自杀等，准确诊断一般在入院后再作出。

（一）急会诊评估方法

包括医学评估、精神状况评估、收集与疾病相关的信息、精神障碍初步诊断。

（二）病情严重程度的评估依据

有无精神病性症状，如幻觉、妄想等；现实检验能力是否受到损害；社会功能是否明显受损；有无自知力；病史和就诊时有无自杀企图和暴力冲动行为。

（三）会诊联络急会诊需住院治疗的情况

病情严重（幻觉、妄想突出等）或躯体情况较差的患者；具有严重自杀行为和企图患者，以及具有冲动暴力倾向和行为患者；木僵、不合作或生活不能自理患者；治疗依从性差患者；诊断不明或需进一步住院观察和检查的患者；经家属或监护人知情同意住院治疗。

四、精神科急会诊的处理

（一）精神科急会诊的原则

1. 保证诊疗过程安全即保障所有人员安全。应随时防范暴力行为的发生，保证安全通道畅通，以便遇到暴力时可迅速回避。

2. 处理前需要注意判断和鉴别是器质性精神障碍还是功能性精神障碍，以及是否为精神活性物质所致精神障碍；判断患者是否合并有或有需要优先处理的躯体疾病，或者精神症状由器质性疾病引起。如有则需要优先处理躯体疾病。同时还要考虑患者年龄因素，女性患者需要注意是否妊娠或哺乳。

3. 对症状严重性进行评估评估应包括是否有意识障碍、有无精神病症状、定向力和自知力是否损害、自我控制能力是否损害、病前是否有社会心理因素等，初步判断主要精神症状和综合征，先行处理、观察，可待以后再诊断。

4. 尽快控制患者兴奋躁动、自杀和暴力行为；严重消极言语和行为的患者，要高度重视和向患者家属交代，沟通和签字。

5. 有严重躯体疾病患者及时请相应科室急会诊，应立即转入相应临床科室处理。

（二）精神科急会诊的处理要点

1. 急诊处理　首先要分清轻重缓急对生命垂危者先关注生命体征，生命体征危象者应优先诊治，如心肺复苏、抗休克等。同时，对行为紊乱明显而难以控制者也应当优先诊治。精神科急会诊处理流程见图 10-9-1。

2. 精神科处理　抓住病史重点，进行重点部位的体格检查及精神检查，得出初步诊断印象。如不能作出准确诊断者，需估计病情的严重程度与危害性，及时作出相应处理。对有自杀、自伤、伤人、冲动毁物行为者，尽快稳定患者，同时注意周围人员的安全。

3. 治疗要根据病情分别采用病因治疗、对症处理优先考虑维持生命体征和主要躯体疾病的治疗。紧急控制兴奋躁动状态和冲动暴力行为可选用氟哌啶醇或氯丙嗪肌注，从小剂量开始逐渐增加，一般氟哌啶醇 5～10mg 或氯丙嗪 25mg，也可使用苯二氮䓬类药物进行快速镇静，但对于老人、儿童及合并躯体疾病患者要谨

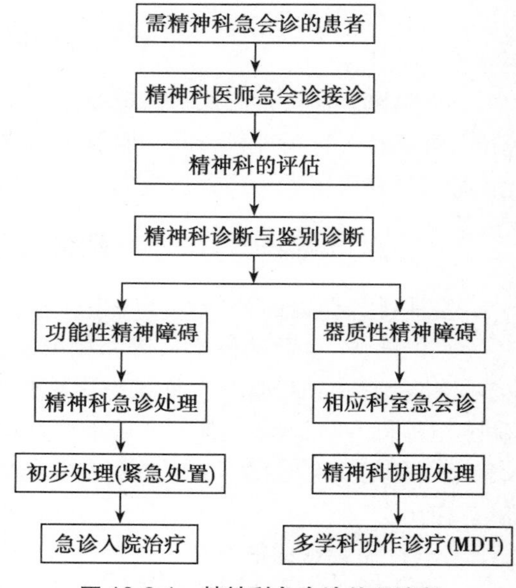

图 10-9-1　精神科急会诊处理流程

慎用药。

4. 及时充分的医患沟通在整个处理过程中，应当和监护人保持充分沟通，并签署书面知情同意书。

5. 急诊处理后应计划好下一步治疗（住院或者门诊），做好交接班。重点患者要上报上级部门。

6. 如是器质性精神障碍，应及时请神经内科或相应科室急会诊，必要时可立即转入相关科室进行治疗。

五、精神科急会诊中的常见误区

1. 精神科急会诊评估时，首先进行精神检查，而忽视对其生命体征的评估。在急会诊时应把抢救生命放在第一位。

2. 在急会诊处理时，忽略排除器质性疾病所致精神障碍，缺乏对患者自杀、自伤、冲动、暴力、伤人毁物等相关风险的评估。

3. 在急会诊过程中，忽略患者既往医疗史以及酒精等精神活性物质使用史的询问；忽视躯体和神经系统查体以及相关的实验室检查，“重诊断、轻治疗”或者“重治疗、轻诊断”。

（况 利）

第十章

精神障碍患者就诊问题及接待要点

一、精神障碍患者就诊问题

据相关数据显示，我国目前各类精神障碍患者人数在1亿人以上，但精神障碍的就诊率不到50%，有些地区就诊率甚至只有10%。导致精神障碍就诊率如此之低的原因如下。

（一）患者及家属对于精神障碍的错误认知

1. 患者及家属对于精神障碍缺乏明确认知，否认患有精神障碍并拒绝治疗。

2. 有些患者因害怕和担心社会歧视，对来医院就诊有心理顾忌，甚至不敢来医院就诊。

（二）病耻感

病耻感在精神障碍患者中广泛存在，很大程度上源于公众对精神类疾病缺乏认知和对精神障碍患者的恐惧。病耻感不仅会让患者不愿就医、延迟就医而导致病情加重或复发外，还在很大程度上增大患者的自杀率。

（三）就诊途径和方式

有些患者及家属在遇到精神障碍首次发作时，由于对疾病的认识不足，病急乱投医，时常在选择医院及科室上存在一些偏差，有些会选择某些资质不足的医院，有些会以躯体不适症状为主诉而选择其他科室就诊而耽误治疗时机。焦虑抑郁患者多伴有全身症状或多个系统自主神经功能失调症状，大多主诉躯体不适而就诊于综合医院不同临床科室。约有70%的焦虑抑郁患者在非精神科就诊，如神经科、心血管科、消化科等临床各科，且转诊率低。有些患者或家属甚至会把精神障碍病因归结到“鬼神附体”，从而寻求“鬼神”帮助。

（四）医疗机构配备不完善

有些医院治疗服务不完善，患者权利得不到保障。医院所接待的患者只是需要接受治疗患者中的很少一部分。有些精神病医院人满为患，严重超员。这是国内精神卫生专业机构的现状，精神病医院医疗资源严重短缺。全国共有精神卫生专业机构1650家，精神科床位22.8万张，平均1.71张/万人口（全球平均4.36张/万人口），精神科医师2万多名，平均1.49名/10万人口（中高收入水平国家平均2.03名/10万人口），且主要分布在省级和地市级城市，在中西部欠发达地区，很多区县、甚至地市级城市都没有一家精神病医疗机构。同时许多三甲综合性医院尚未开设精神科门诊或病房，而大部分焦虑抑郁患者主要就诊于综合医院，从而呈现出就诊率高，而检出率低、识别率低、转诊率低和治疗率低的特点。

综上所述，由于多种问题，有些精神障碍患者并没有在发病时得到及时的医疗救助，我国精神障碍康复事业任重而道远。

二、精神障碍患者的接待要点

医患矛盾是当前医务工作者和社会急需解决的问题。尤其在精神科，由于病患的特殊性，不加以注意和疏导，很容易引发医患矛盾。根据《中华人民共和国精神卫生法》和“保护精神病患者和改善精神保健的原则”，精神科医师在接待精神病患时要注意下列方面。

（一）人人都有权利来获得最佳的精神保健护理，包括但不限于门诊就诊、住院治疗等，并且所有的精神病患者都有权利得到尊重，不得歧视精神病患者。《中华人民共和国精神卫生法》规定，全社会应当尊重、理解、关爱精神障碍患者；任何组织或者个人不得歧视、侮辱、虐待精神障碍患者，不得非法限制精神障碍患者的人身自由。

（二）当精神病患者前来就诊时，医生应该真诚耐心接待，认真听取患方需求，交流内容要实行保密原则，并告知患者保密例外。包括但不限于在患者想要自杀或者伤害别人想法时及时采取措施，告知亲属或相关部门。作为患者家属，日常监护责任重大。《中华人民共和国刑法》规定，精神病人在不能辨认或者不能控制自己行为的时候造成的危害结果，经法定程序鉴定确认的，不负刑事责任，但应当责令其家属或者监护人严加看管和医疗；必要时，由政府强制医疗。尚未完全丧失辨认或者控制自己行为能力的精神病人犯罪，应负刑事责任，但可从轻或减轻处罚。

（三）在接待未成年患者时应当更加谨慎，在本国法律范围内给予未成年患者特殊照顾以保护未成年人合法权利。

（四）在接待公安机关带来的病患时，应依据相关法律，立即指派精神科执业医师进行诊断，并及时出具诊断结论。

（五）精神障碍患者违反治安管理处罚法或者触犯刑法的，依照有关法律的规定处理。

（六）精神病的确诊应当本着客观原则以精神健康状况为依据，不可因患者地位等其他因素进行确诊。

（七）在安排患者住院问题上，精神障碍的住院治疗实行自愿原则，但是诊断结论、病情评估表明，就诊者为严重精神障碍患者并有下列情形之一的，应当对其实施强制住院治疗：已经发生伤害自身的行为，或者有伤害自身的危险的；已经发生危害他人安全的行为，或者有危害他人安全的危险的。

（八）精神专科医师在接待精神障碍患者时应注意保护自身安全，就诊时医务人员与患者保持一定的距离，同时建议医院在精神科专门设置保安来保障医务工作者人身安全。

（九）医疗机构及医务人员在接待病患及家属时遵循精神障碍诊断标准和治疗规范，并向精神障碍患者或其监护人告知治疗方案和治疗方法、目的以及可能的后果。

（十）精神障碍患者在医疗机构内发生或者将要发生伤害自身、危害他人安全、扰乱医疗秩序的行为，医疗机构及其医务人员在没有其他可替代措施的情况下，可以实施约束、隔离等保护性医疗措施。实施保护性医疗措施应当遵循诊断标准和治疗规范，并在实施后告知患者的监护人。

（十一）在对病患使用药物上，应当以病患目前情况、诊断结果、治疗疾病为目的，而不能因为诊断、治疗之外的目的使用药物。

（十二）精神障碍患者拒绝就诊或不配合治疗的处理

处理方式不尽相同，首先要与患者沟通，了解精神障碍患者拒绝就诊或不配合治疗的原因，然后针对不同原因采取不同措施。如果患者是因为病耻感，需要家属和相关人员做耐心细致的说服和解释。如果患者是因为觉得病愈不需要服药治疗了，就需要医生通过科普教育使其充分认识到巩固治疗的重要性。如果患者是因为药物副作用不能忍受，就需要医生调整治疗方案，尽量减轻不良反应，增加治疗依从性。如果患者是担心药物对大脑及身体的伤害，也需要医师相关解释以消除顾虑。如果患者无自知力，或疾病已经危害自己或危害他人以及社会，或损害了患者的工作、学习和生活能力，则法定监护人哄骗住院或强制住院治疗是正确选择。

（十三）加强医患沟通

实施精神检查时应注意：①首先要了解病史，掌握患者既往经历，评估其风险，交流时要尊重对方，接纳对方，不因价值观不同而歧视患方；②通过倾听和非言语手段来表达共情与耐心，不随意打断患方，对病患及家属投以积极关注；③应当关注并分析心理社会因素，为了解病史和进一步诊断打下良好基础；④在面对不合作或认知功能不全的病患时，需通过加强口头、肢体及书面沟通，促进医患关系和谐，减少医患矛盾。

（十四）接诊中医患沟通的技巧

观察、倾听、交谈是精神检查和心理治疗的三大核心技能。观察是沟通的开始，也是诊断的开始。临床工作中，应当努力做一个"仔细的观察者，专心的倾听者，敏锐的交谈者"。

1. 观察　观察内容包括表情、态度、动作；步态、姿势、衣着；说话方式与反应方式；一般状态与意识；同时应理解与判断所观察到的信息的临床意义。

2. 倾听技巧　①正确倾听态度：用心倾听，并用相应面部表情和合适语言表达共情；②等待时间：用一定等待时间帮助患者思考、表述及医师听、思索；③辅助性回应：倾听过程中应表现出对患者所述问题的兴趣，给予适当回应；④非语言技巧：倾听过程中进行言语和非言语的反馈（情感交流）；⑤提取语言和非语言线索：倾听过程中需要观察患者语言和非语言线索所表达的想法、担忧和期望；思考、判断、洞察言语背后的内容。

3. 交谈技巧　①根据患者不同职业、生活习惯、心理状态，因人施语，说出患者易接纳的语言；②一般提倡使用普通话，但医师也可以根据具体情况、患者的具体特点选择某种方言或术语与患者交谈；③尽量少用专业术语，多用形象比喻；④沟通中要运用共情技巧，满足患者获得尊重和信任的渴望；⑤医患沟通中要注重医学语言礼仪、规范用语，如"请""您""谢谢配合"等。

4. 交谈结束时，需告知患者病情及注意事项等，并选择适当的结束时机，同时讲好结束语。

三、精神障碍患者的接待误区

（一）忽视非语言信息的作用

在与精神障碍患者的沟通中，交谈只是沟通的方法之一，应当注重非语言信息的应用，利用非语言手段与患者进行沟通，会收到良好的效果。

（二）忽视医生与患者之间关系的把握

忽视患者的面诊评估，仅通过病史询问，忽略对患者进行详细的面谈和充分的检查来了解病情，"重病史询问，轻面谈评估"；并且忽视对患者病史可靠性程度的评估，要防止"被精神病"和"假精神病"问题的出现。

（三）忽视患者亲属的心理需求

有医生认为，就诊的服务对象是患者，因而忽视了患者亲属的心理需求。医生应充分理解患者亲属的心情，在认真做好患者工作的同时，对患者亲属也要有同情心及耐心，让患者亲属配合医护人员工作。

（况　利）

第十一篇

物理化学因素所致疾病

第一章

中 暑

中暑(heat illness)是由高温环境引起的以体温调节中枢功能障碍、汗腺功能衰竭和(或)水、电解质丢失过量为特征的疾病。人体能维持正常的体温,是由于体内各器官组织的新陈代谢和运动时所产生的热量,能够通过皮肤表面、呼吸和出汗等途径散失,在体温中枢的调节下达到平衡。而当环境温度过高、湿度过大时,机体蒸发散热受阻,热量积蓄,如不及时采取防暑降温措施,极易出现中暑。而中暑是一种危及生命的急症,若不给予迅速有效的治疗,患者可出现抽搐昏迷,造成永久性的脑损害,甚至多脏器功能衰竭、DIC,直至死亡。

【病因和发病机制】

在高温(一般指室温超过35℃)环境中或炎夏烈日暴晒下从事一定时间的劳动、工作、学习、生活,且无有效的防暑降温的措施,或由于体温调节中枢和体温调节系统对升高了的体温未能进行有效的调节,易发生中暑。有时气温虽未达到高温,但由于湿度较高和通风不良,亦可发生中暑。在同样气温条件下,如相对湿度增高,更易引起中暑。高气温、高湿度、风速小是中暑的主要原因。此外,带病工作、睡眠不足、过度疲劳、精神紧张等,也都是中暑的诱因。老年人、产妇、常年卧床的病人等,长时间逗留在通风不良、温度较高的室内,在气温骤然升高至34℃以上,持续数天后,也易引起中暑。甲状腺功能亢进症、糖尿病、心血管病、广泛皮肤损害、先天性汗腺缺乏症和应用影响出汗的药物如抗组胺药、抗胆碱能药、吩噻嗪类、三环抗抑郁药、单胺氧化酶抑制剂及苯丙胺、可卡因等,也有诱发中暑的可能。

正常人体内产热和散热过程保持相对平衡,以维持体温相对稳定。人体产热主要来自体内氧化代谢过程,运动和寒战也能产生热量。气温在28℃左右时,静息状态下,人体产热主要来自基础代谢;运动时肌肉产热量剧增,可达总热量的80%~90%。而人体可通过辐射、传导、对流以及和蒸发的方式与外界环境进行热交换,辐射是将热能以热射线的形式传递给外界较冷的物体;传导是将热能直接传递给与身体接触的较冷物体;对流是将热能传递给同体表接触的较冷空气层使其受热膨胀而上升,与周围的较冷空气相对流动而散热;蒸发是指体液的水分在皮肤和黏膜(主要是呼吸道黏膜)表面由液态转化为气态,同时带走大量热量。

在高温环境中,当体温调节中枢及排汗散热功能发生障碍,身体不能通过有效调节维持体温平衡,使体温升高。当体内热能蓄积过多时,体温即升高,引起中枢神经兴奋,内分泌系统功能和酶活性增强,蛋白质及糖类分解代谢亢进,氧耗量增加,产热增多,使体温进一步升高,形成恶性循环。当周围温度低于体温时,辐射是人体主要的散热方式;而当周围温度高于体温时,人体主要靠汗液蒸发散热。而当高温、高湿条件同时存在时,汗液蒸发散热受到影响,导致机体内热量积蓄。过高的体温会损伤细胞膜或细胞结构,当体温高于41.5℃时,线粒体的氧化磷酸化作用发生障碍。42~43℃持续数分钟以上,细胞便会产生不可逆的损伤，使中枢神经系统产生严重功能障碍，对肝、肾及心肌也有损害。下丘脑受高温影响使皮肤血管扩张，加之大量出汗、失水又失盐，使血液浓缩，血容量不足而导致周围循环衰竭。体温达42℃以上可使蛋白质变性，超过50℃数分钟细胞即死亡。

【临床表现】

根据临床表现，中暑可分为先兆中暑、轻症中暑、重症中暑。其中重症中暑又分为热痉挛、热衰竭和热射病。

（一）先兆中暑

在高温环境下，出现头痛、头晕、口渴、多汗、四肢无力发酸、注意力不集中、动作不协调等，而体温可正常或略有升高。如及时转移到阴凉通风处降温，补充水和盐分，短时间内即可恢复。

（二）轻症中暑

除上述症状外，体温往往在38℃以上，伴有面色潮红、大量出汗、皮肤灼热，或出现四肢湿冷、面色苍白、血压下降、脉搏增快等表现。如及时转移到阴凉通风处降温，补充水和盐分，可于数小时内恢复。

（三）重症中暑

重症中暑病情较危重，如不及时救治将会危及生命。根据不同的发病机制可以分为热衰竭、热痉挛和热射病三种类型。

1. 热衰竭（heat exhaustion）　为最常见，多发生在老年人及对高温未能适应者中。起病急，主要表现为多汗、疲劳、乏力、眩晕、头痛、判断力下降、恶心和呕吐，有时也可表现出肌肉痉挛、体位性眩晕和晕厥。体温可升高，无明显神经系统损伤表现。热衰竭如得不到及时诊治，可发展为热射病。

2. 热痉挛（heat cramp）　多发生于健康青壮年，在高温环境下，剧烈运动大量出汗后，患者常发生短暂的、间歇性的四肢骨骼肌痛痉挛并伴有明显失水，体温正常或仅有低热。阵发性痛性痉挛不超过数分钟，能自行缓解，有时影响腹壁肌、肠平滑肌和膈肌，类似急腹症。热痉挛也可为热射病的早期表现。

3. 热射病（heatstroke）　是一种致命性急症，主要表现为高热和神志障碍。早期受影响的器官依次为脑、肝、肾和心脏。根据发病时患者所处的状态和发病机制，临床上分为两种类型：劳力性热射病和非劳力性热射病。劳力性主要是因高温环境下内源性产热过多；非劳力性主要是因高温环境下体温调节功能障碍引起散热减少。

（1）劳力性热射病：多见于健康年轻人，常在高温高湿环境下进行重体力劳动或剧烈运动后发病。早期表现为发热、头痛、头晕、反应迟钝，或忽然晕倒、神志不清，伴恶心、呕吐、呼吸急促等，继而体温可迅速升高达40℃以上，出现谵妄、嗜睡和昏迷，皮肤干热，面色潮红或苍白，开始伴有大汗、冷汗，继而无汗，出现心动过速、休克等症状。此种患者常伴有严重的横纹肌溶解，故急性肾衰竭、急性肝损害、DIC出现较早，在发病后十几小时甚至几小时即可出现，病情恶化快，病死率极高。

（2）非劳力性热射病：多见于年老、体弱和有慢性疾病的患者。一般为逐渐起病，前驱症状不易发现，1～2天后症状加重，病初表现行为异常或癫痫发作，继而出现谵妄、昏迷和瞳孔对称缩小。严重者可出现低血压、休克、心律失常及心力衰竭、肺水肿和脑水肿等。

4. 日射病（sun stroke）　是指在烈日下或强烈热辐射下劳动或工作，由于强烈光线和红外线长时间作用于头部，引起脑组织充血水肿。临床表现有头痛、头昏、眼花、耳鸣、剧烈呕吐、烦躁不安，严重者也可有昏迷、惊厥。体温可正常或稍升高。

【诊断要点】

根据以上的典型临床表现，对于中暑各期及各种类型，一般判断不难。中暑时，应急行血生化检查和动脉血气分析。严重病例常伴有肝、肾、脑和横纹肌损伤，应及早检查 AST、ALT、LDH、CK 及 DIC 等有关参数，有助于发现重要器官功能障碍的证据。怀疑颅内出血或感染时，应行头颅 CT 和脑脊液检查。

热射病是一种致命性急症，热衰竭和热痉挛如得不到及时诊治，可发展为热射病。暴露于高温、高湿环境，进行高强度运动，并出现以下临床表现者，可明确诊断。

1. 严重中枢神经系统功能障碍表现（如昏迷、抽搐、精神错乱）。
2. 核心温度高于 40℃。
3. 皮肤温度升高和（或）持续出汗。
4. 肝转氨酶明显升高。
5. 血小板明显减少，并很快出现 DIC。
6. 肌无力、肌痛、茶色尿。
7. CK 大于 5 倍正常值。

【病情判断】

热射病发生率波动在 17.6/10 万人～250/10 万人，有明显的季节性和地域差异。而中暑患者中热射病发生率可增至 35%～40%。影响预后的因素包括：

（一）高热持续时间

（二）降温速度

（三）机体损伤程度

包括严重凝血功能紊乱、急性肾衰竭、代谢性酸中毒、CK 升高>10 000U/L、肝酶升高>3000U/L，兼具上述 2 个或 2 个以上因素者病死率明显增加。

（四）中枢神经系统

出现昏迷及昏迷持续时间。

尽管给予快速降温治疗，仍有个别热射病痊愈患者留有永久性的神经精神后遗症。轻或中度肝、肾衰竭病例可以完全恢复；严重横纹肌损伤患者，肌无力可持续数月。

【治疗】

（一）先兆中暑和轻症中暑

应立即离开高温环境，在阴凉通风处（或进入有空调的环境，室温调节在 20～24℃），安静休息，补充含盐冷饮。对怀疑有循环衰竭倾向者，酌情给予葡萄糖盐水静脉滴注。体温升高者，可除去衣物以增大散热面积，用冷水喷淋全身，加强通风，以利于散热，如有条件把身体侵于凉水盆中，或用凉湿毛巾擦全身。如使用冷水袋或冰袋，最好放在颈部两侧、双侧腋窝及腹股沟部，有利于降温后的血液流入内脏。亦可使用酒精及乙醚等擦拭全身皮肤。

（二）热衰竭

首先应迅速降温，当出现血容量严重减少、电解质紊乱时需静脉输液。如果血压随体位波动，应继续补充生理盐水直到血流动力学稳定，其余的失液量可在 48h 内缓慢补充。过快纠正高钠血症可引起脑水肿，导致意识障碍或癫痫发作。

（三）热痉挛

迅速转移到阴凉通风处平卧，补充盐水或饮用电解质溶液可迅速缓解热痉挛症状。轻症者可口服补液盐，脱水者应静脉输注生理盐水。

（四）热射病

早期有效治疗是决定热射病预后的关键，而有效治疗的关键点：一是迅速降低核心温度，二是血液净化，三是防治 DIC。具体救治措施为"九早一禁"，即早降温、早扩容、早血液净化、早镇静、早气管插管、早纠正凝血功能紊乱、早抗感染、早肠内营养、早免疫调理，在凝血功能紊乱期禁止手术。

1. 降温治疗　快速降温是治疗的首要措施，病死率与体温过高及其持续时间密切相关。如果降温延迟，死亡率明显增加。当患者脱离高温环境后立即开始降温，并持续监测体温。降温目标：使核心体温在 10~40 分钟内迅速降至 39℃以下，2 小时降至 38.5℃以下。

（1）院外降温：①迅速脱离高温高湿环境，转移至通风阴凉处，将患者平卧并去除全身衣物；②用凉水喷洒或用湿毛巾擦拭全身；③扇风可加快蒸发、对流散热；④持续监测体温。

（2）院内降温：①室温调节在 20~24℃；②快速静脉输液；③降温冰毯；④冰块置于散热较快的区域（双侧颈部、腹股沟和腋下）；⑤用 4℃生理盐水 200~500ml 进行胃灌洗或（和）直肠灌肠；⑥血液净化；⑦联合使用冬眠合剂等；⑧有条件可用血管内降温仪或将患者浸入冷水浴中（水温为 15~20℃）。

2. 循环监测与液体复苏

（1）循环监测：连续监测血压、心率、呼吸频率、脉搏血氧饱和度、血气，每小时尿量及尿液颜色，必要时监测中心静脉压。

（2）液体复苏：①首选晶体液，如生理盐水、葡萄糖溶液、林格液，输液速度控制在使尿量保持 200~300ml/h；②在尿量充足的情况下，第一个 24 小时输液总量可达 6~10L，动态监测血压、脉搏和尿量，调整输液速度；③利尿：早期充分补液扩容后，如尿量仍不达标，可给予呋塞米 10~20mg 静推，之后可根据尿量追加剂量。同时应注意监测电解质，及时补钾；④碱化尿液：必要时可补充碳酸氢钠使尿 pH>6.5。

3. 血液净化　具备以下一条可考虑行连续性床旁血液滤过（CRRT），如有以下两条或两条以上者应立即行血液滤过治疗。①一般物理降温方法无效且体温持续高于 40℃大于 2 小时；②血钾>6.5mmol/L；③CK>5000U/L，或 12 小时上升速度超过 1 倍；④少尿、无尿，或难以控制的容量超负荷；⑤血肌酐每日递增>44.2μmol/L；⑥难以纠正的电解质和酸碱平衡紊乱；⑦血流动力学不稳定；⑧严重感染、脓毒血症；⑨合并多脏器损伤或出现多器官功能障碍综合征（MODS）。

4. 镇静镇痛　热射病患者会出现躁动、抽搐，可选择作用快、效力强、副作用少的镇静药，如丙泊酚、苯二氮䓬类药物。

5. 气管插管指征

（1）意识障碍。

（2）气道分泌物多，且不能主动排痰。

（3）误吸。

（4）深镇静状态。

（5）呼吸衰竭，PaO_2<60mmHg，且氧合状况有进行性恶化趋势。

（6）血流动力学不稳定，对液体复苏及血管活性药物反应欠佳。

6. 纠正凝血功能紊乱

（1）应尽早补充凝血因子，如新鲜冰冻血浆、凝血酶原复合物、纤维蛋白原、冷沉淀等。

（2）血小板计数<50×10^9/L，即可输注1个治疗量的单采血小板。

（3）D-二聚体显著升高，在积极补充凝血因子后，早期给予抗凝治疗。

7. 抗感染治疗　早期预防性使用抗生素，如头孢二代抗生素。如有感染，应及时留取相关标本行涂片及培养，增加抗生素级别，必要时加用抗真菌药物。

8. 肠内营养　如患者血流动力学及内环境稳定且无消化道出血和麻痹性肠梗阻，应尽早给予肠内营养。

9. 抗炎及免疫调节　必要时，根据病情可选用乌司他丁、糖皮质激素、胸腺肽或丙种免疫球蛋白等。

10. 禁止早期行手术及其他不必要的有创操作　由于热射病患者早期常合并有凝血功能紊乱，易发生DIC，行手术及其他有创操作往往会加重出血，甚至危及生命。

（仲伟喜　封启明）

第二章

淹　溺

淹溺是全世界仅次于道路交通事故的第二大事故伤亡成因，其中约83%发生在中低收入国家。据不完全统计，中国每年约有57 000多人因淹溺而死亡，而其中70%以上是15岁以下儿童。淹溺已经成为青少年发生意外伤害致死事件的“头号杀手”。

淹溺（drowning）定义为一种于液态介质中而导致呼吸障碍的过程，而并非时间上某一点的概念，其含义是气道入口形成一道气液屏障，可阻止人体进一步呼吸，在这一过程之后，无论患者存活或死亡都应属于淹溺。淹溺可分为淹没（submersion）和浸泡（immersion）。淹没指面部位于水平面以下或受到水的覆盖，此时数分钟后即可出现窒息与心脏骤停。浸泡是指头部露出于水平面之上，大多数情况下是借助于救生衣时的表现。尽管水花溅在脸上或者在失去意识状况下脸部下垂沉入水中会造成误吸，但大多数情况气道是开放的。如果淹溺者被救，淹溺过程则中断，称为“非致命性淹溺”。如果是因为淹溺而在任何时候导致死亡的，则称为“致命性淹溺”。

【病因和发病机制】

淹溺多发生在儿童、青少年和老年人群，常因不慎落水，且无游泳自救能力；也可发生于企图投水自杀者。意外事故多见于洪水灾害、轮船沉没、水下作业、体育运动时防护设备故障或违规操作等情况。

发生淹溺后，患者起初因紧张恐惧，主动屏气，引起喉痉挛反射，发生窒息缺氧。一旦无法屏气而主动呼吸，大量液体伴随泥沙杂草，涌入口鼻后阻塞气管，从而加重窒息，并使肺泡失去通气与换气功能，进一步加重缺氧和二氧化碳潴留，引起呼吸衰竭。淡水和海水淹溺引起的病理生理改变不同。淡水淹溺后，水分进入呼吸道后损伤肺泡壁上皮细胞，并使表面活性物质减少，引起肺泡塌陷，产生动静脉分流，加重低氧血症。水分经肺泡毛细血管进入血液循环，一方面稀释血液，引起低钠、低氯和低蛋白血症，另一方面血液中红细胞在低渗血浆中破碎，引起血管内溶血，导致高钾血症，甚至出现心室颤动。而海水淹溺时，由于海水里含有3.5%氯化钠及大量的钙盐和镁盐，肺泡上皮细胞和肺毛细血管内皮细胞受海水损伤后，大量蛋白质及水分向肺间质和肺泡内渗出，引起急性肺水肿。高钙血症可引起心律失常，甚至心脏停搏。高镁血症可抑制中枢和周围神经，导致横纹肌松弛、血管扩张和血压降低。

【临床表现】

淹溺1~2分钟内，主要表现为一过性窒息，神志多清醒，可有呛咳、呼吸频率加快、血压增高、胸闷不适、四肢酸痛乏力。

淹溺3~4分钟内，可有神志模糊、烦躁、剧烈咳嗽、憋喘、呼吸困难、心率慢、血压低、皮肤冷。在喉痉挛期之后，水进入呼吸道及消化道，可表现为睑面水肿、眼充血、口鼻血性泡沫痰、皮肤冷白、口唇发绀、呼吸困难,上腹部较膨隆。

淹溺5分钟以上,神志昏迷,口鼻血性分泌物,皮肤发绀加重,呼吸憋喘或微弱、不整,心音不清,呼吸衰竭、心力衰竭,以至瞳孔散大、呼吸心搏停止。

【诊断要点】

淹溺为内科急症,常突然发生,但现场多有见证人,故容易诊断。但涉及某些伪造淹溺的案件,应慎重判断,要确定淹溺时间及有无其他器官损伤。遇到无反应的淹溺患者时,应注意以下原因:药物中毒或酒精中毒、心脏骤停、低血糖昏迷、癫痫发作、自杀或谋杀。儿童淹溺原因多为看护不利和虐待等,有创伤病史的淹溺患者应注意有无头颈部损伤。潜水员及深水作业者发生淹溺,应注意有无减压不当等因素。

淹溺患者常有昏迷、皮肤黏膜苍白和发绀、四肢厥冷、呼吸和心跳微弱或停止,口鼻部充满泡沫或淤泥、杂草,腹部常隆起伴胃扩张。复苏过程中可出现各种心律失常,甚至心室颤动,并可有心力衰竭或DIC的各种临床表现。早期神经系统表现可有癫痫发作,特别在复苏过程中,有不同程度的精神损害。呼吸系统表现轻者有咳嗽及呼吸增快等,重者可突然发生肺水肿,部分患者甚至可出现急性呼吸窘迫综合征(ARDS)。

实验室检查可见明显低氧血症及酸中毒。淡水淹溺有轻度低钠和高钾血症,海水淹溺有高钠高氯血症。淹溺发生后,除白细胞计数增多外,全血细胞计数多为正常。短期的蛋白尿及管型尿系缺氧所致。淹溺数小时内可出现肺浸润和肺水肿,早期X线胸片检查可能会低估肺损伤严重程度。如无明确创伤或相关病史,起病早期头颅CT检查无明显益处。头颅MRI可于3~4天后检查,用来预测淹溺患者神经系统损伤预后。

【病情判断】

发生淹溺后,获救的时间不同,预后也完全不同。被及时营救上岸,并得到抢救者,可以很快复苏。而淹溺时间过长,营救上岸时已有急性肺水肿,甚至呼吸停止、心搏停止等严重征象者,预后差。提示预后有利的因素:水温<10℃、女性、3岁以上儿童、开始有效复苏时间<10min、快速恢复自主心跳、核心温度<35℃、格拉斯哥昏迷评分>6分、瞳孔有反应。

【治疗】

(一)院前急救

淹溺主要造成急性呼吸衰竭,必须立即抢救。及时有效的现场抢救直接影响患者预后。院前急救的核心是基础生命支持,应遵循A-B-C-D顺序,即开放气道(Airway)、人工通气(Breathing)、胸外按压(Circulation)、早期除颤(Defibrillation)。

1. 开放气道 由于淹溺患者的核心病理是缺氧,尽早开放气道和人工呼吸优先于胸外按压。上岸后立即清理患者口鼻的泥沙和水草,用常规手法开放气道。不推荐患者实施各种方法的控水措施,包括倒置躯体或海姆立克氏手法。

2. 人工通气 用5~10秒观察胸腹部是否有呼吸起伏,如没有呼吸或仅有濒死呼吸应尽快给予2~5次人工通气,每次吹气1秒,确保能看到胸廓有效的起伏运动。

3. 胸外按压 如果淹溺者对初次通气无反应,接下来应置其于硬平面上开始胸外按压。不建议在水中实施胸外按压,也不建议实施不做通气的单纯胸外按压。如果按压过程中,患者出现呕吐应立即将其翻转至一侧,用手指、吸引器等清除呕吐物,防止误吸。

4. 早期除颤 如果水上活动场所配备半自动体外除颤器(AED),在心肺复苏开始后尽快使用AED。

(二) 院内处理

进入医院后,给予更进一步生命支持。

1. 气道与呼吸管理 对尚有自主呼吸的淹溺者,最好采用带有储氧气囊的非再呼吸型面罩给予10~15L/min高流量吸氧。如果氧疗无效,淹溺者出现意识水平下降或发生心脏骤停,则考虑早期气管插管并给予机械通气。

2. 循环与除颤 如果淹溺者处于心脏骤停,则遵循高级生命支持标准流程抢救;如果淹溺者处于低体温,则按照目标体温管理流程处理。无论淹溺者是否伴有严重低体温(<30℃),只要出现室颤就应该立即除颤。

3. 复苏后生命支持

(1) 肺损伤:淹溺患者发生ARDS的风险很高,危重患者一旦气管插管成功,应妥善固定,及时吸引,维持气道通畅。根据临床情况给予保护性通气。如果患者浸没于污水中则考虑预防性使用抗生素。如果明确有感染者则应先给予广谱抗生素治疗。

(2) 循环系统损伤:大多数淹溺者的循环会在充分给氧、快速晶体补液、恢复正常体温后变得稳定。当考虑患者伴有心功能不全,液体复苏不能稳定循环时,超声心动图结果可以指导临床决定如何使用正性肌力药物和缩血管药物。

(3) 神经损伤:神经系统预后取决于淹溺者缺氧的时间。严重低体温的淹溺者在早期复苏需要积极复温。但自主呼吸和循环恢复后,为了改善神经预后,则可能受益于主动诱导低温治疗,推荐诱导体温的核心温度保持在32~36℃至少24小时。

(仲伟喜 封启明)

第三章

触　电

电击伤(electrical injuries)俗称触电,是由于一定量的电流或电能量(静电)通过人体引起组织损伤或功能障碍,重者发生心脏骤停和呼吸停止。高电压还可引起电热灼伤。闪电损伤(雷电)是一种特殊形式的电击,属于高电压损伤范畴。

【病因和发病机制】

引起电击伤的原因很多,多见于安全用电知识不足,违反操作规程,如违章布线、带电处理电路故障等,尤其是在高温高湿场所或梅雨季节,衣服受潮时皮肤电阻低,更易导致触电。意外事故多见于自然灾害发生时,供电线路折断被人体接触而造成触电和因雷击造成电击伤。

人体作为良好的导电体,在接触电流时,即成为电路中的一部分。电流通过入口后向体内邻近组织扩散导电,主要有两个方面作用,一是化学作用,通过离子运动,引起肌肉收缩;另一是热效应,造成人体各组织不等程度的电灼伤。

电损伤包括电流直接伤、电弧烧伤、电流引起的衣物燃烧造成烧伤。前者属于真正的电损伤,由于电流直接通过身体,电能转变为热能使组织直接受热致伤,人体肌肉、脂肪和肌腱等深部软组织的电阻较皮肤和骨骼为小,极易被电热灼伤,还可引起小营养血管损伤、血栓形成,引起组织缺血、局部水肿,加重血管压迫,使远端组织严重缺血、坏死。高压电可使局部组织温度高达2000~4000℃,不但可造成皮肤凝固性坏死以至碳化,深部组织往往损伤也很严重。一般认为,高电压触电主要死因为呼吸麻痹,低电压触电主要死因为室颤;两种变化互相影响。

电击对人体损伤的轻重取决于电压高低、电流强弱、电流种类、触电部位的电阻、触电时间、电流方向和所在环境的气象条件等,其中与电压高低的关系最大。

低压、低频率触电主要影响心脏和呼吸,可无重要的软组织损伤,高压电则主要产生严重的软组织损伤,可伴有或不伴有心脏和呼吸系统的改变。电压40V即有组织损伤的危险,电压大于40V,即有造成死亡的危险,220V可引起心室颤动,1000V可使呼吸中枢麻痹,但大于50 000V仍有生存者。既往认为电流一旦穿过皮肤,必然沿电阻最小的路线通过体内。血管和神经的电阻最小,故电流首先通过这二种组织,并产生血管栓塞而造成组织"进行性坏死";最新研究提示电流在人体电的径路主要依电压而定。低压电流固然循电阻最小径路通过,高压电流则主要通过接触点和接地点间的直接径路,产生大量的热能,造成组织的直接损伤。

电流能使肌肉细胞膜去极化,10~20mA已能使肌肉收缩,50~60mA能引起心室颤动。交流电能使肌肉持续抽搐,使触电者不能挣脱电源。低频交流电的危害比高频大,尤其每秒钟频率在50~60Hz(赫兹)时,易诱发心室颤动。不同组织在不同条件下的电阻亦不一样。干燥皮肤的电阻可达50 000~1 000 000Ω,湿润皮肤的电阻降至1000~5000Ω,破损皮肤的电阻仅300~500Ω。各组织的电阻由小增大依次为血管、淋巴管;肌腱、肌肉、神经;脂肪、皮肤;骨骼、手掌、足跟、头皮等致密组织。组织电阻越大,电流通过越小,电流在体内一般沿电阻小的组织前行。由于各种组织的电阻不同,将电热转变成热能的效应也不同。电流对组织损伤的机制及病理生理改变目前仍存在着争论。如电流对骨骼肌的损害,有研究等认为骨骼的电阻相对较高,通电后,骨骼承受的热量比周围组织明显要高,可引邻近的骨骼肌烧伤,肌肉坏死。通电时间长短与损伤程度相关,通电<25ms,一般不致造成电击伤。电流方向通过重要器官,预后严重,通过脑干引起呼吸停止;通过心脏引起心室颤动和停搏。

雷击是雷雨时天空中带电荷的云层向地面带异电荷的物体或人的放电现象。雷击电流是直流电,有巨大的电能(1亿~10亿V,2万~4万A),放电时间约1/1000秒。直接受冲击者可立即死亡。附近的人可因电流本身、灼热的空气或压缩空气的振荡而受伤(表11-3-1)。

表11-3-1　电击损伤的因素

电流强度	电　压	电　阻	接触时间
2mA以下电流,手指接触产生麻刺感觉	一般(干燥)情况下36V是安全电	潮湿条件下:接触12V电压也有危险,20~40V电压作用于心脏可致死	实验证实,延时0.03秒的1000mA电流和延时3秒的100mA电流均可引起室颤
0~20mA电流,手指肌肉持续收缩,不能自主松开电极,并可引起剧痛和呼吸困难	220V电压,可造成室颤而致死	冬季及皮肤干燥,皮肤电阻可达50 000~1 000 000Ω	人体不引起室颤的最大电流116/tl/2mA(t=电击持续时间);若t=1分钟,则安全电流是116mA;若t=4分钟,则安全电流是58mA
50~80mA电流,可引起呼吸麻痹和室颤	1000V电压,可使呼吸中枢麻痹而致死	皮肤裂开或破损时,电阻可降至300~500Ω	通电小于0.025ms,任何电流均不致造成电击伤
90~100mA,50~60周率交流电即可引起呼吸麻痹,持续3秒心跳也即停止而死亡	220~1000V,致死原因两者兼有		
220~250mA直流电通过胸腔即可致死	高电压可使脑组织点状出血、水肿软化		

【诊断要点】

电击伤是多系统损伤,除皮肤外,心、肺、血管、中枢神经、肌肉及骨骼亦常累及。

诊断除根据现场情况外,可根据以下特点。当人体接触电流时,轻者立刻出现惊慌、呆滞、面色苍白,接触部位肌肉收缩,且有头晕、心动过速和全身乏力。重者出现昏迷、持续抽搐、心室颤动、心搏和呼吸停止。有些严重电击病人当时症状虽不重,但在1小时后可突然恶化。有些病人触电后,心搏和呼吸极其微弱,甚至暂时停止,处于“假死状态”,因此要认真鉴别,不可轻易放弃对触电病人的抢救。

（一）轻度触电

可有短暂的脸色苍白、呆滞、恐惧、四肢软弱、全身无力。昏倒多由惊恐所致，可迅速恢复。

（二）中度触电

呼吸浅快、心动加速，可有期前收缩、短暂昏迷、瞳孔不散大、对光反应存在，血压正常。

（三）严重触电

立即昏迷，并停止呼吸，如有室颤或心脏停搏者，呈临床死亡状态，颈动脉无搏动，呼吸随后停止，瞳孔散大。如果短暂心脏停搏而仍能存活者，则常有间歇或持续性抽搐发作。也有报道电击当时症状轻微，而1小时后突然虚脱而死亡者。

高安培电流电击，先呈抽搐、休克，而后呈极微弱的心搏和呼吸的“假死状态”。少数病例在电击后数分钟或1周左右才出现迟发性“假死”。假死是由于延髓中枢受抑制或呼吸肌痉挛所致。

电流通过皮肤时，电能转变为热能，可产生8000～10 000℃的高热，而造成Ⅲ度烧伤。电击伤是一种特殊原因的烧伤，临床特点表现为“口小、底大、外浅、内深”，以肌肉、血管等含水量大的组织损伤为主。触电早期体表灼伤区往往较小而局限，数日后才有大量腐肉产生，常累及血管造成出血。电流在皮肤入口处灼伤程度比出口处重。灼伤皮肤呈灰黄色焦皮，中心部位低陷，周围无肿、痛等炎症反应。但电流通路上软组织的灼伤常较为严重。肢体软组织大块被电灼伤后，其远端组织常出现缺血和坏死，血浆肌球蛋白增高和红细胞膜损伤引起血浆游离血红蛋白增高均可引起急性肾小管坏死性肾病。

雷击可致心搏、呼吸骤停；皮肤上出现特有的“闪电纹”，可致肌肉收缩、骨折、耳鼓膜破裂，传导性耳聋，前庭功能紊乱，视力和神经系统等改变。当人被闪电击中，心搏和呼吸多立即停止，伴有心肌损害。皮肤血管收缩呈网状图案，认为是闪电损伤的特征。继而出现肌球蛋白尿。其他临床表现与高压电损伤相似。

大量组织的损伤和溶血可引起高钾血症。肌肉强烈收缩和抽搐可使四肢关节脱位和骨折，脊柱旁肌肉强烈收缩甚至引起脊柱压缩性骨折。神经系统后遗症有失明、耳聋、周围神经病变、上升性或横断性脊髓病变和侧索硬化症，亦可发生肢体单瘫或偏瘫。肢体灼伤引起远端供血不足和发生组织坏死。少数受高压电损伤病人可发生胃肠道功能紊乱、肠穿孔、胆囊局部坏死、胰腺灶性坏死、肝脏损害伴有凝血机制障碍、白内障和性格改变。

【病情判断】

身体不同部位触电，产生的后果差别很大。腿部不慎触电，电流经足入地，损伤极轻微；而头顶或上肢触电，电流经全身再入地，则损伤严重，皮肤和骨骼的电阻经较大，正常干燥的皮肤可以有数十万甚至一百万欧姆的电阻。潮湿的皮肤电阻可降致1000Ω以下，使通常也许只会引起轻伤的电流，造成致命性休克。站在水中或潮湿地面，鞋袜潮湿或赤脚，均易被电击。接触电线时，从而减轻对人体的伤害。低电压电击休克后，由于比较小的电流作用于心肌，引起室颤而致突然死亡。高压电击（大于1000V）伤及延髓中枢心脏骤停和呼吸停止而致死。电击伤表现可分为即发和迟发表现。前者有心跳、呼吸停止，意识丧失、运动、感觉障碍、记忆丧失和意识模糊；后者表现发生在电击伤后数天至数月，包括灶性和非灶性损害，灶性损害如中枢性偏瘫、失语、脊髓炎、进行性肌萎缩、外周神经病变，非灶性损害常见有人格改变，精神错乱及头痛等神经精神表现。

遭受电击后还可发生轻度胸部及手臂不适，个别病人有脱发及毛发过多，女性可有月经紊乱，甚至有历时数月的轻度性格改变等，称为“电击后综合征”。

【治疗】

电损伤是一个复杂的病理生理过程，不但引起皮肤及其深部组织的烧伤，而且可造成内脏损伤，处理比较困难。治疗上强调早期进行创面处理，应用血运丰富的组织瓣覆盖，以减少并发症并最大限度恢复患肢的功能。

（一）现场抢救

发生触电，应立即组织抢救，争分夺秒。有人统计1分钟内开始抢救者，可有60%以上获救；2分钟内开始抢救者可有45%获救；而6分钟时开始抢救，死亡率增加到80%。

1. 切断电源 用绝缘物体迫使病人脱离引起电击的电线或电器，拉开电闸，切断总电源。1000V以上的高压电触电时，应按一定的操作规程程序拉闸停电，或使用绝缘用具（木棒、竹竿等绝缘物）使触电者脱离电源。

2. 心肺复苏 电损伤最初，对心和呼吸影响最严重，缺氧和心室颤动是立即死亡的主要原因，应密切注意心肺功能情况，一旦确诊循环呼吸功能受损，即应进行心肺复苏，对呼吸停止或微弱者，可予口对口呼吸，有条件时应给予氧气吸入和气管内插管后用呼吸器辅助呼吸。心跳停搏者，立即在其胸骨中段叩击数次，如无反应，进行胸外心脏按压，必要时开胸挤压心肺。复苏过程中，如发现心脏搏动微弱，但并非室颤者，忌用肾上腺素或异丙肾上腺素。对电击引起的室颤，在具备电复律的治疗条件下，可考虑肾上腺素注射，使细颤转为粗颤，兴奋窦房结，然后使用电复律，恢复窦性节律。

心脏骤停者应及时给予5%碳酸氢钠100~200ml，纠正酸中毒。为促进自主呼吸，多主张使用大剂量尼可刹米（1~1.5g/次）、山梗菜碱（3~6mg/次）、二甲弗林（回苏灵）（8~16mg/次），1次/15~30分钟，静脉推注。

何时根据病人的全身情况调节补液量，不能单独按体表面积来计算。Hunt在体液复苏时，其最小补液量为烧伤面积（%）×体重（kg）×4ml=乳酸钠林格液量。如果肯定有肌肉组织坏死时应增加补液量并加速补液，维持尿量50~100ml/h，如果出现血红蛋白尿时应使尿量最小维持100ml/h，直至尿变清，同时碱化尿液及加用甘露醇。

（二）复苏后处理

心肺复苏成功后，应注意脑缺氧、脑水肿的防治。给予吸氧，有条件者可用高压氧舱；早期使用降温疗法，可用人工冬眠、头部冰帽，使体温维持在32℃左右，减少脑代谢，有利于脑细胞恢复。同时应用甘露醇脱水，肾上腺皮质激素、能量合剂等。血压下降者，可用血管活性药物。

（三）局部创面处理

电击伤创面均存在不同程度的细菌感染，重视清创消毒包扎，避免不必要的感染。应常规注射青霉素及TAT，预防厌氧菌感染，清创前局部使用磺胺嘧啶银（SD-Ag），有较好地控制局部感染的作用，可为手术创造良好的时机。根据创面培养结果，选择有效抗生素。

创面处理是电烧伤后治疗的一个重要环节，采取早期清除坏死组织，应用血运丰富的组织瓣及时覆盖创面，具有减轻感染，减少瘢痕和关节僵硬；保存重要的肌位和神经，防止继发性大出血等优点，一般清创争取在3~7天内进行。

（四）组织损伤的处理

肢体经高压电热灼伤后，大块软组织水肿、坏死和小营养血管内血栓形成，可使其远端肢体发生缺血性坏死。伤后6~8h，由于毛细血管通透性增加，组织间隙内大量积液，可造成室筋膜间隔内压力增加，导致组织坏死或缺血性肌挛缩，应及时进行筋膜松解术以减轻周围组织的压力和改善远端血液循环，一方面可以减压，另一方面可以观察骨邻近的深层肌肉组织的活力，最大限度地保存肢体。对需要截肢者，必须严格掌握手术指征。

骨及神经肌肉烧伤的处理：烧伤的神经和肌肉尽量保留，除有明显碳化或液化者外，应保留其解剖的连续性。如果该肌腹坏死，肌腱存在，可将肌肉与其他肌腹缝接，由于有血供丰富的皮瓣覆盖，可能使这些组织保存下来，仍可望得到功能的恢复。对死骨的处理，传统方法常等待坏死骨自然分离，或在骨质上钻孔形成肉芽创面用自体皮移植封闭肉芽创面。目前对烧伤死骨范围的早期临床判断仍存在一定的困难。

血管损伤的处理：重要肢体血管损伤，可导致远端的血液循环障碍，以致坏死而截肢，有报告采用自体大隐静脉移植，腹部埋藏皮瓣覆盖，成功保存肢体。

在抢救过程中，进行心脏、呼吸、血压监护，纠正水、电解质、酸碱平衡，并及时供氧。及时处理内出血和骨折，特别对高处触电下跌者，必须进行全面体格检查，如发现有内出血或骨折者，应立即予以适当筋膜松解术和截肢。

（五）并发症防治

1. 心脏　电烧伤可发生室性心动过速、ST 段和 T 波的改变、颤动、严重冠状动脉供血不足、心律不齐和各种传导障碍等一过性或永久性的心脏损害，因此对电损伤的病人要常规作心电图检查，对心脏有严重损害者应行心脏监护，直至心电图恢复正常为止。

肾上腺素有直接兴奋心肌，提高心肌收缩力，扩张冠状血管，改善心肌缺氧，兴奋传导系统等作用，常能使细的纤维颤动变为粗的纤维颤动，为电击除颤创造良好的条件。早期心肺复苏后，病人可能再发生或持续存在心律失常，应严密监护 48~72 小时，直至恢复伤前状态，同时应注意恢复脑的功能。

2. 呼吸　电击伤病人易因严重的肌肉痉挛而使呼吸停止，因肌肉痉挛导致的呼吸停止，往往只需人工呼吸即可，同时可出现胸膜渗液，出血性支气管炎、支气管胸膜瘘等。

3. 脑　主要表现为暂时性中枢神经系统功能失调，神志短暂丧失，可出现脑出血和脑水肿，严重者可致脑干损伤。脑实质损伤一般为高压电所致，出口或入口位于头部。因此电击伤后伴有昏迷及肢体运动或感觉功能障碍，同时出现神经系统病理体征者，有可能伴有脑实质损伤。一旦有颅脑损伤，早期主要防止颅内压升高，然后切除坏死的头皮或颅骨外板，行邻近皮瓣、游离皮瓣或大网膜移植修复创面减少颅内感染的机会，坏死的脑组织在无菌的环境中液化吸收，有完全愈合的可能。如伴有颅内感染应及时引流。

4. 脊髓损伤　脊髓损伤有时早期不易察觉，常在损伤后几天甚至几月才表现出来，病人表现为脊髓横贯伤，暂时脊髓损伤所致的瘫痪，一般可完全或部分自行恢复。迟发性神经后遗症为晚期神经并发症，主要为癫痫发作、难治性头痛、麻痹瘙痒、痉挛性截瘫、不完全性脊髓横断及反射性交感神经营养不良等。

5. 周围神经　产生周围神经损伤的原因：①血管损伤使神经的血液减少，导致功能性损害；②热对神经的直接损害；③电流对神经功能的直接作用。周围神经若非直接烧伤一般可恢复。即使受到损伤，只要没有发生碳化或液化连续性存在，应用了皮瓣覆盖，又无感染，知觉和运动功能仍可能恢复。

6. 肾衰竭　电击伤后大量肌肉坏死，释放肌红蛋白和磷酸肌酶堵塞肾小管，或电流的直接作用导致急性肾衰竭。

7. 消化道　躯干电阻小，截断面积大，很少产生内脏损伤，如果腹壁直接接触高压电，仍可造成肠坏死,肠穿孔。一旦疑有肠坏死、肠穿孔者应即手术探查修复。胃肠道还可出现弥漫性黏膜下出血,柯林氏溃疡,麻痹性肠梗阻及罕见的胰腺坏死和胆囊坏疽。

8. 骨折、脱位　任何类型的电流都能引起剧烈的肌肉收缩,导致骨折和脱位。骨折和脱位往往被当时伤情掩盖,易被忽视,因此应注意检查,发现骨折和脱位应及时予以固定。

【预防】

宣传普及安全用电常识,严格操作制度,家用电器和工作设备应按规定安装地线。高大建筑物安装避雷针。雷雨时不要停留在山顶、河边、大树下。医疗器械使用前,应正确接上地线,定期检测有无漏电。

（程刚　杨志寅）

第四章

冻　僵

冻僵又称意外低温(accidental hypothermia),是寒冷环境引起体温过低所导致以神经系统和心血管损伤为主的严重的全身性疾病。冻伤(frost-bite)是寒冷引起的局部组织损伤,以四肢和面部为多见。由于全身新陈代谢功能的抑制和生命力下降,最后导致死亡。

【病因和发病机制】

冻僵多发生于在寒冷环境中逗留和工作时间过久,而其保暖御寒措施不足,意外见于野外积雪陷埋或冰水浸没等情况。发生在冻僵的诱因有:①御寒服保暖性差或太紧,易使血液循环不畅;②风速大,暴露时间长或长时间浸泡于冷水中(一般人在 15℃冷水中,耐受时间不超过 6 小时);③全身营养不良,睡眠不足,过度疲劳;饥饿及疾病,皆可使产热的潜在力降低;④创伤或失血;⑤酗酒,外周血管扩张,散热加速;⑥老年人、幼童对热调节反应不好,易发病;⑦药物中毒,尤其是吩噻嗪和巴比妥酸盐类药物过量。

冻伤可发生在气温不太低,甚至在 0℃以上,常由于穿着过紧或潮湿的鞋靴引起。老人、婴儿、体质极度衰弱者和慢性心血管病,前脑垂体和甲状腺功能减退、脑血管意外后遗症病人,偶尔在温度过低的室内亦可发生冻僵和冻伤。

当寒冷作用超过正常生理调节范围时,首先体表温度下降,以肢端开始逐步向躯干、内脏发展。寒冷使体表血管收缩,并使组织代谢变化,导致营养障碍。各种组织对寒冷的耐受性不同,神经、血管和肌肉最敏感,皮肤、肌膜和结缔组织次之,而骨骼和肌腱则最能耐寒冷。寒冷直接影响抗体的产生,降低机体对各种病变的抵抗力,因此易发生并发症。

冻僵的发病机制　寒冷刺激脑前视区的皮温和升温受体,通过肾上腺素能交感神经使体表血管收缩以保持体温,同时通过运动神经增加肌肉张力和抖动来产生热量。但是所增加的热量都是有限的,仅比安静状态时增加 40%~60%。寒冷使氧耗量和心排血量增加,在 5℃的环境中,氧耗量约增加 3 倍,心排血量增加 95%。寒冷影响意识和思维活动,降低对外界的反应性和工作能力。当寒冷继续存在,使体温下降到 35℃以下时,影响脑和心脏功能,并妨碍葡萄糖等能量代谢。体温在 26~33℃时,寒冷直接作用于心肌、使心跳减慢和心律失常;17~26℃时,血红蛋白与氧亲和力增高,氧释放减少,使组织缺氧;12℃时,细胞膜钠通道阻断,钠离子不能进入细胞内,使肌纤维无应激反应,并出现感觉和运动神经麻痹,周围血管扩张而导致失热,进一步引起体温下降。倘若低温为时较短,体温回升时神经和肌肉的功能可以恢复。如果低温持续数小时,神经和肌肉发生退行性变,即使体温恢复正常,其功能亦难以恢复。冻僵损伤血管内皮细胞,解冻后血管腔内易形成血栓和引起组织缺血性坏死。

冻伤的发病机制　局部温度过低,致使局部血管先收缩、后扩张,毛细血管壁通透性增加，血浆渗出，组织水肿，血管内血液浓缩和血管壁损害，形成血栓以致引起组织坏死。病变可仅限于皮肤或累及深部组织，包括肌肉和骨骼。

【诊断要点】

（一）冻僵病人的表现

1. 受冻初期 有精神兴奋、头痛、不安，心率和呼吸加快，代谢率增高，周围血管收缩、血压上升，四肢肌肉和关节僵硬、皮肤苍白发凉，寒战伴多尿（寒冷影响肾小管水和钠的再吸收，使尿量增多，血容量减少）。

2. 当肛温降到 35℃时，各种生理功能转为抑制。低于 33℃时有嗜睡、记忆丧失、心搏和呼吸减慢、脉搏细弱、感觉和反应迟钝。

3. 肛温降到 32℃以下，机体失去代偿能力，心率减慢或心房颤动，血压下降，反应淡漠，动作缓慢，肌肉由寒战进入强直。

4. 肛温 29℃以下，呼吸变慢，意识模糊，幻觉、神志迟钝，肌张力下降，昏迷，血压下降，尿量减少，心室颤动阈值下降。

5. 肛温 26℃以下，出现昏迷、心排血量减少、血压下降、心律失常，甚至发生心室颤动，瞳孔散大，对光反射消失，20℃心搏停止。

低温还可引起胃黏膜糜烂和出血以及胰腺炎症。冻僵恢复后可出现血栓形成和组织缺血性坏死。

6. 实验室检查 血液浓缩，血红蛋白及白细胞升高；肝细胞缺氧，影响葡萄糖代谢使血糖降低、血钾增高、血清转氨酶升高，代谢性酸中毒。心电图检查可有心动过缓、心房颤动、QT 间期延长。体温在 27～30℃时，心电图可出现有诊断意义的"J"波（发生在 QRS 波与 ST 段连接点）。脑电图可呈现平坦波形或等电位脑电图。心电图与脑电图改变经治疗后可恢复正常。

临床上精确诊断有一定困难，主要是由于临床的体温计不能记录 35℃以下的体温。

（二） 冻伤常发生在手指、足趾、耳壳和鼻，亦可发生在腕、前臂、足、面、肘、踝等部位。在陷埋于雪中时还可发生在臀部、腹壁和外生殖器官。

【病情判断】

（一）冻僵分为 3 度

①轻度冻僵：直肠温度 34～36℃；②中度冻僵：直肠温度 30～33℃；③重度冻僵：直肠温度在 30℃以下。

寒战是病人在受寒初期通过生理性的保护性反应，使机体产热恢复正常体温。当体温在 32℃以下时机体失去代偿能力，由兴奋转向抑制。致死的体温因人而异，一般为 25～29℃，体温低于 26℃，一般均不省人事。

老年人或有器质性基础疾病（消耗性疾病）者预后多较差；平素健康的青年人预后较乐观。

（二）冻伤处局部皮肤苍白冰冷、疼痛和麻木

临床分为 4 度，1～2 度主要为组织血液循环障碍，3～4 度有不同深度的组织坏死。

1 度：皮肤浅层冻伤。初起皮肤苍白、继为蓝紫色，以后有红肿、发痒、刺痛和感觉异常。

2 度：为皮肤全层冻伤。除红肿外，出现水疱，疱破后易感染。如无感染，经 2～3 周后水流干枯成痂。

3 度：冻伤累及皮肤全层和皮下组织。皮肤由苍白色渐变为蓝色，转而为黑色，感觉消失。坏死组织脱落形成溃疡,易继发感染。愈合后可留瘢痕,并可影响功能。

4度:皮肤、皮下组织、肌肉,甚至骨骼均被冻伤。冻伤部位呈暗灰色,边缘可有水肿和水疱,感觉和运动完全丧失。2~3周后坏死组织分界清晰,形成干性坏疽,有水肿和继发感染转为湿性坏疽。常后遗有伤残和功能障碍。

【治疗】

一般来说,直肠温度在28~30℃以上,多可复苏,25℃左右即有死亡的危险。我国有救活肛温仅22℃的病人的报道,国外也有中心体温18℃而得以复苏的个案报道。

(一) 冻僵

1. 严格判断严重冻僵与死亡　严重冻僵时呼吸每分钟仅3~5次,皮肤苍白有青斑,形同死亡,但积极抢救仍有望复苏。即使心搏停止,仍应进行复温,不要轻易放弃抢救。

2. 复温　应迅速将病人置于温暖环境中复温,但搬移病人时动作要轻,防止冻僵躯体的扭伤和肢体折断等。保持呼吸道通畅,扩充血容量,防止梗死,重要脏器的梗死往往是致命的。

首先脱去湿冷衣服。病人体温在32~33℃时,可用毛毯或被褥裹好身体。逐渐自行复温。体温<31℃时,应加用热风或用44℃热水袋温暖全身。更积极的方法是将病人浸泡于40~44℃或稍低温度的水浴中,使其缓慢复温。严密观察,一旦病情好转,肛温升至34℃,恢复规则的心跳或呼吸,或病人开始寒战或恢复知觉,应立即停止加温(此时深部体温仍低于正常)。防止周围血管扩张,内脏器官的血液流到周围,造成低血容量休克;同时也防止周围寒冷血流突然达到深部,引起深部体温突然下降而死亡。病人离开温水浴后,应用棉被、毛毯之类裹好平卧,在温室中复温。

体温在27~30℃时,有发生室颤的危险,故严重冻僵复温时,应注意提高体内温度。应用血液透析或腹膜透析可以提高体内温度,透析液加温至37℃。也可用口服热饮、微波透热法、湿热空气吸入法、静脉温热溶液复温法等。

3. 复温后处理　应用抗凝剂如肝素(1~2mg/kg,加5%葡萄糖液中静滴)或低分子右旋糖酐500ml静滴;血管扩张剂如烟酸、罂粟碱、妥拉苏林等;应用高压氧增加组织内氧张力。

心搏停止或有心室颤动的病人应立即进行胸外心脏按摩或除颤。一般忌用盐酸肾上腺素,以避免发生心室颤动。体温<12℃时,复温后肢体有红、肿、痛,神经和肌肉的功能需要数周或数月后才能恢复,理疗可缩短恢复期。

4. 其他　监护心律、呼吸,纠正缺氧和血液浓缩,治疗脑水肿,纠正酸中毒,预防继发感染,补充营养。静脉给予琥珀酸氢化可的松100mg,1次/6~8小时,以对抗应激和低温下可能发生的肾上腺皮质功能不足。老年人冻僵复温后,可给予甲状腺片,每日1~2次,每次0.03~0.06。甲状腺功能低下者冻僵时,应给予三碘甲状腺原氨酸10g,每日2~3次。冻僵复温过程中,由于体液的再分布,易造成循环功能失常,造成复温性休克,因此复温早期应静滴等渗液治疗。

5. 中草药　复温清醒者可服中药温通经脉:桂枝6g、当归6g、白芍6g、甘草4.5g、熟附子3g,水煎服。

(二) 冻伤

主要是保暖,局部涂擦冻伤药水或软膏。水疱不宜刺破,任其自然干枯。防止创面继发感染。

4 度的深部冻伤，待其坏死组织分界明显后再切除，创面可植皮，以加速愈合。

【预防】

寒冷季节及在严寒地区工作、生活应注意保暖，防寒服装须温暖、宽松而不透风，在静止时肢体须不时做到可能限度的活动，鞋袜保持干燥，潮湿者应及时更换，保证充足的睡眠，避免过度疲劳，食品应富于蛋白质、脂肪和维生素，争取热食热饮。

（程　刚）

第五章

减 压 病

减压病(decompression sickness,DCS)是由于高气压作业后减压不当,体内原已溶解的气体超过了过饱和界限,在血管内外及组织中形成气泡所致的全身性疾病。在减压后短时间内或减压过程中发病者为急性减压病。主要发生于股骨、肱骨和胫骨,缓慢演变的缺血性骨或骨关节损害为减压性骨坏死(dysbaric osteonecrosis)。

减压病是从事深水探索、救援或施工的专业潜水员及飞行员和其他在高气压环境中工作、生活的人员的特定疾病,近年来由于休闲和探险潜水、飞行的兴起,未经训练者也面临减压病的危险。DCS 的发生率约占潜水意外事故的三分之二。除了减压病外,空气栓塞症(arterial gas embolism,AGE)也是造成潜水员重大伤害的急重危症。

【病因】

在高气压环境中,随气压增加,人体内溶解的气体量相应也增加。当由高气压环境回到常压环境时,如果减压速度过快,幅度过大,体内多溶解的气体形成为气泡,在血管及细胞的内外产生阻塞、挤压及一系列改变,即减压病。由高气压环境中(如深潜水)到常压环境时,减压不当或由常压环境迅速进入低气压环境(如高空飞行)时,防护不当。压力的急速改变,造成残留在关节或身体组织中的惰性气体(如氮气或氦气)无法随血液循环送出体外而在体内形成气泡,造成身体的不适应或急性障碍。

进入深水,每深 10 米增加一个大气压,如水深 30 米处,压力已为水面的 4 倍,使吸入体内的气体压入血液和其他组织中。潜水深度超过 10 米或于加压达 2 个绝对大气压的室内工作超过 50 分钟,于潜水完毕或高压室内工作后,而当上升>9 米时,溶入血液和其他组织中的气体将随压力的减低而逸出。症状的发生取决于潜水的深度和时间;体力活动的程度;潜水员的年龄、体重和体质状况;以及上升的速度。从组织中逸出气泡(主要为氮)的大小和数量则决定于大气压力与溶入组织中该气分压之差。故临床症状是由气泡释出特别是释出部位决定的。

某些特殊工作环境,需要专门的防护措施,如果防护不当或失效,易发生减压病,常见的工种有潜水员、隧道工、沉箱工、高气压研究舱、加压治疗舱及高压氧舱内的工作人员,此外,飞行员高速升到高空,如果机舱不密封而致气压降低过多过快,可发生航空减速压病,属航空医学。

深海潜水者出水后很快(数小时内)即拟登机作航空旅行,很易发生空气栓塞。

诱发因素有运动、外伤、肥胖、脱水、饮酒过多、缺氧、某些药物(如麻醉剂、抗组胺药)和寒冷等。

【诊断要点】

（一）诊断原则

1. 急性减压病　高气压作业后36小时内，由于体内气泡引起的临床表现，经综合分析并排除其他原因所引起的类似疾病，方可诊断。对疑难病例，应作诊断性加压以明确诊断。

2. 减压性骨坏死　有高气压作业史、多数还有急性减压病史；X线片见到主要发生于肱骨、股骨及（或）胫骨的骨或骨关节坏死表现，经综合分析，并排除骨岛等正常变异和其他骨病，方可诊断。

（二）诊断及分级分期标准

1. 急性减压病

轻度　皮肤表现如瘙痒、丘疹、大理石样斑纹、皮下出血、水肿等。

中度　主要发生于四肢大关节及其附近的肌肉骨关节痛。

重度　有下列情况之一者为重度：

（1）神经系统：站立或步行困难、偏瘫、截瘫、大小便障碍、视觉障碍、听觉障碍、前庭功能紊乱、昏迷等。

（2）循环系统：虚脱、休克等。

（3）呼吸系统　胸骨后吸气痛及呼吸困难等。

2. 减压性骨坏死根据骨骼X线改变分期。

Ⅰ期：股骨、肱骨及（或）胫骨见有局部的骨致密区、致密斑片、条纹及（或）小囊变透亮区，后者边缘可不整或是分叶状，周围绕有硬化环。骨改变面积，上肢不超过肱骨头的1/3，下肢不超过股骨头的1/3。

Ⅱ期：骨改变面积，上肢或下肢超过股骨头或股骨头的1/3，或出现大片的骨髓钙化。

Ⅲ期：病变累及关节，关节面模糊、破坏、变形、死骨形成，关节间隙不规则或变窄；髋臼或肩关节盂破坏、变形，骨质增生和骨关节损害等。患病关节有局部疼痛和活动障碍。

高气压作业与减压不当时，于高气压作业后36小时内或减压过程中发生上述临床表现。对难以确定者应进行诊断性加压治疗，加压后症状体迅速减轻或消失是诊断的重要依据。但加压治疗过迟，机体已有不可恢复的损害者不在内。多普勒气泡控测仪可测出大血管内的流动气泡音，但不能测出组织中的静止气泡，只在阳性时有参考价值。

【临床表现】

（一）急性减压病

约90%在高气压作业后30~240分钟内发病，或在减压过程中发病，少数可在24~36小时内发病。气压越高，停留时间越长，没有安全减压者发病越快、越重。

1. 皮肤症状　皮肤瘙痒首先出现，无灼热、蚁走感等，多见于胸、腹、痛、前臂、大腿等皮下脂肪较多的部位。由气泡刺激皮肤下的神经末梢引起。皮肤血管因气泡而被阻塞、挤压时，出现充血、血管扩张、丘疹、皮下出血等，与附近的缺血苍白色皮肤形成大理石样斑纹。通常存在几小时，热水浴可促进缓解。

2. 肌肉关节痛　惰性气体形成气泡后堵塞于皮下组织、关节或肌肉之间造成关节剧烈疼痛，影响行为能力，是本病的常见典型表现。主要发生于肩、肘、膝、韧带、髋等大关节及其周围组织。呈钻痛、刺痛、撕裂痛、刀割痛、搏动痛等，是由关节、肌腱、韧带、骨膜中的气泡压迫神经纤维引起。患病关节活动时疼痛加重，因此常保持弯屈的松弛状态，亦称为弯痛（bends）。如果不进行彻底的加压治疗，要几天后才能逐步缓解，或后遗慢性减压病。

3. 其他严重损害 气体气泡充塞于人体的呼吸系统、循环系统或神经系统造成身体功能的严重障碍引发休克与死亡。①神经系统：如听神经损害引起前庭功能紊乱与听觉障碍，大脑血管内气栓引起昏迷(多数为一过性的)，脊髓受损时则出现截瘫、偏瘫、大小便障碍、不能站立步行等。②循环系统：如大小血管因广泛的气栓、血栓等引起血浆渗出，重者可致低血容量休克。③呼吸系统：肺血管内有大量气泡时有胸部紧闷、吸气时胸骨后痛加重。④消化系统：肠系膜、大网膜、胃肠血管内有大量气泡时引起剧烈腹痛、恶心、呕吐等。

只有皮肤症状者为轻度；肌肉关节痛者为中度；神经、循环、呼吸、消化系统发生病变者为重度。

皮肤症状要与荨麻疹、过敏性皮炎鉴别；肌肉关节痛要与劳累后肌肉酸痛、肢体扭伤、外伤等鉴别；眩晕和意识障碍等要与缺氧、CO_2 中毒鉴别。这些疾病大多发生于高气压作业过程中，而不是在高气压作业后或减压过程中，加压治疗无效或疗效很差。

（二）慢性减压病

长期暴露于异常气压下的工作人员，因减压不当，导致中枢神经或身体组织产生慢性伤害；主要发生于急性减压病没有加压治疗或未完全治愈者，也可发生于多次潜水后减压方案不当者。多数是过去急性减压病的发病部位，主诉疼痛(最常见的是肩、肘、膝、髋、腰、颈等处关节及其周围组织的酸痛、胀痛等)而患病部位外观及X线检查无异常，并可照常活动。疼痛长时间存在，其程度与气候变化无关，而在潜水到一定深度时疼痛显著减轻或消失，但回到常压环境中疼痛又复发。还有注意力不集中，视力减退，记忆力丧失，行动迟缓，行为异常等表现。

（三）减压性骨坏死

是一种非外伤及非感染性的缺血性骨坏死，主要发生于肱骨、股骨与胫骨。病灶可以限于一根骨骼，也可多根骨骼一起发病。左右两侧的患病骨骼数基本相同。其X线表现，最初为局灶型的骨纹理阴影紊乱、模糊不清或消失，逐步形成周围环绕以硬化环的空腔群样囊变，断层片更为清晰，是骨质与骨髓坏死液化、吸收与修复的表现。以后则见到形态、大小、密度都不一的致密斑片、斑块、条纹等，是胶原增生与钙化的表现。这两种病变可以在同一骨骼的病灶内镶嵌共存。病期较长者可在肱骨头部见到大空腔，在股骨中段及肱骨中段见到大片的骨髓钙化影。以上病变均限于骨骼内部，病人无症状，肢体活动也无异常。如果病情进一步发展，病变扩展到股骨头或肱骨头的关节面(胫骨头尚未见到)，患病部位有疼痛及压痛，活动时疼痛加重。X线片见到关节面粗糙、边缘不清、骨膜与骨质裂开、死骨与赘骨形成等。股骨头病情较重者，由于上半身体重下压，髋关节间隙狭窄不整，股骨头塌陷变为不整的长方形，髋关节明显变形。

高气压作业史与包括皮肤症状在内的急性减压病史，好发部位是肱、股、胫骨的头部，呈特异的X线表现。^{99m}锝核素骨扫描可以查出早期的活动性病变，但不能查明后期的大空洞与钙化病灶，也不能发现关节面模糊等，不能取代X线片。B型超声检查也可查出骨与关节的病变，但图像不如X线片逼真，也不能查明关节面模糊等范围细小的病变。

【治疗】

减压病一旦确诊，应尽快将病人送往医疗高压舱治疗。运送过程需注意：①平卧位，脚垫高20~30cm，解开束缚(如潜水服等)，以避免因气泡堵塞血管或脑部神经系统；②不要让患病者自己活动，以免因肌肉关节突发性病痛；③保持在常压下送医，切忌坐飞机高空运送，以免因气压变化过剧使患病者无法承受造成病情恶化；④利用救护车上的氧气设备为病人减轻疼痛,缓解压力。

(一) 急性减压病

1. 加压治疗 是本病的特效疗法,应该尽快进行,以防止气泡转移到重要器官致危。对于诊断疑难病例,应送入加压舱加压以便明确诊断和及时治疗。按照病情轻重有不同的加压治疗方案,可以选择应用,但在治疗过程中应该按照治疗反应,对治疗方案做出必要的修正。对于空气潜水及用空气加压的隧道工等,治疗时仍用压缩空气加压;不宜用氦氧气,因为氦的分子小,在体内易于弥散而致气泡扩大增多。加压治疗要注意:①尽快达到足够的压力:病人进入加压舱后,应快速升至治疗压力,其高低决定于病情轻重、高气压作业的气压及治疗反应。对于严重的空气潜水病人,如果加压 15~30 分钟无好转,可以加到 606~808kPa。通常加压到症状、体征显著好转后,可略微再增加一些气压,使充分压小体内的气泡;②维持足够的时间:在治疗高压状态下维持 30 分钟左右,以便使体内绝大部分气泡溶解于体液。对于严重病例,例如截瘫、休克等,高压应维持 2 小时。如果高压 2 小时后病情仍无缓解,可能体内病变已是不可恢复的,应停止加压治疗;③减压过程宜慢:加压治疗的减压,不同于高气压作业后的减压,应缓慢减压;尤其对于病情较重、年龄较大及肥胖的病人。减压幅度应该较小,速度较慢,以便使溶解于组织体液中的气泡能够经血液循环带到肺脏,由肺泡气中逐步排出。一般轻度病人的减压时间 2~4 小时,中度病人 4~12 小时,重度则需 40~80 小时或更久。有的病人在减压过程中病情复发,例如肌肉关节又疼痛,表明减压幅度过大,体内已溶解的氮气又成为气泡(可用多普勒气泡探测仪监测),这时不但必须停止减压,而且需要再升高一些压力,使肌肉关节疼痛消失,然后再缓慢的减压。减压到 280kPa 时,可以间歇吸氧以加速氮气的排出。如果当地无加压治疗舱,转送途中应吸入纯氧。

2. 辅助治疗 对于病情较重或较复杂的病人,要进行必要的对症治疗,例如合并休克者应静脉补液或滴注低分子右旋糖酐,尿潴留者应留置导尿管等。

3. 乙醇疗法 氮气在乙醇中的溶解量略大于血液,乙醇并可扩张血管使血液加快流通,有利于氮气的排出。如果当地或附近没有加压治疗舱时,口服 40~50 度的白酒 100~150ml,也可使血流中的气泡逐步减少以至消失,急性减压病的症状体征也可以逐步缓解。

(二) 慢性减压病

加压治疗是唯一的特效疗法。治疗方案与重度急性减压病基本相同,多数病例需要 606kPa 的高压,维持 30~120 分钟,并以较慢速度减压。

(三) 减压性骨坏死

各期病人都可以进行多疗程的高压氧治疗。对于病情较重的病人,为了促使病情停止发展,并同时治好常常合并存在的慢性减压病,可以先进行一次与治疗重度急性减压病相似的加压疗法,对于三期病人,可行手术法,例如截除坏死的股骨上段而移植人工股骨头。由于这类病例的髋臼关节常常也有病,治疗不彻底,疗效并不理想。

及早发现、及早治疗至关紧要。急救无论有无发绀,首先须持续给氧。止痛可用阿司匹林,但麻醉剂的应用则须极为审慎,以免掩盖病人对再压缩(recompression)的回应。病人应迅速送往医疗单位,给予再压缩、高压氧、矫治血浆缺失以及支持性处理,不仅在于缓解症状,还可防止发生永久性障碍。也有人建议:无论何时发现减压症状,都应给予治疗,即使已迟至伤后 2 周,因仍有可能使症状完全缓解。

【预防】

减压病是可以预防的疾病,在每次进行高气压工作和活动前做好预防工作与计划是很重要的,除了事前的准备工作外,减压程序也须一再确认,定期健康检查与重视个人疾病问题,以确保安全。

HBO 治疗后发生减压病较为少见,原因有减压不当或意外,医护人员应在 HBO 治疗后询问病人有无皮肤瘙痒、关节肌肉疼痛等与减压病相关的症状,及时发现已经发生的减压病,以便及时治疗,避免延误病情。临床上接受 HBO 治疗的病人,因其原发疾病而健康状况较差,脱饱和能力较弱,因此,在选择减压方案时,应考虑有充足的减压时间,保证充分安全减压。而某些特殊病人的个体差异,则应在治疗中加以注意。

（程　刚）

第六章

重症高原病

高原占地球陆地面积的28.1%(海拔1000m以上),而我国是世界上高原面积最大的国家,青藏高原海拔最高,号称“世界屋脊”和地球“第三极”,影响着10多个国家和20多亿人口。目前居住人口在海拔2500m以上大约8000万人,在海拔3000m以上约1200万人;随着社会和经济的迅猛发展,快速进出、短期移居、长期定居高原的人群均日益增加。高原独特的自然环境对人类健康的影响也越来越受到国际医学界的瞩目。

氧作为新陈代谢的必需物质,对生命不可或缺,供氧不足或氧利用障碍均可导致机体各器官功能的改变。缺氧不仅是许多疾病所共有的基本病理过程,也是导致多种疾病死亡的主要原因;无论是身处高原低氧环境,还是面对平原重症医学患者,缺氧都是医者必须解决的课题。高原重症医学作为高原医学和重症医学的交叉学科在青藏高原这一特殊地域意义重大,重症高原病作为突出威胁高原人群健康的危重症,对其特殊病因、发病机制的深入研究,不仅可为各族群众提供更好的健康保障,而且有助于攻克缺氧性疾病的核心问题和关键环节。

以世界首部慢性高原病诊断标准被命名为“青海标准”为标志性成果,我国高原医学工作者积极探索,付出了艰苦努力,已经进入国际高原医学研究的第一方阵。但高原重症医学起步较晚,涉及不同民族对高原习服与适应的差异、低氧条件下药代动力学的改变、高原急救体系建设等从基础到临床的诸多环节,与中枢神经、呼吸、心血管、血液、产科、麻醉、急诊等各个学科均有交叉。限于篇幅,按照国内现行的高原病命名、分型及诊断标准就“急性重型高原病”即高原肺水肿和高原脑水肿作简要阐述。

第一节 高原肺水肿

高原肺水肿(high altitude pulmonary edema,HAPE)是急性高原病的一种严重类型,凡初入高原或重返高原速度过快,或久居高原者进行超负荷体力劳动时,因缺氧致体液由肺毛细血管渗入肺间质或肺泡,临床上出现呼吸困难、频咳等一系列症状,且无其他原因可解释者称为高原肺水肿,以起病急、进展快、变化急骤为其特点,多在进入高原后一周内发病,经及时正确治疗后可于短期内康复,不影响继续留居高原,如处理不当可导致不良后果。

高原肺水肿发病率各家报道不一,国外为0.57%~15.5%,国内为0.3%~9.4%,发病的海拔高度以4000m以上地区为多见。国外报道最低发病高度为海拔2600m,国内报道为2250m,多于进入高原后初期发病,以1周内发病者为多,3天内发病率最高。

【病因和诱因】

高原肺水肿的发生与高原缺氧密切相关,凡能使机体缺氧程度加重及/或对缺氧的耐受能力降低以及使肺循环负荷增重的因素均可诱发高原肺水肿。

高原肺水肿的发生主要取决于海拔高度,环境温度和机体的适应情况。海拔高、寒冷和高原适应不全是高原肺水肿发病的三个基本条件,前二者是外界条件,后者是内在因素。当三个条件均具备时,则发病率明显增高,若同时有其他诱因存在,则发生率可更高。

高原肺水肿的发生还与进入高原的速度、海拔高度以及到达高原后体力活动的强度等因素有关,易发生于初入高原者,但高原久居者去平原地区短期居住后重返高原,或从一个高原转到另一更高海拔地区时也可发病。急速登高已成为高原肺水肿的重要诱因之一,如乘车或乘飞机快速进入高海拔地区而从未经适应锻炼的人群,高原肺水肿的发病率明显增高。

【发病机制】

高原肺水肿的发病机制尚未完全明确,综合目前的大量研究,其发病机制可归结为以下几个主要方面:

(一) 肺毛细血管内压力增高

其直接原因有以下几种:

1. 缺氧性肺毛细血管收缩,是高原肺水肿发生发展的重要病理基础。

2. 肺静脉回流阻力增加。

3. 肺循环血量增加是肺循环压力增高的又一重要因素。

4. 肺血管内微血栓形成 是高原肺水肿的诱发或加重因素之一,也是本病的病理特征。

(二) 肺毛细血管通透性增高

多数学者认为,缺氧可损害肺毛细血管,使其通透性增加而致液体外渗,加速肺水肿的形成。

(三) 缺氧性脑损害在高原肺水肿发病中的作用

缺氧所致的中枢神经系统的损害在高原肺水肿的发病中起着重要的作用,稳定大脑功能对肺有保护作用,可防止肺水肿的发生。

(四) 个体的敏感性(遗传因素)

在相同条件下肺水肿发生与否存在着种属及个体差异性。

【临床表现】

根据病情严重程度及是否存在并发症等,高原肺水肿临床表现不一。

(一) 症状

本病多突然起病,发展迅速,变化急骤,且多有夜间起病的特点。病初多先有头痛、头晕、乏力、食欲减退、干咳、继之出现典型表现。

1. 咳嗽 是最常见的症状,初起多为干咳或少量黏液痰,继而咳出均匀、混合稀薄松散的粉红色、白色或血性泡沫痰,且易于咳出。痰量多少不等,多则于1~2小时内可咳出200~400ml,严重者甚至从口涌出。若将痰液收集盛入玻璃瓶中观察,可见其上层为泡沫,中层为棕色液体,下层为黏液与血凝块的混合液体。此外,还可有不同程度的呼吸困难、胸闷、胸痛等。

有人将高度呼吸困难、频繁的咳嗽、咳粉红色泡沫痰、发绀、两肺布满湿啰音等统称之为

"肺水肿综合征"。一旦出现这些典型表现,则表示病情严重,已属晚期。

2. 可有剧烈头痛、头晕、烦躁不安、神志模糊成昏睡、昏迷、大小便失禁等。

3. 多伴有食欲减退、恶心、呕吐、腹胀、腹痛、便秘。

4. 其他症状如心悸、尿少、发冷、全身不适、关节疼痛等。

(二) 体征

1. 发热 多为中低度发热,个别有高热者,脉搏可增速,病情严重者脉搏细弱,呼吸增快,多在 20~40 次/分。严重者呼吸表浅,甚至节律改变。

2. 典型体征 为两肺湿性啰音,多数患者两肺均匀布满大中小水泡音,可伴有痰鸣音。轻者可仅在两侧肺底部或一侧肺部闻及中小水泡音,有呼吸音粗糙或干性啰音。

3. 其他体征 可见眼结膜及咽部充血,口唇、耳垂、指(趾)甲、颜面部等处不同程度的发绀,面色苍白或呈土灰色,部分病人可在心尖区或肺动脉瓣区闻及Ⅱ~Ⅳ级收缩期吹风样杂音,肺动脉瓣第二音亢进,也可出现奔马律及期前收缩,少数患者可有肝脏肿大、压痛、下肢及颜面水肿,颈静脉怒张、腹水等右心衰竭的体征。

【辅助检查】

(一) 胸部 X 线检查

1. 多数高原肺水肿患者两肺有片状、絮状模糊阴影,亦可呈斑点状或结节状阴影。

2. 分布区域以肺门旁最为明显,向外呈扇形伸展,肺尖及肺底则可不受累,分布形状如"蝙蝠翼"或"蝶形"。

3. 高原肺水肿早期可只有肺纹理增粗表现,重症病例常伴有胸腔积液。

4. 肺动脉段常凸出,心影可向两侧扩大,恢复后示心脏比例缩小而复原。

(二) 实验室检查

1. 血常规 血常规中白细胞多增高,一般在$(10\sim30)\times10^9$/L,红细胞及血红蛋白多数均在相应高度的正常值范围内,但也有少数患者伴有红细胞增多症。

2. 尿常规检查可有少量的红细胞及蛋白。

3. 血气分析 动脉血氧分压及血氧饱和度均可明显降低,出现Ⅰ型呼吸衰竭和(或)过度通气。

(三) 心电图检查

心电图改变主要是右心负荷过重而产生的右心肥厚扩张。心电图可表现为 P 波高尖,右室肥大,也可为双室肥大或单一的左室电压增高。ST 段下移或轻度抬高,个别病人左心导联 T 波低平或倒置。少数患者还可出现 QT 间期延长、交替电压等。

(四) 超声检查

本病的超声征象主要为肺动脉高压以及由此引起的右心负荷过重的表现。

【诊断要点】

(一) 青海标准

据 1995 年中华医学会第 3 次全国高原医学学术讨论会推荐稿,高原肺水肿的诊断标准为:

1. 近期抵达高原(一般指在海拔 3000m 以上),出现静息时呼吸困难、胸部压塞感、咳嗽、咯白色或粉红色泡沫状痰,患者感全身乏力或活动能力减低。

2. 一侧或双侧肺野出现湿啰音或喘鸣,中央性发绀,呼吸过速,心动过速。

3. 胸部 X 线照片可见以肺门为中心向单侧或两侧肺野呈点片状或云絮状浸润阴影,常呈弥漫性,不规则性分布,亦可融合成大片状阴影。心影多正常,但亦可见肺动脉高压及右心增大征象。

4. 经临床及心电图等检查排除心肌梗死、心力衰竭等其他心肺疾患,并排除肺炎。

5. 经卧床休息、吸氧等治疗或低转,症状迅速好转,X 线征象可于短期内消失。

(二) 现场诊断和临床诊断

国际上应用路易斯湖急性高山病的计分系统(LLSS),对高原肺水肿进行现场诊断,临床诊断必须有 X 线胸片证实。现场诊断标准如下:

1. 近期抵达高原并停留该处,具有以下或至少两项症状。

2. 静息时的呼吸困难、咳嗽、虚弱或活动能力减退、胸闷或气憋。

3. 再加上至少两项以下的体征:至少在一侧肺野闻及湿啰音或喘鸣音,中枢性发绀、呼吸急促及心动过速。

【鉴别诊断】

本病主要应与肺炎、肺梗死以及其他心脏病的左心衰竭引起的肺水肿及重感冒等鉴别。

【并发症】

本病如不及时有效的治疗,则可因中枢神经系统及其他脏器严重缺氧而出现许多并发症。

(一) 昏迷(也称"昏迷型肺水肿")

患者在高原肺水肿病程申出现烦躁、嗜睡、表情淡漠,直至意识完全丧失而呈昏迷状态,多有颅内压增高的表现。

(二) 心力衰竭(也称"心脏型肺水肿")

在肺水肿的病程中出现心脏泵衰竭的症状体征,如心律增快,奔马律、心界扩大、呼吸困难加剧、水肿、肝肿大等。

(三) 肺部感染(也称"感染型肺水肿")

由于水肿液在肺内积聚有利于病原微生物生长繁殖,尤其是肺泡期肺水肿常易合并肺部感染,可有体温升高及白细胞增多,病程延长,病情反复,肺部病变吸收缓慢等。

(四) 休克

由于周围组织广泛而严重的缺氧,可造成微循环障碍而表现为面色苍白、四肢厥冷、甲床再充盈时间延长(正常为 1/2 秒)、脉搏细弱、血压下降、脉压缩小等。

(五) 呼吸衰竭

多为中枢性及周围性同时存在的混合型呼吸衰竭,主要表现为呼吸极度困难,节律不整,并可有颅内高压的征象。

【病情判断】

一般情况下,通过观察和简单的物理检查,即可估计高原肺水肿病情的严重程度,分为四级。一般而言,患者的预后主要取决于病情严重程度(见表 11-6-1)。

严重度 4 级患者通常会在数小时内死亡,多由缺氧性心搏骤停所致,亦可发生终末心室颤动。呼吸和心率变慢以及血压下降往往是其先兆。这样的严重病例,大流量吸氧可使呼吸加快,表明存在呼吸中枢的低氧抑制。

【治疗】

(一) 一般处理

1. 休息 包括体力休息及精神休息。病情重者应绝对卧床休息,一般应半卧位以减少静脉回心血量，对精神紧张、恐惧、烦躁不安者，必要时可适当给予地西泮等。病室应保持空气流通，适当的温度及湿度。

表 11-6-1　高原肺水肿(HAPE)严重度分级

分级	临床表现	心电图	X线胸片
1. 轻度：能从事正常活动	仅在重体力活动时出现轻微呼吸困难症状	仅表现为心动过速，静息心率<100次/分	小于半个肺野的轻微浸润
2. 中度：患者可步行	出现呼吸困难、虚弱，一般活动即感疲劳、头痛、干咳等症状	心动过速，静息心率100～110次/分，仅P波变化	浸润涉及至少一个肺野
3. 重度：生活几乎不能自理，需别人帮助	出现呼吸困难、头痛、乏力、休息时感恶心、频咳	心动过速，心率110～120次/分，P波变化和QRS-T波轻微改变	双肺浸润，至少涉及每个肺野的一半
4. 极重度：卧床不起	恍惚或昏迷、无法站立或散步、严重发绀、双肺水泡音、痰多(常为血痰)	心动过速，心率>120次/分，电轴右偏，QRS、T波和P波变化改变	双肺浸润，每个肺野的一半以上被累及

注：表中列出了临床严重度分级、心率分级、心电图改变以及X线胸片浸润范围。儿童心率增快幅度<20次/分，加10次/分

2. 氧疗　增加供氧，降低耗氧，改善机体的缺氧状况对本病的治疗具有重要意义，是治疗本病的首要措施。

（1）氧气吸入：轻症患者可以2～3L/min的流量间断吸入，重症者氧气流量以4～6L/min为宜，若病人能适应鼻咽刺激时则可将流量加大至6～8L/min，持续鼻导管吸入或面罩加压给氧，注意观察病情及呼吸道分泌物清除情况。

（2）应用消泡剂：消泡剂可降低呼吸道分泌物泡沫的表面张力，使泡沫破裂，改善呼吸，提高吸氧效果，可以选择50%乙醇或二甲基硅油去泡气雾剂。

（3）高压氧舱治疗：高压氧舱治疗可使患者脱离高原缺氧的外界环境，终止缺氧对机体的不良影响，迅速纠正缺氧症状，尤对重症患者是一种理想的疗法。

（二）易地治疗

一旦发生高原肺水肿，氧疗无效时，应立即转送到海拔较低的地区。大多数病例降低到海拔3000m以下地区两天后即可恢复。如果路途较近且交通方便，能在很短的时间内将病人转送到低海拔地区，首先应该选择低转。

（三）药物治疗

不能及时转运的患者，可考虑使用以下药物治疗：

1. 强心剂

（1）洋地黄类正性肌力药：能够使心排血量增加，心室舒张末压降低，心功能得以改善；还可通过抑制肾小管对钠的重吸收而产生直接利尿作用，从而使淤血减轻，肺毛细血管内压力减低。常用药物有：毒毛花苷k和去乙酰毛花苷。

（2）氨茶碱：氨茶碱可兴奋心肌，扩张冠状动脉，增加心排血量，并通过扩张周围血管，增加肾血流量，促进利尿而减少肺血容量；尚有兴奋呼吸、扩张支气管的作用。需注意：氨茶碱的治疗窗较窄，应监测氨茶碱血清药物浓度。

2. 利尿剂

（1）临床上多选用呋塞米，必要时可重复多次应用，注意预防低钾血症。

（2）乙酰唑胺：用法为口服，在治疗高原肺水肿时必须注意以下两点：①口服乙酰唑胺起效慢，时间长，因此它在治疗高原肺水肿时仅能作为一种辅助治疗药物；②不良反应：困倦、面部及四肢麻木，久用可引起代谢性酸中毒和低血钾症，严重的不良反应是粒细胞缺乏等。

（3）高渗葡萄糖可直接促进水肿液的吸收，并可通过渗透性利尿作用减少肺血容量。

（4）20%甘露醇其脱水及渗透性利尿作用可达治疗目的，尤其适用合并昏迷者。

3. 肾上腺皮质激素　激素治疗主要是通过其稳定毛细血管内皮细胞及肺泡上皮细胞的功能，促进肺泡表面活性物质的分泌，纠正缺氧所致肺毛细血管通透性增加。同时稳定血小板的功能遏止肺血管微血栓形成，从而减少或阻止液体渗入肺组织，促使水肿液的消退。可选择氢化可的松、地塞米松或甲泼尼龙静脉应用，或同时使用吸入用激素治疗。对有癫痫、消化性溃疡、高血压、糖尿病等应慎用或禁用。

4. 降低肺动脉高压的药物　包括酚妥拉明、硝普钠、硝苯地平等药物，由于扩血管药除了可降低肺动脉压力外，也常常使血压下降，因此对于高原肺水肿同时伴有脱水或血压下降的患者使用扩血管药要慎重。多数学者首推硝苯地平，这是由于硝苯地平降低肺动脉压缓慢而平稳。

5. 吗啡　适用于严重烦躁不安、极度过度通气者。吗啡对肺水肿有明显缓解症状的作用，对急性左心衰竭引起的肺水肿效果显著，对高原肺水肿亦有肯定的疗效。盐酸吗啡副作用为恶心、呕吐、抑制呼吸中枢。若心率不快时，可用阿托品以预防。对老人、小儿及严重缺氧、二氧化碳潴留、呼吸频率缓慢者不宜使用。

6. 胆碱能受体阻滞剂　此类药物可使中心静脉压下降，心排血量减少，肺血容量见底，用于治疗高原肺水肿也受到了普遍重视，亦适于基层及转运途中用药，可选择阿托品或山莨菪碱。

7. 抗生素　肺水肿易并发肺部感染，感染又可使肺毛细血管及肺泡壁通透性增加而加重肺水肿，故在具有较为充分的感染指征时针对性选择抗菌药物。

8. 其他治疗

（1）当出现较严重呼吸衰竭时，可考虑使用无创或有创机械通气。

（2）若明确伴有弥散性血管内凝血或较广泛的肺栓塞及顽固性肺水肿可酌情应用抗凝治疗。

（3）中草药：如复方党参、红景天、刺五加、异叶青兰、黄芪、茯苓、冬虫夏草等，这些药物一般被认为能不同程度的提高人体对缺氧的耐力，但至今尚无一种被国际公认或已广泛用于治疗高原病的药物。

【预后】

本病的预后取决于能否早期诊断，及时治疗，以及医疗条件、病情轻重及并发症等。若不及时救治，可危及生命。若治疗及时合理，一般 1~2 小时可见效；体温和血常规一般 3~5 天恢复正常：咳嗽、咯白色或粉红色泡沫痰在 2~3 天消失，X 线胸片改变多在 15 小时内消失，一般病人在 1 周内临床治愈。病愈后不留任何后遗症，亦不影响继续留居高原工作。

【常见误区】

（一）诊断与鉴别诊断误区

1. 心源性肺水肿与高原肺水肿有许多相似之处，在急进高原后由于低氧、寒冷和劳累等诸多因素的影响，常会出现左心功能不全引起的呼吸困难，其鉴别要点在于：发病人群多为中老年人;多有原发基础心脏病史;较明显的诱因;氧疗效果较差。

2. 高原肺水肿合并急性呼吸窘迫综合征(ARDS) 当高原肺水肿出现呼吸衰竭、ARDS出现明显肺水肿时,二者极易混淆。高原肺水肿在下列情况下可发展为ARDS:①延误诊断或治疗不当,致病情恶化;②严重的双肺弥漫性大片渗出(白肺),病变在短期内迅速发展者;③混合型肺/脑水肿,是急性高原病中最严重一型;④继发肺部严重感染等。

对于高原肺水肿患者,临床上出现严重呼吸困难、窘迫、呼吸率≥30次/分,胸片肺部阴影扩散化成大片状,PaO_2 低于该高度的生理下限,就需考虑继发ARDS并进行针对性处理。肺泡灌洗液细胞学分类、血管外肺水监测、胸片、胸部CT有协助诊断价值。

(二) 治疗误区

1. 关于易地治疗问题 高原肺水肿是就地治疗还是迅速低转,直接关系到病人的预后,必须首先予以确定。过去多数学者认为应立即转移至低地,这几乎成为高原肺水肿治疗中必须遵循的原则,然而,近年来国内不少学者在不同海拔高度就地治疗高原肺水肿取得了许多成功的经验。我国对急性高原病防治得力,青藏铁路修筑期间,20万建设者在4000m以上高原工作,无一人死于高原肺水肿和高原脑水肿等急性高原病。说明低转并非必行不可。

低转固然重要,但只适合于交通方便、路途较近、能在短时间内顺利转送至高原肺水肿发病的临界高度(2400~2500m)以下地区的情况下。故不能过分强调执行低转原则,而应根据当时当地的具体情况区别对待。

2. 抗生素的过度使用 过去把高原肺水肿出现发热和中性粒细胞增多作为并发感染的指征,匆忙使用抗生素。其实,大多数高原肺水肿患者的中度发热,是机体一种非感染性的炎症反应。在按照高原肺水肿的治疗原则进行处理后,患者症状仍无改善或改善后再度反复,且伴随脓痰、炎症指标进行性升高、影像学表现进行性恶化的时候,需果断加用抗感染治疗。

【预防】

(一) 阶梯式上升,加强低氧耐受性训练

急进高原的上升速度很重要,尤其对登山者而言,开始时每天上升300m高度,以后每两天再增加300m高度是较为安全的。但即使如此仍有发生高原肺水肿的可能,尤其高原人在重返平原后再返高原时更应注意。

(二) 了解高原的相关知识

进入高原前充分了解高原的气候特点、环境地理等知识,了解有关高原病的知识也有一定的帮助,正确对待高原缺氧引起的高原病,消除对高原环境的恐惧心理,保持心情舒畅、精神饱满,以免因恐惧使交感神经过度兴奋,而诱发高原肺水肿的发生。

(三) 健康检查

进入高原之前,必须作严格的健康检查,患有严重的器质性心血管病或肺部发病者不宜进入高原。

(四) 注意高原气候变化

改善居住、物质、保健条件,防止受寒,这是因为高原气候寒冷,昼夜温差大,故应配备足够的防寒衣物,避免受寒感冒。进入高原后,应遵循高原人的"早吃好,午吃饱,晚吃少"的原则进食,夜间保持呼吸道畅通的睡眠原则等,均可减少高原肺水肿的发病率。

（五）注意休息

初到高原1周内，要注意休息，逐步增加活动量，减少和避免剧烈运动、过度疲劳。待机体逐渐适应高原缺氧环境后，方可开始正常活动。

（六）易感者应积极预防

患过高原肺水肿的人容易再次发病。因此，对于易感者，进入高原时更应注意，进入高原前可适当服用预防药，进入高原后，应给予低流量持续吸氧，必要时按高原肺水肿治疗预案进行治疗。

（七）早期诊断，及时治疗

若进入高原后，机体有症状出现，应早期诊断、及时治疗，采取治中有防、治轻防重、防治结合的原则，使发病率减少到最低限度。

（八）药物预防

有学者研究发现地塞米松、乙酰唑胺和硝苯地平等药物在进入高原前开始服用，对预防该病有一定效果，但尚未得到广泛认同。

第二节 高原脑水肿

高原脑水肿（high altitude cerebral edema，HACE）是急性高原病的一种临床类型。由急性缺氧引起的中枢神经系统功能严重障碍。是人快速进入高海拔地区时，由于缺氧而发生的严重脑功能障碍。其特点为发病急，临床表现以严重头痛、呕吐、共济失调、进行性意识障碍为特征。病理改变主要有脑组织缺血或缺氧性损伤，脑循环障碍而发生的脑水肿、颅内压增高。若治疗不当，常有危及生命的可能。

【病因和诱因】

同高原肺水肿相似，感染、过度劳累或剧烈运动，可增加机体耗氧量，降低机体抗病能力，加重缺氧而诱发高原脑水肿，这两者占高原脑水肿诱因的17%~31.3%。特别是上呼吸道感染及肺部感染，呼吸道充血水肿，分泌物增加，影响通气功能。此外晕车、能量供给不足、饥饿、寒冷、恐惧、情绪激动、气候恶劣等均可增加耗氧。

【发病机制】

高原脑水肿的发病环节多而复杂，脑细胞水肿、脑血管损害、脑循环障碍、颅内压增高成为互为因果的恶性循环。

（一）低氧对脑细胞的直接损害

高原低氧直接使脑细胞代谢障碍，能量不足，细胞膜钠泵功能障碍，导致细胞内钠离子堆积，继而水分积聚形成细胞内水肿。

（二）低氧使脑微血管内皮细胞受损

导致微血管通透性增高，液体渗出形成间质性脑水肿。

（三）低氧导致脑血管扩张和脑血流量增加

脑循环内流体静脉压升高，易于引起液体外渗加重脑水肿。若进一步发展，使颅内压升高可压迫血管，脑血管受压以及脑血管内皮细胞肿胀均可影响脑血液循环。

【临床表现】

高原脑水肿的临床突出表现是意识丧失（昏迷），患者在发生昏迷前，常常有一些先兆症状和体征，随着病情的进一步加重和发展而进入昏迷。高原脑水肿起病急骤，临床过程可分为三期：

（一）昏迷前期

患者在发生昏迷前数小时至1~2天内除有剧烈头痛、心慌、气促等严重高原反应症状外，主要表现为大脑皮质功能紊乱，如表情淡漠、精神抑郁、记忆力减退、视觉模糊、神志蒙眬、嗜睡等。部分患者表现为欣快、多语、注意力不集中、定向力和判断力下降等。甚至有幻听和幻视、烦躁不安、哭笑无常等症状。一旦患者出现以下表现，即为昏迷前先兆：①头痛加剧、呕吐频繁；②神经系统病症由兴奋转为抑郁或呈强烈兴奋；③突发谵语，大小便失禁；④腱反射明显减弱，有部分或少数病例反射出现腱反射。

（二）昏迷期

表现为意识丧失，对周围一切事物无反应，呼之不应、躁动、呕吐、谵语、大小便失禁、抽搐，甚至出现角弓反张等。瞳孔忽大忽小，对光反应迟钝，颈部稍有抵抗或强直，四肢肌张力增强，深浅反射消失。合并感染时体温升高。血压可轻度或中度升高，也有出现休克者。绝大多数为轻微昏迷，昏迷时间较短，意识丧失在数小时至48小时以内恢复，昏迷7天以上者较少见，但也有昏迷时间长达24天以上的。昏迷深度和时间与海拔高度呈正相关，在海拔4000m以上地区昏迷时间较长、程度较深，则病情较重，预后也较差。

（三）恢复期

多数病例经治疗数日后清醒，清醒后主要表现为头痛、头昏、痴呆、沉默寡言、疲乏无力、嗜睡、记忆力减退等。恢复时间短者数天，长者数月。恢复后一般无后遗症。

【辅助检查】

（一）脑电图检查

主要表现为各导联慢波活动的增多，电压可以很高。部分病例慢波改变为局限性，亦有为低波幅者。

（二）脑脊液检查

在有限的病例检查中，除侧脑室压力增高外，脑脊液检查都正常。

（三）影像学检查

头颅CT可以看到普遍性脑实质CT值减低，脑沟变浅，外侧裂变小等水肿改变，个别患者尚可见到有脑室周围或局限性低密度病灶。MRI检查中可以见到T2WI期信号延长改变，病变主要在白质，特别是在胼胝体周围最为突出。这种改变随疾病恢复可完全消失。

【诊断要点】

（一）主要诊断标准

高原脑水肿（HACE）可认为是急性高山病（AMS）的末期或者是重型AMS，近期有到高海拔地区史，患有AMS者呈现出精神改变和（或）有共济失调，或者虽无AMS但出现精神改变和共济失调者，也可诊断为该病。

（二）早期诊断标准

李素芝等应用急性轻型高原病症状分度及评分表对24 200例急进高原人员进行筛选，筛选出高度疑似HACE者作为重点观察及随访对象，通过对重点观察及随访对象中非HACE及HACE组患者的早期症状、体征及辅助检查进行对照分析，制定出了HACE的早期诊断标准：

1. 近期由平原进入高原（海拔>3000m），或由高原进入更高海拔地区，出现严重头痛、呕吐症状(各症状急性高原反应均>4 分);在高原现场经卧床、小流量吸氧及对症治疗后无缓解。

2. 发绀,眼底异常改变,包括视盘(视乳头)水肿、视盘(视乳头)充血、视网膜动脉痉挛。

3. MRI 检查可发现脑实质内 T1WI 低信号和 T2WI 高信号的斑点状或小片状改变。

4. 血常规检查可见 WBC 总数升高。

5. 持续性及进行性发展的低氧血症和呼吸性碱中毒。

6. 脑电图检查可见以慢性波异常为主的表现。

【病情判断】

根据有无意识丧失将其分为:

(一) 普通型(轻型)

具备上述条件,无昏迷,可有脑皮层功能紊乱症状,EEG 示 α 波紊乱,出现较多慢波。

(二) 昏迷型(重型)

在普通型基础上,突发昏迷,出现病理反射,可有轻度脑膜刺激征,EEG 示弥漫性慢波,甚至波幅平坦消失,此型多并发肺水肿、心力衰竭、呼吸衰竭、严重感染等,预后不良。

上述二型可独立存在,也可由普通型转为昏迷型。

【治疗】

(一) 治疗原则

1. 吸氧　鼻导管持续给氧,病情好转后改为间断给氧,严重患者可以间断给纯氧,应避免高浓度高流量持续供氧,以防氧中毒,也可用高压氧治疗。

2. 绝对卧床休息　采用各种措施以降低机体的氧耗量和提高机体对氧的利用率。头偏向一侧,以保障呼吸道畅通。保持室内空气新鲜。

3. 积极控制继发感染,及早预防压疮,给予流质高碳水化合物、低脂肪饮食。维持水与电解质的平衡,及时纠正电解质紊乱。

4. 积极脱水降颅压治疗。

(二) 昏迷前期治疗

严密观察呼吸、脉搏、体温、血压及意识状态的变化,视病情及当时条件等具体情况决定是否低转。可适当脱水降颅压及必要时小剂量镇静。

(三) 昏迷期治疗

1. 保证呼吸道通畅,随时清理呼吸道,防止窒息。

2. 鼻导管或面罩给氧　给氧方式以低流量持续吸氧为主,以 2~4L/min 为宜,重症患者在给予持续低流量吸氧的基础上,可以间断地将氧流量增加至 4~6L/min。避免高浓度、高流量和持续给氧。对呼吸衰竭和呼吸道分泌物过多者应尽早行气管插管或切开,呼吸机或呼吸气囊正压给氧。

3. 脱水降颅压

(1) 20%甘露醇:成人一般用 20%甘露醇 250ml,15~30 分钟内快速加压静推完毕,每日 2~4 次,必要时每 4 小时重复使用,中间可加用 50%葡萄糖溶液 250~100ml,静脉注射。儿童平均剂量为 1.5g/kg。

(2) 呋塞米:呋塞米 20~40mg,静脉推注,2~3 次/日。

(3) 地塞米松:对高原脑水肿有明显疗效,首次地塞米松用量 10mg,静脉滴注,以后每次 10mg,每 6 小时一次。次日改用地塞米松 4mg,静脉滴注,每 4 小时一次,共用 8~10 天。

4. 补液

(1) 补液量的确定:治疗高原脑水肿时,要求在开始脱水的1~2天内,出入量处于适当的负平衡状态,而第3~4天开始尽可能维持于平衡状态。补液量的粗略计算公式为:每日总入量=前一日尿量+500ml。总量不宜超过3000ml。

(2) 补液种类:补液时,一般选用10%或5%的葡萄糖液,必要时可使用5%的糖盐水,绝对慎用盐水以免加重脑水肿。

(3) 注意输液速度:对能进食者,原则上不宜补液,除非脱水明显或合并有高原红细胞增多症血液浓缩时。

5. 促进脑细胞代谢和改善脑循环

(1) 能量合剂:用法:辅酶A 50U,ATP 20mg,氯化钾1.0g,维生素C 1.0g,维生素B_6 50mg,胰岛素10U,以上药物加入10%葡萄糖液250~500ml,静脉缓慢滴入。

(2) 肌苷及细胞色素C:肌苷200~600mg加入10%葡萄糖液250~500ml,静滴;细胞色素C 15~30mg,加入10%葡萄糖液500ml滴入。

(3) 乙酰硫脲:对于重症病人,昏迷时间较久者,不但有苏醒作用,而且还能促进脑细胞代谢,恢复脑功能。用法:乙酰硫脲1.0g,1次/天,加入10%葡萄糖250ml,以40滴/分的速度滴入。使用过程中,如发现发热、皮疹等副作用,应立即停药。

6. 纠正水电解质紊乱及酸碱平衡　对于高原脑水肿而昏迷的患者,由于无法进食及应用脱水利尿药,一般都存在低钾血症及酸中毒,因此常规补钾、纠正代谢性酸中毒,具体用法为:10%氯化钾1.5g加入5%葡萄糖溶液500ml中静滴,每日给予3~5g,静滴时,每小时不超过1g氯化钾;5%碳酸氢钠250ml静滴。

7. 预防和控制感染　高原脑水肿患者昏迷时间较长者,极易发生肺部及泌尿系统继发性感染,故可以预防性使用抗生素。此外,定时给患者翻身拍背使痰易咳出,也是预防肺炎的极好措施。

8. 低温疗法　低温疗法适用于重症高原脑水肿病例,特别是高原脑水肿合并感染并发发热者,是降低机体耗氧量的有效措施,它能够减少脑血流量,降低脑耗氧量,促进受损细胞功能恢复,对于消除脑水肿是十分有利的。一般情况下,体温每降低1℃,脑组织的耗氧量及血流量可降低6.7%,颅内压平均下降5.5%,若体温将至32℃时,脑组织的代谢率可降低50%左右,颅内压下降约27%。高原脑水肿常见的低温疗法为体表冰袋降温,具体做法为:在患者颈部、腋下、腰部、腹股沟、腘窝等处放置冰、水各半的冰袋,头部可置于冰槽内或加冰帽。降温不理想时,可加用冰辅料湿敷全身或加用冰水灌肠,但体温不能低于30℃,以免发生室颤。降温时间一般在24小时以上,应持续至病情稳定,大脑皮层功能恢复(标准为听觉恢复)为止。复温时应由下向上逐渐去除冰袋,每24小时体温上升1~2℃为宜。

(四) 恢复期的治疗

患者清醒后,仍要严密观察其生命体征和意识变化,防止病情再度恶化,重新进入昏迷期。同时要积极预防治疗并发症。

氧气可改为:2~4L/min间断吸入,根据病情输入能量合剂、维生素C;中枢抑制明显者可适当应用中枢兴奋药物,保持体液和电解质平衡;能进食者,多次少量流质饮食,保证营养供应。

【预后】

高原脑水肿患者经积极救治,绝大多数能够痊愈,不留后遗症。个别病例因延误治疗或脑组织损害严重或昏迷时间过长，可遗留不同程度的视物模糊、遗忘、记忆力减退、瘫痪、声音嘶哑、失语等。患者昏迷时间越长，并发症越多，预后越差，其死亡原因与下列因素有关：①患者病情严重，昏迷时间较长，脑组织缺氧导致的不可逆性损害严重；②重症病例，合并严重的肺水肿、严重感染、脑出血、呼吸衰竭、心衰及多器官功能衰竭；③发病地区海拔太高（4500m 以上）、医疗条件差，转运困难；④未能早期做出诊断和及时处理。高原脑水肿患者住院死亡率与治疗点的海拔高度有密切关系。3580m 地区，死亡率为 5%～16.7%；4500m 地区，病死率高达 33%；而 4500m 以上地区则更高。

【常见误区】

（一）诊断与鉴别诊断误区

1. HACE 和高原脑血管病的相关性　急性高原脑血管病可引起意识障碍，其表现与高原脑水肿有许多相似之处，对有脑血管病危险因素的基础上急进高原后由于低氧、寒冷和劳累等诸多因素的影响，常会突然引发高原脑血管病，其鉴别要点：高原脑血管病多为卒中样起病，发病人群多为中老年人；多有脑血管病危险因素；一般有面舌瘫、肢体偏瘫、失语等局灶神经系统损伤体征，头颅影像可资鉴别。此外高原脑水肿继发脑血管病的临床报道也日益多见，需详细追溯病史及依据病情进行分析。

2. HACE 和颅内感染性疾病的鉴别　颅内感染可引起意识障碍，临床表现与高原脑水肿亦有很多相似之处，但颅内感染一般有发热，多伴有精神症状，查体可见脑膜刺激征、局灶神经系统损伤体征，血象一般升高，腰穿及头颅影像可资鉴别。

（二）治疗误区

1. 关于低转问题　传统观点认为，一旦出现高原脑水肿，应尽快转到低海拔地区，但如果患者存在严重意识障碍及脑水肿，那么随意搬动可能会加重病情，甚至加速脑疝形成导致死亡。故高原脑水肿发生时首先要确定病情严重程度，若病情较轻，能够耐受高海拔地区转运途中的一切环境影响，应尽快、及时转到低海拔地区。若病情较重不宜搬动，则应就地治疗，切忌犹豫不决。青藏铁路修筑期间，数十万建设者长期在高海拔地区作业，无一人死于高原脑水肿等急性高原病。故治疗时机和决策尤为重要。

2. 氧疗　目前在高原脑水肿氧疗的方法上存在一定误区，有人认为应尽早给予高浓度高流量持续吸氧，其实持续的高浓度吸氧对患者有不利影响，可能会出现氧中毒，因此疾病早期应以中低流量持续吸氧为主，病情好转后改为间断低流量吸氧，有条件者高压氧治疗，可扩大血氧有效扩散范围，迅速纠正脑缺氧状态，打断脑缺氧-脑水肿的恶性循环。及时有效地改善脑组织缺氧是治疗的关键。

3. 脑水肿后意识障碍的对症处理　在 HACE 的各阶段均可出现不同程度的意识障碍，可分为觉醒度下降和意识内容变化两方面，前者表现为嗜睡、昏睡和昏迷；后者表现为意识模糊和谵妄。当出现明显头痛、烦躁甚至谵妄严重影响到血压、心率、氧饱和度等基本生命体征时，可考虑对症使用镇静、镇痛药物。但由于缺氧对药代动力学的影响，镇静剂的使用应当慎用和减量。

【预防】

具体措施基本同高原肺水肿。

（吴世政）

第十二篇

急 性 中 毒

第一章

细菌性食物中毒

细菌性食物中毒(bacterial food poisoning)是由于食用致病菌或其毒素污染的食物后引起的急性中毒性疾病,是最常见的突发公共卫生事件之一。根据临床表现分为胃肠型与神经型两大类。分别予以阐述。

第一节　胃肠型细菌性食物中毒

本型食物中毒临床上较为常见,其特点常为集体发病,呈突然暴发,潜伏期短,临床多以恶心、呕吐、腹痛、腹泻等急性胃肠炎表现为特征,多发生于夏秋季。

【病因】

引起此型食物中毒的细菌种类较多,常见的有沙门菌属、副溶血性弧菌、大肠埃希菌、金黄色葡萄球菌4大类。

【诊断要点】

(一) 发病

常有明显的季节性,一般以夏秋季发病较多。

(二) 发病常呈暴发和集体发病的形式

发病者多为同一伙食单位的就餐者,患者数量多与食用污染食物的人数有关,停止进食污染食物后,疫情迅速得到控制。

(三) 潜伏期和病程一般均较短

潜伏期多为2~24小时,很少超过1天。病程多在1~3天内结束。

(四) 临床表现

起病急,典型症状有恶心、呕吐、腹痛、腹泻,也可有发热、头痛、肌肉痛等。呕吐物多为进食的食物,腹泻为稀便、水样便或黏液样便居多。具体症状表现及严重程度不一。

(五) 结合既往病史及相关辅助检查

如血常规、粪常规、呕吐物或粪便培养等可帮助诊断。

本病须与非细菌性食物中毒、菌痢、霍乱、病毒性肠炎、糖尿病酮症酸中毒、急性冠脉综合征、急性阑尾炎、急性胰腺炎、急性胆囊炎、消化道梗阻等鉴别。常见细菌性食物中毒的特点鉴别要点见表12-1-1。

【病情判断】

胃肠型食物中毒病程均较短,病死率很低。以下几种情况属于危重患者:

1. 吐、泻严重的老年患者。

表 12-1-1　常见细菌性食物中毒的特点鉴别要点

	沙门菌食物中毒	副溶血弧菌食物中毒	大肠埃希菌食物中毒	金黄色葡萄球菌食物中毒
潜伏期	4~24h,可长至 24h	6~16h	2~20h,通常 2~6h	1~5h
起始情况	先有腹痛、呕吐、继之腹泻,多伴恶寒、发热	先有腹痛、发热,后腹泻、呕吐	先有食欲减退、腹痛,后腹泻,水样便、黏液便或脓血便	先有恶心、头痛,迅速发生呕吐、腹痛
体温	升高	绝大部分发热	低热至高热	正常
脱水	+~++	+~++	+	+
呕吐	多数有	可有可无	少有	较剧烈,有胆汁呕出
腹泻	水样便,臭而量多,少带脓血	水样或血样便,部分脓血便	水样便、软便黏液便或血样便,有恶臭	水样便,量少,可有恶臭
腹痛	+	+++	+	+
中毒食物	肉类、禽类、蛋类	海产品	肉类、隔夜剩饭、淀粉食物	淀粉食物、肉类、乳及乳制品
病死率	0%~2%	0%~2%	无	低

2. 有严重的心肾疾病、免疫功能障碍者。

3. 出现脓毒症、脓毒性休克者。

【治疗】

治疗原则以对症治疗为主,纠正脱水和酸中毒,病原治疗。

（一）一般治疗

卧床休息,呕吐停止后给予易消化流质或半流质饮食,渐改普食。疑沙门菌食物中毒者进行床边隔离。

（二）对症治疗

1. 腹痛症状明显者　可给予阿托品 0.5mg 或盐酸山莨菪碱(654-2)10mg 肌注或静滴;呕吐症状明显者,可给予甲氧氯普胺 10mg,肌注或静滴;腹泻明显者,可口服蒙脱石散 3g 或盐酸小檗碱(黄连素)1~3 粒每日 3 次。

2. 有发热及全身中毒症状或频繁呕吐、腹泻者　可静脉滴注 5%~10%葡萄糖和复方氯化钠溶液 1000~1500ml。有高热及明显中毒症状者,可在静脉补液中加氢化可的松 100~200mg 或地塞米松 5~10mg 或甲泼尼龙 40~80mg,以降温及减轻中毒症状。

3. 脱水　根据脱水程度进行补液。轻度脱水可给口服补液,全日液量 3000~4000ml。重度脱水者,补液先快后慢,可在最初 1 小时内,静脉快速滴入生理盐水 500~1000ml,以补充血容量,待血压上升,再减慢滴入速度,前 6 小时可补液 2000ml,待脱水纠正后,改口服补液维持,全日总液量 4000~6000ml。有酸中毒者,按血气分析测定结果,补充适量 5%碳酸氢钠。

4. 过敏型变形杆菌食物中毒　可用抗组胺类药物,如氯苯那敏(扑尔敏)4~8mg,每日 3 次或氯雷他定片 10mg 口服。

（三）病原治疗

一般病例可不用抗生素。若有高热、中毒症状及吐泻严重者,可根据可能的病原菌选择适当的抗生素，一般首选喹诺酮类，如诺氟沙星 0.4g 每天 2 次口服，左氧氟沙星 0.5g 每天 1 次口服或静滴，此外还可选头孢菌素类、氨基糖苷类、磺胺类等，一般疗程 3 天左右。危重症患者抗生素要足量使用，依据症情还可选用碳青霉烯类等。

（四）其他治疗

在治疗中，还可以配合胃肠道菌群调护，可以口服双歧杆菌、酪酸梭菌等。此外具有化湿和胃、清热解毒的中成药也可依证型选用，常用有藿香正气水（胶囊）、香砂六君丸等。

第二节 神经型细菌性食物中毒（肉毒中毒）

神经型细菌性食物中毒又称肉毒中毒（botulism），是进食被肉毒杆菌外毒素污染的食物而引起的中毒性疾病。临床主要表现为眼肌及咽肌瘫痪等神经麻痹症状。抢救不及时病死率较高。

【病因】

肉毒杆菌是严格厌氧菌的革兰阳性梭状芽胞杆菌，其芽胞对热及化学消毒剂抵抗力强。本菌主要存在于土壤及家禽（牛、羊、猪）中，亦可附着于水果、蔬菜或谷物上。火腿、香肠、罐头或瓶装食物被肉毒杆菌污染后，在缺氧的情况下，细菌大量繁殖，并产生外毒素。人摄入含有外毒素的食物后即可发病。肉毒杆菌外毒素依据抗原性不同，分为 A～G 共 7 型，对人致病者主要有 A、B 和 E 型，其中 A 型病死率最高，为 60%～70%。

【诊断要点】

1. 有进食可疑污染食物史，同食者可集体发病。潜伏期快则 2 小时，长则 2 周左右，一般 12～36 小时。
2. 出现典型神经瘫痪表现，有眼肌瘫痪，吞咽、发音和呼吸困难等。
3. 可疑污染食物作厌氧菌培养，可分离出肉毒杆菌。并可做动物试验辅助诊断。
4. 除外脑炎、吉兰巴雷综合征、其他食物中毒如河豚等。

【病情判断】

肉毒中毒属于重型中毒性疾病，其潜伏期愈短、病情愈重，病重或抢救不及时，病死率较高。病情危重的指标有：

1. 有吞咽、发声、呼吸困难等脑神经麻痹症状者。
2. 有呼吸衰竭表现者。
3. 伴有心力衰竭者。
4. 有肺炎等并发症者。

【治疗】

（一）一般治疗

安静卧床休息。加强监护。尽早（在进食可疑食物 4 小时内）用 5%碳酸氢钠或 1∶4000 高锰酸钾溶液洗胃，因外毒素易在碱性溶液中破坏，在氧化剂作用下毒力减弱。洗胃后注入药用炭 30%，50g 和 50%硫酸镁 60ml 导泻，以排出毒素。

（二）对症治疗

有吞咽困难者，应鼻饲饮食或静脉内补充营养及液体。咽喉部有分泌物积聚时应及时用吸痰器吸除，若分泌物不易吸尽而影响呼吸时，应尽早行气管切开。

（三）抗毒素治疗

治疗原则：选用多价抗毒素血清（包括 A、B 及 E 型），早期、一次足量治疗。在发病后 24h 内或发生肌肉瘫痪前治疗效果最佳。注射剂量为 5 万~10 万 U，可静脉、肌内各半量注射，必要时 6h 后同剂量重复注射 1 次。用药前应做皮肤敏感试验。

大剂量青霉素（800 万 U/d）可减少肠道内肉毒杆菌数量，减少外毒素的产生。

（四）其他治疗

盐酸胍啶 15~50mg/kg 口服，可以促进释放乙酰胆碱作用，改善呼吸及神经功能。此外还有神经营养类药物，如维生素 C、B_{12} 等。

（熊旭东）

第二章

急性有机磷农药中毒

急性有机磷杀虫剂中毒是短时间内接触较大量有机磷杀虫剂后，引起以神经系统损害为主的全身性疾病。临床表现包括胆碱能兴奋或危象、及其后可能发生的中间期肌无力和迟发性多发性神经病三类综合征。

有机磷杀虫药（organophorous insecticides）属有机磷酸酯类化合物，是目前使用最广泛的杀虫剂。包括甲拌磷（3911）、内吸磷（1059）、对硫磷（1605）、敌敌畏、氧化乐果、乐果、久效磷、敌百虫等。多数品种为油状液体，具有类似大蒜样特殊臭味，遇碱性物质能迅速分解、破坏。较易通过皮肤进入机体，也可经呼吸道及消化道吸收。其中毒机制是抑制体内胆碱酯酶（CHE）活性，从而失去分解乙酰胆碱的功能，使组织中乙酰胆碱过量蓄积，发生胆碱能神经过度兴奋的临床表现。

【病因】

（一）职业性中毒

在有机磷中毒的生产、运输、保管、使用过程中，若不遵守安全操作规程和劳动保护措施即可引起中毒。

（二）生活性中毒

在日常生活中，误将有机磷农药当调料，食用被其毒死的家禽、家畜或拌毒种子及喷洒农药后的果蔬等；也有因自服或投毒谋害，或用其杀灭蚊、蝇、虱、蚤、臭虫及治疗皮肤病和内服驱虫等。

【诊断要点】

（一）有接触有机磷农药史

患者衣物、呕吐物带有浓烈的有机磷气味（多为大蒜味）。

（二）临床表现

发病时间：与毒物种类、剂量和侵入途径有关。口服较快，皮肤吸收较慢。

主要临床表现：按 GBZ8-2002 诊断标准，主要有三大征候群：①胆碱能神经危象；②中间期肌无力综合征；③迟发性多发性神经病。

1. 胆碱能危象　主要表现：①毒蕈碱样症状：主要为副交感神经兴奋所致，表现为平滑肌痉挛和腺体分泌增加，如恶心、呕吐、腹痛、多汗、心率减慢、瞳孔缩小、支气管痉挛、分泌物增加及肺水肿等。②烟碱样症状：主要表现为横纹肌兴奋，出现全身肌纤维颤动，最后出现肌力减退和瘫痪。呼吸肌麻痹可以出现周围性呼吸衰竭。③中枢神经系统症状：主要表现为头晕、疲乏无力、共济失调、烦躁不安、谵妄、抽搐及昏迷。

2. 中间期肌无力综合征（IMS）　少数患者在急性中毒后 1~4 天，胆碱能危象基本消失且意识清晰，出现肌无力为主的临床表现者。轻型：具有下列肌无力表现之一者：①曲颈肌和四肢近端肌肉无力，腱反射可减弱；②部分脑神经支配的肌肉无力。重型：在轻型基础上或直接出现下列表现之一者：①呼吸肌麻痹；②双侧第Ⅸ对第Ⅹ对脑神经支配的肌肉麻痹造成上气道通气障碍者。

3. 迟发性多发性神经病　在急性中毒后2~4周左右，胆碱能症状消失，出现感觉、运动型多发性神经病。神经肌电图检查显示神经源性损害。CHE可以正常。

中毒的分级：①轻度：以毒蕈碱样和中枢神经系统症状为主，头晕、恶心、呕吐、多汗、瞳孔缩小。CHE：50%~70%；②中度：伴有烟碱样症状，肌束颤动（胸大肌、腓肠肌）、呼吸困难、流涎、腹痛、步态不稳，意识清楚。CHE：30%~50%；③重度：出现昏迷、肺水肿、呼吸肌麻痹、脑水肿其中之一者。CHE<30%。

（三）实验室检查

1. 血胆碱酯酶测定　为特异性指标。试纸法正常值为100%，50%~70%为轻度，30%~50%为中度，<30%为重度。另外还有全血胆碱酯酶测定和红细胞胆碱酯酶测定等检测方法。

2. 尿中有机磷杀虫药分解产物测定有助于诊断。

3. 肌电图检查　有助于中间期肌无力综合征及迟发性多发性神经病的诊断。

4. 毒物不清时，可将残余毒物送至毒物鉴定中心鉴定品种。

【治疗】

有机磷农药中毒往往病情重，变化快，抢救工作必须分秒必争。在正确诊断的前提下，应迅速清除毒物，以解毒、预防、控制呼吸衰竭、脑水肿为重点。在综合治疗措施的基础上，抓住关键，突出重点，制定有效的可行性方案。

（一）清除毒物

1. 由皮肤吸收引起的中毒者，应立即去除被污染的衣物，用4%碳酸氢钠或温肥皂水彻底清洗被污染部位。眼部污染者，应迅速用清水、生理盐水或2%碳酸氢钠溶液冲洗，洗后滴入1%阿托品。

2. 口服中毒者，立即用清水、2%~5%碳酸氢钠或1∶5000高锰酸钾溶液（对硫磷禁忌）反复洗胃，总量一般10L，或直至洗出液无农药味为止。对服毒超过6小时并有下列情况者仍应坚持洗胃。

（1）6h前未曾洗胃者。

（2）洗胃后在抢救过程中胆碱酯酶活性继续下降者。

（3）虽经洗胃但抽出的洗胃液仍有大蒜臭味者。

（4）经足量用药各种症状及并发症未见好转者。

（5）经抢救病情一度好转或神志清醒，但短时间内再昏迷或肺水肿再度出现者。

目前认为，无论中毒时间长短，病情轻重，均应洗胃。由于有机磷农药导致胃潴留等原因，部分患者在中毒后24小时甚至48小时胃内仍有毒物。由于重度有机磷农药中毒时，摄毒量大，时间久，故首次洗胃后应保留洗胃管12~24小时，每隔2~4小时吸出胃内容物后，再用上述洗胃液2000ml反复冲洗。另外洗胃后可从胃管中灌入活性炭混悬液，并给硫酸镁或硫酸钠 30%~60g导泻。

（二）特效解毒剂的应用

1. 胆碱酯酶复活剂　肟类化合物的肟基能与磷原子结合，使胆碱酯酶恢复活性。对中毒后24~48h已老化的CHE无复活作用，但不能局限于时间，如果患者症情未改善，可用5~7天或以上。

常用的有：碘解磷定、氯解磷定、双复磷、双解磷等。一般多用氯解磷定、双复磷。

主要作用：对解除烟碱样症状作用明显，对内吸磷、对硫磷、甲胺磷、甲拌磷效果好，对敌百虫、敌敌畏效果差，对乐果、马拉硫磷可疑，对老化的胆碱酯酶无效。对复能剂有效的有机磷杀虫剂中毒，除要尽早应用外，应根据中毒程度，给予合理的剂量和应用时间。

副作用：①神经系统症状：头晕、视物模糊、癫痫样发作等；②消化系统症状；③心血管系统症状：期前收缩、传导阻滞等。

用法：

碘解磷定：0.4~1.2/次，iv，必要时可重复给药。

氯解磷定：作用快、强，相当于解磷啶1.5倍。首次用量轻度0.5~0.75g，中度0.75~1.5g，重度1.5~2.0g，iv或im，可根据病情重复给药，可首次给半量。每日用量不超过12g。

解磷注射液：含阿托品3mg、氯解磷定400mg、苯那辛3mg，可以半支~2支/次，im，2~4小时重复一次。

双复磷：首次用量轻度0.25~0.5g，中度0.5~0.75g，重度0.75~1.0g，iv或im，可根据病情重复给药。

2. 抗胆碱药　与乙酰胆碱竞争胆碱受体，阻断乙酰胆碱对副交感神经和中枢神经毒蕈碱样受体的作用。对烟碱样症状无效。

常用的有阿托品、山莨菪碱(654-2)、东莨菪碱。

用法：

阿托品：①轻度：1~2mg/次，iv，1~2h一次；②中度：2~4mg/次，iv，30~60min一次；③重度：5~10mg/次，iv，10~30min一次。根据阿托品化调节用量及用法。目标CHE恢复至50%~60%。

东莨菪碱：0.6~2.0mg+5%葡萄糖500ml，持续静滴，可以减少阿托品用量及用药次数，减少呼吸衰竭的发生。

阿托品化：有机磷杀虫药治疗中的观察指标，指应用阿托品后出现瞳孔散大、皮肤干燥、颜面潮红、肺部啰音消失及心率加快。

有机磷杀虫药中毒的治疗应该迅速达到阿托品化，阿托品化以后，减少阿托品用量，维持阿托品化，一旦出现高热、神志模糊、躁动不安、抽搐、昏迷及尿潴留，应考虑到阿托品过量，减量应用或停用阿托品。

（三）对症治疗

1. 治疗呼吸衰竭　立即使用呼吸机进行机械通气。

2. 维持循环功能　重度有机磷中毒患者循环障碍主要表现在三个方面，即心律失常、休克和心搏停止。因此应针对不同病因采用有效的治疗方法。

3. 输新鲜血或换血疗法　可补充有活性的胆碱酯酶，用于重度中毒及血胆碱酯酶活性恢复缓慢者。输血200~400ml/次，换血量以1500ml/次为宜。

4. 血液灌流　是将患者血液引入装有固态吸附剂的灌流器中，以清除血液中有机磷农药。常用于重度中毒，将大大减少解毒剂用量与防止反跳的发生。

5. 减轻脑水肿、肺水肿　应用甘露醇、糖皮质激素。

6. 对症支持疗法　注意水电解质与酸碱平衡，防治感染等。

【常见误区】

(一)过度追求阿托品化

1. 原因及机制 阿托品能竞争性阻断M胆碱能受体,作用维持时间为3~4h,对腺体、眼、平滑肌、心脏、中枢等有兴奋作用。过量的阿托品可因解除迷走神经对心脏的抑制作用,引起心室率加快,心肌氧耗增加,严重者可出现室颤。同样过大的剂量也会对中枢系统带来影响,出现幻觉、谵妄、烦躁、惊厥等中枢兴奋症状,严重者由兴奋转为抑制,出现昏迷和呼吸机麻痹而致死。

2. 应对措施 治疗中我们要注意阿托品的用量,降低阿托品中毒发生率。不能过分的快速追求阿托品化而过大的增加剂量,有研究认为小于8h达到阿托品化比较好。对于阿托品化的观察,可以采用"阿托品化定量观察各项指标记分表"(表12-2-1),<6分为阿托品不足,应加大阿托品用量,6~9分已达阿托品化,应控制阿托品用量,>9分,应警惕阿托品过量或中毒,将阿托品减量。阿托品化后应适当减量、延长用药间隔时间。在给药方式上,微泵持续给药在一定程度上优于传统间歇给药。此外也有研究认为,在充分洗胃、导泻、血液灌流等清除毒物的治疗基础上,复能剂的重要性要大于抗胆碱能药,可以不强调阿托品化,如患者出现大汗、流涎,给予阿托品1~5mg,让患者处于无明显多汗、流涎、轻微口渴的状态。如发生阿托品中毒,解救方法主要是对症处理。

表12-2-1 阿托品化定量观察各项指标记分表

项目	记分标准					
口干程度	口腔分泌物较多	-2	口腔分泌物较少	2	口唇干裂、舌苔干燥	3
皮肤	湿润或大汗淋漓	-2	红润或干燥	2	皮肤绯红、发烫	3
心率	<70次/min	0	70~100次/min	1	>100次/分	2
神志	嗜睡、模糊、昏迷	0	清醒	1	小躁动、谵妄或再昏迷	2
瞳孔	<3.0mm	0	3.0~5.0mm	1	>5.0mm	2
体温	<37℃	0	37~38℃	1	>38℃	2
肺部啰音	有	0	无	1		

(二)不能症状好转就结束治疗,注意迟发效应

1. 原因及机制 有机磷中毒患者可能出现反跳、猝死、中间综合征和迟发性多发性神经病。

(1)由于毒物清除不彻底,造成毒物再次被吸收,或者阿托品等抗胆碱药应用剂量过大、时间过长,破坏胆碱能神经末梢释放乙酰胆碱的调节和抑制胆碱酯酶活力,导致乙酰胆碱释放增加和大量积累而出现反跳现象。

(2)有机磷农药和过量的阿托品对心脏的有害作用与猝死发生有关。有机磷中毒后,心脏的胆碱酯酶活性被抑制,蓄积的乙酰胆碱作用于心脏M_2受体,使心收缩力减弱并有心率减慢、心律不齐等。有机磷毒物对心肌有直接损害作用,可使心肌发生形态学改变,中毒性心肌病发病率高,它与干扰心肌细胞膜离子通道作用相关。

(3)中间型综合征一般多见于中毒后1~4天,严重时可导致呼吸肌麻痹,最终死于呼吸功能衰竭。机制可能因为有机磷中毒使胆碱酯酶活性被抑制,导致乙酰胆碱长时间存在于神经肌肉接头处,使得位于突触后终板膜上的烟碱型乙酰胆碱受体因持续兴奋而失活,随

后阻断了乙酰胆碱受体通道，突触后乙酰胆碱释放减少，造成神经肌肉接头传递障碍，导致肌无力，而氧化应激损害所致肌损伤则可能参与并进一步加重了肌无力。

（4）迟发性多神经病多发生在中毒后 2~4 周，主要是由于有机磷农药抑制神经靶酯酶，使其老化所致，其病理表现为周围神经和脊髓长束轴索变性，继发脱髓鞘样变，引起迟发型神经毒作用。

2. 应对措施

（1）充分洗胃，清除毒物。

（2）尽快使用复活剂，控制阿托品等抗胆碱能药物的用量和使用时间。

（3）注意生命体征监护，定期监测胆碱酯酶、心肌酶等。

（4）积极对症处理，可适当预防性治疗，如营养心肌、神经药物、糖皮质激素等使用。

（5）积极治疗，使胆碱酯酶活性恢复并稳定在 60%以上。

（6）告知病人及家属迟发性病变的可能性及预防措施。

（三）洗胃不能只洗一次

1. 原因及机制　洗胃是清除毒物的主要方法，越少的毒物被吸收，则抢救的成功率就越高，但洗胃不是 1 次就好。因为：①胃黏膜皱襞丰富，毒物极易残留，1 次性洗胃很难清洗干净；②由于阿托品会使幽门括约肌松弛等原因，肠内毒物可能会反流入胃；③有机磷农药为脂溶性农药，口服后多潴留在胃腔内，可被胃上皮细胞吸收并储存，当胃腔内有机磷农药含量降低时，其重新分泌入胃腔，形成有机磷农药的“胃肠道-血浆-胃肠道循环”，而重新分泌的有机磷为氧化型，毒性更大；④农药吸收入血后，在肝脏进行生物转化，一部分通过肝静脉进入血液循环，另一部分随胆汁排入肠道，重新吸收入血，形成“肠肝循环”造成二次中毒。

2. 应对措施　在第 1 次洗胃后，留置胃管，建议胃管深度在 55~70cm，使得胃管充分进入胃内，提高洗胃效果。第 1 天每隔 2~4h 洗胃 1 次，可用生理盐水或清水，每次注入量约 300ml 左右抽出洗胃液，避免过大注水造成洗胃液进入肠道，每次总量 2500~5000ml，或至洗胃液清澈无味。洗胃后接负压吸引。第 2~3 天可改为每 6~8h 洗胃 1 次。胃管保存至患者症情好转，胆碱酯酶活力恢复至 60%可停止洗胃。

（熊旭东）

第三章

拟除虫菊酯类杀虫药中毒

拟除虫菊酯类是模拟天然除虫菊素的化学结构，用人工合成的拟除虫菊酯类杀虫药(pyrethroide insecticides)。对光、热稳定，在碱性环境中易分解失效。包括溴氰菊酯(敌杀死)、氰戊菊酯(速灭杀丁)、氯氰菊酯(兴棉宝、灭百可、安绿宝)等。这类杀虫药的特点是对昆虫的杀灭力大而对人畜毒性很小。主要通过消化道和呼吸道吸收，吸收后迅速分布于全身，主要在肝脏代谢。对人畜毒性主要作用于中枢神经系统的锥体外系统、小脑、脊髓和周围神经，其作用机制尚未明确。

【病因】

急性中毒主要在生产加工和使用过程中接触大量本类杀虫药或自服、误用所致。

【诊断要点】

(一) 接触史

短期密切接触较大量拟除虫菊酯史，生产性中毒者往往发生于田间施药时缺乏个人防护，导致污染衣裤及皮肤后发生急性中毒。

(二) 潜伏期

生产性中毒者出现症状的时间为喷药后1~48h，多数在4~6h出现。首发症状多为面部皮肤灼痒或头昏。口服中毒者多于10分钟至1h后出现症状，主要为上腹痛、恶心、呕吐等。

(三) 临床表现

1. 皮肤黏膜反应　接触后迅速出现瘙痒感、紧缩感，少数可见畏光、流泪、眼睑红肿及红色丘疹或大疱样的皮肤损害，多见于面颊部，出汗或遇热水时加重，脱离接触24h内自行消退。

2. 急性中毒分级

轻度中毒：除上述临床表现外，出现明显的全身症状包括头痛、头晕、乏力、食欲减退及恶心、呕吐并有精神萎靡、口腔分泌物增多，或肌束震颤者。

重度中毒：除上述临床表现外，具有下列一项者，可诊断为重度中毒：①阵发性抽搐；②重度意识障碍；③肺水肿。

(四) 实验室检查

尿中检出拟除虫菊酯原形或其代谢产物。

【病情判断】

该类农药对人畜毒性较小，绝大多数中毒者预后良好。但出现肺水肿、昏迷或与有机磷农药混合中毒时预后相对较差。

【治疗】

（一）生产性中毒者，应立即脱离现场

用清水或肥皂水反复清洗污染的皮肤，口服中毒者宜用2%碳酸氢钠或清水彻底洗胃。

（二）镇静和解痉

选用地西泮5~10mg或苯妥英钠0.1~0.2g肌注。

（三）解毒治疗

无特效解毒药可用，中枢性肌松剂（如美索巴莫、唛酚生、贝克洛芬等）、阿托品、丹参类注射液可试用。

（四）对症处理

患者应适量补液。若呼吸困难或发绀者吸氧。选用有效抗生素防治感染。可适当使用糖皮质激素。

（熊旭东）

第四章

杀虫脒中毒

杀虫脒(chlordimeform)是一种高效广谱有机氮农用杀虫剂,微溶于水,易溶于水和乙醇,在酸性和中性介质中稳定,遇碱水解破坏。它可经口、皮肤和消化道侵入机体。它在动物体内代谢和排出迅速,在组织内无明显蓄积。中毒机制比较复杂,杀虫脒可以抑制单胺氧化酶造成脑内5-羟色胺浓度升高,体内主要代谢产物氯邻甲苯胺与血红蛋白结合形成高铁血红蛋白血,杀虫脒及其代谢产物能损害泌尿系统。

【病因】

急性杀虫脒中毒主要是由于生产过程中喷洒农药时未穿防护衣裤、戴口罩、喷洒器渗漏和杀虫脒成品包装工人防护手套破漏,可导致大量杀虫脒污染皮肤和由呼吸道侵入;误服或自服25%杀虫脒原液时均可造成杀虫脒急性中毒。

【诊断要点】

(一)病史

患者短期内明确有大量杀虫脒污染皮肤和呼吸道吸入者,或有自服、误服杀虫脒原液史。

(二)临床表现

临床上出现意识障碍、发绀和出血性膀胱炎为主要症状。

1. 轻度中毒　有头昏、头痛、乏力、胸闷、恶心、嗜睡、轻度发绀等症状,此时血高铁血红蛋白量占血红蛋白总量的30%;患者可有镜下血尿;或有轻度中毒性心脏病表现,如一度房室传导阻滞、轻度ST-T改变,频发期前收缩等。

2. 中度中毒　患者上述症状加重,出现浅昏迷;有中度中毒性心脏病表现,心电图如心房颤动或扑动、二度房室传导阻滞、心肌损伤改变等;及化学性膀胱炎症状,有尿频、尿急、尿痛症状,伴血尿;血高铁血红蛋白占血红蛋白总量30%~50%。

3. 重度中毒　上述症状继续加重出现深昏迷;持续性心率减慢、休克;呼吸衰竭、心脏衰竭,心电图出现如心室颤动或扑动、三度房室传导阻滞,患者出现心源性休克或充血性心力衰竭,心脏性猝死等。部分患者还会出现肺水肿,脑水肿,上消化道出血,急性肾衰竭,溶血性贫血等。此时血高铁血红蛋白超过血红蛋白总量50%以上。

(三)实验室检查

1. 尿中杀虫脒及其代谢产物4-氯-邻甲苯胺增高(正常值为0.02±0.025mg/L);并可出现红细胞、白细胞、蛋白和管型。

2. 血高铁血红蛋白总量增高,急性中毒时一般超过10%以上。

3. 严重中毒时血清单胺氧化酶降低,少数患者丙氨酸氨基转移酶(ALT)升高。

4. 心电图可出现S-T段下移、T波改变、心律失常及Q-T间期延长。

【病情判断】

多数患者预后良好，少数重症患者出现肺水肿、急性肾衰竭、上消化道出血、溶血性贫血、弥散性血管内凝血、心力衰竭、呼吸衰竭、脑病等临床表现时，则预后较差。

【治疗】

（一）立即脱离现场

脱去污染衣服，用肥皂水清洗污染的皮肤。若系口服，应用2%碳酸氢钠或清水洗胃。

（二）小剂量亚甲蓝可使高铁血红蛋白还原成二价铁的血红蛋白

因此，当出现由于高铁血红蛋白血症引起的发绀时可采用。一般每公斤体重用量为1~2mg，溶于50%葡萄糖液20~40ml缓慢静注，必要时在1~2小时后重复注射半量或全量一次，每日用量不超过600mg，维持使用48~72小时直至呼吸改善，发绀消失。维生素C、辅酶A及葡萄糖能增强其效果。

（三）出血性膀胱炎者

应用5%碳酸氢钠静脉点滴以碱化尿液并予以酚磺乙胺（止血敏）等治疗。

（四） 心血管功能障碍者用儿茶酚胺类强心药物（如多巴胺、间羟胺等）纠正休克，并给予纠正心律失常药物和心肌营养剂。

（五） 对脑水肿、肺水肿、昏迷患者可用糖皮质激素、甘露醇、呋塞米等。

（六） 对症及支持疗法，防治感染和其他并发症。

（熊旭东）

第五章

有机氯农药中毒

有机氯杀虫剂(chlorinated hydrocarbon pesticides)是一种含有机氯元素的有机化合物。根据是否以苯或环戊二烯为原料分为两大类。可分为:①氯化苯制剂(六六六、滴滴涕);②环戊二烯类及有关化合物(如氯丹、七氯、狄氏剂、艾氏剂及硫丹、毒杀芬及其有关化合物);以松节油为原料的莰烯类杀虫剂和以萜烯为原料的冰片基氯也属有机氯农药。纯品多为结晶或黏稠液体,不溶于水,易溶于有机溶剂和脂类,化学性质稳定。在土壤中半衰期长达数年,在人体内不易被破坏。主要通过呼吸道、皮肤和消化道侵入人体,对脂肪和类脂质有特殊的亲和力,可在体内长期蓄积。其排出途径以肾、肠道为主,亦可由乳腺、皮脂腺少量排出。各种有机氯杀虫剂中毒表现基本相似,主要损害中枢神经系统并损害和肝、肾、心脏等实质性器官。

【诊断要点】

(一)接触史

存在密切接触有机氯杀虫剂,或自服、误服该农药史。

(二)临床表现

1. 潜伏期　口服中毒一般经1~2小时出现症状。经皮肤和呼吸道中毒者可迅速出现相关临床表现,污染眼部的可出现眼部的剧痛、流泪、畏光;皮肤接触相应部位可出现瘙痒、烧灼感、红肿、水疱等接触性皮炎表现;呼吸道吸入者可出现咳嗽、咽痛,严重者有肺水肿表现。

2. 轻度中毒　主要表现乏力、精神不济、头痛、头昏、恶心、呕吐、上腹痛。

3. 中度中毒　主要表现剧烈呕吐、出汗、流涎、视力模糊、肌肉震颤、抽搐、心悸、昏睡等。

4. 重度中毒　表现共济失调、癫痫样抽搐、昏迷、发热、血压下降、呼吸衰竭。

5. 心肌损害　可表现心悸、心前区疼痛、心律失常,严重者可发展为出现致命的心室颤动。

6. 病程中可有肝肾功能损害。

(三)实验室检查

胃内容物、尿中检出氯化烃类杀虫剂或其衍生物。

【治疗】

(一)吸入或经皮肤侵入者

应立即脱离现场,脱去污染衣服,用肥皂水清洗污染的皮肤,眼部接触者可用2%碳酸氢钠溶液冲洗结膜。皮肤灼伤者,用2%碳酸氢钠溶液冲洗后局部用氢化可的松软膏涂敷。

(二)口服中毒者

立即催吐、洗胃,洗胃液用2%碳酸氢钠溶液,并给予硫酸镁导泻,忌用油类泻剂,以免增加毒物吸收。活性炭能促进这类杀虫剂排出。

（三）控制抽搐、对症与支持疗法

保持安静，避免强光刺激，对惊厥抽搐患者使用地西泮5～10mg缓慢静推（5mg/min），必要时10～15分钟后重复，总量不超过30mg；苯巴比妥0.1～0.2g/次肌注，必要时4～6小时后重复一次、；水合氯醛10%溶液15～20ml稀释1～2倍后灌肠等。反复抽搐者可以使用20%甘露醇快速滴注，可消除脑水肿，促进毒物排泄。注意保持呼吸道通畅，予以吸氧，出现呼吸衰竭者需予以呼吸机支持通气，同时要注意保护肝肾功能。

（四） 忌用肾上腺素及其他交感神经兴奋剂，以免使受损心肌发生心室颤动。

（熊旭东）

第六章

百草枯中毒

百草枯(paraguat)又称对草快、敌草快、克芜踪,为联吡啶类化合物。白色粉末,无挥发性,易溶于水,稍溶于丙酮和乙醇,在碱性介质易水解,常用制剂为20%蓝色水溶液,是使用最为广泛的除草剂之一。可经皮肤、呼吸道和消化道吸收。吸收后,通过血液循环几乎分布于所有组织和器官,肺中浓度较高。百草枯对人的毒性极强,目前缺乏特效解毒药,中毒后病死率较高。一般成人口服致死量约为2~6g或20%水溶液5~15ml。百草枯中毒的机制目前尚不完全清楚。一般认为它是一电子受体,作用于细胞内的氧化还原反应,生成大量活性自由基,引起细胞膜脂质过氧化,造成组织细胞的氧化性损害,口服百草枯2小时后即可达血浆浓度高峰,其与血浆蛋白结合率较低,15~20小时后血浆浓度开始下降。由于肺泡细胞对百草枯具有主动摄取和蓄积特性,故百草枯易浓聚于肺组织,肺脏损伤为最突出表现。

【诊断要点】

(一) 病史

通常有确切的百草枯接触及服用史,有自杀倾向者需家属密切配合寻找相应的中毒证据。

(二) 消化系统损伤

表现在口服中毒者有口腔、咽喉部及食管溃烂,严重患者可有消化道穿孔。患者可出现恶心、呕吐、腹痛、腹泻、便血等症状。部分患者出现中毒性肝病及急性胰腺损伤。

(三) 呼吸系统损害

表现有胸痛、咳嗽、咳痰、呼吸困难,大剂量服毒者,表现为进行性呼吸困难、发绀,24h内出现肺水肿,严重者可因急性呼吸窘迫综合征死亡。该药致肺纤维化作用强,一些患者在急性中毒症状控制后,肺部病变可继续发展,肺纤维化常在第5~9天发生,2~3周达高峰,最终因肺纤维化、呼吸衰竭而死亡。患者胸部平片和CT检查,在早期(1周内)表现为双肺弥漫性改变,肺纹理增多、肺野透亮度减低,斑片状阴影,毛玻璃样变,肺间质炎性变,严重者双肺广泛高密度影,呈“白肺”;在中期(1~2周),患者胸部影像表现为双肺大片实变,有时会伴有气胸;2周后患者胸部影像表现为双肺弥漫性网状纤维化,有时会伴有肺不张及支气管扩张。

(四) 中枢神经系统障碍

一般百草枯中毒患者意识清楚,可出现头痛、头晕,大剂量严重中毒者可出现意识障碍表现为谵妄、嗜睡、昏迷,伴有肢体抽搐、幻觉等。

(五) 少数严重患者可发生心肌损害及急性肾衰竭

患者可表现为循环衰竭、恶性心律失常,血尿、蛋白尿、少尿、无尿、血肌酐、血尿素氮进行性升高。

(六) 该药有刺激性,皮肤和双眼接触可发生接触性皮炎,眼结膜、角膜灼伤。

【治疗】

目前百草枯中毒患者无特效的解毒药物救治,但积极的抢救治疗仍能够有效降低中毒患者的死亡率。

(一) 对于有皮肤污染者

首先要脱除衣物,用肥皂水彻底清洗。眼睛污染者,要用流动的清水清洗,条件许可先可用2%碳酸氢钠液冲洗后再用清水冲洗,时间超过15分钟。

(二) 口服中毒者

应立即催吐、洗胃、导泻。洗胃液不少于5L,洗胃液可选用2%碳酸氢钠液、清水,直至洗出液无色无味。本品有腐蚀性,洗胃操作时要小心尽量减少操作造成的二次损害,洗胃后可用活性炭或15%的白陶土等吸附剂。

(三) 目前尚无特效解毒剂

血液灌流对它的清除率是血液透析的5~7倍,最好在服药后24小时内进行,越早进行越好,每天1次,持续1周左右。心、肾功能允许的条件下可适量补液,应用利尿剂促进毒物排泄。

(四) 早期应用肾上腺糖皮质激素、氧自由基清除剂维生素C(5~10g/d)、还原型谷胱甘肽(1.8~2.4g/d)及维生素E。

(五) 药物普萘洛尔

可与结合于肺组织的毒物竞争性结合,有利于毒物释放,用量为10~30mg/d。

(六) 百草枯中毒患者的氧疗需谨慎

只有出现明显的缺氧表现时才考虑予以低浓度吸氧,原因是高浓度吸氧将加剧氧自由基形成导致肺部损害及肺纤维化加重。

(七) 对症及支持疗法

使用抑酸剂保护消化道黏膜,无消化道穿孔者早期予以流质饮食,保护口咽部损伤创面,保护好心、肺、肝、肾功能,防止肺水肿的发生。

(熊旭东)

第七章

敌鼠中毒

敌鼠(diphacinone)又名双苯杀鼠酮,无臭黄色结晶,不溶于水,其钠盐溶于热水,敌鼠钠盐,为第一代香豆类抗凝血灭鼠剂,化学结构与双香豆类相似,发挥毒性作用相对较慢,常需使用数天后起效。市售剂型主要为1%敌鼠粉剂和2%敌鼠钠盐,在体内竞争性抑制维生素K,从而影响凝血酶原和第Ⅱ、Ⅴ、Ⅶ、Ⅸ、Ⅹ等凝血因子的合成,使出凝血时间延长,并可直接损伤毛细血管壁,使管壁通透性和脆性增高,从而导致出血,属高毒性农药,人口服0.16g以上可发生中毒。

【诊断要点】

(一) 明确的毒物接触及服用史有助于快速诊断

临床上有出血征象,凝血酶原时间及部分凝血活酶时间延长,血红蛋白降低,血小板一般正常,排除重症肝炎及肝硬化,流行性出血热后要高度怀疑抗凝血杀鼠药中毒可能。

(二) 潜伏期长

敌鼠可经胃肠道、呼吸道及皮肤吸收,体内代谢缓慢,半衰期长达15天甚至更长,通常以经口中毒为主,一般在服毒后1~3天出现出血征象。

(三) 口服急性中毒者

数小时后表现恶心、呕吐、食欲减退及精神不振。一般于服毒后第三天开始,表现鼻出血、牙龈出血、咯血、便血、尿血、阴道出血、皮下出血等;脑及蛛网膜下腔出血时,可出现头痛、呕吐、颈项强直,重者肢体瘫痪,颅内高压,血性脑脊液;眼底出血时,出现视力模糊甚至失明;患者还可有关节痛、腰痛、腹痛、肠鸣音亢进、低热;严重者可发生休克或昏迷;少数患者有低热及肝肾功能损害。

(四) 皮肤紫癜

呈斑丘疹及疱疹样,颜色淡红色到深紫蓝色,压之不褪色,有的融合成片,边界模糊不清,大小不一。

(五) 凝血酶原时间及部分凝血活酶时间延长,血红蛋白可降低。尿红细胞及大便隐血可阳性,而血小板一般正常。

(六) 怀疑敌鼠中毒者取可疑食物、呕吐物、胃内容物作毒物鉴定有助确诊。

【治疗】

(一) 中毒者

立即催吐,用高锰酸钾溶液或清水洗胃,禁用碳酸氢钠溶液,然后用硫酸镁导泻。

(二) 特殊治疗

维生素 K_1 是特效对抗剂,视病情及凝血酶原时间决定用药。轻症患者肌注维生素 K_1,

每次 10~20mg，每日三次。严重病例可用首剂 10~20mg 静脉注射后，40~50mg 加入 5%葡萄糖注射液稀释后缓慢静注或静滴，必要时 6 小时后重复一次，每日总量可用至 120mg，连续用药 7~14 天，直至出血停止、凝血酶原时间恢复正常。维生素 K_3、K_4、肾上腺色腙（安络血）、氨甲环酸对敌鼠钠盐中毒所致的出血无效。

（三）对症治疗

肾上腺糖皮质激素能改善毛细血管通透性及血管张力，增强机体的应激性。轻者口服，重者可用氢化可的松 100~300mg 或地塞米松 10~20mg 加入 5%~10%葡萄糖液中静滴。应用足量维生素 C。注意保护肝肾功能，对脑、肺及消化道出血积极采取相应措施处理。

（四）出血严重者

可输新鲜血、凝血酶原复合物、凝血因子Ⅶ以迅速纠正凝血功能障碍。严重失血者可输注红细胞悬液或全血以纠正贫血及失血性休克。

【常见误区】

敌鼠中毒起病隐匿，病程漫长，易导致诊治失误。

（一）原因及机制

敌鼠结构类似于维生素 K，进入人体后与维生素 K 形成竞争性抑制，可造成维生素 K 依赖的凝血因子合成减少，影响人体的凝血功能，导致出血的发生，敌鼠主要影响人体凝血酶原及凝血因子Ⅱ、Ⅶ、Ⅸ、Ⅹ等凝血因子，这些凝血因子在人体内半衰期较长，其中凝血因子Ⅶ的半衰期为 4~6 小时，凝血因子Ⅸ半衰期为 16~39 小时，凝血因子Ⅹ半衰期为 30~34h，凝血因子Ⅱ半衰期为 36~72 小时，所以中毒者常在中毒数天后出现出血表现，1 周左右发生广泛的出血，食用敌鼠中毒的老鼠肉而导致的中毒者更不易诊断。

（二）应对措施

临床上对于有出血征象，血小板正常，PT 及 APTT 延长的凝血功能障碍者，不论有无敌鼠药物接触史，排除重症肝病后，均需考虑敌鼠中毒可能，需仔细询问病史，行诊断性维生素 K_1 治疗，治疗有效均应考虑敌鼠中毒可能，必要时可送血、尿及胃内容物进行毒物检测，一旦检测出相应成分即可明确诊断，要注意维生素 K_1 是敌鼠中毒患者的特效拮抗剂，维生素 K_3、维生素 K_4、肾上腺色腙（安络血）、氨甲环酸对敌鼠中毒所致的出血无效。

（熊旭东）

第八章

毒鼠强中毒

毒鼠强(tetramine)又名没鼠命、四二四、四次甲基二砜四胺,属于剧毒农业杀鼠剂,为非抗凝血杀鼠剂,无特效解毒剂。白色粉末,无味,不溶于水。主要通过消化道及呼吸道吸收。剧毒,大鼠经口 LD_{50} 小于 1mg/kg。轻度中毒<50ng/ml;中度中毒 50~100ng/ml;重度中毒>100ng/ml。毒鼠强是一种中枢神经系统刺激剂,具有强烈的脑干刺激作用。由于难以在自然界中分解,所以可造成二次药害,已被禁止使用。

【诊断要点】

(一)病史

有毒物接触或食入史,或集体不明原因的出现典型的临床表现。

(二)临床表现

发病急,口服中毒者一般于数分钟至 30 分钟发病。表现为头痛、头晕、胸闷、心悸、恶心、呕吐、上腹烧灼感、躁动不安。特征性表现为阵发性强直性抽搐,类似癫痫大发作,发作时可伴意识丧失、口吐白沫、尿失禁,可因剧烈抽搐导致呼吸衰竭、死亡。一般抽搐症状在 3~10 天后缓解,或间隔一段时间后又发作。可有不同程度的精神症状。

(三) 对剩余的饭菜、呕吐物、胃内容物及患者的血、尿进行毒物分析可以确诊。部分患者心电图显示窦性心动过缓、心肌损伤或缺血表现,如 ST 段抬高或下移、QT 间期延长、T 波低平或倒置。心肌酶不同程度升高。部分患者可有肝功能异常。脑电图有不同程度的异常,病情好转后可以恢复正常。

【治疗】

(一)口服中毒者

立即催吐、洗胃、导泻、利尿。

(二)生产性中毒者

应尽快脱离现场。

(三)对症与支持疗法

抽搐时应用苯巴比妥钠、地西泮等止痉剂(注意呼吸抑制;重度中毒者因上述治疗无效而仍有抽搐,选用阿曲库铵及维库溴铵(万可松),使用时必须予呼吸机辅助通气)。昏迷者应注意防治脑水肿。防治中毒性心肌损害。

(四) 血液灌流对毒鼠强中毒有肯定疗效。

(熊旭东)

第九章

氟乙酰胺中毒

氟乙酰胺(fluoroacetamide)纯品为无臭、无味的白色结晶,挥发性小,易溶于水及有机溶剂,不溶于脂类溶剂。它可经消化道、皮肤、呼吸道吸收。进入机体后,脱去氨基转化为氟乙酸,后者可与细胞内线粒体的辅酶 A 作用,生成氟代乙酰辅酶 A,再与草酰乙酸反应,生成氟柠檬酸,后者可抑制乌头酸酶,中断正常的三羧酸循环,使丙酮酸代谢受阻,妨碍正常的氧化磷酸化过程。有机氟本身对神经系统有强大的诱发痉挛作用,故可出现神经系统症状;有机氟直接作用于心肌,导致心律失常、室颤等致急性循环障碍。在体内代谢排泄缓慢,易蓄积中毒,属高毒类农药,由于有二次药害,我国严令禁止使用。人口服 LD_{50} 为 2~10mg/kg。

【诊断要点】

(一) 潜伏期

一般为 10~15 小时,严重中毒者可在 30~60 分钟内发病。早期以心肌损害为主,晚期以肝、肾受损严重。

(二) 神经系统

氟乙酰胺中毒最主要表现为头痛、头晕、乏力、四肢麻木、易激动、肌肉震颤等。随着病情发展,出现不同程度意识障碍及全身阵发性、强直性抽搐,反复发作,常导致呼吸衰竭而死。部分患者可有谵妄、语无伦次。

(三) 消化系统

口服中毒者常有恶心、呕吐、甚至呕血、食欲减退、流涎、口渴、上腹部烧灼感。

(四) 心血管系统

早期表现、心动过速,严重者有心肌损害、心律失常、甚至心室颤动、血压下降。心电图显示 QT 间期延长、ST-T 改变。早期心肌酶谱可见肌酸激酶、天冬氨酸氨基转移酶升高。

(五) 呼吸系统

呼吸道分泌物增多、呼吸困难。

(六) 实验室检查

①血氟、尿氟含量增多;②血钙降低、血酮增加;③口服中毒患者,从呕吐物或洗胃液中检测出氟乙酰胺。

【治疗】

(一) 皮肤污染者

用清水彻底清洗,更换污染衣服。

(二) 口服中毒者

立即催吐,继之用 1∶5000 高锰酸钾溶液或清水彻底洗胃,再用硫酸镁或硫酸钠 20~30g

导泻。为保护消化道黏膜，洗胃后给予牛乳或生鸡蛋清或氢氧化铝凝胶。

（三）乙酰胺

乙酰胺是特效解毒剂，成人每次 2.5~5.0g，2~4 次/天肌注，首次量为全日量的一半。重症患者一次可给 5~10g（因其对局部组织刺激性大，与 2%普鲁卡因混合注射），一般用药 5~7 天。

（四）乙醇治疗

在没有乙酰胺的情况下，可用无水乙醇 5ml 溶于 100ml 葡萄糖液中静脉滴入，每日 2~4 次。

（五）对症与支持疗法

重点是控制抽搐发作，可选用地西泮或苯巴比妥钠等。昏迷患者应注意防治脑水肿，早期足量应用纳洛酮，心肌损害者用 1-6-二磷酸果糖及能量合剂等。

（熊旭东）

第十章

急性一氧化碳中毒

一氧化碳(carbon monoxide,CO)为无色无味无刺激性的气体,其中毒亦称煤气中毒。CO进入机体后,与血红蛋白结合成稳定的碳氧血红蛋白(HbCO)。HbCO无携氧能力,CO与Hb的亲和力比氧与Hb的亲和力大300倍。HbCO一旦形成,其解离又比氧合Hb(HbO_2)慢3600倍,且HbCO的存在还抑制HbO_2的解离,阻碍氧的释放和传递,导致低氧血症,引起组织缺氧,CO可与肌球蛋白结合,影响细胞内氧弥散,损害线粒体功能。CO还与线粒体中细胞色素结合,抑制组织呼吸。故CO系细胞原浆毒物,对全身组织均有毒性作用,而体内对缺氧最敏感的组织——脑和心脏最易遭受损害。急性CO中毒导致脑缺氧后,脑血管迅即麻痹扩张,脑容积增大。脑内神经细胞ATP很快耗尽,钠泵不能运转,钠离子积累过多,结果导致严重的细胞内水肿。血管内皮细胞肿胀,造成脑血液循环障碍,进一步加剧脑组织缺血、缺氧。由于缺氧和脑水肿后的脑血液循环障碍,可造成皮质或基底核的血栓形成、缺血性局灶性软化或坏死,以及皮质下白质广泛的脱髓鞘病变,致使一部分急性CO中毒患者,在昏迷苏醒后,有2~60天的假愈期,随后又出现多种精神神经症状的迟发性脑病。心肌对缺氧可表现为心肌损害和各类心律失常。当空气中CO浓度为0.02%,2~3小时可出现症状;浓度达0.08%,2小时即可昏迷;浓度越高,危险性愈大。

【病因】

1. 在冶金工业的炼焦、炼钢铁;在化学工业以CO为原料生产合成氨、甲醇、丙酮和光气;矿井放炮、内燃机车试车以及煤气发生炉等作业中均可能吸入高浓度CO而发生中毒。

2. 在通风不良的情况下,家用煤炉产生的CO或在通风不良的浴室内使用燃气加热器淋浴则是生活性中毒最常见的来源。

【诊断要点】

(一)有生活或生产过程中吸入一氧化碳的接触史

(二)急性中毒临床表现

1. 轻度中毒　头痛、头晕、头胀、颞部搏动感,恶心、呕吐、耳鸣、心悸、全身无力。血液HbCO含量可达10%~20%。

2. 中度中毒　上述症状加重,颜面、口唇、甲床及其他部位皮肤黏膜呈樱桃红色,呼吸困难、站立不稳、步态蹒跚、肌肉痉挛或抽搐,可意识丧失、昏迷。血液HbCO浓度可达30%~40%。

3. 重度中毒　持续深度昏迷,各种生理反射消失、大小便失禁,肌张力增强,病理反射阳性,可有高热、阵发性或持续性去皮质强直、抽搐或惊厥、脑水肿、脑疝、呼吸衰竭等。部分患者可发生心肌损害、心律失常、肺水肿、消化道出血、休克等。偶有四肢或躯干皮肤水疱、类丹毒样红肿。血液HbCO浓度可高于50%以上。

并发症:①横纹肌溶解综合征:昏迷期间肢体或躯干受自身较长时间压迫,造成受压肢体躯干肌肉组织缺血、水肿、坏死;②脑梗死:多见于中重度急性一氧化碳中毒的患者,伴偏身感觉障碍、偏瘫或单瘫、运动性失语、偏盲等;③脑出血:CT 可确诊;④痫样发作或癫痫:少数重症患者在急性期发生痫样发作,随病情好转,大部分发作缓解,个别患者遗留全面发作或部分发作样癫痫。

(三)实验室检查

1. 血液 HbCO 测定达 10%以上。HbCO 浓度与其临床表现可不一致,受脱离环境时间、院前急救是否接受氧疗等影响。

2. 脑电图检查 可见弥漫性低波幅慢波,与缺氧性脑病进展相并行。

3. 头部 CT 检查 脑水肿时可见脑部有病理性密度减低区。

4. 血清酶学检查 磷酸肌酸激酶(CPK)、乳酸脱氢酶(LDH)、天门冬氨酸转氨酶(AST)、丙氨酸氨基转移酶(ALT),当发生 ACOP 时可达正常值的 10~1000 倍。

5. 动脉血气分析 低氧血症(PAO_2 明显降低);酸碱平衡失衡。

【治疗】

(一)迅速移离现场

吸入新鲜空气或氧气,侧卧位,防治误吸,保持呼吸道通畅,注意保暖。应迅速纠正缺氧状态,吸入氧气可纠正缺氧和促使 HbCO 离解。吸入新鲜空气时,CO 由 HbCO 释放排出半量约需 4h;吸入纯氧时可缩短至 80 分钟;吸入 3 个大气压的纯氧可缩短至 25 分钟,且在此条件下吸纯氧,物理溶解氧从 0.3ml 提高到 6.6ml,此时溶解氧已可满足组织需要。故高压氧下既有利于迅速改善或纠正组织缺氧,又可加速 CO 的排出。高压氧治疗不但可以降低病死率,缩短病程,且可减少或防止迟发性脑病的发生,同时也可改善脑缺氧、脑水肿,改善心肌缺氧和减轻酸中毒。所以中、重度中毒者,应尽快应用高压氧治疗,最好在 4 小时内进行。如无高压氧可用 0.3%过氧化氢溶液 60~80ml 缓慢静注,4~6 小时可重复应用。

(二)中、重度中毒者应积极防治脑水肿

可用 20%甘露醇按 1g/kg 的剂量快速静脉滴注,每日 2~4 次,同时每日给地塞米松 10~20mg 静脉注射。给予改善脑血液循环和促进神经恢复及清除自由基的药物,包括血管扩张剂、钙通道阻滞剂、ATP、细胞色素 C、辅酶 A、维生素 B 族、维生素 E 等。

(三)对症处理

维持呼吸循环功能,加强护理,积极防治并发症,注意水电解质及酸碱平衡。

(四)对迟发性脑病者

可给予高压氧、糖皮质激素、血管扩张剂、神经细胞营养药、抗帕金森病药物,以及其他对症和支持疗法。

【常见误区】

急性一氧化碳中毒迟发性脑病(delayed encephalopathy after acute carbon monoxide poisoning,DEACMP)

(一)原因及机制

急性一氧化碳中毒迟发性脑病是指患者在意识障碍恢复后,经过 2~60 天基本正常的假愈期后,部分患者再次出现一组以锥体系及锥体外系神经障碍及痴呆等精神症状为主的神经、精神性疾病,严重影响患者的生活质量。其发病率国内报道 10%~30%,国外报道 13%~50%。

1. 发病机制 缺氧及微血栓学说、自身免疫学说、细胞凋亡学说等。

2. 发病相关危险因素：年龄（尤其年龄大于50岁）、有基础疾病史（高血压、冠心病等）、吸烟史、假愈期内重大精神刺激、颅脑CT异常、昏迷时间（尤以>6小时者）及程度、中毒浓度、一氧化碳中毒急性期并发症（急性心脑血管病、肺部、泌尿系感染）。

3. 病理表现 苍白球对称性软化灶、大脑深部的白质、基底核等血供薄弱区广泛的水肿或皮层下白质广泛脱髓鞘与坏死灶。

4. 影像学表现 颅脑CT或磁共振成像（MRI）检查可发现双侧苍白球对称性病灶和大脑白质广泛的脱髓鞘改变；脑电图检查可发现中度及高度广泛性异常。

5. 诊断要点

（1）有明确的急性一氧化碳中毒昏迷史。

（2）符合急性一氧化碳中毒诊断标准。

（3）ACOP患者意识障碍恢复后，经过2~60天的假愈期。

（4）具有以下临床表现：①再度昏迷，精神意识障碍，呈现痴呆、木僵、谵妄状态或去大脑皮层状态；②锥体外系神经障碍，出现帕金森综合征（表情淡漠、四肢肌张力增强、静止震颤、前冲步态）；③锥体系统损害，如偏瘫、失语、病理反射阳性或大小便失禁；④大脑皮层局灶性功能障碍，如失语、失明、不能站立及继发性癫痫；⑤脑神经及周围神经损害，如视神经萎缩、听神经损害及周围神经病变等。

6. 发病预测 ACOP患者经抢救清醒后的至少60天内，每周检查脑电图1次，如果出现异常-正常-再异常则很有可能出现DEACMP，同时临床目前也以头颅CT异常表现、乳酸清除率、NSE在发生ACOP时期预判DEACMP。

7. 病情程度判断 发生DEACMP后的3个月内，每2~4周检查脑电图1次，其与病情程度基本一致；1~6个月内每月检查颅脑CT或MRI一次，其与病情程度基本一致；3~6个月内，每2~4周检查长谷川痴呆量表、常识记忆注意测验、日常生活能力量表一次，其与病情程度基本一致。

8. 病期 加重期：病后15~30天，平均15天，平台期：病后30~60天，平均40天，少数为病后90天，开始好转期：病后40~60天，少数为病后90天以后，明显好转期：病后90天以后，少数为病后120天，后遗症期：病后1年以上。

（二）应对措施

1. 高压氧疗 主要治疗方法方法。应早期（12h之内）、足疗程（1~2次/天，治疗10次为1个疗程，每个疗程间隔2天，根据患者实际病情持续4~6个疗程）。

2. 糖皮质激素 早期使用激素可有效降低CO中毒迟发性脑病的发生，且不增加发生激素相关并发症的风险。糖皮质激素可增加血管致密性而减少渗出，改变脑的血液循环，稳定生物膜，清除自由基，减轻血管内皮损伤。

3. 促醒、营养神经 纳洛酮，且同时具有改善脑代谢的作用，依达拉奉可清除氧自由基的同时抑制脂质过氧反应，总疗程为30天。

4. 其他 抗凝治疗，多用于老年人合并基础疾病较多者；降低颅内压；抗帕金森药物（多巴丝肼、苯海索）；治疗基础疾病；积极抗感染治疗等对症处理。

正常的院前急救、现场氧疗、纠正低氧血症、激素、营养脑细胞、改善脑部循环、抗血小板聚集、促醒、降颅压等综合治疗，积极防治并发症对于迟发性脑病都十分重要。值得注意的是：规范的高压氧治疗，并配合激素、改善脑循环及营养脑细胞等药物治疗是治疗DEACMP的关键。

（熊旭东）

第十一章

铅 中 毒

铅(Lead)是一种软金属,是毒性最大、累积性极强的重金属之一。在生产、生活中的接触机会较多,铅及其化合物过量进入人体可引起铅中毒。一般口服铅化合物 2~3g 即可中毒。铅可以影响含巯基酶的活性,使血红蛋白合成障碍,导致贫血。可以直接作用于红细胞抑制红细胞膜 Na^+/K^+-ATP 酶活性,影响红细胞膜稳定性,最后导致溶血。铅使 δ-氨基-γ 酮戊酮(δ-ALA)增多,ALA 与 γ-氨基丁酸(GABA)化学结构相似,与 GABA 产生竞争性抑制作用,干扰神经系统功能。铅还能对脑内儿茶酚胺代谢发生影响,使脑内和尿中高香草酸(HVA)和香草扁桃酸(VMA)显著增高,最终导致铅毒性脑病和周围神经病。铅因损害线粒体,影响 ATP 酶而干扰主动运转机制,损害近曲小管内皮细胞及其功能,造成肾小管重吸收功能降低,同时还影响肾小球滤过率降低,导致尿肌酐排出减少,血肌酐、血尿素氮含量增加,尿糖排泄增加,尿 γ-GT(γ-谷氨酰转肽酶)活性降低,尿 NAG(N-2 酰-β-D 氨基葡萄糖苷酶)活性增高。铅还影响肾小球旁器功能。引起肾素合成和释放增加,导致血管痉挛和高血压。从而出现神经、血液、消化及泌尿系统等一系列临床表现。

【病因】

(一) 职业性中毒

现较少见,可因大量吸入含铅的粉尘、蒸气或大量接触铅及其化合物引起中毒。

(二) 生活性中毒

多因误服或过多服用含铅化物的偏方治疗哮喘、皮肤病、癫痫、驱蛔虫、堕胎等,这些含铅化物如铅、铅丹、铅霜、密陀僧、黑锡丹、樟丹等;也有用锡锅制酒、锡壶盛酒,还有将铅粉错当山芋粉而误服。国外儿童常因嗜异僻吃含铅油漆的玩具,墙壁、家具等被剥落的泥灰而发生中毒。居室与马路距离近、家庭燃煤与常食罐头往往为危险因素。

【诊断要点】

(一) 铅接触史

有接触过量铅的职业史,或食物、饮料被铅污染,误服铅化合物或近期服用含铅药物。

(二) 临床表现

大部分铅中毒是慢性演进的,可无急性症状。

1. 消化系统　口内有金属味、流涎、食欲减退、恶心、呕吐、腹胀、便秘或腹泻;有顽固性阵发性腹绞痛,每次持续时间 10~20 分钟至 1~2 小时,腹软,疼痛部位在脐周、上腹部或不定位,重压可使之缓解,可有肝肿大、黄疸、肝功能减退。发作时腹痛剧烈难忍,应注意与其他急腹症鉴别。

2. 血液系统　患者面色苍白、心悸、气短、疲劳、缺铁性贫血。

3. 神经系统 主要表现为神经衰弱、多发性神经病和脑病。神经衰弱是铅中毒早期和较常见的症状之一,表现为头昏、头痛、全身无力、记忆力减退、睡眠障碍、多梦等,其中以头昏、全身无力最为明显,但一般都较轻,属功能性症状。尚有不少早期铅中毒者,上述症状也不明显。多发性神经病,可分为感觉型、运动型和混合型。感觉型的表现为肢端麻木和四肢末端呈手套袜子型感觉障碍。运动型的表现:①肌无力,先是握力减退,出现较早,也较常见。进一步发展为肌无力,多为伸肌无力。②肌肉麻痹,亦称铅麻痹,多见于桡神经支配的手指和手腕伸肌呈腕下垂,亦称垂腕征;腓肠肌、伸趾总肌、伸趾肌呈足下垂,亦称垂足征。③脑病,为最严重铅中毒。表现为头痛、恶心、呕吐、高热、烦躁、抽搐、嗜睡、精神障碍,昏迷等症状,类似癫痫发作、脑膜炎、脑水肿、精神病或局部脑损害等综合征。

4. 泌尿系统 水肿、腰痛、血尿、蛋白尿、管型尿等,严重者出现急性肾衰竭。

5. 实验室检查

(1) 血铅超过2.4μmol/L。

(2) 网织红细胞、点彩红细胞、碱粒红细胞增加,红细胞和血红蛋白减少。

(3) 尿铅含量增加>0.39μmol/L。

(4) 尿卟啉强阳性,δ-ALA大于30.5μmol/L。

6. 诊断依据

①血铅超过2.9μmol/L(60μg/dl)或尿铅(自然排)0.48umol/24h(0.1mg/24h)且有下列任1项改变:红细胞锌原卟啉(Zinc protoporphyrin,ZPP)0.144μmol/每克血红蛋白(3μg/每克血红蛋白);尿δ-ALA的为6mg/L者;有腹部隐痛、腹胀、便秘等症状;②络合剂(依地酸钙钠1.0g,静脉滴注)驱铅实验结果是:不接触铅的正常人超过0.3mg/24h,铅接触者尿铅超过1mg/24h。

【病情判断】

若出现肝肾功能不全、惊厥、昏迷者提示病情危重,轻、中度中毒经治疗痊愈后一般不留后遗症,严重中毒者可留有智力障碍及肾性高血压等。

【治疗】

选择治疗方案的依据:根据血铅和尿铅结果选取驱铅治疗方案;根据血常规和并发症、合并症情况选择相应的对症、支持治疗。轻度患者应脱离铅作业接触;治疗上以中西医综合疗法为主,包括采用络合剂进行驱铅治疗,辅以支持治疗。

(一) 一般治疗

1. 停止铅接触。

2. 口服中毒者立即催吐,用1%碳酸氢钠、1%硫酸镁、1%~3%鞣酸溶液或浓茶水彻底洗胃,然后服蛋清、牛奶等保护胃黏膜,并予硫酸镁导泻。

3. 腹部绞痛可用10%葡萄糖酸钙10~20ml静推,2~3次/天,或肌注阿托品、山莨菪碱,疼痛难忍者可给予哌替啶或吗啡肌注。

4. 注意补充大量维生素C及B族维生素。

5. 注意纠正贫血、水与电解质紊乱,保护肝肾功能。

6. 给予适当营养;改善微循环药物(丹参制剂);抗氧化、清除自由基(虫草制剂、还原型谷胱甘肽)。

(二) 驱铅治疗

络合剂驱铅可迅速改善中毒症状。

1. 依地酸二钠钙 0.5～1g/d，加 50%葡萄糖或生理盐水 20～40ml 稀释后静注，或溶于 5%葡萄糖 500ml 中静滴，疗程为 3～4 天，间隔 3～4 天可重复 1 疗程，一般用 3～5 个疗程。有肾脏病者禁用该药。

2. 二巯基丁二钠加入 5%～10%葡萄糖溶液 20～40ml 静脉注射，2～4g/d，分次注射，用药 2～4 天后，酌情减量或停药。

3. 青霉胺 0.3g 口服，每日 3～4 次，5～7 天为 1 疗程。

（熊旭东）

第十二章

汞中毒

汞(mercury)又称水银,是易蒸发的银白色液态金属。急性汞中毒多是由于短时间内吸入大量汞蒸汽或误服汞化合物而引起的。汞进入人体后分布于全身各器官,以肾脏为最高,能抑制多种酶的活性、干扰细胞代谢,从而引起中枢神经系统、消化系统及肾脏的损害,严重者引起中毒性脑病。

【病因】

(一)职业性中毒

较多见,多因工作环境防护措施不健全、通风不良而经呼吸道大量吸入高浓度汞蒸汽、汞盐粉尘引起中毒。

(二)生活性中毒

可因误服或误用汞化合物治疗疾病引起中毒。

【诊断要点】

(一)病史

有误吸大量汞蒸汽、误服或误用汞及其化合物史。

(二)临床表现

1. 呼吸系统　吸入大量汞蒸汽可引起气管、支气管肺炎,出现咳嗽、咳痰、胸痛、呼吸困难等。

2. 消化系统　口服汞中毒者可迅速出现口渴、口腔金属味、口腔黏膜充血、溃疡、牙龈肿胀和出血,牙齿松动和脱落。口腔卫生欠佳者牙龈可见蓝黑色的硫化汞细小颗粒排列成行的汞线,是汞吸收的一种标记;还可有食欲减退、恶心、呕吐、腹痛、腹泻、呕血、便血等。

3. 泌尿系统　汞可引起肾小球及近端肾小管坏死而导致汞毒性肾病,出现腰痛、少尿、血尿、蛋白尿、管型尿等,严重者出现急性肾衰竭。

4. 神经系统　头痛、头晕、表情淡漠、记忆力减退、嗜睡或兴奋,严重者出现昏迷、休克而死亡;患者还可出现多发性神经炎,表现为四肢疼痛、共济失调、麻痹、肌肉震颤等。

5. 眼　晶体前房的棕色光反射,认为是汞沉着引起的"汞晶状体炎",在中毒症状消失或脱离汞接触后,这种棕色光反射仍可持久存在,是一种汞吸收的另一标记。

6. 其他　可出现心律失常、中毒性心肌炎、汞中毒性皮炎等。

(三)实验室检查

尿汞:0.06μmol/L(0.01mg/L)(蛋白沉淀法);0.25μmol/L(0.05mg/L)(硝化法);26.4μg/L(原血吸收分光光度法);或全血汞>7.2μg/L。

疑似慢性中毒者可用驱汞试验,5%二巯基丙磺酸钠3ml肌注后收集24小时尿样,尿汞排泄量增加有辅助诊断意义。

【病情判断】

轻中度中毒者预后良好;若出现中毒性肺炎、肺水肿、肝肾功能不全、休克、昏迷等时则病情危重,预后较差,病死率可达90%以上。

【治疗】

(一) 一般治疗

吸入中毒者迅速脱离中毒环境,吸氧;口服中毒者应尽量于中毒10~15min内使用2%碳酸氢钠液洗胃(忌用生理盐水,因可增加汞吸收),注意洗胃过晚有发生胃穿孔的危险;洗胃后再予以蛋清、牛奶等口服使汞与蛋白质结合,延缓汞吸收,保护胃黏膜,还可予以10%活性炭悬液以吸附毒物。

(二) 驱汞治疗

1. 5%二巯基丙磺钠急性中毒时的首次剂量为5%溶液2~3ml,肌内注射;以后每4~6小时一次,每次1~2.5ml。1~2天后,每日一次,每次2.5ml。一般治疗1周左右。必要时可在1个月后再行驱汞治疗。慢性汞中毒的驱汞治疗,5%二巯基丙磺钠2.5~5.0ml,肌内注射,每日一次,连续3天,停药4天,为一疗程。一般用药2~3疗程。

2. 硫胺-8-6-乙酰双氢硫辛酸甲酯硫化物　每日口服400mg,可使尿汞排泄量增加2~6倍。间-二巯基琥珀酸0.5g,每日3次,连服5天,可使尿汞排泄比治疗前增加8倍。

3. 二巯基丙醇　其药理作用与二巯基丙磺钠相似。首次剂量为2.5~3.0mg/kg体重,每4~6小时,深部肌内注射一次,共1~2天。第3天按病情改为每6~12小时一次;以后每日1~2次。共用药10~14天。

4. 二巯基丁二钠　1g加葡萄糖注射液或注射用水20~40ml稀释后缓慢静注,首日2次,以后每日1次,连用3~5天,4天后重复用药。

5. 青霉胺　0.3g口服,3~4次/日。

(三) 予以大剂量维生素C、细胞色素C、ATP、辅酶A、维生素B_1、维生素B_6等药物保护神经、心、肝、肾功能。在急性中毒治疗过程中应注意水、电解质和酸碱平衡并纠正休克。出现有肾功能损害和急性肾衰竭时应避免应用驱汞药物,并应及早进行血液透析或血液灌流,此时可同时应用驱汞药物,以减少汞对人体的毒性。

(四) 对症治疗

适当使用镇静、止痛剂,汞性口腔炎要注意口腔护理。注意防治水电解质及酸碱平衡紊乱。

(熊旭东)

第十三章

急性砷中毒

砷(arsine)的化合物主要有三氧化二砷(信石或砒霜)、砷化钙、砷化铝、砷化氢,剧毒。砷经口服或吸入进入人体后与含巯基的酶结合,尤其是与丙酮酸氧化酶的巯基结合,使其失去活性从而细胞代谢障碍,损害神经、循环及泌尿系统等。砷主要由肾脏排泄,排泄缓慢。

【病因】

(一) 职业性中毒

主要因工作环境防护措施不健全、通风不良而经呼吸道大量吸入砷化物粉尘或砷化氢气体而引起中毒。

(二) 生活性中毒

谋杀、自杀或误服、误用。

【诊断要点】

(一) 有吸入或服用砷化物史

(二) 临床表现

1. 急性中毒

(1) 口服中毒:口服砷化物后 0.5~1.5 小时即出现中毒症状。①急性胃肠炎:开始有恶心、呕吐、口内有金属味、上腹部烧灼感,尔后出现腹痛、腹泻、水样便等消化道症状;②周围循环衰竭:砷损害毛细血管,引起全身毛细血管扩张,发生休克。重度中毒可引起心肌损害,发生急性肾衰竭;③神经精神症状:部分患者可出现中毒性脑病,表现为头昏、头痛、口周围麻木、乏力、全身酸痛,重症患者烦躁不安、谵妄、妄想、四肢肌肉痉挛,最后可出现呼吸中枢麻痹而死亡。部分患者可出现感觉异常;④中毒性肝损害:血清转氨酶升高,可出现黄疸和肝脾肿大。

(2) 吸入性中毒:吸入高浓度含砷化物的粉尘和蒸气时,主要表现为眼和呼吸道的刺激症状和神经系统症状:如眼痛、流泪、鼻塞、流涕、咳嗽、胸痛及呼吸困难等,可以出现头晕、乏力等症状,严重者甚至咽喉、喉头水肿,以致窒息,或是发生昏迷、休克。皮肤接触可有瘙痒和皮疹。

(3) 砷化氢中毒:主要表现为急性溶血。吸入气体后 3~7 小时出现畏寒、发热、恶心、呕吐及腰痛,随后出现血红蛋白尿和贫血,1~2 天后出现黄疸和肝脾肿大,2~3 天后出现急性肾衰竭。

2. 慢性砷中毒　除神经衰弱症状外,多见皮肤黏膜病变和多发性神经炎。少数患者出现剥脱性皮炎。日后皮肤呈黑色或棕黑色的散在色素沉着。毛发脱落,指甲变厚变脆,并出现白色横纹(米氏线),还可引起结膜炎、牙龈炎、口腔炎等。

（三）实验室检查

1. 从胃内容物、剩余食物中检出砷。

2. 尿中砷含量增高，一般超过 2.66μmol/L(0.2mg/L)。尿砷于中毒后数小时至 12 小时后明显增高，程度与中毒严重程度呈正比。一次摄入砷化物后，尿砷升高约持续 7 天左右。

3. 血砷测定，0.4～12.0μg/L，急性中毒时可升高。

4. 发砷可作为慢性砷接触指标，高于 1μg/g 视为异常。

5. 尿常规可见血红蛋白，红细胞碎片及蛋白管型。

6. 血尿素氮增高，CO_2-CP 降低，血钾升高及肝功能异常。

7. 心电图 ST 段下降，T 波低平、双向、倒置，Q-T 延长。

【病情判断】

砷属于剧毒化合物，成人致死量为 0.06～0.6g。中毒潜伏期为 10 分钟至数小时，潜伏期愈短，提示中毒愈重。轻度中毒患者经积极抢救一般预后良好，无后遗症。急性砷中毒出现精神症状、休克或氮质血症者预后往往较差。

【治疗】

（一）清除毒物

1. 吸入中毒　立即移离现场，吸氧；皮肤沾染用肥皂水彻底清洗。

2. 口服中毒　尽早用温水、生理盐水或 1%碳酸氢钠溶液洗胃；随后由胃管内注入活性炭 30g 及氧化镁 20～40g 或蛋白水(4 只鸡蛋的蛋清加水 200ml 摇匀)，以去除胃内残余的砷化物；也可予以新制备的氢氧化铁解毒剂，即硫酸亚铁 100 份加冷水 300 份和氧化镁 20 份加水 100 份两者分别保存，同时等量混合，每 5～10min 经口或胃管给药 1 次，直至呕吐停止为止，这样可形成不溶性络合物砷酸铁，而后再予以硫酸钠或硫酸镁 20～30g 导泻。

（二）解毒剂

1. 5%二巯丙磺钠 5mg/kg，肌注或静注，第一天 6 小时一次，第二天 8 小时一次，以后 1～2 天一次，直到恢复；二巯基丁二钠首剂 2g，溶于生理盐水 10～20ml 静注，疗程 3～5d。

2. 二巯基丁二钠 0.5g 口服，每日 3 次，连服 4 日；根据尿砷测定，可重复使用，尿砷小于 0.1mg/L 时停药。

3. 二巯基丙醇，肌内注射，每次用量 3～5mg/kg，早期 1～2 天，每 4 小时一次，以后每 6 小时一次，到症状基本消失，每 2～4 天一次，直到完全恢复。

（三）对症治疗

脱水、休克者，应快速补液、输血或血浆，防治和纠正脱水、电解质紊乱，并应用血管活性药物；剧烈腹痛者肌注阿托品或哌替啶或皮下注射吗啡；心肌炎、剥脱性皮炎，可应用地塞米松、氢化可的松等；肌肉痉挛性疼痛时，可用葡萄糖酸钙静脉缓注；注意保暖，补充 B 族维生素及维生素 C，维生素 K 等。重症患者应尽早血液透析，可有效清除血中砷，并防治急性肾衰竭。

砷化氢中毒者吸氧、氢化可的松 400～600mg 或甲基泼尼松龙 10～20mg 静滴，以抑制溶血反应。血红蛋白若低至 5g，应予输血。

（熊旭东）

第十四章

锰中毒

锰为人体必需的微量元素之一，大量锰或锰化物进入人体可引起锰中毒，临床上以刺激性呼吸道炎或腐蚀性胃肠炎为主要表现。工业生产中锰中毒以慢性锰中毒为主要类型。职业性急性锰中毒现较少见，中毒多为误服高锰酸钾而引起。

【病因】

（一）职业性中毒

主要为吸入性中毒，工业生产中接触锰机会较多者有：锰矿开采和冶炼、锰焊条制造、焊接和风割锰合金以及制造应用锰化合物的工人。

（二）生活性中毒

主要为口服中毒，多因口服高锰酸钾而引起。

【诊断要点】

（一）有锰接触史或口服锰化合物（高锰酸钾常见）史

（二）临床表现

1. 急性锰中毒

（1）口服中毒：1%高锰酸钾溶液引起口内烧灼感、吞咽困难、口腔黏膜糜烂、恶心、呕吐、腹痛。3%~5%高锰酸钾溶液引起口咽部肿胀、糜烂、剧烈腹痛、呕血、便血、休克等，个别可引起胃穿孔，大于5g可致死。

（2）吸入中毒：主要为工业生产中吸入大量新生的氧化锰烟雾引起，表现为咽痛、咳嗽、气急，并骤发寒战和高热（金属烟热）。

2. 慢性锰中毒　起病缓慢，一般发病工龄为5~10年。早期症状有头痛、头晕、精神萎靡、记忆力不集中、记忆力减退、肢体酸痛、下肢无力和沉重、多汗、心悸；病情发展，出现肌张力增高，手指震颤、腱反射亢进、对周围事物缺乏兴趣和情绪不稳定；后期出现典型的帕金森综合征，有四肢肌张力增高和静止性震颤、言语障碍、步态困难等，以及有不自主哭笑、强迫观念和冲动行为等精神症状。锰烟尘可引起肺炎、尘肺，尚可发生结膜炎、鼻炎和皮炎。

（三）实验室检查

血锰、尿锰高出当地正常值范围。

尿锰正常值上限不超过0.54μmol/L（0.03mg/L），粪锰一般以40mg/kg作为正常上限。测定尿和粪锰可以反映近期锰吸收程度。血锰正常值上限为9.1μmol/L（0.05mg/dl），由于血锰测定常无一定规律，故对诊断意义不大。发锰正常男性为7.2mg/kg，女性为13mg/kg。

【病情判断】

一般吸入性急性中毒多为轻度中毒，脱离接触后症状即可自行消退，口服致严重中毒者，若不及时抢救可死于呼吸循环衰竭或胃穿孔致弥漫性腹膜炎。

【治疗】

（一）吸入中毒者

立即脱离染毒环境，吸氧、休息。

（二）口服中毒者

尽早予温水彻底洗胃，再经胃管注入牛奶、蛋清或氢氧化铝凝胶。

（三）驱锰治疗

可用依地酸二钠钙、促排灵或二巯基丁二钠，其用法、用量参阅“铅中毒”。将依地酸二钠钙（Na_2Ca-EDTA）15~25mg/kg 加于 5%葡萄糖液内配为 0.3%~0.5%溶液静脉滴注或缓慢静脉注射，使成无毒的依地酸铅盐由尿排出。其每日总量一般不超过 50mg/kg，在 6~12 小时内静脉滴注或分 2 次静脉缓注持续 2~3 天，间歇 5~10 天为一疗程，一般可连续应用 3~5 个疗程。以后根据病情，间隔 3~6 个月再行治疗。二乙烯三胺·五乙酸三钠钙（促排灵 $CaNa_3DTPA$）排铅效果亦好，可酌情应用，每次用量为 15~30mg/kg，溶于生理盐水中配成 0.2%~0.5%溶液静脉滴注，用 3 日停 3 日为一疗程。近年来，国内亦有用对氨基水杨酸钠（PAS）治疗锰中毒，方法：口服剂量 2~3g/次，3~4 次/日，疗程 3~4 周。静脉用药，PAS 6g 加入 5%葡萄糖溶液 500ml，每日 1 次，连续 3 天，停药 4 天为一疗程；4~5 疗程后症状有好转。

（四）出现帕金森综合征可用左旋多巴和安坦等药物治疗。

（熊旭东）

第十五章

急性氰化物中毒

氰化物(cyanides)包括:①无机氰化物,如氢氰酸、氰化钠、氰化钾、氰化钙等;②有机氰化物,如乙腈、丙烯腈、苯乙腈、丙酮氰醇、苯乙氰醇等。该类化合物大多属高毒类,以氢氰酸的毒性最大。氰化物可经呼吸道、皮肤、消化道吸收进入人体,在机体组织内释放出毒性基团氰离子(CN—),它能抑制细胞色素氧化酶的活性,造成细胞内窒息,引起以中枢神经系统和心血管系统损害为主的全身性疾病。

【病因】

(一) 职业性中毒

主要由呼吸道吸入氢氰酸气体或氰化物粉尘引起中毒。

(二) 生活性中毒

多因自杀或进食含氰化物的食物如苦杏仁、桃仁、枇杷等而引起中毒。

【诊断要点】

(一) 病史

有吸入、接触或口服氰化物的病史。

(二) 临床表现

急性氰化物中毒后的潜伏期与接触氰化物的时间及浓度有直接关系,吸入高浓度氰化物(>300mg/m)或吞服致死剂量的氰化钠(钾)可于接触后数秒至5分钟内意识丧失,继之呼吸、心搏停止,出现"闪电样"死亡;暴露于低浓度氰化氢(<40mg/m)患者可在接触后几小时出现症状,该型中毒患者经口中毒患者呕吐物和呼出气中可有苦杏仁气味;皮肤接触后会有皮肤刺激、红斑及溃烂。

一般急性中毒可分四期:

1. 前驱期　吸入中毒者有眼、咽喉部及上呼吸道的刺激症状,呼出气有苦杏仁味,呼吸加快;口服中毒者则表现为口、咽麻木灼热感,流涎,恶心,呕吐,大便紧迫感等消化道症状,同时出现耳鸣、乏力、胸闷、头痛、头晕等症状。

2. 呼吸困难期　胸部压迫感、呼吸困难,潮式呼吸,心悸,血压升高,心律失常,瞳孔先缩小后扩大。常有恐惧感,听力、视力减退,神志恍惚甚至昏迷,皮肤黏膜呈樱桃红色,多汗。

3. 痉挛期　出现强直性或阵发性痉挛,甚至角弓反张,意识丧失,大小便失禁,皮肤湿冷,血压下降,呼吸表浅,晚期可出现肺水肿。

4. 麻痹期　患者全身肌肉松弛,意识完全丧失,各种反射消失,血压骤降、呼吸浅而不规律、很快呼吸先于心搏停止而死亡。

（三）实验室检查

患者呼出气体及胃内容物中检出氢氰酸，血中有氰基，尿及唾液中可检出硫氰酸盐。

全血 CN^-浓度测定有特异诊断价值，一般全血 CN^-浓度<20μg/dl（7.69μmol/L）。氰化物中毒者的血 CN^-浓度明显升高，最好在中毒后 8h 内进行检测。

中毒早期同时进行动静脉血气分析，显示静脉血动脉化趋势的特异表现，即动脉血氧分压正常，而静脉血氧分压明显升高，动、静脉氧分压差减小至 1%（正常为 4%～5%）。

【病情判断】

氰化物中毒大多起病急骤、病情凶险，大剂量中毒可在数秒内意识丧失、死亡。因此急救要迅速、及时，呼吸、心搏停止者应立即进行心肺复苏。

【治疗】

（一）急救要迅速

吸入中毒者，立即将其搬至通风、空气新鲜处，换掉污染的衣物，注意保暖。呼吸、心搏停止者应立即进行心肺复苏术。

（二）口服中毒者

用 1∶2000 高锰酸钾、3%过氧化氢溶液或 5%硫代硫酸钠溶液洗胃，再给硫酸亚铁溶液 3～4ml 口服，每 15 分钟一次，使氰化物变为无毒的氰化亚铁，皮肤或眼污染时用大量清水冲洗。

（三）解毒治疗

1. 亚硝酸盐与硫代硫酸钠联合疗法 立即取亚硝酸异戊酯 1～2 支放于手帕中击碎，放于患者口鼻前吸入 15～30s，2～3min 重复 1 次，可连用 5～6 次；接着以 3%亚硝酸钠静注（剂量 6～12mg/kg 体重，注射速度 2～3mg/min），注意血压；或用 1%亚甲蓝每次 10mg/kg（即每次 1%溶液 1ml/kg），加 25%～50%葡萄糖 20ml 静脉注射，注射时观察口唇，出现暗紫发绀即可停药。再缓慢静注 50%硫代硫酸钠 20～30ml。必要时，如中毒征象重现，可在 30～60 分钟后重复注射半量或全量解毒剂 1 次。

2. 依地酸二钠钙 600mg 加 50%葡萄糖 40～60ml 缓慢静注，必要时可重复 8～10 次。特点：解毒作用强，对呼吸、血压无明显影响，副作用小。

3. 4-二甲氨基苯酚（4-DMAP）和对氨基苯丙酮（PAPP）轻度中毒口服 4-DMAP 和 PAPP 各适量，中、重度中毒立即肌注 4-DMAP，必要时 1h 后重复半量。应用本品者严禁再用亚硝酸类药品，防止高铁血红蛋白生成过度（发绀症）。

4. 钴类化合物 常用 1.5%依地酸二钴（葡萄糖液配制）20ml 静脉注射或 40%羟钴胺素 10ml 缓慢静脉注射（0.5ml/min）。

（四）对症支持治疗

可予以 ATP、维生素 C、细胞色素 C 等静滴，以保护心、脑组织；有脑水肿者予以脱水剂、糖皮质激素治疗；呼吸循环衰竭者给予吸氧、呼吸兴奋剂、人工呼吸、强心剂、血管活性药物等；有条件者可予高压氧治疗，以减轻毒物造成的缺氧性损伤；皮肤灼伤可用高锰酸钾溶液冲洗，然后再用硫化铵溶液洗涤。

（熊旭东）

第十六章

急性巴比妥类药物中毒

巴比妥(barbitalum)类药物在临床上广泛用于镇静、催眠、抗惊厥以及麻醉前给药。常用的巴比妥类药物按作用时间长短分为四类:①长效类,包括巴比妥、苯巴比妥(鲁米那),作用时间6~8小时;②中效类,包括戊巴比妥、异戊巴比妥,作用时间3~6小时;③短效类,包括可可巴比妥,作用时间2~3小时;④超短效类,主要为硫喷妥钠,作用时间在2小时以内。该类药物主要抑制中枢神经系统,大剂量可抑制延随呼吸中枢及血管运动中枢,引起昏迷、呼吸衰竭、休克等。

【病因】

主要中毒原因为自杀、误服或临床用药不当等。

【诊断要点】

(一)病史

有大剂量服用巴比妥类药物的病史。

(二)临床表现

1. 轻度中毒　嗜睡但易唤醒、言语不清、感觉迟钝、有判断及定向力障碍、各种反射存在,体温、脉搏、呼吸、血压均正常。

2. 中度中毒　沉睡,强力推动可唤醒,但并非全醒,不能答问,旋又进入昏迷状态。呼吸稍浅慢,血压正常,角膜反射、咽反射及腱反射存在,可有唇、手指或眼球震颤。

3. 重度中毒　深度昏迷,早期可能有四肢强直、腱反射亢进、踝阵挛等,后期则全身弛缓、各种反射消失。瞳孔缩小或扩大,呼吸浅慢、不规则或呈潮式呼吸,可发生肺水肿(短效类中毒易发生),后期因坠积性肺炎而呼吸困难加重。脉搏细速、血压下降,严重者发生休克、尿少或尿闭、氮质血症等,最终可因呼吸中枢麻痹、休克或长期昏迷并发肺部感染而死亡。

(三)实验室检查

肝肾功能、电解质、血气分析、心电图异常,呕吐物、血及尿中可检出巴比妥类药物。

【病情判断】

此类药物的中毒量和致死量与药物作用的快慢、维持时间的长短及个体耐受性有关。若出现深度昏迷、呼吸困难、肺水肿、血压下降、休克、尿少或尿闭、氮质血症等时则提示病情危重,甚至可引起死亡。该类药物中毒致死几乎全部是先抑制呼吸,随后心搏停止。若经积极抢救,能维持24~36小时以上者多预后较好。

【治疗】

(一)清除毒物

不论服毒时间长短,均可用温水或1/5000高锰酸钾溶液彻底洗胃,洗胃后可用10~20g硫酸钠导泻。

（二）保持呼吸道通畅

吸氧，呼吸衰竭者可施行气管插管或气管切开，采用机械通气，以纠正缺氧。

（三）促进毒物排泄

成人一般每日静脉补液3000~4000ml（生理盐水与糖水各半），可予以5%葡萄糖盐水、5%葡萄糖溶液、5%碳酸氢钠溶液（碱化尿液）静滴，呋塞米20~40mg静注或20%甘露醇250ml静滴，促进毒物排泄。严重中毒者可应用血液透析（对长效巴比妥制剂较有效），亦可用腹膜透析，速效或中等效巴比妥类制剂宜用血液灌流清除毒物。

（四）中枢兴奋剂的应用

贝美格（美解眠）50~150mg加入5%葡萄糖250ml内静滴，可重复应用；利他林（哌甲酯）30~50mg静注或肌注，每30~60分钟重复1次；纳洛酮0.4~0.8mg静注，每5~10分钟一次，或2~4mg加入5%葡萄糖液500ml内静滴直至呼吸或意识状态明显改善；印防已毒素3mg，静脉注射，如无抽搐反应，可每5分钟一次，共用3次；苯甲酸钠咖啡因（安钠咖）0.25~0.5g与尼可刹米（可拉明）1.5~3ml，每30~60分钟交替肌内注射，直至苏醒后减少剂量或停药。呼吸兴奋剂尼可刹米（可拉明）及洛贝林静滴或静注。

（五）应用抗生素防治感染

同时应注意防治水、电解质及酸碱平衡紊乱，合并休克者，加用血管活性药物如多巴胺、间羟胺等。

（熊旭东）

第十七章

苯二氮䓬类药物中毒

临床上常用的苯二氮䓬类药物有：地西泮、硝西泮、奥沙西泮、氯氮䓬、阿普唑仑、三唑仑等，其作用相似，主要有镇静、抗惊厥、横纹肌松弛及较弱的催眠作用。过量应用该类药物可抑制中枢神经系统及心血管系统而引起中毒。如同时摄入乙醇、巴比妥类、阿片类等可能起到追加作用。

【病因】

自杀、误服、误用。

【诊断要点】

（一）有过量应用该类药物的病史。

（二）临床表现

1. 轻度中毒　可引起头晕、恶心、呕吐、嗜睡、记忆力减退、共济失调、言语含糊不清、反应迟钝等。

2. 严重中毒　则出现呼吸困难、发绀、血压下降、脉搏快速、腱反射消失、抽搐、昏迷，甚至呼吸、循环衰竭。

（三）实验室检查

呕吐物、胃液、血、尿定性试验；血药浓度测定；严重者可出现肝肾功能、电解质、动脉血气分析、心电图异常。

【病情判断】

该类药物重度中毒较少见，轻度中毒患者一般能唤醒，呼吸、循环多无明显抑制。病情危重的指标：

1. 昏迷、气道阻塞、呼吸循环衰竭
2. 休克
3. 感染、肺炎

【治疗】

（一）洗胃

尽早应用1/5000高锰酸钾溶液或温开水洗胃，洗毕给予0.2%～0.5%活性炭混悬液吸附，再用硫酸钠10～15g导泻。

（二）静脉滴注5%～10%葡萄糖溶液或5%糖盐水，补液速度为200～400ml/h，并用利尿剂（呋塞米20～40mg）静脉注射，或20%甘露醇250ml快速静滴（4h后可重复应用）促进毒物排泄。

（三）纳洛酮

纳洛酮0.4～0.8mg静脉注射，每5～10分钟一次，直至呼吸抑制解除或清醒。

（四）中枢兴奋剂如尼可刹米、贝美格（美解眠）的应用

如患者呈深昏迷、呼吸表浅或不规则，可适量注射中枢兴奋剂，但应注意用量过大可引起呼吸衰竭加重或惊厥。

（五）苯二氮䓬受体特异性拮抗剂

氟马西尼静脉缓注，以 30～60 秒注入 0.2mg，必要时重复，再以静滴维持，维持量为 0.1～0.4mg/h，总量<2mg。

（六）血液净化

重症病例宜迅速做血液净化治疗，其中血流灌注效果最好。

（七）加强支持治疗

应用保肝、保护脑细胞药物，注意防治并发症、感染、呼吸衰竭、休克等。

【常见误区】

（一）苯二氮䓬类药物（Benzodiazepines，BZ）中毒引起患者全身瘫痪或失忆

原因与机制 BZ 对中枢神经系统不同部位和神经肌肉均有作用，常用剂量的 BZ 即可产生肌肉松弛作用，不论对正常人或神经肌肉疾病患者均如此，较大剂量的 BZ 可产生肌无力和肌张力低下。随着 BZ 剂量的增加，可引起由镇静、催眠甚至昏迷的作用，但不引起全身瘫痪。大剂量 BZ 可损害病人近期记忆，出现眼球震颤、共济失调、构音障碍等。

（二）利尿和血液透析不能加速药物排泄

1. 原因与机制　由于该类药物属脂溶性，血浆蛋白结合率>90%，以原形从尿中排出者不多，利尿的价值不大。过去认为此类药物的脂溶性大，故血液透析及腹膜透析作用不大，也有文献报告此类脂溶性强的药物可以用脂溶性的透析液进行透析。

2. 应对措施　催吐或洗胃以减少药物吸收，强迫利尿和血液透析不能加速本类药的清除，血液灌流有一定效果，可用于重症患者。

（三）神志清醒、生命体征稳定的轻、中症患者是否不用洗胃

1. 原因与机制　本类药物主要经肝脏代谢，血浆半衰期 2～200 小时，半衰期长者重复使用可蓄积，同时摄入酒精、中枢神经抑制剂及环类抗抑郁药等可使其毒性增强，需及时清除。

2. 应对措施　对神志清醒、生命体征稳定的轻、中症患者，如来诊距摄药时间小于 4 小时，如洗胃不配合，则需采用机械方式催吐，而后作 2～4 小时观察方可离院。

（四）该类药物为何会导致血压下降、呼吸暂停

1. 原因与机制　苯二氮䓬类是特异性 BZD 受体激动剂，该受体广泛分布于中枢神经细胞的突触部位，与 γ-氨基丁酸（GABA）受体、氯离子通道形成复合物，激动 BZD 受体能增强 GABA 介导的中枢神经系统抑制作用。BZ 对呼吸和循环系统的作用较弱，在安定静脉注射过快时，偶可发生一过性心搏缓慢、低血压或呼吸暂停。

2. 应对措施　重症患者应监测生命体征，保持气道通畅。低血压者静脉补液多可恢复，少数血压仍低者，可加用多巴胺静脉点滴。呼吸抑制患者予纳洛酮静脉注射，直至呼吸抑制解除或清醒，如无效，必要时行气管插管。

（熊旭东）

第十八章

河豚毒素中毒

河豚鱼的某些脏器如肝、肠、卵巢、睾丸、血液等都含河豚毒素，特别是以卵巢和肝脏毒性最强。河豚毒素有河豚毒和河豚酸2种，属于神经毒素，具有箭毒样作用，主要抑制中枢神经及末梢神经，使神经传导发生障碍，严重者脑干麻痹，导致呼吸循环衰竭。

【病因】

河豚毒素比较稳定，盐腌、日晒、一般加热烧煮等方法都不能破坏毒性。误食或洗涤、烹饪不当易引起中毒。

【诊断要点】

（一）病史

有误食河豚鱼史。

（二）临床表现

1. 消化系统　恶心、呕吐、口渴、腹痛、腹泻。

2. 神经系统　口唇、舌尖及肢端麻木，以致全身麻木；继而出现共济失调、眼睑下垂、肌肉轻瘫、腱反射减弱或消失，严重病例言语不清、昏睡、昏迷，最后呼吸中枢及血管运动中枢麻痹而死亡。

3. 全身症状　全身乏力、心律失常，严重者呼吸表浅不规则、血压及体温下降。

（三）实验室检查

心电图可出现不同程度的房室传导阻滞，河豚毒素的生物定性试验与生物定量检验有助于明确诊断。

【病情判断】

潜伏期约10分钟到4小时，患者一般在进食河豚鱼后0.5~3小时发病，病情进展迅速，死亡病例的病程一般多在发病后4~6小时。河豚毒素在人体内解毒和排泄较快，若8小时后未死亡者多能恢复。

【治疗】

（一）洗胃

先用1%硫酸铜溶液100ml口服或皮下注射盐酸阿扑吗啡5mg（有呼吸衰竭者禁用）催吐，再用1/2000高锰酸钾或0.5%药用活性炭悬液洗胃，而后给硫酸镁导泻。

（二）静脉输液

应用利尿剂促进毒物排泄。

（三）目前河豚鱼中毒尚无特效解毒剂

抗胆碱药物有一定的对抗毒素作用：可选用阿托品2mg、东莨菪碱0.5mg或山莨菪碱

(654-2)20mg 肌注或稀释后静注,10~30 分钟一次,直至阿托品化、呼吸平稳。

(四) 肌肉麻痹者

用士的宁 2mg 肌注或皮下注射,每日 3 次;或口服甲硫氨酸(蛋氨酸)3g,每日 3~4 次;或新斯的明 1mg 肌注,每日一次;同时用维生素 B_1 维生素 B_{12} 肌注。

(五) 尽早应用大剂量肾上腺皮质激素

(六) 呼吸循环衰竭的治疗

吸氧,尼可刹米 0.375g 或洛贝林 3mg 肌注或静注,必要时气管插管、气管切开,呼吸机辅助呼吸;循环衰竭者要注意抗休克、纠正心律失常。

(七) 中草药

用鲜芦根 1000g 洗净或用鲜橄榄、鲜芦根各 240g 洗净,捣汁内服。

(八) 其他

据报道,半胱氨酸对河豚鱼毒素有解毒治疗作用,25~50mg 肌注,每日一次。

(熊旭东)

第十九章

毒蕈中毒

毒蕈(toodstool)又称毒蘑菇,种类很多,其所含的有毒成分各不相同,临床表现亦各异,误食毒蕈可引起毒蕈中毒。

【病因】

误食有毒野蕈可引起毒蕈中毒。毒蕈的有毒成分主要有:①肝脏毒素:有毒肽、毒伞肽两种,后者的毒性大。可引起急性肝炎、肝坏死、肝细胞变性及灶性出血,同时可引起胃肠道出血及肾小管坏死、心肌变性和脑水肿。②神经毒素:有毒蝇碱、异噁唑类衍生物、蟾蜍素和光盖伞素。毒蝇碱有乙酰胆碱样作用,可用阿托品对抗;异噁唑类衍生物主要作用于中枢神经系统;蟾蜍素和光盖伞素可引起幻视、幻觉等神经症状。③胃肠毒素:引起胃肠道炎症症状。④溶血毒素:可引起溶血。

【诊断要点】

(一)有误食毒蕈史

(二)临床分型

1. 胃肠型　由误食毒粉褶菌、毒红菇、虎斑菇、牛肝蕈、红网牛肝菌及墨汁鬼伞等引起,潜伏期10分钟~6小时。主要有恶心、呕吐、腹痛、腹泻、头痛、头晕,可伴有水、电解质失衡及周围循环衰竭。牛肝蕈中毒可引起幻觉、谵妄等类似精神分裂症症状。

2. 神经型　由误食毒蝇伞、豹斑毒伞等引起,其毒素为类似乙酰胆碱的毒蕈碱。潜伏期1~10h,除胃肠症状外,还有副交感神经兴奋症状如流涎、流泪、多汗、心率减慢、瞳孔缩小等。重者可出现强直性痉挛、烦躁不安、幻觉、谵妄等精神症状。

3. 溶血型　主要由鹿花菌、赭鹿花菌等引起。除胃肠道症状外,表现为溶血现象:贫血、黄疸、肝脾肿大、血红蛋白尿及急性肾衰竭等。

4. 中毒性肝炎型　误食死帽菌、褐色鳞小伞、瓢蕈、白毒伞等引起。潜伏期长(6~40小时),亦最凶险,破坏肝脏系统的毒素有两大类:一类是鬼笔毒肽,另一类是鹅膏毒肽,这些毒素耐高温,耐干燥,化学性质稳定,一般烹调不易破坏,对肝脏有严重损害,轻者仅有胃肠症状;重者则出现黄疸、中毒性肝炎、急性或亚急性肝坏死、消化道及全身出血、肝昏迷、急性肾衰竭及呼吸循环衰竭、昏迷、抽搐、惊厥等,常可致命。其中有少数病例呈暴发型,潜伏期后1~2天内突然死亡,可能是由于毒蕈中毒性心肌炎或中毒性脑炎导致。

(三)实验室检查

有心、肝、肾损害者可出现心电图、肝肾功能、凝血功能、门静脉血液流速异常。

【病情判断】

胃肠型经积极治疗病情可迅速恢复,死亡率极低;神经精神型及溶血型死亡率亦较低;

中毒性肝炎型病情最凶险，如无积极治疗死亡率可达50%～90%。

【治疗】

（一）洗胃

立即用1∶5000高锰酸钾、0.5%鞣酸溶液或浓茶水等彻底洗胃，洗胃后1次注入通用解毒粉（活性炭2份、鞣酸1份、1氧化镁1份）20g，或活性炭10～20g，硫酸镁20～30g导泻。

（二）脱水者应积极补液，纠正酸中毒。

（三）急性溶血性贫血可紧急输新鲜血液

出血者亦可输血注射维生素K，每次4～8mg，每天2次。或维生素C 1000～2000mg，加入葡萄糖液静脉注射，同时应用糖皮质激素治疗。血压低者予以升压药，如多巴胺等。

（四）阿托品

主要用于解除毒蕈碱样症状，2～3mg肌注或静注，15～30分钟重复1次，直至阿托品化后减量。

（五）巯基解毒剂

主要用于中毒性肝炎型毒蕈中毒者。

1. 1%二巯基丙磺钠5ml肌注，2次/d，2天后改为1次/日，维持5～7天。

2. 二巯基丁二钠　0.5～1g释后静注，每6h一次，首剂加倍，症状缓解后改为2次/日，连用5～7天。

3. 还可用糖皮质激素护肝治疗。

（六）细胞色素C或与青霉素连用

它们与血清蛋白结合有较高的亲和力，从而抑制α-毒伞肽与蛋白结合，加速毒素的清除，降低α-毒伞肽的致死性。

（七）对症支持治疗

大量补液，应用利尿剂加速毒物排泄。对有精神症状或惊厥者应予以镇静或镇惊药物治疗，可试用脱水剂，如用20%甘露醇250ml快速静滴或推注，每日1～3次。呼吸衰竭者可给予呼吸兴奋剂、吸氧或机械通气等治疗。

（八）血液净化治疗

血流灌注效果最好，有肾功能障碍者，可将血液透析、血液灌流联合应用。

（九）对于白毒伞、绿帽蕈等毒性很强的中毒患者，可酌用抗蕈毒血清肌注，注射前先做皮试。

（十）中草药

甘草30～60g，绿豆30～240g，水煎服，或甘草汤内服；或对坐草60g（或带叶金银花藤240g），煎服；鲜金银花或嫩叶适量，洗净嚼服。

（熊旭东）

第二十章

亚硝酸盐中毒

亚硝酸盐主要指亚硝酸钠(钾),其毒性较大,一次摄入0.2~0.5g即可引起急性中毒,3~5g可致死。亚硝酸盐是一种氧化剂,可使正常低铁血红蛋白氧化成高铁血红蛋白,从而使其失去载氧能力,引起组织缺氧。

【病因】

1. 误作食盐用于烹调,致使食用者发生集体中毒。

2. 医源性中毒　用于静注治疗氢化物中毒的亚硝酸钠致使中毒者较少见,但作为医用器械消毒液配方为0.1%新洁尔灭加0.5%亚硝酸钠,外观与软皂或糖水相似,误将此液灌肠可引起中毒。

3. 肠源性青紫症　蔬菜如小白菜、韭菜、菠菜、卷心菜、红苕、甜菜、新腌制的咸菜等均含有较多的硝酸盐或一定量的亚硝酸盐,食用后肠道内细菌又可将硝酸盐还原成亚硝酸盐,亚硝酸盐吸收可致急性中毒引起肠源性青紫症。此外,长期大量饮用含有硝酸盐的苦井水,也易引起中毒。

【诊断要点】

（一）过量的亚硝酸盐摄入史

（二）临床表现

多在食后0.5~3小时突然发病,短者10~15分钟,长者可达20h。

1. 发绀及缺氧表现突出表现为皮肤、黏膜呈青紫色,严重者呼吸困难,甚至窒息死亡。典型表现发绀与呼吸困难不成比例。

2. 胃肠道刺激症状　可有恶心、呕吐、腹痛等,但无腹胀及腹泻,是与细菌性食物中毒不同之处。

3. 神经系统症状　头晕、头痛、抽搐、晕厥、意识障碍,严重者昏迷。

4. 心血管系统症状　轻者周围血管扩张,面部潮红、头部胀痛并有搏动感,眼睛发黑、心悸等,重者血压下降、四肢厥冷,严重心律失常、休克。

5. 严重中毒　于误服后10~15分钟出现症状,1.5~3小时内发生呼吸循环衰竭。

（三）实验室检查

血液高铁血红蛋白测定

1. 定性分析

(1) 氧气通入法:取静脉抗凝血3~5ml,中毒者血液呈紫黑色,经离心沉淀后血浆为黄色,说明血液紫黑色是红细胞异常所致,然后摇匀通氧,若为高铁血红蛋白则不变色,而还原型血红蛋白则变为鲜红色。

（2）分光镜法：高铁血红蛋白在波长630μm处有一吸收光带，加入5%氰化钠溶液数滴后原吸收光带消失。高铁血红蛋白<15%时不易检出。

2. 定量分析　使用分光光度计在比色计上分别测出加氰化物溶液前后吸收光的改变，即可得出高铁血红蛋白的含量。正常值：0.03%~0.13%。

【病情判断】

多数患者中毒较轻，若出现以下情况则提示病情危重：

1. 出现休克或肺水肿征象者。

2. 血中高铁血红蛋白>30%并出现呼吸困难者，>70%时可致死。

【治疗】

（一） 立即催吐、及早温水洗胃，活性炭吸附，并用硫酸镁导泻。

（二） 置患者于通风良好的环境中，注意保暖，吸氧，轻者休息、口服含糖饮料即可恢复。

（三） 注意防治血压过低，必要时应用升压药如多巴胺、间羟胺等。

（四）特效疗法

1%亚甲蓝（美蓝）6~10ml（每次1~2mg/kg），加入25%~50%葡萄糖液20~40ml于10~15分钟内缓慢静脉注射，如1~2小时内未见好转或有反复，可于2小时后重复1次全量或半量，或延长给药时间，用至发绀基本消失、病情稳定。用药后尿呈蓝色，治疗中同时给予葡萄糖、维生素C、维生素B_{12}、辅酶A等能增强美蓝疗效。轻者仅给葡萄糖及维生素C静滴即可恢复。亚甲蓝应用注意事项：①肾功能不全者慎用；②不可作皮下、肌肉或鞘内注射，以免造成局部坏死和中枢器质性损害。治疗高铁血红蛋白症，本品一日用量约120mg即可，重者可用2~3日，不需大量反复应用，可导致体内蓄积产生不良反应。

（五）对症支持治疗

1. 吸氧。

2. 休克者积极补充血容量，酌用血管活性药物如多巴胺等。

3. 呼吸衰竭者给予呼吸兴奋剂，必要时应用机械通气。

4. 惊厥者应用镇静剂如地西泮、水合氯醛、苯巴比妥等。

5. 有意识障碍、昏迷者用阿片受体拮抗剂纳洛酮可取得较好效果。

6. 经亚甲蓝、维生素C治疗后发绀仍明显者，可输新鲜血或行血液净化疗法或换血疗法。

（熊旭东）

第二十一章

硫化氢中毒

硫化氢(higdrogen sulfide,H_2S)是具有臭鸡蛋味的窒息性有毒气体,易溶于水。急性硫化氢中毒是短期内接触大量硫化氢引起的以中枢神经系统、眼结膜和呼吸系统损害为主的全身性疾病,大量吸入高浓度的硫化氢可出现"闪电型"中毒甚至死亡。对机体产生危害的是来不及代谢和排除的硫化氢,一方面它与高铁血红蛋白结合形成硫化高铁血红蛋白,发挥致毒作用;另一方面,与呼吸链中的细胞色素氧化酶及二硫键起作用,影响细胞氧化还原过程,造成组织细胞内窒息缺氧。

【病因】

1. 工业生产过程中产生大量的硫化氢废气,如含硫有机磷农药、医药、染料等生产过程,石油或煤燃烧过程,生产粘胶纤维或精制盐酸、硫酸等。如防护措施不健全可因过量吸入引起中毒。

2. 有机物腐败时能产生硫化氢,如清理腌菜池、蓄粪池、酱油发酵池或修理下水道、隧道等均可能吸入大量硫化氢气体。

【诊断要点】

(一)病史

有硫化氢接触史;呼出气及衣物带有臭蛋样气味。

(二)临床表现

1. 中枢神经系统症状　轻者表现为头痛、头晕、恶心、呕吐、全身乏力,焦虑烦躁。重者出现意识障碍、抽搐、昏迷、大小便失禁,全身肌肉痉挛或强直。高浓度吸入者可使患者立即或数秒钟呼吸心脏骤停,称"电击样"死亡。

2. 眼部刺激症状　眼刺痛、异物感、流泪、畏光、视物模糊、视物时有彩晕,可见眼睑痉挛,眼睑水肿,结膜充血、水肿、出血,角膜浅表浸润及糜烂,甚或角膜点状上皮脱落及浑浊,有"毒气眼病"之称。

3. 呼吸系统症状　常见流涕、咽干、咽喉部灼痛,声音嘶哑、咳嗽、咳痰,胸闷、胸痛、发热、咯血,严重者出现肺水肿,表现为呼吸困难、发绀、烦躁、咳大量白色或粉红色泡沫样痰,甚至可自口、鼻大量涌出。

4. 心血管系统症状　胸闷、心悸、严重者肤湿冷、明显发绀、血压下降。

5. 其他　急性中毒病程中,可出现肝、肾、损害,但一般并不严重。要特别注意的是,绝大多数患者的肺水肿和心肌损害出现在24小时内。但有少数患者可在急性中毒昏迷恢复好转后发生,甚至一周后出现"迟发性"肺水肿和心肌损害。部分严重中毒患者治疗后,可遗留神经系统后遗症。

（三）临床诊断分级

1. 轻度中毒　具有下列情况之一者：①明显的头痛、头晕、乏力等症状并出现轻度至中度意识障碍；②急性气管-支气管炎或支气管周围炎。

2. 中度中毒　具有下列情况之一者：①意识障碍表现为浅至中度昏迷；②急性支气管肺炎。

3. 重度中毒　具有下列情况之一者：①意识障碍程度达深昏迷或呈植物状态；②肺水肿；③猝死；④多脏器衰竭。

（四）实验室检查

将浸有2%醋酸铅精溶液的试纸暴露于现场或中毒者呼气中30s，如有硫化氢则试纸呈棕红色至棕黑色。

【病情判断】

出现下列情况者提示病情危重：

1. 出现“电击样”中毒，昏迷较深或昏迷时间长（>4h）；或意识丧失后出现持续较久的全身强直性痉挛，或肌张力低下，病理反射阳性。

2. 皮肤湿冷、明显发绀、血压下降、进入休克状态。

3. 呼吸浅快、不规则，甚至发生呼吸停止。

4. 心音低钝、微弱，明显心律不齐，甚至漏跳、停跳。

5. 呼吸频数、呼吸困难，肺内满布湿啰音，血气分析血氧分压明显下降。

6. 合并急性肾衰竭、严重感染、酸中毒等各种并发症。

【治疗】

（一）立即将患者移至空气新鲜处，呼吸抑制者给予呼吸兴奋剂；呼吸停止者应立即人工呼吸或气管插管机械通气；猝死者应立即进行心肺复苏术。

（二）立即予中、重度中毒者肌注

4-二甲基氨基酸（4-DMAP）3.25mg/kg，1次即可。对有自主呼吸的中毒者取亚硝酸异戊酯安（0.2ml）置手帕中捏破吸入，每次吸30s，每2分钟1支，可吸入3~6支。无4-DMAP时可静注3%的亚硝酸钠，成人剂量为10ml，儿童用量为0.33ml/kg。

（三）给予维生素C、三磷酸腺苷、辅酶A、细胞色素C、胞二磷胆碱、脑活素等提高细胞的氧化还原能力，改善脑组织代谢。

（四）眼部受损者

可用温水或2%碳酸氢钠溶液冲洗，继用抗生素眼水、地塞米松或可的松眼膏点眼，并发角膜损伤者请眼科医生处理。

（五）对症支持治疗

对危重患者要加强监护与治疗，防治多器官衰竭；早期大剂量使用糖皮质激素，疗程7d；输新鲜血；积极防治脑水肿、肺水肿、心肌损伤及肾衰竭；纠正休克及水电解质酸碱平衡紊乱；防治感染。

（王　倩）

第二十二章

阿片类药物中毒

阿片(opium)类药物如阿片、可待因、吗啡、罂粟碱、哌替啶、芬太尼、美沙酮等主要用于镇痛、止泻、止咳、麻醉及治疗心源性哮喘等。长期应用易引起欣快感和成瘾性,大剂量应用可抑制大脑皮层、抑制呼吸中枢而产生阿片中毒(opium poisoning)。

【病因】

主要为服用过量该类药物或临床用药不当及吸毒等。

【诊断要点】

(一) 有过量应用该类药物的病史

(二) 临床表现

1. 轻度急性中毒　主要有头昏、眩晕、恶心、呕吐、面部潮红、出汗、心动过速、幻觉、便秘、尿潴留等。

2. 重度急性中毒　昏迷、呼吸抑制、瞳孔缩小等改变。吗啡中毒典型表现为昏迷、瞳孔缩小或针尖样瞳孔和呼吸抑制(每分钟仅有2~4次呼吸、潮气量无明显变化)“三联征”,并伴有发绀和血压下降;海洛因中毒时除具有“三联征”外,并伴有严重心律失常和非心源性肺水肿;哌替啶中毒时除血压降低、昏迷和呼吸抑制外,与吗啡不同的是心动过速、瞳孔散大、抽搐和谵妄等;芬太尼等引起胸壁肌强直;美沙酮尚可出现失明、下肢瘫痪等。

3. 慢性中毒　表现为食欲减退、便秘、消瘦、衰老及性功能减退。

(三) 实验室检查

必要时取尿、胃内容物等进行毒物分析,可检出毒物。

【病情判断】

轻度中毒预后良好;重度中毒者若出现呼吸衰竭、休克、昏迷等时则提示病情危重,若不及时抢救可因呼吸循环衰竭而死亡。

【治疗】

(一) 消除毒物

口服中毒者可用碘酊1ml加水500ml自胃管注入,继之用1∶2000高锰酸钾溶液洗胃,然后注入硫酸钠20g导泻。

(二) 特殊解毒剂

1. 纳洛酮　可竞争性阻断阿片类药物与受体结合,对抗阿片样作用。用法:0.4~0.8mg/次,静注或肌注,必要时15~30分钟后重复给药。

2. 纳络芬(丙烯吗啡)　对阿片类药物亦有拮抗作用。用法:5~10mg/次,静注或肌注,20分钟后可重复给药,总量不超过40mg。

（三）对症支持治疗

1. 保持呼吸道通畅，吸氧，适当应用呼吸兴奋剂，如安钠咖（苯甲酸钠咖啡因）0.5g 肌注，每 2~4 小时 1 次；尼可刹米 0.375~0.75g 或洛贝林 3~15mg 肌注或静推。必要时行气管插管、气管切开，呼吸机辅助呼吸。

2. 补液，纠正休克，防治感染及水、电解质酸碱平衡紊乱，加强护理，保持呼吸道通畅，注意口腔、压疮的护理。

【常见误区】

阿片类戒断综合征

（一）原因及机制

阿片类戒断综合征是指对阿片类物质形成依赖的个体，一旦停药或骤减药量，就可产生一组颇具特征性的症状和体征。其发生机制可能是阿片类药物的长期使用使神经细胞发生一系列适应性改变。这些改变与药物一起使机体保持功能状态。当体内药物突然撤除或减少，就会使神经细胞的代偿平衡被破坏，而出现戒断综合征。戒断综合征的发生标志着身体依赖性的形成。

一般说来，戒断综合征大约在停药 8~12 小时出现。最初表现为呵欠、流泪、流涕、出汗等类似感冒的卡他症状。随后各种戒断症状陆续出现，包括瞳孔扩大、打喷嚏、起鸡皮疙瘩、寒战；厌食、恶心呕吐、腹绞痛、腹泻；全身骨和肌肉酸痛及肌肉抽动；软弱无力、失眠易醒、心搏加快、血压升高；情绪恶劣易激惹、烦躁不安、抑郁，甚至出现攻击性行为。这些戒断症状通常在 36~72 小时之内达到高峰，其中大部分症状在 7~10 天内消失。有些依赖者出现迁延性戒断症状，发生在脱瘾治疗后期。表现为顽固失眠，身体各部位疼痛，胃肠道不适，全身不舒服，无力，不安，易激惹，过度关注身体的不适感，忍受不了任何挫折，情感脆弱、焦虑、抑郁等。以上症状可在 2~6 个月内持续存在，迁延性戒断症状是导致重新用药的重要原因之一。

（二）应对措施

针对戒断综合征的治疗习惯上称为脱毒治疗或脱瘾治疗，也有人建议对阿片类戒断综合征称为“抗阿片戒断症状治疗”。所谓脱毒治疗，是指在安全有效并减少戒断症状的情况，撤除一种精神活性物质的过程，可采用药物或非药物方法进行，一般宜在监护条件下完成。药物脱毒多使用与成瘾药有交叉耐受和交叉依赖的药物。目前脱毒治疗主要措施有：

1. 阿片受体激动剂替代疗法　利用同类药物的交叉依赖原理，常用药物有美沙酮、LAAM（左旋 α 乙酰美沙醇）、右丙氧酚（Propoxyphene Napsylate，PN）等，其中以美沙酮为代表。

2. 阿片受体部分激动剂疗法　其代表药物为丁丙诺啡（Buprenorphine），该药于 20 世纪 80 年代初开始应用于脱毒治疗，国内也有若干应用的报告，现被认为是有前途的药物。

3. 非阿片类药物脱毒治疗　主要为 α_2 受体激动剂中的一些药物，以可乐定、洛非西安（Lofexidine）为代表药物。它们共有的特点为：①中枢 α_2 肾上腺能受体激动剂；②原用于抗高血压，目前公认可用于阿片类药物的脱毒治疗；③减轻许多戒断症状，但不能解除焦虑和渴求等主观症状；④无成瘾性，不产生欣快。

（王　倩）

第二十三章

氯丙嗪类药物中毒

氯丙嗪类药物具有镇痛、镇静、镇吐、降低体温、扩张血管等作用,是临床上常用的抗精神病药。主要有氯丙嗪、乙酰丙嗪、奋乃静、三氟拉嗪等,以氯丙嗪最为常用。

【病因及发病机制】

常见的急性中毒者多为精神病患者或自杀者。毒性作用主要表现在对中枢神经系统及循环系统产生明显的抑制作用:①抑制大脑皮质及皮质下中枢;②阻断肾上腺素α受体,抑制脑干血管运动中枢,造成低血压,反射性心跳加快;③抗组胺和抗胆碱作用;④对肝脏的毒性和过敏性损害。

【诊断要点】

(一) 有服用大剂量本类药物史

(二) 临床表现

1. 神经系统表现　困倦、嗜睡、震颤、注意力不集中、烦躁不安、先抽搐后昏迷、瞳孔缩小、肌张力减弱、腱反射消失、大小便失禁。

2. 心血管系统　心动过速、四肢冷凉、体温下降、直立性低血压,严重者发生持续性低血压及休克,甚至心跳呼吸停止。

3. 抗胆碱毒性症状　口干、视物模糊、瞳孔扩大、皮肤潮红干燥、肌张力增加、心动过速、便秘及尿潴留。

4. 其他表现　恶心、呕吐、腹痛、流涎、黄疸、肝大、鼻塞、呼吸困难等。

(三) 实验室检查

1. 呕吐物、洗胃液、尿液及血液可检出毒物。

2. 个别患者可出现粒细胞减少、再生障碍性贫血、溶血性贫血等。

3. 心电图　ST段下移,T波低平、倒置或双峰,Q-T间期延长,以及房性、室性期前收缩、传导阻滞等。

【病情判断】

若患者出现严重的低血压、抽搐、昏迷、休克时提示病情危重,严重者可因呼吸循环衰竭死亡。

【治疗】

(一) 清除毒物

口服中毒者,立即用清水或1∶5000高锰酸钾溶液彻底洗胃,然后灌注活性炭吸附毒物,并灌入硫酸钠导泻(禁用硫酸镁)。

(二) 对症治疗

1. 一般处理　监测并稳定生命体征,保暖,吸氧,保持呼吸道通畅,对呼吸抑制者行气管插管呼吸机辅助通气，维持水、电解质和酸碱平衡。

2. 防止中枢神经系统抑制　中枢神经系统抑制较重者，可选用苯丙胺、安钠咖（苯甲酸钠咖啡因）等，昏迷者可肌注利他林（盐酸哌醋甲酯）50～100mg，必要时0.5～1小时可重复应用。

3. 防止低血压和休克　对低血压或休克征象者，应积极补充血容量，纠正缺氧和酸中毒，若仍不缓解，可静滴去甲肾上腺素或间羟胺等升压药物，禁用肾上腺素、多巴胺。

4. 防止心律失常　治疗奎尼丁样心脏毒性作用（QT间期延长、QRS波增宽）可用5%碳酸氢钠250ml静滴；室性心律失常者以利多卡因首选。

5. 控制癫痫发作　以地西泮为首选，也可选用苯妥英钠、异戊巴比妥等治疗。

6. 锥体外系反应治疗　急性张力障碍反应可用苯海拉明25～50mg口服或20～40mg肌注或10～20mg缓慢静注；帕金森综合征可用东莨菪碱0.3～0.6mg肌注或苯海索（安坦）2mg口服，每日2次，共2～3天。

（三）严重中毒者可进行血液透析或腹膜透析

（王　倩）

第二十四章

抗胆碱类药物中毒

抗胆碱类药物包括阿托品、东莨菪碱、颠茄、曼陀罗，以及人工合成的654-2（山莨菪碱）、后马托品、溴丙胺太林（普鲁本辛）、苯海索等，过量使用可致急性中毒。本类药物可阻断胆碱能神经中M-胆碱受体，对抗乙酰胆碱及其所产生的毒蕈碱样作用，严重抑制腺体分泌，出现动眼神经麻痹，眼睫状肌弛缓，角膜反射迟钝或消失，解除迷走神经对心脏的抑制，使支气管平滑肌弛缓、扩张等。还可使延髓和脊髓异常兴奋或抑制，严重时可因延髓麻痹而死亡。阿托品中毒剂量约为5~10mg，致死量为80~130mg。

【病因】

1. 过量用药或误服本类药物。

2. 误食颠茄、曼陀罗和莨菪等含有阿托品类生物碱植物的根、茎、叶、果实等。

【诊断要点】

（一）病史

有过量应用本类药物或误食颠茄、曼陀罗和莨菪等植物史。

（二）临床表现

1. 周围症状　极度口渴、咽干、皮肤干而发红、体温升高、心率加快、视力模糊、瞳孔散大、腹胀、尿潴留等。

2. 中枢作用　烦躁不安、幻视幻听、谵妄、强直性或阵挛性惊厥，严重者最后由兴奋转为抑制，出现昏迷，并常因呼吸肌麻痹而死亡。

（三）乙酰胆碱试验

皮下注射本品3~10mg，如不出现唾液增多、流泪、出汗、胃肠蠕动亢进现象，则提示抗胆碱类药物中毒。

【病情判断】

本类药物中毒症状可持续数小时或数天，出现昏迷、呼吸肌麻痹者提示病情危重，甚至危及生命。

【治疗】

（一）口服中毒者尽早应用3%~5%鞣酸溶液或1∶5000高锰酸钾溶液，亦可用浓茶加温水或0.5%活性炭悬液彻底洗胃，然后灌入硫酸镁（中枢兴奋时）或硫酸钠（中枢抑制时）20~30g导泻；肌注或静注过量者应立即停药。

（二）拮抗药物

1. 毒扁豆碱　抗胆碱酯酶药，可透过血脑屏障，但很快即被破坏，需重复用药。用法：0.5~2mg皮下注射，1次/1~1.5小时，可重复数次。该药对抢救有机磷农药中毒过程中出现的阿托品中毒者不能应用,可选用毛果芸香碱。

2. 毛果芸香碱　拟胆碱药。用法:5~10mg/次,皮下注射,1次/0.5小时,至瞳孔缩小、对光反射出现、口腔黏膜湿润为止。老年人禁用毛果云香碱。

3. 新斯的明　抗胆碱酯酶药。用法:每次0.04mg/kg,每0.5~1小时重复1次,至口腔潮湿为止。

(三) 利尿剂

呋塞米20~40mg静注或20%甘露醇250ml静滴,有尿潴留者置导尿管。

(四) 烦躁不安或惊厥时

可用地西泮20mg肌注或静注;10%水合氯醛10~20ml保留灌肠。忌用吗啡及长效巴比妥类药物,不宜用氯丙嗪。

(五) 对症支持治疗

输液,防治感染及水、电解质紊乱,应用糖皮质激素;高热者采用冰袋冷敷、冷盐水灌肠、酒精擦浴、冰毯等方法降温;呼吸抑制者吸氧,必要时气管插管、呼吸机辅助呼吸。

(王　倩)

第二十五章

水杨酸类药物中毒

水杨酸类药物主要包括阿司匹林、水杨酸钠、复方阿司匹林等，为常用的解热、镇痛剂，近年来又用于防治心脑血管栓塞性疾病。长期大量使用或一次大量吞服，可发生急性中毒。水杨酸钠和阿司匹林致死量为30~40g。

【病因及发病机制】

（一）病因

多为误服、误用或自杀。

（二）发病机制

水杨酸制剂的主要毒副作用有：①对中枢神经系统先兴奋后抑制；②酸碱平衡失调，刺激呼吸中枢，导致呼吸性碱中毒，并形成代谢性酸中毒；③直接作用于血管平滑肌，使血管运动中枢麻痹而致循环衰竭；④对血小板有不可逆的抑制作用，并抑制凝血酶原合成，导致全身出血；⑤对消化道和肾脏有刺激作用。

【诊断要点】

（一）病史

有口服过量水杨酸类药物史。

（二）临床表现

1. 轻度中毒　口、咽喉、腹部灼痛，恶心，呕吐，腹泻，头痛，头晕，眼花，耳鸣，昏睡，呼吸增强。

2. 中重度中毒　耳鸣，大量出汗，频繁呕吐致脱水，口渴，皮肤潮红，体温升高，呼吸深快，心率增快，谵妄，痉挛，惊厥，低血压，水电解质紊乱，酸中毒。中毒继续进展，则中枢由兴奋转入抑制，出现昏迷、休克、呼吸衰竭，甚至死亡。瑞氏（Reye）综合征为儿童或青少年服用乙酰水杨酸的严重并发症，表现为严重肝功能不良合并脑病，虽少见，但可致死。

（三）实验室检查

血二氧化碳结合力降低，凝血酶原时间延长，尿中出现蛋白、红细胞、管型及酮体等，三氯化铁试验阳性。

【病情判断】

出现以下表现者提示病情危重：谵妄、惊厥、抽搐、昏迷、休克、体温过高、凝血酶原时间明显延长、呼吸衰竭等，甚至因呼吸衰竭而死亡。另外，因该药能抑制血小板聚集及减少凝血酶原合成，可引起全身出血，并对消化道有直接刺激作用，可引起糜烂、出血甚至穿孔。

【治疗】

（一） 立即用温水或2%～3%碳酸氢钠溶液洗胃，然后注入硫酸镁导泻。

（二）加速排泄

静滴5%碳酸氢钠溶液或口服碳酸氢钠片，3～5g/h，直至尿液呈碱性为止（注意防止发生代谢性碱中毒）；呋塞米40～80mg加入液体中静滴。

（三）血液净化治疗

因其血浆蛋白结合率高，可应用血流灌流或血浆置换。适用于严重代谢性酸中毒及严重意识障碍者。

（四）对症支持治疗

有出血者可给予大剂量维生素K_1 20～40mg加葡萄糖溶液20ml缓慢静注，维生素K_3 8mg肌注，2次/d；输新鲜血浆补充凝血因子；注意维持水电解质及酸碱平衡，维持呼吸循环功能等。

（王 倩）

第二十六章

苯 中 毒

苯(benzene)为芳香族化合物,是具有芳香气味的无色透明的油状液体,易挥发。为化工生产的基本原料和溶剂。可以经消化道、呼吸道和皮肤吸收,大部分以原形经呼吸道排出,部分经肝代谢后由肾排出。急性毒作用主要是对中枢神经系统的先兴奋后抑制作用,以及对呼吸道的刺激作用。24g/m^3 30 分钟或 64g/m^3 5~10 分钟可致死,口服致死量约 10ml。慢性中毒以造血系统损害为主要临床表现。

【病因及发病机制】

(一) 病因

1. 生产性中毒　在生产、运输过程中由于通风不良而吸入高浓度苯蒸气或苯液污染皮肤引起中毒。

2. 生活性中毒　多由误服或自杀引起中毒。

(二) 发病机制

急性中毒是因苯的亲脂性,可附于神经细胞表面,抑制生物氧化,影响神经递质,麻醉中枢神经系统。慢性中毒主要是苯及代谢产物酚类所致造血系统损害:①酚类为原浆毒,直接抑制细胞核分裂,对增殖活跃的骨髓造血细胞有明显的抑制作用;②酚类与巯基作用及与白细胞中硫结合,可使谷胱甘肽代谢障碍及形成具有自身抗原性的变性蛋白,导致血细胞破坏;③苯可以抑制 δ-氨基-γ-酮戊酸合成酶,干扰红细胞生成素对红细胞增殖的刺激作用。

【诊断要点】

(一) 有吸入苯蒸气、皮肤污染或误服苯溶液的病史。

(二) 临床表现

1. 神经系统　患者出现头痛、眩晕、耳鸣、复视、步态不稳、醉酒感,重者抽搐、昏迷、谵妄、呼吸麻痹。吸入高浓度苯蒸汽者可“闪电样”死亡,部分患者出现周围神经损害。

2. 呼吸系统　为呼吸道黏膜刺激症状,咳嗽、胸闷,重者出现肺水肿。

3. 消化系统　主要见于口服中毒者,有恶心、呕吐、腹痛等。

4. 循环系统　面色潮红、心悸、血压下降、心律失常等。

5. 短时间内接触高浓度苯蒸汽可发生再生障碍性贫血,主要表现为迅速发展的贫血、出血和感染。

慢性中毒除影响神经系统外,还影响造血系统。神经系统早期为神经衰弱和自主神经功能紊乱综合征,晚期为感觉障碍或多发性神经炎等。造血系统异常是慢性苯中毒的主要特征,以白细胞和血小板减少最常见,严重者表现为再生障碍性贫血,甚至发生白血病,以急性粒细胞性白血病和红白血病为多。

（三）实验室检查

1. 血常规白细胞多升高，以后可恢复正常。再生障碍性贫血者白细胞、血红蛋白、血小板均降低。

2. 尿酚、尿葡萄糖醛酸含量增加。

3. 呼气苯、血苯、尿酚测定值增高可作为苯接触指标。

【病情判断】

（一）急性苯中毒

1. 轻度中毒　短期内吸入高浓度苯蒸汽后出现头晕、头痛、恶心、呕吐、兴奋、步态蹒跚等酒醉样状态，可伴有黏膜刺激症状。

2. 重度中毒　吸入高浓度苯蒸汽后出现烦躁不安、意识模糊、昏迷、抽搐、血压下降，甚至呼吸和循环衰竭。

（二）慢性中毒

1. 轻度中毒　在3个月内每1～2周复查一次，白细胞计数持续低于4×10^9/L（4000/mm^3）或中性粒细胞计数低于2×10^9/L（2000/mm^3）。常有头晕、头痛、乏力、失眠、记忆力减退等症状。

2. 中度中毒　多有慢性轻度中毒症状，并有易感染和（或）出血倾向。符合下列之一者：①白细胞计数低于4×10^9/L或中性粒细胞计数低于2×10^9/L，伴血小板计数低于60×10^9/L；②白细胞计数低于3×10^9/L或中性粒细胞计数低于1.5×10^9/L。

3. 重度中毒　出现下列之一者：①全血细胞减少症；②再生障碍性贫血；③骨髓增生异常综合征；④白血病。

【治疗】

（一）脱离中毒现场

皮肤污染者要用温皂水清洗皮肤，口服中毒者要以0.5%活性炭或2%碳酸氢钠溶液洗胃，随后注入硫酸钠30g导泻，忌催吐。

（二）吸氧，卧床休息，维持呼吸道通畅

必要时气管插管或气管切开，应用呼吸兴奋剂，有条件者可高压氧治疗，一方面改善缺氧状态，另一方面加速苯由呼吸道排出。

（三）应用葡醛内酯和谷胱甘肽加速与酚的结合，起到解毒作用。肝泰乐100～200mg，肌注或静滴，每日2～3次。

（四）静滴维生素C

（五）对症治疗

防治脑水肿，可用糖皮质激素和利尿脱水剂。

（六）忌用肾上腺素，以免诱发室颤

忌用吗啡或其他有强烈呼吸中枢抑制的药物，有精神症状或抽搐者，首选水合氯醛15～20ml保留灌肠，或地西泮5～10mg肌注或静注。

（王　倩）

第二十七章

汽油中毒

汽油为无色易燃液体，易溶于脂肪和有机溶剂、易挥发，主要含脂肪族饱和烃(20%~60%)、不饱和烃(30%~70%)和芳香烃(2%~11%)。其毒性与所含成分及挥发性有关。汽油为麻醉性毒物，对脂肪代谢有特殊作用，可致神经细胞内脂质平衡失调，导致中枢神经系统功能障碍，以脑干和小脑损伤为主，对肝肾均有不同程度的损害，对呼吸道黏膜有刺激和腐蚀作用，可致肺出血、水肿和肺泡坏死。吸入 20~30g/m^3 或口服 20~30ml 或 7.5g/kg 可致死。主要经呼吸道吸收，皮肤和消化道吸收较少，大部分以原形经呼吸道排出，一部分经氧化与葡萄糖醛酸结合后随尿排出。

【病因】

主要为生产性中毒，多为在生产、运输或使用过程中吸入中毒。偶有误服中毒者。

【诊断要点】

（一）有吸入、误服或大面积接触汽油的病史

（二）临床表现

1. 神经系统　吸入中毒者以中枢神经系统症状为主。可出现头痛、眩晕、震颤、步态蹒跚等，重者可有抽搐、昏迷、中枢性高热。吸入极高浓度可突然死亡。另外患者可以有精神症状。

2. 呼吸系统　主要为化学性肺炎，可迅速出现窒息性呛咳、胸痛、呼吸困难及发绀。口服及蒸汽吸入症状较轻。

3. 消化系统　口服中毒首先出现消化道刺激症状，如口咽肿痛、胸骨后烧灼感、恶心、呕吐、剧烈腹痛、腹泻等。

4. 皮肤接触后可出现急性皮炎，出现红斑、水疱、渗出等。

【病情判断】

（一）轻度中毒

有头晕、头痛、乏力、恶心、呕吐、醉酒步态、精神恍惚或兴奋等症状。

（二）重度中毒

分两型：①昏迷型：迅速出现昏迷、抽搐、瞳孔散大、脉细弱、呼吸不规则、血压下降或中枢性高热；②中毒性精神病型：表现为躁动不安、癔病样发作、哭笑无常、乱说乱动等。

【治疗】

1. 吸入中毒要立即脱离中毒现场，吸氧，有条件者可行高压氧治疗。注意防治脑水肿，保护心、肝、肾功能。

2. 吸入性肺炎应早期应用肾上腺皮质激素，有条件者可行纤支镜肺灌洗，以清除吸入的汽油。适当应用抗生素以防治感染。

3. 口服中毒按腐蚀性毒物中毒处理，可用牛奶或植物油洗胃、导泻或灌肠。

4. 皮肤污染可用肥皂水清洗皮肤、头发等。眼睛污染者可用2%碳酸氢钠溶液冲洗，硼酸眼药水滴眼。皮肤有红肿、水疱者可用3%硼酸溶液湿敷。

5. 癔病样症状者给予镇静药物。慢性中毒有类似精神分裂症状者，可按一般精神分裂症治疗。

（王　倩）

第二十八章

甲 醇 中 毒

甲醇(methyl alcohol)别名木醇或木酒精,为无色、略有酒精气味、易燃、高挥发性液体,易溶于水和有机溶剂。在工业上为甲醛、塑料、胶片等的生产原料,并用于防冻及溶剂等。可经呼吸道、消化道和皮肤吸收,其中以消化道吸收中毒多见。口服5~10ml可引起严重中毒,15ml以上可致失明,致死量为30ml。

【病因及发病机制】

(一)病因

大多数中毒者为误服掺有甲醇的酒类或饮料所致,少数为工作环境中经呼吸道和皮肤吸收中毒。

(二)发病机制

其中毒机制主要为甲醇的氧化产物新生态甲醛或甲酸盐与细胞内的蛋白质相结合所致。对机体的主要危害:①对中枢神经系统有明显的麻醉作用,由于其代谢缓慢、蓄积性强,毒性比乙醇大;②对视神经和视网膜有特殊的选择性。甲醇的代谢产物甲醛、甲酸及甲酸盐均可以影响视神经的能量代谢,从而引起视神经变性、萎缩及视网膜损害;③代谢性酸中毒。主要由于甲酸在体内的积聚,再加上甲醇在体内可抑制某些氧化酶系统,从而影响细胞的能量代谢。

【诊断要点】

(一)病史

有饮用假酒或饮料、甲醇生产、生活接触史。

(二)临床表现

不同原因引起的急性中毒临床表现基本相同,首先出现中枢神经系统麻醉,继而出现代谢性酸中毒及视神经、视网膜损害。

1. 潜伏期　一般为2~24小时,少数长达2~3天,有同时摄入乙醇者可使潜伏期延长。

2. 中枢神经系统损害　主要为头痛、头晕、乏力、嗜睡和意识障碍,重者出现昏迷和抽搐,少数患者出现精神症状和锥体外系受损表现。

3. 视神经、视网膜损害　视物模糊、眼前黑影、飞雪感、闪光感、幻视、复视等,重者瞳孔散大、固定,对光反射减弱,视力急剧下降,甚至失明。眼底检查早期可见静脉扩张、视盘(视乳头)充血和视网膜水肿,晚期可见视神经萎缩,视野呈中心或旁中心瞳点改变。

4. 代谢性酸中毒　轻者无症状,重者出现呼吸困难、Kussmaul呼吸。

5. 消化系统损害　口服中毒者出现恶心、呕吐、上腹痛等表现,并发急性胰腺炎的比例较高。重者可有肝损害。

6. 呼吸系统损害　吸入中毒者有眼及上呼吸道黏膜刺激症状，少数患者有心脏、肾脏损害。

（三）实验室检查

1. 血甲醇、甲酸测定　正常人血甲醇<0.0156mmol/L。

2. 血气分析、二氧化碳结合力测定有助于监测代谢性酸中毒。

3. 严重中毒时，血白细胞记数和血细胞比容增高，并可有肝肾功能异常，个别可见肌红蛋白尿。

4. 严重中毒者脑 CT 检查可见白质和基底核密度减低，豆状核梗死、软化灶等。

5. 视觉诱发电位（VEP）检查，对诊断视神经早期损伤有帮助。

【病情判断】

（一）轻度中毒

具备以下任何一项者，可诊断为轻度中毒：①轻度意识障碍；②视盘（视乳头）充血、视盘（视乳头）视网膜水肿或视野检查有中心或旁中心暗点；③轻度代谢性酸中毒。

（二）重度中毒

具备以下任何一项者，可诊断为重度中毒：①重度意识障碍；②视力急剧下降，甚至失明或视神经萎缩；③严重代谢性酸中毒。

【治疗原则】

（一）吸入和皮肤吸收中毒者

应立即脱离现场，移至空气新鲜、通风良好的地方，除去被污染的衣物，并清洗被污染的皮肤。口服中毒者给予催吐和洗胃。

（二）及时进行血液透析或血液灌流，以清除已吸收的甲醇及其代谢产物。透析或灌流的指征为：①血甲醇>15.6mmol/L 或甲酸>4.34mmol/L；②严重的代谢性酸中毒；③严重的视力障碍或视神经乳头、视网膜水肿；④肾衰竭；⑤以常规治疗无法纠正的电解质紊乱。

（三）纠正酸中毒

根据血气分析及二氧化碳结合力结果及临床表现适当给予碳酸氢钠，以纠正酸中毒。

（四）口服乙醇或将乙醇溶于5%葡萄糖溶液中，配成10%的浓度静脉滴注，可竞争性抑制甲醇在体内的代谢，减少代谢产物的形成。也可以用叶酸 50mg 静注，每 4 小时一次，连用几天。

（五）防治脑水肿，降低颅内压，改善眼底血液循环，防止视神经发生持久性改变。

（六）对症及支持治疗，保持呼吸道通畅，必要时给予吸氧和呼吸兴奋剂，纠正水、电解质失衡，加强营养，避免眼睛接受光线刺激等。

（王　倩）

第二十九章

乙醇中毒

乙醇(ethyl alcohol)又名酒精(ethanol alcohol),为无色、易燃、易挥发的液体,易溶于水和大多数有机溶剂,微毒。可经消化道和呼吸道吸收。乙醇被吸收后,约90%在肝脏经乙醇脱氢酶和过氧化氢酶氧化为乙醛,由醛脱氢酶进一步氧化为乙酸,最后经三羧酸循环氧化为二氧化碳和水,10%左右的乙醇经肺和肾排出。

【病因及发病机制】

(一) 病因

多数为过量饮酒所致,少数为工作环境中大量吸入高浓度乙醇蒸汽所致。

(二) 发病机制

其毒性主要表现为对中枢神经系统的作用,先兴奋、后抑制。开始作用于大脑皮层,表现为兴奋,继之作用于皮质下中枢和小脑,最后出现延髓血管运动中枢和呼吸中枢抑制。呼吸中枢麻痹是死亡的主要原因。此外,由于血管扩张和缺氧可致脑水肿。饮酒后低血糖多见于嗜酒者或正常人,是由于肝葡萄糖异生减弱、葡萄糖生成减少所致。

【诊断要点】

(一) 有大量饮酒或生产生活接触史

(二) 经口服中毒

呼吸有酒味,轻者有兴奋、欣快感、多语、动作不协调,进一步出现共济失调、步态蹒跚、判断力障碍、语无伦次和昏睡或躁动、眼球震颤、复视,重者出现昏迷、大小便失禁、呼吸表浅、皮肤湿冷、心率加快,甚至发生呼吸衰竭而死亡。部分患者可因咽部反射减弱,导致吸入性肺炎或窒息而死亡。

(三) 急性吸入中毒

短时间内吸入大量高浓度乙醇蒸汽可出现醉酒感、头痛、头晕、乏力、兴奋等,一般不引起严重中毒。亦可有眼和呼吸道黏膜刺激症状。

(四) 实验室检查

血乙醇浓度增高,昏迷者常高达65.2mmol/L以上。

【治疗原则】

(一) 轻度中毒

一般不必治疗。要注意休息,多饮水,注意保暖,避免继发意外伤害。

(二) 口服中毒较重者

在30分钟内可给予催吐或洗胃,并给予对症及支持治疗。可静滴高浓度葡萄糖、维生素 B_6 以加速乙醇在体内的氧化。给予呋塞米20~40mg静注,加速乙醇的排泄。

（三）病情严重者

可进行血液透析或血液灌流，以促进体内乙醇的排出。

（四）纳洛酮

纳洛酮能兴奋大脑皮层，有催醒作用，并可使血中乙醇含量显著降低，可用于重度中毒患者。一般用0.4~0.8mg静注，反复应用，致患者清醒为止，亦可用1.2~2.0mg入液持续静滴；另可用醒脑静20ml静脉滴注，有助于缩短昏迷时间，直至达到满意效果。

（五）对症支持治疗

1. 维持呼吸功能　吸氧，保持呼吸道通畅，有呼吸衰竭者可适量给予呼吸兴奋剂。

2. 纠正休克、补充血容量　必要时给予血管活性药物如多巴胺等。

3. 防治脑水肿　可给予20%甘露醇250ml或50%葡萄糖液60ml，地塞米松10mg静注，必要时4~6小时重复应用。

4. 迅速纠治低血糖　部分患者可出现低血糖昏迷，需查血糖与中毒所致的昏迷相鉴别，如存在低血糖，应立即静滴高渗葡萄糖液，致患者清醒。

5. 镇静剂的应用　烦躁不安或过度兴奋者，可慎用地西泮镇静，忌用巴比妥类药物。

6. 其他　合并肺部感染给予抗生素治疗，注意纠正电解质紊乱。

【常见误区】

（一）原因及机制

多因一次饮用过量所致，职业酒精中毒少见，但中毒量由于个体差异很大，无确定范围，大多数成人致死量为纯乙醇250~500ml，近年来发病率有增高趋势。酒精为亲神经物质，对中枢神经有抑制作用。饮酒后有松弛、温暖感觉，消除紧张，解乏和减轻不适感或疼痛。一次大量饮酒可产生醉酒状态，是常见的急性酒精中毒。长期大量饮酒可导致大脑皮层、小脑、脑桥和胼胝体变性，肝脏、心脏、内分泌腺损害，营养不良，酶和维生素缺乏等。各种酒类均可致依赖，但含酒精浓度高的烈酒，较易成瘾。对酒类产生依赖的速度较慢，一般慢性酒精中毒的形成，常有10年以上的长期饮酒史。酒类与镇静催眠药可有交叉耐受性，有些酒精者可伴有镇静催眠药依赖。

（二）应对措施

1. 识别乙醇中毒

（1）有酗酒史，心情不好时饮酒，俗称“喝闷酒”，即使饮酒量不大，也容易引起中毒。且饮酒量的多少不能与中毒临床表现成正比。

（2）典型的三期表现：①兴奋期：病人呼气带酒味，面色红，兴奋多语，举止粗鲁，或哭或笑，也有人在此期沉默寡言，自行入睡。此期病人血中乙醇含量在每100ml血液中含100~150mg（100~150mg/dl）。②共济失调期：病人动作笨拙，步态不稳，行走蹒跚，语言含混不清或语无伦次，常摔倒在路边、泥泞中。此期血中乙醇浓度每100ml血液150~250mg（150~250mg/dl）。③昏睡期：神志不清，面色苍白，体温下降，皮肤湿冷，口唇发绀，呼吸缓慢而有鼾声，心率快，大小便失禁，瞳孔散大或正常。此其乙醇浓度每100ml血液250mg以上（250mg/dl）。

重症酒精中毒患者可并发酸碱平衡失调、电解质紊乱、低血糖、消化道出血、肺炎、脑血管意外、心律失常等。如果血中乙醇浓度600ml/dl以上，常导致死亡。昏迷10h以上则预后差。

2. 急救措施　①兴奋期、共济失调期：卧床休息、保持安静、注意保暖；②催吐与洗胃：

如病人清醒,可进行催吐与洗胃,减少乙醇的吸收和不适的感觉。可用手指探进口腔,刺激咽后壁引起呕吐。洗胃后可灌入牛奶、蛋清等保护胃黏膜。催吐或洗胃时应注意防止窒息或吸入性肺炎;③昏睡期:病人应采取侧卧位,以防舌后坠或呕吐物误吸造成窒息;④对急性乙醇中毒者,一般常用加快排泄法和纳洛酮、呼吸兴奋剂、呼吸机等治疗;⑤乙醇水溶性强,对极重急性乙醇中毒病人可进行血液透析或腹膜透析治疗,迅速降低血中乙醇浓度,挽救病人生命。

（王　倩）

第三十章

氯气中毒

氯(chlorine)为黄绿色有强烈刺激性的气体。溶于水和碱溶液,遇水生成次氯酸和盐酸,次氯酸再分解为新生态氧、氯和氯酸,对眼睛、黏膜和皮肤有刺激和氧化作用,引起黏膜充血、水肿和坏死。较低浓度时作用于眼和上呼吸道,高浓度时作用于下呼吸道,极高浓度时刺激迷走神经引起反射性呼吸、心搏停止。

【病因】

多因在制造、储存、运输及应用过程中氯气外逸引起中毒。

【诊断要点】

(一) 病史

在生产、储存、运输及应用过程中,有氯气泄漏及吸入史。

(二) 临床表现

1. 氯气刺激反应出现一过性的眼及上呼吸道刺激症状。肺部无阳性体征或偶有少量干性啰音,一般24h内消退。

2. 轻度中毒　主要表现为急性化学性支气管炎或支气管周围炎。①有咳嗽、咳少量痰、胸闷等。②两肺可闻及散在干啰音或哮鸣音,可有少量湿啰音。③胸部X线表现为肺纹理增多、增粗,边缘不清,一般以下肺野较明显。④经休息和治疗后,症状可于1~2日内消失。

3. 中度中毒　主要表现为急性化学性支气管肺炎、间质性肺水肿或局限的肺泡性肺水肿。①阵发性呛咳、咳痰,有时咳粉红色泡沫样痰或痰中带血;②胸闷、呼吸困难、心悸;③头痛、乏力、恶心、呕吐、腹胀等;④有轻度的发绀,两肺有干湿性啰音,或两肺弥漫性哮鸣音;⑤胸部X线示肺门影不清晰,两肺透亮度降低,或局限性的散在点、片状阴影,或肺纹理增强、边缘模糊,并出现粟粒状阴影。

4. 重度中毒　表现为弥漫性肺泡性肺水肿或成人呼吸窘迫综合征。①咳嗽,咳大量白色或粉红色泡沫样痰,呼吸困难加重,胸部压迫或紧缩感;②烦躁不安、意识障碍,甚至昏迷;③明显发绀,两肺满布弥漫性湿啰音;④胸部X线表现:有大片均匀密度增高阴影,或片状阴影广泛分布于两肺野,少数呈蝴蝶翼状。

如有下列严重病变之一,亦属重度中毒:①高浓度氯气吸入后引起迷走神经反射性呼吸心脏骤停,致闪电式死亡;②由于喉头、支气管痉挛或水肿造成窒息;③发生休克或出现中、深度昏迷;④并发严重的气胸或纵隔气肿;⑤并发严重的心肌损害。

5. 重度中毒后可发生支气管哮喘或喘息性支气管炎。

【治疗原则】

（一）立即脱离现场

将患者转移至空气新鲜处，注意保持安静和保暖。眼和皮肤接触液氯时要立即用清水彻底清洗。

（二）吸入后轻度中毒者至少要观察12小时，并对症处理。中、重度中毒者要密切观察病情，卧床休息，吸氧，保持呼吸道通畅，解除支气管痉挛。可用沙丁胺醇气雾剂吸入或氨茶碱0.25g，地塞米松5mg、庆大霉素8万U加入生理盐水20~50ml中雾化吸入。亦可用5%的碳酸氢钠加地塞米松雾化吸入，起到中和作用。

（三）防治喉头水肿、痉挛及窒息

必要时气管切开。

（四）合理进行氧疗

有条件者可进行高压氧治疗，有助于改善缺氧和减轻肺水肿。

（五）早期、适量、短程应用肾上腺皮质激素，积极防治肺水肿和继发感染，肺水肿时长有酸中毒，要注意纠正酸中毒及电解质紊乱。

（王　倩）

第三十一章

氨中毒

氨(ammonia)为无色气体,具有强烈刺激性气味和腐蚀性。易溶于水,水溶液为碱性,与空气混合时可形成爆炸性气体,爆炸极限为15.5%~28%。氨的吸入主要引起上呼吸道的刺激和腐蚀作用,并可对皮肤及眼组织造成灼伤,吸入极高浓度可引起反射性呼吸停止、心脏停搏。

【病因】

主要为生产和生活性中毒。在石油冶炼、合成纤维、医药、印染、制冷以及化肥生产车间吸入高浓度的氨可引起中毒,在运输及农业生产中亦可引起中毒,少数可因自杀或误服引起中毒。

【诊断要点】

(一) 有氨气接触、吸入或误服的病史。

(二) 临床表现

1. 上呼吸道刺激症状　吸入高浓度氨气后喉头痉挛、声带水肿,以致引起呼吸困难、声音嘶哑等。氨进入气管、支气管可立即出现咳嗽、咳痰、痰中带血,重者可引起咯血、肺水肿。

2. 气管、支气管炎　除咳嗽、胸闷较前加重外,肺部可闻及干湿性啰音或哮鸣音。X线检查可见肺纹理增多、增粗或边缘模糊,严重者可因支气管黏膜坏死脱落而造成窒息或肺不张,一般在中毒后3~7天发生。

3. 化学性肺炎或间质性肺炎　患者剧咳、声嘶、咳血丝痰、呼吸困难,多伴头晕及恶心、呕吐,患者呼吸急促,有轻度发绀,两肺闻及干湿性啰音。X线肺纹理增粗,边缘模糊呈网状阴影,或肺野透亮度减低,有散在的斑片状阴影。

4. 化学性肺水肿　多在中毒后1~6小时发生,表现为咳大量粉红色泡沫痰,呼吸困难,发绀,气急,烦躁。两肺满布干湿性啰音。X线双肺斑片状、云絮状或呈蝶形阴影,可发展成为成人呼吸窘迫综合征。可有肺大疱形成或出现气胸。

5. 眼灼伤　可致眼结膜、角膜、巩膜及眼组织严重腐蚀性损害,引起角膜溃疡,严重者角膜穿孔、晶体浑浊、虹膜炎症、视力障碍,可导致失明、眼球萎缩。

6. 皮肤灼伤　与强碱形成的皮肤灼伤类似,皮肤的氨水烧伤创面深、易感染、不易愈合,可形成水疱或焦痂。

7. 消化道灼伤　误服可致消化道灼伤,出现口腔、胸骨后、上腹部疼痛,严重者可有消化道穿孔、出血等。

(三) 实验室检查

血气分析可有动脉氧分压降低。

【病情判断】

（一）轻度中毒

具有下列表现之一者：①流泪、咽痛、声音嘶哑、咳嗽、咳痰；肺部出现干性啰音；胸部X射线影像学检查显示肺纹理增强。符合急性气管-支气管炎表现；②一~二度喉水肿。

（二）中度中毒

具有下列表现之一者：①声音嘶哑、胸闷、呼吸困难、剧烈咳嗽、有时有血丝痰，呼吸频速、轻度发绀、肺部出现干、湿啰音。胸部X线影像学检查显示肺纹理增多、紊乱，边缘模糊的散在的斑片状阴影。符合支气管肺炎。血气分析：常呈现轻度至中度低氧血症；②三度喉水肿。

（三）重度中毒

具有下列表现之一者：①剧烈咳嗽、咯大量粉红色泡沫痰、胸闷、气急、心悸、呼吸困难、明显发绀、双肺满布干湿啰音；②胸部X射线影像学检查显示两肺野有大小不等边缘模糊的斑片状或云絮状阴影，有的可融合成大片状或蝶状阴影。符合肺泡性肺水肿表现；③血气分析呈现重度低氧血症；④急性呼吸窘迫综合征（ARDS）；⑤四度喉水肿；⑥并发较重气胸或纵隔气肿；⑦窒息。

【治疗原则】

1. 将患者迅速移离中毒现场，呼吸新鲜空气，除去被污染的衣物，清洗皮肤。
2. 保持呼吸道通畅。可给予解痉剂，防治喉头水肿、痉挛及窒息，必要时气管切开。
3. 合理给氧，必要时给予呼吸兴奋剂。
4. 早期应用肾上腺皮质激素，防治继发感染。
5. 误服者可给予牛奶、蛋清口服，保护胃黏膜，防治消化道出血及穿孔。
6. 眼部灼伤要立即用流动清水冲洗至少15分钟，并按化学性眼灼伤治疗。
7. 皮肤灼伤应立即除去污染的衣物，用流动清水冲洗至少20分钟，并按化学性灼伤治疗。
8. 昏迷病人使用20%甘露醇250ml静注，每6~8小时一次，降低颅内压力。

（王　倩）

第三十二章

毒蛇咬伤

毒蛇种类共有650多种，我国毒蛇约有50余种，主要分布在长江以南地区。毒蛇咬伤主要发生在夏秋季，山区多见。受害者多为农民、渔民、野外作业者及从事毒蛇研究人员。

【病因及发病机制】

（一）病因

多为在野外作业时不慎咬伤。

（二）发病机制

毒蛇的有毒部位在毒牙和毒腺。毒腺分泌毒液后储存在毒囊内，毒腺前端通过排毒导管与毒牙相连。当毒蛇咬伤人和动物时，毒腺受到挤压，使毒液迅速经排毒导管流经毒牙进入人体或动物体内。毒蛇的毒液呈微酸性，内含多种酶及特殊的毒性蛋白。主要的酶有蛋白水解酶、透明质酸酶、磷脂酶-A及L-精氨酸水解酶等；毒性蛋白主要有神经毒、心脏毒、细胞毒、血毒及凝血和抗凝血成分等。其毒理作用主要为：

1. 神经毒　主要存在于金环蛇、银环蛇和海蛇的毒液中，眼镜蛇和蝮蛇也有此毒素。神经毒素具有烟碱-胆碱受体阻滞作用，表现为两种方式：突触前抑制和突触后抑制，可导致机体骨骼肌运动功能丧失，出现肌肉麻痹现象。

2. 血循毒　主要存在于五步蛇、蝰蛇、竹叶青蛇的毒液中，眼镜蛇和蝮蛇也含有此毒素。其中心脏毒素对机体危害最大，其次为凝血毒素、出血毒素，可导致凝血功能障碍。

（1）心脏毒素：称为细胞毒，是一种膜活性多肽，能使心肌细胞膜发生持久性去极化，使心肌变性坏死。

（2）凝血毒素和抗凝血毒素：凝血毒素的作用机制为：一是直接激活X因子，不通过生理性凝血机制而发挥凝血作用；二是直接使纤维蛋白原变成纤维蛋白，加速血液凝固；三是激活凝血酶原加速变为凝血酶，促使血液凝固。由于凝血物质消耗过多，最终导致DIC。另外，蛇毒中还有抗凝血毒素、纤维蛋白溶解素和出血毒素，可不同程度加重纤溶出血过程。

（3）出血毒素：与凝血毒素的作用机制相反。可在咬伤局部出现血疱、瘀斑或渗血不止，并能引起血浆和红细胞外渗而出血。

（4）溶血毒素：能直接破坏红细胞膜引起溶血。

3. 蛇毒酶　蛇毒中含有40多种酶，发挥主要致病作用的有：①卵磷脂酶A_2：存在于眼镜蛇、金环蛇、银环蛇等蛇毒中。能使细胞膜卵磷脂水解，引起红细胞溶解和血小板崩解，损伤神经组织或协助神经毒素或心脏毒素进入神经组织中，表现为严重的周围神经症状。②蛋白水解酶：多数毒蛇均含有此酶。可损伤血管内皮细胞，造成血管壁通透性增高，引起局部水肿、出血和坏死，使组织释放组胺和血管活性物质，产生中毒性休克，并加重其他中毒症状。③透明质酸酶:多数毒蛇均含此酶,它能溶解细胞与纤维间质,破坏透明质酸屏障,有利于蛇毒的扩散而加重病情进展。

【诊断要点】

（一）病史

有毒蛇咬伤史。并能根据毒蛇或伤口正确地鉴定出毒蛇种类。

（二）ELISA 法测定毒蛇咬伤伤口渗液、血清及其他体液中的特异抗原

15~30 分钟可测得系何种蛇毒。

（三）临床表现

根据蛇毒的主要毒作用,毒蛇咬伤的主要临床表现可归纳为以下三类:

1. 神经毒表现　多见于眼镜蛇咬伤。局部反应轻微,有瘙痒、麻木、疼痛或感觉消失,无红肿现象。1~6 小时后出现全身中毒症状,可先有乏力,全身不适头晕、胸闷、呼吸困难、恶心及晕厥,病情可迅速加重,出现双睑下垂,视物不清,吞咽困难,语言障碍,瞳孔散大等,重者出现呼吸肌麻痹。

2. 心脏毒和凝血障碍毒表现　蝮蛇、蝰蛇和竹叶青蛇咬伤后大多症状在半小时至 3h 出现:①局部反应:红肿、热痛、水疱、出血及坏死,并可有淋巴结肿痛;②全身反应:恶心、呕吐、大汗,可出现全身广泛出血。大量溶血可引起血红蛋白尿、休克、循环衰竭及肾衰。

3. 肌毒表现　多见于海蛇咬伤。局部症状轻微或没有。约半小时后可出现肌肉疼痛、僵硬和进行性无力,双睑下垂、牙关紧闭、腱反射消失,可引起心律失常及肾衰。

许多毒蛇如眼镜蛇、蝰蛇等心脏毒和神经毒都可具有,临床上很难鉴别。

（四）实验室检查

1. 血液　白细胞升高。凝血障碍毒类毒蛇咬伤时,红细胞、血红蛋白含量均下降,血小板减少,凝血时间延长,纤维蛋白原下降,3P 试验阳性。

2. 尿液　尿中可有蛋白及管型。海蛇咬伤时尿肌球蛋白阳性。

3. 心电图　可有心肌损害及心律失常的表现。

【治疗原则】

（一）局部处理

1. 局部结扎　四肢咬伤后,应立即限制肢体活动,用绷带或绳子在伤口上方一个关节以上作环形结扎,并使伤肢处于低位,每间隔 15 分钟放松结扎带 2~3 分钟,以免影响远端肢体的血液供应。

2. 清创　可用清水、盐水或 1:5000 高锰酸钾溶液冲洗伤口,也可用 5%依地酸钙钠冲洗,以抑制毒蛋白活性,减轻局部组织坏死,清除留在组织中的残牙。现场可用口吸吮法吸出毒液,要注意避免毒素由破损的口腔黏膜侵入引起中毒。也可用拔火罐或吸乳器等方法吸出伤口内之毒。以上的绷扎及清创均是为了注射抗蛇毒血清争取时间,故不能延迟抗毒血清的使用。

3. 局部用药　可用 0.5%的高锰酸钾注射液 2~4ml 或 0.25%~0.5%普鲁卡因 20~100ml 在伤口周围注射或洗涤伤口。亦可用 2%过氧化氢溶液清洗伤口。处理后用无菌敷料覆盖。

（二）抗蛇毒血清的应用

应尽早使用抗蛇毒血清。目前我国使用的抗蛇毒血清有眼镜蛇抗毒素、蝮蛇抗毒素、银环蛇抗毒素和海蛇抗毒素等。最佳于咬伤后 6 小时内应用。若已确定被哪种毒蛇咬伤,可

选用单价抗毒蛇血清，若无法确定为何种毒蛇咬伤，可选用多价抗蛇毒血清。应用前先做皮试，皮试阳性者必须应用时要脱敏治疗。抗毒血清的应用肌注效果差，一般宜静脉注射，连用 3~4 天。

①过敏试验方法：取 0. 1ml 抗蛇毒血清，加 1. 9ml 生理盐水稀释 20 倍，从中取 0. 1ml 在前臂掌侧皮内注射，阴性表现为在 20~30 分钟后皮丘在 2cm 以内，且周围无红晕及蜘蛛足；②抗蛇毒血清使用：由于国内抗蛇毒血清效价不一，通常剂量 3~5 支/次，先用 5% GS 稀释，每支 10ml，随后加入至 500ml GS 内，静脉滴注。

（三）并发症的治疗

呼吸衰竭发生较早，持续时间长，发生率高，可给予人工辅助呼吸。循环衰竭、出血、肾衰要及时抢救纠正，并给予对症治疗，可参见相关章节。

（四）中药

蛇药国内研制较多，有上海蛇药、云南蛇药、广东蛇药、群生蛇药等。首次口服 1 片，以后每 4~6 小时服 5 片，疗程 3~5 天。可用新鲜半边莲（全草）30~60g，捣烂后取其汁内服，有解毒和利尿排毒作用。也可用新鲜乌柏嫩芽 30g，捣烂取汁内服，药渣外敷，可预防蛇毒攻心。

（五）糖皮质激素的应用

糖皮质激素能抑制和减轻组织变态反应和坏死，能减轻伤口局部反应和全身中毒症状。用法：地塞米松 10~20mg 或氢化可的松 200~400mg 静滴，应用 3~4 天。同时应给予抗生素和破伤风抗毒素治疗。

（王　倩）

第三十三章

蜈蚣咬伤

蜈蚣又名百足虫、百脚虫，种类很多。第一对脚呈钩状，钩端有毒腺口，能排出毒汁。其毒液呈酸性，含有组织胺和溶血蛋白质等，有溶血作用，与毒蜂相似。能作用于神经末梢，影响传导系统，对中枢神经系统亦有抑制作用。蜈蚣性畏日光，栖息于阴凉潮湿处。

【病因】

多因室外工作或儿童玩耍时不慎咬伤而中毒。

【诊断要点】

（一）有被蜈蚣咬伤史

（二）临床表现

1. 局部症状　咬伤处红肿、剧痛，可见一对牙痕，有淤点；重者可有水疱，甚至组织坏死及局部淋巴结肿大。

2. 全身症状　多为大蜈蚣咬伤所致。有发热、头痛、头晕、恶心、呕吐、甚至昏迷，偶有过敏性休克。

【治疗原则】

（一）局部处理

立即采用拔火罐法将毒液吸出，用3%氨水、5%~10%碳酸氢钠、肥皂水等碱性溶液清洗伤口，一般不必湿敷，以防水泡、糜烂等发生。中药可选用鱼腥草、蒲公英、半边莲、野菊花捣烂取汁外敷红肿处。季德胜蛇药+白醋调成糊状涂伤口周围，一天两次，可止痛消肿。严重者可于咬伤处皮下注射3%吐根碱以止痛。伤口周围可用0.25%~0.5%普鲁卡因局部封闭。

（二）全身处理

口服清热解毒的中药治疗如蒲公英、鱼腥草、半边莲等。症状严重者应用蛇药。可用哌替啶、吗啡、氯丙嗪等止痛治疗。出现休克时，立即皮下注射0.1%肾上腺素0.5ml。

（王　倩）

第三十四章

蟾蜍中毒

蟾蜍俗称癞蛤蟆,其毒素主要为其耳后腺及皮肤腺分泌的毒液,经加工干燥后的制剂称为蟾酥,常作药用。蟾酥的主要成分为蟾蜍毒、蟾蜍素、蟾蜍配基、蟾蜍胶、肾上腺素、去甲肾上腺素、胆固醇等。其中蟾蜍素、蟾蜍毒、蟾蜍配基等均有强心作用,并可引起心律失常。蟾酥还有催吐、局部麻醉及引起惊厥的作用。蟾蜍毒排除迅速,无蓄积作用。

【病因】

多因误食蟾蜍或服用过量蟾酥制剂引起中毒。中毒症状多于1小时内出现。因伤口或破损处接触而发生的中毒症状出现较晚。

【诊断要点】

(一)病史

有误食或服用蟾酥制剂史。

(二)临床表现

1. 消化系统　可有恶心、呕吐,偶有腹痛。严重者可有脱水。

2. 循环系统　主要引起心动过缓及心律失常。轻者心悸、胸闷,重者可出现阿斯发作。

3. 神经系统　头痛、头晕、口唇及四肢麻木,严重者出现抽搐、惊厥,甚至昏迷,膝反射迟钝或消失。但患者神志多清醒。

4. 呼吸系统　早期可无呼吸系统症状,中毒晚期可出现呼吸浅慢、不规则,甚至呼吸衰竭。

5. 误入眼内可致眼睛红肿、视力减退,甚至失明。误服其汤汁可发生剥脱性皮炎。

(三)试验室检查

心电图可表现为不同部位、不同程度的传导阻滞或室性心律失常,ST-T可呈洋地黄样改变。

【治疗原则】

(一)排除毒物

早期可以催吐、洗胃及导泻,促进毒物的排出,并给予利尿等处理。

(二)如有类似洋地黄中毒现象

可按洋地黄中毒处理。口服或静滴氯化钾,如有心动过缓或传导阻滞可用阿托品治疗,如有室性心律失常可用利多卡因等治疗。

(三)对症治疗

给予高流量吸氧,补液,补充电解质。烦躁、惊厥时可给予镇静剂治疗。

(王　倩)

第三十五章

发芽马铃薯中毒

马铃薯又称土豆,含有茄碱等生物碱。成熟马铃薯每100g含茄碱10mg,而未成熟或成熟后出现绿色或已发芽的马铃薯每100g内含茄碱可达500mg,尤其集中在芽、芽胚部及皮处。吃发芽后未去皮的马铃薯可引起急性中毒。

【病因及发病机制】

多因进食大量发芽马铃薯或青紫、发绿及未成熟的马铃薯引起中毒。其所含茄碱的主要成分为龙葵素,是一种弱碱性糖苷,溶于水,遇醋酸极易分解,高热煮熟亦可破坏其毒性。龙葵素具有腐蚀性及溶血性,对运动中枢及呼吸中枢具有麻醉作用。

【诊断要点】

(一)病史

有进食发芽马铃薯的病史。

(二)临床表现

主要为消化系统症状和神经系统症状。

1. 消化系统症状　主要有咽及上腹部烧灼感、恶心、呕吐、腹痛、腹泻等。

2. 神经系统症状　可有耳鸣、头痛、头晕、呼吸困难、惊厥等,重者可出现昏迷、休克及呼吸衰竭等。

3. 部分患者可出现肠源性发绀。

(三)实验室检查

将剩余的马铃薯切开,在芽的附近滴加浓硫酸数滴,如变为红色则证明龙葵素存在。或在检材上加入3ml浓硫酸,再加入3滴溴水,摇匀后溶液变成玫瑰紫色或紫色即提示有龙葵素存在。

【治疗原则】

(一)催吐

用1~5%的鞣酸溶液或1∶5000的高锰酸钾溶液洗胃,然后用硫酸镁导泻,可适量饮用食醋。

(二)补液,纠正水、电解质平衡紊乱,加速毒物排泄。

(三)对症治疗

可给予止吐、止泻、镇痛、抗休克、抗惊厥等治疗。有呼吸困难时应给予呼吸兴奋剂或人工辅助呼吸等治疗。如出现肠源性发绀可给予维生素C及美蓝治疗。

(王　倩)

第三十六章

砷化氢中毒

砷化氢为无色气体,有大蒜样臭味,比重是空气的 2.7 倍。在金属制品的酸洗、蓄电池充电、乙炔的生产及使用过程中、水和潮湿空气接触含砷的硅铁和炉渣时以及砷矿排出的废水中均可产生砷化氢。砷化氢由呼吸道进入人体与红细胞结合,使还原型谷胱甘肽氧化成氧化型谷胱甘肽,红细胞的稳定性下降,可以发生溶血,重者发生急性肾衰竭,同时可以引起肝脏及中枢神经系统损害。

【病因】

接触砷化氢的常见机会有:含砷矿石、矿渣遇酸或水;生产合成染料、电解法生产硅铁、氰化法提取金银等生产工艺,故以职业性中毒常见。在作业过程中缺乏劳动保护或通风不良可以引起中毒。生活性中毒多因含砷化物的污物堆放或污水积聚释放出砷化氢引起中毒。短期内吸入较高浓度砷化氢气体所致(吸入 $5000mg/m^3$ 浓度可使人急性致死,$30mg/m^3$ 可产生严重中毒),以急性血管内溶血和肾脏损害为主要表现。

【诊断要点】

(一)有毒物接触史

生活性中毒病史比较隐匿,需要结合流行病学调查或有集体发病。

(二)临床表现

1. 轻度中毒　常有畏寒、发热、头痛、乏力、腰背部酸痛,且出现酱油色尿、巩膜皮肤黄染等急性血管内溶血的临床表现;外周血血红蛋白、尿潜血试验等血管内溶血实验室检查异常,尿量基本正常。符合轻度中毒性溶血性贫血,可继发轻度中毒性肾病。

2. 重度中毒　发病急剧,出现寒战、发热、明显腰背酸痛或腹痛,尿呈深酱色,少尿或无尿,巩膜皮肤明显黄染,极严重溶血皮肤呈古铜色或紫黑色,符合重度中毒性溶血性贫血,可有发绀、意识障碍。外周血血红蛋白显著降低,尿潜血试验强阳性,血浆或尿游离血红蛋白明显增高。血肌酐进行性增高,可继发中度至重度中毒性肾病。

【治疗原则】

(一)发生事故时

所有接触者,均应迅速脱离现场。对接触反应者,应严密观察 48 小时,安静休息,鼓励饮水,口服碱性药物,并监测尿常规及尿潜血试验。

(二)中毒患者均应住院治疗

早期足量短程应用糖皮质激素,早期合理输液,正确应用利尿剂以维持尿量,碱化尿液。忌用肾毒性较大的药物。

（三）重度中毒者

应尽早采用血液净化疗法；根据溶血程度和速度，必要时可采用换血疗法；并注意维持水和电解质平衡，保证足够热量等对症支持治疗。血液净化疗法是抢救重症病人的最有效方法，应尽早采用。病情符合下列任何一项者，均为血液净化疗法的指征：①全身皮肤明显黄染或呈古铜色或紫黑色；②少尿或无尿时用利尿剂治疗无效；③Scr>442μmol/L（5mg/dl）或每日增高幅度>44.2μmol/L（0.5g/dl）。血液透析是最常用且有效的方法，无条件时腹膜透析亦可作为抢救重度中毒者的一项应急措施。

（四）病程中应注意动态观察外周血血红蛋白、血浆或尿游离血红蛋白、尿潜血及尿颜色变化，以判断溶血的严重程度及是否继续溶血。

（五）急性肾衰竭（ARF）是溶血最严重的继发症

其病理变化特点是急性肾小管坏死（ATN），病人均出现少尿或无尿，故尿量亦可作为判断溶血致肾功能损害程度及本病预后的指标。

（六）本病的发生多具突然性、隐匿性，早期临床表现又无特异性，易造成混诊、误诊

应与上呼吸道感染、急性胃肠炎、尿路结石、急性病毒性肝炎、胆囊炎和胆石症等疾病相鉴别。

（七）急性血管内溶血有自限性

溶血期一般不超过5天，其高峰多在第3天左右。治疗重点在于及早保护肾功能，早期合理输液，正确应用利尿剂以维持尿量，对保护肾功能甚为重要。轻度中毒者，可静脉滴注20%甘露醇125～250ml，5～10分钟内注完，全日用量不宜超过750ml；对重度中毒者一般不主张使用甘露醇，而以呋塞米类利尿药为宜，必要时可与多巴胺联用，效果较佳。如尿量还不增加，说明已出现严重ATN，对利尿治疗无效，不宜再利尿，需采用血液净化疗法。

（八）对发病急剧，溶血程度特别严重的重度中毒者，亦可采用换血疗法

强调换血时间要早，不宜超过中毒后48小时，换血总量一般是人体总血量的50%以上。

（九）巯基络合剂

不能阻止本病病情进展，一般不宜使用。

（王 倩）

第十三篇

危重病诊疗技术

第一章

皮内注射术

皮内注射药物吸收较慢，对于可能引起严重全身反应的药物，应采用皮内注射法。皮内注射常用于皮肤过敏试验、预防接种或局部麻醉。

【操作要点】

1. 注射部位常选前臂掌侧下 1/3 处。因该处皮肤较薄，肤色较浅，便于注射和观察。预防接种时多在三角肌下缘处作皮内注射。

2. 用酒精棉消毒注射部位，勿反复涂擦，更不能用碘酒消毒，以免皮肤变色影响观察。

3. 左手托持病人前臂，使掌侧向上，并绷紧注射部位皮肤，右手持注射器，针头斜面向上，与皮肤呈 10°~15°，针头刺入皮内后微向上挑，注入药液。一般注射量为 0.1ml，局部即可出现圆形隆起的皮丘。

4. 注射完药物后，迅速拔出针头，勿按压注射处，以免影响试验结果的观察，可用无菌干棉球擦去针眼处的药液。

【注意事项】

1. 针头刺入不应太深，以免刺入皮下；但亦不可太浅，若刺入太浅针头斜面部分露于皮外，药液易外流。

2. 注入药量要准确，尤其不可太多（除外局部麻醉时）。

3. 注意观察注射部位皮肤颜色的变化。

附 1：青霉素皮内试验

（一）药液配制

1. 取青霉素 1ml，含 40 万 U。

2. 抽上液 0.1ml（含 4 万 U），加生理盐水或注射用水至 1ml，稀释。

3. 取上液 0.1ml（含 4000U），加生理盐水或注射用水至 1ml，稀释。

4. 抽上液 0.1ml（含青霉素 400U），同上法稀释至 1ml，即可取 0.1ml 应用。

（二）操作要点

1. 注射部位同皮内注射。

2. 用 1ml 注射器及皮下注射针头，在试验部位皮内注射青霉素试验液 0.1ml，使局部形成皮丘。

3. 为便于观察结果，可在距皮试点 5cm 处，或在对侧相应部位，用生理盐水 0.1ml 做皮下注射对照。

（三）结果判断

1. 注射后15~20分钟看结果，如皮丘呈现红晕和周围红斑，直径超过1cm，或红晕周围有伪足形成，则为阳性；若皮丘直径超过2~3cm，且有伪足或伴憋气及皮肤瘙痒者，为强阳性。

2. 如皮丘直径小于1cm，不红、不硬，与对照相同者，则为阴性。

（四）注意事项

1. 皮试前，准备0.1%肾上腺素注射液。

2. 试验前仔细询问患者有无该药过敏史。如有过敏史，应禁止做皮内试验。

3. 对接受青霉素治疗已停药24小时以上，或更换另一批号时，应重作皮内试验。

4. 皮试液应现配现用。皮内注射后应准时观察结果。

5. 皮试阴性者，注射第一针青霉素后，应留观察20分钟。

6. 应熟练掌握变态反应的临床表现及处理。

（五）青霉素过敏性休克的抢救

1. 立即皮下注射0.1%肾上腺素0.5~1ml，必要时应行静脉注射或心内注射，如症状不缓解15~30分钟后再注射一次。

2. 地塞米松5~15mg或氢化可的松200mg加50%葡萄糖溶液40ml，静脉注射。

3. 苯海拉明50mg或异丙嗪50mg，肌内注射。

4. 在上述抢救的同时，应密切观察病情，给予吸氧，测量血压，应用血管活性药物或碱性药物等。

附2：链霉素皮内试验

（一）药液配制

1. 取链霉素0.5g，用生理盐水或注射用水稀释至1ml。

2. 抽上液0.1ml（含链霉素50mg），用上法稀释至1ml。

3. 抽上液0.1ml（含5mg）用上法稀释至1ml即得，用时取0.1ml。

（二）操作要点

1. 注射部位同皮内注射术。

2. 操作方法同青霉素皮内试验，但所用皮试液为链霉素皮试液，剂量是每0.1ml内含0.5mg。

（三）结果判断

同青霉素皮内试验。

（四）注意事项

1. 同青霉素皮内试验。

2. 出现变态反应时，可立即静脉缓慢注射10%葡萄糖酸钙20ml（小儿酌减），其他处理同青霉素过敏。

第二章

皮下注射术

皮下注射方便而且可以较迅速地产生药效。预防疫苗或菌苗多用皮下注射法。

【操作要点】

1. 注射部位常选在上臂外侧三角肌下方或大腿外侧面。
2. 用碘酒、酒精消毒皮肤。
3. 左手绷紧皮肤，右手持注射器，示指固定针座，使针头与皮肤呈30°~40°。针尖斜面向上，迅速刺入皮下1.5~2mm，抽吸无回血，即可推药。
4. 推完药物，迅速拔出针头，用无菌棉球压迫片刻。

【注意事项】

1. 持针时应避免示指污染针体。
2. 针头刺入角度不应超过45°，以防刺入肌肉。
3. 注射后，局部微显隆起，但肤色不变。
4. 某些药物对皮肤有刺激作用，如去甲肾上腺素、氮芥等药物，不宜作皮下注射，以防止皮肤发生水疱、坏死或溃烂。

第三章

肌内注射术

肌内注射药物比皮下注射局部刺激性小,而且吸收快,发生药效更为迅速。凡注射药物不适应皮下或静脉注射者,可行肌内注射。

【操作要点】

1. 注射部位常选在臀部的外上 1/4 区(以臀裂的顶点画一水平线,再以髂嵴与脊柱连线的中点做一垂线,其外上 1/4 为注射区)及三角肌。因此处无大血管、神经通过,而且肌肉丰满,有利于药物吸收。
2. 常规消毒皮肤。
3. 左手拇指及示指绷紧注射部位皮肤,右手持注射器,以前臂带动腕部的力量将针头垂直快速刺入肌肉(一般进针 2.5~3cm),抽吸无回血后即可缓慢推药,如有回血,可将针头拔出少许再行试抽,无回血方可推药。
4. 推药完毕,迅速拔出针头,以无菌干棉球按压片刻。

【注意事项】

1. 正确选择注射部位,避免损伤坐骨神经。
2. 进针不可过浅或过深,过浅仅及皮下组织,过深可刺入骨骼。
3. 注射时应让患者体位得当,肌肉放松;进针不可太猛,针头角度要正确,以防断针。
4. 断针后,应保持肢体与局部不动,立即将断针拔出。如断针处于皮外部分太短,难以取出,应迅速手术取出。
5. 两种以上药物同时注射时,应注意配伍禁忌。

第四章

静脉穿刺及静脉输液

静脉穿刺常用于抽血化验、输血、输液、中心静脉压测定、心血管造影等。凡不宜口服及肌内注射之药物或需要迅速发生药效时可采取静脉输液。

【操作要点】

1. 穿刺部位一般选用肘部静脉或腕部及手(足)背部静脉,婴儿多用头皮静脉。根据情况亦可选用股静脉、颈内静脉或锁骨下静脉等。

2. 在穿刺点上方扎止血带,并嘱患者握拳,使静脉充盈。然后消毒局部皮肤。

3. 穿刺时,用左手拇、示指分别向外向下绷紧皮肤,固定静脉。右手持注射器或注射针头,针头斜面向上,与皮肤呈 30°,先从静脉侧方刺入皮下后再刺入静脉,见有回血时即可将针头的 2/3 推进静脉内。

4. 如取血化验,可在抽及足量血液后,松开止血带,拔出注射器,局部以干棉球压迫片刻。

5. 如为输液,在见到回血时,即可松开止血带及输液管下端的止血钳,并嘱患者将拳放松,用备好的胶布条固定针头及输液管。根据病情调整滴速,一般成人约 80 滴/分钟,儿童 10~40 滴/分钟。

【注意事项】

1. 应选择较易穿刺和易于固定的血管,并尽可能选择其远端,以便保护静脉。

2. 抽血注射器及针头选用高压消毒、干燥的。如系煮沸消毒,多易造成溶血或因血液稀释而影响检验结果。

3. 输液中应注意巡视,观察滴速,加液换瓶,有无溢漏或停滴,局部有无肿胀等。

4. 输液过程中患者如有寒战、心悸、全身不适,应停止输液,并给予对症处理,必要时可送检未输完的液体。

附 1:股静脉穿刺术

【适应证】

1. 外周静脉穿刺困难,无法采集血标本者。

2. 急救时无法采用周围静脉内给药,加压输液、输血;植入临时心脏起搏器或行心内电生理检查及射频消融治疗心律失常等。

【操作要点】

1. 患者仰卧,下肢伸直稍外旋、外展。

2. 局部消毒，术者戴无菌手套或用碘酒、乙醇消毒左手食、中指，站于穿刺侧。于腹股沟韧带中点下 2～3cm 股动脉搏动最明显处内侧，分开左手食、中指固定其上下端。

3. 右手持注射器，从股动脉内缘垂直或与皮肤呈 30°～45°角刺入股静脉，抽得暗红色静脉血后，用左手固定针头，右手抽血或注射药。

4. 拔针后，用无菌纱布按压穿刺点 3min，并让患者屈曲大腿，观察至局部无出血为止。

【注意事项】

1. 严格无菌操作。

2. 穿刺不宜过浅或过深，若过深应边退针边抽吸，若抽得暗红色血液即固定好针头。

3. 若抽出血液呈鲜红色和（或）针头、注射器有搏动感，提示已穿入股动脉，应拔出针头，另行穿刺，并做好局部按压，以免出血。

4. 穿刺部位皮肤或静脉有炎症、血栓形成或有出血倾向及有股癣者不宜穿刺。

附 2：颈内静脉穿刺术

【适应证】

同股静脉穿刺术。

【操作要点】

1. 患者仰卧，头后仰并低 20°～30°。肩下垫小枕。

2. 做右侧穿刺时，嘱患者将头偏向左侧。做左侧穿刺时，将头偏向右侧。

3. 常规消毒皮肤。术者戴手套。在颈部中段或胸锁乳突肌胸骨头与锁骨头起点之间进针，穿刺针与皮肤呈 30°～40°角。边进针边回抽，当抽到回血后固定针头，采集血标本。若行插管术，铺上洞巾或无菌巾，局麻后应用穿刺套管针穿刺，当针头进入颈内静脉后，拔出针芯，从套管针中将硅胶管送入静脉内，硅胶管外端用丝线固定，局部包扎。

【注意事项】

1. 同股静脉穿刺。

2. 切勿伤及颈总动脉。万一误刺，应立即拔针，局部压迫止血。

3. 穿刺部位皮肤或静脉有炎症、血栓形成以及有出血倾向者禁用。

附 3：锁骨下静脉穿刺术

【适应证】

1. 同股静脉穿刺。

2. 需长期静脉输液者。

3. 行中心静脉压测定、肺动脉插管或心血管造影者。

4. 植入临时心脏起搏器，或行心内电生理检查。

【操作要点】

1. 患者去枕仰卧，背部垫一软枕，头转向对侧。若遇心力衰竭或肺水肿者，可采取半坐卧位穿刺。常规消毒，术者戴手套，铺洞巾，1%利多卡因局部麻醉穿刺点，若经锁骨上穿刺，则穿刺点在胸锁乳突肌外缘与锁骨交角之平分线上，距顶角 0.5～1cm 处；若经锁骨下穿刺，可从锁骨下缘的外、中 1/3 交界处或锁骨中点外侧处进针。经锁骨上法进针方向是向下、向内、向前进针 2~3cm；经锁骨下法进针，针尖应指向胸骨颈静脉切迹方向，与胸骨纵轴呈 45°角，与胸壁平面呈 15°角，一般进针 3~5cm，边进针，边回吸，当进针阻力突然减小，并抽到回血，则证明穿刺成功。然后卸下注射器（一般用 10ml 注射器）。

2. 从穿刺针内缓慢插入导管或导引钢丝后，退出穿刺针，立即连接上硅胶管和输液器；或沿导引钢丝插入扩张管及防漏鞘管，抽出扩张管及导引钢丝，沿鞘管插入起搏电极或刺激电极。

【注意事项】

1. 严格无菌操作。

2. 应熟悉锁骨下静脉局部的解剖关系，操作要轻巧，严防气胸、血胸、气栓、刺伤胸导管等并发症的发生。

3. 局部有感染、明显肺气肿、胸廓畸形和凝血功能障碍者禁做此术。

第五章

股动脉穿刺术

【适应证】

1. 用于危重患者、休克、心脏骤停者的抢救,经股动脉输血或注入急救药物。
2. 动脉血气分析,采集动脉血标本。
3. 危重患者静脉采血困难者。
4. 施行某些特殊检查,如选择性动脉造影及左室造影、有创性血压监测等。
5. 施行某些特殊治疗,如经动脉注射抗癌药物行区域性化疗、左室旁路的射频消融治疗快速心律失常等。

【操作要点】

除同股静脉穿刺术外,亦应注意:

1. 穿刺点为股动脉搏动处。刺入后针尖有搏动感,并见鲜红色血液迅速喷射入注射器内。
2. 穿刺成功后,一手固定针头,另一手快速推注药液。如为采血,按需抽取一定数量血液。
3. 迅速拔针,局部压迫止血 5 分钟。如股动脉放置鞘管,拔鞘管后应加压包扎,沙袋压迫 6h,并注意足背动脉的搏动情况。

【注意事项】

1. 严格无菌操作。
2. 避免针头在管腔内移动,以免损伤血管壁导致血栓形成。
3. 禁止注射强烈血管收缩剂,如去甲肾上腺素。
4. 置管时间原则上不超过 4 天,以防导管源性感染。

第六章

静脉切开术

【适应证】

1. 急需静脉输液、输血或需较长时间输液而静脉穿刺失败或困难者。

2. 心导管检查、植入心脏起搏器、中心静脉压测定等。

【操作要点】

1. 常选用大隐、小隐、正中、贵要、头、颈外等浅静脉。以内踝前方大隐静脉切开最为常用。

2. 患者仰卧位，手术侧下肢稍外旋，局部消毒后铺洞巾。

3. 术者戴手套，于内踝前上方1~3cm处，用1%普鲁卡因局麻后，作1.5~2cm的纵切口或横切口。

4. 用小弯血管钳在皮下大隐静脉周围作钝性分离，游离约1.5cm长的一段静脉，在其下方穿过两条4号丝线。

5. 结扎静脉远端，近端丝线暂不结扎。

6. 左手牵引远端已结扎的丝线，将静脉提起、固定。也有人采用将此线轻轻向下牵引，使静脉固定。在结扎的近心端用剪刀将静脉前壁全层斜剪向近心端的"V"形小口，用无齿镊夹起切口上唇，将事先已排好空气的硅胶管或医用塑料导管，轻轻插入静脉腔内5~7cm。

7. 检查静脉输液是否通畅，局部有无渗漏，若输液畅通又无外渗，结扎近心端丝线，固定硅胶管或医用塑料导管于静脉内。剪短远、近端的结扎线。

8. 用丝线缝合皮肤，将靠近导管的线尾结扎于导管上加强固定。用无菌纱布覆盖切口。

【注意事项】

1. 严格无菌操作。

2. 切口不宜太大、太深，以免切断血管。

3. 操作要轻巧，减少组织损伤。

4. 硅胶管或医用塑料管插入端，应剪成一斜面，但勿过于锐利，以免刺伤静脉。

5. 导管必须放入静脉腔内，注意观察局部有无渗漏。

6. 术后保持局部干净，导管停留时间不宜太久，硅胶管不宜超过10天，医用塑料导管不宜超过1周。

7. 一旦发生静脉炎或血栓形成，应立即拔管，并抬高患肢，局部热敷等。

8. 拔管时，先剪断固定导管的皮肤缝线。拔管后，局部按压3~5分钟，以防出血。

第七章

动脉切开术

【适应证】

1. 急性失血、血容量急剧下降所致严重休克。

2. 心脏骤停，配合复苏术以恢复正常血液循环和呼吸功能者。

3. 血液透析治疗。

4. 动脉造影术。

5. 休克经各种药物治疗无效者，或伴有中心静脉压升高、左心衰竭而需要输血者。

【操作要点】

1. 可选用桡动脉、股动脉或颈动脉等。临床上选择左侧桡动脉者为最多。

2. 术侧上肢外展 90°角，掌面向上。桡动脉处皮肤常规消毒。

3. 术者戴手套、铺洞巾，局麻。

4. 在桡骨茎突以上 2cm 处，沿桡动脉方向作一长 2~3cm 的直切口，也有人采用与桡动脉垂直的横切口。

5. 用小血管钳钝性分离出桡动脉 1~2cm，应注意勿损伤伴行的静脉。若单纯行动脉输血，则用穿刺针直接向桡动脉穿刺，并连接好动脉输血装置（若无此设备，可用多个 40ml 注射器内装血液或液体），即行加压输血或输注药液。一般输入速度为 80~100ml/min，一次输入量为 300~800ml。若施行插管术者，应在桡动脉下穿两根中号丝线和胶皮条一根。切开桡动脉后，立即将导管迅速插入，并用胶皮条止血，直至完毕。

6. 输血或检查完毕，拔出桡动脉内针头或导管。切开桡动脉者，要间断缝合切口。

7. 术毕观察桡动脉搏动情况及远端组织血运情况。

8. 缝合切口，盖无菌纱布，包扎。

【注意事项】

1. 熟悉局部解剖。注意动脉与静脉的鉴别，前者管壁较厚，且呈搏动性，抽出血液呈鲜红色，压力较高；后者管壁薄，无血管搏动，抽出血液呈暗红色，压力较低。

2. 严禁于动脉腔内注射强烈血管收缩剂，如去甲肾上腺素，以免造成肢体缺血、坏死。

3. 桡动脉切开者应行血管缝合术，尽量避免结扎。

第八章

中心静脉压测定法

【适应证】

1. 了解中心静脉压的高低。
2. 鉴别低血容量性循环障碍,还是非低血容量性循环障碍。
3. 鉴别少尿或无尿的原因。
4. 需要大量输液的患者,作为指导输液量和速度的参考指标。
5. 紧急情况下,可借其静脉通道输液或输血。

【操作步骤】

1. 患者仰卧,按静脉切开步骤取肘前头正中静脉或高位大隐静脉,将医用塑料导管或硅胶管插至上或下腔静脉处,一般需插入35~45cm。

2. 测压装置可用普通输液胶管,在其下端接一个三通管(或Y管),一端接静脉导管(或硅胶管),一端接带有刻度的测压玻璃管,后者固定在输液架上,保持测压管的"0"点与患者右心房同一水平。目前测压多用压力换能器,连接显示器简单方便。

3. 测压时,先将输液管与测压管相通,待液体充满测压管后,用夹子夹紧输液胶管;再使静脉导管(或硅胶管)与测压管相通,可见测压管内液面下降,至液面稳定时,所指刻度数据即为中心静脉压,正常值为6~10cmH_2O(0.588~0.981kPa)。

4. 测毕,用夹子夹紧连接测压管的胶管,使它与静脉导管(或硅胶管)不再相通,松开输液管上的夹子,使它与静脉导管(或硅胶管)相通。这样可继续输液并反复多次测压。

【注意事项】

1. 插入静脉导管禁用暴力及插得太深,以免插入右心室,使压力呈显著波动性升高,如导管进入右心室,可后退少许。

2. 静脉导管(硅胶管)、输液管和测压管必须保持畅通,测压才能正确。若不通畅,可变更导管位置,用输液瓶中液体冲洗,或用含肝素的液体冲洗管道。

3. 使用血管活性药物(血管收缩剂或扩张剂),正压辅助呼吸,均可影响所测数值,故测定前应暂停使用。

4. 测压管一般保留不超过1周。

5. 腹内压增高可导致由大隐静脉插管测定的中心静脉压升高,有肺部疾患,中心静脉压也多偏高,在评价时应予注意。

第九章

洗 胃 术

【适应证】

1. 清洗与排除胃内毒物，避免吸收中毒，或为去除胃内潴留的食物。

2. 治疗幽门梗阻或为胃肠道手术做术前准备。

【操作要点】

（一）洗胃液

一般是根据洗胃目的或毒物性质而定，常用的有1∶5000高锰酸钾溶液、1%～2%碳酸氢钠溶液、0.5%～1%硫酸铜溶液、10%硫代硫酸钠、生理盐水或清水等。

（二）胃灌洗法

1. 神志清楚患者取坐位，解开上衣，松解裤带，病人前放一污物桶。昏迷患者取头低左侧卧位，头转向一侧，以免液体误入气管内。胸前铺塑料布。

2. 用液状石蜡涂擦带有漏斗的粗胃管或洗胃管前端，术者站立于患者的右方，自口腔缓缓插入食管（必要时要用开口器张口），再抬高胃管后端，将其插入胃内。插管时如患者出现刺激性咳嗽，呼吸困难，说明已插入气管，应立即退出重插。

3. 当胃管已插入50cm处，表示胃管已进入胃内。经验证胃管确已进入胃内后，需先将胃内容物抽出，再行灌洗，或连接洗胃机，自动灌洗。

4. 将胃管漏斗部高于患者头部约40cm，再把洗胃液徐徐倒入，每次500～1000ml。

5. 利用虹吸原理，将胃中液体吸出，挤压胃管中段的皮球，可帮助液体排出。用洗胃机者，可按要求操作。

6. 反复灌洗，直至排出的胃内液体与洗胃液性状相似，无毒物气味为止。洗毕，将胃管拔出，并计算洗胃液的数量。

（三）注射器抽吸洗胃法

此法适用于极度衰弱或休克、胃扩张、幽门梗阻等患者。

1. 患者取平卧或半卧位，头向后仰。检查和清洁患者鼻腔。

2. 将胃管前端涂以液状石蜡，左手用纱布托住胃管，右手用镊子夹持胃管前端由一侧鼻孔缓缓插入。患者清醒，可嘱其做吞咽动作，以助胃管插入；昏迷者可直接插入。一般插入胃管深度成人为50～55cm，婴幼儿为14～18cm。

3. 胃管插入后，可先用注射器抽吸胃内容物，如抽出胃液，说明胃管已在胃内，如未抽出胃液，可用以下方法证明是否在胃内：向胃内注入少量空气，同时将听诊器置于上腹部听诊，如听到气过水声，表示胃管在胃内。另外可将胃管外端浸入一碗水中，如无气泡冒出，表示胃管在胃内，如有气泡冒出，且与呼气一致，则表示胃管误入气管内，应立即拔出重插。

4. 抽净胃内容物，每次注入洗胃液50~100ml，然后再抽出洗胃液。如此反复进行，直至灌洗满意。

（四）口服洗胃液催吐法

适用于神志清醒能合作者。让患者饮入大量洗胃液，每次1500~2500ml，然后用手指刺激咽后壁黏膜或用压舌板刺激咽部，或压其舌根，引起呕吐。如此反复进行，直至呕吐液与洗胃液相似为止。

（五）剖腹胃造口洗胃术

1. 适用于急需洗胃者，而插胃管有困难的危重病例，或因胃管洗胃过程中被食物反复堵塞。

2. 方法：

（1）作好术前准备。

（2）患者仰卧位，常规消毒上腹部皮肤，铺巾局麻，按胃造口在上腹部纵行切口7~8cm进入腹腔。胃前壁先作一荷包缝合，切开胃壁，插入吸引导管，吸净胃内容物；反复灌洗至满意为止。术后保留导管，以便再次冲洗或注入流汁、药物等。

【注意事项】

1. 插管动作要迅速，手法要轻柔，避免损伤食管或胃黏膜。
2. 昏迷患者宜取侧卧位灌洗，以免发生吸入性肺炎。
3. 应保留、送检第一次抽出的胃内容物。
4. 第一次不应注入大量灌洗液，以免促使毒物进入肠道。
5. 凡强酸强碱中毒、上消化道出血、食管狭窄、主动脉弓瘤等，均应禁止洗胃。
6. 洗胃过程中，如出现腹痛、洗出液呈血性等情况，应停止洗胃。

第十章

鼻 饲 术

【适应证】

1. 不能进食者，如昏迷、咽瘫和口腔、喉头术后须保持创面清洁者。

2. 通过鼻饲给药。

【操作要点】

1. 患者取坐位或半卧位，头稍后倾，胸前铺塑料布。

2. 估计由鼻经咽达胃内的胃管所需长度，并在该处作一标记，检查和清洁患者鼻孔。

3. 胃管前端涂以液状石蜡。术者左手隔无菌纱布持胃管，右手用镊子挟胃管头端由一侧鼻孔缓慢插入。清醒患者嘱其作吞咽动作，协助胃管插入胃内，成人一般插入 50~55cm 即可。特殊敏感患者，可在鼻咽部喷洒表面麻醉剂。

4. 插管过程中，如患者出现恶心、呕吐，可稍停片刻，嘱患者深呼吸，待症状缓解后再插。如患者出现呛咳，表明胃管可能误入气管内，应拔出重插。

5. 若胃管已插入胃内，应抽得胃液，或向胃管内注入少量空气，同时用听诊器可在患者上腹部听到气过水声，则表明胃管在胃内。反之，若将胃管置于水杯中，随患者呼吸有气泡不断逸出，提示胃管误入气管内，应拔出重插。

6. 胃管进入胃内后，可适当调整位置使其畅通，然后将胃管用胶布固定于上唇。

7. 按医嘱用 50ml 注射器抽吸营养液、流质、药液等，由胃管注入胃内。

8. 注毕，将胃管外口用无菌纱布包裹并用血管钳夹闭。

【注意事项】

1. 术前检查胃管是否通畅。

2. 谨防误入气管，每次注入营养液或药物前必须检查胃管是否在胃内。

3. 每次鼻饲量不宜超过 200ml，间隔不应少于 2 小时。

第十一章

食管及胃底气囊压迫术

【适应证】

食管下端或胃底静脉曲张破裂出血。

【操作要点】

1. 术前先检查气囊有无漏气，三腔管是否通畅，三根接头管分别贴上识别标记。

2. 在三腔二囊管头段及气囊处涂上液状石蜡，将管自鼻腔插至胃内，插入长度约65cm。

3. 用50ml注射器向胃气囊内注空气250~300ml，接血压计测压（囊内压40~50mmHg，5.33~6.67kPa），用血管钳（套上胶管）夹住外口，以防漏气，然后将管以0.5~1kg拉力向外牵引，使胃气囊压迫胃底部，然后固定。

4. 继续向食管气囊内注空气150~180ml（囊内压30~40mmHg，即4.0~5.33kPa），用血管钳夹住外口。

5. 吸出胃内容物，将管外端结一绷带，用0.5kg沙袋或盐水瓶通过滑轮固定于床架上持续牵引。

【注意事项】

1. 插管时应将气囊内空气抽尽，插管宁深勿浅，先向胃气囊注气，然后再向食管气囊注气。

2. 牵引力和胃、食管气囊内压力以足够压迫胃底、食管下端静脉为度，压力过低不能达到止血目的，压力过高则可导致局部压迫性溃疡。

3. 每隔12小时放松食管气囊15~30分钟，同时将管向胃内送入少许，以解除对食管、胃底的压迫，防止长时间压迫引起局部血液循环障碍、坏死或溃疡。放气后抽吸胃内容物，确定有无继续出血，然后嘱患者口服液状石蜡20~30ml。

4. 气囊压迫期每2~3小时检查囊压一次，避免漏气。

5. 气囊压迫一般以3~4天为限，如继续出血可适当延长。出血停止12~24小时后，放气再观察12~24小时，如无出血可拔管。

6. 拔管时尽量将两个气囊内气体抽出，先服液状石蜡20~30ml，然后拔管，动作要轻柔、缓慢。

第十二章

气管插管术

将气管导管，通过口腔或鼻腔插入患者气管内，是一种抢救患者和气管内麻醉的必要技术。一般选择经口腔明视插管术，对个别无法张口或有下颌关节强直的患者，则可采用经鼻腔盲探插管术。

【适应证】

1. 心脏骤停。

2. 呼吸衰竭加重经药物治疗无效者。

3. 各种原因引起的通气障碍，如昏迷、药物中毒、脑部疾患、气管内肿瘤、重症肌无力、多发性肋骨骨折等。

4. 需长时间全身麻醉或使用肌松药的手术。

【操作要点】

（一）3 条轴线

自口腔（或鼻腔）至气管间并不成一直线，而存在 3 条轴线，彼此相交成一定角度，即：①经口腔轴线：自口腔（或鼻腔）至咽后壁的轴线。②经咽部轴线：自咽后壁至喉头的轴线。③经喉部轴线：即上部气管的轴线。

为了便于操作，必须先使这 3 条轴线重叠成一条线。将头部抬高（经喉轴线和经咽轴线重叠）再后仰，则可使 3 条轴线尽可能在一条线上。

（二）经口腔明视插管术

1. 先将患者头向后仰，若口未张开，可双手将下颌向前、向上托起，必要时可以左手自左口角处将口腔打开，即左手拇指对着下齿列，示指对着上齿列，以一旋转力量启开口腔。右手持喉镜自右口角放入口腔，将舌头推向左方，然后左手握喉镜，徐徐向前推进，显露腭垂（悬雍垂）。这时，以右手示指勾住上齿列，拇指顶住喉镜窥视后部，将喉镜继续向前推进，直至看见会厌软骨为止。

2. 左手握喉镜，保持其位置，右手拇指稍用力将喉镜略向前深入，使窥视片前端进入舌根与会厌角内，然后依靠左手将喉镜向上、向前提起，即可显露声门。如系直型喉镜，其前端应挑起会厌软骨。

3. 右手执气管导管后端，使其前端自右口角进入口腔，对着声门，以一旋转的力量轻轻经声门插入气管。如导管的弯度不佳，前端难以接近声门时，则可借助导管管芯，于导管旋入声门时再将管芯退出。

4. 安置牙垫，拔出喉镜，观察导管外端有无气体进出。若患者原已停止呼吸，则可口对着导管外端吹入空气或接上麻醉机压入氧气，观察胸部有否呼吸起伏运动，并用听诊器听呼吸音，以确定导管位置是否过深。

5. 导管外端和牙垫，于口腔外一并固定。

（三）经鼻腔明视插管法

此法基本上与经口腔插管相同，但有不同之处。

1. 插管前先用麻黄碱滴鼻 3 次，其后滴入液状石蜡，导管外涂抹润滑油。清醒插管者，还需用 1%地卡因喷雾鼻腔黏膜。

2. 要正确掌握导管插入鼻腔的方向，应将导管与面部作垂直方向插入。切忌向头项方向插入。插入过程中，禁忌用暴力推进。

3. 当导管插入的深度相当于鼻翼至耳垂的距离时，表示导管前端已越过鼻后孔至咽喉腔，此时术者左手持喉镜暴露声门，右手推进导管，在明视下插过声门入气管，如有困难，可借助插管钳夹持导管前端送入声门。

（四）经鼻腔盲探插管法

本法适用于启口困难或喉镜无法全部置入口腔的患者，其基本方法与经鼻腔明视插管法相同，不同之处是：导管插过鼻后孔后，用耳听呼气的气流强度。术者用左手改变头颈的前俯或后仰的角度，以右手调整导管口的位置，当调整至导管气流响声最强的部位时，继续深入即可将导管插入声门。根据临床经验，经左鼻孔插管时，头部宜向右侧偏斜，经右鼻孔插管时，头部宜向左侧偏斜。

【注意事项】

1. 应按患者的年龄、性别、身材大小，选用不同型号的导管。另外再准备一根小 2F 的导管，待暴露声门后，在直视下选用最符合声门大小的导管。

2. 向上提拉喉镜手柄，使着力点在镜片前端。切忌以门齿作为支点，以免造成门齿脱落损伤。

3. 插管成功与否，关键在于良好地暴露声门。遇有颈短、喉结过高、体胖等插管困难患者，可借助于按压喉结，肩垫薄枕或导管沿会厌的后下盲探插入等法。

4. 导管插过声门时必须轻柔。

5. 导管插入气管后，应检查两肺呼吸音是否正常，防止误入一侧支气管。

第十三章

气管切开术

【适应证】

1. 呼吸道梗阻,分泌物潴留,气管内肿瘤或气管受压导致呼吸困难者。

2. 呼吸功能不全,气管内插管超过 48~72 小时仍需呼吸器支持呼吸者。

3. 严重咽喉部水肿导致呼吸困难及缺氧者。

4. 深度昏迷抽搐、呕吐,有窒息危险者。

【操作要点】

1. 患者仰卧位,垫高肩部,头向后仰。这样不仅有利于气管的显露,而且能使皮肤与其皮下的深层组织保持恰当关系。如患者呼吸极度困难,不能平卧,可先采取半卧位,显露气管时再平卧。患者头部必须保持正中位,必要时,由专人固定患者的头部。

2. 消毒颈部皮肤,在颈正中线,甲状软骨下,局部浸润麻醉。

3. 可作横切口或直切口。横切口愈合后瘢痕较不明显,但手术野的显露较直切口稍差。直切口显露较好,分离舌骨下肌群的操作较方便,但愈合后瘢痕较明显。直切口在颈中线、甲状软骨下缘到颈静脉切迹(胸骨上切迹)作切口,分离颈前软组织,显露气管和甲状腺峡部;用弯血管钳将甲状腺峡部下缘分离,然后用拉钩将其向上牵拉;确认是气管前壁后,用尖刀将第 3、4 环刺挑切开,插入气管套管;用绳将套管固定在颈部,皮肤切口适当地部分缝合,放入套管内管。

施行横切口时,可于环状软骨下 2~3cm 处作一长 3~5cm 的切口。切开皮肤后,分离皮下组织和颈阔肌,用拉钩将两侧皮肤和皮下组织拉开,先查看两侧颈前静脉,如果在两侧颈前静脉间有较大的横支,应将其分离、结扎、切断;此时可看到颈中线部有一条由颈筋膜形成的纵行白线,白线即两侧舌骨下肌群的交接部位;紧沿白线作钝性分离,使舌下肌群向两侧分开,肌群分开后可看到气管,或用手指摸触到排列整齐的气管软骨环;甲状腺峡部显露后,将其向上方掀开,如峡部过于肥大,可切断结扎止血;气管显露后,沿气管正中线第 3~5 软骨环切开气管,切忌切断第一环状软骨,以免带来术后气管狭窄的不良后果。刀尖挑开气管时切忌插入过深,以免损伤气管后壁。

4. 随时用吸引器吸出血液和积痰。

5. 术后保持气管通畅,随时吸引分泌物。术后每 1~2 小时取出内管洗净后放回,并予固定。分泌物黏稠者,可在气管内滴入 3~4 滴盐水或抗生素溶液、糜蛋白酶等,稀释分泌物,以利排出。用湿纱布覆盖管口,除能起到一定的防尘作用之外,尚可保持一定的湿度。但此效果较差,故仍需经导管滴入盐水,才能达到湿化状态。

6. 病情缓解,气管内分泌物减少,堵住气管筒能发音,且无呼吸困难时,可考虑拔管。

拔管前,先试将套管完全堵塞,观察两天,如无呼吸困难,可以拔管。清洗创口后,不作缝合,仅用胶布将皮肤对拢,外敷纱布,2~3天后,切口可自行愈合。

7. 应用抗菌药物。

【注意事项】

1. 勿损伤颈总动脉、撕破胸膜顶和损伤气管后壁。

2. 注意保持气管套管通畅,勿让套管滑出。

3. 套管口盖两层无菌湿纱布,以保持下呼吸道湿润。

4. 每2~4小时向套管内滴入含有抗生素、α-糜蛋白酶或1%碳酸氢钠的液体数滴,防止气管黏膜炎症及分泌物过于黏稠。

5. 经常吸痰,注意无菌操作。

6. 内套管每日清洗、消毒1次。外套管10天后每周更换1次;呼吸困难原因去除后,可准备拔管,拔管前亦可试行半堵、全堵套管各24小时,若无呼吸困难,则可拔管。创口用蝶形胶布拉合,不必缝合。拔管后若再出现呼吸困难,应重新插入气管套管。

【并发症】

(一)出血

少量出血可局部压迫止血,如出血量多,应检查伤口,找出原因,予以相应处理。气管切开后1周左右发现气管内出血,可能为气管套管不合适,摩擦气管内黏膜,导致糜烂出血,要更换合适的套管。发绀型心脏病患者,气管黏膜侧支循环丰富,经反复吸痰,气管套管压迫及磨损,易致难以控制的出血。

(二)气管穿孔

气管套管过大,使用时间较长(>1周),造成气管膜部压迫性坏死而穿孔。症状为突发性纵隔气肿。预防方法是选择合适套管,每8小时将气管套囊放松5分钟,以利局部血运改善。一旦发生穿孔,紧急修补很难成功。

(三)食管气管瘘

进食时呛咳并有食物自气管套管咳出。若确诊为气管-食管瘘,应改为鼻饲。轻者可自愈,重者需择期进行修补术。

(四)气管狭窄

多见于长时间经气管切开作辅助呼吸的儿童,因局部感染,瘢痕挛缩导致狭窄。如果影响呼吸,应作气管成形术。

(五)气管切开的并发症

还有皮下气肿,气管黏膜坏死、剥脱,人工气胸等。

(六)套管气囊破裂

以气管切开作辅助呼吸的患者,应注意预防套管的气囊破裂或滑脱。

第十四章

给　氧

因缺氧发生呼吸困难、发绀等表现时，均需给氧。给氧的目的主要是改善血氧含量，维持机体的正常生命活动。

【操作要点】

（一） 将氧气筒固定于氧气架上，装上氧气表及湿化瓶。中央供氧者，将氧气表与供氧接口处连接。

（二）鼻导管法

先依次打开总开关、流量表开关，再将连接好的鼻导管放入水中，检查是否通畅，证实通畅后，关闭流量表。清洁鼻孔，将蘸水的鼻导管插入鼻孔，深度约为患者鼻翼至耳垂间的距离，根据情况调节流量表，用胶布固定鼻导管。停止用氧时，应先关流量表，取下鼻导管，再关总开关，然后重开流量表，放出余气，再关好。

（三）鼻塞法

用鼻塞代替鼻导管，其鼻塞大小以恰能塞入鼻孔为宜。连接鼻塞与长胶管，接通氧气，将鼻塞置于鼻孔。

鼻导管插入深度应达软腭水平，特点是简单、经济、方便、易行。鼻塞置于一侧鼻前庭，可取得与鼻导管完全相同的效果，优点是，可避免导管插入鼻腔所产生的不适刺激。国内常用这两种方法。但给 O_2 浓度只能达到40%~50%，氧流量一般<6L/min，否则常因流速过大而使患者感到不适。双鼻管是由两个较短的输氧小管伸入鼻孔0.5~1.0cm，对鼻黏膜无任何刺激，目前国外大都采用此法。

由于鼻导管和鼻塞给 O_2 浓度随患者的潮气量和呼吸类型的不同而有变化（增加分时通气量将减低吸 O_2 浓度，反之亦然），故最适用于呼吸规则的患者，以保证恒定的吸入气氧浓度。

（四）面罩法

先检查面罩各部功能是否良好，然后将面罩边缘充气，连接呼吸囊及氧气，打开流量表，流速一般为3~4L/min。面罩有文丘里（Venturi）面罩、Eclinburgh面罩、MC面罩、普通面罩和部分重呼吸面罩。其中最常用的是文丘里面罩。为一圆锥形塑料面罩。在其顶端有一小喷出口，氧气通过它进入，按Venturi原理，空气经附近的孔进入。面罩内的氧浓度取决于气孔的大小。当氧的流速为4L/min时，输给患者的总流量（氧气+空气）大约40L/min。在这样高的流速下，呼出气的重复吸入是微不足道的，因此，并不产生 CO_2 潴留。这种面罩能产生24%、28%、35%、40%的氧浓度。Venturi面罩属高流量法供氧装置，其特点是能保证准确地吸入氧浓度而不受通气比率，呼吸类型和分时通气量的影响。

（五）氧帐

为用塑料制成的直径50cm，高65cm的圆形头帐。帐顶连接一O_2喷嘴，通过喷嘴控制进入的空气量，以调节帐内的氧浓度。优点是较舒适，但耗O_2量很大。

给O_2装置的选择应根据具体情况而定。在低浓度给O_2时可选用鼻导管、鼻塞或文丘里面罩。当高浓度给O_2时可用普通面罩、pneumask等，但在连通这些面罩时，要求有活瓣装置，以便将吸气与呼气分开。对于小儿和重症不合作的患者可选用氧帐给O_2。

（六）简易呼吸器及机械通气给氧

机械通气给氧常用的有：①高频射流通气给O_2；②间歇正压通气给O_2；③持续呼吸道正压给O_2；④呼气末正压通气给O_2。

【给氧浓度的计算】

（一）鼻导管给O_2浓度计算

鼻导管给O_2时吸入氧浓度随患者的潮气量和呼吸类型的不同而变化。当潮气量500ml，呼吸20次/分。吸/呼=1/2的正常通气时，若给O_2 1L/min，吸入气氧浓度为24%，以后每增加1升，吸入气氧浓度约增加4%。故鼻导管给O_2浓度可遵循以下公式求得：FiO_2 = 21%+4×氧流量(L/min)，氧流量数值可直接从氧流量计中读出。例如，氧流量计读数为2L/min，则吸入气氧浓度为21+4×2=29%。

（二）面罩给O_2浓度计算

开放性面罩如Venturi面罩，当氧流量为2L/min时，FiO_2为24%；流量为4L/min时，FiO_2为28%。流量为8L/min时，FiO_2为53%。

（三）简易呼吸器（皮囊）给氧浓度计算

若氧流量为6L/min时，吸入气氧浓度为40%~45%。

【注意事项】

1. 给氧治疗时应特别注意安全，在治疗环境内防火、防油、防震。
2. 氧气必须通过水封瓶充分湿化，以免呼吸道黏膜干燥。
3. 经常检查导管是否通畅，防止导管弯曲。持续给氧时，应每8~12小时更换导管或鼻塞一次，两侧鼻孔亦可交替使用。
4. 当氧气筒压力降至5kg/cm^{2}时应停止再用，以防尘土进筒，充氧时引起爆炸。
5. 对已用空的氧气筒，应标注“空”字。

第十五章

导 尿 术

导尿术是在无菌操作下，将导尿管经尿道插入膀胱以引出尿液。临床上多用来检查和治疗泌尿系统的疾病。

【操作要点】

1. 患者仰卧，两腿分开，屈膝，臀下垫橡皮布及治疗巾。

2. 男性患者先用肥皂水清洗阴茎，包皮过长者应予翻转，洗净包皮垢，再以 0.1%新洁尔灭进行消毒。

3. 女患者按上法由上向下，由内向外清洗消毒前庭，大小阴唇及周围皮肤。

4. 术者戴无菌手套，铺洞巾暴露外生殖器。

5. 左手握持阴茎之前端（男性）或用拇指和示指分开大阴唇（女性），右手用血管钳或镊子夹住沾有无菌液状石蜡的导尿管，徐徐插入尿道、待尿液流出后再送入 1~2cm。一般男性患者插入 18~22cm，女性患者插入 6~8cm。导出尿液，盛于备好的容器内。

6. 导尿完毕，将导尿管慢慢拔出，如需留置导尿时应固定导尿管，连接引流瓶。

7. 必要时应测量尿量，或送检尿常规及做细菌培养等。

【注意事项】

1. 应严格无菌操作，如导尿管误入阴道或已污染应更换导尿管重插。

2. 操作要轻柔，以免损伤尿道黏膜。

3. 若需较长时间留置导尿管，需 5~7 天更换一次。

4. 对尿道狭窄患者，应选择粗细合适、质地较硬的导尿管。如果失败，可改用金属导尿管（多在尿道扩张术时应用）。

第十六章

灌 肠 术

灌肠术是指将一定量的溶液自肛门经直肠灌入结肠内，以达到诊治疾病的目的。根据其目的，分为不保留灌肠和保留灌肠术两种。不保留灌肠是将一定量的液体自肛门灌入大肠，软化粪便，刺激肠蠕动，促使粪便迅速排出。临床上常用于治疗非习惯性便秘、术前肠道清洁等。保留灌肠是将药物注入肠道内，并保留一定时间，以达到治疗疾病目的，如降温、镇静、消炎等。灌肠液种类较多，临床上常选用：生理盐水、0.2%肥皂水、10%水合氯醛、2%新霉素等。

【操作要点】

1. 患者取左侧卧位，两腿屈曲，用橡皮布或治疗巾垫在患者臀下。另外亦可根据需要取右侧卧位或仰卧位。

2. 戴好手套，肛管末端涂适量石蜡滑润，然后将肛管慢慢插入肛门。插入的深度：大量不保留灌肠肛管插入深度为7~10cm；小量不保留灌肠其深度为10~15cm；保留灌肠插入深度约为15cm。

3. 灌肠液的用量是：大量不保留灌肠用500~1000ml（小儿酌减）；小量不保留灌肠约用200ml；保留灌肠用200ml以内；清洁灌肠用1000~2000ml。

4. 不保留灌肠，灌毕嘱患者平卧，忍耐10分钟再进行排便。

5. 保留灌肠，术前半小时应先行清洁灌肠，以便药物注入后易于吸收。如药液仅10~20ml，可不必清洁灌肠。保留灌肠的速度愈慢愈好，若灌入量较多，可采取滴入法，速度以60~80滴/min为妥。灌毕，让患者平卧，并尽量忍耐，以便发挥其药效。

6. 清洁灌肠可采用灌洗，直至排出的液体清洁无粪便为止。

【注意事项】

1. 插入肛管时动作要轻柔，避免强行硬插，以免损伤肠黏膜或肠壁。

2. 灌肠液的量、温度、流速和压力要适当。

3. 注意观察排出粪便的颜色、量、坚硬度及有无脓血等。

第十七章

胸腔穿刺术

胸腔穿刺术的目的主要是排除胸腔积液或积气，减轻患者压迫症状；或为确定诊断检查胸腔积液的性质及菌种等。

【适应证】

1. 原因未明的胸腔积液，做诊断性穿刺，对胸腔积液进行检查以明确病因。
2. 渗出性胸腔积液持久不吸收或发热不退者。
3. 胸腔大量积液出现压迫症状。
4. 外伤性血气胸。
5. 急性脓胸。
6. 胸腔内注射药物，如抗结核药、抗生素或抗癌药。

【操作要点】

1. 患者反骑坐于靠背椅上，面朝椅背，椅背上放一软枕，患者双手平放于软枕，头部伏于前臂。不能坐起者可采取半卧位侧胸穿刺。
2. 穿刺部位，如系气胸患者，穿刺点应选在叩诊鼓音处，常取胸前第2肋间锁骨中线处。如为胸腔积液，穿刺点常选叩诊实音区较低的位置，取肩胛角线第7~9肋间。
3. 常规消毒穿刺部位皮肤，戴无菌手套，铺消毒洞巾。用1%利多卡因或1%普鲁卡因2ml在穿刺部位沿肋骨上缘做局部麻醉。麻醉时一定要边进针边推药，直至达胸膜及阻力减小为止。
4. 用止血钳夹住连接穿刺针头的胶管，或连接三通活栓，以免空气进入胸腔。
5. 左手拇指、示指绷紧穿刺部位皮肤，右手持穿刺针，沿穿刺点垂直缓慢刺入，至阻力突然消失即为胸腔。其经过的层次为：皮肤→浅筋膜→肌层→肋间组织→胸内筋膜及胸膜壁层→胸膜腔。
6. 接上注射器，进行抽液。
7. 抽液后，拔出穿刺针，局部盖以无菌纱布或棉球并用胶布固定。
8. 送检抽出的液体。

【注意事项】

1. 术前应明确积液积气程度，定准穿刺点。
2. 穿刺时局部麻醉要充分，嘱患者不要移动体位，避免咳嗽或深呼吸。
3. 进针不宜过深或过浅，以免穿刺失败。
4. 穿刺过程中，应注意观察患者反应，如有头晕、面色苍白、出汗、心慌、胸部压迫感，连续性咳嗽或晕厥等情况，应立即停止操作，并作对症处理。

5. 抽液不宜过多过快，一般一次抽液以不超过 1000~1500ml 为妥。
6. 穿刺过程中，应严格无菌操作和防止空气进入胸膜腔。
7. 在使用三通活塞时，事先应检查其通、闭方向，以便正确应用。
8. 进行治疗时，可在抽液完毕后，向胸腔内注入所需药物。

第十八章

心包穿刺术

【适应证】

（一）心脏压塞

心包腔内积液量过快过多，致使心包腔内压力过高，心室充盈受限。患者出现心脏压塞的表现，如呼吸困难、脉压小、脉搏快而弱，甚至休克等，此时应紧急行心包穿刺抽液减压。

（二）确定诊断

对于心包积液量不大，但需要明确积液性质者。

（三）心包积脓

需进行抽脓或注入药物治疗者。

【操作方法】

（一）穿刺部位

常选左肋缘与剑突左缘的交角，剑突尖端下 1~2cm 处；其次是左侧第 4 或 5 肋间，心浊音界内侧 1~2cm 处。

（二）患者取半卧位呈 45°，全过程严格按无菌技术操作

消毒、铺洞巾等，用 1%普鲁卡因逐层麻醉。由剑突下穿刺时，穿刺针指向头、背侧及左肩或肩胛区或右肩，与腹壁交角约 30°。穿刺针经过膈肌时有阻力，进入心包腔时，阻力突然降低。由心尖附近刺入时，穿刺针指向脊柱，宜抽注射器针芯造成负压后推进针头，一旦有积液抽出，立即停止进针，助手用血管钳轻轻夹住针头，保持原深度。医生将注射器套于针座的橡皮管上，放松橡皮管上的止血钳，缓慢抽吸液体。抽出液盛于试管内送检，根据需要作细菌培养、找肿瘤细胞等。

（三）穿刺定位

有条件的医院可采用专门的穿刺探头，用二维超声心动图协助穿刺针定位。如在心电图监护下进行穿刺，多以鲤鱼夹将穿刺针与心电图机的胸前导联相接。当针头触及心室外膜，施术者持针的手可以感到摩擦或心脏搏动，胸前导联心电图 ST 段立即抬高，偶有 QRS 方向颠倒者；如针头触及右心房，则 PR 段升高，此时必须立即抽出针头少许，ST 段或 PR 间期遂恢复到原来水平，表示穿刺针尖已与心外膜脱离，从而防止撕裂冠状动脉、心房或心室自由壁。

（四）在抽液过程中，如抽出液呈血性，则应注意以下几点

1. 观察该液体是否凝固，不凝固者表示抽出液体来自心包腔。

2. 将抽出液滴在纱布垫上一滴，如中心为一深色红点，四周呈浅色红晕，表示液体来自心包腔。

3. 测定抽出液红细胞压积与患者的血液红细胞压积相比，测得值相近者说明穿刺针已进入心腔。

4. 穿刺针与电压力针相连，如呈右室压力曲线者，说明针尖确已进入心室腔。

5. 从穿刺针注入经过振荡的生理盐水 1~2ml 作超声造影检查，用超声心动图观察云雾样回声，如观察到云雾样回声出现在积液区，表示针头位于心包腔中，证实为心包积液，可继续排液。

（五）后续治疗

可经穿刺针将一导管送入心包腔，留置于其中，而将穿刺针拔出，可以避免积液量减少后穿刺针刺伤室壁或冠状动脉，并可防止心脏压塞复发。导管最多保留 48h，以免感染心包。穿刺针及导管拔除时，可根据积液性质适当注入不同药物治疗，以防止心包粘连。如疑诊结核性积液，可向心包腔内注气后拍片，观察心包膜有否粘连、钙化。

【注意事项】

1. 严格掌握心包穿刺指征，全过程须在有经验的医生指导下进行。

2. 少量积液者不宜穿刺，必要时用超声波探头定位或在心电图监护下进行。

3. 术前应向患者耐心解释，消除顾虑，穿刺时嘱患者切勿咳嗽或深呼吸，术前半小时可用可待因或镇静剂。操作应轻柔，进针切忌快速强力。

4. 抽液要缓慢，第一次抽液不宜超过 100ml，以后抽液不宜超过 500ml，严防心包腔内进入空气。

5. 麻醉不佳时，因疼痛或神经反射可引起休克或肺水肿，穿刺针误入心腔后可加重或再发心脏压塞。因此，术中及术后均需密切观察呼吸、血压、脉搏等变化，以便及时抢救。

第十九章

腹腔穿刺术

【适应证】

(一) 诊断性穿刺

检查腹腔积液的性质。

(二) 治疗性穿刺

腹腔内给药或需反复抽液、抽脓者。

(三) 大量腹水时放液减轻压迫症状

【操作要点】

1. 术前患者排空膀胱。

2. 取侧卧、半卧或坐位。

3. 常用穿刺点有 3 处:脐与左髂前上棘连线的中、外 1/3 交界处;侧卧位可取经脐水平线与腋前或腋中线交界处;坐位可取脐与耻骨连线中点稍偏左或偏右 1~1. 5cm 处。

4. 常规消毒穿刺点,术者戴手套,铺洞巾,用 1%利多卡因或 1%普鲁卡因作穿刺点局麻,当针尖进入腹腔后阻力常突然消失,并可抽到腹水。如为诊断性穿刺,可抽足量腹水送检;如为腹腔内注药,待抽到腹水后将药液注入腹腔;如为放腹水,一般用较粗穿刺针,并接一胶管将腹水引入容器,记录液量。

5. 术毕拔针,针眼盖以消毒纱布,用胶布固定。大量放腹水后应用宽布带或多头腹带扎腹,以防腹压骤降。

【注意事项】

1. 严格无菌操作。

2. 术中密切观察患者,如出现面色苍白、出汗、脉速,或诉头晕、心悸、恶心等,应停止抽液,并作相应处理。

3. 放液不宜过快、过多,1 次一般不超过 3000ml。

4. 粘连性结核性腹膜炎、肝昏迷前期、棘球蚴病(包虫病)、卵巢囊肿等禁放腹水。

第二十章

肝脏穿刺术

【适应证】

1. 肝功能异常、黄疸或门脉高压病因未明者。

2. 肝脓肿抽脓引流。

【操作要点】

1. 病者仰卧，身体右侧靠近床沿，右手上举置于枕后。

2. 活检穿刺点一般取右腋中线第9或第10肋间，或右腋前线第8或第10肋间。若作肝抽脓术应事先作超声波定位，并用甲紫标记。

3. 常规消毒皮肤，铺洞巾，用1%利多卡因或1%普鲁卡因作局麻至肝包膜。以肝快速穿刺套针与10ml注射器直接连接，吸入无菌生理盐水3~5ml。

4. 肝穿刺针从穿刺部位的肋骨上缘与胸壁呈垂直方向刺入0.5~1cm，注入生理盐水0.5~1ml，把可能存留在穿刺针内的皮下组织冲出。

5. 将注射器抽吸为负压，嘱患者在深呼气末屏住呼吸，术者迅速将穿刺针刺入肝脏（一般穿刺深度为4~5cm），立即把针拔出（此过程1~2s内完成）。拔针后以无菌干纱布覆盖，胶布固定，压上小沙袋，并以多头腹带包扎。

6. 若作肝脓肿抽脓术，抽脓针穿刺前先将针座后附带的胶管用血管钳夹闭，其后暂不连接注射器，当抽脓针进入肝脏脓腔后才将注射器与抽脓针相接，放松钳闭胶管的血管钳，使注射器与肝内脓腔相通，则可抽脓。此时嘱助手用血管钳紧贴于胸壁处将抽脓针固定，患者可恢复正常呼吸。当注射器抽满脓液后，用血管钳夹闭胶管，拔下注射器排出脓液（部分脓液可送检），再与胶管连接，继续抽脓，如此反复，直至抽空脓液，然后拔针。若脓液黏稠，抽吸不畅，可用温生理盐水冲洗后再抽。

【注意事项】

1. 术前向病者及家属做好解释，并作呼吸控制训练，以保证穿刺时充分配合。

2. 术前检查出、凝血时间，激活凝血酶原时间国际标准化比值（INR）及血小板数，测定血型，以备必要时输血。

3. 术前连续3日肌注维生素K_1 10mg，每日1次。术前测血压、脉搏。必要时术前30分钟给予镇静剂。

4. 术后绝对卧床24h，测量血压、脉搏每30分钟1次，连续4次；如血压正常，改为每小时1次，连续4次；以后每4小时1次，共测24小时。如有内出血征象，应作相应处理。

第二十一章

骨髓穿刺术

【适应证】

1. 用于各种血液病、多发性骨髓瘤、骨髓转移癌等的诊断。
2. 单核-巨噬细胞系统疾病。
3. 某些寄生虫病，如疟疾、黑热病等病原体检查。
4. 某些感染性疾病的细菌培养。

【操作要点】

1. 确定穿刺点，常用的有：髂前上棘穿刺点在髂前上棘后 1～2cm 处；髂后上棘穿刺点在骶椎两侧、臀部上方突出处；腰椎棘突处；胸骨穿刺点在胸骨柄或体部相当于第 1、2 肋间隙处。

2. 髂前上棘或胸骨穿刺取仰卧位；棘突或髂后上棘穿刺可取坐位或侧卧位。

3. 常规消毒、术者戴手套，铺洞巾，1%利多卡因局麻至骨膜。

4. 将骨穿针固定器固定在距针尖 1～1.5cm 处，术者左手拇指与示指固定穿刺部位，右手持针与骨面垂直（胸骨穿刺应与骨面呈 30°～45°角），旋转进针至有阻力消失感，固定穿刺针。

5. 拔出针芯，接上 10ml 的干燥注射器，抽吸髓液 0.1～0.2ml，如作髓液培养需在留取骨髓涂片后，再抽 1～2ml。

6. 抽毕，重新插上针芯一起拔针，针孔盖上纱布并按压 1～2 分钟（出凝血障碍性疾病按压不少于 5 分钟），胶布固定。

【注意事项】

1. 穿刺针和注射器必须干燥。
2. 穿刺时用力不宜过猛，尤其作胸骨穿刺，以免穿透对侧骨板。
3. 针头进入骨质后不可摇摆，以免断针。
4. 抽髓液量不宜过多，以免骨髓稀释。

第二十二章

腰椎穿刺术

【适应证】

1. 测定颅内压力的高低；作脑脊液常规、生化、细菌培养及特殊检查等；进行脑脊液动力学检查；确定有无颅内出血；作气脑造影、椎管造影等。

2. 椎管内注射药物等。

【操作要点】

1. 患者侧卧位，脊柱靠近床沿或检查桌沿，腰背部与床面垂直，头尽量向胸前俯曲，双膝尽量向腹部屈曲，使腰椎后凸、椎间隙增宽。

2. 常规消毒，术者戴手套、铺洞巾。

3. 一般选腰3~4间隙（髂脊连线的中点），必要时可取腰4~5或腰2~3间隙。用1%利多卡因或1%普鲁卡因局麻。

4. 术者左手拇指尖固定穿刺点皮肤，右手持针于穿刺点刺入皮下，将针尖呈垂直或稍向头侧倾斜缓慢刺入，当阻力突然降低时，表明针尖已穿过硬脊膜，一般成人进针深度约4~7cm，儿童2~4cm。抽出针芯可见脑脊液流出。若不见脑脊液，可轻捻动穿刺针柄或稍微变动深度和方向，即可获得脑脊液。个别因压力过低者，可用注射器轻汲一下才有脑脊液流出。

5. 穿刺成功后先进行压力测定，然后缓慢放出适量脑脊液（一般2~4ml）送检。若压力过高则不宜放液，仅将测压管中脑脊液送检，以免发生脑疝。

6. 抽毕，放回针芯拔针，局部按压1~2分钟，覆盖消毒纱布，胶布固定。

7. 术后应去枕平卧4~6h。

【注意事项】

1. 术前最好先检查眼底，估计颅内压高低，颅压过高者，应先脱水治疗再行穿刺。

2. 患者体位正确是穿刺成功的关键。

3. 在完成全面神经系统检查前，包括视神经盘有无水肿之前，决不能做腰穿。

（杨震　甘立军　周丹　潘杰　申程）

第二十三章

脑脊液动力学检查

【适应证】

用于椎管内占位病变如肿瘤、脓肿、蛛网膜炎、脊髓外伤、蛛网膜粘连等的辅助检查以明确蛛网膜下腔有无梗阻及梗阻程度。

【操作要点】

（一）正常脑脊液压力参考值

水平侧卧位时，正常人 80~180mmH_2O，儿童 50~100mmH_2O。

（二）测压装置有表式和管式两种

管式测压管内径 1mm 有刻度玻璃管，一端弯曲成直角，以便与穿刺针连接，只需少量脑脊液便可充满管腔进行测压。测压时，拔出针芯，迅速接通测压管，脑脊液液柱很快上升，并可观察到测压管内随呼吸上下波动的脑脊液。若波动消失，则提示椎管梗阻或脑脊液蛋白增高或枕骨大孔疝形成。管内液面相对稳定时，即代表颅内压，并记录。

（三）压迫颈静脉实验

压迫颈静脉（Queckenstedl）实验是指腰穿成功后，用手压法或血压计气袋压迫法压迫双侧颈静脉观察脑脊液压力波动情况来判断蛛网膜下腔有无梗阻。

1. 手压法　由助手用手指压迫患者双侧颈静脉，其力量以压闭颈静脉为度。每秒钟记录一次脑脊液压力，至 10~15s，立即解除压迫观察并记录其压力下降情况。若压颈静脉 10s，脑脊液压力很快升至 200~300mmH_2O，压迫 15s 能升到 4.90kPa，解除压迫后，脑脊液压力下降至初压水平的时间不少于或等于上升的时间，则表示蛛网膜下腔通畅。若多于上升时间或不能下降至原来水平，则表示有不完全梗阻；若加压至 15s，脑脊液压力无任何变化，则表示脊髓蛛网膜下腔在腰穿平面以上有完全梗阻。

2. 血压计压脉带压迫法　助手将压脉带轻缠于患者颈部。腰穿成功先测初压，然后将血压表充气至 0.196kPa，保持这一压力每 5s 记录一次脑脊液压力，直至 30s，然后解除压力，继续每 5s 记录一次脑脊液压力直至 60s，按上述方法将血压计分别充气至 0.39kPa，各测定一次并记录，并将各次结果绘图分析。

（四）压腹（stookey）实验

主要用于检查穿刺针是否在蛛网膜下腔和下胸段以下蛛网膜下腔有无阻塞。测脑脊液压力后，先行压迫颈静脉的实验，随后用拳头挤压患者上腹部，增高腹腔压力而使椎管内静脉淤血，可引起蛛网膜下腔压力升高。解除压迫后，其压力又迅速回落到初压水平。正常时压迫腹部引起压力升高低于压迫颈静脉引起的压力升高。当下胸部以下椎管内阻塞时压腹引起的压力升高高于压颈静脉引起的压力升高。若压迫腹部引起压力迅速上升，即示穿刺针在蛛网膜下腔。

【注意事项】

1. 应先证实穿刺针在蛛网膜下腔内,方法是令患者咳嗽或压其腹部,若针尖位置正确,则脑脊液压力很快上升。

2. 保持患者头颈部于适当位置,防止头颈过度前屈或后仰,以免影响测试结果。

3. 压迫颈静脉位置应正确,力量要适度,不可压迫颈动脉、气管或颈静脉窦。血压计气袋施压不得超过 8.1kPa。

4. 只要病情允许,穿刺针最好用 19~20 号,不宜过细。测压时,嘱患者全身放松。

第二十四章

侧脑室穿刺术

【适应证】

1. 了解侧脑室压力和抽取脑脊液检查。

2. 了解脑室系统脑脊液循环是否梗阻。

3. 对颅内病变引起脑室内出血、颅内炎症、枕骨大孔疝行侧脑室穿刺引流或注入药物。

【操作要点】

（一）钻孔部位

①侧脑室额角穿刺，在发际内2cm，矢状窦旁开2.5cm。②侧脑室后角穿刺，于枕外粗隆上4cm，矢状窦旁开3cm。③前囟未闭婴儿可采用前囟侧角穿刺。

（二）钻颅方法

①细孔快速钻颅，常规消毒，铺无菌巾，局麻后用钻头直径3mm的手摇钻或骨锥，在钻孔部用针头刺破皮肤，钻透颅骨及硬脑膜，然后将穿刺针或钢丝引导的引流管沿锥孔穿刺入脑室。②一般颅钻钻颅，在钻孔部位切开头皮暴露颅骨，环钻一孔，切开硬脑膜，电灼皮层后进行侧脑室穿刺。

（三）穿刺角度、深度

①额角穿刺，穿刺针应对准外耳孔连线中点，斜向中线鼻根部，深度4~6cm即可；②后角穿刺，穿刺针应对准鼻根部刺入，深5~7cm即可进入脑室。

【注意事项】

1. 有以下情况禁做侧脑室穿刺：穿刺部位有感染者；硬膜下积脓或邻近侧脑室积脓；已明确诊断的大脑半球肿瘤。

2. 穿刺脑室时只有少量脑脊液涌出，即标志脑室不大，注意防止引流管退出侧脑室使穿刺失败。

3. 脑室持续引流者，应保持引流瓶一定高度（一般高于头部10~15cm）和引流管通畅，更换引流瓶时注意无菌操作。

4. 术后注意观察患者神志、瞳孔及呼吸变化，应用抗生素预防感染。

第二十五章

脑室碘油造影术

【适应证】

用于显示后颅窝、幕上及中线部位占位病变以及脑室系统粘连性、梗阻性病变。

【操作要点】

1. 行侧脑室额角穿刺并放置引流管。

2. 患者头略前倾坐位，先放出脑脊液 5ml，再向脑室额角注入碘苯脂 3～5ml 及气体 2～3ml，将头缓缓抬起略后仰，并稍向对侧倾斜，使碘剂通过室间孔进入三脑室。

3. 碘油进入第三脑室后，患者处于仰卧位，头置于 X 线台上与地面倾斜 20°～25°角（使碘油由第三脑室后部经导水管进入四脑室），摄侧位片和额枕片各一张。

【注意事项】

1. 造影前禁饮食，做碘实验。

2. 注入碘油后，变换体位时，头抬起稍后仰时外眦至外耳道线与地面角度不超过 15°，头后仰过度，碘剂大多流入枕角。头向侧位倾斜 10°～15°，如角度过大，进入三脑室碘剂有可能经过室间孔进入对侧侧脑室。

3. 第三脑室前下部占位病变，应取坐位注入碘油和摄片。

4. 侧脑室占位病变，应在患侧进行脑室穿刺，并注入造影剂。

5. 脑室穿刺后见脑压很高，脑脊液很少，多为大脑半球病变，应改为 CT、MR 扫描、或脑血管造影。

6. 脑室系统有活动性炎症，或做过脑室-静脉（心脏）分流术应为造影禁忌。

7. 造影后平卧位，放置脑室引流瓶持续引流。引流管口高度应在额部上方 10～15cm。

第二十六章

脑室碘水造影

【适应证】

用于显示幕上及中线部位病变、后颅窝占位病变以及脑室系统梗阻性病变的检查方法。

【操作要点】

行脑室额角穿刺,放置脑室引流管。先放出脑脊液2~3ml,并向脑室内注入等量滤过空气,摄侧位片一张。X线片证实引流管或穿刺针在脑室内。取欧米哌克(oumipaque)8~10ml注入脑室内,迅速摄片。

【注意事项】

1. 造影前禁饮食,做碘实验。
2. 注药前一定确保脑室引流管或穿刺针在脑室内,否则造影剂注入蛛网膜下腔将影响诊断及并发癫痫发作。
3. 欧米哌克容易吸收,故注药后应迅速摄片,一般应在3~5分钟内完成。
4. 造影后平卧位,放置脑室引流瓶持续引流。

第二十七章

脑室气体造影

【适应证】

经脑室穿刺注入气体充满脑室拍片，用于显示脑室内及其相邻近肿瘤、脑积水病变。

【操作要点】

1. 先行侧脑室穿刺，放置引流管，患者为仰卧位，头前倾，偏向插管侧，下颌微收，颈过伸前倾。

2. 先放出脑脊液5～10ml，再缓慢注入等量氧气或过滤空气。如此反复进行气液交换。一般进行到脑脊液流出为止。

3. 夹闭脑室引流管，进行不同位置X线摄片。

【注意事项】

1. 造影前禁饮食。

2. 进行气液交换速度不宜过快。以免发生剧烈反应。

3. 造影中密切观察患者反应，如出现严重头痛、呼吸困难、发绀、呕吐等反应，应立即停止注入气体。如反应过重，应迅速将脑室内气体放出。

4. 不具备开颅手术的医院或开颅前准备工作不充分时不能进行此项检查。

5. 做过脑室-静脉（心房）分流术，全身情况差，不能施行开颅手术者，脑脓肿等不适宜此项检查。

6. 术后仰卧位，放出脑室内气体，安放脑室引流瓶持续引流。

7. 造影证实为颅内占位病变，一般当日应进行开颅手术；病情恶化，应立即手术。

（杨位霞）

第二十八章

颈动脉造影

【适应证】

1. 用于显示脑动脉瘤、脑血管畸形、高血压脑出血和脑血管闭塞性疾病。

2. 显示大脑半球肿瘤、外伤性颅内血肿等占位性疾病与脑血管的关系。

【操作要点】

1. 平卧位,肩下略垫高,头向后仰,用1%普鲁卡因或2%利多卡因5~10ml局麻。

2. 穿刺点平甲状软骨水平,在胸锁乳突肌内侧缘,动脉搏动明显处,摸清颈动脉,用脑血管穿刺针与皮肤呈45°角用力穿入血管,当穿刺成功后再将穿刺针推进血管内1~2cm,以防穿刺针脱出。

3. 注射造影剂应快速均匀或用高压注射器注射,每次8~10ml,一般摄取动脉期正侧位像,根据需要摄取静脉期像。

4. 造影成功后拔针时压迫穿刺点5~10分钟,以防止出血形成血肿,然后盖无菌纱布。

【注意事项】

1. 造影前禁饮食,做碘实验。

2. 术前肌注苯巴比妥0.1g及阿托品0.5mg。

3. 造影剂常选用离子型造影剂60%或76%复方泛影葡胺和非离子型欧米哌克。

4. 因血管痉挛血管不显影时,可用0.5%~1%普鲁卡因5~10ml注入。而后再注射造影剂。

5. 患者出现变态反应或癫痫发作时,立即停止造影,并对症处理。

6. 有严重出血倾向或对碘剂过敏者禁忌造影。

7. 造影后注意有无并发颈部血肿,及时处理。有头痛、呕吐者用止吐药和脱水药。

第二十九章

椎动脉造影

【适应证】

用于显示椎基底动脉系统的血管性疾病以及大脑半球后部和后颅窝占位病变。

【操作要点】

（椎动脉直接穿刺造影法）

1. 仰卧位，头后仰，颈肩部略垫高。取锁骨上3cm胸锁乳突肌内缘并外移颈动脉，以触及横突前结节位穿刺点。

2. 将穿刺针垂直刺入皮肤达横突再稍退针，再斜向后上刺入横突孔进入椎动脉微向后转动，见有血液喷出，提示穿刺成功。

3. 加压注入造影剂8~10ml，分别摄额枕位及侧位片。

4. 造影成功后拔针，局部加压5~10分钟，盖无菌纱布。

【注意事项】

同颈动脉造影。

第三十章

全脑血管造影术

【适应证】

1. 用于明确自发性蛛网膜下腔出血病因。

2. 用于诊断颈内动脉海绵窦瘘、动脉瘤、脑血管畸形、烟雾病、血管闭塞性病变等疾病。

【操作要点】

股动脉穿刺插管法：

1. 患者平卧在有电视监测装置的血管造影床上，臀部垫高。

2. 一般采用右侧股动脉穿刺，在腹股沟韧带下 2~3cm 为穿刺点。

3. 用脑血管穿刺针穿刺股动脉（或用一次性股动脉穿刺针），有鲜血喷出即示进入股动脉，稍进针 2~3cm，预防脱针。

4. 将导引丝插入穿刺针内，在电视监视下送入腹主动脉，拔除穿刺针，迅速沿导引丝插入导管，并送入腹主动脉后拔除导引丝，导管用 0.4%肝素盐水浸泡。

5. 电视监视下将导管送入主动脉弓，在左锁骨下动脉开口处送入该血管内，再推进左椎动脉（平 5、6 颈椎），注入少量造影剂证实后可造影。将导管退至主动脉弓，在左颈动脉开口处送入左颈总动脉、颈内动脉。台下助手压迫颈部导管活动，证实之后方可造影。

6. 将导管再退至主动脉弓，在无名动脉开口处送入该血管，在胸椎关节处将导管送入右颈总动脉、颈内动脉，压颈部导管活动证实后再造影。再次将导管送入胸锁关节处，向前送入右锁骨下动脉，再进入右椎动脉，注射少量照影剂证实之后可进行摄影。

7. 在右颈总动脉和左椎动脉插管有困难者，也可将导管送入无名动脉，在右上肢用血压计袖带阻断血流再注药造影。如左椎动脉插入困难时，也可将导管送入左锁骨下动脉，在左上肢用血压计袖带阻断血流进行照影。

【注意事项】

1. 股动脉穿刺插管，必须在电视监视下推、拉、旋转导管，分别送入 4 条脑血管内进行照影。若发现导管扭曲打折，应予早期处理，预防折断导管。

2. 穿刺点皮肤切开<2~3mm，既不影响导管的进退转动，又具有固定导管的作用。

3. 在拔出穿刺针后，抓紧时间沿导丝放入导管，同时压迫穿刺部位，预防出血过多影响操作。导管头部以 90°弯曲为宜。而导管自始至终用 0.4%肝素盐水冲洗，其管内不得有空气、血块等。

4. 不同种类的血管注入 60%泛影葡胺速度为：椎动脉为 6ml/s，颈内动脉为 8ml/s，颈总动脉为 10ml/s，无名动脉为 15ml/s。造影采用高压注射器注入造影剂 2s 后连续摄片，酌情摄动脉期，动-静脉期、静脉期及静脉窦期。

第三十一章

脊髓碘油造影

【适应证】

1. 明确脊髓蛛网膜下腔有无梗阻及其程度。

2. 辅助诊断椎间盘突出症，脊髓型颈椎病及椎管狭窄等疾病。

【操作要点】

1. 穿刺部位　一般采用腰椎穿刺。颈段病变可采用小脑延髓池穿刺，穿刺成功后放出脑脊液 3~5ml 并注入碘苯脂 3~5ml。

2. 造影方式　小脑延髓池注入碘油应取头高足低位的下行性造影。腰椎穿刺碘油造影时，如患者部位在腰穿平面以上，取头低足高上行性造影，反之采用头高足低下行性造影。若腰穿压颈试验证实蛛网膜下腔完全梗阻，并且和感觉平面相符，注入碘油后保持倾斜体位 2~3 分钟后，球管对准病变部位摄片。一般应在透视下或电视观察下进行。

【注意事项】

1. 造影前应行腰穿做脑脊液动力试验，了解蛛网膜下腔梗阻程度和部位。

2. 禁止使用泛影葡胺等离子性造影剂。注入碘油前确保穿刺针头在蛛网膜下腔内，并要一次连续注射，不能有间断，否则碘油柱不集中而影响造影效果。

3. 椎管内有活动性出血者、穿刺部位有感染者、腰穿穿刺压颈、压腹实验提示蛛网膜下腔完全通畅者应禁忌做此项检查。

第三十二章

膀胱穿刺术

膀胱穿刺术是经耻骨上穿刺膀胱抽取尿液，进行治疗与检查的技术。适用于尿道狭窄或前列腺肿大引起的尿潴留，导尿失败，又无条件行膀胱引流术者。

【适应证】

1. 尿道狭窄、尿道损伤、前列腺增生及肿瘤导致的尿潴留。
2. 年老体弱及小儿不宜导尿者。
3. 穿刺抽液做细菌培养或其他检查。
4. 直肠会阴手术或妇科手术后膀胱排尿功能障碍，可做膀胱穿刺插管，并留置导尿管。既可预防尿路感染，又便于了解膀胱排尿功能的恢复情况。

【操作要点】

1. 穿刺部位在耻骨联合上方 2cm 处。
2. 患者取仰卧位。
3. 常规消毒局部皮肤，术者戴无菌手套，穿刺点用 1%利多卡因或 1%普鲁卡因溶液局部麻醉。
4. 穿刺针从穿刺点垂直向下刺入膀胱（有落空感），抽得尿液后，将带有胶管的玻璃接头插入针头上放尿，或用注射器反复抽取尿液。
5. 术毕，用无菌纱布覆盖，胶布固定。

【注意事项】

1. 穿刺之前，应肯定确系膀胱充盈膨胀，以免穿破其他脏器。
2. 大量尿液潴留者，不可一次放完，应采用多次逐渐地放出，使膀胱压力渐减，以助于膨大膀胱张力的恢复。
3. 多次穿刺者，有可能发生血尿、尿液外溢或感染。因此，临床上尽量不选用膀胱穿刺术。

第三十三章

后穹隆穿刺

后穹隆穿刺经常用于宫外孕及盆腔炎的诊断和鉴别诊断。通过后穹隆穿刺可以吸取直肠子宫陷凹内的液体。直肠子宫陷凹是体腔最低的位置，是盆腔病变最易累及的部位，而且盆、腹腔液体也易积聚于此。

【适应证】

1. 明确子宫直肠陷凹内积液的性质或贴近后穹隆肿块的性质。
2. 超声介导下经后穹隆穿刺取卵。

【禁忌证】

1. 怀疑肠管与子宫后壁粘连时。
2. 怀疑后穹隆肿块为恶性肿瘤时。

【操作方法】

1. 患者排尿后取膀胱截石位。常规消毒外阴、阴道，铺无菌巾，盆腔检查后穹隆是否饱满、宫颈有无举痛、子宫及双附件是否正常、子宫位置及屈度等。
2. 放置阴道窥器暴露宫颈及阴道后穹隆，再次消毒阴道及宫颈，以宫颈钳钳夹宫颈后唇，向前牵拉，充分暴露后穹隆。
3. 以18号腰椎穿刺针接10ml或20ml注射器。于宫颈后唇和阴道后壁之间最突出之处或宫颈后唇下方1cm处，取与宫颈平行稍向后的方向刺入2~3cm，有落空感后抽吸，边抽吸边拔出针头。
4. 抽出针头后若穿刺点渗血可以无菌纱布或干棉球压迫止血，血止后连同阴道窥器、宫颈钳一并取出。

【注意事项】

1. 抽吸物为鲜血，放置4~5分钟，血液凝固为血管内血液；若放置6分钟以上仍不凝，则为腹腔内出血，多见于异位妊娠、滤泡破裂、黄体破裂或脾破裂等引起的血腹症。若抽出为不凝固的陈旧血或有小血块，可能为陈旧性宫外孕。若抽吸的液体为淡红、微混、稀薄甚至脓液，多为盆腔炎性渗出液。
2. 穿刺时针头进入子宫直肠陷凹不可过深，以免超过液平面吸不出积液。穿刺时一定要注意进针方向，避免伤及子宫或直肠，特别是子宫呈后倾后屈位时。
3. 穿刺失败，主要是进针方向不正确或患者欠合作所致，应注意争取患者合作，必要时可针刺穴位麻醉。
4. 伤及子宫壁或肠管（抽出少量鲜血或肠内容物）时，一般不会造成严重后果。但应注意观察，防止意外。

（王春晓　宋国红）

第三十四章

关节腔穿刺术

关节腔穿刺多用于穿刺抽液检查,引流或注射药物治疗等。

【操作要点】

1. 各关节的穿刺点

肩关节:肩峰突的后外方,向前向内刺入。

肘关节:将肘关节弯曲 90°,自桡骨头前端刺入。

腕关节:自腕背伸拇长肌腱和伸示指肌腱之间刺入。

髋关节:沿大粗隆上缘,自外侧和股骨颈平行的方向刺入关节腔内。

膝关节:将小腿半弯曲,从髌骨的内侧或外侧 1cm 处刺入。

踝关节:经胫前肌腱与内踝之间刺入,或经伸趾长肌腱与外踝之间刺入。

2. 用龙胆紫等标出穿刺点。

3. 常规消毒穿刺部位皮肤。术者戴无菌手套,铺洞巾。用1%利多卡因或1%普鲁卡因溶液在穿刺点作局部麻醉。

4. 右手持注射器,左手固定穿刺点。当针头刺入关节腔时,可有阻力消失感,并见关节腔内的液体流入注射器。然后抽液,并送检。

5. 术毕,拔出穿刺针,盖以无菌纱布,并用胶布或绷带固定。

【注意事项】

1. 操作要轻柔、不要损伤关节软骨。若针尖触及关节骨端,应稍向后退。

2. 关节腔有明显积液者,术后应适当给予固定。

第三十五章

封闭疗法

临床上使用的封闭方法有多种，此处仅介绍几种常用的方法。

（一）局部封闭

【适应证】

适用于局部早期炎症、创伤和溃疡。

【操作要点】

1. 用碘酊和酒精常规消毒皮肤。

2. 以0.25%~0.5%普鲁卡因先在封闭部位作皮内及皮下浸润，再达炎症或溃疡之深部注射。

3. 每1~2天一次，每次20~100ml，5~10次为一疗程。

4. 早期炎症，应在炎症的基底部深处并距病变较远处注射，勿刺入炎性肿块内部，以免炎症播散。

（二）神经周围封闭

【适应证】

常用于肋间神经痛、坐骨神经痛和三叉神经痛。

【操作要点】

1. 掌握神经的径路，确定注射部位。

2. 常规消毒后，在神经径路上直刺达神经干。若触及神经，患者有刺痛、麻感，或引起所供肌肉的抽动，稍将针退出1~2mm，再向旁侧刺进少许。注入适量普鲁卡因，然后将针退到皮下，改变方向，刺到神经的另一侧进行注射，每一神经可注射数处。

3. 成人用量为0.25%普鲁卡因30~150ml，隔日1次，3~6次为一疗程。

（三）骨膜封闭

【适应证】

适用于桡骨小头炎、胫骨结节炎、肋软骨炎。

【操作要点】

1. 取桡骨小头、胫骨结节、肋软骨压痛最明显处。

2. 常规消毒局部皮肤。

3. 用0.25%~0.5%普鲁卡因溶液麻醉穿刺点。

4. 针尖斜刺达骨或软骨后，略微后退即可注药，常用1%普鲁卡因加泼尼松龙25mg或地塞米松5mg。

5. 一般每1~2天注射1次，3~6次为一疗程。

第三十六章

止血带应用技术

【适应证】

四肢大动脉创伤性出血，且采用加压包扎不能有效止血时。

【止血带的类型】

1. 橡皮止血带　常用弹性较大的橡皮管。

2. 弹性橡皮带（驱血带）　用宽约 5cm 的弹性橡皮带，在肢体上从远端向近端螺旋状上行重叠加压包绕，达到止血目的。

3. 充气止血带　压迫面宽而软，压力均匀，有压力表测定压力，比较安全。常用于四肢活动性大出血或四肢手术时。

【操作要点】

（一）止血带缠扎部位

上肢为上臂上 1/3，下肢为大腿中、下 1/3 交界处。亦可选择在紧靠伤口近心侧的健康部位。上止血带的相应部位要有衬垫，如三角巾、毛巾、衣服等，不可直接缠在皮肤上。

（二）上止血带松紧要合适

压力是使用止血带的关键问题之一。止血带的松紧应以出血停止，肢体远端不能摸到动脉搏动为度。过松时常只能压住静脉，使静脉回流受阻，反而加重出血。使用充气止血带，成人上肢需维持在 300mmHg，下肢 500mmHg。

（三）持续时间

上好止血带后立即记录时间。一般应尽量缩短使用止血带的时间。如需用时间较长，则至少每小时松开止血带 5~10 分钟，以防肢体组织坏死。

（四）止血带的解除

输液、输血通道建立后，准备好有效的止血方法，方可解除止血带。若被止血带缠扎的肢体已发生广泛坏死，在截肢前不宜放松止血带。

【注意事项】

1. 能用其他方法止血的患者，不可滥用止血带。
2. 不能用绳索、布条代替止血带，因其不仅起不到止血作用，反而可导致局部损伤。
3. 止血带压迫不可过紧，以免引起神经损伤。
4. 桡神经在上臂中、下 1/3 处紧贴肱骨，在此处扎止血带容易损伤桡神经，应视为禁区。

第三十七章

骨折外固定技术

骨与关节损伤后，为了保持整复后良好的位置，必须给予恰当的外固定，外固定的方法很多，各有其优缺点和适应范围，本章仅对常用的小夹板及石膏外固定作一介绍。

一、小夹板固定技术

小夹板固定是将具有弹性的柳木板、杉树皮或竹片制成与肢体外形相适应的夹板来固定骨折。夹板的厚度一般为3~4mm，四面刨光，肢体面衬以棉垫，外包纱套，配以各种软质固定垫，外用3~4条横带松紧适度地捆扎，形成两点或三点着力的挤压点，防止骨折端发生成角、旋转和侧方移位。固定范围一般不包括骨折的上、下关节，便于及时进行功能锻炼，防止发生关节僵硬等并发症。

【适应证】

肱骨、尺桡骨、胫腓骨的闭合性骨折。

【操作要点】

1. 骨折复位后，根据不同部位的损伤，将伤肢摆放于合适位置，先从患肢远端向近端包扎内衬绷带1~2层，用以保护皮肤不受小夹板摩擦。

2. 选择大小合适的软垫(纸、棉垫)，放到加压点，并用胶布固定，以防移动。

3. 选择与患肢相适应的小夹板，按其规定顺序放置到肢体前、后、内、外的适当位置，由助手扶托稳固，术者在小夹板外再用绷带包扎覆盖，使其能维持各块小夹板的位置。

4. 先捆扎中间的一条横带，然后向两端等距离捆扎3~4根，每根横带缠绕夹板两周后结扎。横带的作用是调节小夹板的松紧度，一般于结扎后，能不费力地将结头上下移动1cm，则松紧合适。

5. 在固定后1~3天内要特别注意观察伤肢末端血液循环及感觉情况，并随时调整捆扎横带的松紧度，以后可每周调整1~2次，直至骨折愈合。

【注意事项】

1. 抬高患肢，以利肢体肿胀消退。

2. 密切观察患肢的血液循环情况，特别是在固定后1~3天内更应注意肢端动脉的搏动以及温度、颜色、感觉、肿胀程度、手指或足趾主动活动等。若发现有血液循环障碍，必须及时将横带放松，如仍未好转，应拆开绷带，重新包扎。若不及时处理，可发生缺血性肌挛缩，形成爪形手、爪形足畸形。

3. 注意经常调整小夹板的松紧度，过松固定不牢固，过紧则易出现皮肤压疮。若在小夹板内固定垫处、小夹板两端或骨骼隆突部位出现固定的疼痛点时，应及时拆开小夹板进行检查,以防发生压迫性溃疡。

4. 在神经易受压的部位,如肱骨内上髁的后方、上臂中下 1/3 外侧及腓骨小头下方等处应注意保护,避免用固定垫压迫。

5. 股骨干骨折或伤肢肥胖、皮下组织多者,不宜单纯使用小夹板外固定。

6. 开放性骨折、伤肢高度肿胀并已有血液循环障碍者,禁忌使用小夹板外固定。

二、石膏绷带固定技术

将石膏绷带经水浸泡,在肢体上缠绕数层使之成为管型,也可制成多层重叠的石膏托用纱布包在肢体上,凝固后形成坚固的硬壳,对骨折肢体起有效的固定作用。其优点是能够根据肢体的形状而塑型,固定作用确实可靠。其缺点是无弹性,不能随时调节松紧度,不能使用固定垫,固定的范围较大,需超过骨折部位的上、下关节,使这些关节在固定期内无法进行功能锻炼,拆除石膏后,患肢功能不能迅速恢复。

【适应证】

1. 小夹板难以固定的某些部位的骨折。

2. 开放性骨折经清创缝合术后。

【操作要点】

(一) 患肢清洗干净,整个肢体均匀、平整地铺一层薄薄的质软内衬垫,如纱套、棉花、棉织品等,其外再松松地包一层纱布绷带,有骨隆突的部位衬垫应厚一些。

(二) 由助手将患肢固定于功能位,测量所需石膏条的长度。一般需超过骨折部位的上、下两个关节。

(三)石膏绷带的泡制

将石膏绷带卷放在温水桶内,待气泡出净后取出,用两手各执其一端,轻轻地向中间挤压将多余的水分驱出,备用。石膏卷不可泡水过久或从水中取出等待过久再予使用,因时间过长石膏凝固,各层石膏绷带将不能相互凝固成为一个整体。

(四)制作石膏条

在桌面或平板上,按照标志好的长度,将石膏绷带卷摊开往返折叠,约 6~8 层厚为一条,然后再折叠成卷,入温水中泡制好后取出,放在平板上用手磨平,将气泡驱出,使得每一层都能凝合牢固。石膏条可以用作石膏夹板固定骨折,也可用以加强石膏绷带的某一部分。

(五)石膏夹板固定

制作 2 条长度合适的石膏条(厚度为 10 层左右),分别置贴于已包好内衬垫被固定肢体的伸侧及屈侧,用手抹贴于肢体,然后用纱布绷带包缠固定。此种固定多用于已有肿胀或可能发生肿胀的肢体。

(六)管型石膏固定

将石膏绷带卷浸透,于固定部位由上向下或由下向上顺序环形包缠 2 层,以固定纱套或棉垫,因此层靠近皮肤,务使平整无皱褶。然后用石膏条贴附于肢体的适当部位,再继续用石膏绷带环绕铺平包缠。每一圈石膏绷带应盖住上圈的 1/3 或 1/2。不论包缠石膏绷带还是石膏条的抚贴,用力都要均匀,勿过松或过紧,边包缠边用手抹平,使石膏条及绷带之间的空气和多余的水分挤出。当石膏绷带经过肢体上粗下细、周径不等之处时,可将绷带打"褶"保持平整。包的层次要均匀,但在边缘部、关节部及骨折部要多包几层,以防损坏或折裂。石膏绷带的厚度应以不致断裂为标准,不必无目的的加厚。

（七）石膏绷带的塑捏成型

当石膏绷带包至一定厚度尚未硬固时，可用手掌在石膏绷带上予以适当而均匀的、平面性的压力，使石膏绷带能与肢体的轮廓相符合，以增强石膏绷带对肢体的固定性能。

（八） 石膏绷带包成后，需切除多余的部分，并将石膏的边缘修剪整齐。最后，在石膏上注明包扎和需拆除的日期。

【注意事项】

1. 若有伤口，打石膏前应先更换敷料。纱布、棉垫和胶布都要纵行放置，避免环形，以免伤肢肿胀后形成环形勒紧物，妨碍肢体血液循环。

2. 肢体关节必须固定在功能位或所需要的特殊位置。肢体体位摆好后，中途不要变动，否则将会使初步硬固的石膏绷带折裂，影响石膏绷带的坚固性，且可在关节的屈侧产生向内凸出的皱褶，轻者引起皮肤压迫性溃疡，重者造成肢体缺血性坏死。

3. 要用手掌扶托包好石膏绷带的肢体，如用手指则可在石膏上压出向内的凸痕，以免引起压迫性溃疡。

4. 四肢石膏绷带应将手指、足趾露出，以便观察肢体血运、感觉和活动功能等，同时手指、足趾可作功能锻炼。

5. 包石膏绷带后，应经常观察指、趾皮肤的颜色和温度，如有发绀、苍白、感觉减退等，应立即将石膏绷带纵形剖开，若不及时处理，可发生缺血性肌挛缩或肢体坏死。

6. 局部皮肤被石膏压迫，早期症状是局部持续性疼痛，时间稍久则可引起皮肤坏死和压迫性溃疡，故应及时发现并在疼痛处开窗或更换石膏。

第三十八章

临床护理要求

一、一般内科护理常规

(一) 按病情轻重程度分特别护理和一、二、三级护理

1. 特别护理　适用于病情危重,易变化,随时需要抢救的患者。派专人日夜予以严密观察,将观察结果和治疗经过准确地记录于护理记录单上,可依据病情订出特别护理计划。一般特别护理记录单内容包括:

(1) 凡临床所观察症状、病情变化以及患者主诉、出入液体量、用药和治疗经过、体温、脉搏、呼吸、血压等均应详细记录。

(2) 一切治疗、护理都要记录时间和签名。

(3) 患者饮食及输液、输血、饮水量均记录于实际入液量栏内。

(4) 病情栏内随时准确记录所给的药物及治疗反应,以及病情变化等。

(5) 排泄物、呕吐物、渗出物、穿刺液、大小便量,应记录于出液体量栏内,并注明颜色、气味、性状、次数等。

(6) 出入量每日总结两次。下午 6 点总结 12 小时出入量,用蓝铅笔画两条横线,将出入量记录于记录线内。早 6 点总结 24 小时出入量,用红铅笔画两条线,将出入量记录于线内。

2. 一级护理

(1) 病情危重呼吸困难者。

(2) 各种原因所致的急性失血及内出血者。

(3) 高热、昏迷、心力衰竭、肝肾衰竭及极度衰弱者。

(4) 特殊复杂手术及大手术后。

(5) 瘫痪、牵引及卧床患者。

(6) 抽搐、惊厥患者。

(7) 特殊治疗期。

(8) 早产儿、婴幼儿。

要求:

(1) 严格卧床休息,协助各种生活需要。

(2) 体温、脉搏、呼吸一般测量 4 次/天,特殊需要时按医嘱增加次数。

(3) 每 15~30 分钟巡视一次,病情危重者,可派专人特别护理。

3. 二级护理

(1) 病重期急性症状有好转,但仍应卧床休息者。

（2）慢性病或年老体弱不宜过多活动者。

（3）普通手术后，或特殊复杂手术及大手术后，病情已趋稳定，而身体仍虚弱者。

（4）轻型先兆子痫及产妇。

（5）低能、智力缺陷儿童。

要求：

（1）保持卧床休息，或可在室内活动。

（2）在生活上给予必要协助。

（3）每1~2h巡视一次。

4. 三级护理

（1）一般手术前检查、准备阶段。

（2）各种疾病及手术恢复期。

（3）慢性病患者。

（4）正常孕妇。

要求：

（1）各项生活自理。

（2）进行一般卫生、防病宣传及康复指导。

（3）每日巡视至少2~3次。

（二）体温、脉搏

新入院患者每日测体温、脉搏2次，连测3d，如体温正常改为每日1次，直至出院。发热者每日测体温4次，待恢复正常3天后可改为每日1次。术前每日测2次，大手术后4次/日，中手术后2次/日，连续7天，无异常者1次/日，产妇待产和产后按常规进行。

（三）根据病情和医嘱测定呼吸、脉搏及给予饮食

（四）入院时测体重一次，以后每周一次

（五）入院后次晨留大小便标本，送作常规检验

（六）有病情变化，应立即报告医师

（七）患者家属亲友带来的食品等，须经护理人员检查后方可给予（对糖尿病患者要严格）

（八）卧床患者应防止压疮

（九）病室内应保持整齐、清洁、安静舒适

二、特殊护理

（一）高热护理常规

1. 按一般内科护理常规。

2. 卧床休息。

3. 补充液体，鼓励患者多饮水，每日液体摄入量至少3000ml。

4. 体温在39℃以上者，应予物理降温，如头部冷敷、冰袋、温水擦浴。亦可针刺降温，如合谷、曲池、大椎等穴位，每日1~2次，或按医嘱给予药物降温，服药后30分钟应测体温。

5. 注意观察热型及伴随症状，在患者大量出汗或退热时，应注意有无虚脱现象。

6. 高热抽搐时，应及时针刺人中、涌泉，按医嘱给予镇静药物。防止咬伤舌部，注意呼吸。

7. 注意口腔卫生，每日早晚应进行口腔护理，饮食前后均应漱口，如见口唇干燥，应涂以液状石蜡或稀甘油。

8. 保持患者身体清洁，定时擦浴，更换衣服及被单。

9. 保持室内空气新鲜，但不可使患者受凉，防止感冒。

10. 未确诊前如怀疑为急性传染病，可进行床边隔离。

11. 注意大小便性质及量，并留送检验。

（二）休克护理常规

1. 派专人护理，分秒必争，迅速进行抢救。

2. 取休克卧位，注意保暖。

3. 休克患者常有缺氧，不论有无发绀，均应及时给氧。可采用鼻导管或面罩法，流量为2～4L/min，肺泡内的氧浓度可增至40%左右；加压给氧或气管插管给氧，其氧浓度达80%左右；氧气湿化瓶内应盛温水，其温度约为60℃～70℃，以湿润氧气，避免呼吸道干燥，影响痰液排出。

4. 通知病危。

5. 测体温、呼吸、脉搏。根据病情确定每日测量次数，并作记录。

6. 每15～30分钟测量血压一次，收缩压低于10.7kPa（80mmHg），或舒张压低于5.33kPa（40mmHg），脉压可小于2.67～4.0kPa（20～30mmHg），严重者血压测不到。必要时可作中心静脉压测定。

7. 观察意识与表情变化。

8. 注意皮肤色泽及体表温度。皮肤苍白、四肢厥冷、颜面冷汗，多提示血容量不足。发绀则表示血液淤滞，若输液针头易发生堵塞，胸壁或四肢皮肤有淤斑或出血点，常提示可能有弥散性血管内凝血（DIC）。

9. 注意尿量改变，若每小时尿量少于20ml提示肾脏血流量不足。如每小时尿量恢复到30ml，则示肾血流量改善，休克好转。

10. 保持呼吸道通畅，鼓励患者咳嗽及深呼吸，若痰液黏稠时可给雾化吸入，不能咳痰时，可用消毒导管吸痰。如有严重呼吸困难，应报告医师，并作气管插管、气管切开和人工呼吸的准备工作。

11. 预防肺部感染。保持病室空气新鲜、流通，定期进行空气消毒，减少探视，避免院内感染。

12. 严格记录出入量，并注意输液速度。

（三）昏迷护理常规

1. 按一般内科护理常规。

2. 通知病危。

3. 密切观察病情变化，根据需要或按医嘱定时测血压、脉搏、呼吸，注意观察瞳孔大小及对光反应。经常呼唤患者，了解意识情况。

4. 氧气吸入。

5. 应预防意外损伤。躁动不安者，应防坠床。痉挛抽搐时，应用牙垫垫于牙齿咬合面，以防舌咬伤，如有活动义齿，应予取出，以防误入气管。

6. 患者平卧时，头宜偏向一侧，防止分泌物或呕吐物吸入气管。随时注意吸痰保持呼吸道通畅。

7. 每日口腔护理3～4次，预防口腔炎、溃疡和口臭。

8. 昏迷患者眼睑闭合不全时，易产生角膜炎，应涂以金霉素或四环素眼膏，加盖消毒温纱布，经常保持湿润及清洁。

9. 预防压疮，保持皮肤清洁，床铺干燥平整，经常翻身。

10. 预防泌尿道感染。昏迷患者常有尿潴留，尿失禁，可用针灸或按摩进行排尿，无效时可导尿或留置导尿管。

11. 保持大便通畅，防止便秘。3 天未排大便者，可按医嘱给缓泻剂或开塞露。

12. 给予足够的营养及水分。不能进食者，按医嘱给予鼻饲饮食。

13. 长期昏迷者，肢体可出现畸形和关节强直，每日应进行按摩和帮助四肢活动，以促进功能恢复，预防肢体萎缩。

14. 详细记录病情及出入量，并床旁交接班。

（四）急性中毒护理常规

1. 患者入院后迅速脱去污染的衣服，避免毒物再吸收。

2. 妥善保存患者衣袋内的可疑毒物及物品，以备检验。

3. 迅速清除毒物，根据毒物进入途径，采取不同的清除措施。

（1）若为皮肤和黏膜吸收的毒物，则立即离开现场，脱去污染的衣服，用清水或肥皂水冲洗皮肤、头发，眼睛被污染时应迅速用生理盐水冲洗，并滴入 0.25%氯霉素眼药水，以防感染。

（2）若为口服或误服毒物，则应立即催吐、洗胃、导泻或用灌肠、利尿等方法排泄毒物，但腐蚀性毒物，禁用催吐、洗胃法。洗胃方法详见洗胃术。

（3）吸入性毒物，如一氧化碳或刺激性气体等，应迅速脱离中毒环境，安置在空气新鲜处，解开衣领。给予氧气吸入，必要时采用高压氧舱治疗。

4. 测量体温、脉搏、呼吸，注意有无呼吸困难。发绀、呼吸困难者，给予氧气吸入，必要时可行人工呼吸或气管切开。

5. 严密观察病情变化，根据需要定时测量血压。

6. 注意患者意识与表情，定时观察瞳孔变化等。

7. 昏迷者应专人护理。有自杀企图者，应防意外。

8. 及时留取呕吐物、分泌物、大小便送检。

9. 记录出入量，严防脑水肿、肺水肿的发生。

（五）瘫痪护理常规

1. 按一般内科护理常规。

2. 预防坠积性肺炎及肺内感染。每 2~3 小时翻身及叩背一次，协助排痰，鼓励咳嗽及深呼吸，保持呼吸道通畅。

3. 预防泌尿道感染。定时清洗外阴、肛门。对排尿困难者，定时按摩膀胱，病情允许时协助患者早期下床活动，促使排空膀胱残余尿。尿潴留时，应在严格无菌操作下导尿。长期留置导尿管者，可用无菌盐水或 1∶1000 新洁尔灭溶液每日冲洗膀胱一次，每日更换无菌引流管及贮尿瓶。定期送尿常规及尿培养。

4. 多食蔬菜、水果。便秘时按医嘱给予缓泻剂或 2~3 小时灌肠一次，必要时可用手掏出大便。

5. 预防跌伤、烫伤、冻伤。偏瘫伴神志不清时注意加床栏。

6. 预防肢体畸形、挛缩，促进功能恢复。因瘫痪肢体失去知觉，应注意保持功能位置；防止足下垂。每日按摩肢体 1~2 次，进行被动运动，当运动功能开始恢复时，应鼓励患者早期进行上肢及躯干功能锻炼。离床时，给予轮椅、瘫痪车或拐杖及支架保护，练习行走，以便及早恢复下肢功能。

7. 预防压疮，详见压疮护理常规。

8. 言语障碍者，应注意其锻炼。

(六) 压疮护理常规

1. 预防压疮 要勤翻身、勤擦洗、勤按摩、勤换洗、勤整理、勤检查、勤交代,动作轻柔,严禁推、拖、拉等粗鲁动作,防止擦破皮肤。保持床铺清洁、干燥,被褥要柔软、平整。

2. 老年、体弱、长期卧床、瘫痪不能自动翻身的患者,应定时更换体位,每 2~3 小时翻身一次,用热湿毛巾擦洗及按摩骨骼突出部位每日 2 次。消瘦明显者可用酒精或温水进行按摩。并应垫海绵垫或棉垫、软枕、气圈以防受压。

3. 皮肤干燥、脱屑者,可涂少量润滑剂,以免干裂出血。

4. 注意水肿及肥胖患者,不宜用气圈而用软枕或软垫,因局部压力重影响血液循环及汗液蒸发而刺激皮肤。肢体有水肿者,可将软枕放于腿下,以抬高肢体促使血液循环改善,预防压疮的发生。

5. 发现压疮要及时处理。①发现局部红肿、硬结时,定时翻身更换体位,可用气圈、棉圈防止受压,增加按摩次数,用 50%硫酸镁溶液或酒精湿敷;②如有水泡时,应在无菌操作下,用注射器抽出水泡内渗液后,涂 1%龙胆紫,再盖无菌纱布;③皮肤破溃时,用 0.1%洗必泰或抗生素药液、乳膏,每日换药两次,如有分泌物应送细菌培养;④定时换药,保持疮面清洁。如较长时间不愈合时可用生肌膏换药。

三、儿科护理常规

1. 入院后每日测量体温、脉搏、呼吸 3 次,连续测 3 天,3 岁以下免测脉搏、呼吸。但病危、病重、发热及心血管系统疾病的患儿,应每 4 小时测体温、脉搏及呼吸 1 次。小儿测体温用肛表或腋表。不热的患儿,每日测体温 2 次。

2. 病室内应空气新鲜,阳光充足,室内温度、湿度适宜。

3. 按医嘱给予饮食,注意卫生,饭前便后洗手,鼓励患儿进食,随时注意饮食情况,家长送来的食物须检查后才可给患儿。

4. 注意观察病情,儿童病情变化较快,病重、病危患儿每隔 15~30 分钟巡视 1 次,一般患儿每 2 小时 1 次。

5. 测量体重、修剪指甲每周 1 次。夏季每周洗澡 2~4 次,冬季每周 1 次。不能洗澡者,给予擦浴或定期换衣裤。注意保持被褥、衣裤、尿布等清洁、干燥。用尿布的幼儿,每日洗臀部 1~2 次,皮肤皱褶及出汗处,应扑粉或擦油。每日登记大便次数。

6. 注意卧床休息。恢复期患儿,经医师许可时可适当下床活动。保证充足的睡眠,每日中午及晚 9 点后,应引导患儿入睡。

7. 病儿之食具每次饭后收回,高压或煮沸清毒,以备再用。

8. 便盆每日清刷一次。新住院病儿需当日或次晨留取大、小便标本送检。

9. 每周紫外线消毒房间 1 次,用 1%石炭酸喷洒地面 2 次。病儿出院后,应以 2%来苏儿溶液擦洗病儿床位。

四、一般外科护理常规

1. 患者住院后,护士安置病床,作入院介绍并通知医师。

2. 按病情订饭,需行急症手术或需观察后待手术者应暂禁食。

3. 入院 24 小时内,一般每 4 小时测量 1 次体温、脉搏、呼吸,无异常情况者,以后每日测 4 次。术前 1 天及术后 3 天内,一般每日测体温、脉搏、呼吸 4 次,对体温在 37.5℃以上者,应每 4 小时 1 次。体温在 39℃以上者,应采取物理降温等。

4. 入院后测体重1次,以后每周1次。

5. 入院后次晨留大小便标本,送常规检验。以后每日下午记录1次大便次数,若有次数增多或减少时,应及时报告医师或做处理。

6. 患者入院后当天应作卫生处置。

7. 若患者有伤口,应及时包扎,并定时换药和注意保护伤口。

8. 禁食、昏迷、鼻饲的患者,应作口腔护理。

9. 对于危重、昏迷等患者,应按有关护理常规执行。

五、一般产科护理常规

(一) 产前

1. 入院后护士安置床位,作入院介绍并通知医师。

2. 订产科饭。

3. 每日测体温3次,体温在37.5℃以上者每4小时1次。

4. 注意产兆的出现,对有产兆而宫缩规律者送待产室。

5. 在待产室要注意宫缩,了解孕妇的胎产次。

6. 对胎位异常者,要及时通知医师,并做好临产的一切准备工作。

7. 按医嘱给予肥皂水灌肠。

8. 消除产妇精神顾虑,关心爱护产妇。

(二) 产后

1. 产房护士将产妇送回病房,做好交接班。

2. 密切注意子宫收缩及阴道流血。

3. 订产科饭。

4. 产后6~8小时内,检查膀胱是否充盈,督促产妇排尿,如膀胱膨胀而不能排尿者,可先采取一些引尿的方法,确实无效者再行导尿术。

5. 注意观察恶露性质、数量,有特殊情况应及时向医师报告。

6. 预防产后感染,固定便盆,会阴切开者注意伤口的清洁。外阴水肿者可用30~50%硫酸镁湿敷。

7. 注意测量体温,产后发热者及时通知医师。

8. 产妇无异常情况,次日可坐起喂奶,24小时后可作产后运动。

9. 新生儿死亡或人工喂养者,按医嘱给回奶药,并行乳房包扎。

10. 注意产妇的休息和饮食,产后一般每日要保持10小时的睡眠时间。产后有大便干燥或3日内无大便者,可酌情给以缓泻剂。

11. 产妇出院时,应做好卫生宣传工作。

六、一般妇科护理常规

1. 患者入院后安置病床,作入院介绍,通知医师。

2. 根据病情订饭。

3. 入院后测体温、脉搏、呼吸,体温超过37.5℃者,每4小时测1次,体温正常者,每日测3次。

4. 有阴道流血者,应卧床休息,注意外阴清洁,必要时保留纸垫及阴道排出物备查。

5. 注意观察病情,有特殊变化者及时通知医师。

附 1：美国国家压疮咨询委员会（NPUAP）2007 年压疮分期

1. 可疑深部组织损伤由于压力或剪力造成皮下软组织损伤引起的局部皮肤颜色的改变（如变紫、变红），但皮肤完整。

2. Ⅰ期皮肤完整、发红，与周围皮肤界限清楚，压之不褪色，常局限于骨凸处。

3. Ⅱ期部分表皮缺损，皮肤表浅溃疡，基底红，无结痂，也可为完整或破溃的血泡。

4. Ⅲ期全层皮肤缺失，但肌肉、肌腱和骨骼尚未暴露，可有结痂、皮下隧道。

5. Ⅳ期全层皮肤缺失伴有肌肉、肌腱和骨骼的暴露，常有结痂和皮下隧道。

6. 不能分期全层皮肤缺失但溃疡基底部覆有腐痂和（或）痂皮。

附 2：Waterlow 压疮危险因素评估表（2005 年）（表 13-38-1）

表 13-38-1　Waterlow 压疮危险因素评估表（2005 年）

体质指数（BMI）		皮肤类型		性别和年龄		营养状况评估工具	
20～24.9 一般 25～29.9 高于一般 >30 肥胖 <20 低于一般 BMI＝体重（kg）/身高（m）^{2}	0 1 2 3	健康 薄如纸 干燥 水肿 潮湿 颜色异常 破溃	0 1 1 1 1 2 3	男 女 14～49 50～64 65～74 75～80 >81	1 2 1 2 3 4 5	A—近期体重下降 是　到 B 否　到 C 不确定＝2 并到 C	B—体重下降评分 0.5～5kg＝1 5～10kg＝2 10～15kg＝3 >15kg＝4 不确定＝2
						C—病人进食少或食欲差 否＝0 是＝1	营养评分 如果>2，参考营养评估/干预措施

失禁		运动能力		特殊因素					
				组织营养状况		神经系统缺陷		大手术或创伤	
完全控制/导尿 小便失禁 大便失禁 大小便失禁	0 1 2 3	完全 躁动不安 冷漠的 限制的 卧床 轮椅	0 1 2 3 4 5						
				恶病质 多器官衰竭 单器官衰竭（呼吸、肾脏、心脏） 外周血管病 贫血（Hb<8） 吸烟	8 8 5 5 2 1	糖尿病 运动/感觉异常 截瘫	4～6 4～6 4～6	骨/脊柱手术 手术时间>2 小时 手术时间>6 小时	5 5 8
				药　物					
				细胞毒性药物、长期大剂量服用类固醇、抗生素最多为 4					

如果评分≥10，则患者有发生压疮的危险，建议采取预防措施

附 3：Norton 压疮危险因素评估表(表 13-38-2)

表 13-38-2 Norton 压疮危险因素评估表

参数	身体状况				精神状况				活动能力				灵活程度				失禁情况			
结果	好	一般	不好	极差	思维敏捷	无动于衷	不合逻辑	昏迷	可以走动	帮助下可以走动	坐轮椅	卧床	行动自如	轻微受限	非常受限	不能活动	无失禁	偶有失禁	常常失禁	完全大小便失禁
分数	4	3	2	1	4	3	2	1	4	3	2	1	4	3	2	1	4	3	2	1

评分≤14 分，则病人有发生压疮的危险，建议采取预防措施

附 4：Braden 压疮危险因素评估表(表 13-38-3)

表 13-38-3 Braden 压疮危险因素评估表

项目	1 分	2 分	3 分	4 分
感觉	完全受限	非常受限	轻度受限	未受损
潮湿	持续潮湿	潮湿	有时潮湿	很少潮湿
活动力	限制卧床	可以坐椅子	偶尔行走	经常行走
移动力	完全无法移动	严重受限	轻度受限	未受限
营养	非常差	可能不足够	足够	非常好
摩擦力和剪切力	有问题	有潜在问题	无明显问题	

评分≤18 分，提示病人有发生压疮的危险，建议采取预防措施

第三十九章

住院患者膳食

一、基本饮食

(一) 普通饮食

适用于病情较轻,体温正常,消化功能基本正常,不需限制饮食者。

要求:一般食物均可食用,但少用油煎和刺激性食物,要保持营养平衡。

热量:每日总热量 10 460kJ(2500kcal)左右,蛋白质占总热量的 10%~15%,80~100g,其中动物蛋白不少于 10%,脂肪占 25%~30%,油类约 20g,碳水化合物占 60%~70%,400~500g,每日三餐。

(二) 软食

适用于低热,消化不良、咀嚼困难、疾病恢复期、下肠道手术及老幼患者。

要求:软饭易于咀嚼消化,不引起腹胀,应选用含粗纤维和肌纤维少的食物,如大米、面食、蔬菜或肉类、蛋类、鱼类,但忌油煎,最好切成碎末,长期软食者应注意补充维生素 C。

热量:每日总热量 8368~10 460kJ(2000~2500kcal),每日三餐。

(三) 半流质

适用于发热、消化功能差、肠炎、菌痢、吞咽咀嚼困难及术后患者。

要求:以半流质食物为主,易于吞咽和消化。可选用含粗纤维少的食物,如烂稀面条、粥、菜泥、肉泥、鱼丸子、蒸鸡蛋、蛋糕、牛奶等。忌用油煎、含粗纤维多的蔬菜,或刺激性强的调味品,应注意补充各种维生素和无机盐。

热量:每日总热量 6276~8638kJ(1500~2000kcal),每日 5 餐。

(四) 流质饮食

适用于高热、严重胃肠道疾病、大手术后、吞咽困难及口腔疾病者。

要求:食物主要为液体或稠状液体,常选用牛奶、豆浆、米汤、藕粉、菜汁、果汁、蒸鸡蛋、鸡汤等,若腹部或胃肠道手术后,则宜用不含渣滓及不产气的食物,忌牛奶、豆浆和过甜的食物。

热量:总热量为 4184kJ(1000kcal)左右,每日 6 餐,每餐 250~300ml,因流质饮食含蛋白质和其他营养素不够,故只限于短期过渡饮食。

二、治疗饮食

(一) 高蛋白饮食

适用于长期慢性或消耗性疾病,如结核、肝脓肿、肺脓肿、肾病综合征、大手术前后、癌症等。

要求：应多采用动物蛋白，如瘦肉、鸡蛋、鱼类、乳类、豆类，新鲜蔬菜、水果、马铃薯、山药、荸荠、藕粉、茨菇、蕃茄、胡萝卜等。饮食中注意含多量维生素的成分与微量元素的食物。

热量：每日总热量 12 552kJ（3000kcal）左右，蛋白质 1.5~2g/kg，脂肪 60~80g，碳水化合物 400~500g。

（二）低蛋白饮食

适用于急性、慢性肾炎、肾功衰竭或尿素氮增高、肝昏迷及肝功衰竭者。

要求：基本饮食中碳水化合物不限制，充分补给含维生素的新鲜蔬菜及水果。但应限制蛋白质小于 1g/kg（20~30g），如肉类、鱼类、牛奶、豆制品均须限量供应。

热量：每日总热量为 6276~8368kJ（1500~2000kcal）。

（三）低脂肪饮食

适用于胆囊炎、胆结石、急性或慢性胰腺炎、肝炎、肝硬化、慢性腹泻等。

要求：宜选用碳水化合物为主的食品及新鲜蔬菜、水果等，避免含脂肪多的食物，如肥肉、蛋黄、奶油、牛奶、花生米、松子、核桃仁、油酥点心等。烹调时以蒸、煮、炖为妥，禁用油煎、油炸、油爆等。

热量：每日总热量为 8368kJ（2000kcal）左右，全日脂肪不超过 20~30g，蛋白质 1g/kg，其余均以碳水化合物补充。

（四）低胆固醇饮食

适用于高脂血症、高血压、冠心病、动脉粥样硬化。

要求：应严格限制脂肪与糖类的食物，富于胆固醇的食物是动物脂肪、蛋黄、河虾、蟹肉、动物内脏和乳脂等，全日脂肪总量小于 1318kJ（315kcal）全日胆固醇减少到 300mg。而植物性食物如豆类、蔬菜含植物固醇可抑制胆固醇的吸收，有降低血胆固醇浓度的作用。

（五）低嘌呤饮食

适用于痛风患者。

要求：宜选用含维生素 B_1 及维生素 C 丰富的食物，如各种水果及植物油、新鲜绿叶蔬菜，但除外芹菜、菜花、菠菜、豌豆、扁豆、冬菇等。可食用米、面、牛奶、鸡蛋、乳酪。禁食蟹、凤尾鱼、鸡汤、沙丁鱼、动物的肝、肾、脑等。

热量：总热量应较平时摄入量低 10%~20%，蛋白质小于 1g/kg，碳水化合物和脂肪可足量供给，可适当多饮开水。

（六）无盐、低盐、少钠饮食

适用于严重高血压、心脏病、心力衰竭、急性及慢性肾炎、肝硬化腹水、妊娠中毒症。

要求：

1. 无盐　烹调时不加食盐、酱油及咸发面粉，可用糖、醋调味。
2. 低盐　每日不超过 2g 食盐，忌用酱菜、咸蛋、腌肉、咸面包、挂面。
3. 少钠　除烹调时不加食盐外，应注意选用含钠少的食物，全日钠量不超过 0.5g，忌用咸馒头、咸面包、苏打饼干、松花蛋、油菜、芹菜、豆腐干、猪腰子等。可选用豆类、马铃薯、苋菜、茭白、大葱及丝瓜、肉类等。

（七）糖尿病饮食

要求：各种食物必须定量供应，除规定饮食外不能增加食物，忌用含碳水化合物多的食物,如患者感觉饥饿时,可供给适量含糖量低于3%以下的蔬菜,如菠菜、油菜、莴笋、西红柿、冬瓜、黄瓜、茄子、菜花等;轻症患者可加无糖牛奶、煮鸡蛋、煮花生、瓜子等。

热量:按患者身高、年龄、性别,查出标准体重,结合工作情况,计算每日所需总热量。休息患者每日给105~126kJ(25~20kcal)/kg,轻体力劳动每日126~146kJ(30~35kcal)/kg,中度劳动每日146~167kJ(35~40kcal)/kg,重体力劳动每日167kJ(40kcal)/kg以上,儿童4岁以下每日209kJ(50kcal)/kg,4~10岁每日167~188kJ(40~45kcal)/kg,11~15岁每日146~167kJ(35~40kcal)/kg。孕妇、乳母、营养不良及消耗性疾病应酌情增加。肥胖者按标准体重酌减。蛋白质成人按每日1~1.5g/kg计算,孕妇、乳母、营养不良及消耗性疾病可增加到每日1.5~2g/kg。碳水化合物占60%左右,脂肪为20%~30%,应限制饱和脂肪酸。每日三餐,分为1/5.2/5.2/5。

(八) 管饲饮食

适用于昏迷、精神失常拒食、不宜从口进食者。

要求:各种营养素须充分,食谱须保持平衡。常用食物内容如下:

混合奶、鸡蛋黄、糖、油和盐。

混合粉、含面粉、黄豆粉和油。

稠米汤,煮粥上层的米汤。

蔬菜汁,各种蔬菜切碎后煮汤汁,可补充无机盐和维生素。

热量:每日5~6次,每次300ml,总热量约6276~8368kJ(1500~2000kcal)左右。每次管饲后,应以温开水冲洗管道,避免食物堵塞胃管,温度常为38℃。

(九) 特殊饮食

高钙饮食:可选用每100g含钙量在100mg以上的食物,如乳类、黄豆、豆腐、荠菜、苋菜、紫菜、海带、虾米皮、芝麻酱等。每日供钙2g以上。

低钙饮食:可选用每100g含钙量在100mg以下的食物,如肉、鸡、鸭、茭白、萝卜、藕、大葱、马铃薯、粉丝等。每日供给钙150mg以下。

高磷饮食:可选用每100g含磷量在200mg以上的食物,如小米、绿豆、肉、鱼、内脏、海带、紫菜、花生、蘑菇等。

低磷饮食:可选用每100g含磷量在100mg以下的食物,如白薯、马铃薯、萝卜、芋艿、藕、瓜果及蔬菜。

高钾饮食:可选用每100g含钾量在200mg以上的食物,如豆类、油菜、菠菜、菜花、马铃薯、白薯、花生、红枣、蘑菇、冬菇、海带、紫菜、肉、内脏、鸡、鱼、水果等。每日供钾4g以上。

低钾饮食:可选用每100g含钾量在100mg以下的食物,如蛋、松花蛋、藕粉、凉粉、南瓜、甘庶等。每日供钾500mg以下。

高铁饮食:可选用动物内脏、瘦肉、蛋黄、菠菜、芹菜、油菜、苋菜、西红柿、海带、黑木耳等。每日供铁25mg以上。

三、小儿饮食

1. 患儿饮食种类基本上与成人饮食相同,分为普食、软食、半流饮食、流质饮食。如3~7岁患儿因消化吸收能力比成人差,故应选用易消化、易咀嚼的软食;蛋白质可增至2~3g/kg,

动物蛋白应占2/3。

2. 忌用一切刺激性的食物，如辣椒、胡椒、咖啡以及油炸食物，油脂过多的、过酸、过咸的食物。注意4岁以下的患儿不给硬果类食物，如花生米、核桃、杏仁、黄豆、瓜子，以免误入气管发生堵塞。进食鱼类、鸡等时注意骨刺等。

其余参见第一篇第七章营养支持治疗。

（杨位霞　张琴　沈寅胤　单广振　杨位芳　申程　杨志寅）

第十四篇

特殊诊疗技术及其他

第一章

核医学在内科危重病中的应用

第一节 核医学在急性冠状动脉综合征中的应用

急性冠状动脉综合征(acute coronary syndrome, ACS)是冠状动脉粥样硬化性心脏病(coronary atherosclerotic heart disease, CAD)中的急症,是指心脏冠状动脉内不稳定的粥样斑块破裂或糜烂引起完全或不完全闭塞性血栓形成所导致的心肌急性缺血综合征。急性胸痛为其主要的症状。及时、准确地确诊进而及时采取恰当的治疗方式,则可大大降低病死率,并减少并发症,改善患者的预后。部分病人通过特征性心电图及生化检查的表现而很快明确诊断,但有些病人亦因临床症状和其检查结果的不典型暂时难以确诊而应住院观察。统计资料显示,美国每年有 600 万~800 万患者因胸痛到急诊就诊,其中住院人数超过 500 万,而最终诊断为 CAD 的不足 1/3,造成了有限医疗资源的巨大浪费。另一方面,少数真正心肌缺血或急性冠脉综合征患者(4%~7%)却未能留院治疗,延误了病人的治疗,其潜在的后果显而易见。相反,在临床上建立急性心肌梗死诊断和急性冠状动脉综合征危险度分层和评价标准,对病人的病情作出较为准确、可靠的评价,显得非常重要。目前,放射性核素心肌灌注显像(myocardial perfusion imaging, MPI)对急性心肌梗死诊断和急性冠脉综合征危险度进行分层,已显示出独特价值,特简要介绍。

(一) 显像的基本原理

一般认为,ACS 是由于冠状动脉血栓形成,血管间歇性地收缩以及冠状动脉复杂的形态学改变导致冠脉血流减少所致。根据其缺血程度的轻重在心肌灌注显像的图像上表现为放射性分布的稀疏或缺损区。运动或药物负荷显像时,正常冠状动脉的血流量增加 3~4 倍,而狭窄血管的血流没有增加或增加的较少,在心肌灌注显像的图像上表现为正常与病变部位的放射性摄取差异明显增大,从而可辨识冠状动脉狭窄 50%所导致的心肌缺血。

(二) 放射性药物与检查方法

^{99m}Tc 标记的甲氧基异丁基异腈(^{99m}Tc-MIBI),^{99m}Tc 标记的 1,2-双[双(2-乙氧乙基)膦]乙烷(^{99m}Tc-tetrofosmin)等放射性药物对于判断急性心肌梗死的危险度具有很高的准确性。因为这类放射性药物几乎没有再分布,在注射后数小时仍然可以准确反映注射时心肌血流情况。其不足之处是无法通过影像学表现。鉴别急性心肌缺血、急性心肌梗死和陈旧性心肌梗死,需要结合一系列的临床检查来鉴别是否为急性过程。^{201}TI 对于急性胸痛病人并不是很理想的显像剂,根据其药物特性,^{201}TI 需要在静脉注射后 10~20 分钟进行显像,此时获得的影像主要反映心肌血流情况。随着时间的推移,放射性药物在心肌细胞与血液之间处于动态变化过程,被正常心肌细胞摄取的放射性药物不断地弥散到血液中,同时,缺血心肌细

胞还在不断地摄取放射性药物。一般在静脉注射后2~5小时正常与缺血心肌之间差别明显缩小，甚至消失。临床上一般在注射后2~3小时进行再分布显像，此时获得的图像主要反映心肌细胞的活性。该方法的优点是通过一次静脉注射可以获得静息和再分布的图像，有助于鉴别心肌缺血和心肌梗死。

ACS病人在胸痛发作时或结束后即刻注射放射性药物诊断的敏感性最高。文献报道在疼痛发作时注射^{99m}Tc标记的放射性药物对CAD的检出率高达96%，同一组病人在疼痛消失后注射，其敏感性仅为65%。也有文献报道如果出现症状后6小时内注射放射性药物，无论注射时是否具有疼痛症状，对于心肌梗死、血管再通、CAD诊断的敏感性并没有显著差异。

（三）适应证及检查的意义

自1980年以来，美国心脏病学会（ACC）和美国心脏协会（AHA）就联合制定了心血管病的相关指南。2002年，由ACC、AHA联合美国核心脏病学会（ASNC）共同完成了放射性核素心脏显像临床应用指南。此后，ACC、AHA和ASNC等学会在制定其他指南和专家共识时，对部分核素心脏显像的临床应用进行了更新，但总的原则并无根本变化。因而本文仍以ACC和AHA 2002年制定的放射性核素心脏显像临床应用指南为主要依据来介绍放射性核素显像在ACS病人中的应用：

1. 具有胸痛症状的可疑ACS　适应证和应采取的放射性核素检查方法见表14-1-1。

表14-1-1　可疑ACS病人急诊MPI检查的建议

检查指征	检查方案
通过ECG和血清标志物、心肌酶检测都是阴性的可疑ACS病人	静息心肌灌注显像
具有胸痛症状，ECG和血清标志物、心肌酶检测都是阴性的可疑ACS病人，静息MPI也是阴性	一日法静息/负荷心肌灌注显像
ECG、血清学检测已明确诊断为心肌缺血或心肌梗死者	静息心肌灌注显像

作为初步筛查的手段之一，急诊静息心肌灌注显像可以明确心肌是否具有缺血，以及缺血的程度和范围，为危险度分层以及急诊科医生采取合理、有效的治疗手段提供重要信息。

急诊心肌灌注显像的临床价值可归纳为：①急诊静息心肌灌注显像可以显著提高对心肌缺血性胸痛患者识别的敏感性，优于单纯依赖病史和心电图。该方法补充了心肌酶的改变需要在心肌梗死发作后数小时才能达到高峰的不足。②急诊静息心肌灌注显像除了具有良好的诊断价值，还可用于危险度分层，为治疗方案的制定提供依据。心肌显像表现为阴性的病人无需住院，其以后发生心脏事件的概率特别低（阴性预测值99%~100%）；心肌显像表现为阳性的病人其发生心脏事件的概率相当高；静息心肌灌注显像表现为阴性的病人可择期进行负荷心肌灌注显像，能够更加灵敏地发现心肌缺血，更加客观、准确地评价左心室心肌缺血的位置、范围和程度。③急诊静息心肌灌注显像的结果有助于减低医疗支出、缩短住院天数，并影响急诊医生的治疗决策。

2. 常规检查方法没有确诊的急性心肌梗死　应用^{99m}Tc标记的放射性药物判断急性心肌梗死的危险度分层具有很高的准确性，其缺点是无法区分急性心肌缺血、急性心肌梗死和陈旧性心肌梗死。此时心肌生化标志物（biomarker）具有决定性的作用。但急诊静息心肌灌注显像对于危险度的分层起到了非常重要的作用。通过心肌灌注显像所发现缺损的数量、大小和范围可以推测病人的预计生存期。缺损面积与左室射血分数、室壁运动情况以及肌酸激酶的释放具有良好的相关性，同时还可以作为判断病人预后的一个指标。

3. 评估 ST 抬高急性心肌梗死病人(STEMI)的危险程度、疗效和预后　根据检查目的不同,推荐使用的核医学检查方法见表 14-1-2。

表 14-1-2　核素显像对急性 STEMI 后病人危险度分层及疗效评价

病人亚组	检查指征	检查方案
所有病人	静息左室功能	静息心血池显像或门控心肌断层显像
只接受溶栓治疗的病人	检测可逆性心肌缺血和危险度分层	负荷/静息门控心肌灌注显像
急性 STEMI	了解心肌梗死面积和存活心肌情况	静息心肌灌注显像或者负荷/静息门控心肌灌注显像
	了解右心功能或者可疑右室心肌梗死	平衡法或者首次通过法心血池显像

判断 STEMI 预后最为重要的指标是左室射血分数(LVEF)、梗死面积、存活心肌的危险度。核医学检查技术对于评估病情、了解负荷状态下心肌缺血程度具有重要意义。与冠脉造影相比较,心肌灌注显像不仅可以发现心肌缺血,而且还可以了解中度狭窄后血流动力学改变。在溶栓治疗和冠脉成形术治疗的时代,负荷心肌灌注显像的结果对于判断病人预后具有重要价值,较单纯的临床症状、运动心电图和静息 LVEF 更具临床意义。负荷心肌灌注显像与临床症状和静息 LVEF 相结合判断预后,与冠脉造影具有同样的价值。与运动负荷显像相比,应用腺苷、双嘧达莫等药物进行的负荷显像可在急性心肌梗死发作后的较短时间(2~5 天)内进行,而且具有更高的灵敏性和良好的安全性。门控心肌灌注显像技术较常规非门控采集方法具有很多优势,应用前者不仅可以提高诊断的准确性,同时还可以了解心脏功能,而且对于识别伪影、提高诊断准确性具有重要的意义。

心肌灌注显像表现为大面积的心肌缺血、多个或大面积的缺损、负荷状态下左心室扩大以及肺部的放射性摄取(特别是应用^{201}TI 心肌显像时),都为预后不良的征象。较小的固定性缺损提示预后良好,这种病人不会在接受创伤性检查或血管再通治疗后得到改善。相反,对于负荷心肌灌注显像表现出一些提示高危险度指标者,应当首选冠脉造影和血管再通治疗。一项随机研究结果显示:急性 Q 波型心肌梗死后病人在发病几天内接受常规冠状动脉血管造影以及随后进行的血管成形术治疗,治疗效果并没有明显改善。所以,对于稳定的心肌梗死病人应选用非创伤性的危险度分层方法;对于不稳定的病人以及临床或心肌灌注显像提示高危险度的病人应直接进行介入治疗。

4. 诊断和评估非 ST 段抬高急性心肌梗死病人(NSTEMI)的危险程度、疗效和预后,根据检查目的不同,推荐采用的核医学检查方法见表 14-1-3。

表 14-1-3　核素显像对 NSTEM 病人进行危险度分层和预后判断

检查指征	检查方案
中、低危险度病人,根据心肌缺血灶情况判断发生心脏事件的概率	负荷门控心肌灌注显像
经药物治疗症状已控制的心绞痛病人或者诊断没有明确者,目的在于明确心肌缺血的程度和范围	负荷门控心肌灌注显像
冠状动脉造影术后用于明确狭窄冠脉的血流动力学改变者	负荷门控心肌灌注显像
了解静息状态下左心室功能者	静息心血池显像或者静息门控心肌血流灌注显像
症状呈进展性的可疑心肌缺血病人,心电图不能明确诊断者	静息心肌灌注显像

在美国，冠状动脉造影曾经是 NSTEMI 或者非典型性心绞痛病人进行检查或治疗时首选方法或者择期检查的常用方法。ACC/AHA 2002 操作指南对这些内容进行了修改，对采用这种创伤性检查的适应证进行了严格限制。新的指南推荐，在具有多种检查方法提示高度危险等级的病人而且没有严重并发症者才适用于早期应用创伤性检查。负荷心肌灌注显像也是判断病人危险度的重要检查方法之一。对于非高危险度者应进行早期保守治疗，其中没有血管禁忌证的病人可选择血管再通治疗。心肌灌注显像对于非典型性心绞痛病人出院前的检查具有非常重要的意义。如果心肌灌注显像检查表现为正常者，其未来发生心脏事件概率极低；表现为异常者未来发生心脏事件的概率相对较高。

第二节 肺通气灌注显像在急性肺栓塞中的应用

急性肺栓塞是由于内源性或外源性栓子堵塞肺动脉主干或分支引起肺循环障碍的临床和病理生理综合征，是常见的心血管性疾病，也是常见的三大致死性心血管病之一。美国每年有 60 万肺栓塞病人，其中 1/3 最终死亡。而绝大多数肺栓塞是可以治疗的，但得到正确治疗的患者仅有 30%，而未经治疗的急性肺栓塞患者病死率达到 60%～70%。因此，早期、及时及正确诊断肺栓塞对于其后续治疗时至关重要的。急性肺栓塞往往缺乏典型的临床表现，而常规检查如胸片、心电图、血气分析及超声心动图等缺乏特异性；CT 肺动脉造影被认为是诊断急性肺栓塞的重要无创的检查技术，其灵敏度为 83%，特异性在 78%～100%，主要局限性是对亚段和亚段以下肺动脉内血栓的灵敏性较差；尽管肺动脉造影被认为是诊断肺栓塞的金标准，但其为有创性检查，多在其他检查无法确定且无禁忌证的情况下才应用；肺通气和灌注显像（ventilation-perfusion，V/Q）因其具有简单、安全且无创等优点，且不受肺动脉直径的影响，尤其在诊断亚段以下急性肺栓塞中具有特殊意义，因而在临床上应用广泛。

（一）显像的基本原理

急性肺栓塞为内源性或外源性栓子堵塞肺动脉及其分支，引起肺循环障碍。肺灌注显像表现为受阻血管供血区域放射性分布减低或缺损，根据栓子所在位置的不同，受累及的范围可以为一侧肺、某个或多个肺叶或者肺段。由于气道是通畅的，同期的肺通气显像和胸部 X 线检查表现为正常。

（二）放射性药物与检查方法

肺通气显像时经呼吸道吸入放射性核素^{99m}Tc 标记的二乙三胺五醋酸（^{99m}Tc-DTPA）气溶胶，或者^{99m}Tc、^{133}Xe 或^{81m}Kr 气体。放射性药物随气流到达终末细支气管并扩散到肺泡内。局部放射性分布的多少与其通气量呈正比。

肺灌注显像是通过静脉注射^{99m}Tc 标记的大颗粒聚合人血清白蛋白（macroaggregated albumin，MAA）。这些颗粒随肺动脉血流均匀地嵌顿于肺毛细血管床内，其在肺毛细血管内的分布情况直接反映肺动脉血流灌注状况。

一般先进行肺通气显像，然后进行灌注显像。两种检查均采用一致的前后位、后前位、侧位和斜位等体位平面显像，必要时加做断层显像。

（三）核医学影像表现

肺动脉栓塞的典型表现是肺灌注显像表现为按照肺叶或肺段等解剖部位分布、形态为楔形的放射性分布稀疏或缺损区；肺通气显像或者胸部 X 线平片表现为正常，两者呈“不匹配”（mismatch）改变。因栓子大小和所阻塞位置不同，放射性分布异常的范围可以为亚肺段、肺段、肺叶或全肺。如果肺通气显像或者胸部 X 线检查与肺灌注显像都表现为某一节段的放射性分布稀疏或缺损,两者呈“匹配(match)”改变,多提示肺实质病变,如慢性阻塞性肺病等。如果肺灌注显像表现为正常,而通气显像表现为某个节段的放射性分布稀疏或缺损,称为“反向不匹配(reverse mismatch)”,见于气道阻塞或肺炎等病变。

诊断急性肺栓塞需要排除假阳性的“不匹配”表现,具体包括:

1. 慢性或没有治愈的肺栓塞;
2. 由于肿瘤、淋巴结肿大或纵隔纤维化等原因导致肺血管受压;
3. 肺动脉血管壁本身的异常,如肺动脉肿瘤、肺动脉脉管炎等;
4. 先天性的血管异常,如肺动脉发育不全等。

(四) 核医学检查的优点

肺通气灌注显像是一种安全、无创的检查方法,文献报道两种方法结合使用,对肺动脉栓塞诊断的准确性达 95%~100%。肺通气灌注显像也可对肺栓塞病人的疗效进行评估。美国胸内科医生协会(ACCP)推荐病人在溶栓治疗后 3 个月应当进行肺通气灌注显像的随访,以确认栓子是否消失并作为以后随访的根据。如果病人不能按时随访,出院时或者接受溶栓治疗后 7d 可进行随访,同样也具有重要价值。对于下肢深静脉血栓(deep vein thrombosis,DVT)病人,采用下肢注射放射性药物,在进行肺灌注显像的同时,还可以了解下肢深静脉血栓情况。

第三节 核医学在急性脑血管病变中的应用

放射性核素脑灌注显像突出反映脑血流和代谢等方面的信息,可以早期、隐匿、CT 和 MRI 等形态学检查手段无法显示的病变,在急性脑血管疾病的早期诊断和功能判断方面发挥重要作用。

(一) 显像的基本原理

用于脑显像的放射性药物可以通过血脑屏障进入并且稳定地停留于脑组织内,其在脑组织中浓聚的数量与局部脑血流量呈正比。局部血流减低或增强在脑灌注显像的图像上表现为相应区域的放射性药物摄取减低或增多。

(二) 放射性药物与检查方法

用于脑灌注显像的放射性药物有多种。SPECT 显像经常使用^{99m}Tc-六甲基丙二胺肟(^{99m}Tc-HMPAO)和^{99m}Tc-双半胱乙酯(^{99m}Tc-ECD)。一般静脉注射 555~1110MBq(15~30mCi)后 30 分钟采集脑断层图像。在注射前 15 分钟病人应保持安静,在无噪声、光照较暗的室内休息,以避免视觉或听觉中枢收到刺激而导致血流增强。检查时病人仰卧,应用 SPECT 进行断层采集。

PET 检查经常应用^{15}O 观察脑血流灌注,应用^{18}F-2-脱氧葡萄糖(^{18}F-dexoxyglucose,^{18}F-FDG)观察脑葡萄糖代谢。

(三) 适应证及检查的意义

1. 短暂性脑缺血发作(TIA) TIA 放射性核素脑灌注显像的典型表现为发作时,在 SPECT 图像上表现为相应区域的放射性摄取减低或缺损,可为单个或多个;发作后可表现为正常。如果发作后的数天内缺血灶持续存在,高度提示短期内会发生“脑卒中”。在发作后的 24h 内,脑血流灌注显像诊断 TIA 的灵敏度为 60%,发作后一周内为 40%。应用二氧化碳

(CO_2)、乙酰唑胺或双嘧达莫进行脑介入试验，可以使正常脑组织的局部血流量增加30%～50%，而病变部位没有增加或增加减少（增加的脑血流可在2～3小时后恢复正常），通过对药物介入试验前、后两组图像对照分析，可发现轻微的缺血病灶。由于TIA缺乏形态学改变，CT、MRI等检查往往为阴性结果或表现缺乏特征性改变，所以对于TIA的诊断，放射性核素脑灌注显像具有特殊的价值。

2. 急性脑梗死　局部脑组织发生一定程度的缺血后不但会出现神经功能障碍，而且还会导致缺血局部生化和形态学改变。放射性核素脑灌注显像可以在缺血部位出现形态学改变之前发现异常所在。局灶性的脑缺血通过放射性核素脑灌注显像可以观察缺血灶本身及周边改变。前者表现为血流明显减低而且很快形成梗死灶；后者表现为血流减低区，其程度较中心部分要轻微一些，边界较为模糊，该部分的脑组织功能受损但形态完好，经过一定时间后其功能具有恢复的潜能。脑血流灌注显像所要发现病变血管供血区域内的放射性稀疏或者缺损区，较后期CT或MRI所显示的范围要大。这是由于局部梗死或缺血的脑组织向邻近血管"盗血"，导致其供血相对不足，表现为放射性分布减少。在急性脑梗死的放射性核素脑显像时经常还会伴有失联络显像（diaschisis），表现为梗死区同侧或对侧局部脑组织呈现低血流灌注现象，该征象并非脑组织器质性病变所致，而是一种血管神经反应，最为常见的是交叉性小脑失联络症（crossed cerebellar diaschisis），表现为一侧大脑皮质的缺血，在其对侧小脑出现放射性分布减低，这主要是由于缺血等原因导致小脑皮质桥脑纤维（cerebellar coricopontine fibres）失联络所致。过度灌注（luxury perfusion）现象是指缺血病灶脑血流增加，其放射性聚集程度与正常脑组织接近一致。这可能是由于脑缺血后缺血区血管扩张和血管反应性增强引起脑血流灌注增加所致。以上这些征象都是形态学检查所无法显示的。

文献报道放射性核素脑灌注显像对急性脑梗死诊断的灵敏性和特异性分别为85.5%和97.6%。随着病情进展，由于过度灌注现象的存在，诊断的敏感性下降。一般在发作后1～5天过度灌注现象开始出现，由于缺血灶血流灌注增加，使得缺血灶在脑灌注显像的图像上表现为正常；这种情况一般持续到发作后20天左右，到30天时，低灌注现象再次出现。通过了解缺血病灶有无血流再灌注，对于指导治疗方案的选择具有重要的意义。

放射性核素脑灌注显像对于判断预后具有重要价值。如果治疗之前脑血流灌注显像表现为局部的放射性缺损，提示治疗效果不好，预后较差；如果表现为局部的放射分布明显稀疏，多提示治疗效果较好；如果病灶放射性分布轻度减低与正常脑组织相近，提示病人无需治疗。如果在发作后6h内表现为脑血流灌注减低，高度提示预后较差；如果放射性核素脑显像发现缺血病灶的面积明显大于CT检查所示，则提示预后较好。通过PET代谢显像还可以了解缺血灶的代谢情况，鉴别梗死与具有活力的脑组织。

3. 颅内出血　CT、MRI可以清晰显示病灶的位置和大小。通过放射性核素脑血流灌注显像或者PET代谢显像可以了解出血灶周围脑组织的功能功能状态，对预后作出判断。

（四）核医学检查的优点

放射性核素脑显像可以早期发现CT和MRI等检查手段无法显示的缺血所致局部功能和代谢异常，为临床治疗争取宝贵时间。同时放射性核素脑显像还可以对局部脑血流进行半定量分析，诊断灵敏性和特异性较高。通过介入试验方法还可以了解病变血管的血流储备情况，判断预后。

第四节　放射性核素显像在脑死亡诊断中的应用

脑死亡(brain death)是指包括脑干在内的全部脑功能已发生不可逆转的功能丧失。判断脑死亡的意义在于避免毫无意义的人工维持呼吸和血液循环存在,为器官移植创造条件。放射性核素脑显像是诊断脑死亡的一个重要指标。

(一) 脑死亡的诊断标准

按照美国神经病学会(ANN)的临床诊断标准,成人脑死亡应当包括以下几个指标:

1. 临床或神经影像学有证据表明中枢神经系统急性功能丧失。
2. 能够排除其他并发症所致,如严重的电解质紊乱、酸中毒或内分泌紊乱。
3. 非药物所致。
4. 体温(core body temperature)至少为32℃(90℉)。

除了这些必要条件之外,还要经过6h间隔的两次临床体检,并满足以下三个重要条件:①昏迷或者没有反应;②没有脑干反射;③呼吸停止。同时ANN规定影像学检查的内容为常规的脑血管造影或者为^{99m}Tc-HMPAO脑灌注显像。

对于2个月到1岁的婴儿,美国儿科协会(AAP)规定脑死亡的诊断标准是通过临床症状和脑电图确定,而且还要经过24h的观察后再次确认,如果首次临床检查后经过放射性核素脑血管造影检查发现大脑动脉没有显影,24h后的再次确认就可以省略。大于1岁的儿童,两次检查的间隔为12h,如果第一次检查后脑电图表现为直线或放射性核素脑血管造影检查发现大脑动脉没有显影,第二次检查就可以省略。但AAP并没有对放射性核素脑血管造影的显像剂做具体规定。

(二) 核医学检查方法

根据美国神经病学会(ANN)的技术标准:采用“弹丸”方法静脉注射^{99m}Tc-HMPAO 950MBq(25mCi),儿童为370MBq(10mCi),即刻动态采集脑血管图像,然后采集脑平面显像,计数达到500k。美国大学放射性学学会(ACR)和美国核医学学会(SNM)的推荐标准中还要求进行SPECT断层采集以进一步的确认。放射性药物与也可以使用^{99m}Tc-ECD。

(三) 核医学影像表现

脑死亡病人的放射性核素脑血管造影表现为:只有颈总动脉和颈外动脉显影,而颈内动脉、大脑前动脉、中动脉和后动脉都没有显影。脑灌注显像的平面和断层图像上包括脑干、丘脑和基底核、脑皮质和小脑都没有放射性摄取。

(四) 核医学检查的优点

脑血流灌注显像是一种安全、可靠、使用简单的确定临床脑死亡的诊断方法,是其他影像学检查方法所无法替代的。在具备放射性药物的前提下,检查可以随时进行,诊断结果易于确定。利用^{99m}Tc-HMPAO进行显像诊断灵敏性高,特异性达100%,不会对器官移植的供体器官造成任何的损害。

第五节　放射性核素显像在急性消化道出血中的应用

消化道出血显像(gastrointestinal bleeding imaging)作为一种有效的检查手段,在临床上已经应用30余年,目前仍是一种重要的检查方法。通过对急性消化道出血进行定性和定位诊断，对临床治疗方案的制定具有重要的指导意义。

（一）显像的基本原理

正常情况下，放射性显像剂进入机体后，在腹部只见大血管及血管床丰富的器官显像，如肝、脾、肾等；而胃肠壁含血量较低，一般不显影。当肠壁出现破损出血时，显像剂可随血液循环在出血部位不断渗入到肠腔，导致放射性异常浓聚。通过 γ 相机或 SPECT 显像可以判断出血的部位和范围。

（二）放射性药物与显像方法

静脉注射显像剂前 1h 口服 $KClO_4$ 以减少胃黏膜摄取和分泌 $^{99m}TcO_4^-$。也可以在注射显像剂之前注射胰高血糖素（glucagon），以降低小肠张力，减少出血部位聚集的血液流动性，有助于出血灶的定位。病人取仰卧位，显像范围包括剑突至耻骨联合。经静脉弹丸注射 ^{99m}Tc-红细胞 555～740MBq（15～20mCi）后，以 1 帧/min 的速度，连续采集 0.5～1h。若显像结果为阴性，应每间隔一定时间采集前后位静态显像，必要时还要采集 24h 延迟相。该方法的优点是显像剂可以较长时间地存留在血液循环内，可持续 24h 以上进行多次显像，有利于探查消化道急性和间歇性出血。不足之处是血管持续显影，提高了监测出血的阈值。

^{99m}Tc-硫胶体显像常用剂量为 296～370MBq（8～10mCi），经静脉弹丸注射后首先以 1 帧/2min 的速度连续采集 10～20 帧，然后每间隔一定的时间采集前后位静态图像。必要时可重复注射再次显像。该方法的优点是，由于肝脾网状内皮系统能不断清除放射性胶体，腹部的血本底明显减低，出血部位放射性图像较为清晰，假阳性较少。该方法仅用于急性活动性出血，不适合于间歇性出血。

（三）核医学影像表现

放射性核素诊断消化道出血的依据是发现显像剂从血管腔漏出到肠腔内。漏入到肠管内的放射性显像剂和血液混在一起，其最大特点是由于其本身对肠管的刺激，位置迅速发生变化。小肠出血多位于腹部的中央部分，在连续采集的图像上可发现漏出的显像剂沿着弯曲的肠管迅速向远侧端移动。大肠内出血通常位于腹腔周边位置，在连续采集的图像上可发现漏出的显像剂范围逐渐延迟，其周边界限较为清晰。确切的出血部位是按照时间先后顺序，分析连续采集的图像，以最初发现的出血点为准。

与之相反，位置固定的放射性聚集可以是生理性的表现，如 ^{99m}Tc-红细胞显像见肝、脾、肾、膀胱及腹部大血管显像，^{99m}Tc-硫胶体或植酸钠显像可见肝脾及大血管显影；有时也可以为其他病理性改变，如静脉曲张、动脉瘤、血管阻塞和器官异位等，这些表现对于消化道出血鉴别诊断具有很高价值，同时还可以对血管造影等其他后续检查提供重要信息。

消化道出血显像属无创性检查，对重症患者、年老体弱者及不能耐受有创检查者尤为适用。但研究表明消化道出血显像对上消化道出血的诊断具有一定的局限性，因为往往可以通过消化内镜进行诊断，而消化道出血显像对下消化道出血（尤其是内镜检查的盲区，小肠部分）的定位诊断具有重要的临床适用价值，其灵敏度是 93%，特异性是 95%。

（四）核医学检查的优点

消化道出血进行血管造影检查，在以下几种情况下经常会出现假阴性：出血量小于 0.5ml/min、静脉出血、技术使用不当、出血暂时停止、低血压、出血间歇期等。与之相比，放射性核素的显像不仅可以克服其不足，而且还具有方法简单、无创、诊断敏感性高等特点。文献报道该显像方法的敏感性高达 85%～90%以上，能探测出出血率低达 0.1ml/min 的出血量。消化道出血显像作为一项无创性检查方法，在急性出血期避免了一般内镜检查给患者带来的痛苦和不便，故对胃肠道活动性出血具有一定的应用价值。

第六节　核医学在急性胆囊炎诊断中的应用

急性胆囊炎的主要病因是胆道梗阻和感染，可出现持续性绞痛、发热、白细胞升高等典型的临床症状，但单纯依靠临床症状会有20%左右的误诊率。在临床上，当腹痛病因无法确定时，超声检查可以发现胆道有扩张，确定是否为胆道病变；如果胃肠道症状较为突出或者胆道症状较为明显时，可进行CT检查，以发现病变所在；如果临床高度怀疑急性胆囊炎，应当进行放射性核素胆囊显像，以明确诊断。

（一）显像的基本原理

通过静脉注入人体内的肝胆显像剂经肝细胞摄取后，通过类似于胆红素的代谢过程被分泌入胆汁，继而经由胆道系统排泄至肠道。急性胆囊炎时由于炎症、水肿或其他原因导致胆囊管梗阻，肝胆显像剂无法进入胆囊而直接排入胃肠道，胆囊无法显影。

（二）放射性药物与显像方法

放射性核素肝胆显像剂有多种，其中锝标记的二异丙基乙酰苯胺亚胺二醋酸（^{99m}Tc-DISIDA）、三甲基溴乙酰苯胺亚胺二醋酸（^{99m}Tc-mebrofenin）和吡哆-5-甲基色氨酸（^{99m}Tc-PMT）的肝摄取率、胆汁排泄率和尿中排出量均比较理想，在临床上最常使用。检查前病人禁食4~12小时。禁食超过24小时或完全性静脉营养者，在检查前30分钟应静脉注射胆囊收缩素（CCK），以使用胆囊收缩排除胆汁。检查前6~12小时应停用对奥狄括约肌有影响的麻醉药物。静脉注入放射性药物后，即刻采集肝胆血流灌注相，并于5、10、20、30、45、60分钟分别作静态采集。高度怀疑急性胆囊炎者，静脉注射后60分钟胆囊未显影，应加摄3~4小时延迟相，也可应用吗啡介入试验；怀疑胆总管梗阻者需做24小时延迟显像。一般采集前位，必要时（如观察胆漏时）加右侧位、右前斜位采集或其他更有利于显示胆囊的体位采集。

（三）核医学影像表现

急腹症病人，肝脏对放射性药物摄取正常，同时肝胆管排泄正常，而胆囊持续不显影，可证实急性胆囊炎的临床诊断。相反，如果胆囊显影，则可排除急性胆囊炎。据文献报道，放射性核素肝胆显像诊断急性胆囊炎的准确性为97.6%，特异性为99.2%，灵敏度为95.2%。有时与胆囊相邻的肝组织会出现放射性摄取增高，称之为“边缘征”（rim sign）或者胆囊周边肝组织摄取放射性。该征象在注射药物后1h内就可以出现，肝脏放射性基本消失后显示更加清晰。该征象的出现高度提示急性胆囊炎伴有并发症，假阳性概率极低，而且周边放射性强度高者更具有意义。该征象的病理生理机制可能为：①受胆囊炎性病变的影响，其周围的肝实质出血炎症或水肿，导致微小胆管引流受阻；②胆囊周边出现炎症的肝细胞排泄放射性药物的功能减低；③由于胆囊周围肝实质出现炎性充血；④少量放射性药物通过坏疽或穿孔的胆囊壁外渗到胆囊窝内；⑤胆囊不全梗阻，显影较淡。胆囊窝血流增强是急性胆囊炎的另一个有利佐证，经常与边缘征同时存在，高度提示具有并发症的急性胆囊炎。胆囊窝血流增强和边缘征不是胆囊坏疽和穿孔的直接和特征性征象。单纯急性胆囊穿孔通过放射性核素肝胆显像诊断较为困难，因为胆总管受阻后显像剂无法到达穿孔部位。只有造成梗阻的结石向远端移动后，或者没有梗阻的非结石胆囊炎，才可以通过放射性核素肝胆显像直接发现胆汁漏。伴有胆囊周围脓肿的亚急性局部胆囊穿孔同样也较难发现。最直接、可靠的征象就是发现瘘管，表现为胆囊窝内边界清晰的线状放射性聚集及与之相连的团块样放射性聚集，使得肝右下叶和胆总管受压移位。胆囊窝内较为局限、外渗的显像剂需要与显像的胆囊相鉴别，胆囊周围脓肿病人“边缘征”的出现率约为 25%。慢性胆囊穿孔（cholecystenteric perforation）并不常见，但可以出现特征性的胆石性肠梗阻，表现为胆囊不显影，十二指肠近端扩张和胃反流。胆囊不显影和边缘征是最常见的征象。

（四）核医学检查的优点

放射性核素肝胆动态显像是目前诊断急性胆囊炎最准确的方法，也是了解胆囊管通畅或阻塞的最敏感的方法，同时具有方法简便、安全、无创、辐射剂量低等特点，通过肝胆功能和代谢变化诊断疾病，体现了核医学的优势。但目前国内应用并不普遍，主要是与超声检查相比，放射性核素肝胆动态显像较为烦琐，成本较高，在急腹症下对病因的确定和其他脏器组织的评估价值不如超声，与外科医生对解剖学检查类型的倾向性和临床宣传不够深入等有关。

（尹红燕　石洪成）

第二章

部分急危重病的心电图特点及识别

第一节　急性非外伤性胸部疾病

急性非外伤性胸痛（急性胸痛）是心脏及胸部疾患、甚至是其他部位疾患的常见或者首发症状，故急性胸痛并非全部为胸部疾患。因此，对急性胸痛的鉴别在临床上就显得特别重要，除通过其他手段外，心电图检查是最方便、快捷、经济且有效的方法。心绞痛、心肌梗死、冠状动脉痉挛、肺栓塞、气胸等分别见有关章节。

一、食管痉挛

临床观察发现，食管痉挛可发生似心绞痛样急性胸痛，甚至较心绞痛还剧烈，其心脏多无明显病变。

临床上引起食管痉挛的原因很多，如过度换气等。过度换气可引起呼吸性碱中毒，从而使血中氢离子浓度降低，而氢离子具有高度的钙离子拮抗作用，故血清钙离子浓度增加。当血钙增加时，可使依赖于钙离子的平滑肌张力增加，引起食管痉挛，发生胸痛。其心电图改变为继发性。

【心电图特征】

1. 多数无明显异常。

2. 心动过速多为窦性心动过速，心率多在 100～120 次/分。

3. ST 段及 T 波改变　ST 段可有轻度异常，多表现为下移，振幅≤0.05mV；T 波可<1/10 R 波、或低平，倒置较少见。

4. 其他较少见，可有期前收缩等心律失常。

【鉴别诊断】

本病心电图为继发性改变，无特征性，一般较心绞痛、心肌梗死等心血管疾患轻。主要应从临床上鉴别食管痉挛，应用硝酸甘油或钙离子拮抗剂等治疗后，胸痛消失慢，时间较长，约十几分钟或数十分钟；而心绞痛则在用药后短时间内消失。其心电图恢复正常所需的时间亦不同，食管痉挛恢复快，而心血管疾患时恢复慢。

二、非冠脉梗阻性缺血性心脏病

非冠脉梗阻性缺血性心脏病（ischemia and no obstructive coronary artery disease，INOCA）为临床症状和体征表现为缺血性心脏病，而冠状动脉检查却未发现有冠脉阻塞的一类综合征。其发病率逐年升高，发生心血管事件（包括急性冠脉综合征、因心力衰竭住院、卒中、反复心血管手术等）的风险高于对照组，发展为射血分数保留心力衰竭的风险更高，临床预后不良。

INOCA 多见于女性，约占 70%，往往有稳定的、慢性（几周或更长病程）临床症状，如典型的心绞痛和非典型的胸部不适，根据其发病部位、严重程度、及诱发因素提示为缺血性心脏病；静息或应激状态下的心电图或心脏成像检查（如超声心电图、磁共振成像、核素检查等）结果也提示心肌缺血；冠状动脉造影正常或狭窄 < 50%，冠脉血流储备分数降低。

有研究表明，INOCA 与多种因素有关，其发生机制既可能是单个因素所致，也可能多个因素共同作用的结果。其病理生理基础包括炎症、自主神经功能异常、血小板功能异常、微血管功能失调，血管僵硬等，其中冠脉微血管功能失调可能是 INOCA 发生的重要机制。上述各种因素导致 INOCA 病人的冠脉微循环的异常，从而出现冠状动脉血流储备能力下降，引起心肌缺血、心绞痛。

【心电图特征】

INOCA 患者的心电图可正常或大致正常，部分病人可有窦性心动过速、ST 段及 T 波改变，无特征性。平板运动试验阳性。

【鉴别诊断】

INOCA 多见于中年女性，临床表现与冠心病相似，要引起高度重视，冠脉造影可以明确诊断，后者冠状动脉造影血管狭窄≥50%。

三、早复极与早复极综合征

早复极（early repolarization，ER）是指无器质性心脏病的个体，在其心电图至少两个连续导联上出现 QRS 波终末部与 ST 段起始部交界处的 J 点抬高≥0.1mV，常伴 ST 段弓背向下型抬高及 T 波高尖的现象。长久以来，它一直被看作是一种心电图正常变异，为良性改变。然而随着研究的深入，动物实验从机制方面肯定了其诱发室颤的可能性；病例对照及大规模的前瞻性研究从临床实践方面阐述了其与心脏性猝死具有一定的相关性，从而改变了人们对它的认识，引起了广泛关注。目前多数学者的观点认为，在心电图表现 ER 的人群中，至少有一部分可能具有较高的恶性室性心律失常甚至猝死的风险。约>95%的 ER 或 ER 图形是良性的，是正常心电图变异，预后是良好的，只有很少数的 ER 伴有合并威胁生命的室性心律失常时称为早复极综合征（early repolarization syndrome，ERS）。

ERS 的发生机制目前尚未完全阐明，可能与下列因素有关：心室肌复极离子通道电流改变、旁路致部分心室肌提早复极、自主神经功能紊乱引起迷走神经张力增加以及遗传性基因变异等。

ERS 可由自主神经功能紊乱所致，患者可主诉胸痛、心悸等，少数可出现剧烈胸痛，也有部分病人无症状。绝大多数病人伴有其他自主神经功能紊乱的症状，如失眠、多梦等。

【心电图特征】

（一）J 点上移

以 R 波为主的导联 J 点抬高，多见于 $V_3 \sim V_5$ 导联，Ⅱ、Ⅲ、aVF 导联有时也可见到。

（二）ST 段上移、T 波高尖

ST 段呈弓背向下型抬高，其程度多数较显著，可>0.3mV，ST 段抬高程度相对固定，没有对应性 ST 段压低，心率增快时，ST 段抬高程度可减轻；T 波高大，振幅可>1.0mV。以上改变以 $V_2 \sim V_5$ 导联最显著。

（三）R 波改变

R 波降支有明显切迹、钝错。可见明显 J 波。

（四）其他

多数伴有窦性心动过缓及不齐、逆钟向转位等。

根据解剖部位和心电图 J 点/J 波出现的导联早复极可分为Ⅲ型：Ⅰ型：左室前侧壁，心电图改变在Ⅰ、V_4～V_6 导联，罕见恶性心律失常；Ⅱ型：左室下壁，心电图改变在Ⅱ、Ⅲ、aVF 导联，可发生恶性心律失常；Ⅲ型：左室和右室，心电图改变可出现于Ⅱ、Ⅲ、aVF 导联及 V_1～V_6 导联，发生恶性心律失常风险高。

早复极与早复极综合征心电图特征见图 14-2-1。

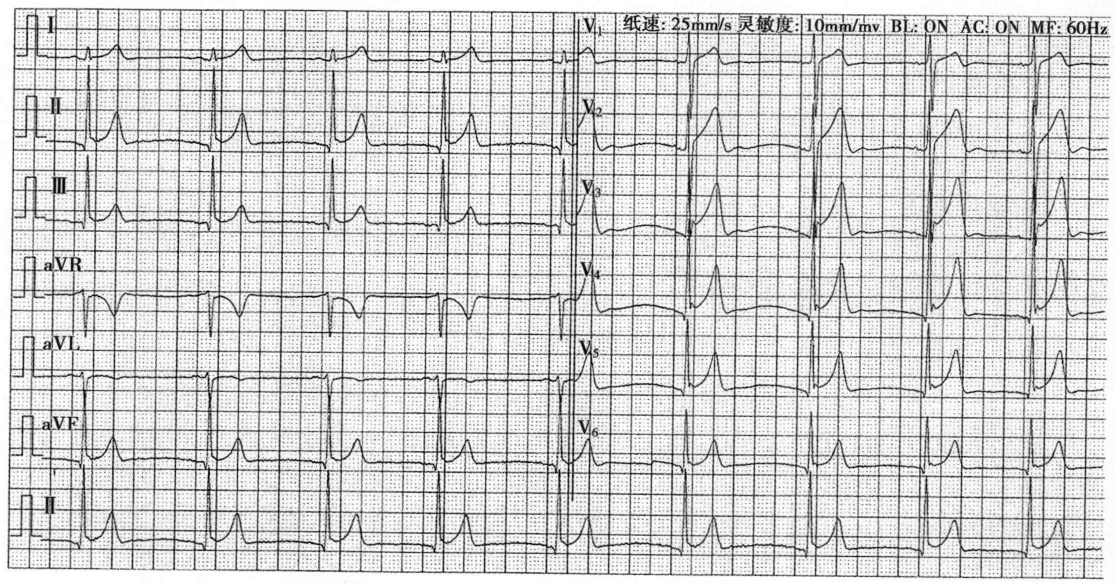

图 14-2-1　心室早复极心电图

患者男，20 岁，心率 52 次/分，Ⅱ、Ⅲ、aVF 及 V_3～V_6 导联 J 点及 ST 段抬高，为心室早复极Ⅲ型

早复极综合征的诊断标准尚未完全统一，最近发布的上海共识评分标准可供参考（表 14-2-1）。

表 14-2-1　早复极综合征诊断上海共识评分标准

	分值
Ⅰ. 临床病史	
A. 不明原因的心脏骤停、ECG 曾记录到 pVT/VF	3
B. 疑似心律失常性晕厥	2
C. 机制或病因不明的晕厥	1
*本范围内的指标按评分最高的一项计算	
Ⅱ. 12 导联心电图	
A. ≥2 个下壁和（或）侧壁导联 ER≥0.2mV，ST 段呈水平或下斜型改变	2

续表

	分值
B. ≥2 个下壁和(或)侧壁导联 J 点抬高(≥0. 1mV),且具有动态变化	
C. ≥2 个下壁和或侧壁导联 J 点抬高≥0. 1mV	1. 5
* 本范围内的指标按评分最高的一项计算	
Ⅲ. 动态心电图监测	1
A. 短联律间期的室性期前收缩,R 波位于 T 波的升支或波峰	
Ⅳ. 家族史	
A. 亲属中有确诊的 ERS	2
B. ≥2 个一级亲属有Ⅱ. A. 型心电图特征	
C. 一级亲属中有Ⅱ. A. 型心电图特征	2
D. 一级或二级亲属中有在<45 岁之前发生的不明原因 SCD	2
* 本范围内的指标按评分最高的一项计算	1
Ⅴ. 基因检测结果	0. 5
A. ERS 可能易感基因的致病突变	
总分(需要至少一项是心电图改变)	
≥5 很可能或确诊为 ERS	0. 5
3~4. 5 可能为 ERS	
<3 无诊断意义	

注:pVT:多形性室性心动过速;SCD:心脏性猝死;VF:心室颤动

【鉴别诊断】

本征的心电图改变,极易误诊为急性心肌梗死、心包炎、冠状动脉痉挛等所致的心肌损伤,故其心电图鉴别诊断极其重要(表 14-2-2)。本征的心电图改变,除具有上述特征外,还具有以下特点:①持续时间较长,可达数月或数年;②运动试验或阿托品试验后,ST 段上移程度减轻,可降至正常。而心肌损伤者,则运动试验后 ST 段上移更明显,临床症状亦多明显加重。

表 14-2-2　早复极综合征与急性心包炎、急性心肌梗死心电图鉴别

心电图表现	早期复极综合征	急性心包炎	急性心肌梗死
ST 段形态	凹面向上抬	凹面向上抬高	凸面向上抬高
PR 段偏移	无	有	无
异常 Q 波	无	无	有
T 波倒置	无	于 ST 段正常化后出现倒置	T 波倒置伴随着 ST 段抬高
分布导联	胸前导联	广泛	梗死相应导联
ST/T 比值(V_6)	<0. 25	>0. 25	不适用
演变时间	数年	数天~数周	数小时~数天
对应改变	无	无	有

四、心脏神经官能症

心脏神经官能症是指主诉心悸、胸闷、胸痛等，而进行一系列心血管系统检查未见明显异常的病人。极少数病人主诉有剧烈胸痛，似心肌梗死样疼痛，常常夜间来急诊。

心电图改变多由自主神经功能紊乱所致。病人具有较抑郁、焦虑的神经类型，从事的工作多为轻体力劳动或脑力劳动。

【心电图特征】

心电图无明显特征性改变，有的甚至完全正常。少数病人可有窦性心动过速；T 波在Ⅱ、Ⅲ、aVF 导联<1/10R 波，或浅倒、低平。偶见心律失常，如期前收缩等。

【鉴别诊断】

本症在临床上的特征之一是呼吸方式的改变，多为频繁叹息式呼吸。其心电图改变在有、无症状时大致相同，心脏负荷试验阴性，按缺血性心脏病治疗无效。

五、食管自发性破裂

临床上病人表现为突然、剧烈胸痛，与急性心肌梗死相似。本病较少见。

由于呕吐等原因，使膈肌及腹肌急剧收缩，致腹内压迅速升高，若食管扩约肌不能松弛，或局限性收缩，则使食管内压升高而引起破裂。其心电图改变，多与疼痛刺激有关。

【心电图特征】

心电图无明显特征性改变。若原有心电图异常，由于疼痛刺激，可使原改变加重；若原无心电图异常，则可出现窦性心动过速，ST 段及 T 波轻度异常等。

【鉴别诊断】

本病应与急性心肌梗死特别是有胃肠道症状者相鉴别，前者表现为先呕吐，后出现胸痛；而后者则是先有胸痛，后出现呕吐，或二者同时发生，且心电图具有特征性改变。

六、糖尿病性心脏病

糖尿病患者并发的心脏病变，称为糖尿病性心脏病，包括冠心病、糖尿病性心肌病、糖尿病性微血管病变、糖尿病性心脏自主神经病变等。临床上胸痛常不明显，症状较轻。当发生心肌梗死时，可出现不典型胸痛，偶有剧烈胸痛。心电图检查，对于及时发现心肌梗死，予以抢救具有重要意义。

高血糖可使血红蛋白糖基化增多，并使其沉积于心肌细胞内，影响其生理功能；常伴有高脂血症，过多的血脂可沉积于血管壁上，形成动脉粥样硬化；呈高凝状态时，易于发生血栓；可使超氧歧化酶活性下降，自由基清除障碍，易造成心肌损伤。以上诸因素，可引起心肌细胞的电生理异常，引起心电图的改变。

【心电图特征】

（一）心率增快

静息状态下心率增快，多>90 次/分。

（二）ST 段及 T 波改变

与缺血性心脏病相似，如 ST 段下移，T 波低平、双向或倒置。部分患者可发生心肌梗死。

【鉴别诊断】

糖尿病性心脏病的心动过速，特点为快而固定，不随活动、深呼吸、起卧等发生明显改变。

深呼吸后心率变化减少,<10次/分;立卧位心率变化亦减少,<15次/分,为糖尿病性心脏自主神经病变所致。发生心肌梗死后,其死亡率较非糖尿病性心脏病所致的心肌梗死为高。

七、心　肌　病

心肌病患者会出现心悸、胸闷、胸痛等不同症状,心电图异常是首要诊断线索,不同的心肌病心电图表现各不相同。

(一) 扩张型心肌病

扩张型心肌病是以心脏扩大以及心肌收缩功能障碍为主要特点的一种心肌疾病,常伴各种心律失常。

心电图无明显特征性改变,可出现下列变化:①肢导低电压;②QRS波群时限增宽,QRS波群电压增高,胸前导联高电压,R波递增不良;③可出现各种束支传导阻滞、室内传导阻滞、异常Q波及各种心律失常;④ST-T改变等。

(二) 肥厚型心肌病

肥厚型心肌病是以心室不对称肥厚、左室舒张顺应性下降、左室充盈功能受损、可引起猝死、晚期多并发心衰为特征的一种常染色体显性遗传心肌病。

1. 心电图特征　①左心室肥厚伴劳损是常见的心电图改变;②可出现异常Q波,特点是深而不宽;③ST段多呈水平型压低,常伴T波低平或倒置,有时胸前导联出现不对称的巨倒T波;④常见心室内传导阻滞,可出现各种复杂性室性心律失常、QT间期或QTc显著延长等。

2. 心尖肥厚型心肌病　为原发性肥厚型心肌病中的一种特殊类型,是指主要局限于左心室乳头肌水平以下心尖部的肥厚型心肌病,其心电图又有如下显著特点:①巨大倒置的T波出现在V_3~V_6导联,倒置的T波电压异常升高,呈$R_{V4}>R_{V5}>R_{V3}$,T波双肢略不对称,基底部变窄(图14-2-2);②伴有中胸及左胸(V_4~V_6)导联的R波幅度升高,但与一般左室肥厚

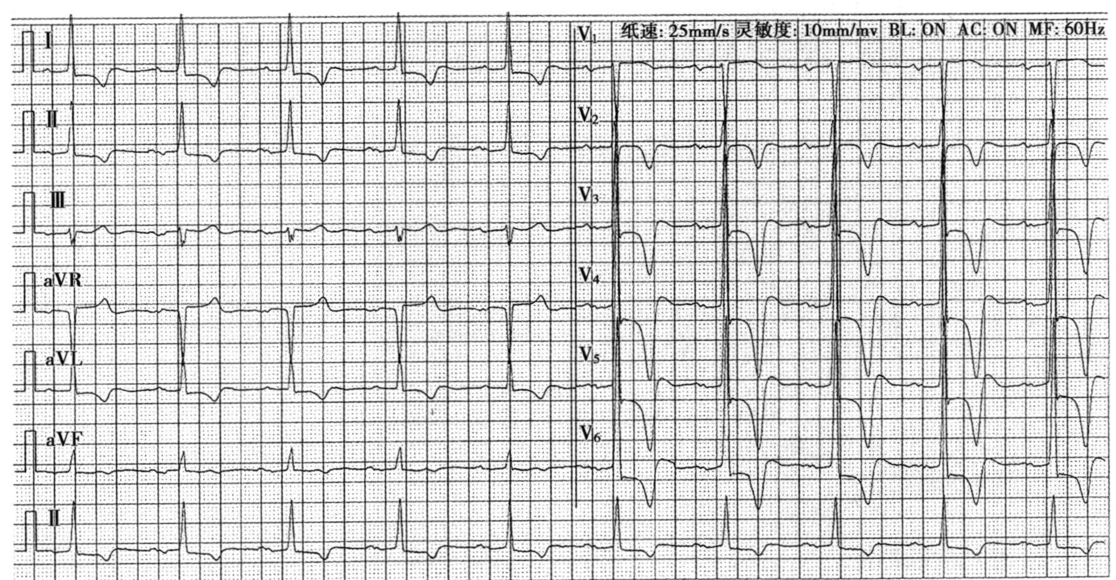

图14-2-2　心尖部肥厚性心肌病心电图

患者男,76岁,心率56次/分,Ⅰ、Ⅱ、aVL、aVF、V_2导联T波倒置,V_3~V_6导联T波深倒而窄;V_1、V_2导联ST段轻度弓背上抬,V_3~V_6导联ST段水平压低0.2~0.4mV。心超检查提示心尖部肥厚性心肌病

的心电图不同，其增高的 R 波表现为 $R_{V4}>R_{V5}>R_{V3}$；③伴有胸前导联及肢体导联的 ST 段十分明显的压低（图 14-2-2），胸导联较肢导联明显；④上述特征在多次心电图记录中无动态变化，或仅有微弱变化；⑤心电图无异常 Q 波，QT 间期正常，电轴正常等。

（三）致心律失常性右室心肌病

致心律失常性右室心肌病是一种罕见的、以频繁发作的室性心律失常、心力衰竭和猝死为主要表现的遗传性心肌病，以右室心肌细胞逐渐被脂肪和纤维组织代替，造成右心室壁变薄，心室腔扩大为特征。具有家族性，是青年人猝死的原因之一。若伴有左心室受累及功能异常，则更增加了其猝死的风险，大多数病例 40 岁前甚至在儿童期死亡。

心电图表现为右束支阻滞图形，右胸导联 V_1~V_3 导联特别是 V_2 导联 T 波倒置，QRS 波群终末部、ST 段起始部有小棘波（即 Epsilon 波）（见图 14-2-3），可出现各种室性心律失常。心室晚电位阳性率高。

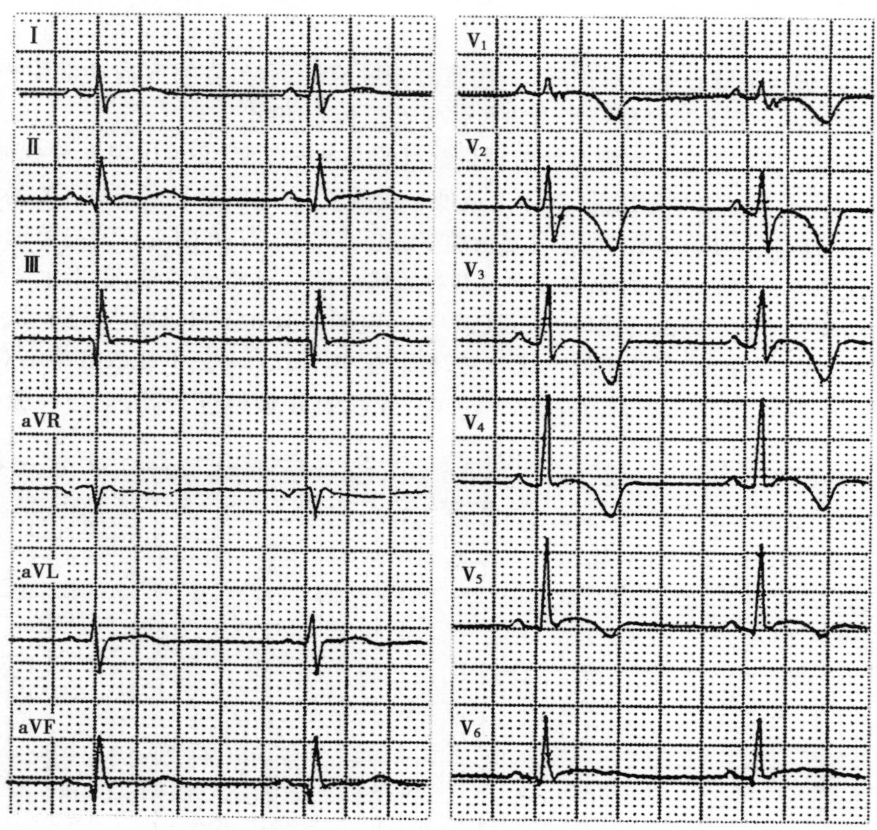

图 14-2-3　致心律失常性右室心肌病心电图

患者，女，52 岁，致心律失常性右室心肌病患者，V_1 导联出现明显的 Epsilon 波、V_1~V_5 导联 T 波倒置

1. 主要诊断标准

（1）Epsilon 波：是紧跟 QRS 波的一种低幅的小棘波或振荡波，为右室壁局部较迟的激动所致，在Ⅰ、V_1、V_2 导联清楚，ARVC 患者中约 30%可记录到该波，Fontaine 导联显示 Epsilon 波可提高 2~3 倍，是致心律失常性右室心肌病的特征性心电图表现，具有诊断意义。少

数情况下，Epsilon 波也可见于右室心梗或其他右室受累的疾病。

（2）右胸导联 QRS 时限延长≥110ms。

（3）QRS（$V_1+V_2+V_3$）/QRS（$V_4+V_5+V_6$）≥1.2。

2. 次要诊断标准

（1）右胸导联 S 波升支≥55ms。

（2）$V_1 \sim V_3$ 导联 ST 段抬高，T 波倒置。

3. 伴发的心律失常

（1）单形 LBBB 型室速。

（2）频发室性期前收缩、室上性心动过速、多形性室速等。

八、冠状动脉心肌桥

冠状动脉心肌桥是一种常见的先天性冠状动脉发育异常，冠状动脉或其分支的某个节段被浅层心肌覆盖，走行在心肌内，被心肌覆盖的冠状动脉段称壁冠状动脉，覆盖在冠状动脉上的心肌纤维称为心肌桥。它多发生在左前降支的中远段，偶可见于左旋支、右冠状动脉、后降支或其他冠状动脉。静息状态下，心肌桥对冠状动脉血流影响较小，血流灌注尚可满足需求，但在心脏负荷明显增加时，部分患者可出现严重心肌缺血、心绞痛、心肌梗死及各种心律失常。

【心电图特征】

心肌桥患者的静息心电图可正常，也可表现为 ST 段、T 波改变。部分患者运动试验阳性或可疑阳性。由于心肌桥多发生在左前降支的中远段，收缩期壁冠状动脉受压时主要影响左心室前侧壁、心尖部的血供，因此心电图主要表现为 $V_3 \sim V_6$ 导联 ST 段压低，T 波低平或倒置（图 14-2-4）。

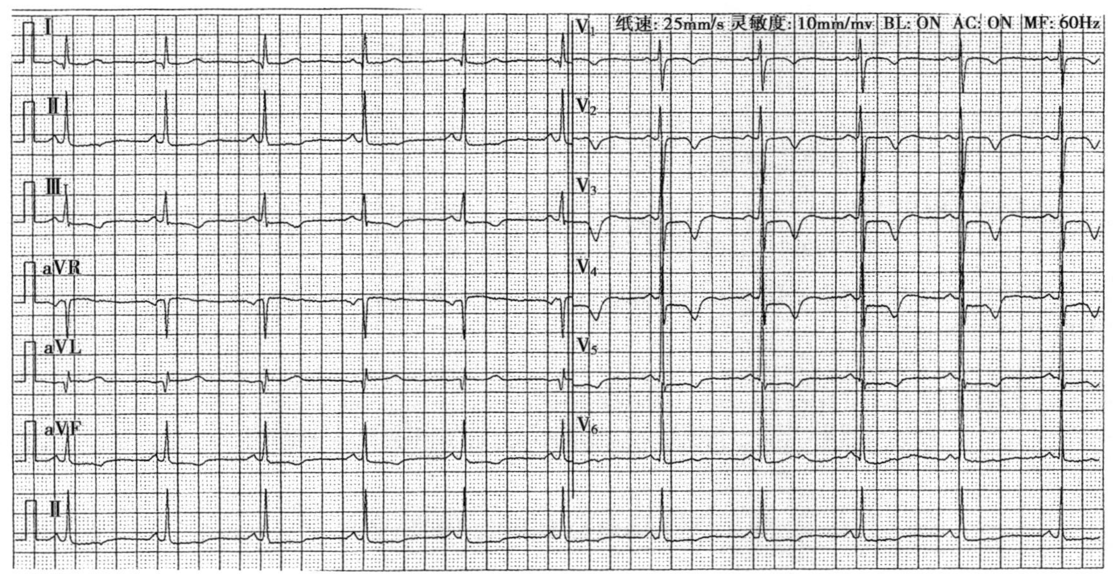

图 14-2-4　心肌桥心电图

患者，女，48 岁，$V_3 \sim V_6$ 导联 ST 段压低，Ⅱ、Ⅲ、aVF、$V_1 \sim V_5$ 导联 T 波倒置，冠脉 CTA 提示左前降支中段心肌桥

第二节 急性非外伤性腹部疾病

急性非外伤性腹痛(急性腹痛),除可见于消化系统疾病外,还可见于胃肠型急性心肌梗死,二者均可引起心电图的异常改变,故心电图在急性腹痛的应用亦具有重要意义。本节主要介绍消化系统疾病所致急性腹痛时的心电图改变,包括急性胃炎、胃扭转、急性胰腺炎、急性胆囊炎、胆石症等。

【机制】

(一)自主神经功能紊乱

由于疼痛的刺激,可使交感神经兴奋性增加,肾上腺素、儿茶酚胺分泌增多,作用于心脏,引起心电图异常。

(二)神经反射

可通过脊髓同节反射或内脏-内脏反射,引起冠状动脉收缩。如胆囊炎、胆石症时,可使胆管扩张,通过胆-冠反射,引起冠状动脉痉挛,致心肌缺血,心电图发生改变。

(三)原发疾病产生的毒素、内分泌功能紊乱等,均可引起心脏的不同反应,而出现心电图异常。

【心电图特征】

(一)窦性心律失常

多表现为窦性心动过速,频率在120次/分左右,少部分可出现窦性心动过缓、不齐。

(二)ST段及T波改变

多数导联ST段轻度下移,多<0.1mV;T波低平、倒置。极少数病人可出现一过性双峰T波。

(三)其他心律失常

相对少见,可出现各类期前收缩,轻度的传导障碍,如不完全性右束支传导阻滞、一度房室传导阻滞等。偶可见一过性心房颤动。

(四)一过性Q波偶见报告

【鉴别诊断】

本组病人的心电图改变,主要应与急性心肌梗死及其他缺血性心脏病相鉴别,后者心电图多有特征性改变;前者心电图虽无特征性改变,但通过病史及其他检查多能确诊,心电图在短时间内恢复正常。

第三节 脑源性疾病引起的心电图改变

一、急性脑血管病的心电图改变

急性脑血管病如脑出血、蛛网膜下腔出血、脑梗死等等均可引起一系列心电图的异常改变。

急性脑血管病心电图改变的机制尚不十分明确,一般认为有多个方面的机制共同作用。

如脑出血等，可使颅内压增高，直接压迫脑组织，使其缺血、缺氧；尤其是下丘脑、脑干损伤或缺血，可使下丘脑调节功能障碍，造成自主神经功能紊乱，迷走神经兴奋，及/或交感神经功能非对称性改变，血中肾上腺素、儿茶酚胺浓度增加；颅内压增高，病人呕吐等，可致电解质紊乱，如低血钾、低血镁等。上述各方面的原因，均可引起心电图的异常改变。总之，脑血管病变时，可通过自主神经系统介导作用，引起心电图改变，至于是通过直接分布于心脏的神经，还是从血管内释放作用于自主神经的媒体，或是两者皆有，尚难定论。

【心电图特征】

(一) 窦性心律失常

多数表现为窦性心动过缓及不齐，心率常在 40~60 次/分，常伴有明显不齐，同导联 RR 间期相差可达 0.30~0.50s。偶见窦性心动过速。

(二) P 波及 QRS 波改变

少数病人在部分导联中，R 波变小，呈“直线状”，酷似心肌梗死。部分病人 P 波振幅增加，呈“肺型 P 波”。

(三) ST 段及 T 波改变

T 波巨大，深倒置或高耸；ST 段多数表现为下移，可达 0.2~0.4mV；极少数 ST 段上移（图 14-2-5）。

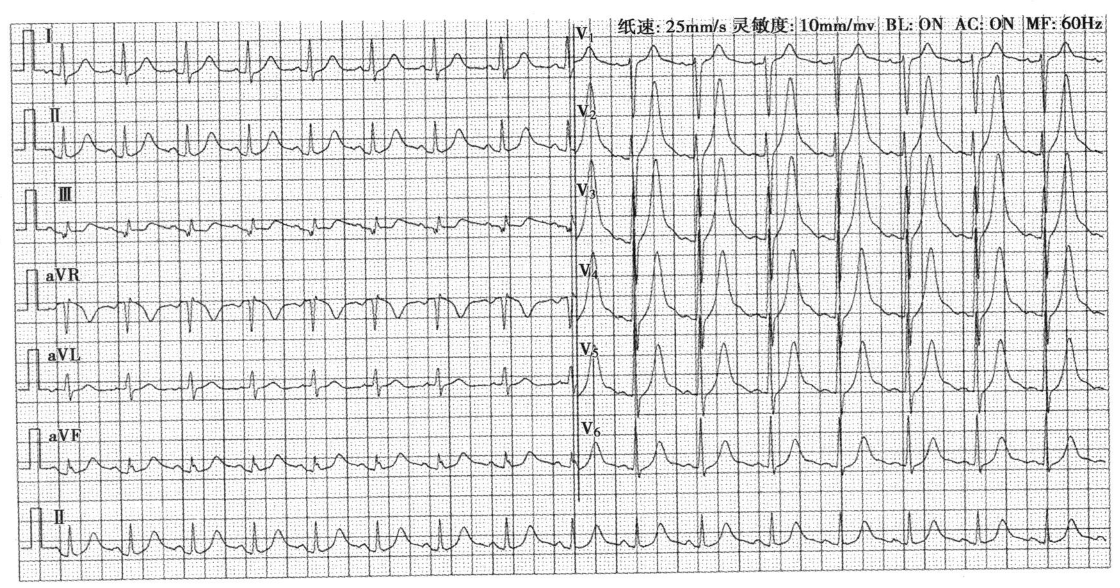

图 14-2-5 动脉瘤破裂引起的心电图改变

患者，男，43 岁，心率 93 次/分，QTc 明显延长达 525ms，V_2~V_5 导联 T 波高耸，MRI 提示动脉瘤破裂，蛛网膜下腔出血

(四) QT 间期延长、U 波增高

多数病人可见明显 U 波，常与 T 波融合；QT(U)间期明显延长，可达 0.50s 以上。

(五) 心律失常

可出现各类期前收缩、房室传导阻滞等，及少数可出现尖端扭转型室性心动过速。

二、急性颅脑损伤的心电图表现

【心电图特征】

主要表现为各种心律失常（如窦性心动过速、窦性心动过缓、心房颤动、期前收缩，少数病例可有传导阻滞表现）及心室复极异常（如 ST 段下移、抬高，T 波低平、双向或倒置，QT 间期延长等），若不能及时正确识别，常易误诊为器质性心脏病，如心肌梗死或电解质紊乱、药物作用等。

急性颅脑外伤所致的心电图改变机制尚不完全明确，目前认为可能与下列因素有关：①颅脑外伤对下丘脑造成损害，使自主神经的高级中枢直接受损，迷走神经功能失调，导致心脏呈广泛的应激反应而引起心律失常及心肌损害；②重型颅脑损伤时机体处于应激状态，体内分泌激素及神经肽类释放增加，肾上腺素水平升高导致心肌自律性和异位起搏点增加，造成心肌损伤和心律失常；③颅内高压引起交感神经释放儿茶酚胺分泌增加，导致心脏功能及节律改变，使心率加速，氧耗量增加，从而引起心室复极障碍；④血流动力学及电解质紊乱，可引起一系列的心电图变化。

【鉴别诊断】

此类病人的心电图改变，结合病史常不难确诊。病人常有高血压、外伤等病史，临床表现可有头痛、呕吐或昏迷及肢体运动障碍等，神经系统检查可见明显异常。其心电图改变具有暂时性、可逆性的特点，随病情的好转而恢复正常。

三、Niagara 瀑布样 T 波改变

Niagara 瀑布样 T 波为一种特殊形态的巨大倒置 T 波，各种颅脑疾病（尤其是脑血管意外）或阿斯综合征发作后的患者，心电图出现一过性、宽大畸形的倒置 T 波，并伴 QT 间期的显著延长，严重者可引发恶性室性心律失常甚至猝死，这种特征性的 T 波改变称为 Niagara 瀑布样 T 波。它是心脏性猝死的预警性心电图表现之一，具有重要的临床意义。

【心电图特征】

（一）T 波宽大

T 波开口部异常宽大，QTc 间期延长 20%以上，最长可达 0.7~0.95s。

（二）T 波深而倒置

T 波振幅常>1.0mV，甚至>2.0mV，常见于胸前区导联（V_4~V_6），也见于肢体导联，但在 V_1、Ⅲ及 aVR 导联 T 波可为直立。

（三）T 波畸形

T 波宽、深倒置，可有切迹，前肢常与 ST 段融合，T 波底部呈钝圆形，后肢与 u 波融合。

（四）常伴 u 波振幅>0.15mV

（五）T 波演变

持续数日后，T 波改变可自行消失。

（六）可伴发快速室性心律失常

（七）一般不伴 ST 段偏移，无病理性 Q 波（图 14-2-6）

【鉴别诊断】

临床心电图中，巨大倒置 T 波有很多类型和临床疾病谱，但三种类型最常见：Niagara 瀑

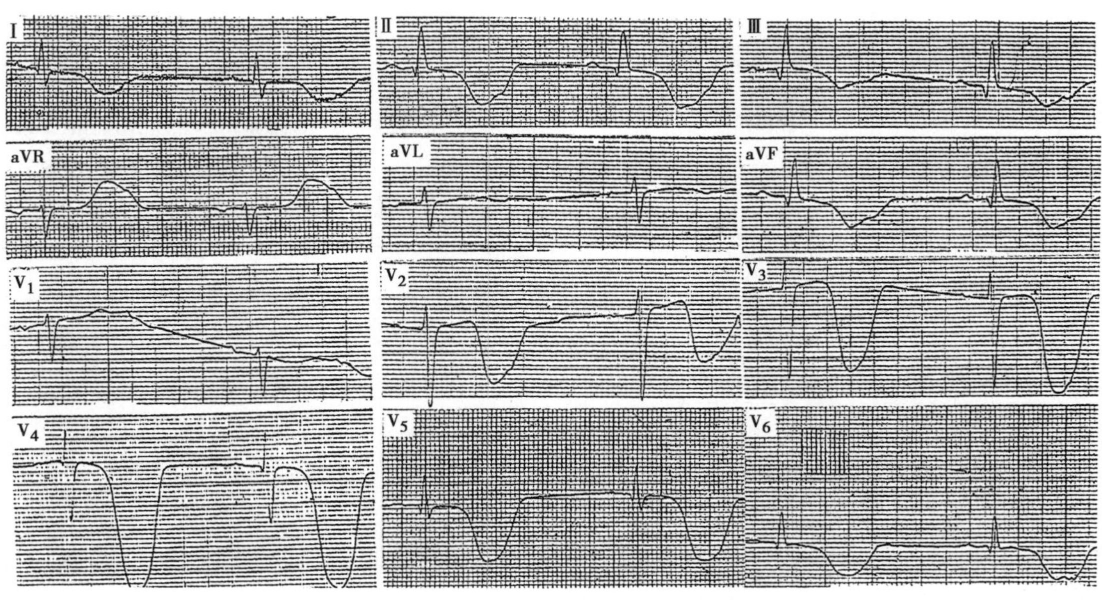

图 14-2-6 Niagara 瀑布样 T 波改变心电图

患者，女，73 岁，高度房室传导阻滞，阿斯综合征发作后出现Ⅱ、aVF、V_2 ~ V_5 导联可见巨大倒置 T 波，T 波开口及顶部均增宽，V_4 导联 T 波振幅深达 2.9mV，QT 间期达 0.90 秒，ST 段无明显偏移，心电图符合 Niagara 瀑布样 T 波改变

布样 T 波，缺血性巨大倒置 T 波和心尖肥厚性巨大倒置 T 波，其鉴别见表 14-2-3。

表 14-2-3 三种不同类型的巨大倒置 T 波的鉴别

	R 波电压增高	ST 段压低	病理性 Q 波	T 波改变			
				T 波对称	T 波变窄	T 波演变	出现的导联
Niagara 瀑布样 T 波	—	—	—	—	—	较快	V_1 ~ V_6，肢导联
缺血性巨大倒置 T 波	—	+	+	+	+	中速	梗死区导联
心尖肥厚型心肌病 T 波	+	+	—	—	—	无演变	V_1 ~ V_6

第四节 电解质紊乱及其危象

电解质紊乱引起的心电图改变，一般表现为 ST 段及 T 波改变，严重者（危象）可发生致命性心律失常，而致病人死亡。

一、低钾血症

低血钾可使心肌的静息电位负值增大，3 相复极时间延长，导致动作电位时间延长，复极减慢；4 相去极化速度加快，从而使心肌仍兴奋性、自律性增加，引起快速型心律失常，如期前收缩、心动过速，甚至室颤。

【心电图特征】

典型的低钾血症的心电图特征为：T 波低平、倒置而 U 波逐渐明显，致同导联 U 波>T

波;T 波与 U 波多融合,呈“驼峰”状;QT(U)间期明显延长;ST 段可轻度下移;可有窦性心动过速,各类期前收缩等心律失常(见图 14-2-7)。

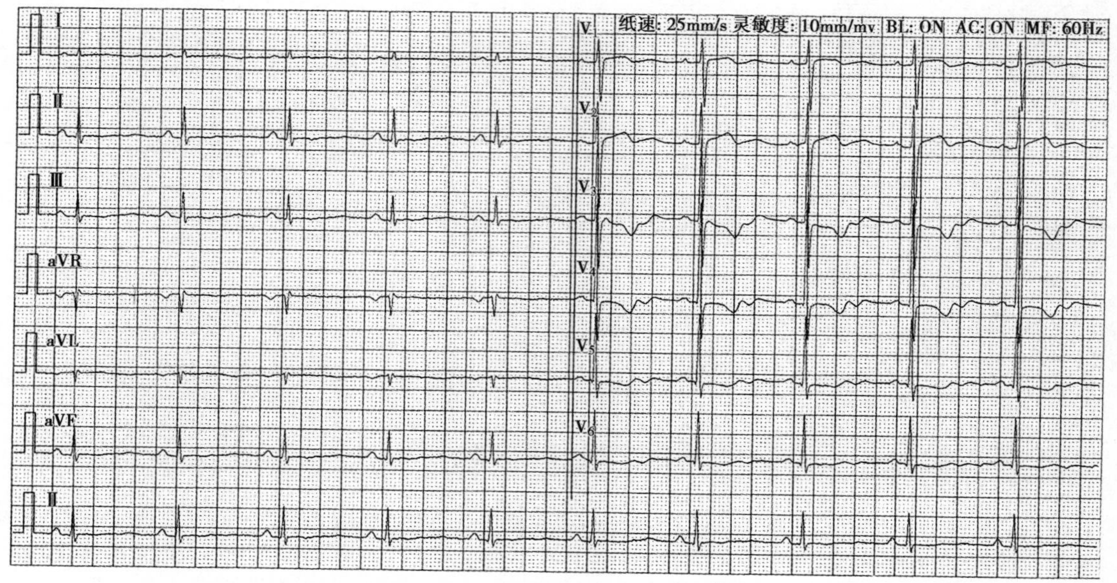

图 14-2-7 低血钾引起的心电图改变

患者,女,67 岁,血钾 3.0mmol/L,V_1 ~ V_6 导联 T 波 T 波低平、倒置,U 波增高

严重的低血钾、低钾危象时,还可引起下列心电图改变:

(一) 传导阻滞

包括束支、分支及房室传导阻滞。

(二) 危重心律失常

可有尖端扭转室速、室颤等致命性心律失常。

(三) P 波改变

P 波电压增高,呈“肺型”P 波。

二、高钾血症

高钾血症时,可使心肌静息电位负值减小,O 相上升速度减慢,3 相时间减少,使动作电位时间减少;4 相上升速度降低,从而使心肌的兴奋性降低,心肌受抑制,传导发生障碍,引起传导阻滞。严重者,可使心房肌麻痹,出现“窦室传导”及室速、室颤等。可降低窦房结的自律性,使心率减慢;心肌的收缩力减弱。

【心电图特征】

(一) 常见改变

T 波变高尖,双支对称,T 波时间减小,呈“帐篷”状;心律失常可有窦性心动过缓等;QT 间期正常或缩短。

(二) 当血钾浓度进一步升高时,P 波及 QRS 波时限增宽,振幅降低,ST 段下移,可出现传导阻滞,缓慢的异位心律等。

(三) 当血钾浓度极度升高,呈“高钾危象”时,可使心房肌麻痹,窦性激动通过结间束进入心室，心房不能激动，出现“窦室传导”现象（图 14-2-8）。还可使心室应激阈值降低，引起心室颤动、心室停搏。

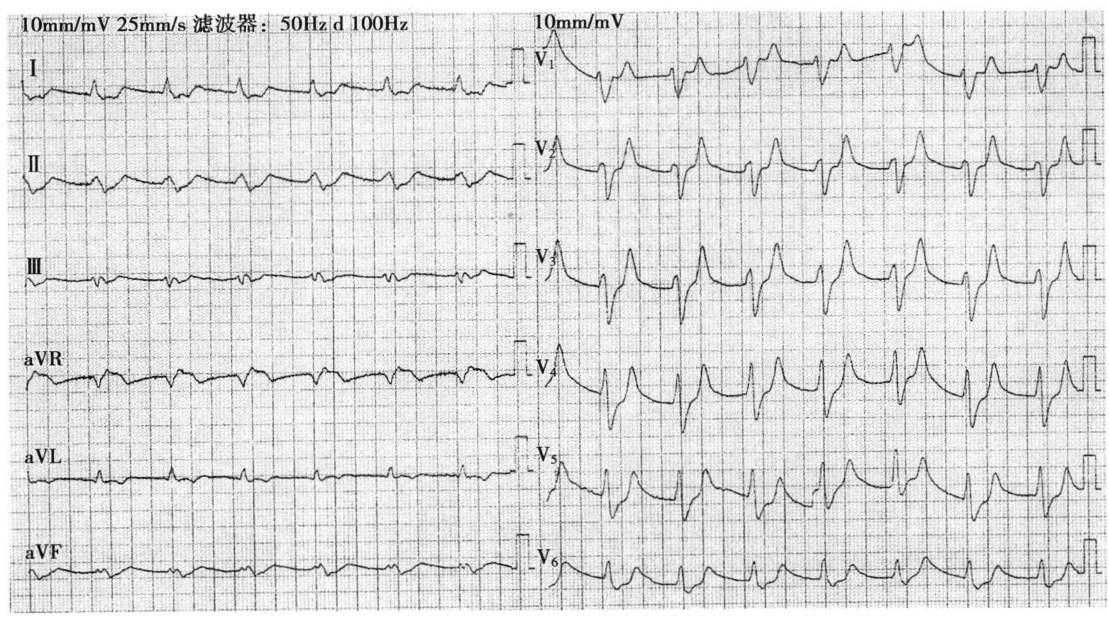

图 14-2-8 高血钾引起的窦室传导

患者，男，84 岁，慢性肾功能不全-尿毒症，血钾 10.0mmol/L，出现窦室传导

三、低钙血症

低血钙可使心室肌动作电位的 2 相时间延长，3 相坡度无明显异常，故心电图只有 ST 段改变，而无 T 波改变；使心肌收缩强度减弱。

【心电图特征】

主要表现为 ST 段平直延长，常无明显偏移，致 QT 间期延长；T 波多正常。严重者 T 波可低平，甚至倒置，极少数患者可有心动过速、期前收缩等（图 14-2-9）。

四、高钙血症

血钙增高时，可使心室肌动作电位 2 相时间缩短，阈电位降低，引起严重的室性心律失常。

【心电图特征】

主要表现为 ST 段明显缩短，甚至消失，致 QT 间期缩短；T 波可低平、双向。心律失常可有心动过缓，期前收缩，窦房或房室传导阻滞等。高血钙危象时，可出现室性心动过速等致命性心律失常，引起心脏聚停。

五、低镁血症

低血镁时，可使心肌应激性增加，引起期前收缩、心动过速等；可使窦房结恢复时间缩短，从而使心率增加；可缩短心肌的不应期，而使易颤期增加，引起室速、室颤。

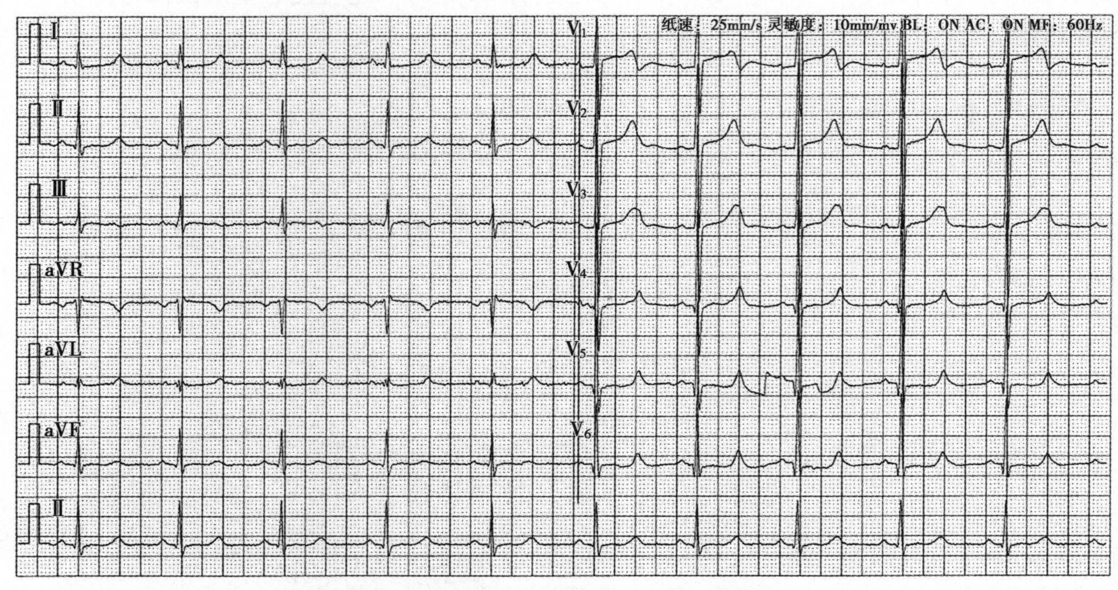

图 14-2-9　低血钙引起的心电图改变

患者,男,56 岁,慢性肾功能不全,血钙 1.45mmol/L,QT 间期延长达 536ms

【心电图特征】

本症心电图无特征性改变,可出现类似低钾血症时的心电图改变,如 ST 段下移,T 波低平,QT 间期延长等。心律失常可有心动过速、各类期前收缩等。低镁危象时,也可引起致命性心律失常,甚至猝死。

六、高镁血症

高血镁时,主要表现为心脏受抑制,可使窦房结恢复时间延长,引起心动过缓;使房室传导时间延长,引起房室传导阻滞。

【心电图特征】

T 波常高耸;心律失常可有 PR 间期延长,心率减慢等;严重者可使心脏骤停。

七、低钠血症

一般情况下,低钠不引起心电图的异常,但少数患者由于严重的低血钠,或对低钠较敏感,心电图也可出现异常改变,已见低钠血症致束支传导阻滞的报告。其引起心电图改变的机制是:低血钠时,可使膜反应性降低,使动作电位时间减少,动作电位幅度减小,从而引起传导阻滞等。

八、高钠血症

血钠升高时,可使心肌膜反应性增加;可使传导速度增加。心电图上无明显特征性改变。

第五节　晕厥及猝死相关疾病

晕厥及猝死是比较常见的临床急症，其原发病可与心脏有关，也可与心脏无关，心电图检查，对协助晕厥及猝死的鉴别及原发病的诊断具有重要意义。

一、心动过缓性心律失常

各种严重的心动过缓型心律失常，可使心脏射血减少或暂时停止，从而引起脑组织的缺血、缺氧，致晕厥发生。心电图改变根据心律失常的不同而不同。

【心电图特征】

易引起晕厥的心动过缓型心律失常有以下几种：

（一）房室传导阻滞

见于高度、几乎完全或完全性房室传导阻滞（图 14-2-10）。

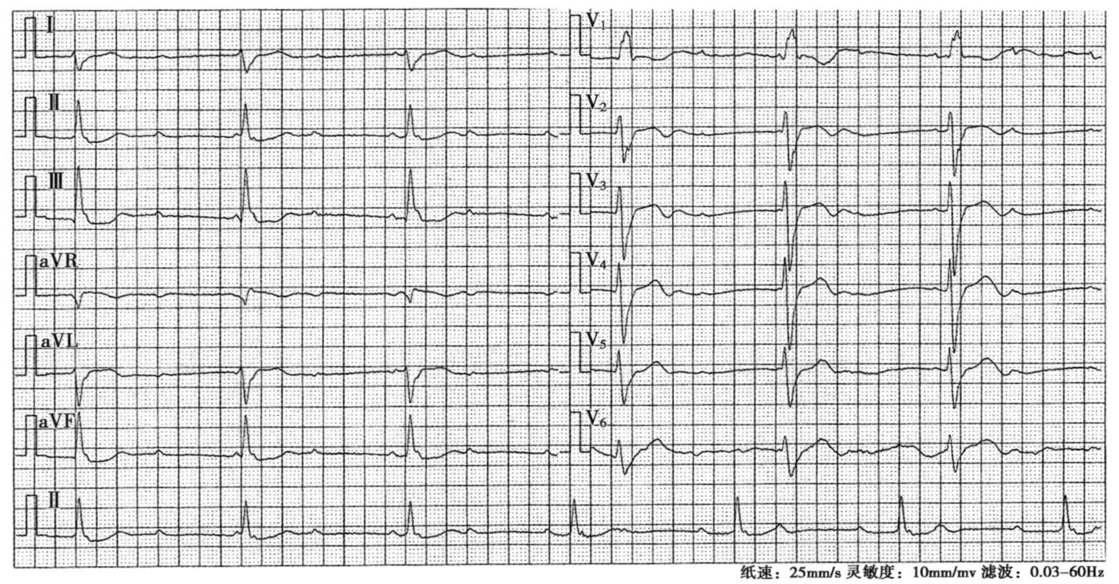

图 14-2-10　三度房室传导阻滞心电图

患者，男，81 岁，心悸、胸闷 2 年，心电图提示：窦性心律（79 次/分），三度房室传导阻滞，室性逸搏心律（37 次/分）

（二）病态窦房结综合征

病态窦房结综合征是窦房结及周围组织病变造成起搏和（或）冲动传出障碍，从而产生窦性心动过缓等多种心律失常，其心电图可表现为严重而持久的窦性心动过缓、窦性停搏、窦房阻滞、慢快综合征、双结病变及全传导系统障碍等，是心源性晕厥的常见原因之一。根据临床表现、常规和动态心电图、电生理检查等通常分为单纯窦房结病变（A 型）、慢-快综合征（B 型）和双结病变（C 型）。

1. 显著的窦性心动过缓　当其心率<40 次/分时，部分患者可发生晕厥。
2. 窦房阻滞、窦性静止高度、几乎完全性窦性阻滞，使连续几个激动不能下传。

3. 快-慢综合征　由阵发性短阵性心房颤动、心房扑动、房性心动过速与缓慢的窦性心律所构成。快速型心律失常终止后，由于窦房结恢复时间延长，可使心脏长时间停搏，常>2.0s，可引起晕厥。

4. 期前收缩后，代偿间歇明显延长者。

（三）双结病变

窦房结及房室结均发生病变，可出现缓慢的逸搏心律、心脏暂时停搏等（图 14-2-11）。

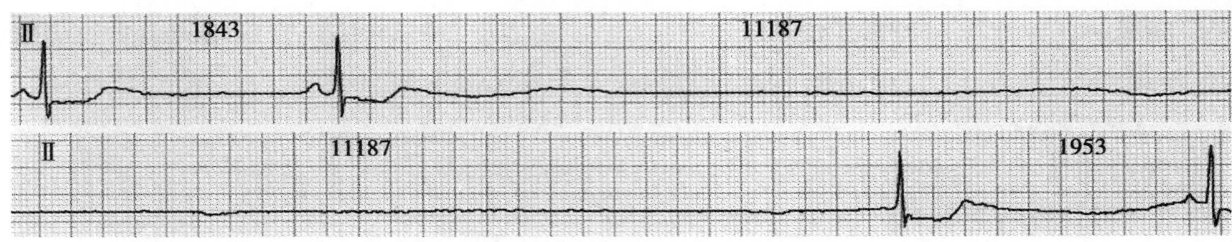

图 14-2-11　窦房结及房室结病变心电图

患者，女，73 岁，反复心悸、胸闷，Holter 检查示在窦性心动过缓后出现长达 11.187 秒的停搏，上下二条为Ⅱ导联的连续记录。本例患者最慢心率<40 次/分，最快心率<100 次/分，频发大于 2 秒的停搏达 237 次，房室交界区逸搏周期>1.5 秒，说明其窦房结及房室结均有病变，考虑为 C 型

（四）束支及分支阻滞

当双束支或三分支发生病变，而出现不同程度阻滞时，可出现暂时性不同程度的房室传导阻滞。

（五）房室交接处的多层阻滞现象

该现象可致两个或三个 P 波不能下传。

【鉴别诊断】

心电图对缓慢型心律失常的诊断，相对具有特异性。由于此类病人心电图改变常是间歇性的，故需多次心电图检查才能确诊，有时需进行动态心电图及电生理检查才能确诊。最重要的是晕厥发生时，立即行心电图检查，方能捕捉到相应的心律失常。

二、心动过速性心律失常

各种原因所致的过速型心律失常，特别是当心率>180 次/分，其心室充盈明显减少，致心排血量降低，造成心脑组织缺血、缺氧，导致晕厥，甚至猝死。

（一）阵发性室上性心动过速

室上性心动过速是指起源于希氏束水平以上的快速性心律失常，通常为窄 QRS 波心动过速。根据其发生部位可分为房室结参与的室上性心动过速（约占 90%）和房性心动过速（约占 10%），其中前者又分为房室结折返性心动过速（atrioventricular nodal reentrant tachycardia，AVNRT）和房室折返性心动过速（atrioventricular reentrant tachycardia，AVRT）。

1. 房室结折返性心动过速　房室结折返性心动过速（AVNRT）发生于房室结，心房和心室不是折返环的必要组成部分，房室阻滞不影响心动过速的发作，刺激迷走神经可减慢或终止心动过速，其电生理机制为房室结双径路，即快径路和慢径路。典型 AVNRT 经慢径路下传，快径路逆传，约占 AVNRT 的 80%～90%，称为慢-快型 AVNRT；第二种类型是快径路下传，慢径路逆传，称为快-慢型 AVNRT，约占 AVNRT 的 10%；第三种类型是双径路均为慢径路，约占 AVNRT 的 1%～5%，前向传导通过房室结慢径路，逆向传导通过慢左房纤维。

心电图特征是心动过速突发突止，一般规整，频率在 140~280 次/分；通常为窄 QRS 波心动过速，逆行 P 波可隐藏于 QRS 波群之中，之后或 QRS 波群之前；逆行 P 波可在Ⅱ、Ⅲ、aVF 导联形成假性 s 波或 q 波，在 V_1 导联形成假性 r 波。多见于青、中年人（图 14-2-12）。

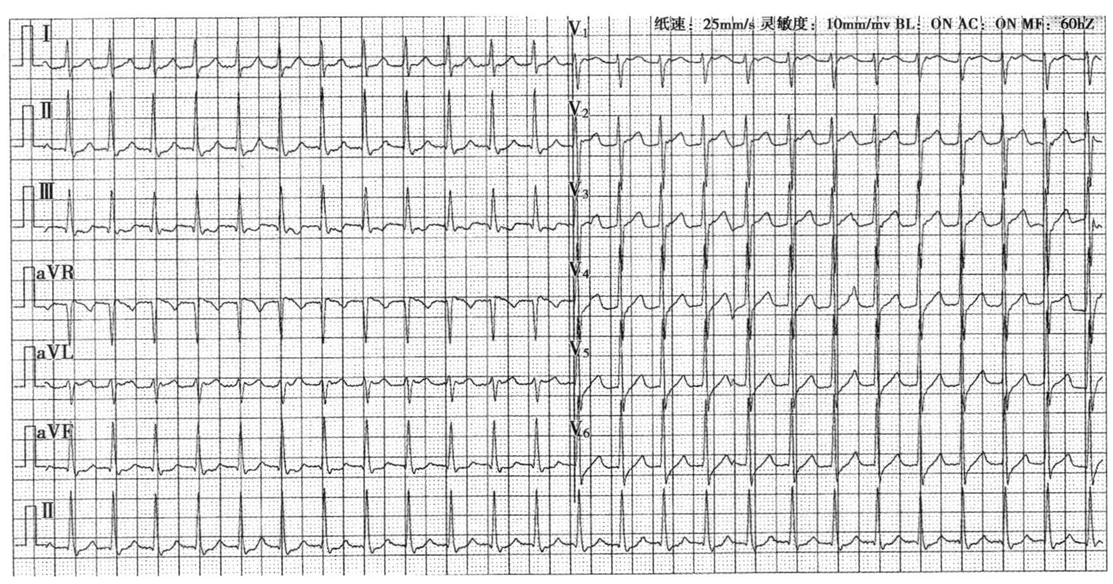

图 14-2-12　慢-快型 AVNRT 心电图

患者，男，65 岁，突发心悸，心率 150 次/分，V_1 导联可见假 r 波，Ⅱ、Ⅲ、aVL、aVF 导联可见假性 s 波，为典型慢-快型 AVNRT

2. 房室折返性心动过速　房室折返性心动过速（AVRT）发生于房室间存在异常附加旁路的患者，其折返环由正道和旁路组成。AVRT 有二种：第一种室上性激动通过正道下传激动心室肌，然后冲动通过旁路逆传，再次进入正道，如此反复，形成折返性心律失常，这种 AVRT 称为顺向型 AVRT，约占 95%；第二种室上性激动通过旁路下传激动心室肌，然后冲动通过正道逆传，再次进入旁路，如此反复，形成折返性心律失常，这种 AVRT 称为逆向型 AVRT，约占 5%。心房和心室均是折返环的组成部分，一旦发生心房或心室脱落，心动过速即终止。心电图主要特征是：

（1）顺向型 AVRT：心动过速突发突止，心室率常在 150~250 次/分；QRS 波时间多正常，呈窄 QRS 波心动过速，若伴有功能性束支传导阻滞时可畸形；大多数情况下，可分辨 QRS 波群之后的逆行 P′，P′R 间期>RP′间期，R-P′间期<1/2 RR 间期，RP′间期>0.08s；可见 aVR 导联 ST 段抬高。复律前后见到典型预激图形，则为显性旁路，反之为隐性旁路（图 14-2-13）。

（2）逆传型 AVRT：心动过速发作时，旁路前传，而正常径路则逆传，心室率较快，在 150~250 次/分；QRS 波宽大畸形，时限>0.12s；有时可见预激波；复律后可见预激图形（图 14-2-14）。

3. 阵发性房性心动过速　根据其发生机制可分为折返性和非折返性房性心动过速，后者的机制又包括异常自律性和触发活动。折返性房性心动过速由于有固定的折返环，心动过速发作是心房节律整齐，呈突发突止形式；非折返性心动过速发作时通常 P′-P′间期逐渐

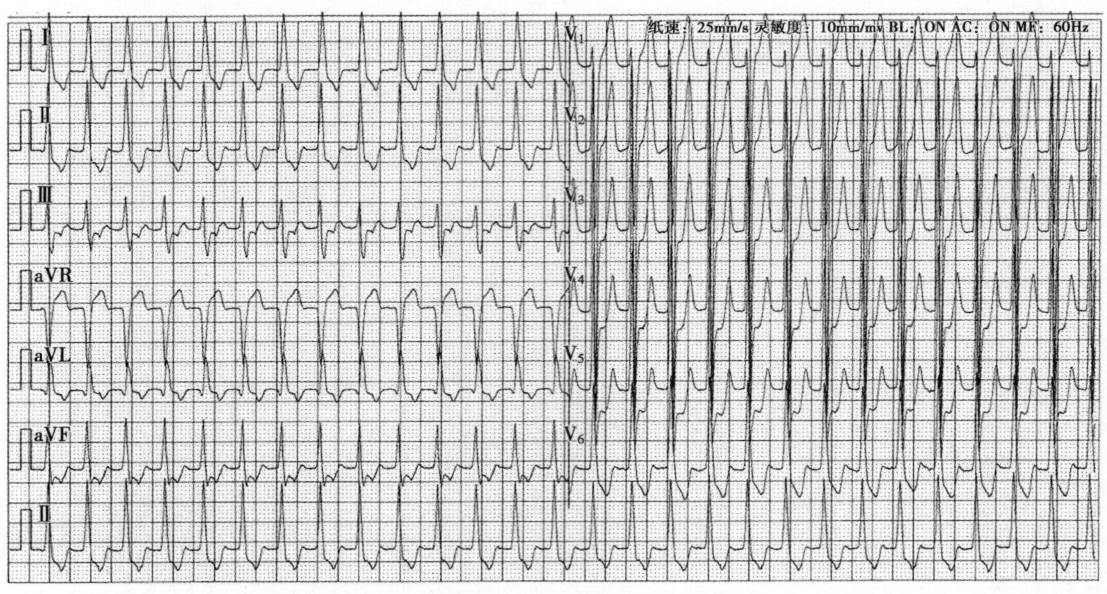

图 14-2-13 顺向型 AVRT 心电图

患者男，53 岁，阵发性心悸、胸闷，心室率 160 次/分，Ⅱ、Ⅲ、aVL、aVF 导联可见逆行 P′，RP′间期>0.08s；aVR 导联 ST 段抬高，为顺向型 AVRT

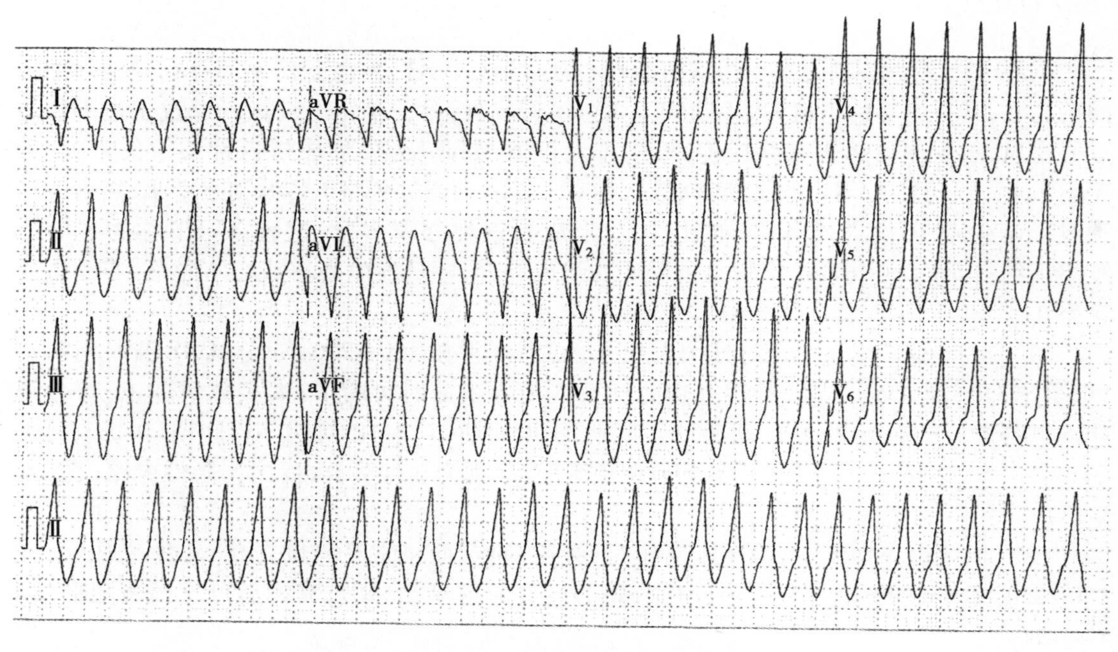

图 14-2-14 逆向型 AVRT 心电图

患者男，70 岁，阵发性心悸、胸闷，心室率 183 次/分，转复后提示心室预激（A 型），为逆向型 AVRT

缩短，终止前P′P′间期逐渐延长，节律不规整。心电图主要特征是：①连续出现的≥3个异位P波(P′)，频率≥100次/分，P′形态不同于窦性P波；②QRS波形态一般正常，除非预先存在束支阻滞、旁路或差异性传导；③通常有等电位线；④可出现不同传导比例的房室阻滞(图14-2-15)。

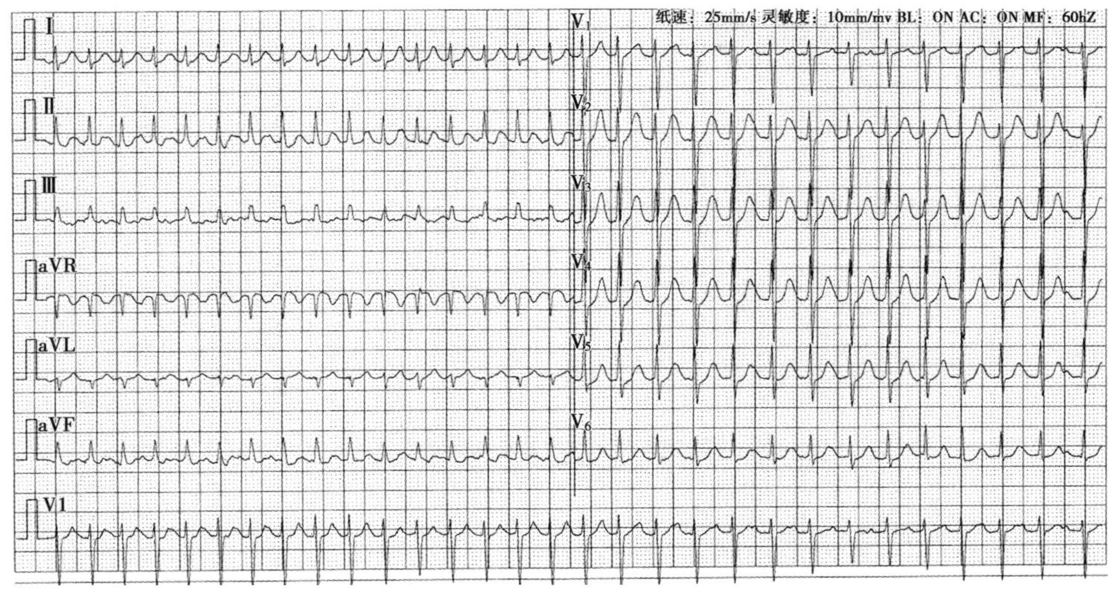

图14-2-15　房性心动过速心电图

患者，女，47岁，阵发性心悸胸闷，心率168次/分，V_1导联可见连续出现的异位P波(P′)，为房性心动过速

(二) 阵发性室性心动过速

室性心动过速是指起源于希氏束水平以下的快速性心律失常，通常为宽QRS波心动过速。其约占宽QRS波心动过速的80%。心电图主要特征是：①连续出现的≥3个室性期前收缩，频率≥100次/分，QRS波时限>0.12秒，RR间期可稍不规则，继发性ST-T改变；②有时可见房室分离、融合波或夺获波；③缺乏典型右束支阻滞或左束支阻滞形态；④可见胸前导联QRS波群同向一致性，全部正向或全部负向；⑤有时可见电轴极度偏移，Ⅰ导联和aVF导联负向。

根据阵发性室性心动过速发作时的形态一般可分为单形性室速、多形性室速和双向性室速。

1. 单形性室性心动过速　多由3个或以上宽大畸形的室性心搏组成，同时伴有频发、成对室性期前收缩，室性期前收缩形态和室性心动过速一致，有时可见融合波(图14-2-16)。

2. 多形性室性心动过速　心电图特点为QRS波增宽、畸形，振幅、电轴、间期多变，心室率多在150~300次/分，节律不齐，QT间期正常，可由R on T室早诱发，无长-短周期现象，QRS波形态多变，多数自行终止，也可演变成室颤(图14-2-17)。

3. 尖端扭转型室性心动过速　心电图表现为基础心律QT间期延长，一系列宽大畸形的QRS波群以每3~10个心搏围绕基线不断扭转其主波方向；常在数秒或数十秒内自行停止，易复发，可演变为心室颤动；多由R on T室性期前收缩诱发，有长-短周期现象；常见于先

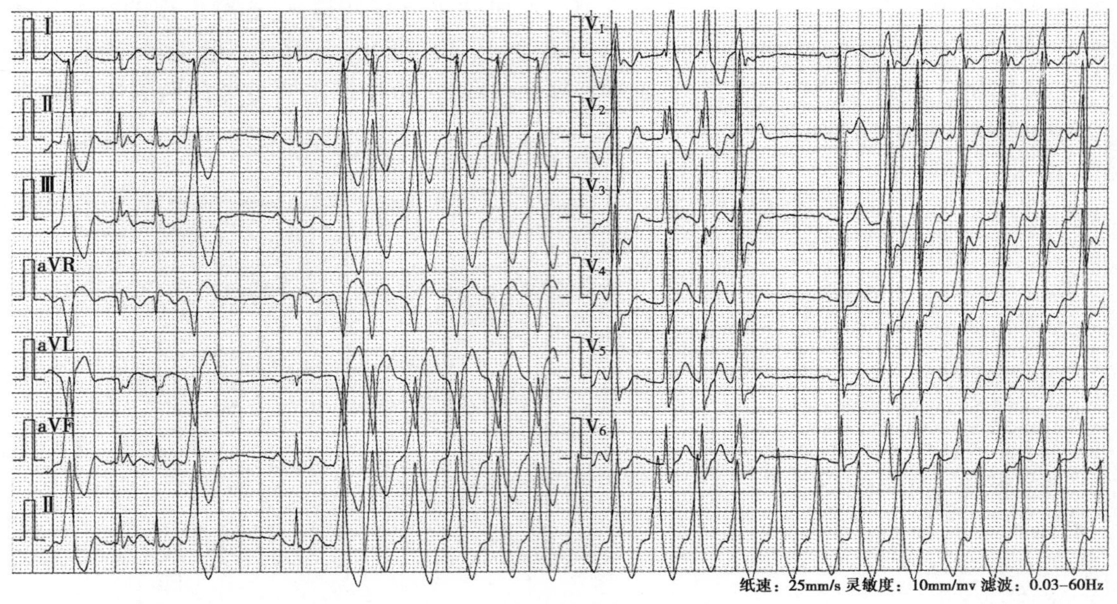

图 14-2-16 单形性室性心动过速心电图

患者，男，84 岁，反复心悸、胸闷，心电图提示频发室性早搏，单形性室性心动过速

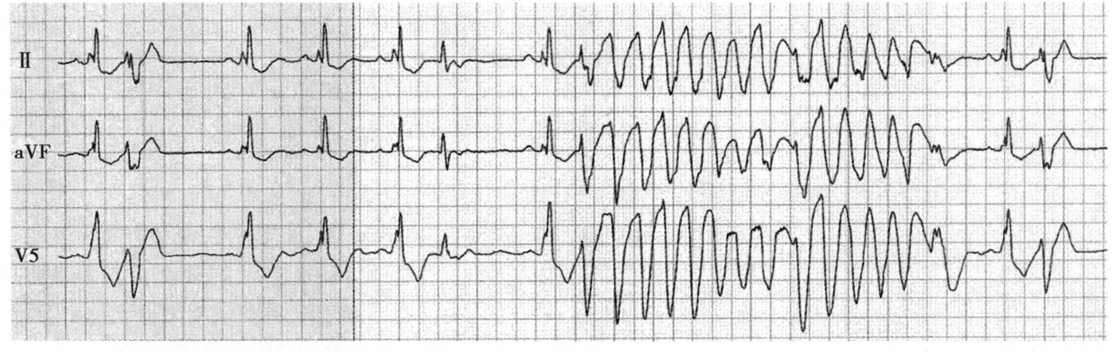

图 14-2-17 多形性室性心动过速心电图

患者，男，53 岁，扩张型心肌病终末期，完全性左束支传导阻滞，频发室早、多形性室性心动过速

天性长 Q-T 综合征、严重的房室传导阻滞、低血钾、低血镁、部分药物如奎尼丁、胺碘酮等作用；临床常表现为反复发作的心源性晕厥或阿-斯综合征（图 14-2-18）。

4. 双向性室性心动过速 双向性室性心动过速是 QRS 波群形态和方向呈两种形态交替出现的室性心动过速，它的出现往往表明心肌病变严重，预后不良。多见于严重冠心病、心肌病、重症心肌炎、洋地黄中毒、中草药中毒等；另外，它也可见于儿茶酚胺敏感性多形性室速患者，多发生于无器质性心脏病、QT 间期正常的儿童或青少年。心电图主要特征是：①同一导联出现两种形态的宽大畸形 QRS 波，交替出现，额面电轴左偏、右偏交替，或胸前导联主波上、下交替；②V_1 导联常呈右束支阻滞图形；③有时双向性室速的 QRS 波群交替仅在部分导联显现，需要结合 12 导联心电图整体分析（图 14-2-19）。

根据心电图表现，双向性室性心动过速可分为两种类型：Ⅰ型，相邻 RR 间期不同；

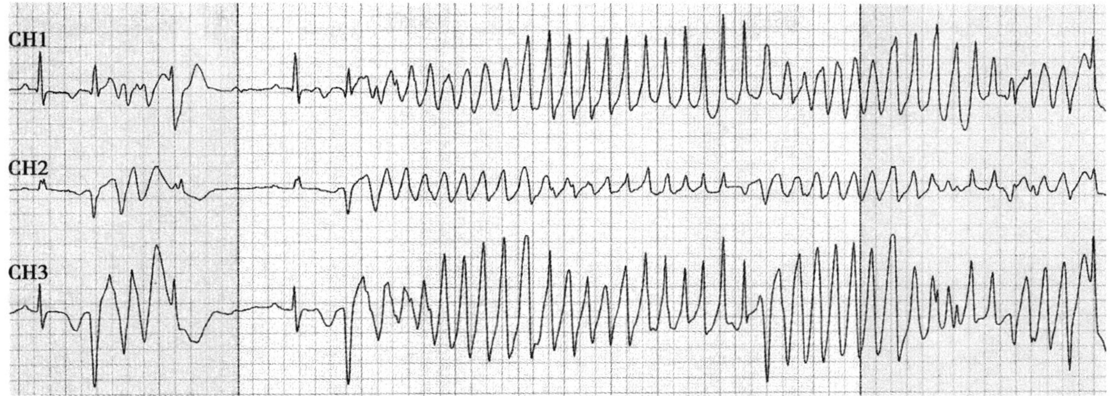

图 14-2-18　尖端扭转型室性心动过速心电图

患者,男,82 岁,三度房室传导阻滞,频发室早,QT 间期达 0.60 秒,R on T 室早诱发反复发作的尖端扭转型室性心动过速

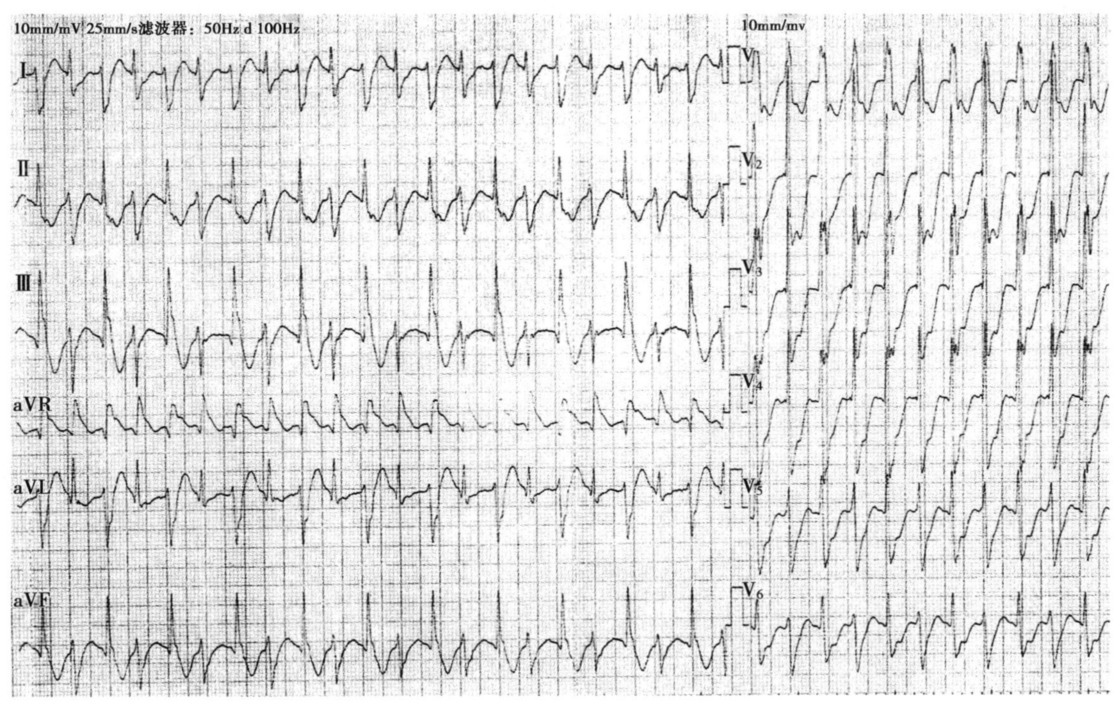

图 14-2-19　双向性室性心动过速心电图

患者,女,25 岁,草药中毒,肢体导联两种形态的宽大 QRS 波交替出现,主波上、下交替,为Ⅱ型双向性室性心动过速

Ⅱ型，相邻 RR 间期相同，两种 QRS 波有规律的转变。无论哪种类型，同一形态 QRS 波的 RR 间期相等。

（三）心房扑动

当心房扑动伴 1∶1传导时，可形成极快的心室率；或较快的扑动波伴 2∶1传导时亦可形成较快的心室率。

（四）极速型心房颤动

阵发性极速型心房颤动，是指心室率>180 次/分的心房颤动，多为预激综合征合并心房颤动。易诱发室性心动过速、心室颤动等。心电图主要特征是：①多有心动过速史；②P 波消失，代之以 f 波；③QRS 波宽大畸形，形态变异大，心率快时，畸形明显，反之畸形减轻，QRS 波群有宽窄、振幅有大小之分，形成“手风琴样变化”；④可见预激波；⑤P-R 间期显著不等；⑥复律后可见预激图形；⑦对洋地黄反应是心室率加快（图 14-2-20）。

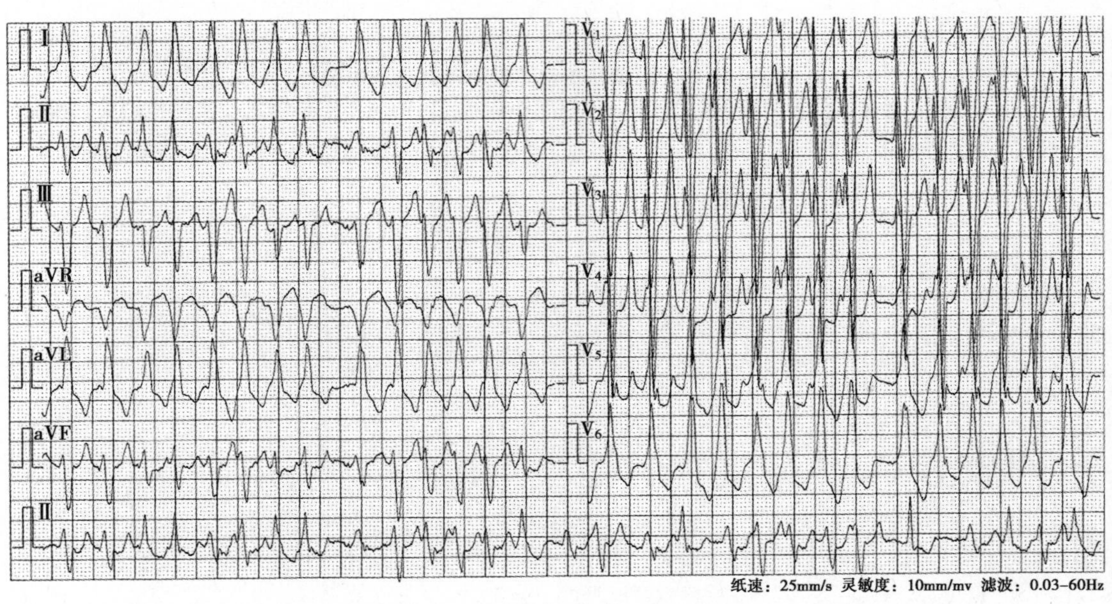

图 14-2-20 预激伴心房颤动心电图

患者女，56 岁，突发心悸、胸闷，平均心室率 170 次/分左右，R-R 间期绝对不等，QRS 波宽大畸形，有宽窄、振幅有大小变化，Ⅱ、aVF 及 V_4~V_6 导联可见预激波，为预激伴快速心房颤动，转复后提示心室预激（B 型）

（五）心室扑动、心室颤动

为最严重的心律失常，晕厥发生后如抢救不及时，可导致病人死亡。

【鉴别诊断】

心动过速型心律失常的鉴别较难，心电图鉴别内容较多。不作介绍，请参见有关章节。

三、长 QT 综合征

长 QT 综合征（long QT syndrome，LQTS）是 QT 间期延长，并伴发恶性室性心律失常尤其是尖端扭转型室速（torsade de pointes，TdP）、晕厥和猝死的一组临床综合征，分为先天性（遗传性）和获得性（后天性）两种。获得性 LQTS 常与局部心肌缺血、心动过缓、电解质异常和应用某些药物有关。

先天性 LQTS 是由于编码心脏离子通道的基因突变导致的一组综合征,表现为心脏结构正常,QT 间期延长和 T 波异常,心律失常发作时呈典型的 TdP,易发晕厥、抽搐和猝死。临床上最常见的获得性 LQTS 的原因是电解质紊乱和药物,其他的如心肌病、脑血管意外等也可引起 QT 间期延长。

自 1995 年 LQTS 3 个致病基因被确认至今,分子遗传学研究共确认了 15 个亚型,这些不同亚型分别由编码钾通道、钠通道、钙通道等结构蛋白及相关因子和膜调节蛋白的基因突变造成。其中位于 *KCNQ1*、*KCNH2* 和 *SCN5A* 基因突变造成的 LQT1、LQT2 和 LQT3 这 3 种亚型约占所有经基因检测确诊患者的 92%。

LQTS 诊断标准的建议:

(1) 具备以下 1 种或多种情况,可明确诊断:①无 QT 间期延长的继发性因素、Schwartz 诊断评分≥3.5 分(见表 14-2-4)。②存在明确的至少 1 个基因的致病突变。③无 QT 间期延长的继发性原因,12 导联心电图 QTc≥500ms。

(2) 以下情况可以诊断:有不明原因晕厥、无 QT 间期延长的继发原因、未发现致病性基因突变、12 导联心电图 QTc 在 480~499ms。

表 14-2-4　先天性长 QT 综合征的 Schwartz 评分标准

诊断依据	评分
心电图表现	
QTc(ms)	3.0
>480	2.0
460~470	1.0
>450	2.0
尖端扭转性室性心动过速*	1.0
T 波交替	1.0
T 波切迹(3 个导联以上)	0.5
静息心率低于正常 2 个百分位数	2.0
临床表现	1.0
晕厥	0.5
紧张引起	1.0
非紧张引起	0.5
先天性耳聋	3.0
家族史	2.0
家庭成员中有肯定的 LQTS	1.0
直系亲属中有<30 岁的心脏性猝死	2.0

注:* 除外继发性尖端扭转性室性心动过速;评分>4 分,可诊断 LQTS,2~3 分,为可疑 LQTS

【心电图特征】

（一）QT 间期延长

QTc 可>0.44s，部分病人在不同时间 QT 间期有变化。有时运动试验后患者心率不增加，而 QT 间期延长；或心率增快，而 QT 间期不缩短。

（二）T 波改变

T 波宽大，可直立或倒置，也可呈双相，常有明显切迹。

（三）U 波改变

U 波明显增大，常与 T 波融合。

（四）心律失常

可有窦性心动过缓、窦性停搏，发作时可有室性期前收缩、RonT 样室早、尖端扭转型室性心动过速、心室颤动等。

LQTS 中最常见的三个亚型 LQT1、LQT2 和 LQT3 均有独特的心电图表现：

1. LQT1 T 波基底部增宽，可见 4 种形态（图 14-2-21）。

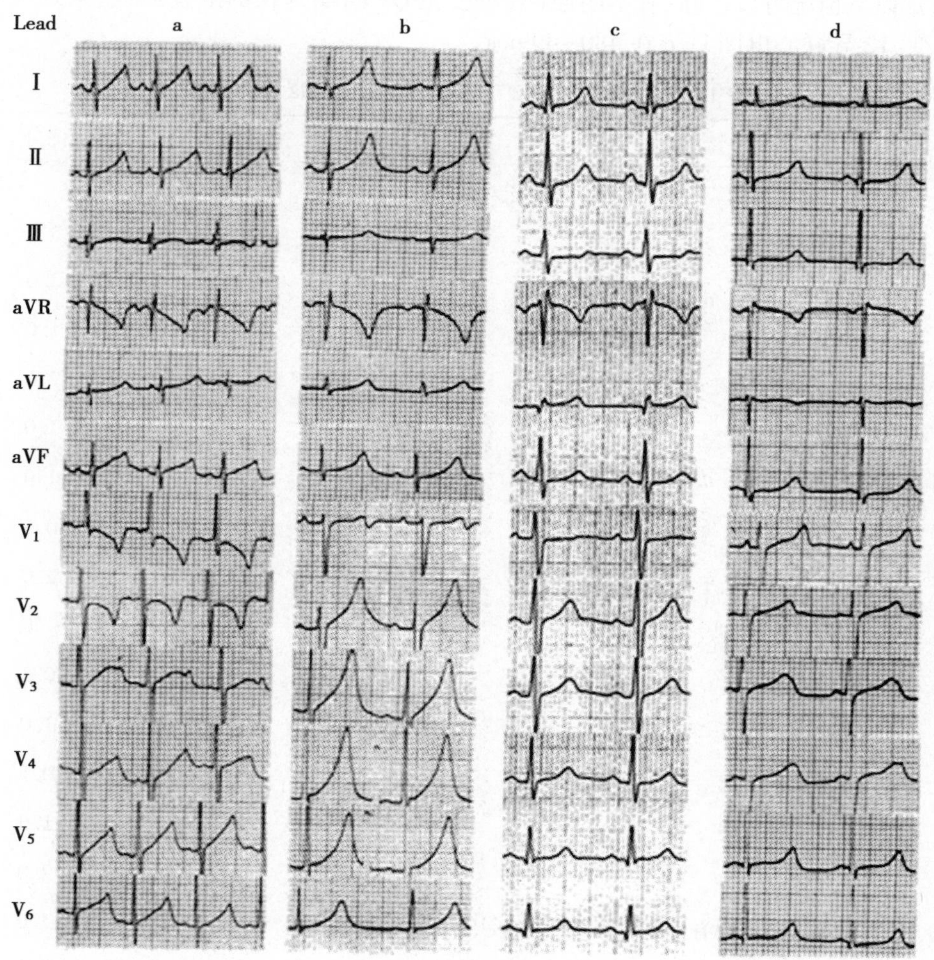

图 14-2-21　LQT1 的 4 种典型心电图表现

注：a. “婴儿型”T 波：T 波非对称性高耸、基底增宽；b. T 波基底增宽，起始点不明显；c. T 波形态正常；d. T 波延迟出现，形态正常

2. LQT2 T 波振幅低而有切迹(或双峰),可见 4 种形态(图 14-2-22)。

3. LQT3 ST 段延长,T 波延迟出现,有 2 种形态(图 14-2-23)。

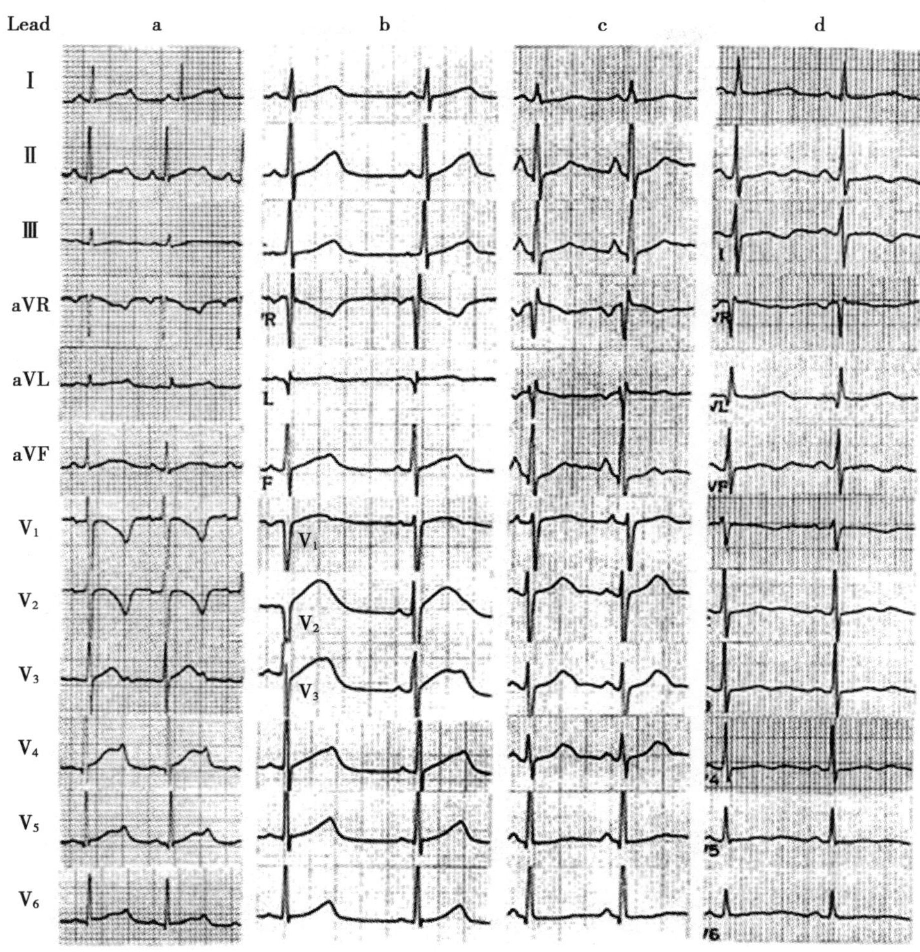

图 14-2-22　LQT2 的 4 种典型心电图表现

注:a. 明显 T 波双峰;b. 微小的 T 波双峰,第二峰出现于 T 波顶部;c. 微小的 T 波双峰,第二峰出现于 T 波降支;d. 振幅低平的双峰 T 波

【鉴别诊断】

本症心电图改变,应与低钾血症、低钙血症、心肌病、脑血管意外及某些药物影响等原因引起的 QT 间期延长相鉴别。

四、短 QT 综合征

短 QT 综合征(short QT syndrome,SQTS)是一种少见的,以短 QT 间期、阵发性房颤和(或)室性心动过速及心脏性猝死为特征的离子通道病。临床上,引起 QT 间期缩短的原因有先天性(遗传性)和后天性(继发性),如无特殊说明,多特指先天性 SQTS。临床上常见继发性短 QT 间期的原因有电解质紊乱、高热、酸中毒、儿茶酚胺效应和药物影响等。SQTS 的临床表现多变,轻者可无症状,或仅有心悸头晕,重者可发生晕厥和猝死,临床表现主要取决

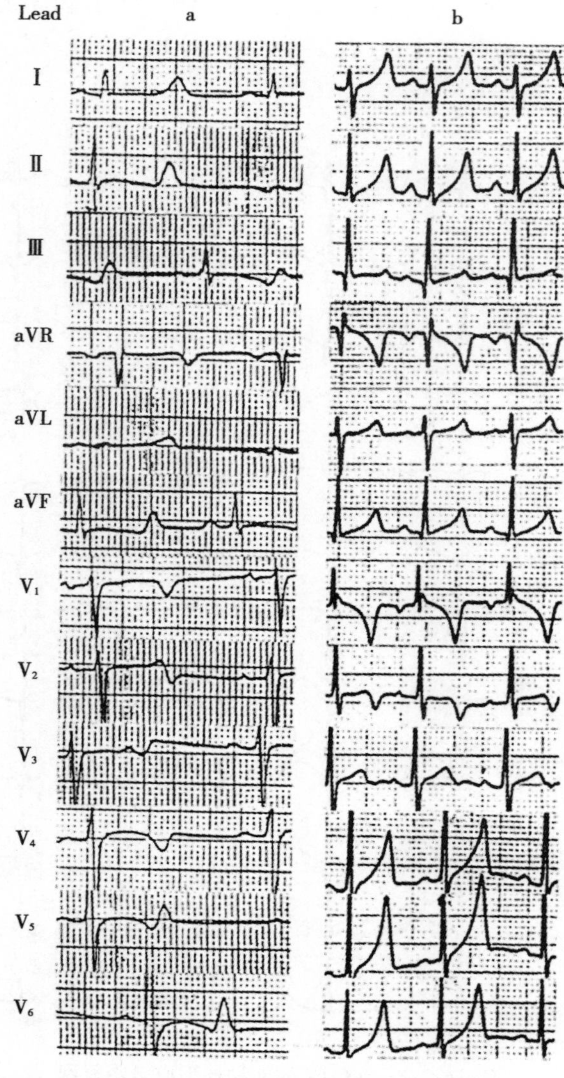

图 14-2-23 LQT3 的 2 种典型心电图表现

a. T 波延迟出现,高耸或呈双相;b. T 波非对称性高耸

于所并发心律失常的类型。

【心电图特征】

SQTS 的心电图除了 QT 间期缩短外,还有 T 波高尖(对称或不对称)、T 波峰-末间期(Tp-e)延长以及各种房性和室性心律失常。一般认为 Tp-e 间期延长是因为心肌复极化的离散度增大所致,因而也是 SQTS 患者常伴室性心动过速或心室颤动和心房颤动等心律失常的机制之一。

SQTS 的心电图表现主要可分为 4 个亚型:①ST 段与 T 波均缩短,同时有 T 波高尖,易发房性和室性心律失常;②以 ST 段缩短为主,T 波缩短不明显,以室性心律失常为主要表现;③ST 段改变不明显,T 波高尖和缩短为主,T 波下降支明显陡直,以室性心律失常为主要表现;④ST 段抬高,$V_{1\text{-}3}$ 导联出现Ⅰ型 Brugada 波,T 波高尖,以室性心律失常为主要表现(图 14-2-24)。

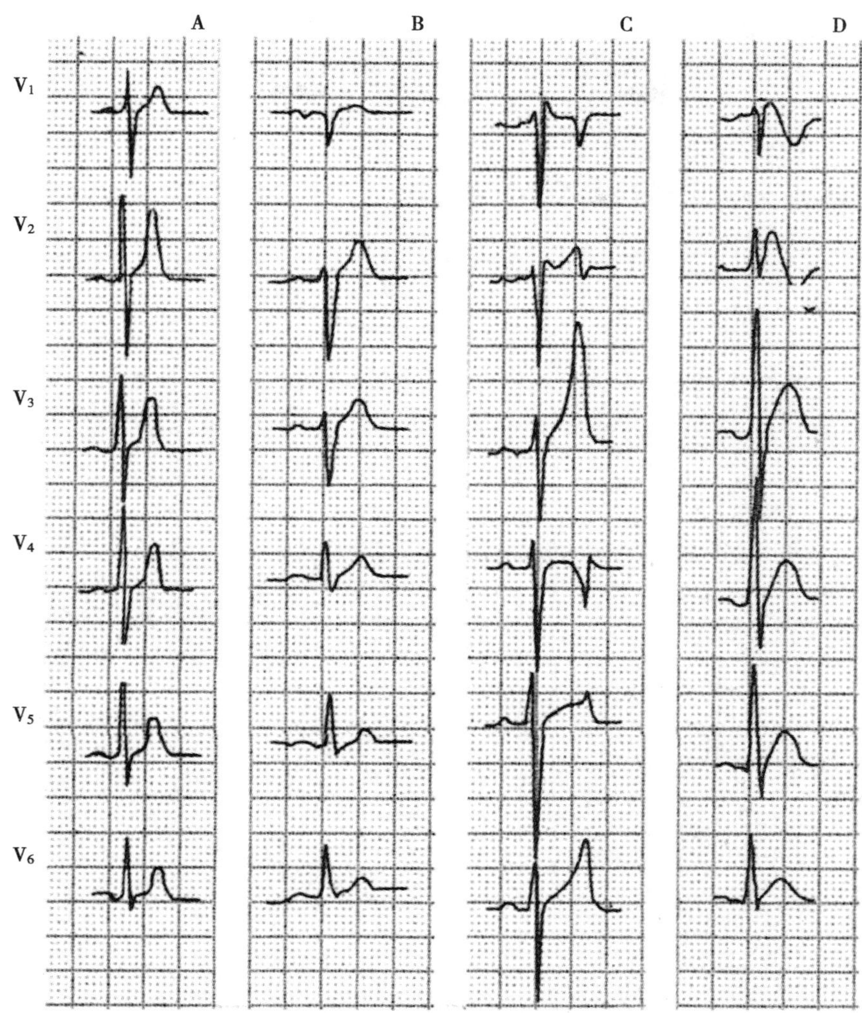

图 14-2-24　短 QT 综合征四个亚型的心电图表现

SQTS 的诊断标准仍有争议，《遗传性原发性心律失常综合征诊断与治疗中国专家共识》(2015)建议的诊断标准为：①QTc≤330ms，则诊断 SQTS；②QTc<360ms，且有下列之一或多种情况，可诊断 SQTS：带有致病基因、SQTS 家族史、年龄≤40 岁发生猝死家族史，无器质性心脏病发生过 VT/VF 的幸存者。

五、Brugada 波与 Brugada 综合征

1991 年，Brugada 兄弟首次报道了心电图出现右束支传导阻滞，并伴有 V_1-V_3 导联 ST 段抬高及猝死的病例，后被称为 Brugada 综合征。此后，国内外陆续有类似文献报道，有些病例既有典型心电图改变，又发生过心脏性猝死（死亡或存活），符合 Brugada 综合征；另有一些仅有典型心电图改变而无症状，或伴有器质性和功能性心脏病变等。2001 年，Hurst 教授将 Brugada 兄弟描述的心电图改变称为 Brugada 波。目前认为，Brugada 综合征是以心电图右胸

导联 ST 段抬高，常伴有不同程度的心脏传导阻滞，具有潜在恶性心律失常危险和猝死家族史为特征的原发性遗传性心律失常病。

Brugada 波心电图改变主要发生于 $V_1 \sim V_3$ 导联，由 J 波、抬高的 ST 段，以及 T 波改变共同组成，根据其形态分为三型：Ⅰ型：J 点或 ST 段抬高≥2mm，ST 段呈穹隆型下斜型抬高，T 波倒置；Ⅱ型：J 点抬高≥2mm，ST 段终末部抬高≥1mm，呈马鞍型，T 波直立或双向；Ⅲ型：J 点抬高≥2mm 但 ST 段终末部抬高<1mm，可呈穹隆状或马鞍状，T 波直立（见图 14-2-25）。

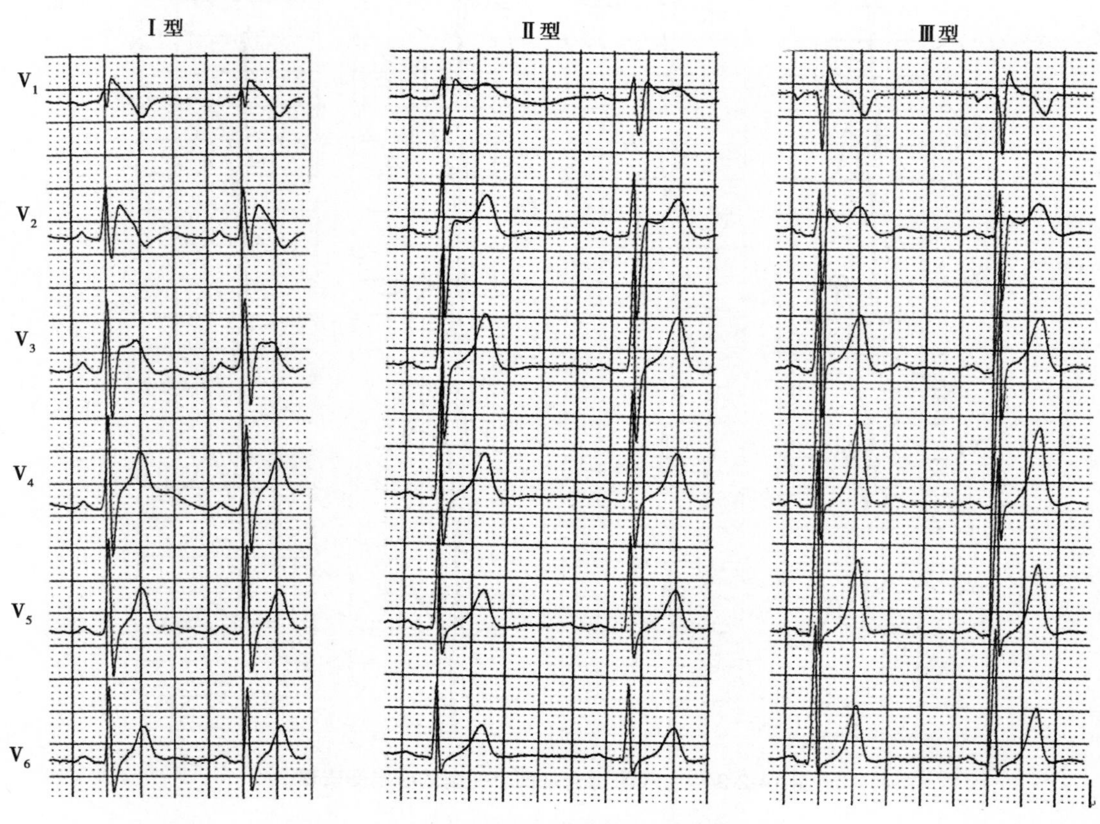

图 14-2-25　三型 Brugada 波的心电图表现

2012 年，国际动态心电图及无创心电学会议上发表的“Brugada 波目前心电图诊断标准的专家共识”将 Brugada 波心电图分为两型，1 型为传统Ⅰ型，即穹隆型；新 2 型，称马鞍型，即传统的Ⅱ型和Ⅲ型。需要注意的是 Brugada 波具有多变性、间歇性和隐匿性的特点，并且形态可在三型之间变化，因此需要反复进行心电图检查，并且只有Ⅰ型 Brugada 波才能作为诊断依据，其余两型只能作为参考，必要时需要进行Ⅰ型 Brugada 波诱发。

Brugada 综合征诊断应结合临床症状及心电图表现综合判断。Brugada 综合征的临床诊断可归纳为 1+1/5 模式（表 14-2-5）。1 就是患者心电图一定存在Ⅰ型 Brugada 波，无论是自发或诱发的Ⅰ型 Brugada 波均为诊断的必要条件。诊断模式中的 1/5 是指表 14-2-5 所列的 5 项其他诊断条件中至少具备 1 项，可确诊为 Brugada 综合征。当 5 项均为阴性时，患者的心电图只能诊断为Ⅰ型 Brugada 波，而不能诊断为 Brugada 综合征。

表 14-2-5　Brugada 综合征临床诊断 1+1/5 模式

必备条件	其他诊断条件(至少具备一项)
Ⅰ型 Brugada 波 (自发或诱发的)	①有心室颤动或多形性室性心动过速发作史 ②有晕厥或夜间濒死样呼吸史 ③心脏电生理诱发出心室颤动或室性心动过速 ④45 岁以下有家族成员猝死史 ⑤家族成员中有典型的Ⅰ型 Brugada 波

第六节　起搏器介导性快速心律失常

起搏器介导性快速心律失常主要包括起搏器介导性心动过速(pacemaker mediated tachycardia,PMT)、起搏器心室快速跟踪起搏和频率奔放等。起搏器介导性心律失常发生时,抗心律失常药物常常无效,多需要调整起搏器工作模式及参数才能有效终止和预防心动过速。

一、起搏器介导性心动过速

PMT 是植入双腔起搏器(包括双腔 ICD)或三腔起搏器(包括 CRT-D)后特有的一种心动过速,其机制是由于自身室房逆传与起搏系统前传形成连续的环形折返性心动过速。其折返路径为:顺传途径:脉冲发生器—心室电极—心室肌;逆传途径:心室肌—浦肯野纤维—希氏束—房室结—心房—心房电极。

PMT 产生的基本条件:①必须是双腔或三腔起搏器,具有心房感知和心室触发功能;②房室正道具备室房逆传功能;③室房逆传时间必须大于心室后心房不应期,才能使心房电极感知逆行 P 波后触发心室起搏;④需有一个促发因素,通常为室性期前收缩逆传心房、房性期前收缩引发的房性反复搏动、心室起搏后逆传心房或心房起搏功能不良等。

【心电图特征】

1. 突然发生快速、整齐的心室起搏 QRS-T 波群,频率等于或低于起搏器程控的上限频率,常在 90~130 次/分。

2. 该快速、整齐的心室起搏 QRS-T 波群可能由房性期前收缩、室性期前收缩、心房感知不良或过度以及心房起搏功能障碍等因素诱发。

3. 快速、整齐的心室起搏 QRS-T 波群可突然停止,恢复双腔起搏心电图。

4. 逆行 P′波常落入心室起搏的 ST 段后半部分或 T 波中而较难识别,若能分辨出 P′波,则 P′R 间期等于程控的 AV 间期或 RP′间期与 P′R 间期之和接近起搏器上限频率的 RR 间期,R-P′间期固定。

起搏器介导性心动过速的心电图特征(图 14-2-26)。

二、起搏器心室快速跟踪起搏

植入双腔或三腔起搏器患者,在快速室上性心律失常发作或存在肌电干扰时,起搏器可以发生心室快速跟踪起搏,类似室性心动过速,从而引起患者的不适。其发生机制主要是起搏器的心房感知通道感知到频率较快的电信号并触发心室起搏。

【心电图特征】

1. 快速心室起搏,每个 QRS 波前都有心室起搏脉冲信号,可以规则,也可以不规则。

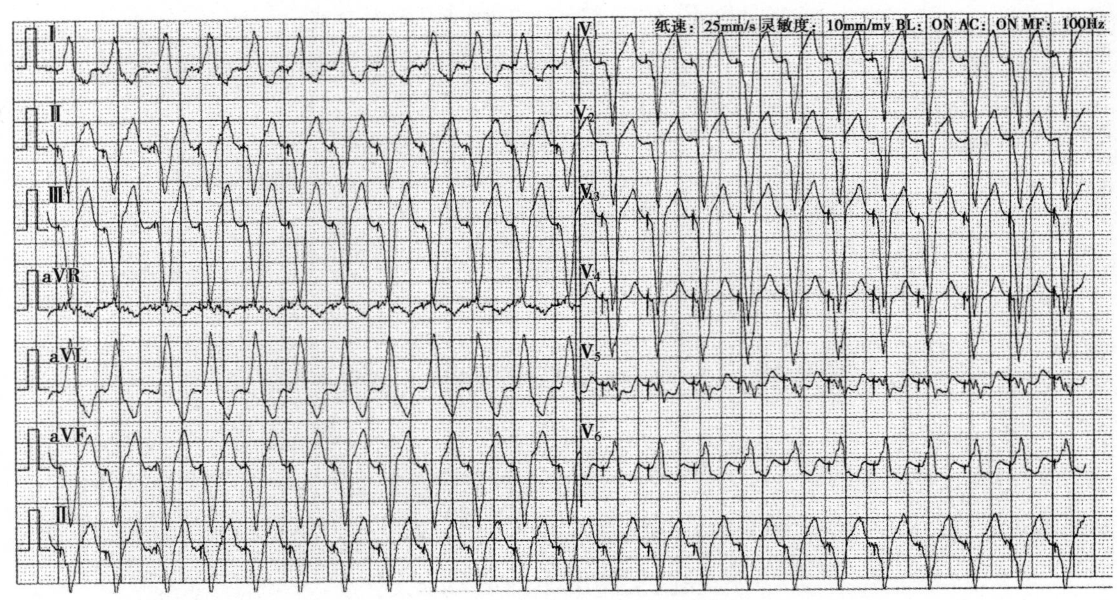

图 14-2-26　起搏器介导性心动过速心电图

患者，男，49 岁，DDD 起搏器植入术后心悸，心电图示快速、整齐的心室起搏，I、aVL 导联可见逆行 P′，为室房逆传引起的起搏器介导性心动过速

2. 心室起搏频率≤最大跟踪频率，起搏频率超过上限频率时，可呈文氏型或 2∶1传导阻滞。

3. 放置磁铁，转为非同步起搏时，自身的室上性心律失常可显示出来。

三、起搏器频率奔放

起搏器脉冲发生器电子元件失灵或电池耗竭时，可出现起搏频率增速，若起搏频率比原设置频率增快超过 15 次/分时，要考虑起搏器频率奔放，多见于早期固定频率型起搏器。它可引起心悸、头晕、血压下降，甚至出现晕厥、心源性休克、急性左心衰、心室颤动、猝死等，需紧急处理。现代起搏器内置有安全电路，并设置有上限频率，频率奔放已较少发生，即使发生，也因起搏器上限频率限制而使心室率不至于过快。

【心电图特征】

1. 起搏器的起搏频率突然增快或逐渐增快，明显高于设置的基础频率，达 100~800 次/分，甚至更高，脉冲节律规则或不规则。

2. 由于快频率脉冲的输出电流小，常达不到有效起搏的阈值，大部分脉冲不能夺获心室，心电图可见连续快速无效的刺激脉冲，并出现自身心律，如无自身心律，将出现阿-斯综合征或猝死。

3. 若起搏脉冲频率不是特别快时，脉冲可夺获心室，产生类似室性心动过速表现。

（王兴德　戚厚兴　杨志寅）

第三章

超声在内科危重病中的应用

第一节 心包积液与心脏压塞

【病理与临床概要】

心包是包裹在心脏外的双层膜结构。两层心包膜之间存在生理性空隙，内含15~30ml液体，起润滑作用，减少心脏跳动时与毗邻组织的摩擦。生理量的心包积液不易被超声心动图检出。在炎症、结核、心力衰竭、肿瘤或心内操作等情况下，液体增加，表现为心包积液。心包积液根据病程可分为急性、亚急性和慢性三类。引起的血流动力学变化与心包腔的压力有关。

【超声心动图】

（一）心包积液定量

主要根据M型和二维超声图像中心包腔积液出现的部位和宽度，半定量估计心包积液量。临床上将心包积液分为微量、少量、中等量和大量4个等级。

1. 微量心包积液　心包腔内液体约30~50ml。M型和二维超声显示左室后壁心包腔内液性暗区宽度小于0.5cm，最常见于房室沟附近，收缩期出现，舒张期消失。

2. 少量心包积液　心包腔内液体约50~200ml。左心长轴切面，M型和二维超声显示，左心室后壁心包腔内整个心动周期出现宽度小于1.0cm的液性暗区，心尖部和右心室前壁心包腔内不出现液性暗区。在胸骨旁二尖瓣短轴水平，左心室后壁心包腔内显示出小弧形或月牙形液性暗区。

3. 中等量心包积液　心包腔内液体200~500ml。左心长轴切面，M型超声左室后壁心包腔内液性暗区宽度为1.0~2.0cm，右室前壁心包内亦出现液性暗区，宽度约0.5~1.0cm，左室后壁后方也可出现少量液性暗区。二维超声显示整个心包腔内可探及弥漫分布的液性暗区，并沿房室沟向上方和前方扩展。在大动脉短轴切面，右心室流出道前方可出现液性暗区。在心尖四腔心切面，心尖部以及沿着两心室外侧心包腔内均可见液性暗区。剑突下四腔心切面，可显示液体位于前部、心尖部及后部。

4. 大量心包积液　心包腔内液体超过500ml。左心长轴切面，M型超声显示左室后壁心包腔内液性暗区宽度大于2.0cm，右室前壁心包腔内液性暗区宽度大于1.5cm。二维超声显示，心脏周围包绕较宽的液性暗区，多大于2.0cm。心脏游离在液体内摆动，收缩期向前，舒张期向后，摆动的幅度与液体的黏稠度有关。

（二）心包积液定性

不同性质的心包积液在二维超声图像中有不同的回声特点，以此进行积液性质识别：

1. 浆液性积液 液体流动性大，其内较少见杂质；

2. 纤维性积液 液体流动性较小，其内可见纤维素条带状回声；

3. 化脓性积液 液体流动性小，其内可见浅淡的片状、絮状物回声；

4. 血型积液 一般与浆液性心包积液无法鉴别；

5. 心包粘连 心包腔内纤维囊样回声将两层心包膜相连接，并将心包腔分割为小腔，内涵心包积液，无流动性。

【心脏压塞】

心包腔内液体大量积聚，可造成心脏压塞。其特征为心腔内压力升高，进行性限制心室舒张充盈以及每搏量和心排血量减低。

心脏压塞时，静脉血淤积，中心静脉压升高；同时，心排血量减少，血压下降。如果积液继续增加，则可导致血压进一步下降及循环系统衰竭。患者表现为显著呼吸困难、颈静脉怒张、心动过速、奇脉等。心脏压塞大多由中至大量心包积液导致；但当心包积液迅速增长，即使少量也可引起心脏压塞。常见的介入性操作如经皮冠状动脉介入治疗、经心导管心内缺损封堵术等，若出现并发症、血液渗漏到心包，即便为微量和少量心包积液，也有可能引起心包内压力升高，血压下降。

心脏压塞的特征性超声心动图表现：

1. 心脏“塌陷征” 左右心室充盈量减少，心脏呈塌陷状态。左室长轴切面显示右心室前壁塌陷，M 型超声图像上右心室前壁呈波状曲线。

2. 呼吸时相性变化显著 吸气时右心室有所扩大，但达不到正常范围；呼气时右心室腔几乎闭合。吸气末左心室腔缩小，二尖瓣活动幅度减小；呼气末左心室腔略有增大，二尖瓣运动幅度相应增大。

3. 低排状态 二尖瓣血流图 E/A 比值增高，各瓣膜开放幅度降低。

4. “摆动征”和“荡击波征” 心脏游离于大量心包积液中，出现前后或左右摇摆现象，称为“摆动征”。心尖四腔心切面显示心脏在液性暗区内摆动，于液性暗区内呈现一条强回声带，收缩期出现，舒张期消失，这种在液体内间歇出现带状回声的征象称为“荡击波征”。

【临床价值】

在心包积液的诊断及处理中，超声心动图是临床医生的“眼睛”，可快速判断积液程度，有无发生心脏压塞，同时对积液准确定位、引导穿刺，并可动态随访心包穿刺针所在位置、积液引流情况等，最大限度地减少气胸、心脏壁损伤、血管撕裂等心包穿刺并发症的发生率。

第二节 急性心肌梗死

【病理与临床概要】

冠状动脉及分支为相应心室壁供血。当已粥样硬化的冠状动脉斑块破裂、脱落时，可堵塞血管，使得相应心肌组织得不到充分血液供养而缺血、坏死。此外，严重的主动脉瓣狭窄或反流、冠状动脉持续性痉挛、大动脉炎、严重的心肌炎等，也可引发急性心肌梗死。

【超声心动图】

（一）二维超声心动图

二维超声评估室壁运动异常主要依靠目测半定量法，也是临床上应用较广泛的方法。为准确评价室壁运动的部位和异常程度，目前广泛采用美国超声心动图学会推荐的 17 节段分析法，即将左室分为基底段、中间段、心尖段以及心尖帽；其中，基底段和中间段划分为前壁、前侧壁、下侧壁、下壁、下间隔和前间隔；心尖部划分为室间隔、前壁、侧壁和下壁；累计17个室壁节段。

心肌梗死的特征性表现为节段性室壁运动异常：

1. 运动正常　收缩期心内膜向内运动幅度和室壁增厚率正常；
2. 运动减弱　室壁运动幅度减弱，室壁增厚率<50%；
3. 运动消失　室壁运动消失，室壁无增厚率；
4. 盾运动　收缩期室壁向外运动；
5. 运动增强　室壁运动幅度较正常大。

室壁运动半定量计分法能给临床提供重要信息。但是，由于目测法主要依赖观察者的眼睛所见进行判断，具有一定主观性。观察者间及观察者内对同一病例诊断的一致性为80%~92%。因此，心肌梗死患者的心功能及室壁运动评估，建议由同一中心、同一观察者对患者定期进行随访，以增加结果的可靠性。此外，由于不同个体的优势冠状动脉不同、建立侧支循环的能力也不尽相同，心脏超声对冠状动脉疾病的诊断仅作为临床参考。

（二）负荷超声心动图

负荷超声心动图采用药物（如小剂量多巴酚丁胺等）或者运动负荷试验激发心肌缺血，从而检测心室壁运动能力是否受损，可用于评价冠状动脉储备能力。研究表明，负荷超声与冠脉造影对疾病诊断的敏感性与特异性旗鼓相当。不过，进行负荷超声检查时，需配备相应的急救措施。

（三）心脏超声新技术

对于常规二维超声目测法无法判定的收缩和（或）舒张功能受损，近年来涌现的二维和三维斑点追踪显像等新技术，其分析软件能自动追踪室壁节段感兴趣区内心肌组织在不同时相的位移大小和移动速度，从而从不同空间方向上计算心肌的运动能力，是常规超声心动图的有力补充。

【心肌梗死并发症】

（一）真性室壁瘤

超声心动图对真性室壁瘤诊断的敏感性达93%~100%。室壁瘤处心肌坏死、纤维化，少数钙化，室壁扩张变薄，向外膨出。病变常累及心肌各层，绝大多数累及心尖部。室壁瘤通常发生在急性心肌梗死后1年内，发生率为3.5%~38%。室壁瘤形成之后，易导致难治性心力衰竭、顽固性心绞痛、严重室性心律失常及体循环栓塞等。二维超声可见室壁瘤处的室壁变薄，瘤颈多较宽，瘤颈处有正常心肌向坏死心肌逐渐转化的交界区。室壁瘤在舒张期和收缩期均导致左心室形态扭曲，呈矛盾运动。

（二）假性室壁瘤

急性心肌梗死导致左室游离壁破裂，局部心包和血栓包裹血液，形成一个与左室腔相沟通的囊腔。二维超声表现为位于左室腔外的囊状无回声腔。假性室壁瘤与真性室壁瘤的本质区别是前者的心脏已破裂。与真性室壁瘤的瘤颈处正常心肌向坏死心肌逐渐转化不同，假性室壁瘤的瘤颈处表现为心肌连续性突然中断。彩色多普勒血流显像显示血流信号从左室通过心肌破裂口流入假性室壁瘤腔内。

（三）室间隔穿孔

急性心肌梗死时室间隔处心肌破裂，为继发性室间隔缺损。是急性心肌梗死的严重并发症之一，可出现严重的血流动力学障碍，迅速发展为心力衰竭，甚至心源性休克。多见于急性前壁和下壁心肌梗死，大多发生于急性心肌梗死后1周内。二维超声可直接观察室间隔缺损的大小和形态，常表现为室间隔肌部连续性突然中断或呈隧道样缺损，附近的心肌运动异常。由于左室收缩期压力明显高于右室，彩色多普勒可观察到通过室间隔回声缺失处的异常左向右分流。急性心肌梗死导致室间隔穿孔对血流动力学和心功能损害的严重程度，与穿孔直径相关。穿孔亦可多发。

（四）心肌梗死后二尖瓣反流

急性心肌梗死后，左室扩大，二尖瓣环扩张，乳头肌位置移动，引起相对性二尖瓣反流；乳头肌以及相关心室游离壁急性缺血，导致乳头肌功能不全，以及心肌及乳头肌急性严重缺血引起乳头肌断裂时，可引发不同程度的二尖瓣反流。二维超声能准确显示二尖瓣器的结构异常。彩色多普勒血流显像可半定量评估二尖瓣反流的严重程度。

（五）左室附壁血栓形成

范围较大的急性心肌梗死，梗死区域室壁收缩活动明显减弱至消失，该处血流速度缓慢或瘀滞，容易形成附壁血栓。二维超声图像上，表现为凸向左室腔的、形状不规则的异常团块，基底部较宽。仔细探查可发现异常团块与心内膜存在界限。团块的回声强度，根据血栓的新鲜度而不同。

【临床意义】

心脏超声诊断急性心肌梗死及其并发症具有高度的敏感性和准确性。急性冠状动脉闭塞几乎立刻引起相应冠状动脉供血区心肌节段性运动异常，且早于心电图改变和临床症状。心肌梗死急性期可于监护室行床旁超声检查，动态随访、监测其并发症和心功能，为临床的治疗决策及预后评价提供重要信息。此外，患者病情稳定时行负荷超声心动图检查，将有助于提高诊断准确率。

第三节 主动脉夹层动脉瘤

【病理与临床概要】

主动脉夹层动脉瘤又称为主动脉夹层，系主动脉腔内的血流通过内膜的破口进入中膜，将中膜与内膜分离而形成的夹层血肿，并形成真假两个通道。通常假腔大于真腔，假腔内常见血栓形成。它不是真正意义上的主动脉瘤，后者指的是主动脉管壁局部或者弥漫性扩张，超过正常血管直径的50%。主动脉夹层的剥离性血肿可沿着主动脉壁及其分支延伸一定的距离。患者常有剧烈疼痛、休克和压迫症状。如侵犯主动脉分支，则相应的脏器发生缺血。瘤体可破裂，引起大出血而危及生命。主动脉夹层动脉瘤起病急、变化快、死亡率高，早期诊断和治疗对预后至关重要。

根据主动脉内膜撕裂的部位和夹层血肿波及的范围，可依据 Debakey 分型和 Stanford 分型进行分类。

DeBakey 分型：Ⅰ型，内膜撕裂口位于升主动脉，夹层可伸展到主动脉弓及降主动脉；Ⅱ型，夹层起源于升主动脉，终止于无名动脉水平，即夹层血肿仅限于升主动脉内；Ⅲ型：夹层从主动脉峡部发生，可伸展到腹主动脉。

Stanford 分型：A 型，内膜撕裂累及升主动脉，甚或主动脉弓、降主动脉和腹主动脉。Stanforda 型相当于 DeBakey 分型的Ⅰ型和Ⅱ型；B 型，内膜撕裂常位于近段降主动脉，仅限于降主动脉或延伸至腹主动脉,但不累及升主动脉。相当于 DeBakeyⅢ型。

【超声心动图】

（一）经胸超声心动图

胸骨旁长轴切面二维超声检查,可显示病变的升主动脉增宽,撕裂的内膜表现为带状或膜片状回声,随心脏搏动而移动位置。撕裂的内膜将主动脉分为真腔和假腔,一般假腔较大、真腔偏小。若能显示真、假腔交通之处,可见该带状或膜片状回声连续中断,断端呈飘带样运动。假腔内可有血栓形成。经胸骨上凹切面探查,可发现主动脉弓和胸主动脉近端病变;在胸骨旁左室短轴切面以及心尖切面,有些患者可显示胸主动脉夹层;经剑突下和腹部探查,可显示腹主动脉夹层。

彩色多普勒超声可清晰观察到内膜撕裂处通过的血流,通常血流从真腔进入假腔,但也可见血液由假腔再返回真腔。一般情况下真腔较小,其内血流速度相对增快;假腔内的血流速度缓慢,可呈紊乱涡流,色彩亮度较低。两种不同色彩的血流之间有撕裂的主动脉内膜。

（二）经食管超声心动图

经食管超声心动图对主动脉撕裂内膜显示的清晰度高于经胸超声心动图。检查时转换探头角度,显示不同水平的主动脉短轴和长轴切面,可显示主动脉内膜撕裂的形态、破口处以及血流情况。

（三）三维超声心动图

经胸和经食管超声均可进行三维显像。三维超声图像上,撕裂的内膜呈飘动的片状回声,显像更为客观,且有利于与伪像进行鉴别。因主动脉夹层撕裂的内膜位置多变,沿着主动脉管壁呈螺旋形分离,三维超声能直观地显示夹层的复杂空间解剖形态、内膜撕裂的形状和部位,较二维显像更有优势。

【临床价值】

经胸超声检出主动脉夹层的敏感性为 79%~100%,特异性大于 90%;经食管超声诊断主动脉夹层的敏感性和特异性更高,几乎可达 100%,且常常能清晰显示主动脉内膜的撕裂口;三维超声能直观观察主动脉内膜撕裂的空间结构。因此,超声心动图对诊断本病具有特殊的优势,能帮助临床了解主动脉夹层的位置和程度、破裂口大小以及血流动力学的改变等,并可做出分型。

第四节　感染性心内膜炎

【病理与临床概要】

感染性心内膜炎是心脏内膜表面存在微生物感染的一种状态,主要发生于心脏瓣膜、心内缺损以及医源性装置上。赘生物是感染性心内膜炎的主要病理改变,其实质是由血小板、纤维蛋白、丰富的微生物以及大量炎性细胞组成的复合物。感染性心内膜炎最常见的致病微生物为链球菌、葡萄球菌和肠球菌,真菌性心内膜炎亦非罕见。赘生物大小不等、形态各异,危害极大。微小赘生物脱落后,可随血流到达各个脏器并引起栓塞,造成器官缺血坏死;较大的赘生物破坏心脏瓣膜和其他结构,引发相应的功能障碍。

【超声心动图】

（一）经胸超声心动图

二维超声可见心脏瓣膜或医源性装置如人工心脏瓣膜上的赘生物形成;赘生物的典型

表现为毛绒样或团块样不规则回声，回声强度不等，活动度大的赘生物可随心脏舒缩活动往返于瓣口。当遭到赘生物严重破坏时，瓣膜失去正常形态，瓣叶不光滑，瓣缘粗糙、增厚，瓣叶关闭对合不良。更有甚者，可能造成腱索断裂，致使瓣膜活动范围增大，运动时呈连枷样改变，瓣尖可见断裂的腱索附着。心脏瓣膜赘生物的检出率受其大小影响，直径大于5mm者容易查出，3mm以下者易漏诊。脓肿多见于人工心脏瓣膜的瓣环位置，多为不规则无回声区，大小不等。在实际应用中，彩色多普勒血流显像侧重于评价瓣膜反流程度。

（二）经食管超声心动图

若临床体征和血液检查提示感染性心内膜炎，但经胸超声无法确诊，建议经食管超声心动图检查。经食管超声心动图不受肺气、肥胖以及胸廓畸形的影响，能更清晰地显示感染性心内膜炎时心脏瓣膜的器质性改变、赘生物的形态以及瓣周脓肿等并发症。尤其对于人工机械瓣膜，经胸超声检查时因瓣叶回声强、后方有声影，很难显示附着的赘生物及左心房侧的结构和血流情况。而经食管超声的声束方向与经胸超声正好相反，且分辨率更高，对人工瓣膜感染性心内膜炎的诊断具有独到价值。

（三）实时三维超声心动图

经胸和经食管三维超声心动图可作为重要的辅助诊断工具。不仅能更清晰地显示瓣膜损坏程度以及赘生物形态，发现瓣膜穿孔，更能对穿孔的形状和面积进行直接观察和测量，为外科医师展现了一个类似于手术野的空间结构，帮助制定手术方案。

【临床价值】

自1994年Duke诊断标准投入使用以来，超声心动图在感染性心内膜炎的诊断中发挥了重要作用。超声心动图能敏感探测感染性心内膜炎的特征性改变，显示赘生物的大小和位置、心脏瓣膜等结构的变化、是否形成脓肿以及血流动力学异常。即使血培养阴性，超声心动图阳性结果也可以提示疾病的诊断。在临床可疑病例（血培养阴性或血培养阳性结果之前的不明原因长期发热或心力衰竭）的筛查中，经胸超声检测赘生物的敏感性为65%～80%；对于左心瓣膜上的微小赘生物，或因患者肺气肿、肥胖以及胸廓畸形等原因导致经胸超声图像质量欠佳的情况下，经食管超声的诊断敏感性高达95%。即便是人工机械瓣膜，经食管超声的诊断敏感性也达到90%。不过，需要指出的是，尽管超声心动图能检出赘生物、评估瓣膜功能，敏感性较高，但特异性欠佳，无法甄别感染性赘生物与自身瓣膜的无菌性损害，不能区分赘生物与人工瓣膜上的血栓或血管翳，还有可能与增厚的瓣膜、断裂的腱索、瓣膜的钙化及结节相混淆。因此，感染性心内膜炎的诊断，有赖于联合临床资料及辅助检查综合评判。

第五节 梗阻性肥厚型心肌病

左室流出道梗阻性病变，分为先天性和后天性，前者包括先天性主动脉瓣下、瓣膜和瓣下狭窄，后者包括风湿性心脏病引起的主动脉瓣狭窄等；此外，梗阻性肥厚型心肌病亦可表现为明显的左室流出道梗阻。临床上，引起左室流出道梗阻的最常见疾病为梗阻性肥厚型心肌病和严重的主动脉瓣狭窄。现以梗阻性肥厚型心肌病为例，阐述超声在该类疾病诊断中的价值。

【病理与临床概要】

肥厚型心肌病是一种以心肌肥厚为主要表现的、有遗传倾向的心肌病，其特点是左室壁呈非对称性肥厚、收缩功能亢、舒张功能明显受损，左室腔缩小。根据左室流出道收缩期压力阶差，分为非梗阻性肥厚型心肌病、动力性梗阻性肥厚型心肌病和梗阻性肥厚型心肌病。非梗阻性肥厚型心肌病无论在静息还是负荷状态下，左室流出道压差均低于 30mmHg；梗阻性肥厚型心肌病静息状态下左室流出道压差即高于 30mmHg；动力性梗阻性肥厚型心肌病介于两者之间，静息状态下左室流出道压差正常，但在运动负荷或者药物负荷状态下，左室流出道压差增高超过 30mmHg。肥厚型心肌病左室流出道梗阻者随着病情发展，可逐渐发展为心力衰竭，部分甚至以猝死为结局。

【超声心动图】

（一）经胸超声心动图

1. M 型　二尖瓣前叶收缩期触及室间隔，M 型超声提示二尖瓣 C-D 段呈多层弓背样隆起，这种现象即为特征性的二尖瓣收缩期前移（systolic anterior motion，SAM）。不过，看到 SAM 现象，还要结合室壁厚度以及左室流出道压力阶差，才能诊断梗阻性肥厚型心肌病。同时，主动脉瓣收缩中期提前关闭，右冠瓣呈“M”形，无冠瓣呈“W”形，收缩期出现半关闭切迹。

2. 二维　左室壁明显增厚，多以室间隔为明显，厚度>13mm，且与左室后壁厚度之比>1.3~1.5。增厚的心肌回声不均匀，呈斑点状回声增强。肥厚的心肌收缩期运动减弱，增厚率下降。室间隔基底部常呈“纺锤形”增厚，局限性向左室流出道突出，致使左室流出道狭窄。

3. 彩色多普勒显像　左室流出道收缩早期呈五彩镶嵌湍流，狭窄越重，色彩混叠越严重。彩色血流最窄处即为梗阻部位。梗阻性肥厚型心肌病的 SAM 现象，导致左室流出道收缩期湍流之外，同时合并不同程度的二尖瓣反流。

4. 频谱多普勒　二尖瓣血流图、肺静脉血流图提示左室舒张功能减退。左室流出道收缩期流速加快，形态为曲线逐渐下降，收缩晚期达高峰，呈匕首状。左室流出道压差大于 30mmHg 提示梗阻。左室流出道内径越狭窄，流速越快，左室射血时间越长。

（二）负荷超声心动图

对于静息状态下左室流出道压差正常，但存在头晕、晕厥等症状，怀疑左室流出道梗阻的肥厚型心肌病患者，小剂量多巴酚丁胺药物负荷或者运动负荷超声心动图可诊断出动力性肥厚型心肌病。这类患者的左室流出道压差在静息状态下属于正常范围，但在负荷时逐渐递增。

【临床意义】

超声检查对于肥厚型心肌病的诊断具有重要价值，优于其他检查方法，能够明确室壁增厚的部位和程度、了解有无左室流出道梗阻、评价心脏的收缩和舒张功能状态、测定血流动力学改变，协助临床选择治疗方法、指导和评价疗效。负荷超声心动图可检出动力性梗阻性肥厚型心肌病，以便患者及时接受治疗、预防不测。

第六节　肺动脉栓塞

【病理与临床概要】

肺动脉栓塞简称肺栓塞，是由内源性或外源性栓子阻塞肺动脉主干或分支而引起肺循环障碍的一种病理生理综合征。该病严重危害健康，且临床表现复杂、缺乏特异性，漏诊率、误诊率和病死率极高。在我国，长期以来被误认为是“少见病”，其实源自医务人员对肺栓塞的认识不足、诊断意识差以及检出率低下。

【超声心动图】

（一）二维超声心动图

1. 直接征象 可检出位于肺动脉主干以及左、右肺动脉近段的血栓，实时动态显示血栓的部位、大小、形态、回声强度及活动度。新鲜血栓呈管状、指状，回声低，活动度大；陈旧性血栓附着在血管壁上，密度高，活动度小。此外，还可发现右房、右室血栓，提示肺动脉内的血栓为心腔内血栓脱落移行所致。

2. 间接征象 虽然肺动脉及其分支近段内未见血栓，但右房和（或）右室增大，室间隔向左侧移位变平直，左室短轴切面显示的左室轮廓由“O”形变为“D”形，左室变小，右室不但增大，而且变形，右室/左室>0.5。肺动脉主干及左、右肺动脉近段扩张；若左、右肺动脉近段内径不对称，建议进一步排查肺栓塞。下腔静脉扩张淤血。

（二）彩色多普勒

若二维超声检出肺动脉或其分支内血栓形成，彩色多普勒可见堵塞的血管腔内血流暗淡，狭窄处血流亮度增大。一侧肺动脉分支堵塞，对侧肺动脉内的血流亮度明显增加。三尖瓣反流的面积和亮度亦增加。

（三）频谱多普勒

三尖瓣反流程度与肺动脉压力不成正比。可采用连续多普勒技术根据三尖瓣反流估测肺动脉收缩压，其测值与右心导管测量的肺动脉收缩压相关性良好。心脏超声测量的肺动脉收缩压分级标准为：轻度，40~49mmHg；中度，50~69mmHg；重度，大于70mmHg。

此外，M型超声检测可发现右室壁运动幅度降低［三尖瓣环收缩期位移（TAPSE）<15mm］=；脉冲多普勒检测的三尖瓣口前向血流舒张早期峰值速度/组织多普勒检测的三尖瓣环心肌运动舒张早期峰值速度Em/E′m>12，对疾病有提示意义。

【临床价值】

超声心动图可评价肺栓塞急、慢性期右室功能不全的程度，为临床对肺栓塞进行危险分层、选择个性化治疗方案以及评价疗效提供重要依据。此外，超声有助于诊断严重的大面积肺栓塞，但对肺栓子检出的敏感性和特异性较低，最终确诊仍需依赖核素肺通气/灌注扫描。

第七节 扩张型心肌病

心力衰竭指的是心脏的收缩和（或）舒张功能发生障碍，不能将静脉回心血量充分排出心脏，导致静脉系统血液淤积、动脉系统血液灌注不足，从而引起心脏循环障碍症候群。心力衰竭是心脏病变失去代偿能力的终末阶段。各种心肌病变、原发或继发性心肌代谢障碍、心脏负荷过度以及舒张受限均可导致心力衰竭。发生心力衰竭时，心室的收缩和（或）舒张功能不同程度受损，伴或不伴有心腔扩大。临床表现主要特点是呼吸困难、乏力、运动耐量下降以及体液潴留造成的肺淤血和外周水肿等。现以扩张型心肌病为例，阐述超声在该类疾病诊断中的价值。

【病理与临床概要】

扩张型心肌病的病理特点是全心扩大，左室扩大相对多见。室壁多变薄，并有纤维瘢痕形成，组织学检查提示心肌细胞肥大和间质纤维化，心肌纤维化的程度与心室功能受损程度密切相关。临床大多表现为顽固的或进行性加重的心力衰竭和各种心律失常，预后不良。病因可以是特发性、家族/遗传性、病毒和(或)免疫性、酒精/中毒性，或者是心血管疾病的心肌功能损害程度不能以已知因素来解释者，即特异性心肌病。

【超声心动图表现】

（一）二维超声心动图

扩张型心肌病的超声特点为“大心腔、小开口”，左右心房、心室均不同程度增大，尤以左室增大较显著，呈类球形；左室壁厚度正常或稍变薄；左室壁弥漫性运动幅度减低；由于心室明显扩大及心肌收缩力减弱，舒张期二尖瓣和(或)三尖瓣口血流量减少，活动幅度减低。对于左室收缩功能严重减退者，需多切面探查，排除心腔内、尤其是左室心尖部血栓形成。

（二）频谱多普勒显像

因心腔扩大，可出现多个瓣膜口反流。彩色多普勒于不同切面探查，可显示心脏各个瓣膜的反流程度。脉冲多普勒检测显示主动脉瓣口收缩期血流速度减低、加速时间延长。

（三）心功能测定

扩张型心肌病患者舒张功能及收缩功能均明显衰退。常规心脏超声可根据二尖瓣血流图、肺静脉血流图以及脉冲多普勒于左室流出道测定的左室等容舒张时间等参数，评估左室舒张功能减退程度。左室收缩功能测定，推荐于二维超声心尖四腔心和二腔心行双平面Simpson法测量左室射血分数，正常人的左室射血分数大于55%。此外，研究表明，三维超声心动图测量的左室射血分数更为客观。

扩张型心肌病亦可累及右室，或者主要表现在右室，此种类型少于以左室病变为主者。患者右室内径明显增大，室间隔运动幅度减低，而左室扩张不明显，需排除其他致右心扩大的心脏病变后才能诊断。临床上，以M型超声于心尖四腔心测量的三尖瓣环收缩期位移(TAPSE)评估右室壁运动能力降低程度，正常人应大于17mm。

【临床意义】

超声检查对扩张型心肌病的诊断有重要价值，能观察心脏大小、室壁运动、心脏瓣膜情况等，动态评价心功能状态，并可多次随访，进行疗效评估。

（程蕾蕾）

第四章

内科危重病的眼部表现

临床上有些内科危重病的眼部特征性表现很明显，比较直观且易于掌握，对诊断和治疗具有重要参考价值，只要临床医生考虑到，或是请眼科医生会诊多能解决问题，但由于被忽视或视而不见，往往延误诊断。眼部病变包括眼睑、角膜、瞳孔、虹膜、晶状体、视网膜、视神经和眼球运动异常等。

第一节 瞳 孔

瞳孔的大小和对光反应的异常尤为常见和复杂，对于疾病的诊治非常重要。正常瞳孔的直径因光线的强弱而异。双眼瞳孔的大小一般对称，如大小相差不到1mm属于生理现象。瞳孔的大小可因年龄和屈光状态不同而异，婴幼儿和老年人的瞳孔较小，中年人的较大，近视眼比正常眼大，远视眼比正常眼小，精神兴奋时扩大。在室内自然光线下，瞳孔直径在6.0mm以上者为病理性瞳孔散大，在2.0mm以下者为病理性瞳孔缩小。

（一）双侧瞳孔散大的临床意义

1. 双侧瞳孔散大常见于应用阿托品类药物或阿托品类药物中毒。患者有药物接触史或服毒史，双侧瞳孔>6.0mm，对光反应较为迟钝甚至完全消失。轻度中毒者有面色潮红、皮肤干燥、体温正常或稍高、呼吸不畅、脉搏加快、神志恍惚、烦躁不安，重度中毒者出现呼吸困难、昏迷、高热、尿潴留，后期患者出现呼吸循环衰竭，双侧瞳孔极度散大。

2. 枕骨大孔疝多为颅内占位性病变引起，如脑水肿、后颅窝病变，双侧瞳孔初期先缩小，继之瞳孔开大，对光反应迟钝或消失。最早症状是颈部活动有阻力或颈项强直，体位呈强迫头位。主要症状是患者呼吸常常突然停止，心率降低，血压升高，四肢强直或瘫痪，双侧巴宾斯基征阳性。

3. 由各种原因引起的昏迷，若患者的瞳孔直径从缩小逐渐变大，对光反应消失，其生命体征如体温、血压、脉搏、意识等出现衰竭性改变，多为临终前的双侧瞳孔散大。

4. 双侧瞳孔散大还见于一些其他疾病，如脑炎、脑膜炎、肠伤寒、肉毒杆菌毒素中毒、青光眼等，这些疾病主要是损害了中脑动眼神经瞳孔收缩核到睫状神经节之间的传导通路所致。

（二）单侧瞳孔散大的临床意义

1. 小脑幕切迹疝一般因颅内病变而引起本病，患者主要表现为头痛、呕吐，出现逐渐加重的意识障碍，此时病侧瞳孔先缩小之后逐渐散大，对光反应迟钝甚或消失。因患侧大脑脚受到压迫，出现锥体束征或对侧肢体出现瘫痪。晚期患者的生命体征可出现显著变化，有的患者出现颈硬、大脑强直。

2. 眶尖综合征该病多由眶内肿瘤所致，患者体温正常，血象不高，球结膜无充血，眼球明显外突、固定，患侧瞳孔散大，对光反应和调节反应均消失。

3. 动眼神经麻痹中枢性动眼神经麻痹以损害不完全为特点，具体表现为单侧瞳孔散大或不完全眼球运动肌瘫痪。其中，动眼神经中枢性损害以眼球联合运动障碍为特征，具体表现为凝视性麻痹。周围性动眼神经麻痹具体表现为病侧眼睑下垂，瞳孔散大，眼球处于外展位，对光反应和调节反应均消失。

4. 海绵窦综合征表现为发热、血象较高（以中性粒细胞增高为著），病侧眼球固定、外突、剧痛并伴有球结膜充血，病侧瞳孔散大，对光反射和调节反射消失，抗生素治疗极好。

5. 阿迪氏瞳孔综合征是原因不明的一种疾病，以青年女性最为多见（发病年龄一般在20~30岁），起病较急，多为单侧瞳孔散大，对光反应和调节反应消失，但在持续性亮光下瞳孔缓慢缩小，在暗室却缓慢扩大。常见于小脑病变、青光眼、眼球外伤、木僵性精神病、阿托品类药物中毒等。

（三）双侧瞳孔缩小的临床意义

1. 有机磷类中毒有药物接触史或服毒史。轻度中毒者，患者出现头晕、头痛、恶心、呕吐、多汗、流涎、视力模糊、乏力，胆碱酯酶降至正常值的70%；中度中毒者，尚有双侧瞳孔极度缩小、对光反应消失，肌束颤动，大汗，腹痛或腹泻，胸闷或呼吸不畅，精神恍惚，胆碱酯酶降至正常值的50%；重度者上述症状加重，呼吸极度困难，肺水肿，发绀，心率快，抽搐，昏迷，胆碱酯酶降至正常值的30%以下。

2. 镇静催眠药中毒患者有服用药物的病史，主要为中枢神经系统受抑制的表现。临床表现有眼球震颤、眼肌麻痹，共济失调，言语不清，昏睡，嗜睡，双瞳孔缩小，对光反应迟钝，呼吸抑制，低血压，低体温，有的深昏迷。

3. 桥脑出血一般有高血压动脉硬化加以佐证，发病之后很快进入昏迷状态。轻症患者表现为交叉性瘫痪，角膜对称性反向消失，对称性凝视麻痹，双侧瞳孔极度缩小，对光反应完全消失，以及中枢性高热和血象增高。重度患者表现为去脑强直或四肢瘫。

4. 小脑出血轻症者以眩晕、枕部疼痛及呕吐起病，之后出现共济失调和逐渐加深的意识障碍。重症患者与桥脑出血相似。

5. 脑室出血起病急，迅速昏迷，有明显的脑膜刺激征，呕吐，呼吸不规则，四肢去脑强直和高热。

（四）一侧瞳孔缩小的临床意义

1. 颞叶钩回疝在疾病的早期，病侧的瞳孔常有短时间的缩小，对光反射消失。

2. Horner综合征患者表现为患侧瞳孔缩小，上眼睑下垂、眼球内陷、眼裂变小和眼压降低，还可表现为虹膜变色，眼部皮肤潮红，面颈部皮肤干燥无汗等。多见于脑血管病以及高颈髓病变。

（五）瞳孔对光反应异常的临床意义

1. 瞳孔括约肌麻痹表现为瞳孔散大，直接和间接对光反应及辐辏反应均消失，常见于外伤性瞳孔散大。

2. 偏盲性瞳孔强直表现为光投射到病侧视网膜上，瞳孔对光反应减低，而光照另侧，瞳孔对光反应正常。常见于视交叉、视束和视束至顶盖前区间的损害。

3. Argyli-Robertson瞳孔表现为瞳孔缩小，直接和间接对光反应均消失，集合反射存在。常见于梅毒损害、糖尿病、大脑炎、肿瘤等。

4. 相对性瞳孔传入障碍，又称Marcus-Gunn瞳孔，指用光线照射患眼时，双眼瞳孔不缩小，照射健眼时，双眼瞳孔缩小，以1秒间隔交替照射双眼，健眼瞳孔缩小而患眼瞳孔扩大，是视神经、视网膜损害症状之一，如球后视神经炎，瞳孔直接对光反应和健侧间接对光反应减弱，病眼视力减退。

5. 反常性瞳孔对光反应凡是光照瞳孔和视近物时，瞳孔反而开大，为瞳孔反常光反应。多见于盲目者、视神经萎缩和球后视神经损害。

第二节　高血压性视网膜病变

原发性高血压按病程的缓急分为缓进型（良性）和急进型（恶性）两型，大多伴有眼底改变，并与年龄、病程长短有关。两型高血压的眼底改变也不尽相同。

眼部主要表现：

（一）缓进型高血压性视网膜病变

1. 高血压发病初期，视网膜小动脉呈功能性血管痉挛，管径粗细不均。

2. 随着病程进展，视网膜小动脉呈器质性改变：管径狭窄，动静脉比例由正常的2∶3变成1∶2或1∶3；管壁反光带增宽，呈铜丝状或银丝状外观，动静脉交叉处静脉受硬化的小动脉压迫下陷，出现动静脉交叉征：静脉压陷、移位、削尖等。动脉分支成锐角。

3. 病变进一步发展，可见视网膜水肿、视网膜浅层火焰状出血及硬性渗出。

4. 视网膜毛细血管扩张形成微动脉瘤、毛细血管梗死，而出现小的棉絮斑改变。

5. 严重者可发生视盘（视乳头）水肿。

（二）急进型高血压性视网膜病变

1. 血压于短期内突然、急剧升高，引起视网膜及脉络膜血管代偿失调：视网膜血管显著缩窄，视网膜弥漫性水肿，眼底多处片状出血，大片状棉絮斑及视盘（视乳头）水肿（见图14-4-1，见文末彩图）。

2. 急性高血压损害脉络膜及视网膜色素上皮屏障功能，产生渗出性视网膜脱离。

3. 荧光素眼底血管造影可见多处毛细血管闭塞区，以及毛细血管护张和微动脉瘤。视盘（视乳头）毛细血管扩张，视网膜及视盘（视乳头）有强烈的荧光素渗漏。

第三节　糖尿病视网膜病变

糖尿病视网膜病变是糖尿病全身小血管病变的一部分。其严重程度主要取决于病程长短和血糖控制状况。

眼部主要表现：

（一）糖尿病视网膜病变早期患者可无任何症状。当出现黄斑水肿，或视网膜水肿，或玻璃体积血时，视力会有不同程度的下降。

（二）非增生性视网膜病变

1. 早期出现微血管瘤、小点状或圆形出血、硬性渗出、棉絮斑。

2. 视网膜血管病变：视网膜小动脉硬化、闭塞。视网膜静脉充盈、扩张，管径不规整和血管白鞘。毛细血管闭锁，代偿性扩张及视网膜内微血管异常。微血管异常可导致渗漏，引起视网膜水肿。

（三）增生性视网膜病变

1. 新生血管形成　开始出现在毛细血管无灌注区的边缘，可沿血管生长，可与毛细血管、小动脉及小静脉相连接，受牵拉易于破裂出血。

2. 玻璃体增生性病变 新生血管在视网膜与玻璃体之间，使玻璃体产生后脱离；在玻璃体内形成纤维血管膜，其收缩、牵拉可致玻璃体出血、视网膜脱离，亦可形成视网膜前膜、视网膜下膜及黄斑皱褶等。

（四）黄斑病变

黄斑区水肿、渗出、出血、缺血及增生性病变，黄斑下膜及黄斑前膜等。

（五）视盘（视乳头）病变

视盘（视乳头）水肿、缺血和视盘（视乳头）新生血管生成。

（六）荧光素眼底血管造影检查

微血管瘤呈清晰圆形强荧光斑；小点状视网膜出血表现为形态大小与之相符的荧光遮挡；浓厚的硬性渗出可遮挡其下脉络膜的背景荧光；棉絮斑表现为弱荧光区；扩张的毛细血管管壁着染，有渗漏呈强荧光；早期新生血管显示血管芽形态，渗漏明显，呈强荧光团块；纤维血管增生膜早期遮挡呈弱荧光，晚期着染呈强荧光；黄斑部可显示毛细血管扩张，黄斑拱环结构破坏，黄斑区毛细血管闭塞；黄斑水肿表现为染料积存，晚期于拱环外围呈花瓣状或环形强荧光。

我国将糖尿病性视网膜病变分为背景性（非增生性）和增生性两大类（表 14-4-1、图 14-4-2，见文末彩图）。

表 14-4-1 糖尿病性视网膜病变分期

类型	期别	特征
非增生期	Ⅰ期	微血管瘤或合并小出血点
	Ⅱ期	硬性渗出合并Ⅰ期病变
	Ⅲ期	棉絮斑合并Ⅱ期病变
增生期	Ⅳ期	视盘新生血管或合并玻璃体出血
	Ⅴ期	纤维血管增生，玻璃体机化
	Ⅵ期	牵拉性视网脱离

2001 年美国眼科学会提出了国际临床糖尿病视网膜病变严重程度的分级（表 14-4-2）及糖尿病黄斑水肿严重程度的分级（表 14-4-3）。

表 14-4-2 国际临床糖尿病视网膜病变严重程度的分级

疾病严重程度	散瞳后检眼镜下所见
无明显的糖尿病视网膜病变	无异常
轻度非增生性糖尿病视网膜病变	仅有微血管瘤
中度非增生性糖尿病视网膜病变	不仅有微血管瘤，但其程度轻于重度非增生性糖尿病视网膜病变
重度非增生性糖尿病视网膜病变	具有下列各项中任何一项： 四个象限中任何一个象限有 20 个以上视网膜内出血点 两个以上象限中有明确的静脉串珠样改变（图 14-4-3） 一个以上象限中出现明确的视网膜内微血管异常（图 14-4-4） 此外，无增生性糖尿病视网膜病变的体征
增生性糖尿病视网膜病变	具有下列各项中一项或多项： 新生血管形成 玻璃体/视网膜前出血

表 14-4-3　糖尿病黄斑水肿严重程度的分级

病变严重程度	散瞳后检眼镜下所见
糖尿病黄斑水肿明确不存在	在后极部没有明显的视网膜增厚以及硬性渗出
糖尿病黄斑水肿明确存在	在后极部有明显的视网膜增厚或者硬性渗出

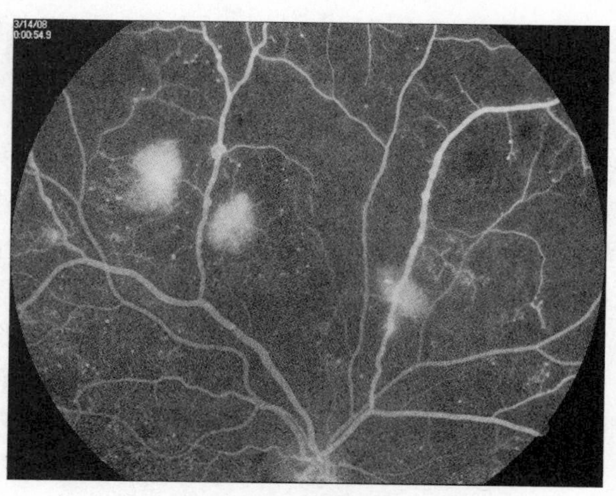

图 14-4-3　视网膜静脉串珠样改变

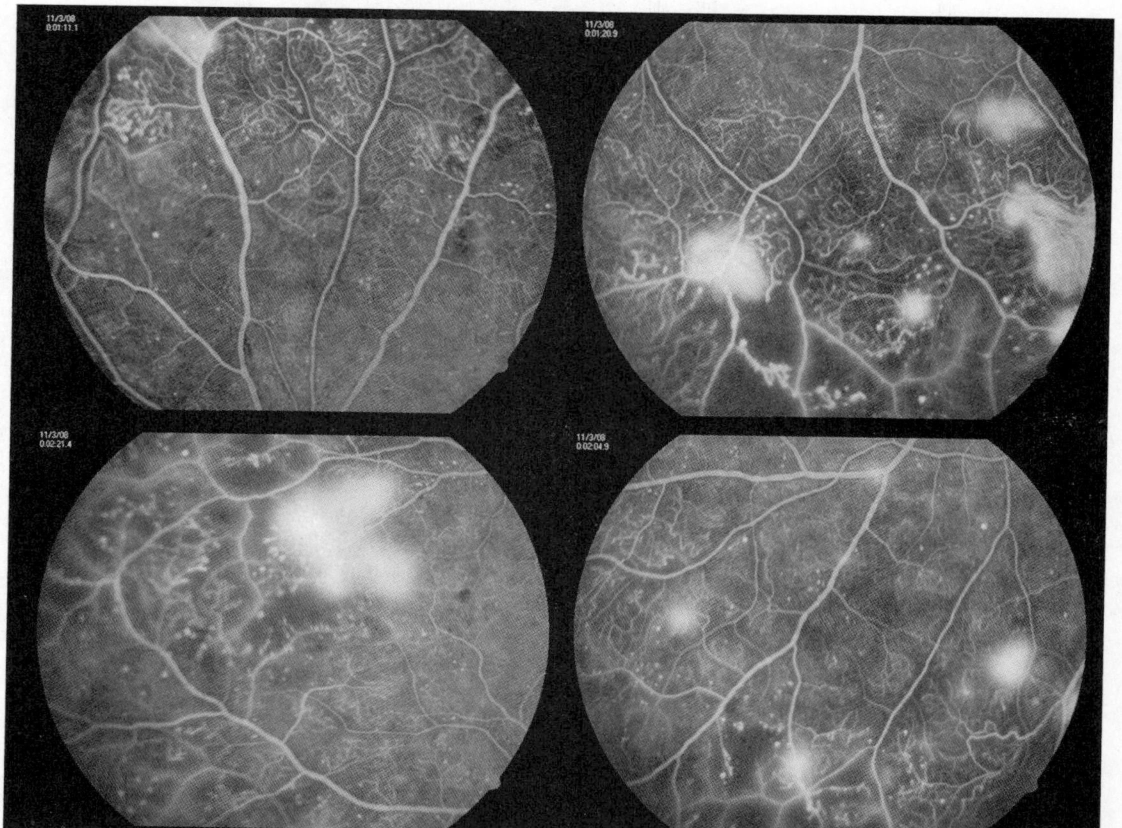

图 14-4-4　视网膜内微血管异常

如有糖尿病黄斑水肿，则可按如下规定分类：

1. 轻度黄斑水肿　后极部视网膜有一定程度的增厚以及硬性渗出，但距黄斑中心较远。

2. 中度黄斑水肿（图 14-4-5，见文末彩图）　后极部视网膜有一定程度的增厚以及硬性渗出，接近黄斑中心，但并未累及。

3. 重度黄斑水肿　视网膜增厚以及硬性渗出累及黄斑中心。

第四节　贫血相关的眼病

贫血的眼部表现取决于贫血的性质、程度和个体反应等。当血红蛋白浓度或红细胞计数降低到正常的 30%～50%时，则可出现眼底改变。眼部主要表现：

1. 视物模糊、视觉疲劳或视野缺损。

2. 结膜苍白，见于急性大量失血或慢性少量长期失血，后者多伴有眼睑水肿。

3. 视网膜色泽变淡，视网膜动脉血管稍细。急性大量失血时，静脉血管也变细。慢性贫血患者视网膜静脉扩张、迂曲，色淡。

4. 视网膜出血通常呈火焰状和圆点状，也可为线状或不规则形，多位于眼底后极部（见图 14-4-6，见文末彩图）。恶性贫血者可有视网膜脉络膜出血。

5. 视网膜棉絮斑偶可见硬性点状渗出。视网膜水肿可局限在后极部或整个视网膜，表现为视网膜色淡或呈雾样浑浊。

6. 视盘（视乳头）色淡或水肿，严重者可出现缺血性视神经病变或表现为视神经萎缩，视力明显下降，甚至失明。

第五节　白血病眼部表现

白血病引起的眼部病变多发生在血液循环丰富的组织，如视网膜、脉络膜、视神经等处。白细胞浸润也可引起眼眶占位病变，从而发生眼球突出，称为“绿色瘤”，如果浸润发生在视神经处，可引起失明。

（一）眼底改变

出现视网膜深层点状出血或浅层火焰状出血。有些梭形出血斑中心可见白色斑块（图 14-4-7，见文末彩图），这是白血病眼底出血的典型表现。也可见视网膜前大片出血，甚至进入玻璃体内。视网膜渗出较少见，黄斑部可有硬性星芒状渗出或棉絮斑。视网膜血管迂曲、扩张，有白鞘。慢性白血病患者视网膜周边部可见微动脉瘤，少数有周边部血管闭塞和新生血管。在粒细胞大量增加并有不成熟粒细胞局部聚集时，视网膜可形成境界清楚的结节状白斑，是预后不良的指征。视盘（视乳头）出血伴有水肿，有时视盘（视乳头）隆起可高达数个屈光度，酷似颅内压增高时的视盘（视乳头）水肿。

（二）眼眶浸润

急性粒细胞白血病，因眼眶内组织受白血病细胞浸润，出现眼球突出、眼球运动障碍、上睑下垂、结膜充血水肿等症状，在眶缘可触及坚硬的肿物，称为“绿色瘤”。眼眶浸润提示病情严重，预后不良。

（三）虹膜浸润

多见于急性淋巴细胞白血病，也可见于粒细胞或单核细胞型。临床表现类似急性虹膜睫状体炎。

第六节　感染性心内膜炎相关的眼病

由微生物引起的心脏瓣膜或心壁内膜炎症统称为感染性心内膜炎，是一种严重的心脏病。临床上分为急性和亚急性两类。急性者常为全身性感染的一部分，病情迅猛，中毒症状明显，死亡率较高。亚急性者病程较缓慢，病情较轻，患病率较高，绝大多数患者原来就有心脏病，其中80%发生于风湿性心脏瓣膜病的基础上，发病年龄以20~50岁为多，男性多于女性。病原体以绿色链球菌为主要致病菌，近年来金黄色和白色葡萄球菌也不少见。

眼部主要表现：

（一）眼睑和皮下

眼睑和皮下出现小出血点或出血斑，其中心部常呈灰白色。

（二）球结膜

球结膜下出现点状、线状或火焰状出血斑点，一般很小，但对临床早期诊断有一定意义。

（三）葡萄膜炎症

常伴发虹膜睫状体炎。细菌栓子进入葡萄膜，可引起转移性眼内炎。

（四）视网膜炎和眼内容炎

细菌栓子经血流达视网膜血管可发生栓塞、脓毒性视网膜炎和眼内炎。在视盘（视乳头）附近的视网膜出现出血和渗出病变。渗出物多呈圆形或椭圆形白点状，约1/3视盘（视乳头）大小，多位于后极部视网膜浅层，单独存在或绕有出血圈，称为Roth斑，为本病的典型眼底表现。此斑常新旧交替，多双眼出现。

（五） 脓毒性栓子常可导致视网膜中央动脉阻塞。

第七节　败　血　症

败血症是细菌由局部感染处侵入血液循环，并在血液中繁殖生长而产生的全身性感染疾患。最常见的致病菌为溶血性链球菌、葡萄球菌、肺炎链球菌及大肠埃希菌等。

眼部主要表现：

1. 对面部疖肿特别是危险三角区部位的化脓性感染，处理不当或自行挤压时，可使脓毒性栓子进入面静脉、内眦静脉、眼静脉，再进入海绵窦引起海绵窦静脉炎或海绵窦血栓。

2. 体内深部感染或脓肿致败血症，最后引起转移性眼内炎、全眼球炎或球后脓肿，造成视力永久损害甚至失明。

3. 败血症时可并发急性泪腺炎、泪囊炎或泪囊周围炎、眼眶蜂窝织炎、急性结膜炎或假膜性结膜炎、角膜溃疡或穿孔，化脓性虹睫炎如瞳孔闭锁可发生继发性青光眼等。

第八节　肝豆状核变性

肝豆状核变性（wilson病）为常染色体隐性遗传，主要是铜代谢障碍，病变以基底核变性、肝硬化和肾脏损害为特征。多见于青少年。

眼部主要表现：

（一）夜盲

由肝硬化影响维生素 A 代谢所致。

（二）角膜色素环

为本病的特征性体征，也称为 K-F（Kayser-Fleischer）环（见图 14-4-8，见文末彩图）。特点为角膜缘有 1～3mm 宽的色素颗粒组成的环，位于角膜后弹力层及角膜深层，靠近角膜缘部色浓，近角膜中心则色淡，呈黄绿色或棕黄色。在色素环与巩膜之间有一很窄的透明带。

（三）可伴有眼肌麻痹、眼球震颤。

第九节　脑动脉阻塞

本病是指脑供血动脉管腔阻塞，临床症状与阻塞的动脉和部位有关。颈内动脉阻塞多发生于 40～70 岁，男性多于女性，左侧多于右侧，其发生原因有高血压动脉粥样硬化、管腔变窄、内膜粗糙、血流缓慢、凝血机制改变等因素形成的血栓所致。

眼部主要表现：

1. 患侧缺血性视盘（视乳头）病变。
2. 视网膜中央动脉甚至中央静脉阻塞。
3. 视网膜中央动脉血压降低，表现为一过性黑矇、视神经萎缩、无脉症、眼底病变等。
4. 大脑中动脉阻塞可致病灶对侧双眼同侧偏盲。
5. 基底动脉阻塞　可引起昏迷、瞳孔缩小及第Ⅲ、Ⅳ、Ⅴ、Ⅵ脑神经麻痹。
6. 大脑后动脉阻塞表现为皮质盲，或病灶对侧双眼同侧偏盲伴有黄斑回避。

第十节　脑　出　血

脑出血一般系指脑实质出血，多发生在内囊区，常见于老年人。其原因主要是动脉硬化性高血压。其他原因为脑动脉瘤、脑肿瘤、动脉炎、血液病、胶原组织病等。突发性头痛、呕吐乃至意识丧失或伴癫痫发生。如内囊出血，病灶对侧偏瘫与半身感觉障碍，中枢性面神经麻痹及舌下神经麻痹。

眼部主要表现：双眼同侧偏斜，共同向病灶侧注视，双眼同侧偏盲（如患者允许检查视野时可得此结果）。如小脑出血有强迫性头位及眼球震颤等。

第十一节　颈动脉-海绵窦瘘

动、静脉的直接交通称为动-静脉瘘。颈内动脉从静脉（海绵窦）中穿过，常发生异常交通，且症状和体征多表现在眼部。颈动脉-海绵窦瘘分为颈内动脉-海绵窦瘘和硬脑膜动脉-海绵窦瘘，前者多因外伤所引起，瘘口血流量较大，又称外伤性或高流瘘，后者多原因不明，瘘道血流量较小，又称自发性或低流瘘。

眼部主要表现：

（一）巩膜表面静脉扩张

巩膜表面静脉高度迂曲扩张，从角膜缘达到穹隆部，放射状排列，深红色。

(二) 眼球突出

不同程度的眼球突出，高流瘘且伴有与心跳同步的搏动，眶前区闻及杂音（图 14-4-9，见文末彩图）。

(三) 眼球运动障碍

Ⅲ、Ⅳ、Ⅵ脑神经不全麻痹（图 14-4-10，见文末彩图）。

(四) 眼压增高

巩膜静脉窦充血，轻度或中度眼压增高。

(五) 眼底改变

视盘（视乳头）水肿，视网膜出血，视网膜中央静脉扩张，压迫眼球可见静脉搏动，偶见脉络膜脱离。

第十二节　多发性硬化

多发性硬化系一种中枢神经系统脱髓鞘疾病，以多发病灶和缓解、复发交替病程为特点。好发于脑和脊髓白质中，表现为局限性块样病灶，最先损害神经纤维的髓鞘，最后形成硬化斑。

眼部主要表现：

1. 早期视觉障碍，表现为单眼或双眼急性球后视神经炎，视力迅速下降至仅存光感，严重者可致视神经萎缩。
2. 两侧瞳孔可不对称。
3. 眼底　如病变离眼球较远，早期眼底无变化。病变接近巩膜筛板时，可出现急性视盘（视乳头）炎的眼底改变。如病变在筛板处可出现视盘（视乳头）水肿，静脉有白鞘，小静脉阻塞。
4. 少数患者有复视、上睑下垂、Horner 综合征等。
5. 70%的病例有眼球震颤。
6. 视野为中心绝对暗点，也可有不规则扇状视野缺损。

第十三节　颅内肿瘤

颅内肿瘤统称为脑瘤，儿童脑瘤的患病率相对较高。脑瘤中以胶质瘤最多见，其他依次为脑膜瘤、垂体腺瘤、神经纤维瘤、颅咽管瘤等。视盘（视乳头）水肿是脑瘤在眼部的重要体征，发生率在 80%左右。

眼部主要表现：

(一) 颅内肿瘤引起的眼部症状，常与肿瘤的所在部位、性质及病程的长短有关。

(二) 由颅内压增高可引起

1. 视盘（视乳头）水肿　病变早期可发生一过性黑矇。
2. 病变晚期发生继发性视神经萎缩，导致视力减退，甚至致盲。

(三) 根据肿瘤部位而表现不同的眼征

1. 额叶肿瘤可致患侧原发性视神经萎缩，对侧视盘水肿，称 Foster-kennedy 综合征。
2. 垂体肿瘤致双眼原发性视神经萎缩及双限颞侧偏盲。

3. 颞叶肿瘤表现为肿瘤对侧的上象限同侧偏盲。
4. 顶叶肿瘤为病灶对侧的下象限同侧偏盲。
5. 枕叶肿瘤为肿瘤对侧的同侧偏盲伴有黄斑回避。
6. 小脑肿瘤表现为视盘(视乳头)水肿和眼球震颤等眼征。
7. 蝶骨脊脑膜瘤表现为Ⅲ、Ⅳ、Ⅵ及Ⅴ脑神经的眼支损害。
8. 脑干肿瘤表现为Ⅲ、Ⅳ、Ⅵ、Ⅶ脑神经的损害以及侧方同向运动麻痹。

第十四节　妊娠高血压疾病

妊娠高血压综合征多发生于妊娠后期或在妊娠第6个月之后。多见于初产妇、双胎、羊水过多或有高血压家庭史者,或孕前期患有高血压和肾脏疾病者。与孕妇的精神、神经因素及内分泌紊乱有关。

眼部主要表现:

(一) 自觉眼前小黑点移动、视物模糊,有阵发性视力障碍,如发生视网膜脱离及黄斑出血时,视力可严重受损。

(二) 眼睑水肿。

(三) 球结膜水肿

有时球结膜小动脉痉挛,小静脉呈颗粒状;毛细血管弯曲以及结膜贫血等异常现象。

(四) 眼底改变

多发生于妊娠后半期,尤其在妊娠末期。最早出现视网膜小动脉功能性收缩痉挛。视盘(视乳头)有不同程度的充血、浑浊、边界不清,视盘(视乳头)周围视网膜水肿,视网膜动脉细窄、反光增强、管壁增厚,动静脉交叉处有压迫现象,视网膜出血、软性棉絮状白色渗出斑和硬性小白点状渗出斑。黄斑部水肿、浑浊,有星芒状、放射状或扇形放射状渗出样改变。严重者可发生继发性渗出性视网膜脱离(见图14-4-11,见文末彩图)。

第十五节　眼缺血综合征

眼缺血综合征是指供应眼球的全部血管发生的慢性低灌注。包括视网膜中央动脉、后睫状动脉、前睫状动脉。临床上发现阻塞部位常常在颈动脉,也可以发生在通往眼动脉的任何部位。常发生在50岁以上,男性多见,常合并动脉硬化。

眼部主要表现:

(一) 视力逐渐丧失。

(二) 荧光素眼底血管造影显示视网膜和脉络膜低灌注。也可以见到视网膜毛细血管无灌注、黄斑水肿等。

(三) 眼眶多普勒超声检查可发现后睫状动脉血流缺失。颈总动脉多普勒超声显示狭窄。

(四) 颈动脉MRI显示血流速度增加。颈动脉血管造影可以精确地定位病变。

(五) 典型的眼底改变可见到赤道部点状出血、静脉扩张,视盘和视网膜新生血管(图14-4-12,见文末彩图),虹膜新生血管,并逐渐发展为新生血管性青光眼。少数患者可见到视网膜动脉搏动。

(李传宝)

第五章

癌症疼痛的相关治疗

世界卫生组织(WHO)和国际疼痛研究协会(IASP)对疼痛的定义是:"疼痛是组织损伤或潜在组织损伤所引起的不愉快感觉和情感体验。"疼痛既是机体对创伤或疾病的反应机制,也是疾病的症状。癌症相关性疼痛以慢性疼痛为主,是癌症患者最常出现的症状之一。全世界每年新发癌症患者1270万,其中出现癌症相关疼痛的人数约600余万,发生率将近50%。癌症相关性疼痛如果得不到适当缓解,患者将感到极度不适,可能会引起或加重患者的焦虑、抑郁、乏力、失眠、食欲减退等症状,严重影响患者日常活动、自理能力、交往能力及生活质量。癌症相关性疼痛主要可分为3大类,具体包括为:①躯体疼痛:表现为骨转移痛;②内脏疼痛:表现为内脏肿瘤侵犯、压迫、牵拉及压力升高所引发;③神经疼痛:如肿瘤侵及臂部或腰部神经丛所致疼痛。目前,根据癌痛的发病原因及疼痛程度,主要以"三阶梯止痛"为原则,根据患者的具体情况来选择用药,其中以吗啡为基础的止痛药物治疗在临床上广泛应用。此外,手术治疗、化学治疗、放射治疗、神经阻滞或毁损、激素治疗、心理及中医药治疗等也在癌症相关性疼痛的治疗中起到关键的作用。本章节将与您分享癌症相关性疼痛除止痛药物外的其他临床常见治疗手段,供广大学者参考。

(一) 手术治疗

外科手术治疗主要以切除肿瘤为主,去除病因也就去除了癌痛,尤其对于肿瘤压迫或刺激所致的梗阻性疼痛,外科手术治疗具有极佳的疗效,即使是姑息性手术也可使患者的癌痛得以延缓或不同程度的减轻,最终达到消除和减轻疼痛、延长寿命、降低残废率和提高生存质量的目的。例如肺癌患者出现锥体转移而导致的相关性疼痛,可以通过外科手术切除病变锥体,同时置换人工锥体和填充骨水泥,这样既可以有效缓解骨痛,改善生活质量,也可以减缓癌症发展、防治骨相关事件的发生,特别是显著减低病理性骨折或截瘫的风险。

(二) 化学治疗

晚期癌症的治疗目的不是为了根治疾病,而更多的是为了降低肿瘤细胞负荷,减轻癌痛,保证患者生活质量。化学治疗是控制癌痛的重要方法之一,主要是从病因上消除肿瘤所致的疼痛,适用于手术不能切除、多发性病灶的晚期肿瘤患者,特别对淋巴瘤、骨肉瘤、小细胞肺癌等引起的压迫或浸润神经或骨组织引起的疼痛具有较好的疗效。

(三) 放射治疗

放射治疗是癌痛治疗的主要手段之一,具有定位准确、创伤小、见效快等众多优点。近年来随着放疗设备的不断更新,TOMO刀等大型放疗一体机的先后问世,使放疗的精准性获得显著提高,使只精确放射有损害的癌痛部位,周围的健康组织不受损伤的理想化治疗得以实现。目前,据统计所有放疗患者中约40%的患者治疗目的是控制癌痛。放射治疗对癌症压迫或浸润神经以及局限性骨转移引起的疼痛治疗效果良好，常用于控制癌痛的放疗手段包括：近距离放疗、远距离放疗、全身放射性核素、间接疗法等。

（四）神经阻滞或毁损

癌痛治疗“三阶梯方案”使大多癌痛患者得到了有效治疗，但少数癌痛患者效果不佳，仍有剧烈疼痛，其中部分患者因不能进食、有药物禁忌、不能耐受镇痛药等原因无法充分接受“三阶梯方案”的治疗，迫切需要缓解癌痛的其他方法。人们通过研究发现某些化学药物如乙醇、苯酚等具有破坏神经的作用，应用这些药物可以阻断神经的异常冲动传导，最终达到治疗癌痛的目的。目前临床上常用的神经阻滞或毁损方法包括：周围神经、神经根、蛛网膜下腔、腹腔神经丛及脑垂体等毁损，例如：腹腔神经丛毁损主要适用于腹腔脏器肿瘤引起的疼痛，腹腔神经丛毁损治疗胰腺癌引起的疼痛具有较好的疗效。此外，有报道小时射频毁损可用于毁损脊髓中的传导束，例如：脊髓丘脑束及大脑中的一些核团可用于治疗某些患者的顽固性癌痛。然而，神经阻滞或毁损是一把双刃剑，它既不是唯一的癌痛治疗的技术，也不是最后的治疗手段，选用前必须综合评估其有效性及可能的副作用（如局部麻醉等），并取得患者及家属的知情同意，应用后也需进行随访，包括镇痛的效果、副作用及并发症等。

（五）激素治疗

有效的激素治疗原发病灶，同样也可以缓解癌痛。激素治疗最典型的例子属于乳腺癌和前列腺癌，众所周知两者发生骨转移的概率都很高，而长期的骨痛将使患者的生活质量严重下降。人们在很早前就发现乳腺癌骨转移的绝经前妇女切除卵巢可导致暂时病灶缩小并延长生存时间，随着研究的深入，证实了雌激素的合成与雌激素受体（ER）、雌激素受体调节剂（SERM）之间具有复杂的相关性，同时研究发现：ERα 和 ERβ 可能与不同的 SERMs 作用靶位有关。针对激素水平开展内分泌治疗已成为乳腺癌和前列腺癌骨转移患者的有效方法，同时在缓解骨转移疼痛方面具有较好的疗效。

（六）心理治疗

心理治疗也可以称作是“谈话治疗”，积极的心理疏导结合有效的癌痛治疗手段对于真正改善癌症患者的生活质量具有极大的帮助。在临床上我们发现癌症患者常伴有焦虑和抑郁情绪，严重者可出现精神障碍，甚至出现自杀倾向等不良事件。对癌痛患者的心理治疗目的是减少癌痛患者的心理障碍，增强患者的治疗信心，改善患者的痛觉，提高患者应付疼痛的能力。心理治疗可与止痛药物结合来控制疼痛，但不能取代癌痛的药物治疗。目前，心理治疗方法主要包括催眠术、放松、生物反馈调节、精神治疗及认知行为治疗等。

（七）中医药治疗

中医药治疗作为癌痛综合治疗的手段之一，具有效果好、安全性好、副作用少、兼具抗癌并止痛双重功效的特点。中医学认为癌痛的主要病机是“不通则痛”和“不荣则痛”，其中由气滞、血瘀、痰湿、热毒、寒凝等实邪以侵袭与结聚引起脉络闭阻、瘀塞不通诱发疼痛，称之为“不通则痛”；由气、血、阴、阳虚损，功能失调，脏腑经络失于荣养而发生疼痛称之为“不荣则痛”。在临床上以解毒散结、化痰通络是基本治则，而消癌解毒是关键，化瘀解毒需贯穿始终。此外，在“中医止痛三步梯级治疗”方法中首先需辨证给药或加入香附、延胡索和失笑散等活血理气之品，其次外敷药的使用以助气血流通，三是针灸、穴位注射或气功以通络止痛。近年来，中医的透皮吸收与经络理论密切结合，中药和经络理论都是中医的精髓，人体的经络已得到现代科学的证实，从引用的临床文献看，中药贴敷多是采用穴位疗法，并取得较好效果。如果能将中药透皮给药系统与经络理论结合起来，可能会给中药的透皮吸收带来一个飞跃。随着研究的深入、理论的完善、现代制药技术的改进,“高效、低毒、使用方便、外形美观”的现代中药经皮制剂的涌现可以预期。

上述是对于癌症相关性疼痛的主要其他治疗方法进行的简要概述。此外,如皮肤刺激、音乐、锻炼、固定术、经皮电神经刺激等疗法在临床上也逐渐开展应用,多种手段联合应用已成为人们抗击癌痛的趋势。目前,我国高度重视癌痛治疗,为此国家卫健委启动了“癌痛规范化治疗示范病房”创建活动。癌痛的治疗需要多科室的共同协作,有效地控制癌痛将使肿瘤患者重获新生,同时可有效提高患者治疗的依从性和有效率。

(郭放 郑振东)

第十五篇

中成药在急危重症中的应用

说明:本次修订"中成药在急危重症中的应用",主要依据《中国药典》2015 年版第一部——成方制剂和单味制剂。共计新增 111 种,删除 74 种。其中开窍熄风类新增 31 种,删除 4 种;补益回阳类新增 1 种,删除 6 种;活血止血类新增 25 种,删除 15 种;理气止痛类新增 17 种,删除 9 种;解表退热类新增 1 种,删除 4 种;清热解毒类新增 23 种,删除 11 种;祛暑类新增 4 种,删除 1 种;平喘类新增 1 种,删除 7 种;抗怔忡类新增 3 种,删除 1 种;祛湿类新增 1 种,删除 3 种。现共收录中成药 136 种。

(一) 开窍熄风药

1. 安宫牛黄丸　主要成分:牛黄、水牛角浓缩粉、麝香或人工麝香、黄连、朱砂、郁金、冰片、栀子、黄芩、珍珠、雄黄。功效:清热解毒,镇惊开窍。

适应证:用于热病,邪入心包,高热惊厥,神昏谵语;中风昏迷及脑炎、脑膜炎、中毒性脑病、脑出血、败血症见上述证候者。用法用量:口服。一次 2 丸〔规格(1)〕或一次 1 丸〔规格(2)〕;小儿三岁以内一次 1/2 丸〔规格(1)〕或一次 1/4 丸〔规格(2)〕,四至六岁一次 1 丸〔规格(1)〕或一次 1/2 丸〔规格(2)〕,一日 1 次;或遵医嘱。(本品每丸含牛黄以胆红素($C_{33}H_{36}N_4O_6$)计,〔规格(1)〕,不得少于 9.3mg;〔规格(2)〕不得少于 18.5mg)注意事项:孕妇慎用。

2. 安宫牛黄散　主要成分:牛黄、人工麝香、朱砂、黄连、栀子、水牛角浓缩粉、珍珠、雄黄、黄芩、冰片。功效:清热解毒,镇惊开窍。

适应证:用于热病,邪入心包,高热惊厥,神昏谵语;中风昏迷及脑炎、脑膜炎、中毒性脑病、脑出血、败血症见上述证候者。用法用量:口服。一次 1.6g,一日 1 次;小儿三岁以内一次 0.4g,四至六岁一次 0.8g,一日 1 次;或遵医嘱。注意事项:孕妇慎用。

3. 清开灵注射液　为安宫牛黄丸变方。主要成分:胆酸、猪去氧胆酸、水牛角(粉)、珍珠母(粉)、黄芩苷、金银花、栀子、板蓝根。本品分肌注、静脉点滴两种剂型。功效:清热解毒、化痰通络,醒神开窍。适应证:用于热病,神昏,中风偏瘫,神志不清;急性肝炎、上呼吸道感染、肺炎、脑血栓形成、脑出血见上述证候者。用法用量:肌内注射,一日 2~4ml。重症患者静脉滴注,一日 20~40ml,以 10%葡萄糖注射液 200ml 或氯化钠注射液 100ml 稀释后使用。注意事项:①有表证恶寒发热者、药物过敏史者慎用;②如出现变态反应应及时停药并做脱敏处理;③本品如产生沉淀或浑浊时不得使用,如经 10%葡萄糖或氯化钠注射液稀释后,出现浑浊亦不得使用;④药物配伍:到目前为止,已确认清开灵注射液不能与硫酸庆大霉素、青霉素 G 钾、肾上腺素、间羟胺、乳糖酸红霉素、多巴胺、山梗菜碱、硫酸美芬丁胺等药物配伍使用;⑤清开灵注射液稀释以后,必须在 4 小时以内使用;⑥输液速度,注意滴速勿快,儿童以 20~40 滴/分为宜,成年人以 40~60 滴/分为宜;⑦除按〔用法与用量〕中说明使用以外,还可用 5%葡萄糖注射液、氯化钠注射液按每 10ml 药液加入 100ml 溶液稀释后使用。

4. 清开灵口服液(片)　主要成分:胆酸、珍珠母、猪去氧胆酸、栀子、水牛角、板蓝根、黄芩苷、金银花。功效:清热解毒,镇静安神。适应证:用于外感风热时毒、火毒内盛所致高热不退、烦躁不安、咽喉肿痛、舌质红绛、苔黄、脉数者;上呼吸道感染、病毒性感冒、急性化脓性扁桃体炎、急性咽炎、急性气管炎、高热等病症属上述证候者。用法用量:口服。口服液一次 20~30ml,一日 2 次;片剂一次 1~2 片,一日 3 次。儿童酌减。注意事项:久病体虚患者如出现腹泻时慎用。

5. 清开灵软胶囊　主要成分:胆酸、珍珠母、猪去氧胆酸、栀子、水牛角、板蓝根、黄芩苷、金银花。功效:清热解毒,镇静安神。适应证:用于外感风热时毒、火毒内盛所致高热不退、烦躁不安、咽喉肿痛、舌质红绛、苔黄、脉数者；上呼吸道感染、病毒性感冒、急性化脓性扁桃体炎、急性咽炎、急性气管炎、高热等病症属上述证候者。用法用量：口服。一次 1~2 粒〔规格(1)〕或 2~4 粒〔规格(2)〕，一日 3 次；儿童酌减或遵医嘱。注意事项：久病体虚患者如出现腹泻时慎用。

6. 清开灵泡腾片　主要成分：胆酸、珍珠母、猪去氧胆酸、栀子、水牛角、板蓝根、黄芩苷、金银花。功效：清热解毒，镇静安神。适应证：用于外感风热时毒、火毒内盛所致高热不退、烦躁不安、咽喉肿痛、舌质红绛、苔黄、脉数者；上呼吸道感染、病毒性感冒、急性化脓性扁桃体炎、急性咽炎、急性气管炎、高热等病症属上述证候者。用法用量：热水中泡腾溶解后服用。一次 2~4 片，一日 3 次。儿童酌减或遵医嘱。注意事项：久病体虚患者如出现腹泻时慎用。

7. 清开灵胶囊　主要成分：胆酸、珍珠母、猪去氧胆酸、栀子、水牛角、板蓝根、黄芩苷、金银花。功效：清热解毒，镇静安神。适应证：用于外感风热时毒、火毒内盛所致高热不退、烦躁不安、咽喉肿痛、舌质红绛、苔黄、脉数者；上呼吸道感染、病毒性感冒、急性化脓性扁桃体炎、急性咽炎、急性气管炎、高热等病症属上述证候者。用法用量：口服。一次 2~4 粒〔规格(1)〕，一次 1~2 粒〔规格(2)〕，一日 3 次。儿童酌减或遵医嘱。注意事项：久病体虚患者如出现腹泻时慎用。

8. 清开灵颗粒　主要成分：胆酸、珍珠母、猪去氧胆酸、栀子、水牛角、板蓝根、黄芩苷、金银花。清热解毒，镇静安神。适应证：用于外感风热时毒、火毒内盛所致高热不退、烦躁不安、咽喉肿痛、舌质红绛、苔黄、脉数者；上呼吸道感染，病毒性感冒，急性化脓性扁桃体急性咽炎，急性气管炎，高热等症属上述证候者。用法用量：口服。1 次 1~2 袋，一日 2~3 次。儿童酌减，或遵医嘱。注意事项：久病体虚患者如出现腹泻时慎用。

9. 紫雪散　主要成分：石膏、北寒水石、滑石、磁石、玄参、木香、沉香、升麻、甘草、丁香、芒硝(制)、硝石(精制)、水牛角浓缩粉、羚羊角、人工麝香、朱砂。功效：清热开窍，止痉安神。适应证：用于热入心包、热动肝风证，症见高热烦躁、神昏谵语、惊厥抽搐、斑疹吐衄、尿赤便秘等。用法用量：口服，每次 1.5~3g，每日 2 次；周岁小儿每次 0.3g；五岁以内小儿每增一岁递增 0.3g，一日 1 次；五岁以上小儿酌情服用。注意事项：孕妇禁用。

10. 羚羊角胶囊　主要成分：羚羊角。功效：平肝息风，清肝明目，散血解毒。适应证：用于肝风内动，肝火上扰，血热毒盛所致的高热惊痫，神昏痉厥，子痫抽搐，癫痫发狂，头痛眩晕，目赤，翳障，温毒发斑。用法用量：口服。一次 0.3~0.6g，一日 1 次。规格：每粒装 0.15g、0.3g。

11. 万氏牛黄清心丸　主要成分：牛黄、朱砂、黄连、黄芩、栀子、郁金等。功效：清热解毒，镇惊安神。适应证：用于热入心包、热盛动风证，症见高热烦躁、神昏谵语及小儿高热惊厥。用法用量：口服，一次 2 丸〔规格(1)〕或一次 1 丸〔规格(2)〕，一日 2~3 次。注意事项：孕妇慎用。规格(1)每丸重 1.5g，(2)每丸重 3g。

12. 苏合香丸　主要成分：苏合香、诃子肉、檀香、木香、安息香、丁香、荜茇、香附、乳香(制)、沉香、水牛角浓缩粉、朱砂、人工麝香、冰片、白术。功效：芳香开窍，行气止痛。适应证：用于痰迷心窍所致的痰厥昏迷、中风偏瘫、肢体不利，以及中暑、心胃气痛。用法用量：口服，每次 1 丸，每日 1~2 次。注意事项：孕妇禁用。

13. 安脑丸*　主要成分：人工牛黄、水牛角浓缩粉、黄连猪胆粉、朱砂、冰片、珍珠、黄芩、栀子、雄黄、郁金、石膏、煅赭石、珍珠母、薄荷脑。功效：醒脑安神，清热解毒，豁痰开窍，镇静熄风。适应证:用于高热神昏,烦躁谵语,抽搐惊厥,中风窍闭,头痛眩晕;高血压、脑中风见上述证候者。用法用量:口服。小蜜丸一次3~6g,大蜜丸一次1~2丸,一日2次;小儿酌减或遵医嘱。注意事项:按医嘱服用。

14. 十香返生丸　主要成分:沉香、丁香、檀香、土木香、醋香附、降香、广藿香、乳香(醋炙)、天麻僵蚕(麸炒)、郁金、莲子心、瓜蒌子(蜜炙)、煅金、礞石、诃子肉、甘草、苏合香、安息香、人工麝香、冰片、朱砂、琥珀、牛黄。功效:开窍化痰,镇静安神。适应证:用于中风痰迷心窍引起的言语不清、神志昏迷、痰涎壅盛、牙关紧闭。用法与用量:口服。一次1丸,一日2次;或遵医嘱。注意事项:孕妇忌服。

15. 七十味珍珠丸　主要成分:珍珠、檀香、降香、九眼石、西红花、牛黄、麝香等。功效:安神,镇静,通经活络,调和气血,醒脑开窍。适应证:用于"黑白脉病""龙血"不调;中风、瘫痪、半身不遂、癫痫、脑溢血、脑震荡、心脏病、高血压及神经性障碍。用法与用量:研碎后开水送服。重病人一日1g,每隔3~7日1g。注意事项:禁用陈旧、酸性食物。

16. 八味沉香散　主要成分:沉香、肉豆蔻、广枣、石灰华、乳香、木香、诃子(煨)、木棉花。功效:清心热,养心,安神,开窍。适应证:用于热病攻心,神昏谵语;冠心病,心绞痛。用法用量:口服。一次0.9~1.5g,一日2~3次。

17. 小儿抗痫胶囊　主要成分:胆南星、天麻、太子参、茯苓、水半夏(制)、橘红、九节菖蒲、青果、琥珀、沉香、六神曲(麸炒)、麸炒枳壳、川芎、羌活。功效:豁痰熄风,健脾理气。用于原发性全身性强直-阵挛发作型儿童癫痫风痰闭阻证,发作时症见四肢抽搐、口吐涎沫、二目上窜、甚至昏仆。用法用量:口服。3~6岁一次5粒,7~13岁一次8粒,一日3次。本品胶囊较大,患儿不习惯或吞服有困难者,可从胶囊中取出药粉冲服。注意:忌食牛羊肉、无鳞鱼及辛辣刺激食物;少数患儿服药后出现食欲减退、恶心呕吐、腹痛腹泻等消化道症状,饭后服用或继续服药1~3周一般可自行消失;停药、减量需在医生指导下进行。

18. 小儿惊风散　主要成分:全蝎、雄黄、甘草、炒僵蚕、朱砂。功效:镇惊熄风。用于小儿惊风,抽搐神昏。用法与用量:口服。周岁小儿一次1.5g,一日2次;周岁以内小儿酌减。

19. 小儿清热片　主要成分:黄柏、灯心草、栀子、钩藤、雄黄、黄连、朱砂、龙胆、黄芩、大黄、薄荷素油。功效:清热解毒,祛风镇惊。用于小儿风热,烦躁抽搐,发热口疮,小便短赤,大便不利。用法与用量:口服。一次2~3片,一日1~2次;周岁以内小儿酌减。

20. 小儿解热胶囊　主要成分:全蝎、胆南星、防风、羌活、天麻、麻黄、钩藤、薄荷、猪牙皂、煅青礞石、天竺黄、陈皮、茯苓、甘草、琥珀、炒僵蚕、蜈蚣、珍珠、朱砂、人工牛黄、人工麝香、冰片。功效:清热化痰,镇惊,息风。用于小儿感冒发热,痰涎壅盛,高热惊风,项背强直,手足抽搐,神志昏蒙,呕吐咳嗽。用法用量:口服。一次1丸,一日2次;周岁以内酌减。

21. 牛黄千金散　主要成分:全蝎、僵蚕(制)、牛黄、朱砂、冰片、黄连、胆南星、天麻、甘草。功效:清热解毒,镇痉定惊。适应证:用于小儿惊风高热,手足抽搐,痰涎壅盛,神昏谵语。用法用量:口服。一次0.6~0.9g,一日2~3次。三岁以内小儿酌减。

22. 牛黄抱龙丸　主要成分:牛黄、胆南星、天竺黄、茯苓、琥珀、人工麝香、全蝎、炒僵蚕、雄黄、朱砂。功效:清热镇惊,祛风化痰。用于小儿风痰壅盛所致的惊风,症见高热神昏、惊风抽搐。用法用量:口服。一次1丸,一日1~2次;周岁以内小儿酌减。

23. 牛黄清心丸(局方)　主要成分:牛黄、当归、川芎、甘草、山药、黄芩、炒苦杏仁、大豆黄卷、大枣、炒白术、茯苓、桔梗、防风、柴胡、阿胶、干姜、白芍、人参、六神曲(炒)、肉桂、麦冬、白蔹、蒲黄(炒)、麝香或人工麝香、冰片、水牛角浓缩粉、羚羊角、朱砂、雄黄。功效:清心化痰,镇惊祛风。适应证:用于风痰阻窍所致的头晕目眩、痰涎壅盛、神志混乱、言语不清及惊风抽搐、癫痫。用法用量:口服。大蜜丸一次 1 丸,水丸一次 1.6g,一日 1 次。注意事项:孕妇慎用。

24. 牛黄清宫丸 主要成分:人工牛黄、麦冬、黄芩、莲子心、天花粉、甘草、大黄、栀子、地黄、连翘、郁金、玄参、雄黄、水牛角浓缩粉、朱砂、冰片、金银花、人工麝香。功效:清热解毒,镇惊安神,止渴除烦。用于热入心包、热盛动风证,症见身热烦躁、昏迷、舌赤唇干、谵语狂躁、头痛眩晕、惊悸不安及小儿急热惊风。用法用量:口服。一次 1 丸,一日 2 次。注意事项:孕妇禁用;不宜久服。

25. 牛黄镇惊丸 主要成分:牛黄、全蝎、炒僵蚕、珍珠、人工麝香、朱砂、雄黄、天麻、钩藤、防风、琥珀、胆南星、制白附子、半夏(制)、天竺黄、冰片、薄荷、甘草。功效:镇惊安神,祛风豁痰。适应证:用于小儿惊风,高热抽搐,牙关紧闭,烦躁不安。用法用量:口服。水蜜丸一次 1g,小蜜丸一次 1.5g,大蜜丸一次 1 丸,一日 1~3 次;三岁以内小儿酌减。

26. 心脑静片 主要成分:莲子心、珍珠母、槐米、黄柏、木香、黄芩、夏枯草、钩藤、龙胆、淡竹叶、铁丝威灵仙、制天南星、甘草、人工牛黄、朱砂、冰片。功效:平肝潜阳,清心安神。适应证:用于肝阳上亢所致的眩晕及中风,症见头晕目眩、烦躁不宁、言语不清、手足不遂。也可用于高血压肝阳上亢证。用法用量:口服。一次 4 片,一日 1~3 次。注意事项:孕妇忌服;本品不宜久服;肝肾功能不全者慎用。

27. 玉真散 主要成分:生白附子、防风、生天南星、白芷、天麻、羌活。功效:熄风,镇痉,解痛。适应证:用于金创受风所致的破伤风,症见筋脉拘急、手足抽搐,亦可外治跌扑损伤。用法用量:口服。一次 1~1.5g,或遵医嘱。外用,取适量敷于患处。注意事项:孕妇禁用。

28. 瓜霜退热灵胶囊 主要成分:西瓜霜、北寒水石、石膏、滑石、磁石、玄参、水牛角浓缩粉、羚羊角、甘草、升麻、丁香、沉香、人工麝香、冰片、朱砂。功效:清热解毒,开窍镇惊。适应证:用于热病热入心包、肝风内动证,症见高热、惊厥、抽搐、咽喉肿痛。用法用量:口服。周岁以内一次 0.15~0.3g,一至三岁一次 0.30~0.6g,三至六岁一次 0.6~0.75g,六至九岁一次 0.75~0.9g,九岁以上一次 0.9~1.2g,成人一次 1.2~1.8g,一日 3~4 次。注意事项:不宜久服,孕妇禁服。

29. 医痫丸 主要成分:生白附子、天南星(制)、半夏(制)、猪牙皂、僵蚕(炒)、乌梢蛇(制)、蜈蚣、全蝎、白矾、雄黄、朱砂。功效:祛风化痰,定痫止搐。适应证:用于痰阻脑络所致的癫痫,症见抽搐昏迷、双目上吊、口吐涎沫。用法用量:口服。一次 3g,一日 2~3 次;小儿酌减。注意事项:本品含毒性药,不宜多服;孕妇禁用。

30. 抗栓再造丸 主要成分:红参、黄芪、胆南星、烫穿山甲、人工牛黄、冰片、烫水蛭、人工麝香、丹参、三七、大黄、地龙、苏合香、全蝎、葛根、穿山龙、当归、牛膝、何首乌、乌梢蛇、桃仁、朱砂、红花、土鳖虫、天麻、细辛、威灵仙、草豆蔻、甘草。功效:活血化瘀,舒筋通络,息风镇痉。适应证:用于瘀血阻窍、脉络失养所致的中风,症见手足麻木、步履艰难、瘫痪、口眼歪斜、言语不清;中风恢复期及后遗症见上述证候者。用法用量:口服。一次 1 袋,一日 3 次。注意事项:孕妇忌服;年老体弱者慎服。

31. 局方至宝散 主要成分:水牛角浓缩粉、牛黄、玳瑁、人工麝香、朱砂、雄黄、琥珀、安息香、冰片。功效:清热解毒,开窍镇惊。适应证:用于热病属热入心包、热盛动风证,症见高热惊厥、烦躁不安、神昏谵语及小儿急热惊风。用法用量:口服。一次 2g,一日 1 次;小儿三岁以内一次 0.5g,四至六岁一次 1g;或遵医嘱。

32. 通关散 主要成分:猪牙皂、鹅不食草、细辛。功效:通关开窍。适应证:用于痰浊阻窍所致的气闭昏厥、牙关紧闭、不省人事。用法用量:每用少许,吹鼻取嚏。注意事项:孕妇慎用。

33. 琥珀抱龙丸 主要成分:山药(炒)、朱砂、甘草、琥珀、天竺黄、檀香、枳壳(炒)、茯苓、胆南星、枳实(炒)、红参。功效:清热化痰,镇静安神。用于饮食内伤所致的痰食型急惊风,症见发热抽搐、烦躁不安、痰喘气急、惊痫不安。用法用量:口服。小蜜丸一次 1.8g(9丸),大蜜丸一次 1 丸,一日 2 次;婴儿小蜜丸每次 0.6g(3 丸),大蜜丸每次 1/3 丸,化服。注意事项:慢惊及久病、气虚者忌服。规格:(1)小蜜丸每 100 丸 20g,(2)大蜜丸每丸重 1.8g。

34. 癫痫平片 主要成分:石菖蒲、僵蚕、全蝎、蜈蚣、石膏、白芍、煅磁石、煅牡蛎、猪牙皂、柴胡、硼砂。功效:豁痰开窍,平肝清热,熄风定痫。用于风痰闭阻所致癫痫。用法用量:口服。一次 5~7 片,一日 2 次,小儿酌减或遵医嘱。禁忌:孕妇忌服。

35. 癫痫康胶囊 主要成分:天麻、石菖蒲、僵蚕、胆南星、川贝母、丹参、远志、全蝎、麦冬、淡竹叶、生姜、琥珀、人参、冰片、人工牛黄。功效:镇惊熄风,化痰开窍。适应证:用于癫痫风痰闭阻,痰火扰心,神昏抽搐,口吐涎沫者。用法用量:口服。一次 3 粒,一日 3 次。

36. 二十五味珍珠丸 主要成分:珍珠、珍珠母、肉豆蔻、石灰华、红花、草果、丁香、降香、豆蔻、诃子、檀香、余甘子、沉香、肉桂、毛诃子、螃蟹、木香、冬葵果、荜茇、志达萨增、金礞石、体外培育牛黄、香旱芹、西红花、黑种草子、人工磨香、水牛角浓缩粉。功效:安神开窍。适应证:用于中风;半身不遂,口眼歪斜,昏迷不醒,神志紊乱,谵语发狂等。用法与用量:开水泡服,一次 1g,一日 1~2 次。

37. 二十五味珊瑚丸 主要成分:珊瑚、珍珠、青金石、珍珠、诃子、木香、红花、丁香、沉香、朱砂、龙骨、炉甘石、脑石、磁石、禹粮土、芝麻、葫芦、紫菀花、獐牙、菜藏、菖蒲、榜那、打箭菊、甘草、西红花、人工麝香。功效:开窍,通络,止痛。适应证:用于"白脉病",神志不清,身体麻木,头昏目眩,脑部疼痛,血压不调,头痛,癫痫及各种神经性疼痛。用法用量:开水泡服。一次 1g,一日 1 次。

(二) 补益回阳药

1. 补心气口服液* 主要成分:黄芪、人参、石菖蒲、薤白。功效:补益心气,理气止痛。适应证:用于心悸气短,乏力、头晕心气虚损型胸痹心痛。主要用于心气虚损型胸痹心痛(冠心病、心绞痛)。用法用量:口服,每次 10ml,每日 3 次。

2. 滋心阴口服液* 主要成分:麦冬、赤芍、北沙参、三七。功效:滋养心阴,活血止痛。适应证:用于阴虚血瘀所致的胸痹,症见胸闷胸痛、心悸怔忡、五心烦热、夜眠不安、舌红少苔;冠心病心绞痛见上述证候者。用法用量:口服,每次 10ml,每日 3 次。

3. 四逆汤 主要成分:淡附片、干姜、炙甘草。功效:温中祛寒,回阳救逆。适应证:用于阳虚欲脱,冷汗自出,四肢厥逆,下利清谷,脉微欲绝。用法用量:口服。一次 10~20ml,一日 3 次;或遵医嘱。

(三) 活血、止血药

1. 紫地宁血散* 主要成分:大叶紫珠、地捻。功效:清热凉血,收敛止血。适应证:用于胃中积热所致的吐血、便血;胃及十二指肠溃疡出血见上述证候者。用法用量:口服,每次 8g,每日 3~4 次。

2. 云南白药 主要成分:参三七等。功效:化瘀止血,活血止痛,解毒消肿。适应证:用于跌打损伤,瘀血肿痛,吐血、咯血、便血、痔血、崩漏下血,手术出血,疮疡肿毒及软组织挫伤,闭合性骨折,支气管扩张及肺结核咯血,溃疡病出血,以及皮肤感染性疾病。用法用量:刀、枪、跌打诸伤,无论轻重,出血者用温开水送服;瘀血肿痛与未流血者用酒送服;妇科各症,用酒送服;但月经过多、红崩,用温水送服。毒疮初起,服 0.25g,另取药粉,用酒调匀,敷患处,如已化脓,只需内服。其他内出血各症均可内服。口服。一次 0.25~0.5g,一日 4 次(二至五岁按 1/4 剂量服用;六至十二岁按 1/2 剂量服用)。凡遇较重的跌打损伤可先服保险子一粒,轻伤及其他病症不必服。注意事项:孕妇忌用;服药一日内,忌食蚕豆、鱼类及酸冷食物。

3. 云南白药胶囊　主要成分:参三七等。功效:化瘀止血,活血止痛,解毒消肿。适应证:用于跌打损伤,瘀血肿痛,吐血、咯血、便血、痔血、崩漏下血,手术出血,疮疡肿毒及软组织挫伤,闭合性骨折,支气管扩张及肺结核咯血,溃疡病出血,以及皮肤感染性疾病。用法与用量:刀、枪、跌打诸伤,无论轻重,出血者用温开水送服;瘀血肿痛与未流血者用酒送服;妇科各症,用酒送服;但月经过多、红崩,用温水送服。毒疮初起,服 1 粒,另取药粉,用酒调匀,敷患处,如已化脓,只需内服。其他内出血各症均可内服。口服。一次 1~2 粒,一日 4 次(二至五岁按 1/4 剂量服用;六至十二岁按 1/2 剂量服用)。凡遇较重的跌打损伤可先服保险子 1 粒,轻伤及其他病症不必服。注意事项:孕妇忌用;服药一日内,忌食蚕豆、鱼类及酸冷食物。

4. 丹七片　主要成分:三七、丹参。功效:活血化瘀,可扩张冠状动脉、增加血流量。适应证:冠心病、心绞痛的辅助治疗及神经衰弱、头痛等证。用法用量:口服,每次 3~5 片,每日 3 次。活血化瘀,通脉止痛。用于瘀血闭阻所致的胸痹心痛,眩晕头痛,经期腹痛。用法用量:口服。一次 3~5 片,一日 3 次。注意事项:孕妇慎服。

5. 乐脉颗粒*　主要成分:丹参、川芎、赤芍、红花、山楂、香附、木香。功效:行气活血,化瘀通脉。适应证:用于气滞血瘀所致的头痛、眩晕、胸痛、心悸;冠心病心绞痛、多发性脑梗死见上述证候者。用法用量:开水冲服,每次 1~2 包,每日 3 次。

6. 血栓心脉宁*　主要成分:人参茎叶总皂苷、人工麝香、人工牛黄、冰片、川芎、丹参、槐花、水蛭、毛冬青、蟾酥。功效:益气活血,开窍止痛。适应证:用于气虚血瘀所致的中风、胸痹,症见头晕目眩、半身不遂、胸闷心痛、心悸气短;缺血性中风恢复期、冠心病心绞痛见上述证候者。用法用量:口服,一次 2 片,一日 3 次。注意事项:孕妇忌服。

7. 乌贝散　主要成分:海螵蛸(去壳)、浙贝母。功效:制酸止痛,收敛止血。现代研究有抑制胃酸和促进溃疡面愈合作用。适应证:制酸止痛,收敛止血。用于肝胃不和所致的胃脘疼痛、泛吐酸水、嘈杂似饥;胃及十二指肠溃疡见上述证候者。用法用量:饭前口服,一次 3g,一日 3 次;十二指肠溃疡者可加倍服用。

8. 独一味片　主要成分:独一味。功效:活血止痛,化瘀止血。适应证:用于多种外科手术后的刀口疼痛、出血,外伤骨折,筋骨扭伤,风湿痹痛以及崩漏、痛经、牙龈肿痛、出血。用法用量:口服,每次 3 片,1 日 3 次。7 日为一疗程,或必要时服。注意事项:孕妇慎用。

9. 独一味胶囊　主要成分:独一味。功效:活血止痛,化瘀止血。适应证:用于多种外科手术后的刀口疼痛、出血,外伤骨折,筋骨扭伤,风湿痹痛以及崩漏、痛经、牙龈肿痛、出血。用法用量:口服。一次 3 粒,一日 3 次。7 日为一疗程;或必要时服。注意事项:孕妇慎用。

10. 活血止痛胶囊　主要成分:当归、三七、醋乳香、冰片、土鳖虫、自然铜(煅)。功效:活血散瘀,消肿止痛。适应证:活血散瘀,消肿止痛。用法用量:用温黄酒或温开水送服。一次 3 粒〔规格(1)〕或一次 4 粒〔规格(2)〕,一日 2 次;一次 6 粒〔规格(3)〕,一日 2 次,或一次 4 粒〔规格(3)〕,一日 3 次。注意事项:孕妇禁用。规格:(1)每粒装 0.5g,(2)每粒装 0.37g,(3)每粒装 0.25g。

11. 一清胶囊(颗粒)　主要成分:黄连、大黄、黄芩。功效:清热泻火解毒,化瘀凉血止血。适应证:用于火毒血热所致的身热烦躁、目赤口疮、咽喉牙龈肿痛、大便秘结、吐血、咯血、衄血、痔血;咽炎、扁桃体炎、牙龈炎见上述证候者。用法用量:口服。胶囊剂一次 2 粒,一日 3 次;颗粒剂开水冲服,一次 1 袋,一日 3~4 次。注意事项:出现腹泻时,可酌情减量。

12. 十一味能消丸　主要成分:藏木香、小叶莲、干姜、沙棘膏、诃子肉、蛇肉(制)、大黄、方海、北寒水石(制)、硇砂、碱花(制)。功效:化瘀行血,通经催产。适应证:用于经闭,月经不调,难产,胎盘不下,产后瘀血腹痛。用法用量:研碎后开水送服。一次 1~2 丸,一日 2 次。注意事项:孕妇忌服。

13. 三七片　主要成分:三七。功效:散瘀止血,消肿止痛。用于咯血,吐血,衄血,便血,崩漏,外伤出血,胸腹刺痛,跌扑肿痛。用法与用量:口服。小片:一次 4~12 片,大片:一次 2~6 片,一日 3 次。注意事项:孕妇忌服。

14. 三七血伤宁胶囊　主要成分:三七、重楼、制草乌、大叶紫珠、山药、黑紫藜芦、冰片。功效:止血镇痛,祛瘀生新。适应证:用于瘀血阻滞、血不归经之各种血证及瘀血肿痛,如胃、十二指肠溃疡出血,支气管扩张出血,肺结核咯血,功能性子宫出血,外伤及痔疮出血,妇女月经不调,经痛,经闭及月经血量过多,产后瘀血,胃痛,肋间神经痛等。用法用量:用温开水送服。一次 1 粒(重症者 2 粒),一日 3 次,每隔 4 小时服一次,初服者若无副作用,可如法连服多次;小儿二岁至五岁一次 1/10 粒,五岁以上 1/5 粒。跌打损伤较重者,可先用酒送服 1 丸保险子。瘀血肿痛者,用酒调和药粉,外擦患处;如外伤皮肤破损或外伤出血,只需内服。注意事项:轻伤及其他病症患者忌服保险子;服药期间忌食蚕豆、鱼类和酸冷食物;孕妇禁用。

15. 三七通舒胶囊　主要成分:三七三醇皂苷。功效:活血化瘀,活络通脉,改善脑梗死、脑缺血功能障碍,恢复缺血性脑代谢异常,抗血小板聚集,防止血栓形成,改善微循环,降低全血黏度,增加颈动脉血流量。适应证:主要用于心脑血管栓塞性病症,主治中风、半身不遂、口舌歪斜、言语謇涩、偏身麻木。用法与用量:口服。一次 1 粒,一日 3 次。注意事项:出血性中风在出血期间忌用,对出血后的瘀血症状要慎用。

16. 天丹通络片　主要成分:川芎、豨莶草、丹参、水蛭、天麻、槐花、石菖蒲、人工牛黄、黄芪、牛膝。功效:活血通络,熄风化痰。适应证:用于中风中经络,风痰瘀血痹阻脉络证,症见半身不遂、偏身麻木、口眼歪斜、言语謇涩;脑梗死急性期、恢复早期见上述证候者。用法用量:口服。一次 5 片,一日 3 次。

17. 天丹通络胶囊　主要成分:川芎、豨莶草、丹参、水蛭、天麻、槐花、石菖蒲、人工牛黄、黄芪、牛膝。功效:血通络,熄风化痰。适应证:用于中风中经络,风痰瘀血痹阻脉络证,症见半身不遂、偏身麻木、口眼歪斜、言语謇涩;脑梗死急性期、恢复早期见上述证候者。用法用量:口服。一次 5 粒,一日 3 次。

18. 止血复脉合剂　主要成分:阿胶、川芎、附片(黑顺片)、大黄。功效:止血祛瘀,滋阴复脉。适应证:用于上消化道出血量多,症见烦躁或神志淡漠、肢冷、汗出、脉弱无力。可作为失血性休克的辅助治疗药物。用法与用量:口服。一次 20~40ml,一日 3~4 次,或遵医嘱。治疗失血性休克,开始 2 小时内服 180ml,第 3~12 小时和 12~24 小时分别服 90~180ml,第二至第七天可根据病情恢复情况，每天给药 90~180ml，分数次口服或遵医嘱。

19. 血康口服液　主要成分：本品为肿节风浸膏制成的口服液。功效：活血化瘀，消肿散结，凉血止血。适应证：用于血热妄行，皮肤紫斑；原发性及继发性血小板减少性紫癜。用法用量：口服。一次 10~20ml，一日 3~4 次；小儿酌减；可连服一个月。注意事项：服药后个别患者如有轻度恶心、嗜睡现象，继续服药后可自行消失。

20. 灯盏细辛注射液　主要成分：灯盏细辛。功效：活血祛瘀，通络止痛。适应证：用于瘀血阻滞，中风偏瘫，肢体麻木，口眼歪斜，言语謇涩及胸痹心痛；缺血性中风、冠心病心绞痛见上述证候者。用法用量：肌内注射，一次 4ml，一日 2~3 次。穴位注射，每穴 0.5~1.0ml，多穴总量 6~10ml。静脉注射，一次 20~40ml，—日 1~2 次，用 0.9%氯化钠注射液 250~500ml 稀释后缓慢滴注。注意事项：本品在酸性条件下，其酚酸类成分可能游离析出，故静脉滴注时不宜和其他酸性较强的药物配伍。如药液出现浑浊或沉淀，请勿继续使用。

21. 胃康胶囊　主要成分：白及、海螵蛸、香附、黄芪、白芍、三七、鸡内金、鸡蛋壳（炒焦）、乳香、没药、百草霜。功效：行气健胃，化瘀止血，制酸止痛。适应证：用于气滞血瘀所致的胃脘疼痛、痛处固定、吞酸嘈杂，或见吐血、黑便；胃及十二指肠溃疡、慢性胃炎、上消化道出血见上述证候者。用法用量：口服。一次 2~4 粒，一日 3 次。注意事项：孕妇及脾胃虚弱者慎用；忌食辛辣、油腻、生冷之品，戒烟酒。

22. 保心片　主要成分：三七、丹参、川芎、山楂、制何首乌、何首乌。功效：滋补肝肾，活血化瘀。适应证：用于肝肾不足、瘀血内停所致的胸痹，症见胸闷、心前区刺痛；冠心病心绞痛见上述证候者。用法用量：口服。一次 4~6 片，一日 3 次。注意事孕妇慎用。

23. 致康胶囊　主要成分：大黄、黄连、三七、白芷、阿胶、龙骨（煅）、白及、醋没药、海螵蛸、茜草、龙血竭、甘草、珍珠、冰片。功效：清热凉血止血，化瘀生肌定痛。用于创伤性出血，崩漏、呕血及便血等。用法用量：口服。一次 2~4 粒，一日 3 次；或遵医嘱。注意事项：孕妇禁服；过敏体质者慎用。

24. 银杏叶片　主要成分：银杏叶提取物。功效：活血化瘀通络。用于瘀血阻络引起的胸痹心痛、中风、半身不遂、舌强语謇；冠心病稳定型心绞痛、脑梗死见上述证候者。用法用量：口服。〔规格(1)〕一次 2 片、〔规格(2)〕一次 1 片，一日 3 次；或遵医嘱。规格：(1)每片含总黄酮醇苷 9.6mg、萜类内酯 2.4mg，(2)每片含总黄酮醇苷 19.2mg、萜类内酯 4.8mg。

25. 银杏叶胶囊　主要成分：银杏叶提取物。功效：活血化瘀通络。适应证：用于瘀血阻络引起的胸痹心痛、中风、半身不遂、舌强语謇；冠心病稳定型心绞痛、脑梗死见上述证候者。用法用量：口服。〔规格(1)〕一次 2 粒或一次 1 粒〔规格(2)〕，一日 3 次；或遵医嘱。规格：(1)每粒含总黄酮醇苷 9.6mg、萜类内酯 2.4mg，(2)每粒含总黄酮醇苷 19.2mg、萜类内酯 4.8mg，(3)每粒装 0.25g（含总黄酮醇苷 40mg、萜类内酯 10mg）。

26. 银杏叶滴丸　主要成分：银杏叶提取物。功效：活血化瘀通络。适应证：用于瘀血阻络引起的胸痹心痛、中风、半身不遂、舌强语謇；冠心病稳定型心绞痛、脑梗死见上述证候者。用法用量：口服。一次 5 丸，一日 3 次；或遵医嘱。

27. 断血流片　主要成分：断血流。功效：凉血止血。适应证：用于血热妄行所致的月经过多、崩漏、吐血、衄血、咯血、尿血、便血、血色鲜红或紫红；功能失调性子宫出血、子宫肌瘤出血及多种出血症、单纯性紫癜、原发性血小板减少性紫癜见上述证候者。用法用量：口服。一次 3~6 片，—日 3 次。

28. 断血流胶囊　主要成分：断血流。功效：凉血止血。适应证：用于血热妄行所致的月经过多、崩漏、吐血、衄血、咯血，尿血、便血，血色鲜红或紫红；功能失调性子宫出血、子宫肌瘤出血及多种出血症、单纯性紫癜、原发性血小板减少性紫癜见上述证候者。用法用量：口服。一次3~6粒，一日3次。

29. 断血流颗粒 主要成分：断血流。功效：凉血止血。适应证：用于血热妄行所致的月经过多、崩漏、吐血、衄血、咯血、尿血、便血、血色鲜红或紫红；功能失调性子宫出血、子宫肌瘤出血及多种出血症、单纯性紫癜、原发性血小板减少性紫癜见上述证候者。用法用量：口服。一次1袋，一日3次。

30. 裸花紫珠片 主要成分：裸花紫珠干浸膏。功效：清热解毒，收敛止血。适应证：用于血热毒盛所致的呼吸道、消化道出血及细菌感染性炎症。用法用量：口服。一次2片，一日3次。

31. 裸花紫珠胶囊 主要成分：裸花紫珠干浸膏。功效：清热解毒，收敛止血。适应证：用于血热毒盛所致的呼吸道、消化道出血及细菌感染性炎症。用法用量：口服。一次3~5粒〔规格(1)〕、一次2~3粒〔规格(2)〕，一日3~4次或一次3粒〔规格(3)〕，一日3次。规格：(1)每粒装0.3g(含干浸膏0.2g)，(2)每粒装0.4g(含干浸膏0.3g)，(3)每粒装0.33g(含干浸膏0.33g)。

（四）理气止痛药

1. 速效救心丸* 主要成分：川芎、冰片等。功效：行气活血，祛瘀止痛。增加冠脉血流量，缓解心绞痛。适应证：用于气滞血瘀型冠心病，心绞痛。用法用量：必要时含服，每日3次，每次4~6粒，急性发作时，一次10~15粒。注意事项：孕妇禁用。寒凝血瘀、阴虚血瘀胸痹心痛不宜单用。有过敏史者慎用。伴有中重度心力衰竭的心肌缺血者慎用。在治疗期间，心绞痛持续发作，宜加用硝酸酯类药。

2. 冠心苏合丸 主要成分：檀香、土木香、乳香(制)、朱砂、冰片、苏合香。功效：理气，宽胸，止痛。适应证：用于寒凝气滞、心脉不通所致的胸痹，症见胸闷、心前区疼痛；冠心病心绞痛见上述证候者。用法用量：嚼碎服。一次1丸，一日1~3次；或遵医嘱。注意事项：孕妇禁用。

3. 麝香保心丸* 主要成分：人工麝香、人参提取物、苏合香、蟾酥、人工牛黄、肉桂、苏合香、冰片。功效：芳香温通，益气强心。适应证：用于气滞血瘀所致的胸痹，症见心前区疼痛、固定不移；心肌缺血所致的心绞痛、心肌梗死见上述证候者。用法用量：口服，每次1~2丸，一日3次。或症状发作时服用。注意事项：孕妇禁用。

4. 复方丹参滴丸* 主要成分：丹参、三七、冰片。功效：活血化瘀，理气止痛。适应证：用于气滞血瘀所致的胸痹，症见胸闷、心前区刺痛；冠心病心绞痛见上述证候者。用法用量：吞服或舌下含服。一次10丸，一日3次。28天为一个疗程；或遵医嘱。注意事项：孕妇慎用。

5. 胃肠安丸* 主要成分：木香、沉香、枳壳(麸炒)、檀香、大黄、厚朴(姜炙)、人工麝香、巴豆霜、大枣(去核)、川芎。功效：芳香化浊，理气止痛，健胃导滞。适应证：用于湿浊中阻、食滞不化所致的腹泻、纳差、恶心、呕吐、腹胀、腹痛；消化不良、肠炎、痢疾见上述证候者。用法用量：口服，小丸：一次20丸，一日3次；小儿周岁内一次4~6丸，一日2~3次；一至三岁一次6~12丸，一日3次；三岁以上酌加。大丸：成人一次4丸，一日3次；小儿周岁内一次1丸，一日2~3次，一至三岁一次1~2丸，一日3次；三岁以上酌加。注意事项：脾胃虚弱者慎用。规格：(1)小丸每20丸重0.08g，(2)大丸每4丸重0.08g。

6. 金佛止痛丸　主要成分:白芍、甘草、田三七、郁金、佛手、醋延胡索、姜黄。功效:行气止痛,舒肝和胃,祛瘀生新。适应证:用于气血瘀滞所致的胃脘疼痛、痛经、消化性溃疡、慢性胃炎引起的疼痛。用法用量:口服,一次5~10g,一日2~3次,或痛时服;寒证腹痛须用姜汤送服。注意事项:孕妇禁服;月经过多者慎服。

7. 牙痛一粒丸　主要成分:蟾酥、朱砂、雄黄、甘草。功效:解毒消肿,杀虫止痛。适应证:用于火毒内盛所致的牙龈肿痛,龋齿疼痛。用法用量:外用,每次取1~2粒,填入龋洞内或肿痛的齿缝处,外塞一块消毒棉球,防止药丸滑脱,注意事项:将含药后渗出的唾液吐出,不可咽下。

8. 心元胶囊　主要成分:制何首乌、丹参、地黄。功效:滋肾养心,活血化瘀。适应证:用于胸痹心肾阴虚、心血瘀阻证,症见胸闷不适、胸部刺痛或绞痛、或胸痛彻背、固定不移、入夜更甚、心悸盗汗、心烦不寐、腰酸膝软、耳鸣、头晕;冠心病稳定型劳累性心绞痛、高脂血症见上述证候者。用法用量:口服。一次3~4粒,一日3次。

9. 心速宁胶囊　主要成分:黄连、半夏、茯苓、枳实、常山、莲子心、苦参、青蒿、人参、麦冬、甘草。功效:清热化痰,宁心定悸。用于痰热扰心所致的心悸,胸闷,心烦,易惊,口干口苦,失眠多梦,眩晕,脉结代;冠心病、病毒性心肌炎引起的轻、中度室性过期前收缩动见上述证候者。用法用量:口服。一次4粒,一日3次。注意事项:(1)有胃病者宜饭后服用;(2)服药中出现恶心等反应时,可减量服用或暂停用药;(3)本品组方中常山有催吐等副作用,应用时应注意其不良反应。

10. 心脑康胶囊　主要成分:丹参、制何首乌、赤芍、枸杞子、葛根、川芎、红花、泽泻、牛膝、地龙、郁金、远志(蜜炙)、九节菖蒲、炒酸枣仁、鹿心粉、甘草。功效:活血化瘀,通窍止痛。适应证:用于瘀血阻络所致的胸痹、眩晕,症见胸闷、心前区刺痛、眩晕、头痛;冠心病心绞痛、脑动脉硬化见上述证候者。用法用量:口服。一次4粒,一日3次。注意事项:孕妇禁用。

11. 芪参胶囊　主要成分:黄芪、丹参、人参、茯苓、三七、水蛭、红花、川芎、山楂、蒲黄、制何首乌、葛根、黄芩、玄参、甘草。功效:益气活血,化瘀止痛。适应证:用于冠心病稳定型劳累型心绞痛Ⅰ、Ⅱ级,中医辨证属气虚血瘀证者,症见胸痛,胸闷,心悸气短,神疲乏力,面色紫暗,舌淡紫,脉弦而涩。用法用量:饭后温开水送服。一次3粒,一日3次。42天为一疗程。

12. 利脑心胶囊　主要成分:丹参、川芎、粉葛、地龙、赤芍、红花、郁金、制何首乌、泽泻、枸杞子、炒酸枣仁、远志、九节菖蒲、甘草、牛膝。功效:活血祛瘀,行气化痰,通络止痛。适应证:用于气滞血瘀,痰浊阻络所致的胸痹刺痛、绞痛,固定不移,入夜更甚,心悸不宁,头晕头痛;冠心病、心肌梗死,脑动脉硬化、脑血栓见上述证候者。用法用量:口服。一次4粒,一日3次,饭后服用。

13. 胃康灵胶囊　主要成分:白芍、白及、三七、甘草、茯苓、延胡索、海螵蛸、颠茄浸膏。功效:柔肝和胃,散瘀止血,缓急止痛,去腐生新。适应证:用于肝胃不和、瘀血阻络所致的胃脘疼痛、连及两胁、嗳气、泛酸;急、慢性胃炎,胃、十二指肠溃疡,胃出血见上述证候者。用法用量:口服。一次4粒,一日3次。饭后服用。注意事项:青光眼患者忌服。

14. 胃康灵颗粒　主要成分:白芍、白及、三七、甘草、茯苓、延胡索、海螵蛸、颠茄浸膏。功效:柔肝和胃,散瘀止血,缓急止痛,去腐生新。适应证:用于肝胃不和、瘀血阻络所致的胃脘疼痛、连及两胁、嗳气、泛酸;急、慢性胃炎,胃、十二指肠溃疡,胃出血见上述证候者。用法用量:开水冲服。一次1袋,一日3次;饭后服用。注意事项:青光眼患者忌服。

15. 复方丹参丸 主要成分:丹参、三七、冰片。功效:活血化瘀,理气止痛。适应证:用于气滞血瘀所致的胸痹,症见胸闷、心前区刺痛;冠心病心绞痛见上述证候者。用法用量:口服。一次 1g〔规格(1)〕或一次 0.7g〔规格(2)〕,一日 3 次。注意事项:孕妇慎用。规格:(1)每 1g 相当于生药量 1.80g,(2)每 1g 相当于生药量 2.57g。

16. 复方丹参片(胶囊) 主要成分:丹参、三七、冰片。功效:活血化瘀,理气止痛。适应证:用于气滞血瘀所致的胸痹,症见胸闷、心前区刺痛;冠心病心绞痛见上述证候者。用法用量:口服,一次 3 片(粒),一日 3 次。注意事项:孕妇慎用。一次 3,一日 3 次。注意事项:孕妇慎用。

17. 养心氏片 主要成分:黄芪、党参、丹参、葛根、淫羊藿、山楂、地黄、当归、黄连、醋延胡索、灵芝、人参、炙甘草。功效:益气活血,化瘀止痛。用于气虚血瘀所致的胸痹,症见心悸气短、胸闷、心前区刺痛;冠心病心绞痛见于上述证候者。用法用量:口服。一次 4~6 片〔规格(1)、(3)〕;一次 2~3 片〔规格(2)〕,一日 3 次。注意事项:孕妇慎用。规格:(1)薄膜衣片每片重 0.3g,(2)薄膜衣片每片重 0.6g,(3)糖衣片(片心重 0.3g)。

18. 脑心通胶囊 主要成分:黄芪、赤芍、丹参、当归、川芎、桃仁、红花、醋乳香、醋没药、鸡血藤、牛膝、桂枝、桑枝、地龙、全蝎、水蛭。功效:益气活血,化瘀通络。适应证:用于气虚血滞、脉络瘀阻所致中风中经络,半身不遂、肢体麻木、口眼歪斜、舌强语謇及胸痹心痛、胸闷、心悸、气短;脑梗死、冠心病心绞痛属上述证候者。用法用量:口服。一次 2~4 粒,一日 3 次。注意事项:孕妇禁用。

19. 脑心清片 主要成分:柿叶提取物。功效:活血化瘀,通络。适应证:用于脉络瘀粗,眩晕头痛,肢体麻木,胸痹心痛,胸中憋闷,心悸气短;冠心病、脑动脉硬化症见上述证候者。用法用量:口服。一次 2~4 片〔规格(1)〕或一次 1~2 片〔规格(2)〕,一日 3 次。规格(1)每片重 0.41g(含柿叶提取物 50mg),(2)每片重 0.41g(含柿叶提取物 100mg)。

20. 脑安胶囊 主要成分:川芎、当归、红花、人参、冰片。功效:活血化瘀,益气通络。适应证:用于脑血栓形成急性期,恢复期属气虚血瘀证候者,症见急性起病、半身不遂、口舌歪斜、舌强语謇、偏身麻木、气短乏力、口角流涎、手足肿胀、舌暗或有瘀斑、苔薄白。用法用量:口服。一次 2 粒,一日 2 次,4 周为一疗程,或遵医嘱。注意事项:出血性中风慎用。

21. 黄杨宁片 主要成分:环维黄杨星。功效:行气活血,通络止痛。适应证:用于气滞血瘀所致的胸痹心痛、脉结代;冠心病、心律失常见上述证候者。用法用量:口服。一次 1~2mg,一日 2~3 次。

22. 银丹心脑通软胶囊 主要成分:银杏叶、丹参、灯盏细辛、绞股蓝、山楂、大蒜、三七、艾片。功效:苗医:蒙修,蒙柯,陇蒙柯,给俄,告俄蒙给。中医:活血化瘀、行气止痛,消食化滞。适应证:用于气滞血瘀引起的胸痹,胸闷,气短,心悸等;冠心病心绞痛、高脂血症、脑动脉硬化、中风、中风后遗症见上述证候者。用法用量:口服。一次 2~4 粒,一日 3 次。

(五) 解表退热药

1. 青蒿素 主要成分:青蒿素,为青蒿全草中提取的抗疟有效成分。功效:清热凉血。对间日疟、恶性疟的红细胞内期裂殖体有强大杀灭作用。适应证:疟疾。用药 24h 内症状即消失,血中疟原虫消失。用法用量:青蒿浸膏片,成人首日量,第 1 次 0.9g,3h 后再服 0.6g,以后每日服 0.6g,共服 10.8g。青蒿素油混悬剂注射液,肌注,首次 0.2g,6~8h 后 0.1g,第二日、第三日各 0.1g,总量 0.5~0.8g。

2. 桂芍镇痫片 主要成分:柴胡、党参、甘草、桂枝、生姜、黄芩、白芍、大枣、半夏(制)。

功效：调和营卫，清肝胆。适应证：用于治疗各种发作类型癫痫病。用法用量：口服，每次 6 片，每日 3 次。

3. 利咽解毒颗粒　主要成分：板蓝根、金银花、连翘、薄荷、牛蒡子(炒)、山楂(焦)、桔梗、大青叶、僵蚕、玄参、黄芩、地黄、天花粉、大黄、浙贝母、麦冬。功效：清肺利咽，解毒退热。适应证：用于外感风热所致的咽痛、咽干、喉核红肿、两腮肿痛、发热恶寒；急性扁桃体炎、急性咽炎、腮腺炎见上述证候者。用法用量：开水冲服。一次 1 袋，一日 3~4 次。注意事项：忌食辛辣及过咸食物。

(六) 清热解毒药

1. 清热解毒口服液　主要成分：石膏、金银花、玄参、地黄、连翘、栀子、甜地丁、黄芩、龙胆草、板蓝根、知母、麦冬。功效：清热解毒。适应证：用于热毒壅盛所致的发热面赤、烦躁口渴、咽喉肿痛；流感、上呼吸道感染见上述证候者。用法用量：口服，每次 10~20ml，每日 3 次，或遵医嘱，儿童酌减。

2. 季德胜蛇药片*　主要成分：重楼、干蟾皮、地锦草、蜈蚣等。功效：清热解毒，消肿止痛。适应证：毒蛇、毒虫咬伤。用法用量：口服，第一次 20 片，以后每隔 6 小时续服 10 片，危急重症者将剂量增加 10~20 片并适当缩短服药间隔时间。不能口服药者，可行鼻饲法给药。外用。被毒虫咬伤后，以本品和水外搽，即可消肿止痛。注意事项：孕妇忌用。

3. 新清宁片*　主要成分：熟大黄。功效：清热解毒，泻火通便。适应证：用于内结实热所致的喉肿，牙痛，目赤，便秘，发热，下痢，感染性炎症见上述证候者。用法用量：口服，每日 3 次，每次 3~5 片，必要时可适当增量；学龄前儿童酌减或遵医嘱；用于便秘，临睡前服 5 片即可。

4. 穿心莲片　主要成分：穿心莲。功效：清热解毒，凉血消肿。适应证：用于邪毒内盛，感冒发热，咽喉肿痛，口舌生疮，顿咳劳嗽，泄泻痢疾，热淋涩痛，痈肿疮疡，毒蛇咬伤。用法用量：口服，每次 2~3 片(每片含穿心莲干浸膏 0.105g)，每日 3~4 次。或一次 1~2 片(大片)，一日 3 次。

5. 十二味翼首散　主要成分：翼首草、榜嘎、节裂角、茴香、天竺黄、红花、檀香、安息香、莪大夏、铁棒锤叶、五灵脂膏、牛黄、麝香。功效：清热解毒，防疫。用于瘟疫，流行性感冒，乙型脑炎，痢疾，热病发热等病症。用法与用量：口服一次 1g，一日 2 次。注意事项：孕妇忌服。

6. 千喜片(胶囊)　主要成分：穿心莲、千里光。功效：清热解毒，消炎止痛，止泻止痢。适应证用于热毒蕴结所致肠炎、结肠炎、细菌性痢疾和鼻窦炎。用法与用量：口服。片剂一次 2~3 片，一日 3~4 次，重症患者首次可服 4~6 片；胶囊剂一次 2~3 粒，一日 3~4 次，重症患者首次可服 4~6 粒。

7. 小儿泻痢片　主要成分：葛根、黄芩、黄连、厚朴、白芍、茯苓、焦山楂、乌梅、甘草、滑石粉。功效：清热利湿，止泻。适应证：用于小儿湿热下注所致的痢疾、泄泻，症见大便次数增多或里急后重、下利赤白。用法与用量：口服。一岁以下一次 1 片，二至三岁一次 2~3 片，四岁以上一次 4~6 片，一日 4 次。

8. 仁青芒觉　主要成分：毛诃子、蒲桃、西红花、牛黄、麝香、朱砂、马钱子等。功效：清热解毒，益肝养胃，明目醒神，愈疮，滋补强身。适应证：用于自然毒、食物毒、配制毒等各种中毒症；"培根木布"，消化道溃疡，急慢性胃肠炎，萎缩性胃炎，腹水，麻风病等。用法用量：研碎开水送服。一次 1 丸，一日 1 次。注意事项：服药期禁用酸腐、生冷食物；防止受凉。

9. 克痢痧胶囊　主要成分：白芷、苍术、石菖蒲、细辛、荜茇、鹅不食草、猪牙皂、雄黄、丁香、硝石、枯矾、冰片。功效:解毒辟秽,理气止泻。适应证:用于泄泻,痢疾和痧气(中暑)。用法用量:口服。一次2粒,一日3~4次,儿童酌减。注意事项:孕妇禁用。

10. 肠炎宁片(糖浆)　主要成分:地锦草、金毛耳草、樟树根、香薷、枫香树叶。功效:清热利湿,行气。用于大肠湿热所致的泄泻、痢疾,症见大便泄泻、或大便脓血、里急后重、腹痛腹胀;急慢性胃肠炎、腹泻、细菌性痢疾、小儿消化不良见上述证候者。用法用量:口服。一次4~6片〔规格(1)〕或一次3~4片〔规格(2)〕或一次2~3片〔规格(3)〕,一日3~4次;口服液一次10ml,一日3~4次,小儿酌减。规格:(1)糖衣片(片心重0.28g),(2)薄膜衣片每片重0.42g,(3)薄膜衣片每片重0.58g,(4)糖浆每支10ml。

11. 肠胃适胶囊　主要成分:功劳木、鸡骨香、黄连须、葛根、救必应、凤尾草、两面针、防己。功效:清热解毒、利湿止泻。适应证:用于大肠湿热所致的泄泻、痢疾,症见腹痛、腹泻,或里急后重、便下脓血;急性胃肠炎、痢疾见上述证候者。用法用量:口服。一次4~6粒,一日4次,空腹服。注意事项:慢性虚寒性泻痢者慎用。

12. 肠康片　主要成分:盐酸小檗碱、木香、制吴茱萸。功效:清热燥湿,理气止痛。适应证:用于大肠湿热所致的泄泻、痢疾,症见腹痛泄泻,或里急后重、大便脓血。用法用量:口服。一次2~4片,一日2次。

13. 板蓝大青片　主要成分:板蓝根、大青叶。功效:清热解毒,凉血消肿。适应证:用于流行性乙型脑炎、流感、流行性腮腺炎、传染性肝炎及麻疹等病毒性疾病见热毒内盛证候者。用法用量:口服。一次4片,一日3次。预防流感、乙脑,一日4片,连服5日。

脾胃虚寒者慎用。肝肾功能不全者慎用。本品不可过服久服。若用药后出现皮肤变态反应需及时停用。忌食辛辣、油腻食物。

14. 复方大青叶合剂　主要成分:大青叶、金银花、羌活、拳参、大黄。功效:疏风清热,解毒消肿,凉血利胆。适应证:用于外感风热或瘟毒所致的发热头痛、咽喉红肿、耳下肿痛、胁痛黄疸;流感、腮腺炎、急性病毒性肝炎见上述证候者。用法用量:口服。一次10~20ml,一日2~3次。用于急性病毒性肝炎,一次30ml,一日3次。注意事项:孕妇慎用。

15. 烧伤灵酊　主要成分:虎杖、黄柏、冰片。功效:清热燥湿,解毒消肿,收敛止痛。适应证:用于各种原因引起的Ⅰ、Ⅱ度烧伤。用法用量:外用。喷洒于洁净的创面,不需包扎。一日3~4次。

16. 清热利胆片　主要成分:穿心莲、溪黄草、苦木。功效:清热,祛湿,利胆。适应证:用于肝胆湿热所致的胁痛、口苦;急性胆囊炎、胆管炎见上述证候者。用法用量:口服。一次6片〔规格(1)、(3)〕或3片〔规格(2)〕,一日3次。注意事项:服药期间忌烟酒及油腻厚味食物。规格:(1)薄膜衣小片(0.26g,相当于饮片2.6g),(2)薄膜衣大片(0.52g,相当于饮片5.2g),(3)糖衣片(片心重0.25g,相当于饮片2.6g)。

17. 清瘟解毒丸　主要成分:大青叶、连翘、玄参、天花粉、桔梗、炒牛蒡子、羌活、防风、葛根、柴胡、黄芩、白芷、川芎、赤芍、甘草、淡竹叶。功效:清瘟解毒。用于外感时疫,憎寒壮热,头痛无汗,口渴咽干,痄腮,大头瘟。用法用量:口服。水蜜丸一次12g;小蜜丸一次18g(90丸),大蜜丸一次2丸,一日2次;小儿酌减。规格:(1)水蜜丸每120丸重12g,(2)小蜜丸每100丸重20g,(3)大蜜丸每丸重9g。

18. 紫花烧伤软膏　主要成分:紫草、地黄、熟地黄、冰片、黄连、花椒、甘草、当归。功效:清热凉血,化瘀解毒,止痛生肌。用于Ⅰ、Ⅱ度以下烧伤、烫伤。用法用量:外用,清创后,将药膏均匀涂敷于创面,一日1~2次。采用湿润暴露疗法,必要时特殊部位可用包扎疗法或遵医嘱。注意事项:忌食辛辣食物。

19. 利胆排石片(颗粒)　主要成分:茵陈、木香、大黄、麸炒枳实、姜厚朴、金钱草、黄芩、郁金、槟榔、芒硝。功效:清热利湿,利胆排石。适应证:用于湿热蕴毒、腑气不通所致的胁痛、胆胀,症见胁肋胀痛、发热、尿黄、大便不通;胆囊炎、胆石症见上述证候者。用法用量:口服。排石:片剂一次6~10片,一日2次;颗粒剂一次2袋,一日2次;炎症:片剂一次4~6片,一日2次;颗粒剂一次1袋,一日2次。注意事项:体弱、肝功能不良者慎用,孕妇禁用。

20. 荡石胶囊　主要成分:苘麻子、石韦、海浮石、蛤壳、茯苓、小蓟、玄明粉、牛膝、甘草。功效:清热利尿,通淋排石。适应证:用于肾结石,输尿管、膀胱等泌尿系统结石。用法用量:口服。一次6粒,一日3次。注意事项:孕妇忌服。

21. 喉疾灵胶囊　主要成分:人工牛黄、板蓝根、诃子肉、桔梗、猪牙皂、连翘、天花粉、珍珠层粉、广东土牛膝、冰片、山豆根、了哥王。功效:清热解毒,散肿止痛。适应证:用于热毒内蕴所致的两腮肿痛、咽部红肿、咽痛;腮腺炎、扁桃体炎、急性咽炎、慢性咽炎急性发作及一般喉痛见上述证候者。用法用量:口服。一次3~4粒,一日3次。注意事项:孕妇慎服。

22. 猴耳环消炎片　主要成分:猴耳环浸膏。功效:清热解毒,凉血消肿,止泻。适应证:用于上呼吸道感染,急性咽喉炎,急性扁桃体炎,急性肠胃炎,亦可用于细菌性痢疾。用法用量:口服。一次3~4片,一日3次。

23. 猴耳环消炎胶囊　主要成分:猴耳环浸膏。功效:清热解毒,凉血消肿,止泻。适应证:用于上呼吸道感染,急性咽喉炎,急性扁桃体炎,急性肠胃炎,亦可用于细菌性痢疾。用法用量:口服。一次4粒〔规格(1)〕或一次2粒〔规格(2)〕,一日3次。规格:(1)每粒装0.23g(含猴耳环浸膏0.2g),(2)每粒装0.45g(含猴耳环浸膏0.4g)。

24. 二十五味松石丸　主要成分:松石、珍珠、珊瑚、朱砂、诃子肉、铁屑(诃子制)、余甘子、五灵脂膏、檀香、降香、木香马兜铃、鸭嘴花、牛黄、木香、绿绒蒿、船形乌头、肉豆蔻、丁香、伞梗虎耳草、毛诃子(去核)、天竺黄、西红花、木棉花、麝香、石灰华。功效:清热解毒,疏肝利胆,化瘀。用于肝郁气滞,血瘀,肝中毒,肝痛肝硬化,肝渗水及各种急、慢性肝炎和胆囊炎。用法用量:开水泡服,一次1g,一日1次。

(七)祛暑药

1. 十滴水(急救十滴水)　主要成分:樟脑、干姜、小茴香、大黄、肉桂、辣椒、桉油。功效:健胃,祛暑。适应证:用于因中暑而引起的头晕、恶心、腹痛、胃肠不适。用法用量:口服,一次2~5ml;儿童酌减。注意事项:孕妇忌服。驾驶员和高空作业者慎用。

2. 十滴水软胶囊　主要成分:樟脑、干姜、小茴香、大黄、肉桂、辣椒、桉油。功效:健胃,祛暑。用于因中暑而引起的头晕、恶心、腹痛、胃肠不适。用法用量:口服。一次1~2粒;儿童酌减。注意事项:孕妇忌服。

3. 藿香正气软胶囊(水/滴丸)　主要成分:广藿香油、紫苏叶油、茯苓、大腹皮、白芷、苍术、陈皮、厚朴(姜制)、甘草浸膏、生半夏。功效:解表化湿,理气和中。适应证:用于外感风寒、内伤湿滞或夏伤暑湿所致的感冒,症见头痛昏重、胸膈痞闷、脘腹胀痛、呕吐泄泻;胃肠型感冒见上述证候者。用法用量:口服。胶囊剂一次2~4粒,一日2次;水剂一次5~10ml,一日2次,用时摇匀;滴丸剂一次1~2袋,一日2次。

4. 红灵散　主要成分:人工麝香、雄黄、朱砂、硼砂、煅金礞石、硝石(精制)、冰片。功效:祛暑,开窍,辟瘟,解毒。适应证:用于中暑昏厥,头晕胸闷,恶心呕吐,腹痛泄泻。用法用量:口服。一次0.6g,一日1次。注意事项:孕妇禁用。

5. 痧药 主要成分:丁香、苍术、天麻、麻黄、大黄、甘草、冰片、人工麝香、制蟾酥、雄黄、朱砂。功效:祛暑解毒,辟秽开窍。适应证:用于夏令贪凉饮冷,感受暑湿,症见猝然闷乱烦躁、腹痛吐泻、牙关紧闭、四肢逆冷。用法用量:口服。一次 10~15 丸,一日 1 次;小儿酌减,或遵医嘱。外用,研细吹鼻取嚏。注意事项:按规定用量服用,不宜多服;孕妇禁用。

6. 暑症片 主要成分:猪牙皂、细辛、薄荷、广藿香、木香、白芷、防风、陈皮、清半夏、桔梗、甘草、贯众、枯矾、雄黄、朱砂。功效:祛寒辟瘟,化浊开窍。适应证:用于夏令中恶昏厥,牙关紧闭,腹痛吐泻,四肢发麻。用法用量:口服。一次 2 片,一日 2~3 次;必要时将片研成细粉,取少许吹入鼻内取嚏。注意事项:孕妇禁用。

(八) 平喘药

止喘灵注射液 主要成分:麻黄、洋金花、苦杏仁、连翘。功效:宣肺平喘,祛痰止咳。用于痰浊阻肺、肺失宣降所致的哮喘、咳嗽、胸闷、痰多;支气管哮喘、喘息性支气管炎见上述证候者。用法用量:肌注。一次 2ml,一日 2~3 次;七岁以下儿童酌减。1~2 周为一疗程,或遵医嘱。注意事项:青光眼患者禁用;严重高血压、冠心病、前列腺肥大、尿潴留患者在医生指导下使用。

(九) 抗怔忡药

1. 芪苈强心胶囊 主要成分:黄芪、人参、黑顺片、丹参、葶苈子、泽泻、玉竹、桂枝、红花、香加皮、陈皮。功效:益气温阳,活血通络,利水消肿。适应证:用于冠心病、高血压病所致轻、中度充血性心力衰竭证属阳气虚乏,络瘀水停证,症见心慌气短,动则加剧,夜间不能平卧,下肢水肿,倦怠乏力,小便短少,口唇青紫,畏寒肢冷,咳吐稀白痰。用法用量:口服。一次 4 粒,一日 3 次。

2. 灵宝护心丹 主要成分:人工麝香、蟾酥、人工牛黄、冰片、红参、三七、琥珀、丹参、苏合香。功效:强心益气,通阳复脉,芳香开窍,活血镇痛。适应证:用于气虚血瘀所致的胸痹,症见胸闷气短、心前区疼痛、脉结代;心动过缓型病态窦房结综合征及冠心病心绞痛、心律失常见上述证候者。用法用量:口服。一次 3~4 丸,一日 3~4 次。饭后服用或遵医嘱。注意事项:孕妇忌服。少数患者在服药初期偶见轻度腹胀、口干,继续服药后症状可自行消失,无需停药。

3. 复脉定胶囊 主要成分:党参、黄芪、远志、桑椹、川芎。功效:补气活血,宁心安神。适应证:用于气虚血瘀所致的怔忡、心悸、脉结代;轻、中度房性期前收缩或室性期前收缩见有上述证候者。用法用量:口服。一次 3 粒,一日 3 次。注意事项:(1)多源性室性期前收缩、R 在 T 上的室性期前收缩及其他严重心律失常者非本品的适应证;(2)长期应用西药而不能停药者,非本品的适应证。

(十) 祛湿剂

1. 肾炎消肿片 主要成分:桂枝、泽泻、陈皮、苍术、大腹皮、香加皮、冬瓜皮、茯苓、姜皮、益母草、黄柏、椒目等。功效:健脾渗湿,通阳利水。适应证:用于脾虚气滞、水湿内停所致的水肿,症见肢体水肿,晨起面肿甚,按之凹陷,身体重倦,尿少,脘胀胀满,舌苔白腻,脉沉缓。急、慢性肾炎,见上述证候者。用法用量:口服,每次 4~5 片〔规格(1)、(3)〕或一次 3 片〔规格(2)〕,一日 3 次。注意:孕妇禁服。规格:(1)薄膜衣片每片重 0.34g,(2)薄膜衣片每片重 0.56g,(3)糖衣片(片心重 0.32g)。

2. 肾炎舒片 主要成分:苍术、茯苓、白茅根、防己、黄精、人参(去芦)、菟丝子、枸杞子、金银花、蒲公英。功效:益肾健脾,利水消肿。适应证:用于脾肾阳虚、水湿内停所致的水肿,症见水肿、腰痛、乏力、怕冷、夜尿多;慢性肾炎见上述证候者。用法用量:口服,每次6片,每日3次。小儿酌减。

3. 排石颗粒 主要成分:连钱草、盐车前子、木通、徐长卿、石韦、忍冬藤、滑石、瞿麦、苘麻子、甘草。功效:清热利水,通淋排石。适应证:用于下焦湿热所致的石淋,症见腰腹疼痛、排尿不畅或伴有血尿;泌尿系结石见上述证候者。用法用量:开水冲服。一次1袋,一日3次;或遵医嘱。

(十一) 抗肿瘤剂

1. 复方皂矾丸 主要成分:皂矾、西洋参、海马、肉桂、大枣(去核)、核桃仁。功效:温肾健髓,益气养阴,生血止血。适应证:用于再生障碍性贫血,白细胞减少症,血小板减少症,骨髓增生异常综合征及放疗和化疗引起的骨髓损伤、白细胞减少属肾阳不足、气血两虚证者。用法用量:口服。一次7~9丸,一日3次,饭后即服。注意事项:忌茶水。

2. 养正消积胶囊 主要成分:黄芪、女贞子、人参、莪术、灵芝、绞股蓝、炒白术、半枝莲、白花蛇舌草、茯苓、土鳖虫、鸡内金、蛇莓、白英、茵陈(绵茵陈)、徐长卿。功效:健脾益肾、化瘀解毒。适应证:适用于不宜手术的脾肾两虚、瘀毒内阻型原发性肝癌辅助治疗,与肝内动脉介入灌注加栓塞化疗合用,有助于提高介入化疗疗效,减轻对白细胞、肝功能、血红蛋白的毒性作用,改善患者生存质量,改善脘腹胀满、纳呆食少、神疲乏力、腰膝酸软、溲赤便溏、疼痛。用法用量:口服。一次4粒,一日3次。

3. 康莱特软胶囊 主要成分:注射用薏苡仁油。功效:益气养阴,消癥散结。适用于手术前及不宜手术的脾虚痰湿型、气阴两虚型原发性非小细胞肺癌。用法用量:口服。一次6粒,一日4次。宜联合放、化疗使用。注意事项:孕妇忌服。

(孙 冰)

参考文献

1. 陈灏珠,林果为,王吉耀.实用内科学[M].14版.北京:人民卫生出版社,2013.
2. 杨志寅.内科危重病[M].2版.北京:人民卫生出版社,2006.
3. 杨志寅.汉英诊断学大辞典[M].北京:人民卫生出版社,2010.
4. 葛均波,徐永健.内科学[M].8版.北京:人民卫生出版社,2013.
5. 白波,杨志寅.行为医学[M].2版.北京:高等教育出版社,2018.
6. 黄子通,于学忠.急诊医学[M].北京:人民卫生出版社,2014.
7. 赵继宗.神经外科学[M].北京:人民卫生出版社,2007.
8. 周良辅.现代神经外科学[M].上海:复旦大学出版社,2015.
9. 杨志寅.行为医学[M].北京:高等教育出版社,2008.
10. 马爱群,王建安.心血管系统疾病[M].北京:人民卫生出版社,2015.
11. 杨志寅.危重病手册[M].上海:上海科学技术出版社,2008.
12. 杨志寅,白波.行为医学在中国[M].上海:上海科学技术出版社,2011.
13. 黄钢,石洪成.心脏核医学[M].上海:上海科学技术出版社,2011.
14. 潘中允.实用核医学[M].北京:人民卫生出版社,2012.
15. 马爱群,王建安.心血管系统疾病[M].北京:人民卫生出版社,2015.
16. 郝伟,于欣.精神病学[M].第7版.北京:人民卫生出版社,2013.
17. 李幼辉.精神病学[M].北京:人民军医出版社,2013.
18. 李凌江,于欣.创伤后应激障碍防治指南[M].北京:人民卫生出版社,2010.
19. 李兰娟,王宇明.感染病学[M].3版.北京:人民卫生出版社,2015.
20. 屠呦呦.青蒿及青蒿素类药物[M].北京:化学工业出版社,2009.
21. 斯崇文,贾辅忠,李家泰.感染病学[M].北京:人民卫生出版社,2004.
22. 江开达.精神病学[M].2版.北京:人民卫生出版社,2010.
23. 刘新民.内科学·第三卷[M].北京:军事医学科学出版社.2008.
24. 陈杰,周桥.病理学[M].3版.北京:人民卫生出版社,2015.
25. 刘新民,程灶火.医学心理学[M].合肥:中国科技大学出版社,2012.
26. 吴江.神经病学[M].北京:人民卫生出版社,2015.
27. 贾建平,陈生弟.神经病学[M].北京:人民卫生出版社,2015.
28. 中国抗癫痫协会.临床诊疗指南癫痫病分册[M].人民卫生出版社,2015.
29. 吴江,贾建平.神经病学(八年制版)[M].北京:人民卫生出版社,2015.
30. 王忠诚.王忠诚神经外科学[M].2版.武汉:湖北科学技术出版社,2015.
31. 陈孝平,汪建平.外科学[M].2版.北京:人民卫生出版社,2013.

32. 白春学,王葆青,陈雪华.呼吸病诊治纲要和质控要求[M].2版.北京:人民卫生出版社,2013.
33. 姚晨玲.急救医学:理论与实践[M].北京:军事医学科学出版社,2013.
34. 黎磊石,刘志红.中国肾脏病学[M].北京:人民军医出版社,2008.
35. 中华医学会.临床技术操作规范肾脏病学分册[M].北京:人民军医出版社,2009.
36. 王海燕.肾脏病学[M].北京:人民出版社,2008.
37. 李兰娟,王宇明.第3版.感染病学[M].北京:人民卫生出版社,2015.
38. 杨绍基,任红.传染病学[M].7版.北京:人民卫生出版社,2008.
39. 中华医学会.临床诊疗指南:肾脏病学分册[M].北京:人民军医出版社,2009.
40. 赵继宗.神经外科学[M].北京:人民卫生出版社,2007.
41. 周良辅.现代神经外科学[M].上海:复旦大学出版社,2015.
42. 李素芝,高钰琪.高原疾病学[M].北京:人民卫生出版社,2006.
43. 格日力.高原医学[M].北京:北京大学医学出版社,2015.
44. 马四清,吴天一,张雪峰.急性重症高原病与多器官功能障碍综合征[M].北京:人民卫生出版社,2014.
45. 李同方,牛广政,张西洲.高原疾病防治[M].北京:人民军医出版社.2014.
46. 吕永达,霍仲厚.特殊环境生理学[M].北京:军事医学科学出版社.2003.
47. 叶应妩,王毓三,申子瑜,等.全国临床检验操作规程[M].3版.南京:东南大学出版社,2006.
48. 林果为,欧阳仁荣,等.现代临床血液病学[M].上海:复旦大学出版社,2013.
49. 叶应妩,王毓三,申子瑜,等.全国临床检验操作规程[M].3版.南京:东南大学出版社,2006.
50. 陈香美.临床诊疗指南肾脏病学分册[M].北京:人民卫生出版社,2011.
51. 李兰娟,任红.传染病学(第八版)[M].北京:人民卫生出版社,2013.
52. 王海燕.肾脏病学[M].北京:人民出版社,2008.
53. 中华医学会.临床诊疗指南:肾脏病学分册[M].北京:人民军医出版社,2009.
54. John A. Rosen's emergency medicine[M]. New York:Elsevier/Saunders,2014.
55. 杨志寅.行为改变技术的作用机制[J].中华行为医学与脑科学杂志,2012,21(4):289-291.
56. 杨志寅.论行为决定健康[J].中华行为医学与脑科学杂志,2016,25(1):7-12.
57. 杨志寅,苏中华.行为医学的应用前景[J].中华行为医学与脑科学,2009,18(11):3-6.
58. 杨志寅.抑郁症诊疗研究[J].中华行为医学与脑科学杂志,2015,24(4):289-291.
59. 杨志寅.诊断行为与诊断思维中的人文精神[J].中华行为医学与脑科学杂志,2012,21(9):769-771.
60. 杨志寅,赵宗寒.D型人格对住院冠心病患者焦虑抑郁情绪及对生活质量的影响[J].中华行为医学与脑科学杂志,2012,21(11):982-984.
61. 杨志寅.医学人文对医学发展的引领价值[J].中华行为医学与脑科学杂志,2013,22(7):577-580.
62. 杨志寅.临床思维与临床决策[J/CD].中华诊断学电子杂志,2015,3(2):79-83.
63. 中国心胸血管麻醉学会急救与复苏分会.淹溺急救专家共识[J].中华急诊医学杂志,2016,25(12):1230-1236.
64. 王科,叶峰,赵英仁.狂犬病的研究进展[J].临床内科杂志,2010,27(5):298-301.

65. 宋青. 热射病规范化诊断与治疗专家共识(草案)[J]. 解放军医学杂志,2015,40(1):1-7.
66. 国家卫生和计划生育委员会脑损伤质控评价中心. 脑死亡判定标准与技术规范(成人质控版)[J]. 中华神经科杂志,2013,(9):637-640.
67. 李跃群,宋国红,刘尚伟,等. 经颅多普勒超声诊断重型颅脑损伤患者脑死亡的应用分析[J]. 中华行为医学与脑科学杂志 2016,(5):442-445.
68. 朴虎男. 脑死亡的最新研究进展[J]. 中风与神经疾病杂志 2012,(11):1055-1056.
69. 倪金迪,李响. 脑卒中及短暂性脑缺血发作的二级预防指南核心内容(2014 年 AHA/ASA 版)[J]. 中国临床神经科学,2015,23(01):65-73.
70. 中华医学会神经病学分会脑血管病学组急性缺血性脑卒中诊治指南撰写组. 中国急性缺血性脑卒中诊治指南 2014[J]. 中华神经科杂志,2015,48(4):246-257.
71. 肖波,周罗. 癫痫最新临床诊疗指南:机遇与挑战并存[J]. 协和医学杂志,2017,(8) 122-126.
72. 邱文娟,胡小伟,张正春,等. 癫痫发病机制及治疗的研究进展[J]. 中华临床医师杂志电子版,2014,(10):1920-1924.
73. 洪震. 癫痫病学研究热点[J]. 中华神经科杂志,2017,50(4):245-249.
74. 中华医学会神经病学分会神经重症协作组. 惊厥性癫痫持续状态监护与治疗(成人)中国专家共识[J]. 中华神经科杂志,2014,47(9):661-666.
75. 宿英英. 难治性癫痫持续状态治疗策略[J]. 中华神经志,2015,48(3):161-163.
76. 杜伟,魏新亭,张智峰. 解读《欧洲卒中组织 2013 年颅内动脉瘤和蛛网膜下腔出血治疗指南》[J]. 中华神经科杂志,2014,47(1):62-64.
77. 黄培培,殷竞争,滕军放. 颅内压增高及脑疝治疗进展[J]. 中国实用神经疾病杂志,2014 (43):43-45.
78. 刘耀升. 脊髓转移瘤脊髓压迫症的治疗进展[J]. 中国骨伤. 2016,1:94-98.
79. 胡勇. 慢性脊髓压迫症的围手术期治疗[J]. 中国康复医学杂志. 2006,1:73-74.
80. 于信. 脊髓压迫症的全科医疗[J]. 中国全科医学,2000,3(6):429-431.
81. 秦秀燕,徐竹,陈映,等. 获得性免疫缺陷综合征神经系统损害的临床分析[J]. 中国现代神经疾病杂志,2011,15(8):548-551.
82. 高世超,曹敬荣,王培昌. 中枢神经系统病毒性感染的实验室诊断研究进展[J]. 中华实验和临床感染病杂志,2017,3:218-221.
83. 张岩岩,李云芳,王杏,等. 单纯疱疹病毒性脑炎的 CT 及 MRI 表现[J]. 放射学实践,2014,29(3):276-278.
84. 程卫,魏俊吉,王任直,等. 中枢神经系统真菌感染诊断治疗进展[J]. 基础医学与临床,2012,32(3):359-361.
85. 李兰娟,徐建国,高福. 埃博拉病毒病[M]. 杭州:浙江大学出版社,2015.
86. 李强,卓其斌,黄玉仙,等. 埃博拉病毒病的研究现状[J]. 中华传染病杂志,2015,33(5):316-318.
87. 连建奇,张野,郝春秋. 埃博拉病毒病治疗进展[J]. 国际免疫学杂志,2016,39(4):414-416.
88. 中华医学会疼痛学分会头面痛学组. 中国偏头痛诊断治疗指南[J]. 中国疼痛医学杂志,2011,7(2):65-86.
89. 马茜,姚佳,柴长斌,等. 埃博拉病毒及治疗药物和疫苗的研究进展[J]. 中华微生物学和免疫学杂志,2016,36(5):390-395.
90. 张萍. 遗传性心律失常心电图精要[J]. 临床心电志,2009,18(5):321-331.

91. 中华心血管病杂志编辑委员会心律失常循证工作组. 遗传性原发性心律失常综合征诊断与治疗中国专家共识[J]. 中华心血管病杂志,2015,43(1):5-21.
92. 中华医学会感染病学分会艾滋病学组. 艾滋病诊疗指南(第三版)[J]. 中华传染病杂志,2015,33(10):577-592.
93. 宋国维. 感染性休克的诊断治疗进展[J]. 国际儿科学杂志,2007,24(6):391-393.
94. 紧张型头痛诊疗专家共识组. 紧张型头痛诊疗专家共识[J]. 中华神经科杂志,2007,40(7):496-497.
95. 史莉,董明驹,等. 革兰阴性杆菌性肺炎的病原菌分布及耐药性监测[J]. 中华医院感染学杂志,2009(01):114-116.
96. 上海慢性肾脏病早发现及规范化诊治与示范项目专家组. 慢性肾脏病筛查诊断及防治指南[J]. 中国实用内科杂志,2017,31(1):27-34.
97. 陈廷芳,王逸申,汪年松,等. 糖尿病肾病致终末期肾病维持性血液透析患者高血压的多中心临床研究[J]. 上海医学,2017,40(1):26-30.
98. 李军辉,汪年松,王锋. 320 例急性肾功能衰竭患者的临床分析[J]. 中华肾脏病杂志,2008,24(3):154-157.
99. 杨振林,耿永志,程凯. 内皮素-1、一氧化氮、一氧化氮合酶、B 型内皮肽受体及移动抑制因子在大鼠肝肺综合征作用中的初步研究[J]. 中华临床医师杂志(电子版),2010,4(10):1854-1859.
100. 秦成勇,杨震. 门静脉高压症的病因与病因分类[J]. 山东医药,2004,44(34):58-59.
101. 马春园,王桂杰. 酸碱平衡紊乱的程序化分析:附 4 例案例分析[J]. 中华危重病急救医学,2017,29(5):436-441.
102. 王龙,胡晓. 神经重症监护室内监测技术研究进展[J]. 实用医学杂志,2015,31(1):157-159.
103. 贾赤宇,陈壁. 创伤性休克的新概念[J]. 中华损伤与修复杂志(电子版),2016,11(6):405-407.
104. 黄建伟,许小明. 过敏性休克诊断方法研究进展[J]. 实用临床医学,2016,17(5):101-104.
105. 王勇强,姚芳超,王兵. 多器官功能障碍综合征[J]. 中华急诊医学杂志,2015,24(8):813-815.
106. 孟庆义. 急危重症诊治中疑难电解质异常的辨伪识真[J]. 临床误诊误治,2015,28(1):19-22.
107. 申振亚,周发春,杨洁. 围手术期水电解质紊乱临床诊治[J]. 中国实用外科杂志,2014,34(2):145-149.
108. 丁佳慧,王中林,彭明清. 血流动力学监测的研究进展与临床应用[J]. 重庆医学,2016,45(14):1989-1992.
109. 项希桥. SPECT 肾动态显像评估肾功能的临床价值[J]. 实用临床医药杂志,2017,21(5):212-214.
110. 经颈静脉肝内门体静脉分流术治疗肝硬化门静脉高压共识意见[J]. 临床肝胆病杂志,2014,30(3):210-213.
111. 刘音,罗亚军,贺小旭,等. 1 例急性自身免疫性溶血性贫血伴肺泡出血患者的诊治——个案报道及文献复习[J]. 中国急救医学,2016,36(7):669-672.
112. 刘嵘,师晓东,胡涛,等. 对儿童自身免疫性溶血性贫血合并溶血危象的认识[J]. 中国小儿急救医学,2012,19(2):205-206.
113. 中华医学会血液学分会红细胞疾病(贫血)学组.自身免疫性溶血性贫血诊断与治疗中国专家共识(2017年版)[J].中华血液学杂志,2017,38(04):265-267.
114. 杨四梅,范力星,唐艺,等.疑难血型鉴定的两种简易处理方法[J].实用医技杂志,2014,21(6):691.
115. 解飞,洪萍,周霖,等.误诊为遗传性球形红细胞增多症的自身免疫性溶血性贫血[J].临床误诊误治,2017,30(4):52-54.
116. 原敏,唐聪海,甘玮玮,等.体外溶血试验配血救治急性溶血性贫血危象产妇的临床应用[J].中国实验血液学杂志,2014,22(4):1094-1098.
117. 吴丕荣.溶血危象误诊为肝硬化并消化道出血1例[J].医学信息,2011,24(10):6591-6592.
118. 周光文,杨连粤.肝硬化门静脉高压症食管、胃底静脉曲张破裂出血诊治专家共识(2015)[J].中国实用外科杂志,2015,35(10):1086-1090.
119. 徐小元,丁惠国,贾继东,等.肝硬化门静脉高压食管胃静脉曲张出血防治指南(2015)[J].中华胃肠内镜电子杂志,2015,2(4):1-21.
120. 彭印明,邯景祥,宋丽.全麻下误输异型血致严重溶血反应抢救成功1例[J].中华麻醉杂志,2006,26(6):575.
121. 张文利,王宝燕,宋昕梅.误输异型血后引起患者血型鉴定困难1例[J].临床输血杂志,2006,8(1):56.
122. 马曙轩,刘景汉,邵华,等.新生儿与ABO异型献血者交叉配血1000例结果分析[J].中国输血杂志,2013,26(2):111-113.
123. 张宏伟.异型血误输1例分析并文献复习[J].中国误诊学杂志,2007,7(19):4567.
124. 赵素珍,李继红,张春燕,等.误输异型血后的血清学监测[J].中国输血杂志,2009,22(7):571-572.
125. 中国卒中学会,中国卒中学会神经介入分会,中华预防医学会卒中预防与控制专业委员会介入学会.急性缺血性卒中血管内治疗中国指南2015[J].中国卒中杂志,2015,10(7):590-607.
126. 吴天勤,金玲娟,陈海飞,等.免疫抑制治疗病毒血清学标志物阴性的肝炎相关性再生障碍性贫血的临床分析[J].中华临床医师杂志(电子版),2012,6(19):6129-6130.
127. 杨文睿,井丽萍,周康,等.41例肝炎相关再生障碍性贫血患者临床特征与免疫抑制治疗疗效观察[J].中华血液学杂志,2016,37(5):399-404.
128. 王丽佳,江宇泳,王鹏,等.戊型病毒性肝炎相关性再生障碍性贫血3例及文献复习[J].胃肠病学和肝病学杂志,2013,22(10):1046-1050.
129. 漆佩静,郑杰,马洁,等.儿童肝炎相关再生障碍性贫血43例临床特征及治疗转归分析[J].中华实用儿科临床杂志,2017,32(3):216-219.
130. 乔晓红,谢晓恬,石苇,等.儿童肝炎相关再生障碍性贫血循证医学分析[J].中华实用儿科临床杂志,2013,28(15):1155-1158.
131. 中华医学会血液学分会红细胞疾病(贫血)学组.再生障碍性贫血诊断与治疗中国专家共识(2017年版)[J].中华血液学杂志,2017,38(1):1-5.
132. 中华医学会呼吸病学分会哮喘学组.难治性哮喘诊断与处理专家共识[J].中华结核和呼吸杂志,2010,33(8):572-577.
133. 孙永昌.重度哮喘的定义、评估和治疗:欧洲呼吸学会/美国胸科学会国际指南简介

[J]. 中华结核和呼吸杂志,2014,37(10):748-752.

134. 李喆,莫琳芳,任成山. 支气管哮喘药物治疗现状及进展[J/CD]. 中华肺部疾病杂志,2014,7(5):571-573.

135. 刘洁,刘悦. 急性出血坏死性肠炎的诊断治疗与机制研究进展[J]. 人民军医,2009,52(12):841-842.

136. 喻媛媛. 急性出血坏死性肠炎临床资料分析[J]. 中国中西医结合消化杂志,2013,21(2):89-91.

137. 慢性阻塞性肺疾病急性加重(AECOPD)诊治专家组. 慢性阻塞性肺疾病急性加重(AECOPD)诊治中国专家共识(2107 年更新版)[J]. 国际呼吸杂志,2017;,34(17):1041-1057.

138. 成人慢性气道疾病雾化吸入治疗专家组. 成人慢性气道疾病雾化吸入治疗专家共识[J]. 中国呼吸与危重监护杂志,2012,11(2):105-110.

139. 中华医学会呼吸病学分会慢性阻塞性肺疾病学组. 慢性阻塞性肺疾病诊治指南(2013年修订版)[J]. 中华结核和呼吸杂志,2013,36(4):255-264.

140. 中华医学会重症医学分会. 慢性阻塞性肺疾病急性加重患者的机械通气指南(2007)[J]. 中国危重病急救医学,2007,19(9):513-519.

141. 吕洋,童岚,冯雅珍,等. 脑电图监测对肝硬化合并肝性脑病患者诊断的意义[J]. 中国老年学杂志,2013,33(20):5196-5197.

142. 中华医学会消化病学分会,中华医学会肝病学分会. 中国肝性脑病诊治共识意见(2013年,重庆)[J]. 中华肝脏病杂志,2013,21(9):641-651.

143. 缺血性肠病诊治中国专家建议(2011)写作组,中华医学会老年医学分会,《中华老年医学杂志》编辑委员会. 老年人缺血性肠病诊治中国专家建议(2011)[J]. 中华老年医学杂志,2011,30(1):1-6.

144. 中华医学会外科分会胆道外科学组. 急性胆道系统感染的诊断和治疗指南(2011 版)[J]. 中华消化外科杂志,2011,10(1):9-10.

145. 金国星,张平. 急性梗阻性化脓性胆管炎的微创治疗[J]. 中国普外基础与临床杂志,2015,22(8):1003-1005.

146. 董明珍,张勇刚. 肝硬化失代偿期合并神经精神症状误诊肝性脑病 28 例临床分析[J]. 安徽医学. 2016,(9):1147-1149.

147. 王旷靖,宋汉明. L-鸟氨酸-L-门冬氨酸治疗肝硬化肝性脑病的 Meta 分析[J]. 中国全科医学,2012,15(30):3451-3454,3459.

148. 查锡良,药立波. 生物化学与分子生物学[M]. 北京:人民卫生出版社,2013.

149. 丁泠文,陈明锴,郝虎等. 乳果糖预防肝硬化消化道出血后诱发肝性脑病的 meta 分析[J]. 中国老年学杂志,2015,(4):926-928,929.

150. 王丽文,熊号峰,张红宇,张丽,刘景院. 妊娠急性脂肪肝剖官产术患者临床护理体会[J]. 中国肝脏病杂志(电子版),2014(4):22-25.

151. 熊号峰,郭利民,刘景院,焦以庆,董庆华,王宇. 妊娠急性脂肪肝并发急性肝衰竭 12 例临床分析[J]. 传染病信息,2010;23(2):98-100.

152. 李传胜,熊号峰,刘景院,等. 妊娠急性脂肪肝合并急性肾损伤患者的临床特点及治疗[J]. 中国肝脏病杂志:电子版,2016,8(4):26-31.

153. 熊庆,梁娟. 孕产妇死亡率及死亡构成的趋势[J]. 实用妇产科杂志,2010,26(1):1-2.

154. 熊号峰,张之翠,焦以庆,郭利民,刘敏,于艳平,刘景院. 妊娠急性脂肪肝剖官产手术麻醉方式的选择[J]. 中国肝脏病杂志(电子版),2014(1):12-17.
155. 彭印明,邶景祥,宋丽. 全麻下误输异型血致严重溶血反应抢救成功1例[J]. 中华麻醉杂志,2006,26(6):575.
156. 张文利,王宝燕,宋昕梅. 误输异型血后引起患者血型鉴定困难1例[J]. 临床输血杂志,2006,8(1):56.
157. 马曙轩,刘景汉,邵华,等. 新生儿与ABO异型献血者交叉配血1000例结果分析[J]. 中国输血杂志,2013,26(2):111-113.
158. 张宏伟. 异型血误输1例分析并文献复习[J]. 中国误诊学杂志,2007,7(19):4567.
159. 叶应妩,王毓三,申子瑜,等. 全国临床检验操作规程[M]. 第3版. 南京:东南大学出版社,2006:247-248.
160. 赵素珍,李继红,张春燕,等. 误输异型血后的血清学监测[J]. 中国输血杂志,2009,22(7):571-572.
161. 王宇亮,李素芝,郑必海,等. 急性高原反应症状及体征变化对高原脑水肿早期诊断意义的研究[J]. 西南国防医药,2010,20(4):418-420.
162. 中国成人社区获得性肺炎诊断和治疗指南[J]. 中华结核和呼吸杂志,2016,39(04):253-279.
163. 刘安雷,郭树彬. 重症肺炎的急诊治疗策略[J]. 临床误诊误治,2013,26(05):3-5.
164. 郭树彬. 重症肺炎的治疗忌单纯抗感染[J]. 临床误诊误治,2013,26(05):2.
165. 胡振红. 成人社区获得性肺炎初始经验性抗感染药物选择方案再解析[J]. 医药导报,2017,36(03):240-242.
166. 袁蓓,杜娟,唐凤婕,等.《社区获得性肺炎诊疗指南》与Fine危险分层在社区获得性肺炎中的应用价值[J/OL]. 贵阳医学院学报,2015,40(05):493-496.
167. 王如娟,黄宏. 常用生物标志物及致病菌在社区获得性肺炎病情评估中的作用[J]. 临床肺科杂志,2016,21(06):975-980.
168. 王辰. 呼吸与危重症医学2014-2015[M]. 北京:人民卫生出版社,2015.
169. 中华医学会高原医学分会. 关于统一使用慢性高原(山)病"青海标准"的决定[J]. 高原医学杂志,2007,17(1):1-2.
170. 吴世政. 高原健康创新路[M]. 西宁:青海民族出版社,2016.
171. 马四清,吴天一. 急性重症高原病与多器官功能障碍综合征[M]. 北京:人民卫生出版社,2014.
172. 中华医学会消化病学分会,中华医学会肝病学分会. 中国肝性脑病诊治共识意见(2013,重庆)[J]. 中华消化杂志,2013年,第33卷,第9期:581-592.
173. 吴夏飞,等. 肠道菌群对慢性肝脏疾病影响的研究进展[J]. 中国药理学通报,2013年,第12期:1644-1647.
174. 朱银芳,顾锡炳,朱宏英,等. 限钠与不限钠对肝硬化患者肾素、肾血流量及腹水的影响[J]. 中华实验和临床病毒学志,2013,27(1):50-53.
175. 中华医学会心血管病学分会,中华心血管病杂志编辑委员会. 急性ST段抬高型心肌梗死诊断和治疗指南[J]. 中华心血管病杂志,2015,43(5):380-393.
176. 中华医学会心血管病分会介入心脏病学组,中国医师协会心血管病内科医师分会血栓防治专业委员会,中华心血管病杂志编辑委员会. 中国经皮冠状动脉介入治疗指南(2016). 中华心血管病杂志[J]. 2016;5(44):382-400.
177. 中华医学会心血管病学分会,中华心血管病杂志编辑委员会. 非ST段抬高型急性冠状动脉综合征诊断和治疗指南(2016)[J]. 中华心血管病杂志,2017,45(5):359-376.
178. 吴天勤,金玲娟,陈海飞,等. 免疫抑制治疗病毒血清学标志物阴性的肝炎相关性再生障碍性贫血的临床分析[J]. 中华临床医师杂志(电子版),2012,6(19):6129-6130.
179. 杨文睿,井丽萍,周康,等. 41 例肝炎相关再生障碍性贫血患者临床特征与免疫抑制治疗疗效观察[J]. 中华血液学杂志,2016,37(5):399-404.
180. 王丽佳,江宇泳,王鹏,等. 戊型病毒性肝炎相关性再生障碍性贫血 3 例及文献复习[J]. 胃肠病学和肝病学杂志,2013,22(10):1046-1050.
181. 漆佩静,郑杰,马洁,等. 儿童肝炎相关再生障碍性贫血 43 例临床特征及治疗转归分析[J]. 中华实用儿科临床杂志,2017,32(3):216-219.
182. 乔晓红,谢晓恬,石苇,等. 儿童肝炎相关再生障碍性贫血循证医学分析[J]. 中华实用儿科临床杂志,2013,28(15):1155-1158.
183. 中华医学会血液学分会红细胞疾病(贫血)学组. 再生障碍性贫血诊断与治疗中国专家共识(2017 年版)[J]. 中华血液学杂志,2017,38(1):1-5.
184. 英国血液学标准委员会(BCSH)指南:血液恶性肿瘤患者肿瘤溶解综合征的管理. 2015,4.
185. 刘音,罗亚军,贺小旭,等. 1 例急性自身免疫性溶血性贫血伴肺泡出血患者的诊治——个案报道及文献复习[J]. 中国急救医学,2016,36(7):669-672.
186. 刘嵘,师晓东,胡涛,等. 对儿童自身免疫性溶血性贫血合并溶血危象的认识[J]. 中国小儿急救医学,2012,19(2):205-206.
187. 中华医学会血液学分会红细胞疾病(贫血)学组. 自身免疫性溶血性贫血诊断与治疗中国专家共识(2017 年版)[J]. 中华血液学杂志,2017,38(04):265-267.
188. 杨四梅,范力星,唐艺,等. 疑难血型鉴定的两种简易处理方法[J]. 实用医技杂志,2014,21(6):691.
189. 解飞,洪萍,周霖,等. 误诊为遗传性球形红细胞增多症的自身免疫性溶血性贫血[J]. 临床误诊误治,2017,30(4):52-54.
190. 原敏,唐聪海,甘玮玮,等. 体外溶血试验配血救治急性溶血性贫血危象产妇的临床应用[J]. 中国实验血液学杂志,2014,22(4):1094-1098.
191. 吴丕荣. 溶血危象误诊为肝硬化并消化道出血 1 例[J]. 医学信息,2011,24(10):6591-6592.
192. 彭印明,郕景祥,宋丽. 全麻下误输异型血致严重溶血反应抢救成功 1 例[J]. 中华麻醉杂志,2006,26(6):575.
193. 张文利,王宝燕,宋昕梅. 误输异型血后引起患者血型鉴定困难 1 例[J]. 临床输血杂志,2006,8(1):56.
194. 马曙轩,刘景汉,邵华,等. 新生儿与 ABO 异型献血者交叉配血 1000 例结果分析[J]. 中国输血杂志,2013,26(2):111-113.
195. 张宏伟. 异型血误输 1 例分析并文献复习[J]. 中国误诊学杂志,2007,7(19):4567.
196. 赵素珍,李继红,张春燕,等. 误输异型血后的血清学监测[J]. 中国输血杂志,2009,22(7):571-572.
197. 丁欣,刘丽霞,王小亭. 重症超声在重症患者呼吸治疗中的作用[J]. 临床荟萃,2017,32(5):388-391.
198. 赵华,王小亭,刘大为,等. 重症超声快速诊断方案在急性呼吸衰竭病因诊断中的作用[J]. 中华医学杂志;2015,95(47):3843-3847.

199. 任柳琼,吕发勤,冯聪,等.床旁超声在呼吸机相关性肺炎诊断中的临床应用研究[J].中华医学超声杂志.2016,13(7):542-546.
200. 刘音,罗亚军,贺小旭等.1例急性自身免疫性溶血性贫血伴肺泡出血患者的诊治——个案报道及文献复习[J].中国急救医学,2016,36(7):669-672.
201. 刘嵘,师晓东,胡涛等.对儿童自身免疫性溶血性贫血合并溶血危象的认识[J].中国小儿急救医学,2012,19(2):205-206.
202. 中华医学会血液学分会红细胞疾病(贫血)学组.自身免疫性溶血性贫血诊断与治疗中国专家共识(2017年版)[J].中华血液学杂志,2017,38(04):265-267.
203. 杨四梅,范力星,唐艺等.疑难血型鉴定的两种简易处理方法[J].实用医技杂志,2014,21(6):691.
204. 解飞,洪萍,周霖等.误诊为遗传性球形红细胞增多症的自身免疫性溶血性贫血[J].临床误诊误治,2017,30(4):52-54.
205. 原敏,唐聪海,甘玮玮等.体外溶血试验配血救治急性溶血性贫血危象产妇的临床应用[J].中国实验血液学杂志,2014,22(4):1094-1098.
206. 吴丕荣.溶血危象误诊为肝硬化并消化道出血1例[J].医学信息,2011,24(10):6591-6592.
207. 吴天勤,金玲娟,陈海飞,等.免疫抑制治疗病毒血清学标志物阴性的肝炎相关性再生障碍性贫血的临床分析[J].中华临床医师杂志(电子版),2012,6(19):6129-6130.
208. 杨文睿,井丽萍,周康,等.41例肝炎相关再生障碍性贫血患者临床特征与免疫抑制治疗疗效观察[J].中华血液学杂志,2016,37(5):399-404.
209. 王丽佳,江宇泳,王鹏,等.戊型病毒性肝炎相关性再生障碍性贫血3例及文献复习[J].胃肠病学和肝病学杂志,2013,22(10):1046-1050.
210. 漆佩静,郑杰,马洁,等.儿童肝炎相关再生障碍性贫血43例临床特征及治疗转归分析[J].中华实用儿科临床杂志,2017,32(3):216-219.
211. 乔晓红,谢晓恬,石苇,等.儿童肝炎相关再生障碍性贫血循证医学分析[J].中华实用儿科临床杂志,2013,28(15):1155-1158.
212. 中华医学会血液学分会红细胞疾病(贫血)学组.再生障碍性贫血诊断与治疗中国专家共识(2017年版)[J].中华血液学杂志,2017,38(1):1-5.
213. 中华医学会血液学分会.血栓与止血学组弥散性血管内凝血诊断中国专家共识(2017年版)[J].中华血液学杂志,2017,38(05):361-363.
214. 中华医学会血液学分会.血栓与止血学组中国血友病协作组血友病诊断与治疗中国专家共识(2017年版)[J].中华血液学杂志,2017,38(05):364-370.
215. Curtis BR. Drug-induced immune neutropenia/agranulocytosis[J]. Immunohematology. 2014,30(2):95-101.
216. DaleDC. How I diagnose and treat neutropenia[J]. Curr Opin Hematol,2016,23(1):1-4.
217. Ware LB, Matthay MA. Clinical practice. Acute pulmonary edema[J]. N Engl J Med,2005,353(26):2788-2796.
218. Cleland JG, Yassin AS, Khadjooi K. Acute heart failure: focusing on acute cardiogenic pulmonary oedema[J]. Clin Med,2010,10(1):59-64.
219. Vital FM, Ladeira MT, Atallah AN. Non-invasive positive pressure ventilation (CPAP or bilevel NPPV) for cardiogenic pulmonary oedema[J]. Cochrane Database Syst Rev,2013,5:CD005351.

220. Matthay MA, Folkesson HG, Clerici C. Lung epithelial fluid transport and the resolution of pulmonary edema[J]. Physiol Rev, 2002, 82:569-600.
221. Staub NC. Pulmonary edema[J]. Physiol Rev, 1974, 54:678-811.
222. Sibbald WJ, Cunningham DR, Chin DN. Non-cardiac or cardiac pulmonary edema? A practical approach to clinical differentiation in critically ill patients[J]. Chest, 1983, 84:452-461.
223. Laureys, S., Owen, A. M. & Schiff, N. D. Brain function in coma, vegetative state, and related disorders[J]. Lancet Neurol, 2004 Sep; 3(9):537-46.
224. Schiff ND, Fins JJ. Brain death and disorders of consciousness[J]. Curr Biol, 2016 Jul 11; 26(13):R572-R576.
225. Derlin T, Weiberg D. ^{99m}Tc-HMPAO perfusion SPECT/CT in the diagnosis of brain death [J]. Nucl Med Rev Cent East Eur, 2016; 19(B):22-23.
226. Zuckier LS, Radionuclide Evaluation of Brain Death in the Post-McMath Era[J]. J Nucl Med, Oct. 2016.
227. Kottapally M, Josephson SA. Common neurologic emergencies for nonneurologists: When minutes count[J]. Cleveland Clinic Journal of Medicine, 2016, 83(2):116-126.
228. Alejandro A. Rabinstein, Noninvasive ventilation for neuromuscular respiratory failure: when to use and when to avoid[J]. Curr Opin Crit Care, 2016, 22:94-99.
229. Wijdicks EFM. The neurology of acutely failing respiratory mechanics[J]. Ann Neurol, 2017, 81(4):485-494.
230. Merkler AE, SalehiOmran S. Outcomes after thrombolysis for acute ischemic stroke in patients with recent stroke[J]. Stroke, 2017, 48(8):2282-2284.
231. Korompoki E, Filippidis FT. Long-term antithrombotic treatment in intracranial hemorrhage survivors with atrial fibrillation[J]. Neurology, 2017, 89(7):687-696.
232. Lapergue B. Effect of Endovascular Contact Aspiration vs Stent Retriever on Revascularization in Patients With Acute Ischemic Stroke and Large Vessel Occlusion: The ASTER Randomized Clinical Trial[J]. JAMA, 2017, 318(5):443-452.
233. Lawton MT, Vates GE. Subarachnoid Hemorrhage[J]. N Engl J Med, 2017, 377(3):257-266.
234. Charles L. Francoeur. Management of delayed cerebral ischemia after subarachnoid hemorrhage[J]. Crit Care, 2016 Oct 14; 20(1).
235. Giovannini G, MontiG, Tondelli M, et al. Mortality, morbidity and refractoriness prediction in status epilepticus: Comparison of STESS and EMSE scores[J]. Seizure, 2017, 46(5):31-37.
236. Betjemann J P, Lowenstein DH. Status epilepticus in adults[J]. Lancet Neurol, 2015, 14(6):615-624.
237. Hofmeijer J, Beernink TM, Bosch FH, et al. Early EEG contributes to multimodal outcome prediction of postanoxic coma[J]. Neurology, 2015, 85, 137-143.
238. Jones S, Schwartzbauer G, Jia X. Brain monitoring in critically neurologically impaired patients[J]. Int J Mol Sci, 2016, 18(1):pii:E43.
239. Tang W, Weil MH, Gazmuri RJ, et al. Reversible impairment of myocardial contractility due to hypercarbic acidosis in the isolated perfused rat heart[J]. Crit Care Med, 1991, 19:218-224.
240. Weil MH, Rackow EC, Trevino R, et al. Difference in acid-base state between venous and ar-

terial blood during cardiopulmonary resuscitation[J]. N Engl J Med,1986,315:153-166.

241. Idris AH,Staples E,O'BRIAN dj,et al. The effect of ventilation on acid-base balance and oxygenation in low blood-flow states[J]. Crit Care Med,1994,22:1827-1834.

242. Dong,JrE,Stinson EB,Shumway NE. The ventricular fibrillation threshold in respiratory acidosis and alkalosis[J]. Surgery,1967,61:602-607.

243. Kette F,Weil MH,Gazmuri RJ,et al. Buffer solutions may compromise cardiac resuscitation by reducing coronary perfusion pressure[J]. JAMA,1991,266:2121-2126.

244. Tang W,Weil MH,Maldonado FA,Gazmuri RJ,Bisera J Hypercarbia decreases the effectiveness of electrical defibrillation during CPR[J]. Crit Care Med,1992,20(suppl):S24.

245. Becker LB,Idris AH,Shao Z et al. Inhibition of cardiomyocyte contraction by carbon dioxide [J]. Circulation,1993,88(Suppl 1):225.

246. Orchard CH,Kentish KC. Effects of changes of PH on the contractile function of cardiac muscle[J]. Am J Physiol,1990 Jun;258(6 Pt 1):C967-81.

247. WeiMH,Houle DB,Brown,EB,Jr,Campbell GS. Influence of acidosis in the effectiveness of vasopressor agents[J]. Circulation,1957,16:949.

248. Anderson MN,Mouritaen C. Effect of respiratory and metabolic acidosis on cardiac output and peripheral vascular resistace[J]. Ann Surg,1966,163:161-168.

249. Chandra N,Rudikoff M,Weisfeldt ML. Simultaneous chest compression and ventilation at high airway pressure during cardiopulmonary resuscitation[J]. Lancet,1980,26;1(8161):175-178.

250. Hodgkin BC,Lambrew CT,Lawrence FH,et al. Effects of PEEP and of increased frequency of ventilation during CPR[J]. Crit Care Med,1980,8:123-126.

251. Koehler RC,Chandra N,Guerci AD,et al. Augmentation of cerebral perfusion by simultaneous chest compression and lung inflation with abdominal binding after cardiac arrest in dogs [J]. Circulation,1983,67:266-275.

252. Rea TD,Fahrenbruch C,Culley L,Donohoe RT,Hambly C,Innes J,Bloomingdale M,Subido C,Romines S,Eisenberg MS. CPR with chest compression alone or with rescue breathing [J]. N Engl J Med,2010,363:423-433.

253. Yan EB,Hellewell SC,Bellander,et al. Post-traumatic hypoxia exacerbates neurological deficit,neuroinflammation and cerebral metabolism in rats with diffuse traumatic brain injury [J]. J Neuroinflamm,2011,8:147.

254. Pernat A,Weil MH,Sun S,et al. Stroke volumes and end-tidalcarbondioxide generated by precordial compression duringventricular fibrillation[J]. Crit Care Med,2003,31(6):1819-1823.

255. Armin Ernst,Felix J. F Herth. Principles and Practice of Interventional Pulmonology[M]. New York:Springer,2013.

256. Rafanan AL,Mehta AC. Adult airway foreign body removal[J]. Clin Chest Med,2001,22(2):319-330.

257. Uhlig U,Uhlig S. Ventilator-induced lung injury[J]. Compr Physiol,2011,1:635-661.

258. Guerin C,Reignier J,Richard JC,et al. Prone positioning in severe acute respiratory distress syndrome[J]. N Engl J Med,2013,368(23):2159-2168.

259. Villar J,Blanco J,Kacmarek RM. Current incidence and outcome of the acute respiratory dis-

tress syndrome[J]. Curr Opin Crit Care,2016,22(1):1-6.

260. Lachmann B. Open up the lung and keep the lung open[J]. Intensive Care Med,1992,18(6):319-321.

261. Nieman GF,Gatto LA,Bates JH,et al. Mechanical ventilation as a therapeutic tool to reduce ARDS incidence[J]. Chest,2015,148(6):1396-1404.

262. Protti A,Andreis DT,Monti M,et al. Lung stress and strain during mechanical ventilation:any difference between statics and dynamics? [J]. Crit Care Med,2013,41(4):1046-1055.

263. Protti A,Andreis DT,Milesi M,et al. Lung anatomy,energy load,and ventilator-induced lung injury[J]. Intensive Care Med Exp,2015,3(1):34.

264. Amato MB,Meade MO,Slutsky AS,et al. Driving pressure and survival in the acute respiratory distress syndrome[J]. N Engl J Med,2015,372(8):747-755.

265. Kollisch-Singule M,Emr B,Jain SV,et al. The effects of airway pressure release ventilation on respiratory mechanics in extrapulmonary lung injury[J]. Intensive Care Med Exp,2015,3(1):35.

266. Nieman GF, Satalin J, Andrews P, Habashi NM, Gatto LA. Lung stress, strain, and energy load:engineering concepts to understand the mechanism of ventilator-induced lung injury (VILI)[J]. Intensive Care Med Exp,2016,4(1):16.

267. Marini JJ,Rodriguez RM,Lamb V. The inspiratory workload of patient-initiated mechanical ventilation[J]. Am Rev Respir Dis,1986,134:902-910.

268. Marini JJ,Capps JS,Culver BH. The inspiratory work of breathing during assisted mechanical ventilation[J]. Chest,1985,87:612-618.

269. Sassoon CSH. Mechanical ventilator design and function:the trigger variable[J]. Respir Care,1992,37:1056-1062.

270. Thille AW,Cabello B,Galia F,et al. Reduction of patient-ventilator asynchrony by reducing tidal volume during pressure-support ventilation[J]. Intensive Care Med, 2008, 34:1477-1486.

271. Hill LL,Pearl RG. Flow triggering,pressure triggering and auto triggering during mechanical ventilation[J]. Crit Care Med,2000,28:579.

272. Noujeim C,BouAkl I,El-Khatib M,et al. Ventilator auto-cycling from cardiogenic oscillation:case report and review of literature[J]. Nurs Crit Care,2013,18(5):222-228.

273. Chanques G,Kress JP,Pohlman A,Patel S,Poston J,Jaber S,et al. Impact of ventilator adjustment and sedation-analgesia practices on severe asynchrony in patients ventilated in assist-control mode[J]. Crit Care Med,2013,41:2177-2187.

274. Pohlman MC,McCallister KE,Schweickert WD,et al. Excessive tidal volume from breath stacing during lung-protective ventilation for acute lung injury[J]. Crit Care Med,2008,36:3019-3023.

275. Blanch L,Villagra A,Sales B,Montanya J,Lucangelo U,Lujan M,et al. Asynchronies during mechanical ventilation are associated with mortality[J]. Intensive Care Med, 2015, 41:633-641.

276. Hodane Y,Crognier L,Conil JM,Serres I,Rouget A,Virtos M,et al. Patient-ventilator synchrony in neurally adjusted ventilatory assist (NAVA) and pressure support ventilation (PSV):a prospective observatioal study[J]. BMC Anesthesiol,2015 Aug,08;15.

277. Piquilloud L, Tassaux D, Bialais E, et al. Neurally adjusted ventilatory assist (NAVA) improves patient-ventilator interaction during non-invasive ventilation delivered by face mask [J]. Intensive Care Med, 2012, 38: 1624-1631.

278. de la Oliva P, Schuffelmann C, Gomez-Zamora A, et al. Asynchrony, neural drive, ventilatory variability and COMFORT: NAVA versus pressure support in pediatric patients. A non-randomized crossover trial [J]. Intensive Care Med, 2012, 38: 838-846.

279. Kacmarek RM. Proportional assist ventilation and neurally adjusted ventilatory assist [J]. Respir Care, 2011, 56: 140-148.

280. Daniel R. Ouellette, MD, FCCP, Sheena Patel, MPH, Timothy D. Girard, MD, et al. Liberation from Mechanical Ventilation: An Official American College of Chest Physicians/American Thoracic Society Clinical Practice Guideline [J]. Chest. 2017 Jan; 151(1): 166-180.

281. Bairey Merz CN, Pepine CJ, Walsh MN, et al. Ischemia and No Obstructive Coronary Artery Disease (INOCA): Developing Evidence-Based Therapies and Research Agenda for the Next Decade [J]. Circulation, 2017, 135(11): 1075-1092.

282. Narayanan K, Chugh SS. The 12-lead electrocardiogram and risk of sudden death: current utility and future prospects [J]. Europace, 2015, 17(Suppl 2): ii7-ii13.

283. Templin C, Ghadri JR, Rougier JS, et al. Identification of a novel loss-of-function calcium channel gene mutation in short QT syndrome (SQTS6) [J]. Eur Heart J, 2011, 32(9): 1077-1088.

284. Curtis BR. Drug-induced immune neutropenia/agranulocytosis [J]. Immunohematology, 2014, 30(2): 95-101.

285. DaleDC. How I diagnose and treat neutropenia [J]. Curr Opin Hematol, 2016, 23(1): 1-4.

286. Headache Classification Committee of the International Headache Society. The International Classification of Head Disorders, 3rd ed (beta version) [J]. Cephalagia, 2013, 33 (9): 629-808.

287. Magyar M, GondaX, pap D, et al. Decreased openness to experience is associated with migraine-type headaches in subjects with lifetime depression [J]. Front Neurol, 2017, 8: 270.

288. Robbins MS, Starling AJ, Treatment of Cluster Headache. The American Headache Society Evidence-Based Guidelines, 2016.

289. American College of Cardiology, American Heart Association, Heart Rhythm Society. 2017 ACC/AHA/HRS Guideline for the Evaluation and Management of Patients With Syncope [J]. J Am Coll Cardiol, 2017, 70(5): 620-663.

290. Mfinanga SG, Kirenga BJ, Chanda DM, et al. Early versus delayed initiation of highly active antiretroviral therapy for HIV-positive adults with newly diagnosed pulmonary tuberculosis (TB-HAART): a rpospective, international, randomised, placebo-controlled trial [J]. Lance Infect Dis, 2014, 14(7): 563-571.

291. INSIGHT START Study Group, Lundgren JD, Babiker AG, et al. Initiation of antiretroviral therapy in early asymptomatic HIV infection [J]. N Engl J Med, 2015, 374(9): 795-807.

292. Ishikawa T, Konishi E. Potential chemotherapeutic targets for Japanese encephalitis current status of antiviral drug development and future challenges [J]. Expert Opin Ther Targets, 2015, 19(10): 1379-1395.

293. Basu A, Dutta K. Recent advances in Japanese encephalitis [J]. F1000Res, 2017 Mar 13; 6: 259.

294. L. Goldman, A. I. Schafer. Goldman-Cecil Medicine[M]. 25th ed. New York: SAUNDERS, 2015.

295. Ramachandran G. Gram-positive and gram-negative bacterial toxins in sepsis[J]. Virulence, 2014, 5(1): 213-218.

296. Angus, Derek C, van der Poll, Tom. Severe Sepsis and Septic Shock[J]. New Engl J Med, 2013, 369(9): 840-851.

297. M. M. Levy, et al. 2001 SCCM/ESICM/ACCP/ATS/SIS International Sepsis Definitions Conference[J]. Intensive Care Med, 2003, 530-538.

298. Chronic Kidney Disease[J]. Lancet, 2017, 389(10075): 1238-1252. Siew ED, Davenport A. The growth of acute kidney injury: a rising tide or just closer attention to detail? [J] Kidney Int, 2015, 87(1): 46-61.

299. Yang L, Xing G, Wang L, et al. Acute kidney injury in China: a cross-sectional survey[J]. Lancet, 2015, 386(10002): 1465-1471.

300. Wald R, Shariff SZ, Adhikari NK, et al. The association between renal replacement therapy modality and long-term outcomes among critically ill adults with acute kidney injury: a retrospective cohort study[J]. Crit Care Med, 2014, 42(4): 868-877.

301. Wonnacott A, Meran S, Amphlett B, et al. Epidemiology and outcomes in community-acquired versus hospital-acquired AKI[J]. Clin J Am Soc Nephrol, 2014, 9(6): 1007-1014.

302. Chawla LS1, Eggers PW, Star RA, et al. Acute kidney injury and chronic kidney disease as interconnected syndromes[J]. N Engl J Med, 2014, 371(1): 58-66.

303. Nitta K, Uchida K, Kimata N, et al. Increased serum levels of vascular endothelial growth factor in human crescentic glomerulonephritis[J]. Clin Nephrol, 1999, 52(2): 76-82.

304. Ivanova LV, Rudolph P, Shilov YM, et al. Correlation between the expression of DNA topoisomerases Ⅰ and Ⅱ alpha and clinical parameters in kidney disease[J]. Am J Kidney Dis, 2001, 38(5): 1026-1037.

305. Zauner I, Bach D, Braun N, et al. Predictive value of initial histology and effect of plasmapheresis on long-term prognosis of rapidly progressive glomerulonephritis[J]. Am J Kidney Dis, 2002, 39(1): 28-35.

306. Reverter E, Blasi A, Abraldes JG, et al. Impact of deep sedation on the accuracy of hepatic and portal venous pressure measurements in patients with cirrhosis[J]. Liver Int, 2014, 34(1): 16-25.

307. Hwang JH, Shergill AK, Acosta RD, et al. The role of endoscopy in the management of variceal hemorrhage[J]. Gastrointest Endosc, 2014, 80(2): 221-227.

308. Guturu P, Sagi SV, Ahn D, et al. Capsule endoscopy with PILLCAM ESO for detecting esophageal varices: a meta-analysis[J]. Minerva Gastroenterol Dietol, 2011, 57(1): 1-11.

309. Kim DH, Park JY. Prevention and management of variceal hemorrhage[J]. Int J Hepatol, 2013, 2013(3): 434-609.

310. Cai Y, Liu Z, Liu X. Laparoscopic versus open splenectomy for portal hypertension: A systematic review of comparative studies[J]. Surgical Innovation, 2014, 21(4): 442-447.

311. Rhodes A, Evans LE, Alhazzani W, et al. Surviving sepsis campaign: international guidelines for management of sepsis and septic shock: 2016[J]. Crit Care Med, 2017, 45(3): 486-552.

312. Cariou A, Payen JF, Asehnoune K, et al. Targeted temperature management in the ICU: guidelines from a French expert panel[J]. Ann Intensive Care, 2017, 7(1): 70.

附录

内科危重病常用评估表

（一）6 小时乳酸清除率

6 小时(h)乳酸清除率计算方法:6h 乳酸清除率=[(初始动脉血乳酸-治疗 6 小时后动脉血乳酸)/初始动脉血乳酸]×100%。

阈值指标:6 小时乳酸清除率≥10%。

意义:早期乳酸清除率≥10%可作为脓毒症早期复苏的目标之一。

局限性:其他因素也可能引起乳酸升高:①全身性感染引起丙酮酸脱氢酶功能下降;②应激状态下儿茶酚胺增加,导致乳酸产生过多;③肝功能障碍;④需要一段时间和一定的组织灌注量,乳酸才可以进入血液。

（二）急性生理与慢性健康状况评估

第二代急性生理学及慢性健康状况评估(acute physiology and chronic health evaluation)—APACHE Ⅱ(附表 1)。

附表 1　APACHE Ⅱ评分表

A. 年龄	≤44 □ 0;45~54 □ 2;55~64 □ 3;65~74 □ 5;≥75 □ 6	A 记分	
B. 有严重器官系统功能不全或免疫损害	非手术或择期手术后 □ 2; 不能手术或急诊手术后 □ 5; 无上述情况 □ 0	B 记分	

GCS 评分	6	5	4	3	2	1
1. 睁眼反应			□ 自动睁眼	□ 呼唤睁眼	□ 刺疼睁眼	□ 不能睁眼
2. 语言反应		□ 回答切题	□ 回答不切题	□ 答非所问	□ 只能发音	□ 不能言语
3. 运动反应	□ 按吩咐动作	□ 刺疼能定位	□ 刺疼能躲避	□ 刺疼肢体屈曲	□ 刺疼肢体伸展	□ 不能活动
GCS 积分=1+2+3			C. 积分=15—GCS			

C. 生理指标	分值									D 记分
	+4	+3	+2	+1	0	+1	+2	+3	+4	
1. 体温(腋下℃)	≥41	39~40.9		38.5~38.9	36~38.4	34~35.9	32~33.9	30~31.9	≤29.9	

续表

2. 平均血压(mmHg)	≥160	130~159	110~129		70~109		50~69		≤49	
3. 心率(次/分)	≥180	140~179	110~139		70~109		55~69	40~54	≤39	
4. 呼吸频率(次/分)	≥50	35~49		25~34	12~24	10~11	6~9		≤5	
5. PaO_2(mmHg) (FiO_2<50%) $A\text{-}aDO_2$(FiO_2>50%)	 ≥500	 350~499	 200~349		>70 <200	61~70 ………	 ………	55-60 ………	<55 ……	
6. 动脉血 pH 血清 HCO_3^-(mmol/L) (无血气时用)	≥7.7 …… ≥52	7.6~7.69 …… 41~51.9	 …… 	7.5~7.59 …… 32~40.9	7.33~7.49 …… 23~31.9	 …… 	7.25~7.32 …… 18~21.9	7.15~7.24 …… 15~17.9	<7.15 …… <15	
7. 血清 Na^+(mmol/L)	≥180	160~179	155~159	150~154	130~149		120~129	111~119	≤110	
8. 血清 K(mmol/L)	≥7	6~6.9		5.5~5.9	3.5~5.4	3~3.4	2.5~2.9		<2.5	
9. 血清肌酐(mg/dl)	≥3.5	2~3.4	1.5~1.9		0.6~1.4		<0.6			
10. 血细胞比容(%)	≥60		50~59.9	46~49.9	30~45.9		20~29.9		<20	
11. WBC($\times10^9$/L)	≥40		20~39.9	15~19.9	3~14.9		1~2.9		<1	
D 积分										
APACHE Ⅱ 总积分=A+B+C+D										

注:1. 数据采集应为病人入 ICU 或抢救开始后 24 小时内最差值

2. B 项中"不能手术"应理解为由于病人病情危重而不能接受手术治疗者

3. 严重器官功能不全指:①心:心功能Ⅳ级;②肺:慢性缺氧、阻塞性或限制性通气障碍、运动耐力差;③肾:慢性透洗者;④肝:肝硬化、门脉高压、有上消化道出血史、肝昏迷、肝功能衰竭史

4. 免疫损害:如接受放疗、化疗、长期或大量激素治疗,有白血病、淋巴瘤、艾滋病等

5. D 项中的血压值应为平均动脉压=(收缩压+2×舒张压)/3,若使用有创动脉压监测时记有创动脉压

6. 呼吸频率应记录病人的自主呼吸频率

7. 如果病人是急性肾衰竭,则血清肌酐一项分值应在原基础上加倍(×2)

8. 血清肌酐的单位是 μmol/L 时,与 mg/dl 的对应值如下:

mg/dl	3.5	2~3.4	1.5~1.9	0.6~1.4	0.6
μmol/L	305	172~304	128~171	53~127	53

（三）多器官功能障碍（multiple organ dysfunction syndrome，MODS）评分

见附表2。

附表2　Marshall多器官功能障碍评分表

变　量	0分	1分	2分	3分	4分
呼吸 PaO_2/FiO_2（mmHg）	>300	226～300	151～225	76～150	≤75
心血管（HR×CVP/MAP）	≤10	10.1～15.0	15.0～20.0	20.1～30.0	>30
血小板计数（$\times10^9$/L）	>120	81～120	51～80	21～50	≤20
肝（胆红素）（μmmoL/L）	≤20	21～60	61～120	121～240	>240
肾（肌酐）（μmmoL/L）	≤100	101～200	201～350	351～500	>500
格拉斯哥评分	15	13～14	10～12	7～9	≤6

北京市科委重大项目“MODS中西医结合诊治/降低病死率的研究”课题组于2004年建立了MODS病情严重度评分系统（草案，附表3），并于2007年重新修订。各脏器指标分值之和为MODS得分，最高分值24分。在验证MODS病死率与MODS评分间关系的研究中发现，0～5分组、6～10分组、11～15分组、≥16分组的病死率分别是：31.2%、56.4%、80.0%、96.8%，MODS病死率随MODS分值升高而升高，因而按照MODS评分判断病情严重程度是可行的。

附表3　MODS病情严重度评分系统

器官/系统	指标	0分	1分	2分	3分	4分
心血管	收缩压（mmHg）	≥90	75～90	65～74	≤64	
肺	PaO_2/FiO_2（mmHg）	≥300	260～300	190～259	90～189	≤89
脑	意识状态	清楚	躁动或淡漠	嗜睡或浅昏迷	深昏迷	
凝血	PLT（$\times10^9$/L）	≥100	81～99	61～80	≤60	
肝脏	TBil（μmol/L）	≤22.2	22.3～34.1	34.2～102.5	102.6～203.4	≥203.5
肾脏	Cr（μmol/L）	≤124	125～177	178～265	266～486	≥487
胃肠	症状/体征	肠鸣音无减弱，便潜血试验阴性、无黑便或呕血	肠鸣音减弱或消失或便潜血试验阳性	肠鸣音减弱或消失，便潜血试验阳性	肠鸣音减弱或消失，有黑便或呕血	

（四）简化急性生理评分（simplified acute physiology score，SAPS）Ⅱ

见附表4、附表5。

附表 4　SAPS Ⅱ评分表

变量	分值																	
	0	1	2	3	4	5	6	7	8	9	10	11	12	13	15	16	17	18	26
年龄(岁)	<40							40~59					60~69		70~74	75~79		≥80	
HR(次/分)	70~119		40~69		120~159			≥160				<40							
SBP(mmHg)	100~199		≥200			70~99								<70					
T(℃)	<39			≥39															
PaO_2/FiO_2(mmHg)							≥200			100~199		<100							
尿量(L/d)	≥1.0				0.50~0.999							<0.5							
血 BUN(mmol/L)	<10.5						10.5~31.0				≥32.0								
WBC($\times 10^9$/L)	1.0~19.9			≥20.0									<1.0						
血钾浓度(mmol/L)	3.0~4.9			<3，≥5															
血钠浓度(mmol/L)	125~144	≥145				<125													

续表

变量	分值																		
	0	1	2	3	4	5	6	7	8	9	10	11	12	13	15	16	17	18	26
血 HCO_3^- 浓度（mmol/L）	≥20			15～19			<15												
血胆红素浓度（μmol/L）	<68.4				68.4～102.5					≥102.6									
GCS 评分	14～15					11～13		9～10						6～8					<6
慢性疾病										转移癌	血液恶性肿瘤						AIDS		
住 ICU 类型	择期手术						内科患者		急诊手术										

注：PaO_2/FiO_2 仅用于机械通气或持续肺动脉压监测者；BUN：尿素氮；GCS 评分：格拉斯哥昏迷评分；1kPa＝7.5mmHg

附表 5　SAPS Ⅱ各变量的定义

变量	定　义
年龄	为患者最近一次生日时的年龄(岁)
HR	为 24 小时内最差值(低或高值),如果由心脏骤停(11 分)变至心动过速(7 分),指定为 11 分
SBP	与 HR 相同,如果由 8.0kPa 变至 27.3kPa,则为 13 分
T	为最高体温(℃)
PaO_2/FiO_2	如行机械通气或持续肺动脉压监测,则使用最低的比值
尿量	如患者住 ICU<24 小时,按下式计算:1L/8h=3L/24h
血尿素或 BUN	为最高值
WBC	为最差值(高或低值)
血钾浓度	为最差值(高或低值)
血钠浓度	为最差值(高或低值)
血 HCO_3^- 浓度	为最低值
血胆红素浓度	为最高值
GCS 评分	为最低值,如患者使用了镇静药,则记录镇静前估计的 GCS
住院类型	拟在 24 小时内进行手术者为急诊手术,至少在 24 小时以后进行手术者为择期手术;住 ICU 1 周内不进行手术者为内科患者
AIDS	指 HIV 阳性伴有下列临床并发症者:卡氏肺囊虫肺炎,卡波西(Kaposi)肉瘤,淋巴瘤,结核或血液中毒性(toxoplasma)感染
血液恶性肿瘤	指淋巴瘤、急性白血病或多发性骨髓瘤
转移癌	指手术、CT 或任何其他方法证实的转移癌

(五)序贯脏器衰竭评价评分(sequential organ failure assessment,SOFA)

见附表 6。

附表 6　SOFA 评分

系统	检测项目	0	1	2	3	4	得分
呼吸	PaO_2/FiO_2(kPa)	>53.33	40~53.33	26.67~40	13.33~26.67 且	<13.33 且	
	呼吸支持(是/否)				是	是	
凝血	血小板(10^9/L)	>150	101~150	51~100	21~50	<21	
肝	胆红素(μmol/L)	<20	20~32	33~101	102~204	>204	

续表

系统	检测项目	0	1	2	3	4	得分
循环	平均动脉压(mmHg)	≥70	<70				
	多巴胺剂量[μg/(kg·min)]			≤5 或	>5 或	>15 或	
	肾上腺素剂量[μg/(kg·min)]				≤0.1 或	>0.1 或	
	去甲肾上腺剂量[μg/(kg·min)]				≤0.1	>0.1	
	多巴酚丁胺(是/否)			是			
神经	GCS 评分	15	13~14	10~12	6~9	<6	
肾脏	肌酐(μmol/L)	<110	110~170	171~299	300~440	>440	
	24 小时尿量(ml/24h)				201~500	<200	

注:1. 每日评估时应采取每日最差值;2. 分数越高,预后越差

(六) 急诊感染病死率评分(mortality in emergency department sepsis score,MEDS)

见附表 7。

附表 7　急诊感染病死率评分(MEDS)

变　　量	分值
合并快速进展的晚期疾病(转移癌,或预计在 30d 内有 50%可能死亡的疾病)	6
年龄>65 岁	3
中性杆状核>5%	3
呼吸急促或缺氧(呼吸频率>20 次/min,氧饱和度<90%,或需吸氧 FiO_2≥40%以维持氧饱和度)	3
感染性休克(液体复苏后收缩压仍<90mmHg,1mmHg=0.133kPa)	3
血小板计数<150 000/mm^3	3
住在养老院	2
下呼吸道感染	2
意识状态有改变	2

注:①评分项中,“合并快速进展的晚期疾病”分值最高,对评分结果影响最大,但缺少客观评定的指标;对“预计 30d 内有 50%可能死亡的疾病”的判定易受人为主观因素影响。②评分中的另一项“住在养老院”,国外此项 14%的比例与我国国情不符。③人群不同,也影响评分的总体结果

(七) 快速急性生理评分(rapid acute physiology score,RAPS)

快速急性生理评分(RAPS)包括:血压、呼吸、脉搏和 GCS 四项参数,每项参数赋值 0~4 分,总分 0~16 分。RAPS 用于评价院前转运的风险评估、急诊非创伤病人病情的评价(附表 8)。

附表 8　RAPS 和 REMS 评分表

变量	分值						
	0	1	2	3	4	5	6
脉搏	70～109		55～69 110～139	40～54 140～179	<40 >179		
收缩压(mmHg)	90～129		70～89 130～149	150～179	>179		
呼吸频率	12～24	10～11 25～34	6～9	35～49	>49		
GCS	>13	11～13	8～10	5～7	<5		
年龄	<45		45～54	55～64		65～74	>74
SpO_2	>89	86-89		75～85	<75		

注:①参数取同一时间点;②动态评分 24 小时最差值是指总分的最差值;③血压最好由同一人反复测量,测量部位固定;④测量外周血氧饱和的部位应固定

(八) 快速急诊内科评分(rapid emergency medicine score,REMS)

快速急诊内科评分(REMS)包括血压、呼吸、脉搏、GCS 年龄和 SpO_2 六项参数,每项参数赋值 0~6 分,总分 0~26 分。REMS 优于 RAPS,可以预测急诊病人近期和远期病死率(附表 9)。

附表 9　RAPS 和 REMS 评分与病死危险性对应表

RAPS 分值	REMS 分值	病死危险性
≤7	≤11	10%
8	16～17	50%
≥14	≥24	100%

附表 10　格拉斯哥昏迷评分(GCS)

睁眼反应	得分	言语反应	得分	运动反应	得分
正常睁眼	4	回答正确	5	按吩咐动作	6
呼唤睁眼	3	回答错误	4	对疼痛刺激能定位	5
刺痛睁眼	2	言语错乱	3	对刺痛有躲避反应	4
无睁眼	1	含糊不清	2	刺痛时肢体屈曲(去皮层状态)	3
		无反应	1	刺痛时肢体过伸(去脑状态)	2
				无反应	1

注:将三类得分相加,即得到 GCS 评分(最低 3 分,最高 15 分)

1) 选评判时的最好反应计分(运动评分左侧右侧可能不同,用较高的分数进行评分),改良的 GCS 评分应记录最好反应/最差反应和左侧/右侧运动评分

2) 三项指标的分数加起来得到的总分,就是所谓的"昏迷指数",可以作为预后的参考。

3) 根据分级可分为:

轻型:总分为 13～15 分,伤后意识障碍 20 分钟以内

中型:总分为 9～12 分,伤后意识障碍 20 分钟～6 小时

重型:总分为 3～8 分,伤后昏迷或再次昏迷 6 小时以上

附表 11 SAPS Ⅱ评分表

变量	分值																		
	0	1	2	3	4	5	6	7	8	9	10	11	12	13	15	16	17	18	26
年龄(岁)	<40							40~59					60~69		70~74	75~79		≥80	
HR(次/分)	70~119		40~69		120~159			≥160				<40							
SBP(mmHg)	100~199		≥200			70~99								<70					
T(℃)	<39			≥39															
PaO_2/FiO_2(mmHg)							≥200			100~199		<100							
尿量(L/d)	≥1.0				0.50~0.999							<0.5							
血 BUN(mmol/L)	<10.5						10.5~31.0				≥32.0								
WBC($\times10^9$/L)	1.0~19.9			≥20.0									<1.0						
血钾浓度(mmol/L)	3.0~4.9			<3,≥5															

续表

变量	分值																		
	0	1	2	3	4	5	6	7	8	9	10	11	12	13	15	16	17	18	26
血钠浓度(mmol/L)	125~144	≥145				<125													
血 HCO_3^- 浓度(mmol/L)	≥20			15~19			<15												
血胆红素浓度(μmol/L)	<68.4				68.4~102.5					≥102.6									
GCS 评分	14~15					11~13		9~10						6~8					<6
慢性疾病										转移癌	血液恶性肿瘤						AIDS		
住 ICU 类型	择期手术						内科患者		急诊手术										

注:PaO_2/FiO_2 仅用于机械通气或持续肺动脉压监测者;BUN:尿素氮;GCS 评分:格拉斯哥昏迷评分

附表 12 SAPS Ⅱ各变量的定义

变量	定 义
年龄	为患者最近一次生日时的年龄(岁)
HR	为 24 小时内最差值(低或高值),如果由心脏骤停(11 分)变至心动过速(7 分),指定为 11 分
SBP	与 HR 相同,如果由 8.0kPa 变至 27.3kPa,则为 13 分
T	为最高体温(℃)
PaO_2/FiO_2	如行机械通气或持续肺动脉压监测,则使用最低的比值
尿量	如患者住 ICU<24 小时,按下式计算:1L/8 h=3L/24h
血尿素或 BUN	为最高值
WBC	为最差值(高或低值)
血钾浓度	为最差值(高或低值)
血钠浓度	为最差值(高或低值)
血 HCO_3^- 浓度	为最低值
血胆红素浓度	为最高值
GCS 评分	为最低值,如患者使用了镇静药,则记录镇静前估计的 GCS
住院类型	拟在 24 小时内进行手术者为急诊手术,至少在 24 小时以后进行手术者为择期手术;住 ICU 1 周内不进行手术者为内科患者
AIDS	指 HIV 阳性伴有下列临床并发症者:卡氏肺囊虫肺炎,卡波西(Kaposi)肉瘤,淋巴瘤,结核或血液中毒性(toxoplasma)感染
血液恶性肿瘤	指淋巴瘤、急性白血病或多发性骨髓瘤
转移癌	指手术、CT 或任何其他方法证实的转移癌

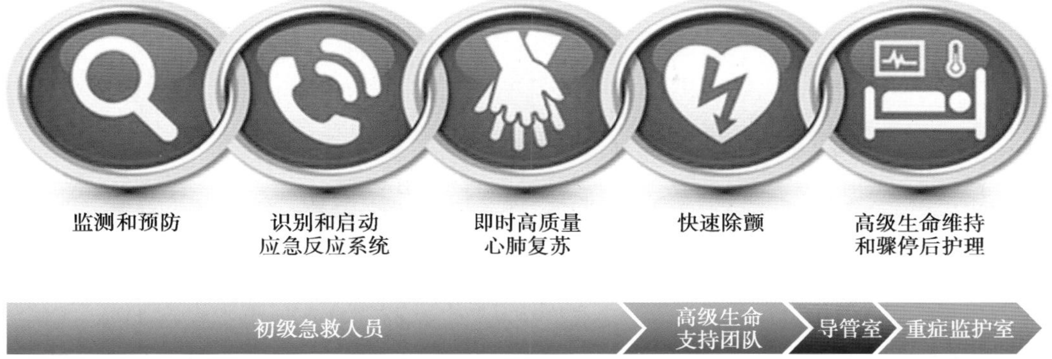
院内心脏骤停
监测和预防
识别和启动
应急反应系统
即时高质量
心肺复苏
快速除颤
高级生命维持
和骤停后护理
初级急救人员
高级生命
支持团队
导管室
重症监护室

图 1-3-1 院内心脏骤停生存链

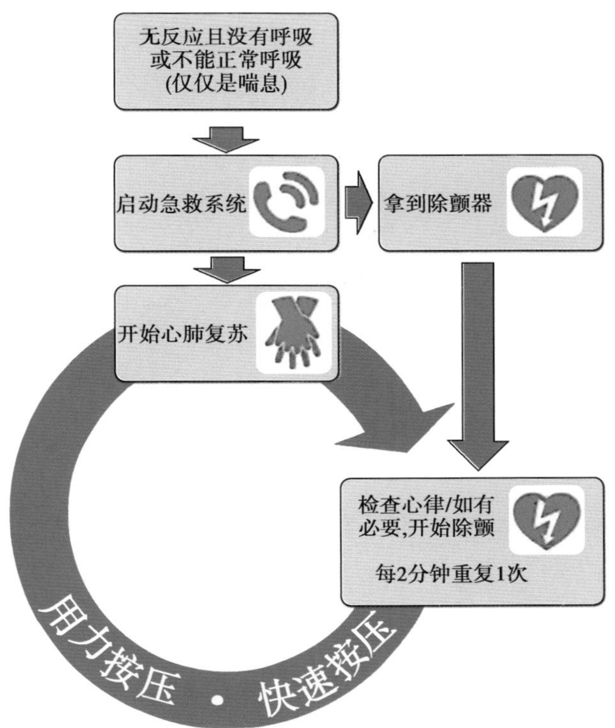

图 1-3-2 简化的通用成人基础生命流程

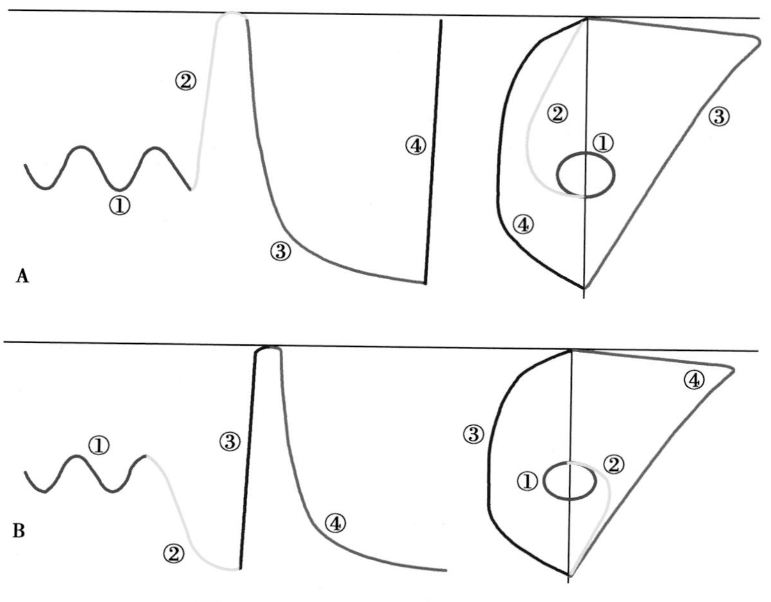

图 2-18-3　用力肺活量检查的程序

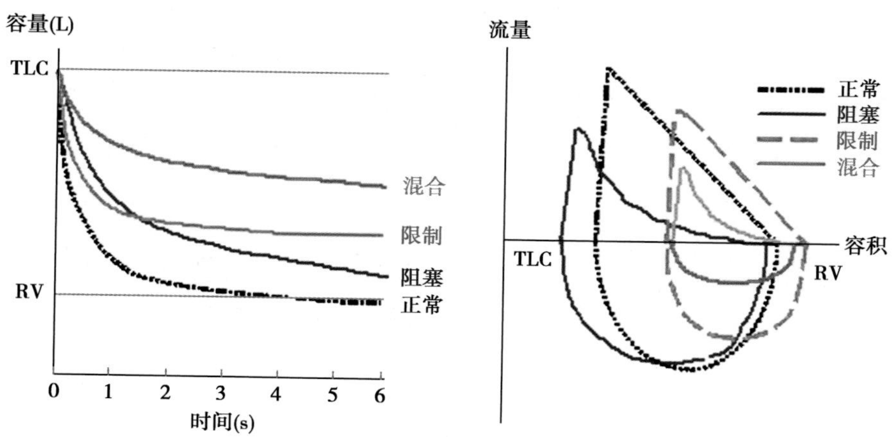

图 2-18-6　肺通气功能障碍不同类型的 T-V 曲线和 F-V 曲线

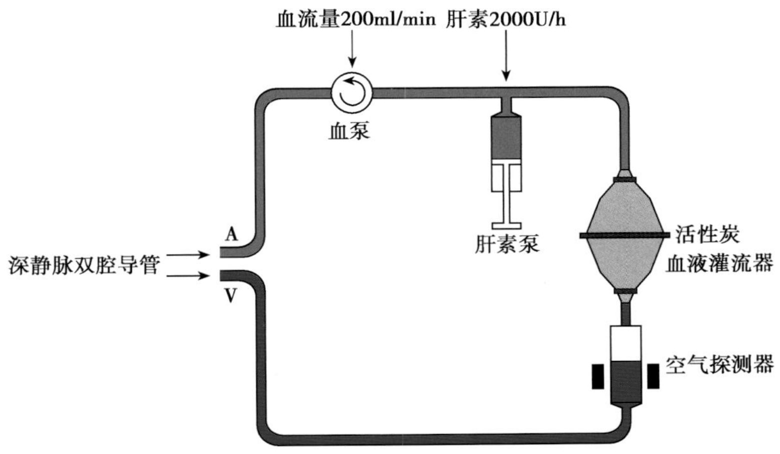

图 5-5-1　血液灌流(HP)体外循环模式图

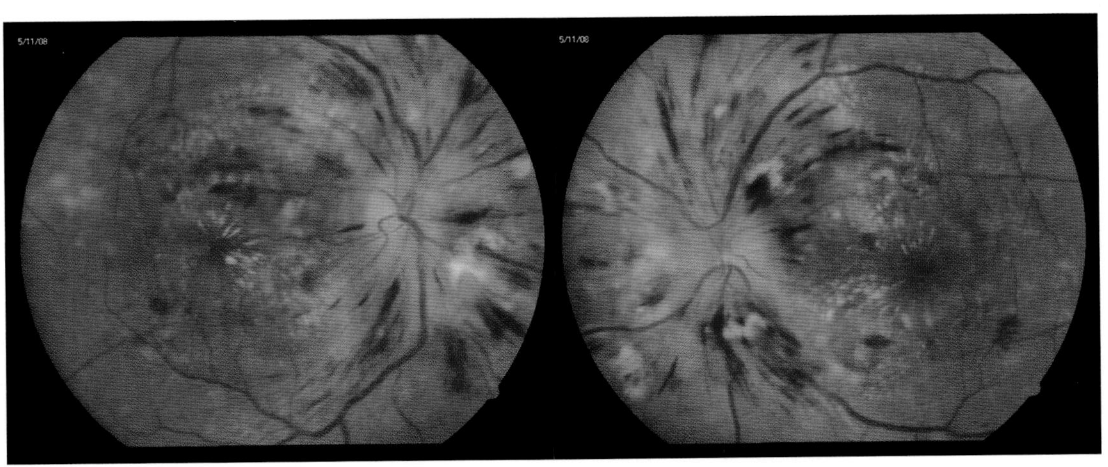

图 14-4-1　高血压性视网膜病变

图显示视网膜血管显著缩窄，视网膜弥漫性水肿，眼底多处片状出血，大片状棉絮斑及视乳头水肿

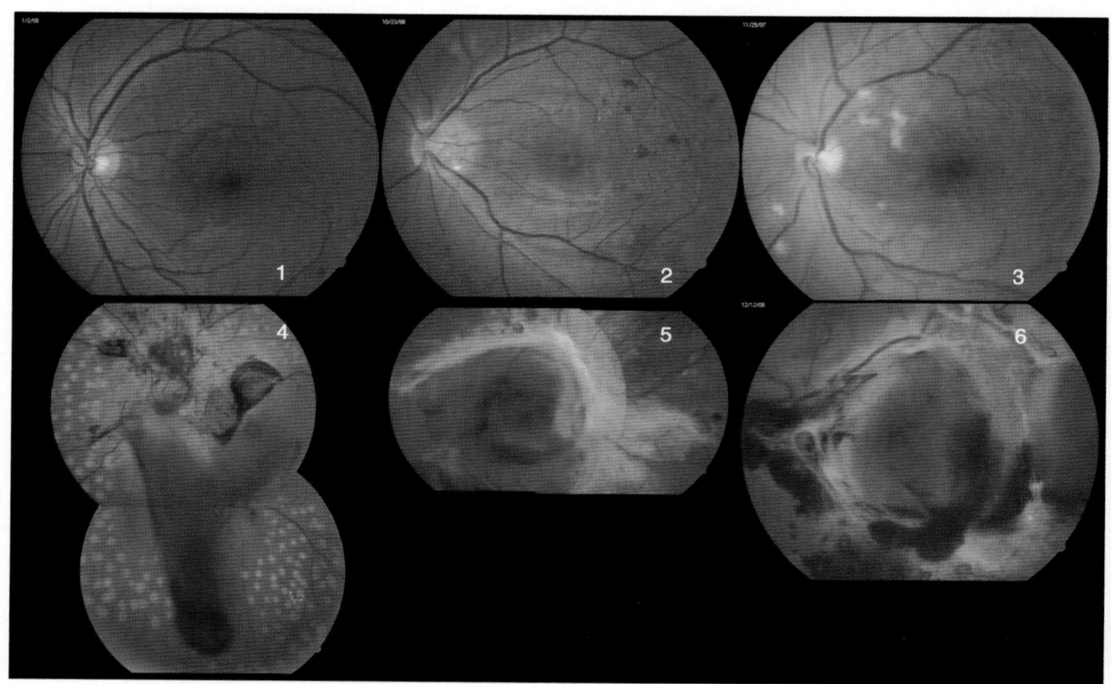

图 14-4-2　糖尿病性视网膜病变分期

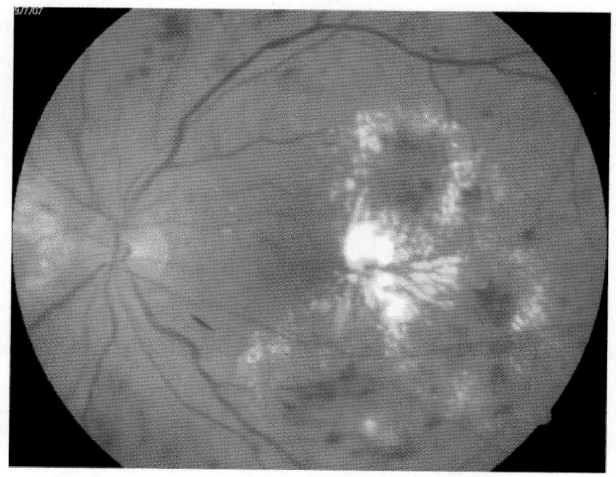

图 14-4-5　糖尿病黄斑水肿

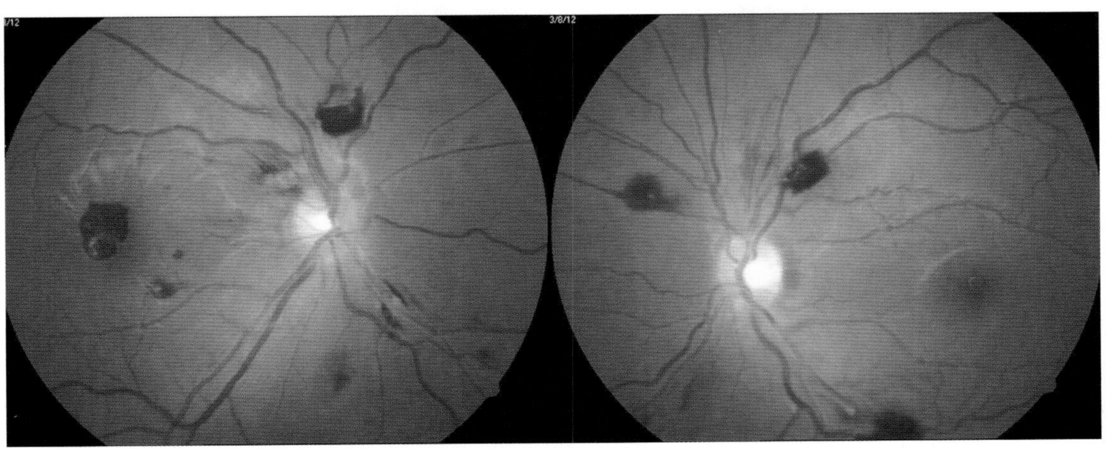

图 14-4-6　贫血造成的视网膜出血
男，23 岁，患再生障碍性贫血 6 年

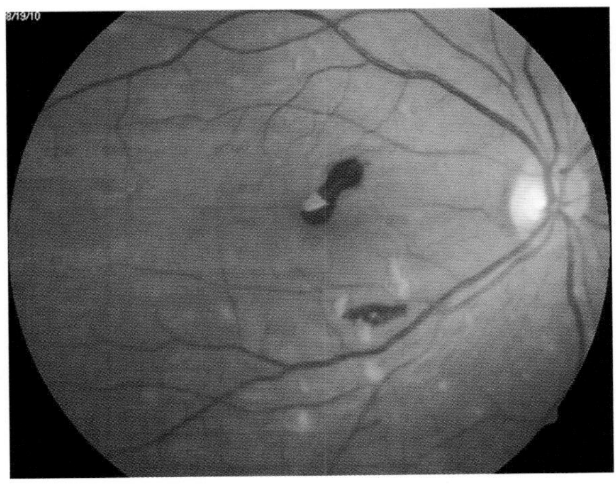

图 14-4-7　白血病所致的视网膜出血

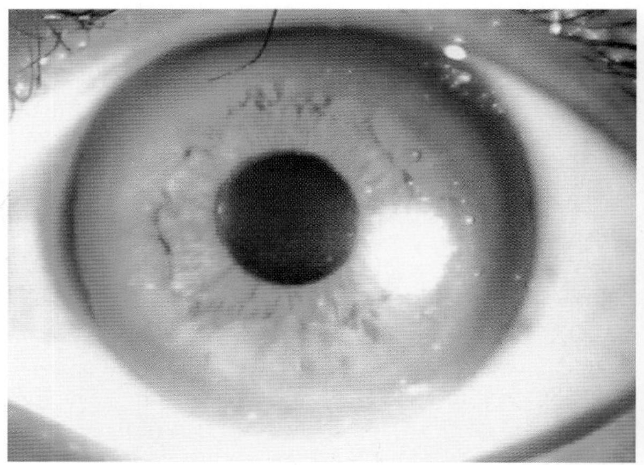
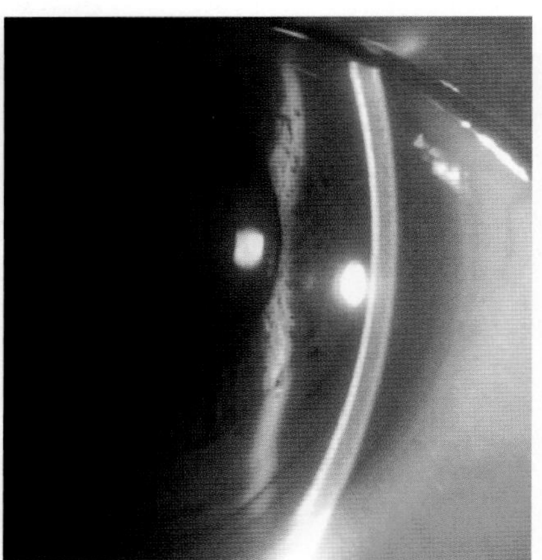

图 14-4-8　K-F 环

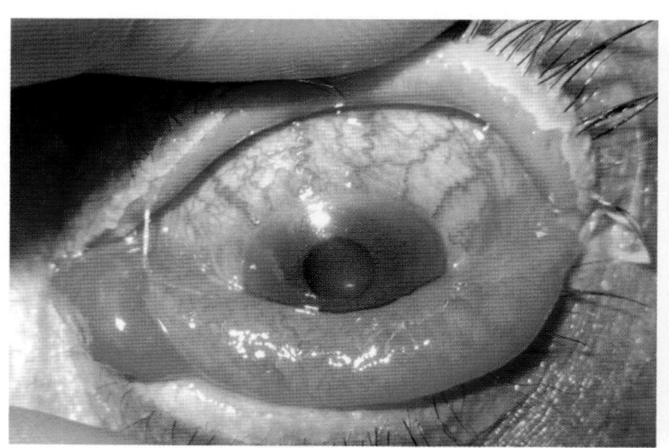
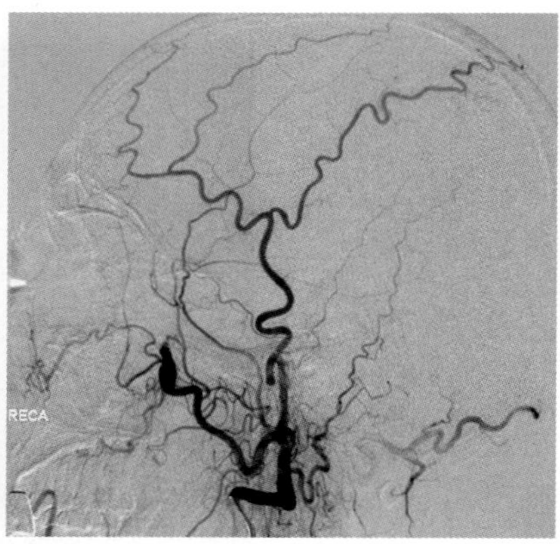

图 14-4-9　颈动脉-海绵窦瘘
图示眼球突出，巩膜表面静脉扩张，巩膜表面静脉高度迂曲扩张，DSA 显示颈内动脉-海绵窦瘘

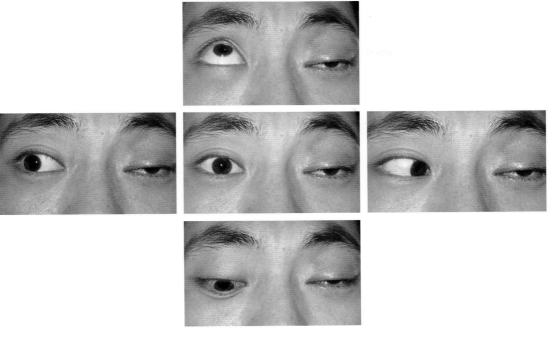

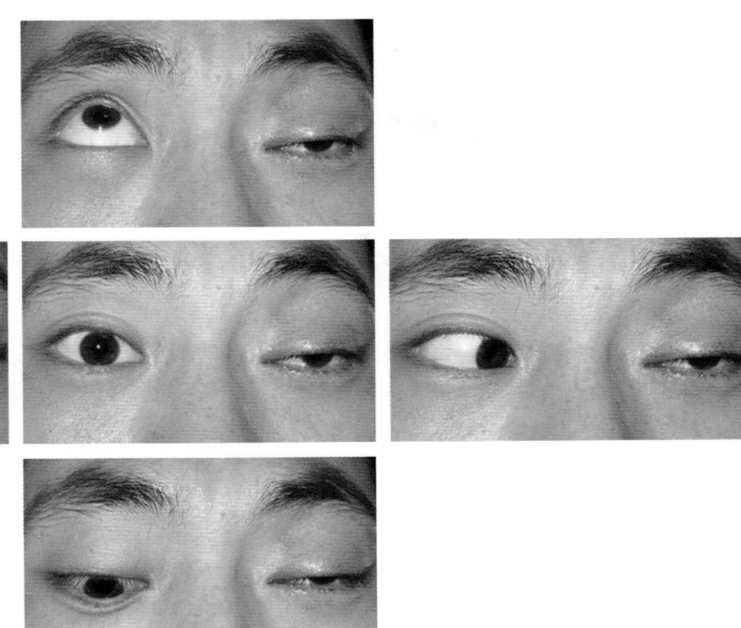

图 14-4-10 颈动脉-海绵窦瘘
图显示眼球运动障碍,左眼上睑下垂

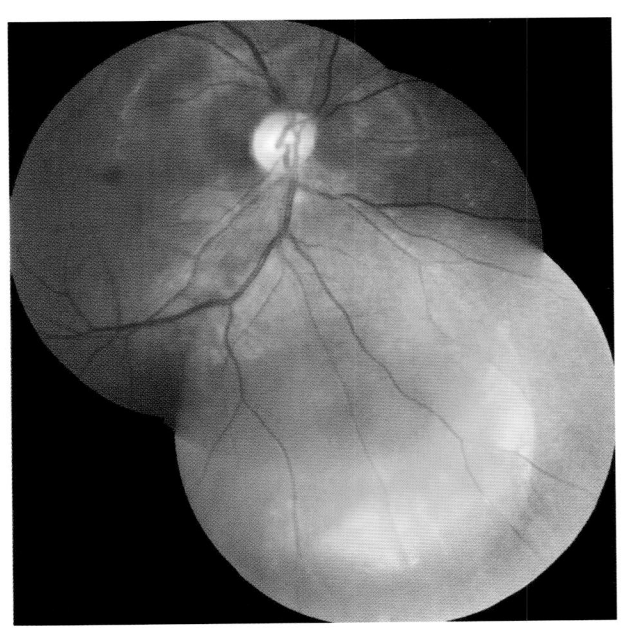

图 14-4-11 妊娠高血压综合征患者的眼底改变
图显示视乳头周围视网膜水肿,视网膜动脉细窄、反光增强,黄斑部水肿、浑浊,下方发生继发性渗出性视网膜脱离

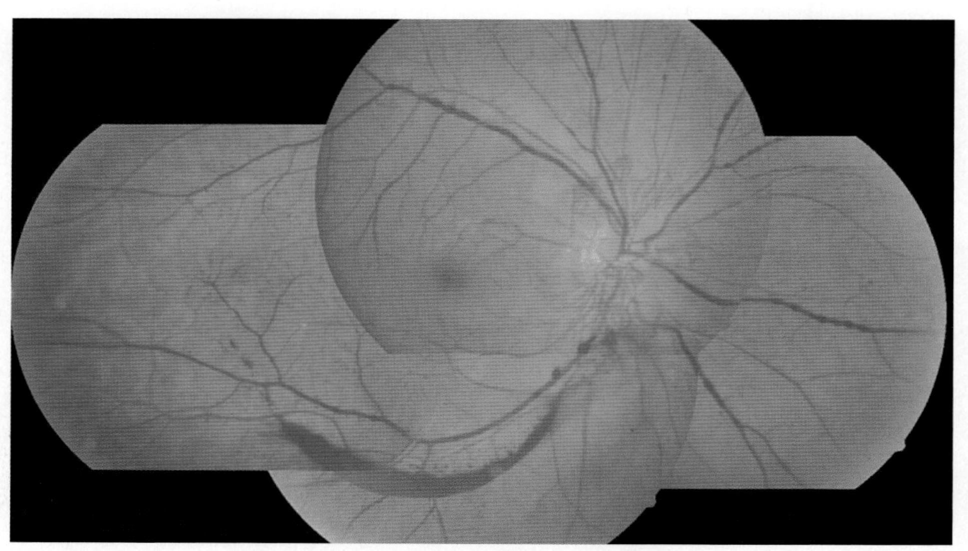

图 14-4-12　眼缺血综合征患者眼底改变
图显示视网膜动脉细,视盘和视网膜新生血管,静脉串珠,下方视网膜前出血